珍本医书集成

（第一册）医经、本草、脉学、伤寒类

（精校本）

裘庆元 辑

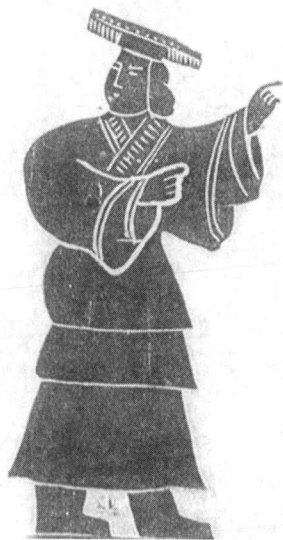

中国医药科技出版社

内 容 提 要

　　《珍本医书集成》是裘庆元先生晚年所辑的一部医学巨著，共收录古今医书90种，均是从其所藏的3000余种中医古籍文献中，精选实用的孤本、善本、珍本等。本书将90种医籍分隶12类，即医经、本草、脉学、伤寒、通治、内科、外科、妇科、儿科、方书、医案、杂著。这种分类既符合中医的学术特点，又便于后人对中医理、法、方、药的学习与掌握。全书内容丰富，校勘严谨，具有非常重要的文献和实用价值。

图书在版编目（CIP）数据

珍本医书集成：精校本. 1~4/裘庆元辑. —北京：中国医药科技出版社，2016.7
ISBN 978-7-5067-8513-6

Ⅰ.①珍… Ⅱ.①裘… Ⅲ.①中国医药学-古籍-汇编 Ⅳ.①R2-52

中国版本图书馆 CIP 数据核字（2016）第 122441 号

美术编辑 陈君杞
版式设计 郭小平

出版　中国医药科技出版社
地址　北京市海淀区文慧园北路甲 22 号
邮编　100082
电话　发行：010-62227427　邮购：010-62236938
网址　www.cmstp.com
规格　787×1092mm $^1/_{16}$
印张　294
字数　6431 千字
版次　2016 年 7 月第 1 版
印次　2016 年 7 月第 1 次印刷
印刷　三河市万龙印装有限公司
经销　全国各地新华书店
书号　ISBN 978-7-5067-8513-6
定价　488.00 元（全四册）

出版者的话

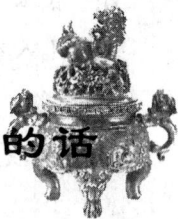

《珍本医书集成》是近代医家裘庆元1935年所辑的一部医学丛书。裘氏从其所藏的3000余种中医古籍文献中，精心选择切合临床的孤本、善本、珍本、稿本、精刻本、精校本、批注本等90种，分为12类（即医经5种、本草5种、脉学3种、伤寒4种、通治8种、内科12种、外科3种、妇科4种、儿科2种、方书17种、医案15种、杂著12种）汇编而成，内容丰富，校勘严谨，具有非常重要的文献和实用价值。

裘庆元（1873～1947年），字激声，后改吉生，浙江绍兴人，近代著名医家。16岁因患肺病，遂闲暇时间自学中医，后转而从医。1908年与著名医家何廉臣、曹炳章创办"绍兴医药学报"。1923年在杭州成立"三三医社"，组织杭州施医所。编纂了《国医百家》《医药杂著》《医药集腋》《古今医学评论》《三三医书》《杏林文苑》等书。还曾积极参加反对废止中医药的救亡事业，在我国近代中医史上贡献卓著。

本次整理，底本为1936年上海世界书局刊本，校本为1986年上海科技出版社重印本及2008年中国中医药出版社重印本。有文字互异处，择善而从。

1. 采用简体横排，底本中繁体字、异体字改为简化字，方位词左、右改为上、下。

2. 书中凡例、各书提要、插图等遵循原貌，予以保留。

3. 底本中明显讹字，经核实无误后予以径改，不再出注。

4. 底本中《内经素问校义》《难经古义》《难经正义》《古本难经阐注》《伤寒括要》《伤寒捷诀》《伤寒法祖》《松崖医径》《湿温时疫治疗法》《重订温热经解》《疯门全书》《医便》《丛桂草堂医案》《黄澹翁医案》《也是山人医案》《药症忌宜》等原无目录，今据正文厘定目录。

5. 书中中医专用名词规范为目前通用名称。如"藏府"改为"脏腑"、"龟板"改为"龟甲"、"白藓皮"改为"白鲜皮"、"兔丝子"改为"菟丝子"、"淮牛膝"改为"怀牛膝"等。

1

6. 底本中"症""证"混用，不影响原意者，保留原貌。

7. 凡入药成分涉及国家禁猎和保护动物的（如犀角、虎骨等），为保持古籍原貌，原则上不改。但在临床运用时，应使用相关的代用品。

书中难免出现疏漏之处，敬请读者指正。

中国医药科技出版社

2016 年 4 月

凡　例

1. 编者搜求医书四十余年，积三千数百种。兹于三千数百种中，选定九十种，辑成本集。名曰《珍本医书集成》。

2. 珍本包括孤本、精刻本、精抄本、批校本、稀有本、未刊稿。当时因搜求一书，有费时累年，费银四五百金者，皆海内不可多得之书。其中土已佚者，往往从日本求得之。

3. 本集中，间有数种曾收入《三三医书》中，皆以初印不多，为四方学者来函要求再版之书。又在坊间或有同样名目之本数种，皆已重加校订。且增补关于各书之文字。

4. 本集选辑，全以切合实用与可供参考为主。其不切实用者，即版本名贵，如《玄珠密语》《子午流注经》《绀珠经》《素女经》等，概不选入。

5. 本集凡辑入医经类五种，本草类五种，脉学类三种，伤寒类四种，通治类八种，内科类十二种，外科类三种，妇科类四种，儿科类二种，方书类十七种，医案类十五种，杂著类十二种。各科皆备，为学医者必读之书。即使不知医者家庭，亦可备参考检查之用。

6. 本集诸书，均经详细校订，并加句读，俾免鲁鱼帝虎之讹。惟孤本遗稿，无对勘之书，间有阙疑，幸祈读者有以匡政之。

7. 本集各书。卷帙浩繁，校雠厘订相助为理者，有周毅人、董志仁、沈仲圭、谢诵穆、包元吉、蔡燮阳、汤士彦、蒋抡元、桂良溥、陆清洁、刘淡如、马星樵、李锦章、徐志源、裘韵初、裘吟五诸医士，合志感纫。

8. 编者藏书尚多珍本，仍当陆续选辑，以饷学者。区区提倡国医之意，幸鉴及焉。

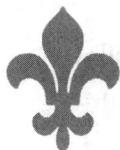

总目录

第一册

医经类 (凡五种)

本草类 (凡五种)

脉学类 (凡三种)

伤寒类 (凡四种)

1

第二册

通治类（凡八种）

内科类（凡十二种）

第三册

第四册

医案类（凡十五种）

杂著类（凡十二种）

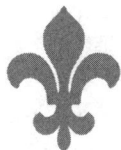

第一册 目录

医经类（凡五种）

本草类（凡五种）

脉学类（凡三种）

伤寒类（凡四种）

医　经　类

（凡五种）

内经素问校义

（清）胡　澍　著

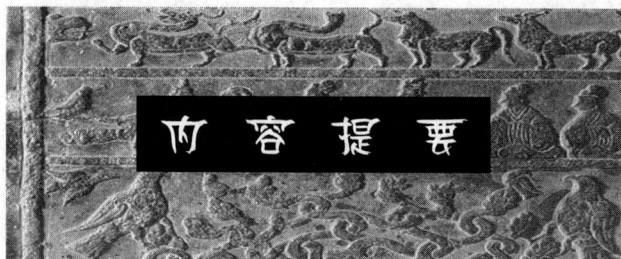

《黄帝内经素问校义》一卷，清·胡澍撰。澍，字
荄甫，绩溪人，精于训诂。是书以宋本《内经》为主，
用元熊氏本、明道藏本，及唐以前载籍勘正之。全元
起、王太仆旧注之误，多所摘发。盖以汉学考据之法，
而施之医事者也。清儒以汉学家法治医者，别有孙渊
如、顾观光之辑《神农本草经》，俞曲园之《内经辨
言》，并此而四矣。

序

《汉志》录医家言，首《黄帝内经》。《隋志》有《全元起注内经》，已佚，不可尽见。今所传惟唐·王冰注本，章句已非全氏之旧矣。然古字古义，尚有存者。明以来传刻本，尤多淆乱，庸师俗工，习非成是，莫可究诘，绩溪胡君荄甫，精研小学，中年多病，留心方书。得宋本《内经》，用元熊氏本，明道藏本，及唐以前载籍勘正之，多所发明。如饮食有节，起居有常，不妄作劳。全元起注本云：饮食有常节，起居有常度，不妄不作。君谓作与诈同，《月令》毋或作为淫巧，郑注曰：今《月令》作为为诈伪。不妄与不作，相对为文，作古读若胙，上与者、数、度为韵，下与俱、去为韵。王氏改不妄不作，为不妄作劳，是误读作为作为之作，而以作劳连文，殊不成义。又不知持满，不时御神。君谓时，善也。不时御神，谓不善御神也。《小雅·颏弁篇》尔淆既时。毛传：时，善也。又夫上古圣人之教下也，皆谓之。全元起注本云：上古圣人之教也，下皆为之。君谓下皆为之，言下皆化之也。《书·梓材》：厥乱为民。《论衡·效力篇》引作：厥率化民。是为即化也。作谓者，为之借字。王氏误以谓为告谓之谓，乃升下字于上句也字之上，失其指矣。又唯圣人从之，故身无奇病。君谓奇当为苛，字形相似而误。苛亦病也。古人自有复语，字本作疴。《说文》疴，病也。下文逆之则灾害生，从之则苛疾不起，是谓得道。上承此文而言，则奇病之当作苛病明矣。苛疾与灾害对举，则苛亦为病明矣。又道者，圣人行之，愚者佩之。君谓佩读为倍。《说文》倍，反也。圣人行之，愚者佩之。谓圣人行道，愚者倍道也。《荀子·大略篇》：一佩易之。注：佩，或为倍。是古通用之证。又故圣人传精神。君谓传当为抟字之误也。抟与专同，言圣人精神专一，不旁骛也。古书专一字，多作抟。《系辞传》：其静也专。《释文》：专，陆作抟。昭二十五年《左传》：若琴瑟之专壹。《释文》：专，本作抟。《史记·秦始皇纪》：抟心揖志。《索隐》：抟，古专字。皆其证。又此阴阳更胜之变，病之形能也。君谓能读为态。《荀子·天论篇》：耳目鼻口，形能各有接而不相能也。形能亦形态。《楚辞·九章》：固庸态也。《论衡·累害篇》：态作能。《汉书·司马相如传》：君子之态。《史记》徐广本，态作能。皆古人以能为态之证。并因刊正文字，达其训诂，别白精审，涣然冰释。虽于全书尚末卒业，然端绪已立，必有赓续之者。寿曾尝论医家之有《内经》，博大精深，与儒家

5

之《五经》同，而无义疏之学。海内学人而知医者，曷即王冰之注，辅以全氏逸义，用注疏法，说其声训名物，更采《灵枢》《难经》以下古医家言，疏通证明。俾轩岐大业，昭揭于世，不为庸师俗工所蔀，则君此书其先河矣。因读君书，附论及之。

光绪辛巳春三月癸亥朔仪徵刘寿曾识于冶城山馆

户部郎中胡君荄甫事状

同治十一年，岁在壬申八月十四日，荄甫户部以疾卒于京邸，年四十有八。讣至，培系为文哭之。君所著《内经校义》，今刑部尚书潘伯寅先生为刻于都中，培系以南方学者不易觏，乃重为刊布。自念与君，少同学，长同志，知君最深。刻既竟，因撰次君之行事为状，以乞志传，俾后世有考焉。君讳澍，字荄甫，一字甘伯，号石生。绩溪县城北人。先世三山公，讳舜陟。宋大观三年进士，历官徽猷阁待制赠少师，宦迹见《宋史》本传。著有论语、义师律阵图、奏议、文集、咏古诗、三山老人语录。仲子苕溪公，讳仔。知晋陵县事。著有孔子编年、苕溪渔隐丛话，国朝收入《四库全书》。传至明充寰公，讳思伸。万历乙未进士，官至右佥都御史，巡抚保定等府，提督紫荆等关，官迹见府县志。著有督抚奏议、边垣图纪。是为君八世祖。自充寰公以下，入国朝，潜德弗耀。君之曾祖，□□公，讳立三，貤赠儒林郎。祖时未公，讳仕未。例授登仕郎，赠儒林郎，晋赠朝议大夫。父正晖公，讳尚昱。例授儒林郎，候选直隶州同知，赠奉政大夫。曾祖母高氏，貤赠安人。祖母许氏，赠安人，晋赠恭人。母周氏，生母程氏，俱赠宜人。庶人叶氏，例封安人。州同公，性孝友，家夙贫。虑无以供甘旨，乃弃儒而贾，往来江浙间数十年，遂致饶裕。以好义博施，著闻于时，邑有善举，无不预焉。年五十尚无子，七十有子七人，人咸为积善之报。君，其长也。幼颖悟，父母奇爱之。一日，州同公过先君塾中，见其所以教培系兄弟者，心敬异之，乃命君受业焉。君时方九龄，培系年十二。自此以至弱冠，凡读书作文字，饮食居处，无不与君共之。君沉默寡言，所诵读不烦督责。先君视之异于群弟子。年十四，丁生母程太宜人忧，哀毁如成人。早有文誉，年十六七，与邑中知名士，结社相酬唱。辛丑秋，修禊于邑东石照山，绘图赋诗，君年最少，侪辈皆折服。癸卯秋，先君膺疾，君与培系，星夜走二十里求医药。先君捐馆，君襆被就培系兄弟于苫块中，与同卧起。古所谓心丧，于君见之。甲辰，君与培系兄弟，读书郡城之紫阳书院。是岁以古学受知于督学季文敏公（芝昌），补徽州府学生。丙午，偕培系就试金陵，棹邗江，览红桥竹西诸胜。阻风京口，登金山寺浮图。培系及半欲止，君强挟培系手，直穷其巅。于是道吴门，溯钱塘，泛舟西湖，经月始返。是时购得洪稚存、孙渊如、黄仲则诸先生著述，慨然有志其为人。渊如先生集中有释人一篇，君博稽古

训，为之疏通证明。嘉定朱亮甫先生（右曾）见其书曰：某行年五十，阅人颇多，英年嗜学者实所罕觏。君益自奋励，常思发名成业，以显扬其亲。未几，周太宜人暨州同公，相继弃养。君营葬事毕，乃负笈杭州，从溧阳缪武烈公（梓）习制举业。君弱冠以前，所作事艺，不甚合绳墨，而时有英锐之气。至是武烈公教以古文之法为时文，君乃大喜。每闻公绪论，条记为一编，曰《尊闻录》，心摹手追，务竟其学。己未，举于乡。庚申春，计偕入都，至清江，道粳米折回。是岁二月，粤□窜绩溪，君旧居大厦，一夕变为灰尘，遗业荡然。杭城旋亦失守，君归则已无家，乃携眷奔走浙东西。自是烽火惊天，几无所托命矣。壬戌，杭城再陷，君挈幼子良驹，间关险难，同至苏州，遇救得脱，旋由沪上附轮船北上。乙丑会试报罢，援例授内阁中书，寻乞假南归。戊寅会试复不第，乃捐升郎中，分发户部山西司。是时仕途冗杂，司员需次甚伙。君资浅无可自见，仍以著书为事，不妄与人酬酢。体素羸，又以更历忧患，精力损耗。壬申二月，与培系书云：尝以风尘驰逐，验轮蹄之铁，每岁必销寸许。况以脆薄之身当之，无怪其然矣。某入都来，痔疮已成痼疾，频发无休，而他疾之婴身者，靡月不有。年未五十，兴致索然。数年后，便料理归休矣。人生能得数十卷书以传后，而有佳子孙以葆守，胜于万户侯多多矣。某思之慕之，而东涂西抹，迄用无成，可惧也。此君之绝笔，呜呼！君固淡于宦情，笃于撰述，曩见家竹邨先兄、郝兰皋年丈，皆官户部，并以绝学名当世。窃冀君踵其辙，天奈何既啬其遇，又啬其年，使君仕宦既不成，著书又不就，从抱其所蕴蓄而郁郁以终，斯人生之极哀已。君少有至性，事父母，愉色婉容。终身有孺子之慕，与诸弟尤友爱。少弟祥麟，以浙江候补府经历，从戎衢州，积劳成疾。君得耗，促装赴衢，为之称药量水，衣不带解者匝月。弟殁，又为扶榇归葬，行路哀之。君身裁中人，文弱如不胜衣，而遇事有胆略，于所亲厚，同患难，托死生，毅然引为己任。与人交，不为崖岸，和易温婉，人以是亲之。然胸中泾渭划然，不肯随俗俯仰。尝历数交游，私为籍记，而第其甲乙。培系戏谓曰：君为月旦评乎？抑为古今人表乎？君笑谢之。培系与君客缪武烈公，前后方七年，与同门余姚周君双庚、会稽赵君执叔、溧阳王君西垞、缪君芷汀、稚循昆季，以文章道谊相切磋。数君俱负隽才，然皆爱君。每考古订今，搜奇选胜，非君在不乐也。一时经学淹通之士，如归安杨君见山、德清戴君子高，皆与君一见如旧相识。居京师时，潘伯寅先生方官户部侍郎，引为文字交。潘氏滂喜斋所刻唐释湛然辅行记，君所掇录也。君之援例户曹也，王君西垞厚资之。君殁，潘司农暨家芸楣比部，为之经纪其丧，且为归其旅榇及其眷属，又为刻其遗书。数公风谊，为不可及，亦君之贤有以致之也。君总角能诗，初学太白，稍长自以为不足传，遂不复作。骈体文有齐梁风味，亦不多作。先君授以段氏《说文注》、顾氏《音学五书》、江氏《四声切韵表》诸书，遂通声音训诂之学。后见高邮王氏书，益笃嗜之。虽在逆旅中，尘积满案，暇必展卷玩索。每得一义，则怡愉累日。庚申以后，不获常聚首，然每见辄以所心得者相质证，娓娓不倦。少时所著释人疏证、左传服氏注义、通俗文疏证，俱毁于兵火。

中年多病，因治医术，时有超悟。后于都肆，得宋刻《内经》，乃以元熊氏本、明道藏本，及唐以前古书悉心校勘，发明古义，撰《内经校义》。草创未就，今存数十条。诂说精确，其义例略如王氏《读书杂志》，又为从兄印溪校刊先苕溪公《孔子编年》，于本书之外，博考先圣事迹之见于他书者以为之跋，极称赅洽。又《淮南子》《一切经音义》，均有校本，又著有《墨守编》《正名录》，俱未成。君精刻印，工篆书，得秦汉人遗意，至今学者珍之。性嗜蓄书，每下直，辄至琉璃厂书肆，搜求善本，触其所好，必购得之。虽典质不少吝，所积至五千余卷。尝自言于春秋慕叔向，于西汉慕刘向，欲颜所居曰二向堂，其志趣如此。吾族人丁蕃盛，培系与君，自始祖以下十五传皆同祖。嗣后各为一支，培系于君，为族叔祖。君幼受经于先君，遂倍相亲昵，中更多难，倚之如左右手，遇困厄，君恒典衣济之。培系为戚某所龉龁，君力为捍蔽，不避嫌怨。培系性褊急，于内外人己间，每不善处，多致缪戾。君常婉言讽谕，当抑郁不自得时，得君一言，辄涣然冰释，亦不自知其何心也。盖自少之老，数十年共尝甘苦，不以荣枯得丧易其心者，惟君一人而已。方谓生为我鲍叔，死为我巨卿，岂意君竟先我而逝耶，伤哉！君生于道光五年乙酉四月初二日，卒葬邑南门外之洪上塘。娶周氏，封宜人。再娶万氏。子二，长良恭，议叙九品衔，周出。次良驹，国子盐生，万出。女二俱周出，一适李□□，一适□□。孙男□人，孙女□人。良驹器宇魁伟，举止颇肖君，殆能世其学者。

光绪六年岁次庚辰八月族叔祖培系谨状

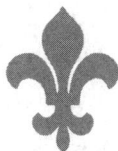

目　录

内经素问校义

绩溪胡澍著　绍兴裘吉生重校

《素问》

宋林仪等校曰：按王氏不解所以名《素问》之义，全元起有说云：素者，本也。问者，黄帝问岐伯也。方陈性情之源，五行之本，故曰《素问》。元起虽有此解，义未甚明。按《乾凿度》云：夫有形者，生于无形，故有太易，有太初，有太始，有太素。太易者，未见气也。太初者，气之始也。太始者，形之始也。太素者，质之始也。气形质具而疴瘵由是萌生，故黄帝问此太素质之始也。《素问》之名，义或由此。俞氏理初持素目录序曰：《素问》名义，如素王之素。黄帝以大神灵，遍索先师所惜，著之精光之论，仍复请藏慎传，古人刑名，八素九丘，素索丘，皆空也。刑病皆空，设之欲人不犯法，不害性，故曰汤液醪醴，为而不用。澍案：全说固未甚明，林说亦迂曲难通。俞氏以索证素是矣，而云素索丘皆空也。虽本刘熙、张衡为说，见《释名》，及昭十二年《左传》，正义实亦未安。今案：素者，法也。郑注：士丧礼曰形法定为素。宣十一年《左传》曰：不愆于素。《汉博陵太守孔彪碑》曰：遵王之素。素皆谓法。《字通》作索。（六节藏象论注：八素。经林校曰：素一作索。书序八索，昭十二年《左传》，八索。《释文》并曰：索本作素。昭十二年《左传》：是能读三坟五典，八索九丘。贾逵曰：八索，三王之法。）定四年传：疆以周索。杜预曰：索，法也。黄帝问治病之法于岐伯，故其书曰《素问》。《素问》者，法问也。犹后世扬雄著书谓之《法言》矣。三坟五典，八索九丘，典索皆得训法。夫曰五法八法之问，义无乖牾。若如俞说，则是八索为八空，九丘为九空，《素问》为空问，不词孰甚焉。故特辨之。

刘向《别录》云：言阴阳五行以为黄帝之道，故曰太素。《素问》乃太素之问答，义可证焉。而其言不曰问索而名《素问》者，犹屈原《天问》之类也，倒其语焉尔。赵希弁《读后志》云：昔人谓《素问》为素书，黄帝之问，犹言素书也。皆与全说同。

人将失之邪

今时之人，年半百而动作皆衰者，时世异邪，人将失之邪。澍案：人将失之邪，当作将人失之邪。下文曰：人年老而无子者，材力尽邪，将天数然也。（也与邪，古字通。《大戴礼·五帝德篇》：请问黄帝者，人邪，抑非人邪。《乐记正义》引，邪作也。《史记·张仪传》：此公孙衍所谓邪。《秦策》：邪作也。《淮南·精神篇》：其以我为此拘拘邪。《庄子·大宗师篇》，邪作也。是也。上句用邪，而下句用也者，书传中多有之。昭二十六年《左传》：不知天之弃鲁邪，抑鲁君有罪于鬼神故及此也。《史记·淮南衡山传》：公以为吴兴兵是邪，非也。《货殖传》：岂所谓素封者邪，非也。是也。）微四失论曰：子年少智未及邪，将言以杂合邪，与此文同一例。将犹抑也。时世异邪，将人失之邪，谓时世异邪，抑人失之邪。材力尽邪，将天数然也，谓材力尽邪，抑天数然邪。

13

子年少智未及邪，将言以杂合邪，谓子年少智未及邪，抑言以杂合邪。注以将为且，失之。《楚策》曰：先生老悖乎，将以为楚国祆祥乎。《汉书·龚遂传》曰：今欲使臣胜之邪，将安之也。（也与邪通。）《楚辞·卜居》曰：吾宁悃悃款款朴以忠乎，将送往劳来斯无穷乎，宁诛锄草茅以力耕乎，将游大人以成名乎。以上将字，亦并为词之抑。

食饮有节，起居有常，不妄作劳

上古之人，其知道者，法于阴阳，和于术数，食饮有节，起居有常，不妄作劳，故能形与神俱，而尽终其天年，度百岁乃去。食饮有节三句，林校曰：按全元起注本云：饮食有常节，起居有常度，不妄不作。《太素》同。澍案：全本、杨本是也。作与诈同。（《月令》毋或作为淫巧以荡上心。郑注曰：今《月令》作为为诈伪。《荀子·大略篇》曰：蓝苴路作，似知而非。作亦诈字。）法于阴阳，和于术数，相对为文。饮食有常节，起居有常度，相对为文。不妄与不作，相对为文。（徵四失论曰：饮食之失节，起居之过度。又曰：妄言作名，亦以节度。妄作对文。）作古读若胙，上与者、数、度为韵，下与俱、去为韵。王氏改饮食有常节，起居有常度，为食饮有节，起居有常，则句法虚实不对。改不妄不作，为不妄作劳，是误读作为作为之作，（杨上善《太素》注误同。）而以作劳连文，殊不成义，既乖经旨，又昧古人属词之法，且使有韵之文，不能谐读，一举而三失随之。甚矣，古书之不可轻改也。

以耗散其真

以欲竭其精，以耗散其真。林校曰：按《甲乙经》耗作好。澍案：以耗散其真，与以欲竭其精，句义不对，则皇甫本，作好是也。好读耆之好，好亦欲也。（凡经传言耆者好，即者欲。言好恶，即欲恶。《孟子·告子篇》：所欲有甚于生者。中论《夭寿篇》：作所好。《荀子·不苟篇》：欲利而不为所非。《韩诗外传》：作好利。）作耗者，声之误耳。王注谓轻用曰耗，乃臆说，不可通。

不时御神

不知持满，不时御神。林校曰：按别本时作解。澍案：时字是，解字非也。时，善也。不时御神，谓不善御神也。《小雅，颂弁篇》：尔湝既时。毛传曰：时，善也。《广雅》同。解与时，形声均不相近，无缘致误，亦无由得通。盖后人不明时字之训，而妄改之。且善亦有解义。学记相观而善之谓摩。正义：善，犹解也。是也，愈不必改为解矣。

夫上古圣人之教下也，皆谓之

林校曰：按全元起注本云：上古圣人之教也，下皆为之。《太素》《千金》同。杨上善云：上古圣人使人行者，身先行之，为不言之教。不言之教，胜有言之教，故下百姓仿行者众。故曰：下皆为之。澍案：全本、杨本、孙本及杨说是也。夫上古圣人之教也句，下皆为之句。下皆为之，言下皆化之也。《书·梓材》：厥乱为民。《论衡·效力篇》引作：厥率化民。是为即化也。王本作谓者，为之借字耳。僖五年《左传》曰：一之谓甚，其可乎六。微旨大论曰：升已而降，降者谓天。降已而升，升者谓地。昭元年传曰：此之谓多矣。若能少此，吾何以得见。十年传曰：佻之谓甚矣，而壹用之。廿一年传曰：登之谓甚，吾又重之。《周语》曰：守府之谓多，胡可兴也。普语曰：八年之谓多矣，何以能久。《大戴礼·少间篇》曰：何谓其不同也。（此从元本《楚策》曰：人皆以为公，不善于富挚。《管子·霸言篇》曰：

故贵为天子，富有天下，而我不谓贪者。）《韩诗外传》曰：王欲用女，何谓辞之。又曰：何谓而泣也。《淮南·人间篇》曰：国危而不安，患结而不解，何谓贵智。《列女传·仁智传》曰：知此谓谁新。《序杂字篇》曰：何谓至于此也。《汉书·文帝纪》曰：是谓本末者，无以异也。以上并以谓为为。为与谓，一声之转，故二字往往通用。《说苑·君道篇》：则何为不具官乎。《晏子·春秋问篇》，为作谓。《吕氏春秋·精谕篇》：胡为不可。《淮南·道应篇》，为作谓。《文子·微明篇》：居知所为。《淮南·人间篇》，为作谓。（此从道藏本。）《汉书·高帝纪》：郦食其为里。《监门英布传》：胡为废上计而出下计。《史记》为并作谓。正如《素问》下皆为之，而王氏所据本，为字作谓。盖假借，皆主乎声，语辞之为通作谓，行为之为通作谓，作为之为通作谓，故化为之为亦通作谓。王氏不达，误以谓为告谓之谓，乃升下字于上句也字之上，以上古圣人之教下也为句，皆谓之三字，下属为句，失其指矣。

恬惔虚无

恬惔，元熊宗立本、明道藏本，均作恬憺。澍案：《一切经音义》十六引《苍颉篇》曰：惔，恬也。是惔与憺同，（憺之为惔，犹澹之为淡。《文选》潘安仁金谷集诗：绿池泛淡淡。李善曰：淡与澹同。）然释音作恬憺，则宋本本作恬憺，阴阳应象大论：乐恬憺之能。（藏本作恬憺，憺亦与澹同。《淮南·俶真篇》注：憺，定也。《后汉书·冯衍传》注：澹，定也。澹与淡同。故《淮南·泰族篇》：静漠恬惔，其字亦作淡。）移精变气论：此恬憺之世，亦并作恬憺。

其民故曰朴

故美其食，任其服，乐其俗，高下不相慕，其民故曰朴。林校曰：按别本曰作日，（宋本，日上衍云字。今据熊本、藏本删。）澍按：日字义不可通，别本作日是也。日与《孟子·尽心篇》民日迁义之日同义，言其民故日以朴也。作曰者，形似之误。《大戴礼·曾子天圆篇》：故火日外景而金水内景。《淮南·天文篇》：日作曰。误与此同。

发始堕 发堕 须眉堕

五七，阳明脉衰，面始焦，发始堕。又下文曰：五八，肾气衰，发堕，齿槁。《长刺节论》曰：病大风，骨节重，须眉堕。（熊本藏本作隳。）王于堕字均无注。澍案：堕本作鬌。《说文》：鬌，发堕也。《字通》作堕，堕之为言秃也。《墨子·修身篇》：华发堕颠，而犹弗舍。堕颠即秃顶，今俗语犹然。发秃谓之堕，须眉秃谓之堕，毛羽秃谓之氄。（《文选·江赋》：产氄积羽。李善曰：氄与氄同。引字书：氄，落毛也。《郭璞方言注》曰：鬌，毛物渐落去之名。）角秃谓之随。（《吕氏春秋·至忠篇》：荆庄哀王，猎于云梦，射随兕中之。）尾秃谓之楠。（《淮南·说山篇》：髡屯犁牛，既科以楠。高诱曰：科无角，楠无尾。）草木叶秃谓之堕。（《脉解篇》：草木毕落而堕，大元穷次，四土不和，木科楠。范望曰：科楠，枝叶不布。）声义并同也。

此虽有子，男不过尽八八，女不过尽七七

帝曰：有其年已老而有子者，何也？岐伯曰：此其天寿过度，气脉常通，而肾气有余也。此虽有子，男不过尽八八，女不过尽七七，而天地之精气皆竭矣。王注：此虽有子三句曰：虽老而生子，子寿亦不能过天癸之数。澍案：此谬说也。详岐伯之对，谓年老虽亦有子者，然大要生子常期，男子在八八以前，女子在七

七以前，故曰：此虽有子，男不过尽八八，女不过尽七七，而天地之精气皆竭矣。男不过尽八八之男，即承上文之丈夫而言，女不过尽七七之女，即承上文之女子而言，并非谓年老者所生之子。何得云子寿亦不过天癸之数乎？且老年之子，必不寿，亦无是理。

真人

余闻上古有真人者，提挈天地，把握阴阳。王注曰：真人谓成道之人也。澍案：注义泛而不切，且成与全义相因，无以别于下文淳德全道之至人。今案：真人谓化人也。《说文》曰：真，仙人变形而登天也。从匕（匕即化之本字。）从目从乚八，所乘载也。是其义矣。

至人

中古之时，有至人者，淳德全道。王注曰：全其至道，故曰至人。林校引杨上善：积精全神，能至于德，故称至人。澍案：杨、王二注，皆望下文生义，不思下文言淳德全道，不言至德至道，殆失之矣。今案：至者，大也。《尔雅》曰：晊，大也。郭璞作至。《释文》曰：晊，本又作至。《易·象传》曰：大哉乾元，至哉坤元。郑注：哀公问曰：至矣，言至大也。高诱注《秦策》曰：至，犹大也。注《吕氏春秋·求人篇》曰：至，大也。是至人者，大人也。《乾·文言》曰：夫大人者，与天地合其德。与此文有至人者，淳德全道，意义相似。《庄子·天下篇》曰：不离于真，谓之至人。不离于真，犹下文言亦归于真人也。故居真人之次。《论语》曰：畏大人，畏圣人之言，故在圣人之上。

使志若伏若匿，若有私意，若己有得

熊本、藏本，若匿作若匿。注云：今详匿字当作匿。澍案：高诱注《吕氏春秋·论人篇》曰：匿，犹伏也。经以匿与伏并举，又与意、得相韵。（意，古或读若亿。《论语·先进篇》：亿则屡中。《汉书·货殖传》：亿，作意。《明夷象传》：获心意也，与食则得。息国则为韵。《管子·戒篇》：身在草茅之中而无慑，意与惑色为韵。《吕氏春秋·重言篇》：将以定志意也。与翼则为韵。《楚辞·天问》：何所意焉，与极为韵。秦之罘刻石文：承顺圣意，与德服极，则式为韵。）其为匿字无疑。王注《生气通天论》引此亦作匿，尤其明证也。作匿者，乃北宋以后之误本。何以明之？匿与匿，草书相似，故匿误为匿，一也。宋本正作匿，《生气通天论》注引同，则今详匿字当作匿之注，其非王注可知，二也。今详上无新校正三字，又非林校可知，三也。盖南宋时有此作匿之本，读者旁记今详匿当作匿七字，传写错入注内，而熊本、藏本，遂并沿其误耳。

又案：若有私意，当本作若私有意，写者误倒也。《春秋繁露·循天之道篇》曰：心之所之谓意。郑注王制曰：意，思念也。若私有意，谓若私有所念也。己，亦私也。郑注：特牲馈食。《礼记》曰：私臣自己所辟除者。注《有司彻》曰：私人家臣，己所自谒除也。注《曲礼下》曰：私行谓以己事也。注《聘义》曰：私觌，私以己礼觌主国之君，是己犹私也。若己有得，谓若私有所得也。若私有意，若己有得，相对为文。若如今本则句法参差不协矣。《生气通天论》注所引亦误。

若有私意，当作若私有意是也。私不必解作己，引郑义尚牵强。按：若私有意，申上若伏。若己有得，申上若匿。伏者初无所有而动于中，故曰私有意。匿者己为所有而居于内，故曰己有得。（赵之谦附记。）

名木

则名木多死。王注曰：名谓名果珍木。澍

案：注未达名字之义。名大也。名木，木之大者。（《五常政大论》：则名木不荣。《气交变大论》：名木苍凋。《六元正纪大论》：名木上焦。木旧误作草，辨见本条。《至真要大论》：名木敛生。）名木皆谓大木，古或谓大为名，大木谓之名木。大山谓之名山。（《中山经》曰：天下名山，五千三百七十。盖其余小山甚众，不足数云。《礼·器因》：名山升中于天。郑注曰：名，犹大也。高诱注《淮南·地形篇》亦曰：名山，大山也。）大川谓之名川。（《庄子·天下篇》曰：名川三百，支川三千，小者无数。）大都谓之名都。（《秦策》：王不如因而赂一名都。高诱曰：名，大也。《魏策》曰：大县数百，名都数十。）大器谓之名器。（《杂记》：凡宗庙之器，其名者，成则衅之以豭豚。郑注曰：宗庙名器，谓尊彝之属。《正义》曰：若作名者，成则衅之。若细者，成则不衅。）大鱼谓之名鱼。（《鲁语》：取名鱼。韦昭曰：名鱼，大鱼也。）其义一也。

故身无奇病

唯圣人从之，故身无奇病。澍案：此言圣人顺于天地四时之道，故身无病，无取于奇病也。王注训奇病为他疾，亦非其义。奇当为苛，字形相似而误，苛亦病也。古人自有复语耳。字本作疴。《说文》：疴，病也。引《五行传》曰：时即有口，疴或作痾。《广雅》：痾，病也。《洪范·五行传》：时则有下体生上之痾。郑注曰：痾，病也。通作苛。《吕氏春秋·审时篇》：身无苛殃。高诱曰：苛，病。《至真要大论》曰：夫阴阳之气清，静则生化治，动则苛疾起。《管子·小问篇》曰：除君苛疾。苛疾，即苛病也。（疾与病，析言则异，浑言则通。）下文故阴阳四时者，万物之终始也，死生之本也。逆之则灾害生，从之则苛疾不起，是谓得道。上承此文而言，则奇病之当作苛病明矣，苛疾与灾害对举，则苛亦为病明矣。王注于本篇之苛

疾曰：苛者，重也。于《至真要大论》之苛疾曰：苛，重也。不知此所谓苛疾，与《生气通天论》虽有大风苛毒。《六元正纪大论》暴过不生，苛疾不起之苛异义。（《六元正纪大论》注：苛，重也。）彼以苛毒与大风相对，与暴过相对，此则苛疾与灾害对，与生化对。文变而义自殊，言各有当。混而一之，则通于彼者，必阂于此矣。

肺气焦满

林校曰：按焦满，全元起本作进满。《甲乙》《太素》作焦满。澍案：作焦者是也。全本作进，乃形似之讹。焦与《痿论》肺热叶焦之焦同义，满与《痹论》肺痹者烦满之满同义。王注以焦为上焦，肺气上焦满，颇为不辞。焦满与下浊沉对文。若焦为上焦，则与下文不对，且上焦亦不得但言焦，斯为谬矣。

肾气独沉

林校曰：详独沉，《太素》作沉浊。（藏本作独。）澍案：独与浊，古字通。《秋官序》官壶涿氏。郑司农注：独读为浊。又蜩氏疏：独音与涿相近，书亦或为浊。然则独沉、沉浊，义得两通。

愚者佩之

道者圣人行之，愚者佩之。澍案：佩读为倍。《说文》：倍，反也。《荀子·大略篇》：教而不称，师谓之倍。杨倞注曰：倍者，反逆之名也。字或作偝，（见坊记投壶。）作背。（经典通以背为倍。）圣人行之，愚者佩之，谓圣人行道，愚者倍道也。行与倍，正相反，故下遂云：从阴阳则生，逆之则死。从之则治，逆之则乱。从与逆，亦相反，从即行。（《广雅》：从，行也。）逆，即倍也。（见上荀子注。）佩与倍，古

同声而通用。《释名》曰：佩，倍也。言其非一物，有倍贰也。是古同声之证。《荀子·大略篇》：一佩易之。注曰：佩，或为倍。是古通用之证。王注谓圣人心合于道，故勤而行之。愚者性守于迷，故佩服而已。此不得其解而曲为之说，古人之文恒多假借，不求诸声音而索之字书，宜其诘鞫为病矣。

传精神

故圣人传精神，服天气而通神明。澍案：传字义不可通。王注谓精神可传，惟圣人得道者乃能尔。亦不解所谓传当为抟字之误也。（抟与传、搏、博相似，故或误为传，或误为搏，或误为博，并见下。）抟与专同，言圣人精神专一，不旁骛也。（《徵四时论》曰：精神不专。）《宝命全形论》曰：神无营于众物，义与此相近。古书专一，字多作抟。《系辞》：抟其静也专。《释文》曰：专，陆作抟。昭二十五年《左传》：若琴瑟之专壹。《释文》曰：专，本作抟。《史记·秦始皇纪》：抟心揖志。《索隐》曰：抟，古专字。《管子·立政篇》：一道路，抟出入。《幼管篇》：抟一纯固。（今本抟并讹作博。）《内业篇》曰：能抟乎，能一乎。（今本抟讹作博。）《荀子·儒效篇》曰：亿万之众而抟若一人。（今本抟讹作博。）《讲兵篇》曰：和抟而一。（今本抟亦讹作博。）《吕氏春秋·适音篇》：耳不收则不抟。高注曰：不抟，入不专一也。皆其证。

因于湿，首如裹

澍案：此言病因于湿，头如蒙物不瞭了耳。注蒙上文为说，谓表热为病，当汗泄之，反湿其首，若湿物裹之。则是谓病不因于湿邪之侵，而成于医工之误矣。且表热而湿其首，从古无此治法。王氏盖见下文有因而饱食云云，因而大饮云云，因而强力云云，相因为病，遂于此处之因于寒，因于暑，因于湿，因于气，（气为热气，说见下条。）亦相因作解，故有此谬说。不思彼文言因，而自是相因之病。此言因于则寒暑湿热，各有所因，本不相蒙，何可比而同之乎。前后注相承为说皆误，而此注尤甚，故特辨之。

因于气为肿

澍案：此气指热气而言。上云寒、暑、湿，此若泛言气，则与上文不类，故知气谓热气也。《阴阳应象大论》曰：热胜则肿。本篇下注，引《正理论》曰：热之所过则为痈肿，故曰：因于气为肿。

汗出偏沮

汗出偏沮，使人偏枯。王注曰：夫人之身常偏汗出而润湿者，（宋本作湿润，此从熊本、藏本。）久之偏枯，半身不随。林校曰：按沮，《千金》作祖。全元起本作恒。澍案：王本并注是也。《一切经音义》卷十引《仓颉篇》曰：沮，渐也。《广雅》曰：沮，润渐洳湿也。《魏风》：彼汾沮洳。《毛传》曰：沮洳其渐，洳者王制，山川沮泽。何氏《隐义》曰：沮，泽下湿地也。是沮为润湿之象。囊，澍在西安县署见侯官林某，每动作饮食，左体汗泄，濡润透衣，虽冬月犹尔，正如经注所云，则经文本作沮字无疑。且沮与枯，为韵也。孙本作祖，乃偏旁之讹，（《说文》：古文示作𥘅，与篆书𥘇字相似，故沮误为祖。）全本作恒，则全体俱误矣。（沮之左畔讹从心。《小雅》采薇，《正义》引郑氏易注，所谓古书篆作立心，与水相近者也。其右畔讹作亘。亘与且，今字亦相近，故合讹而为恒。）

足生大丁

高粱之变，足生大丁。王注曰：高，膏也。

梁，梁也。（宋本作梁也。从熊本、藏本。）膏梁之人，内多滞热，皮厚肉密，故肉变为丁矣。所以丁生于足者，四支为诸阳之本也。林校曰：丁生之处，不常于足。盖谓膏梁之变，饶生大丁，非偏著足也。澍案：林氏驳注丁生不常于足，是矣。其云足生大丁，为饶生大丁，辞意鄙俗，殊觉未安。足当作是字之误也。（《荀子·礼论篇》：不法礼，不是礼，谓之无方之民。法礼是礼，谓之有方之士，今本是并讹作足。）是，犹则也。（《尔雅》：是，则也。是为法则之则，故又为语辞之则。《大戴礼·王言篇》：教定是正矣。《家语·王言解》作，政教定则本正矣。《郑语》：若更君而周训之，是易取也。韦昭曰：更以君道导之则易取。）言高梁之变，则生大丁也。

春必温病

冬伤于寒，春必温病。澍案：春必温病，于文不顺，写者误倒也。当从《阴阳应象大论》，作春必病温。（宋本亦误作温病。今从熊本、藏本乙正。）《金匮真言论》曰：故藏于精者，春不病温。《玉版论要》曰：病温虚甚死。《平人气象论》曰：尺热曰病温。《热论》曰：先夏至日者为病温。《评热病论》曰：有病温者，汗出辄复热。皆作病温。

筋脉沮弛，精神乃央

味过于辛，筋脉沮弛，精神乃央。王注曰：沮，润也。弛，缓也。央，久也。辛性润泽，散养于筋，故令筋缓脉润，精神长久。何者？辛补肝也。《脏气法时论》曰：肝欲散，急食辛以散之，用辛补之。澍案：注说非也。沮弛之沮，与汗出偏沮之沮异义。彼读平声，此读上声。沮谓坏废。《一切经音义》卷一引三苍曰：沮，败坏也。《小雅·小旻篇》：何日斯沮。《楚辞》：九叹颜霉薰以沮败兮。毛传、王注并

曰：沮，坏也。《汉书·司马迁传》注曰：沮，毁坏也。《李陵传》注曰：沮，谓毁坏之。弛本作弛。襄二十四年《谷梁传》：弛侯。《荀子·王制篇》：大事殆乎弛。范宁、杨倞并曰：弛，废也。或作弛。《汉书·文帝纪》：辄弛以利民。颜注曰：弛，废弛。《文选·西京赋》：城尉不弛柝。薛综曰：弛，废也。本篇上文：大筋𦙅短，小筋弛长，𦙅短为拘，弛长为痿。痿与废相近。《刺要论》：肝动则春病热而筋弛。注曰：弛，犹纵缓也。《皮部论》：热多则筋弛骨消。注曰：弛，缓也。纵缓亦与废相近。《广雅》：弛，纵置也。置，即废也。是沮弛为坏废。林校曰：央乃殃也。古文通用，如膏梁之作高梁，草滋之作草兹之类。案：林读央为殃得之。汉《无极山碑》：为民来福除央。《吴仲山碑》：而遭祸央。殃并作央，即其证。惟未解殃字之义，澍谓殃亦败坏之意。《广雅》曰：殃，败也。《月令》曰：冬藏殃败。《晋语》曰：吾主以不贿闻于诸侯，今以梗阳之贿殃之不可。是殃为败坏也。沮、弛、央，三字义相近，故经类举之。经意辛味太过，木受金刑，则筋脉为之坏废，精神因而败坏，故曰：味过于辛，筋脉沮弛，精神乃央。筋脉沮弛，与形体毁沮，精气弛坏同意。（形体毁沮，《疏五过论》文。精气弛坏，《汤液醪醴论》文。）精神乃央，与高骨乃坏同意。（高骨乃坏，见上文。）王注所说，大与经旨相背，且此论味过所伤，而注牵涉于辛润、辛散、辛补之义，斯为谬证矣。

是以知病之在皮毛也

藏本无也字。澍案：上文是以知病之在筋也，是以知病之在脉也，是以知病之在肉也；下文是以知病之在骨也；句末皆有也字，不应此句独无。藏本脱。

生长收藏

天有四时五行，以生长收藏。熊本、藏本，

生长作长生。澍案：作长生者，误倒也。有生而后有长，不得先言长而后言生。注曰：春生夏长，秋收冬藏，谓四时之生长收藏，是正文本作生长之明证。下文亦曰：故能以生长收藏，终而复始。

春必温病

熊本、藏本作春必病温。澍案：当从熊本、藏本乙转，说见《生气通天论》。

水火者，阴阳之征兆也

故曰：天地者，万物之上下也。阴阳者，血气之男女也。左右者，阴阳之道路也。水火者，阴阳之征兆也。阴阳者，万物之能始也。澍案：阴阳之征兆也，本作阴阳之兆征也。上三句，下、女、路，为韵，（下，古读若户。《召南·采蘋》：宗室牖下，与女韵。殷其雷在南山之下，与处韵。《邶风》：击鼓于林之下，与处马韵。《凯风》：在浚之下，与苦韵。《唐风》：采苓首阳之下，与苦与韵《陈风》：宛痛宛日之下，与鼓、夏、羽韵。《东门之墠》：婆娑其下，与栩韵。《豳风》：七月入我床下，与股、羽、野、宇、户、鼠、户处韵。《小雅》：四牡载飞载下，与栩、盬、父韵。《北山》：溥天之下，与土韵。《采菽》：邪幅在下，与股、纾、予韵。《大雅》：绵至于岐下，与父、马、浒、女、宇韵。《皇矣》：以对于天下，与怒、旅、莒、祜韵。《凫鹥》：福禄来下，与渚、处、湑、脯韵。《烝民》：昭假于下，与甫韵。《鲁颂》：有驷骄于下，与驽、舞韵。其余群经诸子，有韵之文，不烦枚举也。）下二句，徵、始为韵，徵读如宫商角徵羽之徵。（文十年《左传》：秦伯伐晋，取北徵。《释文》：徵如字。三苍云：县属冯翊，音惩。一音，张里反。）《洪范》念用庶徵，与疑为韵。《逸周月篇》：灾咎之徵，（从《太平御览》时序部十三所引。）与

负，妇为韵。（负古读若㕻。《小雅·小宛》：果臝负之，与采、似韵。《大雅》：生民是任，是负与秬芑，稷庙芑，祀韵。《大戴记·曾子制言上篇》：行则为人负，与趾、否韵。妇，古读若否㐫之否。《大雅》：思齐京室之妇，与母韵。《周颂》：载芟思媚其妇，与以、土、耜、亩韵。《楚辞·天问》：滕有莘之妇，与子韵。）是其证。（蒸、之二部，古或相通。《郑风》：女曰鸡鸣，杂佩以赠之，与来韵。宋玉《神女赋》：复见所梦，与喜、意、记、异、识、志韵。贾子《连语篇》：其离之若崩，与期韵。又《说文》：倗，从人朋。声读若陪。位郿从邑，崩声，读若倍。凝为冰之或体，而从疑声。絣为缪之籀文而从宰，省声。《周官》：司几筵凶事乃几注，故书仍作乃。《尔雅》：晜孙之子为仍孙。《汉书·惠帝纪》：仍作耳。《楚策》：仰承甘露而饮之。《新序杂事篇》，承作时。《墨子·尚贤篇》：守城则倍畔。《非命篇》倍作崩。《史记·贾生传》，品物冯生。《汉书》，冯作每。《司马相如传》：蔵橙若荪。《汉书》，橙作持。）今作征兆者，后人狃于习见，蔽所希闻而臆改，而不知其与韵不合也。凡古书之倒文协韵者多，经后人改易而失其读。如《卫风·竹竿篇》：远兄弟父母，与右为韵，而今本作父母兄弟。（右古读若，以母古读若每，其字皆在之部。若弟字，则在脂部，之与脂古音不相通。）《大雅·皇矣篇》：同尔弟兄，与王、方为韵，而今本作兄弟。《月令》：度有短长，与裳、量、常为韵，而今本作长短。《逸周书·周祝篇》：恶姑柔刚，与明、阳、长为韵，（明古读若芒。）而今本作刚柔。《管子·内业篇》：能无卜筮而知凶吉乎。与一为韵，而今本作吉凶。（《庄子·庚桑楚篇》误同。）《庄子·秋水篇》：无西无东，与通为韵，而今本作无东无西。《荀子·解蔽篇》：有皇有凤，与心为韵，（《说文》：凤从凡声。古音在侵部，故与心韵，犹风从凡声而与心韵也。见《邶风》绿衣谷风。《小雅》何人斯。《大雅》桑柔烝民。）而今本作有凤有皇。《淮南·

原道篇》：鹜忽恍，与往、景、上为韵，（景，古读若样。）而今本作恍忽。与万物终始，与右为韵，而今本作始终。《天文篇》：决罚刑，与城为韵，而今本作刑罚。《兵略篇》：不可量度也，与迫为韵，（度同不可度思之度，迫古读若博。）而今本作度量。《人间篇》：故蠹啄剖柱梁，与羊为韵，而今本作梁柱。《文选·鹏鸟赋》：或趋西东，与同为韵，而今本作东西。《答客难》：外有廪仓，与享为韵，而今本作仓廪。皆其类也。

阴阳者，万物之能始也

林校曰：详天地者至万物之能始，与《天元纪大论》同。彼无阴阳者，血气之男女一句，又以金木者，生成之终始，代阴阳者，万物之能始。澍案：阴阳者，万物之能始也。当从《天元纪大论》作金，木者，生成之终始也。金木与上天地、阴阳、左右、水火，文同一例，终始与上上下、男女、道路、兆征，皆两字平列，文亦同例。若如今本，则阴阳者三字，与上相复，能始二字，义复难通。注谓能为变化生成之元始，（宋本、吴本，化下有之字。此从熊、藏本。）乃曲为之说。即如注义，仍与上四句文例不符，盖传写之讹也。

病之形能也　乐恬憺之能　与其病能　及其病能　愿闻六经脉之厥状病能也　病能论　合之病能

此阴阳更胜之变，病之形能也。澍案：能读为态。病之形能也者，病之形态也。《荀子·天论篇》：耳目鼻口，形能各有接而不相能也。形能亦形态。（杨倞注，误以形字绝句，能属下读。高邮王先生《荀子杂志》已正之。）《楚辞·九章》：固庸态也。《论衡·累害篇》，态作能。《汉书·司马相如传》：君子之态。《史记》徐广本，态作能。（今本误作态。）皆古人以能为态之证。（態，从心能而以能为态，意从心音。而《管子·内业篇》以音为意。志从心士，而《墨子·天志篇》以士为志，其例同也。此三字，盖皆以会意包谐声。）下文曰：是以圣人为无为之事，乐恬澹之能。能亦读为态，与事为韵。恬澹之能，即恬憺之态也。《五脏别论》曰：观其志意与其病能。（今本误作与其病也，依《太素》订正，辨见本条。）能亦读为态，与意为韵。病能即病态也。《风论》曰：愿闻其诊，及其病能。即及其病态也。《厥论》曰：愿闻六经脉之厥状病能也。厥状与病能并举，即厥状病态也。第四十八篇名《病能论》，即病态论也。《方盛衰论》曰：循尺滑涩寒温之意，视其大小，合之病能。能亦与意为韵，即合之病态也。王于诸能字，或无注，或皮傅其说，均由不得其读。释音发音，于本篇上文能冬不能夏，曰：奴代切。下形能同。则又强不知以为知矣。

从欲快志于虚无之守

是以圣人为无为之事，乐恬憺之能，（读为态，说见上。）从欲快志于虚无之守。澍案：守字义不相属，守当为宇。《广雅》：宇，尻也。（经典通作居。）《大雅·绵篇》：聿来胥宇。《鲁颂·闵宫篇·序颂》：僖公能复周公之宇。《周语》：使各有宁宇。《楚辞·离骚》：尔何怀乎故宇。毛传、郑笺、韦、王注并曰：宇，居也。虚无之宇，谓虚无之居也。从欲快志于虚无之宇，与《淮南·俶真篇》而徙倚乎汗漫之宇，句意相似。高诱注亦曰：宇，居也。宇与守，形相似因误而为守。（《荀子·礼论篇》：是君子之坛宇宫廷也。《史记》礼书坛宇，误作坛宇。《墨子经·上篇》：宇弥异所也。今本宇误作守。）

21

《黄帝内经素问校义》 书后

　　《黄帝内经素问校义》一卷，绩溪胡氏澍著。训时为善，易挍为专，以及至人、名木二条，均穷探声音训故之原，而立言曲当。惟原书不妄作劳，胡氏据全氏注本，易为不妄不作，引《徵四失论》妄言作名，以为妄作对文之证，其说均确。又谓作与诈同，则其说不然。作即创始之义，不作者，即《老子》不敢居天下先之义。若改作为诈，岂妄言作名，亦可称妄言诈名乎。又原书若有私意，若已有得，胡氏谓当作若私有意，犹言私有所念。已与私同，犹言私有所得。案：若有私意，与《诗》之如有隐忧同例。意与臆同，犹后世所谓窃念，默测也。若已字，当从赵氏之谦之说，训为已然之已，亦不必训为人己之己也。又原书阴阳者，万物之能始也。胡氏以《天元纪大论》之文为例，易为金木者，生成之终始也。案：能始二字，义亦可通。古代能与台通。如三能，亦作三台是也。《汉书·天文志》云：魁下六星，两两相比者，为三能。而《文选》虑湛诗云：三台总朗宇，是台与能同。故《礼记·乐记》正义云：古以今能字，为三台之字，疑此文能字亦系台字之借文。胎从台声。《尔雅》训胎为始，则台亦兼有始义矣。能始二字，叠词同义，与上文徵兆同例，不必如胡氏之说也。若夫虚无之守，胡氏易守为宇。案：守字从宀，居位曰守，则守字引伸，亦有居义，不必易字而后通。以上数则，均胡氏之千虑一失者也。然皇古医经，以《内经》为最古，而《内经》一书，多偶文韵语，惟明于古音古训，厘正音读，斯奥文疑义，涣然冰释。胡氏之书，虽稍短促，然后之君子，如有为医经作疏者，必将有取于斯书，则胡氏疏理古籍之功，亦曷可少哉。

刘师培

内 经 博 议

（清）罗东逸　著

内容提要

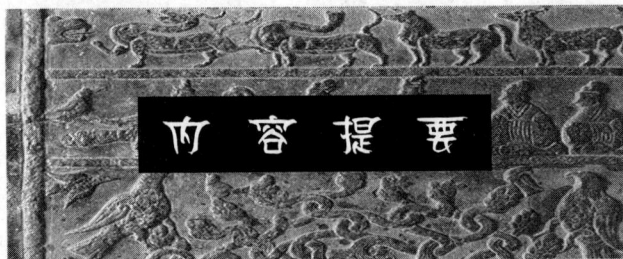

　　本书罗东逸著。罗氏《名医汇萃》，已名闻海内，与本书同少流传。且其学说，参《素》《灵》之奥义，为国医之基础。《内经》运气之理，阐发无遗。名医叶子雨评吴氏《温病条辨》曰：运气之学，白首难穷。……全元起以下数十家，皆随文铨释，未能实有指归。惟罗东逸之《博议》，差强人意。本书之价值可知。其论生理，皆天人合一之旨；论病理，皆根据经文之意；至诊断治疗，无不引证经义；洵一部《内经》大注解也。读《素问校义》，使学者则古书之奥文可考。读《内经博议》，使学者则古书之精采乃明。

题　辞

儒可无用乎，耳目心思等之木石，百年为可悼也。儒可有用乎，兵刑钱谷绍之职司，一时为可鄙也。居今之世，志古之道，求所谓卓然自命，上不溷君王而下不委诸草莽者，其在岐黄之业乎。夫岐黄之业，谈何容易。不知阴阳消长之理者，不可与言医。不知死生变化之故者，不可与言医。不知草木虫鱼丘陵牝牡之性情者，不可与言医。不知古今异宜刚柔互用应变合于秒忽者，不可与言医。若是，则五经四子之书，医之宗旨也。二十一史前后成败君臣兴废之所由，医之证据也。与夫诸子百家零星传记杂出于饮食药石之书，医之杂俎也。宰相须用读书人，国医须用读书人，如是而儒之一生，无用不等之木石，有用不缀之职司，休德令闻而擅其美，岂不重赖夫医也耶。医之不可易言，儒之不可易言也。余性鄙寡交，不乐轻与人，人不屑吾与。犹忆总角时，郡中得交罗君淡生，即今之东逸也。探所得细绎胸中经史，衮衮可听，旁及古文字学皆可法，知其非常人。未几，陵谷弯迁，隐见于烟雨蓬茨之下，名可得闻，迹不可得见，如是者三十年。君之读书乐道，视壮年又何如，而《内经博议》诸书出矣。人谓与东逸先生同时朝夕讨论不倦，所重岂在区区。余曰：儒之无用者如彼，有用者又如此，百岁而后，其欲尚有东逸者，非《博议》诸书，又焉足千古哉。

友弟石年赵汝揆拜书

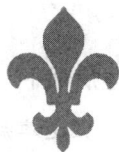

目　录

内经博议卷之一

新安东逸罗　美淡生甫著

青田包元吉校订
绍兴裘吉生参阅

天道部

天地阴阳大论

或问于余曰：轩岐述天地之道，明阴阳之本，终以三合为治。帝臣若鬼臾区，犹曰上候而已，未能明其事也。今二千年来，学者如众盲摸象，纷纷以运气治病，卒无一验，而粗心守陋之传，谓此且置之高阁，略无省思。不知乾坤鼓铸万类，人在气交，如鱼在水，民知所生，而不知所以生。今子沉潜《内经》，发愤而欲明之。其于造物生天、生地、生人、生物之本，不可不挈其要领，而为后学一明之乎。余曰：唯唯。经曰：其生五，其气三，三而成天，三而成地，三而成人。三而三之，合为九气。九气具，而天地人三才之体用备矣。夫所谓其生五者，合天地人万类，皆生于五行之气也。乃不曰其气五，而曰其气三，则所谓一阴一阳之谓道，以一阴一阳而运行之，鼓舞之，其间阴阳各一，而所以能运行鼓舞者，则又有一也。此一合二以成三，而始布五行于阴阳刚柔之间，人在气交而两受之。此所以三而成天，三而成地，三而成人也。三才既立，五常备行，而天地人之体用遂分。立天之道，曰阴与阳，则日月四时，运行不息，此其大运也。而又有其总持者，复列五运，首土以持岁功，本六元于司天，以正六次，于以主时主岁主次，各不同也。

此天之分用也。立地之道，曰柔与刚，则山川水土，五方阴阳各奠，此其定体也。而又有其迁次者，三阴三阳，各以司年，奉六元司天在泉，各以上下正岁气，于以纪方纪步纪岁，各不同也。此地之分用也。由是而天地之气，必三合为用矣。然其间气化分行，其体则奠定而不移，其事则博济而不杂，其神则妙用而无方，其道则循环而补救。是故阴阳之气，有所为各止，而不相凌躐者，如大气之举，风寒在下，燥热居上，湿气居中，火游行于其间。是以少阴厥阴在下，太阳阳明在上，太阴居中，少阳通乎上下。于人禀之为体，亦犹是也。此虽六气交互布濩之相输，而上中下之定位不移也。又有夹辅而行，参伍为用者，少阳之上，火气治之，中见厥阴。阳明之上，燥气治之，中见太阴之类。原其然者，三阳悉起于三阴，阳之所起，阴亦从之而见，少阳起于厥阴，乃中见厥阴，阳明起于太阴，乃中见太阴，以其根底所在，恒相比而不离，故参伍以为用也。又有亢害承制者，相火之下，水气承之。水位之下，土气承之。六者皆有承制，阴为循环相救，以消弥其亢甚，而不至于毁裂。是则三合之内，三合之外，又有妙用如此者，无非其气三之为用，而鼓舞运行于天地人之间，乃天地造物之根，而非人之所能为也。盖天地之气，无不有分，亦无不有合，此天地之本，阴阳之朕也。

其气三论

天地阴阳，一气而已。自太虚而有太乙之生气，由是动静焉而阴阳分，阴阳分而五行具，是五行之生者，不离阴阳之一气也。而经曰：其气三。且曰：三而成天，三而成地，三而成人。是三气者，天地人之本始也。试明之。太极无形，静则为阴，动则为阳。《易》曰：一阴一阳之谓道。此一阴一阳者，非各一之一，乃道之妙用，而合一之一也。唯其合一，乃能各一，则是其本一而已，有三气存乎其间矣。是故动与静各一也，而所以能动静者，又一也。由此观之，太乙之所施生，造化之所鼓铸，必得三而成物。气不得三，则无以布行于五，而五非得三，又不能各合夫一也。三者，一之用也。五者，三之成也。故三而成天，立天之道，曰阴与阳，天总阴阳，而又积阳以自刚也。三而成地，立地之道，曰柔与刚，地具刚柔，而又积阴以自奠也。三而成人，立人之道，曰仁与义，然理以宰气，而气以载理，故人之成也，本乎气交，禀天之阳动为气，本地之阴静为精，而有神存乎其间，以立性命之基，是精气神三者，合而不离也。此所谓三而成人也。且太极用此三气以生五行，而五行之生，又莫不各用夫三气。试就人之五脏言之，心为太阳，而主血脉，是合阴阳而自为阳也。肾为太阴，而涵命门真火，是合水火而本为阴也。肺主治节，而水出高源，是合金木水以行气也。肝为血海，而生一阳以升太冲，是合水木火而总于厥阴也。脾上承火，而下涵水，以奠乎中，火以腐熟，水以滋灌，而土以归藏，是合水火土而养四脏也。是知阴阳之功，相待为用，阴阳之根，互藏其宅，而五行之变化，皆非一气偏至之所成。盖一有偏至，而合三则无偏至，一无鼓动，而合三则能鼓动。人徒知为三，而不知合三，而后致夫一也。徒知生于一，而不知用三，而后全夫生也。自轩岐指出三气，而造化之妙用始彰，故三五与一，太上之玄阖，养生之奥关也。

六节五制生五论

天以六为节，地以五为制，其生五。《天元纪大论》

河图之教五十有五，而总其数为天五地六，分其数为天五地五。天五者，一三五七九，五奇也。地五者，二四六八十，五耦也。奇以五乘五，五五二十五。耦以六乘五，五六三十。此所以天五地六也。然而阴阳交互，气运相乘，则天气反以六，地气反以五，此六节五制之旨，轩岐所述也。盖两仪既奠，而后天以阳而化气，气本无形，凡六合无形化气之阴阳，皆本于天气。以阴而成质，质处有形，凡六合有形成质之阴阳，皆本于地气。所谓五者，生长化收藏，而成木火土金水是也。所谓六者，少阳、阳明、太阳、厥阴、少阴、太阴，以奉寒暑燥湿风火是也。所谓六为节者，天以一元布行于地，即本地之六位以分化气，是天以六为节也。所谓五为制者，地以坤顺承之化，即本天之五行以作成物，是地以五为制也。总之，天以五而干生，地以六而支生，以五加六而甲子生。天以五用六，地以六承五，此天施地生之大致，而六节五制之妙义也。其生五者，原其初则五行实生于一气，由其后则万类皆生于五行，故五行有本生之理，有制用之道。其始也，天一生水，天一者，纯刚之气。纯刚之气为全体，故生水。水之为物，一阳居二阴之间，由静而动，由阴而阳，动而之阳，故地二生火。水火既济，则形成而物畅，故天三生木，阳既畅发，则阳后生阴，自舒而敛，故地四生金。土居中位，成乎四气，而成功位次反居其后者，土为万物之母，奉天而不居，故必于四气之既成，而后见之也。然土为中宫，为炉鼎，能以水火为用，水火不得则相射，是以戊己之位，藏于水火。此坎纳六戊，离纳六己，所自来也。故戊己中宫为最尊，布气育灵，为生物元始，所谓资生于坤也。故以是为南政，君临于上，而水木火金四脏之气环拱之。以其环拱，故谓之

北政，如臣面君也。至其地支辰戌丑未，居四余之偏，兼为四库者，盖以奠定四气，所以始万物终万物而告成功于物后也。故天虽以五生土，而常以一先四，而首万物。一先四者，即五数之一，而首以土运之义也。此万物所以资始也。地虽以十成土，而恒以二居五而终阴阳。二居五者，戊癸化火，而适终于地二之数也。此万物所以资生也。生生之本，制用之道尽矣。

正六气说

初气厥阴风木，大寒、立春、雨水、惊蛰。二气少阴君火，春分、清明、谷雨、立夏。三气少阳相火，小满、芒种、夏至、小暑。四气太阴湿土，大暑、立秋、处暑、白露。五气阳明燥金，秋分、寒露、霜降、立冬。六气太阳寒水，小雪、大雪、冬至、小寒。各至六十日。

显明之右，君火之位也。君火之右，退行一步，相火治之。相火之右，复行一步，土气治之。复行一步，金气治之。复行一步，水气治之。复行一步，木气治之。《六微旨大论》

六气《内经》无正文，而于加临明明见之本文者，止有六节气位一章，发明司节之位，而于六节之阴阳上下未之详也。故后学每以六气一气呼之，又不辨司天六元不同，一概改著，为说以详之。夫天气之行于地，即布之以五行，分之以四时，历以日月之行，而成岁功。此万古不易，所谓天地合气也。然为气行其间，每不得与日月朔望相齐，故古圣更以斗杓纪气于十二宫，而祀之二十四以会周天，后分统以六气，凡六十日以分一气，周而复始，所谓四时之止也。然其为气上下不同，标本各异。初气为厥阴风木者，一阳也。于卦为复，复在九地之下，正当两阴交尽之时，是以上为厥阴，下为风木，故风木本阳而标阴也。二气为少阴君火，君火见于卯，所谓显明之位，其时为春分清明，正三阳出地之时，乃不名之少阳，而

号之为少阴，不名风木，而名以君火者，以此时三阳虽出地，而其上仍属三阴，春寒犹属是气，尚为阴之少，故曰少阴。君火见于此者，《易》所谓帝出乎震也。帝主十二辰，于时无所不统，而于此分时者，前此一阳尚在九地之下，而人历于显明，则圣作物睹，是以首出之于此也。其火主照临，不主热物，亦不夺春令，故曰君火不用。君火之右，即为夏令，为三气之阳相火。相火当巳午，为南离君位，非相火之所当，唯君火不用，故退行一步，使相火当之。俾为夏官，以供臣职，故名以相火，明其无犯上之嫌也。相火当六阳之盛，正为太阳，乃不曰太，而曰少者，以阳虽盛，而尚在地上，未亢未高，故犹曰少阳也。四气为太阴湿土。湿土在未，坤也。坤为太阴，位在未上，又当未月，坤正临事，故以太阴名之。又其时自大寒一阳生，以及于六阳，为上半年乾之行事。自夏至一阴生，至亥以尽于六阴，为下半年坤之行事。阳以顺行，阴以逆行，故一阴之生，不名一阴，以其生由太阴坤德，故即以太阴名之。时虽溽暑酷烈，六阳极盛，而总曰太阴者，以阳已退职也。且当此之时，使非土润溽暑，则南离火旺，燥金安生？唯坤居其间，以土合火，而腾其湿气，则大雨时行，而得以御火，使金气生，而气进与六阳代禅，非太阴之为而谁为耶。五气为阳明燥金。阳明者，以其时去溽蒸而清明，退蒙昧而擎敛，坚洁清肃，阳在上而方明，故曰阳明。金气坚而且冽，是以为燥。六气为太阳寒水。寒水于时为亥，水属三阴，乃其上为太阳者，此时阳退而在上，为亢为高，在五阴之上，于卦为剥，居停而不用事，故以太阳名，而纳之寒水也。寒水本阴而标阳者，以此总之，正六气进气居下，退气居上。春夏阳自下升，故厥阴少阴在上，秋冬阴亦自下而上，故阳明太阳在上。在下者为进气，在上者为成功，而进退之气，标本之说，于是可见矣。此为主气司天，所加为客气，主客之分以此。

为运为气五六说

自阴阳二气交易鼓舞，以化生五行为万物，而三才之成全奠其中。然所谓阴阳交易鼓舞者，二而已矣。二而有无息之用，万而仰致一之道，以譬明之。五行为铜，二气为炭，此生生之本，由于交易鼓舞之妙，从无而有，从有而生也。乃五行者，不明所自，请得言之。天一生水，阳始交于阴也。地二生火，阴始交于阳也。得阳而生火，得阴而生水，此阴阳定交之始，故所生二子，仍肖父母，是以乾道成男，坤道成女，道本斯矣。然以二气之鼓舞言之，则水火生而万类之胚胎具也。故曰水火者，阴阳之征兆也。自兹而天三生木，地四生金，则阴阳既交，而互生互长，万类成形而坚定，成形为木，坚定为金，生矣成矣。故曰金木者，生成之终始也。然而能终之始之，必有为之先者，而使二气为之鼓之舞之。则造化之脏用自成垆鞴，非中宫奠其元气，曷能不渝。此土之庞厚，为天五而居中。天五者，非以次而为五，乃摄四而为五也。地之十承焉者耳。由斯言之，天地之施生，定于五行，盈天地之物生，莫非五行。四时之更，莫非五行，五方之位，莫非五行，而五者之运，行于天地之间，为天为地，为人为物，为形为气，有一不在运中者乎。至于所以为六者，亦自有说。本然二气三分而六，因阴阳之气，有初中末，有少壮老，其气各有盛衰，故各分而为三，是以为六也。以六乘五，以五成六，于是五行物类之生成消杀，恒乘于六气之进退盛衰，故六气者，所以节宣五运，而成其化育者也。无一物不成于六气之中，无一时不被六气之化，岂止五运六气为加临之说乎。是以帝问，而岐伯曰：五运阴阳者，天地之道也，万物之纲纪，变化之父母，生杀之本始，神明之府也。又曰：阴阳之气，各终期日，非独主时也。今观于甲子，而阴阳之纪以立，于是岁立，而年月日时，阴阳之气各立，无非五六者。请更言之。时一日有十二。十二者，

阴阳两从六也。以五乘六，故五日一周甲子为一候也。一周甲子，气亦一周矣，故可以为候，此小周也。推之为七十二，而大周矣，此从时而起者也。日者，甲乙至癸为旬日，天数五，故二五为小周。以五加六，故六十日为备一周。又历六甲子，为大一周成岁矣。此以日为起者也。月者，历十二辰恒主，今以纪时，又用五行以纪六气，而四时始备。凡五岁一周，历三十年而备周，此以日为起者也。岁者，十二年一纪，六十岁一周。此一周者，又合年月之大而周之也。以五加六，小者为小周，大者为大周。然应天之气，动而不息，故五气而右迁。应地之气，静而守位，故六期而环会。此五运六气，主岁之常期，起于天地之自为六气也。由日时月而言，为阴阳生物之合气。由五运六气主岁而言，为阴阳成物之分气。有分有合，有从合而分，有从分而合，此之所谓必以三合为治。然而天主动，为五行之主，故运居其中而常先。地主静，六气以不迁为会，故司天在泉，各有其故。要而言之，合气以专生物，分气以节成物，三合为治，人在气交之中，内禀其合气，而尝外应其交气，此岁气五运之加临，何时而可废之也。其未可验者，南北刚柔，阴阳向背，未可一齐，岐伯亦列其如是为耳，使后之学者，通天地之秘，而行其活法，未尝印板文也。至后世加临寻病，而又不能知三合相交所乘临之盛衰，而憒为钤法，贻笑千古耳。

五运说

五运以土为首，而加甲终复加己，循环十干，而不用正干之本气。说者谓甲己合土，此为化气。夫所谓化者，逢合乃化，不逢合则不化。五运之加，甲己相去五岁，岂有逢合而化之理。又曰：此本天气定位，非加临也。经曰：丹天之气，经于斗牛女戊分。黅天之气，经于心尾己分。苍天之气，经于危室柳鬼。素天之气，经于亢氐毕昴。玄天之气，经于张翼娄胃。

其戊己分者。则奎壁角轸也。五天五行之守气，各有所横以加于宿度，临于十干之上，如黅气经于心尾己分，心尾当甲，角轸当己，故土位甲己也。以下皆然。此说最为近似，而其实不然。盖天动而虚，其气圆通，而初无定气，其临御五行，自有本然当然之则，而初非有守气以期之也。岐伯述《天元册》曰：大虚寥廓，肇基化元，万物资始，五运始终，布气育灵，总统坤元。夫肇基化元，而布气育灵，乃云总统于坤元，是坤元为万物之母也。坤元既为万物之母，而总统之。则天亦必有以先用之。天之十干，以代戊己居中宫，而先用水火，然后成于木金，岂非总统坤元，而以土为首之义乎。是以天之御化，首以土为甲，而甲遂为土，仍顺布五行于乙丙丁戊之上，而以本气化之。遂以金加乙，水加丙，木加丁，火加戊。毕又再传，而土加己，金加庚，水加辛，木加壬，火加癸。而其本气之阴阳，仍有不能从化，而依之以为用者，如加阳干为气有余，加阴干为气不足。又未尝不因值年以佐用也。五运立，则年气有所统，故运之所临，每居中而常先，如土运之岁，上见太阴，则其气先，而与司天会，是谓天符。与岁支同气，则先而与岁会，是谓岁会。与天符、岁会三合，是谓太乙天符。所谓贵人者，司天与值岁朝拱之所在也。是以恶所不胜，归所同和，随运归从，而生其病，故五运为该年之根本也。

司天说

天有六气，寒暑燥湿风火，即四时之主气，候至而布之。以分六气也。至于司天，则从地上六位之专精，而正对以居之，以主期年。而名之为司天者，依于甲子值岁之气，仍以地上不迁之气，会天之元，而立为监司也。其为六气，一以甲子为序，而异于地上之四时，盖既以主持一岁，则自当以甲子为序也。其三阴三阳，上奉之者。六元在天，则三阴三阳不自主

气，所以正对皆奉之也。首少阴君火者，君火位午对子，令甲始子，与君为对，故遂名君火，尊君之出令也。其令主热，不与显明卯位之君火同。彼以方春行令，止以照临。此在午宫，所对本属夏令也。次丑未为太阴湿土，太阴在地，每与厥阴少阴合三阴而不离，故其位必次少阴。又坤土位未对丑，为土之官旺，是以上奉湿令也。又次寅申为少阳相火，火之精，本生于寅，寅对于申，申尚有余暑，故以寅申奉火令。不当午者，午当君火，不敢侵也。又次卯酉，为阳明燥金之临，旺于酉对卯，故奉燥令也。又次辰戌，为太阳寒水，寒水本位亥子，而亥属风木，子为午对，唯辰为水库，戌当水冠带，为进气，故即以辰戌奉寒令。终巳亥为厥阴风木，风木于正六气，本在丑子及寅司天，移位于巳亥者，木长生在亥，其对巳，故即以此奉风令也。盖其所司以为一岁之令，唯六元主之，三阴三阳不能尽合，故唯上从而奉之。唯带有本位本气，则有本标太过不及之说。经曰：少阴所为标也。厥阴所为终也。是已有其所司，即有其在泉者，以天包地下，地在天中，地居天之半，而天气之行于地者，亦半行于地上，半抑于地下。在前三气行于地上，故属司天，后三气抑于地下，故属在泉。在泉之气，沉而不上，故前扬后抑，前宣后郁，恒与司天为对。司天子午，则在泉卯酉。司天丑未，则在泉辰戌。司天寅申，则在泉巳亥。恒相对而输转之。故有在天在泉之异也。司天极于三气，以天施之至也。在泉居于六气，以地沉之至也。然总以司天为本，故本文不设在泉之岁，以司天统之也。

地上三阴三阳说

司天以地上三阴三阳，奉天六元。然上下不类，而以奉之，未解何义？又不解地上三阴三阳，何以定位，《内经》未之发明，请试论之。予前既明六元之著，盛于三阴三阳之定位

矣，此六元之正义也。乃于其对，亦必三阴三阳奉之，岂三阴三阳未有定义定位乎。夫天地之大气涵于宇宙，大概藏于北，生于东，长于南，收于西，则三阴在北，三阳在东，三阴在南，三阳在西，可知也。在《易》东北俱为阳方，而此北阴东阳，西南俱为阴方，而此南阴西阳者，要此即两仪四象之义。所谓天以阳生阴长，地以阳杀阴藏者也。盖气必先藏而后生，此乃静藏之地，故三阴先奠位于亥子丑，而太少厥皆聚者，所以全乎阴以为藏也。藏而后生，而生必于东，故三阳遂正位于寅卯辰，而少明太皆聚者。亦所以全乎阳而为生也。至于南离阳位，君火居之，而又总为三阴者，盖巳午未皆长气也。有生则必有长，长者，实气也，阴也。北阴无以实长，故三阴亦聚于南，所谓天以阳生阴长者此也。西为蓐收正位，燥金居之。故西为阴方，为成为收，而三阳又居之者，盖藏物必自下，收物必自上，生物必自下，杀物必自上。且自暑而凉，自秀而实，皆自上而下，上者阳也，而其时之肃杀者，亦阳也。申酉戌为肃杀之方，故三阳亦聚于此，所谓地以阳杀阴藏者此也。盖天之二气，分为四象，北为阴，西为阴中之阳，此地之二象。东为阳，南为阳中之阴，此天之二象。而生长收藏之理，备著于此矣。

天道或问五则

问曰：五行各有正气，天地所合，干支所同，而阴阳之用，各有变迁，又参错不同，何也？曰：此正所谓三合之治也。三合而治，必将合气，必为主用，或从本气，或从标气，或因乎其盛，或由乎其化，虽有不同，要皆取用以崇体，而不以体劳物也。如五运以土为首而加甲，自甲为土以下，皆不用干矣，而甲丙戊庚壬值年，仍为气太过，乙丁巳辛癸值年，仍为气不及。其干虽变，而阴阳不变，则原非不用干也。司天亦变支矣，而火当午，土当丑未，

金当酉，与岁为会，则为当其位而合其气，是皆不变本位，亦不废本支也。大约阴阳之用，合两而成，以三为用，故阴阳之行虽一体，而动变则各由其道。各由其道者，所以妙阴阳之用也。一切三合变气皆如此，知其用则不疑其变矣。

问曰：司天运气合用，而有天符岁会，乃有小五运，复参于司天在泉，运气之间，则又何也？曰：五行三合之治，无往而不用，亦无往而不三合也。如辰戌太阳司天矣，而辰戌备历甲丙戊庚壬之五位，则五运亦尽历寒水之一位矣。寒水唯一，而有五变，五变之中，所运行以周一岁者，亦各有五运，犹司天之间立纪步也。既以大五运与司天为乘临，则亦有小五运与间步为乘临，此亦阴阳自然之道也。岁气必以木为主，故以太少角为初，以太少羽为终，五运之生序不可紊也。然其用微，不及间步之剧，故经不著病，要使人知之尔。

问曰：五行五用，而各为首，六气首风木，司天首火，五运首土，五行本生首水，其成首金，循环而能为首者。岂有义乎？曰：此阴阳造化之妙用，不可思议者。由其初而言生物之始，始于天一，天一水也。水得暖而升，故火继之。火水鼓荡而形成，故木继之。木长而坚，故金继之。四者非土不成，故成必以土也。《洪范》之序如此，盖生物之原也。若四时六气，必以岁德为首。岁德在木，故木起厥阴，而临官于寅，所以达生气通人事也。自木而火，而土而金，以止于水，四时之序，生长化收藏之事。五运之首土者，天之气自中而运，而戊己居中以生养万物，故即从中宫推之，以四正环而拱之，以行其生生之用，此在天之事也。若司天以火为首者，少阴君火，有帝之尊，于以出治，孰不归仰焉。然唯斗杓初指，帝乃临之。帝出乎震，故以火为首，而以厥阴为终，盖三阴为朋，今少阴居中，而厥阴在前，则必俟历三阳，而厥阴为后矣。厥阴位亥，亦终之义也。由其成功而言，金木者，生成之终始也。

显万类之成，而列万形之质，此不唯其始，而唯其终，故必见其坚成，而后水木火土四形备具也。此成物之序，以其致用而言之也。

问曰：四时阴阳顺逆之行，有左右之辨，何也？曰：阳自下而上，故左旋而为春夏，阴自上而下，故右旋而为秋冬。是以春为生气而西行，变其收气而为暄。夏为长气而北行，变其藏气而为热。秋为收气而东行，敛其生气而为凉。冬为藏气而南行，敛其长气而为寒。西北行为顺，东南行为逆。春夏日躔北陆而长，秋冬日躔南陆而短，亦阴阳顺逆之序也。

问曰：经谓阴中有阳，阳中有阴，何也？曰：阴阳本合一者也。自太极动而生阳，静而生阴，立之以两，而相为对待，此各一之一，人所易知也。以动静为鼓舞，以阴阳为妙用，无形而致有形，同体而立异体，阴阳合作，而鼓化机，此合一之一，人所难知也。是故本其太始而言，阴阳之原，由于一机，静极而阳生，动极而阴生，阴阳互相生也。本其成位而言，阴阳之根，互藏其宅，火胎子中，水胎午中，阴阳互相宅也。人能悟阴阳之本一，乃能知阴阳之能两也。

天道六气中见论

帝曰：愿闻天道六气之节盛何也？岐伯曰：上下有位，左右有纪，故少阳之右，阳明治之。阳明之右，太阳治之。太阳之右，厥阴治之。厥阴之右，少阴治之。少阴之右，太阴治之。太阴之右，少阳治之。此所谓气之标，盖南面而待之也。少阳之上，火气治之，中见厥阴。阳明之上，燥气治之，中见太阴。太阳之上，寒气治之，中见少阴。厥阴之上，风气治之，中见少阳。少阴之上，热气治之，中见太阳。太阴之上，湿气治之，中见阳明。所谓本也，本之下，中之见也。见之下，气之标也。本标不同，气应异象。《六微旨大论》

天以五行降行于地，因用地之三阴三阳，推移治节，而为六位。于是天之五行，亦分之六气。六气者，寒暑燥湿风火，为天之六元也。南面而阅地之六位，则六元为本，六位为标，其标本之从，有正对之化，有根源之治，故本标不同，气应异象。所谓不同者，如少阴君火在午，太阴湿土在未，厥阴风水在亥，少阳相火在寅，阳明燥金在酉，太阳寒水在戌，此为旺气。其冲为对化，而三阴三阳，又随而上奉之，故本标不同，予于司天，已推言之矣。此章明天地本然之六位，于三阳之定位，则始少阳，中阳明，终太阳，三阳合为初终而不离。于三阴之定位，则始厥阴，中少阴，终太阴，三阴亦合为初终而不离。此阴阳之定气也。原其根本，则三阴在北，亥子丑为正位。三阳在东，寅卯辰为正位。然以此气奉天，而历其生长收藏，则其气之承天者，三阴亦在南之阳，故临乎巳午未，三阳亦在西之阴，故加乎申酉戌。凡地之三阴三阳，其气有本有从。天之六元，其化有正有对。于以历十二宫而合之，此所以标本不同，气应异象也。今曰中见者，则于其本气标气之间，合而有之，故曰中见。所以节宣本气，而参和标气也。然此气为天地本来之元气，自有之而本不相离，故条理有自，而不妄参合。何以言之？三阳皆起于三阴，三阴固为三阳之根也，而各有义焉。厥阴阴尽而生一阳，于午为少，而成风水之气，是少阳生于厥阴，而合为一体也。太阴以湿土孕金，而为阳明，虽为二阳而成燥金之用，是阳明生于太阴，而合为一体也。太阳由于少阴，本以秋金而生寒水，是太阳生于少阴，而合为一体也。盖阴阳之相随，必以其气之相次，故相贯而不离也。然其正对不同之间，更有参和之妙，又不可不察也。少阳之上，火气治之。相火烈矣，而见厥阴纯阴，此上下相济也。阳明之上，燥气治之。燥亦亢矣，而中见太阴湿土，既能生金，亦能治燥也。太阳之上，寒气治之。而中见少阴，金水和调，不使太阳亢也。而三阴又异焉者，厥阴之上，风气治之，而中见少阳天

和，不使厥阴蔽也。少阴之上，热气治之。此少阴乃奉天之君火也，中见太阳君火，为太阳之主，不得有杂也。然其间有寒水，亦既济之理也。太阴之上，湿气治之，中见阳明，前以湿治燥，兹以燥胜湿也。其参和节宣如此，是则所谓本也。

地理六节位下六承论

相火之下，水气承之。水位之下，土气承之。土位之下，风气承之。风位之下，金气承之。金位之下，火气承之。君火之下，阴精承之。亢则害，承乃制，制则生化，化则盛衰，害则败乱，生化大病。《六微旨大论》

此章王、马、滑、张诸家，寻其说而不得，乃以气交之变释之，谓少阳火生，终为溽暑。不知此专气之次，非承制之的义。夫承制者，皆元气之所本有，即其所生之理，备有生化之道，初非矫强挽回也。阴阳动静，皆涵天地之元贞，故其生物也，贵其专精，尤忌其一往。是以阴中有阳，阳中有阴，如《易》卦之飞伏，飞下即伏，伏上即飞，故乾卦六阳，其下皆坤。坤卦六阴，其下皆乾。阴阳之精义，本是如此。吾故于天道之六气，各有中见，而知地节之六位，自亦有为之内者，以为参和。是故位之下，即内之义也。相火于节，主四五月，为六阳之元，而其时之水气正盛，前为谷雨，后及芒种，皆有水泽流溢，以助调相火，是水承之义也。至于水位，则大雪、冬至、小寒之日矣，时当寒冱，而正为物所归藏，其所以归藏者土也。有藏而后有生，故有下起元，而得回地中之一阳，是土承之义也。若夫土生万物，而亢则有水火二至，亢于湿，则水至而流，亢于燥，则火至而坚。苟非风木和柔之气，内居其间，何以使土脉和动，故土旺长夏，而木正向荣，是其义也。风为春木，由甲坼条舒，以至于长茂坚成，必有金气以收之。是以榆荚之落，见于春时，亦其义也。金位兑说，而神主蓐收，若

无火气之微布，则凄冽之气，即申酉而寒冱矣。乃由白露方凉，渐于寒露，暨于霜降，于时生物，及多至于成，但火犹有存者，此知金下有火也。至若君火所承，则不曰水气，而独曰阴精，阴精者，生气之华也，地上三阴之全气也。其火不主夏令，而首出显明，当三月之和，地气腾上，阴精所奉，莫备于此，是犹众职效用，而君自端拱也。盖亢者专气之一往，承者相济之参和，非以其相反而相犯为制也。唯其内有以相承相济，则元气足而生生厚，故曰制则生化。盖生而无制则化偏，生而有制则化备也。自此而列一任加临交变，有余不足，至与未至，虽外有此列，以乘除其间，而其本生之气，自不败不乱，故曰外列盛衰也。若专气一往而之厥所，承则本气已见败乱，安得不为生化大病乎。

辨君火以明兼退行一步不司气化论

火性炎上，次列五行之一。初无君相之名，唯主宰之帝，以神明为居，以照临为用，而同于炎上高明之施，此君之所以为体也。然君虽以火为体，而火非君德，故君火不用。要其为不用者，以君有君之德以为用，而非以火用也。经曰：君火以明。以明者，谓其照临之不爽也。诸家循其不用，见为徒立空名，遂改其文曰：君火以名。岂知此义者哉。地节六位章曰：显明之右，君火之位也。君火之右，退行一步，莫知其故，此有说焉。显明之右，在卯辰之间，辰为天门，乃帝之明堂，布政宣化之所，《易》所谓出震齐巽者也。凡帝之施化其德为大生，其用为太和，其体为纯乾，备元亨利贞之四德，以体元首出，虽主气于春分之一时，而终不夺春之施，此君之所以不用。况以火用乎。然既不用矣，而曰退行一步，何也？少阴君火之后，为巳午之火令，使君以火用，则复行一步，巳午正当其令，岂复有相火之令。唯君不以火

用，而敛藏以退行于位前之寅，因起长生之丙火，使主巳午夏令，为夏官而治之。此相火所以欲其不恣于位，而代君之行事也。自是而下，凡诸复行一步，悉皆臣职，则悉皆效用于君，此君之始终不以火用也。若夫司天，则君火既首出于甲子，而该年则曰在天为热化，在地为苦化，居气为灼化。此既司化矣，而又曰不司气化，亦未有明其说者。岂知君火虽属子午，而所谓热化苦化，一皆子午之化，而总非君主之司此气化也。君自穆清耳，岂遽改其德而司热令乎。所云灼化者，君德在步而不宣，然威行自近而不可犯，故当其居气则有步遍之。遍之既近，安有不灼者耶。然此要非君火之用也。

人道部

人道大阴阳疏

人道大阴阳有六，以立人纪。其一为先天奠位立体之阴阳。经曰：圣人南面而立，前曰广明，后曰太冲。太冲之地，名曰少阴。少阴之上，名曰太阳。广明之下，名曰太阴。太阴之前，名曰阳明。少阴之前，名曰厥阴。厥阴之表，名曰少阳。夫人以神立，以精存，而行之以气。是以神为大君，精为储养，而气充以辅立神，必有建极之处，广而明者，所以立极也。前之者，神君以临照接物，故前之也。后为太冲，冲以升腾为义，升其精气以济乎上，以奉神君，故即以为后。后之者，此气从乎水位，故后之也。由太冲之地，即为少阴。少阴，水位也，为藏精之府。既藏精以自固，复升阳以腾骧，故其上为太阳。太阳居上，充乎巅顶，为阳之极盛，要即冲脉而上之，故同冲脉，俱从少阴也。而前广明之下，复次太阴，其前为阳明者，阳明太阴同为中土，定为国储仓廪，以赋中邦，是以太阴次广明也。少阴之前，即为厥阴。厥之云者，绝尽之义也。厥阴居少阴之前，当太阴之下，两阴交尽而厥，而一阳即来复于此，故其表即为少阳。此少阳生九地之下也。先立前后者，奠水火之位也。于是终太阴以司会，后少阴以宅精，底厥阴以成终成始，此三阴之正也。太阳居华盖之上，阳明充中土之贡，少阳起太和之气于绝苏之会，此三阳之正也。三阳皆三阴者，阴为阳宅也。

其二为形气致用之阴阳。经曰：三阳为经，二阳为维，一阳为游部。三阴为表，二阴为里，一阴绝作朔晦。夫阳有气而无质，阴有质而有部，故阳能主阴，而阴得奉阳。阳者，人之生气也。生气莫盛于三阳，三阳为生人之大主，其气能贯脏腑，而立十二经，故三阳为经。所谓经者，大经大本也。二阳充满在中，所以会肌肤，束筋体，扼四关，缴四末，故为维。维，维系之也。游部者，初阳起下，其气轻柔，升其和德，进临诸经，而无所不达，故为游部。盖阳以气为主，而其用则自下而上，分为三部。少阳自下，阳明在中，太阳尊盛在上，其体用如是也。三阴则有形质矣，外而官体，内而脏腑，以及精液血肉骨脉，凡属有形质者，皆阴为之。是以得分表里焉。阴之大总为三阴，宅中而主形躯肌肉，故为表。二阴为受精之宅，受五脏六腑之精而藏之，是以得主脏腑而主内，故为里。一阴绝者，在下之穷阴也。阴尽则阳生，象晦而复朔，故云作晦朔也。三阴既有质有部，则其形层如是。盖三阳为纵，三阴为横，合之形气，所以致用也。

其三为上下倡和，雌雄相应之阴阳。经曰：三阳为父，三阴为母。二阳为卫，二阴为雌。一阳为纪，一阴为独使。《易》曰：一阴一阳之谓道。夫阴阳必两相倡和而能鼓舞，一则神，两故化也。是以言三阳之尊，必及三阴之亲者，有其尊必不容废其亲也。二阳二阴，言卫与雌者，卫以营其外，雌以缮其内，其居中用事，譬犹处家之道，必夫妇亲之也。纪与独使者，游缴之任，在一阳罢极之肩，在一阴相合而始，备行役传宣之用，譬之行旅，有车骑必给刍茭

也。此阴阳之输应，不可不合两也。

其四为自相鼓荡，以各成一致之阴阳。经曰：太阳为开，阳明为阖，少阳为枢，太阴为开，厥阴为阖，少阴为枢。阴阳既以合两为功，又以一致为和，合两则共为开阖，各一则自为开阖。盖阴阳之用，总以鼓铸为事，三阴三阳，虽各处形层部位，而要其共气，则阳与阳对，阴与阴伍，必自相得以为和，故亦自为开阖，各有枢以持其间者，所以致开阖之用也。太阳盛于卫外，故为开。阳明充于营中，故为阖。少阳能与之参和，故为枢。必三者备而合为阳之用，乃以成其一致，而其脉乃搏而勿浮也。太阴健运，而其气不藏，故主开。厥阴潜藏，而其气不扬，故主阖。少阴蓄水藏火，独兼二气，故主枢。有枢而两阴始不迫促，是以能合而致一阴之用，而其脉乃搏而勿沉也。

其五为脏腑立职之阴阳。先天阴阳既有部位，则设官分职以守之脏腑者以五。五行部署，应天之官，而分之以职者也。脏以藏神，腑以备器，其贵贱相使，各殊其位。经曰：心为君主，为阳中之太阳，肺为相傅之官，为阳中之少阴。心主夏，肺主秋。二脏位胸中膻中，所谓阳而在上，即应天之燥热在上者也。脾胃者，仓廪之官，为阴中之至阴，主季夏。阴中者，脾属足部。至阴者，中土坤德，以顺天承，而不以阳居也。胃为水谷之海，当两阳合明，以合乎太阴，故亦同居中土，即应天所谓土居其中也。肾为蛰藏之官，为阴中之太阴，肝为将军之官，为阴中之少阳。一主冬，一主春。肾既藏精，为先天寒水，与心太阳为对，故即名太阴。肝从一阳来复，而起风木主令，故为少阳。二脏居足阴部，而又在下，即应天之风寒在下也。胆为中正之官，十一脏皆取决焉，以一阳之生气，为太和之元神，而游部三焦，出入经络，即应天所为大游行其间者也。外此则膀胱为州都，大小肠为传送，以备器致用。经云：此皆至阴之类，通乎土气，而不得以应天矣。前广明章，阴阳奠其地分，而此脏腑分其

守职，故谓五脏能立阴阳则可，谓地分阴阳即五脏则非也。凡《内经》论阴阳病，不拈脏腑职是故耳。

其六为营气隧道，并行出入之阴阳。此为经络也。经络者，以其经连属五络，以通部分，为隧道以出阴入阳，出阳入阴，总为通衢，而每经隧道，又各交属互络，通乎上下，所以各经有表里之名，此表里要非太阴阳所主之表里也。足三阴从足入腹，手三阴从腹出手，六阴皆以次相接于腹中。手三阳从手走头，足三阳从头走足，六阳皆以次相接于头上。腹中者，以阴接阴。头上者，以阳接阳。其至于手，则以内阴接外阳，其至于足，则以外阳接内阴，所谓隧道也。而各经并行者，在手则太阴肺，出臂内上廉，阳明大肠，即出臂外上廉，少阴心，出臂内下廉，太阳小肠，即出臂外下廉，厥阴心包，出臂内中道，少阳三焦，即出臂外中道，足三阴三阳亦然，兹则以其隧道并行，所谓表里也。若不识脏腑阴阳体用，又不知经络此表彼里，是犹众盲摸象也。是以得条列而著之。

心肾论

经曰：心者，生之本，神之变也。肾者，主蛰封藏之本，精之处也。夫神精之用，为人身之大主。精以养神，神藏于精，而以气行乎其间。惟其有以居之，有以藏之，而人道以立，此心肾所以为人之大主也。《阴阳离合论》曰：圣人南面而立，前曰广明，后曰太冲。广明者，心也。居心必于开广之地，清明之座，所以建极也。前之者，神君坐照向明接物也。然其用为火，火之体亢而不下，若以昭明为事，而无真精真气以养之济之，则必有自焚之患，此太冲之由，未有不能不为之后焉者也。太冲者，生气之所由来起升之而不息者也。太冲之地，即为少阴。少阴，肾之宅也。肾为先天之根，藏精之府。天根之处，乃生气之原，其精内蕴，

则其气上腾，故圣人首揭之。以此为养心存神之物，而特云后者，唯此可奉于前也。然则以精养神，真道自主于肾，而凡储精之处，以为养神者，抑又无所不备，不特太冲之下，藏为精海以汇之。而又于六阳华盖之上，以太冲之精，结为泥丸髓海，而为玄珠以覆之。又于任处地道之道，复有关元黄庭，孕结金水之气以蕴之。此正所谓君火之下，阴精承之者也。顾人之心为神之主，前后上下，既能积精以养神，而归于太冲所起之肾矣。又谓肾为蛰藏之本，惟甚吝啬，此何以言之。盖人之阴精，藏气于肾，而其精泉难充，最后成女子必二七，男子必二八，而后天癸至。天癸者，非精非血，天乙之真气也。故其至也必久，养之而精血充，充则男子始写，女子始月。至其盈数，女子不过七七，男子不过八八。故精难成而易亏，此肾所为蛰藏之官而吝啬也。若使肾家无主，不蛰不藏，命门水火两亡，则精衰而神耗，精已而神去矣。不特此也，肾之所主，受五脏六腑之精而藏之，必五脏盛乃能写，是肾主人身一盘五行之全局，而合之以为精者也。故五脏若有一衰，则肾精即已不茂，盖肾精所以养神而藏气，实以化精，故曰精食气，气归精也。

君相二火论

火于八卦居一，于六气司天独居二，人之脏腑亦二，盖天之帝人之心，皆以照临为德，其居神之物，有火象焉，此所谓君火也。是故在天之君火，本不以火用，特以明乎帝德，故主十二辰而首出之。在人之君火，亦非以火用，特以建极广明，故主十二官而临照之。初非以灼燔为令也。经曰：君火以明，明者，明其为照也。天之君火，临于卯，位于午，而于司火不无热人者，以午在夏，正令自热也。人之君火，正于广明。广明之地，膻中也。膻中为神明喜乐之官，清明广大之地，为生之本，营之居，唯无精以养，则或有神飞而自焚之患。否

则，清静宁谧，何燠爆之有，而君火之不用，从可知矣。相火者，在天则生巳午，其官为火，正奉行天职以立暑令，不得同于君火，故谓之相火。相火虽烈，实为万物盛长之气。若无相火，是在天之六化废其长令也。于人亦然，心胞代君行事，在三焦之中，处两阳合明之地，以应天之夏令，而主腐熟水谷。经曰：阳明者，午也。盖以阳明当相火夏令，不言心胞，而心胞在其中。今言心胞，而不言胃，以胃归土也。而相火之义，亦从可识矣。盖人之相火，起少阳胆，游行三焦，督署于心胞，为阳明胃腐熟水谷之功，是火之能相在少阳耳。先辈丹溪诸公，倡言厥阳五志之火为五火，而无其名，遂以龙雷之阴火为相火。而起其说，承讹至今。至赵献可又为相火说，喻如鳌山之灯，人物跳掷，皆赖中心之火。而人七节之旁，中为小心，为火之主，而十二官以听命焉。不知七节之旁，中有小心者，非当肾之命门，乃心俞之出背，不可针灸，故《内经》提出以戒学者，非谓相火也。且鳌山之火，本以出风，故必取之于焰，以转其输。若据此为论，非惟不知相火，并亦不知真火矣。昙氏曰：性火真空，性空真火。《阴符》曰：火生于木，祸发必克。盖阳燧真形，即在阴阳奠宅之中，而此火又在君相有形之外。于人则隐胎坎水，朕兆风木，是谓龙雷。无事则不现，而亦不用，故水濡木柔，虽激之而不起。唯水涸木枯，气逆血沸，则势遂焚巢燎原而不可止。此火若起，是犹反君灭相，岂君相治平之火哉。缘此火不起于子半，不循行于少阳胆，猝犯之而猝起，正所谓火生于木，祸发必克者也。相火云乎哉？

卫气论

有问于予曰：卫气昼行阳，夜行阴，其行皆以传经行度，此义不疑乎？曰：有。轩岐本经本无误诠之文，独于论卫气，远引宿度，别列其所行之经络。若犹然营气行度者，然于气

之慓悍不循经之说不合。而诸家未能洞悉其故，泥以行度为二十五周，是不可以不辨。盖卫气者，即太阳之盛气，所以卫外而为固。其气则慓悍不循经隧，内熏育膜，外溢皮毛，其所出入阴阳皆满，所以名卫。若待以次而行阳行阴，则已有不卫者矣。要其气为纯阳之大气，半入经隧之中以和营，而半溢经隧之外以为卫，是即所谓体之充也。经文明言其出下焦，而人言为水谷之悍气，盖谓水谷之气能出卫犹去脉，得食则高，而要非所以为卫之由也。唯其为下焦先天之本，故能出入阴阳，而无所不至。经曰：平旦阴尽而阳受气，日入阳尽而阴受气，则常从足少阴入，其于阳目张，其气上行于头，以下六阳，入足心以下阴分，复合于目，于阴则从少阴内注六阴。是以昼行阳二十五度，夜行阳亦二十五度。此若以经度分之，则卫将为一路之路，抑其未至而不卫者多矣。故言五十度者，尽昼夜十二时而言。行阳二十五，极昼六时也。行阴二十五，极夜六时也。平旦阳动而动，即与阳俱出于目，以下六阳，然非不下阴分也。日入阴静而静，即与少阴同息于诸阴，以遍六阴，然非舍阳而去也。及夜半而大会于子中者，以肾气动少阳于子，故阴阳相见而会也。总之，其气为太阳有余之气，阳明溢满之气，而一本于下焦。故于太阳阳明之守气外，更有此慓悍以常护于脉外，日得以效用于阳，夜得以效用于阴。其行阳而卫于阳也，如列营然，卒乘居前，非谓中军无卫也。其行阴而亦为阴之卫也，如宿值然，戒严肘腋，非谓壁垒无军。要其昼夜二十五，各尽六时言之耳。必若循次而传，何谓之慓气，又何以名卫乎。

五脏五主论

心之合脉也，其荣色也，其主肾也。肺之合脉也，其荣毛也，其主心也。肝之合脉也，其荣爪也，其主肺也。脾之合肉也，其荣肌也，其主肝也。肾之合骨也，其荣发也，其主脾也。

五脏藏神主用，而职有贵贱，事有相使，《内经》明之矣。而于五行之相克，藏之受制，经反以为主而用之，则何也？盖五行之妙，每以相制为生，故《内经》于此特明五脏之养，受生之本，其道固有以逆而不以顺者，乃非以为克而以为生也。夫心藏血脉，自当以合脉为主，而偏主于所畏之水，此养心之法也。何则？心以神用，则必取金多而用物宏，苟非太冲之精腾上而调护之，则神空而无所丽，是神之所丽，唯有阴精承之，以为之济也。所以然者，心本纯阳，而其象反为姹女，内自含阴，故其象又为月窟。《参同》为姹女之性冤而最神，得火则飞，不见埃尘，必使清静有匹以镇之。俾婴儿谐于姹女，而后月窟天根通其往来也。天使姹女之有匹者，非其主之者耶。老氏云：上善若水，水善下而不争，此持心之道也。天根月窟之往来，姹女婴儿之谐偶，此养心之妙也。此可知肾之为心主矣。肺主气，而其象应秋。挈敛清肃，肺之性与用也。若寒凉过甚，则太和失而元气遂伤，此必有所相济以生其和，而后元气得行。能生其和者，非心德之暖乎。唯有火德之暖，以益金体之清，是以金为丽泽，而沛雨露于天河之上。凡金之不燥不溢，得以治节体元，加于众物之表，而不若气上逆者，此物此志也。肝厥阴，而职风木。其气兆甲于艮，而凋落于兑，则燥金固所畏也。然肝之少阳，其少也苦稚，其盛也苦怒，其横溢也苦逆，调之者唯在其金，而轻重治之，使稚者渐坚，怒者遽平，逆者敛缉，而后乃成其为少阳之盛德，故其主肺也。至若太阴脾土，以厚德载物，而育之长之。尝苦于木之克制，是木为脾仇也。然土泽而滞，每有水火二窒，水湿则土泥而不生，火燥则土坚而不荣，唯有厥阴之气，以疏通之，而达其升德，则水不为濡，火不为燥，而后能奔走诸经，以行津液，是脾不可一日不主肝也。至于土为肾主，则更有妙于此者。夫水由地中行者也。以流为性，以险为习，惟是生于天，而涵于土，故源泉不竭，而泛溢无虞，

是土能制水，正土能养水也。知乎此，则知肾之所以能蛰藏者，固非土莫主也。由是言之，养心者莫若补肾，保肺者莫若宁心，调肝者在于敛肺，扶脾者在于达肝，而滋肾者在于葆脾。相克之道，转而相生，此五行五德之妙也。

五脏苦欲论

肝苦急，急食甘以缓之。欲散，急食辛以散之。用辛补之，酸泻之。心苦缓，急食酸以收之。欲软，急食咸以软之。用咸补之，甘写之。脾苦湿，急食苦以燥之。欲缓，急食甘以缓之。而苦泻之，甘补之。肺苦气上逆，急食苦以泄之。欲收，急食酸以收之。用酸补之，辛写之。肾苦燥，急食辛以润之。欲坚，急食苦以坚之。用苦补之，咸写之。

五脏苦欲药味补写，前人王好古有论，然凿住药味，胶柱鼓瑟，其于五脏之性情，五味之即写即补未之知也。夫肝为少阳木，其性疏达而不能屈抑，故常过中而苦急。急则以刚乘刚，其发暴怒，故不耐郁而欲散。苦急欲散者，肝之性情也。甘味性和而缓，肝急得之，可以平其中，而制其有余，故当甘以缓之。辛味发散，与肝同性，为肝之所欲，故当辛以散之。然肝既欲散，而辛适投其所欲，是不唯散之，正以补之矣，故曰以辛补之也。酸为木之本味，而云写之者，盖以酸先入肝，故即借其先入之势，以巽入而渐以敛焉，则木不急而肝可和，故谓之写。甘缓酸写者，皆以制其有余。甘以缓其前，酸以写其后。辛散辛补者，皆以益其不足。散以充其力，而去其郁，补以顺其性，而养其神，此调肝之法也。心为太阳火，其用则明，其官则思，而每苦离照之不充，是以病常苦缓。治之者，以酸味饮之，使安于内而不外驰也。欲软者，思虑之极猝难安妥，每喜和靖以镇。咸，水味也，能济火之有余，故当咸以软之。心软，而后心不虚，是即咸能补之也。甘写者，以其神用不休，乃以甘性之和缓，

即用其神而休之。故曰甘能写之也。盖神明之用，常见不足。苦缓欲软者，皆不足之为也。酸收咸软者，皆补心之法也。故即甘之为写，亦不过少为缓之，以使神明之克安，而要非实有事于写也。脾为土德喜燥，而主乎健运，故常苦湿。苦能下滞，滞去则湿去也。土性平奠而和缓故欲缓，维稼穑作甘，是其本性，故甘可用以缓，亦可用以补也。甘以益其元，苦以散其滞，是之谓苦泻甘补也。肺主治节，得职则其气下行，失职则其气上行，故苦气上逆为火。苦性清寒而能下，故写之以苦。肺金居上，其性常散而不能聚，故欲收。惟酸味能收，以此收之，自使清肃之令，底于容平。此以酸收，即以酸补也。盖苦气上逆，为肺气上不足。苦写其火，所以制外来之侮。酸收且补，所以益不敛之金。若本家自壅，则直以本金之辛味而写之可也。肾主藏真水，而行客水。燥则真水自病，故苦燥。辛以润之者，辛为金味，金能生水而兼溢，又能活水也。然肾虽得润，而或肾气不坚，则与客水相泪，势必使相火煽而精不守，此蛰藏之本，所以必欲其坚也。苦之性味寒而且清，寒能静龙火之出人，清能别淄渑之本源，故苦之味可以坚，可以补也。王氏谓无泻法，则本经以咸写之之谓，何不知肾司行水，客水不行，真水不藏。古方补肾填精，必兼行水之品，有补必有写也。唯不护其精而写之，乃为不可耳。但肾家有水火二守，水减则火炎，火衰则水泛，燥与不坚，两病俱甚，则壮水之主，与益火之源，乃治肾之要也。

六腑说

六腑皆以出入名阳，而有重轻之别。其得与于三阳者，唯阳明胃，与少阳胆，连及三焦。他若大小肠膀胱，皆使器传道受盛之官，不得列于阳数。其以六腑名者，以其同为形脏，同有出入，故名之耳。后学不察，以为生人之阳在此，而加诸五脏之上，以经络表里之故，遂

41

从而夫妻之。此大谬不然，试明之。夫阳明胃能合于二阳者，以胃为水谷之海，六腑之大源也。五味入口，以养五脏气，是以五脏六腑之气，皆出于胃，而即为五脏之藏耳。五脏不得胃气，则不能至于手太阴，与胃气，肾能为营卫周身脏腑之主，而其脉同变见于气口，故阳明独得列一位于五阴之间。本经曰：气口亦太阴也。诊胃气者，亦得以右寸与关上。当肺气宁静，而右寸独盛者，此胃脉之盛也。且胃府之位，为两阳合明，其经属相火，夏气当乎二阳，经为二阳为卫，二阳为维，以其气用之大也。知气用之大，则知阳明之大矣。次则少阳胆，胆列中正之官，决断出焉。又指为中精之府，则其所主已异乎形脏，而其腑之气，直得先天甲气，而起于少阴，发于厥阴，是二阴之真精所生，以为一阳之妙也。经曰：少阳连肾，肾上连肺。夫少阳起于夜半之子，为肾之天根，其气上升，以应肺之治节，是所谓中和，极通之上下，故得游行于三焦，而即三焦之所治，以致用于阳明。凡诸腑脏不得此气，则不能以为和。是胆之为用，能起九地而升其地德，亦能出三阳而布其天德，不止为中正之官，五神之决断，凡十一脏皆取决于胆，经之所谓谓此也。要其为府，虽微有出入，劳则有之。而其体则独居于清静之府，以冲和之气，温养诸脏，故有中精之目也。若膀胱者，其邪虽大，而其本则州都之官，津液藏焉，待气化而后能出。夫州都之下邑，绝远京师，且津液必待化而出，则膀胱之为器，绝不得与诸阳并。而其经反纳太阳者，以太阳起于少阴，今归之以阳，故借纳之于此也。其实太阳为三阳之主，为经为父，膀胱虽其本脏，而要不得竟以为父之太阳目之也。后学不详本经，皆谓膀胱为太阳寒水，以主寒令。岂知六气寒水之所主，本为少阴肾。人身太阳之经，实非寒令，而膀胱之水，亦非寒水也。二肠者，受盛传化之官，为胃之器使，亦供役动用之物耳。其府无灵，其经亦非当阳之用，要以营气之隧道与心肺相接，故经络得

与心肺为表里，非曰此二物能与心肺为互用也。《脉经》以其络列寸口心肺之上，其说遗误后学，莫此为甚。夫心肺为阳，在上主诸关前，以主夏秋，此岂可使二肠当之。即《脉经》伪撰种种，竟无二肠脉状，知其无以加心脉之浮大，肺脉之浮涩，而别撰二肠络矣。经又曰：脾胃大小肠三焦膀胱者，仓廪之本，营之居也，名曰器。能化糟粕转味而出入者也。此皆至阴之类，通乎土气。《内经》明指其阴，叔和以其为阳，读书无眼耳。

太冲三焦论

太冲三焦，《内经》之论备矣。后世知冲、督、任分三脉，而不知后曰太冲之义；知中焦起营卫，而不知其为匡济于阳明。必欲求其为府之形，以为三焦无状，空有名，是以其说纷纷，皆拘文牵义之徒也。经曰：冲脉者，五脏六腑之海也，五脏六腑皆禀焉。夫为五脏六腑之海，而脏皆禀焉者，岂为一线之冲，而与督脉无关哉。至论三焦，则经曰：上焦出于胃口，并咽之上，贯膈而布胸中。中焦亦并胃中出上焦之后。下焦别回肠注于膀胱。而于阳明胃之经络，则曰循喉咙，入缺盆，下膈属胃。其直者，缺盆下乳内廉。其支者，起胃口，下循腹里，下至气街。此与三焦同行在前，故知三焦者，特胃部上下之匡廓。三焦之地，皆阳明胃之地。三焦之所主，即阳明胃之所施。其气为腐熟水谷之用，与胃居太阴脾之前，实相火所居所游之地也。故焦者，以熟物为义。上焦如雾者，状阳明化物之升气也。中焦如沤者，状化时沃溢之象也。下焦如渎者，状济泌分别流水之象也。是以名为三焦者，特为两阳合明之胃，与相火之所职言之耳。其为后天谷神，出化之本，以出营卫，以奉生身，使肾之气上升于肺，下输膀胱，后天之能事毕矣。然人受生以来，其真元一由先天为之起，则少阴为之根柢，厥阴为之冲发，其气皆挟津液以上，历五脏而

上之。其气在中后之间，渗灌脊肠，名为太冲，实居阳明三焦之后，故云后为太冲。太冲之太者，其盛为十二经之海，五脏六腑亦皆禀之。与阳明胃，并是脏腑之根柢也。《内经》又谓为血海，与少阴之大络，起于肾下，出于气街，又与阳明会于宗筋。于是其后输出大杼，其前会气街。大杼在督，气街在任。是冲脉之盛，灌三阳，渗三阴，包阳明三焦，凡督任阴阳之会脉，皆冲为之也。唯冲为之，故太冲之精气，常得与三焦营卫之行，合行隧道而绕周身，充微皮毛而灌脏腑。人知营卫之出于三焦，而不知先天脉气有与之偕行者。日夜五六十周，盖先后之天齐是也。人疑卫为水谷之悍气，决出上焦，而经独云卫出下焦，遂疑为误文。不知前言者，特言饮食之能出卫，而实则卫为真阳，能卫外为固，非可以一时之饮食当之。必先天根柢之盛气，与此为合而当之也。则卫之出下焦何疑。盖知冲之为义，益知卫之为出矣。

奇经八脉原

人身阴阳元气，皆起于下，故《内经》以广明之后，即为太冲，太冲之地，属之少阴，少阴之前，乃为厥阴，其部为血海，常与太冲腾精气，而上灌渗阴阳，斯则人之元气精气，皆起于下也。而由下而起，则分三道而上。其阳者，从少阴之后，行太阳夹脊之中道，以总统诸阳，其名为督。其阴者，由前阴地道，而上行阳明之表中，以总统诸阴，其名为任。而中央一道，则脉起血海，腾精气而上积于胸中，为宗气以司呼吸，其名为冲。是气则与阳明胃气俱住中州，亦与营俱行十二经者也。盖尝考之督脉起胞中，上巅历百会、神庭。任脉起中极之下胞中，循关元，历承浆，上与督脉会。冲脉起胞中，上行伏脐，会于咽喉。三脉同起于下极，一源而三歧，故圣人不曰冲、督、任，而总名曰太冲。是太冲者，以一身之精气上升言之，不独为血海言之也。中外之间，横者为

带脉。带脉横于季胁，统于章门五枢，总束诸脉，使上下有常，而要约营束之，毋令懒散。其脉如人束带而前垂，亦精气关锁也。此处为脊，人之全力出焉，脊力不衰，殆为此也。二维者，维持维系之义。人身阳脉统于督，阴脉统于任矣，而诸阳诸阴之散见而会，又有所必维系而持之。故有阴维以维于诸阴，阳维以维于诸阳。然而能为维者，必从阴阳之根柢，具盛气之发，而后能维。阳维从少阴至太阳，发足太阳之金门，而与手足少阳阳明，五脉会于阳白。阴维从少阴斜至厥阴，发足少阴之筑宾，至顶前而终。少阴少阳，为阴阳根柢之气。维于阳者，必从少阴以起之，是阴为阳根也。维于阴者，必从少阳而起之，是阳为阴致也。故二脉又为营气之纲领焉。两跷脉者，跷以矫举为义。其脉之剽悍同于卫气，而皆上于目，然有孔道与卫不同。其脉则阴出阳而交于足太阳，阳入阴而交于足少阴。其气其行，每从阴阳根柢和合，以为矫举而上荣，大会于目，故目之瞑开皆宜。其曰阴脉荣其脏，阳脉其腑者，入阴则荣脏，入阳则荣腑也。男女脉当其数者，男子阳用事，其跷在阳，故男子数断其阳。女子阴用事，其跷在阴，故女子数断其阴。总之，八脉唯带脉横束手臂，而七脉皆自下柱而上。虽有孔道宗众会，然当起于太阳少阴，则皆所谓太冲之义也。故圣人止言太冲，而不及督任维跷，盖有分之而不分者矣。

二十七气疏

十二经、十五络、经正六合、五输、六原、四关、十二经筋

所谓经络者，直行为经，旁行为络。直行而通，统内外左右上下通行无滞，如江河之流，而为日夜五十营者，斯为经。其回行交络，互属藏所，不当道行者为络。《灵枢》曰：手之三阴，从腹走手，手之三阳，从手走头，足之三阳，从头走足，足之三阴，从足走腹。腹为阴

之会，头为阳之府。以阴接阴于腹，以阳接阳于头。三阴转而入阳，于手之指。三阳转而入阴，于足之指，此以阴入阳，以阳入阴，无所不到，所谓通行直行为经者也。乃其间有交络者，为支分者，则六阳经之自头，每各下入缺盆，内属以络五脏，而五脏之经，亦每各上行至喉，至目系，至舌本，至巅顶，此为属正经之旁行，不当隧道之冲，即所以为络也。然而旁行之络，实交于身，而五脏六腑，又有其专精盛气之所会，其会又各有所至，如公孙、大包、虚里、期门等为经，别之十五络，此络之大且盛未尝不如经，而以其旁行别出，不当隧道，故为经别，亦为络也。经正六合者，经正以脏腑，各有本经地方，自隧道通行外，其旁地分正自有余，其他更有交流分委，或自属本经，亦自与本经之表里阴阳相接，此自为表里之合，其合凡六，脏腑自会也。此合既不当隧道，特以本经地分壤地相属而合，故非经别，乃经正也。由前十二经暨十五络，与各经之六相合，共二十七气，以通行周遍于一身，而凡回环之气，盛会之所，皆在斯矣。至于五输、六原、四关，从其手足正隧道扼要之处，盖十二经原皆起于手足之十指，此皆各脏腑专精之所起所淄所入也。于是各为井荥输经原合，脏五腑六以纪之，而总不出四关，以治脏腑之有疾，则所谓扼要者名关耳。大约经络脉络兼行二义，一以呼行三寸，吸行三寸，其流行日夜为五十营者，法以五十动而不一代者为占，此候其流行者言也。其起发井荥输原者，以五脏六腑之地分为占，此与气口之寸关尺同占其病者。以卜无藏，此候其不流者言也。唯脉之精，是流者与不流者俱见，足以独守经隧，以占百病，固莫精于此矣。此外，人有十二经筋者，筋布散于身，而为一身之维系。本皆属肺，以分维各经地分，故为十二经筋。属阳者于外而坚刚，其有病必以在外之风寒湿入之而成痹，故病各以脉序。属阴者于内而柔细，然布散枢要，常与经脉合同，故病或痰滞营阻，则亦能

主癫痫瘈疭，与外筋不同，此筋病之大较也。张子和谓凡医必明经络根结始终，所环所会，所交所过，而后知阴阳脏腑之出入虚实。不知此者，如面墙矣。

十二经不并拈说

十二经络之表里，特以隧道之故，举其并行互络者而言，初不以职列也。人之阴阳皆起于足，故足之六经地分阔，而职司要所，主一身之间，唯足六经也。手六经则地分狭，所行两臂头面之间，其两臂常动，头面肉坚，风寒之所不得入，故仲景条贯伤寒，止拈足六经，而无外伤手经之条，正以手经之所合，皆在足六经之中，非谓其不与于斯也。请申之。太阳之经起于足，上于巅脑，以及额颅内，下于膺，中包心肺，皆太阳经也。太阳居六阳之盛，故为巨阳，而为诸阳主气。然以同冲气起于少阴，乃以其阳而借纳膀胱。其下膺中者，少阴心，太阴肺，一君一相，并居其间，而肺主皮毛，心部于表，皆与太阳合。是以寒邪一犯太阳，遂伤肺及心，以犯皮毛血脉，为心肺之所合。若皮毛凛栗，鼻塞声重，畏寒无汗，以及心烦，皆太阳证，而心肺为之变。仲景设麻黄汤发汗疏肺，桂枝汤和表止烦宁心，岂非发太阳即发手太阴少阴耶。是手之太阴少阴，已兼于足太阳之一经矣。若手太阳小肠经者，其气用岂能及足。特以与心络并行隧道，表里又与足太阳连经，故亦以三阳归之。非曰其职能与足太阳并列也。后学亦察一拈太阳，使以小肠与膀胱双举，岂知要者哉。足阳明自额颅而下，绕夹鼻口，下人迎，下乳内廉，下挟脐，其脉齐太阳，皆五道，至气街中属胃络脾。凡面之全部，膺胸与腹内外，至足胫外廉，皆阳明也。经为两阳合明。合明者，太阳少阳共明于此也。其经气盛血多热甚，其地位阔，其职司要，又主中部谷神之所升，皆卫之所出。若大肠者，为胃化物之器，受盛之官，其络与足阳明接，经

故亦谓之手阳明，亦非谓其能有阳明之职事也。故大肠小肠之经，即同于胃，其病与否，皆与胃同，而初无与于肺心。若经络自病延及肺心，亦止在经络，不若伤寒之传经也。足少阳胆之经，由耳颊下胁，下膝外廉，居身之两侧，合身后之太阳，身前之阳明，接壤密布于内，为半表里，故少阳居之，为阳明之次，皆以地分形层分职言也。其经与职游行三焦，摄于心包，心包三焦，总同一职，此无复手少阳手厥阴之别矣。三阴正位，唯足太阴脾，为六经之所主，心地德居中而主里。若太阴肺，以其朝百脉主元气，故亦有太阴之名，其实为阳中之少阴，初非居三阴之职，而分太阴脾位之司也。三阴之正，惟少阴肾，能正位于坎，配心之离，而心为太阳，故肾亦名阴中之太阴。其实天之少阴从火，人之少阴从水。此少阴心，不夺少阴肾之用也。一阴本厥阴肝，其经胞络亦与并称，然心胞本非交尽之厥，以经相接，故亦名之。心胞则相火，厥阴则风木，所不得混列也。总之，风寒邪之入三阴者，皆在足三阴，而病在手三阴者，皆在足三阳，故风寒之入与传，止有足六经。而无用手六经。即人身三阴三阳之正病，亦断不以经络手足并拈，凡以为是也。

内经博议卷之二

新安东逸罗　美淡生甫著　青田包元吉校订
绍兴裘吉生参阅

脉法部

脉原

脉为人之神，气血之本，而见于营之行。营之行也，其根原有二。一出于中焦之谷神，化精液以输肺，以治节施之隧道，故营血之能通流，实胃气为之充澈，此脉之本于胃气也。一起于太冲，而出少阴肾，下汇血海于厥阴，上发真阳于太阳，此太冲之精气，能灌溉十二经，得与阳明胃之盛气，同驻中焦，共为宗气，故亦得与营，俱行十二经，而备五十营。脉至五十营，则先后天之气合，而五脏之真备矣。以是上朝于肺，肺统行之，故曰气口成寸，以决死生。决死生者，以气口能显胃气，形藏真，占四时，度六部，有诸中者，必形诸外，而无差忒，此脉之所以为人之神也。《内经》论脉必自下而上推，始于季胁，以次附上，定其部位。自肘中曲池，量至神门，得一尺为尺。自尺至寸，得一寸为寸。其诊先尺后寸，先阴后阳者，以人身阴阳，皆起于足下，五脏之气，会于章门，章门在季胁之次。脉从三阴起足三阳而上之，先会于此，故《内经》诏人以脉必自下而上也。至于诊之精微，其占亦有二。一呼脉行三寸，一吸脉行三寸，呼吸脉行六寸，常流无间，昼夜六时，而为五十营，此以流行者占之也。五十动不一代，乃为生人之太和。不及是

者，为脏无气，命曰狂生。狂生者，反太和也。左以候左，右以候右，上以候上，下以候下，前以候前，后以候后，六部一定，候之不移，而以五脏为占，此以部位占之也。原其然者，肺统元气，为心血脉之相，非惟能朝百脉，亦能显百脉。脉虽藉营气之行而充满之，而其所以能充满者，皆肺神藏真之所淳泓。此其中之胎涵映澈，行者居者，各为充满，非以一流行而尽之也。盖其元神能常照百脉，为五脏镜，以显其纯疵，故太渊一脉，五脏之全体俱现，是以上下左右可占，六部可诊也。然人之阴阳必奉天而应四时，故春弦夏钩秋毛冬石，虽六脉各为脏主，而有不得不听令于时者。此由天人葆合，故人气有不离如此也。乃人又有平生之诊者，阴阳之禀，气态各不同，则其脉亦异，如六阴六阳，以至老少肥瘦，脉必不一。善脉者，必先察其本元之候，其胃气藏真，与四时之正反，老少之攸分，而后及其病脉，以兹四诊，兼之望闻问谓之七诊，而脉之道得矣。今世以左手为人迎，此出自《难经》，叔和祖之。不知人迎者，阳明胃之本，输在结喉两旁动脉者，是此六阳之所迎。古人以候六腑之阳，而察其盛衰。若以左之寸口当之，岂人迎之所候哉。趺阳者，乃穴之动脉，在足跗三寸之间，是胃脉之下行，复上与太冲之脉合，故得先后天并符之气，会合于此，为人之根蒂。死生之诊，于是最切，故仲景法趺阳与少阴同诊。一诊先天，一诊后天，每并取以决百病。今人废之，此仲景所斥，为按手不及足之

庸工也。

脉诊总论

经云：微妙在脉，不可不察。今察脉之精，莫过《内经》。《内经》于诊法甚详，于脉法甚约。自叔和《脉经》兴，而脉象繁为二十四，撰出七表八里九道之名，以为诊脉之法，莫尽于此，不知名象愈繁，诊道愈莫准，将求精而愈失之也。夫脉为胃气之本源，其阴阳精要，即相为对待，相去悬绝之间，而有甚精之察，固不必多名象以求之也。且诊脉求病，求其为病之表里虚实寒热顺逆而已，故《内经》设脉，止于浮沉缓急大小滑涩八脉，特于对待微甚悬绝，著其相去之三等，而脉之情变已察之极精。及仲景又兼以阴阳著脉为十，以浮大滑动数为阳，沉弱涩弦微为阴，而察阴阳之法，莫过于此。于是诊脉之精，至此大备。何以言之。人之先天禀于阴阳，而阴阳复生于胃气，唯谷神兴，而营气足，故脉行焉，中涵先天四时五脏之正，而养于胃气，以微见其间，是以脉常有神，而可诊以阴阳逆从之法，而阴阳逆从之法，必首诊其胃气，以及五脏四时。诊胃气者，诊其力。诊五脏者，诊其神。诊四时者，诊其顺。何谓力，胃之在三阳搏而勿浮，在三阴搏而勿沉，其为洪圆有力，而阴阳两和，是平脉胃也。四至而闰以太息为五至，于何有病，此谓有力。若胃气衰耗，则必先见不搏而浮沉矣。何谓神，五脏以五神而主五行，则恒见微弦、微钩、微软、微毛、微石之平衡，所谓藏真也，此谓有神。过则相凌，弱则受克，而藏神失，再过则真藏现矣。何谓顺，五脏以胃气各自主时而奉天令，故春肝夏心秋肺冬肾，如天之被物生长化收藏，以一旺主时，而群脏从，毋得以错迕争见者，此谓以顺。反顺则为逆矣，逆时则逆藏，并逆胃矣。是三者，病本之诊也。于是审其阴阳以别柔刚，而知其逆顺之所在。是以别于阳者，知病起时。别于阴者，知死生之期。

此诊之大源，不可不知也。嗣是乃有相去之三诊，则并于其病情而知之。一法为对待，如浮沉、缓急、大小、滑涩，各为对待，皆两不相侔，判然可识者也。一法为微甚，从对待而推之。或甚浮微浮，甚沉微沉之过不及，可以从容而知之也。一法为悬绝，如太过之三倍四倍，不及之迥绝绝无之殊，此为关格，真藏出见，脉可察而辨也。辨其对待，以察生克。辨其微甚，以察间甚。辨其悬绝，以察死生。而又参仲景之阴阳十脉，合而察之。前三法为经，后四法为纬，不待多脉之名象，而死生顺逆之机，了若指掌矣。

胃脉论

人之常气禀于胃，胃者，平人之常气也。人无胃气曰死。春胃微弦曰平，弦多胃少曰汗腐，但弦无胃曰死。胃而有毛曰秋病，毛甚曰今病。藏真散于肝，肝藏筋膜之气也。以下五节。

人自有生而后，全藉谷气为养，故一日不再食则饥，七日不食则死，可见平人之常气禀于胃，无胃气则死也。经曰：饮食入胃，脉道乃行。又曰：脉得食即高。故知脉道之行，必待此而起。夫脉者气血之府，精神之舍，而胃气者，乃精气神三宝之神粮，而营卫之渊源也。其气流营溢卫合精，而行神于脉，虽五脏各禀，四时各正，有必见必应之时，而于人之保合太和，必以胃气为本，是五脏四时，皆必待此而得其平也。故辨脉必先辨于胃脉，胃脉者和而大，搏而有力，于三阳则搏而勿浮，三阴则搏而勿沉。虽本五脏，应四时，而不受五脏四时之沮抑裁损，此所谓平人之元气元神也。昌大于春夏，收藏于秋冬，使五脏之正气，得以主时而奉令。故肝得主春而脉弦，心得主夏而脉钩，脾得主季夏而脉软，肺得主秋而脉毛，肾得主冬而脉石。而皆曰微者，正以明胃气之充壮鼓行，使五脏外循天令，而得以其和者主之

47

也。其于五脏皆曰藏真者，盖谓五脏所藏之本真气也。真气之本，虽起于先天所禀之阴阳，而不得胃气，则不能充之壮之以为真，故五脏所藏，而能散能濡能高能下能通者，皆赖胃气之聚精待用，而五脏始得行其职事也。肝藏筋膜之气，心藏血脉之气，脾藏肌肉之气，肺行营卫阴阳之气，肾藏骨髓之气。其各得赡举以固生身，以奉天令，皆胃气之常充常行耳。故必胃多而微见弦钩软毛石者为无病，稍有衰飒，则弦钩等多见而胃少矣。夫弦钩等脉得四时而见，何尝非五脏之正，而胃气不胜，遂成藏病，况此五脉之单见耶。单见则胃绝，而真藏之脉见，故曰死也。至若春之胃而见毛，毛与弦反，而乃见之于春，是胃不能相为于肝以存弦令，而反受克于毛，则胃之衰败已微矣。而曰至秋病者，前此春夏三阳得令，尚能扶我，至秋则胃不能胜而为病也。若毛甚则胃家之太和已戕，命曰今病，即今已不能掩其恶也。夫人之生，天地合德，得阴阳五行之全，然自孩提毁齿以来，天癸未至，肾元弗充，要有待于后天之谷神以充之。故后持之又久，而先天之元气以昌，精神之运量以足，皆胃气也。自中焦出营卫以行隧道，谓之经气。合元气而积于胸中，谓之宗气。是故巨阳谓之主气。此气之至，能先天而天弗违，故入五脏为藏真，使总摄五官百骸。能后天而奉天时，故历四时五运司天之令，以为之应而无忒。是以胃气之脉，为人之主，自有不为四时五脏之气所掩者，《内经》首提而言之。此脉家根本第一义，而东垣、丹溪诸公，竞谓其和如春风杨柳，不知此特为春胃微弦之一喻耳。若微钩、微石，尚有所不能喻也。至于微软，更有妙义。胃本不软，以长夏湿土主政，蒸其溽气，火湿相搏，使正气不能高举，故其象为软。然正唯微软，则胃气之壮可知。此正所谓在三阳则搏而勿浮，三阴则搏而勿沉者，胃气之实象也。知此，则知真脏见而主死之故矣。

诊法论

经曰：圣人之治病也，必知天地阴阳，四时经纪，五脏六腑，雌雄表里，从容人事，以明经道，贵贱贫富，各异品理，问年少长勇怯之理，审于分部，知病本始。夫《内经》所贵色脉，而诊法又极详尽如此，盖以人病所属，虽存乎阴阳脏腑表里虚实之间，而致病之由，所病之故，终非一律，故又以《内经》之十诊论列之。一曰度人。人有五脏六气之分，五形五性，体态各异，厚薄不同，或耐春夏，不耐秋冬，或耐秋冬，不耐春夏，或寿或不寿，又兼六气参差，阴阳不适，其筋骨气血各不相等。于是别其五色，凡形胜色，色胜形，至其胜时，年气加感，则病行矣，是可望而知之者也。二曰度脉。则审其大小浮沉滑涩，别其左右上下前后，以求五脏四时之逆从，得神者昌，失神者亡，故微妙在脉，不可不察，所谓切而知之者也。三曰度藏。凡五脏之藏神，其性情体用之生气，或不合于四时之理，而有五情伤败之事，是人之大神已不立，而外感内伤皆其后焉者也。是以度藏为亟亟也。四曰度肉。人之形气所呈，肌腠分理，皮肉形质，或相得或不相得，则寿夭判焉。以此察病，则或虽轻而重，或虽重而轻，如薄肤苍理之耐病不耐病，其相去各不同也。五曰度筋。筋有大小坚脆之别，则燔针劫刺之不可不审也。六曰度俞。俞有井荥输原经合，而又募原之归，此备四时之到，明于五俞疾徐所在，则屈伸出入，皆有条理，岂曰按谱而求，拘执而取乎。七曰度阴阳。阴阳之变，不可胜理，人知经络表里，脏阴腑阳，而不知人有大阴阳，如三阳为经为父，及为部为纪，三阴亦然，而又有奇恒之阴阳，正月二月人气在肝，三月四月人气在脾，五月六月人气在头，七月八月人气在肺，九月十月人气在心，十一十二人气在肾，此先天阴阳之应，恒自下而上，亦自上而下，初未尝失其性理，而于脏腑所主则已不同，而况加以运气之乘除胜

复也。此阴阳又在所必讲也。七者诊人备矣。至于从容人事，不失人情，则又有三诊，曰八度君，九度民，十度卿。君者王公大人，其骄恣纵欲，气志之顺逆，各有差等。民则有苦乐暴久贫富之异。卿则有尝贵后贱，败伤脱势，乃欲侯王之类。此谓人情，得其情而纵容于其间，亦诊道之在所必备也。

附论

阳密乃固论

天藏德，而以日为光明。人心藏神，而以阳气为固密。阴阳之道，必有所先。养生之本，亦必有所谨。此《内经》原病之所起，必眷眷于阴阳之论也。而又曰：阴阳之要，阳密乃固。夫人身之阴阳皆欲固也，而必曰阳密乃固，其道维何。盖阳者皆气而近浮，浮则在上，故曰阳因而上。然阳有高明之体，高明在上，此为真阳，而不可谓之浮阳，必散而在外，散则周遍，故曰阳以卫外。然阳有纯一之道，纯一而健，此为纯阳，而不可谓之外。非浮与外，则阳有元亨之隆也。不外不浮，则阳有利贞之用也。是故阳之积，运之以生神明，而充奉之。是以精则养神，阳之运，倡之以为物先，而煦妪之。是以柔则养筋，斯则阳之所事也。而必以密为固者，阳非不能固也，其失在不密也。致不密者有三：起居如惊，而神气乃浮也。措情躁扰，与物驰骛，阳乃飞越而不归，则内之恬愉失，而元府不闭，风寒暑湿遂乘之以起，故外无御侮，内必受兵，此不密之故一，烦劳则张而精绝也。夫阴为精，藏精而起亟以赴阳。人若不知节息，每强力用之。且烦且劳，烦则不静，劳则不息，而阳乃张矣。张如弓之久满而不知弛，则弓力竭而筋干为伤，故精绝，驯致其道，必至目盲耳背，溃若坏都，此不密之故二。大怒则形气绝，而血宛于上也。大怒则

伤阳，阳即郁逆，则无所行，而宛于上，故有吐血数升而殒者，有疽发于背者，皆薄厥之至也。此不密之故三。三者一起于外，而外得侮之。一困于内而内竭为。一乘于猝而暴厥焉。则何能精则养神，而柔则养筋哉。然则，如何而密？曰：阳气者若天与日，天藏德而以日光明，则当清溢以宁心，固精以养神，节劳以养筋，而阳倡阴和矣。阳健运则阴奠定，夫是之谓能固。

气归权衡论

人之所以举一身者以气耳。气之所至为运，运气之所煦为和暖，以至腐熟水谷，给散精血，上下之所充，肌肤之所卫，无非是气。然是气者，必有宗主焉，本根焉，以统摄之而不乱，然后能为神明之共给指使而不倾，此气之所以必归于权衡也。本经谓食气入胃，散精于肝，淫气于筋，浊气归心，淫精于脉，脉气流经，经气归于肺，肺朝百脉，输精于皮毛，毛脉合精，行气于腑，腑精神明，留于四脏，气归于权衡。此谓食气之能生气血，赡养脏腑，故肺得其职，而五脏之气齐平，气乃归于权衡也。然大要举其得气之养如是耳，其所以然则犹未之详焉。何则？人身之气，根本于太冲。太冲者，先天之根柢。其气上升而为巨阳，下散于三焦，积于膻中，此元气之本也。原其始则气之未动时，起于先天坎中之阳，而动于子半，以为少阳胆家之气，而游部于胆家之间，此所谓生气，亦所谓和气也。然后胃家以饮食仓廪，积其精华，腾其谷神，于以供给脏腑经络之用，以为之副。此则后天之谷气，于以配先天之生气，而合之为一。先天能始之，后天能终之，其功用未尝有分焉。要其能如是者，殆有权衡存乎其间。所谓权衡者，肺肾是也。肺主上焦，肾主下焦，肺主降，肾主升，肺主呼，肾主吸，肺主出气，肾主纳气。凡一身之气，其经纬本末出纳之序，皆二脏为之。一散气而持其平，

若衡然，轻重缓急出入不差累黍。一镇气而归其根，若权然，上下升降不使断续间歇。是二脏权衡之用也。难者曰：营卫本出中焦胃气，卫以充体，营循隧道，脾以散之，胆以行之，亦各举其职以为平耳。何曰气归于权衡，权衡以平，气口成寸，以决死生也。曰：太冲为十二经之海，统十二经以使之皆升，而肺以一藏秉相傅之权，持其平而不使之亢而不下，是气升于上者，使非肺为上之衡，则必有愆阳之患矣。手太阴为元气治节之主，亦既指使循环，节宣百节经隧，使非肾藏以纳气之原，藏其用而归于精之宅，不使为无本之施，是无其权，而气不归下，则必有绝阴之事矣。唯其上不愆上，下有守下，而后气归于权衡。权衡以平，则气口成寸以决生死也。是义者实人身之大权，医家之定衡，而养气之旨，亦从可知也。

神转不回论

经曰：出入废则神机化息。又曰：阴阳不测之谓神。是神者不测之道，而为阴阳气血出入之主。所谓神也，神不可见，从其机见之。如水之行，如环之转，而莫之所遏，夫唯顺而已矣。唯顺乃转，唯转乃顺，其出入往复皆合于机，而以为人之神。故古人之神，必有妙于其转者焉。然有数大端，不可不察也。一者经络营卫之转。卫，卫外而为固也。平旦目开，而下行六阳，日入注少阴而夜行六阴，其气与阳俱动，与阴俱静，而不越其候，亦如天地之生息无间。若稍回则滞于阴而阳病，壅于阳而阴病，经所谓谨察卫气，为百病母是矣。营之行，亦自平旦出手太阴，内外次传，日五十营而无回连，故见之于脉，五十动一代者，名曰平人。不满十动一代者，五脏无气予之。短期代者，歇至与变更也。此所谓回矣。一者脏腑授气，相生之转。脾散精于肝以为血，浊气归心以为脉，脉气流经归肺，肺输精于皮毛，毛脉合精而行气于腑，腑精神明留于四脏，气归

权衡以成气口，故脾散精气，肺为行气，肾主纳气，受五脏之精而藏之以养心君，此脏腑相生而转之次也。不转而回，则相克侵陵之祸起矣。一者为四时五行之转，其为天气所在，则正月二月，人气在肝，三四在脾，五六在头，七八在肺，九十在心，十一十二在肾。其气自地气始发，自下而上，故由肝及脾，自脾上头，七八阴气始进，自上而下，故由肺及心，自心归肾，以为终始。其为脉应所在，则当春而弦，当夏而钩，秋毛冬石，而一归于微平者，以胃气先壮，略带令气，乃为相和，而余岁余时，亦无不奉令，此所谓转也。一者回逆，则胃气不营，而脏已病矣。一者为阴阳开辟之转。三阳之开辟枢，合为一阳，阳所以能倡。三阴之开辟枢，合为一阴，阴所以能和。若其次稍失，则阴阳之内神有不和，而太过不及之气见矣。故一身之气，经络之会，四时之应，脏腑之用，皆有神以为之转，如天行之健，地气之生，环不失次，而机之出入乃无或废，故曰神转不回也。回则不转，而神机之化息矣。于此察病，而观其死生间甚，思过半矣。

针刺部

十二原脏井木腑井金释

经曰：五脏有六腑，六腑有十二原，十二原主治五脏之有疾。乃其名之为原者，其穴即藏之太渊、太陵、太冲、太溪，属腑而名之为原，而六腑又别有六原。学者蒙昧不识原义，窃尝释之。原者，阳之名也。十二原出于四关，四关属手足踝骨以上，其地各尺，为手足诸阳之本，而阴腑之井营俞经合，从是起焉。以其起于阳不起于阴，则虽五脏之专精，皆可以阳属之。而治五脏之有疾者，必先针此，以候气之阳，而归之阴，此本以阳治阴，以腑治脏，故云五脏有六腑，六腑有十二原也。若六腑之

原，则又五腧之外，别立六名，斯则六腑之正，原以阳治阳者也。至本经释五腧曰为井木，释六原曰为井金。金木古今未晓，王太仆而下及马元台，皆以乙木庚金，为乙与庚合，而为脏腑之合，殊无义理。滑伯仁又谓阴木生阴火，阴火生阴土，阳金生阳水，阳水生阳木释之。张介宾亦仍其说，其阴生阴阳生阳，姑置勿论，亦何见而阴脏起于木，阳腑起于金，且为乙与庚之说耶。如见木之在脏也，以为阴也而乙之。金之在腑也。以为阳也而庚之。而其所以起于木起于金者，则仍蒙然未之辨也。经曰：守经据治，无失俞理，则针有候，俞有理焉。针法以四时各取井俞，是四时之针法，必以木金为候也。而脏腑之本俞，亦各自分金木。夫金木者，生成之终始也。五脏藏精，其气皆阴，然化气必生于阳，故五脏虽阴，而其起恒同起于少阳之生木。六腑致用，其气皆阳，然气盛必归于精，故六腑虽阳，而其气为成，皆因于西成说物之兑金。夫是以脏为井木，腑为井金也。生气在脏，成气在腑，如四时之春秋，此阴阳之定理，针法之所必究也。不失俞理，非是之谓乎。

十干纳脏腑之谬辨

《内经》针法，必合天地阴阳日月，而同以求于人之部位，以合于天者，著为用针之宜忌。此针道之所在，要非经络之故也。《身形应九野篇》曰：左足应立春，其日戊寅己丑。左胁应春分，其日乙卯。左手应立夏，其日戊辰己巳。膺喉首头应夏至，其日丙午。于右则手胁足腰尻下窍应秋冬，六腑膈下三脏应中州。大禁太乙所在之日，及诸戊己，以为天忌。此针家之忌所必求也。又以腰以下为地为阴，以足之十二经，以应十二月。腰以上为天为阳，以手之十指应十日。合之于脉，则以寅为正月之生阳，主左足之少阳。未者六月，主右足之少阳。卯者二月，主左足之太阳，午者五月，主右足之

太阳。辰者三月，主左足之阳明。巳者四月，主右足之阳明。此两阳合明，故曰阳明。申为七月之生阴，主右足之少阴。丑为十二月，主左足之少阴。酉者八月，主右足之太阴。子者十一月，主左足之太阴。戌者九月，主右足之厥阴。亥者十月，主左足之厥阴。此两阴交尽，故曰厥阴。要此阳明厥阴，又自一说。合十二月为一岁之气，候之于足，此亦为针家而言，非以脏腑体用当如是也。针家候气故不可缺，而最无理者，后世以十干纳脏腑，而为阴阳夫妻，既非针家之所为，又悖脏腑之恒理。其说起于少阳胆，胆诚为东方少阳之初气，然甲气当起于子，临官于寅，兹皆厥阴风木之所起也。盖气虽在胆，而始于厥阴，且乙为柔木，居卯位，是正所谓胆气也。而今之纳甲者。以甲刚归胆，乙柔归肝，是何说欤。丙，火日也。心之神明也，其主太阳也。丁火，日用之火也。相火也。故相火在阳明三焦，丙火在广明之地。今曰丙属小肠，丁属心，岂丁可以属君火乎。经曰：小肠为心之使，岂使当属丙，而主反属丁乎。且于夫妻之说，又岂主反为妻，而使反为夫乎。至若以戊属胃，以己属脾，脾以燥为健运，而反谓为己，胃为水谷之海，而反谓为戊，然犹曰脾为胃行其津液，其于为妻之说，或无辞也。至以庚归大肠，辛归肺，则尤无理之甚者。夫肺居乎上，承心之夏，而立秋又为元气之主，而反属柔金。大肠何物，能主蓐收之令，而当庚金之刚，以主秋之临官也。壬为天源水，癸为江河水，肾为太阴，天水之主也而癸之，膀胱蓄水也而壬之。是杂客之水，反出真元之上矣。不亦颠倒纰谬耶。所以然者，大约以脏阴腑阳误之。不知脏亦何尝不生阳，而必以六腑为夫也。后学不悟，仍其讹舛，日为从事。吾不知此说倡于何人，缘不读《内经》，故至斯耳。

病能部

手太阴肺脏病论

肺居西方金位，上应阳明燥令。其与足太阴脾同名太阴者，以其为一身元气之主，出治节以佐君。其位居华盖之顶，其职与太阴脾，同行气以给众脏，故名之也。而其实为阳中之少阴，主秋令以成万物。秋令清肃挈敛，肺以丽水之金，生形而居天河之上源，以沛雨露，故尝病躁与寒热，最为娇脏也。其气恒下行，静则下沉于肾宫，而与水相通，所谓母隐子胎也。以其外应皮毛，皮毛属太阳之部，故太阳之伤风伤寒，与汗出中风，兼形寒饮冷，皆伤肺见症，如鼻塞声重，气逆喘嗽，肩背痛，嚏呕胸满烦心等证，多与太阳同。至若五志之火上炎，阴虚内铄，肝火挟心而刑金，则亦伤肺。其证为肺痈、肺痿、痿躄、吐血、声嘶、息有音、衄衊、掌中热、喘不休、白血出、皮毛焦。此皆火燥焦枯之症，虚则少气，不能报息，耳聋嗌干。治之之法，伤于外者，与足太阳同法。其邪气盛，而闭塞愤郁，必于足太阳泻之。伤于内者，正气衰而金被伤，必于足少阴养之，而于足太阴培之。补水培土，养金之善法也。然以金性下沉，隐于子胎，肾家水火两病，亦能使肺两症同受，故有时水泛而为喘壅，有时水沸而为痰鸣，皆以气上逆，而有水火虚实之不同。而要其治，总不出足太阳及少阴太阴三经之法耳。

手少阴心脏病论

心脏应天少阴君火，为神明之主，生之本，神之居，十二经皆拱向听命，而咸输其气以应之，贡其精以养之。故心为血之主，脉之宗。盖神以气存，气以精宅也。其精常满，故能分神于四脏，其气常充，故能引精于六腑，而肾家一脏，又实为心居之尾闾。经云：心舍脉，其主肾也。肾为心主，则必肾水足而后心火融，故养心之法有二，寡思虑，守恬愉，使心无过量之用，无留根之事，此养之以气也。常握固，戒多欲，使肾无淫佚之失，无相火之乘，此养之以精也。若用神无方，则伤其气，伤其气并伤其精，而神遂归于空飞。守肾无节，则伤其精，伤其精遂伤其气，而水不能制火，阴不为阳宅，而水气遂至凌心，是心病之始，始于此也。是以心气未尝不有余，稍失血则为不足。心之不足有余，皆系乎血之盛衰。血盛则耳目聪明，而神能寂照。血衰则虑易志耗，而昏妄交集。故凡火有余之症，皆为血不足，而血不足之候，又皆能使火不足。其有余不足，皆不得与运气司天之火，淫火郁从乎火者同候。治要在养阴凝神，守精驭气，以匡政其有余不足而已矣。经曰：心病者。胸中痛，胁支满，胁下痛，肩背胛闷痛，两臂内痛，虚则胸腹大，胁下与腰相引而痛。盖心为血脉之主，其神明不受病，故或实或虚，皆不见本脏，而唯在血脉。其在血脉，必先以在经络者病之。如胸中痛以及腹腰胁之间，皆手少阴手厥阴脉之所及，故先病于本经也。若当其虚则胸腹大，胁下与腰相引而痛，又缘脾胃之不上输气，肾之不上贡精，故病亦相连耳，又非止经脉之故也。若心经络病者，为是动则嗌干心痛，渴而欲饮，以及所生病，目黄胁痛，臑臂内后廉痛厥，掌中热痛，此皆正经络病也。而其病又能及心，要其本末然也。嗌干者。其支脉挟咽也。心火炎故心痛，火炎则阴耗，而心液干。且心部在阳明，心痛而热及阳明，故渴而欲饮也。目黄以下至掌中热痛，皆心脉热逆也。又精气并于心，则喜惊而夺精，汗出于心，与忧思伤心者，心喜胜而恶负，并于心，则心有余故喜，乃心之浮阳也。若惊者，肝胆失不利，能为心捍，而心气内涸，故夺精。神不守营，故汗出。心之官则思，思而不胜则忧，甚而不已，则神明

内空。空而不已，则神明内乱，故忧思皆足以伤心也。

足阳明胃腑病论

头肿，喉痹，斑黄，狂乱，谵妄，潮热，登高而呼，弃衣而走，骂詈不避亲疏，凡其在经在络在府，无不以气实血热显症，此仲景所谓胃家实也。然亦有虚与寒者，则必以相火之虚，故胃怯而不支，为病洒洒振寒，善申数欠，颜黑，病至则恶人与火，闻木声则惕，然而惊心欲动，独闭户牖而处，身以前皆寒栗，胃中寒胀，此则阳明之虚，不可不察也。要之胃家为营卫之大主，五脏之宗主，其气腾而上盛，则脉倍见于人迎，其精充以下输，则脉涌盛于趺阳。仲景察病必先诊两夹喉动脉之人迎，及两足趺之冲阳，以知人之死生间甚，盖以足阳明及足少阴为先后天之根本故也。故胃虽与府为阳明胃土也，而当相火居止之地，其地为两阳合明。合明者，太阳少阳二部之地分，相合于此而明之也。凡三焦少阳胆之所游部，手心主胞络之所总督，皆与阳明为腐热水谷之用，故本经曰：阳明者，午也。午为夏令之中气，而相火之本职，又三阳合之气也。其府气旺，血多热盛，故能应夏令而主相火。凡心胞络之代心而主相火者，其建功致用，皆以阳明也。仲景曰：阳明之为病，胃家实也。夫胃家之实，非谓大便之硬，与中下焦之燥阳坚实，盖谓其府为两阳合明之盛，得病必为气血两实之症耳。是以凡胃病之来，其病气无有不实，而其热甚则为狂，疟，湿淫，汗出，衄蚵，口喎唇胗，而其脉能大见于寸口，而立一阳脏于五阴之间，凡以此也。

足太阴脾病论

脾位三阴，为六经之内主，以地德而上承乎天，故广明之下，即为太阴。太阴掌太仓之出入，为心君储精待用之府，所以散精微赡运用，为胃行精液者也。其职主运，故以升为德。其部当水谷之海，故以湿为苦。若有余不足，而为病淫与郁，则水火二气皆能病之。水病则壅，壅则伤气，虚而不运，腹满胀，胃脘痛，肠鸣飧泄，食不化，身体皆重。上为大寒，火病则不濡，不濡则伤血，血枯而燥，胃气乃厚，善饥肉痿，足不收行，善瘈，脚下痛，舌本强，食则呕，食不下，烦心，水闭黄疸，脾约。必也常使少阳和气常动于其中，则土润而升，不伤于燥，土健而运，不伤于湿，斯为得其平矣。然其居中央孤脏，以灌四旁，而主四末，病则必沦于四脏，而四脏有病，亦必待养于脾。若脾绝、则四脏即无以为生，是后天之本绝，较捷于先天之根绝也。故治四脏者，不可以不养脾，调停脾胃，医中之王道也。其曰腹满䐜胀，支膈胠胁，下厥上冒，以为过在太阴阳明者，太阴土壅，则本经不运，而阳明之气不腾，是以不能出营卫以升达于上下。不达于下，则肾气独沉，故下厥。不升于上，则肺气不行，故上冒。此为中气不足，中州之病，是以甚则入脾也。

足少阴肾脏病论

肾在人身为阴中之少阴，应天时而主冬令，故太阳寒水司气，不归膀胱而归肾。盖以肾之为气，主蛰伏，主归藏，天地敛藏之气，必归于此。是以寒水唯肾得主之也。顾其藏位为先天根柢，与心火为对待，故又为阴中之太阴，而先天真火亦涵于此，是虽各以为体，寒水为位，而实以火为用也。《易》象坎，画一阳入二阴之间，为体阳而用阴。其性流行，又体阴而用阳。人身之肾，其肾滑者水之体，其流动者火之用，得水火两具，而藏命门真火于至阴之中，坎之象也。夫阳气生于阴中，静极而动，能升阴精以上奉离宅，所谓升坎填离之妙，乃先天之大本大源也。以其火藏水中，水升天上，故常以

水为海，火为龙，水暖而龙潜，水寒而龙起，是以肾家之病，不止水衰为土所克，而又有水火两病也。如湿淫寒淫所胜，则胕肿，骨痛，阴痹，头项痛，时眩，饥不欲食。寒气自伤，则清厥，意不乐，腹大胫肿，喘嗽身重，寝汗出。龙火为患，则面如漆紫，咳吐则有血，喝喝而喘，心如悬，口热咽干，烦心之类，皆肾家寒湿之淫，与水空火腾之为患也。至于水藏土中，而所以为蛰藏者，实藉土封之力，经云，肾合精其主脾，是封藏必在脾气，故不曰克而曰生。此前人补肾，用六味入茯苓、山药之妙理也。先哲之言曰：肾家水不足，勿熄其火，须滋阴之源以配火。肾家火不足，勿伤其水，须益火之主以配水。有旨哉。

足厥阴肝脏病论

厥阴肝脏，在人身居太阴脾之下，少阴肾之前，为人身下部之中，故其位在少腹。其地为血海，其脏微偏左，故其部在两胁两肱。其经气起足上腘内廉，循股阴，环阴器，抵小腹，上贯膈，循喉咙之后，上入颃颡，与督脉会于巅，是以厥阴通乎巅顶。然其脏为两阴之交尽，乃阴之绝阴。其表为少阳，绝而复苏，一阳来复，故少阳起于厥阴。一阳发生之气由此而起，故其脏为木德，主春属甲乙，而与胆气为表里。又其脏主藏血，为血家之部，故其职为血藏而摄血。又主筋，在两阴之间为独使，故能任筋骨劳役之事，为罢极之本。其精上荣于目，而旁通于耳，以木为德，故其体柔和而升以象春。以条达为性，故其气常苦急，而激暴以发怒。及其病也，其症多逆，逆则头痛，耳聋不聪，颊肿，狗蒙招尤，目瞑，及两胁下痛引少腹，令人善怒。虚则目䀮䀮无所见，耳无所闻，善恐，如人将捕之。以至经病，则腰痛不可俯仰，丈夫溃疝，妇人少腹肿，甚则嗌干面尘脱色，溺道癃闭。其郁与胜，必使及所胜，胜则脾土受邪，故胸满呕逆飧泄，此其大较也。然于其

五脏为独使，而合少阳胆为游部，又为将军之官，则于一身上下，其气无所不乘。和则为诸脏之赡养，衰与亢则为诸脏之残贼。凡弦脉所见者皆是也。是以肝家之逆证最多，其与寒热虚实，邪气使克，本经自病，与经气相加，凡三十有余症。要为肝之不足，此不必言也。即肝之有余，非有余也，肝之阴不足也。或谓肝无补法，此昔人之谬也。夫肝气之逆，由肝志之郁。经曰：以辛散之，以辛补之。岂曰伐之乎。肝火之实，由肝血之虚。经曰：以酸泻之，以酸收之。岂废滋养乎。至若阴邪犯入，则阴厥，阴厥宜温，是补其气也。阴虚不荣，则阳厥，阳厥宜清，是凉其血也。近代薛立斋立论，清肝火，补肝血，矫前人之弊，其得之矣。

太阳经络及膀胱病论

《内经》云：太阳者，三阳也。其气最尊，唯心君得主之，故心为阳中之太阳。要为元气之极厚，是以为经为父，而为十二经之纲维。人生于阳，阳气一丝未断不死，是以有取于纯阳，而要其所以为阳，即神明之气故也。其气高而在上，故六阳之气，皆从而上于头。自额颅巅顶，及后之风府，皆太阳也。其气本于少阴肾，又自太冲而上，总于督脉，而极于背之五行，故自顶脊及腰背膂，皆太阳也。其气浮而充满，与卫气俱，经云：阳因而上，卫外者也。唯其卫外，故主一身之充肤泽毛。凡为外之卫者，皆太阳也。主内而专精，故精则养神，主外而固密，故宜静，而躁则消亡。若此气稍有不精密，则内外之病皆举矣。内之为病也，发寒热壅肿，痿厥腨痛，及为结隔，亢则如霹雳风雨，外之为病也。风寒袭之，为伤寒中风，其在经络部位受病，则头痛项强，肩背腰膂骨节疼痛，通身发寒热，伤寒畏寒，伤风畏风，寒则伤营，风则伤卫。其所以纳膀胱，而病不归膀胱者，以膀胱为州都之官，主表非其事。唯日久而行其经尽，则有犯及膀胱，为渴而小

便不利，是从其经之本也。乃伤寒诸家竞以脉浮为太阳膀胱病，而绝不计太阳为何物，动指膀胱当之，而抑知膀胱固非病之所主也。

气交外感病论

四时六气，五运司天，是为三合。缘其三合，故为气交。气交则变，而人应之。是以外感百病生焉，人在气交之中故也。四时六气之正，《内经》全不列证。其不列证者，以正六气，本五行四时之顺，阴阳升降之宜，果合气宜，何尝有病。其所以有病者，以其气之至，常有太过不及之差，或有加临乘除，主客胜负，以参合其间，则亦恒能变本气之用，而为太过不及之异，是运气司天，苟相值相加，斯不能无病。若谓不关于人，则该年之生息，凡物类之盛育衰耗，草木之发荣黄落，每年不同，此非其气交而变者乎。人在气交之中，岂无相感之故。盖外有所感，而内之所应，苟失其和，病于是乎作也。夫外之所感，本与内伤七情不同。内伤从素性偏僻，煎迫之有素，脏腑禀受，厚薄之不一而得。然由此而外感，原各有内气之应，非可止以外邪治之也。《内经》别有奇恒一门，以收内伤。其法虽与运气之外感霄壤，而观运气七篇，其病丛列，帝以条绪纷纭，复询岐伯以致一之道，而岐伯答病机十九条以约之。其致病皆由岁气交加，外淫而甚，其中火热独多者，以二火司天故也。岐伯恐帝未得圆通，首戒以无失气宜，而继之以无者求之，虚者责之。盖谓有内证夹之，当更加之意，初不以外感之有余，印定后人眼目也。刘守真高明之士，亦复不察，而执以为脏腑内外百病，皆尽于此，衍为《原病式》一书，尽以有余属之火甚之症，十恒八九，特信寒凉攻写之法，立方以误后人。极于张子和《儒门事亲》一书，专以汗吐下三法，从事峻剂法，以为邪祛正立，否则关门闭盗。后学不察，仍其偏说，由于不读《内经》，而未溯奇恒之一门耳。夫人脏腑阴阳之气有有余不足，邪之所凑，其气必虚，盗乘其虚，入劫其主。当是之时，攻盗乎？救主乎？若救主而用攻，杀其主而已矣。故要而论之，运气加临为病者，不越运气之有余不足，以补泻之，而必须内固其脏腑。脏腑之有余不足，而内为病者，纵有运气之感，仍当治以脏腑之内伤，而略祛其微邪，以靖内气，所谓养正则邪自去者此也。然则治外感之纯用攻者，要非为善法也。

厥阴岁气病疏

按厥阴本气，为风为木，在岁序为十一月，冬至一阳生之后，于时则两阴交尽于上，于气则风木升动于下。是以风木为本，厥阴为标，标属沉阴，本乃少阳。少阳方起于沉阴而未著，故不曰少阳，而曰厥阴。于时风木而未胜乎阴，而厥阴用事。是以凡厥阴时气，及岁气司天在泉所至，虽属风木，而标之所在，皆风木不足，阴寒有余。在人应之，外动于风，内感于肝，而恒起于阴，故其病在筋，所至为里急，阴乘木而木郁也。为支痛胁痛，阴乘本经络，而木不伸也。为缓戾，风动筋而筋转也。为呕泄，风木上达下克也。此皆所至而病也。然司天恒气，从六元天气司之。若己亥岁，虽厥阴司天，乃风气在上，厥阴下奉之，则风宣而动。风行地上，必脾土受克，势必病脾，是以病胃脘，当心而痛，上支两胁，鬲咽不通，食饮不下，舌本强，食则呕。此时脾之部位经络，两为所乘，故病如是。至若胃鬲如塞，腹胀，溏冷泄水闭瘕之反见者，则又风兼阴寒，阴寒动脾，而厥阴之标见也。然而风气在上，又中见少阳，则风与少阳摇动。当其淫胜，又必本肝先病，故耳鸣头眩，愦愦欲吐，胠胁气并化而为热，小便黄赤，胃脘当心而痛，肠鸣飧泄，少腹痛，注下赤白，皆风与热并，而摇动肝脾之间也。风木之动，必兼寒热二者，是以寒热二症，亦出于肝也。若当不运不及，则恒从金气所化，

而为摇动注恐。摇动者筋病，注恐者肝胆俱病。又其病为支废，且壅肿疮疡，木被金刑，清燥伤荣，而壅溪谷关节，故支废且壅肿疮疡也。然以在天之气，岂容尽克，于是有郁。郁与燥伤异，燥伤为乘所胜，郁则为内不伸，盖其气将发而伏也。惟伏而不发，则郁特甚，所以民病亦胃脘当心而痛，上支两胁，膈咽不通，饮食不下，症与风胜同，彼以木逆，此以木伏也。抑久而伏，必将上拒于膈，故遂支两胁而膈咽不通也。甚则耳鸣目眩，转不识人，善暴僵仆，不郁生火，而相煽于心肾之间，使神魂不守，而卒中暴厥也。故所谓郁者，非不及也。受制而莫之发，则怒而自相乘也。此其治必发而伸之乃快耳。病机曰：诸风掉眩，皆属于肝。诸暴强直，皆属于风。诸风掉眩，皆兼火与寒。诸暴强直，皆兼胜与郁。总之皆厥阴风木外淫之为也。内气不足，而与之逢合者有之。时气太过，而脏气不能御者有之。是以有主客之分治，客以急治，主以缓治。主胜逆，客胜缓。从此治六气之权衡也。

少阴岁气病疏

少阴君火，在正六气居卯辰之位。木方用事，火气方舒，而木出于阴，故君火之出为少阴。然君者，帝也。出于显明卯位，所谓帝出乎震者是也。本候为木，主春用事，所以君火不用。其在司天，则当子午，午本南离，故为热化，居气为灼化。灼与热异，热则临之，灼则近之也。天之六元，火在上，少阴在下，火为本，少阴为标，亦本阳而标阴也。是以少阴所至，本标之间，心火与气相乘，或至而不足，或至而有余。凡为惊惑恶寒谵妄，又或悲妄衄蔑，皆火不足，而阴乘之，热收于内也。其为疡疹身热语笑，皆火有余，而自乘于心神，并及血脉也。若在戊癸火运，位戊午戊子，为天符，为赫曦，则火太过，动为炎灼妄扰。其病笑疟疮疡，血流狂妄，此亦君火自乘，而伤神

魄血脉也。鼓行刑金，则金肺受邪，是以民病疟、少气喘咳，血溢，血泄，注下，嗌燥，耳聋，中热，肩背热。盖肺气不行，木火交煽而寒热争，故疟。壮火食气刑金，故少气喘咳。火逼血妄行，使阴阳两伤，故上嗌口鼻，下泄二阴。火急逼，故奔迫注下。火盛水涸而伤肾，故嗌燥耳聋。火炎上焦，故肩背热。皆金木足而不能救，以致伤及诸脏也。甚则胸中痛，胁支满，胁痛，膺背肩胛间痛，两臂内痛，身热骨痛，而为浸淫，皆心经及手心主所行之处，火盛为邪，而遍及本经也。又值二火司天，则心将自焚而神乱，故谵妄狂乱，以至喘咳息鸣。下甚者，金水俱敝，而下元不归也。血溢血泄不已，阴伤尽矣，此太过之病也。若火不及，则火不能施化，少阴标病郁于经络，故于经所行之处皆病，此寒乃大行，阴邪入而营脉伤也。如郁冒蒙昧者，寒湿之气冒明也。心主言，故暴喑也。心为太阳，而主诸阳之气。今寒淫病火，则并纳于寒水之生阳亦虚，故屈伸不能，髋髀如别也。然至寒淫所胜，则寒临于上，而内阳居中，所谓凡伤于寒，则为病热。寒热更胜，是以痏疡呕血蚘衄腹痛，乃阳热中盛之症。心痛眩仆，面赤目黄，色炲善噫，乃寒凌心火，逼热上炎之故。水火寒热交争，则神门脉绝，而心气灭矣。所谓郁者，火不外发，必将内盛。病为少气，疮疡壅肿，胁腹胸背，面首四支，䐜膹胕胀疿，呕逆瘈疭，骨节痛，乃有动皆火，实蕴隆而外不得宣，故每见愤盈之症。伤于经及筋，故所过所动如此也。又若火奔迫则注下，与少阳搏则温疟，以至腹中暴痛，血溢流注，精液乃少，目赤心热，黄则瞀闷懊侬，善暴死，则伤阴之尽，自焚之患，并伤五内矣。此郁与火不足之异状也。病机曰：诸痛疮疡，皆属于心。诸热瞀闷，诸躁狂越，皆属于火。此即火有余，火郁之症。诸痛胕肿，疼酸惊骇，诸禁鼓栗，如丧神守，此即火不足，寒气内乘之病。要皆以火之有余，或郁与不足，受乘之至，故皆谓之属火也。刘守真见属火属热诸条，

皆以有余释之，岂知病情者哉。

太阴岁气病疏

太阴当溽暑，六阳正盛，而曰太阴者，天道阴阳分治，时值夏至，乾之六阳已极，而坤气见，故一阴生，一阴之所以生，赖坤之全体也。又其时溽暑烦蒸，地气溢满，能大雨时行而湿物，是以谓之湿土。湿土为坤之全气，而居于西南，故正位季夏，在司天则丑未主之。上为湿土，下为太阴，标本一同。唯湿之化乘于脾，故太阴所至，则湿重积。为不运，为积饮，痞隔畜满中，霍乱吐呕为重，胕肿。及其太过，则懦积并畜，皆脾气壅而不运。土壅则必水，故其藏脾肾，其病腹满。四支不举，脾主四支，壅而不行，故不举也。是以土运太过之岁，肾水受邪，民病腹痛清厥，意不乐，体重烦冤。此水土相泪，湿甚灭火之证也。甚则肌肉痿，足痿不收，行善瘈，胁下痛，土湿伤内，并伤于筋。饮食中满食减，燥则易化，湿则不化也。至其变生得位，则腹满溏泄肠鸣，及下甚，三焦土满，湿火不扬，故内蕴而证如是也。此皆杂伤脾胃，然湿在中宫而已。至湿淫所胜，则微有异。为湿胜则湿之浸淫所及，亦无不病，故病胕肿骨痛阴痹，湿伤血也。腰膝头项痛时眩，浸淫之至，木令不行，气与火两壅。大便难，前云溏，此云难，以肺气阻绝，不得治节大肠也。阴器不用，阴藏精而起亟，湿伤阴不能起亟，故不用也。饮不欲食，为胃有余而浮火壅。咳唾则有血，为心火郁而刑肺。心如悬，则并伤心之阴矣。此伤肾之至，与肾始受邪微有别耳。若夫土之不及，风乃太行，民病飧泄，霍乱体重腹痛。风能胜湿，宜无飧泄霍乱，然土气为木所克制，风行其间，善行数变，则脾气有不及运者矣。筋骨徭复，肌肉眠酸，善怒，风气专行而燥，脾之散精皆所不及，不及则并不能养肝，故善怒也。至夫土郁，则病心腹胀，肠鸣而为数后，土壅而陷

下，气不得伸也。甚则心痛胁膜呕吐，土壅而逆上，气不得下也。霍乱饮发注下胕肿身重，则上之郁也深矣，凡司天在泉，为主为客，观之有余不足，或淫或郁，而其理尽矣。病机曰：诸湿肿满，皆属于脾。诸痉项强，皆属于湿。夫肿满属太过与郁，则诚然矣。若痉一症，有出于少阴阴虚者，有起于阳明火劫者，今属太阴之湿壅而为痉，是太阳寒水所乘，与厥阴风木所胜，于丑未之岁，土不堪水与木之侵，故有是症。此特从运气言之，而要不可例少阴阳明之痉也。

少阳岁气病疏

相火当乎巳午，巳为五阳，午为六阳，此太阳之正候，所以主夏令者也。而曰少阳者，其时虽六阳出地，而未极乎上，故犹曰少阳，非以春生之少阳为少阳。在司天则本于寅申，火长生于寅，而六阳极于申，此专以暑热从事者也。暑热为本，少阳为标，少阳所至，为嚏呕疮疡，惊躁瞀昧，暴病，喉痹耳鸣，呕涌暴注，眴瘛暴死，暑热所乘，必暴速，故其为病暴烈，亦以其为无阴也。若暑乘所胜，则与阳明胃为应，故热客于胃，烦心心痛，目赤欲呕，呕酸善饥，耳痛溺赤，善惊谵妄，暴热销铄，少腹痛，下沃赤白。夫热客于胃，上蒸于心，故烦心心痛。少阳标在胆，起目锐眦，故目赤欲呕。呕酸者，胆亦热也。胃强故善饥。少阳脉入耳，故耳痛。阳明热浸淫水道，故溺赤。阳明当心部，又著入心，故使心惊而语妄。暴热销铄者，溽暑使然矣。少腹痛，下沃赤白者，二肠络为阳明太阳，故俱受暑也。若相火在下而不升，则必内乘三焦，而伤血分，民病注泄赤白，少腹痛溺赤，甚则便血者，即今所谓时行痢也。血便有痢纯血与尿血之证，皆病在中下二焦，而内伤血分使然也。此所谓在泉也。大概热淫所胜，虽肺金受病，而胸中烦热，血干右胠满，血泄溺色变，腹大满等症，实阳明

三焦病，又不止血溢衄嚏，皮肤痛寒热喘咳等为伤肺也。惟其暴速，故其病主掉眩惊骇，上热郁，血溢血泄心痛。而乘于土金水，则又体重胕肿，痞饮，病肩背胸中寒，浮肿。是以病机曰：诸腹胀大，皆属于热。诸病有声，鼓之如鼓，皆属于热。诸转反戾，水液浑浊，皆属于热。诸呕吐酸，暴注下迫，皆属于热。由是观之，诸腹胀大，声如鼓，火乘阳明也。诸转反戾，水液浑浊，火乘少阳太阳也。诸呕吐酸，奔迫下注，火乘三焦也。盖相火外发，则丹疹丹熛，疮疡喉痹，嗌肿腘瘛暴死。内淫则腹胀如鼓，水液浑浊，诸呕吐酸，暴迫下注，皆火之奔迫，而正气不得行也。然此等症为遇相火所临，水运所厄，故有如是。若非司天，非值年，而概有是证者。则又系乎内伤脏腑相乘，不可不察也。盖腹胀有寒有热，反转戾有肝寒筋急，水液浑浊，有气化不及州都，或由相火之衰。大约相火之部病，初非一定于热。凡此诸条，岐伯特发明运气司天使然耳，可不察而蹈粗工之说乎。

阳明岁气病疏

燥金秋令，属处暑后，寒露前，而其上为阳明者，前此湿土溽蒸埃昏，阳而不明，至处暑则气物敛收，阳气已高，天晶地明，故曰阳明。非在人两阳合明于胃之阳明也。胃应相火，旺于巳午，故曰阳明者，午也。若在主令司天，则为燥金，属七八月。在人属肺，故肺主秋令也。燥金者生于湿土母腹，至此则出三庚伏后，凉风至而秋敛成，故曰燥金司天，则标本同气。人以手太阴肺应之，故阳明所至为浮虚。金气过敛，阴营不副，外伤表气故也。为衄，肺主鼻也。为尻阴股膝踹胻足病，燥伤肾也。为胁痛皲揭，燥伤肝也。自病皮毛，甲错而皲揭，皆燥病也。为衄嚏，金寒而肃敛也。要以燥胜则干，故诸病起也。是以岁金太过，邪伤肝木，民病两胁下少腹痛，目赤眦伤，耳无闻。木不

能舒，气敛不营，反生火就燥，劫其本气，故见诸症。甚则体重烦冤。体重者。肃杀之甚，无生动之气也。烦冤者，肝气逆而不舒也。经曰：肾虚脾虚肝虚，皆令人体重烦冤。又肝不及，令人胸痛引背，两胁满，痛引少腹。前言两胁下少腹痛者，病肝脏之气也。此复言两胁满且痛引少腹者，病肝脏之经也。盖藏气外应运气，故所感必先病脏气，而后及经脉，诸脏皆然。与四时猝然感冒，先皮毛而次入经脉者不同也。甚则喘咳逆气，肃杀太甚，则金气自虚，而火气来复也。肩背痛，尻阴股膝髀踹胻皆病，金气虚其经，而又下及所生之水脏也。暴痛胠胁，不可反侧，金收则木生令收峻而生气伏，故肝胆病也。至夫燥淫所胜，筋骨肉变，民病左胠胁痛，伤肝甚也。寒清于中，感而成疟，金木相搏，寒热格拒，故成疟也。咳腹中鸣，注泄鹜溏，咳为肺家自伤，腹鸣为肺气挛隘，中焦不治。注泄鹜溏，为寒清过甚，而伤中也。心胁暴痛，不可反侧，木干火抑，火木俱损，故痛不可转也。嗌干面尘，燥伤廉泉，故干。血不华色，故尘。腰痛癞疝，肝感寒清，而下蕴结也。目昧眦伤疮痤，皆木郁而火遏于经也。盖阳和者物之生，挛敛者物之死。金燥过，则肺心脾肾皆病，不止肝病矣。若金不及，而火乘之。则又病肩背瞀重衄嚏。肩背之重，由肺气之失位也。衄嚏之来，寒乘则见，热乘亦见也。至若血便注下，火伤二肠，金化不能及也。若乃金郁者，咳逆胁满，引小腹，善暴痛，不可反侧，皆肺气自壅也。故满引小腹，脉气不行于下也。痛不可反侧，金不行，则木气不达也。又嗌干面尘色恶，皆燥胜则干也。病机曰：诸气膹郁，皆属于肺。膹郁者，若咳喘鸣仰息胸胁痛，支满引少腹之类。诸气则诸经之气也。又曰：诸痿喘呕，皆属于上。金燥其荣伤筋，故痿属肺。上焦郁而不通，故喘且呕。唯肺气不行，故胃气乃逆，所以属上也。金燥之令，大概如此。司天与此略同，而主客乘除皆可察矣。

太阳岁气病疏

寒水主令，在立冬后，冬至前，于时为六阴，故为寒水。太阳为之上者，此时阳退而在上，为卦之剥，老阳在上一画，其下五阴，故太阳之下为寒水也。寒水为冬之正令，在人唯足少阴肾得以应之。而太阳反纳膀胱者，膀胱与肾表里，同主寒水，故太阳以阳从阳，而纳膀胱也。虽纳膀胱，而主令则以少阴为主，故太阳为标，寒水为本。本寒而标热，本胜而标不胜，是以太阳所至，为屈伸不利，腰痛，寝汗，痉，流泄禁止。屈伸不利，寒病在骨也。腰痛，肾寒也。寝汗，寒水凌心而气微，汗不收于阴也。痉病支体强直，筋急反戾，肾虚而寒凝相袭也。三焦寒不化为流泄。阴凝结阳不化，能使二便不通，为禁止，其病即所谓阴结也。夫水太过，其动漂泄沃涌。若水不及，则病痿厥坚下，此即禁止之谓，从土化也。其为岁水太过，邪害心火，民病身热烦心，躁悸阴厥，上下中寒，谵妄心痛身热者，以寒气止迫其火气外炎故热也。烦心躁悸，水气凌心火抑而内寇也。阴气寒甚，故厥逆于上。三焦之火衰，故上下中寒。心失其居而不宁，故谵妄。水寒克火，故心痛。甚则水淫而内伤，为腹大胫肿，此寒湿交流，水汩土也。喘嗽，寒搏于肺也。寝汗出，憎风，卫阳衰而营不守也。上临太阳，则两寒并至，为腹满肠鸣溏泄，食不化，所谓漂泄沃涌也。渴而妄冒，胆中心愤盈也。若夫寒淫所胜，则流祸更远。盖太阳为诸阳之首，即君火之阳也。今从在下之寒水寒气，及从上而至足，上下皆寒，而太阳运居于中，是内阳居中，正所谓凡伤于寒，则为病热者也。寒热更胜，是以血变于中，发为痈疡，厥心痛，呕血，血泄衄蚵，善悲时眩仆运。斯皆阳热中盛之证。胸腹满，手热时挛，寒乘于中而不运，格于外而不荣也。冲心澹澹大动，寒水作逆，并胸胁胃脘不安也。面赤，六阳格而不下。目黄，脾土湿而不升。善噫，心气不昌。嗌干，

气不上潮。色炱渴而欲饮，皆病本心逼之。故其中虽有与心同病者，要皆心火抑而失职使然也。至若水不足，则湿乃大行，民病腹满身重濡泄，寒疡流水。寒疡者，阴疽也。阴不成脓，故流水。腰股痛，发腘腨，股膝不便，烦冤足痿，清厥脚下痛，正所谓痿厥坚下。甚则胕肿，水汩土也。若水郁则又不然，水潴而不流，则上下三焦筋骨，皆水气为患而胜火，故善病寒厥心痛，腰椎痛，大关节不利，屈伸不便，善厥逆，痞坚腹满。夫动转归火，今火失其居，故病若此。病机曰：诸寒收引，皆属于肾。诸病水液，澄澈清冷，皆属于寒。诸寒收引，已见前矣。澄澈清冷，此三焦无火，不能摄水也。又曰：诸厥固泄，皆属于下。经曰：少阴不至，则厥阴结下焦为固，寒伤土湿为泄，皆自下焦肾气为之，故曰皆属于下也。

奇恒病论

黄帝问曰：余闻揆度奇恒，所指不同。岐伯对曰：揆度者。度病之浅深也。奇恒者。言奇病也。夫恒之为道，谓胃气五脏，各得其所，上顺天时，内调营卫，故神转不回。转，流动也。回、逆曲也。回则不转，乃失其机。于是脏腑曲逆，克制凌犯，神机之运用失矣。失则不循恒道，有非恒道所得而揆度也。于是岐伯又设奇恒一门，以度奇病。其文本六十首，书阙简脱，今可论者十之二耳。如五脏别论，奇病论，大奇论，脉解篇，气厥论，腹中论，逆调论，病能论诸篇，俱从运气脏腑经络而外，拈其病之厥逆错杂，所谓回则不转，乃失其机者也。此开后世内伤杂证之大经大法也。乃为纲领。其说曰：行奇恒之法，以太阴始。夫手太阴为元气之主。足太阴为六经之主，奇病之作，必变于元气神机之失。不失必占于元气，故虽奇病之千变万化，而一以太阴为准。此又治奇恒之大宗也。乃《内经》又有拈脏腑本来之奇恒者，此原其所以奇之故也。经曰：脑，

髓，骨，脉，胆，女子胞，此六者，地气之所生也。皆藏于阴，而象于地，故藏而不泻，名曰奇恒之腑。又曰：魄门为五脏使。与前为七，而唯胆属少阳，特曰中精之府。此七者之有病，其受病不与脏腑之主时者同，是脏腑之一异也。有出于脏腑体要之奇恒者，如腹中论，诸病外不涉于形身，内不关于脏腑，病在宫城空廓之中。或气或血，或风或热，以至女子妊娠，皆在空腹之中。虽胆中三焦督任五脏之散络悉在，而其病止属肝脾，以肝脾为腹中之主故也。此体要之一异也。有脏腑交加之奇恒者，如气厥论，寒热之相移，不论顺传逆传，而以气之所之相并为病。逆调论，寒热阴阳之所相胜而为病。调经论，表里上下阴阳气血之相并，互相胜负而为病。夫阴阳气血寒热之相并相胜，不系四时，不缘感召，要皆积渐之所致。迨病至而相胜相并，此实内伤不足之所由，所以异于恒者也。是病源之一异也。又有脏腑颇僻之奇恒者，如大奇论，脏腑脉各见颇僻以成病，有肿满偏枯痫癫，风水肠澼之证，而皆非脏腑主时之恒病，则厥逆之由来即久，必须揣度脉气病由，而治之有别。是又疾病之一异也。又有六气错出，互为体用之奇恒者，如脉解篇，太阳主寅，少阳主戌，厥阴主辰，太阴主子。又云：四月五月，人气在头。八月九月，人气在心。原其然者，人身恒常之气，由下而上，由上而下，故正月人气在肝，而三阳初出于寅，故太阳主寅。厥阴木火主气，故厥阴为辰。九月人气在心者，以气由肺而下始，次至心少阳，为心表，为相火，故亦次心而主九月戌。太阴为阴中之至阴，十一月阴尽而纯坤见，故太阴主子。此又与本经三月四月人气在脾者不同。凡阴阳乘除，每各一道，并行不悖，俱非恒道，而要不可背之为道。是又阴阳之一异也。又有八奇经见病之奇恒者，如刺腰篇，十二经皆有腰，盖以带脉之为诸经铃束故也。若阴阳两蹻，出阳入阴，出阴入阳，而机关于目。阴阳二维，别为部于阴阳之会，而主指之内外。冲督任脉，

一源而三歧，而各统阴阳之海。所得之病，即非十二经之恒常，而十二经每与之俱病。又奇道之一异也。是故人之一身，其为阴阳脏腑五行恒转，而神机攸序。乃既有前七者，脏腑之孤阴，不伦于恒等，有部位之关要，不涉于众流。又有病源之乘，痼疾之积，阴阳错出之异，奇经为病之别，苟非揣度，执之恒理，而不求其所由然，安能使神机之转而不回耶。

冲病论

冲脉为病，逆气而里急上冲，作躁热咳吐，手足厥逆，气从少腹上冲胸腋，咽燥，面翕然热如醉，下流阴股，小便难持，暑月病甚，则传肾肝为痿厥，四肢如火，或如冰，心烦，寒气客脉不通，气因喘动，应手起关元，随腹直上，疝瘕遗溺胁肢满烦，女子绝孕，动气在上下左右，不可发汗与下。

冲脉病凡数条，散见诸篇，及仲景书。合而观之，冲脉既为十二经之海，而下为血海，又与督脉为十二经之道路，及与任脉阳明会于气冲，则举一身督任二脉皆冲也。要其主血海，是以为先天精气之主，能上灌诸阳，下渗诸阴，以至足胕，故其治常在血海。唯其阴阳调和，而精气充足，则阳和之精自升，运于一身之间。若稍有不调，即本根不茂，必逆而上僭。其为上僭有二。阴不足者火逆，火逆则咳吐躁热，上抢心，眩仆，四肢如火，心烦，恍惚狂痴。阳不足者寒逆，寒逆则少腹痛，中满暴胀，瘕疝遗溺，胁支满烦，女子绝孕。而其脉之来也，若火逆则阴阳俱盛，两手浮之俱有阳，沉之俱有阴，气逆则脉来中央实坚劲，至关尺寸俱牢，直上直下。证见胸中寒疝。大约皆冲之病，则见此等脉也。而仲景云：动气在左右上下，俱不可发汗与下。发汗与下，右则犯肺。于上则气躁而逆，故衄渴苦烦气喘，饮水即吐。于下则精竭而不止，故头眩咽燥，鼻干心悸。左则犯肝，于上则伤血，而引肝上逆，故头眩，筋

惕肉瞤，难治。于下则伤气，腹里拘急不止，动气反剧，虽有热而欲卷。上则犯心，汗之则气上冲在心端，下之则掌握热烦汗泄，欲水自灌。盖汗下则心液泄，故如是也。下则犯肾，故汗之而寒起，且无汗大烦，骨节疼头痛，目眩恶寒，吐谷，太阳虚也。下之而气竭，上下两隔，则腹满卒起，头运清谷，心下痞坚，亦少阴气不足且厥也。所以然者。冲治血海，治在脐之左右上下。大约冲气不足，则阴精虚，阴精虚则阳气竭，其可发汗与下乎。然其气起少阴，发于厥阴。若三阴之开阖失职，则本源之真水真火两虚，而为患种种，必犯于冲，则又不止痿厥二证为冲之致然矣。

任病论

任脉为病，男子内结七疝，女子带下瘕聚。脉来寸口紧细，实长至关者，任脉也。动苦少腹绕脐下引横骨，阴中切痛。又若腹中有气，如指上抢心，不得俯仰拘急。

任脉为阴脉之海，起于会阴上中极，而同足厥阴太阴少阴并行，循关元，历石门、气海，而会足少阳冲脉于阴交，历建里而会手太阳少阳之阳明于中脘，以上喉咙，会阴维于天突廉泉，至目下之中央承泣而终。其脉之起真阴也，地道也。然地道之能通，必由天气之下降，故天癸者，天之元气降而为精气，以充于地，而后真阴生，真阴充，然后地道通，于是太冲脉盛，而月事以时下。若任脉虚，太冲脉衰，天癸竭，而地道不通，则形坏而无子也。然阴在内，虽为阳之守，而真阴之充，必由谷神之满足，年岁之时至，然后天元坚定，所谓天癸至，而地道始通也。是以真阴必由于真阳。及年四十，而阴气自半，则以阳之盛极而衰，为阴所袭，而所袭之阴，乃穷阴而非真阴矣。是虽真阴之衰，而实真阳之衰也。要之任脉之为病，病在阴中无阳，故男子内结七疝，女子带下瘕聚，此为结阴。若夫脉来紧细，实长至关者，

则所谓阴气之袭也。故病动苦少腹绕脐下阴中切痛，又苦腹中有气，如指上抢心，拘急不得俯仰，此虽为无阴之症，实为无阳之症。盖阴中苟有真阳，则真阴充满，和顺自得，上会三阴三阳，以至于两目之间，而无病矣。

二维病论

阳维为病，苦寒热。阴维为病，苦心痛。阴阳不能相维，则怅然失志，溶溶不能自收。阳维动苦肌肉痹痒，皮肤痛，下部不仁，汗出而寒，又苦颠仆羊鸣，手足相引，甚者失音不能言。阴维动苦颠痫僵仆，羊鸣失音，肌肉痹痒，应时自发，汗出恶风，身洗洗然。阳维脉浮，暂起目眩，阳盛实者，苦肩息洒洒如寒，阴维脉沉大而实者，苦胸中痛，胁下支满心痛。其脉如贯珠者，男子两胁下实，女子阴中痛，如有心状。

阳维，维于诸阳。其所谓维者，起于诸阳之交，发于足太阳之金门，而与手足少阳阳明，会于阳白。阴维，维于诸阴。起于诸阴之交，发于足少阴之筑宾，上至顶前而终。是二维者，虽有经络之别，而实为阴阳之盛气所持。盖阳莫盛于太阳，是以能维持诸阳。阴莫盛于少阴，是以能维持诸阴。故二维之盛，其盛不在络而在气。二维之病虽在络，而实亦在气。盖唯本阳本阴有衰耗之气，则必至总见于诸阳诸阴。是以阳维为病，必太阳衰于下，失升腾之和气，而先见于少阳，故苦寒热。阴维为病，必少阴竭于里，而见穷阴之厥逆，故苦心痛。若阴阳不能相维，是谓阴阳两虚。其证心肾不交，水火两乖，神明无所主，故怅然失志，溶溶不能自收，以水火散涣，无相养之道也。又阳维苦肌肉痹痒者，阳衰则卫不行而气滞，气滞则阳不能率先，而阴行迟，故痹痒。又令人身如虫行，如是则阳气不摄，而阴气独滞，故皮肤痛。阳衰于本起，故下部不仁，并汗出而寒。此阳之不固不至，而营亦不行，是以阴袭之也。他

若颠仆羊鸣，手足相引者，阳去则经络凝涩，停湿在经而为痰。异时阴袭之，则经阻而筋掣，故迫而相引。又阻其气道，故声溢而不能发，若羊鸣也。至若阴维之不维，是阴不副阳，而不能为阳守，则阳离而不入于阴。重阴充塞隧道，九窍皆沉，故亦病颠痫僵仆羊鸣，或失音也。若肌肉痹痒，汗出恶风，似若稍轻于前症，要亦营虚无阳而畏寒，卫亦不能为之卫，故阴维之虚为阴虚，而实亦无阳之虚，特少异于阳维云耳。

带病论

腹满，腰溶溶如坐水中。妇人小腹痛，里急后重，瘕疝，月事不调，赤白带下，左右绕脐腰脊痛，冲心腹。

经云：身半已上，天气主之。身半已下，地气主之。中为天枢，天枢则在气交之分。毋论一身二十七气之上下流行，于此关锁，而又必有气焉以坚持而整束之，以牢持于上下之间，是以能聚而为强有力。故凡人之力出于膂，膂在季胁之下，正所谓带脉也。故冲任二脉，传于气街，即属于带脉，而络于督脉。太冲之脉，所以能上养心肺者，亦赖于带脉之持之也。及带之为病，其证皆下而不上者，下之肾肝虚，而真阴不荣，上为心脾之郁，气不上下行而不运，于是停湿而为热，而下注于小肠血海之间，则病作矣。故赤白带者，上为心脾郁抑，下为肾肝阴虚，邪热留连，即为带淫之病也。腹满者，中分之不运也。腰溶溶如坐水中者，阴阳两虚，中分弱而力不能镇定也。左右绕脐腰脊痛冲心腹者，阴气袭于下也。阳不能胜，而不能固守于天枢，是以阴得而袭之，为厥逆之事也。盖键束关锁机关，全在于带脉。苟带不能自持其气，其证皆陷下而不上矣。治之有标有本，其升阴补泻，在求其本而治之可耳。

内经博议卷之三

新安东逸罗　美淡生甫著

青田包元吉校订
绍兴裘吉生参阅

述病部上

古人察病之源，推病之自，审病之确，莫过《内经》。后世务为支离，故昧厥所由，而不能知阴阳脏腑之所以然。今聚《内经》十六卷之文，总其散见，合而述之为病情八章，使后学得所指归焉。

阴阳第一

病之大纲，不外阴阳。阳，卫外者也。阳不密则不能卫外而为固，故风寒六淫之邪得以入之。入之则外感之诸症生焉。阴为阳守者也。阴弗营则不能宅阳以藏神，故内伤神志筋骨之病居之。居之则内伤脏气之有余不足种种兴焉。识病必先辨阴阳，阴阳辨而后能察病矣。

所谓阳者，欲如运枢。运枢者，开合和调而不凝滞也。若起居如惊，则自致烦扰，而神气乃浮矣。浮则神内散而出，邪外伺而入，于是有因寒因湿因暑因气之外感。《内经》先举此四端，而一切外感六淫之邪俱可知也。因于寒者，则为病热。故体若燔炭，必汗以散之。是以外感风寒，必以发表为第一义。盖以风寒之入，始于牢持卫气而不得散，若不发其汗，势且从而犯内也。因暑则别，人伤火热之邪矣。火热入则直入脏腑，而劫心劫肺劫胃，故烦汗喘渴四症，一齐俱见。静则多言者，心主言，心不胜外火，而神不举，故静失其守而多言也。

因湿者，湿既从表，先犯太阳，故首如裹，既而入内，必郁于阳明，阳明郁则不能行太阴之气于三阳三阴，此必先病筋膜，故大筋缓短，小筋弛长，为拘为痿之症生矣。若夫因气，气固非外至也。然以内之阳气不能振其纲，则将纽解而失其维，是以四维相代为用，所谓左枝而右梧也。四维如是，内气之馁败可知矣。夫外感之起，千条万绪而《内经》先揭此四端者，盖以明阳不卫外，遂有外感之患也。

苍天之气清静，顺之则阳气固。若阳不固，不止易于外感，而亦已内伤。故曰阳气者，烦劳则张，精绝。张者如弓之张，精绝者，阴精之绝也。弓矢张则干强筋疲，弓之体必脱，阳之烦劳而张象之，故精绝也。夫阳欲固以卫外，乃以烦劳敝之。阴之起亟者，将何以副。故既失其所以固阳之道，则辟积于夏矣。辟，偏也。阳扰阴亏，已成偏热，故至夏益甚。所谓甚者，五心烦热，如煎如熬。此孤阳外浮而真气内夺也，故曰煎厥。如是则肝血不荣而为目盲，肾精不致而为耳闭，身若坏都，散解而不可凭藉。凡此者阳张而至败，斯阴绝而失守也。

阳气者，喜气也，和气也。好和而恶奸。若大怒则形气绝而血菀于上，使人薄厥。大怒者，阳之厉气也。肝寒主之。其横溢之至，能使十二官失职。气窒则菀血，故郁于上也。薄，迫也。厥，逆也。大怒则气遂于上而不下，故薄厥也。且阳气者，精则养神，柔则养筋。今薄厥则不精不柔，众祸方起。何以言之。失其柔则伤筋，筋所以束骨而利机关。今有伤于筋

则纵缓不收，手足无措，若不客者矣。失其柔则又偏于为刚，而汗出偏沮。偏沮者，半与营和而半否也。偏枯之症起矣。又卫气不固则玄府方开，寒水乘之。热郁玄府，甚则痤疿，微亦痱疹。或膏粱肥甘，刚而伤阴，与阳为亢，则变生大疔。而受如持虚者，以阳不能柔而与阴为刚也。况乃形劳汗出当风，使寒气薄之。自当液凝为鼓急，甚则痤矣。此非阳气之不固使然欤。不特是也，阳不能柔则开合不得，寒气从而陷脉为瘘。至于留连肉腠，使经络俞穴合之气化薄，则不精之至，而内传之为善畏惊骇。盖俞有传送之义，今使寒陷经俞，气化为迫，侵及脏腑，所谓气一能动志也。善畏惊骇，非神志之动乎，而不精之至微焉矣。夫阳气被伤而不柔不精，遂至废筋骨，乱神明，皆不密之为也。

所谓阴者，体魄五官百筋骨血肉津液皆阴也。养阴之道，在和五味。经曰：阴之所本在五味。阴之五官，伤在五味。原其然者，阴食味，阳食气，五味出于地，故能生五脏之阴。然一或偏与不节，则所剌反能伤阴。伤阴亦能病及于阳，何以言之。凡在内者皆阴为之主也。不惟阳密足以固阴，而亦阴强乃能壮阳。故岐伯极言养阳而后，续言养阴，以备阴阳之全义。其言味以养阴，而受伤于偏，至此固其大者矣。而如烦劳大怒，饮食起居之不节，至于煎厥，与形气绝，要岂细故哉。阴不养则不可以扶阳。若其本不和则阳气破散，阴气乃消亡矣。此养阴之义也。

失于阴阳，则四时之气更伤五脏。是以春伤于风，则邪气留连，乃为洞泄。洞泄者，外伤于风，则内之风木亦动，合内风与外风交煽，是以留连至久，必侵脾土而为洞泄也。夏伤于暑，秋为痎疟。夏以凄沧水寒感之而郁热，秋风乘之则疟病成矣。秋伤于湿，上逆为咳，发为痿厥。秋湿者，湿土用事未退，肺金感之，不得清肃，故气逆为咳。肺气不胜不行，则五脏郁热亦不退，必将发为痿厥。冬伤于寒，春必病温。盖冬不藏精，是以寒邪易入，寒气即藏于阴分，至春阳气上升，新邪外应则为温病。夫风暑寒湿，迭相胜负，而皆感之者，内气不守，故外邪皆得以犯之。况病久则传化耶。若阴平阳秘，骨正筋柔，岂至有是。

阴阳不和，阴争阳扰，则害及表里。争者，五脏气争也。阴气营于五脏，而九窍皆禀五脏之气。争则阴邪独盛，所谓阴无阳则战者是也。扰者，魄汗不藏也。阳气起于四末，阳扰则四逆而起，盖阴争则必阳扰也。一为脏病于内，一为经病于外，内外交病，而肺为五脏六腑之长，元气之主，内外两非，则必肺独受之，故喘鸣之候兴焉。皆以营卫下竭，孤阳独浮，斯不能克耳。后学不辨其疾在阴阳，而动以发肺治肺，朦矣。

有三阴三阳之气各病者，《内经》不拈脏腑络经，缘三阴三阳，先天各有分部位次所由，以立脏腑，而要非脏腑经络之所出，故病止从阴阳气血生，不因经络脏腑生也。然其间有单病，有合病，有并病。单病，一气病也。合病，阴阳齐病也。并病，此胜而并其负也。此皆人之大阴阳病。其病未尝不及脏腑，而要非经络脏腑之为病。后学不明正阴阳所病，动以表里脏腑阴阳混诠，蒙昧千载，可叹也。

单病者，如二阳之病发心脾，有不得隐曲，女子不月。二阳，阳明也。阳明，位太阴之表而居中于府，则胃当之。非大肠之以经络为阳明比也。其病发心脾者，胃与心，为生土之母子，而脾与胃，为行津液之表里。发者，发足之义。人之情欲，本以伤心，劳倦忧思，本以伤脾。母既病则必连及于子，脏既伤则必连及于腑。故凡内以伤精，外而伤形，皆能病及于胃。此二阳之病，发自心脾也。夫阳明为生化之本，其气盛，其精血下行，化营卫而润宗筋。今化源既病，则阳道外衰，故不得隐曲。在女子为不月，此其候也。病久而传，则传为风消，又传为息贲，死不治。盖阳明既病，则表邪起而胜之。邪胜则精血不荣，故肌体风消。又胃

病则肺失其养，故气息奔迫。气竭于上，精亏于下，阳虚生外寒，阴虚生内热，风消息贲，势必败及五脏，故曰死不治也。盖人身有真阴，有真阳。心脾为真阴之主。胃为真阳之主，伤及真阴，必使真阳无守。二阳既病，则仓廪匮乏，饷道绝运，是胃实为生死之关也。而要必自真阴之伤为之，故心脾之病，不待好色之伤而始，有不得隐曲与不月也。

三阳为病，发寒热，下为痈肿，及痿厥腨痛，传为索泽癫疝。三阳，太阳也。太阳为三阳主气，起少阴而居其上以主巅顶，又主卫外为固。以阳盛且浮，故在上又在外也。夫太阳主表，于经则膀胱纳之。而《内经》拈其病，终不言膀胱者，以膀胱止州都之官。主表既非其事，而太阳体用，终不归于膀胱也。然则此云发寒热者，以太阳主表，虚则不能捍风邪而卫外，是以邪入而发热。若下为痈肿等，则为犯本及膀胱耳。糜烂为痈，凝结为肿，失力曰痿，冷逆曰厥，足肚酸疼曰腨痛，此皆由太阳经之衰飒，而留寒壅热之所至也。至于传为索泽者，阳络既虚，久为诸阴所不容，则皮肤润泽之气也皆消散，是为索泽。索泽未尝不与风消同，但彼出于内，阴消而阳散之，此则在其经之阳衰而阴枯也。至若癫疝，本厥阴病，而太阳经之伤寒亦能致之，此为三阳之传也。

一阳发病，少气善咳善泄。一阳，少阳也。少阳为厥阴之表，起厥阴而游行三焦，绕于心胞，故少阳为游部，为相火。其气安则柔和，失守则火壮。火壮则食气，故少气。火壮，则三焦之气上逆伤肺，故善咳。少阳为木，木强必侮土，故善泄。然土以木为达，若木失其即达之职，则土必寒而不运，亦善泄也。病久而为心掣为膈者，相火与君火同气，火亢失职，势必熏心，心动不宁，若有所引，是名心掣。游部失职，阳明腐熟无权，散精不得，壅滞不行，日久则三焦上下热盛而血槁，是以上焦不行，下脘不通，是名曰膈。故膈病有二，一为元气虚而中不运，则痰涌胃脘而脉微。一为血

分干枯，则热郁当胸而脉弦大。此皆素伤少阳之行令故也。

按：三阳为人身大气，所以纲维振作，为生气，为生理者也。一及于病，则群阴受病，故伤阳必伤阴也。仲景著三阳之病曰：太阳病，头项强痛而恶寒。阳明病，胃家实。少阳病，口苦咽干目眩。与《内经》不同。盖以外感起论，故必以形层部位先之，不暇及本气也。何为本气？如少阳则一阳生于下，游行三焦而上之。其气无所不遍。仲景则属之半表半里，于经则两胁及耳也。阳明为两阳合明，主中气而为身之维。仲景则属之太阳之内一层，主在经及府。三阳则统主上下，以及卫外为固，此以身之卫气当之。仲景则以其经之颠顶项背分部也。仲景论外感，故举以形层，《内经》论大气，故究及体用，各有攸当耳。

二阳结，谓之消。此所谓结，乃结于本气。阳明气盛热壮，然血多津守，未尝有所结也。今言结者，则以阳邪盛而伤阴，枯其津液，故结在中焦也。阳明亢甚，必消谷善饥，食而不饱。又热亢能消，津液不荣肌肉，故名曰消。此所谓中消症也。消有三，此其一。

三阳结，谓之隔。三阳气盛，而为周身大气之经，其气磅薄四达，故有并至如风雨之证。而此云结者，是并于阴分也。经又曰：并于阴则上下无常，薄为肠澼。是盖阳郁阴中，阴不敢遏，故上下无常，郁而为热，薄于大肠，故为肠澼。是亦并于阴也，而其气尚未结也。其气若结，则必结于小肠膀胱，此则并于阴而甚焉者也。盖小肠膀胱为三阳之本经，其邪即结，则传化之官失用，而升降之通乃隔，上为阳不化气，下为津液不行，故与少阳失职，俱名为隔。以上皆所谓单病者也。

有合病者，阴阳两病也。或两气同病，偶然相合，或两致其虚，因而相合，皆合病也。

二阳一阴发病，主惊骇背痛，善噫善欠，名曰风厥。二阳，阳明。一阴，厥阴也。俱病，则二部本气俱逆而不下。阳明逆，闻木声则惕

然而惊。厥阴逆，主发惊骇。是二者，皆主惊骇矣。况合病，又木强土疏乎。故主惊骇也。厥阴，阴之根。阳明，阳之本。根本俱病，则下逮冲督，上虚胃气。背痛善欠者，冲督病。善噫者，胃病。皆气逆而不引不下也。名曰风厥者，厥阴病则木强而风起，阳明病则又不能下行三阳。于是逆者，兼内风鼓而逆上，故名风厥也。

二阴一阳，发病善胀，心满善气。二阴，少阴为里。一阳，少阳为游部。然一阴为先天生气之原，是为生阴，一阳为地雷之后，是为生阳，俱在下而能上腾精气，以养火金土者也。二者交病，是人之根柢病也。根柢既病，则所谓升者不升，而火金土皆遂矣。是故木气欠和，则脾不疏达，故善胀。真阴不升，则心无所养，转见寒决，故心满。三焦少气，则肺亦失其治节，故善气。此阴阳两虚之症也。

三阳三阴，发病为偏枯痿易，四支不举。三阳，太阳。三阴，太阴脾也。此条为人之太阴阳两虚之症。三阳太阳主表，不能卫外而为固，三阴太阴主里，不能出营卫，行津液而灌溉肢肌，故为偏枯痿易，四肢不举。不识此者，谓为中风瘫痪，而非也。《内经》明拈此条以示后学，后人寻诸中风之门，谓之蕳人耳。

结阳者，肿四支。六阳皆起于四支，故四支为诸阳之本。结者，聚而不行也。阳未有不行者，今其气结而不行，是阳不用也。阳不用，必壅于所起，故肿必于四支。四支皆肿，以知诸阳之结矣。

结阴者，便血一升，再结二升，三结三升。阴主血，邪结六阴，其伤在血。而足三阴为根柢，盖足三阴皆主于下，故当便血。言一升者，去血之多也。去血如是，其结当解。若不解而再结，则其邪必盛，故便二升。又不解则邪为尤甚，故曰三结三升。此与阴络伤则血内溢，相似不同。此以邪壅，彼以冲任脱也。又与肠澼下血相承而不同。肠澼下血不多而徐，此以邪甚骤下而多也。二条偏病阴阳，然实诸阴诸

阳合病，亦致合病也。

阴阳斜结，多阴少阳，曰石水。少腹肿。斜、邪同。阳结肿四支，乃在阳之发处。结阴使血病在阴之聚处。今邪交入阴阳，而交结之势必结于阴阳之所共生处矣。生阴唯肾，生阳唯胆，皆根源下焦，而肾职行水。若两家交壅，正所谓不能通调水道也。然阴多阳少，则肾病为多。肾病则阴之真水沉寒，而无阳以化气，此病固不在膀胱而在肾。肾既流水不能化精，故石坚一处而不及他所，唯见少腹肿耳。此亦水证之别也。

三阴结，谓之水。三阴为六经之主，三阴邪结，是坤土不能运精矣。土不运精，则二阴之水气益甚，势必反来侮土。且水气盛则阳不得入，阳不得入则肺气不得通调，斯寒水不行而为壅，故为水也。盖中州结则气壅而关门不利，不利则聚水而从其类。类者，本在肾，末在肺也。

一阴一阳结，谓之喉痹。厥阴，少阳，一主风木，一主相火，胆肝心胞三焦皆所共也。均为热化而风煽之。四结之脉，皆络于喉。风火逆上而不得发，必于喉结之，是成喉痹也。

有并病者。凡人之阴阳内外雌雄，必相输应，是以阴阳相致，得其和平。若即两病，则各经之阴阳，必错连违逆，相遇则搏而败，必并于胜，故不谓之合病，而谓之并病。并者，有所归也。

二阳一阴，阳明主病，不胜一阴，脉软而动，九窍皆沉。阳明全有谷神营卫之盛气，厥阴则任独使而布行之。合两家同病，而中州气馁，是阳明主病矣。乃中州气馁，而风木失和，将厥阴之戾，反克于中州。嗣此，阳明之脉不复搏大而见软，气不昌而内郁见动，则所以宣之九窍无俾也，故皆沉，此则阳明之病甚矣，是谓并病也。

三阳一阴，太阳脉胜，一阴不能止，内乱五脏，外为惊骇。一阴主筋膜之气，又主三阴之阖，能为太阳之守，莫一阴若也。乃三阳一

阴俱病，而太阳之脉且胜。夫太阳之病，在脉浮。病而脉胜，则浮大中空。无阴可知，无阴则太阳之上下无常方，风雨并至而为病，而岂无气之一阴能止之乎。于是内气不守，则内乱五脏，本脏神怯，则外为惊骇也。

二阴二阳，病在肺，少阴脉沉，胜肺伤脾，外伤四支。二阴主里而藏精，病则真精内虚。二阳起谷神而朝津液，病则津液枯竭。于是气逆火盛，必伤于肺，故曰病在肺。若见少阴脉沉者，是谓肾气不衡，而无根之浮火逆而上乘，则上胜于肺。中州不能遏其逆，则热燥伤脾。脾病则不能授气于四关，故并外伤四支也。

二阴二阳皆交至，病在肾，骂詈妄行，颠疾为狂。前证明阳气虚内热，肾气不衡，故有胜肺伤脾之见。今内伤之气皆交至，而定为病在肾者，此系肾家水空，火不守，而上发与阳明热邪相并，使心无所主，故神惑志失，而骂詈妄行。太阳无内，故颠疾。神明内乱，故为病狂。此症之见，似宜皆在阳明，然实肾精不守，不能主里，使心火自焚，与阳明并也。

二阴一阳，病出于肾，阴气客游于心脘下，空窍堤闭不通，四支别离。一阳连肾，上至肺，外连脾胃，然其根本出于二阴。今二阴肾家寒虚，少阳不足，故病出于肾。肾与胆气皆寒虚，是以阴气客游于心脘下。阴气既盛于中脘，则所以行津液出营卫以灌溉四末者，皆空窍堤闭不通矣。不通者。无阳则不通也。不通则四支乃别离矣。此证近于单腹胀，而四支如削者也。

一阴一阳，代绝，此阴气至心上下无常，出入不知，喉咽干燥，病在脾土。一阴之阴，为作朔之阴。一阳之阳，为生生之阳。二脉皆代绝，是阴不为阳根，阳不为阴生矣。两俱失职，则所以为游部，为独使者，皆无根之阴气也。心之下，自膻中至三焦，皆少阳生发游行上下之位。二部之生气既已无根，故阴气至心而上下无常，出入不知也。咽喉，胆之使也，故干。脾土之冲和，亦赖胆肝之舒达。若脉皆代绝，是以死气乘脾矣。其为中气不续，中土

衰败可知。

二阳三阴，至阴皆病，阴不过阳，阳气不能止阴，阴阳并绝，沉为血瘕，浮为脓胕。二阳三阴，本脾胃也。而后云至阴者，以明此三阴，属于太阴肺，故分别言之。夫阳明居二阳中州气盛，太阴脾常为之行气于三阴，而阳明亦自能达气于三阳，则手太阴肺常能为治节于其间。是以阴阳和同，阳倡阴随，阴守阳中，阳指阴使。今二阳三阴至阴皆病，其病气皆于其脉，则其象为阳浮而不能沉，阴沉而不能浮。是以阴不过阳，阳亦不能止阴，是阴阳离绝也。如是则沉伏于内者，有阴寒之病，血聚为瘕。浮显于外者，有阳毒之病，壅盛脓胕。旧文作沉为脓胕，浮为血瘕。有吴鹤皋正之。

按：《内经》无并病之文，然阴阳不和，两戾相遇，势必相战，战有胜负，则其病更有所归。或归胜，或归负，必有为之主者，终非合病之条也。故另出言之。乃《内经》举一隅耳。此阴阳之错连，脏腑之乘除，可不辨明乎。

虚实第二

虚实者，百病之定体。所谓邪气盛则实，精气夺则虚，二者而已。然而标本逆从之治，皆起于此，不可无缓急有无之辨，以进求其详也。缓急者，察虚实之缓急也。无虚则急在邪气，多虚则急在正气。微实则虽治实而当固守根本，微虚则虽治虚而当兼防不测。有无者，察邪气之有无也。表里脏腑，邪有所居，永得其本，而直取之。是有为，邪之实也。情欲伤内，劳倦伤外，非邪似邪，病在元气，而明辨之。是无为，真之虚也。苟不审此，以逆为从，以标作本，倾人命矣。

虚有脉象。岐伯曰：气虚，肺虚也。气逆者，足寒也。人之元本，主在元气。而元气之主在肺，故气虚则肺虚，肺虚则一身之元气，无不皆虚矣。虚则必见气逆。其气逆者，足寒也。人之阴阳，其气皆起于足。若足寒则阳不

足而阴乘之可知矣。凡虚宜以此为断也。

有重虚者。经曰：脉虚上虚尺虚，是谓重虚。脉虚者，不象阴也。气虚者，言无常也。尺虚者，行步恇然。重虚盖谓阴阳两虚，故引此条为两虚之榜样。其一在脉，而云不象阴者，脉出于阴分之营，营衰则神脱，神脱则不能如五脏应四时之象，其不应时而反应病，甚至不应病而又不应时，则全失其阴象矣。故曰：不象阴也。其一在上，即谓肺虚。肺虚则气逆，恒见之上而脉气不定，故言无常。其一在尺，尺肾脉也。肾主骨与精，所以固肌肤之会，筋骸之束。今行步恇然，将根本倾拨，不能立矣。占虚者以此三事，所谓虚者尽此矣。

《内经》言百病之生，皆有虚实，皆生于五脏，而必皆见于神气血肉志凡五者。至于邪之入，亦即此五者而诊其先后次第焉。凡根本虚实，与邪入虚实，莫不从此辨治。故心藏神者也。若有余则笑不休，不足则悲。肺藏气者也。有余则喘咳上气，不足则息利少气。肝藏血者也。有余则怒，不足则恐。脾主内以为形也。有余则腹胀，泾溲不利，不足则四支不用。肾藏志者也。有余则腹胀飧泄，不足则厥。此其有余，所谓邪气盛则实。此其不足，所谓正气夺则虚也。至若风邪之猝入，亦必先犯此五者，而自其形层次第以入之，仲景分六经以治伤寒，禀此法也。是以经于邪入之。又每曰血气未并，五脏安定，见邪必自外而入，不遽内并也。故曰：邪客于形，则洒淅起于毫毛，以未入经络也。故命曰神之微。夫心部于表，肾部于里。自神至肾，所部有表里之分。方邪客之洒淅起毫毛，则神先觉，是故命曰神微。次则入皮肤，皮肤微病，犯肺之气矣，命曰气微泄。又次则邪入孙络，孙络外溢犯肝之血矣，所谓动其营也。故曰维有留血。又次则邪犯肌肉，肌肉蠕动，此犯在分肉之间，脾之所主矣，命曰微风。又次骨节有动，则邪入经而动骨节，惟志觉之，所谓动志也。邪入乃深矣。然所谓神先觉者，怆然凄然，不快不乐之谓。所谓气者，畏寒畏

风之类。所谓血者，翕翕发热之类。所谓形者，转辗疼痛之类。所谓志者，烦而不安之类。皆邪之次也。《内经》按次五层以针法，循次五治，岂非后世所谓表法解法耶？观其虚实，则五脏之有余不足如彼。循其治法，则形层之浅深次第如此。后之治邪，思过半矣。

有相并之虚实。阴阳相倾，气血以并，气乱于卫，血逆于经，气血离居，一实一虚。所以然者，血气喜温而恶寒，寒则留滞，温则消散，此相倾以并之因也。故气之所并为血虚，血之所并为气虚。是以有者为实，无者为虚。如血并于阴，气并于阳，为惊狂者，血并阴，是重阴也。气并阳，是重阳也。重阴者颠，重阳者狂，故为狂惊。血并于阳，气并于阴，为衄中者，阴在表则阴内虚，阳在里则阳内热，故为衄中。衄，热也。血并于上，气并于下，心烦惋善怒者，血并上则阴邪抑心，故烦惋。气并下则火动于肝，故善怒。血并于下，气并于上，神乱而喜忘者，血并下则阴气不升，气并上则阳气不降，阴阳离散，故神乱而喜忘。血之与气并走于上，则为大厥，厥则暴死。气复反则生，不反则死。盖血与气相失则为血虚，与气相并则为实。至夫气血并走于上，则上实下虚，下虚则阴脱，阴脱则根本离绝。下厥上竭，是为大厥，所以暴死。若气极而反，阴可渐回。一去不反，不能生矣。此相并之大概也。

有外感内伤之为虚实者。邪生于阳，得之风雨寒暑，此生于外也，为外感。邪生于阴，得之饮食居处阴阳喜怒，此生于内也，为内伤。外感多有余，内伤多不足。然有内伤而致外感者，则虚中微实。外感而仍内伤者，则实处多虚。此中之虚实，固当细辨，而要即外感内伤，亦各自有虚实。如风雨伤人，客毛满络，极于分腠，其脉坚大，此则为实。而寒湿之伤人，必伤卫气，致皮肤不收而纵缓，肌肉坚紧而削瘦，营涩脉中，卫去脉外，此则为虚。又如内伤之喜怒不节，则阴气上逆，上逆则阴虚于下，而阳邪凑之，此则为实。然实因于虚，则实为

假实也。若夫喜则气下，悲则气消，下与消则脉空虚，或因饮食寒气薰满，则血涩气去，此则为虚。此外感内伤之大概也。

有主乎虚实之大要者，其一在气。人之元气，所以充形而统血，故气实则形实，气虚则形虚。若形气相反，则偏实偏虚之病生矣。其一在谷气。谷盛气盛，谷虚气虚，所谓食入于阴，长气于阳者也。五脏六腑，皆已受气，谷之谓矣。其一在脉。脉为血之府，脉实血实，脉虚血虚，常相应也。而时有反者，岐伯曰：气盛身寒，此谓反也。气虚身热，此谓反也。夫气盛为热，虚为寒。今反寒反热，此阳内郁而阴外袭，阴内虚而邪外盛，皆形气之相逆，故谓之反也。又其反者，谷入多而气少，谷不入而气多。一则二阳有余，三阴不足。一则邪并肺胃也。又其反者，脉盛血少，脉小血多。一为阳实阴虚，一为阳虚阴实也。

有诊虚实之大概者。气充满于内，所为气入，实也。气满泄于外，所谓气出，虚也。气为阳气，实则阳实，必热也。虚则阳虚，必寒也。此虚实寒热之见于气者，可诊矣。

五实五虚，以决死生。何谓五实，脉盛，皮热，腹胀，及前后不通，闷瞀是也。何谓五虚，脉细，皮寒，气少，及前后泄利，饮食不入是也。备此者皆死。而有不死者，粥浆入胃泄注止，则虚者活。身汗得后利，则实者活。此其候也。

寒热顺逆第三

病之体以阴阳，病之势以寒热，而寒热必有由。然阳虚则外寒，阴虚则内热，阳盛则外热，阴盛则内寒。原夫阳受气于上焦，以温分肉皮肤，寒威卒袭之，使上焦不通，斯内阳无所出而寒独留于外，此阳虚外寒也。劳倦形衰则伤肝气，木郁而乘脾，致谷气不盛。谷气不盛，而上焦不行，下脘不通，则胃气热而留于胸中，是脾不行而内热也。此阴虚生内热也。

又情欲不节，五脏失守而伤精，精伤则水亏，此亦阴虚之内热也。阳盛外热者，寒邪既壅上焦，则肌表固闭，卫气郁聚而为外热，以其能盛格寒而为外热也。阴盛内寒者，厥气上逆，寒留中焦，阳气乃去，其脉盛大以涩，寒邪壅中，故脉盛大，滞而不行，故涩，皆阴盛所致，故阴盛生内寒也。

寒伤形，热伤气，气伤痛，形伤肿。寒阴能伤血，故伤形。热阳能伤气，故伤气。气无形，故伤之而病痛。血有形，故伤之而病肿。

寒极生热，热极生寒，寒气生浊，热气生清，寒气生浊阴，热气生清阳，此其正也。乃清阳在下，则生飧泄者，邪热不杀谷，完谷而出，是为飧泄。浊气在上，则生䐜胀者，浊邪实于膻中，膻中不能化气，是谓腹胀。所谓阴阳反作者也。

阴胜则寒，阳胜则热，重寒则热，重热则寒。阴阳以不相胜为和平。阴胜是水袭而火灭，阳胜是火灼而水干。寒极则热，热极则寒。阴极则阳生，冬至是也。阳极则阴生，夏至是也。此可知其旨矣。

寒热相倾，有所以感之不同，有所以受之不同，则亦其所感所受之多少而分焉。有热而烦满者，以其人阴气少，阳气胜，故阳邪实于阴分也。有寒从中生者，以其人正气素不行而多痹，是以阳气少，阴气多，营卫不能充达，故寒从中生，所谓寒痹也。有四肢逢风寒而如炙如火者，其人阴气虚，阳气盛，四肢之阳与外相得，而少水不能灭盛火，故阳独胜而止耳，是其如炙如火当肉烁也。更有奇者，前寒中为痹病矣，乃更有身寒，而汤火不能热，厚衣不能温，然不冻慄者，以其人之素恃以水为事，使太阳气衰，肾脂枯涸，不长骨髓，不充气，外内皆涸，故令寒甚至骨。然肾家一水既竭，肝心两火独存，是阴阳已虚于内外，而浮阳独持于中，故虽寒而不冻慄，是名骨痹。骨痹，当挛节也。生于病热而有所痛者，则以阳明入阴也。病热者，阳脉人迎一盛少阳，二盛太阳，

至三盛极于阳明矣。阳明盛极，必入于阴。夫阳入于阴，则阴与阳俱盛，是以病在头与腹，乃腹胀而头痛也。

有气厥而脏腑寒热皆能相移者。人气和则阴阳和，阴阳和则气血不至淖与刚。至淖与刚，则阴阳不相入而相胜矣，所谓回则不转而气皆厥也。故淖与淖，刚与刚遇必致相移。相移者，相倾也。止一气厥而诸病生焉，故篇名《气厥》。其移者如下文所云也。

肾移寒于脾，痈肿少气者。所谓淖与淖也。肾中内蕴真火，不惟能温寒水，而亦能为土母以使之化物，所谓命门真火也。今止存寒水之气，反传所胜，侵汩脾土。是脾土亦久失温燥之气矣，故痈肿少气。盖寒盛则阳微无以化气也。

脾移寒于肝，痈肿筋挛。肝之木，温达而疏脾也。然木食米于土，亦赖中州之养。今中土寒胜，是土既失其震发，而木乃无气以升，势必移寒于肝。土寒故痈肿，木废则筋寒，故为拘挛。

肝移寒于心，狂，隔中。心藏神，而其火受生于肝，是肝之藏荣，正心之为荣也。今乃受其寒逆，则荣与神俱失，是以乱而为狂。且心主血脉为阴，抑而不行，则将痈于膻中，是为屯膏，故又隔中也。

心移寒于肺，肺消。肺消者，饮一溲二，死不治。肺主气，而通调水道，其能调之有制者，赖温气以行之也。故《内经》曰：肺之合皮也，其主心也。岂非赖心时与以温气，而为之主以润燥金者耶。今心火不足，不惟不能温养肺金，而移之以寒，寒与金化则金冷矣。金冷则气沉而不得升，下有沟渎而上无雨露，故饮一溲二也。肺气以下而枯索，是肺消。死不治。夫心肺主膻中，为君相之尊，神明之辅。今两寒失志，此岂特本原日竭，门户失守而已哉。

肺移寒于肾，谓之涌水。涌水者，水气客于大肠。如囊盛浆也。夫形寒饮冷，肺气不足

则肺寒，母病传子，则寒可移于肾。肾为寒水，以寒济寒，故水气不升而为涌。涌不于肾而客于大肠者，大肠为肺之下流，归于府也。如囊者裹而不能散也。

寒可移。热亦可移，所谓以刚乘刚，阳气散破也。故脾移热于肝，则为惊衄。脾移热于肝，为反传所胜。此土燥木枯，热之甚也。肝不足，病主惊骇。今土燥移木，伤其脏血，故主惊，又主衄也。

肝移热于心则死。肝藏血而以热，是肝枯不能贡荣于心也。今乃以风热相移，则心荣亦枯，而木火相燔，是肾水之所不能救，而唯君火自焚而已，故死也。

心移热于肺，传为鬲消。肺本燥金，心复以热移之，是火燥相即也。因而鬲上焦烦，饮水多而善消也。上文肺消因于寒，此言鬲消因于热，可见消有阴阳，不可不辨。

肺移热于肾，传为柔痉。肾主骨，为作强之官。肺以热移之，则必精铄而骨酸，是精无裨也。故为柔痉。

肾移热于脾，传为虚，肠澼，死不可治。肾移热于脾者，阴火上炎也。邪热在下，真阴亏损而上挟势热以扶脾，是阴虚反克，水土俱败，故为肠澼。若是者，其始传已虚，而又淫热伤脾，何不败之有。

胞移热于膀胱，则癃，溺血。胞，子宫也。男为精海，女为血室。命门火盛，则胞宫移热于膀胱，故小便不利为癃，甚则溺血。盖相火妄动，逆而不通，多患此也。

膀胱移热于小肠，鬲肠不便，上为口糜。膀胱之热不解，则移于小肠。小肠之经，循咽下鬲，故受热为鬲肠不便。如是则否塞不通，壅遏于经，上侵咽颊，为口糜也。

小肠移热于大肠，为虑瘕，为沉。小肠之热下行，则移于大肠，将下焦之滞热不散，必留郁于曲折之处，是为虑瘕。沉者，沉而在下也。

大肠移热于胃，喜食而瘦。又谓之食㑊。

大肠移热于胃，燥热上行也。故善消谷。阳明主肌肉，今阳明燥热故瘦，是谓食㑊。

胃移热于胆，亦曰食㑊。胆以少阳和气游行三焦，为胃腐熟水谷。乃阳明本经热甚，反移热于胆，此为木火合邪，岂能生脾，故亦当食多而瘦，为食㑊也。

胆移热于脑，则辛额鼻渊。鼻渊者，浊涕下不止也。辛额者，下时额酸。乃下也，传为衄蔑瞑目。胆以其经上抵头角。脑者，玄珠之府，肾之精也。少阳连肾，故其热随冲督，并其经以入脑。脑不胜，则辛额辣气先在额户，乃有浊涕注下。或浊黄水者，皆鼻渊也。热而不止，则传为蔑衄瞑目矣。凡此以上寒热数条，皆得之气厥也。

凡阴阳之胜有见证，阳胜身热，腠理闭，喘粗，为之俯仰，汗不出而热，齿干以烦冤，腹满死。阴胜身寒，汗出常清，渐然厥，厥至腹满，死。阳邪作实，内外皆邪，是为阴绝，故死。阴寒用事而至腹满，又为阴邪作实，内外皆阴，是为阳绝，故死。盖诸证而至腹满，则阳明亦绝，无复能支矣，故皆死也。

诸病皆有顺逆，察病必先于此，不可不知也。岐伯曰：腹胀身热脉大，是一逆也。身热脉大，邪盛于外也。而加以腹胀，是表里之邪充塞也矣。即上章所谓腹满死也。

腹鸣而满，四支满泄，其脉大，是二逆也。腹鸣且满，四支清兼泄，阴证备矣。脉不宜大而大者，格阳也。为二逆。

衄而不止，脉大，是三逆也。鼻衄在阴，脉大为阳。阳实阴虚，是为三逆。

咳且溲血脱形，其脉小劲，是四逆也。咳溲血脱形，正气已衰。脉劲急，邪气仍在，邪正不相当，是谓四逆。

咳脱形身热，脉小以疾，是五逆也。脱形身热，真阴已亏而火犹不清，其脉细小疾数，邪盛正衰之候也。为五逆。

其腹大胀，四末清脱，泄甚，一逆也。腹大胀者，最忌中虚。见四支清脱，又泄甚，是

脾元已败，阳气去也。此一逆。

腹胀便血，其脉大时绝，二逆也。胀与便血，阴病也。脉大时绝，孤阳将脱也。此二逆。

咳溲血形肉脱，脉搏，三逆也。咳而溲血，气血俱病，形肉脱败，在脾。搏为真脏见，败在胃。此三逆。

呕血胸满引背，脉大而疾，四逆也。呕血胸满引背，脏气连于背。脉见细小，尚留阴在，今大而疾，真元已亏矣。

咳呕腹胀且飧泄，其脉绝，是五逆也。如是者，不及一时而死矣。上为呕逆，中为腹胀，下为飧泄，三焦俱病，而脉至于绝者，有邪无正也。工不察此，是为逆治。

风寒邪气热病第四

风　八风。得其正则无邪。唯不得其正，则为邪气，而能中于人。然其中者，要各以四时之胜气袭之。故春胜长夏，长夏胜冬，而于所胜之人，则又必随脏随时而为病，以内气不守，外疾得入也。故春气病在头，夏气病在脏。在脏者，心通夏气，为诸脏之主，故病在脏。秋气病在肩背，冬气病在四支。唯病在头，故春善鼽衄。夏邪通心，故善病胸胁。长夏犯脾，土气动扰，积风为寒，故善病洞泄，寒中。秋暑汗不出而风袭肤腠，故善病风疟。冬寒邪犯四支，故善病痹厥。原其然者，人身之精，真阴也。为元气之本。唯冬能藏精，则根本内实，而邪不易犯。虽夏之暑邪，亦得汗出而邪不入矣。若冬不藏精，与夏暑汗不出，则两失其疏泄闭藏之道，故春当病温，秋必风疟。所以随时随脏而病也。此则风邪所犯之由也。

风善行而数变。苟一袭于人，则所伤为病，变态不一。是以或为寒热，或为热中，或为寒中，或为疠风，或为偏枯。病虽异名，皆风之变。为寒热者，风藏皮层之间，内不得通，外不得泄，又善行数变，俟腠理开则卫失守，而洒然寒，玄府闭则阳内壅而热烦闷，此所以为

寒热也。其寒则能衰饮食，其热则能消肌肉，至使怵怵不食，此寒热交作之剧也。其为寒中热中者，风与阳明入胃，胃居中焦，其脉上行至目眦内。其人肥则邪不得出，留为热中而目黄。其人瘦则外泄而寒，为寒中而泣出也。风气与太阳俱入，行诸脉俞，散行分肉之间，与卫相干，故能使肌肉愤䐜而有疡。若气凝不行，则又能使肉有不仁也。至夫疠者，营气热胕，其气不清，故能使鼻柱坏而色败，皮肤疡溃。风寒客于脉而不去，名曰疠风，则风之入深矣。若风中五脏六腑之俞，则亦各入其门户，故随俞之左右而偏中之，则为偏风。循风府而上入脑户，则为脑风。入于眼系，则为目风。酒饮后玄府易开而中之，汗漏不止则为漏风。入房汗出，内耗其精而中之，则为内风。新沐而中之则为首风。风不外散，传变而入，则为肠风。热则下血，寒则飧泄，在腠理而汗泄不止，亦为泄风。自循风府，至此凡七种，所以明其成为风也。

　　风入五脏，变为诸症，其受病形状各有不同。肺受风之状，多汗恶风而色皏然白。凡伤风必恶风，其多汗者，风开腠理。凡风入而伤，皆皏然微白貌，肺色也。肺变动为咳，为风所迫，必短气。昼日差，暮则甚。昼犹与卫气相和，暮则与阴入内，故甚也。其诊在眉上色白。心受风状，则多汗恶风，焦绝善怒，赤色。盖风木心火相薄，木与火交炽，神志溃乱，故或为善怒。赫赤甚，则言不可快，心病则舌本强也。心和则能知味，故诊在口。肝受风状，则多汗恶风，善悲，色微苍，嗌干，善怒。肝为风而风反胜之，则内气不胜，故善悲。动其本气，故又善怒。时憎女子者，阴器强则好色，病则妒阴也。目乃为肝之官，故诊在目下。脾受风状，则多汗恶风，身体怠惰，四肢不欲动，脾为风木所克也。色微黄，黄为土也。不嗜食，风胜则土疏不能化也。鼻为面主，故以此诊之。肾受风状，则多汗恶风，面庞然浮肿，脊痛不能正立。盖邪入则肾挟水气上升，故面浮肿，

在其部，故脊痛不能正立。色炲，肾枯也。隐曲不利，肾气伤也。诊在肌上。水挟风行，又乘土也。此五脏受风不同，而病由以异也。而诸症又有异焉者。首风之状，头面多汗，恶风，先风一日则病甚，头痛不可以出内，至其次日则少愈。盖因沐中风者，则中于头面，故多汗恶风。首风止作无时，故凡于风气将发先一日而必甚，头痛以阳性先而且速也。先至必先衰，故次日则少愈。漏风之状，常多汗，不可单衣，食则汗出。盖风邪挟酒则阳气散越，故多汗。阳胜则身热恶寒，故不可单衣。食长阳气，故食则多汗。甚则阳独盛于上，故喘息。汗出不止，故衣濡。阳盛阴虚，故口干善渴，身不能劳也。泄风之状，多汗泄衣，口干，不能劳事，身体尽痛则寒。盖表既不固，而汗出如溃，则津涸故口干液涸，血虚故不能劳事而身尽痛，且汗多亡阳，故令人寒也。此风之所部，而受病不同也。

　　风为百病之长，其中于人也，治必当早。迟则传入不已，以至于死。盖其所以传者，皆不早治者也。当风寒客于人，使人毫毛毕直，皮肤闭而为热，是时当以汗发之而已。即或痹不仁，肿痛，亦可汤熨及火灸刺而去之。弗治，病遂入舍于肺，以风寒自表入里，必先于肺也。风寒闭于此而不行，名肺痹。发咳，上气者，变之为咳而喘急也。此尚在可发之时。弗治，即传之于肝，从所克也。亦曰肝痹。以肝气厥而上逆，故胁痛且厥，而犯胃故出食，可按若刺，是可治也。弗治，再传之脾，为肝木乘土，风热入脾，病名脾痹。其在内则中热烦心，在外则肌体出黄。然尚可按可药可浴，以解表与里之风热也。弗治，脾又传之肾，名曰疝瘕。疝瘕，聚气而痛之名。少腹冤热而痛，出白。冤热，烦热也。邪聚下焦，溲出白浊。以热结不散，亏蚀真阴，如虫之吸血，故名曰蛊。然此犹可及治也。弗治，肾传之心，则筋脉相引而急，病名曰瘛。心主血脉，心病则血燥，故筋脉相引，手足挛掣，是以瘛名。邪气至心，

其病已极。使天干一周，则五脏之气皆息，故死。此病之次也。

有病痝然如有水状，切其脉大紧，身无痛者，形不瘦，不能食，食少，此病在肾，名为肾风。如有水状，谓痝然浮肿，似水而非也。脉大者，阴虚也。脉紧者，寒气也。身无痛，形不瘦者，邪气不藏，不在表也。肾邪反克于脾，故不能食。肾既克脾，势必至犯心。犯心则神气失守，故善惊。惊而心气痿弱，不能复，是水火俱困矣，故死也。

有内伤而适与风邪会，因加而发者，不离屏蔽而病，此皆常有所伤也。或伤湿而留于分肉血脉，或堕恐恶血，留而不去，或卒然喜怒不节，则气有所逆，或饮食失宜，则内有所伤，或寒温不时，致腠理闭而卫气不通。其开而冒露于风寒，则邪在前，风寒继之。二者相值，则血气凝结，故为寒痹。其或有因热而汗出受风者，虽非外感之贼风，而邪气因加而发，亦所谓合邪也。

邪气伤人，各有所入，要归于三部。三部之风，各不同，或起于阴，或起于阳。喜怒不节则伤脏，脏伤则病起于阴。清湿袭虚则病起于下。风雨袭虚则病起于上。至于淫泆不可胜数。然受病之始，只此三部，故风雨寒暑，不得虚邪，不能独伤人。两虚相得，乃客其形。是以气有定舍，因处为名，上下中分为三员。

寒　按《内经》风门所述病机，委曲详尽，理宜复有寒门，以悉病源。今书止存热病一章，且以为热病者，皆伤寒之类。以为类伤寒，则知前此有正伤寒可知。缘其所失三卷，与奇恒六十首者，并失之。后人见仲景法与热病不合，而所以治寒者，亦不止传经。盖仲景时必见全书，而叔和不察，遂以热病条冠仲景伤寒之首，而以传经之法，混乱诸条。由今于本经散见者，有曰气盛身寒，得之伤寒。《风邪篇》曰：中于面，则下阳明。中于项，则下太阳。中于颊，则下少阳。此岂在传经之例，宁谓风然而寒独不然欤。仲景曰：太阳病，或已发热，或未发

热，必恶寒体痛呕逆，脉亦阴阳俱紧者。名曰伤寒。此与气盛身寒，得之伤寒合符。寒为阴邪，故不能即热，寒令气逆，故体痛呕吐。以营中寒，故脉阴阳俱紧也。又曰：一日太阳受之。脉若静者，为不传。二三日，阳明少阳证不见者，为不传也。观此则奈何以热病一条冠伤寒哉。叔和不能述仲景而以己意乱其文，引此条以压之，使后人不知《内经》之文亡，而仲景补之之妙，岂非千载之罪人乎。

热　热病一门，帝问以为伤寒之类。其非谓伤寒止于热病，特帝以热起见而问伤寒之变热者耳。盖六日遍六经者，热之势盛而易于入经者也。热病不止伤寒，而以伤寒为重，故首举六经传变之条。然伤寒变热为有阳气，热虽盛不死，此见伤寒之未变者。阴寒惨毒不可言无事，况两感于寒则表里阴阳俱受哉。后人又有言两感不死而可以有治法者，以此人内伤极重，适与外感寒会故如是耳，然亦危矣。若真两感则必无治法也。

有热胜而阴虚，正气虚不能胜热者，病亦死。《内经》曰：有病温，汗出辄复热，而脉躁疾，不为汗衰，狂言不能食，病名阴阳交。交者，死也。阴气不守而阳邪人之，则阴已散越，故曰阴阳交。又有汗出复热不能食，脉躁盛狂言，此亦死。盖汗生于精，精生于谷，令邪气争而得汗，是精胜也。精胜当能食而不复热。乃辄复热者，邪胜也。邪胜不能食，是精无裨也。如是而脉躁盛，狂言，脉不胜病，故躁盛。失言，故狂言。所谓见三死而不见一生，何以生耶。

热病其脉色相胜，见真阴不守。病若两感者亦必死，为其无内也。《内经》曰：太阳之脉，色荣颧骨，热病也。荣未交，其荣颧者。太阳热，赤色当见于颧，而荣未交，以伤卫而未及于营。其时若与厥阴脉争见者，死期不过三日。盖其所以然者，太阳之脉浮，厥阴之脉弦而细。以病言，太阳为头痛腰脊强，厥阴为烦满囊缩。今以太阳热病，与厥阴争见，此为

阴阳俱病。夫六经热病之序，始太阳，终厥阴。今始终争见，故当不及期而死。

热病，内连肾，外见少阳之脉色，少阳之脉色，荣颧颊前，此热病也。荣未交，可得汗而已。若与少阴脉争见者，死期不过三日。热病连肾，本经连肾也。其热之脉色荣颊前，是少阳外见，汗之可已。而独与少阴脉争见，夫少阳之脉弦，少阴之脉沉微，与上条皆所谓阳病见阴脉也。厥阴作晦明，少阴主里，二阴为阴之根柢。两阴脉见于热病，则真阴绝矣。真阴绝则不待行其经昼之三日者，半期也。

五脏热病，在经不已而犯及脏，则脏病见。脏病见遂有死期。如肝热病，小便先黄，腹痛多卧身热。厥阴之热，起于下焦，故小便先黄。上逆于腹，故必致腹痛筋弛，故多卧。火生于木，故身热。此厥阴之在经者也。不已则邪入于脏，于是邪正相胜而争，气争于肝则肝气乱，故狂言而惊，以肝病主惊骇也。肝脉布胁，故胁满痛，热极阳胜而淫于四末，故手足躁扰。其邪乘土犯胃，则胃不和而卧不安。此则肝病甚矣。庚辛死者，邪进而胜，正败于克也。

心热病，则下脉厥而上，上则下脉虚，虚生脉痿，枢折挈胫纵而不任地。夫心主血脉，心为血养则不热，不热则心脉恬和而得下交于足三阴。今心气热则火独上炎，其下行于阴之脉皆逆而上，故下虚而生脉痿。凡四支关节之处，其枢纽折而不能提挈，足胫纵缓而不能任地也。

脾热病者，先头重颊痛，烦心，颜青，欲呕，身热。脾热，热必上行，令阳明经之在头面者必先病，此头重颊痛也。烦心者，脾热及胃及心也。颜青者，木邪胜而见侵于阳明之部也。脾燥不运，则胃亦不和，故欲呕。身热者，一身之肌肉且热也。热至此，则热淫所胜而乘肾，故热争则腰痛不可俯仰。腹满泄者，土壅故满，协热故泄。两颔痛者，阳明络也。若逆甚，甲乙死。

肺热病者，先渐然厥，起毫毛，恶风寒，舌上黄，身热。肺主皮毛，热则畏寒，故起毫毛，恶风寒。肺络胃，中焦热入胃，故舌黄，身热。至热甚而与脏气争，则气逆喘咳，痛走膺背，且不得太息，头痛不堪。盖喘逆在肺，则肺气不得下行，而三阳俱壅于上，故痛苦不堪也。又汗出而寒者，以热邪在肺，皮毛不敛也。

肾热病者。先腰痛胻酸，苦渴欲饮，身热。热至于肾，其热深矣。水失其职，必先见其部。腰与胻，肾部也。无水故腰痛胻酸。热而虚则必引水自救，故苦渴欲饮。身热，阴铄而营热也。热争则项痛而强，胻寒且酸，足下热，不欲言。其逆则头痛员员澹澹然，戊己死。盖热争则外及于表之太阳，故项强痛。内甚于里之少阴，故胻寒且酸。此酸复加以寒者，阴无气以充也。足下热者，热起涌泉，水空之候也。不欲言者，丹田之气不赡也。员员澹澹，无所依薄之貌，阴虚无气，伤及心神也。

内经博议卷之四

新安东逸罗　美淡生甫著

青田包元吉校订
绍兴裘吉生参阅

述病部下

厥逆痹病第五

厥　厥之有寒热者，阳气衰于下则为寒厥，阴气衰于下则为热厥。人之阴阳元气皆起于下，故少阴之上，名为太阳，以真阳之生，本于阴也。太冲之地，名曰少阴，以真阴之归根在肾也。夫阳气自上而下，今衰于下是不下矣，不下是寒独治也。阴气自下而上，今衰于下是不上矣，不上是阳独胜也。然阳胜而又必起于下者，足五指之表为三阳之所起，而足下足心，又为三阴之所聚，足心则少阴肾之涌泉也。阴气既衰而阳胜，阳乘阴位，故热厥必从足下也。凡人病阴虚者，足心必热，此其证也。寒厥起于足下，久必从五指而上于膝者，以阴气起于五指之里，集于膝下而聚于膝上。阳气衰则阴气胜，阳不胜阴，其厥反从阳分而上，故必超于五指而上寒至膝。然其寒也非从外入，皆由内而生也。凡人病阳虚者，必手足多寒，皆从指端始，此其证也。顾二厥之成，溯其由则皆以阴虚。寒厥之故，以其人质壮，秋冬夺于所用，既于阴盛时多欲不休，以夺质中之精气，则精虚于下，而其气将取足于上，是以下气上争，上而不下，故不能复其阳气，于是气去则阳虚，寒气因而上逆。又以精虚无火，不能固脾元，而气衰于中，中气不能渗荣其经络，于

是阳气日损，阴气独在，故手足为之寒也。热厥之由，以酒入于胃而伤脾阴，脾阴伤则阳气入而精气竭，精气日竭，不能荣其四支，而又数醉饱以入房，使气聚脾中而不得散，酒气谷气相搏，热盛于中，故热遍于身，内热而溺赤也。要此寒热二厥，一由恃壮夺于所用，故阳衰而为寒。一由数醉入房，故精竭而为热。唯其伤真元，乃有是病。后世不详，但以手足寒，或以脚气为厥者大谬。今人多不知此证，而指为中风。夫风病多经络之受伤，厥逆由真精之内夺。若以风治厥，更谬之谬矣。

厥有腹满而暴不知人者，以阴气盛于上，则不守于下，而脾肾肝足三阴之气不化，故腹满胀。阳气盛于上，则下气并上而邪气逆，逆则阳气乱而神明失守，故暴不知人。

阴阳不从则气逆而上，故手足十二经皆有寒热之厥。若巨阳之厥，肿首头重，足不能行，发为眴仆。太阳为阳之极盛，其根起于足少阴，其气必得阴而下行于足。今虚则逆而上盛，故肿首头重，上逆则不能下行，故足不能行而发为眴仆也。眴仆，目眩猝倒也。

阳明之厥，癫疾欲走呼，腹满不得卧，面赤而热，妄见妄言。阳明乃气盛血多之经，今气胜其血，则阳邪实，阳邪实则神明乱，故癫疾走呼也。气盛不行而在腹，故腹满，胃逆故不得卧。面赤而热，阳明脉在面也。妄见妄言，神明之乱，更甚于走呼矣。

少阳之厥，暴袭颊肿胁痛，胻不可以运。少阳起于下而与厥阴之气并行，故其经和而无

病。今少阳之厥，是相火上炎而无阴也。其脉入耳，故暴聋。脉下颊车，故颊肿。皆火症也。胁痛，其部气逆而不和也。胻不可以运，则少阳不能及下矣。

太阴之厥，腹满䐜胀，后不利，不欲食，食则呕，不得卧。阴为阳根，而阳为阴使。三阴不能副阳，则三阳厥。三阳不为阴使，则三阴亦厥。太阴虽阴盛，而常秉少阳之气以为和。今太阴独阴无阳而不能下行，则阴自上逆，脾既不运，胃气亦留而不行，故腹满䐜胀也。不能行气于三阴，则肾气亦不效用，故后不利也。不欲食者，中气壅也。食则呕者，气壅金逆也。不得卧者，胃不和则卧不安也。

少阴之厥，口干，溺赤，腹满，心痛。少阴兼水火阴阳二气。若失其所以涵藏，其气必偏发而上。故少阴恒兼寒热二厥，且又为十二经厥逆之主也。经曰：少阴不至者，厥也。不至亦兼水火。今此厥者，阴虚火厥也。少阴脉循喉，故口干。与膀胱相络，故热入膀胱而溺赤。不为胃关而上行，故腹满。不贡精于心而反上乘于心，故心痛。

厥阴之厥，少腹肿痛，腹胀，泾溲不利，好卧屈膝，阴缩肿，胻内热。厥阴，阴之绝，昼而不绝者，为阳生也。今虚而为纯阴则无气，是以当其部位。少腹肿痛，纯阳结而不舒，故腹胀。不舒则下焦之气亦不化，故泾溲不利。肝主筋，筋无气，故足软好卧而屈膝。脉环阴器，故阴缩肿。当所过脉不行，故胻内热。盖郁则热也。

手太阴厥逆，虚满而咳，善呕沫。手太阴为元气之主。虚则不能治节而苦气上逆，故虚满而咳。虚满者，上焦之满，虚而无实也。满则咳矣。善呕沫者，其脉循中焦胃口，逆则精不能散，故呕沫也。

手心主少阴厥逆，心痛引喉，身热，死不可治。二经属火，为神明之府，血脉之主。今俱厥逆则阴精无以承阳矣。阳独亢则自焚，故心痛也。其系皆上挟喉，故痛引喉也。身热者，

血脉膹胀也。心为脏腑之大主，逆之则死。

手太阳厥逆，耳聋泣出，项不可以顾，腰不可以俯仰。小肠经为心之下流，属带脉之间。其气若逆，则必使其经俱逆。小肠经主目之内外眦，故泣出。又皆入耳，故耳聋。从缺盆循头，故项不可顾。小肠连睾丸属脊，故腰不可俯仰。

手阳明少阳厥逆，发喉痹，嗌肿，痓。手阳明为胃之下流，手少阳为胃之孔道。其气皆逆，必从其经上逆。大肠之脉，上头贯项，三焦之脉，出缺盆上项，故皆发喉痹，嗌肿。痓，以致手臂肩背强直也。

有厥逆而为头痛数哕不已者，以其人所犯大寒，内至骨髓。髓以脑为主，故寒逆而迮于脑。今头痛齿亦痛，是邪之逆于上也。故亦名厥逆。

有厥逆而病在太阴，盛在胃，颇在肺者，其为痛，死不治。太阴脉细如发，而身热如炭，头膺如格，人迎躁盛，喘息气逆，一日数十溲。夫太阴脉微细如发，而又一日数十溲，此脏气不足，中气不摄，溲便为之变也。乃热留在胃。阳明方盛，见于人迎，身膺则如炭如烙，此为阳不入阴，故盛在胃。惟阳不入阴，故太阴细微喘息气逆，颇在肺也。欲写其邪，则阴虚于里。欲补其虚，则阳实于外。所谓不表不里，阳证阴脉之类也。故死不可治。

有病膺肿，颈痛，胸满，腹胀，此厥逆也。治之须并其气而治之。肿痛满胀，皆在上中二焦，此为阴并于阳，下逆于上，正所谓厥逆也。治之之法，不可灸。以有余于上，灸之则以火济火，阳极乘阴，阴不能支，当失声为喑。亦不可石，以阳并上则下虚，刺之则阳气去，上下俱虚，神失其守，故必为狂。惟俟其既逆之后，其气并而渐通，然后随其盛衰而调之，庶可无偏绝之患也。

痹 《内经》曰：病在阳曰风，病在阴曰痹。故痹也者，风寒湿杂至，犯其经络之阴，合而为痹。痹者，闭也。三气杂至，壅闭经络，

血气不行，故名为痹。以风胜者为行痹，行痹者走注历节疼痛之类也。寒气胜者为痛痹，以寒凝气聚壅而不行，痛不可忍，所谓痛风也。湿气胜者为着痹，重着不移，或顽木不仁，多发于肌肉，湿从土化也。然而三气之合，有轻有重，故有或痛，或不痛，或不仁，或寒或热，或燥或湿之异。其痛者，寒多则血脉凝滞，故必为痛。其不痛不仁者，痛久入深，营卫行涩，经络时疏，则血气衰少而滞逆亦少，故不痛。皮肤不荣，血气不至故不仁。其寒者，其人阳气少而阴气多，与病相益故寒。其热者，其人阳气多而阴气少，阳与病气胜而阴不胜故热。阳胜其阴而阴不能荣故燥。其逢湿之甚，与寒相感者，则阳少而阴盛，故多汗而濡也。而其不痛，则又有五痹，在于骨则重，在于脉则血凝而不流，在于筋则屈而不伸，在于肉则不仁，在于皮则寒。盖筋皮肉血脉之间，得痹则气缓，故虽痹而不得为痛也。是以凡痹之类，逢寒则筋挛如虫缩，逢热则弛纵筋缓也。然痹之所由成，其风寒湿三气每各以时而遇。冬气在骨，以冬遇为骨痹。春气在筋，以春遇为筋痹。夏气在脉，季夏气在肌，秋气在皮，皆以主时之气相遇而受。而皮肉筋骨脉又各有五脏之合，苟五者受而不去，则必内舍于其合，而五脏之痹起矣。

五脏痹者，皮肉筋骨脉，痹不已将复感于邪而内舒五脏，遂为五脏之痹。肺痹者，烦满喘呕。痹既入脏，则脏气闭而不通，本气不能升举。肺职治节，痹则上焦不通而胃气逆，故烦满喘而呕也。

心痹者，脉不通，烦则心下鼓暴，上气而喘，嗌干善噫，厥气上则恐。心合脉而痹入之则脉不通，不通则心气郁，故心下鼓暴，鼓暴则上气而喘也。嗌干善噫，以心脉起心中，上挟胃挟咽也。厥气上则恐，心火衰而邪乘之，故神怯而恐也。

肝痹，夜卧则惊，多饮数小便，上为引如怀。肝藏魂，血和则魂安。今肝痹则气血两衰，故魂不归而多惊也。肝内热而脾不淫精于肝，故渴而多饮。肝热下乘膀胱，故数小便也。上为引如怀者，经络有气无血，故上下相引而血不得赴，若结于中而如有所怀也。

脾痹，四肢解惰，发咳呕汁，上为大塞，又经曰：太阴有余病肉痹，寒中不足病脾痹，四肢解惰则肉痹之类也。脾痹者，本藏不足，不能散精，反上壅于肺，故发咳。上焦不通故呕汁。甚则否塞，为大塞也。

肾痹，善胀，尻以代踵，脊以代头。善胀者，阳明之气下行，肾为胃之关，痹气在肾，肾气不行，是阳明逆也，故善胀。肾为作强之官，痹则足挛而不能伸，故尻代踵。身偻而不能直，故脊代头。

肠痹者，数饮而水出不得，中气喘争，时发飧泄。肠痹兼大小而言，二肠病痹，则下焦之气热郁不化，故虽数饮而水不得出。水不出则本末俱病，故与中气喘争。其清浊不分，故时发飧泄。

胞痹者，少腹膀胱按之内痛，若沃以汤，涩于小便，上为清涕。胞，膀胱之胞也。气闭故按之内痛。水闭不行故畜热若沃汤，且小便涩也。太阳之脉，从巅络脑，故上为清涕也。

凡七情过用，则亦能伤脏气而为痹，不必三气入舍于其合也。所以然者，阴气静则神藏，躁则消亡。故气不养而上逆喘息，则痹聚在肺。忧思过用，则痹聚在心。不谨而遗热阴茎以成淋，则痹聚在肾。用力不息而致乏竭，则痹聚在肝。营卫之气不行以致肌绝，则痹聚在脾。盖七情过用，而淫气能聚而为痹，以躁则消阴故也。其客于六腑者，亦以饮食居处为其病本，然后风寒中其俞而内应之。是以循其俞而各舍于其府也。诸痹惟风胜者易已。寒湿留滞不已，亦益入内不易行也。入脏者死，真阴已伤也。留连筋骨脂而痛久，邪深也。留皮肤者易已，邪浅也。

十二经筋之病，支转筋痛，皆曰痹者，缘其经筋在外，其病不及经隧之营气，故脏腑亦

无涉焉。此惟风寒湿三气得以病之，故按为四季之痹以见其所感之由。然而三阴手足之筋，皆内结于胸腹肓膜之间，其为病则有异焉。如足少阴筋主痫瘲及痉，足厥阴之阴器不用与不起不收，手厥阴之舌卷，手太阴之息贲胁急吐血，手少阴之伏梁吐脓血，虽属筋痹病，而已动脏腑之气矣。

诸痹不已，亦益入内而伤藏气。然有三阴三阳应之，而为有余不足者。有曰厥阴有余病阴痹，不足病生热痹，滑则病狐风疝，涩则少腹积气。涩与滑者，其脉之现于其部，而知其有余不足者也。厥阴位下焦而总诸筋，有余则为阴痹者，不壅而不升，则邪郁阴分，故病阴痹也。若不足则虚而生热，故病热痹也。其脉见滑，是邪有余也。病狐风疝，其疝如狐而数变如风也。疝在前阴少腹之间，肝气郁于此，正当其部，盖即阴痹也。其脉见涩，为气虚血滞，故邪气留止而为积聚，亦所谓热痹也。

少阴有余病皮痹，瘾疹，不足病肺痹，滑则病肺风疝，涩则病积溲血。少阴为君火之气，有余则克金，肺合皮故皮痹，瘾疹。不足则不能温金，故病肺痹。若脉滑则心火不胜水邪，使郁而实于肺，故病肺风疝。风则肺动，疝则肺聚也。脉涩则为心血不足，火收于内而入胞络与小肠，故病积与溲血也。

太阴有余病肉痹，寒中，不足病脾痹，滑则病脾风疝，涩则病积心腹时痛。至阴为湿土之气，位处中焦。邪入之而有余，是湿壅于中，脾主肉，脾湿不运，故为肉痹。中风湿则阳明之火不能扬，故寒中。若不足则脾自受之，故成脾痹，盖本气窒而不行也。脉滑者水湿壅土，当为癫肿重坠之病，亦病在湿也。脉涩者积而不运，满于中州，故心腹时满也。

阳明有余病脉痹，身时热，不足病心痹，滑则病心风疝，涩则病积时善惊。阳明为燥金之气，肺应之。而燥有余则伤及血脉，故病脉痹。燥伤阴，则病内热，故身热。肺为心行脉者也。若不足则心脉反窒，故病心痹。脉滑

风燥合邪而伤肺伤血，将心气抽掣而不得散，故病心风疝。涩则金挛敛而不舒，而脉为之不行，故病积。善惊者。木侮金也。

太阳有余病骨痹，身重，不足病肾痹，滑则病肾风疝，涩则病积善时巅疾。肾气应太阳，太阳之气有余，则浸淫及骨，故为骨痹。水邪盛则作强之官弛，故身重。不足则本脏先受，故为肾痹。肾痹者，足缓脉缓而精不固也。滑脉见则太阳之风寒合邪，故病肾风疝也。涩则邪痹太阳经脉，当见有积而又善时巅疾也者。阳气不通巅顶，故常风痛也。

少阳有余病筋痹，胁满，不足病肝痹，滑则病肝风疝，涩则病积时筋急目痛。相火之气犯阴则肝受之。若邪有余则火风伤筋，故筋痹。部在胁肋，故胁满。不足是肝脏本虚，故成肝痹。肝痹者，肝气郁而血不荣筋之症也。脉滑为风热合邪，故病肝风疝。淫气聚筋而寒热往来，抽掣相引者是也。涩则血滞故病积。肝主筋而开窍于目，故筋急目痛。

已上六气犯阴犯阳之痹症也。人身阴阳，外应六气，则六气有时而内淫，亦因脏腑除阳之有余不足，而外邪得以留之。此于运气之外，又有所留为阴阳之痹也。脉滑为邪气有余，故留滞为风疝。风谓其动，疝谓其聚也。涩为本气不足，故不能胜邪而为积。疝与积，即指其聚，而积者非特前阴少腹之病也。

疟痿咳病第六

疟　疟疾皆生于风，得之夏，伤于暑。暑气舍于营，令人汗孔疏，腠理开，因得秋气，汗出遇风，及得之以浴凄沧水，寒舍于皮肤之内，与卫气并居。卫气者，昼行阳，夜行阴。此气得阳而外出，得阴而内入，是以日作。作则阴阳上下交争，虚实相倾，故阳并于阴则阴实而阳虚。阳明虚则寒栗鼓颔，巨阳虚则腰背头项痛，三阳俱虚则阴气胜，阴胜则骨寒而痛。此寒生于内，故中外皆寒。阴气逆极，则后出

之阳，并于阳则阳胜，阳盛则外热，阴虚则内热，外内皆热，则喘而渴，故欲冷饮也。有间日而作者，气之舍深，内薄于阴，阳气独发，阴邪内著，阴与阳争不得出，是以间日。其日晏日早者，邪客于风府，循脊而下，其卫气一日一夜大会于风府，其明日邪则日下一节故作晏。二十五日下至骶骨，二十六日入于脊，内注于伏膂之下，其气复上行，九日出缺盆之中，其气日高，故作日早也。其间日作者，邪气内薄，五脏横连募原，道远气深，故其行迟而不得与卫皆出。唯卫气之所在，与邪气相合则病作。故不论日与间日，唯疟气随经络以内薄，必俟卫气应乃作，是以早晏随之也。其先寒后热者，遇夏气凄怆之水寒，寒者阴气也。秋伤于风，风者阳气也。先伤于寒而后伤于风，故先寒后热，名曰寒疟。其先热后寒者，先伤于风而后伤于寒，故先热后寒，名曰温疟。有但热不寒者，阴气先绝，阳气独发，则少气烦冤，手足热而欲呕，名曰瘅疟。其病之发，如火热如风雨不可当也。故经言毋刺熇熇之热，毋刺浑浑之脉，毋刺洒洒之汗，以其病逆不可治也。唯当其未发，阴阳未并，因而调之，真气得安，邪气乃已。然疟亦有不必应暑者，其病异形反四时也。以秋病者寒甚，以冬病者寒不甚，以春病者恶风，以夏病者多汗，以四时之气，寒热各有相反，皆能为疟也。

温疟者，得之冬，中于风寒，气藏骨髓之中，至春而阳气大发，邪气不能自出，因遇大暑，腠理发泄，兼有用力，邪乃与汗皆出。斯时阴虚阳盛，阳盛则热矣。衰则气复反入，入则阳虚，阳虚则寒矣。故温疟先热后寒也。

瘅疟者，肺素有热，气盛于身，厥逆上冲，因有所用力，腠理开，风寒入舍之。阳气盛而不衰，其气不及于阴，故但热不寒。气内藏于心而外合分肉之间，令人销铄肌肉，故为瘅疟也。

疟之所发，六经皆有见症。足太阳之疟，腰痛头重，寒从背起，先寒后热，熇熇暍焰然，

热止，汗出难已。邪在三阳，盛于表，汗不易收，故曰难也。

足少阳之疟，身体解㑊，寒不甚，热不甚，恶见人，见人心惕惕然，热多汗出甚。解㑊，谓倦甚，不耐烦劳。不甚寒热者，病在半表里也。惕惕，邪在胆而怯也。少阳主木火，故并多于寒，且汗出甚。

足阳明之疟，先寒洒淅，寒甚久乃热，热去汗出，喜见日月光火气乃快然。阳明热盛之府，而寒反胜之，故先寒久乃热。热去则邪衰，故汗出。喜见日月火者，阳明而受阴邪，故喜暖也。

足太阴之疟，不乐，好太息，不嗜食，多寒热汗出，病至则善呕，呕已乃衰。脾喜乐，病则否。上焦痞塞，故好太息而不嗜食。太阴主里，邪不易解，故多寒热而汗出。脾病及胃，故病至善呕，呕已乃衰。

足少阴之疟，呕吐甚，多寒热，热多寒少，欲闭户牖而处，其病难已。少阴主里，病则阴邪上冲，故呕吐甚。肾病见阴虚，阴虚则热多寒少。在阴则欲闭户牖而处。肾为至阴之脏，而邪居之，故病难已。

足厥阴之疟，腹痛，少腹满，小便不利如癃状，意恐惧，气不足，腹中悒悒。厥阴环阴器，抵少腹，布胁肋，故为腰腹小便之病。凡小水不利，为癃如癃状者，病不在水而在邪气之陷，急欲数便也。肝气不足则恐惧。悒悒者，不畅之貌。

疟邪之深，亦能为五脏疟。肺疟者令人心寒，寒甚热，热间善惊，如有所见。肺为心之盖，邪寒乘所不胜，故令人心寒。寒甚复热，心气受伤，故善惊而有所见。

心疟者，烦心甚，欲得清水，反寒多不甚热。疟邪在心，故烦心，欲得水以解也。心本阳脏，为邪所居，则阳虚阴盛，故反寒多不甚热。

肝疟者，色苍苍然，善太息，其状若死。苍，肝色也。肝郁则气逆，故太息。木病则强，

故状若死。

脾疟者，令人寒，腹中痛，热则肠中鸣鸣也，汗出。脾至阴，而疟邪居之，故令人寒而腹痛。寒已而热，则脾气行，故腹中鸣鸣也。热则阳气外达，故汗出而解也。

肾疟者，洒洒然，腰脊痛，宛转大便难，目眴眴然，手足寒。洒洒，寒栗貌。肾脉背脊，开窍于二阴，故腰脊痛而大便难也。眴眴，视不明貌，水亏也。手足寒，阴之厥也。

胃疟者，善饥而不能食，食而支满腹大。胃为六腑之长，故独言之。邪在阳明则胃痛。及脾，故善饥而不能食，支满腹大也。

凡治疟先发如食顷，过之则失时也。

痿　痿为五脏皆有之症。热伤血脉，则皆能发为皮毛血脉肌肉骨髓之痿，然其证必以肺为主。肺为一身元气之主，而职行治节。苟金清而气行，则一身之皮血筋肉骨皆得其宜，何痿之有。唯邪热乘金，肺先受克，则肺热叶焦，徵之于外则为皮毛虚弱急瘁而着。是则热邪伤肺，必及于筋脉肉骨而痛生痿躄也。而其所以得之者，以肺为脏之长，为心之盖。凡一应烦劳房室伤精，必至伤气，伤气则唯肺受之。且心火上乘，肺气虚而受乘于火，则金病而发为喘鸣。金失肃清，火留不去，故肺热叶焦，五脏因肺热自病，而气不得行，故发为痿躄也。然痿以肺为主，而经论治痿独取阳明者，何也。盖阳明为肺之母，而为五脏六腑之海，主润宗筋，宗筋主束骨而利机关。又冲脉为十二经之海，主渗灌溪谷，与阳明合于宗筋，而阳明为之长，皆属于带脉而络于督脉。唯其阳明虚，则宗筋弛，故致足痿不用。是以欲除肺热，必先除阳明之热而养其阴，调其虚实，和其逆从，则病自已矣。

五脏痿证，自肺热叶焦皮薄着而下，有脉痿、肉痿、筋痿、骨痿之不一。脉痿者，心气热则脉下厥而上，枢折挈胫纵不任地。又得之悲哀太甚，阳气内动，则心下崩，数血溲。肉痿者，胃干而渴，肌肉不仁，又渐于湿而有所

留，亦痹而不仁。筋痿者，筋膜干，筋急而挛，又入房太甚，宗筋弛纵，亦发筋痿，及为白淫。骨痿者，肾气热骨枯而髓减，腰脊不举，及远行劳倦，阳气内伐，则足不任身。此五痿者，必外徵之于色。肺热色白而毛败，心热色赤而络脉溢，肝热色苍而爪枯，脾热色黄而肉蠕动，肾热色黑而齿槁。

咳　咳之一症，《内经》以皮毛为肺之合，皮毛受邪，入而从其合。又内则寒饮食，入胃从肺，上至于肺则肺寒，肺寒则内外合邪，因而客之则为咳。然肺为五脏之华盖，五脏各以时受病，虽非肺之所受，而皆能各传以与之。故五脏时盛于寒，邪气虽微，必传于肺而为咳，咳之则六腑所受之。是以五脏六腑皆有咳，而肺咳乃兼有五脏六腑之证也。

肺咳者，咳而喘息有音，甚则吐血。肺主气而司呼吸，故病则喘息有音。吐血者，随咳而出，其病在肺。呕与血不同。

心咳者，咳则心痛，喉中介然如梗状，甚则嗌肿喉痹。本经既病，上挟于咽，故喉中妨碍而梗介。甚则为肿痹也。

肝咳者，咳则两胁下痛，甚则不可以转，转则两胠下满。咳在肺而肝部本经之病仍见，故名肝咳。肝脉布胁肋，故胁下痛不可转，转则气逆而胠下满也。

脾咳者，咳则右胁下痛，阴阴引肩背，甚则不可以动，动则咳剧。痛引肩背者，脉从胃别上鬲也。阴土之气应坤而出于西南，故右胁下痛也。动则咳剧者，脾喜静而不欲动也。

肾咳者，咳则腰背相引而痛，甚则咳涎。腰背相引，肾脉贯脊也。肾主涎而脉循喉咙，故甚则咳涎。

五脏之咳，更能移于六腑。脾咳不已，则胃受之。咳而呕，呕甚则长虫出。胃受脾邪而不能客，必气逆作呕。长虫，蛔也。呕甚则虫随气上也。肝咳不已，则胆受之。咳呕苦汁。肺咳不已，则大肠受之。咳而遗矢。心咳不已，则小肠受之。咳而失气，与咳俱失。肾咳不已，

则膀胱受之。咳而遗溺。久咳不已，则三焦受之。咳而腹满不欲饮食。咳而不已，则上中下三焦俱病，出纳升降，皆失其宜，故腹满不能饮食。此皆聚于胃，关于肺，使人多涕唾而面浮肿气逆也。聚胃关肺者，胃为五脏六腑之本，肺为皮毛之合，自外自内，皆不能去此二脏也。阳明脉起于鼻，会于面，肺亦开窍于鼻而主气，故使人多涕吐而面浮肿，又气逆也。然《内经》之咳，皆谓风寒伤皮毛，寒饮食伤胃，传肺使肺寒而内外合邪。又五脏非时受邪，亦能传以与之诸条，皆以外邪伤肺，传肺而咳，则凡五脏内伤，非待之热而火上炎，亦必传于肺无疑矣。又肾水与肺金为子母，则病每相关为本末，于是有寒热水火两证。如肾火虚，水泛则侮肺溢肺，而为寒痰上壅之咳。肾水虚，火沸则挟肝刑金，而为肺痿喉喑之咳。他若龙火起肝挟心火上逆而咳，脾气不运上焦不通而咳，胃受饮食之火上通于咽而咳，以火移肺而咳。此又五脏非时之热，能移于肺之咳。其发亦兼五脏之见症，与风邪不殊，不可不察也。治之之法，自表入者，宜辛温发散。自内传者，其阴已伤，阴虚于下，则阳浮于上，水涸金枯，治宜甘以养阴，润以养肺，而兼治根本之真阴，则肺自宁矣。然形气病气俱虚者，又当培补其中气。而命门阳虚不能纳气者，则亦当温气以化水，不然无济也。

胀卒痛肠澼如疟积消瘅病第七

胀 鼓胀之因，经以病厥气在下，营卫留止，寒气逆上，真邪相攻，两气相搏，乃合为胀。又曰：五脏阳已竭。又曰：合之于真，三合乃得。夫厥气在下者，此病根也。人身上下，阳布阴生则肺行而肾纳，何有厥？厥气在下，此肺不行而肾失纲也。大气既厥，则营卫之流行经络者留止，而无根之阴于是逆上，与真气相搏，寒气留而不行，乃合为胀也。又脏阳即光气运之气，今脏阳已竭，则诸停而不行可

知也。又曰合之于真，三合而得，经既以胀为卫逆于营，而曰三合而得，则虽在血脉而合经络合脏合腑，固阴阳俱有矣。然而要言之，则厥气在下，此胀之本也。故诊之其脉大坚以涩者，胀也。大者，邪气之盛。坚者，邪气之实。两气相攻，胀而已成。故其脉大坚，此厥于阳而实也。涩者，气血之虚，不能流利，此阴气之衰。阴气，真气也。此厥于阴而虚也。阴虚阳坚，中气已损，其胀必矣。是以涩而坚者，知其为阴在脏。大而坚者，知其为阳在腑。皆以三合而得，于是有脉胀、肤胀、五脏胀、六腑胀，而又有水胀、鼓胀、肠覃、石瘕、石水之别。要在明知逆顺，补虚泻实，所谓其道在一也。

五脏六腑，各有畔界，其病各有形状。营色循脉卫气之逆为脉胀。卫气并脉循分为肤胀。夫营行脉中，其精专，未必即胀，卫则悍疾滑利而行分肉，故必由卫气之逆而后病及于营，则为脉胀。是以凡胀皆发于卫。若卫气逆而并于脉，复循分肉之间，则为肤胀。然胀无常所，既胀于皮肤，则排脏腑而廓胸胁。凡膻中心主之宫城，胃之太仓，咽喉小肠之传逆，胃之间里门户，及五窍廉泉玉英之津道，无不受胀也。故心胀者。烦心短气卧不安。肺胀者，虚满而喘嗽。肝胀者，胁下满而痛引小腹。脾胀者，善哕，四肢烦悗体重，不胜衣，卧不安。肾胀者，腹满引肾，央央然腰髀痛。胃胀者，腹满胃脘痛，鼻闻焦臭，妨于食，大便难。大肠胀者，肠鸣而痛濯濯，冬日重感于寒，则飧泄不化。小肠胀者，少腹䐜胀引腰而痛。膀胱胀者，少腹满而气癃。三焦胀者，气满于皮肤中，轻轻然而不坚。胆胀者，胁肋下痛，口中苦，善太息。

水胀之始起也，目窠上微肿，如新卧起之状。其颈脉动时咳，阴股间寒，足肿胀，腹乃大，其水已成矣。以手按其腹，随手而起如裹水之状，此其候也。水与肤胀，下六事病异而形相似，宜有以别之。目之下为目窠，颈脉之

阳明人迎也。水邪乘胃，故颈脉动。水之标在肺，故时咳。厥阴邪结于阴分，故阴股间寒。按水囊必随手而起，故病水者亦若是。

肤胀者。寒气客于皮肤之间，嗸嗸然不坚，腹大身尽肿皮厚，按其腹窅而不起，腹色不变，此其候也。寒气客于皮肤，则阳气不行，气在气分，故有声若鼓。气本无形，故不坚。气无所不至，故腹大身尽肿。若因于水，则有水处肿，无水处不肿，然有水则皮泽而薄，无水则皮厚。气在肤腠，按而散之。不能猝聚，故窅而不起。腹色不变者，皮厚故也。

鼓胀者，腹胀身皆大，大与肤胀等，色苍，黄腹筋起，此其候也。色苍黄者，赤皮厚腹也。即不变之义，但腹有筋起为稍异耳。此病亦在气分，故名鼓胀也。

肠覃者，寒气客于肠外，与卫气相搏，因有所系，着恶气乃起，息肉乃生，大如鸡卵。及其成也，如怀子之状。大者离脏，按之则坚，推之则移，月事以时下，覃延布而深也。寒气与卫气蓄积不行，汁沫所聚，留于肠外，致癖积息肉生。离脏者，越脏也。然邪客于肠外，不在胞中，故无妨于月事。

石瘕者，生于胞中，寒气客于子门，子门闭塞，气不得通，恶血当泻不泻，衃血留止，日以益大，状如怀子，月事不行。皆生于女子，可导以下。胞，即子宫也。男女皆有。男谓精室，女谓血海。寒既相搏，则子门闭塞，衃血留止，其坚如石，故曰石瘕。此妨月事，唯女子有之。

石水一证，岐伯本章无答，必缺文也。《阴阳别论》曰：阴阳结斜，多阴少阳，曰石水，少腹肿。其义即此，述见阴阳中。

按：《内经》治肿胀，首义以去宛陈莝，开鬼门，洁净府。去宛陈莝者，开其郁积也。开鬼门，发汗也。洁净府，利水也。其治以表里上下分消为主。而《至真大要论》曰：诸湿肿满，皆属于脾。《水热穴论》曰：其本在肾，其末在肺，皆聚水也。又曰：肾者，胃之关也。

关不利故聚水，而从其类也。《内经》之言鼓胀，不惟五脏六腑。凡五运六气，司天在泉，胜复淫郁，无不皆有。然无有不干于脾肺肾三脏者。盖脾主运化精微，肺主气而行治节，肾主五液而行水，故五气所化之液，悉属于肾。五液所行之气，悉属于肺。转输二脏，利水生金，悉属于脾。所以肿胀之生，无不由三者之失职，然又必先由肾气不足，下气厥上，三合而成。故其症虚实不伦，实中有虚，虚中有实。行其实当顾其虚，补其虚毋忘其实。而卒归于大补脾肾以培根本，则得之矣。张介宾胀论，可以熟玩，姑举其要附此。

卒痛 卒痛诸症，种种不同，皆本寒邪之入经脉，环周不休，变而积留凝泣。或在脉外，或在脉中，或在肠胃膜原，或在冲脉，或在厥阴，或在小肠膜原络血之中，或五脏阴气厥逆，或从肠胃厥逆而上，或留为痹热坚干于小肠。是以其证多端。在脉外者，卒然而痛，得炅则痛立止。惟重中于寒则痛久不散。在脉中者，与炅气相薄则脉满，故痛不按。甚则寒气稽留，炅气从上则脉充大而血气乱，故痛甚不可按。在膜原之下，血不得散，小络急引故痛，按之则血气散而痛止。在冲脉者，随腹直上，寒逆而不通，故喘动应手。其在夹脊者，其气深，按亦不及，按无益也。其客背俞者，脉泣血虚，血虚则痛，而其俞注于心，故相引而痛。若按之则热气至而痛亦止。客于厥阴之脉者，厥阴部胁肋小腹，血泣脉急，故胁肋与小腹相引而痛也。客于阴股上及少腹，上下相引，故腹痛引阴股。若寒气客于五脏，其阴气厥逆上泄，阳气未入，故卒然痛，死不知人也。至气复反则乃生矣。客于肠胃，则厥逆上出，故痛而呕。客于小肠，不能成聚，故腹痛后泄。又稽留其热于小肠，则痹热焦渴，肠中痛而对干不得出，故痛而闭不通。然此皆寒气也。寒不入则脉不涩，脉不涩而气乃流通矣。其微于色部者，白为寒，青黑为痛，亦视而可知也。其痛处，脉坚而泣，及陷下，亦扪而可得也。治此者，温

之而已。其热而闭者，斟酌下之而已。然有里虚而痛者，阴不足也。非养阴不可。上虚而痛，心脾伤也。非补中不可。下虚而痛，脱泄亡阳也。非速救温补命门不可。此又以温而兼补之治也。孰云痛无补法哉。

肠澼 肠澼之成，以阴不胜阳，阳入阴而乘之，使热郁下焦，传道之官失职，久而乃成。成则数欲大便而不得快，或刮积而痛，或下澼澼声，聚如蟹渤。其病如今之痢，实痢之别种也。痢以暑邪及夏月饮食滞腻停积而成，及秋而发，亦有非时而发者，此非肠澼之厉也。肠澼，起足三阴厥热留滞，与手少阴手厥阴热邪移下而大肠受之。故其症虽与痢同，而实为诸阴根柢之邪所致。何则？阴者，地气也。其气主内。若起居不时，饮食不节，积虑房劳，皆足伤阴。阴伤则一身之阳袭而下陷，因入五脏而乘阴位，阳陷于阴而不得舒升，则膜满闭塞，久为肠澼。夫下气厥而上，阳不胜阴则为膜胀。阴自乘阴，寒气聚沫留着则为澼积。唯五脏阴伤，阴不胜阳，遂致阳陷下焦而阻其传道，是以为肠澼也。经曰：因而饱食，筋脉横解，肠澼为痔。此症以热郁食塞，阳气不能流散而下乘尻阴，故为痔。痔亦肠澼之类也。推此可以知矣，然其症伤阴特甚，故多下血，而唯肾传脾者为最甚，以酒色两伤之故也。顾心肝澼亦下血，而以酒伤脾者为酒积。所谓下白沫者，如酒积之类。下纯血者，如手少阴足厥阴则乘之类。下脓血者，如肾移脾之类也。大约治法，肠胃自伤者，调节饮食，升其阳气以和其阴。自肝来者，于土中泻水。自肾来者，温养命门，以升中上。此其法矣。

如疟 如疟者，内因正气不足，肝脾相乘，伤于营卫，而厥阴少阳心主寒热，又以司天六气胜复会遇之时因而感发，如有疟状，或一日发，或间日发。大约阴气多而阳气少，其发日远。阳气多而阴气少，其发日近。此胜复相搏，盛衰之节，应亦同法。盖寒热者，阴阳之气也。迟速者，阴阳之性也。人之阴阳，则水火也，

营卫也。内而心肾不交，木土相克，则水火营卫，偏胜不和。阴阳和则血气匀，表里治，阴阳不和，则胜复之气，会遇之时刻制见矣。阳入之阴，则阴不胜阳而为热。阴出之阳，则阳不胜阴而为寒。以阴阳之多少，为发作之迟速，然所谓正疟亦同者，阴阳出入之理也。其不同者，有邪无邪之辨也。有邪则但由营卫之相会以为止作，无邪则直由水火之争胜以为盛衰。一在治邪，一在持正，症同而治各不同矣。

积 积之始生，得寒乃生，厥乃成积。又曰：卒然多饮食则肠满，起居不节，用力过度，则络脉伤，阳络伤则血外溢，阴络伤则血内溢，为役血。故肠胃之络伤，则血溢于肠外，有寒汁沫与血相搏，则并合凝聚，不得散而积成矣。又曰：内伤于忧恐则气上逆，逆则六输不通，温气不行，且外中下寒，与此偕厥，凝血蕴里而不散，津液涩著而不去，则积皆成矣。夫经络之气，得寒则厥，内伤肝肾脾，外厥寒气，两厥别先逆于下，而为足悗悗，肢节痛而不便利也。于是足胫寒，血气凝涩，渐入肠胃，阳不化气，而肠外汁沫迫聚不散，兼卒暴多食，使肠胃运化不及，汁溢膜外，与血相搏，又或起居用力过度，络伤血动，瘀血得寒，则食积血积所不免矣。

消瘅 消瘅之名，消则消铄肌肉，瘅为内有郁热。五脏之脉皆以微小者为消瘅，是五脏之精气不能充满于营，而内有郁热以铄之也。故诊以脉实大者为顺，虽病久可治。若脉虚小坚则精枯血竭，不能耐久矣。盖消瘅之疾，皆起于不足，是以《灵枢》言五脏皆柔弱者，善病消瘅。夫皆柔弱者，云是天元形体不充也。大气不足，五脏气馁，则阴虚生内热，内热不解，则外消肌肉。若肥贵人则膏粱甘脆发热以致之，亦谓之消瘅。此病与三消异，盖此以心肾肝三经之阴虚生热所致，故所谓热中者，其不可服芳草石药也。若服之则搅其发癫发狂，使急疾坚劲之气，激之为慓悍，不重使木克土尽乎？故经以为服此者，甲乙日更论也。

83

《内经》消自为一种，即后世所谓三消也。如《气厥论》之肺消，膈消，《奇病论》之消渴。此上消也，多饮而渴不止者也。《脉要精微论》瘅成为消中，《师传篇》胃中热则消谷，令人善饥。此中消也。溲便频而膏浊不禁，肝肾主之，此下消也。夫三消之成，皆以水火不交，偏胜用事，燥热伤阴之所致。而要之五行之气相乘，阳胜固能消阴，阴胜亦能消阳，如风木乘二阳胃为肌肉风消，心移寒于肺饮一溲二为肺消，则亢阳之衰而金寒水冷之为也。故由其燥热伤阴而气不化水为消，亦由阴邪偏盛，阳不帅阴而水不化气为消，其谓一也。

瘅，又为一症。有脾瘅，有胆瘅。脾瘅者，口甘肥美之所发也。肥令人内热，甘令人中满，中满郁热，其气上溢，转为消渴。《内经》治之以兰，除陈气也。兰草性味甘寒，能利水道，其清气能生津止渴，可除陈积蓄热也。胆瘅者，口苦，以肝取决于胆，而数谋虑不决则胆气虚，虚则其气上溢，而口为之苦，胆之脉会于咽也。

疝伏梁狂癫痫黄疸血枯病第八

疝 六经皆有风疝，疝者，痹气不行而聚起之谓。其脉必滑，而症必兼风者，疝症必动而聚，动则兼风，而聚则为疝，故脉必滑也。然《内经》独拈任脉为病，男子内结七疝，女子带下瘕聚，则后世之言疝者本此，而疝亦不一也。有狐疝，以其出入不常也。有癫疝，以其顽肿不仁也。有冲疝，以其自少腹冲心而痛也。有厥疝，以积气在腹中而气逆为疝也。有瘕疝，以少腹冤热而痛出白，名曰蛊者也。凡此诸疝症，皆病在中极之中，少腹之间总诸阴之会，而上于关元，无不由任脉为之原。夫前阴少腹之间，乃足三阴阳明任冲督脉之所聚，故其疝症，又有少阳有余病筋瘅而及肝风疝者。此少阳相火犯阴，伤筋而动肝木之风，因聚为肝疝者也。又太阳与肾风寒合邪伤阴而聚于肾为肾风疝。又厥阴有余病阴痹。滑则病狐疝。

厥阴位下焦，总诸筋，其气壅而不升，则阴痹，而脉见滑为狐风疝。盖诸症其来不一，而总见于任脉之间，以任总诸阴之所聚故也。乃其症一由于热，一由于寒，一由于虚，一由于劳，而犯阴伤筋则同。故其病皆在阴，其伤皆在筋，其动如风，其结如山，所以有疝之名也。后世妄立疝名，而不明其所由。若静究所以，则治法固可了然矣。

伏梁 经中有伏梁二种，皆居肓之原而当肠胃之外，连三阴冲带之间。一为裹大脓血，一为寒厥成积。以其伏而在下，故名曰伏。强梁坚硬，故名曰梁。又以天枢之中，横居其际，故亦名为梁。其裹大脓血，在少腹上下左右，皆有根系，延积既久，根结自深。其下行者，能下脓血。上行者，能迫胃脘。苟居脐上，则渐逼心肺，故为逆。唯居脐下者，其势犹缓，故为从。此不易治，若妄攻以夺胃气，徒伤无益，而又害之也。一症身体髀股皆肿，环脐而痛，此亦在冲脉之分，而结于脐腰，病在肓之原，所谓下气海也。其病为风根，即寒气而厥之成积者也。其积之成，使肾家水寒之气，壅而不得行，故身体髀股皆肿，而又环脐痛也。此为阴阳之积，不当妄动妄下，妄下则愈伤其阴，阴伤则积气愈壅，而水道不利矣。

狂 狂之为病，先自悲也。善忘善怒善恐，少卧不饥，已而自高贤也，自辨智也，自尊贵也。善骂詈，日夜不休，又好歌乐，妄行不休，多食，善见鬼神，此则得之有所大恐大忧大喜失神之所致也。至若阳明之外感病，亦能发狂，上屋登高而呼，弃衣而走，骂詈不避亲疏。此则邪并于阳则狂，亦曰重阳则狂也。然彼以心疾，此以热病，阳明为心君之所居，热并其部，势必及之，故亦失神也。又以心肾不交，二阴二阳皆交，至病为肾之水窒而龙火逆上，与阳明之热交并，亦能使神惑志失而为癫疾，为狂，骂詈妄行，此所谓肾精不守，不能主里，使心火自焚也。又有所谓怒狂者，阳气因暴折而难决，故善怒而狂，亦所谓阳厥也。治之以生铁

落为之饮，且夺其食则病已。以夺食则不长气于阳，而铁落能下气已。

癫　癫疾始生，先不乐，头重痛，视举目赤，啼呼喘悸，反僵而及骨与筋脉皆满，故骨颠疾者，顑齿，诸俞分肉皆满而骨居，汗出烦冤。筋颠疾者，身卷挛急。脉颠疾者，暴仆，四肢之脉皆胀而纵脉满，苦呕多沃沫。气下泄者皆不治。颠顑与痫瘕相似，而不同者，以无暂止也。大约肝病居多，先不乐，肝乘心也。头重痛，肝气上癫也。视举，肝之目系急也。目赤，火也。啼呼喘悸，肝满乘心而惑志失神也。反僵则急在筋也。其筋骨脉皆满，则与痫瘕同，但无止时耳。乃脉人滑者，久自已，脉小坚急，死不治者，阳搏于阴而脉滑，阴犹盛也，故久自已。小坚急，肝之真脏见矣，故不治。呕多，沃沫，气下泄者，呕多为胃气逆，沃沫为脾已弛，气下泄，则肾关已不守，二者俱无胃气，故死不治。又曰：虚则可治，实则死。虚者谓脉缓而不坚急也。实则弦急生机绝矣。

痫　考《内经》痫症之条，二阴急为痫厥，心脉满大，痫瘕筋挛。肝脉小急，痫瘕筋挛，足少阴筋病生痫瘕及痉，是其症在肾气之厥，而邪伤在阴与筋也。肾气主少阴与枢，少阴逆而枢失则气塞于经而上行。少阴脉系舌本，塞则喉音隘不容发，故声若羊豕。然经时必止者，气复反则已，是以不与颠同也。其为心脉满大而痫瘕者，肾逆而心火郁，故满大。逆于肝者，缘肝阴先不足而肾气逆之。故肝脉小急，亦痫瘕筋挛。肝阴虚，故小。肾逆于肝，故急。凡痫必兼瘕，而曰二阴急为痫厥者，以少阴厥而后痫。又阳维从少阴至太阳，动若肌肉痹及下部不仁，又若颠仆羊鸣，甚者失音，不能言。阴维从少阳斜至厥阴，动若颠痫僵仆，羊鸣失音。盖阳维维于诸阳，而从少阴至诸阳，是阴为阳根也。根出少阴，故能维于诸阳，而少阴阴邪从而至于诸阳，故能塞诸阳之会，而动若肌痹不仁，又若颠痫羊鸣失音。失音者，少阴不至则为喑也。阴维从少阳至厥阴，是阳为阴鼓也。动在少阳，故能鼓诸阳而为维，而少阳既衰，阴邪遂壅，亦能全塞诸阴之会，而筋络相引，故亦动若癫痫僵仆，羊鸣失音。此虽不拈少阴，而厥阴之方，亦少阴之失枢也。观此则诸痫可以意识矣。

黄疸　疸以目黄，已食如饥，溺黄赤，安卧者，名曰黄疸。而《论疾诊尺篇》曰：身病而色微黄，齿垢黄，爪甲上黄，黄疸也。然疸有三。其候心中热，足下热，为酒疸。已食如饥，善消谷食，为胃疸，所谓谷疸也。又有谷疸脉小而涩，不嗜食者，言中寒也。其女劳疸者，额上黑，微汗出，手足中热，薄暮即发热，膀胱急，小便自利，女劳疸也。三疸证稍异，而以目黄身黄，为中州瘀热不行，外痹中热溺黄赤为主。然其膀胱急而小便自利者，乃为伤阴伤肾。其治当别，不可以酒疸谷疸同治也。

血枯　血枯一症，《内经》述一病源以为榜样，而曰胸胁支满，妨于食，病至先闻腥臭出清液，唾血，四肢清冷，头目眩晕，时时前后血，此名血枯。支满，满如支鬲也。肺主气，其臭腥。肝主血，其臭臊。肺气不能平肝，则肝肺俱遂于上，浊气不降，清气不升，故闻腥臭而吐清液也。唾血，血不归经也。四肢清冷，气不能周也。头目眩晕，失血多而气随血去也。血气即乱，故前后阴血不时见，而月信反无期也。夫肾主闭藏，肝主疏泄。此症不惟伤肾，而且伤肝，至其久则三阴俱亏，所以有先见诸症，终必至于血枯月信断也。丈夫犯此，亦不免为精枯，所谓劳损之属也。然其症与血隔相似，皆经闭不通之候，而枯与隔相反。隔病发于暂，或痛或实，通之则血行。枯则冲任内竭，必不可通者也。唯养阴补气，使其血充可耳。

附　　录

张子和九气感疾论

万物之在天地间也，咸以气而生。及其病也，莫不以气而得。夫天地之气，常则安，变则病。而况人禀天地之气，五运迭侵于其外，七情交战于其中。是以圣人啬气如持至宝，而轩岐所以论诸痛皆因于气，百病皆生于气，遂有九气不同之说。气本一也，因所触而为九。所谓九者，怒、喜、悲、恐、寒、暑、惊、劳、思也。其言曰：怒则气逆，甚则呕则血及飧泄，故气逆上。王注曰：怒则阳气逆上而肝木乘脾，故甚则呕血及飧泄也。喜则气如志达，营卫通利，故气缓。悲则心系急，肺布叶举而上焦不通，荣卫不散，热气在中，故气消。恐则精却，却则上焦闭，闭则气还，还则下焦胀，故气不行。王注云：恐则使精却上而不下流，下焦阴气亦回环而不散，故聚而胀也。然上焦固禁，下焦气还，故气不行也。寒则腠理闭，气不行，故气收。王注云：身凉则卫气沉，故皮肤之理及渗泄之处皆闭密，而气不流行，卫气收敛于中而不散也。暑则腠理开，营卫通，汗大出，故气泄。王注云：人在阳则舒，在阴则惨，故热则肤腠开发，营卫大通，津泄而汗大出也。惊则心无所依，神无所归，虑无所定，故气乱。劳则喘息汗出，内外皆越，故气耗。王注云：疲劳役则气奔速，故喘息气奔，速则阳外发，故汗出，内外皆逾越于常纪，故气耗损也。思则心有所存，神有所归，正气留而不行，故气结。王注云：系心不散，故气亦停留。《素问》论九气甚明，其论所感之疾则甚略。惟《灵枢》论思虑、悲哀、喜乐、愁忧、盛怒、恐惧而言其病。其言曰：心怵惕思虑则伤神，神伤则恐惧自失，破䐐脱肉，毛瘁色夭，死于冬。脾忧愁而不解则伤意，意伤则悗乱，四肢不举，毛瘁色夭，死于春。肝悲哀动中则伤魂，魂伤则狂妄不精，不精则不正，当人阴缩而挛筋，两胁不举，毛瘁色夭，死于秋。肺喜乐无极则伤魄，魄伤则狂，狂者意不存，人皮萃焦，毛瘁色夭，死于夏。肾盛怒而不止则伤志，志伤则善忘其前，腰脊不可俯仰屈伸，毛瘁色夭，死于季夏。肾恐惧不解则伤精，精伤则骨痠厥，精时自下。是故五脏主藏精者也，不可伤，伤则失守而阴虚，虚则无气，无气则死矣。《灵枢》论神意魂魄志精所主之病，然无寒暑惊劳四症，余以是推而广之。怒气所至，为呕血，为飧泄，为煎厥，薄厥、阳厥，为胸满胁痛，食则气逆不下，为喘陷烦心，为消瘅，为肥气，为目暴盲，耳暴闭，筋解；发于外，为疽痈。喜气所至，为笑不休，为毛发焦，为内病，为伤气不收，甚则为狂。悲气所至，为阴缩筋挛，为肌痹脉痿，男为数便血，女为血崩，为酸鼻，为辛频，目昏，为少气不足以息，为泣则臂麻。恐气所至，为破䐐脱肉，为骨酸痿厥，为暴下汗水，为面热肤急，为阴痿，为惧，而脱颐。惊气所至，为潮涎，目睘口呿，为痴痫不省人，僵仆，久则为痛痹。劳气所至，为咽噎，为病促促，为嗽血，为腰痛骨痿，为肺鸣，为高骨坏，为阴痿，为唾血，为冥视耳闭，男为少精，女为不月，衰甚则溃溃乎若坏都，汩汩乎不可止。思气所至，为不眠，为嗜卧，为昏瞀，为中痞，三焦闭塞，为咽嗌不利，为胆痹呕苦，为筋痿，为白淫，为得后与气则快然如衰，为不嗜食。寒气所至，为上下所出水液澄澈清冷，下利清白，吐利腥秽，食已不饥，坚痞腹满，

急痛癥癫疝，屈伸不便，厥逆禁固。热气所至，为喘呕吐酸，暴注下迫转筋，不便浑浊，腹胀大而鼓之有声如鼓，疮疡痈疹，瘤气结核，吐下霍乱，瞀郁肿胀，鼻室鼽衄，血溢血泄，淋闭，身热恶寒，甚则瞀瘛目不明，耳鸣或聋，躁扰狂越，骂詈惊骇，禁栗如丧神守，气逆冲上，嚏腥涌溢，食不下，胕肿酸疼，暴暗暴死，暴病暴注。凡此九者，《内经》有治法，但以五行相胜之理治之。夫怒伤肝，肝为木，怒则气并于肝，而脾土受邪，木太过，则肝亦自病，喜伤心，心为火，喜则气并于心，而肺金受邪，火太过则心亦自病。悲伤肺，肺为金，悲则气并于肺，而肝木受邪，金太过则肺亦自病。恐伤肾，肾属水，恐则气并于肾，而心火受邪，水太过则肾亦自病。思伤脾，脾属土，思则气并于脾，而肾水受邪，土太过则脾亦自病。寒伤形，形属阴，寒胜热则阳受病，寒太过则阴亦自病。热伤气，气属阳，热胜寒则阴受病，热太过则阳亦自病。凡此七者，更相为治。故悲可以治怒，以怆恻苦楚之言感之。喜可以治悲，以谑浪狎亵之言娱之。恐可以治喜，以迫遽死亡之言怖之。怒可以治思，以污辱欺罔之言触之。思可以治恐，以虑彼忘此之言夺之。此凡五者，必诡诈谲怪，无所不至，然后可以动人耳目，易人视听。若非有材有识之人，亦不能用此五法也。炅可以治寒，寒在外者，以焠针熨灸汗之。寒在内者，以热食温剂平之。寒可以治热，热在外者，以清房凉榻薄衣，及清利汗之。热在内者，以寒饮寒剂平之。唯逸可以治劳，经曰：劳者温之。温谓温存而养之。若以为温药误矣。岐伯曰：以平为期，亦谓休息之也，唯习可以治惊，经曰：惊者平之。平谓平常。夫惊以其忽然而遇之也，使习见习闻则不惊矣。此九者，《内经》自有是理，庸工废而不行。今代刘河间治五志独得言外之意，谓五志所发，皆从心造，故凡见喜怒悲恐思之症，皆以平心火为主。至于劳者伤于动，动便为阳。惊者骇于心，心便属火。二者亦以平心

为主。今之医者，不达此旨，遂起寒凉之谤，过矣。

缪仲淳阴阳脏腑虚实论治

阳虚，即真气虚。其证恶寒，或发热，自汗，汗多亡阳。然阳虚不发热，单恶寒者居多。治宜甘补温热。

阴虚，即精血虚。其证为咳嗽多痰，吐血咯血嗽血，鼻衄齿衄，盗汗自汗，发热寒热，潮热，骨乏无力，不眠气急，腰背痛。治宜生精补血，气清虚热敛摄，酸寒甘寒甘平咸寒，略兼苦寒。

表虚，其证自汗恶风，洒淅寒热，善就温暖，脉浮无力。治宜甘酸补敛，益气实表。

里虚，其证洞泄，或完谷不化，心腹痛，按之即止，或腹胀，或伤寒下后痞满。治宜温补，甘温佐以辛热。

阳实，即表邪热盛。其症头痛寒热，遍身骨痛无汗。治宜辛寒发散，天寒略加辛热辛温佐之。

阴实，即里实外感证，属邪热内结者。其症胸腹硬痛，手不可近，大便七八日不行，或挟热下利。治宜下，苦寒咸寒甘辛。

阳厥，即热厥。其证四肢厥，身热面赤，唇燥大渴，口干舌苦，目闭或不闭，小便赤涩短少，大便燥结，不省人事。治宜下，清热，甘寒苦寒咸寒。有挟虚有痰者，宜麦冬、竹沥、芦根汁、梨汁、牛黄、童便。如妇人热入血室，因而厥者，药中以童便为君，加赤芍、生地、牛膝、丹皮、桃仁。甚者大便燥结，加芒硝、大黄下之，通即止。

阴厥，即寒厥。其证四肢厥逆，身冷面青，嗜卧，手指爪青黯，腹痛，大便溏或完谷不化，小便自利，不渴，不省人事。治宜补气温中，甘温辛热。

上盛下虚，属阳盛阴虚。治宜降，益阴，甘寒酸寒，佐以咸寒苦寒。下盛上虚，属阴盛

阳虚。治宜益气升阳，甘温甘辛。

心虚八证，治宜补血，甘温酸敛，佐以咸寒，镇坠。惊邪属心气虚，经曰：惊者平之。宜降，清热豁痰。癫痫属心气虚。有热亦宜降，清热豁痰。不得眠属心血虚。有热治宜敛，养阴血清热。心烦属心家有热。宜清，兼生津液，甘寒甘平甘酸，参用不得眠中诸药。怔忡属心血不足，心澹澹动。盗汗属心血虚，汗者心之液也。宜补敛，清虚热，甘酸甘平甘寒，苦寒咸寒。伏梁属心经气血虚，以致邪留不去，治宜活血凉血，散热通结，辛咸。

心实，即实火实热五证。治宜降火清热，苦寒以折之，辛寒以散之，甘寒以缓之，咸寒以润之。谵语属心家初热。舌破属心火。烦躁属心家邪热，及心内火炎。自笑属心家有热邪。发狂属心家有邪热甚。烦属心，躁属肾。

肝虚十证，治宜辛散甘缓。胸胁痛属肝血虚与肝气实，因而上逐，宜降气养血和肝，辛甘平缓。转筋属血虚，宜酸辛甘平。目光短属肝血虚，及肾水不足，真阴亏，宜补肝兼滋肾，甘温益血，甘寒除热。目昏属肝血虚，有热，兼肾水真阴不足。目翳属肝热，兼肾水不足，宜补肝血，除热退翳。亡血过多角弓反张属肝血虚，有热宜补血清热，甘寒甘温酸寒咸寒辛润。少腹连阴作痛按之则止，属足厥阴经血虚，宜同角弓反张。偏头痛属血虚，肝家有热，不急治之，久之必损目，宜养血清虚热，甘寒酸寒辛寒。目黑暗眩晕属血虚，兼肾水真阴不足，宜养血补肝清热，甘寒甘平酸寒苦寒。肥气属气血两虚，肝气不和，逆气与瘀血相并而成，宜和肝散结气，兼行气血凝滞，甘温甘平。

肝实五证，宜清热降气，苦寒辛寒甘寒酸寒。善怒，怒则气上逆，甚则呕血，反飧泄，宜降气清热，甘寒咸寒酸寒，且佐以辛散。善太息，忽忽不乐，胁痛呕血属肝气逆，肝火盛，肝血虚。发搐属肝家邪热，热则生风，风主掉眩故也。宜清热降气，利小便缓中。目赤肿痛属血热，宜凉血清热，甘寒苦寒酸寒。

脾虚十二证，宜甘温，佐以辛香酸平。饮食劳倦伤脾，发热，宜补中益气，甘温升酸。饮食不消化属脾气虚，宜益其气，甘温甘辛。伤食必恶食，宜健消导，甘温辛香。如腹痛大便不通，宜下，枳实、槟榔、厚朴、大黄。元气虚人不可下，宜加参术。伤肉食，轻者，宜蒜、山楂、兼黄连，重者，宜矾，红枣肉为丸服二钱，不可过，终身忌荞麦。伤面食，宜炒莱菔子。停饮为恣饮汤水，或冷茶冷酒所致，宜健脾利水，淡渗兼辛散。水肿属脾气虚，宜补脾益气，燥湿利水，辛香甘温，佐以淡渗。脾虚中满属脾气虚兼脾阴虚，昼剧夜静属脾气虚，宜补气健脾，甘温淡渗，佐以辛香。夜剧昼静属脾阴虚，宜补脾阴，兼制肝清热，甘平酸寒淡渗。噎膈属气血两虚，由于血液衰少而作，痰气壅遏所成，宜降，清热润燥，甘温甘平以益血，略佐辛香以顺气。脾泄属气虚，宜温中，补气升清，甘温甘平，佐以辛香。兼有湿及痰，经年不愈，粪色白者，须服九制松脂。健忘属气血两虚，宜益脾阴兼补气，酸敛甘温甘寒辛平以通窍。倦怠嗜卧属脾气不足，宜补气兼健脾，甘温辛香。腹痛按之则止属脾血虚，宜益气补血，甘温酸平。痞气属脾虚及气郁所致，宜健脾兼散结滞，甘温辛香。

脾实，即湿热邪胜六证，宜除湿清热，利小便，辛散风燥苦寒。蛊胀由于脾家湿热积滞，或内伤瘀血，停积而成，宜除湿清热，利小便。消谷易饥属脾家邪火，宜清火除热，生津液，益脾阴，甘寒苦寒酸寒。口唇生疮宜甘寒酸寒苦寒辛寒，口糜宜同唇疮。中消属脾家实火，宜同唇生疮加人参。湿热腹痛按之愈甚，宜利小便，兼升提。苦寒不愈者，加熟大黄，即土郁则夺之义也。

肺虚七证，宜清热降气，酸敛润燥。齁喘属肺虚有热，因而壅痰，宜降气消痰，辛凉甘寒苦平。咳嗽吐血痰属肺热甚，宜降气清热，润肺生津液，凉血益血，甘寒甘平咸寒，佐以苦寒。声哑属肺热甚，宜同咳治。咽喉燥痛属

水涸火炎，肺热之极也。此症法所难治者。肺痿属肺气虚有热。龟胸属肺热有痰。息贲属肺气虚，痰热壅结所致，宜降气清热，开痰，佐以散结，参东垣息贲丸治之。

肺实八证，宜降气散闭，甘寒苦寒，佐以辛散。喘急属肺有实热及肺气上逆，宜同肺实，加桔梗、甘草、瓜蒌仁、玄参、青黛。气壅属肺热气逆，同肺实。声重痰稠属肺热。肺痈属肺热极，宜清热消痰，降火解毒散结，甘寒苦寒辛寒。肺胀闷属肺热，同肺实。吐脓血血痰咳嗽喘血属肺家火实热甚，此正邪气胜则实之谓，宜清热降气，凉血豁痰。喉癣属肺热，宜同肺实，加鼠黏子、玄参、射干。上消属肺家实及上焦热，宜降气清热，补肺生津，甘寒苦寒酸寒辛寒。

肾虚，即肾水真阴不足十八证，宜滋阴润燥，生精补血除热，甘寒酸寒苦寒咸寒。肾虚腰痛属精气虚。骨乏无力属阴精不足，肾主骨故也。骨蒸潮热属精血虚极，以致阳无所附，虚火上炎诸症，皆同肾虚。传尸劳，宜除热益阴，杀劳虫兼清镇。五心烦热为真阴不足。梦遗泄精属肾虚有火，宜滋阴生精。补血除热，酸敛佐以涩精。小便短涩，热赤频数，属肾虚有火，宜同肾虚。溺有余沥属气虚，宜同肾虚，以五味子、黄柏、人参为君，加菟丝子、覆盆子为臣，益智为佐。如觉平日肺家有热，或咳嗽有火者，忌人参，用沙参。溺血血淋属肾虚有火，热伤血，不宜同肾虚，加侧柏、阿胶、茅根、地黄、戎盐、蒲黄之类。伤精白浊属房劳过度，以致精伤流出似白浊症，宜同肾虚。五淋属肾虚兼有湿热，宜同肾虚，加清湿热。精塞水窍不通属房欲不禁，或思欲不遂，或惧泄忍精，或老人气不足以逐精出窍，宜行败精，壮实人兼泄火，老人宜兼补气血。外治用吮法。齿浮真牙摇动，及下龈软或齿衄，肾虚有热，宜益阴凉血固肾，应以地黄、黄柏、五味子为君，桑椹、牛膝、沙蒺藜、鹿茸、天冬为臣，龙骨、牡蛎为使。下滑属肾阴虚，火伏下焦，

宜清热及峻补真气，润兼酸敛，宜以黄柏、五味子、生地、天门冬、人参为君，石斛、牛膝、知母、人乳、及童便为臣，地骨皮、青蒿、侧柏叶为佐。善恐属肾气虚，肾藏志故也。宜补，强气志，辛平甘温，佐以辛香。阴窍漏气属肾气虚不固，肾主纳气，虚则不能纳，故见是证，宜补真气，酸敛固涩，参用肾虚诸药。疝属肾虚，寒湿邪乘虚客之所致。丹溪谓与肾经绝不相干者误也。又有先因湿邪为病，后成湿热者。药宜分寒热先后二途，宜补气通肾气除湿。又有阴虚有热之人病此，兼宜除热。虚寒而痛，加桂、茴香、补骨脂、仙茅。虚热而痛，加黄柏、车前子。湿盛者加术。奔豚属肾虚，脾家湿邪下传客肾所致，宜补气健脾，辛温散结，参用东垣奔豚丸治之。

肾无实，故无治法。

命门虚，治元阳真火不足四证，宜益真阳之气，甘温咸温甘热酸敛。阴痿为命门火衰，下焦虚寒，宜同命门虚，加海狗肾、蛇床子、原蚕蛾、狗阴茎等。精寒精薄属命门火衰，阳气不足，宜同阴痿。肾泄即五更及黎明泄泻者是也。亦名火瘕泄。属命门真火不足，宜益气，甘温酸敛。畏寒足冷，宜同命门虚。

命门实二证，宜苦寒甘寒咸寒。强阳不倒属命门火实，孤阳无阴所致，此证多不治。宜同命门实，加五味子、童便、生地黄。水窍涩痛属命门实火，宜清热利窍，甘寒苦寒咸，佐以淡渗。

小肠虚宜补气，甘温酸温。遗尿属小肠气虚兼肾气虚，宜同小肠兼固涩。

小肠实，宜通利淡渗，苦寒甘寒咸寒。小水不利及赤或涩痛尿血，宜同小肠实。

胆虚二证，宜甘温甘平酸敛，佐以微辛。易惊属胆气虚，宜补胆气，甘温辛温酸平。病后不得眠属胆虚，治同胆虚。

胆实二证，宜和解，辛寒甘寒辛温苦寒。口苦耳聋胁痛，往来寒热，宜小柴胡汤随所见兼症加减。鼻渊属胆移热于脑，宜清热补脑，

甘寒甘平，佐以辛寒。

胃虚七证，宜益气，甘平甘淡酸。胃弱不纳食，及不思饮食，宜同胃虚，仍分寒热治。胃虚呕吐宜分寒热。霍乱转筋为胃虚猝中邪恶气，及毒气，兼有停滞所致，此转筋与肝经血虚不同，宜调气和中，辛散消导。由于暑必口渴或口干，齿燥口苦，小水短赤。由于寒则小水清白，不渴不热。绞肠痧属胃气虚，猝中天地邪恶秽污之气也，郁于胸腹之间，上不得吐，下不得泄，以致肠胃绞痛异常，胸腹骤胀，遍体紫黑，头顶心必有红发，急寻出拔去之，急以三棱针刺委中挤出热血，即可苏醒，次用新汲凉水投入盐两许恣饮，得吐泻即止，委中穴在两膝下弯横纹中间两筋之中，刺入一分。切忌火酒姜蒜，及谷气米饮热汤，入口即死。宜通窍辟恶，辛散咸寒，煎药亦宜冷服。中恶腹中疗痛属胃气虚，恶气客之所致，宜辟恶气，通肠胃，用辛散。反胃属胃气虚，宜补气降气，和胃清热，酸敛以制肝。若因虚寒而得者，加生姜。中酒属胃弱，宜养胃，酸辛散淡渗。

胃实六证，宜下。如邪未结，宜清热发散，苦寒辛寒甘寒。谵语发狂发斑，弃衣而走，登高而歌，属胃家邪热实，宜同胃实。如大便结者，加芒硝亟下之。发斑者，加鼠黏子、玄参、栝楼根，多用石膏为君。便结亦加大黄下之。口臭数欲饮食属胃火，宜清热降火，苦寒甘寒辛寒。嘈杂属胃火，宜同口臭，略兼消导。口淡属胃热，宜同口臭。呕吐属胃火者，必面赤，小便短赤或涩，大便多燥，口苦或干渴，宜同胃实，加枇杷、竹茹、木瓜、芦根、橘皮、通草、白茯苓。吞酸者属胃火，宜同嘈杂。

大肠虚四证，宜补气润燥，甘温。虚热便闭不通属血虚，津液不足，宜生津液润燥，凉血益血。虚寒滑泄不禁属气虚，宜补气升提，甘温酸敛。肠鸣属气虚，宜同大肠虚，加柴胡、升麻以佐之。脱肛为气虚兼有湿热，宜补气升提，除湿热，外用五倍子傅之。

大肠实四证，宜润下。苦寒辛寒。便硬闭宜同大肠实，加芒硝、猪胆、槟榔、郁李仁、石蜜。肠风下血属大肠湿热，宜清热凉血兼升，甘寒苦寒。脏毒属血热，宜同肠风，加忍冬、麦冬、地榆、蒲黄。肠痈属大肠实火，宜下，苦寒解毒。

膀胱虚三证，宜补气，酸敛。小便不禁属气血虚，宜同膀胱虚，加牡蛎、龙骨、鹿茸、桑螵蛸、鸡肶胵。频数不能少忍，加麦冬、五味子、黄柏、山茱、枸杞等。遗尿属本经气虚，见小肠虚条内。因膀胱虚亦能致遗尿，故复列此。膀胱气宜同疝。

膀胱实宜润，淡渗。癃闭属膀胱实热，同膀胱实，佐以升提。

三焦虚二证，宜补中益气，佐以辛温。腹寒属中气虚，同三焦虚。短气少气属气虚，宜补气益精，甘温甘寒酸温。

三焦实三证，宜降，清热调气，甘寒苦寒咸寒。喉痹即缠喉风，属少阳相火少阴君火并炽，经曰：一阴一阳结为喉痹。一阴者少阴君火也。一阳者少阳相火也。宜辛散，佐以苦寒咸寒，急则有针法吹法吐法，急治用胆矾、朴硝、牛黄为末和匀，吹入喉中。又法用明矾三钱，巴豆七粒去壳，同矾煅，矾枯，去巴豆，取矾细末，吹入喉中即宽。头面赤热属上焦火升，宜降，清热，甘缓佐以酸敛。赤白游风属血热，热则生风，故善游走，俗名火丹。小儿多患此，大人亦时有之。宜清热凉血，兼行血，辛寒甘寒苦寒咸寒，宜兼外治，砭出热血，及用漆姑草、慎火草、捣烂敷之，即易愈。

东逸曰：认证精详，治法稳当。但权衡脏腑上下互取之法，不在是例耳。

难 经 古 义

[日] 滕万卿　著

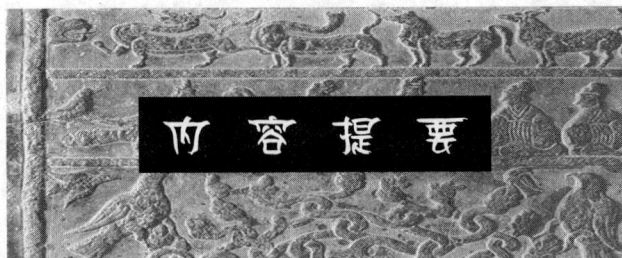

内 容 提 要

　　《难经古义》二卷，日本滕万卿撰。《难经》旧有
滑寿《难经本义》二卷，所采凡十一家。诵习者皆以
宏富多之。滑注多笃实，亦有随文顺释者。是书所释，
时有新意，间视滑注为胜。《难经》传写既久，文字恒
有错简。滕氏为前后移易，故编次亦异于旧本。明方中
行、喻嘉言，更迭《伤寒论》篇章，著《伤寒条辨》
及《尚论篇》。此书以己意更易八十一难，盖《难经》
注家中之方、喻已。

序

　　史称扁鹊饮上池水，洞视垣一方。观夫起虢尸，谶赵梦，相桓侯也，尽惟一长桑君之遇哉。若非有探赜于鼎湖，安能中其肯綮。世医崇奉《素》《难》，犹且疑岐扁之言，遄遄有所支离。以余观之，抑在扁鹊，则支离其辞，而不支离其道。要之，不过千城轩岐，羽翼《灵》《素》，以补其阙，拾其遗，焉尔古之义也。予业轩岐之学，三十年于兹，讲究《难经》，日盛一日。顾其为书，编残简碎，非复扁鹊之旧也。注家因循，滥吹不鲜，具曰予圣，谁知乌之雌雄，亦唯人心如面，谁毁谁誉。夫医之为书也，要须理会。苟能若是，则所谓湔肠浣膜，非特传奇，二竖六淫，何尝申诞。乃至空洞之峻，坦平可蹾，赤水之深，冯焉为涉。隆然而生于数千载之后，而推于数千载之前，极知僭逾，无逃壹是，皆因无所理会。吁嗟！道无今古，视古犹今，则今犹古。苟求其故焉，则上池可饮，垣方可洞，岂唯一长桑君之遇哉。亦岂唯起虢谶赵相桓哉。孟轲氏有谓苟求其故，千岁之日至，可坐而致也。果哉，末之难矣。略述端倪，题曰古义。

宝历庚辰春正月望信阳滕万卿识

黄帝八十一难经序

　　黄帝八十一难经，是医经之秘录也。昔者，岐伯以授黄帝，黄帝历九师以授伊尹，伊尹以授汤，汤历六师以授太公，太公以授文王，文王历九师以授医和，医和历六师以授秦越人。秦越人始定立章句，历九师以授华佗，华佗历六师以授黄公，黄公以授曹夫子。夫子讳元，字真道，自云京兆人也。盖授黄公之术，洞明医道，至能遥望气色，彻视腑脏，浇肠刳胸之术，往往行焉。浮沉人间，莫有知者。勃养于慈母之手，每承过庭之训曰：人子不知医，古人以为不孝。因窃求良师，阴访其道。以大唐龙朔元年，岁次庚申，冬至后甲子，遇夫子于长安。抚勃曰：无欲也。勃再拜稽首，遂归心焉。虽父伯兄弟，不能知也。盖授《周易章句》，及《黄帝素问》《难经》，乃知三才六甲之事，明堂玉匮之数，十五月而毕。将别，谓勃曰：阴阳之道，不可妄宣也。针石之道，不可妄传也。无猖狂以自彰，当阴沉以自深也。勃受命伏习，五年于兹矣，有升堂睹奥之心焉。近复钻仰太虚，导引元气，觉滓秽都绝，精明相保，方欲坐守神仙，弃置流欲。噫！苍生可以救邪，斯文可以存邪。昔太上有立德，其次有立功，其次有立言。非以徇名也，将以济人也。谨录师训，编附圣经，庶将来君子有以得其用心也。

　　　　　　　太原王勃序上出于《文苑英华》卷第七百三十五杂序类第一

附 言 八 则

斯书历年之久，简残篇缺。曾经吕广重编，文辞楛尚差池。且以数目蒙诸难字上，恐吕氏编次时所加，以为后世不可更易之式，顾是古之所无也，今悉削去。

难问难之难为是。皇甫谧《帝王纪》曰：黄帝使扁鹊旁通问难八十一，盖古之义也。滑寿汇考中所载虞欧二氏之说得之。

说者言曰：《难经》乃烬余之文。余乃谓不然。夫古籍旧典，不免乎散逸蠹鱼之患，固其所，岂唯《难经》。虽《素》《灵》亦复尔尔。矧华佗焚《活人书》云云，则不可指为《难经》，而后人动辄啧啧，以煨烬目之。故予言以雪其冤云。

《难经》一书，大月氏论辩《灵》《素》之奥，故其问答与《内经》异义者。前修稍疑其异，故徒依违竽滥其说，不则仇视攻击，或鸡肋斯书，将厌厌以废焉。是无他，不知其所以斡轩辕之蛊，卤莽枘凿，断以臆度，不足论已，试举一二。《灵枢》云：命门，目也。《难经》以为右肾。《素问》云：三部者，头及手足。九候，九穴动脉。而《难经》以为寸关尺、浮中沉，其余或冲脉并肾经，反为胃经之类。每每若是，不暇枚数，学者察诸。

余所撰注，专晰所以立问答之由。若夫训字释名，诸家既已具，故不复赘。

前代注家卷首，多图各篇诸脉，以备初学便览。余谓徒画饼耳，安得知其真味哉。矧脉之为物，其犹水邪。观水有术，故圣人深得诸心，而象诸物。建名立号，欲令后人思以得之。图岂能明之哉？学者莫按图索骥。

全篇每句以白黑字分解者，白以弥缝正文语路，黑以直释其义。盖正文本简古，故不介以字诂，则其言难通畅。矧阴阳虚实字，最易混同。凡此书所谓阴阳，有指血气言，有指经脉言，有指尺寸及表里而言之。其虚实，亦有邪正血气之分。非添字诂，何缘能别其义。览者莫以白字解为等闲看。

八十一篇，阙文错简，十居其半。滑氏《本义》中，仅出一阙误十九条，其间所是正，或有未妥帖。余所撰次，备考前后问答接续，私考其简编。设虽未必得其本色，宁使学者连读易了尔。

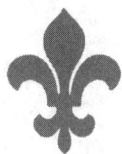

目　录

难经古义卷之上

信阳　筑水　滕万卿撰　萧山　谢诵穆校订

第一难去声，下同。曰：十二经（中）皆有动脉（处），独照上皆字。取寸口，手鱼后却行一寸，即经渠、大渊二穴之分。以决五脏六腑死生吉凶之（诊）法，何谓也？然。然，然诺之然。此书字例，下皆效此。寸口者，（诸）脉之大会（地），手太阴（肺）之脉动也。《素问》云：五味入口，藏于胃，以养五脏气。气口亦太阴也。是以五脏六腑之气味，皆出于胃，变见于气口。又云：气口成寸，以决死生。

按：此篇开卷第一义。寸口，一名气口又名脉口。凡诊脉之法，《灵》《素》所述，盖非一道。或以气口人迎言，或以三部天人地言，或寸脉尺肤，相对言之。人有肾原之气，胃阳之气。此难所言，独主胃气，盖水谷入口，则脉道以通。无病则冲和之气自见，若有病则随其邪之浅深，各为脉变。凡人身者，一原气焉耳。故其有病也，诸经皆为此变动。况肺朝百脉，脉会太渊，则全为胃气之先容。此所以不取他脉，而独取寸口，以决脏腑之死生者。然明诊脉之要，专在此耳。

人一呼脉行三寸，左右各一寸半，下同。一吸脉行三寸。呼吸定息，脉行六寸。人一日一夜，凡一万三千五百息，脉行五十度，周于身。漏（刻）水下百刻，荣卫行阳（昼）二十五度，行阴（夜）亦二十五度，为一（大）周也。故五十度复（回）会于手太阴。太渊之地。寸口者，五脏六腑之所终始，故（诊）法取于寸口也。

此承上节，言诸脉会于寸口。凡血气之一周身者，以满水计，则二刻。以息数，则二百七十。以脉度，则一十六丈二尺。是特示昼夜五十营之理尔。若夫诊脉之法，则《素问》所谓一呼再动，一吸再动，呼吸定息，脉五动，润以大息，是也。盖举壮岁无病者，以为准焉。至若老幼，则无拘是法，当知老自老，幼自幼，固有血气盛衰之分，而脉亦为之增减。故料五动内外，以定平脉，是言外之意也。且察脉之变，藉医之气息为法，故《素问》曰：常以不病调病人，是也。此段虽未言及诊脉之法，然其意亦暗寓中矣。

第二难曰：脉有尺寸，二部。何谓也？然。尺寸者，脉之大要会也。前曰大会，此曰大要会，可见要一字有差别。从关手腕后高骨处。至尺（泽）是尺（肤），内阴之所治也。从关至鱼际，大指掌骨际。是寸口，内阳之所治也。故分寸（口）为尺，分尺（肤）为寸。故阴得尺（肤）内一寸，动脉。阳得寸（口）内九分，动脉。尺寸二部。终始，一寸九分，故曰尺寸也。此篇始以鱼后一寸九分之动，通称寸关尺三部。

按：一难已举一部寸口，以决脏腑之死生者，以肺朝百脉，非若余十一经之比，盖取太极未分之象焉。此篇分寸尺立论者，脉中既有阴阳进退之理，故于一脉中分关前关后，以立尺寸阴阳之位，盖见太极分为两仪之象也。故九为寸阳，十为尺阴，立关以为寸尺之界，合则一寸九分，即三指点按之位也。孙思邈以寸关尺三部，为岐伯之言，然《内经》无所见焉。

99

其有尺寸之名者，尺是尺之肤肉，寸即寸口一部之脉。分寸口尺内为三部者，盖《难经》之所创也。圭斋欧阳氏云：切脉于手之寸口，其法自秦越人始。蕲水庞安常，亦谓越人取手太阴之行，度鱼际后一寸九分，以配阴阳之数。此说俱为得之。滑注所引，即释字家说，非古义也。一二难统论建三部之义。

第三，旧十八。难曰：脉经脉之脉。有三部，部有四经，手有太阴阳明，足有太阳少阴，为上下部，何谓也？然。手太阴肺阳明大肠金也。足少阴肾太阳膀胱水也。金生水，母子之行。水流下行，而不能上，故在下部也。足厥阴肝少阳胆水也。生手太阳小肠少阴心火，火炎上行，而不能下，故为上部。手心主心包少阳三焦火，生足太阴脾阳明胃土，土主中宫，故在中部也。此皆五行子母，更相生养者也。

按：此难见旧本第十八篇。以予观之，正似错简在彼，何则？此难所言，盖配列脏腑部位于寸关尺者，明矣。一二难始分三部，而未配脏腑脉位，至三四难，则既论平病死等脉，所谓阴阳相乘，及心肺俱浮，肾肝俱沉等语，当按何处以得之乎？故移是难于此，则知三部各立脏腑分配也。其分配之说，诸家纷纷，似不合于经意。予窃考寸关尺三部之诊，八十一篇中，唯有左得之，右得之，及右手脉等语，而未尝闻有配列脏腑于左右尺寸之说。如其左寸心，右寸肺等说，西晋王叔和为之嚆矢，唐宋元明诸家，咸从其旗号，愈穿愈凿，愈繁愈杂。至若取《素问》尺内两傍季胁云云一节，以为三部左右分配之义，则大失古义。岂非一犬吠虚，万犬传声邪。至明中叶，赵继宗、李时珍辈，厌其繁芜，略从简约。虽然，赵氏唯得土主中宫之旨，李氏唯通部有四维之义耳。宋王诚叔独谓以心肺俱浮，肾肝俱沉，脾在中州为正，至于他分两手部位，及脏腑脉，并时分见于尺寸，皆以为王氏《脉经》之非，可谓千古卓见矣。惜乎众口烁金，遂使脱锥之才，坐下客之列。余善其说之近乎古，故时举寓推毂之意云。

第四，旧十六。难曰：脉有三部九候，有阴阳旧本四难。有轻重，旧本五难。有六十首，旧本十难。有张世贤本有有字，故补之。一脉变为四时。旧本十五难。离圣久远，各自是其（诊）法，何以别之。

按：此问辞出旧本第十六难，然无答辞，疑是缺文乎。今考前后篇，推以移之于此。

脉有三部九候，各何主之？然。三部者，寸关尺也。九候者，浮中沉也。上部寸法天，主胸以上，至头之有疾也。中部关法人，主鬲以下至脐之有疾。下部尺法地，主脐以下至足之有疾也。审而（针）刺之者也。

按：此一节，出旧本第十八难中。脉有三部九候，如何主之十字，谢坚白以为衍文，然是特更端之辞，下篇多见此例，则置亦无妨焉。《素问》分头面手足为天人地三部，每部候三穴，合为九候。而扁鹊便以寸关尺为三部，每部浮中沉，合为九候。义若相悖，然其致一也。盖扁鹊之意，于《内经》诸篇，率皆去繁就简，约示其义者，每每皆然。故在此篇，亦唯言两寸法天，心肺主之。两尺法地，肾肝主之。两关法人，脾心包主之。审而刺之，言分三部九候而针刺之。

上部寸有脉，下部尺无脉，其人（必）当（有）吐。不吐者死。上部无脉，下部有脉，虽困（倦）无能为害。所以然者，人之有尺（脉），譬如二字，旧本误在人之有尺之上。今从滑注，移于此。树之有根。枝叶比寸虽枯槁，根本比尺将自生。脉有根本，人有元气，故知不死。此一节旧本误出于第十四难之末。今以文理考，则当属于上文，故僭移于此。

按：此因上文言上下部脉，自有本末之理。所谓上部有脉，下部无脉者，是主邪气。故有未必有，无未必无。益是饮食隔寒中焦，不得磨旋，则上焦不清，下焦不通，故脉溢上而侵心肺之分，是以其人当吐。然则上部有脉，是谓有邪脉也。其无脉者，亦当一旦隔塞而不见

焉。若既有吐，则上下俱通，而其无脉处，还复相见。若夫不吐则下焦无气，而肾肝殆绝，故曰死矣。上部无脉，下部有脉者，是主正气。故无是真无，有是真有。盖虽上焦受邪，心肝为是渐虚，然下焦未衰，肾肝之气，犹有苗然者。纵使枝叶枯槁，然根本既已有气，则何死之有。故曰虽困无能为害。此篇有无二字，特有二义。若为一例观之，则不啻局促不通，反失立论之旨，何者？下部已无脉，而上部独有焉，则外关内格惟肖。上部脉绝，而下部独见焉，则内关外格何别。滑注所载诸说，随文为解，未曾免疑，学者审诸。

第五，旧四。难曰：脉有阴阳之法，何谓也？然。呼出心与肺寸，吸入肾与肝尺，呼寸吸尺之间，脾受谷味也。其脉在中关，浮者阳也表。沉者阴也里。故曰阴阳也。心肺俱浮，何以别之？起一浮，分为两象之间。然。浮而大散者，心也。阳中之阳。浮而短涩者，肺也。阳中之阴。肾肝俱沉，何以别之？又一沉分为两象。然。牢而长者，肝也。阴中之阳。按之濡，举指来实者，肾也。阴中之阴。脾者中州，故其脉在中。不浮不沉，阴阳界限，故谓之中。是阴阳之法也。

按：此篇立论，心肺脉俱浮，见寸为常。肾肝脉沉，见尺为常。脾脉，见于两关，不偏不倚，故曰其脉在中。中者，关位也。此不言寸尺，专以呼吸言者，盖前篇既论三部各配五脏位置，故此独以呼吸言。越人已谓肾间动气，呼吸之门，则呼自脐下，阅历诸脏，而出于鼻。吸亦自鼻孔入达五脏，而极于脐下。所谓呼出心肺，吸入肾肝者，亦互文耳。自此而下，专言脉象。此篇先举浮沉二脉，以示表里阴阳。

脉有一阴一阳，沉滑。一阴二阳，沉滑长。一阴三阳，浮滑长时一沉。有一阳一阴，浮涩。一阳二阴，长沉涩。一阳三阴。沉涩短，时一浮。如此之言，寸口三部有六脉俱动邪？然。此言者，非有六脉俱动也。谓浮沉长短滑涩也。上所谓六脉是也。浮者阳也。滑者阳也。长者

阳也。沉者阴也。短者阴也。涩者阴也。所谓一阴一阳者，谓脉来沉体而滑兼也。一阴二阳者，谓脉来沉体滑而长兼也。一阴三阳者，谓脉来浮滑而长，变脉。时一沉本脉。也。以上三件脉状，阴脉为体，阳脉兼见。所谓一阳一阴者，谓脉来浮体而涩兼也。一阳二阴者，谓脉来长体而沉涩兼也。一阳三阴者，谓脉来沉涩而短，变。时一浮本。也。此三件，阳脉为体，阴脉乘之。各以其（部）经所在，名病顺逆。阳位见阳脉，阴位见阴脉，是顺。阳位见阴脉，阴位见阳脉，是逆。

按：因上节浮沉二脉，并滑涩长短四脉，凡此六者，为脉之纲领而候之，古之义也。《内经》以缓急大小滑涩为六脉，其义亦同。各随其时宜尔。盖有一阴一阳，至一阴三阳，则是谓阴虚阳盛，自微至著之象，即无水之证。所谓盛水之主，以制阳光，是也。自一阳一阴，至一阳三阴，则谓阳虚阴盛，自渐至极之状，即无火之证。所谓益火之源，以消阴翳，是也。至于时一沉浮，则阴阳衰竭之极，而无有挽回之候，故曰：名病之逆顺也。

第六，旧同。难曰：脉有阴盛阳虚，阳盛阴虚，何谓也？然。浮之轻取。损小，不足。沉之重取。实大，有余。下同。故曰阴盛阳虚。沉之损小，浮之实大，故曰阳盛阴虚。是阴阳虚实之意也。

按：此篇与旧本五十八难第三节之文似同，而其义自别。彼所谓阳虚阴盛，阳盛阴虚，乃指伤寒表里之证。此则承上篇浮沉，以定阴阳虚实之诊法。读者勿以其偶同混读焉。

第七，旧九。难曰：何以别知脏腑之病耶？然。数者，府也。属阳。迟者，藏也。属阴。数浮沉强弱。则为热。表里虚实。迟浮沉强弱。则为寒。表里虚实。诸阳（脉）为热（证），诸阴（脉）为寒（证）。故以别知脏腑之病也。

按：此难举数迟二脉，以别脏腑之病。前篇既揭浮沉二脉，分配四脏。此篇即标数迟以决脏腑寒热者，以浮沉虚实四字。蒙此二脉，

引伸以求其义，则此难秘旨，自然明矣。所谓数者腑，迟者脏，数则为热，迟则为寒四句，滑注无明解，诸家纷纷，犹未决者。盖不深味之耳，何者？数未必得为府病，迟未必得为脏病。盖有热则腑脏脉皆数，有寒则脏腑脉皆迟。故下文云：数则为热，迟则为寒。由之观之，浮数则表热，沉数则里热，虚数是阴虚内热，实数是阳实发热。迟脉亦各有浮沉虚实四变，脏寒腑寒，俱皆见焉。或问此篇数迟二脉，似在脏腑有所印定，然则无脏病属热腑病属寒之证欤？答曰：数迟二脉，分配脏腑，固其所也。而病之变易，脉与之化，则脏亦见数，腑亦见迟，何有定体。数迟易地，可以见此篇之妙。庞氏所谓引而不发者，是也。

第八，旧五。难曰：脉有轻重，手法。何谓也？然。初持脉，如三菽之重，浮。菽，豆之别名。菽有大小，则未可知用何豆为准。盖其实则借以分段耳，读者勿泥。与皮毛相得者，肺部也。如六菽之重，浮。与血脉相得者，心部也。如九菽之重，浮沉之中。与肌肉相得者，脾部也。如十二菽之重，沉。与筋平者，肝部也。按之至骨，沉。举指来疾前难作实为是。者，肾部也。故曰轻重也。

按：菽法轻重凡五候，虽《内经》无明文，然《应象论》略有言曰：善治者治皮毛，其次治肌肤，其次治筋脉。此亦诊家伺邪浅深之一也。又《痹论》所述五痹之候，亦非此法，则无所分别。盖每部分诊之，则在寸三菽六菽，关乃九菽，尺乃十二菽，与至骨大意。滑注所言浮中沉之义，而分于皮脉肉筋骨者，凡以病有此五分故耳。此难所以立菽法轻重者，然欤。

第九，旧七。难曰：经见《素问》平人气象论其文半脱。言少阳之（脉）至，进。乍大乍小阴乍短阴乍长阳，下文同。阳明之至，浮大而短。太阳之至，洪大而长。太阴之至，紧大而长。少阴之至，紧细而微。厥阴之至，沉短而敦（重）。此六者，是平脉邪？将病脉邪？然。皆王脉也。其气以何月各王几日？然。

冬至之后得甲子，统六十日。下同。少阳王。复得甲子，阳明王。复得甲子，太阳王。复得甲子，太阴王。复得甲子，少阴王。复得甲子，厥阴王。王各六十日，六六三百六十日，以成一岁。此三阳三阴之王时日大要也。

按：平、病、死三脉外，别有王脉。盖王之为义，在天地，则自冬至一阳来复后，每得一甲子，六十日，阳气始动，以序升浮，至于纯阳建巳月而极矣。自夏至一阴始，亦每六十日，阴气主事，以次阴沉，至于纯阴建亥月而极矣。在人经脉，冬至后六十日，少阳王气至，以次逮乎阳明太阳，自里出表，气之升而浮也。夏至后六十日，太阴王气至，以次迁于少阴厥阴，自外之内，气之降而沉也。盖自冬至每六十日，以次推之，则一岁中王凡六变，似合六气运行之道。然六气者，以厥阴为先，大寒节为始，则其义亦异。因审考之。从少阳至于太阳，则一阳动于地下，而六阳偏于上之象，从太阴至于厥阴，则一阴见于上，而六阴极于下之象，故阳脉之王，乃始于少阳，而终于太阳。阴脉之王，则从太阴而至厥阴者，可以见已。滑注泥后得二字，为甲子为冬至以后甲子之日，殊不知此六甲之义，而统言六十日。古言为然。

第十，旧同。难曰：一脏腑脉为十病变者。何谓也？然。五邪虚实贼微正。刚脏邪气甚，柔，腑邪气微。相逢之意也。假令心脉急甚者，为瘛疭。肝邪干心也。从后来为虚邪。心脉微急者，为心痛引脊，食不下。胆邪干小肠也。心脉大甚者，为喉吤。心邪自干心也。自病为正邪。心脉微大者，为心痹引脊，善泪出。小肠邪自干小肠也。心脉缓甚者，为狂笑。脾邪干心也。从前来为实邪。心脉微缓者，为伏梁，在心下，上下行，时吐血。胃邪干小肠也。心脉涩甚者，为喑。肺邪干心也。从所胜来为微邪。心脉微涩者，为血溢维厥，耳鸣巅疾。大肠邪干小肠也。心脉沉《灵枢》作滑，为是。下同。甚者，为善喝。肾邪干心也。从所不胜来为贼邪。心脉微沉者，为心疝引脐，小腹鸣。

膀胱邪干小肠也。五脏各有刚柔邪，故令一脉辄变为十也。

按：寸关尺每一部有腑逢腑，脏逢脏之脉。变是谓刚柔相逢。所谓缓急大滑涩五脉，各有微甚，分为十变，则左右三部，合为六十变。分而言之，则一脏五邪，五五二十五病。故《素问》曰：五五二十五变。又曰：二十五阳，府病亦然。总而言之，则为五十变。以余观之，在病证则脏腑合为五十变，据《灵枢》则以缓急大小滑涩，分微甚言之，总合为六十变。丁德用以此篇为六十首，实得其理焉。第四十九篇论虚实贼微正五病，是即其脉例也。《灵枢》第四篇曰：调其脉之缓急小大滑涩，而病变定矣。又曰：诸小者，阴阳形气俱不足，勿取以针，而调以甘药也。今越人时省小脉，而取五脉者，盖《难经》专示用针立功之妙已。

第十一，旧十五。难曰：经《素问》平人玉玑二篇。言，春（肝）脉弦，夏（心）脉钩，秋（肺）脉毛，冬（肾）脉石。是王脉耶？将病脉也？然。弦钩毛石者，四时之脉也。因胃气有无，以分平病死。春脉弦者，肝东方木也。万物始生，未有枝叶，比类。下同。故其脉之来，濡弱而长，故曰弦。夏脉钩者，心南方火也。万物之所茂。垂枝布叶，皆下曲如钩。故其脉之来疾去迟，故曰钩。秋脉毛者，肺西方金也。万物之所终。草木华叶，皆秋而落，其枝独在，若毫毛也。故其脉之来，轻虚以浮，故曰毛。冬脉石者，肾北方水也。万物之所藏也。盛冬之时，水凝如石，故其脉之来，沉濡而滑，故曰石。此四时之脉也。以上明弦钩毛石之名义。如有变奈何？然，春肝脉弦，反（常）者为病。何谓反？然。其气来实强，是谓太过，病在外。气来虚微，是谓不及，病在内。气来厌厌聂聂，如循榆叶，曰平。多胃气，下同。益实而滑，如循长竿，曰病。少胃气，下同。急而劲益强，如新张弓弦，曰死。无胃气，下同。春脉微弦，曰平。弦多胃气少，曰病。但弦无胃气，曰死。春以胃气为本。夏

心脉钩，反者为病，何谓反？然。其气来实强，是谓太过，病在外。气来虚微，是谓不及，病在内。其脉来累累如环，如循琅玕，曰平。来而益数，如鸡举足，曰病。前曲后居，如操带钩，曰死。夏脉微钩，曰平。钩多胃气少，曰病。但钩无胃气，曰死。夏以胃气为本。秋肺脉毛，反者为病，何谓反？然。其气来实强，是谓太过，病在外。气来虚微，是谓不及，病在内。其脉来蔼蔼如车盖，按之益大，曰平。不上不下，如循鸡羽，曰病。按之萧索，如风吹毛，曰死。秋脉微毛，曰平。毛多胃气少，曰病。但毛无胃气，曰死。秋以胃气为本。冬肾脉石，反者为病，何谓反？然。其气来实强，是谓太过，病在外。气来虚微，是谓不及，病在内。脉来上大下兑，上下二字，疑古文误倒置。濡滑而如雀之啄，当作喙。曰平。啄啄连属，其内微曲，曰病。来如解索，去如弹石，曰死。冬脉微石，曰平。石多胃气少，曰病。但石无胃气，曰死。冬以胃气为本。

按：厌厌聂聂，若循榆叶者，上文所谓濡弱而长之谓也。形容如是者，专主胃气言之。诊脉之法，固医家之关键。苟非脉，则安能决病之虚实。经云：脉者，血气之先。故古圣之于脉也，谆谆反覆，比类象物，以传后世。且脉本无定体，随时变更，自非圣人，其孰能如是形容。下文所谓累累、蔼蔼、啄啄等字，不可忽诸。此段太过不及之病，详见《素问》，宜互参看。

胃者。水谷之海，主禀，四时皆以胃气为本。是谓四时之变病，死生之要会也。脾者，中州也。其平和不可得见，衰乃见耳。来如雀之啄，如水之下漏，是脾衰见也。

按：此结上文。谓胃者水谷之海者，以诸脉皆主谷病也。谷气即胃气，故曰死生之要会也。脾之和平，不可得见者，以寄旺四脏脉中故也。雀啄屋漏，所谓真脏独见是也。胃谓生气，脾谓死脉，盖互文耳。夫脾胃者，一气也。运化水谷，二者相随为用。故承上文以谓生之

徒，二者为之。死之徒，亦二者为之。学者察诸。此应上所问，一脉变为四时之答。

第十二，旧三。难曰：脉有太过，实。有不及，虚。有阴阳相乘，脉将变之兆。有覆阳极。有溢，阴极。有关阴盛四倍。有格，阳盛四倍。何谓也？七件脉名，从《内经》中采摘来发问。然。关之前寸者，阳（脉）之动也。脉当见九分本位而浮。过者，过于本位。法曰太过。减者，减于本位。下同。法曰不及。遂进也，下同。上鱼（际）为溢，直上之势。为外关内格。此阴乘（阳位）之脉也。关以后尺者，阴（脉）之动也。脉当见一寸本位而沉。过者，法曰太过。减者，法曰不及。遂入尺为覆，直下之势。为内关外格。此阳乘（阴位）之脉也。故曰覆溢。是其真脏无胃气。之脉，人不病而死也。

按：此篇所问脉状，曰太过，曰不及，曰阴阳相乘，曰覆，曰溢，曰关，曰格。以七有字，分七件答辞。唯言太过不及与覆溢，以断病死之分。其阴阳相乘及关格字，皆象所以为覆溢之形。详考《内经》，曰溢阴溢阳，曰关阴格阳，俱是人迎寸口四盛以上之脉，而阴阳亢极之名也。盖在阴必曰关，在阳必曰格。而溢乃阴阳相通言之。独覆一脉，《内经》无所见，后世字脱耶，抑越人因溢脉对出耶，此未可知矣。盖此篇覆溢者，即《内经》所谓关格也。此难所谓关格，乃谓阴阳相乘之病势，字同而义异。或问，然则此篇关格字面，何如著落？曰：观夫于溢脉，曰外关内格，覆脉亦曰内关外格，则知覆溢者，是即真脏死脉，而外见此脉，则内亦有腑脏互相关格之变矣。《素问》曰：阴阳不相应，病名曰关格。可见关格不止脉名。故四明陈氏云：关者，二便闭而不通。格者，食饮拒而不下。是也。后世方书中，有关格病，知覆溢是孤阴独阳之脉名，而关格唯视其阴阳失位之势耳。然则以关格为病名，盖权与于此篇者欤。

第十，三旧十四。难曰：脉有损似迟。至，

似数。何谓也？然。至病之脉，一呼再至，曰平。举例。三至一息六动。曰离经。适得病。四至一息八动。曰夺精。病将甚。五至一息十动。曰死。难治。六至一息十二动。曰命绝。必死。此至之脉也。何谓损？一呼一至一息二动。曰离经。再呼一至一息一动。曰夺精。三呼一至一息半一动。曰死。四呼一至二息一动。曰命绝。此损之脉也。至脉（病）从下（肾肝）上（心肺），损脉从上（心肺）下（肝肾）也。

按：至者进，损者退。所谓损至，即数迟之意也。第七难既言数迟，然彼专为分脏腑寒热言之。此谓下部阴虚，而阴中之阳升，为至。上部阳虚，而阳中之阴降，为损。皆自渐至极之义也。离经夺精之解，滑注得之。五至曰死，六至曰命绝，大义虽无殊。因脉动之多寡观之，则有分界。盖死与命绝，自有缓急之差，可知已。

损脉之为病奈何？然，一损肺邪损于皮毛，肺之合。皮聚而毛落。外候。二损心邪损于血脉，心之合。血脉虚少，不能荣五脏六腑。外候。三损脾邪损于肌肉，脾之合。肌肉消瘦，饮食不能为肌肤。外候。四损肝邪损于筋，肝之合。筋缓不能自收持。外候。五损肾邪损于骨，肾之合。骨痿不能起于床。外候。反此者，至脉之病也。旧本于收二字误。从上（肺心）下（肝肾）者，骨痿不能起于床者，死。从下（肾肝）上（心肺）者，皮聚而毛落者，死。治损之法奈何？然。损其肺者，益其气。气虚者宜升提。损其心者，调其荣卫。血气者，人之神宜调。损其脾者，调其饮食，适其寒温。水谷由脾以营四脏。损其肝者，缓其中。养血。损其肾者，益其精。补之以味。此治损之法也。反此者，至脉之治也。

按：此举损病一例，以该至脉之病，皆各候其所主部分，以知何脏之为病也。然损病始于皮聚，而终乎骨痿者，是顺境而易知焉。至病自骨痿至皮聚，则是逆境难见。何者？损病

皮聚者，得病之始。骨痿，病极之候。今以损之极，为至病之始，以损之始，为至之终。滑注无明解，初学不得无疑。曹氏《脉歌》云：损脉之病，过三则死，至脉之病亦然。可谓得此难言外之意者。盖所谓三者，指脾。损病过脾而下抵肝肾则死，至病亦过脾而上，至心肺则死。然则治损至之大法，在病不及脾之前，可知矣。又按《内经》论气血二虚，率主脾肾。《难经》举肺与肾，明分气血二因，而脾脏独为气血二病之穀率者，以发经之余蕴。肺曰益气。肺主皮毛，所谓气者，指外卫独行者。经曰：形不足者，温之以气，是也。心曰调荣卫。心主血，输诸经脉中，从营往来，谓之并行，卫气亦心之化也。经曰：血气者，人之神是也。周仲立卫字为衍者，非也。脾曰调其饮食，适其寒温。脾已有损，则胃中水谷难化，故调熟莱白粥，易化以与之。且适其好寒好温情，莫强其所不好，为前所谓饮食不能为肌肤云尔，是治脾之要也。滑注，春夏食凉食寒等语，此平人养生之要也。而若病人有不好，则何以能为与之，岂非强乎。肝曰缓其中。中者，志也。《礼》云虚中，《孟子》云热中，义与此同，皆指志言。肝志主怒也。缓者，以甘缓之。经曰：肝苦急，急食甘以缓之。是也。肾曰益其精。肾主水，受五脏六腑之精而藏之。经曰：精不足者，补之以味。是也。

脉有一呼再至，一吸再至，平脉。有一呼三至，一吸三至，离经。有一呼四至，一吸四至，夺精。有一呼五至，一吸五至，死脉。有一呼六至，一吸六至。命绝。以上审至脉之动。有一呼一至，一吸一至。离经。有再呼一至，再吸一至。夺精。旧本有呼吸再至五字，滑注以为衍文，今削去。按：第一节有三呼四呼之目，则于此节似有所关。然观下文言呼一至曰无魂当死，则于损病，不历三呼四呼之久而死者明也。脉来如此，何以别知其病也？然。脉来一呼再至，一吸再至，不大不小，曰平。无过不及。一呼三至，一吸三至，为适得病。

谓至脉离经。前寸大后尺小，即头痛目眩。气逆头上。前小后大，即胸满短气。邪塞胸中。一呼四至，一吸四至，病欲甚。谓至脉夺精。脉洪大者，苦烦满。邪在上部。沉细者，腹中痛。邪在下部。滑者伤热。阳气受病。涩者中雾露。阴血受病。一呼五至，一吸五至，其人当困。谓死脉。沉细夜加（倍），浮大昼加（倍），不大不小，谓气未竭。虽困可治。其有大小者为难治。胃气已绝。一呼六至，一吸六至，为死脉也。命绝。沉细夜死，浮大昼死。以上谓至脉。一呼一至，一吸一至，名曰行尸。旧本损字疑误，故削去。此下古经错乱，文理不属。人虽能行，犹当著床。所以然者，血气皆不足故也。所谓损脉离经。再呼一至，再吸一至，旧本此下有呼吸再至四字，直削去。名曰无魂。无魂者，当死也。谓损脉夺精。旧本此下剩出入虽能行名曰行尸八字，疑是衍文。

按：此一说，滑氏曰：经络血气，为邪所中自外得之证，而与上节言五脏病者稍异焉。以余观之，则不然。何者？前已言呼而不言吸，举脉之动数，而不及形状，是乃申明其义，而谓不大不小，前大后小，前小后大，及洪大沉细滑涩等类，皆审其脉状者，可以见已。其所谓头痛目眩，胸满短气，苦烦满，腹中痛，及伤热中雾露等证，是乃举其病态，昭昭乎明矣。若夫伤热，中雾露等症，盖一时自外兼加者，而所谓内伤挟外感是也耳。五脏之病，其根深，其发缓，旷日弥久，动涉岁月，非一朝一夕之谓也。故其间或有外邪触冒，则脉从而变矣。滑氏因其有外邪之病，而谓与前节异，几乎粗已。盖前所言，则五脏部分之病，而唯见其概。此所言者，具述其详。一呼一至，名曰损，以下文理不属，似有阙漏，故不可强解。今窃隐括，姑视其义云。

第十四，旧十一。难曰：经《灵枢》第五篇。言脉不满五十动而一止，中止而不动。一脏无气者，何脏也？然。人吸者随阴肾肝入，呼者因阳心肺出。今吸不能至肾，至肝而还，

105

故知一脏无气者，肾气先尽。

按：脉一息五至，不大不小，则五脏和平无病之脉也。然一息间至微至眇，无有形影，故以十息五十动，候脏气虚竭。《灵枢》曰：五十动而可不一代者，五脏皆受气。四十动而一代者，一脏无气。此难本此，而以不满五十动变文，代作止，少异耳，义固相因。盖五十动减一二，亦属脏气之虚。《灵枢》连言五脏，此篇独言一脏者，盖举一反三之意也。且《灵枢》唯谓一脏二脏，则未知为何藏，故扁鹊特发问答以实之。令后人知所谓一脏，即从下数之。其无气亦自肾脏始者，可以见已。

第十五，旧十三。难曰：经《灵枢》第四篇。言，见其（脏）色而不得其（脏）脉，反得相胜之脉者，色脉相克。即死。得相生之脉者，色脉母子。病即自已。色之与脉，当参相应。桴鼓影响。为之奈何？问色脉相胜相生之义。然。五脏有五色，皆见于面，此一节旧本误出第三节，今改移于此。当于寸口尺内尺之皮肤。相应，其不应者，病也。假令色青，肝。其脉浮涩而短。肺。若大而缓，脾。为相胜。浮大而散，心。若小而滑，肾。为相生也。是第一答。假令色青，肝。其脉当弦而急。木。色赤，心。其脉浮大而散，火。色黄，脾。其脉中缓而大，土。色白，肺。其脉浮涩而短，金。色黑，肾。其脉沉濡而滑，水。此所谓五色之与脉，当参相应也。是第二答。故移下项。五脏各有声臭味液，五色与脉相应既出前段，故此削色字，补液字。亦当与寸口尺内相应。此九字，旧本误出第一说。今移置此。脉数（大）尺之皮肤亦数，肉热。脉急（弦）尺之皮肤亦急，肉张。脉缓（弱）尺之皮肤亦缓，肉软。脉涩（短）尺之皮肤亦涩，肉干。脉滑（实）尺之皮肤亦滑。肉润。此一节旧本出第二节，今移于此。经言，知一脉，为下工，知二色、脉。为中工，知三色、脉、尺肉。为上工。上工者神且明。十全九。中工者为神。十全八。《灵枢》作七。下工者为工。十全六。此

之谓也。

按：《灵枢》云：夫色脉与尺之相应，如桴鼓影响之相应，不得相失也。此篇问答，由此而发，盖剿取于《灵枢》中色脉尺肉之诊，表章其义。凡诊病之要，脉虽为之主，然兼色与尺候之为上工。古之道也，夫五行之道，互有生克，固有其理。疾病始至，则权衡既失，而轩轾乃见矣。色脉及尺，共相生者为顺，相克者为逆。逆则病不归一，故难治。顺则证无二歧，故易疗。色脉尺肉之外，又有声臭味液之候，可见古先圣贤之诊，详且尽矣。色脉及尺三焉者，脉为之主，色尺为之羽翼。故本篇第一二节，脉兼色言。第三节脉兼尺言。由此观之，所谓声臭味液四焉者，亦皆色尺之旁诊，而不可以阙焉。此篇徒举声臭味液之目，而不及其故。然时举其目者，属诊候之法，故不可以废尔。读者勿见以为衍，详见三十四篇。《周礼·天官医》曰：十全为上工。十失一次之，失二次之，失三次之，失四为下工。此篇及《灵枢》，谓上工全九者，点下一等，以见戒意，即合《周礼》失一之品，全八与《周礼》失二合。《灵枢》全七，与《周礼》失三合。在此篇特陟一等，亦教励之意也。其七与八，在《周礼》则共是中工之品，义并无异。全六为下工，《周礼》《灵枢》皆同矣。

第十六，旧同。难曰：此下旧本出脉有三部九候云云三十五字，问与答不相属，似错简。其三十五字问辞，今移篇首，以为序次。所谓阴阳轻重六十首，一脉为四时等义，皆例其后，则文义当相属。此难当别有问，古文脱简，不可知，故姑阙如。然。是其病有内外证，初答。其病为之奈何？再问。然。假令得肝脉，弦急。其外证，面青，肝胆色。善洁，胆。善怒。肝。其内证，脐左有动气，按之牢若痛，其病四肢满，闭淋溲小便。便难，大便。转筋，有是者肝（病）也。无是者非（肝）也。假令得心脉，大数。其外证，面赤，心、小肠也。口干，舌热。喜笑。心。其内证，脐上有动气，按之

牢若痛，其病烦心，心痛，掌中热而哕。有是者，心（病）也。无是者，非（心）也。假令得脾脉，缓弱。其外证面黄，脾胃色。善噫，胃，善思善味。脾。其内证，当脐有动气，按之牢若痛，其病腹胀满，食不消，体重节痛，怠惰嗜卧，四肢不收。有是者，脾（病）也。无是者，非（脾）也。假令得肺脉，短涩。其外证，面白，肺、大肠色。善嚏，悲愁不乐，欲哭。肺。其内证，脐右有动气，按之牢若痛，其病喘咳，洒淅寒热。有是者，肺（病）也。无是者非（肺）也。假令得肾脉，沉。其外证，面黑，肾膀胱色，善恐，肾。善旧本脱，今补之。欠。肾。其内证，脐下有动气，按之牢若痛，其病逆气，小腹急痛，泄如读为而。下重，足胫寒而逆。有是者，肾（病）也。无是者，非（肾）也。

按：此篇所言内外证，非谓病症表里，即谓诊候内外也。何则？面青善怒，岂止外证，四支满，闭淋溲便难，转筋，岂止内证？余可类推。所谓外证者，医坐病人之侧，以为望闻也。内证者，亲逼病人，按腹诊脉，以为问切也。概而言之，肝曰面青善洁，心曰面赤口干，脾曰面黄善思善味，肺曰面白怨愁不乐，肾曰面黑善恐，是即望也。肝曰善怒，心曰善笑，脾曰善噫，肺曰善嚏，肾曰善欠，是即闻也。肝曰四肢满闭，心曰烦心心痛，脾曰腹胀满，肺曰喘咳寒热，肾曰逆气，小腹急痛，是即问也。肝曰脐左有动气，心曰脐上，脾曰当脐，肺曰脐右，肾曰脐下，是即切也。望闻问切之义，详见第六十一难。但彼所言，则特举其义，以示医者。此则直对病人，以实其事焉。由之观之，所谓证者。言证据之证，而非言病证之证也。明矣。滑注随文解之，内外证之义，不审何义。读者察诸。

第十七，旧同。难曰：经《内经》无所见。言，病或有死，或有不治自愈，或连年月不已，其死生存亡，可切脉而知之耶？然。可尽知也。诊病若闭目不欲见人者，脉当得肝脉，弦急而

长。本脏脉名曰从。从者当愈。而反得肺脉，浮短而涩者，死也。相克脉名曰逆。逆者当死。病若开目而渴，心下牢者，脉当得肾实而数。阳病见阳脉吉。而反得沉涩而微者，死也。阳病见阴脉凶。病若吐血复鼽衄血者，脉当脉与病合。沉细。阴病见阴脉。而反浮大而牢者，死也。阴病见阳脉。病若谵言妄语，身当有热，脉当洪大。实病见实脉，未危。而反手足厥逆，脉沉细而微者，死也。实病见虚脉危。病若大腹而泄者，脉当微细而涩。虚病见虚脉。而反紧大而滑者，死也。虚病见实脉。

按：此篇所问三件，而答止见死证一节，他无所见，疑是脱简。王文洁云：肝病见其本脏脉，则病自已，若见相克脉，乃死。余可类推。据王说，则自已之证，含蓄在其中。滑注云：第十八难所谓人病沉滞久积聚一条，当此篇连年月而不已之答，文错简在彼，今且从之。旧本第十六至十八难，各篇问答，殊不相蒙，疑是古经残缺。不然，则吕广重篇粗耳。今因滑氏诸家之说，移易正文，略视其义尔。

人病有沉滞久积聚，可切脉而知之邪？应连年月不已之问。然。诊在右胁肺部。有积气，得肺脉短涩。结，脉结甚则积（气）甚，结微则（积）气微。诊不得肺脉（结）而右胁有积气者？何也？然。肺脉虽不见，右手三部，脉当沉伏，其外形体瘤疾同法耶？将异也？然。内有积气，脉当结伏，外有瘤疾，脉当浮结。以上十六字，旧本脱落。今因后节补之。结者，脉来去时一止无常数，名曰结也。伏者，脉行筋下也。浮者，脉在肉上行也。左右手表里，浮沉。法皆如此。假令脉结伏者，内无积聚。聚疑气字，下同。脉浮结者，外无瘤疾。有积聚，脉不结伏。有瘤疾，脉不浮结。为脉不应病，病不应脉。是为死病也。

按：此旧本第十八难，文义具前注末节然字下。古经脱内有积气云云十六字，近世浪华林见宜《难经或问》中，既已补入。今从之。

第十八，旧十九。难曰：经言脉有逆脉寸

弱尺盛。顺，男脉寸盛尺弱。男女有恒男上盛，女下盛，有定位。而反者？何谓也？

按：女脉为逆，男脉为顺。顺者属春夏生气，从下而上达。逆者属秋冬生气，从上而下行。此谓男女有常也。如滑注所言，则逆顺与反，其义不分，失问答之义。何者？此难所问，凡逆顺与反，自是二义，答辞亦分为二件。学者思诸。

然。男子生于寅，春气始升，寅为木，发生。阳也。女子生于申，秋气始降。申为金，挛敛。阴也。故男脉在关上，寸。女脉在关下，尺。是以男子尺脉恒弱，寸脉盛。女子尺脉恒盛，寸脉弱。是其常（理）也。

按：此第一件之答辞，谓男女自然，有逆顺之分也。寅为木，阳也者，谓建寅月阳气始出于地，而万物生气，皆在于上。自寅至未，六支配于春夏，而皆阳也。申为金，阴也者，建申月阳气下降，而阴始用事，庶类之生气，皆入于地。自申至丑，六支配于秋冬，而皆阴也。寅申说，诸家泥矣，不可从也。

反者，男得女脉，寸弱尺盛。女得男脉寸盛尺弱。也。其为病何如？然。男得女脉为不足，病在内。阴分。左（脉）得之，病在左（部），右（脉）得之，病在右（部），下同。随脉言之也。女得男脉为太过，病在四肢。阳分。左得之，病在左，右得之，病在右，随脉言之。此之谓也。

按：此第二答。此篇太过不及，主心肺肾肝言，即气血之偏虚偏实也。所谓男得女脉，寸弱尺盛，譬犹春夏阳气不上腾，而滞于地下，则阴有余，阳不足，故病在内。内者，谓阴部有故也。女得男脉为太过，寸盛尺弱，谓阴不足，阳有余，犹秋冬阳不下降，而留于地上，故病在四肢，谓心肺部有事也。上左右，指脉位。下左右，指脏部言之。

第十九，旧二十。难曰：经今无所见，言，脉有伏匿，伏匿于何脏，而言伏匿耶？然。谓阴阳更相乘，更相伏也。脉居阴部，尺。而反

阳脉浮滑长。见者，为阳乘阴也。脉虽时沉涩而短，三脉皆阴是伏。此谓阳（乘）中伏阴也。脉居阳部，寸。而反阴脉沉涩短。见者，为阴乘阳也。脉虽时浮滑而长，三脉皆阳。此谓阴（乘）中伏阳也。

按：伏匿字，出《素问》调神论，然非脉名。滑注辨此篇伏匿，与三难复溢同异，然彼乃复溢对待而言，此则伏与乘相配而言，其义本异。所谓伏匿者，唯伏也。故云更相伏乘，是亦阴阳有余不足之义。接前篇言，然与前篇义有差别。所谓脉居阳部，而反阴脉见，则知阴部亦盛也。然则三部皆阴盛之脉，而其阳乘时阳仅见者，此伏阳也。将为重阴之渐。脉居阴部，反阳脉见，则知阳部亦盛也。阳中时仅见阴脉，此伏阴也。将为重阳之渐，凡狂癫之证，共是五脏偏虚偏实之所由生焉。其在外邪，亦有所偏，实则为狂为癫，可以见已。

重阳者狂，阳实。重阴者癫。阴实。脱阳者见鬼，独阴之极。脱阴者目盲。孤阳之极。

按：此篇滑注，以为五十九难狂癫之文，错简出于此。以予观之，弗然。彼所论则脏气偏实之所生，病从内也。此即伤寒热病阳病阴证等所见，病从外也。故见鬼目盲乃死。彼所谓狂癫，正气自失，精神放散，不归本舍，历年之久，犹尚未已，岂有目盲见鬼之危急乎。学者察诸。

第二十，旧廿一。难曰：经言人形病外证。脉不病，胃气存。曰生。脉病胃气亡。形不病，内证。曰死。何谓也？然。人形病脉不病，非有不病者也。脉亦似病。谓息数属病势。不应脉数也。属生气。此大法。

按：此难形病脉病，审考其所答之辞，所谓息数不应脉数者，则其形病者，气息短促，形体颤摇，而虽脉有邪势，稍有胃气存焉。此形病虽甚，应不至死。如脉病而形不病，则形息共稳，而脉见虚豁，无胃气之和，是形病虽无已甚，然与脉反，不死何俟。盖此难所言，凡内伤之病，则其所发以渐，故所苦亦缓，而

脉乃日恶一日，此脉病而人不病也。外邪之为病，息气动形，屈伸颠沛，然脉动实强，犹有胃气，此形病而脉不病也。滑注所引周氏之说，不可从矣。唯若仲景之说，乃为稳当。

第廿一，旧廿二。难曰：经言脉有是动，卫病浅。有所生病。荣病深。一（经）脉变为二病是动所生。者。何也？然。经言是动（病）者（属）气也。所生病者（属）血也。邪在气，卫外。气阳为是动。邪在血，荣中。血阴为所生病。气主呴之。血主濡之。气留而不行者，为（卫）气先病也。血壅而不濡者，为（荣）血后病也。故先为是动，后所生病也。

按：《灵枢》第十篇，载每经是动所生二病，然或未知二病有何等之别，故此难因设问答，以明各病有阴阳中外之异焉。所谓是动者，气也。所生病者，血也。又云：气先病，血后病。此云气血，盖指荣卫为言。所谓是动者，卫病也。邪在脉外。所生病者，荣病也。邪在脉中。譬如伤风是太阳之卫病，而主桂枝。伤寒是太阳之荣病，而主麻黄之类。大意以此推之，则知是动所生，俱皆为外邪冒经之病，而其谓先后者，亦有浅深之差。或以分外邪内伤二病等说，似不免牵合。但为荣卫二分，平易看过时为稳当。

第廿二，旧八。难曰：寸口三部。脉平无偏倚。而死者。何谓也？然。诸十二经脉者，皆系于生气之原。本。所谓生气之原者，谓十二经之根本也。谓肾两间命门动气也。此指动气。五脏六腑之本，十二经脉之根，呼吸之门，三焦之原。玄之又玄，众妙之门。一名守邪之神。此一句疑后人所加。故气即动气。者，人之根本也。根命门。绝则茎叶经脉。枯矣。寸口脉平而死者，（肾间）生气独（暗）绝于内指玄玄处。也。

按：前此诸论，皆承第一二难等义，取手太阴鱼际，却行一寸九分之脉位，以决病之死生。《内经》所谓饮食入胃，其精微气变，见于气口，是也。然则前诸篇皆主胃气言，而此所

问难，殊异乎彼。盖怀胎之始，天真之气，自然寓于肾间命门之宫，是谓生气之原，即资始资生之妙。由是而兆，亦不期然而然者，岂唯人耳，万类皆然。方其生来待乳哺水谷之养，以成脏腑经络四支百骸之全者，皆以此气之为基故尔。所谓呼吸之门，三焦之原是也。夫寸口脉既谓决脏腑之死生，则此外复何求。然今其脉平而死者何？辟诸草木之在水瓶中，花叶虽青，其根既断，则宁有一时之荣，遂乃萎苶失其本色，可刮目待已。或曰：实如此篇，则与前数者，其论相反，扁鹊之言，无乃矛盾邪？且《内经》云：得谷则昌，失谷则亡。而今谷入于胃，脉道乃通，然其人即死者何？曰：寸口决死生，固其所也。然又有不关寸口者。若夫暴疾卒倒无论已，虽其长病久患，先脉而可前知者，此一诊已。扁鹊特论诊脉之外，别有命门动气之候。此乃望而知之之最者。而其候诸家纷纭，无有底止，或以为尺中脉，或以为踝后少阴，又或以为脐下丹田。果其言之是乎，则尺既属寸口中，少阴即是十二经之一，至于寸口脉平而死，及十二经之根等语穷矣，且肾病脐下有动气，按之牢若痛，所谓邪与生气之动，于彼丹田，何以择之。可谓皆取其臆者。予尝以其所闻，考诸《内经》，并取其说，别记藏之。顾其命门，《灵枢》唯谓目也，他无所议。而《难经》数言之。以予考之，《内经》中所谓耗散其真，真气从之等语，即此是物。何以言之？则以精神之外，别有指真者。故尔具载外记，并不复赘。本篇旧在第八难，然介诸寸口脉论中，失其序次，故移置此。

第廿三，旧同。难曰：手足三阴三阳，脉之度数，可晓以有乎字意。下同。不？然。手三阳之脉，从手至头，长五尺，一经之度，下同。五六合三丈。总。手三阴之脉，从手至胸中，长三尺五寸，三六一丈八尺，五六三尺，合二丈一尺。左右六经之度。下同。足三阳之脉，从足至头，长八尺。六八四丈八尺，足三阴之脉，从足至胸，长六尺五寸，六六三丈六

难经古义

尺，五六三尺，合三丈九尺。人两足蹻脉，从足至目，长七尺五寸，二七一丈四尺，二五一尺，合一丈五尺。督脉任脉，各长四尺五寸，二四八尺，二五一尺，合九尺。凡脉长一十六丈二尺，此所谓十二经脉长短之数也。

按：十二经脉尺度，总计十三丈八尺。任督蹻三脉，总二丈四尺。合十六丈二尺，即一难所谓昼夜五十周身，血气运行之度也。然又视二十七难奇经八脉，不拘十二经云云者，与此互相反，所以不免于后人之疑焉。滑注无明解，予因考之。凡诸经络流行，本自一元气，虽有阴阳之分，多少之差，何有隔离阻绝，各异其流之理乎。且所谓十六丈二尺者，特举手足一体之大经脉而言之。且奇经之中，任督蹻在《内经》而有定尺，其余阴阳维、冲、带，四奇长短之度，于经亦无所见，则知其绸缪大经，而余流所及，随省文耳。故知在尺度，则举任督蹻以为定数，在流行，即阴阳维冲带，亦寓其中焉。滑注蹻脉为阴蹻，予谓不然。经云：男数其阳，女数其阴，当数者为经，不可数者为络，是其证也。然则蹻脉在男女，各有阴阳取舍之异可知已。

经脉十二，络脉十五，何始何穷也？然，经脉者，行血气，通阴阳，以荣于身者也。其始从中焦注手太阴阳明，阳明注足阳明太阴，太阴注手少阴太阳，太阳注足太阴少阴，少阴注手心主少阳，少阳注足少阳厥阴，厥阴复还注手太阴。别络十五，皆因其原，如环无端，转相灌溉，朝于寸口人迎，以处百病，而决死生也。经《终始篇》曰：明知终始，阴阳定矣。何谓也？然。终始者，脉之纪也。寸口候阴。人迎，候阳。阴脏阳腑之气，通于朝使，如环如端，故曰始生也。终者，三阴三阳之脉绝。绝则死，死各有形，故曰终死也。

此所引经文二句，出《灵枢》。终始字，在《难经》寓死生意耳。

第廿四，旧同。难曰：手足三阴三阳气已绝，何以为候，可知其吉凶不？然。足少阴气绝，即骨枯。少阴者，冬脉也。伏行而温于骨髓。故骨髓不温，即肉不著骨。骨肉不相亲，即肉濡而却。肉濡而却，故齿骨余此外候。长而枯，发外候。无润泽。无润泽者，骨先死。戊日阳土。笃，己日阴土。死。土克水。足太阴气绝，则脉不营其口唇。口唇者，肌肉之本也。脉不营，则肌肉不滑泽。肌肉不滑泽，则肉人中肉，此外候。满。肉满则唇反，脾之所主外候。唇反则肉先死。甲日阳木。笃，乙日阴木。死。木克土。足厥阴气绝，即筋缩引卵与舌卷。厥阴者，肝脉也。肝者，筋之合也。筋者，聚于阴器，而络于舌本。故脉不营，则筋缩急。筋缩急，即引卵众筋所结。与舌，肝经贯颃颡。故舌外候。卷卵外候。缩，此筋先死。庚日阳金笃，辛日阴金死。金克木。手太阴气绝，即皮毛焦。太阴者，肺也。行气温于皮毛者也。气弗营，则皮毛焦。皮毛焦，则津液去。津液去，即皮节伤。皮节伤，则皮外候。枯毛外候。折。毛折者，则毛先死。丙日阳火。笃，丁日阴火。死，火克金。手少阴气绝，则脉不通。脉不通，则血不流。血不流，则色泽去。故面外候。色黑如黧，此血先死。壬日阳水。笃，癸日阴水。死。水克火。

此篇大意，凡诸经气血，因病经气将绝之候，而诸经脉，皆在肌肉中，其流深潜，何缘能得从外而候之邪。虽然，既已有斯理，则医者亦不可不知焉。唯其所主在肾，则以齿发为候，于脾乃以唇反为候，于肝乃舌卷卵缩是候，肺与心，则皮毛焦枯，面色黧黑，是外候之尤著明者。故字傍加圈，以示初学者尔。

三阴《灵枢》作六阴。气俱绝者，则目眩转，目瞑。神志将乱，夺精之兆。目瞑者为失志，失志者则志先死，死即目瞑也。六阳气俱绝者，则阴与阳相离。阴阳相离，则腠理泄，绝汗津液已绝，亡阳之候。乃出，大如贯珠，转出不流。即气先死，且占夕死，夕占旦死。

目瞑与绝汗出，此其外候也。此二绝与前每经之绝，其后大异者何？盖彼病以渐而终之

候，此则暴病急死，诸经俱亡之兆。

第廿五，旧同。难曰：有十二经，五脏六腑十一耳。其一经者，何等经也？然。一经者，手少阴与犹言属与。心主别脉手厥阴。也。心主与三焦为表里，俱有名而无形，故言经有十二也。

按：此篇所发，示心包络亦为无形之脏。盖以十二经配五脏六腑，则一经无所系属，所以发问焉。心包者何？包络心脏如内郭，所以温养真心之阳也。三焦者，包罗熏陶诸脏之气，历络上下，如外郭然。故取俱无形者，以为脏腑表里。花溪虞氏之说，殊有理致，宜以参看。予别有说，今略于此。

第廿六，旧同。难曰：经有十二，络有十五。余三络者，是何等络也？然。有阳络，有阴络，有脾之大络。阳络者，阳跷之络也。申脉。阴络者，阴跷之络也。照海。故络有十五焉。

按：《灵枢》以任督配十二经之络，为十五络也。此难以阳跷阴跷代之者。何也？盖奇经比诸十二经，皆络也。故知任督外二跷所属穴，亦与诸络穴同治。《灵枢》十五络，有任督二脉，而无阴络阳络。盖任督者，诸经周流之所属，而有专穴，故此难易之以阴阳二跷，充其数者。凡奇经八脉中，任督跷三者，既已系血气，运行五十周身之度，故易任督以跷脉者，实扩经之余义耳。

第廿七，旧同。难曰：脉有奇经八脉者，不拘于十二经，何也？然。有阳维，有阴维，有阳跷，有阴跷，有冲，有督，有任，有带之脉。凡此八脉者，皆不拘于（正）经，故曰奇经八脉也。经有十二，络有十五，凡二十七气，相随上下，何独不拘于经也？然。圣人图设沟渠，通利水道，以备不然。犹言不虞。天雨降下，沟渠溢满，霶霈妄行。此一句旧本误在当此之时句下，今据《脉经》移此。当此之时，圣人不能复图也。此络脉指诸经之络。满溢诸经，十二正经。不能复拘也。

按：此八脉者，十二经之奇零，而有专穴者。唯任督二脉耳。余六脉，皆因正经属会穴为之主治，详见后篇。络脉满溢者，则上所谓十五络脉也。滑氏直以为奇经，非是。

第廿八，旧同。难曰：其奇经八脉者，既不拘于十二经，皆何起何继系同。也？然。督脉者，起于下极之俞，长强穴。并于脊里，上至风府，在脑后。入属于脑。任脉者，起于中极之下，会阴穴。以上毛际，循腹里，上关元，至喉咽。冲脉者，起于气冲，足阳明经穴。并足阳明之经，夹脐上行，至胸中而散也。带脉者，起于季胁，足少阳带脉穴。回身一周。阳跷脉者。起于跟中，足太阳申脉穴。循外踝，上行入风池。阴跷脉者，亦起于跟中，足少阴照海穴。循内踝，上行至咽喉，交贯冲脉。其上者出于颃颡。阳维阴维者，维络于身，故阳维起于诸阳会也。阴维起于诸阴交也。溢畜不能环流灌溉诸经者也。十二字旧本误出考阳维云云前，今移于此。比于圣人图设沟渠，比诸络脉。沟渠满溢，流于深湖。比诸奇经。故圣人不能拘通也。而人脉隆盛，入于八脉，而不环周，故十二经亦不能拘之。其指奇经。受邪气畜（积）则肿热砭射之也。

此言八脉流行，滑氏以曲骨穴为任脉所起者，非。所谓中极之下者，直指会阴言。若以曲骨为所起穴，则会阴不属任脉，而属何经乎。会阴为任脉所起，滑氏既于十四经而言，与此相反者何？冲脉据《内经》，则并足少阴经，滑氏依违不决。予谓冲脉属足少阴，固其所也。然观其所发，乃在足阳明气冲穴，则此难所言，盖似发《内经》未发之旨。且冲脉之流行于少阴阳明二经之间，亦可以徵矣。李濒湖既得二经之意，予亦从之。溢畜云云十二字，滑氏移不能拘之下，文理不正。故予改移于此。

第廿九，旧同。难曰：奇经之为病，何如？然，阳维维于阳，手足三阳。阴维维于阴，手足三阴。阴（维）阳（维）不能自明维，则怅然失志，阴维溶溶不能自收持。维病。阳维为

病，苦寒热。病属腑。阴维为病，苦心痛。病属脏。阴跷为病，阳缓虚而阴急。实。下同。阳跷为病，阴缓而阳急。冲之为病，逆气而（腹）里（引）急。督之为病，脊强而厥。任之为病，其腹内苦结，男子为七疝，主气。女子为瘕血。聚。气。带之为病，腹满腰溶溶，失其束缚。若坐水中。阴中阳虚。此奇经八脉之为病也。

此篇具言八脉主病。二维失其维持，在阴则失志心痛，在阳则不能收持及寒热。两跷为病，其急者受邪而实，缓者少气而虚。任督为腹背中行，有血气之分，故其所苦如此。脊强内结，是其阳在阴之异。冲脉者，十二经之海，邪客之则逆气特剧。带脉者，在季胁而横束诸脉。故有病焉，则弛纵而腰间溶溶。其经系足少阳，故阴中之阳失其守，则气少如坐水中。盖此八脉病形，在《内经》散出诸篇，若无统属。故越人并取发难。二十七难至此三篇，通言奇经，详且尽矣。

第三十，旧同。难曰：荣气之行，常与卫气相随不？然。经言人受气生气。于谷，五味。谷入于胃，乃传与五脏六腑。五脏六腑，皆受于气。水谷之精。其清阳者训处。下同。为荣（血），浊阴者为卫（气）。荣行脉中，卫行脉外，荣周不息，五十（度）而复大会。手太阴寸口。阴阳相贯，如环之无端，故知荣卫相随也。

按：此难问答，据《灵枢》荣卫生会篇文，而明荣卫不相离之义。然谓卫气，其义不一。如卫气篇，卫气行篇，则谓独行之卫也。生会篇则谓并行之卫也。凡诸邪在脉外者，皆属此卫气之分。故曰荣行脉中，卫行脉外，各有其经所属之部分焉。不则，何以有中风是太阳卫病，以桂枝，伤寒是太阳荣病，以麻黄等语乎？若夫浮散之卫，则昼行诸阳，夜行诸阴。此难大意，专据一脉有二病之变，以明荣卫相随之义。前篇所谓是动所生二病，亦因是推之，则可矣。荣卫清浊之义，旧注详尽，其说盖视血气互根之理尔。

难经古义卷之下

信阳　筑水　滕万卿撰　萧山　谢诵穆校订

第三十一，旧三十二。难曰：五脏俱等（列）而心肺独在鬲上者。何也？然。心者血，肺者气。血为荣，气为卫。相随上下，谓之荣卫。通行经络，荣周于外，故令心肺在鬲上也。

按：此篇所述，五脏同辈等列，而心肺独在鬲上，脾肝肾三脏，皆在鬲下。上焉则清阳之处，下焉则浊阴之地。此乃心肺独似有贵焉。夫心者生化荣血，肺者运行卫气，一身气血，率皆赖于二脏之运化，则其所职最重。故心肺之所贵者无他，唯在血与气耳。《素问》曰：鬲肓之上，中有父母。所谓父母者，指气血言，则此篇主意，权舆乎此。盖虽五脏为一身之主，神气之舍，然其所以为病，皆因血气虚实。且药有气味，亦唯不过疗气血耳。气血生化，则精神魂魄寓其中。然则医之治病，专在气血之分，岂拘拘于藏象乎。故《素问》又曰：血气者，人之神，不可不谨养。则此之谓也。

第三十二，旧三十三。难曰：肝（色）青象（乙）木，肺（色）白象（辛）金。肝得水精气而沉，位卑。木得水而浮。轻。肺得水精气。而浮，位高。金得水而沉，重。其意何也？然。肝者非为纯木也。吸金气。乙，木。角少。也。庚之柔。大言阴与阳，小言夫与妇。释其微阳，甲木。而吸其微阴庚金。之气，其意乐金。又行阴道足厥阴多血少气。多，故令肝得水精气。而沉重浊为常。也。肺者，非为纯金也。受火气。辛，金。商少。也。丙之柔。大言阴与阳，小言夫与妇。释其微阴，庚金。婚而就丙火，其意乐火。又行阳道手太阴多气少血。多，故令肺得水精气。而浮轻清为常。也。

肺熟火气离。而复沉，肝熟金气绝。而复浮者。何也？故知辛当归庚，纯金。乙当归甲纯木。也。

按：此篇问答，阅览《内经》，无有明据。审其设问之辞，以肺肝二脏，倒置其位发难。所谓肺者象金，其体当沉。肝者象木，其体当浮。凡五行之性，木火属阳，金水属阴。火性炎上，故心居上部。水性润下，故肾居下部。是理之当然也。然木质当浮，反沉在下，金体当沉，反浮在上，似非木金之性，是其所以发难焉。窃考其所以倒置，即脏腑刚柔之事也。所谓刚柔者，夫妇之道也。假令甲乙庚辛，即肝胆肺大肠。府为阳，兄之行也。脏为阴，妹之行也。甲乙本自同气，故乙木感于异气，其意乐庚金。庚辛本自同性，故辛金配于异性，婚而就火。腑属阳，夫之道也。脏属阴，妇之道也。故曰：大言阴与阳，小言夫与妇。阴道阳道，谓肺主气在上，肝藏血在下，且在各经，亦复如此。肝肺熟之熟，滑注以为散失之义，王氏评林为相离也。盖草木实熟，则离谢枝茎之意欤，姑且从之。肝肺若不易地，则心肾阴阳，共为偏胜，何以致五脏之和平乎。是故肺之在上，象阳中之阴，以为心之辅弼。肝之在下，象阴中之阳，以为肾之匡佐。阴阳相交，而脏气自全，此越人之旨，岂非阐发轩岐之蕴奥邪。

第三十三，旧四十一。难曰：肝独有两叶，左三右四。以何（象）应也？然。肝者，东方木也。木者，春也。主发生气。万物始生，其尚幼少，意无所亲。去太阴尚近，离太阳不远，

犹有两心，故有两叶，藏象。亦应木叶甲析。也。

按：此承前篇重言肝脏者，盖肝比诸他脏，犹有幼稚之象，而意无所亲。故其有两叶，亦犹草木甲析，左右相分，恰有两心也。去太阴尚近，离太阳不远二句，此篇之大旨。谓太阴者湿土，即谓脾。太阳者寒水，即谓肾。滑注以太阴为肾，太阳为心，其义亦通。盖脾气健，则肝血能收。肾精固，则木气舒达。脾犹木籍培育于土，滋资润于水焉。盖越人视治肝病，特有深意者如此，何者？肝已为幼少，则谓太阴太阳者，父母之谓也。近看吴氏所注辨真，与余意符。

第三十四，旧三十六。难曰：脏各有一耳。肾独有两犹两轮之两相顺为用。者，何也？然。肾两（枚）者，非皆肾也。其左者为肾，阴。右者为命门。阳。命门者，此与上命门字同而旨异。上则姑别属右肾，此则其位暗寓两肾中间。诸神（气）精（水）之所舍，原气之所系也。肾间动气。男子以藏精，两肾。女子以系胞，子宫。故知肾有一也。

按：分肾为左右脏，《内经》无明文。且命门在《灵》《素》，则指为目也。或以名太阳睛明穴。又《素问》十二官论中，有分心与包络为二脏，而未见肾有左右之分。又有后篇，言肾有两枚语。因考此篇大意，分肾为两脏，以配六藏之数。其意以谓凡心既且二藏象，则肾亦有含蓄一原气于左右阴精中间，故左为肾，右为命门，实知一脏中寓阴阳二气焉。然则其分左右之名，亦偶然耳。何则？命门者，诸神精之所舍云云数语，全迁其位于中间者，明矣。由是观之，虽肾有两枚，然其气相通。固一水藏，唯使后人知阴中有命门之阳已。然则《灵枢》谓目者指其标，此难特举其本。以示《内经》未发之旨尔。

第三十五，旧三十四。难曰：五脏各有声色臭味液，旧本脱液字，今从滑氏补之。皆可晓知不？然。《十变》古书篇目，今《内经》无所见。言：肝色青，大敦，井。其臭臊，曲泉，合。其味酸，中封，经。其声呼，大冲，俞。其液泣。行间，荣。心色赤，少府，荣。其臭焦，少冲，井。其味苦，少海，合。其声言，灵道，经。其液汗。神门，俞。脾色黄，大白，俞。其臭香，大都，荣。其味甘，隐白，井。其声歌，阴陵泉，合。其液涎。商丘，经。肺色白，经渠，经。其臭腥，大渊，俞。其味辛，鱼际，荣。其声哭，少商，井。其液涕。尺泽，合。肾色黑，阴谷，合。其臭腐，复溜，经。其味咸，大溪，俞。其声呻，然谷，荣。其液唾。涌泉，井。是五脏声色臭味液也。

按：以声色臭味液，配当五脏，其义有二焉。如第四十九篇所言五邪病，谓肺主五声，肝主五色，心主五臭，脾主五味，肾主五液。缩合言之。如此篇，则五物分配于各脏，交错言之。凡脏有五，病或一脏独病，或二三脏并病，各缘其所主五物，以知病从何脏传来，古之义也。盖审其治病之旨，则五色皆治其经本行，五臭治其母行，五味治其所不胜行，五声治其所胜行，五液治其子行。《十变》者，疑是《内经》古篇目，而今则亡矣。

五脏有七神，各何所藏耶？然。藏者，人之神气所舍藏也。故肝藏魂，随心往来。肺藏魄，并精出入。心藏神，两精相薄。脾藏意心之发。与智，志之化。肾藏精两神相薄。与志肾间原气。也。

神与精，对阴阳之体。魂与魄，配血气之因。故神精主体，魂魄主动。魂动则神气能阅七窍，各各不失其职，所谓随神往来是也。魄运则精气周布支体，以知把抓痛痒，所谓并精出入是也。故人寐而魂魄各归其脏，则视听不务，痛痒不识。神精俱静，则坎离守位，水火即济，当得长生久视。故摄养之道，在心焉则曰收，曰内观。在肾焉，则曰八益，曰封藏。是所以使神精守静者。然脾寓意与智，意者心之发也。智者志之化也。《素问》云：肾者伎巧出焉。谓智之主也。脾者中州心肾二气之枢，故

藏意与智。肾又言志者。即肾间原气是也。脾肾各有二神者，盖由脾乃生化荣卫之本，肾乃阴中含蓄真元之气故尔。

第三十六，旧三十五。难曰：五脏各有所，腑皆相近，脾肝肾三藏与府相接。而心肺独去大肠小肠，远者？何也？然。经言心荣（血）肺卫（气），通行阳气，指血气。故居在上。鬲上。大肠小肠，传阴气指二便。而下，故居在下。脐下。所以相去而远也。比他腑，则去其脏位霄壤。

按：此一节，因前篇所谓心肺独在鬲上，再发难，余三脏腑皆相近，而心肺之腑，甚相远者何？盖心肺主血气，以行十二经络，不居至高之位，则何缘致令于一身哉。大小肠虽为其府，然其所职者，传送糟粕，泌别水液，不居至下之地，则何能导气于二阴哉。各由其贵贱，而位有崇卑者如此。所谓阴阳二气，即指血气与二便，非气为阳，血之为阴之谓也。

又诸腑者，皆阳也。清净之处。今大肠小肠，胃与膀胱，皆受不净，其意何也？然。诸腑者谓是，清净之处。非也。经言小肠者，受盛之府也。大肠者，传泻行道之府也。胆者，清净之府也。胃者，水谷之府也。膀胱者，津液之府也。一府犹无两名，故知非也。小肠者，心之腑。大肠者，肺之腑。胆者，肝之腑。胃者，脾之腑。膀胱者，肾之腑。以上二十八字与后一节文异义同，疑是旧注误入正文者，故今细书以别之。小肠谓赤心色。肠，大肠谓白肺色。肠，胆者谓青肝色。肠，胃者谓黄脾色。肠，膀胱者谓黑肾色。肠，下焦之所治也。一句总括。

此节采摘《素问》十二官论中六腑之职掌，以设难。而其所主，专在清净二字。何者？《素问》既云胆者中正之府，此难乃谓清净之府，审其所以为问答之意，则六腑皆可以为清净之处。然举各府所掌言，一府犹无两名，而清净之名，专归诸胆，则十一脏取决于胆之谓邪。然则清净之名，诸府之所禀，而非独胆也。然

寓诸胆者，盖有深意存焉。窃考六腑皆水谷之道路，而胃病则肠虚，肠满则胃虚，其所常有者，唯谷与糟粕耳。何清净之有？故胆独统之，岂非诸腑取决于胆乎。是故不受水谷之浊秽，而盛清汁也。可以见已。小肠谓赤肠云云一节，实是古言。何以知之？五腑皆以肠名，故云尔。下焦之所治也一句，滑注以属膀胱，非是。盖自胃而下，皆以为下焦所治，故属诸府为可。

第三十七，旧三十八。难曰：脏唯有五，腑独有六者。何也？然。所以腑有六者，谓三焦也。有原气之别（使）焉，主持诸气，有名而无形。其经属手少阳，此外府《灵枢》言孤腑同。也。故言腑有六焉。

按：腑脏止有五者，五行之道为然。二五合为十者，生成之数是备。演而为六者，乃是六气之应。配为十二，则支律之对。皆合天地自然之符焉。盖三焦者，虽非正府，然诸腑非藉其气，则不能以为出纳运化之用焉。唯其非正府，故熏蒸肓膜之内，游行府藏之间，宛如外郭然，故谓外府。《灵枢》谓之孤府，亦与此义同。滑注三焦外有经而内无形，故曰外府，非是。旧本第二十五篇，谓三焦心包，相为表里。此篇则谓原气之别焉者。彼以心包三焦为相火脏腑配合而言，此乃以命门三焦为本末而言，其义各异。此与下篇互相为义顺连读。

第三十八，旧三十九。难曰：经言腑有五，脏有六者，何也？然。六腑者，正张本作止。有五府也。除去三焦。五脏亦有六脏者，谓肾有两脏也。其左为肾，右为命门。命门者，精神之所舍也。男子以藏精，女子以系胞。其气与肾通，前篇有原气所系一句，而无此句。义互相发。故曰脏有六也。腑有五者，何也？然。五脏各一腑，有形。三焦亦是一腑，无形。然不属于五脏，独属心包亦无形。故言腑有五焉。

按：五行之气，唯火有二，君相是也。《内经》分心与包络以为六脏，此篇则以肾有两枚，歧为二脏，左肾与命门是也，后人误认此难，遂为三焦命门表里之说。余谓三焦既配心包以

为表里，已见第二十五难。此则示命门三焦有本末之理，兼发《内经》未发之旨，何者？五脏中唯心与肾抗对，无有轩轾，心包为二，则肾亦有此象，岂唯脏有两形乎。盖以阴中有阳，故乃有为二脏理。命门之义，详见第三十四篇。

第三十九，旧三十一。难曰：三焦者，何禀何生，何始何终，其（主）治常在何许，可晓以不？然。三焦者，水谷之道路，其气属诸府。气肾间原气。之所终始也。上焦者，在心下下膈，髑骭而上为胸部。在胃上口。贲门。主内而不出。饮食自咽入胃不妄出。其治在膻中。玉堂下一寸六分，直两乳间陷者是。十四字，疑是古来注语，误入正文中者，故细书以别之。且膻中本处名总称两乳间，岂拘任脉一穴乎。中焦者，在胃中脘。腹部中央。不上不下，饮食蓄积。主腐熟水谷。其治在脐傍。总脐左右诸穴。下焦者，当膀胱上口。小腹。主分别清浊二便。以传道。三字，旧本误在出而不入之下，今移此。主出而不内也。二便快通不秘涩。其治在脐下。总小腹诸经穴。旧本有一寸二字，亦疑注语。故名曰三焦。其府气府。在气街。言十二皆以俞为原，则手足俞原，亦为三焦主治之穴可知也。

按《内经》言三焦者多端。或由宗营卫之所化而言之，或缘内外经脉之所属而言之，又或连膀胱言之。及言其理之横直厚薄者，率皆因其有名而无形故也。盖此篇虽发问于禀生始终，然其所主专在位与治。盖饮食常凭其气，而出入运化，以养生气之原，故云水谷之道路，气之所终始也。上焦之主内而不出者，此其职也。失职则噎膈胸满，随时便生。中焦之不上不下者，辗磨水谷，此其职也。失职则反胃腹胀痞积，往往而成。下焦之出而不内者，泌水液，转糟粕，此其职也。失职则癃闭秘结溺数泻痢等证，立而蜂起。故其为主治也。膻中脐傍及脐下，是由其位为治矣。然三焦之治，岂止三处乎。故下文云：其府在气街。所谓气街者，三焦之所行，诸十二经之俞原是也。《灵

枢·卫气》篇曰：知六腑之气街者，能知解结契绍于门户。又曰：胸气有街，腹气有街，头气有街，胫气有街。又动输篇曰：四末阴阳之会者，此气之大络也。四街者，气之径路也。滑注以足阳明经有气街穴，故疑为衍文，坐不深察故尔。其府在气街一句，非误非衍。所谓府者，指气府言，即气穴是也。《素问》有气府一篇，可以徵已。明吴文炳辨真云：气街，足阳明之气冲。是亦一义也。

第四十，旧三十七。难曰：五脏之气，于何发起，通于何许，可晓以不？然。五脏者，当《灵枢》作常。上关《灵枢》作阅。于九《灵枢》作七，为是。窍也。故肺气通于鼻，鼻和即肺气和。则知香臭腥焦臊腐矣。肝气通于目，目和肝和。则知黑白赤黄青矣。脾气通于口，口和脾和。则知谷味稻麦豆黍稷。矣。心气通于舌，舌和心和。则知五味辛酸甘苦咸。矣。肾气通于耳，耳和肾和。则知五音宫商角徵羽矣。五脏不和，则九窍各有所主之窍，如上所言。不通。六腑不和，则留结为痈。统言形体所发诸肿。邪在六腑，则阳（经）脉不和。阳脉不和，则气邪气。留之。气留之，则阳脉（动）盛实矣。邪在五脏，则阴（经）脉不和。阴脉不和，则血瘀血。留之。血留之，则阴脉（动）盛（实）矣。阴邪气太盛，则阳（正）气不得相营也。故曰格。《灵枢》作关。阳（邪）气太盛，则阴（正）气不得相营也。故曰关。《灵枢》作格。阴（邪）阳（邪）俱盛，不得相营也，故曰关孤阴。格。独阳。关格者，不得尽其命而死矣。经言《脉度篇》末说。气独行于五脏，不营于六腑者，何也？然。夫气之所行也，如水之流，不得息也。故阴（经）脉营于五脏，阳（经）脉营于六腑，如环无端，莫知其纪，终而复始，其不复溢。人疑血字误。气内温于脏腑，外濡于腠理。

按：此与《脉度篇》文，大同小异。五脏者，内藏神气，而外阅九窍，故多无形之病。六腑者，传谷物而外养肌肉，故多有形之病。

谓在脏九窍不通，在腑留结为痈，可见形之与神，病各有则焉。凡脏皆属阴，而其精上达为常。腑俱属阳，而其气下行为常。若有所不和，则气血之分，偏虚偏实。至其太盛，则遂为关格之变。格是腑将失常而反上逆，使所受水谷，格拒噎塞。关是脏既废职，精气下坠，故二便闭而不通。盖下文复溢二字，即为死脉之名，则其所谓关格者，孤阴独阳之病，殊无回旋之生意者必矣。读者莫以与《灵枢》文相颠倒为疑焉。

第四十一，旧四十。难曰：经言肝主（五）色，心主（五）臭，脾主（五）味，肺主（五）声，肾主（五）液。鼻者肺之候，肺气通臭。而反知香臭。心所主。耳者肾之候，肾气通耳。而反闻声，肺所主。其意何也？然。肺者，西方金也。金生（育）于巳（位），巳者南方火，火者心，心主臭，故令鼻知香臭。肾者，北方水也。水生（育）于申（位），申者西方金，金者肺，肺主声，故令耳闻声。

按：此承上引《脉度篇》文，而举脏气各有所通之窍，以发问难。所谓肝开窍于目，而其所主五色，亦通乎此。脾开窍于口，而其所主五味，亦从此入。唯肾与心肺，其所主不应其窍，所以发疑焉。大抵五行之道，有生克之分，又有胎化之理，此篇所述，即胎化之变也。何则？鼻知臭者相克，耳闻声者相生，故知非五行常例之谓。盖金胎于东方木，而化于南方火，其气旺于西，自卯至酉，金得有气。水胎于南方阳中，而化于西方金，其气旺于北，自午至子，水得有气。火，木之胎化亦然。越人之意，所以使学者知人身五行生克之外，别有胎化之理者如此。《六元正纪大论》曰：春气西行，夏气北行，秋气东行，冬气南行。《淮南子·天门训》曰：金生丁巳，壮于酉，死于丑，三辰皆金也。水生丁申，壮于子，死于辰，三辰皆水也。是亦与此篇之义相类。

第四十二，旧同。难曰：人肠胃长短，受水谷多少，各几何？然。胃大围一尺五寸，径五寸，围三径一之法，下同。长二尺六寸。古有纵横斜等黍尺，不知是用何尺。横横读如广。屈受水谷三斗五升。此亦古量法，未可知。其中常留谷二斗，水一斗五升。小肠大二寸半，径八分分之小半，长三丈二尺。受谷二斗四升，水六升三合合之大半。回肠大四寸，径一寸寸之少半，旧本脱寸之少三字，故补。长二丈一尺。受谷一斗，水七升半。广肠大八寸，径二寸寸之大半，脱寸之大三字，故补。长二尺八寸。受谷九升三合八分合之一。故肠胃凡长五丈八尺四寸，合受水谷八《灵枢》作九。斗七《灵枢》作二。升六《灵枢》作一。合八分合之一。《灵枢》作合之大半。按：每腑所受水谷多寡与《灵枢》同，而本篇谓通计八斗七升六合八分合之一，则见四升五合之不足。予私疑小肠二斗四升，当是一斗九升强。何则？胃者，腐熟水谷，化生精液。大小肠及广肠皆受其糟粕而次第减损，转输运逆，则岂有增之理乎？盖扁鹊见《灵枢》所书小肠谷量，比诸胃量多四升强，则直改以为会计者必矣。然其所改，遂乃漫灭。后人再因《灵枢》文而补之者乎？姑且书此，以俟识者。此肠胃长短，受水谷之数也。肝重二斤四两为斤。四两，三钱弱为两。下仿此。左三叶，右四叶，凡七叶，主藏魂。心重十二两，中有七孔窍同。三毛，盛精汁三合，主藏神。脾重二斤三两，扁广三寸，长五寸，有散膏半斤，主裹血，温五脏，主藏意。肺重三斤三两，六叶两耳，凡八叶，主藏魄。肾有两枚，重一斤一两，主藏志。胆在肝之短叶间，重三两三铢，两分二十四之一为铢。下同。盛精汁三合。胃重二斤一两，纡曲屈伸，长二尺六寸，大一尺五寸，径五寸，盛谷二斗，水一斗五升。小肠重二斤十四两，长三丈二尺，广二寸半，径八分分之小半，左回叠积十六曲，盛谷二斗四升，水六升三合合之大半。大肠重二斤十二两，长二丈一尺，广四寸，径一寸寸之小半，旧本脱寸之小，今补。当脐右《灵枢》作左还，为是。回十六曲，盛谷一斗，水七升

半。膀胱重九两二铢，纵广横同。九寸，盛溺九升九合，口广二寸半，唇至齿，长九分。齿以后至会厌，深三寸半，大容五合。舌重十两，长七寸，广二寸半。咽门重十二两，广二寸半，至胃长一尺六寸。喉咙重十二两，广二寸，长一尺二寸九节。肛门重十二两，大八寸，径二寸寸之旧本脱寸之二字，今补。大半，长二尺八寸，受谷九升三合八分合之一。

按：此与《灵枢》绝谷篇文同，而其所主专在胃中所受水谷三斗五升者，盖人平日承此食量，则足以荣养脏腑。苟有过不及，则不徒害冲和之气，抑亦足以致病。至其大小肠及广肠，皆受其滓秽，以为泌别导之用耳。此为后篇言绝谷七日而死之起本。肝重云云以下一百九字，《灵》《素》无所见。此篇创出之，疑非扁鹊之言？何以言之？前既曰肝有两叶，此又曰凡七叶。《灵枢》谓大小肠左环，此谓大肠右回。且一篇中肠胃度量，前后重复。其口广以下九十九字，剿取《肠胃》篇文，以列膀胱之次，与《灵枢》所述之意，大失其旨。彼此所以发疑也。然历代名医，谓藏象皆以为据，则其所由来亦远，故姑书以俟知者。

第四十三，旧同。难曰：人不食饮，七日而死者。何也？然。人胃中常有留谷二斗，水一斗五升，故平人日再至圊，一行二升半，日中终日。五升，七日五七三斗五升，而水去则荣散。谷消则卫亡。尽矣。故平人不食饮七日而死者，水谷津液俱尽，即死矣。

按：绝谷七日而死者，以其日再至圊，一行尽二升半，故为之限。虽然人心如面，肠胃传化亦异，盖人之更衣，一日或一行、二三行，二日或一行、二三行，不可定度，故结之曰：水谷津液俱尽，即死矣。则此难主意，端在此一句耳。其所谓七日，亦以一日二行之量言之，何必拘拘日数乎？读者思诸，与《灵枢》绝谷篇，辞有少异，而义全无差。

第四十四，旧同。难曰：七冲门冲者，冲突之冲，往而不斥之意。何在？然。唇为飞门，飞扬开合之处。经云：口唇者，音声之扇也。齿为户门，破坚碎硬之要专在此。会厌为吸门，吞物出气之街。胃上口为贲门，荣卫生发之关。太仓即胃府下口为幽门，溲便受盛之境。大肠小肠会为阑门，清浊分利之界。下极即尻臀。为魄门，槽粕转出之域。故曰七冲门也。

按：贲、幽、阑、魄四门，散见《内经》诸篇，无有统系焉。其飞、户、吸三门，岂古文脱落，而存在此篇欤。所谓七冲者，水谷出纳之门，而飞门至贲门，则主纳焉，幽门至魄门，则主出焉。上道四门失守，则噎膈反胃呕吐吞酸诸病，随分而生。下乡三门废职，则泄利秘结遗癃痔脱诸证，逐次以成。且胃者仓廪之府，谷神之官也。飞门包含之户门，齿决之吸门，噙咽之贲门，容纳之幽门，谷神既留，而槽粕成矣。受盛之阑门，分利之魄门，推辗之一门，不通则诸门为之生变。神谷安稳，岂可得乎。又经有畜门，而此无见者，盖畜门者，鼻口之界，颃颡之关，不接水谷之路，故唯曰七冲门云。

第四十五，旧同。难曰：经言八会者，何也？然。腑会大仓，任脉中脘穴。脏会季胁，足厥阴章门穴。筋会阳陵泉，足少阳膝外穴。髓会绝骨，陈氏以为枕骨，足太阳头部穴。血会膈俞，足太阳背部第二行穴，心肝二俞中间。骨会大杼，督脉大椎穴。非背部第二行大杼穴。杼古脊骨名故，杼椎皆通用。脉会太渊，手太阴寸口中穴。气会三焦，即谓上焦。古三焦有专言偏言之分，此乃偏言。外一筋外有经而内无形，故云。直两乳内任脉膻中穴。也。热病在内者，取其（八）会之气穴也。

按：《内经》载热病五十九刺法，各处热邪，随分取之。此篇由是立八会法以适简约。盖此八会十三穴，诸热在身内者，各随其部分而治之。虢太子尸蹶，取外三阳五会者，岂止百会一穴，疑兼取此会之五处者，可知矣。血海、髓会、骨会三说，滑注所引四明陈氏之说为是。三焦之三作上字者，谢氏不达古。

第四十六，旧同。难曰：老人（夜）卧而不寐，睡不熟。少壮（夜）寐而不寤睡熟。者，何也？然。经言少壮者，血气盛（满）、肌肉滑（泽）、气道通，呼吸安静。荣卫之行，周身。不失于常，五十度。故昼日精（爽）夜不寤也。眠足。老人血气衰（少）、肌肉不滑（润），荣卫之道涩，失常度。故昼日不能精，易眠。夜不得寐也。难眠。故知老人不得寐也。醒眠。

按：此虽论辨老壮昼夜寤寐之有异，然其实，则谓荣卫周身之度，老者有亏，而不应其数也。与《灵枢》生会篇义同，而此重设问答者，盖壮者血气常盛，而至于老，则其平居血气既衰，况方得其病，则议药迥别。故老者之病，比诸少壮，虽实犹尚挟虚。假令寻常内外病，有与少壮相似，然其攻补之际，最宜刻意，不可率以其病相似同治焉。扁鹊所以发难，专在于斯乎。

第四十七，旧同。难曰：人面独能耐（忍）寒者，何也？然。人头者，诸阳（经）之会也。诸阴（经）脉皆至颈胸中而还，指正经言。独诸阳脉皆上至头耳，故令面耐寒也。

按：与《灵枢》所载岐伯言，大同小异。彼谓十二经脉三百六十五络，其血气皆上于面者，历举经络本支，而示其血气纯粹独聚于面耳。此篇乃谓首者诸阳所会，诸阴脉皆至颈胸而还，则独主经脉正行者言之。盖头面者，手足六阳之脉所会。而其六阴脉之正者，皆终于胸中，其支别仅有贯颈系目上，至巅顶。然其阴之微，包含诸阳中，则虽有而犹无焉。故越人断以诸阳会发其义，则于治病之事，有裨乎后世矣。盖首面、支体、骨属、筋会，虽如同，然其血气清浊，自有分界。人身虽为一气血，头面病多是浊阴犯上，支体病多是清阳滞下，是示用药施治之所以异也。

第四十八，旧同。难曰：人有三虚脉、病、诊。三实，同上。何谓也？然。有脉之虚实，有病之虚实，有诊之虚实也。脉之虚实者，濡（弱）者为虚，诸脉象中，皆见濡弱。紧（实）牢（强）者为实。诸脉象中，皆见紧牢。病之虚实者，出者内伤。为虚，入者外邪。为实。言者惺惺不妨于言。为虚，不言者言语错乱混浊。为实。缓者病以渐进，非一朝一夕之谓。为虚，急者一时暴发，生死在旦暮。为实。诊之虚实者，濡者肌肉濡弱。为虚，牢者肌肉牢坚。为实。痒者血气散涣。为虚，痛者邪气盛满。为实。外痛邪实在表。内快，血气乏里。为外实内虚。内痛邪盛在里。外快，血气空表。为内实外虚。故曰虚实。

按：《灵枢》分年之盛衰，月之虚满，时之和不和，以言三虚三实。然其义广远，而非至近之法，故此篇沿其名，而革其法。所谓三虚三实者，脉、病及诊是也。可谓至近矣。濡与紧牢者，假令虽脉有大小浮沉滑涩之异，大率濡弱而无力者，皆为虚矣。其六脉紧牢而有力者，皆为实矣。莫以《脉经》所载濡紧牢，认为其脉焉。即若有力无力字面，然其诊之濡牢，亦可由此类推出也。言也，缓也，皆为内伤之候。其病亦有虚实，岂止虚耳。然此篇概为虚者，凡内伤者，脏病多不足，其偶有见实，乃皆一时邪之所为，多是假实，而非真实也。入也，不言也，急也，虽皆为外伤之候，然亦有虚实，岂独实耳。此专为实者，凡外伤者，府病多有余，其偶见虚，亦是假虚，而非真虚也。方其内攻，虽外伤须挟虚矣。方其外发，则内伤亦有似实焉。此篇特就共病发见之始而言之，以分其虚实耳。痛为实，快为虚者，是乃扪循切按之候，即诊尺之义。学者须知古人察脉病外于诊之一事，亦不可忽诸。

第四十九，旧五十一。难曰：病有欲得温者，饮食衣服居处。有欲得寒者，同上。有欲得见人者，恶幽闲。有不欲得见人者，好静默。而各不同，病在何脏腑也？然。病欲得寒，而欲见人者，病在府也。主阳。病欲得温，而不欲见人者，病在脏也。主阴。何以言之？腑者，阳也。阳病欲得寒，又欲见人。脏者，阴也。阴病欲得温，又欲闭户独处，恶闻人声。故以

别知脏腑之病也。

按：此篇专缘其所欲之情，以别脏腑之病。夫冬日饮汤，夏日饮水，常情之所使然，然则病情亦当如是。盖冬则阳伏而阴旺，故人身外少气而内有余，所谓阳虚则外寒，阴盛则内寒，内外皆寒，故欲饮汤就温。夏则阴沉而阳浮，故外充而内空，所谓阳盛则外热，阴虚则内热，内外皆热，故欲饮水受冷。常情尚且如此，况病情乎。且其至于见人之好恶及动静语默，亦皆阴阳之分，昭然可见矣。虽然，此亦一义例已，至其变化，则知藏病热炽，便当欲寒。府病寒甚，便当欲温。且如《素问》阳明病恶人，此乃一时热积胸中所致。此难谓恶人者阴病，情之所为。读者察诸，因前篇有三虚三实之候，故此商病情以辨表里寒热。旧本第九篇，以迟数之脉，分脏腑寒热，与此篇互相发，宜参看。

第五十，旧四十九。难曰：有正经自病，有五邪所伤，何以别之？然。忧愁思虑，二字《灵枢》作恐惧。则伤心。形寒饮冷，饮冷，《灵枢》作寒饮。则伤肺。恚怒气逆，上而不下，气积胁下。则伤肝。饮食劳倦，则伤脾。《灵枢》作若醉入房，汗出当风，则伤脾。久坐湿地，强力《灵枢》作有所用力举重。入水，《灵枢》作入房过度，汗出浴水。则伤肾。是正经之自病也。

按：此难所发，即出《素问》遗篇本病论，但彼阙肺一病。《灵枢》第四篇，有类此者，而文稍异焉。滑注引之，由不视遗篇尔。所谓正经自病者，言五脏内虚，而病从内生，东垣所谓内伤是也。盖心肝二病，固为七情偏气之所伤，而其肺脾肾之病，乃似内伤挟外感者。然既为正经自病，则知非寻常外邪矣。夫忧愁属肺，思虑属脾，共为手足太阴二脏。偏倾而伤心，怒伤肝，此其本情，无论已。形寒饮冷，虽从外而入，然其人自失节，而所受者，非天时之寒伤之。且其寒与冷，亦非一朝一夕之感也。久坐湿地者，是亦似外邪，实非天时之湿。居处失宜，下体不温，加之强力入房，汗出入

水等事，以渐发病，亦非一时之水湿也。饮食劳倦，有内外之辨，故在下文五邪病亦复言之。滑注引谢氏说为是。正经之饮食伤主，劳倦五邪之劳倦，伤饮食为之主，仍详东垣《内外伤辨》，宜参考。

何谓五邪？然。有中风，肝。有伤暑，心。有饮食劳倦，脾。有伤寒，肺。有中湿，肾。此之谓五邪。假令心病，何以知中风得之？虚邪。然。其色当赤，何以言之。肝主（五）色，自入为青，正。入心为赤，虚。入脾为黄，贼。入肺为白，微。入肾为黑。实。肝为心邪，从后而来。故知当赤色。其病身热，心。胁下满痛，肝。其脉浮大心。而弦。肝。何以知伤暑得之？正邪。然。当恶焦旧本脱，故补。臭，何以言之。心主（五）臭，自入为焦臭，正。入脾为香臭，虚。入肝为臊臭，实。入肾为腐臭，微。入肺为腥臭，贼。故知心病伤暑得之。自病。当恶焦臭。其病身热而烦，心痛，心。其脉浮大而散。心。何以知饮食劳倦得之？实邪。然。当喜苦味也。虚为不欲食，实为欲食，二句旧注或以为衍，然于义无害。何以言之。脾主（五）味，入肝为酸，微。入心为苦，实。入肺为辛，虚。入肾为咸，贼。自入为甘，正。故知脾邪入心，从前而来。为喜苦味也。其病身热心。而体重，嗜卧，四肢不收，脾。其脉浮大心而缓。脾。何以知伤寒得之？微邪。然。当谵言妄语，何以言之。肺主（五）声，入肝为呼，贼。入心为言，微。入脾为歌，实。入肾为呻，虚。自入为哭，正。故知肺邪入心，从所胜而来。为谵言妄语也。其病身热，心。洒洒恶寒，甚则喘咳，肺。其脉浮大心。而涩。肺。何以知中湿得之？然。当喜汗出不可止，何以言之。肾主（五）液，旧本作湿，误。入肝为泣，虚。入心为汗，贼。入脾为涎，微。入肺为涕，实。自入为唾，正。故知肾邪入心，从所不胜而来。为汗出不可止也。其病身热心。而小腹痛，足胫寒而逆，肾。其脉沉濡肾而大。心。此五邪之（诊）法也。

按：肝总管五色，心管五臭，脾者五味，肺管五声，肾管五液。液应水，声应金，味应土，臭应火，色应木，是其类也。凡一藏有五病，五五二十五变，本篇举心为例，余可类推。夫肝之中风，邪入他脏，则见各脏色于面。心之伤暑，邪入他脏，则恶各脏臭于鼻。脾之饮食，邪入他脏，则喜各脏味于口。肺之伤寒，邪入他经，则发各脏之声。肾之中湿，邪入他经，则出各脏之液。古者率皆以此，乃知其病之传变焉。《难经》言此者居多，旧本三十四篇，出声色臭味液；第七十四篇，言一脏有五病；第十篇有一脉十变；当与此篇参考。

第五十一，旧五十。难曰：病有虚邪，有实邪，有贼邪，有微邪，有正邪，何以别之？然。从后来者，母往临子。为虚邪。从前来者，子来乘母。为实邪。从所不胜来者，夫克妻。为贼邪。从所胜来者，妻侮夫。为微邪。自病者，己自受过。为正邪。何以言之？假令心病，中风得之为虚邪。伤暑得之为正邪。饮食劳倦得之为实邪。伤寒得之为微邪。中湿得之为贼邪。

按：此承前篇之旨，申明五邪之名义。据气厥论五脏寒热相移等言，则五邪非独有传变，虽正经自病，其至久则亦当有传焉。下篇所谓七传，似言其义。然七传者，唯谓五脏相克为病，而未曾言及一脏病，为彼此相移，故与此所言，义本自异，不宜为一途看。

第五十二，旧五十三。难曰：经《灵》《素》病传二篇言七传者死，相克。间藏者生，相生。何谓也？然。七传者，传其所胜也。间脏者，传其子也。何以言之？假令心病初传肺，火克金。肺传肝，金克木。肝传脾，木克土。脾传肾，土克水。肾传心，水克火心。复传肺乃为再伤。一脏不再伤，若再伤者死。故言七传者死也。假令心病传脾，火生土。脾传肺，土生金。肺传肾，金生水。肾传肝，水生木。肝传心，木生火。是子母相传，竟而复始，如环无端，再伤亦不至死。故曰生也。

按：《灵》《素》病传二篇，所谓五脏腑相传，以至肠胃，命曰必死。此篇七传，盖本诸此，其实相逆，各传其所胜，故曰死矣。假令病始于心，相克至肺，则为再伤，始于肺，则至肝为再伤，余脏皆然。《灵》《素》举五脏及胃膀胱七者，以论病传。此篇独谓五脏再伤为七传，而不言及腑。此乃所以与经异者，何？观后篇脏腑病有治之难易等说，则其义似不相戾。唯越人分割脏腑二病，言其义耳。所谓间脏者，五脏母子相传之病，而比诸七传，病热则稍缓，故曰生焉。《内经》曰：间脏者，刺之。又曰：不间脏者，难治。排列相克脏，以一脏间之，则成相生。譬如排列心肺，以脾间之之类，故有间脏之名。吕氏之说得之。滑注以《素问》标本论间甚之间字释其义，非是。所谓间甚，犹言轻重，与间脏之间，不相干涉。间脏字既出病传二篇，及平人气象论中，学者审诸。

第五十三，旧五十四。难曰：脏病难治，腑病易治，何谓也？然。脏病所以难治者，传其所胜也。若夫顺传者，非难愈。腑病易治者，传其子也。若夫逆传者，非易治。与七传间脏同法。可见非由脏腑，第由顺逆耳。

按：前篇谓七传间脏者，言脏病有死生之分。此篇特举脏腑二病者，以视其难易之治。凡脏病之所以难治，多传其所胜。若夫母子相传则易愈。腑病之易治者，多传其所生。若夫逆传，虽腑病亦难治焉。故曰：与七传间脏同法。滑注既得其旨，故不复赘。

第五十四，旧五十二。难曰：腑脏发病根本等不？然。不等也。其不等者四字因熊氏《俗解》补之。何？然。脏病者止（留）而不移，其病不离其处。有常部分。腑病者，彷佛转变贲向，奔走。上下行流，居处无常。故以此知脏腑二病。根本不同也。

按：此为后篇论积聚起本。凡百尔病千态万化，于泽如蕉，更仆不尽。然其所适从，唯脏腑为期，舍此无可他求。此篇旧本在七传前，

似隔一顷，故易地云。

第五十五，旧同。难曰：病有（五）积，有（六）聚，何以别之？然。积者，阴气也。属脏。聚者，阳气也。属腑。故阴沉而伏，兼脉证。阳浮而动。同上。气之所积，名曰积。病根于阴。气之所聚，名曰聚。病本于阳。故积者五脏所生，其根深。聚者六腑所成其本浅。也。积者，阴气也。再说。其始发有常处，其痛不离其部，上下有所终始，左右有所穷处，总言五积病。谓之积。三字旧本无，因下文字例，私补之。聚者，阳气也。再说。其始发无根本，上下无所留止，其痛无常处，总言六聚病。谓之聚。故以是别知积聚也。

按：此篇所谓积聚，有脏腑之分。盖积者其所从来，以渐而深，积累荏苒成块，原于藏也。聚者所受犹浅，聚散倏忽，居处无常，本于府也。积不易位，故后篇审言其病形。聚无定体，临时变更，故此第言其所以然之由。宜与后篇连读。

第五十六，旧同。难曰：五脏之积，各有名乎？第一问。以何月何日得之？第二问。然。肝之积，名曰肥气。盛满猛烈。在左胁下，肝部候。如覆杯，积块。有头足。形象。久不愈，令人发咳逆痿所不胜痃疟，乘所胜。或如疟，每发寒热。连岁不已。以季夏戊己日得之。应第二问。何以言之。肺病传于肝，金克木。肝当传脾，木克土。脾季夏六月。适王，旺同。下仿此。王者不受邪，纵，下同。肝复欲还肺，横。下同。肺不肯受，制者强。故留结为积。受制者弱。故知肥气为季夏戊己日土旺时。得之。心之积，名曰伏梁。血根。起脐上，大如臂，积形。上至心下。胸部。久不愈，令人病烦心。本经自病。以秋庚辛日得之。何以言之。肾病传心，水克火。心当传肺，火克金。肺金以秋七十二日。适王，王者不受邪，心复欲还肾，肾不肯受，强。下同。故留结为积。弱。下同。故知伏梁以秋庚辛日金旺得之。脾之积，名曰痞气。否塞上下不通。在胃脘，腹中

央。覆大如盘。形。久不愈，令人四肢不收，发黄疸，饮食不为肌肤。皆属本病。以冬壬癸日得之。何以言之。肝病传脾，木克土。脾当传肾，土克水。肾以冬适王，王者不受邪，脾复欲还肝，肝不肯受，故留结为积。故知痞气以冬壬癸日水旺。得之。肺之积，名曰息贲。挟喘息而发。在右胁下，肺部位。覆大如杯。形。久不已，令人洒淅寒热，喘咳发肺壅。本病。以春甲乙日得之。何以言之。心病传肺，火克金。肺当传肝，金克木。肝以春适王，王者不受邪，肺复欲还心，心不肯受，故留结为积。故知息贲以春甲乙日木旺。得之。肾之积，名曰奔豚。如豚贲突。发于小腹，肾部位。上至心下，若豚（奔）状，或上或下无时。积状。久不已，令人喘逆，及其所生。骨痿少气。本经病。以夏丙丁日得之。何以言之。脾病传肾，土克水。肾当传心，水克火。心以夏适王，王者不受邪，肾复欲还脾，脾不肯受，故留结为积。故知奔豚以夏丙丁日火旺。得之。此五积之要法也。

按：此篇详言五积名形，与所以得病之由，而其名与病形，义无容疑。至其谓得病之由，则未尝不使后人起惑焉。夫五积之所由生，固执月日，则虽《难经》，其说或涉怪诞。何者？其所谓肝曰季夏戊己，心曰秋庚辛，脾曰冬壬癸，肺曰春甲乙，肾曰夏丙丁。岂有如是拘拘时日哉？果若其说，则凡五积之病，方其时发者，皆能推算月日知之乎？盖积之为病，藏气怫郁而所致也。夫人之情，每有好恶，至其有感，则脏气为之动，动而中节，何害之有。一或有偏，则脏气为之倾移，而运化失常，故因其偏盛，邪气凑焉。所谓肺病传肝者，肺邪乘肝虚，经云：虚者受邪是也。肝又欲传脾，是其道也。然其时脾无虚，则邪无入地，而不能传焉，经云：实者不受邪是也。肝复欲还肺，然其不受者，横且有所不胜也。故趑趄胡颐尾，进退维谷，故留结为积。是以相克之病，假令金克而土旺，则木邪何往，所以留结于本部也。

余藏可以例推。学者莫以文害辞，而以意逆志可矣。滑注情感之说，以性理言，迂远而阔于事情，不可从矣。

第五十七，旧同。难曰：泄凡有几，泄名多，故发问。皆有名不？然。泄凡有五，约言。其名不同。有胃泄，有脾泄，有大肠泄，有小肠泄，有大瘕泄，名曰后重。五泄至甚乃为后重，后重即痢。滑注以后重蒙大瘕泄，非是。胃泄者，即谓飧泄。饮食不化，完谷挟风。色黄。未失胃土本色，故比诸后四泄则最易愈。脾泄者，即濡泄。腹胀满，有湿。泄注，涩滞。食即（或）呕声物共出。（或）吐无声有物。逆。大肠泄者，即谓洞泄。食已窘迫，肠胃有寒。大便色白，澄彻腥秽。肠鸣有寒邪故。切痛。拘急而绞。较前二证稍重，不易治。小肠泄者，即谓血泄。溲小便通。而便脓血，赤白兼下。小腹痛。痛在脐下，是为痢候。大瘕结瘕所成。泄者，即谓肠澼。里急后重，腹里急痛，涩滞不通。数（次）至圊而不能，（大）便（阴）茎中痛。小便不通。此五泄之（紧）要（诊）法也。

按：《内经》谓泄痢居多，所谓飧泄、洞泄、濡泄、惊溏、瘕泄、暴注下迫是也。其所谓痢，则曰肠澼便血，曰下白沫，曰下脓血。扁鹊乃去繁而就简，故脾胃大肠三焉者，此谓泄泻。小肠大瘕二泄，此谓痢疾。轩岐谓之肠澼，仲景谓之滞下，其义一也。总言之，则为五泄，泄一变至于后重，则为痢。然则泄与痢，固一源而二歧。《素问》云：下为飧泄，久为肠澼，是也。泄多属寒，痢多属热，且其泻与后重，亦自有别。盖《灵》《素》所载，其证多端，若无系属。扁鹊约为五泄，且以脏腑名蒙泄字上，则有所归著。而至其审证施治，则有大神于后人。后世方书，汗牛充栋，至其分泄痢之名，亦或倍蓰之，或什百之，乃使后人有多歧亡羊之惑。学者务本，则其道自成矣。

第五十八，旧同。难曰：伤寒有几，总括下文五种伤寒。其脉有变滑注作辨，义亦通

否？然。伤寒有五，分别五症。有中风，仲景所云风邪在卫。有伤寒，寒在荣。有湿温，身体重。有热病，热而不恶寒。有温病。即四时不正之气。其所苦大义见《素问》，故此不论。各不同。中风之脉，阳寸。浮表邪。而滑，风。阴尺。下皆同。濡而弱。里气不和。湿温之脉，阳浮表。而弱，湿。阴小而急。里寒。伤寒之脉，阴阳俱盛有力。而紧寒，涩。邪在血。热病之脉，阴阳俱浮，表里热。浮之而滑，邪实。沉之散涩。荣气不和。温病之脉，行在诸经，不知何经之动也。各已上五病。随其经（邪）所在而取之。一句总结上诸病。滑注以附温病一证，非。

按：《内经》云：热病者，皆伤寒之类。由是观之，则所谓热病，其所指义尤广矣。而至其论病，则唯言其传经，及两感等症，未尝明分有五证之异，其命名亦仅举温暑二病耳。扁鹊始论五种伤寒者，壹唯于《内经》热论中，以其不言脉象，故由所感之邪，立其病名与脉焉。名者人治之大者。名不正则言不顺，言不顺则事不成。夫医事不成，则民病无所措手足。其伤寒有几，指病因别之，即《内经》所谓诸热病是也。五病中之伤寒，即真伤寒也。其余风热温湿四病者，类伤寒也。即《内经》所谓皆伤寒之类是也。病俱热证，则其所苦，亦当无异。然谓各不同者，盖由有阴阳表里浅深之分故尔。《内经》即举其传经之证，详且尽矣，然不言热病有五邪之别。于是扁鹊姑置其所苦不辨，独举脉状，以分五病之帜，则当有正鹄，以便为治也。仲景《伤寒论》，皆据此篇引伸触类，殆无余蕴，学者察诸。

伤寒有汗出而愈，表有邪。下之而死者。里无邪。有汗出而死，表无邪。下之而愈者。里有邪。何也？然。阳虚正气逼中，外虚故邪居之。阴盛，里气内满，正气盛。汗出而愈，中的。下之即死。不中的。下同。阳盛表气实，无邪。阴虚，邪入里而正气虚。汗出而死，下之而愈。

凡治伤寒，有汗吐下三法。此即言汗下二法，而不言及吐者，盖寒邪在上焦为胸烦，乃当行吐，吐是所罕行。《内经》云：未满三日者，可汗而已。其满三日者，可泄而已。未尝言及吐法，故扁鹊置而不论，独举汗下二法，以论之耳。所谓阳虚阴盛，言邪在表。阳盛阴虚，言邪在里。然以常例推之，其义难通，何者？阳虚阴虚，共指邪凑之地而言。其谓阴盛阳盛，言正气偏盛。由是观之，则两虚字谓正气方虚，两盛字谓经气偏盛。昆山王氏云：寒邪外客，非阴盛而阳虚乎。热邪内炽，非阳盛而阴虚乎。似是而非。仲景云：桂枝下咽，而阳盛则毙。承气入胃，而阴盛则亡。此亦省文，义本非异。滑注以阴阳字为表里，大得其旨，故引《外台》所谓表病里和，里病表和，以通其义。然和自和，盛自盛，岂可混同乎。且以虚为邪盛之处则可，以盛为气和之地则未可，何者？盛固为无邪处，然比诸经之和则有余，故扁鹊不言和而言盛，可以见已。经云：邪气盛则实，精气夺则虚。此亦一义。王氏以阳虚阴虚，为阳经阴经之虚，以阳盛阴盛，为阳热阴寒之邪，阴阳字分为二义，似反字例。姑且举之，以俟知者折衷。

寒热之病，候之如何也？然。皮寒热者，皮不可近《灵枢》作附。席，毛发焦，鼻藁（腊）不得汗。取三阳之络，以补手太阴。肌寒热者，皮《灵枢》作肌。肤痛，唇舌藁，无汗。取三阳于下，以去其血，补足太阴，以出其汗。骨寒热者，病无所安，汗注不休，齿本藁痛。《灵枢》作齿未槁，取其少阴于阴股之络。齿已槁，死不治。

此一节见《灵枢》第二十一篇。扁鹊裁附诸此者，盖伤寒之为病，亦必因寒热之势，以知其苦，而徵邪之浅深。故邪在皮部，则皮不可近席，且不得汗。在肉分则唇舌干，无汗。在骨属则汗注而不止，齿本藁。盖在表者，心肺主之。在中者，脾胃主之。在里者，肾肝主之。是扁鹊所以采摘古经而附焉。滑伯仁以为

内伤寒热，王文洁以为外感寒热，皆非是。

第五十九，旧同。难曰：狂（与）癫之病，何以别之？然。狂疾之始发，少卧阳多阴少。而不饥，胃邪实。自高贤也，自辨知也，自倨贵也。三言共见狂者气机。妄笑，实火。好歌乐，缓土。妄行不休手足诸阳之本，邪气特甚。是也。癫疾始发，意不乐，阴多阳少。僵仆脊强反身，阴邪搏阳。直视眼精凝而不转。是也。二字旧本误出篇末，然则其脉三部共盛之语，独属癫症，且据前条文例，则当在此，故改移此。其脉三部，阴阳俱盛。总谓狂癫二证之脉，分而言之，三部阴盛是癫脉，三部阳盛是狂脉。

按：《灵枢》谓癫狂者数件。癫曰先不乐，头重痛，视举目赤，烦心。曰引口啼呼喘悸。曰先反僵，因而脊痛。其余曰筋癫疾，曰脉癫疾，是也。狂曰先自悲喜忘，若怒善恐者，得之忧饥。曰少卧不饥，自高贤也，自辨智也，自尊贵也。善詈，日夜不休。曰狂言惊善笑，好歌乐，妄行不体者，得之大恐。曰目妄见，耳妄闻，善呼者，少气之所生也。曰多食善见鬼神，善笑而不发于外者，得之有所大喜，是也。此篇仅举一二条者，则去繁从简，而使人知其有属阳属阴之分焉。大凡《难经》之为书也，其所论辨，率皆举其大义，庞安常谓引而不发是也。况若此篇所述，比诸《灵枢》，则其辞尤简，故能知百病之本也。盖百病之发，其变虽多端，阴阳虚实，最为关系。至若狂癫之证，明分其阴阳，以施之治，则无有踏邪路，陷大泽之忧。此扁鹊舍其余绪，而取则阴阳二证者，为使后学端末其本矣。古之义也。

第六十，旧同。难曰：头（与）心之病，有厥（逆）痛，有真（正）痛，何谓也？然。手足旧本无足字。按：邪客足三阳亦为头痛，《灵枢》载六阳经头痛是其徵。故补之。三阳之脉，受风寒邪气。伏留而不去者，逆上。则名厥头痛。入（留）连在脑（海）者，邪深痛甚。名真头痛。手足寒而至节者，难治。其五脏（邪）气相干（触），名厥心痛。东垣所云

肺心痛、肾心痛等类是也。有治法。其痛甚，但在心（脏），手足青《灵枢》作清。者，即名真心痛。其真头滑注云：脱头字，补之。心痛者，旦发夕死，夕发旦死。无治法。

按：头心之痛，有厥真二焉。厥者，谓邪从是至彼而为痛。真者，谓邪直居其处而痛甚。凡头心厥痛，多与他病兼见。如其真痛，则单发之病，而命悬旦夕，固难为治。所谓三阳经脉受邪而不去则逆，故冲头而痛者，以手足三阳，皆达于头面故尔。若入于脑海，留连弥久而发者，死矣。所谓五脏邪气，互相干犯，故冲心而痛者，以手足三阴，皆循于心胸故尔。若其直在心脏，痛甚而手足清者，死矣。据《灵枢》则知厥头痛六条，为手足六阳经之病也。厥心痛五条，所谓肺肝肾脾胃之邪也。至其论治法，则悉且尽矣。此篇乃唯示其本焉耳。

第六十一，旧同。难曰：经言望（形色）而知之谓之神，明。闻（声音）而知之谓之圣，通。问（情性）而知之谓之工，术。切脉象状。而知之谓之巧，伎。何谓也？然。望而知之者，望见其五色，荣枯逆从。以知其病。目视。闻而知之者，闻其五音，清浊高下。以别其病。耳听。问而知之者，问其所欲五味，好恶多少。以知其病所（发）起所（居）在也。意断。切脉而知之者，诊其寸口，总寸关尺。视其（正）虚（邪）实，以知其病旧本剩病一字，今削去。在何脏腑也。心决。经言以外望闻。知之曰圣，以内问切。知之曰神，此之谓也。上文以神圣属望闻，以工巧系问切。是揭神圣二字，总结内外。可见不拘四等份配之名。

按：《灵枢》见色而知曰明，按脉而知曰神，问病而知之曰工。此篇分神圣工巧，以配望闻问切，大率文异同同。所谓五色五音五味五脉者，望闻问切之大要，而岂止是已。其形肉之肥瘠，皮肤之荣枯，骨节之大小，是亦望也。哭泣歌乐，谵语呻吟，诀别懊恢等情，是亦闻也。或有忧郁，或有爱憎，或有妒媚，或有嫌疑之类，是亦问也。尺肤之寒热滑涩，经

脉之逆顺，是亦切也。凡此四诊者，无贵无贱，无长无少，未曾容阙一焉。苟失之，则不足以为工巧之业，况于神圣之术乎。四诊之义谛，出《内经》诸篇，宜以参看。

第六十二，旧同。难曰：脏阴经。井荥兼输经合三字。有五（穴），腑阳经。独有六（穴）者，何谓也？然。腑经。者阳也。三焦（气）行于诸阳，经脉。故置一俞，非井荥输之俞，而穴俞之俞。名曰原（穴）。腑有六者，亦与三焦无形之腑。共一气也。

按：此篇所问，五脏每经有井荥输经合，六腑每经五穴之外，增一原，有六者，何也？其答意谓原者，三焦气所过，而凡刺诸十二经穴于手足四关之末，则必兼俞与原，以调三焦之气化。然其在阴经，则以俞为原，而阳经独别有原者，盖三焦是六腑之配，而虽无其形，然五府非此气，则何缘能得干施运化水谷乎。然则，府之为物，专赖此气之运用耳。故曰：府有六者，亦与三焦共一气也。此下五篇，通言井荥输经合之义，但每篇各异其趣。读者错综以求其义，斯得其旨矣。

第六十三，旧同。难曰：《十变》说见第三十四篇。古书篇目，《内经》今无所见，仅存此经。言，五脏六腑荣合，余三穴略之。皆以井（穴）为始者。何也？然。井者，东方春也。万物之始行，诸蚑行有足。喘息，有音。蜎飞有羽。蠕动，无足。四种皆虫豸之。当生之物，莫不以春（气）生。故岁数细。始于春，日数十干。始于甲，故以井为始也。

按：承上文问脏腑每经在爪甲端诸穴，皆以名井，且为始者，何也？答意以谓凡有脏腑之病，内郁不达，心胸支满等症，乃取诸井，总主开郁发生之治。故曰井者东方春也，万物始生。《内经》所谓标取而得之是也。诸蚑行喘息，蜎飞蠕动等语，是皆举春阳升腾之时，蠢然振发者言。此以示诸井特为开发之治尔，故结之曰：岁数始于春，日数始于甲。

第六十四，旧同。难曰：《十变》又言，阴

125

井（乙）木，阳井（庚）金，阴荣（丁）火，阳荣（壬）水，阴俞（己）土，阳俞（甲）木，阴经（辛）金，阳经（丙）火，阴合（癸）水，阳合（戊）土。阴阳皆不同，五行配合。其意何也？然。是刚夫。柔妇。之事也。阴（经）井（穴）乙木，阳（经）井（穴）庚金。阳井庚，庚阳。者，乙阴。之刚夫。也。阴井乙，乙（木）者，庚（金）之柔（妇）也。乙为木，故言阴井木也。庚为金，故言阳井金也。余荣俞经合四穴。皆仿此。

按：亦承上问，井既为诸穴之首，则其相配五行，亦当同。然今阴井为木，阳井为金，则名同而类异焉。且以井为木，则所谓发生之意，固当其理。若以井为金，则其于为始之义，其理不通何？答乃谓是刚柔之事，则五行十干，夫妇配耦之义，而阳干属夫行，阴干属妇行。表里二经，离而纵，则为相生，合而横，则为相制。实知圣人用针予夺之妙，专在斯符焉。惜乎轶近道污，而世乏其术。《灵枢》曰：五脏五腧，五五二十五腧，六腑六腧，六六三十六腧，阙手少阴者，盖与厥阴同治也。与三十二篇，言肝肺乙甲，夫妇相配之义同矣。然彼直以脏腑言，此即以穴腧言，厥旨无异也。

第六十五，旧同。难曰：经言所出始。为井，所入终。为合，其（刺）法奈何？然。所出为井，井者，东方春也。万物之始生，故言所出为井也。所入为合，合者，北方冬也。阳气入脏，故言所入为合也。

按：此篇虽以井合出入问之，其实则明五俞血气，各有浅深之量。井象谷井，而泉源所出，其血气至微，荣象水之陂，而血气稍溜。输象水之窦，而盈科湛渟。经象水之流，而奔波激浪，荡漾泱洋。合象水之海，而百川竟归，沸郁溟渤。由是观之，凡刺井荣，则针贵轻浅。刺经合，则针贵重深。若夫输者，在井合之中间，其血气无过不及之偏，则使夫冲和之气，运行其经中。乃所谓三焦之气，而所以名原者。然本篇唯言春冬二时，阴阳升降，未曾及此者，

聊示一义例耳。

第六十六，旧同。难曰：经《灵枢》本输篇。言肺（经）之原（穴）出于太渊，鱼际。脏经以俞为原。下仿之。心（经）之原（穴）出于大陵，手腕两筋间。实手厥阴俞，心病代主治之。肝（经）之原（穴）出于太冲，足大指本节后。脾（经）之原（穴）出于太白，足大指核骨下。肾（经）之原（穴）出于太溪，内踝后跟骨上。少阴（心经）之原（穴）出于兑骨，神门穴。掌后锐骨端。胆（经）之原（穴）出于丘墟，外踝前。府经俞外有原，下仿之。胃（经）之原（穴）出于冲阳，足跗上。三焦（经）之原（穴）出于阳池，手表腕中央。膀胱经之原（穴）出于京骨，足少指本节后，即京骨下。大肠（经）之原（穴）出于合谷，手大指食指两叉骨前。小肠（经）之原（穴）出于腕骨，手少指腕侧起骨下。

按：《灵枢》第一篇，并太渊、大陵、太白、太冲、太溪五俞，及鸠尾、脖胦，以为十二原。其第二篇连言五脏六腑，惟有十一原。二篇俱代手少阴之原，以厥阴俞者，盖为诸邪在心，皆在心之包络，则知二经同治，故省一原耳。扁鹊乃从第二篇文，加以少阴真心之俞，合为十二。盖《灵枢》第一篇，以穴数之，则为十二。以经腧数之，则五腧。其鸠尾、脖胦二穴，既系任脉，以此备原穴数，亦古之一法。然非正经之原，故此难增入少阴出于兑骨一句，以明十二正经之原云。

十二经皆以俞为原者，脏经输为原，腑经别有原，是大概言之。何也？然。五脏俞此俞字，非脏经二十五腧之腧，即输原之输也。可见以输为原，止脏经耳。者，三焦（气）之所运行，（原）气之所留止也。三焦所行之俞为原者，何也？再问。然。脐下肾间动气者，先天真气。人之生命也。资生之门。十二经之根本也。故名曰原。即肾间。动气三焦者，原气之别使也。此一句最紧要。主通行三气，宗、营、卫。经历于五脏六腑。原者，三焦之尊号也。

本末一气。故所止辄为原，五脏六腑之有病者，皆取其十二经。原穴也。

此一节具言原穴为一身之至要，然十二经皆以俞为原之言，似未免后学之疑，何者？六腑既已俞外有原，则未必以俞为原，然其言如是者，盖阳经者从俞过为原，而其配五行，亦俞原俱木，则知二穴同治。虽然，六腑既已俞外有原，故答辞独言五脏之俞，三焦之所行，而不言六腑者各别有原。夫三焦之所以尊者何？脐下肾间动气，人之性命，十二经之根本也云云数语，一大关系。盖含蓄于肾间，则曰原气，曰动气。潜行默运于一身，则曰三焦。二气而一，一气而二者。所谓原者，三焦之尊号也。且上焦如雾，中焦如沤，下焦如渎，故云通行三气，经历五脏六腑。所谓三气者，言宗营卫也。由是观之，则三焦者，一身游行之气，而内从脏腑，外逮四肢百骸，无所不至焉。故曰五脏六腑之有病者，皆取十二经诸原云。重按：前篇三焦主治，取膻中脐傍脐下，此篇以手足原穴为三焦之主治，彼此各不同。一则以其气所位言，一则以其气游行言，并行不相悖者也。肾间动气之说，详第三十篇。

第六十七，旧六十八。难曰：五脏（经）六腑（经）皆有井荥输经合，皆何（病）所主（治）？然。经《灵枢》第一篇。言所出为井，木金。所流为荥，火水。所注为输，土木。所行为经，金火。所入为合。水土。井治在发生。主心下满，病。荥治在散泄。主身热，病。俞治在和顺。主体重节痛，病。经治在收敛。主喘咳寒热，病。合治在闭藏。主逆气而泄。病。此五脏六腑，井荥输经合，所主病也。

按：五俞主治，岂止此数证，是举其要者。所谓井为东方木，则主阳气开发，其心下满，乃知各经邪郁，故发之。荥为南方火，则主阳气遍满，其身热，乃知阳邪偏盛，故泄之。俞为中央土，则主无过不及，其体重节痛者，中气不和之所致，故和之。经为西方金，则主阳气下降，其喘咳寒热者，是阳气失降，而阴气

交争，故收之。合为北方水，则主阳气闭藏，其逆气而泄者，是阳不归其根而下虚，故止之。凡诸井荥，皆属春夏，故行针之道，专主发泄。经合皆系秋冬，则其施治，亦主收藏。俞原在其中间，共为三焦之所过，则使诸经气无过不及之差。此篇因前诸论，结以主治法。此下诸篇，皆论针家补泻之法。

第六十八，旧七十三。难曰：诸（经）井（穴）者，肌肉浅薄，手足指杪。（血）气（微）少不足使为泻。也。刺之奈何？然。诸（经）井（穴）者木也。荥（穴）者火也。火者木之子，实者泻其子。当刺井（木）者，以荥（火）写之。故经言补者不可以为写（法），写者不可以为补（法）。此之谓也。

按：刺疟论曰：诸阴井莫出血，此篇因此以为刺井之戒。所谓诸井者，在手足指端爪甲角，其地至溢，而脉流亦涓涓微派耳。故方其补之，则若无妨。方其为泻，固有所忌。故云气少不足使也。滑注以为不足使为补泻，然此论专为刺井者言之，则唯禁泻而未曾禁补，故本文明言刺井者，以荥泻之。惟示泻井，必以荥代之之法。若夫为补，岂所可忌哉。第六十二至于此篇，并论井荥输原经合，所以为治之义。

第六十九，旧六十七。难曰：五脏募（穴）皆在阴，胸腹及胁。而俞（穴）在阳背部足太阳。者。何谓也？然。阴病行阳，背。阳病行阴，腹。故令募在阴，身以前。俞在阳。身以后。

按：此因前篇井荥俞经合诸论，次及腹背募俞之义。募者，结也。名阴穴，在腹者。俞者，输也。名阳穴，在背者。夫经之有募俞也，皆藏气所留止处，而俞与募，又有差别，俞者属于背部太阳经，其血气有积此输彼。募者在胸腹部，或属本经，或属他经，血气逗留其处，内深连藏。故有病则阳病行阴，阴病行阳，率皆缘此取之。是针家从阳引阴，从阴引阳之义也。《灵枢》以任脉之鸠尾、脐胅为膏与肓之

127

原，则在腹部亦有原。所谓募者，盖募原之谓也。凡周身之气穴，总谓之俞。此所谓俞者，止言背部五脏之俞耳。读者勿混同。

第七十，旧七十四。难曰：经今经无所见。言春刺井，夏刺荣，季夏刺俞，秋刺经，冬刺合者。何谓也？然。春刺井者，邪在肝。夏刺荣者，邪在心。季夏刺俞者，邪在脾。秋刺经者，邪在肺。冬刺合者，邪在肾。以上五治，当其时取之。其肝心脾肺肾，而系于春夏秋冬者。何也？然。五脏一病，辄有五（邪）者。假令肝病，立例。（面）色青者，肝（病）也。（臭）臊臭者，肝（病）也。（味）喜酸者，肝（病）也。（声）喜呼者，肝（病）也。（液）喜泣者，肝（病）也。其病众多，五邪相加。不可尽言也。四时四脏。有数，五病。而并系于春夏秋冬者也。针之要妙，在于秋毫。旧本有者也二字，今削去。

按：此承前篇，谓井荣输经合，分为四时之治。凡五脏病当其时而发者，各视其所主之声色臭味液，从其脏之虚实，而为之补泻也。所谓五脏，一病辄有五者，谓贼微虚实正五邪也。假令春病在肝，则尽见本脏之声色臭味液，乃知肝之五邪也。若夫声臭味液糅至，则照鉴脉证，而顾夫贼微虚实，他邪相冒如何耳。余脏可以例推。或疑《灵枢》诸篇所言，冬刺井者，与此篇异。何欤？盖审彼所言，皆谓先时资其化源之治也。如木以水为化源，火以木为化源之类，皆培其本，而救病于未发者。扁鹊特举经之所遗阙，而论当时发病之治尔。夫五脏之病，以此察之，则虚实自明，而补泻之分，了然可知矣。故结之云：针之要妙，在秋毫者也。本篇旧出于第七十四，今详其辞，正与第六十八篇，义互相发，宜连读。

第七十一，旧七十。难曰：春夏刺浅，秋冬刺深者。何谓也？然。春夏者，阳气在（地）上，人气亦在上，皮肤。故当浅取之。秋冬者，阳气在（地）下，人气亦在下，筋骨。故当深取之。是随时为浅深。春夏各（经）致一阴

（气），秋冬各（经）致一阳（气）者。何谓也？然。春夏温（暑）必致一阴者，初下针深而二字旧本脱，今私补之。沉之，至肾肝之部，筋骨。得气针下所得之气引（伸）持之阴营气。也。秋冬寒（凉）必至一阳（气）者，初内针浅而浮之，至心肺之部，皮脉。得气针下所得之气。推内之阳卫气，也，是谓春夏必致一阴，秋冬必致一阳。

按：《素问·第六十四》篇曰：春气在经脉，夏气在经络，长夏气在肌肉，秋气在皮肤，冬气在骨髓。又《灵枢》第九篇曰：春气在毛，夏气在皮肤，秋气在分肉，冬气在筋骨。故刺肥人者，以秋冬之剂，刺瘦人者，以春夏之剂。此篇盖据是等说，论刺有浅深之法，细味其旨，则春夏二字，微有浅深之分。若秋与冬，亦当然。乃知天时人气，升降浮沉，如合符节。亦当知瘦人虽秋冬，犹用春夏之法，肥人虽春夏，更行秋冬之法。各随其宜，临机应变，允执厥中，是此篇之微意，不可不察焉。后节又言春夏致阴，秋冬致阳，则似与前说左，而实不相乖。言方刺之初，先深下之，在筋骨之部，窥针下所动之气，乃引浮之，留在浅处。而后行针久之。此所谓春夏致一阴之法，而其治专在浅处。盖春夏阳气升浮之时，故人气亦提举，以从其道焉。其刺之初，先浅内之，在皮肤之分，针下得气，渐推下之，留在深处，而后行针久之。此所谓秋冬致一阳之法，而其治专在深处。盖秋冬阳气降沉之时，故人气亦重坠以从之耳。两初字勿轻看过，此盖下针初一手法，而非谓至其经，犹且如是矣。读者察诸。

第七十二，旧七十一。难曰：经言刺荣深取。无伤卫，浅取。刺卫出气。无伤荣，出血。何谓也？然。针阳卫分邪气。者，卧针而刺之。刺阴荣分邪气。者，先以左手摄按所针荣俞诸穴。之处，（卫）气散乃内针。是谓刺荣无伤卫，刺卫无伤荣也。

按：《灵枢》曰：刺有三变，所谓刺荣卫，与寒痹留经是也。其言曰：刺营者出血，刺卫

者出气。又《素问》曰：刺皮勿伤脉，刺脉勿伤肉，刺肉勿伤筋，刺筋勿伤骨，刺骨勿伤筋，刺筋勿伤肉，刺肉勿伤脉，刺脉勿伤皮。由此文而推之，所谓无伤者，言荣出血，卫出气也。伤者言荣出气，卫出血。盖刺荣者，有事于血，故以其左手摄按所针之俞，令卫气散而内针，则浮气不乱，是刺荣无伤卫也。刺卫者，有事于气，故斜卧其针以行之，则无坠下之过，是刺卫无伤荣也。《灵枢》唯以气血有浅深之分而言，此篇直谓行针之法，其实则彼是互相发明。

第七十三，旧七十六。难曰：何谓补泻，当补之时，何所取致。气？当泻之时，何所置弃。气？然。当补之时，从卫（分）取气。当泻之时，从荣（分）置气。其阳（正）气不足，阴（邪）气有余，当先补其阳（穴）而后泻其阴（穴）。阴（正）气不足，阳（邪）气有余，当先补其阴（穴）而后泻其阳（穴）。荣（血）卫（气）通行，此其要也。

按：此篇专为补泻荣气，行于脉中者言之。凡补泻之法，前后诸篇所述，其义不一。各殊其归，集成以得之，则鼎湖之蕴奥，渤海之要妙，当如得诸心，而运诸掌焉。所谓从卫取气者，浅留其针，得气因推下之，使其浮散之气，收入脉中，是补之也。从荣置气者，深而留之，得气因引持之，使脉中之气，散置卫外，是泻之也。即与前篇所言，春夏致一阴，秋冬致一阳，其事似同。然彼以四时阴阳升降之道言之，此乃以一经增减之法言之。阳气不足，阴气有余，当先补阳泻阴云云数语，即《灵枢》所云阴盛而阳虚，先补其阳，后泻其阴而和之。阴虚而阳盛，先补其阴，后泻其阳而和之之义。先虚后实者，是针家予夺之道。若误先实后虚，则恐暗脱漏正气。故戒其先后如此。

第七十四，旧七十八。难曰：针有补泻，何谓也？然。补泻之法，非必呼吸出内针（法）也。知为行。针者，信其左（手）。不知为行针者，信其右（手）。当刺之时，先以左手厌按所（可）针荣俞之（穴）处，弹而努之，手法爪

而下之。手法其气之来，如动脉之状，顺流针而刺之，得（针下）气因推而内之，是谓补（法）。动（摇）而（引）伸之，是谓泻（法）。不得（针下）气，乃与授。男外卫。女内。营。再取之法。不得针下。气，是谓十死不治也。

按：候吸内针，候呼出针，曰泻。以呼内针，以吸出针，曰补。是呼吸出内之针也。《内经》诸篇数言之。故此篇唯言左右手法，以辨补泻。所谓厌按所针，弹而努之。爪而下之者，皆谓用左手之法。如此而气来至，则遂直刺之，而随其针下得气，徐以深之。此即补之之法也。动而伸之，是谓泻，疑似前后文有脱漏，何者？补既言入针之法，而不言出焉，写既言出法，而不言内焉。由此考之。则补之出针，当不动而伸之。写之入针，必当不须左手厌按之法。然则非有阙漏，盖互文言之。不得气。乃与男外女内，《灵枢》云：男内女外，坚拒勿出，仅守勿内，是谓得气。内外字与此倒置者，盖彼有男禁内，女禁外之义，观下文二句，可以见已。此篇内外，即直言与者，授与施与之义。在男持针于卫外，以待气之至。在女推针于营内，以待气之至。文异而义同耳。如此亦气不至，则为死必矣。故曰十死不治也。

经言，有见音现。下同。如训而。下同。古字通用。人，有见如出者。何谓也？然。所谓有见如入出旧本脱出字，今从滑注补之。者，谓左手厌按。见气来至，乃内针。针入见气（至）尽乃出针。是谓有见如入，有见如出也。

此承前节，再言补法出入之针。前所谓补者，唯谓内针，而未言出针，故举经言，再谓其义如此。所谓左手见气者，前既缕缕尽之。候其针下所得之气，至尽而出针者，至此乃言之。若夫写者，上文既言动而伸之，则何待其见气来尽乎。盖针法补之为难，故令王焘、虞抟辈，发有写无补之疑。且此篇于补一法，丁宁反覆不止者，以其难故尔。于写则略之，以其易故尔。此一节出于旧本第八十篇。详其文义，全与前段互相发，故联一篇。

难经古义

第七十五，旧七十二。难曰：经言能知迎随之（经）气，可令调之。调气之方（术），必在在，察也。如《书舜》典在璇玑玉衡之在。阴（平）阳（秘），何谓也？然。所谓迎随者，知荣卫之流脉中。行，脉外。经脉之往来自太阴始而终于厥阴是也。也。随其逆顺而取之，故曰迎夺之。随。济之。调气之方，必在阴阳者，知其内女。外男。表浅。里，深。随其阴（经）阳（经）而调（和）之。气血。故曰调气之方，必在阴阳。

按：谓迎随者，所谓为补泻之术也。然其法不一。所谓知荣卫之流行，经脉之往来也者，荣行脉中，昼夜五十度，从漏水与息数而流，且卫气昼行诸阳，夜行诸阴，是谓荣卫流行也。手三阳从手至头，足三阳从头至足，手三阴从腹至手，足三阴从足至腹，是谓经脉往来也。滑注以二句为一义者，粗矣。随其逆顺而取之者，假如足三阳从头下行至足，将泻之，则先使针锋逆其流而向上，谓之迎。将补之，则使针顺流而向下，谓之随。如手三阳从手上行至头，将泻之，则亦逆流向下，谓之迎。将补之，则顺流向上，谓之随。余可推知。此篇所言，即逆顺之迎随是矣。调气之法，必在阴阳者，即前篇所谓男外女内，暨《素问》应象论所言，以表知里，从阳引阴，以左治右等事，率皆调气之术，而此所谓知其内外表里，随其阴阳而调之是矣。《素问》曰：调气之方，必别阴阳，定其中外，各守其乡，内者内治，外者外治。滑注所引谢坚白说得之，宜参考。

第七十六，旧七十九。难曰：经《灵枢》第一篇。言迎而夺之，写。安得无（邪）虚。随而济之，补。安得无（正）实。虚正。之与实，邪。若得正气。若失，邪气。实邪。之与虚，正。若有邪气。若无，正气。何谓也？然。迎而夺之者，写其子也。取之于前。随而济之者，补其母也。取之于后。假令心病写手心主俞，太陵属土。是谓迎而夺之者也。补手心主井，中冲属木。是谓随而济之者也。所谓实兼

正邪二实。之与虚，兼二虚。者，牢（实）濡（虚）之意也。此言经气之虚实，非言脉之牢濡。气针下所得者。来实牢者正气濡虚者，随补则变为实牢。为得，言补。濡虚者邪气实牢者，迎泻则变为濡虚。为失。言泻。故曰：若得若失也。

按：《灵枢》小针解曰：言实与虚，若有若无者，言实者有气，虚者无气也。为虚与实，若得若失者，言补者必然，若有得也。泻则恍然，若有失也。所谓有无者，指病之所在而言。邪气实处，是谓之有。正气虚处，是谓之无。所谓得失者，指行针之事而言。虚主聚气，是谓之得。实主散邪，是谓之失。盖此篇所言子母迎随，而与前篇义已为异。即《灵枢》所云察后与先，若存若亡者，言气之虚实补泻之先后也。此篇虚实二字，尤有深意存焉。乃知朝三暮四，更为朝四暮三，依违两歧，未可以定，故曰：实与虚者，牢濡之意也。所谓牢为邪实，则濡为正虚。濡为邪虚，则牢为正实。互文言之，读者莫为等闲看。

第七十七，旧六十九。难曰：经《灵枢》第十篇。言虚者补之，实者泻之。不虚不实，以经取之。何谓也？然。（正）虚者补其（经）母（穴），（邪）实者泻其（经）子（穴）。当先补之，然后泻之。前言先补后泻之意。不虚不实，以经取之者，是正本。经自生，病不中他（经）邪也。当自取其经，本经所属穴。故言以经取之。

按：此承前篇，再发问答，以断《灵》《素》所言，不虚不实，以经取之语。审其立问之意，子母补泻之义，前既已悉言，则非所发疑，唯议补泻之外，别有经刺一法耳。盖补法为随，泻法为迎。若夫以经取之，则非刺子母而刺属己者。且夫谓母能令子虚，则补母者，治其本也。其病从母及子也。谓子能令母实，则泻子者，治其末也。其病从子加母也。是皆他邪所为者尔。正经自病者，本经之气失常，则流行错乱，故用针治其经气而已。是其非有

虚,又非有实,有何迎随之施哉。余观本邦**辄**近之世,用针治病,率皆经刺一法,而未尝闻有全行迎随子母法。况若前诸篇所载,取五输法,亦唯廑廑参星,殆几乎熄。悲夫!古昔圣贤,苦口丁宁,垂教万世,徒存方策,被蠹鱼害。噫!

第七十八,旧七十五。难曰:经言东方实,言肝重实。西方虚,言肺重虚。泻南方,心从肝有余。补北方,肾从肺不足。何谓也?然。金木水火土,当更相平。举五行相制常例。东方(肝)木也。西方(肺)金也。木欲实,金当平之。金克木。火欲实,水当平之。水克火。土欲实,木当平之。木克土。金欲实,火当平之。火克金。水欲实,土当平之。土克水。东方肝也。则知肝实,非等闲实。西方肺也。则知肺虚,非寻常虚。泻南方(心)火,补北方(肾)水。南方火,火者木之子也。北方水,水者木之母也。二句起下病因与治法要语。子心。能令母肝。实,母肾。能令子肝。虚。水胜火,一句处方大关系。旧本误出于前,故今移此。故泻(心)火补(肾)水,欲令(肺)金不得平(肝)木也。经曰:不能治其虚,治此是虚者,非通变则不能。何问其余。他病。此之谓也。

按:东实西虚,即谓肝木实,肺金虚,皆是病之所在焉。泻南补北,即谓泻心火,补肾水,皆是治之所归也。此乃发难之端也。答辞先举五行相制者,表其常例。火者木之子,水者木之母二句,此篇一大关系,乃树下文分病因与治法之帜。盖肝之亢极,本因心火有余,子有余则不食母气,肝木所以盛实。肾之衰竭,原关肺金不足,母不足则无助子气,肺金所以太虚。以五行相制之常,为之治则,当补肺泻肝而平之。今乃弃东西而治南北者,非经常之法,犹之儒家有权,兵法有奇乎。所谓子能令母实一句,言病因,子者心,母者肝。母能令子虚一句,言治法,母者肾,子者肝。或问如果其说之是,则心之有余,既令肝实,则肝之

有余,亦当令肾实。然则肾胡为虚乎?曰心令肝实者,其气逆而为邪也。夫木生火者,顺道也。今心有余,而不食母气,故木气不达而反逆,所以溯洄为邪焉。肾之为虚,既失母气,夫水生木者,亦顺道也。虽然,其气不足,故将通于彼,则不可以逮,何逆流之有。且自心而传于肝者,邪气也。从肾而通于肝者,正气也。辟诸水流,其末窒碍不通则逆,逆则贲激,激则混浊,本源为之沸腾,是岂水之性哉。肝之所以有实也,源既细微,则其流不长,纵使堤防在其下,流势已微,则不能达中道而洄,遂委泥沙,何奔逆之有。肾之所以有虚也。或又问泻火补水,此两药并行乎?将所谓言先补后泻邪?曰:否。苟以针石言之,即应补阴泻阳而可。若夫汤液,则不必然,唯其补阴是务。观水胜火一句,可以见已。是亦此篇一大要语,不可忽略。熟察答意,此证原因,中气虚而脾不能散精,上归于肺,肺乏主气。此肺一虚,肺气不行,则肾阴不足,阴不足,则阴中之阳动焉。故肝木逆上,并于心,此肝一实,心气有余已极,则不食母气,而传道不通,肝邪益炽,此肝重实,心气有余,则上克肺,此肺重虚。至其施治,则肺虚者,置而不取,辟犹齐问菁茅,讨南巡而崇衰周之朝焉。补肾则阴气自盛,而心失其势,取援于母,则肝实日减,辟犹晋假道于虞以代虢,其实则晋不在虢而在虞焉。所谓欲令金不得平木,及不能治其虚,何问其余,是此之谓欤。余释此难之义,旁通陈廷芝、王安道、孙一奎三子之说,各有所取舍。盖历代诸家,纷纷未有定论。王氏当**辄**近之世,勃然独得此篇之旨。然至于以不一字为衍,则千虑一失,实可惜乎。陈、孙二氏,存不字以立其义,则独得其本旨,何者?此篇本论应变之治,故从傍补其不足,一举以立两全之功。若八十篇所言,则补肺泻肝,直取其常制之法,固有彼此常变之分。若以去不字,则与下篇混为一意,岂合扁鹊之旨乎。学者审诸。

第七十九,旧七十七。难曰:经《逆顺

篇》。言上工治未病，邪未传处。中工治已病病既所在。者。何谓也？然。所谓治未病者，见肝之病，则知肝当传之指邪。与脾，故先实其脾气，邪将传。无令得受肝之邪，将克之势。故曰治未病焉。中工治已病者，见肝之病，不晓相传，邪气。但一心治肝，病所在。故曰治已病也。

按：谓未病者，指其所未受邪。已病者。指已所病。凡诸脏病动辄传其所克，假令上工治未病，则当先望视其横与纵之所在，预防其蚕食，盖有绸缪牖户之渐焉。中工治已病，无有远虑，胡袪近患，坐执一故尔。《灵枢》第五十五篇云：上工刺其未生者也，下工刺其方袭者也。此篇之旨，率由斯文，《素问》第二篇所言，未病已病，义与此异。彼谓未病者，指无病人言，不可混同。前篇所谓泻南补北，是上工之治未病也。故承上而言，上中二工，各有阶级也。

第八十，旧八十一。难曰：经言无实指真。实指假。虚指真。虚，指假。损不足而益有余。谓治之害。是寸口脉（见之）邪，将病（证）自（然）有虚实邪，其损不足。益有余。奈何？然。是病二字，滑注以为衍。孙一奎断为古言之法，今从孙氏。非谓寸口脉也。在脉自见其真，而不见其假。谓病自其（假）虚（假）实也。假令肝（真）实而肺（真）虚，肝者木也。肺者金也。金木当更相平，是言常例。当知金平木。是言常治法。假令肺（真）实而肝（真）虚，此肺动辄见假虚，肝见假实。用针不补其肝，真虚。微少气，三字旧本误在用针上，今考文义，以移诸此。而反重实其肺。真实。故曰实实虚虚，损不足而益有余。此者中工之所害也。

按：病有虚实，虚实有真假。其真焉者，合于脉象而知之。故亡论已。至于假焉，则中工之徒，动误其诊。故引经言戒之曰：无实虚虚，言勿以假为真而治焉。若有实实虚虚，而真假相错，则不足者愈损，有余者愈益。若

夫寸口脉，则虚自见虚，实自见实，故鲜有失诊之误矣。故曰非谓寸口之脉也，谓病自有虚实也。所谓虚实者，言假虚假实也。若肝实肺虚，是真虚实，故直行补肺泻肝之道。肺实肝虚，即在脉，则当见其真。苟在证，则多见假者。何则？肺主挛敛，其脏嫩软，虽病有实，见证多似不足。肝主发生，其脏猛烈，虽病有虚，见证多似有余。故中工误认，以假实为真，以真实为假，徒使病者受医之桎梏，非正命而死焉。悲夫！因前既尤中工粗无远略，故重深戒之。此难与七十八篇所云：东实西虚，固有常变之分，义互相发，不宜为一例看。

第八十一，旧十二。难曰：经《灵枢》第一、第三。言五脏脉（气）已绝于内，尺。用针者，反实其外。阳经之合。五脏脉（气）已绝于外，寸。用针者反实其内。阴经之合。内外之绝，何以别之？然。五脏脉（气）已绝于内下部。者，肾肝气已绝于内也。下焦所治。而医下工。反补其心肺。无虚地。五脏脉（气）已绝于外上部。者，其心肺脉已绝于外也。上焦所治。而医反补其肾肝，无虚地。阳绝补阴，阴绝补阳。是谓实实虚虚，损不足益有余。徼戒之辞。如是死者，医杀之耳。

按：《灵枢》第三篇云：五脏之气，已绝于内者，脉口气内绝不至，反取其外之病处，与阳经之合，有留针以致阳气，阳气至则内重竭，重竭则死矣。五脏之气，已绝于外者，脉口气外绝不至，反取其四末之输，有留针以致其阴气，阴气至，则阳气反入，入则逆，逆则死矣。张会卿曰：脉口浮虚，按之则无，是谓内绝不至，脏气之虚也。脉口沉微，轻取则无，是谓外绝不至，阳之虚也。此篇问答，盖据此文变例，而发其余蕴。《灵枢》所谓内绝者，指阴经之虚。外绝者，指阳经之虚。故内绝取阳经之合，外绝取四末之输，是乃议阴虚补阳，阳虚补阴之误也。《素问》云：治脏者，治其俞。治腑者，治其合。是正道也。而今治脏反取阳合，治腑反取阴俞，其误可知矣。扁鹊所谓内外绝

者，舍府不论，偏举脏而言之。故知外绝者，心肺之虚，而寸脉浮虚。内绝者，肾肝之虚，而尺脉沉微，是为异也。下工动辄有此反治，故重深戒之曰：如此死者，医杀之耳。前篇既举中工之害，则此言医者，当指下工。旧本误出于第十二篇，冯氏珍谓此篇合入用针补写之类，当在六十难之后，以例相从也。今从其说，以类移于此云。

余缵前修之业，自壮岁时讲究此书，业已数百遍，至今三十年所，无日不钻研。古人云：读书百遍，其义自通，不佞如万卿，虽未会中其肯綮，然且莫寓意，以俟左右逢其原之日久矣。顾其距春秋时邈焉，则其言亦渊乎深哉。故其历世所注传，自吴吕广至明吴文昺，凡十有九家，愈繁愈杂，辟犹百川派分，无由寻源。于是舟之方之。渐得观溯洄之澜，以问渤海之津。尝读韩非子说林，其中有言秦荆有郤，荆人傍说晋叔向，叔向论城壶丘可否，以令二国和焉。余读至是，喟然叹曰：呜乎！扁鹊设难之意，于叔向乎尽矣。无乃刻意叔向，以体扁鹊乎。乃余所注解，有取乎尔，亦有取乎尔。

跋

　　《难经古义》，家大人历年讲书之暇，折中诸家，独断为说。先是庚辰之春，将竣上木之事，不图罹祝融氏之灾，半已乌有。嗣后稍稍起草，今兹复旧。然大人为业，奔走四方，不遑宁处。故托门人泉春安再三校正，不佞仲实与焉。检阅已竣，乃请父执山公介净书。剞劂告成，因述其事，以谢迟滞之罪云。

　　　　　　　　　　　　　　　　　　　　　　　壬辰冬十月男仲实识

难 经 正 义

（清）叶子雨　著

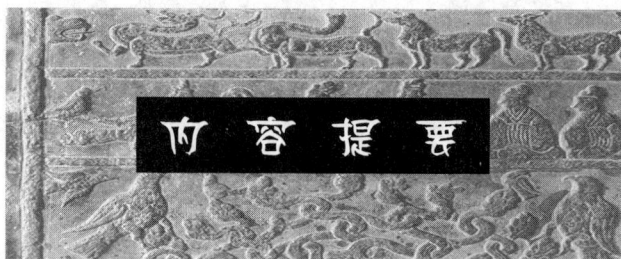

《难经正义》六卷，清·叶霖撰。霖字子雨，扬州人。是书辨论精核，考证详审，为《难经》注疏中之善本。《难经》本以阐发《内经》为主，顾辞意有与《灵》《素》违异者。是书取《内经》经文，一一排比，核其异同而会通之，诚深得徐大椿《难经经释》之旨矣。叶氏所著，别有《重订伤暑全书》《伏气解》《脉说》《温热经纬评》，已由本局与三三医社刊行。闻裘氏读有用书楼收藏者，尚有《伤寒正义》《素问正义》《温病条辨评》诸稿。其学问渊博，而温病尤有心得，故是书于伤寒温病之变革，尤剖析入细也。叶氏咸同间人，时西医学已流入中国，是书诠释内景，杂采西说，亦前此注家所未有者也。

序

　　医书之繁，汗牛充栋，然剽袭伪托者多矣。何从而信之哉，亦在慎辨之尔。辨之法有三，考其年以求其世，此后味其辞而索其旨之浅深，临其诊以证其言之是非，而真伪无所匿矣。执是以观古今医籍，益十不失一焉。若世传之难经者，杨元操序言渤海秦越人所作，殆难穷考，而仲景《伤寒论》自序，有撰用《素问》《九卷》《八十一难》云云，其为汉以前书无疑。是即史迁《仓公传》所谓扁鹊之脉书也。而《隋书·经籍志》云：《黄帝八十一难》，二卷，与杨氏之序不侔。夫难，问难也。经者，问难《黄帝内经》之义也。云黄帝者，或原于此。越人之作，似属可信。自古言医者，皆祖述《内经》，而《内经》十八卷，西晋乱后，亡失益多，《素问》九卷，梁《七录》隋全元起注本，只存其八，已佚第七一卷。王太仆拉杂《阴阳大论》之文，以补其亡，妄托得自张公秘本，殊不足据。《针经》九卷，唐人搜其残帙，易名《灵枢》，亦非庐山真面。越人去古未远，采摘《内经》精要，意周旨密。虽为华元化烬余之书，经吕广编次，不无衍阙，然医经补逸，独赖此篇，厥功伟矣。惟理趣深远，非浅学得窥堂奥。故诠注者亡虑数十家，间见精义，究不能处处实有指归，岂得为后学津筏。读者病之。霖学识庸陋，难探元微，谨考经文，寻其意旨，旁采群籍，资为左证，质以诸贤之笺释，西士之剖验，以正其义。非敢启幽前秘，嘉惠来兹，唯在讲肆之际，取便翻阅尔。

　　　　　　时光绪二十一年春正月扬州叶霖书于石林书屋

137

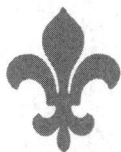

目　录

难经正义卷一

扬州叶霖学　浙江谢诵穆校

一难曰：十二经皆有动脉，独取寸口，以决五脏六腑死生吉凶之法，何谓也？

首发一难，问手足十二经皆有动脉，何以独取寸口以决死生，以起下文之义。

按：五脏六腑之气，昼夜循环，始于肺而终于肺，是肺为一身之主气。而寸口乃肺之动脉，在太渊经渠之分，为脉之大会，故越人独取此以候五脏六腑之气。然诸经动脉，不可不知，否则握手不及足，难免长沙之呵斥矣。手阳明大肠脉动合谷（在手大指次指歧骨间）手少阴心脉动极泉（在臂内腋下筋间），手太阳小肠脉动天窗（在颈侧大筋间曲颊下），手少阳三焦脉动和髎（在耳兑发陷中），手厥阴心包络脉动劳宫（在掌中屈中指无名指尽处是），足太阳膀胱脉动委中（在膝腘约纹里），足少阴肾脉动太溪（在足踝后跟骨上），足太阴脾脉动冲门（在期门下，同身寸之一尺五分），足阳明胃脉动冲阳（足大指次指陷中为内庭，上内庭，同身寸五寸是），足厥阴肝脉动太冲（足大指本节后，同身寸二寸是），足少阳胆脉动听会（在耳前陷中），考《明堂针灸图》《甲乙经》诸书，指称动脉者二十余穴。惟此十余穴，或可用以诊候，而此十余穴中，又以太溪、冲阳、太冲三足脉为扼要也。

然。寸口者，脉之大会，手太阴之脉动也。

然，答辞。会，聚也。手太阴肺之经，言肺主气，十二经之脉动，皆肺气鼓之。故肺朝百脉，而大会于寸口。寸口者，即《素问》经脉别论气口成寸，以决生死之义，故曰寸口。寸口三部，鱼际为寸，太渊之高骨为关，经渠为尺。是手太阴肺经之动脉也。人之饮食入胃，其清气上注于肺，以应呼吸而行脉度。越人立问之意，所以独取夫寸口，而后世宗之，为不易之法。四十五难脉会太渊，亦此义也。

人一呼脉行三寸，一吸脉行三寸。呼吸定息，脉行六寸。人一日一夜，凡一万三千五百息，脉行五十度，周于身，漏水下百刻。荣卫行阳二十五度，行阴亦二十五度，为一周也。故五十度复会于手太阴。寸口者，五脏六腑之所终始，故法取于寸口也。

此承上文言，人谓平人，不病而息数调匀者也。《灵枢》五十营篇，漏水下百刻，以分昼夜。人一呼脉再动，气行三寸，一吸脉亦再动，气行三寸，呼吸定息，气行六寸，十息气行六尺，二百七十息，气行十六丈二尺。气行一周于身，水下二刻。二千七百息，气行十周于身，水下二十刻。一万三千五百息，气行五十营于身，水下百刻。凡行八百一十丈。营卫生会篇，人受气于谷，谷入于胃，以传于肺。其清者为营，浊者为卫。营在脉中，卫在脉外。营周不休，五十度而复大会。卫与营俱行阳二十五度，行阴二十五度，一周也。故亦五十度而复大会于手太阴矣。《素问》平人气象论，人一呼脉再动，一吸脉再动，呼吸定息，脉五动，闰以太息，命曰平人。是脉者，营气也，行经脉一日五十周。今日平旦始于手太阴之寸口，明日平旦又会于手太阴之寸口。此五脏六腑之所终始，故取法于寸口也。

按：脉者，血中之气也。经言营气，取营运于中之义。西医言食入于胃至小肠，皆有微

丝管吸其精液，上至颈会管，过肺入心左上房，心体中空，四壁嵯峨，或凹或凸，中有直肉隔之，故称左房右房。左右半截，又有横肉间之，以分上下。筋丝数条牵连，故自能开阖，以应呼吸也。化赤为血，此即清者为营也。其血从左上房落左下房，入总脉管，由脊之膂筋，循行经脉之间，一日夜五十度，周于身，尽八百十丈之脉道，以应呼吸漏下者，营气也。若夫卫气，取卫护于外之义。经脉中之血气，由脉管之尾，出诸气街，入微丝血管，经谓孙络者是也。与阳明之悍气人之饮食，五味杂投，奚能无毒，西医谓之炭气者此也。相合，散布通体皮膜之间，充肤热肉，淡渗毫毛，此即浊者归卫也。脉管之赤血，即入微丝血管，合阳明悍气，则其色渐变渐紫，西医因其有毒谓之炭气。散布遍体，渐并渐粗，而接入回血管经谓络脉者是也。之尾，血入回血管，内而脏腑，外而经脉，并脉管交相逆顺而行。外行经脉者，有阴阳之别，一支浮于肌膜之上，一支沉于分肉之间，即阳络行于皮表，阴络行于皮里，而皆与脉管偕行。经言营行脉中，卫生脉外者是也。回血管内外行遍，入总回管，至心右上房，落右下房，递入于肺，呼出悍气，吸入生气，其血复化为赤，入心左上房，阴阳相贯，如环无端者，此之谓也。然气中有血，血中有气，气与血不可须臾之相离，乃阴阳互根，自然之理也。夫运行经脉中之血气，周夜行五十周者，如月之应水，流贯地中，其行疾，出诸气街，合阳明悍气，缠布周身之血气。昼夜行一周者，如日随天道，绕地环转，其行迟，故人与天地参也。行阴行阳者，阴络阳络中血气随经脉偕之卫气也。至若外邪袭入，热伤气，寒伤血，当责诸孙络，缠布周身之卫。伏气内发，当责诸络脉中之卫气。浮于脉外者，可刺之以泄其气。沉于脉内者，宜急攻以杀其毒。诊脉察病，当责诸运气脉管之营气，盖血入心之上房，落下房，过总脉管，皆开阖，声与呼吸相应，故可候脉之动数。而西医听声以辨心疾，亦取乎此。

二难曰：脉有尺寸，何谓也？然。尺寸者，脉之大要会也。

会，聚也。要会者，言切要聚会之处也。人之一身，经络营卫，五脏六腑，莫不由于阴阳，而或过与不及，于尺寸见焉，故为脉之大要会也。一难言寸口为脉之大会，以肺朝百脉而言也。此言尺寸为脉之大要会，以阴阳对待而言也。

从关至尺，是尺内，阴之所治也。从关至鱼际，是寸口内，阳之所治也。

关者，尺寸分界之地。《脉诀》所谓高骨为关是也。关下为尺，主肾肝而沉，故属阴。鱼际，大指本节后内廉大白肉，名曰鱼。其赤白肉分界，即鱼际也。关上为寸口，主心肺而浮，故属阳。治，理也。欲明阴阳为病之治者，须于尺寸候之也。

故分寸为尺，分尺为寸。

寸为阳，尺为阴。阳上而阴下，寸之下尺也，尺之上寸也。关居其中，以为限也。言分寸为尺，分尺为寸者，谓关上分去一寸，则余者为尺，关下分去一尺，则余者为寸。此明尺寸之所以得名也。

故阴得尺内一寸，阳得寸内九分。

此又于尺寸中分其长短之位，以合阴阳之数。一寸为偶数，九分为奇数也。盖关以下至尺泽，皆谓之尺，而诊脉则止候关下一寸。关以上至鱼际，皆谓之寸，而诊脉止候关上九分。故曰尺中一寸，寸内九分也。

尺寸终始一寸九分，故曰尺寸也。

寸为尺之始，尺者寸之终。云尺寸者，以终始对待而言。其实贮寸得九分，尺得一寸，皆阴阳之盈数也。然得一寸不名曰寸，得九分不名曰分者，以其在尺之中有寸之中也。

三难曰：脉有太过，有不及，有阴阳相乘，有覆有溢，有关有格，何谓也？

此言太过不及。皆病脉也。阴乘阳，则阴太过而犯阳，为阳不及。阳乘阴，则阳太过而

犯阴，为阴不及。若相乘之甚者，则为覆溢之脉而成关格之证也。

然。关之前者，阳之动也。脉当见九分而浮。过者，法曰太过。减者，法曰不及。

关前为阳，寸脉所动之位，脉见九分而浮。九阳数，寸之位浮，阳脉是其常也。过谓过于本位，过于常脉。不及谓不及本位，不及常脉。是皆病脉也。

遂上鱼为溢，为外关内格。此阴乘之脉也。

遂者，径行而直前也。鱼即鱼际。溢，如水之溢满，而出于外也。阳气太盛，则阴气不得相营，故曰关。阴气太盛，则阳气不得相营，故曰格。此阴乘阳位，其脉遂溢于鱼际之分，而成外关内格之证也。

关以后者，阴之动也。脉当见一寸而沉。过者，法曰太过。减者，法曰不及。

关后为阴，尺脉所动之位，脉见一寸而沉。一寸阴数，尺之位沉，阴脉是其常也。过谓过于本位，过常脉。不及谓不及本位，不及常脉。皆病脉也。

遂入尺为覆，为内关外格。此阳乘之脉也。

覆者，如墙之倾覆也。经云：阳气太盛，则阴气不得相营。以阴不得营于阳，阳遂下陷而覆于尺之分，此阳乘阴位之脉，而成内关外格之证也。

故曰覆溢，是其真藏之脉，人不病而死也。

覆溢之脉，乃阴阳离绝之微。若覆溢之微，虽关格重证，犹或未至危殆。若覆溢之甚，为真藏之脉。真藏者，谓藏气已绝，其真形独现于外。不必有疾病，而可决其必死也。

按：脉乃血中之气，谓之营气。西医言谷食入胃，其精液及至颈，过肺奉心，化赤为血，应呼吸，行脉道。即《灵枢》营气篇云：营气之道，内谷为宝，谷入于胃，乃传之肺，流溢于中，布散于外。精专者行于经隧，常营无已，终而复始者，是也。盖藏气者，不能自至于手太阴，必因于胃气，乃至于手太阴。是左右寸口，虽属于肺，而皆有阳明胃气，鼓舞其间，

故胃为脉之根，肺为脉之干也。《素问》脉要精微论云：阴阳不相应，病名曰关格。六节藏象论，以人迎一盛至四盛以上为格阳，寸口一盛至四盛以上为关阴。而《灵枢》终始禁服诸篇，亦以人迎四盛，且大且数，名曰溢阳。溢阳为外格。脉口四盛，且大且数，名曰溢阴。溢阴为内关。不通死不治。人迎与太阴，脉口俱盛，四倍以上，命曰关格。关格者，与之短期。此人迎寸口，指结喉两旁，人迎太渊，经渠间之寸口而言也。越人既独取寸口，不诊十二经动脉，无取乎结喉之人迎。推溢阳为外格，溢阴为内关之意，知人迎为寸口肺脉之根，寸口为人迎胃脉之干。人迎脉大至一倍二倍三倍四倍，未有不变见于气口者，以根大而干亦大也。如人迎四倍以上为外格证，则寸口之脉，亦溢于鱼上为溢阳脉，以应人迎之气，为其根干相通。是寸口以上，可察人迎之气，而结喉两旁之人迎，亦不必诊也。此越人独取寸口，以尺寸分覆溢关格脉证之意也。后之注《难经》者，不能达越人之意，多主此一脉四名之说，或谓人迎当诊于结喉两旁。死于句下，泥执经文，皆属误会。不知此节大旨，诊尺寸以详阴阳相乘之候，而察关格之病也。故其设问，谓古之论脉者，曰太过，曰不及，曰阴阳相乘，曰覆溢，曰关格，若是说来，各有所异否。答辞始举关之前后，申明阴阳之位，而以过之与减，解太过不及为脉之形势，以上鱼入尺，解覆溢为脉之现体，而后结其义曰：是为关格病之所成也。仲景《平脉篇》云：寸口脉浮而大，浮为虚，大为实。在尺为关，在寸为格。关则不得小便，格则呕逆。是据此节而申明其证者也。何注家不察之甚耶。

四难曰：脉有阴阳之法，何谓也？然。呼出心与肺，吸入肾与肝。呼吸之间，脾受谷味也，其脉在中。

此言脉之阴阳，虽在于尺寸，其阴阳之气，又在浮沉。如心肺居膈上，阳也。呼出必由之。肾肝居膈下，阴也。吸入必归之。脾受谷味为

生脉之原而在中，而呼出吸入，无不因之。故诊脉之法，浮取乎心肺，沉取乎肾肝，而中应乎脾胃也。

按：经言呼出者，非气自心肺而出也。为肾肝在膈下，其气因呼而上至心至肺，故呼出心与肺也。心肺在膈上，其气随吸而入至肾至肝，故吸入肾与肝也。夫呼者因阴出，吸者随阳入，其呼吸阴阳，相随上下，经历五脏之间，乃脾胃受谷气以涵养之也。故言其脉在中。读此节不得刻舟求剑，谓呼出之气为阳，吸入之气为阴也。

浮者阳，沉者阴也。故曰阴阳也。

按之不足，举之有余，曰浮。浮为阳者，象火而炎上也。按之有余，举之不足，曰沉。沉为阴者，象水而润下也。

心肺俱浮，何以别之？然。浮而大散者心也。浮而短涩者肺也。肾肝俱沉，何以别之？然。牢而长者肝也。按之濡，举指来实者肾也。脾者中州，故其脉在中。是阴阳之法也。

浮大无力，按之散而欲去者，名曰散。浮细而迟，往来塞滞不前者，名曰涩。沉而有力，实大弦强，按之但觉坚极而不移者，名曰牢。大而长微弦，按之隐指幅幅然，中取沉取皆有力者，名曰实。心肺俱浮，何以别之。盖心属火，故其象浮而大散。肺属金，故其象浮而短涩。肝肾俱沉，何以别之。盖肝属木，故其象牢而长。肾属水，故其象举指按之来实，水体外柔而内刚也。脾属土在中，旺于四季，主养四藏。其脉来从容和缓，不沉不浮，故曰其脉在中也。

脉有一阴一阳，一阴二阳，一阴三阳，有一阳一阴，一阳二阴，一阳三阴。如此之言，寸口有六脉俱动邪？然。此言者，非有六脉俱动也，谓浮沉长短滑涩也。浮者阳也。滑者阳也。长者阳也。沉者阴也。短者阴也。涩者阴也。所谓一阴一阳者，谓脉来沉而滑也。一阴二阳者，谓脉来沉滑而长也。一阴三阳者，谓脉来浮滑而长，时一沉也。所言一阳一阴者，

谓脉来浮而涩也。一阳二阴者，谓脉来长而沉涩也。一阴三阳者。谓脉来沉涩而短，时一浮也。各以其经所在，名病逆顺也。

过于本位谓之长。不及本位谓之短。按之往来流利，展转替替然，谓之滑也。前引五脏之脉，以应五行。此又引三阴三阳之脉，以应六气。其浮滑长，三阳也。沉短涩，三阴也。而于三部中察此六脉，即可知阴阳盛衰之机。盖阴阳之脉不单至，惟其不单至，故有此六脉相兼而见。惟其相兼，故有一阴一阳，一阳一阴之不同也。此别阴阳虚实之法。再随春夏秋冬，观其六脉之变，则庶乎可知病之逆顺矣。

按：徐氏曰：此节言六脉互见之象也。此但举其例而言，亦互相错综，非一定如此也。其经手足三阴三阳也。逆顺如心脉宜浮，肾脉宜沉，则为顺。若心脉反沉，肾脉反浮，则为逆。此又见脉无定体，因经而定顺逆也。然脉之浮沉，或可相兼，滑涩长短，不得并见，亦当晓也。

五难曰：脉有轻重，何谓也？然。初持脉如三菽之重，与皮毛相得者肺部也。如六菽之重，与血脉相得者，心部也。如九菽之重，与肌肉相得者，脾部也。如十二菽之重，与筋平者，肝部也。按之至骨，举指来疾者，肾部也。故曰轻重也。

持脉，即按脉也。菽，豆之总名。肺位最高而主皮毛，故其脉如三菽之重。心在肺下，主血脉，故其脉如六菽之重。脾在心下，主肌肉，故其脉如九菽之重。肝在脾之下，主筋，故其脉如十二菽之重。肾在肝下，主骨，故其脉按之至骨，沉之至也。举指来疾，言其有力而急迫，即四难举指来实之义也。此五脏本脉如此，倘有太过不及，则病脉也。

菽，豆之总名。诊脉轻重，何独取乎豆？且不言三菽、四菽、五菽，而必以三累加之？盖豆在荚，累累相连，与脉动指下相类。以此意推之，言三菽重者，非三菽加于一部之上，乃一指下如有一菽重也。通称三部，则三菽也。

肺位高而主皮毛，故轻。六菽重者，三部各有二菽重也。心在肺下，主血脉，故稍重。九菽重者，三部各有三菽重也。脾在心下，主肌肉，故又稍重。十二菽重者，三部各有四菽重也。肝在脾下，主筋，故较脾又加一菽重也。肾在肝下而主骨，故其脉按之至骨，沉之至也。而举之来疾者，何也？夫脉之体，血也。其动者，气也。肾统水火，火入水中而化气。按之至骨，则脉气不能过于指下，微举其指，其来顿疾于前，此见肾气蒸动，勃不可遏，故曰肾部也。举指两字，最宜索玩，不可忽也。若去此两字，是按之至骨，而来转疾，乃牢伏类矣。

六难曰：脉有阴盛阳虚，阳盛阴虚，何谓也？然。浮之损小，沉之实大，故曰：阴盛阳虚。沉之损小，浮之实大，故曰阳盛阴虚。是阴阳虚实之意也。

浮沉者，下指轻重也。盛虚者，阴阳盈亏也。滑氏曰：轻手取之而见损小，重手取之而见实大，知其为阴盛阳虚也。重手取之而见损小，轻手取之而见实大，知其为阳盛阴虚也。大抵轻手取之阳之分，重手取之阴之分，不拘何部，率以是推之。前四难论阴阳平脉，而及于病脉，此节专论阴阳虚实太过不及之义，阴阳之法似同，而平病微甚各异，不可不察。徐氏谓上文属于阴，属于阳，平脉也。恐不尽然。

七难曰：经言少阳不至，乍大乍小，乍短乍长。阳明之至，浮大而短。太阳之至，洪大而长。太阴之至，紧大而长。少阴之至，紧细而微。厥阴之至，沉短而敦。此六者是平脉耶，将病脉也？然。皆王脉也。

洪脉似浮而大，兼有力，举按之则泛泛然满三部，状如水之洪流，波之涌起，脉来大而鼓也。紧脉带数，如切绳，如转索，丹溪谓如纫线，譬如以二股三股，纠合为绳，必旋绞而转，始得紧而成绳是也。细脉如线，极细，三候不断不散者，是也。微脉似有似无，浮软如散，重按之欲绝者，是也。上文言三阳三阴之旺脉，此言三阴三阳之旺时至，言其气至而

脉应之也。少阳之至，乍大乍小，乍短乍长者，以少阳阳气尚微，离阴未远，故其脉无定也。阳明之至，浮大而短者，阳明之阳已盛，然尚未极，故浮大而短也。太阳之至，洪大而长者，太阳之阳极盛，故洪大而长也。太阴之至，紧大而长者，太阴为阴之始，故有紧象，而尚有长，大阳脉也。少阴之至，紧细而微者，少阴之阴渐盛，故紧细而微也。厥阴之至，沉短而敦者，敦沉重貌，以厥阴阴之至，故沉短而敦，阴脉之极也。此六者非本然之平脉，亦非有过之病脉，乃六气应时而至之旺脉也。首称经言，即《素问》平人气象论，太阳脉至，洪大以长。少阳脉至，乍数乍疏，乍短乍长，阳明脉至，浮大而短之义，引伸而言之也。

其气以何月各王几日？然。冬至之后，得甲子少阳王，复得甲子阳明王，复得甲子太阳王，复得甲子太阴王，复得甲子少阴王，复得甲子厥阴王。王各六十日，六六三百六十日，以成一岁。此三阳三阴之王时日大要也。

古历以十一月甲子合朔冬至为历元，然岁周三百六十五日四分日之一，则日有零余，岁各有差。越人申《素问》六节藏象论之义，以六六之节成一岁。其自冬至之后，得甲子即是来年初之气分，为岁差之活法也。其甲子或在小寒之初，或在大寒之初，以应乎少阳之气。少阳之阳，其阳尚微。复得甲子，应乎阳明，阳明则阳已盛。复得甲子，应乎太阳，太阳则阳极盛。阳极则阴生，而太阴用事。故复得甲子，应乎太阴，太阴之阴气尚微。复得甲子，应乎少阴，少阴则阴已盛，复得甲子，应乎厥阴，厥阴则阴极盛。阴盛则阳生，如是无已。此三阴三阳之旺脉，随六甲之日数者如此。

按：《归藏》商易，取用乎坤，而以十二辟卦，候一岁十二月消息，亦即乾坤二卦六爻之旁解也。盖乾之六，阳自十一月建子，冬至一阳始生，为地雷复卦，即乾之初九爻。十二月建丑，二阳生，为地泽临卦，即乾九二爻。正月建寅，三阳生为地天泰卦，即乾九三爻。二

难经正义

月建卯，四阳生，为雷天大壮卦，即乾九四爻。三月建辰，五阳生，为泽天夬卦，即乾九五爻。至四月建巳，六阳充足，而为乾为天，即乾之上九爻。此一年之乾卦也。五月建午，夏至一阴生，为天风姤卦，即坤之初六爻。六月建未，二阴生，为天山遁卦，即坤六二爻。七月建申，三阴生，为天地否卦，即坤六三爻。八月建酉，四阴生，为风地观卦，即坤六四爻。九月建戌，五阴生，为山地剥卦，即坤六五爻。至十月建亥，六阴纯静，而为坤为地，即坤之上六爻。此一年之坤卦也。夫坤为万物之母，而能生物，然坤本纯阴，必待乾与之交，而得其阳，然后始能生万物也。十二支次序，世人皆以子为首，因坤临十月亥，坤为纯阴之卦，阴极则阳生，故十一月冬至，一阳升于地上，为地雷复也。不知造化端倪，实不在子而在午。盖天地交而万物生，是乾坤交媾之初，即为万物造端之始。然交必阳体充足，而后能交。乾之六阳，乃充足于四月之巳，次为午，故乾至五月建午，始与坤交。是则乾足于巳，而动于午。巳午皆火，故伏羲卦乾居正南。乾之外体属火，乾中含蓄阴精属金，故五行家言庚金长生在巳。所谓长生者，乃指其生之之原而言也。乾之初，动于午，每年五月夏至之时，乾上九之一阳，已升至天顶极高，不得不转而向下，向下即感动坤阴之气，上升而交。故天地三交，五月建午为第一交，六月未为第二交，七月申为第三交，所谓坤三索于乾也。乾坤交而谓之索者，以坤本纯阴，必索于乾而后有阳，始能生化也。乾阳入坤而化为气，气升为云为雨。盖十二辟卦，乾位巳火也。坤位亥水也。乾与坤交，火入水中而化为气，以水为质，火为性也。人与天地参，试以一碗，人张口气呵之则生水，故知气之形属水，而其所以能升腾行动者则火也。爻辞曰：见群龙无首，吉，言气升能为云雨，故喻为龙，而乾与坤三交，则乾上四五之三爻，尽入于坤，而乾上爻巳火之首，早入亥水之中，为育生胚胎之兆，故龙之无首吉也。此节言三

阳三阴之六气，与《素问》六微旨诸论主气客气者有间。越人谓冬至复得甲子者，以冬至为地雷复一阳始生之初，应少阳甲木春升之气，而甲子为干支之首，六气莫不由之变更，故用以察一岁阴阳之气也。

八难曰：寸口脉平而死者，何谓也？然。诸十二经脉者，皆系于生气之原。所谓生气之原者，谓十二经之根本也。谓肾间动气也。此五脏六腑之本，十二经脉之根，呼吸之门，三焦之原，一名守邪之神。故气者，人之根本也。根绝则茎叶枯矣。寸口脉平而死者，生气独绝于内也。

寸口脉平而死者，非谓谷气变见于寸口，以决死生，乃言脉之体。肾间动气，为生气之原，即《素问》阴阳离合论曰：大冲之地，名曰少阴者是也。大冲者，肾脉与冲脉合而盛大，故曰大冲。夫肾间则冲脉所出之地，外当乎关元之分，而三焦气化之原，十二经之气，皆系于此，故曰根本也。挟任脉上至咽喉，以通呼吸，故曰呼吸之门。上系手三阴三阳为支，下系足三阴三阳为根，故越人引树以设喻也。是气也，为十二经之原，三焦之府，主宣行营卫者也。又为精神所舍，元气之所系也。一名守邪之神者，以命门之神固守，邪气不得妄入，入则死。若肾气先绝于内，其人不病，病即危矣。

按：肾间动气，为十二经生气之原，统辖营卫者也。盖人身气血之升降，心由呼吸以循环，吸入天之阳，呼出地之阴。心主君火，吸入之气，乃天阳也。亦属火。其气由鼻入肺历心，引心火从心系，循督脉入肾，又从肾系以达下焦胞室，挟膀胱至下口。其吸入天之阳气，合心火蒸动膀胱之水，化而为气，循冲任而上，过膈入肺，而还出于口鼻。上出之气，在口舌脏腑之中，则为津液。由诸气街外出于皮毛，以熏肤润肌则为汗。此火入水中化气之理，即乾坤相交三索之义，故曰人与天地参也。

九难曰：何以别知脏腑之病耶？然。数者，

腑也。迟者，脏也。数则为热，迟则为寒。诸阳为热，诸阴为寒。故以别知脏腑之病也。

此分别脏腑之病也。人一呼一吸为一息，脉亦应之。一息之间脉四至，闰以太息，脉五至，命曰平人。平人者，不病之脉也。其有增减，则为病矣。一息三至曰迟，不及之脉也。一息六至曰数，太过之脉也。脏为阴，腑为阳，脉数者属腑，为阳为热。脉迟者属脏，为阴为寒。又推言所以数属腑，迟属脏之义，故曰诸阳为热，诸阴为寒也。然此但言其阴阳大概耳，未可泥也。

按：腑病亦有迟脉，脏病亦有数脉，以迟数别脏腑，固不可执，而以迟数分寒热，亦有未尽然者。夫迟为阴脉，医者一呼一吸，病者脉来三至，去来极慢者，是也。迟脉为病，皆因内伤生冷寒凉之物，外涉水冰阴寒之气，多中于脏，或中于腑，或入于腠理，以致气血稽迟不行，故主阳气虚，气血凝滞，为阴盛阳衰之候。观其迟之微甚，而识寒之浅深，此道其常也。若迟而有力，更兼涩滞，举按皆然者，乃热邪壅结，隧道不利，失其常度，故脉反呈迟象。然未可造次，必验之于证，如胸脘饱闷，便秘溺赤，方是主热之迟脉也。若景岳所云：伤寒初解，遗热未清，经脉未充，胃气未复，脉必迟滑，或见迟缓。河间云：热盛自汗，吐利过极，则气液虚损，脉亦迟而不能数。此又营气不足，复为热伤，不能运动热邪，反为所阻，失其输转之机，故缓慢而行迟也。再迟而不流利为涩，迟而歇止为结，迟濡浮大且缓为虚，似是而非，尤当辨认也。数脉为阳，医者一呼一吸，病者脉来六七至者，是也。数脉主热，为病进，为阴不胜阳，故脉来太过也。然亦主寒者，若脉来浮数，大而无力，按之豁然而空，微细欲绝，此阴盛于下，逼阳于上，虚阳浮露于外，而作身热面赤戴阳，故脉数软大无神也。丹溪云：脉数盛大，按之涩而外有热证，名中寒，乃寒流血脉，外证热而脉即数，亦此义也。越人只言其常，而未言其变。经文

简奥，如此等概略之言甚多，学者当细心领会，不可刻舟求剑也。

十难曰：一脉为十变者，何谓也？然。五邪刚柔相逢之意也。假令心脉急甚者，肝邪干心也。心脉微急者，胆邪干小肠也。心脉大甚者，心邪自干心也。心脉微大者，小肠邪自干小肠也。心脉缓甚者，脾邪干心也。心脉微缓者，胃邪干小肠也。心脉涩甚者，肺邪干心也。心脉微涩者，大肠邪干小肠也。心脉沉甚者，肾邪干心也。心脉微沉者，膀胱邪干小肠也。五脏各有刚柔邪，故令一脉辄变为十也。

一脉十变，谓一脏之脉，其变有十也。五邪者，五脏六腑之邪也。刚柔，五脏为柔，六腑为刚。相逢谓脏邪干脏，腑邪干腑也。盖脏干脏则脉盛，腑干腑则脉微。假如夏主心，脉当浮大而散，今反弦而急甚者，肝邪来干心也。此从后来，母乘子，为虚邪。小肠心之府，脉当浮大而洪长，而微弦急者，为胆邪阳干于阳，阴干于阴，同气相求也。心脉虽洪大，当以胃气为本，今无胃气，故其脉大甚也。此心自病为正邪，故言自干心也。小肠心之府，微大者较洪大则小，为小肠自病，故曰自干也。缓者脾脉乘心，故令心脉缓也。从前来，子乘母，为实邪，故言脾邪干心也。胃脉小缓，见于心部，小肠心府，故亦言干也。涩为肺脉，今见心部，是火不足以制金，金反凌火，从所不胜来为微邪，故言肺邪干心也。微涩大肠脉，小肠心府，故见于心部而言干也。沉者肾脉，心火炎上，其脉本浮，今反见沉，是水来克火，从所胜来为贼邪，故言肾干心也。微沉者，膀胱脉也。小肠心府，亦见心部，故言干之也。此皆夏旺之时，心脉见如此者，为失时脉。推此十变之候，乃五行胜复相加，故谓之五邪也。五脏各有表里，更相乘之。一脉成十，故曰十变也。有阳有阴，故曰刚柔也。于本位见他脉，故曰相逢相干也。越人以一心脏为例，余可类推矣。

十一难曰：经言，脉不满五十动而一止，

147

一脏无气者。何脏也？然。人吸者随阴入，呼者因阳出。今吸不能至肾，至肝而还，故知一脏无气者，肾气先绝也。

《灵枢·根结》篇曰：人一日一夜五十营，以营五脏之精。不应数者，名曰狂生。所谓五十营者，五脏皆受气，持其脉口，数其至也。五十动不一代者，五脏皆受气。四十动一代者，一脏无气。三十动一代者，二脏无气。二十动一代者，三脏无气。十动一代者，四脏无气。不满十动一代者，五脏无气。予之短期。止与代同，此引经文而约言之也。吸者阳随阴入，呼者阴因阳出。今吸不能至肾，惟至肝而还者，因肾位最下，吸气较远，脉若不满五十动而一止，知肾气衰竭，则不能随诸脏气而上矣。

十二难曰：经言，五脏脉已绝于内，用针者反实其外。五脏脉已绝于外，用针者反实其内。内外之绝，何以别之？然。五脏脉已绝于内者，肾肝气已绝于内也，而医反补其心肺。五脏脉已绝于外者，其心肺脉已绝于外也，而医反补其肾肝。阳绝补阴，阴绝补阳，是谓实实虚虚，损不足，益有余。如此死者，医杀之耳。

《灵枢·九针十二原》篇曰：凡将用针，必先诊脉，视气之剧易，乃可以治也。五脏之气已绝于内，而用针者反实其外，是谓重竭。重竭必死，其死也静。治之者辄反实其气，取腋与膺。五脏之气已绝于外，而用针者反实其内，是谓逆厥。逆厥则必死，其死也躁。治之者反取四末。此内绝为阴虚，故补腋与膺，以其为脏气之所出也。外绝为阳虚，故补四末，以其为诸阳之本也。小针解曰：所谓五脏之气，已绝于内者，脉口气内绝不至，反取其外之病处，与阳绝之合，有留针以致阳气，阳气至则内重竭。重竭则死矣，其死也无气以动，故静。所谓五脏之气，已绝于外者，脉口气外绝不至，反取其四末之输，有留针以致其阴气，阴气至，则阳气反入则逆。逆则死矣，其死也阴气有余，故躁。此以脉口内外，言阴阳内外虚实，不可

误也。越人以心肺肾肝别阴阳者，以心肺在膈上，通于天气，心主脉为营，肺主气为卫，营卫浮行皮肤血脉之中，故言外也。肾肝在膈下，通于地气，以藏精血，以充骨髓，故言内也。冯氏谓此篇合入用针补泻之类，当在六十难之后，以例相从也。其说亦是。

十三难曰：经言，见其色而不得其脉，反得相胜之脉者，即死。得相生之脉者，病即自已。色之与脉，当相参相应，为之奈何？

《灵枢·邪气脏腑病形》篇曰：夫色脉与尺之相应也，如鼓桴影响之相应也，不得相失也。此亦本末根叶之出候也。故根死则叶枯矣。色脉形肉，不得相失也。故知一则为二，知二则为神，知三则神且明矣。色青者，其脉弦也。赤者，其脉钩也。黄者，其脉代也。白者，其脉毛。黑者，其脉石。见其色而不得其脉，反得其相胜之脉，则死矣。得其相生之脉，则病已矣。已，愈也。参，合也。经言即此篇之义也。

然。五脏有五色，皆见于面，亦当与寸口尺内相应。假令色青，其脉当弦而急。色赤，其脉浮大而散。色黄，其脉中缓而大。色白，其脉浮涩而短。色黑，其脉沉濡而滑，此所谓五色之与脉，当参相应也。

此论色与脉当参合相应也。色指五色之见于面者而言。脉指诊言，谓营血之所循行也。尺指皮肤言，谓脉外之气血，从手阳明之络，而变见于尺肤。脉内之血气，从手太阴经而变见于尺寸。此皆胃腑五脏所生之气血，本末根叶之出候也。故见其色，得其脉矣。

脉数，尺之皮肤亦数。脉急，尺之皮肤亦急。脉缓，尺之皮肤亦缓。脉涩，尺之皮肤亦涩。脉滑，尺之皮肤亦滑。

《灵枢·邪气脏腑病形》篇曰：调其脉之缓急大小滑涩，而病变定矣。脉急者，尺之皮肤亦急。脉缓者，尺之皮肤亦缓。脉小者，尺之皮肤亦减而少气。脉大者，尺之皮肤亦贲而起。脉滑者，尺之皮肤亦滑。脉涩者，尺之皮肤亦

涩。凡此变者，有微有甚。故善调尺者，不待于寸。善调脉者，不待于色。能参合而行之者，可以为上工。上工十全九，行二者为中工，中工十全七。行一者为下工，下工十全六。此节即其义也。夫尺肤之气血，出于胃腑，水谷之精，注于脏腑经隧，而外布于皮肤。寸口尺脉之血气，出于胃腑，水谷之精，营行于脏腑经脉之中，变见于手太阴之两脉口，皆五脏之血气所注，故缓急小大滑涩，如桴鼓之相应也。徐氏谓以大小而易数字，数者一息六七至之谓。若皮肤则如何能数。不知《素问》奇病论曰：人有尺脉数甚，筋急而见。是则尺肤亦有数之候也。

五脏各有声色臭味，当与寸口尺内相应，其不相应者病也。假令色青，其脉浮涩而短。若大而缓，为相胜。浮大而散，若小而滑，为相生也。

五脏各有声色臭味，当与寸口尺内相应。其不相应者，病也。答辞但言色脉相参，不言声臭味，殆阙文欤。虞氏云：肝脉弦，其色青，其声呼，其臭膻，其味酸。心脉洪，其色赤，其声笑，其臭焦，其味苦。脾脉缓，其色黄，其声歌，其臭香，其味甘。肺脉涩，其色白，其声哭，其臭腥，其味辛。肾脉沉，其色黑，其声呻，其臭腐，其味咸。此即相应之谓也。若不相应者，举肝木为例。如青者肝之色，见浮涩而短之肺脉，金克木，为贼邪，见大而缓之脾脉，为木克土，此相胜也。见浮大而散之心脉，为木生火。见小而滑之肾脉，为水生木。心为肝之子，肾为肝之母，故为相生也。若肝病而色白多哭，好腥喜辛，此声色臭味，皆肺之见证，亦属贼邪，病必重也。

经言，知一为下工，知二为中工，知三为上工，上工者十全九，中工者十全八，下工者十全六。此之谓也。

上工能洞悉色脉、皮肤、臭味三法，相生相胜之顺逆，故治病十全其九。中工知二，谓不能全收，故治病十全其八，下工仅能知一，故治病十全其六。此即前《灵枢·脏腑病形》篇之义也。

十四难曰：脉有损至，何谓也？然。至之脉，一呼再至曰平，三至曰离经，四至曰夺精，五至曰死，六至曰命绝，此至之脉也。何谓损？一呼一至曰离经，二呼一至曰夺精，三呼一至曰死，四呼一至曰命绝，此损之脉也。至脉从下上，损脉从上下也。

平人之脉，一呼再至，一吸再至，呼吸定息四至，闰以太息，脉五至。加之为过曰至，不及为减曰损。至脉从下而逆上，由肾而至肺也。损脉从上而行下，由肺而之肾也。离经者，脉呼吸六至，已离其经常之度也。一呼四至，一吸四至，则一息八九至，乃阳气乱，故脉数，数则气为热耗，耗则精竭，故曰夺精也。五至死之渐，六至命绝矣。然数脉一息十至十二三至，迟脉四呼始见一至，皆仅见之脉也。

损脉之为病奈何？然。一损损于皮毛，皮聚而毛落。二损损于血脉，血脉虚少，不能荣于五脏六腑也。三损损于肌肉，肌肉消瘦，饮食不为肌肤。四损损于筋，筋缓不能自收持也。五损损于骨，骨痿不能起于床。反此者至于收病也。从上下者，骨痿不能起于床者死。从下上者，皮聚而毛落者死。

此推究损脉病证也。一损损肺，肺主皮毛，肺损故皮聚而毛落也。二损损心，心主血脉，心损则血虚，故不能荣养脏腑也。三损损脾，脾纳五味而主肌肉，脾损失其运化之权，故肌肉消瘦也。四损损肝，肝主筋，肝损不克充其筋，故纵缓不能收持也。五损损肾，肾主骨，肾损故骨痿不能起于床也。从上下者，从肺损至肾，五脏俱尽，故死。肺在上也。从下上者，从肾损至肺，亦复五脏俱尽，故死。肾在下也。

于收，滑氏云：当作脉之二字。愚意尤不若丁氏之反此者，至之脉病也为是。

治损之法奈何？然。损其肺者，益其气。损其心者，调其荣卫。损其脾者，调其饮食，适其寒温。损其肝者，缓其中。损其肾者，益

其精。此治损之法也。

肺主气，肺损者宜益其气。心主血脉，心损者宜调其荣卫，使血脉有所资也。脾受谷味而主肌肉，脾损者宜调其饮食，适其寒温，俾建运不失其职。肝藏血而主怒，怒则伤肝，肝损者宜缓其中，即经所谓肝苦急，急食甘以缓之之义。肾藏精而主骨，肾损者宜益其精。盖病在何脏，则各随其所在而治之也。

脉有一呼再至，一吸再至，有一呼三至，一吸三至，有一呼四至，一吸四至，有一呼五至，一吸五至，有一呼六至，一吸六至，有一呼一至，一吸一至，有再呼一至，再吸一至，有呼吸再至。脉来如此，何以别知其病也？

上文统言五脏受病之次序，此再举损至之脉，以求其病形也。滑氏曰：前之损至，以五脏自病，得之于内者而言。此则以经络血气，为邪所中之微甚，自外得之者而言也。其曰呼吸再至，即一呼一至，一吸一至之谓，疑衍文也。

然。脉来一呼再至，一吸再至，不大不小曰平。一呼三至，一吸三至，为适得病。前大后小，即头痛目眩。前小后大，即胸满短气。一呼四至，一吸四至，病欲甚。脉洪大者，苦烦满。沉细者，腹中痛。滑者，伤热。涩者中，雾露。一呼五至，一吸五至，其人当困。沉细夜加浮大，昼加不大不小，虽困可治。其有大小者为难治。一呼六至，一吸六至为死也。沉细夜死，浮大昼死。一呼一至，一吸一至，名曰损。人虽能行，犹当着床。所以然者，血气皆不足故也。再呼一至，再吸一至，名曰无魂。无魂者当死也。人虽能行，名曰行尸。

一息四至，闰以太息，五至是为平脉。一呼三至，一吸三至，是一息之间有六七至，比之平人，较多两至，适得病而未甚，即上文离经之义也。前谓寸，后谓尺，寸大尺小，病气在阳，为浊气上逆之候，故头痛目眩也。寸小尺大，病气在阴，为清气上陷，脾肝不升，肺胃不降，故胸满短气也。一呼四至，一吸四至，

是一息之间，有八九至，故病欲甚，即上文夺精之义也。脉洪大者，阳邪外越，为胆上逆而火升，故苦烦满也。沉细者，阴邪内陷，为肝脾下陷而土贼，故腹中痛也。滑乃血实，故为热。涩为伤湿，故曰中雾露。此又于病之微甚间分别言之，欲令学者取所现脉象，以别其病，而推广其义也。一呼五至，一吸五至，是一息之间，脉来十外至，则其人沉困，近于死矣。夜为阴，昼为阳。沉细阴盛，故加于夜。浮大阳盛，故加于昼。大即浮大，小即沉细，若不大不小，则昼夜不至有加，阴阳相等，故可治。若更参差不伦，则难治矣。一呼一至，一吸一至，是一息之间，脉来二三至为损。以血气皆亏，虽能行步，久当不起于床也。若再呼一至，再吸一至，迟之极矣，则其人魂气已离，生道已绝，如尸之行，故曰行尸。

上部有脉，下部无脉，其人当吐不吐者死。上部无脉，下部有脉，虽困无能为害。所以然者，譬如人之有尺，树之有根，枝叶虽枯槁，根本将自生。脉有根本，人有元气，故知不死。

上部寸口，下部尺中。上部有脉，下部无脉者，邪实于上，阳遏不降，吐则气逆于上，故脉亦从而上，则下部之无脉，乃因吐而然，非真离其根也。若无吐证，为上无邪而下气竭，故曰当死。上部无脉，下部有脉，虽困无害者，盖脉者，根乎元气以运行者也。元气未伤，则脉自能渐生。其所以上部之无脉者，特因气血之偶有滞耳。病去则自复。故曰人之有尺，譬如树之有根也。此越人又因上文损至之义引申之，以见无脉之故，亦有两端，不可概定为死也。

按：损脉者，迟脉也。至脉者，数脉也。曷不云乎迟数，而言损至者何也？盖迟数之脉，统摄寒热表里虚实，所包者广。越人恐后学之误会，故以一息四至，终于十二三至为至。始于一息二至，终于两息一至为损。明损脉从上而下，由肺气虚而及于肾阳竭。至脉从下而上，由肾阴虚而及于肺气尽。然损脉之本原，病起

于肺，若失治必递及于心脾肝肾，其损脉必反而为至脉，因肾属火燥，复由肾而递及肝脾心肺而死，故曰反此者至之脉病也。尝见虚寒之证，未传而现躁急之脉者，为不明治损之法，扶阳不早，延至阴气亦竭也。夫扶阳者，扶持胃脘之阳，更察五脏之损以益之，非徒执姜、桂、乌、附之谓也。更有进者，近世医家，每以虚劳两字，为怯病通称。不知虚损病自上而下，痨瘵病自下而上。以痨瘵法治虚损，多转泄泻。以虚损法治痨瘵，必致喘促。于此泾渭不分，能免于南辕北辙之相左乎？此皆不明损至之义也。越人既以损至之脉，明虚损痨瘵之治。恐急证无脉，后人不察，混入损脉，故又申明上部有脉，下部无脉，上部无脉，下部有脉之旨，而复归重于元气，以结此章之义。学者于此，尤宜三致意焉。

十五难曰：经言，春脉弦，夏脉钩，秋脉毛，冬脉石。是王脉耶，将病脉也？然。弦钩毛石者，四时之脉也。春脉弦者，肝东方木也。万物始生，未有枝叶，故其脉之来，濡弱而长，故曰弦。夏脉钩者，心南方火也。万物所茂，垂枝布叶，皆下曲如钩，故其脉之来疾去迟，故曰钩。秋脉毛者，肺西方金也。万物之所终，草木华叶，皆秋而落，其枝独在若毫毛也，故其脉之来，轻虚以浮，故曰毛。冬脉石者，肾北方水也。万物之所藏也。盛冬之时，水凝如石，故其脉之来，沉濡而滑，故曰石。此四时之脉也。如有变奈何？

经谓《素问》平人气象论、玉机真藏论，此参错其事而为篇也。四时之脉，谓脉之应乎四时，即旺脉也。春脉弦者，肝为木而主筋，万物始生之初，其脉濡弱而长，是弦之正象。否则即为太过不及也。夏脉钩者，心属火而主血脉，其脉来疾者，其来少急而劲，气之升而上也。去迟者，其去少缓而弱，气之降而下也。此所谓下曲如钩也。秋脉毛者，肺属金而主皮毛，秋木凋零，其枝独在若毫毛，言其四面无所辅，而体又甚轻也。冬脉石者，肾属水而主

骨，冬气敛聚，故沉而濡滑，水之象也。此四时之脉，如有变谓逆四时，而失其常度也。然脏腑之与五行，各有所属，而春夏秋冬脉，皆以木为喻者，盖惟木能因时变迁也。

然。春脉弦，反者为病。何谓反？然。其气来实强，是为太过，病在外。气来虚微，是谓不及，病在内。气来厌厌聂聂，如循榆叶，曰平。益实而滑，如循长竿，曰病。急而劲益强，如新张弓弦，曰死。春脉微弦，曰平。弦多胃气少，曰病。但弦无胃气，曰死。春以胃气为本。夏脉钩，反者为病。何谓反？然。其气来实强，是谓太过，病在外。气来虚微，是谓不及，病在内。其脉来累累如环，如循琅玕，曰平。来而益数，如难举足者，曰病。前曲后居，如操带钩，曰死。夏脉微钩，曰平。钩多胃气少，曰病。但钩无胃气，曰死。夏以胃气为本。秋脉毛，反者为病。何谓反？然。其气来实强，是谓太过，病在外。气来虚微，是谓不及，病在内。其脉来蔼蔼如车盖，按之益大，曰平。不上不下，如循鸡羽，曰病。按之萧索，如风吹毛，曰死。秋脉微毛，曰平。毛多胃气少，曰病。但毛无胃气，曰死。秋以胃气为本。冬脉石，反者为病。何谓反？然。其气来实强，是谓太过，病在外。气来虚微，是谓不及，病在内。脉来上大下兑，濡滑如雀之喙，曰平。啄啄连属，其中微曲，曰病。来如解索，去如弹石，曰死。冬脉微石，曰平。石多胃气少，曰病。但石无胃气，曰死。冬以胃气为本。

春脉当微弦，其来濡弱而长，反是者为病。实强为太过，阳气盛而发于表也。故病在外，令人善忘眩冒巅疾。虚微为不及，阴气不足，而怯于中也。故病在内，令人胸痛引背，下则两胁怯满。厌厌聂聂，如循榆叶，乃微弦而有和缓胃气也。故曰平。益实而滑，如循长竿，乃弦多胃少也。故曰病。急而劲益强，如新张弓弦，乃但弦无胃气，即所谓真脏脉也。故曰死。夏脉当微钩，来疾而去迟，反是者为病。实强者为太过，病在外，令人身热而肤痛为浸

淫。虚微者为不及，病在内，令人烦心，上见咳唾，下为泄气。脉来累累如环，如循琅玕，乃微钩而有和缓胃气也。故曰平。来而益数，如鸡举足，乃钩多胃少也。故曰病。前曲后居，如操带钩，乃但钩无胃气也。故曰死。秋脉当微毛，其来轻虚以浮，反是者为病。实强者为太过，病在外，令人逆气而背痛愠愠然。虚微者为不及，病在内，令人喘，呼吸少气，而咳上气，见血，下闻病音。脉来蔼蔼如车盖，按之益大者，以其轻软微毛，而有和缓胃气也。故曰平。不上不下，如循鸡羽，乃毛多胃少也。故曰病。按之萧索，如风吹毛，乃但毛无胃气也。故曰死。冬脉当微石，其来沉濡而微坚，反是者为病。实强者为太过，病在外，令人解㑊，脊脉痛而少气不欲言。虚微者为不及，病在内，令人心悬如饥，眇中清，脊中痛，少腹满，小便变。脉来上大下兑，濡滑如雀喙者，乃微石而有和缓胃气也。故曰平。啄啄连属，其中微曲，乃石多胃少也。故曰病。来如解索，去似弹石，乃但石无胃气也。故曰死。是四时之脉，皆以胃气为本。故有胃气则生，胃气少则病，无胃气则死也。

按：《素问·平人气象论》曰：平肝脉来软而招招，如揭长竿末梢，曰肝平。平肺脉来，厌厌聂聂，如落榆荚，曰肺平。此两句正形容肝之平脉，濡柔和缓微弦之义，肺之平脉，浮薄轻虚微毛之义。此却以肺平引为肝平。又曰：病心脉来，喘喘连属，其中微曲，曰心病。实而盈数，如鸡举足，曰脾病。今以脾病引为心病。如鸟之喙，脾之死脉，引为胃之平脉。若此多与经文有异。冯氏谓越人欲使脉之易晓，重立其义尔。然读是篇者，当与《素问》参观。

胃者，水谷之海也，主禀四时，皆以胃气为本，是为四时之变病，死生之要会也。

胃属土，位居中央，万物归之，故云水谷之海。旺于四时，水火金木，无不待是以生，为四时变病之要会，故云主禀四时也。

脾者，中州也。其平和不可得见，衰乃见耳。来如雀之啄，如水之下漏，是脾衰之见也。

脾受谷味，在四脏之中，故不可见。盖脾寄旺于四季，不得独主于四时，四脏平和，则脾脉在中。衰乃始见雀啄，言其坚锐而无冲和之气也。水下漏，言其断续无常，散动而复止也。此《素问·玉机真脏论》所谓脾者土也，孤脏以灌溉四旁者也。善者可见，要者不可见之义也。

十六难曰：脉有三部九候，有阴阳，有轻重，有六十首，一脉变为四时。离圣久远，各自是其法，何以别之？

脉有三部九候，见后十八难。阴阳详第四难。轻重详第五难。六十首见《素问·方盛衰论》。王注谓奇恒六十首，今世不存，或谓即各旺六十日之义。一脉变四时，即十五难春弦夏钩秋毛冬石也。然脉法不一，离圣久远，各自是其法，何以别其是非长短也。是其病有内外证，言凡病但以内外之证验之，自得其真，不必拘于诸法也。

然。假令得肝脉，其外证，善洁，面青善怒。其内证，脐左有动气，按之牢若痛。其病四肢满闭淋，一作癃。溲便难，转筋。有是者肝也。无是者非也。

得肝脉，诊得弦脉也。肝与胆合为清净之府，故善洁。青者木之色，肝属木，故面青。肝在志为怒，故善怒。此外证之色脉情好也。脐左为肝木左升之部。动气，真气不能藏而发现于外也。牢者，气结而坚。痛者，气郁而滞也。满闭，塞也。筋急则四肢满胀。左氏传云：风淫末疾者，是也。厥阴脉循阴器，肝病故溲便难。转筋者，肝主筋，故病筋。此内证之部属，及所主病也。

假令得心脉，其外证，面赤口干喜笑。其内证，脐上有动气，按之牢若痛，其病烦心，心痛掌中热而哕。有是者，心也。无是者，非也。

得心脉，诊得钩脉也。心在色为赤，故面

赤。心气通于舌，火上炎，故口干。心在声为笑，故喜笑。此外证之色脉情好也。脐上，心之部。动气，按之牢痛，心烦，乃心包络受邪，非真心病也。若心病，则旦占夕死，夕占旦死矣。手厥阴心包络之脉，行于掌心，故掌中热。啘，干呕也。心病火盛，故啘。此内证之部属，及所主病也。

假令得脾脉，其外证，面黄善噫，善思善味。其内证，当脐有动气，按之牢若痛，其病腹胀满，食不消，体重节痛，怠惰嗜卧，四肢不收。有是者脾也。无是者非也。

得脾脉，诊得缓脉也。脾属土，在色为黄，故面黄。噫，嗳气也。《灵枢·口问》篇曰：寒气客于胃，厥逆从下上散，复出于胃，故为噫。脾与胃合，故同病也。脾在志为思，故善思。脾在窍为口，故善味。此外证之色脉情好也。脾位乎中，故动气当脐而牢痛也。脾主运行，运行不健，故腹满食不消。脾主肌肉，故体重。阳明主束骨而利机关，脾与胃合，故主节痛。劳倦伤脾，湿旺脾郁，皆主怠惰嗜卧也。脾主四肢，故四肢不收。此内证之部属，及所主病也。

假令得肺脉，其外证，面白善嚏，悲愁不乐欲哭。其内证，脐右有动气，按之牢若痛，其病喘咳，洒淅寒热。有是者肺也。无是者非也。

得肺脉，诊得毛脉也。肺在色为白，故面白。《灵枢·口问》篇曰：阳气和利满于心，出于鼻，故嚏。肺气通于鼻，故善嚏。肺在志为忧，故悲愁不乐。在声为哭，故欲哭。此外证之色脉情好也。脐右为肺金右降之部，动气按之牢痛者，肺气结也。肺主气，气逆故病喘咳。肺主皮毛，故洒淅寒热。此内证之部属，及所主病也。

假令得肾脉，其外证，面黑善恐欠。其内证，脐下有动气，按之牢若痛，其病逆气，少腹急痛，泄如下重，足胫寒而逆。有是者肾也。无是者非也。

得肾脉，诊得石脉也。肾在色为黑，故面黑。肾在志为恐，故善恐。《灵枢·口问》篇曰：阴气积于下，阳气未尽，阳引而上，阴引而下，故数欠。是肾主欠。此外证之色脉情好也。肾居最下，脐下肾之位，肾气结，故动气，按之牢痛。肾气不足，伤于冲脉，故病逆气。少阴之脉循少腹，故小腹急痛也。肾者胃之关，今气虚，故为下重泄，谓食毕即思圊也。《灵枢·经脉》篇曰：足少阴肾之脉，循内踝之后，别入跟中，以上踹内，故病足胫寒而逆。此内证之部属，及所主病也。泄如下重，如字，滑氏易作而字，极是。

十七难曰：经言病或有死，或有不治自愈，或连年月不已，其死生存亡，可切脉而知之耶？然。可尽知也。

此引《素问》"脉要精微论"、"平人气象论语"，错杂言之，非经之全文也。所问三者，答曰尽可知也。而下文止答病之死证，余无所见，或有阙简欤？抑不治自愈，即十三难之相生脉，连年月不已，即五十五难之积聚病欤？未可知也。故俟参考。

诊病若闭目不欲见人者，脉当得肝脉，强急而长，而反得肺脉，浮短而涩者，死也。

肝开窍于目，闭目不欲见人，肝病也。然肝之病，脉当弦急而长，今以肝病而诊得浮短而涩之肺脉，乃金来克木也。故主死。

病若开目而渴，心下牢者，脉当得紧实而数，反得沉涩而微者，死也。

开目而渴者，心主热，热甚则开目而渴也。心下牢者，心痛现证，是实邪也。当得紧实而数之脉，今见沉濡而微之肾脉，乃水来克火，况阳病而得阴脉，不死何待。

病若吐血复鼽衄血者，脉当沉细，而反浮大而牢者，死也。

夫血虚证也，其脉当沉细，而反见浮大牢实之脉，是阴病而得阳脉，病虚脉实，故主死。《灵枢·玉版》篇曰：衄而不止，脉大，是三逆。即此义也。

病若谵言妄语，身当有热，脉当洪大，而反手足厥逆，脉沉细而微者，死也。

谵妄，热证也。身当有热，脉当洪大，今反见手足厥冷，脉来沉细而微，此病实脉虚也。故死。

病若大腹而泄者，脉当微细而涩，反紧大而滑者，死也。

大腹而泄者，脾湿下陷，脉当微细，而反见滑大之脉，是亦病虚脉实矣。《灵枢·玉版》篇曰：腹鸣而满，四肢清泄，其脉大，是二逆。即此义也。

十八难曰：脉有三部，部有四经，手有太阴阳明，足有太阳少阴，为上下部，何谓也？

滑氏曰：此篇立问之意，谓人有十二经脉，凡有三部，每部之中有四经。今手有太阴阳明，足有太阳少阴，为上下部，何谓也。盖三部者，以寸关尺分上中下也。四经者，寸关尺两两相比，则每部各有四经矣。手之太阴阳明，足之太阳少阴，为上下部者，肺居右寸，肾居左尺，循环相资，肺高肾下，母子相望也。经云：脏真高于肺，脏真下于肾，是也。

然。手太阴阳明，金也。足少阴太阳，水也。金生水，水流下行而不能上，故在下部也。足厥阴少阳，木也。生手太阳少阴火。火炎上行而不能下，故为上部。手心主少阳火，生足太阴阳明土，土主中宫，故在中部也。此皆五行子母，更相生养者也。

手太阴肺、手阳明大肠属金，皆诊于右寸。足少阴肾、足太阳膀胱属水，皆诊于左尺。金生水，水性流下，故在下部也。足厥阴肝、足少阳胆属木，皆诊于左关。手太阳小肠、手少阴心属火，皆诊于左寸。木生火，火性炎上，故在上部也。手厥阴心包、络手少阳三焦属相火，当候于右尺。足太阴脾、足阳明胃属土，当候于右关。火生土，土位居中，故在中部也。土复生金，此五行子母，循环生养，三部四经上下之义也。

脉有三部九候，各何主之？然。三部者，寸关尺也。九候者，浮中沉也。上部法天，主胸以上至头之有疾也。中部法人，主膈以下至脐之有疾也。下部法地，主脐以下至足之有疾也。审而刺之者也。

三部之中，各有浮中沉，是为九候。浮为阳，沉为阴，中者胃气也。所谓自膈以上为上焦。自膈以下为中焦。自膈以下至尺为下焦也。谢氏曰：此一节当是十六难中答辞，错简在此，而剩出脉有三部九候各何主之十字，且审而刺之。杨氏云：为审候病之所在而刺之。丁氏云：当次第之次。纪氏则谓刺候之义。各有至理，姑存备参。

人病有沉滞久积聚，可切脉而知之耶？然。诊左右胁有积气，得肺脉结，脉结甚则积甚，结微则气微。诊不得肺脉，而右胁有积气者，何也？然。肺脉虽不见，右手脉当沉伏。

此病久积聚，可切脉而知之也。肺金右降，右胁肺之部也。若右胁有积聚，则肺脉当结。结脉往来，缓时一止，复来而无定数者，是也。盖结为积聚之脉，《素问·平人气象论》曰：结而横，有积矣。然积气微甚，是以结甚则积甚，结微则气微也。设肺脉虽不见结，而右手脉当见沉伏，沉伏亦积聚脉。右手统三部言，则肺脉亦在其中。又右手气口所以候里也。

其外痼疾同法耶？将异也？然。结者，脉来去时一止无常数，名曰结。伏者，脉行筋下也。浮者，脉在肉上行也。左右表里，法皆如此。

此承上文，复问外之痼疾，与内之积聚，法将同异也。痼疾者，凡肌肉筋骨间久留不去之病皆是。以其不在脏腑，故曰外也。止无常数，结脉之象，若有常数，为代脉矣。盖结脉之所由生，以积聚在内，脉道不通，故现脉如此也。伏脉轻手寻之不见，重按以指推筋着骨，乃得其脉形潜隐于骨间者，是也。言结伏则病在里。结浮则病在表。结在右，病亦在右。结在左，病亦在左。以此推之，则内外左右，积气痼疾，其结脉虽同，而浮伏异也。故曰法皆

如此。

假令脉结伏者，内无积聚。脉浮结者，外无痼疾。有积聚，脉不结伏。有痼疾，脉不浮结。为脉不应病，病不应脉，是为死病也。

有是病，必有是脉。内有积聚，脉宜伏结。外有痼疾，脉宜浮结。设见伏结、浮结之脉，而无伏结、浮结之证。见伏结、浮结之证，而无伏结浮、结之脉。谓之脉不应病，病不应脉也。夫病脉不相应，乃真气已离，血脉不相联属，故云死。然凡病与脉不相应者，皆为死候，不特积聚为然也。

十九难曰：经言脉有逆顺，男女有恒，而反者，何谓也？

恒，常也。反谓上下相反也。此男女之脉，有一定恒常之法。得其脉为顺，不得其脉为逆。若强弱相反，则为何病。

然。男子生于寅，寅为木，阳也。女子生于申，申为金，阴也。故男脉在关上，女脉在关下。是以男子尺脉恒弱，女子尺脉恒盛。是其常也。

此推本生物之初，而言男女阴阳也。杨氏曰：元气始于子，人之所生也。自子推之，男从左行三十，而至于巳，女从右行二十，而至于巳，为夫妇怀妊也。古者男子三十，女子二十，然后行嫁娶，法本于此。十月而生，男从巳左行十月至寅，故男行年起于丙寅。女从巳右行十月至申，故女行年起于壬申。所以男子生于寅，女子生于申也。谢氏曰：寅为阳木，木生火，火生于寅，其性炎上，故男脉在关上。申为阴金，金生水，水生于申，其性流下，故女脉在关下。男子阳气盛，故尺脉弱。女子阴气盛，故寸脉弱。此男女之常也。

反者，男得女脉，女得男脉也。其为病何如？

男得女脉，女得男脉，异乎恒常，谓之反。然反之为病如何，设此问以起下文之义。

然。男得女脉，为不足，病在内。左得之，病在左。右得之，病在右。随脉言之也。女得

男脉为太过，病在四肢。左得之，病在左。右得之。病在右。随脉言之，此之谓也。

男得女脉者，寸脉当盛反弱，尺脉当弱反盛，为阴气盛，阳陷于阴，故为不足。阴主内，故病在内。阳气入阴，病见于阴位也。女得男脉者，寸脉当弱反盛，尺脉当盛反弱，为阳气盛，阴越于阳，故为有余。四肢属乎阳，阴气从阳，则病见于阳位也。左右者，以脉之左右，以验病之左右耳。徐氏曰：阳道全而阴道半，故阳得阴脉为不足，阴得阳脉为有余也。

按：丁锦曰：人之有尺，犹树之有根，欲其盛而不可得也。若男得女脉指尺盛，岂可谓之不足乎。女得男脉指尺弱，岂可谓之太过乎。盖男得女脉为不足者，寸脉弱，阳气不足于内，故病在内也。女得男脉为太过者，寸脉盛，阳气有余于外，故病在四肢也。斯言也，似亦近理，而不可泥执者也。夫尺为脉之根，宜盛不宜弱，是矣。然阴虚火动，两尺洪而有力者，岂非不足乎。火炎于上，两寸洪而有力者，岂非太过乎。更有两寸豁大无力，宜大补者。两尺豁大无力，宜升阳散火者。寸脉大于尺脉，而俱有力，为阴虚阳盛宜下者。尺脉大于寸脉，而俱有力，为阳虚阴盛宜汗者。然脉之变，非一言能尽，岂可胶柱鼓瑟耶。越人示人以男女阴阳之体，内外不足太过之变，要在一隅三反耳。学者审诸。

二十难曰：经言，脉有伏匿，伏匿于何脏，而言伏匿耶？然。谓阴阳更相乘，更相伏也。脉居阴部，而反阳脉见者，为阳乘阴也。脉虽时沉涩而短，此谓阳中伏阴也。脉居阳部，而反阴脉见者，为阴乘阳也。脉虽时浮滑而长，此谓阴中伏阳也。

此言阴阳相乘中，又有伏匿之义。经言无考。伏匿者，谓不见于本位，反藏于他部而见脉也。脉之阴阳，非独言寸为阳，尺为阴也。若以前后言之，即寸为阳部，尺为阴部。若以上下言之，肌肉上为阳部，肌肉下为阴部。阳乘阴者，尺中已浮滑而长，又时时沉涩而短，

故曰阳中伏阴。言阳虽乘阴，而阴犹伏于阳内也。阴乘阳者，寸关已沉短而涩，又时时浮滑而长，故曰阴中伏阳。言阴虽乘阳，而阳犹伏于阴中也。

重阳者狂，重阴者癫。脱阳者见鬼，脱阴者目盲。

此又因阴阳之伏匿，而极言之。重阳重阴，言不止伏匿，而阴皆变为阳，阳皆变为阴也。狂者阳疾，癫者阴疾。重阳者狂，木火之阳旺也。重阴者癫，金水之阴旺也。心主喜，肝主怒，狂者木火有余，故多喜怒。肾主恐，肺主悲，癫者金水有余，故多悲恐。脱阳者阴旺，鬼，阴类也。故见之。脱阴者，肝窍于目，肝藏血，血含魂，魂化神，魂神升发而生光明，上开双窍，则为两目。阴者阳之宅也。阴脱宅倾，神魂散亡，是以目盲。名虽阴脱，而实脱阴中之阳气也。

二十一难曰：经言人形病，脉不病，曰生。脉病形不病，曰死。何谓也？然。人形病脉不病，非有不病者也，谓息数不应脉数也。此大法。

形病脉不病曰生者，人以脉为主，设其人形体羸瘦，精神困倦，不可谓之无病也。诊其脉，惟息数不应脉数，虽营卫有伤，而不见至损死绝之脉，虽病必生，必其脏腑无恙也。脉病形不病曰死者，设其人肌肉不减，饮食如常，不可谓之有病也。诊其脉，则代革频见，虽不病亦死，以其脏腑已坏，不可救药也。经言无考。仲景《辨脉篇》曰：脉病人不病，名曰行尸，以无王气。卒眩仆不省人者，短命则死，人病脉不病，名曰内虚，以无谷气，虽困无害。即此义欤。

二十二难曰：经言脉有是动，有所生病。一脉辄变为二病者。何也？然。经言是动者，气也。所生病者，血也。邪在气，气为是动。邪在血，血为所生病。气主呴之，血主濡之。气留而不行者，为气先病也。血壅而不濡者，为血后病也。故先为是动，后所生病也。

脉谓十二经隧之脉。每脉中有二病者，有在气在血之分也。邪在气，气为是而动。邪在血，血为所生病。是脉之动者气为之，而所生病者血为之也。气病传血，故曰一脉变为二病也。呴，煦也。气主呴之者，谓气煦嘘往来，熏蒸于皮肤分肉也。濡，润也。血主濡之者，谓血濡润筋骨，滑利关节，荣养脏腑也。然气留而不行，则血亦壅而不濡。气在外，血在内，外先受邪，则内亦从之而病。故曰：先为是动，而后所生病也。

难经正义卷二

扬州叶霖学　浙江谢诵穆校

二十三难曰：手足三阴三阳，脉之度数，可晓以否？然。手三阳之脉，从手至头，长五尺，五六合三丈。手三阴之脉，从手至胸中，长三尺五寸，三六一丈八尺，五六三尺，合二丈一尺。足三阳之脉，从足至头，长八尺，六八四丈八尺。足三阴之脉，从足至胸，长六尺五寸，六六三丈六尺，五六三尺，合三丈九尺。人两足跷脉，从足至目，长七尺五寸，二七一丈四尺，二五一尺，合一丈五尺。督脉任脉，各长四尺五寸，二四八尺，二五一尺，合九尺。凡脉长一十六丈二尺。此所谓十二经脉长短之数也。

此言十二经及两跷督任之脉，析之合之，皆有度数可纪也。手有三阴，太阴肺、少阴心、厥阴心包络。足有三阴，太阴脾、少阴肾、厥阴肝。手有三阳，太阳小肠、阳明大肠、少阳三焦。足有三阳，太阳膀胱、阳明胃、少阳胆。为十二经也。经之流注，手三阳皆从手指末起，而终于头。手三阴亦从手指末起，而终至胸中。足三阳从足指起，而至头。足三阴从足趾足心起，而至胸。此举经脉之度数，故皆以手足言也。跷脉属奇经，有阴阳之分，左右足各有阳跷，即从足太阳申脉穴，由外上行至风池者，是也。左右足各有阴跷，即从足少阴照海穴，由内踝上行至咽喉者，是也。但《灵枢·脉度》篇，论跷脉起止，专指阴跷言，而不及阳跷，则其长短之数，乃阴跷之数也。故帝问跷脉有阴阳，何脉当其数，岐伯答以男子数其阳，女子数其阴，盖阳跷与阴跷，虽有内外表里之殊，其长短则大约相等也。督脉任脉，亦属奇经，

督脉起于肾中，由尻贯脊，入脑交巅，终于人中，统一身之阳。任脉起于少腹之内，出会阴，循脐腹，上喉咙，终于唇下之承浆，统一身之阴。此节引《灵枢·脉度》篇原文，以明脉即营气也。

经脉十二，络脉十五，何始何穷也？然。经脉者，行血气，通阴阳，以荣于身者也。其始从中焦注手太阴阳明，阳明注足阳明太阴，太阴注手少阴太阳，太阳注足太阳少阴，少阴注手心主少阳，少阳注足少阳厥阴，厥阴复还注手太阴。别络十五，皆因其原。如环无端，转相灌溉，朝于寸口人迎，以处百病而决死生也。

上言经脉尺度，此又言经脉行度，而推论络脉，随经脉以运行也。经有十二，始从中焦者，盖谓饮食入胃，其精微之化，注乎太阴阳明，以次相传，至足厥阴，厥阴复还注手太阴也。络脉十五，皆随十二经脉之所始，转相灌溉，如环之无端，朝会于寸口人迎，以处分百病，而决死生也。古法以结喉两旁动脉为人迎，越人独取寸口，直以左手关前一分为人迎，右手关前一分为气口，后世宗之。盖胃受谷气而养五脏，肺朝百脉而平权衡。胃为脉之根，肺为脉之干。胃脉大小强弱，未有不变见于寸口。寸口者，脉之大会，为肺之动脉，以根干相通故也。

经曰：明知终始，阴阳定矣，何谓也？然。终始者，脉之纪也。寸口人迎，阴阳之气通于朝使，如环无端，故曰始也。终者，三阴三阳之脉绝，绝则死，死各有形，故曰终也。

经，《灵枢·终始》篇也。此节承上文决死生之义，而问脉之终始，以起下节脉绝之形也。终始篇曰：凡刺之道，毕于终始。明知终始，五脏为纪，阴阳定矣。是谓欲知终始于阴阳，为能定之。盖以阳经取决于人迎，阴经取决于气口也。朝，朝宗也。使，使道也。道即经隧之谓，始如生物之始，终如生病之穷。欲明生死，脉以候之。阴阳之气，循环不已，人之生机，皆始于此，故曰始也。三阴三阳之脉绝，人之生机，皆终于此，故曰终也。其三阴三阳脉绝之形状，具如下章。

二十四难曰：手足三阴三阳气已绝，何以为候，可知其吉凶否？然。足少阴气绝，即骨枯。少阴者，冬脉也。伏行而温于骨髓。故骨髓不温，即肉不着骨，骨肉不相亲，即肉濡而却。肉濡而却，故齿长而枯，发无润泽。无润泽者，骨先死。戊日笃，己日死。

此承上文手足三阴三阳气绝必有其候，引《灵枢·经脉》篇，错杂言之也。足少阴，肾脉也。肾主冬，故云冬脉也。肾主内营骨髓，故云伏行而温于骨髓也。濡，软也。却，退缩也。肾气已绝，骨肉不相亲，则齿龈之肉结缩，故齿渐长而枯燥也。肾主藏精而化血。发者，血之余。肾之精气绝，故发不润泽也。戊己，土也。肾，水也。土克水，故云戊日笃，己日死也。

足太阴气绝，则脉不荣其口唇。口唇者，肌肉之本也。脉不荣，则肌肉不滑泽。肌肉不滑泽，则肉满。肉满则唇反，唇反则肉先死。甲日笃，乙日死。

足太阴，脾脉也。脾主肌肉，脾开窍于口，其华在唇四白。脉不营，则太阴之气绝，故肌肉不滑泽，肉满唇反也。甲乙，木也。脾，土也。木克土，故云甲日笃，乙日死也。

足厥阴气绝，即筋缩引卵与舌。厥阴者，肝脉也。肝者，筋之合也。筋者，聚于阴器而络于舌本，故脉不荣，则筋缩急。筋缩急，即引卵与舌。故舌卷卵缩，即筋先死，庚日笃，辛日死。

足厥阴，肝脉也。其华在爪，其充在筋，其脉循阴器而络于舌本。脉不营则厥阴之气绝，故筋急舌卷而卵缩也。庚辛，金也。肝，木也。金克木，故云庚日笃，辛日死也。

手太阴气绝，即皮毛焦。太阴者，肺也。行气温于皮毛者也。气弗荣，则皮毛焦。皮毛焦，则津液去。津液去，即皮节伤。皮节伤，则皮枯毛折。毛折者，则毛先死。丙日笃，丁日死。

手太阴，肺脉也。其华在毛，其充在皮，脉不营，则皮毛焦。肺主气，气主熏肤泽毛。太阴气绝，故津液去，则皮枯毛折而节伤也。丙丁，火也。肺，金也。火克金，故云丙日笃，丁日死也。

手少阴气绝，则脉不通。少阴者，心脉也。心者，脉之合也。脉不通，则血不流，血不流，则色泽去。故面黑如黧，此血先死。壬日笃，癸日死。

手少阴，心脉也。心主血脉，其荣色也，其华在面。心气绝，则脉不通，血不流，而色泽去矣。面黑如黧，黧黑黄色，而无润泽也。言心血不能营于面，则黄黑而无光华也。壬癸，水也。心，火也。水克火，故云壬日笃，癸日死也。

按：手三阴，今释太阴少阴，而独遗手厥阴者，何也？盖包络与心同候，言心气绝，则包络之气亦绝。其诊既同，不必别解。故《灵枢》经脉篇，亦无手厥阴之候也。

三阴气俱绝者，则目眩转，目瞑。目瞑者，为失志。失志者，则志先死。死即目瞑也。

三阴者，手足三阴脉，此五脏之脉也。五脏者，人之根本也。目眩者，眩乱而见之不真也。转者，目或反背，或朝上，或左右侧也。目瞑者，盲而无所见也。此三阴气绝，精神俱去之候。失志者，人之五志，各属一脏。肝志怒，心志喜，脾志思，肺志忧，肾志恐。今三阴已绝，五脏皆失其志，故无喜怒忧思恐，五

志俱亡，故曰失志即死也。

六阳气俱绝者，则阴与阳相离。阴阳相离，则腠理泄，绝汗乃出，大如贯珠，转出不流，即气先死。且占夕死，夕占旦死。

六阳者，手足三阳也。阴与阳相离者，阴阳隔绝不相附也，夫阳气卫外，则腠理密，阳气绝，则腠理不固，阴不可独留，故毛孔皆开，阴气亦从腠理而泄矣。甚则绝汗出。大如贯珠者，言身体汗出著肉，如缀珠而不流散，故曰贯珠也。气属于阳，阳绝，故气先死也。

按：《灵枢·经脉》篇，无三阴分候之法，止有总论六阳气绝一节，若终始篇及《素问·诊要经终论》，俱载三阳绝候法。今既以三阴三阳为问，当引经文以证明之，补其未备。太阳之脉，其终也戴眼反折瘈疭，其色白，绝汗乃出，出则死矣。少阴终者，耳聋，百节皆纵，目睘绝系，绝系一日半死。其死也，色先青，白乃死矣。阳明终者，口目动作，善惊妄言，色黄，其上下经盛而不仁，则终矣。此三阳脉绝之状。夫太阳之气主皮毛，气绝于皮，故色白，而绝汗出也。少阳主骨，百节尽纵，则少阳之气绝。少阳属肾，肾藏志，目系绝者，志先死矣。阳明之脉，挟口承目，故口目动作，乃其经气欲绝也。善惊妄言，阳明之神气外出也。色黄，阳明之土气外脱也。上下经盛，胃气绝而无柔和之象也。肌肤不仁，则营卫之气绝矣。

二十五难曰：有十二经，五脏六腑十一耳。其一经者，何等经也？然。一经者，手少阴与心主别脉也。心主与三焦为表里，俱有名而无形，故言经有十二也。

此节问答之意，谓五脏六腑，配手足之阴阳，但十一经耳。其一经者，乃手少阴心脉，手心主包络脉也。二脉俱是心脉，而少阴与太阳合脉，心主与三焦合脉，各相表里而合为十二经也。其言包络三焦无形者，言其气也。然未免语病。《灵枢·本脏》篇曰：密理厚皮者，三焦、膀胱厚。粗理薄皮者，三焦、膀胱薄。

果否无形，何以有厚薄之相应乎。邪客篇曰：心者，五脏六腑之大主，其脏坚固，邪勿能容，容之则心伤，心伤则神去而死矣。故诸邪之在于心者，皆在于心之包络。包络者，言包裹，此心之膜也。若其无形，所指何物。是包络、三焦之有形，不待辨自明矣。

按：手厥阴心包络，即包心之脂膜。西医谓心外之夹膜者，是也。其膜分内外二层，外层厚而坚密，上裹总回管脉管，下与隔膜之上层相黏，内层外连于外层，内黏于心。其脉与膈之脉管，肺之气食两管，而通贯于脑筋。心之脉络，亦从包络发出，以达周身。故经言膻中者，臣使之官也。手少阳三焦，为水中之阳，是为相火。经言少阳属肾者，属于肾中命门也。命门即肾系，由胃系下生脂膜，为三焦之根。西医所谓腹包膜，腹内腑统膜者，是也。其膜之原，肾系之，下裹膀胱，通两肾，包二肠及女子子宫，经核反摺，回由尻骨之后上行，腹壁膜前至肝之上，膈膜之下，转向腹前，包肝裹胃。上层与膈膜之下层黏绩。膈之上层，与心包络之下层相联，气脉通贯于肝之下，胃之上，又横出薄膜一层，以隔肝胃，即肝胃连膜也。心肺在此膜之上，不能包裹。所包各脏腑，肚腹之前，成一空囊，由肝胃连膜后，有一孔相通，透入空囊，名曰空窍。凡膈膜以下各脏腑之间，俱有此膜数层之摺叠筋带，为绾其脏腑，以定其部位，并护行各处之血管、脑筋，又枝生薄膜，网罗纵横，是由彼脏行于此脏，以通气血者也。凡诸连网膜油，皆三焦之物也。夫包络之脉，下膈，历络三焦上下，黏绩其气，并出于肾，一游行于上中下三焦，而各有所归之部置。一入于心包络而为君主之相。三焦起于七节之间，藏水中真火，为相火之宅。包络乃相火之脏，三焦乃相火之府。包络三焦之气化流行，皆相火之流行也。以似脏别藏之小囊，配似腑外府之大囊，亦天造地设之理，不容妄议者也。若泥执无形，误矣。

二十六难曰：经有十二，络有十五。余三

络者。是何等络也？然。有阳络，有阴络，有脾之大络。阳络者，阳跷之络也。阴络者，阴跷之络也。故络有十五焉。

十二经有十二络，如手太阴络大肠，手阳明属大肠络肺之类。此云络有十五者，以阳跷之络统诸阳，阴跷之络统诸阴，又以脾之大络，总统阴阳诸络也。

按：《灵枢·经脉》篇，十二经别之外，以督脉之长强，任脉之尾翳，脾之大包，合为十五络。盖督脉统络诸阳，任脉统络诸阴，以为十二经络阴阳之纲领故也。若阳跷为足太阳之别，阴跷为足少阴之别，不能统诸阴阳。越人取此，或别有见义，未可知也。然《素问·平人气象论》云：胃之大络，名曰虚里，贯膈络肺，出于左乳下，其动应衣，脉宗气也。虚里一穴，为胃之大络，若动甚则宗气泄矣。是亦不可不知也。夫十二经脉之血气与脉，皮肤之气血，皆生于胃府水谷之精，而各走其道。经脉十二者，六脏六腑，手足三阴三阳之脉，乃营血营行，伏于分肉之内，始于手太阴肺，终于足厥阴肝，周而复始，以应呼吸漏下者也。即西医所谓运血之脉管也。其出于孙络皮肤者，随三焦出气，溢于孙络，以充肤热肉，澹渗毫毛，卫行于周身。即西医所谓之微丝血管也。由孙络行遍周身，溜于经别。经别者，脏腑之络脉也。与经脉交相逆顺而行，即西医所谓回血管也。人身经脉十二，络脉十五，二十七气出入，阴阳相贯，如环之无端。任脉统一身之阴，以主出。督脉统一身之阳，以主入。两跷即随经脉交相逆顺，而行之阳络阴络也。

二十七难曰：脉有奇经八脉者，不拘于十二经，何也？然。有阳维，有阴维，有阳跷，有阴跷，有冲，有督，有任，有带之脉。凡此八脉者，皆不拘于经，故曰奇经八脉也。

奇音基，斜也，零也。不偶之义。维，维持也。跷，跷捷也。冲，直上也。督，总督诸阳也。任，统任诸阴也。带为诸脉之总束也。此八脉者，不系正经，无表里配合，别道奇行，故曰奇经也。

经有十二，络有十五，凡二十七气，相随上下，何独不拘于经也？然。圣人图设沟渠，通利水道，以备不然。天雨降下，沟渠满，当此之时，霶霈妄行，圣人不能复图也。此络脉满溢，诸经不能复拘也。

经脉十二，络脉十五，二十七气，流行内外上下，皆有常度。此八脉不随十二经脉，常度别道而行，故越人设沟渠为喻，以见络脉满溢，诸经不能复拘，而为奇经，故奇经为十二经脉之别派。此两节举八脉之名，及所以明奇经之义也。

二十八难曰：其奇经八脉者，既不拘于十二经，皆何起何继也？然。督脉者，起于下极之俞，并于脊里，上至风府，入属于脑。

此承明八脉起止之义。下极之俞，长强穴也。在脊骶骨端。风府穴在脑后发上，同身寸之三寸。盖督者，都也。能统诸阳脉，行于背，为阳脉之都纲也。

按：唐氏曰：督脉起于肾中，下至胞室，肾中天一所生之癸水，入于胞中，全在督脉导之使下也。督气至胞，任脉应之，则心胃之血，乃下会于胞中。此为任督相交，心肾相济，道家坎离水火交媾之乡，即在于此。督脉络阴器，循二阴之间，与任脉会于下也。贯脊上顶，交于人中，与任脉会于上也。今细察其脉，由鼻柱上脑，贯脊抵肾，由肾入胞中。据此道路观之，乃知督脉主阳，主生肾气。盖气生于天阳，吸入鼻孔，至脑门，下肺管，循背脊，而下入肾。又由肾入胞中，故吸入则胞中满也。吸入之气，实由鼻由脑由脊而下，故掩鼻张口，能出气而不能吸气。盖吸由脊下，非从鼻脑不能入也。呼由膈出，故张口能出气也。吸由脊下，督脉主之。知督脉所主，乃知气之所生化矣。

任脉者，起于中极之下，以上至毛际，循腹里，上关元，至咽喉。

中极穴属任脉，在脐下，同身寸之四寸。言中极之下，盖指会阴穴也。由会阴循腹里而

上行，至咽喉。任者，任也。能统诸阴脉而行于腹，为阴脉之总任也。

按：唐氏曰：督脉在背，总制诸阳，谓之曰督。任脉在腹，总统诸阴，谓之曰任。阴阳相贯，故任与督两脉必相交，下则交于前后阴之间，上则交于唇之上下也。以先后天论之，督在脊属肾，属先天。任在腹属胃，属后天。先天主气，下交胞中。后天主血，下交胞中。全在此二脉也。以水火论，督脉属气属水。任脉属血属火，是任脉当又属之心。心肾相交，水炎即济，皆由于此。故任脉者，阴脉之海也。

冲脉者，起于气冲，并足阳明之经，夹脐上行，至胸中而散也。

冲脉为十二经之海，起于气冲，并阳明之脉，挟脐上行而至胸中。《素问》骨空论，言起于气街，并少阴之经，与此异。《灵枢》逆顺肥瘦篇，与此同。盖冲脉起于胞中，为气血之海，乃呼吸之根。人之呼气，由气海循胸膈肺管，而出于喉，故以冲为气街，盖指乎此。经文虽互异，而义无害也。

按：人身阴阳原气，皆起于下，故《内经》以广明之后，即为太冲。太冲之地，属之少阴。少阴之前，乃为厥阴。其部为血海，常与太冲腾精气而上，灌溉阴阳，斯则人之元气精气，皆起于下也。由下而起，则分三道而上，其阳者，从少阴之后，行太阳夹脊中道，以总诸阳，名为督。其阴者，由前阴地道，而上行阳明之表，中以总统诸阴，其名为任。而中央一道，则脉起血海，腾精气而上积于胸中，为宗气以司呼吸，其名为冲。是气则与阳明胃气，俱住中州，亦与血海之营气，俱行十二经脉者也。督脉、任脉，皆起胞中，一行脊，一行腹，会于承浆。冲脉则由胸中上行，伏脐而会于咽喉。三脉同起于下极，一源而三歧，故轩岐不曰冲督任，而总其名曰太冲。是太冲者，以一身之精气升降言之，不独为血海言之也。夫胃中饮食之精汁，奉心化血，下入胞中，即由冲脉导之使下，故《内经》云：女子二七而天癸至，

太冲脉盛，月事以时下也。是胞中为先天肾气，后天胃血交会之所。冲脉起于胞中，导先天肾气上行，以交于胃。导后天阴血下行，以交于肾。导气而上，导血而下，通于肾，丽于阳明，此冲脉之所司也。

带脉者。起于季胁，回身一周。

带脉起于季胁下，同身寸之一寸八分。带，束也，回绕也。横围一周，前垂如带，总束诸脉，使上下有常，要约管束之如人之束带然，故名带也。带脉之所从出，则贯肾系，是当属肾。女子系胞，赖其主持，盖其根结于命门也。环腰贯脐，居于身之中，又当属脾，故脾病则女子带下。以其属脾，而又下垂于胞中，故随带而下也。

阳跷脉者，起于跟中，循外踝，上行入风池。

阳跷脉起于足外踝申脉穴，而上行入于风池。风池穴在耳后，同身寸之半寸。属少阳胆经。跷者，捷也。主人行走之机，供步履之用也。

阴跷脉者。亦起于跟中，循内踝，上行至咽喉，交贯冲脉。

阴跷脉起于足内踝骨下之照海穴，而上行至咽喉，交贯冲脉，循頄入眦，与太阳阳跷脉会。

按：两跷脉者，跷以矫举为义，乃络脉中之气血，行身之侧，与少阳厥阴同性。两脉主筋，两跷亦主筋也。然其道不同，阴出阳而交于足太阳，阳入阴而交于足少阴。其气每从阴阳根柢和合，以为矫举，而上荣大会于目，故目之瞑开皆宜。其曰阴脉营其脏，阳脉营其腑者，入阴则营脏，入阳则营腑也。男女脉当其数者，男子阳用事，其跷在阳，故男子数断其阳。女子阴用事，其跷在阴，故女子数断其阴也。

阳维阴维者，维络于身，溢蓄不能环流灌溉诸经者也。故阳维起于诸阳会也。阴维起于诸阴会也。

阳维阴维，维络于身，为阴阳之纲维也。阳维发于足太阳之金门，以足少阳阳交为郄，与手足太阳及跷脉，会于臑俞，与手足少阳会于天髎及会肩井，与足少阳会于阳白，上本神，临泣正，营脑空，下至风池，与督脉会于风府、痖门。此阳维之起于诸阳之会也。阴维之郄曰筑宾，与足太阴会于腹哀、大横，又与足太阴厥阴，会于府舍、期门，又与任脉会于天突、廉泉。此阴维起于诸阴之交也。

按：阳维主皮肤之气，行身之表。阴维主脂膜之气，行身之里。故病寒热内痛也。其起止，罗氏谓阴维以维于诸阴，阳维以维于诸阳，然而能为维者，必从乎阴阳之根柢，具盛气之发，而后能维。阳维从少阴至太阳，发足太阳之金门，而与手足少阳阳明五脉，会于阳白。阴维从少阳斜至厥阴，发于足少阴之筑宾，至顶前而终。少阴少阳，为阴阳根柢之气。维于阳者，必从少阴以起之，是阴为阳根也。维于阴者，必从少阳而起之，是阳为阴致也。故二脉乃孙络中气血而入于络脉，为卫气纲领也。

比于圣人图设沟渠，沟渠满溢，流于深湖，故圣人不能拘通也。而人脉隆盛，入于八脉，而不还周，故十二经亦不能拘之。其受邪气，畜则肿热。砭射之也。

比于者，譬喻之辞也。言奇经八脉所起所继如此。然不拘于十二经者，何哉？比如圣人设沟渠，所以通利水道也。沟渠满溢，则流入深湖。深湖者，卑平积水之所，故能拘制于沟渠而流通也。人身经脉隆盛，入于奇经，不能还归于十二经脉之中。邪气入于奇经，无从而出，郁滞不通，而为肿为热。惟用砭石以射之，则邪气因血以泄，病乃可已也。

二十九难曰：奇经之为病，何如？然。阳维维于阳，阴维维于阴，阴阳不能自相维，则怅然失志，溶溶不能自收持。阳维为病，苦寒热。阴维为病，苦心痛。阴跷为病，阳缓而阴急。阳跷为病，阴缓而阳急。冲之为病，气逆而里急。督之为病，脊强而厥。任之为病，其内苦结，男子为七疝，女子为瘕聚。带之为病，腹满，腰溶溶若坐水中。此奇经八脉之为病也。

此节明奇经八脉之病情也。阳维维于阳，阴维维于阴。若阴阳不能相维，则怅然失志，神思不爽矣。溶溶懈怠，浮荡貌，言缓慢而不能收持也。阳为卫阳，气不和，故寒热。阴血化于心少阴，阴气不利，故心痛也。两跷脉为病，病在阳，则阳脉结急。病在阴，则阴脉结急。受病者急，不病者自和缓也。冲脉起于气冲，而至胸中，其为病气逆而里急。其所以受邪，亦因肾气不足，而邪能干之也。督脉行身之背，督脉受邪，病必脊痛而厥逆也。任脉起胞门子户，而行于腹，故其脉结为七疝瘕聚之病也。带脉横围腰腹，故病则腹缓，腰溶溶如坐水中，宽慢不收而畏寒也。曰此奇经八脉之为病者，以总结上文诊候之要也。

按：经脉者，脏腑血气之路径也。若者邪滞，则病生焉。此篇七难，专论经络，何以详于奇经，而略于正经，殊觉未备。今从《灵枢·经脉》篇，录其起止，指明经脉所过，以阐血气之迹，而知病起何经，庶不致盲人摸象也。手太阴肺经之脉，起于中焦，下络大肠，还循胃口，上膈属肺从系，横出腋下，循臑内下肘，循臂内至寸口，上鱼际，出大指之端。其支者，从腕后，直由次指内廉而出其端。手阳明大肠，与肺为表里。其脉起于大指次指之端，循指上廉出合谷两骨间，上入两筋中，循臂上廉，入肘外廉，上臑外至肩，出髃骨之前廉，而至肩背之上天柱骨间，大椎会上，又下入缺盆，络肺下膈，属大肠。其支者，从缺盆上颈贯颊，入下齿中，还出挟口，交人中而上挟鼻孔。足阳明胃脉，起于鼻之交頞中，由眼下循鼻外，入上齿中，还出挟口环唇，下交承浆，却循颐后下廉，出大迎，循颊车，上耳前，过客主人，循发际，至额颅。其支者，从大迎前，下人迎，循喉咙，入缺盆，下膈属胃络脾。其直者，从缺盆下乳内廉，挟脐入气街中。其支者，起于胃口，下循腹里，至气街，与直者

合，以下髀关，抵伏兔，下膝膑中，下循胫外廉，下足跗，入中指内间。又其支者，由下廉三寸，而别下入中指外间。又其支者，别跗上入大指间，出其端。足太阴脾，与胃为表里。其脉起于足大指之端，循指内侧白肉际，过核骨后，上内踝前廉，至腨内，循胫骨后，上膝股内前廉，入腹属脾络胃，又上膈挟咽，连舌本，散舌下。其支者，复从胃别上膈，注心中。手少阴心经之脉，起于心中，出属心系，下膈络小肠。其支者，从心系上挟咽，系目系。其直者，从心系，却上肺，下出腋下，循臑内后廉，下肘内，由臂内后廉，抵掌后锐骨之端，入掌内后廉，循小指之内，出其端。手太阳小肠，与心为表里。其脉起于小指之端，循手外侧上腕，出踝中，直上循臂骨下廉，出肘内侧两筋之间，上循臑外后廉，出肩解，绕肩胛，交肩上，入缺盆，络心循咽下膈，抵胃属小肠。其支者，从缺盆循颈上颊，至目锐眦，却入耳中。又有支者，别颊上𬜯抵鼻，至目锐眦，斜络于颧。足太阳膀胱之脉，起于目内眦，上额交巅。其支者从巅至耳上角。其直者，从巅入络脑，还出别下项，循肩膊内，挟脊抵腰中，入循脊络肾属膀胱。其支者，从腰中下行，挟脊贯臀入腘中。又有支者，从膊内左右，别下贯，挟脊内，过髀枢，循髀外，从后廉下合腘中，以下贯腨内，出踝之后，循京骨至小指外侧。足少阴肾，与膀胱为表里。其脉起于小指之下，斜走足心，出于然谷之下，循内踝之后，别入跟中，以上腨内，出腘内廉，上股内后廉，贯脊属肾，络膀胱。其直者，从肾上贯肝膈，入肺中，循喉咙，挟舌本。其支者，从肺出络心，注胸中。手厥阴心包络之脉，起于胸中，

出属心包络，下膈历络三焦。其支者，循胸出胁，下腋三寸，上抵腋下，循臑内，入肘中，下臂行两筋之间，入掌中，循中指，出其端。又有支者，别掌中，循小指次指，出其端。手少阳三焦，与心包络为表里。其脉起于小指次指之端，上出两指间，循手表腕出臂外两骨之间，上贯肘，循臑外，上肩，入缺盆，布膻中，散络心包，下膈循属三焦。其支者，从膻中上出缺盆，上项系耳后，直上出耳上角，以下颊至𬜯。又有支者，从耳后入耳中，出走耳前，过客主人前，交颊至目锐眦。足少阳胆脉，起于锐眦，上抵头角，下耳后，循颈至肩上，入缺盆。其支者从耳后，入耳中，出走耳前，至目锐眦后。又有支者，别锐眦，下大迎，合手少阳脉，抵于𬜯下，加颊车，至颈合缺盆，以下胸中，贯膈络肝属胆。循胁里，出气街，绕毛际，横入髀厌中。其直者，从缺盆下腋循胸，过季胁，下合髀厌中以下，循髀阳，出膝外廉，至外辅骨之前，直下抵绝骨之端，下出外踝之前，循足跗，上入小指次指之间。其支者，别跗上入大指之间，循大指岐骨内，出其端，还贯爪甲，出三毛。足厥阴肝，与胆为表里。其脉起于大指丛毛之际，上循足跗上廉，去内踝一寸，上踝八寸，由太阴之后，上腘内廉，循股阴，入毛中，过阴器，抵小腹，挟胃属肝络胆，上贯膈，布胁肋，循喉咙之后，上入颃颡，连目系，上出额，与督脉会于巅。其支者，从目系下颊里，环唇内。又有支者，复从肝别贯膈上，注于肺下，行至中焦，挟中脘之分，复接于手太阴肺经。合督任两脉，以尽十六丈二尺之脉道，终而复始也。

　　上第二卷，二十三难至二十九难，论经络。

难经正义卷三

扬州叶霖学　浙江谢诵穆校

三十难曰：荣气之行，常与卫气相随不？然。经言人受气于谷，谷入于胃，乃传于五脏六腑，五脏六腑，皆受于气。其清者为荣，浊者为卫，荣行脉中，卫行脉外，荣周不息，五十而复大会。阴阳相贯，如环之无端，故知荣卫相随也。

荣卫循行之义，已详一难中。此言荣卫相随不息之原，起于胃之谷气。其清者为荣，即谷味之精，乃阳中之阴也。血为荣，行于脉中。其浊者为卫，即谷味之气，乃阴中之阳，即所谓阳明悍气也。化气为卫，以卫护于脉外。《素问·痹论》云：营者，水谷之精气也。和调于五脏，洒陈于六腑，乃能入于脉也。卫气者，水谷之悍气也。其气慓疾滑利，不能入于脉也。亦即此义。但此节乃《灵枢·营卫生会》篇中语，惟《灵枢》作谷入于胃，以传于肺，五脏六腑，皆以受气，为少殊耳。然胃中水谷之精，为微丝液管吸至颈会管，过肺入心，化赤为血，以荣五脏六腑。经脉之中，删去以传于肺四字，便乖脏腑传道之义关系匪轻，不可缺也。

三十一难曰：三焦者，何禀何生，何始何终，其治常在何许，可晓以否？然。三焦者，水谷之道路，气之所终始也。上焦者，在心下，下膈，在胃上口，主内而不出。其治在膻中，玉堂下一寸六分，直两乳间陷者是。中焦者，在胃中脘，不上不下，主腐熟水谷。其治在脐旁。下焦者，当膀胱上口，主分别清浊，主出而不内，以传道也。其治在脐下一寸。故名曰三焦，其腑在气街。

前节举五脏六腑，禀水谷荣卫之气，而相资养，为论脏腑之首条。此因三焦之气化，论其发用之理也。夫三焦者，禀厚气以资始，合胃气以资生，上达胸中而为用，往来通贯，宣布无穷，造化出纳，作水谷之道路，为气之所终始也。上焦在膈膜之下者，以其上层与膈膜下层黏属也。其气自下而上，散于胸中，分布熏蒸于皮肤腠理，故在胃上口，主纳而不令出。其治在膻中穴，属任脉，在玉堂下，同身寸之一寸六分陷者中，任脉气所发也。中焦在胃中脘，以其包肝裹胃也。其治在脐旁之天枢，胃脉之穴也。其用在胃之中脘。中脘者，乃十二经所起所会，阴阳肉完之处，故曰脘也。下焦者，当膀胱上口，乃阑门之分。盖由此清者入于膀胱而为气为溺，浊者入于大肠而为滓为秽，故主出而不纳，以传道也。其治在脐下任脉之阴交穴。《素问·灵兰秘典论》曰：三焦者，决渎之官，水道出焉，即指此也。其所在气街，气街在毛际两旁，足阳明经穴，乃三焦之根原，气所之处，即由肾系所生之脂膜也。夫三焦属相火之宅。火之性自下而上，故《素问·经脉别论》曰：饮入于胃，游溢精气，上输于脾，此指中焦也。脾胃散精，上归于肺，此指上焦也。通调水道，下输膀胱，此指下焦也。然论上中下三焦之气，何以独重乎饮？不知气乃水之所化也。膀胱之水，借吸入之天阳，引心火至下焦，熏蒸化而为气以上达，为津为液为汗。此火交于水，化气之理，即乾阳入坤阴，随气上腾而为云为雨之义也。若夫三焦之形质，详见于二十五难，可参互观之。

三十二难曰：五脏俱等，而心肺独在膈上

者，何也？然。心者血，肺者气，血为荣，气为卫，相随上下，谓之荣卫。通行经络，荣周于外，故令心肺在膈上也。

《素问·五脏生成论》曰：诸血皆属于心，诸气皆属于肺。是心主血，血为荣，肺主气，气为卫，血流据气，气动依血，营卫相随，通行经络，周于身外，犹天道之运于上，故居膈上也。膈，膈膜也。凡人心肺之下，诸脏之上，有膈膜一层，薄如细网，随呼吸以升降，遮隔浊气，不使上熏于心肺也。首节明血气之用，此节言血气之体，以见人身脏腑，皆赖血气之荣养也。

三十三难曰：肝青象木，肺白象金，肝得水而沉，木得水而浮，肺得水而浮，金得水而沉，其意何也？然。肝者，非为纯木也。乙角也，庚之柔。大言阴与阳，小言夫与妇，释其微阳，而吸其微阴之气，其意乐金，又行阴道多，故令肝得水而沉也。肺者，非为纯金也。辛商也，丙之柔。大言阴与阳，小言夫与妇，释其微阴，婚而就火，其意乐火，又行阳道多，故令肺得水而浮也。肺熟而复沉，肝熟而复浮者。何也？故知辛当归庚，乙当归甲也。

此言阴阳互根，五行化合之理，人身不外乎阴阳，交则生，不交则病，离则死。越人特举肝肺而言者，肝藏魂，肺藏魄，魂魄为一身阴阳之主宰也。以十干合脏腑，甲阳木应胆，乙阴木应肝，丙阳火应小肠，丁阴火应心，戊阳土应胃，己阴土应脾，庚阳金应大肠，辛阴金应肺，壬阳水应膀胱，癸阴水应肾。若以五音配五行，宫土，商金，角木，微火，羽水。各因十干之阴阳，而分太少也。肝属乙木，得水当浮，何以反沉？然肝虽乙木，乙与庚合，庚为阳金，金性本沉，妇当从夫，其意乐金，而失木之本性，故得水反沉也。肺属辛金，金得水当沉，何以反浮？然肺虽辛金，辛与丙合，丙为阳火，火性炎上，妇当从夫，其意乐火，而失金之本性，故得水反浮也。生则生气旺，故能化合，熟则生气尽，故不能化合，所以肝

熟而复浮，肺熟而复沉，各归其本性也。大而言之，即天地之阴阳，小而言之，即人伦之夫妇，其理一也。夫肝属足厥阴经，位乎膈下，故行阴道多也。肺属手太阴经，位乎膈上，故行阳道多也。今举肝肺类推，则脏腑阴阳之化合，从可会通矣。

按：十干者，甲乙丙丁戊己庚辛壬癸也。五行化合者，甲己化土，乙庚化金，丙辛化水，丁壬化木，戊癸化火也。化合之义，未有明其所以然者，请详言之。术士金谓逢龙则化。盖甲己之年，首丙寅月，次丁卯，次戊辰。辰为龙，龙善变化，戊为阳土，此一年之运，皆当属土。汪双池非之，言寅月三阳出于地上，是地气始升也。化气当自寅月始，如甲己之年，首丙寅月，丙火生土，故甲己化土。化气者，化其所生之气也。余可类推。斯说颇为近理，然于化合之义，究不能明。或谓经曰：丹天之气，经于牛女戊分。黅天之气，经于心尾己分。苍天之气，经于危室柳鬼。素天之气，经于亢氐毕昴。元天之气，经于张翼娄胃。其戊己分者，则奎壁角轸也。五天五行之守气，各有所横，以加于宿度，临于十干之上。如黅气于心尾己分，心尾当甲，角轸当己，故土位甲己也。以下皆然。此言似近理而实非。盖天动而虚，其气圆通，而初无定气，其临御五行，自有本然当然之则，而初非有守气以期之也。况所谓化气者，逢合则化，不逢合则不化。五天之气，虽应五行，而于化合之理，无所取义，未可执也。萧吉《五行大义》引季氏阴说曰：木八畏庚九，故以妹乙妻庚，庚气在秋，和以木气，是以荞麦当秋而生。所谓妻来之义，火七畏壬六，故以妹丁妻壬，壬得火热气，故款冬当冬而华。金九畏丙七，故以妹辛妻丙，丙得金气，故首夏靡草荠麦死。故夏至之后，三庚为伏，以畏火也。土五畏甲八，故以妹己妻甲，土带阴阳，合以雌嫁木，故能生物也。水六畏土，故以妹癸妻戊，五行相和，是其合也。张行成翼元云：天元五运之数，以坤元主土，配中央

作五行之化源。自土至火，以次相生，然十干配五行，多不类者，盖有相克之变数，在其中也。甲木克己土为妻，生庚金为一变。乙庚次甲己，故乙庚为金运，庚金克乙木，生丙火，丙火克辛金，生壬水，自乙庚之金生壬水，凡两变。丙辛次乙庚，故丙辛为水运，丙火克辛金，生壬水，壬水克丁火，生戊土，土克癸水，生甲木，自丙辛之水生甲木，凡三变。丁壬次丙辛，故丁壬为水运，壬水克丁火，生戊土，戊土克癸水，生甲木，甲木克己土，生庚金，庚金克乙木，生丙火，自丁壬之木，生丙火，凡四变。戊癸次丁壬，故戊癸为火运，戊土克癸水，生甲木，甲木克己土，生庚金，庚金克乙木，生丙火，丙火克辛金，生壬水，壬水克丁火，生戊土，自戊癸之火生戊土，凡五变。甲己又次戊癸，故甲己复为土运，于是己会于中央也。此说皆尽五行生克之妙。然阴阳之理，以和为治，夫妇之道，非胁可成，究未若罗淡生《内经博议》，引申《天元玉册》之义晓畅也。岐伯述《天元玉册》曰：太虚廓寥，肇基化元，万物资始，五运终天，布气真灵，总统坤元。夫肇基化元，而布气真灵，乃云总统于坤元，是坤元为万物之母也。坤元即为万物之母，而总统之。则天亦必有以先用之也。天之十干，以戊己居中宫，而先用水火，然后成于金木，岂非总统坤元，而以土为首之义乎。是以天之御化，首以土为甲，而甲遂为土，仍顺布五行于乙丙丁戊之上，而以本气化之。土生金，以金加于乙，金生水，水加丙，水生木，木加丁，木生火，火加戊。五行毕再传，而土加于己，故甲己合也。金加庚，故乙庚合也。水加辛，故丙辛合也。木加壬，故丁壬合也。火加癸，故戊癸合也。此因合而化，一定之理，有不可移易者也。然本气之阴阳，仍有不能从化，而依之以为用者。如加阳干为气有余，加阴为气不足，此又因值年以佐用也。

三十四难曰：五脏各有声色臭味，可晓知以否？然。十变言，肝色青，其臭臊，其味酸，其声呼，其液泣。心色赤，其臭焦，其味苦，其声言，其液汗。脾色黄，其臭香，其味甘，其声歌，其液涎。肺色白，其臭腥，其味辛，其声哭，其液涕。肾色黑，其臭腐，其味咸，其声呻，其液唾。是五脏声色臭味也。

此本五行而言五脏之用也。肝属木。青者，木之色也。臊者，木之气也。酸者，曲直作酸，木之味也。其声呼者，声引而长，亦木之气也。其液泣者，肝开窍于目，故为泣也。心属火。赤者，火之色也。焦者，火之气也。苦者，炎上作苦，火之味也。其声言者，言散而扬，火之象也。其液汗者，心主血，汗为血之标也。脾属土。黄者，土之色也。香者，土之气也。其味甘者，稼穑作甘，土之味也。其声歌者，歌缓而敦土之象也。若云脾神好乐，故其声主歌。其液涎者，脾开窍于口，故为涎也。肺属金。白者，金之色也。腥者，金之气也。辛者，辛从革，金之味也。其声哭者，哭悲而激惨，金之象也。其液涕者，肺开窍于鼻，故为涕也。肾属水。黑者，水之色也。腐者，水之气也。咸者，润下作咸，水之味也。其声呻者，呻沉而咽，为水之象也。又肾位远，非呻之气不得及于息，故声之呻者，自肾出也。其液唾者，肾开窍于舌下，故为唾也。《十变》，陈氏谓肺主声，肝主色，心主臭，脾主味，肾主液，五脏错缩，互相有之，故云十变也。

按：徐氏曰：五脏之声，《灵枢·九针》篇、《素问·宣明五气论》，俱云心噫，肺咳，肝语，脾吞，肾欠。此则为呼、言、歌、哭、呻，乃本之《素问·阴阳应象大论》，盖彼以病之所发言，此以情之所发言，其理一也。读经当推测其义如此，则无不贯矣。

五脏有七神，各何所藏耶？然。脏者人之神气所舍藏也。故肝藏魂，肺藏魄，心藏神，脾藏意与智，肾藏精与志也。

五脏言有七神者，脾与肾兼两神也。脏者，藏也。言人之神气藏于内焉。肝藏魂者，魂乃阳之精，气之灵也。人身气为阳，血为阴，阳

无阴不附，气无血不留，肝主血而内含阳气，是之谓魂。究魂之根源，则生于坎水之一阳。推魂之功用，则发为乾金之元气。不藏于肺，而藏于肝者，阳潜于阴也。不藏于肾而藏于肝者，阴出于阳也。昼则魂游目而为视，夜则魂归于肝而为寐。《灵枢·本神》篇云：随神往来谓之魂，言其知觉之灵处也。肺藏魄者，魄乃阴之精，形之灵也。肝主血，本阴也而藏阳魂，阳潜于阴也。肺主气，本阳也而藏阴魄，阴生于阳也。人之初生，耳目心识，手足运动，啼呼为声，皆魄之灵也。百合病慌惚不宁，魄受扰也。魔鬼中恶，魄气掩也。本神篇云：并精而出入者，谓之魄，言其运动之能处也。心藏神者，神主知觉，明照万事之义也。夫神为何物，乃肾中之精气，而上归于心，合为离卦，中含坎水之象。惟其阴精内含，阳精外护，心藏之火，所以光明朗润，而能烛物。盖神即心火，得肾阴济之而心湛然，神明出焉。心血不足，则神烦。风痰入心，则神昏。本神篇云：两精相搏谓之神，言其阴阳合体之妙机也。脾藏意与智者，脾主守中，故能记忆。又主运用，故能周虑。本神篇云：心有所忆谓之意，因虑而取物谓之知，盖脾主思故也。肾藏精与志者，心之所之谓之志。神生于精，志生于心，亦心肾交济之义。

按：志者，专意而不移也。志本心之作用，而藏于肾者，阳藏于阴中也。肾主精为五脏之本，精生髓为百骸之主。精髓充足，伎巧出焉，志之用也。本神篇云：初生之来谓之精，意之所存谓之志，亦此义也。

三十五难曰：五脏各有所，腑皆相近，而心肺独去大肠小肠远者，何也？然。经言心荣肺卫，通行阳气，故居在上。大肠小肠，传阴气而下，故居在下。所以相去而远也。

肝之腑胆，脾之腑胃，肾之腑膀胱，其位皆相近。心之腑小肠，肺之腑大肠，何以皆相远。盖血为营而心主血，故营属心。气为卫而肺主气，故卫属肺。心荣肺卫，行阳气而居上。

大肠小肠，传阴气而居下。所司不同，其经虽相合，而位则相远矣。

又诸腑者，皆阳也，清净之处。今大肠小肠，胃与膀胱，皆受不净，其意何也？

又问阳宜清净，而诸腑皆阳也，则当为清净之处。然大肠小肠，胃与膀胱，反受秽浊，独不及胆，何也？盖胆无所受故也。

然。诸腑者谓是，非也。经言小肠者，受盛之府也。大肠者，传泻行道之府也。胆者，清净之府也。胃者，水谷之府也。膀胱者，津液之府也。一府犹有两名，故知非也。小肠者，心之腑。大肠者，肺之腑。胆者，肝之腑，胃者，脾之腑，膀胱者，肾之腑。

言诸腑虽属于阳，而非皆清净之府也。《素问·灵兰秘典论》曰：小肠者受盛之官，化物出焉。盛音承，贮也。言受胃之物，化其渣滓，故云受盛之府也。又曰：大肠者，传道之官，变化出焉，言小肠中物，至此精汁已尽，变化为糟粕而出，故云行道之府也。又曰：胆者，中正之官，决断出焉，胆无受而有泻，故云清净之府也。又曰：脾胃者，仓廪之官，五味出焉，言胃主纳谷，脾主消谷，二者相合，统称仓廪之官，故云水谷之府也。又曰：膀胱者，州都之官，津液藏焉，气化则能出矣，言膀胱之水，能化而为气，由冲任直上，化津化液化汗，故云津液之府也。诸府各有名，如上文所云：皆实指受秽浊者也。盖诸体为阳，而用则为阴，经所谓浊阴归六腑也。惟胆名清净，故不受秽浊。若余府亦名清净，则有两名矣。《灵枢·本输》篇曰：肺合大肠，心合小肠，肝合胆，脾合胃，肾合膀胱。此其义也。

按：西医言小肠紧接于胃之下口，由幽门起至阑门止，约长二丈，通体皆是脂膜相连，中有微丝管。其胆之苦汁，胰之甜汁，均由微丝管注入小肠，化食物，而所化之精汁，由众液管从膜中吸至颈会管，过肺入心，化赤为血，而达各藏。经言小肠者，受盛之官，化物出焉者，实指小肠之气化也。其附小肠之脂膜，即

三焦之物，而又属之脾。小肠又系心之腑，其相通之道，即由微丝管从三焦上膈，至包络而达心。心遗热于小肠，则化物不出，为痢为淋。脾阴不足，则中焦不能受盛，为膈食便结。三焦相火不足，不能蒸化水谷，则为溏泻矣。大肠由阑门接小肠起，至肛门止，约长五尺余。小肠中物，至此精汁已尽化，变为糟粕而出。经言大肠者，传道之官，变化出焉者，指大肠能传道糟粕也。然大肠所以能传道者，以其为肺之府，肺气下达，故能传道。是以大便秘结，有升举肺气之法也。胆附肝右叶之旁，中贮苦汁。其汁乃下部回血入肝所化。人食后小肠饮满，上逼胆囊，使其汁流入小肠之内，以榨化食物，而利传渣滓，此西医之言也。不知胆汁色青而属阳，木得肝阴所生之气化，有是气乃有是汁耳。若以汁论，胆汁多者，胆大而无畏惧。若以气论，则胆火旺者，亦无畏惧。太过者，不得乎中，则失其正，故有敢为横暴之事。不及者，不得乎中，则失其正，故常存惧怯之心。经言胆者中正之官，决断出焉，谓气不刚不柔，得成中正，而临事自有决断也。以肝胆二者合论，肝之阳，藏于阴，故主谋。胆之阳，出于阴，故主断。若夫泻而不受，故名清净之府也。胃居膈下，其形纡曲如袋，其纹密，故食物易入难出，上连食管，下接小肠，周围多细穴，以生津汁。食物经胃津融和，略似浓粥，即出胃之下口幽门，而至小肠头，与胆之苦青汁，胰之甜白汁会合，榨出精液，经众液管吸至颈，即过肺入心，化赤为血。胰者，附脾之物，脾统血，胰中之甜白汁，乃脾血得脾阳之气化而成。经言脾胃者，仓廪之官，五味出焉，盖胃纳谷，脾消谷，二者相合，而后成功，故可统称仓廪也。然胆汁化食，戴元礼入肝之说，有由来矣。膀胱居两胯骨内正中，即阴交骨里，体圆如盘，舒缩自如，下口与前阴相连，上口有小孔甚细，为下焦之脂膜遮闭。饮入之水，由胃下幽门之上小窍，散布下焦网膜，渗入为溺。无溺则缩，溺至则舒，溺多则涨。西医但知膀胱藏溺，而不知水入膀胱，化气上行，则为津液。所剩余质，乃下出而为溺。经言膀胱者，州都之官，津液藏焉，气化则能出矣。其言气化则能出者，谓出津液，非出溺也。气化二字，前于八难肾间动气论中，已约略言之，今再详陈其义。夫气者，乃火交于水所化。观十二辟卦，乾阳入坤阴，而化为气，气升为云为雨。人与天地参，其阴阳之理一也。盖人心主火，人鼻吸入之气，乃天阳也，亦属火。从鼻入肺，历心系，引心火，循脊背之脊筋，下入肾系，又从肾系以达下焦气海。气海者何？即三焦之根，位居脐下。经谓胞室，王清任谓之气府者，是也。凡人吸入之天阳，合心火下至胞室，则蒸动膀胱之水，化气上腾，其气透出膀胱，入于胞室，上循脐旁，由冲任上膈入脾，而还出于口，随呼而出。上出之气，著漆石则为露珠，在口舌脏腑之中，则为津液，又外出于皮毛，以熏肤润肌而为汗。所谓气化则津液能出者，此也。老人溺多，化气少而水质多。壮者溺少，化气多而水质少也。吸入从脊，督脉主之。呼出从膈，任脉主之。吸入，阳也。火交于水也。呼出，阴也。气即是水也。火不足以蒸水，则津液不升，气不得化。水不足以济火，则津液干枯，小水不下。故曰膀胱者，津液之府也。

小肠谓赤肠，大肠谓白肠，胆者谓青肠，胃者谓黄肠，膀胱者谓黑肠。下焦之所治也。

此以五行五脏之色，以分别五腑，皆名为肠，则俱受秽浊，所以明不净之故也。下焦之所治者，《灵枢·荣卫生会》篇曰：水谷者，常并居于胃中，成糟粕而俱下于大肠，而成下焦，渗而俱下，济泌别汁，循下焦而渗入膀胱焉，故五腑皆下焦之气所治也。

三十六难曰：脏各有一耳，肾独有两者何也？然。肾两者，非皆肾也。其左者为肾，右者为命门。命门者，谓精神之所舍，原气之所系也。男子以藏精，女子以系胞。故知肾有二也。

肾有两枚，左右各一，一主水，一主火，

应乎升降之机也。命门者，以其为三焦之根，十二经元气之海，藏精施化之具，系胞受孕之处，为人生命之原，故曰命门也。《灵枢·根结》篇、《素问·阴阳离合论》，所谓太阳根起于至阴，结于命门。命门者，目也。此指太阳经穴终于睛明，睛明所夹之处为脑心，乃至命之穴，故曰命门。与此义不同。然实指右肾为命门，恐未尽是。以气脉论之，水升于左，火降于右。左右者，阴阳之道路，升降之枢机。越人诊脉，独取寸口，以左尺候水，右尺候火，故左名肾，右名命门。其义或取乎此。

按：西医言肾形如豆，色紫质坚，颇类猪羊之肾，左右两枚，长约三寸，阔约寸半，厚约七八分，其重约三两至四两。人高肾大，人矮肾小，位在脊骨十二节间，周围三焦脂膜包裹。肾中有油膜一条，贯于脊骨，名为肾系，下通网膜。又有气管由肺而下，附脊循行，下入肾系，而透入网膜，达于丹田下焦之原。夫两肾属水，中间肾系属火，即命门也。《素问·刺禁论》云：七节之旁，中有小心者，即指命门言也。人与天地参，命门与太极相似。太极生两仪，两仪生四象，四象生八卦，八卦生六十四卦。自命门生两肾，两肾生六脏六腑，六脏六腑生四肢百骸之类。故人之交媾，未有精聚，先有火会。是火为先天之本始，水为天一之真元。肾中之火，名曰相火，即坎中龙雷之火也。是一阳陷于二阴之中，乃成乎离，而位乎坎，即两肾有命门之义也。命门乃三焦之根，为相火之宅。相火布于三焦，即由命门始也。陈无择谓有脂状如手大，正与膀胱相对，有白脉自中出，夹脊而上贯于脑者，亦指三焦肾系而言也。越人独取寸口论候，此相火生脾土，命脉寄夫右尺，故作左为肾，右为命门以解之，亦水升于左，火降于右之义也。

三十七难曰：五脏之气，于何发起，通于何许，可晓以否？然。五脏者，当上关于九窍也。故肺气通于鼻，鼻和则知香臭矣。肝气通于目，目和则知黑白矣。脾气通于口，口和则知谷味矣。心气通于舌，舌和则知五味矣。肾气通于耳，耳和则知五音矣。

此节乃《灵枢·脉度》篇文，稍有增易。大意谓五脏和则七窍通，不和则七窍不通。经言上开七窍，此言九窍，当是简误。若洁古认真九窍，添三焦之气通于喉，喉和则声鸣矣二句，未免蛇足。谢氏曰：本篇问五脏之气，于何发起，通于何许，答文止言五脏通九窍之义，而不及五脏之起发。恐有缺文。

五脏不和，则九窍不通。六腑不和，则留结为痈。

五脏，神气之所舍。不和则气不得上达，故七窍不通。若六腑不和，则血气留滞于皮腠，有形之物，积聚而为痈矣。此结上起下之辞也。

邪在六腑，则阳脉不和，阳脉不和，则气留之，气留之则阳盛矣。邪在五脏，则阴脉不和，阴脉不和，则血留之，血留之则阴脉盛矣。阴气太盛，则阳气不得相荣也。故曰格。阳气太盛，则阴气不得相荣也。故曰关。阴阳俱盛，不得相荣也。故曰关格。关格者，不得尽其命而死矣。

阳邪中于六腑，则阳脉不和。阳脉不和，则气壅而邪实。邪实则不和之脉，转而盛矣。阴邪中于五脏，则阴脉不和。阴脉不和，则血滞而邪实。邪实则不和之脉，转而盛矣。阴阳之脉俱盛，则成关格之证，死矣。此亦《灵枢·脉度》篇文，惟关格二字，与经文相反，当是错简。若夫覆溢关格之脉证，可与三难参观。

按：《灵枢·脉度》篇曰：阴气太盛，阳气不能荣，故曰关。阳气太盛，阴气不能荣，故曰格。终始篇曰：人迎四盛，且大且数，名曰溢阳。溢阳为外格。脉口四盛，且大且数，名曰溢阴。溢阴内关。《素问·六节藏象论》曰：人迎四盛以上为格阳，寸口四盛以上为关阴。仲景《伤寒论》云：寸口脉浮而大，浮为虚，大为实，在尺为关，在寸为格。斯皆以阴气盛为关，阳气盛为格。故知此节关格二字倒置，

为错简也。

经言气独行于五脏，不荣于六腑者，何也？然。夫气之所行也，如水之流，不得息也。故阴脉荣于五脏，阳脉荣于六腑，如环之无端，莫知其纪，终而复始，其不覆溢。人气内温于脏腑，外濡于腠理。

滑氏曰：此因上章营字之意，而推及之也。亦《灵枢·十七》篇文，大同小异。所谓气行于五脏，不营于六腑者，非不营于六腑，谓在阴经，则营于五脏，在阳经，则营于六腑。脉气周流，如环无端，则无关格覆溢之患。而人气内得以温于脏腑，外得以濡于腠理矣。

三十八难曰：脏唯有五，腑独有六者。何也？然。所以腑有六者，谓三焦也。有原气之别焉，主持诸气，有名而无形。其经属手少阳，此外府也。故言腑有六焉。

三焦有形，于二十五难注中，已详细言之。此论三焦为原气别使，根于命门，导引诸气，潜行默运于一身之中，无或间断也。外腑谓在诸脏腑之外也。三焦之形质可考，三焦之气化难见，故曰有名而无形也。

三十九难曰：经言腑有五，脏有六者，何也？然。六腑者，止有五腑也。然五脏亦有六脏者，谓肾有两脏也。其左为肾，右为命门。命门者，谓精神之所舍也。男子以藏精，女子以系胞。其气与肾通，故言脏有六也。腑有五者，何也？然。五脏各一腑，三焦亦是一府。然不属于五脏，故言腑有五焉。

经言腑五脏有六，无考。不知所出。又以三焦不附于脏，故不名为腑。虽有六腑，只五腑也。脏亦有六者，以右肾命门，指为一脏也。然肾虽有两，而左右之气相通，实皆肾而已，恐不得分为两脏。命门辨说，已详言三十六难注中，可参合而观之。

按：五脏五腑，以合五行。肺合大肠金也。肝合胆木也。肾合膀胱水也。心合小肠火也。脾合胃土也。手厥阴包络，即心外之衣，为心主之官城。手少阳三焦乃腔内脂膜，为脏腑之

郭郭，同司相火而相合。是六脏六腑，以应夫十二经脉也。若以肾分为两脏，则为七脏矣。《灵枢·本输》篇，肾合膀胱。膀胱者，津液之府也。少阳属肾，肾上连肺，故将两脏。三焦者，中渎之府也。水道出焉，属膀胱，是孤之府也。经言肾将两脏者，以肾兼主水火二气也。少阳三焦之脉，散于胸中，而肾脉亦上连于肺。肺为天而主气，三焦之下俞，属于膀胱。而膀胱为津液之府，乃肾之合。三焦主相火，生于肾而游行于上下。膀胱主水，亦生于肾，盖以水脏而领水腑也。然膀胱之气，化津化液化汗，皆三焦相火蒸腾所致。夫天一之水，地二之火，皆肾所生。合而论之是太极，分而论之犹两仪。故本脏篇曰：肾合三焦膀胱。三焦膀胱者，腠理毫毛其应。即此义也。且肾虽兼将两脏，实阴阳相贯，水火互交，并主藏精，而为生气之原。不得谓三焦无形，分肾为两脏明矣。

四十难曰：经言肝主色，心主臭，脾主味，肺主声，肾主液。鼻者肺之候，而反知香臭。耳者肾之候，而反闻声。其意何也？然。肺者，西方金也。金生于巳。巳者，南方火也。火者心，心主臭，故令鼻知香臭。肾者，北方水也。水生于申。申者，西方金。金者肺，肺主声，故令闻声。

此五主，《素》《灵》无考，是撼古医经者。陈氏曰：臭者，心所主。鼻者，肺之窍。心之脉上肺，故令鼻能知香臭也。耳者，肾之窍。声者，肺所主。肾之脉上肺，故令耳能闻声也。或谓此以五行长生之法推之。木长生于亥，火长生于寅，金长生于巳，水长生于申。心主臭，火也。肺多开窍于鼻而有巳火，故能知臭。肺主声，金也。肾水开窍于耳，而内有申金，故能闻声。

四十一难曰：肝独有两叶，以何应也？然。肝者，东方木也。木者，春也，万物之始生，其尚幼小，意无所亲，去太阴尚近，离太阳不远，犹有两心，故令有两叶，亦应木叶也。

肝有两叶，应东方之木。木者春也。万物

始生之初，草木甲坼，皆两叶，乃木之本体，故肝与之相应也。《素问·六节藏象论》，言心为阳中之太阳，肾为阴中之太阴。肾水为肝之母，心火为肝之子。肝为阴中之阳，居肾之上，心之下，故云尚近不远也。无亲谓不专属，犹有两心，谓或从乎阳，或从乎阴也。

四十二难曰：人肠胃长短，受水谷多少各几何？然。胃大一尺五寸，径五寸，长二尺六寸，横屈受水谷三斗五升。其中常留谷二斗，水一斗五升。小肠大二寸半，径八分分之少半，长三丈二尺，受谷二斗四升，水六升三合合之大半。回肠大四寸，径一寸半，长二丈一尺，受谷一斗，水七升半。广肠大八寸，径二寸半，长二尺八寸，受谷九升三合八分合之一。故肠胃凡长五丈八尺四寸，合受水谷八斗七升六合八分合之一。此肠胃长短，受水谷之数也。

此论肠胃长短容受之数，以围三径一之法约之，多有不合，或是简误。然长短容受之数，亦只言略例耳，未可深泥。

按：西医言胃形纡曲如袋，容水三升许，横居膈下，上连食管，下属小肠。其体三层，外层上下有血管四支分布，小支密缠于内，因胃接血比他脏尤多。中层之肉，经纬两纹斜交，故能舒缩捆动，以匀转食物。内层周围有小穴，以生津液。胃体内外有脑气筋，及白节筋散布，故与百体相关应。胃之左为脾，右为肝，胰附于胃后。胃之本热，与他脏同，但消化食物时，其热较盛。胃津味酸，色如口沫，盖主消化食物者也。小肠长约二丈，上口通胃，下口接大肠，外皮光滑，内皮摺叠，其纹甚密，上有尖粒，即吸液管之口。液管者，乃吸嚼食物之精液管也。食物由胃至小肠头，即与胆汁胰汁会合，渐落渐榨，榨出精液。其吸液管百派千支，散布肠后夹膜之间，众吸液管聚于附近脊骨处，合而为一，名曰精液总管。从腰骨间附脊骨而上至颈，即屈转而下达心，以化血。大肠约长五尺，分上中下三回，回长尺余。上回与小肠相接处，名曰阑门。中回在肝下，横过胃底，

下回自脾下，从左软胁间斜落至肛门，乃直肠也。食入至上中两回，犹有吸液管吸其余液，至下回则精液已竭，惟存渣滓矣。

肝重四斤四两，左三叶，右四叶，凡七叶。主藏魂。

西医言肝居右胁下，五叶，色紫赤，重约三四十两左右，两叶中界长峡，右大于左。右下有小方叶，胆囊附焉。右叶后之下，亦有一叶，不甚大，名后叶。尾叶尤小，由后叶底起，至右叶止。上覆下盂，左枕胃，下与贲门为界，上为三焦膜包裹。左右叶各出胆管一支，相合一寸许，复分为二，一透小肠头，一透胆囊，是通胆汁至小肠，以融化食物者。肝内又有回血等管，以养肝而接胆汁。肝不偏居于左，而肝为风木，应主巽。旧说居左者，应风木之气左升，非以部位言也。肝为热壅，则胀大数倍。若各管凝滞不通，血水溢渗夹膜之里，渐积渐深，而腹即渐大。故蛊胀一证，多属之肝云。

心重十二两，中有七孔三毛。盛精汁三合。主藏神。

西医言心色赤而鲜，重约十两，上阔下尖，周围夹膜包裹，即心包络也。上有肺罩之，空悬胸中，下有膈膜遮蔽。心之外体圆滑，内空如囊。剖视四壁嶙峋，或凹或凸。中有直肉隔之，故有左房右房之称。左右半截间，又有横肉间之，故有上房下房之号。四房大小相若，中有门户，筋丝数条牵连，自能开阖。右上房有回血管二支，一向上，一向下。右下房有大血管一支，长约寸许，即分为左右而入肺。左上房有回血管，亦与肺通。左下房有血脉总管一支，为运赤血，循督脉，下血海，以散行经脉。另有脑气筋、白节筋，密缠于内，以行其用。是心乃运血之脏，而主百脉，故为君主之官也。

脾重二斤三两，扁广三寸，长五寸，有散膏半斤。主裹血，温五脏，主藏意。

西医言脾居胃旁，形长方而扁软，重约六七两。血盛则深紫，其大小变态不一。食过饱

则胀大，饥时则小。若患疟或热病，有胀大十余倍者。位在右胁下，与胃脂膜相连，内有回血管，由胃后入肝。人病则血脉不行于外，即蓄聚于脾，所以脾即胀大耳。脾内回血管壅滞，即有血水渗泄于下，故肿胀之病，亦多发于脾也。胰，附脾之物，形长方，重约三四两，横贴胃后，头大向右，尾尖在左。右之大头，与小肠头为界。左之小尾，与脾相接。中有液管一条，由左横右，穿过胰之体，斜入小肠上口之旁，与胆汁入小肠同路。所生之汁，能消化食物，其质味甜，或名之甜肉云。

肺重三斤三两，六叶两耳，凡八叶。主藏魄。

西医言肺居膈上，状若悬磬，系以气喉，色白如缟映红，顶尖而圆，左两叶，右三叶离下垂。右大于左，因心尖向左，微占其位。左长于右，缘肝经处右，稍高于脾也。后附脊髓，前连胸膛。肺中有管窍，上通咽喉，以呼出悍气，吸入生气，而换紫血，入心化赤。下引心气，而达胞室。肺质轻松，外有膜沫濡润，以助呼吸者也。

肾有两枚，重一斤一两。主藏志。

西医言肾居十二脊骨间，形如猪腰子，重约三四两，周围有三焦脂膜包裹，左右相对。左上有脾胃及大肠下回盖之，右上有肝及大肠上回盖之。肾中有油膜一条，贯于脊骨，是为肾系，下连三焦之根。又有气管，由肾系附脊骨，而上通心肺。两肾属水，中间肾系属火，即命门也。命门者，乃三焦发源之所，故三焦主相火，与心包络表里三焦之气，游行于上中下，即相火之游行也。

胆在肝之短叶间，重三两三铢，盛精汁三合。

西医言胆囊式如梨，附于肝右之小方叶中。贮青汁，乃回血入肝，感肝木之气化而成。人食后小肠饱满，肠头上逼胆囊，使其汁流入小肠之内，以融化食物，而利传渣滓。若胆汁不足，则精粗不分，粪色白结而不黄。胆汁过多，上呕苦涎，或下泄青泻。胆管闭塞，其汁入血，即病瘅黄矣。

胃重二斤二两，纡曲屈伸，长二尺六寸，大一尺五寸，径五寸，盛谷二斗，水一斗五升。小肠重二斤十四两，长三丈二尺，广二寸半，径八分分之少半，左回叠积十六曲，盛谷二斗四升，水六升三合合之大半。大肠重二斤十二两，长二丈一尺，广四寸，径一寸，当脐右回叠积十六曲，盛谷一斗，水七升半。膀胱重九两二铢，纵广九寸，盛溺九升九合，口广二寸半。唇至齿长九分。齿已后至会厌，深三寸半，大容五合。舌重十两，长七寸，广二寸半。咽门重十两，广二寸半，至胃长一尺六寸。喉咙重十二两，广二寸，长一尺二寸，九节。肛门重十二两，大八寸，径二寸大半，长二尺八寸，受谷九升三合八分合之一。

此即《灵枢》"肠胃"篇，及"平人绝谷篇"之义，而增入五脏轻重，所盛所藏。虽觉前后重复，不害其为丁宁也。脏腑之学，西士言之较详，故注中多采其说。然人有长短婴壮不同，况古今之权量各异。其丈尺容受，不可拘泥，识其略例可也。

四十三难曰：人不食饮，七日而死者。何也？然。人胃中常存留谷二斗，水一斗五升，故平人日再至圊，一行二升半，日中五升，七日五七三斗五升，而水谷尽矣。故平人不食饮七日而死者，水谷津液俱尽，即死矣。

此《灵枢·平人绝谷》篇文，言人之脏腑形骸，精神气血，皆藉水谷以资养生，水谷绝则形与气俱绝矣。平常无病之人，胃满则肠虚，肠满则胃虚，日夜消化，止留三斗五升，人一日食五升，考《后汉书》南蛮传曰：人禀五升。注，古升小，故曰五升也。若七日不饮食，其所留之水谷尽，则精气津液皆尽，故死。然病人不饮食，七日不死者，以水谷留积故也。盖留积则为病矣。

四十四难曰：七冲门何在？然。唇为飞门。齿为户门。会厌为吸门。胃为贲门。太仓下口

为幽门。大肠小肠会为阑门。下极为魄门。故曰七冲门也。

冲者，通要之地。门者，户也。此承上文食饮之入，稽其通行之门径也。唇为飞门者，飞古与扉通。扉，户扇也。盖齿为户门，唇为之扇，故曰扉门。《灵枢·忧恚无言》篇曰：唇者，音声之扇也。此即其义。会厌为吸门者，会厌为物之所会聚，又能掩闭，勿使误入也。吸者，吸纳处也。言为五脏声音之出入，呼吸之门户也。胃为贲门者，胃能聚物如仓廪，故曰太仓。贲犹奔也。贲门在胃上口，言物入于胃，疾奔而下太仓也。胃之下口接小肠处曰幽门，言深隐之地，与上下出入处至远也。大肠小肠会为阑门者，会，合也。小肠之下，大肠之上，相接处分阑精血糟粕，各有所归也。下极为魄门者，魄门即肛门也。魄古与粕通。《庄子》天道篇曰：古人之糟魄已夫，言食饮至此，精华已去，止存形质之糟粕，故曰魄门也。此七者皆食饮出入，冲要之道路也。

四十五难曰：经言八会者，何也？然。腑会太仓。脏会季胁。筋会阳陵泉。髓会绝骨。血会膈俞。骨会大杼。脉会太渊。气会三焦外一筋直两乳内也。热病在内者，取其会之气穴也。

人身脏、腑、筋、骨、髓、血、脉、气，此八者，皆有会合之穴。若热病在于内，则于外取其所会之穴，以去疾也。太仓属任脉，即中脘穴也。在脐上，同身寸之四寸。六腑取禀于胃，故为腑会。季胁属足厥阴，即章门穴也。在大横外直脐季胁端，为脾为募。五脏取禀于脾，故为脏会。阳陵泉属足少阳，足少阳之筋，结于膝外廉，即此穴也。在膝下同身寸之一寸，外廉陷中。又胆与肝表里，肝者筋之合，故为筋会。绝骨即枕骨，名玉枕穴。在络却后，同身寸之一寸五分，挟脑户旁一寸三分。属足太阳膀胱，与肾合。肾主骨，脑为髓海，乃肾精所生，故为髓会。绝字疑是简误。或云绝骨属足少阳，一名阳辅。在外踝上，同身寸之四寸，

辅骨前，绝骨端如前三分。诸髓皆属于骨，少阳主骨，凡物极则反，骨绝于此，而少阳生之，故髓会于绝骨也。于义亦通。膈俞属足太阳，在项后第七椎去脊两旁，各同身寸之一寸五分，在中焦之分，心俞下，肝俞上。心统血，肝藏血，能化精微，而为血之地，故为血会。大杼属足太阳，在项后第一椎下，去脊两旁，各同身寸之一寸五分，为冲脉之俞。《灵枢·动输》篇曰：冲脉与肾之大络，起于肾下。盖肾主骨，膀胱与肾合，故为骨会。太渊属手太阴，在掌后陷中，即寸口也。肺朝百脉，故为脉会。三焦外谓在焦膜之外，两乳内谓两乳之中，任脉之所过，即膻中穴也。在玉堂下同身寸之一寸六分。《灵枢·海论》篇曰：膻中为气之海，故为气会。此八会，《内经》无考，然其义甚精，必古医经之语也。

四十六难曰：老人卧而不寐，少壮寐而不寤者。何也？然。经言少壮者，血气盛，肌肉滑，气道通，荣卫之行，不失于常，故昼日精，夜不寤。老人血气衰，肌肉不滑，荣卫之道涩，故昼日不能精，夜不寐也。故知老人不得寐也。

卫外之血气，日行于阳络二十五度，夜行于阴络二十五度，分为昼夜。故气至阳，则卧起而目张，气至阴，则休止而目瞑。夫血气者，充肤热肉，澹渗皮毛之血气也。肌肉者，在外皮肤之肌肉，在内募原之肌肉。气道者，肌肉之纹理，三焦通会元真之处，血气之所游行出入者也。老人血气衰，肌肉干枯，血气之道涩滞，故昼不精明，夜多不寐也。少壮者，血气盛，肌肉滑利，血气之道流通，而不失其出入之常度，故昼精明，夜多寐也。是老人之寤而不寐，少壮之寐而不寤，系乎荣卫血气之有余不足也。

四十七难曰：人面独能耐寒者，何也？然。人头者，诸阳之会也。诸阴脉皆至颈胸中而还，独诸阳脉皆上至头耳，故令面耐寒也。

人面独能耐寒者，以六阳经之脉，皆上至

难经正义

头，六阴经之脉，皆不上头故也。《灵枢·邪气脏腑病形》篇曰：首面与身形也，属骨连筋，同血合于气耳。天寒则袭地凌冰，其卒寒，或手足懈惰，而其面不衣，何也？岐伯曰：十二经脉，三百六十五络，其血气皆上于面，而走空窍。其精阳气上走于目而睛，其别气走于耳而为听，其宗气上出于鼻而为臭，其浊气出于胃，走唇舌而为味。其气之津液，皆上熏于面。其皮厚，其肉坚，故天热甚寒，不能胜之也。

此即其义。而又引逆顺肥瘦篇，手三阴从藏走手，手三阳从手走头，足三阳从头走足，足三阴从足走手之义以证之，言头面为诸阳之会，是以三阳之脉，上循于头。然厥阴之脉，上额会巅，下循颊里，而经不云者，乃略言之耳。盖阴阳寒热之气，皆从下而上升，故岐伯谓十二经脉三百六十五络，其血气皆上于面，而走空窍也。

上第三卷，三十难至四十七难，论脏腑。

难经正义卷四

扬州叶霖学　浙江谢诵穆校

四十八难曰：人有三虚一实，何谓也？然。有脉之虚实，有病之虚实，有诊之虚实也。脉之虚实者，濡者为虚，紧牢者为实。病之虚实者，出者为虚，入者为实。言者为虚，不言者为实。缓者为虚，急者为实。诊之虚实者，濡者为虚，牢者为实。痒者为虚，痛者为实。外痛内快，为外实内虚。内痛外快，为内实外虚。故曰虚实也。

虚者，空虚，正气不足也。实者，强实，邪气有余也。以脉言之，濡者软细，故为虚也。紧牢者，紧弦劲牢沉劲，故为实也。然脉之虚实，不仅乎此，举此可类推也。以病言之，出者为虚，是五脏自病，由内而之外，所谓内伤是也。入者为实，是五邪所中，由外而之内，所谓外感是也。然出者间亦有实，入者间亦有虚，此言其大概耳。言者为虚，以病气内乏，神气自清，故惺惺而不妨于言也。不言者为实，以邪气外攻，入郁于内，故神志昏乱而不言也。缓者为虚，以缓病来迟，正气夺而邪气微，则病渐深也。急者为实，以急病来骤，正气滴而邪气盛，则病疾速也。诊者，按也，候也。按其外而知之，非诊脉之诊也。以诊候言之，痒者为虚，血气少而肌肉不充则痒。痛者为实，邪气聚而营卫不和则痛。又凡虚者喜按，实者拒按，故按之而痛者为实，按之而快者为虚也。濡者为虚，牢者为实，《脉经》引用此条，无此二句，或因上文而重出也。杨氏谓按之皮肉柔濡者为虚，牢强者为实，似亦可解，姑存备参。

四十九难曰：有正经自病，有五邪所伤，何以别之？然。忧愁思虑，则伤心。形寒饮冷，则伤肺。恚怒气逆，上而不下，则伤肝。饮食劳倦，则伤脾。久坐湿地，强力入水，则伤肾。是正经之自病也。

正经，本经也。五邪，五脏之邪也。心主思虑，若忧劳过用，则伤其心。肺主皮毛，形寒者，皮毛外受风寒也。饮冷者，内饮冷水也。其脏本寒，过则伤肺也。肝主怒恚，怒则木气郁而伤肝也。脾主四肢，劳倦太过，则伤脾。脾运五谷，饮食不洁，则亦伤也。肾主骨，用力作强，坐湿入水，则伤肾。盖肾属水，同气相感也。然忧思恚怒，饮食动作，人之不能无者。惟不可太过，过则伤人必矣。

何谓五邪？然。有中风，有伤暑，有饮食劳倦，有伤寒，有中湿，此之谓五邪。

肝为风木，故风先入肝。心为君火，暑火之邪，故心受之。饮食劳倦，一味太过，则脾伤至病矣。寒侵皮毛则伤肺。雨雾蒸湿之气则伤肾。此五者，邪由外至，所谓外伤者也。

按：《素问·本病论》《灵枢·邪气脏腑病形》篇，与此大同小异。若《素问·阴阳应象大论》曰：怒伤肝，喜伤心，思伤脾，忧伤肺，恐伤肾，乃内伤七情，本脏自病之证也。宣明五气论曰：肝恶风，心恶热，肺恶寒，肾恶燥，脾恶湿，此六淫之邪，外感之证也。皆似同而异。或谓越人既言本经自病，是从内而生，如形寒饮冷则伤肺，形寒是寒感于皮毛，此从外来也。饮冷是冷入胸腹，亦从外来也。饮食等亦然。况五邪亦有饮食劳倦，岂非自相矛盾乎。然其意谓正经虚，则不任寒冷之侵伐，侵伐则每易致病。正经虚，又伤于饮食者，为内伤。

若伤饮食而致病者，则外感也。《素问》言肾恶燥者，言其水脏而恶燥气之耗竭也。此云水湿伤肾者，湿伤于下，故湿先归肾。肾属水脏，同气相求也。是古圣先贤之义，虽有异同，而辨内伤外感之理则一。读书贵乎融贯，不可执泥。先儒所谓以意逆志，是谓得之。信夫。

假令心病，何以知中风得之？然。其色当赤。何以言之？肝主色，自入为青，入心为赤，入脾为黄，入肺为白，入肾为黑。肝为心邪，故知当赤色也。其病身热，胁下满痛，其脉浮大而弦。

假令心病者，举心脏为例也。此言心病，肝邪入而得中风之病，盖风气通于肝也。肝开窍于目，故主色。风邪自入肝经，则色青，肝在色为苍也。入心则色赤，心在色为赤也。入脾则色黄，脾在色为黄也。入肺则色白，肺在色为白也。入肾则色黑，肾在色为黑也。故肝之风邪入心，其色当赤也。其病身热者，外感之邪，先伤营卫，故身热。而又心属火，热为火邪之象也。胁下满痛者，胁下，肝之位也。其脉浮大而弦者，浮大心脉本象，肝邪犯之，故现弦脉也。

何以知伤暑得之？然。当恶臭。何以言之？心主臭，自入为焦臭，入脾为香臭，入肝为臊臭，入肾为腐臭，入肺为腥臭。故知心病伤暑得之，当恶臭，其病身热而烦，心痛，其脉浮大而散。

假令心病而伤暑，暑之伤人，心先得之。盖心主暑也。此正经自病，不涉他经，然心属火，暑热之邪伤之，火邪化物，五臭出焉。暑邪自入本经，其臭焦，火之气也。入脾其臭香，土之气也。入肝其臭臊，木之气也。入肾其臭腐，水之气也。入肺其臭腥，金之气也。故心受暑邪，发恶臭也。其病身热而烦者，火郁则瞀乱也。心痛者，邪在心则痛。其脉浮大而散者，浮大心之本脉，散则浮大而空虚无神，心之病脉也。本脏自病，心主臭，故专以臭推也。

何以知饮食劳倦得之？然。当喜苦味也。虚为不欲食。实为欲食，何以言之？脾主味，入肝为酸，入心为苦，入肺为辛，入肾为咸，自入为甘，故知脾邪入心，为喜苦味也。其病身热而体重，嗜卧，四肢不收，其脉浮大而缓。

假令心病而伤饮食劳倦者，心主热，脾主劳倦，今心病以饮食劳倦得之，故知脾邪入心也。喜苦味者，脾主味，心属火，火味苦，从其性也。虚则脾气不能化谷，实则能化谷，故有能食不能之分也。若肝受饮食劳倦之病，其味酸。心受病，其味苦。肺受病，其味辛。肾受病，其味咸。脾自受病，其味甘。其病身热者，心也。体重，脾也。其脉浮大者，心之本脉也。缓，脾之脉象也。此节饮食劳倦，独有虚实之分者，盖即明正经虚，又伤于饮食而为病，较伤饮食而致病者有间也。

何以知伤寒得之？然。当谵言妄语。何以言之？肺主声，入肝为呼，入心为言，入脾为歌，入肾为呻，自入为哭，故知肺邪入心，为谵言妄语也。其病身热，洒洒恶寒，甚则喘咳，其脉浮大而涩。

假令心病而伤寒者，乃肺邪入心也。肺主声，故谵言妄语也。若寒邪入肝则呼，肝在声为呼也。入心则多言，言为心声，又在声为笑也。入脾则歌，脾在声为歌也。入肾则呻，在声为呻也。自入肺之本藏则哭，肺在声为哭也。其病身热恶寒者，心火藏，故身热。肺本寒脏，故恶寒也。甚则喘咳者，肺主咳，肺气上逆，则喘咳也。其脉浮大，心脉也。涩，肺之脉象也。

何以知中湿得之？然。当喜汗出不可止。何以言之？肾主湿，入肝为泣，入心为汗，入脾为涎，入肺为涕，自入为唾，故知肾邪入心，为汗出不可止也。其病身热而小腹痛，足胫寒而逆，其脉沉濡而大。此为五邪之法也。

假令心病而中湿者，心主暑，肾主湿，今心病以伤湿得之，故知肾入心也。肾化五液，肾为心邪，故汗出不可止也。湿邪入肝为泣，

肝主泣也。入肺为涕，肺主涕也。自入肾之本脏，则为唾，肾主唾也。其病身热者，心也。小腹痛者，肾之位也。足胫寒而逆者，足胫肾经所过之病，故畏寒而逆冷。湿性亦近寒也。其脉沉濡而大者，沉，肾脉之象。濡，湿气之候。大则心脉之象也。心脉浮大，独不言浮者，沉则不能浮也。夫法者。举一为例之法也。五邪者。五脏得五行之邪也。欲知五邪之证，必审肝病见于色，心病见于臭，脾病见于味，肺病见于声，肾病见于液。其脉以本脏之脉为主，而兼受邪之脉也。此以心一经为主病，而以各证验其所从来，其义与十难诊脉法同。明乎此不特五脏互受五邪，凿然可晓，即百病见证，莫不皆可类测，而为诊辨证之法程也。

五十难曰：病有虚邪，有实邪，有贼邪，有微邪，有正邪。何以别之？然。从后来者为虚邪，从前来者为实邪，从所不胜来者为贼邪，从所胜来者为微邪，自病者为正邪。

此承上文五脏五邪之病，而辨其生克之义也。病有虚者，如心脏属火，其病邪从肝木传来，木生火，则木位居火之后，是生我者，邪挟生气而来，虽进而易退，故曰从后来者，虚邪也。病有实邪者，如心属火，其病邪从脾土传来，火生土，则土位居火之前，是受我之气者。其力方旺，还而相克，其势必盛，故从前来者，实邪也。病有贼邪者，如心属火，其病邪从肾水传来，水克火，心受克而不能胜，脏气本已相制，而邪气挟其力而来，残削必甚，故曰从所不胜来者，贼邪也。病有微邪者，如心属火，其邪从肺金传来，火克金，金受克而火能胜，脏气既受制于我，则邪气亦不能深入，故曰从所胜来者，微邪也。正邪者，如心脏止有自感之邪，而无他脏干克之邪者，是也。

何以言之？假令心病中风，得之为虚邪。伤暑得之为正邪。饮食劳倦得之为实邪。伤寒得之为微邪。中湿得之为贼邪。

举心为例，以发明上文之义也。中风，肝木之邪也。得之，言因中风而心得病也。肝邪乘心，是从后来者，故曰虚邪。伤暑得之，为心脏自病，故曰正邪。饮食劳倦得之，脾下乘心，是前来者，故曰实邪。伤寒得之，肺乘心，从所胜来者，故曰微邪。中湿得之，肾邪乘心，从所不胜来者，故曰贼邪。余脏可类推，此病传五脏之生克也。

五十一难曰：病有欲得温者，有欲得寒者，有欲得见人者，有不欲得见人者，而各不同。病在何脏腑也？然。病欲得寒，而欲得见人者，病在腑也。病欲得温，而不欲见人者，病在脏也。何以言之？腑者，阳也。阳病欲寒，又欲见人。脏者，阴。阴病欲得温，又欲闭户独处，恶闻人声。故以别知脏腑之病也。

《素问·金匮真言论》曰：腑者，阳也。脏者，阴也。腑为阳，阳病则热胜，故饮食衣服居处，皆欲就寒而远热也。阳主动而散，以应乎外，故欲得见人也。脏为阴，阴病则寒胜，故饮食衣服居处，皆欲就温而远寒也。阴主静而脏以应乎内，故闭户独处，恶闻人声也。此统论脏腑阴阳大义，故与阳明脉解论，阳明病恶人与火，指一经热甚而烦悗者，有间也。

五十二难曰：脏腑发病根本等否？然。不等也。其不等奈何？然。脏病者止而不移，其病不离其处。腑病者彷佛贲响，上下行流，居处无常，故以此知脏腑根本不同也。

脏为阴，阴主静，故止而不移也。府为阳，阳主动，故上下流行也。彷佛，无形质也。贲响，动而有声也。居无常处者，忽上忽下，即流行之谓也。脏病腑病，其根本不同者，如此。

五十三难曰：经言七传者死，间脏者生。何谓也？然。七传者，传其所胜也。间脏者，传其子也。何以言之？假令心病传肺，肺传肝，肝传脾，脾传肾，肾传心，一脏不再伤，故言七传者死也。

七传者，依序传其所胜所克之脏也。如心病传肺，是火克金也。肺又传肝，是金克木也。肝又传脾，是木克土也。脾又传肾，是土克水也。肾复传心，是水克火也。心又欲传肺，是

七传矣，一脏不能再受邪伤，则死矣。吕广以七当作次字之误，与下间字方相合，其说亦通。盖心病六传，由肾至心，心脏不能复传至肺也。其一脏不再伤者，是指心之不任再伤于第七传而死也。此即《素问》标本病传论，诸病以次相传者，皆有死期，不可刺之义。

间脏者，传其生也。假令心病传脾，脾传肺，肺传肾，肾传肝，肝传心，是子母相传，竟而复始，如环之无端，故曰生也。

间脏者，间一脏传其所生也。如心欲传肺，而脾为肺之母，心之子，中间间此一脏，不传所克也。假令心病传脾，是间肺所胜之脏，为火生土也。脾病传肺，是间肾所胜之脏，为土生金也。肺病传肾，是间肝所胜之脏，为金生水也。肾病传肝，是间心所胜之脏，为水生木也。肝病传心，是间脾所胜之脏，为木生火也。心病又复传脾，则病自已，此子母相传而生也。

五十四难曰：脏病难治，腑病易治，何谓也？然。脏病所以难治者，传其所胜也。腑病易治者，传其子也。与七传间脏同法也。

脏病所以难治者，传其所胜也。若传其所生，亦易治也。腑病所以易治者，传其所生也。若传其所胜，亦难治也。盖其义以脏病深，腑病浅，分其难易耳。然亦不可拘，故曰：与七传间脏同法也。

五十五难曰：病有积有聚，何以别之？然。积者，阴气也。聚者，阳气也。故阴沉而伏，阳浮而动，气之所积名曰积，气之所聚名曰聚。故积者五脏所生，聚者六腑所成也。积者，阴气也。其始发有常处，其痛不离其部，上下有所终始，左右有所穷处。聚者，阳气也。其始发无根本，上下无所留止，其痛无常处，谓之聚。故以是别知积聚也。

积者，五脏所生。脏属阴，阴邪渐积而成，故曰积。阴主静，故沉伏不离其处，乃脏阴气结为病，而或兼乎血，故其部上下左右，其形大小长短，皆可循而按之也。聚者，六腑所生。腑属阳，阳邪渐聚而成，故曰聚。阳主动故浮，

动而无定处，乃纯乎气，凝滞而不散，故其部无定位，其体无定形，而上下左右，流行无常也。此阴阳积聚之所由分，与五十二难当是一章，或前后错简耳。

五十六难曰：五脏之积，各有名乎？以何月何日得之？然。肝之积，名曰肥气。在左胁下，如覆杯，有头足。久不愈，令人发咳逆痎疟，连岁不已，以季夏戊己日得之。何以言之，肺病传于肝，肝当传脾，脾季夏适王，王者不受邪，肝复后还肺，肺不肯受，故留结为积，故知肥气以季夏戊己日得之。

积，蓄也。言血气不行，积蓄为病，亦由五邪相传而成也。肥气者，言其气之肥盛也。左胁为肝木左升之部，如覆杯者，本大末小，肝木之象也。头足者，一本二末，木形歧出之义，亦甚言其有形也。咳逆者，足厥阴之别脉，贯膈上，注于肺，肝气上冲于肺，反乘所胜也。痎疟即痎疟，间二日发者是也。五脏皆有疟，在肝则为风疟。又疟多发于少阳，而厥阴于少阳为表里也。病邪入深，连年不已，然何以得之？乃肺病传肝，传其所胜也。肝当传脾，脾土适旺于季夏，土旺力能拒而不受邪，当复反于肺，而肝木又不能胜肺金，故曰不肯受也。邪因无道可行，故留结于肝而成积矣。季夏戊己日得之者，季夏未，土月也。戊己，土日也。月日皆脾土极旺之时，肝木不能克制，即于是月是日，而得是积也。可见虚则受邪，旺则邪不得入。今人徒事攻积，大失经旨，非其治矣。此章唯出五积之名状，而不言诸聚者，盖聚无常处，故无名状可定也。

心之积，名曰伏梁。起脐上，大如臂，上至心下。久不愈，令人病烦心。以秋庚辛日得之。何以言之？肾病传心，心当传肺，肺以秋适王，王者不受邪，心复欲还肾，肾不肯受，故留结为积，故知伏梁以秋庚辛日得之。

伏梁者，伏而不动，横亘如梁木。然起脐上至心下者，脐上至心下，皆心之分部也。烦心者，火郁则心烦也。然何以得之，乃肾病传

心，传其所胜也。心当传肺，肺金当秋适旺，金旺力能拒而不受邪，应复反于肾，而心火又不能胜肾水，故曰不肯受也。邪留结于心而成积。以秋庚辛日得之者，秋当申酉金月，而庚辛，金日也。金旺之月日，心火不能克制，即于是月是日而得是积也。

按：《灵枢·脏腑病形》篇曰：心脉微缓为伏梁，在心下，上下行，时唾血。经筋篇曰：手少阴之筋，其病内急，心承伏梁，下为肘纲。其成伏梁，吐血脓者，死不治。是《灵枢》两章，皆心病有余之积，虽未明言病状，其义则同。若《素问·腹中论》曰：病有少腹上下左右皆有根，病名伏梁，裹大脓血，居肠胃之外，不可治，治之每切，按之致死。此下则因阴，必下脓血。上则迫胃脘，生膈挟胃脘内痛，此久病也。难治。居脐上为逆，居脐下为从，此病阳邪聚于血分，致气失输转之机，非藏阴气结之积也。以其在少腹四旁太冲部分，阳毒之邪，聚而为脓为血，下行必薄阴中，便下脓血。上行迫胃脘膈膜间而生内痛。此论阳毒之伏梁也。又曰：人有身体脾股胻皆肿，环脐而痛，病名伏梁。此风根也。其气溢于大肠，而著于肓，肓之原在脐下，故环脐而痛也。不可动，动之为水溺涩之病。此病风邪根聚于中，故环脐而痛。脐为人身之枢，枢病则不能旋斡阴阳之气，故周身皆肿。设妄攻风气，鼓动其水，水溢于上，则小便为之不利，此论风毒之伏梁也。是其名虽同，其证其治则异。若伏梁不辨乎风根，其不见诮于鸡峰，难矣。

脾之积，名曰痞气。在胃脘，覆大如盘。久不愈，令人四肢不收。发黄疸，饮食不为肌肤。以冬壬癸日得之。何以言之？肝病传脾，脾当传肾，肾以冬适壬，王者不受邪，脾复欲还肝，肝不肯受，故留结为积，故知痞气以冬壬癸日得之。

痞者，否也。天地不交而为否，言痞结而成积也。脾位中央，土之象也。故积在胃脘，覆大如盘。脾主四肢，邪气壅聚，正气不运，

故四肢不收，脾有湿滞，则色徵于外，故皮肤爪目皆黄而成疸。但黄疸之因甚繁，然皆不离乎脾与湿也。脾主肌肉，今脾有积，不能布津液，则所入饮食，而不为肌肤也。然何以得之？乃肝病传脾，传其所胜也。脾当传肾，肾水当冬适旺，水旺力能拒不受邪，欲复反于肝，而脾土又不能胜肝木，故曰不肯受也。邪留结于脾而成积。以冬壬癸日得之者。冬当亥子水月，而壬癸，水日也。水旺之月日，脾土不能克制，即于是月是日，而得是积也。

肺之积，名曰息贲。在右胁下，覆大如杯。久不已，令人洒淅寒热，喘咳，发肺壅。以春甲乙日得之。何以言之？心病传肺，肺当传肝，肝以春适王，王者不受邪，肺复欲还心，心不肯受，故留结为积，故知息贲以春甲乙日得之。

贲，古通奔。息贲者，言气息贲迫也。右胁下为肺金右降之分部。洒淅寒热者，肺主皮毛也。壅、痈古通。肺病则喘咳，甚则发为肺痈。《素问·大奇论》曰：肺之壅，喘而两胠满者，是也。然何以得之。乃心病传肺，传其所胜也。肺当传肝，肝木当春适旺，木旺力能拒而不受邪，欲复反于心，肺金又不能胜心火，故曰不肯受也。邪留结于肺而成积。以春甲乙日得之者，春当寅卯木月，而甲乙，木日也。木旺之月日也，肺金不能克制，即于是月是日，而得是积也。

按：《灵枢·经筋》篇曰：手心主之筋，其病当所过者支转筋，前及胸痛息贲。此言手心主之筋，循胁腹，散胸中，下结于胃脘之贲门间，其病当筋之所过结处，为转筋。而前及胸，痛散于胸中，结于贲门，故曰息贲。又曰：太阴之筋，其病当所过者支转筋，痛甚则成息贲，胁急吐血。此言手太阴之筋，散贯于贲门间，其病当筋之所过者为支度转筋，而痛甚，则成息贲，胁急吐血。盖十二经筋合阴阳六气，气逆则为喘急息奔，血随气奔，则为吐血也。《素问·阴阳别论》曰：二阳之病发心脾，有不得隐曲，女子不月，其传为风消，其传为息贲者，

死不治。此二阳者，足阳明胃，手阳明大肠也。病发于心脾者，其始必有得于隐曲之事，于是思则气结，郁而为火，致损心营。心营即损，脾少生扶，则健运失职，饮食渐减，胃阴益亏。夫人身之精血，全赖后天谷气荣养。今谷津日竭，郁火内焚，是以男子少精，女子不月。血液日见干枯，而大肠之传道亦病。胃燥生火，火盛风生，则消烁肌肉。水精耗尽，金失其源，肾气不约，逆传于肺，致有喘息奔迫不治之证。此三者似是而实非，不容不辨。奇病论帝曰：病胁满气逆，二三岁不已，是为何病，岐伯曰：病名息积。此不妨于食，不可灸刺。积为导引服药，药不能独治也。此与本篇差同。药难独治，必兼导引之功，又不可不知也。

肾之积，名曰奔豚。发于少腹，上至心下，若豚状，或上或下无时。久不已，令人喘逆，骨痿少气。以夏丙丁日得之。何以言之？脾病传肾，肾当传心，心以夏适旺，旺者不受邪，肾复欲还脾，脾不肯受，故留结为积，故知奔豚以夏丙丁得之。此是五积之要法也。

奔豚者。其状如豚之奔突，以豚性躁动故也。发于少腹，上至心下者，少腹，肾之分部，由少腹上冲至心下而止，上下无定时也。喘逆者，足少阴之支脉，从肺出络心，主胸中肾气上冲故也。肾主骨，故骨痿。肾不能纳气，故少气也。然何以得之。乃脾病传肾，传其所胜也。肾当传心，心火当夏适旺，火旺力能拒而不受邪，当复反于脾，而肾水又不能胜脾土，故曰不肯受也。邪留结于肾而成积。以夏丙丁日得之者，夏当巳午火月，而丙丁，火日也。火旺之月日，肾水不能克制，即于是月是日而得是积也。

按：《伤寒论·太阳篇》曰：发汗后，脐下悸者，欲作奔豚，此因发汗虚其心液。脐下悸者，欲动而上奔也。故用茯苓桂枝甘草大枣汤，以保心而制水也。又曰：发汗后，烧针令其汗，针处被寒，核起而赤者，必发奔豚。气从少腹上至心。此言发汗既伤其血液，复用烧针令其

汗，是又伤其血脉矣。血脉受伤，则心气虚，加以寒凌心火，故核起而赤。心虚气浮，则肾气乘而上奔。故灸核上各一壮，以通泄其经气，更与桂枝加桂汤，散寒邪以补心气也。此两节论外感误治之证，与积久而成者有间。《金匮要略》师曰：病有奔豚，有吐脓，有惊怖，有火邪，此四部病，皆从惊发得之。此言肝胆因惊骇为病。木者，水之母也。子病发惊，母亦随而上奔。余三病亦因惊发而得，非奔豚，不为详解。又师曰：奔豚病从少腹上冲咽喉，发作欲死，复还止，皆从惊恐得之。此因惊则伤心，恐则伤肾，心肾水火之气虚，而不能互相交感，则肾之虚邪，反乘心之虚，而上奔矣。故总其治曰：奔豚气上冲胸腹痛，往来寒热，奔豚汤主之。观《金匮》两条，与本经之义相近。然同因惊得，而有肝胆心肾之异，况外感积聚之不同，是受病之因，传变之理，不可不察，岂独奔豚一证为然。

五十七难曰：泄凡有几，皆有名否？然。泄凡有五，其名不同。有胃泄，有脾泄，有大肠泄，有小肠泄，有大瘕泄。名曰后重。

泄，利也。其证有五，故有五泄之名。后重者，专指大瘕泄而言，盖肾邪下结，气坠不升故也。此五泄之目，下文详之。

胃泄者。饮食不化，色黄。

胃泄者，甲木之克戊土也。胃主纳谷，风木之邪乘之，胃府郁迫，水谷不化，必脉弦肠鸣。黄者，胃土之色。经曰：春伤于风，夏生飧泄者，是也。

脾泄者，腹胀满，泄注，食即呕吐逆。

脾泄者，脾土湿寒，不能蒸水化气，故水谷并下，胀满泄注也。食即呕吐者，脾弱下陷，则胃逆也。必所下多水，脉缓，腹不痛。经曰：湿甚则濡泄者，是也。

大肠泄者，食已窘迫，大便色白，肠鸣切痛。

大肠泄者，肠虚气不能摄，故胃方实，即迫注于下，窘迫不及少待也。色白者，大肠属

庚金。白，金之色也。肠鸣切痛者，气不和则攻冲，故鸣而痛也。经曰：清气在下，则生飧泄者，是也。

小肠泄者，溲而便脓血，少腹痛。

小肠泄者，小肠属丙火，不化寒水，郁于湿土之中，内热淫蒸，脓血腐化。又小肠与心为表里，心主血，盖气不相摄，而便脓血，小便亦不禁也。小肠之气郁冲，下达膀胱，膀胱近少腹，故少腹痛也。此即血痢之类耳。

大瘕泄者，里急后重，数至圊而不能便，茎中痛。此五泄之要法也。

大瘕泄者，邪气结于下，成癥瘕而不散也。里急后重者，肠气急迫，肛门重坠也。数至圊而不能便者，皆癥结不散，故欲便而不爽也。茎中痛者，乃湿郁为热，大便气不能达，则移于小便也。此即古之滞下，今名痢疾者也。

五十八难曰：伤寒有几，其脉有变否？然。伤寒有五，有中风，有伤寒，有湿温，有热病，有温病，其所苦各不同。

《素问》于风论、热论，言之甚详，岂得独遗寒论一门。而热论首言，今夫热病者，皆伤寒之类也。既云类伤寒，则有伤寒专论可知，惜乎第七一卷，亡于兵火，亦以见古医经以伤寒为外感之统名。越人恐后世寒温莫辨，故作伤寒有五之论，以分别其脉证。滑氏以变当作辨。是矣。

中风之脉，阳浮而滑，阴濡而弱。

中风者，风寒直伤肌腠也。风无定体，偏寒即从寒化。风寒之邪，直入肌肉，而伤其营，营血伤，则血脉弱，而其脉动必缓，阳寸浮者，乃卫阳外越也。阴尺弱者，乃营血受伤也。然必见热自发，汗自出，恶寒恶风，鼻鸣干呕等症，方是风寒中肌腠之的证的脉也。谓风伤卫，寒伤营者非也。其实寒伤卫，风伤营耳。或问许学士《发微论》言，风伤卫，寒伤营，成无己以降不宗之，而子独谓寒伤卫，风伤营者，何耶？曰：寒者，太阳之本气也。太阳之阳，发于至阴，而充于皮毛，是皮毛一层，卫所居

也。卫阳虚，招外寒，致皮毛闭塞而无汗，故曰：寒伤卫也。风在六腑，属厥阴肝木，厥阴主营血，血虚则招外风。夫营血虽与卫气偕行，而究之皮毛一层，为卫所司，肌肉一层，为营所宅，风入肌肉中，而营不守卫，是以卫气泄而自汗出，故曰风伤营也。况仲景无汗用麻黄，明是治卫气之药。有汗用桂枝，明是和营血之药。安得淆混哉。或问：麻黄治寒伤卫，桂枝治风伤营，已明其义，何以仲景《辨脉篇》曰：寸口脉浮而紧，浮则为风，紧则为寒，风则伤卫，寒则伤营，营卫俱病，骨节烦疼，当发其汗也。此非风伤卫，寒伤营之明证耶？曰：此章本《内经》寒伤形，热伤气，阳邪伤阳，阴邪伤阴，统该阴阳二气而言，非谓桂枝主风伤卫，麻黄主寒伤营也。读书贵乎融贯，不可执。况此所谓风伤营者，言风寒之邪，直中营中，逼其卫气外泄，风寒则伤营也。若风温之邪，首先犯卫，卫主气，盖热则伤气矣。所谓寒伤卫者，非不伤营，盖寒闭卫外之气。则无汗，然亦由敛其营血而然。此《内经》热伤气，寒伤形之旨也。设寒热莫辨，执风为阳邪而伤卫一语，以温里和营之桂枝汤治风温，则缪之甚矣。可不慎哉。

按：此论中风为风寒入肌腠，外感也。若《金匮》所论中风，有中腑、中脏、中血脉之分，与此不同，不可误也。中腑之脉多浮，五色必显于面，恶风恶寒，拘急不仁，或中身之前，或中身之后，或中身之侧，其病在表，多着四肢。虽见半身不遂，手足不随，痰涎壅盛，气喘如雷，然目犹能视，口犹能言，且外有六经形证也。中脏，其病在里，多滞九窍，故唇缓，二便闭者，脾中也。不能言者，心中也。耳聋者，肾中也。鼻塞者，肺中也。目瞀者，肝中也。中血脉者，病在半表半里，外无六经之证，内无二便之闭，但见口眼㖞斜，半身作痛而已。致若体纵不收，耳聋无闻，目瞀不见，口开眼合，撒手遗尿，失音鼾睡，乃本实先拨，阴阳枢纽不交，为难治之脱证矣。此名同而证

异者，不可不辨也。

湿温之脉，阳濡而弱，阴小而急。

湿温者，暑与湿交合之温病也。其因有三：先受暑，后受湿，热为湿遏者，则其脉阳濡而弱，阴小而急。濡弱见于阳部，湿气搏暑也。小急见于阴部，暑气蒸湿也。此本经所谓之湿温也。若其人常伤于湿，因而中暍，湿热相搏，则发为湿温。症见两胫冷，腹满叉胸，头目痛苦妄言，治在足太阴，不可发汗，此叔和脉经所谓之湿温也。有触时令郁蒸之气者，春分后，秋分前，少阴君火，少阳相火，太阴湿土，三气合行，其事是天本热也，而益以日之暑。日本烈也，而载以地之湿，三气交动，时分时合。其分也，风动于中，胜湿解蒸，不觉其苦。其合也，天之热气下降，地之湿气上腾，人在气交中，受其炎蒸，无隙可避，口鼻受邪，着于脾胃，脉濡弱，舌苔白，或绛底，呕逆口干，而不能汤饮，胸次软而满闷，身潮热，汗出稍凉，少顷又热，此喻西昌所谓三气合而为病之湿温也。然其因虽有不同，而其病多属足阳明、足太阳，盖湿土之邪，同气相感也。病在二经之表，多兼手少阳三焦。病在二经之里，多兼手厥阴包络。以少阳厥阴，同司相火故也。识此，庶几知所从治矣。

伤寒之脉，阴俱盛而紧涩。

伤寒者，寒伤太阳之肤表也。华元化曰：伤寒一日在皮，二日在肤，三日在肌，四日在胸，五日在腹，六日入胃。是风寒初感之邪，由皮肤毛窍而入，抑遏营气，束于经脉，故脉阴阳俱浮盛，紧涩而无汗也。然必见头项强痛，发热身疼，腰痛骨节疼痛，恶风恶寒而culminating诸形证，方是寒伤肤表之的证之脉也。夫太阳膀胱中所化之气，由气海循冲任，过膈入肺，出之于鼻，为呼出气。膀胱所化之气，又有内从三焦脂膜，出诸气街，循肌肉，达于皮毛，为卫外之气，人知口鼻出气，而不知周身毛窍，亦无不出气。鼻气一出，则周身毛窍之气皆张。鼻气一入，则周身毛窍皆敛。若毛窍之气不得

外出，则反入于内，壅塞于肺，上出口鼻而为喘。故寒伤肤表，皮毛之卫气，不得外出，则返于内而上壅为喘。皮毛之内是肌肉，寒邪内犯肌肉，故周身疼痛。邪犯太阳之经脉，故头项腰痛。人身皮内之肌，俗名肥肉，肥肉内夹缝中有纹理，名曰腠理。又内为瘦肉，瘦肉两头即生筋，筋与瘦肉为一体，皆附骨之物也。故邪犯瘦肉，则入筋而骨节疼痛。《内经》曰：诸筋皆属于节者，是也。但发其表，则寒邪由内及外，从毛窍而汗解矣，故仲景以麻黄汤治之。

热病之脉，阴阳俱浮，浮之滑，沉之散涩。

热病者，温热病概伏气外感而言也。脉阴阳俱浮者，《金匮要略》云：浮脉则热，阳气盛故也。浮之而滑，沉之散涩者，滑则阳盛于外，涩则阴衰于内也。夫温者热之渐，热者温之甚，其实一而已矣。然内外微甚间，不可不辨也。伏气温病者，乃冬日之阳热，被严寒杀厉之气所折伏，藏于肌骨之间，至春感春阳之气而触发，热邪内发，阴液已伤，即仲景《伤寒论》所谓发热而渴，不恶寒之温病是也。外感风温者，或冬暖不藏，或春日气温，其风偏热，即从热化。其证脉浮恶风，发热咳嗽者是也。若内有伏气，外为风热逗引，两阳相合，卫气先伤，误以辛温表散，致成灼热，身重多眠，息鼾自汗，直视失溲，瘈疭诸逆证者，即《伤寒论》所谓误汗被下被火，一逆尚引日，再逆促命期之风温，是外感而兼伏气者也。王安道曰：温热病之脉，多在肌肉之分，而不甚浮，且右手反盛于左手者，良由怫热在内也。或左手盛或浮者，必有重感之风寒。否则非温病热病，是暴感风寒之病耳。此温热病脉，一定不移之论也。何以言之。《素问·阴阳应象大论》曰：左右者，阴阳之道路也。水火者，阴阳之征兆也。血阴也，水亦阴也。气阳也，火亦阳也。以脉体言，左属血，阴也。右属气，阳也。此即血气之左右，水火之征兆也。风热属阳邪，先伤无形之气。风寒乃阴邪，首犯有形之血。

亦即《内经》寒伤形，热伤气之旨也。识此，当知风热伤卫，风寒伤营，可不致执许学士风伤卫一语，而以桂枝治温热，遗人夭札矣。

按：伏气之理，未有阐发其义者，请试明之。《素问》阴阳应象大论曰：重阴必阳，重阳必阴。故曰：冬伤于寒，春必病温。春伤于风，夏生飧泄。夏伤于暑，秋必痎疟。秋伤于湿，冬生咳嗽。此章经文，尤重在重阴必阳，重阳必阴两句，亦以见天地阴阳之邪，随人身之气化感召，而非寒能变热，热可变寒也。其冬伤于寒，春必病温者，冬至一阳渐生，人身之阳气内盛，冬日严寒杀厉之气，时中于人，入于肤腠，其内伏之阳热，被寒毒所折，深渫于骨髓之间，至春阳气盛长，伏邪浅者，亦可随春阳之气渐散。伏邪深者，或遇风寒所遏，或因嗜欲所伤，内伏郁结之阳气，为外邪触发，伏气既得发泄，遇天气之阳热，两热相干，发为温病。温之甚者，即为热病，此阴必阳也。夏伤于暑，秋必痎疟者，夏至一阴渐生，人身之阴气内盛，暑乃伤邪，阳气外炽，则里气虚寒，加以贪凉饮冷，损其真阳，至秋阴气盛长之时，内伏阴邪欲出，外袭阳暑欲入，阴阳相持，故发为往来寒热之痎疟，此重阳必阴也。春伤于风，夏生飧泄，秋伤于湿，冬生咳嗽者，乃阴阳上下之相乘也。夫喉主天气，咽主地气，阳受风气，阴受湿气。伤于风者，上先受之。伤于湿者，下先受之。阳病者，上行极而下，是以春伤于风者，夏生飧泄。风为阳邪，泄乃阴病，此重阳必阴也。阴病者，下行极而上，是以秋伤于湿，上逆而咳。湿乃阴邪，咳为阳病，此重阴必阳也。然邪之所凑，其气必虚。人身之神气血脉，皆生于精。能藏其精，则血气内固，外邪何由内侵？金匮真言论曰：精者，身之本也。故藏于精者，春不病温。摄生者可不慎诸。

温病之脉，行在诸经，不知何经之动也。各随其经所在而取之。

温病者，瘟疫病也。古无瘟字，温与瘟通

故也。疫者，役也。犹徭役之谓。多见于兵燹之余，或水旱偏灾之后，大则一城，小则一镇一村，遍相传染者是也。乃天地渗厉之气，不可以常理测，不可以常法治。故《素问》遗篇，有五疫之刺，庞安常有青筋索，赤脉攒，黄肉随，白气狸，黑骨温，五色之治，疫之为病，偏温偏热者多，偏寒者少，然间亦有之。如《巢源》所载，从春分以后，秋分节前，天有暴寒，皆为时行寒疫也。寒疫初病，寒热无汗，面赤头痛项强，盖得之毛窍开，而寒气闭之也。与伤寒异处，惟传染耳。其证多见于金水之年，是金水不能敛藏，人物应之而为寒疫也。若东坡治疫之圣散子，又寒而兼乎湿者也。近世吴又可之论疫，乃温热夹湿者，故其气臭如尸，色蒸晦垢，舌本深绛，苔如积粉，神情昏扰而惊悸，脉右盛而至数模糊，皆湿热相搏之徵，故宜达原饮以达募原之伏邪也。至余师愚之清瘟败毒散，重用石膏，又专治暑热之成疫者也。越人早鉴于此，故曰温病之脉，行在诸经，不知何经之动也，各随其经之所在而取之。其旨深矣。若黄坤载以《素问》热病论之一日太阳，二日阳明，三日少阳，四日太阴，五日少阴，六日厥阴，经随日传，六日而尽，须逐日诊之，难以预定为解。不知传经者，乃正气以次相传，七日来复，周而复始，一定不移，非病气之传也。病气之传，本太阳病不解，或入于阳，或入于阴，不拘时日，无分次第。如传于阳明，则见阳明证，传于少阳，则见少阳证。传三阴则见三阴证。故《伤寒论》曰：伤寒二三日，阳明少阳证不见者，为不传也。况病邪随经气之虚而传陷，中风伤寒热病皆然，何以越人于各证之下，皆有专脉，独于温病，而云不知何经之动，各随所在而取之。分明指天地渗厉之气，不可以常理测治而言。何黄氏之不察妄议，谬之甚矣。

伤寒有汗出而愈，下之而死者。有汗出而死，下之而愈者。何也？然。阳虚阴盛，汗出而愈，下之即死。阳盛阴虚，汗出而死，下之

183

而愈。

伤寒为此五病之通称。但伤寒有汗出而愈，下之则死者。有下之而愈，汗出则死者。其故何欤？盖寒邪外袭为阴盛，可汗而不可下。热即内炽，为阳盛，可下而不可汗。王叔和《伤寒序例》曰：桂枝下咽，阳盛则毙。承气入胃，阴盛以亡。即此义也。

寒热之病，候之如何也？然。皮寒热者，皮不可近席，毛发焦，鼻槁不得汗。肌寒热者，皮肤痛，唇舌槁，无汗。骨寒热者，病无所安，汗注不休，齿本槁痛。

寒热病候之如何者，言忽寒忽热之病，当候病之所在也。皮寒热者，言寒热在皮，邪之中人最浅者。肺主皮毛，开窍于鼻，故邪在皮毛，则皮不能着物，毛发焦干，而鼻枯槁不泽也。不得汗，营卫不和也。肌寒热者，皮内即肌肉，肌肉之邪，由皮肤而入，故皮肤痛也。脾主肌肉，开窍于口，故肌有邪，则唇舌皆受病也。骨寒热者，肌肉之内骨也。骨受邪，其病最深，故一身之中，无所得安也。肾主骨，又主液，齿为骨之余，故骨病则肾液泄而为汗，齿枯槁而痛也。

按：此节乃《灵枢》寒热病篇文，而与以上五种伤寒有间。然皆经气之为病，宜取三阳少阴之络以去邪。虽与伤寒各异，而皮肤肌肉骨髓之层次经气则一。是越人列此一节，于五种伤寒之后者，正示人以内伤杂病，与外感之形证不同，不可误治耳。

五十九难曰：狂癫之病，何以别之？然。狂疾之始发，少卧而不饥，自高贤也，自辨智也，自贵倨也，妄笑好歌乐，妄行不休是也。癫疾始发，意不乐，直视僵仆，其脉三部阴阳俱盛，是也。

狂病属阳。始发之时，阳气盛不入于阴，故少卧。阳气并于上，故不饥。其自高贤，自辨智，自贵倨，皆狂之意也。妄笑好歌妄行，皆狂之态也。病发于阳，阳性动，故其状皆有余，即前二十难所谓重阳者狂是也。癫病属阴。

始发之时，意不乐，癫之意也。直视僵仆，癫之态也。病发于阴，阴性静，故其状皆不足，即二十难所谓重阴者癫是也。脉三部阴阳俱盛者，是总上二者而言，谓发于阳为狂，则三部阳脉俱盛。发于阴为癫，则三部阴脉俱盛也。

按：《素问》病能论，帝曰：有病怒狂者，此病安生？岐伯曰：生于阳也。帝曰：阳何以使人狂？岐伯曰：阳气者。因暴折而难决，故善怒也。病名曰阳厥。帝曰：何以知之？岐伯曰：阳明者常动。巨阳少阳不动，不动而动大疾，此其候也。帝曰：治之奈何？岐伯曰：夺其食即已，使之服以生铁落为饮。夫生铁落者，下气疾也。此总论狂病属于阳气盛，阳气宜于升达。若折抑之则病，其来太阳少阳之脉，动之不甚者而动，且大疾，则阳明之脉常动者，其动盛，可知为狂病将发之候。先当夺其食，使胃火弱而气衰，庶几阳动息而病可愈。甚则服以铁落饮，下气开结，而平木火之邪也。《灵枢·癫狂》篇曰：狂始生，先自悲也。喜忘苦怒善恐者，得之忧饥。此言阴虚则阳盛，以致病狂也。又狂始发，少卧不饥，自高贤也，自辨智也，自尊贵也，善骂詈，日夜不休者，此心气之实狂也。又狂言惊善笑，好歌乐，妄行不休者，得之大恐。此言肾病上传于心，而为心气之实，狂以大恐，则伤肾也。又狂目妄见，耳妄闻，善呼者，少气之所生也。此因肾气少，而致心气虚狂也。又狂者，多食善见鬼神，善笑而不发于外者，得之有所大喜，此言喜伤心志，而为虚狂也。又狂而新发，未应如此者，先取肝经之曲泉左右动脉。及甚者见血，有顷已，不已，灸骨骶二十壮。此分论狂病虚实，治未发先清泄木气，而不令及于心神也。《素问》通证虚实论，帝曰：癫疾何如？岐伯曰：脉搏大滑，久自已。脉小坚急，死不治。曰：癫疾之脉，虚实何如？曰：虚则可治，实则死。此总论癫疾属于阴气盛，阴盛则阳虚，故其脉搏指而大滑，心肝之阳未衰，有来复之象，故久而自已。若小坚急，纯阴无阳，则死不治。

脉虚者，邪亦虚。脉实者，邪亦实。实即坚急之意，故亦主死也。《灵枢》癫狂篇曰：癫疾始生，先不乐，头重痛，视举目赤甚作极，已而烦心，候之于颜。此言厥气上乘于天气，及太阳君火也。夫癫乃阴阳之气，先厥于下，后上逆于巅而为病，当候之于颜面气色也。又癫疾始作，引口啼呼喘悸者，此言太阳主开，阳明主阖，乃厥气上乘，致开阖不清而为病也。又癫疾始作，先反僵，因而脊痛者，此厥气逆于寒水之太阳，及寒气乘于地中也。又治癫疾者，常与之居，察其所当取之处，病至视其有过者写之，置其血于瓠壶之中。至其发时，血独动矣。不动，灸骶骨二十壮。此言治癫疾当分天地水火之气而治之。太阳之火，日也。随天气而日绕地一周，动而不息者也。地水者，静而不动者也。常与病居，察其病在手足何经。其法致其血于瓠壶中，发时气相感则血动，是感天气太阳之运动也。当候之手太阳阳明太阴者是也。不动者，病陷于地水之中，当候之足太阳阳明太阴者也。更宜灸骶骨二十壮。若不图之于早，病成则难治。故下经之骨癫疾、筋癫疾、脉癫疾，多云不治也。若夫痫证，《素问》奇病论，帝曰：人生而有病癫疾者，病名曰何？安所得之？岐伯曰：病名为胎病。此得之在母腹中时，其母有所大惊，气上而不下，精气并居，故令子发为癫疾也。此论生而病癫痫，为先天所受之病。孕妇受惊，精气上而不下，精与惊气并居而为病，故曰胎病也。然亦有不从母腹中得之。若卒然闻惊而得者，盖惊则神出舍空，痰涎乘间而归之。但痫证与癫厥异者，仆时口作六畜声，将醒时吐涎沫耳。更有血迷似癫者，妇人月水崩漏过多，血气迷心，或产后恶露上冲，而语言错乱，神志不宁者，血虚神耗也。又有心风似癫者，精神恍惚，喜怒言语，或时错乱，有癫之意，不如癫者之甚，皆痰气为病，不可不辨也。

六十难曰：头心之病，有厥痛，有真痛。何谓也？然。手三阳之脉，受风寒伏留而不去者，则名厥头痛。

厥逆也，言气逆而痛也。厥痛，厥头痛、厥心痛也。真痛，真头痛、真心痛也。手三阳之脉，为风寒留滞而不行，则壅逆而冲于头，故名厥头痛也。足三阳之脉，风寒留滞，亦作头痛。今不言者，省文也。

入连在脑者，名真头痛。

真头痛不在经，而入连于脑，故痛甚。脑尽痛，手足寒至节，死不治。盖脑为髓海，其气之所聚，卒不受邪，受邪则死矣。

按：《素问》奇病论，帝曰：人有病头痛，以数岁不已，此安得之？名为何病？岐伯曰：当有所犯，大寒内至骨髓。髓者，以脑为主。脑逆故令头痛，齿亦痛，病名曰厥逆。此因寒邪入髓，则上入头脑而为痛，其邪入深，故数岁不已也。若《灵枢》厥论篇所载厥头痛，面若肿起而烦心者，阳明之气上逆而为痛也。又头脉痛，心悲善泣者，厥阴之气，上逆而为痛也。又贞贞头重而痛者，少阴之气上逆而为痛也。又项先痛，腰脊为应者，太阳之气，上逆而为痛也。又头痛甚，耳前后脉涌有热者，少阳之气上逆而为痛也。又真头痛甚，脑尽痛，手足寒至节，死不治。此非六气之厥，乃客邪犯脑，故头痛甚，脑尽痛。盖头为诸阳之首，脑为精水之海。手足寒至节，此真气为邪所伤，故死不治也。更有击堕而为痛者，大痹而为痛者，寒气伤营而为偏痛者，是经论头痛者如此，不独手三阳为病也。

其五脏气相干，名厥心痛。

诸经络皆属于心，盖心主百脉，其营血由心而通于十二经络也。若一经有病，其脉逆行，逆则乘心，乘心则心痛，故曰厥心痛。是五脏气冲逆致痛，非心家自病也。

其痛甚，但在心，手足青者，即名真心痛。其真心痛者，旦发夕死，夕发旦死。

心为脏腑之大主，精神之所舍，其脏坚固，邪不能客。客之则伤心，心伤则神去，神去则死矣。真心痛其痛甚，但在心而无别脏相干也。

手足青者，寒邪犯君火之位，血色变也。旦发夕死，夕发旦死者，心不受邪也。真头痛亦然。盖脑为人身之主宰，亦不受邪，故滑氏言其心痛者，真字下次一头字。是矣。

按：《灵枢·厥论》篇曰：厥心痛与背相控，善瘈，如从后触其心伛偻者，肾心痛也。又腹胀胸满，心尤痛甚者，胃心痛也。又痛如以锥针刺其心，心痛甚者，脾心痛也。又色苍苍如死状，终日不得太息者，肝心痛也。又卧若徒居，心痛间动作，痛益甚，色不变者，肺心痛也。此别脏腑相干之痛也。又真心痛，手足青至节，心痛甚，旦发夕死，夕发旦死，此伤其脏真，而为真心痛也。

六十一难曰：经言望而知之谓之神，闻而知之谓之圣，问而知之谓之工，切脉而知之谓之巧。何谓也？

望，谓望病人五脏之色，见于面者，各有分部，以应相生相克之候也。闻，谓闻病人之声音，以察病之所在也。问，谓问病人之所患，及其爱憎喜怒，以求病之原也。切，谓切病人之脉，而得病出何脏何腑也。神，神化不测之谓。圣，至于至极之谓。工，专精之谓。巧，心智灵变之谓。此与《灵枢·邪气脏腑病形》篇，微有不同，经言或别有所本也。

然。望而知之者，望见其五色，以知其病。

望而知之者，望其资禀色泽间之神气。《灵枢》所谓粗守形，上守神者是也。然人之神气，在有意无意之间，流露最真。医者清心凝神，一会即觉，不宜过泥。泥则私意一起，医者与病者神气相混，反觉疑似，难于捉摸。此又以神会神之妙理也。神气云何？有光有体是也。光者，外面明朗。体者，里面润泽。光无形，主阳主气。体有象，主阴主血。气血无乖，阴阳不争，自然光体俱备矣。《素问·五脏生成论》曰：五脏之气，故色见青如草兹者死，黄如枳实者死，黑如炲者死，赤如衃血者死，白如枯骨者死。此五色之见死也。夫五色干枯，以气血俱亡，无光无体，神气已去者也。故主

死。又青如翠羽者生。赤如鸡冠者生，黄如蟹腹者生，白如豕膏者生，黑如乌羽者生，此五色之见生也。是以气血未伤，有光有体，不能内含而亦不外露者也。故虽病而主生。又生于心如以缟裹朱，生于肺如以缟裹红，生于肝如以缟裹绀，生于脾如以缟裹栝楼实，生于肾如以缟裹紫。此五脏所生之荣也。夫平人五脏，既和其色，禀胃气而出于皮毛之间，胃气色黄，皮毛色白，精气内含，宝光外发，既不浮露，又不混蒙，故曰：如缟裹也。观《内经》论色，分死病平三等，虽未明言神气，而神气即寓其中。然五色内应五脏，此道其常。而病则有变甚，有五色不应五脏者，此又变中之变也。若能察神气，因其常而识其变，则于望色之道，得其要领矣。

闻而知之者，闻其五者，以别其病。

闻而知之者，闻其音声，分别清浊，以察其病也。土者其数五。五者，音也。故音声发于脾土，而响于肺金也。在心主言，心开窍于舌。舌者，音声之机也。肝主语，肝循喉咙，入颃颡。喉咙者，气之所以上下者也。颃颡者，分气之所泄也。肝心气和，而后言语清亮也。然又从肾间动气之所发，故肾气短促，上气不能接下气矣。是以发言歌咏，出于五脏神之五志，故有音声语言不清者，当责之心。肝能语言，而无音声者，当责之脾。肺能言语音声，而气不接续者，当责之两肾。此音声之原委也。若经以五音配五脏，肝音角，其声呼。心音徵，其声笑。脾音宫，其声歌。肺音商，其声哭。肾音羽，其声呻。若明其原委，辨其清浊，分其阴阳，审其虚实，以察病情，于闻声一法，庶乎近矣。

问而知之者，问其所欲五味，以知其病所起所在也。

问而知之者，问察其原委也。夫工于问者，非徒问其证，殆欲即其证，以求其病因耳。脱营失精，可于贵贱贫富间问之。更当次第问其人，平昔有无宿疾，有无恚怒忧思，食喜淡，

喜浓，喜燥喜润，嗜茶嗜酒，再问其病初起何因，前见何证，后变何证，恶寒恶热，孰重孰轻，有汗无汗，汗多汗少，汗起何处，汗止何处，头痛身痛，痛在何时，痛在何处，口淡口苦，渴与不渴，思饮不思饮，饮多饮少，喜热喜凉，思食不思食，能食不能食，食多食少，化速化迟，胸心胁腹，有无胀痛，二便通涩，大便为燥为溏，小便为清为浊，色黄色淡。妇人则问其有无胎产，月事先期后期，有无胀痛，可有带下，是赤是白，或多或少。种种详诘，就其见证，审其病因，方得治病求本之旨也。

切脉而知之者，诊其寸口，视其虚实，以知其病在何脏腑也。

切而知之者，诊其寸口，以知其病也。非《内经》遍诊动脉之法也。或问《内经》遍诊动脉，只设浮沉缓急大小滑涩之八脉，特于对待微甚悬绝，著其相去三等，而脉之情变已精。后世繁为二十九脉，愈求精而脉愈晦者，因独取寸口之误耶？曰：非也。张氏云：后世知识脉难，而不知古人审脉之更难也。所谓识脉者，浮而不沉也。沉，不浮也。迟，不及也。数，太过也。虚，不实也。实，不虚也。滑，不涩也。涩，不滑也。长，不短也。短，不长也。大，不小也。小，不大也。缓，不逮也。弱，不

盛也。伏，不见也。软，无力也。微，不显也。散，不聚也。洪，洪大也。细，微细也。代，更代也。牢，坚牢也。动者，滑大于关上也。弦者，状如弓弦，按之不移也。紧者，如转索无常也。芤者，浮大而按之中空也。革者，中空而外坚也。结者，缓而有止也。促者，数而有止。以对待之法识之，犹易分别于指下。所谓审脉者，体认所见之脉何因，所主之病何证，以心印之而后得也。仲景《平脉篇》曰：浮为在表，沉为在里，数为在腑，迟为在脏。又曰：浮则为风，浮则为热，浮为气实，浮为气虚，浮则无血，浮则为虚。是将为外感乎，为内伤乎，为气乎，为血乎，为实乎，为虚乎。是必审其证之表里阴阳，寒热虚实，病之久病新病，脉之有力无力，而断之以意。然后参之以望闻问，必四诊咸备，庶几可保万全。故曰：审脉之更难也。可不慎欤。

经言，以外知之曰圣，以内知之曰神。此之谓也。

视色闻声者，以外知之也。故曰圣。问因切脉者，以内知之也。故曰神。此总结上文四诊之意也。

上第四卷，四十八难至六十一难，论病。

难经正义卷五

扬州叶霖学　浙江谢诵穆校

六十二难曰：脏井荥有五，腑独有六者。何谓也？然。腑者，阳也。三焦行于诸阳，故置一俞，名曰原。腑有六者，亦与三焦共一气也。

脏有五者，谓井荥俞经合也。腑有六者，谓井荥俞原经合也。夫五脏之脉，皆以所出为井，所流为荥，所注为俞，所行为经，所入为合，是谓五俞，以应五行木火土金水也。六腑亦有俞，以应五行金水木火土也。惟过之穴为原，故有六也。原者，元也。元气者，三焦之气也。盖三焦包络主相火，故列五行之外，而三焦所行者远，其气所流聚之处，五穴不足以尽之，故别置一穴，名曰原也。三焦为阳气之根。六腑属阳，其气皆三焦所出，故曰共一气也。

六十三难曰：《十变》言，五脏六腑荥合，皆以井为始者。何也？然。井者，东方春也。万物之始生，诸蚑行喘息，蜎飞蠕动。当生之物，莫不以春而生，故岁数始于春，日数始于甲，故以井为始也。

人身脏腑经穴起止，其次第先井，次荥，次俞，次经，次合，故云以井为始也。井，谷井，非掘成之井也。山谷之中，泉水初出之处，名曰井。井者，主出之义也。溪谷出水，从上注下，水常射焉。井之为道，以下给上者也。是则井者，经脉之所出也。其即出潎潎，流利未畅，故谓之荥。《说文》曰：荥，绝小水也。水虽绝水，停留则深，便有挹注之处，潴则外泻，故谓之俞。俞与输通。《说文》曰：输，委输也。即输泻之谓。其既输泻，则纤徐逐流，历成渠径。径与经通。径者，经也。经行既达，

而会合于海，故谓之合。合者，会也。此是水之流行也。人之经脉，亦取法于此，故取以名穴也。以井为始。春者，以其发源所生之义也。岁数始于春者，正月为岁首故也。日数始于甲者，谓东方属甲乙，为干之首也。蚑虫行喘息，蜎虫飞，蠕虫动，皆春气发生之义耳。

六十四难曰：《十变》又言，阴井木，阳井金。阴荥火，阳荥水。阴俞土，阳俞木。阴经金，阳经火。阴合水，阳合土。

人身经脉，起于井穴。五脏属阴，从春夏而至秋冬，故阴井为木。阴井木生阴荥火，阴荥火生阴俞土，阴俞土生阴经金，阴经金生阴合水。六腑属阳，从秋冬而至春夏，故阳井为金。阳井金生阳荥水，阳荥水生阳俞木，阳俞木生阳经火，阳经火生阳合土。此阴阳逆顺之气，五行相生之序也。

阴阳皆不同，其意何也？然。是刚柔之事也。阴井乙木，阳井庚金。阳井庚，庚者，乙之刚也。阴井乙。乙者，庚之柔也。乙为木，故言阴井木也。庚为金，故言阳井金也。余皆仿此。

刚柔者，即乙庚之配合也。阴井为木，乙，阴木也。阳井为金，庚，阳金也。乙与庚合，以阴木合阳金，故曰庚乃乙之刚，乙乃庚之柔也。阴荥水，是丁与壬合也。阳俞木，阴俞土，是甲与己合也。阳经火，阴经金，是丙与辛合也。阳合土，阴合水，是戊与癸合也。此阴阳配合之道也。其十干化合之义，已详三十三难注中，当参互观之。

按：《灵枢》本输篇，论井荥输经合甚详，

欲求脏腑经脉之血气生死出入者，不可不知也。其义以营卫气血，皆生于胃腑，水谷之精，营行脉中，卫行脉外。血行脉中，气行脉外，然血中有气，气中有血，阴阳互根，不可相离。是脉内之血气，从气卫而渗灌于脉外。脉外之气血，亦从孙络而溜注于络中。外内出入之相通也。五脏内合五行，故其腧五。六腑外合六气，故其俞六。盖六气生于五行，而有二火也。人身十二经脉，合六脏六腑之十二大络，及督脉之长强，任脉之尾翳，脾之大包，凡二十七脉之血气，出入于手足指之间。所出为井，所溜为荣，所注为输，所行为经，所入为合。此二十七脉之血气，从四肢通于脏腑，而脏腑中之血气，又从经脉缪处通于孙络，而溜于络脉，交相逆顺而行，外而皮肤，内而经脉者也。夫经脉有三百六十五穴会。络脉有三百六十五穴会，孙络亦有三百六十五穴会。经脉宽大，孙络窄小，经脉深而络脉浅，故黄帝有五脏之所溜处，阔散之度，浅深之状，高下所至之问也。西医言过心化赤之血，由脉管行遍，散诸微丝管，由微丝管之尾，渐并渐粗，入回血管，血入回血管，其色变紫，与脉管交相逆顺而行，至总回管，过心入肺，呼出炭气，吸入养气，复化为赤血者，即此义也。西医知血之行诸脉络，而不知所以能行者，气为之也。其井荣输经合，五行出入之道，西医昧而不明，是知其所当然，而不知其所以然也。

六十五难曰：经言所出为井，所入为合，其法奈何？然。所出为井。井者，东方春也。万物之始生，故言所出为井也。所入为合。合者，北方冬也。阳气入脏，故言所入为合也。

经言，《灵枢》本输篇也。井荣输经合，如春夏秋冬之周而复始，东南西北之循环无端也。春夏主生养，阳气在外。秋冬主收藏，阳气在内。井属春，故自井而生发。合属冬，故至合而入脏。如天地一岁而有四时，一日亦有四时，人身随其气而运行，所以一呼一吸，阴阳无不周遍也。

按：本输篇言，肺之井木，出手大指内侧之少商穴，溜于鱼际为荣，注于太渊为俞，行于经渠为经，入于尺泽为合。心之井木，出手中指之端，心包络经中冲穴，溜于劳宫为荣，注于大陵为输，行于间使为经，入于曲泽为合。心之井荣输经合，而行包络之经者，何也？盖心注血，包络注脉，君相之相合也。心与包络血脉相通，心藏所出之血气，间行于手少阴之经，手厥阴之经也。肝之井木，出足大指之端大敦穴，溜于行间为荣，注于太冲为输，行于中封为经，入于曲泉为合。脾之井木，出足大指内侧隐白穴，溜于大都为荣，注于太白为输，行于商丘为经，入于阴之陵泉为合。肾之井木，出足心之涌泉穴，溜于然谷为荣，注于太溪为输，行于复溜为经，入于阴谷为合。此五脏之井荣输经合也。膀胱之井金，出足小指之端至阴穴，溜于通谷为荣，注于束骨为输，过于京骨为原，行于昆仑为经，入于委中为合。胆之井金，出于足小指次指之端窍阴穴，溜于侠溪为荣，注于临泣为输，过于丘墟为原，行于阳辅为经，入于阳之陵泉为合。胃之井金，出足大指内次指之端厉兑穴，溜于内庭为荣，注于陷谷为输，过于冲阳为原，行于解溪为经，入于下陵为合。三焦者，上合手少阳，其井金出手小指次指之端关冲穴，溜于液门为荣，注于中渚为输，过于阳池为原，行于支沟为经，入于天井为合。而三焦下俞，出于足大指之前委阳穴，是足太阳之络。盖三焦之气出于肾，游行于上中下，其斜者为络，入络膀胱，直者为经，即手少阳也。故三焦之俞有二焉。小肠之井金，出手小指之端少泽穴，溜于前谷为荣，注于后溪为俞，过于腕骨为原，行于阳谷为经，入于小海为合。大肠之井金，出于手大指次指之端商阳穴，溜于本节之前二间为荣，注于本节之后二间为输，过于合谷为原，行于阳溪为经，入于曲池为合。此六腑之井荣输原经合也。夫脏腑之井，起于木金者，木金乃生成之始终也。五脏藏精，其气皆阴，然化气必生于阳，

故五脏虽阴，而其起恒同起于少阳之生木。六腑致用，其气皆阳，然气盛必归于精，故六腑虽阳，而其气为成，皆起于西，成说物之兑金。是以脏井为木，腑井为金也。生气在脏，成气在府，如四时之春秋，此阴阳之定理，针法所必究也。然只节经文之大略，其经穴部位分寸，须详考《铜人》图象，庶不致误。

六十六难曰：经言肺之原出于太渊，心之原出于大陵，肝之原出于太冲，脾之原出于太白，肾之原出于太溪，少阴之原出于兑骨，神门穴也。胆之原出于丘墟，胃之原出于冲阳，三焦之原出于阳池，膀胱之原出于京骨，大肠之原出于合谷，小肠之原出于腕骨。

考《甲乙经》，肺之原太渊，在手掌后陷者中央。心之原大陵，在掌后骨下横纹中两筋间，此手厥阴心包络之穴也。心与包络相通，故取此穴亦可谓之心也。肝之原太冲，在足大指本节后二寸陷者中。脾之原太白，在足大指后内侧白肉际陷者中。肾之原太溪，在足内踝后跟骨上动脉陷者中。手少阴之原兑骨，即神门穴，在手掌后锐骨端陷者中。胆之原丘墟，在足外踝如前陷者中。胃之原冲阳，在足跗上，去内庭五寸高骨间动脉。三焦之原阳池，在手表腕上陷者中。膀胱之原京骨，在足小指外侧，本节后大骨下白肉际陷者中。大肠之原合谷，在手大指次指歧骨间陷者中。小肠之原腕骨，在手外侧腕前起骨下陷者中。

按：《灵枢》九针十二原篇曰：阳中之少阴，肺也。其原出于太渊，太渊二。阳中之太阴，心也。其原出于大陵，大陵二。阴中之少阳，肝也。其原出于太冲，太冲二。阴中之至阴，脾也。其原出于太白，太白二。阴中之太阴，肾也。其原出于太溪，太溪二。膏之原，出于鸠尾，鸠尾一。肓之原，出于脖胦，脖胦一。凡此十二原者，主治六腑五脏之有疾者也。胀取三阳，飧泄取三阳。是《灵枢》以五脏之十二穴为原，此则以六脏六腑十二经各有原。言心之原出大陵者，即候包络之病。盖君相之

血脉通贯也。言少阴之原，出于兑骨者，少阴，心也。兑骨即神门。邪客篇曰：少阴独无俞者，不病乎？曰：其外经病而脏不病，故独取经于掌后锐骨之端，即此义也。越人之意，非谓心有两原，乃指君相气合厥阴少阴，可并治也。

十二经皆以俞为原者。何也？然。五脏俞者，三焦之所行，气之所留止也。三焦所行之俞为原者。何也？然。齐下肾间动气者，人之生命也。十二经之根本也。故名曰原。三焦者，原气之别使也。主通行三气，经历于五脏六腑。原者，三焦之尊号也。故所止辄为原。五脏六腑之有病者，皆取其原也。

十二经皆以俞为原者，言九针十二原中，皆以五脏之俞穴为原，非谓六腑也。然五脏六腑之俞，皆系三焦之所行，其气所留止之处也，故称曰原。三焦之根，起于肾间命门，人之生命之原，十二经之根本，皆系乎此。由鼻吸入之天阳，过肺历心，引心火，循脊筋，入肾系，至命门，蒸膀胱之水，化气上腾。三焦主持相火，为肾中原气之别使。是十二经之营卫流行，皆三焦之所使也。通行生气于五脏六腑之俞穴，其所留止，辄谓之原。以其原于命门动气间而得名，亦以见三焦乃腹包膜，其连网脂膜，皆三焦之物，为统摄脏腑之郛郭也。

六十七难曰：五脏募皆在阴，而俞在阳者。何谓也？然。阴病行阳，阳病行阴，故令募在阴，俞在阳。

募音幕，经气结聚处也。俞，输转之义，经气由此而输于彼也。五脏之募皆在腹。肺之募，中府二穴，在胸部云门下，同身寸之一寸，乳上三肋间动脉陷中，属本经，心之募，巨阙一穴，在鸠尾下，同身寸之一寸，属任脉。脾之募，章门二穴，在大横外直脐端，属肝经。肝之募，期门二穴，在不容两旁，各同身寸之一寸五分，直乳第二肋端，属本经。肾之募，京门二穴，在监骨腰中，挟脊季肋下，属胆经。五脏之俞皆在背。肺俞在第三椎之间，心俞在五椎之间，肝俞在九椎之间，脾俞在十一椎之

间，肾俞在十四椎之间，又有膈俞者，在七椎之间，皆侠脊两旁，各同身寸之一寸五分，总属足太阳经也。阴病行阳，阳病行阴者，背为阳，腹为阴。俞在于背。俞者，脏中阴气之所输也。是以阴病行于阳也。募在于腹。募者，脏中阳气之所结也。是以阳病行于阴也。以见阴阳经络，气相交贯，脏腑腹背，气相通应，故其病气之结聚输转之处，交相会也。经曰：从阳引阴，从阴引阳，即此义也。

按：《内经》六腑亦有募有俞，不独五脏为然也。此章明脏腑阴阳之气，交相通贯，言五脏而不及六腑，省文也。胃之募，中脘穴，在脐上，同身寸之四寸，属任脉。大肠募，天枢二穴，在肓俞旁，同身寸之一寸五分，挟脐二寸，属胃经。小肠募，关元一穴，在脐下，同身寸之三寸，属任脉。胆募日月二穴，在期门下，同身寸之五分，直乳第二胁下，属本经。膀胱募，中极一穴，在脐下，同身寸之二寸三分，属任脉。此六腑之募，亦皆在腹。胃俞在十二椎之间，大肠俞在十六椎之间，小肠俞在十八椎之间，胆之俞在十椎之间，膀胱俞在十九椎之间，三焦俞在十三椎之间，又有心包俞在四椎之间，亦俱挟脊两旁，各同身寸之一寸五分，属足太阳经也。观阴阳募俞，并举为言，则非独指五脏明矣，故补注之。

六十八难曰：五脏六腑，各有井荥输经合，皆何所主？然。经言所出为井，所流为荥，所注为俞，所行为经，所入为合。井主心下满，荥主身热，俞主体重节痛，经主喘咳寒热，合主逆气而泄。此五脏六腑井荥俞经合所主病也。

主，主治也。经言，《灵枢》九针十二原篇文也。井，山谷中泉水之所出也。荥，小水尚未能流利者也。输，输泻之所注也。经，由输而经过之径也。合，水流而会合之处也。井主心下满者，井应木，木者肝，肝主满重节痛也。俞应土，土者脾，脾主体重也。经主咳嗽寒热者，经应金，金者肺，肺主寒热也。合主气逆而泄者，合应水，水者肾，肾主泄也。此论五

脏为病之一端耳。不言六腑者，举脏足以该腑也。然《内经》辨病取穴之法，实止此，不可执一说而不知变通也。

按：此七难论俞穴也。然某穴至某穴之一寸者，将谓周尺耶，秦尺耶，汉尺耶，抑近世之尺耶，聚讼纷纭，莫衷一是，皆为不明同身取寸之义也。或以患人之中指中节取寸，便为独得心传。殊不知瘦人指长而身小，则背腹之横寸，岂不太阔。肥人指短而身长，则背腹之横寸，岂不太狭。有身长指长而头小者，则头间之寸，岂不嫌长。有身指短而头大者，则头间之寸，岂不嫌短。似此肥瘦长短之差讹，安能准的。所谓同身取寸者，必同其身体而取之也。考其法以《灵枢》度骨篇尺寸为主，再量人身尺寸，随取而折之，自无长短肥瘦之差讹。假如骨度篇云：肩至肘，长一尺七寸，量患人由肩至肘，长一尺三寸六分，以八折合之，所云某穴至某穴一寸者，仅得八分。余可类推。此同身取寸之活法，针灸之要事，不可不知也。

附《灵枢》骨度篇

黄帝问于伯高曰：脉度言经脉之长短，何以立之。伯高曰：先度其骨节之大小广狭长短，而脉度定矣。黄帝曰：愿闻众人之度。人长七尺五寸者，其骨节之大小长短各几何？伯高曰：头之大骨，围二尺六寸，胸围四尺五寸，腰围四尺二寸。发所覆者，颅至项尺二寸（《甲乙经》尺字上有一字），发以下至颐，长一尺，君子终折（《甲乙经》君子作男子）。结喉以下至缺盆中，长四尺。缺盆以下至髑骭，长九寸。过则肺大，不满则肺小。髑骭以下至天枢，长八寸。过则胃小。天枢以下至横骨，长六寸半。过则回肠广长，不满则狭短。横骨长六寸半，横骨上廉以下，以至内辅之上廉，长一尺八寸。内辅之上廉以下至下廉，长三寸半。内辅下廉下至内踝，长一尺三寸。内踝以下至地长三寸。故骨围大则太过，小则不及。角以下至柱骨，长一尺。行腋中不见者，长四寸。腋以下至季胁，长一尺二寸。季胁以下至脾枢，长六寸。

髀枢以下至膝中，长一尺九寸。膝以下至外踝，长一尺六寸。外踝以下至京骨，长三寸。京骨以下至地，长一寸。耳后当完骨者，广九寸。耳前当耳门者，广一尺三寸。两颧之间，相去七寸。两乳之间，广九寸半（《甲乙经》作广八寸）。两髀之间，广六寸半。足长一尺二寸，广四寸半。肩至肘，长一尺七寸。肘至腕，长一尺二寸半。腕至中指本节，长四寸。本节至其末，长四寸半。项发以下至背骨，长二寸半。膂骨以下至尾骶二十一节，长三尺。上节长一寸四分分之一。奇分在下，故上七节至于膂骨，九寸八分分之七。此众人骨之度也。所以立经脉之长短也。是故视其经脉之在于身也，见其浮而坚，其见明而大者多血，细而沉者多气也。

上第五卷，六十二难至六十八难，论腧穴。

难经正义卷六

扬州叶霖学　浙江谢诵穆校

六十九难曰：经言虚者补之，实者泻之。不虚不实，以经取之。何谓也？然。虚者补其母，实者泻其子。当先补之，后泻之。不虚不实，以经取之者，是正经自生病，不中他邪也。当自取其经，故言以经取之。

经言，《灵枢》经脉篇也。虚，血气虚也。实，血气实也。补之，行针用补法也。泻之，行针用泻法也。以经取之，言循其本经所宜刺之穴也。母，生我者也。子，我生者也。经脉篇载十二经，皆有盛则泻之，虚则补之。不盛不虚，以经取之。虚者补其母，实者泻其子，盖子能令母实，母能令子虚也。假令肝病虚，则补其母合，即足厥阴之合曲泉穴是也。肝病实，则泻其子荣，即足厥阴之荣行间穴是也。当先补之，然后泻之两句，滑氏谓即后篇阳气不足，阴气有余，当先补其阳，而后泻其阴之意。然于此义不属，非厥误，即羡文也。若忧愁思虑则伤心，形寒饮冷则伤肺，恚怒气逆则伤肝，饮食劳倦则伤脾，久坐湿地，强力入水则伤肾，正经自病，非五邪所伤者，即于本经取当刺之穴以刺之。不必补母泻子也。

七十难曰：经言春夏刺浅，秋冬刺深者。何谓也？然。春夏者，阳气在上，人气亦在上，故当浅取之。秋冬者，阳气在下，人气亦在下，故当深取之。

《灵枢·终始》篇曰：春气在毛，夏气在皮肤，秋气在分肉，冬气在筋骨，此四时之气也。其四时受病，亦各随正气之浅深，故用针以治病者，各依四时气之浅深而取之也。阳气者，谓天地之气也。人气者，谓营卫之气也。上言皮肉之上，下言筋骨之中，浅取深取，必中其病也。滑氏曰：春夏之时，阳气浮而上，人气亦然，故刺之当浅，欲其无太过也。秋冬之时，阳气沉而下，人气亦然，故刺之当深，欲其无不及也。经曰：必先岁气，毋伐天和。此之谓也。

春夏各致一阴，秋冬各致一阳者。何谓也？然。春夏温，必致一阴者，初下针，沉之，至肾肝之部，得气引持之阴也。秋冬寒，必致一阳者，初内针，浅而浮之至心肺之部，得气推内之阳也。是谓春夏必致一阴，秋冬必致一阳。

致，取也。温，时令温也。寒，时令寒也。经言春夏养阳者，阳盛则阴不足，必取一阴之气以养阳也。秋冬养阴者，阴盛则阳不足，必取一阳之气以养阴也。沉之深入其针，至肾肝之位，引其阴气，出之于阳也。浮之谓浅内其针，至心肺皮血之位，推其阴气，入之于阴也。

按：滑氏曰：春夏气温，必致一阴者，春夏养阳之义也。初下针，即沉之至肾肝之部，俟其得气，乃引针而提之，以至于心肺之分，所谓致一阴也。秋冬气寒，必致一阳者，秋冬养阴之义也。初内针浅而浮之，当心肺之部，俟其得气，推针而内之，以达于肾肝之分，所谓致一阳也。然致阴致阳之说，越人特推其理有如是者耳。凡用针补泻，自有所宜，初不必以是相拘也。

七十一难曰：经言刺荣无伤卫，刺卫无伤荣，何谓也？然。针阳者，卧针而刺之。刺阴者，先以左手摄按所针荣俞之处，气散乃内针。是谓刺荣无伤卫，刺卫无伤荣也。

营卫者，血气之道路，以阴阳而分表里者也。营为阴，卫为阳，营行脉中属里，卫行脉外属表。若营卫有病，各中其所，不得诛伐无过也。《素问·刺齐论》曰：刺骨无伤筋，刺筋无伤肉，刺肉无伤脉，刺脉无伤皮，刺皮无伤肉，刺肉无伤筋，刺筋无伤骨，亦此义也。卫为外表，阳行乎脉外，欲其浅，故刺卫者，宜卧针而刺之。以阳气轻浮，过之恐伤营也。营为里，阴行乎脉中，欲其深过卫，始可至营也。故刺营者，先以左手摄按所刺之穴良久，使卫气渐散离其处，然后内针，则针得至营，而不伤卫矣。此刺阳刺阴之道也。

七十二难曰：经言能知迎随之气，可令调之。调气之方，必在阴阳。何谓也？然。所谓迎随者，知荣卫之流行，经脉之往来也。随其逆顺而取之，故曰迎随。

经言，《灵枢·终始》篇曰：阳受气于四末，阴受气于五脏，故泻者迎之，补者随之。知迎知随，气可令和。和气之方，必通阴阳。是迎随之法，补泻之道也。阳经主外，故从四末始。阴经主内，故从五脏始。迎者，针锋迎其气之方来而未盛，以夺之也。随者，针锋随其气之方去而未虚，以济之也。然必知营卫之流行，经脉之往来，知之而后可察病之阴阳逆顺，随其所当而施补泻也。

调气之方，必在阴阳者，知其内外表里，随其阴阳而调之。故曰调气之方，必在阴阳。

调气之方，必在阴阳者，在，察也。内为阴而主里，外为阳而主表。察其病在阴在阳，是虚是实，而补之泻之。或从阳引阴，或从阴引阳，或阳病治阴，或阴病治阳，而令其调和也。杨氏曰：阴虚阳实者，则补阴泻阳。阳虚阴实者，则补阳泻阴。或阳并于阴，阴并于阳，或阴阳俱虚，或阴阳俱实，皆随其病之所在而调之，则病无不已也。

按：针法言补，不可深泥。丹溪亦常论之，非无谓也。《素问·阴阳应象大论》曰：形不足者，温之以气。精不足者，补之以味。针乃砭

石所制，既无气，又无味，破皮损肉，发窍于身，气皆从窍而出，何得为补。经谓气血阴阳俱不足，勿取以针，和以甘药者，是也。然《内》《难》凿言补泻之法者，何耶？夫读书贵乎融贯，不可胶刻。迎而夺之，因属泻其实邪。随而济之，亦可去其虚邪。盖邪去则正安，去邪即所以补正，非针法之补，能生长血气也。仲景治虚劳而伤其营卫者，以大黄䗪虫丸主之。方中多属攻药，以瘀血去，肺气利，则新血自生，正气自复而营卫行，营卫行，则肌肉充，而虚营补矣。此先圣后贤，其意一也。将谓针法之补，可代参、地，则《灵枢》根结篇，何以有营气不足，病气不足，此阴阳气俱不足也。不可刺之。刺之则重不足，重不足则阴阳俱竭，血气皆尽，五脏空虚，筋骨随枯，老者绝灭，壮者不复之说。若明乎此，补泻非可以一法尽，岂独针刺之无误，即汤药亦不致南辕北辙矣。

七十三难曰：诸井者，肌肉浅薄，气少不足使也。刺之奈何？然。诸井者，木也。荥者，火也。火者木之子，当刺井者，以荥泻之。故经言补者不可以为泻，泻者不可以为补。此之谓也。

诸井在手足指梢，故曰肌肉浅薄也。气藏于肌肉之内，肌肉浅薄，则气亦微，故曰气少不足使也。井为木，是火之母。荥为火，是木之子。故肝木实，泻其荥，此泻子之法也。如用补，则当补其合也。但泻之复不能补，故曰不可以为补。盖泻则当以子，补则当以母。不可误施也。六十九难以别经为子母，此则以一经为子母，义虽各殊，其理一也。

按：滑氏曰：详越人此说，专为泻井者言也。若当补井，则必补其合，故引经言补者不可以为泻，泻者不可以为补，各有修当也。补泻反，则病益笃，而有实实虚虚之患，可不谨欤。然泻子法下，故字上，该有论补母之法，故以此二句总结之。否则文气不属，此中或有阙简，经言无考，姑俟知者。

七十四难曰：经言春刺井，夏刺荥，季夏

刺俞，秋刺经，冬刺合者。何谓也？然。春刺井者，邪在肝。夏刺荥者，邪在心。季夏刺俞者，邪在脾。秋刺经者，邪在肺。冬刺合者，邪在肾。

春刺井者，井为木，非必春刺井，以其邪在肝木也。荥为火，夏刺荥者，以其邪在心火也。俞为土，季夏刺俞者，以其邪在脾土也。经为金，秋刺经者，以其邪在肺金也。合为水，冬刺合者，以其邪在肾水也。经言无考。越人去古未远，古医经犹得见之，而今亡矣。

按：《灵枢·顺气一日分为四时篇》曰：藏主冬，冬刺井。色主春，春刺荥。时主夏，夏刺俞。音主长夏，长夏刺经。味主秋，秋刺合。是谓五变以主五俞，与此同。盖以五脏之气，应五时之变，而取五俞，各有所主。刺隔一穴者，皆从子以透发母气也。一言刺之正，一言刺之变，所以不同也。若四时气篇曰：春取经，血脉分肉之间，甚者深取之，间者浅刺之。夏取盛经孙络，取分肉间，绝皮肤。秋取经俞，邪在府，取之合。冬取井荥，必深留之。此言四时之气，各有所在。故春取经脉于分肉之间，夏取盛经孙络，分肉皮肤。盖春夏之气，从内而外也。秋取经俞，邪在府，取之合。此秋气之复，从外而内也。冬取井荥，必深留之，谓冬气之藏于内也。本输篇曰：春取络脉诸荥，大筋分肉之间，甚者深取之，间者浅取之。夏取诸俞孙络，肌肉皮肤之上。秋取诸合，余如春法。冬取诸井诸俞之分，故深留之。此言阴阳气血，随四时之生长收藏，而浅深出入也。春气在脉，故宜取络脉。夏气在孙络，长夏气在肌肉，故宜取孙络，肌肉皮肤之上。此春夏之气，从内而外也。秋气降收，故如春法，盖复从孙络，而入于络脉也。冬气收藏，故欲深而留。此四时出入之序，人气之所处，病之所舍，五脏应五时之所宜也。此两节又不同，然各有义理之所在，不必求合也。

其肝心脾肺肾，而系于春夏秋冬者。何也？然。五脏一病，辄有五也。假令肝病，色青者，肝也。臊臭者，肝也。喜酸者，肝也。喜呼者，肝也。喜泣者，肝也。其病众多，不可尽言也。四时有数，而并系于春夏秋冬者也。针之要妙，在于秋毫者也。

此复问肝心脾肺肾，系于春夏秋冬之故。然五脏一病，辄有五邪，未可拘也。假令肝病，色青者肝也，肝主色也。臊臭者肝也，而中有心病，心主臭，入肝为臊也。喜酸者肝也，而中有脾病，脾主味，入肝为酸也。喜呼者肝也，而中有肺病，肺主声，入肝为呼也。喜泣者肝也，而中有肾病，肾主液，入肝为泣也。举一肝脏，余可类推。以明五脏六腑之病众多，不止于此，而皆统于金木水火土五行之所属，如四时之有定数，而并系于春夏秋冬之所属也。然其用针要妙，则在于秋毫之间，而其变无穷也。惟所问五脏之病，何以与四时相应，而答辞止言病状如此。滑氏疑有阙误，信夫。

七十五难曰：经言东方实，西方虚，泻南方，补北方。何谓也？然。金木水火土，当更相平。东方木也。西方金也。木欲实，金当平之。火欲实，水当平之。土欲实，木当平之。金欲实，火当平之。水欲实，土当平之。东方肝也，则知肝实。西方肺也，则知肺虚。泻南方火，补北方水。南方火，火者木之子也。北方水，水者木之母也。水胜火，子能令母实，母能令子虚，故泻火补水，欲令金不得平木也。经曰：不能治其虚，何问其余。此之谓也。

此章诸家诠注，皆未足达越人之旨，惟徐氏《经释》，庶乎近焉。今就其义而引申之。东方实，西方虚者，东方木也，肝也。西方金也，肺也。人之五脏，应乎五行，宜平伏，不宜偏胜。若或一脏独胜，则疾病生，须凭补泻以调之也。调之之法，而言泻南方，补北方者，南方火为木之子，北方水为木之母也。论五行本然之道，木实金当平之。火实水当平之。土实木当平之。金实火当平之。水实土当平之。此自然之理也。今东方肝实，西方肺虚，金虚何能平木，论治当抑其太过，扶其不及，故曰泻

195

南方火，补北方水，此实则泻其子也。夫火者，木之子也。水者，木之母也。泻火则火衰，而盗泄母气，其火之势灭，亦不能凌金。补水则火气俞弱，更窃木气，故曰水胜火也。况木气即泄，金不受凌，则虚者自复。复则遂得平木之实用。水既克火，其势益实，是以木之母水，胜木之子火也。而谓之子令母实，母令子虚者，盖木之子火，为木之母水所克制，则火能益水之气，故曰子令母实，而水克火，能夺火之气，故曰母令子虚也。观上下文义，则此子母两字，皆就肝木而言，抑木即所以扶金也。越人犹恐读者误会，更申其义曰：故泻火补水者，欲令金得以平木也。若不知治金虚之法，止以一经为补泻，则他病亦不能治。金下之不字，滑氏谓衍文宜删，极是。

按：滑氏曰：金不得平木，不字疑衍文。东方实，西方虚，泻南方，补北方者，木金火水，欲更相平也。木火土金水之欲实五行之贪胜，而务权也。金水木火土之相平以五行所胜，而制其贪也。经曰：一脏不平，所胜平之。东方肝也。西方肺也。东方实则知西方虚矣。若西方不虚，则东方安得过于实耶。或泻或补，要亦抑其盛，济其不足，损过就中之道也。水能胜火，子能令母实，母能令子虚。泻南方火者，夺子之气，使食母之有余。补北方水者，益子之气，使不食于母也。如此，则过者退，而抑者进，金得平其木，而东西方无复偏胜偏亏之患矣。越人之意，大抵谓东方过于实，而西方之气不足，故泻火以抑其木，补水以济其金，是乃使金得与水相停，故曰：欲令金得平木也。若曰金不得平木，则前后文义窒碍，竟说不通，使肝木不过，肺金不虚，复泻火补水，不几于实实虚虚耶。八十一难文义，正与此互相发明。九峰蔡氏，谓水火金木土，惟修取相制，以泄其过，其意亦同。故结句云：不能治其虚，何问其余，盖为知常而不知变者之戒也。此篇大意，在肝实肺虚，泻火补水上。或问子能令母实，母能令子虚，当泻火补土为是。盖子有余，则不食母之气，母不足，则不能荫其子。泻南方火，乃夺子之气，使食母之有余，补中央土，则益母之气，使得以荫其子也。今乃泻火补水何欤？曰：此越人之妙，一举而两得之者也。且泻火一则以夺木之气，一则以去金之克。补水一则以益金之气，一则以制火之光。若补土则一于助金而已，不可施于两用，此所以不补土而补水也。或又问，母能令子实，子能令母虚，五行之道也。今越人乃谓子能令母实，母能令子虚，何哉？曰：是各有其说也。母能令子实，子能令母虚者，五行之生化。子能令母实，母能令子虚者，针家之予夺。固不相侔也。四明陈氏曰：仲景云，水行乘金，名曰横。《内经》曰：气有余，则制以所胜，而侮所不胜。木实金虚，是木横而凌金，侮所不胜也。木实本以金平之，然以其气正强而横，金平之则两不相伏而战，战则实者亦伤，虚者亦败。金虚本资气于土，然其时土亦受制，未足以资之。故取水为金之子，又为木之母，于是泻火补水，使水胜火，则火馁，而取气于木，木乃减而不复实，水为木母，此母能令子虚也。木既不实，其气乃平，平则金免木凌，而不复虚，水为金子，此子能令母实也。所谓金不得平，木不得凌，以金平其木，必泻火补水，而旁治之，使木金之气，自然两平耳，今按陈氏此说，亦自有理，但为不之一字所缠，未免牵强费辞，不若直以不字为衍文尔。观八十一篇中，当知金平木一语，可见矣。滑氏注于释子令母实，母令子虚，未能明显，不若陈氏之说，较为晓畅也。然以木为火之母，水为金之子为言，其义虽通于越人之旨，究隔一间。

又按：王氏曰：余每读至此难，未尝不叹夫越人之得经旨，而悼夫后世之失经旨也。先哲有言，凡读书不可先看注解，且将经文反覆而详味之，得自家有新意，却以注解参校，庶乎经旨昭然，而不为他说所蔽。若先看注解，则被其说横吾胸中，自家却无新意矣。余平生所佩服此训，所益甚多，且如《难经》此篇，

其言周备纯正，足为万世法，后人纷纷之论，其可凭乎。夫实则泻之，虚则补之。此常道也，人皆知之。今肝实肺虚，乃不泻肝而泻心，此则人亦知之。至于不补肺补脾而补肾，此则人不能知，惟越人知之耳。夫子能令母实，母能令子虚，以常情观之，则曰：心火实致肝木亦实，此子能令母实也。脾土虚致肺金亦虚，此母能令子虚也。心火实固由自旺，脾土虚乃由肝木制之，法当泻心补脾，则肝肺皆平矣。越人则不然，其子能令母实，子谓火，母谓木，固与常情无异。其母能令子虚，母谓水，子谓木，则与常情不同矣。故曰：水者木之母也。子能令母实一句，言病因也。母能令子虚一句，言治法也。其意盖曰：火为木之子，子助其母，使之过分，而为病矣。今将何以处之？惟有补水泻火之治而已。夫补水者，何谓也？盖水谓木之母，若补水之虚，使力可胜火，火势退而木势亦退，此则母能虚子之义，所谓不治之治也。若曰不然，则母能令子虚一句，将归之脾肺乎。既归于脾肺，今何不补脾乎。夫五行之道，其所畏者，畏所克耳。今火大旺，水大亏，火何畏乎。惟其无畏，则愈旺而莫能制，苟非滋水以求胜之，孰能胜也。水胜火三字，此越人寓意处，细观之，勿轻忽也。虽泻火补水并言，然其要又在补水耳。后人乃言独泻火，而不用补水，又曰：泻火即是补水，得不大违越人与经旨之意乎。若果不用补水，经不必言补北方，越人不必言补水矣。虽水不虚，而火独暴旺者，固不必补水亦可也。若先因水虚而致火旺者，不补水可乎。水虚火旺，而不补水，则药至而暂息，药过而复作，将积年累月，无有穷已，安能绝其根哉。虽苦寒之药，通为抑阳扶阴，不过泻火邪而已，终非肾脏本药，不能滋养北方之真阴。欲滋真阴，舍地黄黄柏之属不可也。且夫肝之实也，其因有二。心助肝，肝实之一因也。肺不能制肝，肝实之二因也。肺之虚也，其因亦有二。心克肺，肺虚之一因也。脾受肝克，而不能生肺，肺虚之二因

也。今补水而泻火，火退则木气削，又金不受克而制木，东方不实矣。金气得平，又土不受克而生金，西方不虚矣。若以虚则补母言之，肺虚则当补脾，岂知肝气正盛，克土之深，虽每日补脾，安能敌其正盛之势哉。纵使土能生金，金受火克，亦所得不偿所失矣。此所以不补土而补水也。或疑木旺补水，恐水生木，而木愈旺，故闻独泻火不补水论，忻然而从之。殊不知木已旺矣，何待生乎。况水之虚，虽峻补不能复其本气，安有余力生木哉。若能生木，则能胜火矣。或又为补水者，欲其不食于母也。不食于母，则金还矣。岂知火克金，土不生金，金之虚已极，尚不能自给，水虽食之。何所食乎？若然，则金虚不由于火之克，土之不生，而由于水之食耳，岂理也哉。纵水不食金，金亦未必能复常也。金不得平木一句，多一不字，所以泻火补水者，正欲使金得平木也。不字当删去。不能治其虚，何问其余，虚指肺虚而言也。泻火补水，使金得平，木正所谓能治其虚。不补土，不补金，乃泻火补水，使金自平。此法之巧而妙者。苟不能晓此法，而不能治此虚，则不须问其他，必是无能之人矣。故曰：不能治其虚，何问其余。若夫上文所谓金木水火土更相平之义，不解而自明，兹故弗具也。夫越人，亚圣也。论至于此，敢不敛衽，但说者之蠹蚀，故辨之。愚按：伯仁受针法于东平高洞阳，故专以针法补泻注。安道不习针，故以用药论。若越人则一以贯之。学者习玩斯篇，于补泻之法，获益非浅。

七十六难曰：何谓补泻？当补之时，何所取气？当泻之时，何所置气？然。当补之时，从卫取气。当泻之时，从荣置气。其阳气不足，阴气有余，先补其阳，而后泻其阴。阴气不足，阳气有余，当先补其阴，而后泻其阳。荣卫通行，此其要也。

卫为阳而主气，乃阳明水谷之悍气，合经脉中出诸气街之气血，散入孙络，缠布周身，以充肤热肉，澹渗毫毛者也。营为阴而主血，

乃奉心化赤之血气，由心至胞室，循行十二经脉，日夜五十周，以应呼吸漏下者也。《灵枢·卫气》篇曰：浮气之不循经者，谓卫气。其精气之行于经者，为营气是也。此言用针取何气为补，而其所泻之气，则置之何地也。答辞谓补则从卫取气，盖取浮气之不循经者以补虚处。泻则从营置气，置犹弃置之置。盖从营置其气而不用也。然人之病情不一，补泻之法，尤当审其阴阳虚实也。若卫虚而营实者，以阳气不足，阴气有余，则先补阳而后泻阴以和之。若营虚而卫实者，以阴气不足，阳气有余，则先补阴而后泻阳以和之。如此补泻之法，先后有序，则阴阳得其平，营卫之气，自然通畅流行矣，终始篇曰：阴盛而阳虚，先补其阳，后泻其阴而和之。阴虚而阳盛，先补其阴，后泻其阳而和之。所谓盛则泻之，虚则补之。此其义也。

七十七难曰：经言上工治未病，中工治已病者。何谓也？所谓治未病者，见肝之病，则知肝当传之与脾，故先实其脾气，无令得受肝之邪，故曰治未病焉。中工治已病者，见肝之病，不晓相传，但一心治肝，故曰治已病也。

《灵枢·逆顺》篇曰：上工刺其未生者也，其次刺其未盛者也，其次刺其已衰者也，下工刺其方袭者也，与形之盛者也，其病之与脉相逆者也。故曰：方其盛也，勿敢毁伤，刺其已衰，事必大昌。故曰：上工治未病，不治已病。此之谓也。此言治病，上工刺其病之未生，其次刺其初来未盛，再其次，则刺其已衰，如兵法之避其来锐，击其惰归也。故伯高曰：无迎逢逢之气，无击堂堂之阵，无刺熇熇之热，无刺漉漉之汗，无刺浑浑之脉，无刺病与脉相逆者。是也。下工不知此义，刺其邪之方袭于经脉之中，或刺其邪之方盛于皮腠之间，或刺其邪正相攻之时，不能图功，皆足以偾事也。此论刺法须及其病未生，并方退之时，乃可用针。然凡病皆当预图于早，勿待病成方治，以贻后悔也。治之早，则用力少而成功多，所谓曲突徙

薪之勋，宜加于焦头烂额之上也。治病固当如此，而处天下事概当如此，岂止针法为然哉。夫五脏之气旺，则资其所生。由肝生心，心生脾，脾生肺，肺生肾，肾生肝，顺传则吉也。病则侮其所克，肝克脾，脾克肾，肾克心，心克肺，肺克肝，逆传则凶也。上工治未病者，治所传未病之藏也。是以见肝之病，知肝传脾，当先实脾，使肝病不得传而可愈也。故曰治未病。中工昧此，见肝病而徒治其肝，则肝病未已，脾病复起，故曰治已病也。《素问·玉机真脏论》曰：五脏受气于其所生，传之于其所胜，气舍于其所生，死于其所不胜。病之且死，必先传行至其所不胜，病乃死。此言气之逆行，故死。亦此义也。

按：此章乃古医经奥旨微言，越人畅其厥义，然尤有未尽者。仲景《金匮》引申之，足为后学津筏。问曰：上工治未病，何也？师曰：夫治未病者，见肝之病，知肝传脾，当先实脾。四季脾旺不受邪，勿补之。中工不晓相传，见肝之病，不解实脾，惟治肝也。夫肝之病，补用酸，助用焦苦，益用甘味之药调之。酸入肝，焦苦入心，甘入脾，脾能制肾，肾气微弱，则水不行，水不行则心火气盛，心火气盛，则制肺，肺被制，则金气不行，金气不行，则肝气盛，则肝自愈。此治肝补脾之要妙也。肝虚则用此法，实则不在用之。经曰：虚虚实实，补不足，损有余，是其义也。余脏准此。此条须分三段看，上段言肝病必传于脾，木克土也。上工必先实脾，脾实不受木克，则肝病以不得传而可愈也。然脏气之衰旺，与时令相流通，四季辰戌丑未四月，每季土旺十八日，合算奇零，以五行各旺七十二日之数，脾土当旺，则不受邪，即勿补之。而肝木亦不得肆其侮也。设过补脾，又犯实实之戒矣。中工不识五行衰旺传克之义，见肝之病，惟治已病之肝，不知实未病之脾也。中段言肝之为病多虚，盖虚则受邪也。肝木既虚，肺金必侮其不胜，上工治此，必在肺金未侮肝木之先，有以制之。用酸

以补肝之本体，用焦苦以助其子心火，使不泄肝木之气，而克制肺金，用甘以益脾土而制水，水弱则火旺，火旺则金制，金制则木不受克，而肝病自愈矣。此亢则害，承乃制，隔二隔三之治，故曰：此治肝补脾之要妙也。末段言肝虚则用此法，肝实不用此法也。中工不明虚实之理，虚者泻之，是为虚虚。实者补之，是为实实。故又引经文补不足，泻有余，以证其义，而再曰：余脏准此。盖举一肝脏，一隔三反，余可类推也。此与七十五难之泻南方补北方之义略同，而尤氏注《金匮》，不明隔治之理，谓酸入肝以下十五句，为后人添注，误矣。

七十八难曰：针有补泻，何谓也？然。补泻之法，非必呼吸出内针也。然。知为针者，信其左。不知为针者，信其右。当刺之时，必先以左手，压按所针荣俞之处，弹而努之，爪而下之，其气之来，如动脉之状，顺针而刺之。得气，因推而内之，是谓补。动而伸之，是谓泻。不得气，乃与男外女内。不得气，是谓十死不治也。

针法之补泻，候呼内针，候吸出针者，补也。候吸内针，候呼出针者，泻也。《素问·离合真邪论》曰：吸则内针，无令气忤。静以久留，无令邪布。吸则转针，以得气为故。候呼引针，呼尽乃去。大气皆出，故命曰泻。呼尽内针，静以久留，以气至为故，如待所贵，不知日暮，其气以至，适而自护，候吸引会，气不得出，各在其处，推阖其门，令神气存，大气留止，故命曰补。此《内经》呼吸出内，补泻候气之常法也。越人以针法不仅乎此，善于用针者，凡下针之时，先定其穴，便以左手压按所针之处，以指弹击而努揉之，以爪招引而下之，以致其气。其气之来，如动脉之状，顺针而刺之。针得气，推其针而内入之，是谓补。摇动其针而引伸之，是谓泻。若候气久而不至，于男子则候之于卫外，女子则候之于营内。或再求之不得，则营卫之气已脱，针必无功，是属不治之证也。

按滑氏曰：弹而努之，鼓勇之也。努读若怒。爪而下之，招之稍重，皆欲致其气之至也。气至指下，如动脉之状，乃乘其至而刺之。顺犹循也，乘也。停针待气，气至针动，是得气也。因推针而内之，是谓补。动针而伸之，是谓泻。此越人心法，非呼吸出内者也。是固然矣。若停针候气，久而不至，乃与男子则浅其针，而候之卫气之分。女子则深其针，而候之营气之分。如此而又不得气，是谓其病终不可治也。篇中前后二气字不同，不可不辨。前言气之来如动脉状，未刺之前，左手所候之气也。后言得气不得气，针下所候之气也。此是两节。周仲立乃云：凡候气左手宜略重之，候之不得，乃与男，则少轻其手，于卫气之分候之。女则重其手，于营气之分候之。如此，则既无前后之分，又昧停针待气之道，尚何所据为补泻耶。

七十九难曰：经言，迎而夺之，安得无虚。随而济之，安得无实。虚之与实，若得若失。实之与虚，若有若无。何谓也？

经言，《灵枢·九针十二原》篇曰：迎而夺之，恶得无虚。随而济之，恶得无实。迎之随之，以意和之。针道必矣。小针解曰：言实与虚，若有若无者，言实者有气，虚者无气也。为虚为实，若得若失者，言补者似然，若有得也。泻则恍然，若有失也。此节全引经文问补泻虚实之义也。

然。迎而夺之者，泻其子也。随而济之者，补母也。假令心病，泻手心主俞，是谓迎而夺之者也。补手心主井，是谓随而济之者也。

迎而夺之者，泻也。随而济之者，补也。假令心病泻手心主俞者，心为君主，法不受病。受病者，手心主包络也。《灵枢》所谓少阴无俞者是也。心，火也。包络属手厥阴，相火也。其俞大陵土也。土为火之子，泻其俞乃实，则泻其子也。迎谓取气，夺谓泻气也。心主之井，中冲木也。木为火之母，今补心主之井，乃虚则补其母也。随谓自卫取气，济谓补不足之经也。

所谓实之与虚者，牢濡之意也。气来实牢者为得，濡虚者为失。故曰若得若失也。

五脏虚即补其母，是谓随而济之也。实即泻其子，是谓迎而夺之也。欲为补泻，当先候针下之气，如气来充实坚牢者为得，可泻之。如气来濡弱虚微者为失，可补之。设不明实牢虚濡，安能辨其若得若失也哉。

按：汪机曰：《内经》岐伯曰：迎而夺之，恶得无虚，言邪之将发也，先迎而亟夺之。无令邪布，故曰卒然逢之，早遏其路。又曰：方其来也，必按而止之。此皆迎而夺之，不使其传经而走络也。仲景曰：太阳病，头痛七日已上自愈者，以其行经尽故也。若欲作再经者，针足阳明，使经不传则愈。刺疟论曰：疟发身方热，刺跗上动脉，开其孔，出其血立寒。疟方欲寒，刺手阳明太阴足阳明太阴，随井俞而刺之，出其血。此皆迎而夺之之验也。夫如是者，譬如贼将临境，则先夺其便道，断其来路，则贼失其所利，恶得不虚，而流毒移害，于此可免矣。随而济之，恶得无实，言邪之已过也，随后以济助之，无令气忤。故曰：视不足者，视其虚络，按而致之而刺。无出其血，无泄其气，以通其经，神气乃平。谓但通经脉，使其和利，抑安虚络，令其气致。又曰：太阴疟病至则善呕，呕已乃衰，即取之。言其衰即取之也。此皆随而济之。因其邪过经虚，而气或滞郁也。经曰：刺微者，按摩勿释，著针勿斥，移气于不足，神气乃得。岐伯曰：补必用员。员者，行也。行者，移也。谓行未行之气，移未复之脉，此皆随而济之之证也。所以然者，譬如人弱难步，则随助之以力，济之以舟，则彼得有所资，恶得不实其经，虚气之郁，于此可免矣。迎夺随济，其义如此。《难经》曰：迎而夺之者，泻其子也。随而济之者，补其母也。假令心病火也。土为火之子，手心主之俞，大陵也。实则泻之，是迎而夺之也。木者火之母，手心主之井，中冲也。虚则补之，是随而济之也。迎者迎于前，随者随其后。此假心为例，

余可类推。补泻之云手心主，所谓少阴无俞，手少阴与手厥阴同治也。调气必在阴阳者，内为阴，外为阳，里为阴，表为阳，察其病之在阴在阳而调之也。如阴虚阳实，则补阴泻阳。阳虚阴实，则补阳泻阴。或阳并于阴，阴并于阳，或阳阴俱虚俱实，皆随其所见而调之。《内》《难》所论迎随不同者，《内经》通各经受病言，《难经》主一经受病言。病合于《内经》者，宜从《难经》子母迎随之法治之。各适其宜，庶合经意。又《玄珠经》曰：五运之中，必折其郁气，先取化源。其法太阳司天，取九月泻水之源。阳明司天，取六月泻金之源。少阴司天，取三月泻火之源。太阴司天，取五月泻土之源。厥阴司天，取年前十二月泻木之源。乃用针迎而取之之法也。详此迎取之法，乃治气运胜实淫郁，故用此法以治之。与《内》《难》之法不同也。汪氏会通《内》《难》，释明迎随补泻之义，亦颇晓畅，有益来兹，不嫌重复，故并录之。

八十难曰：经言有见如入，有见如出者。何谓也？然。所谓有见如入者，谓左手见气来至，乃内针。针入见气尽，乃出针。是谓有见如入，有见如出也。

此论针之出入，必见其气之已至已尽，而后可出可入也。经言有见如入，有见如出者，谓凡欲刺，先以左手按其穴，候其穴中之气来，而内其针。针入候其气尽，乃出其针。非迎随补泻之法也。滑氏曰：所谓有见如入下，当欠有见如出四字。如读若而。《孟子》书望道而未之见，而读若如。盖通用也。

八十一难曰：经言无实实虚虚，损不足而益有余，是寸口脉耶？将病自有虚实耶？其损益奈何？然。是病非谓寸口脉也。谓病自有虚实也。假令肝实而肺虚，肝者木也。肺者金也。金木当更相平，当知金平木。假令肺实而肝虚微少气，用针不补其肝，而反重实其肺，故曰实实虚虚，损不足而益有余。此者，中工之所害也。

经言，《灵枢》九针十二原也。夫治病之法，以平为期。虚者补之，实者泻之。不足者益之，有余者损之。若实者宜泻，而反补之。虚者宜补，而反泻之。不足者反损之，有余者反益之。此皆误治也。故曰无实实，无虚虚，损不足，益有余也。但此所谓之虚实者，不知其指脉言也。抑指病言也。故曰是寸口脉耶，将病有虚实耶。其损益之法，将如何以治之，故曰：其损益奈何。然此非脉之虚实，乃病自有之虚实也。故曰：是病非谓寸口脉也。假令肝实肺虚，则金无平木之力，当知泻南方火，补北方水，作隔二隔三之治，其金木始得相平也。设或肺实肝虚，便当抑金扶木，而粗工昧此，不知补肝，而反重实其肺。如此，则肺益实而肝益虚，是不独不明隔治之法，而虚实莫辨，反损其不足，益其有余，不惟不能治其病，而反害其人矣。故复申之曰：实实虚虚，损不足，益有余，此者中工之害也。此章虽言针法之补泻，实为总结全篇纲领。盖医家于虚实之间，不容稍误。若或稍误，害如反掌。故越人不惮反覆丁宁，谆谆垂戒也。

或问《难经》问难《内经》之义者也，而《内经》当难之义，未必止此，而越人独问八十一难，何所取义耶？曰：昉于老子道生一，一生二，二生三，三之为九，故九而九之，为八十一章。太玄以一元为三方，自是为九，而积之为八十一首。《素问》离合真邪论九九八十一篇，以起黄钟数焉。古书多以八十一篇为数者，实本乎此。然辞虽简而义该，于诊法经络藏象病能俞穴针法，莫不咸备。如脉有根本，人有元气，男生于寅，女生于申，木所以沉，金所以浮，金生于巳，水生于申，泻南方火，补北方水诸说，《灵》《素》未见，皆足以羽翼经文。而诊法独取寸口以三部，其事约而易明，实为不磨之矜式也。详其设问之辞，称经言者，出于《素问》《灵枢》二经固多，亦有二经无所见者，盖撮于古医经。是《难经》一书，实与《内经》相表里，而不可歧视者也。若潜心研究，寻其指趣，虽不能洞见五脏癥结，亦思过半矣。

上第六卷，六十九难至八十一难，论针法。

古本难经阐注

（清）丁 锦 著

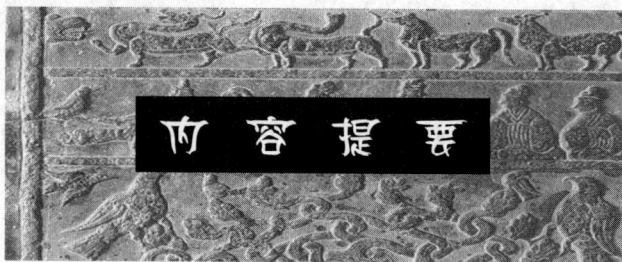

内 容 提 要

书分二卷，清乾隆丁履中锦注。《难经》传本颇多，注家亦不下数十家，要皆以沿讹踵谬。此本丁氏得之于武昌参政朱公，乃晋·王叔和医范三经之一也。与坊本大异，如相较，错误有三十余条之多。丁氏益以高深之学阐注之，俾《素》《灵》经旨，曲畅旁通，是为不易得之书焉。

赵　序

苏文忠公谓《难经》，如佛之《楞伽经》，句句皆理，字字皆法。后世达者，神而明之，无不可者。若出新意而弃旧学以为无用，非愚则狂耳。文忠遂于禅以旁通于医，其说必有卓识。且如宋上距春秋之末，虽历千五百余年，而扁鹊之书，规模当在，未遭俗手紊乱，文忠所见必皆古本，故义论著于文集者如此。今世坊本，传写失真，俾篇之先后颠倒，贻误良多。虽精博如灵胎先生，尚未免承讹沿谬，他更无论矣。乾隆初，适庐老人始得古本，至嘉庆庚申，张近溪梓之，迄今甫六十年。以江南兵燹，书版罕存，此书尤无从觅购。惜哉！普学殖浅薄，幼诵《难经》，先君子朝夕讲授，且训之曰：人生百年，必有一二事裨益天下后世，乃不负此生。普服膺庭训，数十稔不敢忘。先君子尝著《医学指归》一书，已付梓竣工，而是经有益万世，又系善本，尤当镂刻。因努力授剞劂氏以继近溪之后云：友人有勉普著书立说者，自知谫陋，不堪问世。且闻唐人许允宗云：脉之候幽而难明，吾意所解，口不能宣。旨哉斯言，可谓先得我心者。东坡戒人出新意而弃旧学，普若蔑古荒经，妄有著作，何异谈禅者不读《楞伽》，但求捷效哉。抑鄙人更有说焉，扁鹊撰《八十一难》所以发明《内经》之义，夫越人，医家神圣也。而其书不过述黄岐之旨，未敢别创新奇以自夸耀，况今人乎。《史记》称长桑君取禁方授扁鹊。果尔，则扁鹊当以禁方传弟子，乃《难经》以外，不闻更有禁方。太史公言，岂可尽信。苏文忠《留侯论》谓圯上老人，盖秦之隐君子，而世以为鬼物，过矣。普亦窃疑越人之学，非长桑所授，乃其读《内经》能神而明之耳，史所云长桑君，忽然不见，殆非人也。又云：扁鹊视见垣一方人，似齐东野人之语，未必实有其事。司马好奇，采入列传耳。夫儒释诸经，其次第多后学考定。惟卢医此编，自定次第，数目秩然。盖预防后人紊乱，乃紊乱竟不得免。甚矣！书籍传世之难也。今原本既获，幸而锲诸枣梨，又不幸而毁于寇贼。昔人济世之书，显而复晦，则重刻乌可已哉。

同治三年岁次甲子仲秋高邮赵春普书于旌孝堂

丁　序

　　《难经》者，扁鹊之所著也。何为乎而名经，本于《内经》，故名也。《内经》，黄帝之《灵枢》《素问》也。其阐发天地阴阳，五行之理，动植飞潜之性，合于五脏六腑，声色臭味之微。未病而知其病之来，已病而知其病之源。不定法，故法无不神。不立方，故方无不备。犹夫六经之垂于万世也。扁鹊去古未远，能彻其源委，合《灵》《素》之一十八卷名八十一篇，披郤道窾，条分缕析，共列八十一难，亦述而不作之意也。其辞虽出于《灵》《素》，而晦者明之，繁者省之，缺者补之，复者略之，无微不彻，无义不该，故《灵》《素》而下，首推《难经》。虽有继起名贤，安能出其范围哉。数千年来，尚有人知《灵》《素》之义者，独赖此书之存。历世久远，传写失真，前后舛错，以致文气失贯，精义不彰。近代注家，因讹就讹，愈解愈晦，沿至今日，徒知《难经》之名，而不明《难经》之蕴者，盖不少矣。予自庚戌之秋，游武昌，客参政朱公所。公素好医，出箧中古本《难经》，乃晋王叔和医范三经之一也。开卷观之，异于坊本。如古之三难，误列十八难，古之十二难，误列七十五难，共误三十余条，而式亦不类于坊本，其问词升一字，经也。其对词降一字，引经以释经也。以今本对校，心目之间，恍若有见。由是而推其论脉论症论治，莫不曲畅旁通。此诚济世之津梁，医林之至宝也。余留楚三载，深有得于此书。癸丑冬归里，亲族故交，凋零殆半。问其故，或曰卒于病也，或曰卒于药也。余不禁怵然思，惕然惧。因忆昔人之为人臣者，不可不知医。为人子者，不可不知医。信哉言乎。遂以是书命子侄于举业之暇读之。其原文对词，乃扁鹊引经以释经之旨，是即扁鹊之注也。注有未详，疏以通之。六经成例，具见于前。是以据所偶得，并采滑氏诸家之切当者，注解字释，赘于各条之末，名之曰《古本难经阐注》。刍荛一得，敢附前贤，以其尝苦心于斯也。倘读者藉此以洞《难经》之源，未必无小补于斯道云尔。

乾隆丙辰春仲云间适庐老人丁锦书

张　序

　　《难经》者，《灵》《素》之精华也。《灵》《素》犹多假托，《难经》则扁鹊手著之书。继往圣，开来贤，允为医林之准的。奈古籍久湮，世传多误，由是解者臆度，读者狐疑，《难经》晦而《灵》《素》不彰，《灵》《素》不彰而医道或几乎息矣。余向至吴门访求医学，遇歙友金子赠《古本难经》。读之则纲举目张，脉经络贯，视世传之错谬，不啻拨云雾而睹霄汉矣。乃遍考诸家，逐一校对，无如此卷之经明注晰者。宝之箧中，携归谋付枣梨，以分同志。幸得好古之士，力赞斯役，不数月而书成。俾数千年隐晦之书，一旦光昭宇宙，是医道之幸，亦即凡有疾苦者之厚幸也。其功顾不伟欤，故略序其梗概，以志不忘所自云。

嘉庆五年岁次庚申仲春近溪张基序

注解难经诸家姓氏

吕　广

杨元操

庞安常 讳时。宋，蕲水人。

陈瑞孙

虞　庶

丁德用

宋廷臣

谢晋翁

王宗正

张元素 字洁古。金，易州人。

滑伯仁 名寿。元人。

熊宗立 号道轩。国朝建阳人。

纪天锡 字齐卿，泰安人。

周与权

张世贤

马　莳 明，玄台子。

吴鹤皋 讳崐。明人。

凡　例

是经注解，相传既久，错简颇多，如三难误列十八难，十难误列四十八难，凡误三十余条，今悉依古本厘正。一复越人之旧，恐其久而又差，故复撰某难发明何义目次一篇，证误目次一篇，冠于首。

传世之书，缮写多讹，独《难经》历三千年来，所误不过数字，开列证误目次，盖因是书以数冠篇，不致遗失。然其数则存而文已不随其数，如三难之误列十八难而不觉也。沿讹踵谬，读者难明。余就古原本文阐发，并采前人之说附于其下，遂觉本义复明。即不业医者，似亦可展卷了然矣。

是经越人悉本《内经》，或字句间与《内经》小有异同，其义实无相悖。后人执此一二字以议其非，亦已妄矣。至于脉位以大小肠分配两寸，确有至理，余于三难注明。李士材、喻嘉言辈，欲驳其误，恐后人不服，而云高阳生之伪诀。今人不明《难经》，惑于伪诀一语，反以《难经》为不足凭，岂其然乎。

是经越人取经义之深微者设为问难，虽止八十条，而《内经》之全旨已具。其发明脉理证治针刺，率以一语该千百言之蕴。学者若致心研讨，自能悟千百言于一语之下。欲臻其境者，先读《难经》，再读《内经》可也。

是经四明张静斋本，各条俱有绘图。夫《难经》所言，皆阐明脉理阴阳，荣卫虚实，五行交互，补泻变通，难以绘图。今其图不过即以其文，或方或圆，或颠或倒，重写一过而已。学者一泥其图，真义反晦，故去之。

是书余与参政中峰朱公，互相商榷，裨助实多。间加一二评语，亦录于下。

是经注解行世者，历来一十七家，并列姓氏。其未之见者，不及备载。

是注原为家学卫生而设，每用浅近通俗之语，欲使子侄易明易熟。余又气血既衰之年，不能过用心思，故字句间多有不检之处，学者谅之。

丁锦履中氏又书

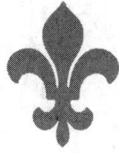

目　录

古本难经阐注

古本难经阐注卷上

周秦越人撰　　后学丁　锦集注
　　　　　　　绍兴裘吉生参校

一难曰：十二经中皆有动脉，独取寸口以决五脏六腑死生吉凶之法，何谓也？然。寸口者，脉之大会，手太阴之脉动也。

此章总冒五脏六腑十二经动脉，俱会于寸口。下文分晰十二经脉，一日夜五十会于寸口，荣卫血气，一日夜会于寸口也。十二经者，手太阳，手阳明，手少阳，足太阳，足阳明，足少阳，为阳六经，从手走头，从头走足。手太阴，手少阴，手厥阴，足太阴，足少阴，足厥阴，为阴六经，从足走胸，从胸走手。此十二经脉所行之直路也。手太阴者，肺也。肺朝百脉，所以十二经统会于此，故曰寸口脉之大会也。

人一呼，脉行三寸，一吸，脉行三寸，呼吸定息，脉行六寸。人一日夜凡一万三千五百息，脉行五十度周于身。

二刻为一度，二百七十息，脉行十六丈二尺为一周。一日夜五十周于寸口。下文言荣卫一周于寸口。

漏水下百刻，荣卫行阳二十五度，从寅至申，行阴二十五度，从申至寅，为一周也。故五十度复会于手太阴寸口者。二刻一度，百刻五十度，行毕而复会五脏六腑之终始，故取法于寸口也。

凡人之通身血脉，无处不周，无刻不运。谓呼吸定息脉行六寸者，指手太阴肺脉为首而会也。譬如念佛数珠，有首有尾，转动一粒，则粒粒俱转，然自始至终，必以首粒为主而定其数，犹肺脉为首行六寸，而通身之脉莫不尽

行六寸也。但十二经因各行其道，所以较荣卫速，一日夜五十周于身，而于寸口亦五十会也。至荣卫血气，从中焦注手太阴肺，从肺注手阳明大肠，大肠注足阳明胃，从胃注足太阴脾，从脾注手少阴心，从心注手太阳小肠，小肠注足太阳膀胱，膀胱注足少阴肾，从肾注手厥阴胞络，胞络注手少阳三焦，三焦注足少阳胆，从胆注足厥阴肝，从肝复注于肺。此一日夜遍行于十二经，所以迟故止行一周，而于寅时在寸口亦一会也。

二难曰：脉有尺寸，何谓也？然。尺寸者，脉之大要会也。从关至尺，是尺内，阴之所治也。从关至鱼际，是寸口内，阳之所治也。故分寸为尺，分尺为寸。

此章明寸阳尺阴，定三部脉之分寸也。寸脉名曰一寸，实在九分，阳数九也。尺脉名曰一尺，实在取一尺中之一寸，分于部位，阴数十也。合阴阳之数共长一寸九分。分寸为尺者，分寸内之三分为关部。分尺为寸者，分尺内之四分为关部，则寸关尺每部应各得六分，三六一寸八分，余一分配在关前，即左名人迎，右名气口也。经但言尺寸而不言关者，关居尺寸之中，而受尺寸所分之地，故不言寸而关在其中矣。

故阴得尺中一寸，阳得寸内九分，尺寸终始，一寸九分，故曰尺寸也。

此申明上文之义，以起下章定十二经之脉位于寸关尺也。

三难曰：脉有三部，寸关尺。部有四经，

每部四经，共十二经。手有太阴肺。阳明，大肠。足有太阳膀胱。少阴，肾。为上下部，何谓也？

此以肺与大肠，膀胱与肾，上下之脏腑间者，以起下文定十二经之脉位于两手六部也。

然。手太阴肺。阳明，大肠。金也。足少阴肾。太阳膀胱。水也。金生水，水流下行而不能上，故在下部也。足厥阴肝。少阳胆。木也。生手太阳小肠。少阴心。火也。火炎上行而不能下，故为上部。手心主厥阴胞络。少阳三焦。火，生足太阴脾。阳明胃。土，土主中宫，故在中部也。此皆五行子母更相生养者也。

两手寸口统属太阴，所以脉位从太阴起。手太阴，肺经也。手阳明，大肠经也。肺与大肠相为表里，俱属金，金位居西，肺位在上，所以当在右寸也。足少阴，肾经也。足太阳，膀胱经也。肾与膀胱相为表里，俱属水，水位居北，肾位在下，肺金生之，水流下而不能上，所以当在左尺也。足厥阴，肝经也。足少阳，胆经也。肝与胆相为表里，俱属木，木位居东，肝位在左，肾水生之，木不能远水，所以当在于左关也。手太阳，小肠经也。手少阴，心经也。心与小肠相为表里，俱属火，火位居南，心位在上，肝木生之，火炎上而不能下，所以当在左寸也。手心主，即手厥阴胞络也。手少阳，三焦也。二经相为表里，同命门俱属相火，君火在上，臣火在下，所以当在右尺也。足太阴，脾经也。足阳明，胃经也。脾与胃相为表里，俱属土，相火代君行令，生之土位居中，所以当在右关也。此皆五行子母相生者也。以脏腑分配脉位，是天造地设。后人各执偏见，持论纷纷，使学者难凭。如喻嘉言、李士材、张介宾，相因而言大小肠配两寸为非，改配尺为是。又云：此非出于《难经》，乃高阳生伪诀。又云：二肠不洁之腑，不应配心肺清高之脏。又云：按《内经》上竟上者，胸喉中事也。下竟下者，少腹腰股膝胫足中事也。殊不知《素问》云：尺内两傍，则季胁也。尺外以候

肾，尺里以候腹。中附上，左外以候肝，内以候膈，右外以候胃，内以候脾。上附上，右外以候肺，内以候胸中。左外以候心，内以候膻中等句。此候脉位之说也，亦并无二肠膀胱之定位。此《内经》专主五脏，以定脉位，而略于腑者，正见腑必随脏，脏必通腑也。至上竟上，下竟下二句，是审病之所也。下文三部主疾，即是其义，何可借此牵扯。且人之脏腑，俱应五行，如大肠属庚金，肺属辛金，庚辛一气也。小肠属丙火，心属丁火，丙丁一气也。故越人定十二经之脉位，遵《内经》之手配手，足配足，皆应五行一气之理。今以一脏腑分持于两手，岂非错乱五行乎。以右寸手阳明大肠，改配左尺足少阴肾位，岂非混杂手足乎。若云二肠不洁之腑，不应配心肺清高之脏，则手太阳小肠之经，手阳明大肠之经，亦不应上至于头矣。余意三子之见，不过就脏腑高下而论，孰意越人已揭高下及不净之义于四十难，剖晰极明，岂诸公未见《难经》之全文耶，抑见之而不解耶，抑好奇而故为之驳耶，抑驳之而虑后人不服，而云高阳生之伪诀耶。

脉有三部九候，各何所主之？然。三部者，寸关尺也。九候者，浮中沉也。此段以脉候病。上部法天，主胸以上至头之有疾也。中部法人，主膈以下至脐之有疾也。下部法地，主脐以下至足之有疾也。审而刺之者也。此段按上下部位针病。

此言寸关尺三部，俱有浮中沉之三候，每部各三候，而为九候也。此则用药主治也。上中下三部，言人身上中下三停。九候言每停分天地人三部，此则用针主治也。故用审而刺之者也。坊本误入为下部法而应平地。

四难曰：脉有阴阳之法，何谓也？然。呼出心与肺，吸入肾与肝。呼吸之间，脾受谷味也。其脉在中。浮者阳也。沉者阴也。故曰阴阳也。

此章言脉之阴阳，虽在于尺寸，然阴阳之气，又在于浮沉。如心肺居上，阳也，呼出必

由之。肾肝居下，阴也，吸入必归之。脾受谷味，而在中则呼出吸入，无不因之。故诊脉之法，浮取乎心肺之阳，沉取乎肾肝之阴，而中应乎脾胃也。曰阴阳，则脾土居中，兼乎阴阳矣。前章以脏腑定于脉位，此下言脏腑应乎脉位，乃见经文先后层次，向因误列而晦也。

心肺俱浮，何以别之？然。浮而大散者，心也。浮而短涩者，肺也。肝肾俱沉，何以别之？然。牢而长者，肝也。按之濡，举指来实者，肾也。脾主中州，故其脉在中。是阴阳之法也。

此言浮中沉按取阴阳之法。下文复明六脉阴阳之义。

脉有一阴一阳，一阴二阳，一阴三阳，有一阳一阴，一阳二阴，一阳三阴，如此之言，寸口有六脉俱动耶？然。此言者，非有六脉俱动也。谓浮沉长短滑涩也。浮滑长，阳也。沉短涩，阴也。所谓一阴一阳者，谓脉来沉而滑也。左尺为顺，右寸为逆。一阴二阳者，谓脉来沉滑而长也。左关为顺，右关为逆。一阴三阳者，谓脉来浮滑而长，时一沉也。左寸为顺，右尺为逆。所谓一阳一阴者，谓脉来浮而涩也。右寸为顺，左关为逆。一阳二阴者，谓脉来长而沉涩也。左关为顺，右关为逆。一阳三阴者，谓脉来沉涩而短，时一浮也。左尺为顺，右寸为逆。各以其经所在，名病逆顺也。

此一节言阴阳之脉，合心肺肾肝之逆顺。经所在，即十二经之所在也。假如一阴一阳之脉，沉而滑也。见于左尺，肾与膀胱之经为顺。见于左寸，心与小肠之经为逆。亦相克之意也。六部仿此。左三部沉滑居多，阳中之阴也。右三部浮涩居多，阴中之阳也。

五难曰：脉有轻重，何谓也？然。初持脉如三菽之重，与皮毛相得者，肺部也。如六菽之重，与血脉相得者，心部也。如九菽之重，与肌肉相得者，脾部也。如十二菽之重，与筋平者，肝部也。按之至骨，举指来疾者，肾部也。故曰轻重也。

此承上章言浮中沉之按法，候肺心脾肝肾之部也。

六难曰：脉有阴盛阳虚，阳盛阴虚，何谓也？然。浮之损小，沉之实大，故曰：阴盛阳虚。沉之损小，浮之实大，故曰：阳盛阴虚。是阴阳虚实之意也。

此章亦承上章以浮中沉之按法，察阴阳虚盛之义也。损小实大者，虚脉盛脉之纲领也。学者自当会意而推广之。

七难曰：经言少阳之至，乍大乍小，乍短乍长。阳明之至，浮大而短。太阳之至，洪大而长。太阴之至，紧大而长。少阴之至，紧细而微。厥阴之至，沉短而敦。敦，迫也，阳将动也。此六者，是平脉也，将病脉耶？然。皆王脉也。其气以何月各王几日？然。冬至后，复得甲子少阳王。十一月甲子至正月。复得甲子，阳明王。正月甲子至三月。复得甲子，太阳王。三月甲子至五月。复得甲子，太阴王。五月甲子至七月。复得甲子，少阴王。七月甲子至九月。复得甲子，厥阴王。九月甲子至十一月。王各六十日，六六三百六十日，以成一岁。此三阴三阳之王时日大要也。

此章详言六气之旺脉，然三阳三阴经之旺脉，亦可以此类推。

八难曰：寸口脉平而死者。何谓也？然。诸十二经脉者，皆系于生气之原。所谓生气之原者，谓十二经之根本也。谓肾间动气也。此五脏六腑之本，十二经之根，呼吸之门，三焦之原，一名守邪之神。故气者，人之根本也。根绝则茎叶枯矣。寸口脉平而死者，生气独绝于内也。

此章首明命门三焦一气同原之义。所谓生气之原者，即两肾中间命门原也。呼出气起于此，吸入气纳于此，故十二经脉之气，皆系于此。所以为五脏六腑之本，十二经之根，呼吸之门，三焦之原也。人有此原气，邪气不能伤其身，守于内而充于外，故曰守邪之神。若此气绝，犹草木之根绝，茎叶即枯。虽寸口脉平，

必死。若此气未绝，虽寸口脉无，亦不死也。是即十四难之上部无脉，下部有脉，虽困无能为害也。

九难曰：何以别知脏腑之病耶？然。数者腑也。迟者脏也。数则为热，迟则为寒。诸阳为热，诸阴为寒。故以别知脏腑之病也。

此章专重分别脏腑之病。言数脉腑也，迟脉脏也，数则腑病为热，迟则脏病为寒，诸阳皆属于腑为热，诸阴皆属于脏为寒，以此分别脏腑之病，无遗也。后人议数则为热句，似有未妥，每见阳虚之病，脉亦急数，投桂附而即平。殊不知数则为热，数字即腑字也。迟则为寒，迟字即脏字也。甚矣，读古人书未经苦心体会，岂可轻议哉。此章但言脏腑不同，不言病与虚实，故下章申明脉病诊虚实之义。

十难曰：人有三虚三实，何谓也？然。有脉之虚实，有病之虚实，有诊之虚实也。脉之虚实者，濡者为虚，紧牢者为实。病之虚实者，出者为虚，入者为实，言者为虚，不言者为实，缓者为虚，急者为实。诊之虚实者，濡濡软也。者为虚，牢牢硬也。者为实，痒者为虚，痛者为实。外痛内快为外实内虚，内痛外快为内实外虚，故曰虚实也。

此结上文脉病三虚三实也。然虚之一字，最重者肾，故下章详言肾气尽之脉也。

十一难曰：经言脉不满五十动而一止，一脏无气者。何脏也？然。人吸者，随阴入。呼者，因阳出。今吸不能至肾，至肝而还，故知一脏无气者，肾气先尽也。

吸者，阳随阴入。呼者，阴因阳出。阳不能荣于下，惟至肝而还者，因肾气先尽，而不能受吸入之气也。故有下章汲汲乎补肾之法。或四十三十动一止，又当以肝脾之气类推也。

十二难曰：经言东方实，西方虚，泻南方，补北方，何谓也？然。金木水火土，当更相平。东方木也。西方金也。木欲实，金当平之。火欲实，水当平之。土欲实，木当平之。金欲实，火当平之。水欲实，土当平之。东方者，肝也，

则知肝实。西方者，肺也，则知肺虚。泻南方火，补北方水。南方火，火者木之子也。北方水，水者木之母也。水胜火，子能令母实，母能令子虚，故泻火补水，欲令金不得平木也。经曰：不能治其虚，何问其余。此之谓也。

读此章乃见补肾之法，出自越人。盖因肾水足，则金不耗，而肺不虚。肾水足，则木得养，而肝不燥。肝不燥，则木不侮脾而脾足。脾既足，土又可生金，金又生水，自此接续而生，莫不均藉补水之力，此天一生水之义也。若不明乎此，即经所谓不能治其虚，何问其余。

十三难曰：经言见其色，而不得其脉，反得相胜之脉者即死，得相生之脉者，病即自已。色之与脉，当参相应。为之奈何？

此以色脉为问，下文详言色脉皮肤声音臭味相应之义。

然。五脏有五色，皆见于面，亦当与寸口尺内相应。假令色青，肝色。其脉当弦而急。肝脉。色赤，心色。其脉浮大而散。心脉。色黄，脾色。其脉中缓而大。脾脉。色白，肺色。其脉浮涩而短。肺脉。色黑，肾色。其脉沉濡而滑。肾脉。此谓五色之与脉，当参相应也。

此概举五脏之色脉也。下文明相应吉凶之义。此节精熟，则色脉生胜之理，自然了了。

脉数，尺之皮肤亦数。脉急，尺之皮肤亦急。脉缓，尺之皮肤亦缓。脉涩，尺之皮肤亦涩。脉滑，尺之皮肤亦滑。

此言脉与寸关尺皮肤相应之理。脉数，数字当作热字解，急字当作紧字解，缓字当作和字解，涩即干涩之谓，滑即滑润之谓。此但言尺者，统乎手臂也。

五脏各有声色臭味，当与寸口尺内相应。其不相应者，病也。

此言五脏各有相生相胜，当以声色臭味参之。如声呼，色青，臭臊，味酸者，肝也。声笑，色赤，臭焦，味苦者，心也。声歌，色黄，臭香，味甘者，脾也。声哭，色白，臭腥，味辛者，肺也。声呻，色黑，臭腐，味咸者，肾

也。察其声色臭味，参合其脉之相生相胜，则知其病之生死矣。假令色白，多哭，好辛臭腥，其脉弦而急者，是肺之声色臭味，而见肝脉者，为相胜，则死。若见脾脉，此为相生，病即自已。若见肝之声色臭味而得脾脉，亦死也。

假令色青，肝色。其脉浮涩而短。肺脉。若大而缓脾脉。为相胜。浮大而散，心脉。若小而滑肾脉。为相生也。

此申明相生相胜之义，以肝脏为例而言也。假如青者，肝木之色也。浮涩短，肺金之脉也。为脉胜色。大而缓，脾土之脉也。为色胜脉。浮大散，心火之脉也。为色生脉。小而滑，肾水之脉也。为脉生色。余脏仿此。

经言，知一为下工，知二为中工，知三为上工。上工者十全九，中工者十全八，下工者十全六。此之谓也。

此总结上文色脉生胜之理，缺一不可。知一者，知其色也。知二者，知其色与脉也。知三者，知其脉与声色臭味之相生相胜也。

十四难曰：脉有损至，何谓也？然。至之脉，一呼再至曰平。一息四至。三至曰离经。一息六至。四至曰夺精。一息八至。五至曰死。一息十至。六至曰命绝。一息十二至。此至之脉也。何谓损？一呼一至曰离经，一息二至。二呼一至曰夺精。一息一至。三呼一至曰死。一息半至。四呼一至曰命绝。此损之脉也。至脉从下上，损脉从上下。

诊损至之脉，以医者之息数，定病者之至数。至脉从下上者，从肾而上也。损脉从上下者，从肺而下也。此言损至脉大纲。

损脉之为病，奈何？然。一损损于皮毛，皮聚而毛落。二损损于血脉，血脉虚少，不能荣于五脏六腑也。三损损于肌肉，肌肉消瘦，饮食不能为肌肤。四损损于筋，筋缓不能自收持。五损损于骨，骨痿不能起于床。反此者，至之脉病也。至之脉，向误至于收。从上下者，骨痿不能起于床者，死。损脉病。从下上者，皮聚而毛落者，死。至脉病。

此一节，指损至脉本原之久病。盖一损皮毛病尚浅，五损于骨病已深。然有由骨而复反皮毛必死，所以虚劳脉数不治。

治损之法奈何？然。损其肺者，益其气。损其心者，调其荣卫。损其脾者，调其饮食，适其寒温。损其肝者，缓其中。损其肾者，益其精。此治损之法也。

曰益，曰调，曰适，曰缓，此四法包括已尽，不立方而方在其中。此但言治损，不言治至者，若到至脉，已无治也。可不慎欤。

脉有一呼再至，一吸再至。有一呼三至，一吸三至。有一呼四至，一吸四至。有一呼五至，一吸五至。有一呼六至，一吸六至。有一呼一至，一吸一至。有再呼一至，再吸一至。有呼吸不至。脉来如此，何以别知其病也？

此复举至损之脉为问，是指近病而言，以起下文也。

然。脉来一呼再至，一吸再至，不大不小曰平。

此指一息四至之平脉。不大不小者，言不洪大，不沉细也。

一呼三至，一吸三至，为适得病。前大后小，即头痛目眩。前小后大，即胸满短气。

此指一息六至之脉也。适，初也。言初得病也。前谓寸脉，后谓尺脉。寸大尺小者，邪在表也。寸小尺大者，邪在里也。

一呼四至，一吸四至，病欲甚。脉洪大者，苦烦满。沉细者，腹中痛。滑数伤热。涩者，中雾露。

此指一息八至之数脉也。欲甚，将甚也。洪大而数者，邪在胸膈。沉细而数者，邪在腹中。滑数伤热邪。涩数中湿邪也。

一呼五至，一吸五至，其人当困。沉细夜加，浮大昼加。不大不小，虽困可治。其有大小者，为难治。

此指一息十至之危脉也。困，病重也。沉细，阴将竭而夜重。浮大，阳将竭而昼重。所以不浮大，不沉细，虽重而可治也。

一呼六至，一吸六至，为死脉也。沉细夜死，浮大昼死。

此一息十二至之死脉也。以上四节，俱指近病而言也。

一呼一至，一吸一至，名曰损。人虽能行，犹当着床。所以然者，血气皆不足故也。

此一息二至之脉也。人虽能行者，言初损肺，人必能行。因其能行而不治，则必渐及于心肝脾肾，血气俱损，而着床也。

再呼一至，再吸一至，名曰无魂。无魂者，当死也。人虽能行，名曰行尸。

此一息一至之脉也。魂属真阳之气，阳气败绝，虽能行必死，故曰行尸。此二节复言损脉者，明损脉非起于一朝一夕，或有初起病得似损非损之脉，恐人误认，故以下文结之。

上部有脉，下部无脉，其人当吐。不吐者死。上部无脉，下部有脉，虽困无能为害。所以然者，譬如人之有尺，犹树之有根，枝叶将槁枯，根本将自生。脉有根本，人有原气，故知不死。

此呼吸不至之脉也。上有下无，谓寸有尺无，因实邪一时闭塞，阻遏生气，吐则越其邪而升其气。不吐者死，谓不用吐法者死也。此条越人恐误认损脉，故谆谆晰之。夫损脉者，迟脉也。至脉者，数脉也。不言迟数而言损至者，盖以迟数之脉，统摄虚证实证，表证里证，无所不包，无法不备之总名也。如首节言至脉始于一息四至，终于十二至。损脉始于一息二至，终于两息一至。此为本原证提纲而论也。至脉从下上，明至脉从肾阴虚竭而及于肺气尽。损脉从肺气虚寒而及于肾阳竭也。二节明损脉之本原证起于肺。若失治，必递及于心脾肝肾，其损脉必反而为至脉。因肾虚火燥，复由肾而递及肝脾心肺而死。故曰反此者，至之脉病也。三节明调治本原诸法。言损于肺者益其气，盖损肺即损气也。气即命门之真气，真气损则皮皱而毛发枯，故曰皮聚而毛落。治之当益其气，益则补益之谓也。气虚即阳虚，补其阳气，则

皮毛可以充实。若非理中、桂、附等类，何以补其阳。轻则补中益气等汤，庶可取用。若不明损脉之义，又何能明治损之法。及至脉数，气喘发咳晡热，方云肺虚，然后补肺保气，终无成效矣。殊不知此是损脉失治，转到至脉不治之候也。又曰：损其心者，调其荣卫。盖损心即损血也。心为荣血之源，肺为卫气之本，即损肺而复损其心，其气血不能荣养五脏六腑，当调而治之。调者，取和调之义，有顾此兼彼之法，非比益之径行直遂也。如归脾汤、异功散、八珍汤、十全大补等汤，或六味、八味等丸，消息病情，随宜投服，无不效也。若不明治损之义，必待脉数，心烦，咽干，口燥，惊惕不寐，方谓心虚，投之温补，必不受也。滋补必碍脾也。此亦损脉失治，转到至脉不治之候也。又曰：损其脾者，调其饮食，适其寒温。盖脾主中州，又主肌肉，消瘦则腠理不密，不论寒温，感邪最易，故曰适其寒温。中州失职，则运化无权，易泄易滞，不特参苓药在温补健脾，而于饮食亦必节其饥饱，察其所宜，故曰调其饮食也。若不明至损之义，必待饥不能食，气急胀满，脉数双弦，方谓脾虚，用参芪而胀满愈加，投桂附而虚烦转甚。此亦因损脉失治，转到至脉不治之候也。又曰：损其肝者，缓其中。肝主筋，筋疑血，血虚则肝燥而筋纵，必大补心脾，使心能生血，脾能统血，归脾、养荣等汤，宜早投也。若不明至损之义，必待血枯脉数，手足难运，方谓肝虚，然后议用前方，已无及也。又曰：损其肾者，益其精。骨属肾，精亏则髓枯骨痿，必益其精而髓自充。经曰精不足者，补之以味。味乃血肉厚味也。如鹿茸等类，兼地黄、人参、枸杞之属，俱能补精。若不明至损之义，必待真阴竭绝，虚火炎蒸，脉数心烦，不能起床，及投之以养阴必泄，进之以养阳必燥，此皆不能会悟此篇之精义也。至第四节，另以至损之脉为问者，别在五邪表里之症，不混于本原之证也。第五节言不洪大，不沉细，不病之平脉也。第六节，言寸脉洪大，

尺脉沉细，表证里证也。第七节言尺寸俱洪大，尺寸俱沉细，表热里热之证也。而又举洪大而滑者，必是伤热。沉细而涩者，必是中湿热也。第八节言尺寸沉细，必是里热而夜重。尺寸浮大，必是表热而昼重。又言不大不小，虽困可治者，此有邪退之机，重必转轻，而可治也。若愈浮大，愈沉细，此病进之机，而难治也。是即第九节之沉细夜死，浮大昼死也。自四节至九节，专以至脉提纲，明表里实邪之义也。第十节复叮咛损脉不可失治，如一息二至之脉，虽其人能行，必当早治。苟因其能行而不治，必至着床不起。其所以不起者，因血气皆不足故也。第十一节言一息二至失治，必至一息一至而不可治，或有能行，亦不过行尸耳。末节明急证无脉之义，恐其混于损脉也。盖言下部无尺脉，必因骤中有形之实邪，壅塞而可吐也。若上部无寸脉，或因偶中无形之虚邪，虽困无能为害也。而复归重于原气，总结全章之义也。中峰云：阅此论悟古人之治本原，大异于今人。古人治可治之损脉，今人治不治之至脉，可慨也夫。

十五难曰：经言春脉弦，夏脉钩，秋脉毛，冬脉石，是王脉耶？将病脉也？然。弦钩毛石者，四时之脉也。春脉弦者，肝，东方木也。万物始生，未有枝叶。故其脉之来，濡弱而长，故曰弦。夏脉钩者，心，南方火也。万物之所茂，垂枝布叶，皆下曲如钩。故其脉之来，来疾去迟，故曰钩。秋脉毛者，肺，西方金也。万物之所终，草木华叶，皆经秋而落，其枝独在，若毫毛也。故其脉之来，轻虚以浮，故曰毛。冬脉石者，肾，北方水也。万物之所藏也。极冬之时，水凝如石。故其脉之来，沉濡而滑，故曰石。此四时之脉也。

此章言四时之脉象，以起下文平脉病脉死脉之义也。

如有变奈何？然。春脉弦，反者为病。何谓反？然。其气来实强，是谓太过，病在外。气来虚微，是谓不及，病在内。气厌厌聂聂，如循榆叶曰平。益实而滑，如循长竿曰病。急而劲益强，如张弓弦曰死。春脉微弦曰平。弦多胃气少曰病。但弦无胃气曰死。春以胃气为本。

自此节以下，俱形容脉神，全在会悟自得，此即脉法中千手眼。后人著诀，盈千万言，恐未能道破一二也。脉因气行，气来即脉来也。下仿此。

夏脉钩，反者为病。何谓反？然。其气来实强，是谓太过，病在外。气来虚微，是谓不及，病在内。其脉来，累累如环，如循琅玕曰平。来而益数，如鸡举足者曰病。前曲后居，如操带钩曰死。夏脉微钩曰平。钩多胃气少曰病。但钩无胃气曰死。夏以胃气为本。

秋脉毛，反者为病。何谓反？然。其气来实强，是谓太过，病在外。气来虚微，是谓不及，病在内。其脉来，蔼蔼如车盖，按之益大曰平。不上不下，如循鸡羽曰病。按之萧索，如风吹毛曰死。秋脉微毛曰平。毛多胃气少曰病。但毛无胃气曰死。秋以胃气为本。

冬脉石，反者为病。何谓反？然。气来实强，是谓太过，病在外。气来虚微，是谓不及，病在内。脉来上大下兑，濡滑如雀之啄曰平。啄啄连续，其中微曲曰病。来如解索，去如弹石曰死。冬脉微石曰平。石多胃气少曰病。但石无胃气曰死。冬以胃气为本。

以上四时之平脉，即有胃者之脉也。病脉即少胃气之脉也。死脉即无胃气之脉也。欲明脉神精义，当于平脉中参悟。

胃者水谷之海，主禀四时，皆以胃气为本。是谓四时之变病，死生之要会也。

此言四时变病死生，皆藉胃气为主。

脾者，中州也。其平和不可得见，衰乃见耳。来如雀之啄，如水之下漏，是脾衰之见也。

此总结上文四时之脉合五脏也。脾属土而分旺于四季，则四时之平脉，皆属于脾，故不能另求脾土之平脉也。然脾之衰也，则有雀啄、下漏之可见矣。

十六难曰：脉有三部九候，有阴阳，有轻重，有六十首，一脉变为四时，离圣久远，各自是其法，何以别之？然。是其病有内外证。

此越人谓去古轩岐即久，医者各执己见，各立成法，将何以别其是非耶。脉有三部，至变为四时，俱各立之成法也。谓不必别其孰是孰非，但以下文病之内外证，辨别脉之是非，则轩岐之旨，言言可据矣。即此可见轩岐而下，中流砥柱之书，惟此为最也。六十首，古经名。

其病为之奈何？然。假令得肝脉，其外证，善洁，面青，善怒。其内证，脐左有动气，按之牢若痛，其病四肢满闭，淋溲便难，转筋。有是者肝也。无是者非也。

此诊得肝之病脉也。肝脏清净，故善洁。面青，肝之色也。善怒，肝之志也。肝属木而左，故脐左有动气。牢，坚硬也。肝病，肝气不行，故四肢满闭淋溲，小便淋沥而不快也。便难，大便难也。转筋，筋急也。有肝之色，辨肝之证，是肝之脉也。下仿此。

假令得心脉，其外证，面赤，口干，喜笑。其内证，脐上有动气，按之牢若痛。其病烦心，心痛掌中热而哕。有是者心也。无是者非也。

此心色心病心脉也。心在上，故动气在上。哕音噎，张注有声无物。心中热，故发哕。则当于决切为是，俟考正。

假令得脾脉，其外证，面黄，善噫，善思，善味。其内证，当脐上有动气，按之牢若痛。其病腹胀满，食不消，体重节痛，怠惰嗜卧，四肢不收。有是者脾也。无是者非也。

此脾色脾脉脾病也。脾位居中，故动气当脐。

假令得肺脉，其外证，面白，善嚏，悲愁不乐，欲哭。其内证，脐右有动气，按之牢若痛。其病喘咳，洒淅寒热。有是者肺也。无是者非也。

此肺色肺脉肺病也。右属肺，故动气在右。肺主皮毛，故寒热。

假令得肾脉，其外证，面黑，善恐欠。其内证，脐下有动气，按之牢若痛。其病逆气，小腹急痛，泄如下重，足胫寒而逆。有是者肾也。无是者非也。

此肾色肾脉肾病也。肾在下，故动气在下。欠者，气相引也。泄如下重者，大便时腰下沉而窘也。以上五条，言五脏脉色病之定体。证字，病字，俱有内外之义。

十七难曰：经言病，或有死，或有不治自愈，或连年月不已，其生死存亡，可切脉而知之耶？然。可尽知也。

此言或有死，即下文之相克脉。不治自愈，即十三难之相生脉。或连年月，即五十五难积聚病之相应，故曰可尽知也。

诊病若闭目不欲见人者，脉当得肝脉弦急而长，而反得肺脉浮涩而短者，死也。证虚，脉实。

此节论金克木之脉。下四节，兼参证实脉虚，脉实证虚之义。

病若开目而渴，心下牢者，脉当得紧实而数，而反得沉涩而微者，死也。证实，脉虚。

此肝心二经之病，应得紧实数之肝心脉，反得沉濡微之肾肺脉，则金水来克木火，故当死也。

病若吐血复鼽衄血者，脉当沉细，而反浮大而牢者，死也。证虚，脉实。

肺主气，血为气配。凡吐衄必由于肺，必伤于气，则脉当沉细为顺，反得浮大牢之火脉，则火来克金，故死也。

病若谵言妄语，身当有热，脉当洪大，而反手足厥冷，脉沉细而微者，死也。证实，脉虚。

证属阳，应得洪大属火之脉顺。若反得沉细属水之脉，则水来克火，故死也。是即阳病见阴脉者死，其理同也。

病若大腹泄者，脉当微细而涩。反紧大而滑者，死也。证虚，脉实。

脾病则土虚，应得微细涩脉。微细涩，心肺之脉也。火生土，土生金则吉。反得紧大滑

脉，紧大滑，肝肾之脉也。木克土，水克火，故死也。以上言克制则死，以起下章关格克制之义。

十八难曰：脉有太过，有不及，有阴阳相乘，有覆有溢，有关有格。何谓也？然。关之前者，阳之动也。脉当九分而浮，过者法曰太过，减者法曰不及。遂上鱼为溢，为外关内格，此阴乘之脉也。关以后者，阴之动也。脉当一寸而沉，过者法曰太过，减者法曰不及。遂入尺为覆，为内关外格，此阳乘之脉也。

全章之义，只重关格二字。曰太过，曰不及，曰阴阳相乘，曰覆溢，俱是关格之注脚。故先论脉位之阴阳，寸为阳，尺为阴。次论脉体之阴阳，浮为阳，沉为阴。如寸部得浮大之脉，覆下而至尺部，即为阳太过，直浮至尺之尽头处为格，阳脉即阳乘阴也。如尺部而得沉实之脉，溢上而至寸部，即为阴太过，直沉至寸之尽头处为关，阴脉即阴乘阳也。减者，谓寸部而得沉脉，为阳不及，尺部而得浮脉为阴不及，故法曰不及。又关者阴太盛，阳气不能交，故曰关阴。格者阳太盛，阴气不能通，故曰格阳。此纯阴纯阳，无和气之硬脉也。若一手得之，浮大名格，沉实名关。若两手得之，则名关格。即下文之真脏脉，不病而死也。浮脉为阳，浮过者，自寸而下，浮过关部一二分也。若浮而和，不得为病脉，不和则为阳盛。曰太过者，阳太过也。减者，关前九分当浮而反沉之谓也。曰不及者，阳不及也。若沉过关部而直至鱼际，为外关内格。此即尺阴之脉，乘于寸阳之位也。沉脉为阴，沉过者，自尺而上，沉过关部一二分也。若沉而和，不得为病脉，不和则为阴盛。曰太过者，阴太过也。减者，关后一寸当沉而反浮之谓也。曰不及，阴不及也。若浮过关部而真至寸内，为内关外格。此即寸阳之脉，乘尺阴之位也。总之关格之义，不外阴阳相乘之为害也。

故曰覆溢，是其真脏之脉，人不病而死也。覆则内关外格，如水从上下流。溢则外关内格，如水由下溢上。此孤阴独阳，乃真脏之脉，无胃气以和者也。人不病而死者，言不待久病而速死也。两手脉俱极浮极大为覆，两手脉俱极沉极实为溢。是即关格并见，必死之脉也。覆即格阳，溢即关阴，此以尺寸之阴阳论也。若以两手论之，又当分左右为阴阳，则格阳在右，便是阳乘阴。关阴在左，便是阴乘阳。故两手待之，方可谓关格脉也。

十九难曰：脉有逆顺，男女有司，而反者，何谓也？然。男子生于寅，寅为木阳也。女子生于申，申为金阴也。故男脉在关上，女脉在关下。是以男子尺脉恒弱，女子尺脉恒盛，是其常也。反者，男得女脉，女得男脉也。

此章言男女之脉，合阴阳之理，以别弱盛之常道。木数三也，故男子阳生于寅。金数四也，故女子阴生于申。男当阳旺者，旺于寸阳之位，故曰在关上。女当阴旺者，旺于尺阴之位，故曰在关下。若男寸弱，女寸盛，则病矣。义在下文。后人解男生于寅，女生于申，从胎元而论，皆因看板生字故也。

其为病何如？然。男得女脉为不足，病在内，左得之病在左，右得之病在右也。女得男脉为太过，病在四肢，左得之病在左，右得之病在右，随脉言之。此之谓也。

此言阴阳反常之脉。谓男得女脉为不足者，寸脉弱，阳气不足于内，故病在内也。左寸脉弱，病在左，右寸脉弱，病在右。若女得男脉为太过者，寸脉盛，阳气有余于外，故病在四肢也。左寸脉盛，病在左，右寸脉盛，病在右矣。此章论病，只论寸脉，不论尺脉者，何也？盖人之有尺，犹树之有根，欲其盛而不可得也。若男得女脉指尺盛，岂可谓之不足乎。女得男脉指尺弱，岂可谓之太过乎。旧注以男脉为春夏，女脉为秋冬，与本文毫无干涉矣。

二十难曰：经言脉有伏匿，伏匿于何脏而言伏匿耶？然。谓阴阳更相乘，更相伏也。脉居阴部而反阳脉见者，为阳乘阴也。脉虽时沉涩而短，此为阳中伏阴也。脉居阳部而反阴脉

见者，为阴乘阳也。脉虽时浮滑而长，此谓阴中伏阳也。

此章言阴阳相乘之中，又有相伏之义。如尺部而见浮滑长之脉，乃阳乘于阴也。于浮滑长脉之中，偶杂沉涩短之脉，此谓阳中伏阴也。寸部而见沉涩短之脉，乃阴乘于阳也。于沉涩短脉之中，偶杂浮滑长之脉，此谓阴中伏阳也。此脉法之最细者，注中言其大纲，读者当会悟而推广之。

重阳者狂，重阴者癫。脱阳者见鬼，脱阴者目盲。

此承上文而言，若阳部而见阳脉，宜也。设阴部亦见阳脉，则谓重阳。阴部而见阴脉，宜也。设阳部亦见阴脉，则谓重阴。重阳则阴部失滋燥之权，阳邪飞越而狂矣。重阴则阳部失宣和之令，阴邪郁结而癫矣。人生之阴阳偏胜，则病偏极而至于纯阴纯阳，并无伏匿之机，必至脱阳则见鬼，脱阴则目盲也。

二十一难曰：经言人形病脉不病，曰生。脉病形不病，曰死。何谓也？然。人形病脉不病，非有不病者也，谓息数不应脉数也。此大法也。

此章发明气血先后受病之义，以起下章之意也。言形病脉不病者，非脉不病也。盖病人之息数不与其脉数相符也。假令邪入于气，气属阳而应于表，则形先病而息先乱，脉必随后应之。非脉不能病也，谓形先病而息数不应脉数也。假令邪入于血，血属阴而隐于里，则形后病而息后乱，然脉已病也。非形能不病，谓脉先病而脉数不应息数也。此即气血先后受病之大法也。曰生者，病在表腑也。曰死者，病在里脏也。坊本云：医者不能调息以应病之脉数，真不经语也。

二十二难曰：经言脉有是动，有所生病，一脉辄变为二病者，何也？然。经言是动者气也。所生病者血也。邪在气，气为是动。邪在血，血为所生病。

此章言血病必由于气病。气者血之帅也。

脉者气之充也。气先病脉即应之，故经言是动者气也。血后病病可验之，故曰所生病者血也。邪在气已见脉，邪在血又见于病，故有一脉辄变为二病之问也。下文详言所以气先病，血后病之故。

气主呴之，血主濡之。气留而不行者，谓气先病也。血滞而不濡者，谓血后病也。故先为是动，后所生也。

呴，煦也，犹蒸也。濡，犹润也。气先留而不行，然后血滞而不濡，故气先为是动于脉，而血后所生于病也。

二十三难曰：手足三阴三阳脉之度数，可晓以不？然。手三阳之脉，从手至头合三丈。手三阴之脉，从手至胸中合二丈一尺。足三阳之脉，从足至头合四丈八尺。足三阴之脉，从足至胸合三丈九尺。人两手跷脉，从足至目合一丈五尺。督任脉各长四尺五寸，合九尺。凡脉共长一十六丈二尺。此谓经脉长短之数也。

此章言脉起长短之数，即一难之二百七十息，脉行一度，共长十六丈二尺为一周，一日夜一万三千五百息，脉行五十周义同。

经脉十二，络脉十五，何始何穷也？然。经络者，行血气，通阴阳，以荣于身者也。其始从中焦注手太阴阳明，阳明注足阳明太阴。太阴注手少阴太阳，太阳注足太阳少阴，少阴注手心主少阳，少阳注足少阳厥阴，厥阴复还注手太阴。别络十五，皆因其原，如环无端，转相灌溉，朝于寸口人迎，以处百病而决死生也。

此节即一难之荣卫行阳二十五度。行阴亦二十五度。其注始于肺而终于肝，一日夜一周之义也。其络脉十五，不与十二经直行而注脏腑，乃各因十二经之原穴，傍行于十二经脉之外流注于诸穴，循环不已，朝于寸口人迎之脉，以处百病之吉凶也。手足二字俱贯下，如手太阴阳明，即手太阴手阳明也。足阳明太阴，即足阳明足太阴也。诸穴之所，详六十六难。

经曰：明知终始阴阳定矣。何谓也？然。

终始者，脉之纪也。寸口人迎，阴阳之气通于朝使，喻朝使之臣，往来无阻也。如环无端，故曰始也。终者，三阴三阳之脉绝，绝则死，死各有形，故曰终也。

此一节承上决死生之义，而问脉之终始，以起下章脉绝之形。盖言终始者，不过谓脉之纪也。今言死生之终始者，谓左右人迎寸口脉阴阳之气循环不已，人之生机皆始于此，故曰始也。三阴三阳之脉绝，人之生机皆终于此，故曰终也。但三阴三阳脉绝，形各不同，义在下章。

二十四难曰：手足三阴三阳气已绝，何以为候，可知其吉凶不？然。足少阴气绝，则骨枯。少阴者，冬脉也。伏行而温于骨髓，故骨髓不温，即肉不著骨。骨肉不相亲，即肉濡而却。肉濡而却，故齿长而枯，发无润泽。无润泽者，骨先死。戊日笃，己日死。

此章言脉绝之义。足少阴属北方肾，肾主冬气当敛藏，故脉当著骨伏行。伏行者，如潜伏而行也。所以诊肾脉，按之至骨。肾者水也。戊己土也。土克水故死也。

足太阴气绝，则脉不荣于口唇。口唇者，肌肉之本也。脉不荣则肌肉不滑泽，肌肉不滑泽则肉满。肉满则唇反，唇反则肉先死。甲日笃，乙日死。

足太阴，脾也。脾主肌肉，所以诊脾脉，与肌肉相等。脾属土，甲乙属木，木克土，故死也。

足厥阴气绝，则筋缩引卵与舌卷。厥阴者，肝脉也。肝者，筋之合也。筋者聚于阴器而络于舌本，故脉不荣则筋缩急。筋缩急，即引卵与舌，故舌卷卵缩。此筋先死。庚日笃，辛日死。

足厥阴，肝也。肝应乎筋，所以诊肝脉与筋平。肝属木，庚辛属金，木受克故死也。

手太阴气绝，则皮毛焦。太阴者，肺也。行气温于皮毛者也。气不荣则皮毛焦。皮毛焦则津液去，津液去则皮节伤，皮节伤则皮枯毛折。毛折者则毛先死。丙日笃，丁日死。

手太阴，肺也。肺主皮毛，所以诊肺脉与皮毛相得。肺属金，丙丁属火，金受克故死也。

手少阴气绝，则脉不通。脉不通，则血不流。血不流，则色泽去。故面黑如黧，此血先死。壬日笃，癸日死。

少手阴，心也。心在上而主血，所以诊心脉与血脉相得。心属火，壬癸属水，火受克，故死也。五行之中，必阳日笃，而阴日死，乃见人之生机系乎阳，而命门真阳之义，不可不明也。手厥阴即心主络胞，与手少阴气绝同，故不另载。

阴气俱绝，则目眩转，目瞑。目瞑者为失志，失志者则志先死，死则目瞑也。此三阴因厥阴同于心脏，故不言六阴而六阴在内矣。

前言五脏之气绝，则以五行日干相克之期应之。此言三阴绝，死不待日矣。目眩者，目眩乱而见不真也。转者，瞳反也。目眩则无所见矣。志失而不知喜怒之类也。

六阳气俱绝，则阴与阳相离。阴阳相离，则腠理泄，绝汗乃出，大如贯珠，转出不流，即气先死。旦占夕死，夕占旦死。

前言三阴绝，死不待日，此言六阳绝，死不待时，乃见阳重于阴。气先死者，即命门真阳之气先死也。

二十五难曰：有十二经，五脏六腑十一耳，其一经者。何等经也？然。一经者，手少阴与心主别脉也。心主与三焦为表里，俱有名而无形，故言经有十二也。胞络配一脏成十二经也。

此章言心主与三焦为表里，俱有名而无形，后人因无形二字，不参经义，持论纷纭，不特议越人之错谬，而并议叔和附会之非，三千年来，未有定论。余每思《难经》去古未远，出诸家之最先，且字字必本《内经》，岂独于胞络、三焦大关键处，反创异言而惑世耶？不得不即以《内经》合《难经》之义而明辨之。如《内经》之言五脏俱载形色，五腑亦载丈尺，所盛水谷，亦载升斗。若胞络三焦有形，何独不

明载其色，并尺寸升头之数。乃见《难经》所言胞络者，以包字取义也。言三焦者，以三字取义也。如《灵》《素》本输篇曰：三焦者，中渎之府，水道出焉，属膀胱，是孤之府。本藏篇曰：密理厚皮，三焦膀胱厚。决气篇曰：上焦开发，宣五谷味，若雾露之溉，是谓气。中焦受气，取汁变化而赤，是谓血。荣卫生卫篇曰：荣出于中焦，卫出于下焦。又曰：上焦如雾，中焦如沤，下焦如渎。五癃津液别论曰：三焦出气，以温肌肉，充皮肤。《灵枢》邪客篇曰：心者五脏六腑之大主，其藏坚固，邪勿能容，容之则心伤，心伤则神去而死矣。故谓邪之在于心者，皆在于心之胞络。以上《灵》《素》诸条，俱形容三焦统包五脏六腑，胞络独包心之义。夫所谓中渎之府，是孤之府，岂非因三焦能包乎外，而得此独尊之称乎？又谓密理厚皮，三焦厚若周身皮肉之内，非三焦所托，何能厚薄相应乎？又谓上焦宣谷味，中焦受气取汁变化而赤，岂非三焦能包各脏腑，而各脏腑俱藉三焦之气以宣化乎？又谓荣出中焦，卫出下焦，荣因谷味之精为血，卫得谷味之气为气，皆因于胃者也。然能使胃之变化者，岂非三焦统包乎外而运其气乎？又谓如雾，如沤，如渎，能上主开发之令，中主变化之权，下主水道之职，岂非三焦包各脏腑之外而尽为其统持乎？又谓出气以温肌肉，充皮肤，则明指三焦托在皮肤肌肉里面之一层也。又谓诸邪之在于心者，皆在心之胞络，则明指胞络是护于心外之一层也。后人看书执着，将谓三焦若无形，何以水道出，何以有厚薄，何以若雾露，何以如雾如沤如渎，何以出气温肌肉。若胞络无形，何以诸邪皆在心之胞络。何独不悟夫何以不载其色，何以不载其丈尺乎。殊不知胞络者，络于内而胞于外之一小囊也。既已名之曰胞络，不必又以大小尺寸状其形也。三焦者，托于外而护于内之一大囊也。不过三字极状其护之遍，以焦字极状其气之周，即已名之曰三焦，亦不必又以大小丈尺状其形也。而向之所疑者，从

此可顿释矣。且以似脏别脏之小囊，配似腑外腑之大囊，亦天造地设之理。越人谓无形二字，一见于此，再见于三十四难？自必考之至当，究之至确，何后人仅得《内经》之皮毛，即妄议前贤，多见其不知量也。

二十六难曰：经有十二，络有十五，余三络者，是何等络也？然。有阳络，有阴络，有脾之大络。阳络者，阳跷之络也。阴络者，阴跷之络也。故络有十五焉。

此章总论经络以起下文之义。直行谓经，旁支曰络，络有十五，本文自明。

经有十二，络有十五，凡二十七气相随上下，何独不拘于经也？然。圣人图设沟渠，通利水道，以备不然。天雨降下，沟渠溢满，当此之时，霶霈妄行，圣人不能复图也。此络脉满溢，诸经不能复拘也。

此节误列二十七难之后，文理何由贯通，今录正，更觉丝丝入扣。上文言十五络，此言十二经。不能拘十五络，故以图设沟渠喻十二经。圣人不能复图，十二经之气血满溢，归于经络，而不能复令络脉之气血，反于十二经也。

二十七难曰：脉有奇经八脉者，不拘于十二经。何谓也？然。有阳维，有阴维，有阳跷，有阴跷，有冲，有督，有任，有带之脉。凡此八脉者，皆不拘于经，故曰奇经八脉也。

凡此八脉，不受十二经之拘制，与络脉之义同。且十二经俱有脏腑配偶，独此八脉无偶，故曰奇经。

比于圣人图设沟渠，沟渠满溢，流于深湖，故圣人不能拘通也。而人脉隆盛，入于八脉而不还周，故十二经亦不能拘之。其受邪气畜则肿热，砭射之也。

此节误列二十八难后。此言十二经亦不能拘八脉，故复以图设沟渠喻十二经，深湖喻八脉。圣人不能拘通者，言十二经脉之气血隆盛，入于八脉，而不能复令八脉之气血，反于十二经也。故其受邪亦不能通于诸经，所以畜而为肿热也。砭射之，出其所畜之血也。

二十八难曰：其奇经八脉者，即不拘于十二经，皆何起何继也？然。督脉者，起于下极之俞，并于脊里，上至风府，入属于脑。

此承明八脉起止之义。下极，长强穴也。在脊骶骨端。风府穴在脑后发上三寸。盖督者，都也。能统诸阳脉行于背，为阳脉之都纲也。

任脉者，起于中极之下，以上至毛际，循腹里，上关元，至咽喉上颐循面，入目络舌。

脐下三寸，关元穴也。任者，妊也。能统诸阴脉行于腹，为阴脉之妊养也。

冲脉者，起于气冲，并足阳明之经，侠脐上行，至胸中而散。

气冲，一名气街，穴在毛际两旁。督任脉始于气冲，一原而分三歧。督脉行于背，任脉行于腹，冲则直上，总领诸经之脉，故曰气海，并于胃之经侠脐而上行。

带脉者，起于季胁，回身一周。

季胁，章门穴也。在小肋，回身一周，如束带也。

阳跷脉者，起于跟中，循外踝，上行入风池。

起自足跟，循足外踝，上行入风池穴。其穴在后顶发际陷中。

阴跷脉者。亦起于跟中，循内踝，上行至咽喉，交贯冲脉。

交贯冲脉者，与冲脉交接贯通也。

阳维阴维者，维络于身，溢畜不能环流灌溢诸经者也。故阳维起于诸阳会，阴维起于诸阴交也。

溢畜不能环流灌溢诸经，即上章入于八脉不还周之义。诸阳会在足外踝骨下陷中，穴名金门。诸阴交，在足内踝上除踝三寸骨陷中，穴名筑宾。

二十九难曰：奇经之为病何如？然。阳维维于阳，阴维维于阴，阴阳不能自相维，则怅然失志，溶溶不能自收持。

此章明八脉病情之义。阳维维于阳，谓阳维脉能维络一身之阳脉。阴维维于阴，谓阴维脉能维络一身之阴脉。若病在二脉，则一身之阳脉阴脉不能自相维，觉神思不快，如怅然失志，四肢溶溶懈怠，如不能收持也。此言二脉合病，末节言二脉分病。

阴跷为病，阳缓而阴急。

阴跷脉受邪，则阳跷缓纵，阴跷紧急也。阴跷起跟中，循内踝上行。

阳跷为病，阴缓而阳急。

阳跷脉受邪，则阴跷脉缓纵，阳跷脉紧急也。阳跷起跟中，循外踝上行。

冲之为病，逆气而里急。

冲脉起于气冲穴，又名气海。其受邪则气必逆，病必里急而作痛也。其所以受邪，亦因肾气不足，而邪能干之也。

督之为病，脊强而厥。

脊，督脉所过之处也。督脉受邪，病必脊痛而厥逆也。

任之为病，其内苦结，男子七疝，女子瘕聚。

任脉起于中极小腹之下，故其受邪为病，俱在腹内也。

带之为病，腹满，腰溶溶若在水中。

带脉起于季胁，回身如束带，故其受邪为病，在腰腹。若在水中句，解溶溶二字之神理。

阳维为病，苦寒热。

阳维之脉，维络于阳，阳为卫而主表，故其受邪为病，必苦寒热也。

阴维为病，苦心痛。

阴维之脉，维络于阴，阴为荣而主里，荣属血而主心也。其受邪为病，必苦心痛也。然亦有因寒，亦有因热。

此奇经八脉之为病也。

总结上文之意也。以上八脉之邪，大抵风寒湿乘虚集入而为病者居多，不可不察八脉，另列病因，经脉不能拘故也。

三十难曰：五脏俱等，而心肺独在膈上者，何也？然。心者血，肺者气。血为荣，气为卫。相随上下，谓之荣卫。通行经络，荣行脉中，

卫行脉外。荣周于身，故令心肺在膈上也。

此谓心肺乃气血之主，故居膈上，以别气血为荣卫，周于一身者也。下章详言荣卫之源。

三十一难曰：荣气之行，常与卫气相随不？然。经言人受气于谷，谷入于胃，乃传于五脏六腑，五脏六腑皆受于气，其清者为荣，浊者为卫，荣行脉中，卫行脉外，荣周不息，五十而复大会，阴阳利贯，如环之无端，故知荣卫相随也。

此言荣卫相随不息之源，起于胃之谷气。其清者为荣，即谷味之精，乃阳中之阴，化血为荣，行于脉中。其浊者为卫，即谷味之气，乃阴中之阳，化气为卫，行于脉外。荣卫相随，周行脏腑之经脉，一日夜行五十度，复会于手太阴寸口。荣卫生会篇曰：荣出中焦，卫出下焦。

三十二难曰：三焦者，何禀何生，何始何终，其治常在何许，可晓以不？然。三焦者，水谷之道路，气之所终始也。

此言三焦禀于胃之水谷，生于下文各属之穴，终始不息也。

上焦者，在心下之膈，在胃上口，主纳而不出。其治在膻中，玉堂下一寸六分，直两乳间陷下是。中焦者，在胃中脘，不上不下，主腐熟水谷。其治在脐旁。下焦者，在脐下，当膀胱上口，主分别清浊，主出而不纳以传导也。其治在脐下一寸。故名曰三焦，其腑在气街。

此一节本文自明。膻中、玉堂等穴，经穴篇详载治属也。

三十三难曰：肝青属木，肺白属金，肝得水而沉，木得水而浮，肺得水而浮，金得水而沉，其意何也？然。肝者，非为纯木也。乙角也，庚之柔。大言阴与阳，小言夫与妇，释其微阳，而吸其微阴之气，其意乐，金又行阴道多，故令肝得水而沉也。肺者，非为纯金也。辛商也，丙之柔。大言阴与阳，小言夫与妇，释其微阴，婚而就火，其意乐，火又行阳道多，故肺得水而浮也。

此章言阴阳互根，五行交合之理。凡人身不外乎阴阳，交则生，不交则病，离则死。越人特举肝肺而言者，肝主血，而肺主气，此又以气血为一身阴阳之主也。学者既透此章之义，则前后八十一难之经义，无不可以神会而贯也。即据五行之理，无在非阴阳交合。如天干甲乙丙丁戊为阳道，己庚辛壬癸为阴道，此十干对分而为交合之阴阳也。又甲乙木，丙丁火，戊己土，庚辛金，壬癸水，上一字属阳，下一字属阴，此五行各分而为交合之阴阳也。又五音附五行，如宫土，商金，角木，徵火，羽水，各因十干之阴阳，而分太少，此五音附十干而为交合之阴阳也。又人之五脏，属阴五行，而其中之交合，又寓阳五行，此脏腑各有交合之阴阳也。明乎阴阳交合之义，然后可以畅达此章之理矣。如经云：肝非纯木，乙角也，庚之柔，言肝乃乙角之阴木也。然又非纯木，乙与庚合，故其中寓庚金，庚属阳而乙属阴，故乙木乃庚金之柔也。大而言之，即阴与阳。小而言之，如夫与妇也。又云释其微阳，而吸其微阴之气，其意乐。释犹开也。吸犹收也。乙木，二月之木也。阳气未盛，故曰微阳，庚金，七月之金也。七月阴气未盛，故曰微阴，开乙木之微阳，收庚金微阴之气，则木不燥而乐矣。又云金又行阴道多，故令肝得水而沉也。言庚虽阳金，而其所居之位，在十干中之阴道，故肝亦随阴道而沉，如妇之有夫也。又云：肺非纯金，辛商也，丙之柔，言肺乃辛商之阴金也。然又非纯金，丙与辛，合其中寓丙火，丙属阳，而辛属阴，故辛金乃丙火之柔也。大而言之，即阴与阳。小而言之，如夫与妇也。又云释其微阴，婚而就火，其意乐，言辛金八月之金也。八月阴气尚微，故曰微阴，开辛金之微阴，婚而就火，如就婚于丙火也。辛金之阴，得丙炎之阳，则不寒而乐矣。又云：火又行阳道多，肺故得水而浮也。言丙火所居之位，在十干中之阳道，故肺亦随阳道而浮，亦如妇之随夫也。举肺肝二脏而推，则五脏六腑之阴阳交合，无不可以

会悟矣。

肺熟而复沉，肝熟而复浮者。何也？故知辛当归庚，乙当归甲也。

此言阴阳之离也。熟犹纯也。辛归庚，则纯金，丙与辛不合而离矣。甲归乙，则纯木，乙与庚不合而离矣。离则亢，亢则死矣。中峰云：此章历来注释不明，皆因点读多讹，如张注点庚之柔大言，阴与阳小言。马注点其意乐金，其意乐火，使一篇精义，处处茫然。今则首明阴阳互根五行交合之理，便觉通篇一贯，不解自明。千古难明之义，一旦恍然，不亦快哉。

三十四难曰：脏惟有五，腑独有六者。何也？然。所以腑有六者，谓三焦也。有原气之别焉，主持诸气，有名而无形。其经属手少阳，此外腑也。故言腑有六焉。

此言三焦与诸腑不同，有原气之别，所以能主持诸气也。有名而无形，所以能统摄乎外，故曰外腑也。二十五难予注三焦乃护于诸脏腑之一大囊，与此章之义合之。可以恍然矣。奈后之人谓三焦有形，而云《难经》之非，盖亦未会《难经》之全体。

三十五难曰：经言腑有五，脏有六者。何也？然。六腑者，止有五腑也。五脏亦有六脏者，肾有两脏也。其左为肾，右为命门。命门者，谓精神之所舍也。男子以藏精，女子以系胞。其气与肾通，故言脏有六也。

前章发明六腑，此章复发明六脏之义。谓前云六腑者，有外腑在内。今经言六脏者，谓肾有两枚，其左为肾，右为命门。又曰命门者，谓精神之所舍，男子藏精，女子系胞，其气与肾通，乃见越人以命门之名，配于右肾，而命门之处，实指两肾中间。不尔，何以言藏精系胞，何以言气与肾通。然又恐命门之名，混于手心主胞络之脏，故有下文言三焦一腑，不属于五脏者，是即指明属于胞络之脏也。其气与肾通，是指命门与右肾一气相通，玩读自见。

腑有五者。何也？然。五脏各一腑，三焦亦是一腑，然不属于五脏，故言腑有五焉。

此言三焦不属于五脏者，乃属于心胞络也。举三焦亦是一腑，以见不配五脏，而配亦是一脏之心胞络，最为切当者也。二十五难三焦论中，余谓似腑外腑之大囊，配似脏另脏之小囊，与此节义同。

古本难经阐注卷下

周秦越人撰

后学丁　锦集注
绍兴裘吉生参校

三十六难曰：·脏各有一耳，肾独有两者。何也？然。肾两者，非皆肾也。其左者为肾，右者为命门。命门者，谓精神之所舍，原气之所系也。故男子以藏精，女子以系胞，故知肾有两也。

此章承上章复发明命门在于两肾中间之义，所以又补出原气之所系也。盖所谓原者，即三焦之原。六十六难云：脐下肾间动气者，人之生命也。故名曰原。观此亦可以无疑矣。但后人不明此义，将谓三焦与胞络为表里，出自《内经》，一阴一阳之定耦，初无命门。三焦表里之说，惟《灵枢》根结及《素问》阴阳离合等篇，有太阳根于至阴，结于命门。命门者，目也。此指太阳经穴终于晴明，晴明所夹之处，是脑心乃至命之处，故曰命门。此外并无命门之说，而右肾为命门，实见于此。但《难经》皆出于《内经》，必有确据。诚如滑氏之注七难云：篇首有经言二字，考之《灵》《素》并无，或越人时别有上古之本，是未可知也。惟是右肾为命门，男子藏精，女子系胞，则肾将藏何物，此又无怪乎其疑也。观经脉篇，有左为肾，右为子户。夫所谓子户者，即子宫也。即俗名子肠也。子肠居直肠之前，膀胱之后，当关元气海穴之间，男精女血，皆存乎此，曰丹田，曰气海，实则一子宫耳，子宫之下有一门，女子曰产门，男子即泄精之道。男之施由此门而出，女之摄由此门而入，胎元既足复由此而出，即如四十四难七冲门者，皆指出入之处，乃见凡出凡入皆谓之门，而此系先天立命之本，焉

得不谓之命门乎。是即男子藏精，女子系胞，皆有归着，正合六十六难脐下肾间动气之说，而千古之疑可顿释矣。至于十二经之阴阳表里，固已天然配就，若以命门再配一经，是肾藏惟一，而经居其二，必无是理。且《内经》有督脉十，椎中是命门原，属于肾之句。当以原字读断，则知命门在原，并知两肾俱非藏精系胞之所。其天一之真阴，藏于两肾中间命门之原，而气通于左。坎中之真阳，藏于两肾中间命门之原，而气通于右。故左肾为水，右肾为火。越人以命门之真阳分配右尺臣火之位，理宜然也。予亦悉揣经义而评之，以俟将来之裁正焉。中峰云：论命门之原，十二经之根，呼吸之门，三焦之原，岂非指此命门乎。

经云：气独行于五脏，不荣于六腑者。何也？然。气之行如水之流，不得息也。故阴脉荣于五脏，阳脉荣于六腑，如环无端，莫知其纪，终而复始，而不覆溢。人气内温于脏腑，外濡于腠理。

此节言人身命门之气，无不流通，但阴脉独荣五脏，阳脉独荣六腑耳。阴脉者，三阴脉也。阳脉者，三阳脉也。循环无已，行于五脏六腑而不覆溢者，谓不倾而不满也。又曰：人气内温于脏腑，外濡于腠理者，言人命门一阳之气，内则温养脏腑，外则濡润腠理，无微不到，无处不周，而所问之不荣于六腑者，惟阴脉耳，非气也。故下文详言阴脉阳脉之病，覆溢二字，并非寸口脉之覆溢，旧注指十八难之覆溢脉，大误。

三十七难曰：五脏之气，于何发起，通于何许，可晓以不？然。五脏者，当上关于九窍也。故肺气通于鼻，鼻和则知香臭矣。肝气通于目，目和则知黑白矣。脾气通于口，口和则知谷味矣。心气通于舌，舌和则知五味矣。肾气通于耳，耳和则知五音矣。三焦之气通于喉，喉和则声鸣矣。

此章承上而言阴脉荣于五脏之义。九窍者，目二、耳二、鼻二、口一、舌一、喉一也。

五脏不和，则九窍不通。六腑不和，则留结为聚。

此亦承上章阳脉荣于六腑之义，言六腑属阳，邪在阳则六腑不和，不和则气滞，而为聚为痈矣。下文又以脏腑并言之，以明其所以不和之故也。聚字，《灵枢》作痈字。

邪在六腑，则阳脉不和。阳脉不和，则气留之。气留之，则阳脉盛矣。邪在五脏，则阴脉不和。阴脉不和，则血留之。血留之，则阴脉盛矣。阴气太盛，则阳气不得相荣也。故曰关。向误格字。阳气太盛，则阴气不得相荣也。故曰格。向误关字。阴阳俱盛，不得相荣也，故曰关格。关格不得尽其命而死矣。

阳邪中于六腑，则阳脉不和，不和则气壅而邪实，邪实则不和之脉转而盛矣。阴邪中于五脏，则阴脉不和，阴脉不和，则血滞而邪实，邪实则不和之脉转而盛矣。阴阳之脉俱盛，则必至于关格而死矣。此章即《灵枢》脉度篇所载，但《灵枢》云：五脏当内关于上七窍，此云当内关于九窍。《灵枢》鼻为一窍而无喉，此则鼻为二窍而添喉。要知越人补《内经》之缺，因三焦系统五脏六腑之大府，喉系统出纳之大窍，况得此则声色臭味全矣。至于邪在六腑一节与《内经》无异，但其中关格二字与《内经》相反，今阅古本与《内经》相同，乃知错简。今录正，故记之。关格之脉，从来议论最多，或云脉，或云病，使后学难凭。今录《素问》及仲景之文，并存参考。盖关阴格阳之脉，专论脉理阴阳，并非论病。如《内经》之帝问

脏象如何，岐伯曰：心者生之本云云，凡十一脏取决于胆也。故人迎一盛病在少阳，二盛病在太阳，三盛病在阳明，四盛已上为格阳。张介宾指喉间动脉为人迎，两手之脉俱为寸口，恐未合经旨。观十一脏取决于胆，故人迎一盛，病在少阳句，知胆经正在左关，当以左人迎，右寸口，为是。人迎一盛、二盛、三盛，则三阳俱盛矣，然阳极必阴，四盛已上者，左人迎之阳位，势必越于右寸口之阴位也。故曰格阳。即十八难阳乘阴也。又曰：寸口一盛病在厥阴，二盛病在少阴，三盛病在太阴，四盛已上为关阴。夫寸口一盛、二盛、三盛，则三阴俱盛矣，然阴极必阳，四盛已上者，右寸口之阴位，势必越于左人迎之阳位也。故曰关阴。即十八难阴乘阳也。又曰：人迎与寸口俱盛四倍以上为关格。关格之脉，不能极于天地之精气则死矣。人迎与寸口俱盛，即两手之脉俱盛四倍已上也。方可合称关格之死脉也。若一手或格阳，或关阴，则未必列于死脉明矣。曰盛者，即仲景所谓浮而大也。此以左右脉主阴阳之论也。帝曰：脉反四时，阴阳不相应，奈何？岐伯曰：反四时者，有余为精，不足为消，应太过不足为精，应不足有余为消，阴阳不相应，病名为关格。精者，夺精也。消者，形消也。四时以春夏为阳。秋冬为阴，言春夏阳当太过之时，得不足之阴脉，则精夺矣，秋冬阳当不足之时，得有余之阳脉，则形消矣。此之谓阴阳不相应，病名为关格。此又以四时之阴阳，合脉之有余不足而论也。又仲景曰：寸口脉浮而大，浮为虚，大为实。虚指正虚，实指邪实。又曰：在尺曰关，在寸曰格。申明在尺沉至寸为关，在寸浮至尺为格。此又以尺寸脉主关阴格阳而论也。又曰：关则不得小便，格则吐逆。此无非注明关阴之脉病在下，格阳之脉病在上，乃见关与格分而言之不过病耳，非死脉也。今《难经》以五脏为阴，六腑为阳，血为阴，气为阳，尺为阴，寸为阳，沉为阴，浮为阳，阴阳之义，无所不包，关格之义，无微不显。后人云：关

格是病，又以霍乱症强名关格，不过偶见仲景有吐逆不得小便二语，不悟全文，隔靴搔痒。殊不知仲景以二病申明关阴格阳之义，未尝以二症立关格之名也。

三十八难曰：五脏各有声色臭味，皆可晓之以不？然。《十变》言，肝色青，其臭臊，其味酸，其声呼，其液泣。心色赤，其臭焦，其味苦，其声言，其液汗。脾色黄，其臭香，其味甘，其声歌，其液涎。肺色白，其臭腥，其味辛，其声哭，其液涕。肾色黑，其臭腐，其味咸，其声呻，其液唾。是五脏声色臭味也。

此以声色臭味，起下章之意。本文义自明。

三十九难曰，经言肝主色，心主臭，脾主味，肺主声，肾主液。鼻者肺之候，而反知香臭。耳者肾之候，而反闻声。其意何也？然。肺者，西方金也。金生于巳，巳者南方火。火者心，心主臭，故令鼻知香臭。肾者，北方水也。水生于申，申者西方金。金者肺，肺主声，故令耳闻声。

此发明五行长生之义，比生克之生不同。如金生于巳者，金长生在巳也。水生于申者，水长生在申也。此言神气相应之理，以起下文七神舍藏之义。

五脏有七神，各有所藏耶？然。脏者人之神气所舍藏也。故肝藏魂，肺藏魄，心藏神，脾藏意与智，肾藏精与志也。

其义本文自明。

四十难曰：五脏各有所腑，皆相近，而心肺独去大肠、小肠远者？何谓也？然。经言心荣肺卫，通行阳气，故居在上。大肠、小肠传阴气而下，故居在下。所以相去而远也。

后人议大小肠与心肺高下相殊，不应配两寸，与此章之问词同，而越人引经，早已晰其所以远之理。言心主荣而肺主卫，皆有通行清阳之职，理当在上。大小肠皆有传泻浊阴之职，故在下。其相去虽远，而脏腑阴阳之气无分远近也。故下文复明小肠者心之腑，大肠者肺之腑，而又明脏腑同色之理，以足其义也。

又诸腑者，皆阳也，清净之处。今大肠、小肠、胃与膀胱，皆受不净，其意何也？然。诸腑者谓是，非也。经言小肠者，受盛之腑也。大肠者，传泻行道之腑也。胆者，清净之腑也。胃者，水谷之腑也。膀胱者，精液之腑也。一腑犹无两名，故知非也。小肠者，心之腑。大肠者，肺之腑。胆者，肝之腑。胃者，脾之腑。膀胱者，肾之腑。小肠谓赤肠，大肠谓白肠，胆者谓青肠，胃者谓黄肠，膀胱谓黑肠。下焦所治也。

后人议大小肠不洁之腑，不应配心肺清高之脏，与此节问词同，而越人亦早已晰其义矣。谓诸腑皆阳是也，谓诸腑名清净非也。故《内经》惟言胆者清净之腑也。其四腑亦各有名，犹无两名之可混，乃知清净独指胆。且四腑俱下焦所属，各有受盛传道之职，乌可以清净名之哉？然腑脏之相配不因清浊，故复言小肠者心之腑云云，以明其一定不可移也。

四十一难曰：老人卧而不寐，少壮寐而不寤者？何也？然。经言少壮者血气盛，肌肉滑，气道通，荣卫之行，不失于常，故昼日精，夜不寤也。老人血气衰，肌肉不滑，荣卫之道涩，故昼日不精，夜不寐也。故知老人不得寐也。

荣卫者，即气血也。日行阳二十五度，夜行阴二十五度。少壮气血盛，故不失其常度，而夜得寐也。老人气血衰，失其常度，故夜不寐也。

四十二难曰：人面独能耐寒者？何也？然。人头者，诸阳之会也。诸阴脉，皆至颈胸中而还。独诸阳脉，皆上至头耳。故令面耐寒也。

诸阴脉者，手三阴足三阴也。诸阳脉者，手三阳足三阳也。余义本文自明。以上二章，遥结此卷首篇之手三阳，从手至头，足三阳，从足至头及颈，行血气，通阴阳，以荣于身之义也。可见古本之分卷，前后俱有呼应之妙。

四十三难曰：肝独有两叶以应。何也？然。肝者，东方木也。木者，春也。万物之始生，其尚幼小，意无所亲，去太阴尚近。离太阳不远。

犹有两心。故令有两叶，亦应木叶也。

此发明五脏合五行之情，而举肝木为言也。肝位在太阴脾土之左，故曰尚近。在太阳膀胱水之上，故曰不远。木非土不值，非水不生，其与水土天然有依此恋彼之情，故云犹有两心。两叶者，肝本两大叶也。

四十四难曰：七冲门何在？然。唇为飞门，齿为户门，会厌为吸门，胃为贲门，太仓下口为幽门，大肠小肠会为阑门，下极为魄门，故曰七冲门也。

此章言人一身之内，凡出凡入共七处，皆为要冲，故曰冲门。

四十五难曰：经言八会者。何也？然。腑会太仓，脏会季胁，筋会阳陵泉，髓会绝骨，血会膈俞，骨会大椎，脉会太渊，气会三焦，外一筋直两乳内也。热病在内者，取其会之气穴也。

此章言人身脏腑筋骨血气脉髓，八者俱有交会之穴，故曰八会。太仓，任脉穴中脘也。六腑取禀于胃，故曰腑会。季胁，足厥阴章门穴，脾募也。五脏取禀于脾，故曰脏会。阳陵泉，足少阳穴，筋结于此，肝主筋，胆为之合，故曰筋会。绝骨足少阳悬钟穴，诸髓皆属于骨，故曰髓会。膈俞，足太阳穴，谷气由膈达于上焦化精微为血之处，故曰血会。大椎，督脉穴，肩脊之骨会于此，故曰骨会。太渊，手太阴穴，平旦脉会于此，故曰寸口。脉之大会也。而三焦者，任脉膻中穴。此三焦宗气所居，为上气海，故曰气会。其外有一筋直两乳内者，是另一筋直入两乳也。热病在内者，取其会之气血针治之。此即期门穴也。仲景治少阳热入血室刺期门，本于此。

四十六难曰：狂癫之病，何以别之？然。狂之始发，少卧而不饥，自高贤也，自辨智也，自贵倨也，妄笑好歌乐，妄行不休是也。癫病始发，意不乐，直视僵仆。其脉三部阴阳俱盛是也。

此与二十难同义。然二十难但言脉，此则并言病状，欲人知所治也。谓狂之始发，少卧而不饥者，是六腑阳邪实于胃，胃实而不和，则少卧而不饥矣。阳性动而扬，故自居高贤辨智贵倨也。阳火炽甚而冲于心，故妄笑歌妄行不休也。治当泻阳明之火而调其气。癫病始发，意不乐者，是七情之阴邪结于心，阴性静而郁，故意不乐矣。郁火内燔而不得泄，故直视而僵仆也，治当泻少阴之火而调其血，其脉三部阴阳俱盛者，谓狂则两手寸关尺阳脉俱盛，病属腑也。癫则两手寸关尺阴脉俱盛，病属脏也。阳脉者，浮滑长也。阴脉者，沉涩短也。盛者俱带数实之意也。

四十七难曰：头心之病，有厥痛，有真痛，何谓也？然。手三阳之脉，受风寒伏留而不去者，则名厥头痛。入连在脑者，名真头痛。其五脏气相干，名厥心痛。其痛甚但在心。手足青者，即名真心痛。其真心痛者，旦发夕死，夕发旦死。

此章之义，明明说脏病重于腑病。脏气相干，重于风寒伏留，故心痛言立死，头痛不言立死也。如风寒伏留六腑，则三阳之真气逆，故邪得直上而头痛。脑为髓海，诸邪难犯，必大损精髓者，邪能犯之。犯之难治。如五脏气相干于心，则阴气逆上而痛甚。然心为君主，诸邪难犯，必七情大伤其真气者，邪能犯之。犯之但在心，痛而立死。手足青者，肝之色也。是心之母气绝而现真脏色也。五邪之病发，惟狂癫头心痛特异，故先揭而出之。以起下章诸邪之发病也。后人言头痛不言死总结在后者，非也。

四十八难曰：一脉十变者。何谓也？然。五邪刚柔相逢之意也。假令心脉急甚者，肝邪干心也。脏乘脏。心脉微急者，胆邪干小肠也。腑乘腑。心脉大甚者，心邪自干心也。邪干本脏。心脉微大者，小肠邪自干小肠也。邪干本腑。心脉缓甚者，脾邪干心也。脏乘脏。心脉微缓者，胃邪干小肠也。腑乘腑。心脉涩甚者，肺邪干心也。脏乘脏。心脉微涩者，大肠邪干

小肠也。腑乘腑。心脉沉甚者，肾邪干心也。脏乘脏。心脉微沉者，膀胱邪干小肠也。腑乘腑。五脏各有刚柔邪，故令一脉辄变为十也。

五邪者，五脏自病之邪也。相逢者，互相乘也。脏乘脏，则甚刚也。腑乘腑，则微柔也。一脉，举一心脉也。十变者，五脏五变，五腑五变，合而为十也。举心脏而推，则五脏五腑共五十变可知矣。下章详言五邪之病。

四十九难曰：有正经自病，有五邪所伤。何以别之？然。言忧愁思虑，则伤心。形寒饮冷，则伤肺。恚怒气逆，上而不下，则伤肝。饮食劳倦，则伤脾。久坐湿地，强力入房，则伤肾。是正经自病也。

此言内伤七情，大异于外感五邪之病，故首揭之，以明治法之不得混也。

何谓五邪？然。有中风，有伤暑，有饮食劳倦，有伤寒，有中湿，此之谓五邪。

此言外感五邪之病也。然五者之病，亦因前节正经自病之伤，故邪得凑之而举发也。五邪者，木火土金水之邪也。肝属木，木生风而中风。心属火，火旺夏而伤暑。脾胃属土，劳倦伤脾，饮食伤胃。肺属金，肺主皮毛而伤寒。肾属水，水就下而中湿。下文即发明肝中风，心伤暑，脾伤饮食劳倦，肺伤寒，肾中湿之病。

假令心病，何以知中风得之？然。其色当赤。何以言之？肝主色，自入为青，入心为赤，入脾为黄，入肺为白，入肾为黑。肝为心邪，故知当赤色也。其病身热，心。胁下满痛，肝。其脉浮大心。而弦。肝。

假令心病者，举心脏为例。此言心病因肝邪而入，肝主色，故专以色推，其病与脉，皆兼心肝二经而言也。肝邪入肝，谓之自入。

何以知伤暑得之？然。当恶臭。何以言之，心主臭，自入为焦臭，入脾为香臭，入肝为臊臭，入肾为腐臭，入肺为腥臭，故知心病伤暑得之，当恶臭也。其病身热而烦心痛，其脉浮大而散。

首句亦当有假令心病四字，去之者，省文

也。下仿此。此言暑邪入心，谓之自入。心主臭，故专以臭推。其病与脉，俱在心经而言也。

何以知饮食劳倦得之？然。当喜苦味也。虚为不欲食，实为欲食。何以言之？脾主味，入肝为酸，入心为苦，入肺为辛，入肾为咸，自入为甘，故知脾邪入心，当喜苦味也。其病身热心。而体重，嗜卧，四肢不收。脾。其脉浮大心。而缓。脾。

此言心病因脾邪而入，脾主味故专以味推。其病与脉，皆兼心脾二经也。脾邪入脾，谓之自入。此条有劳倦伤脾，故有虚不欲食之分。

何以知伤寒得之？然。当谵言妄语。何以言之？肺主声，入肝为呼，入心为言，入脾为歌，入肾为呻，自入为哭，故知肺邪入心为谵言妄语也。其病身热，心。洒洒恶寒，甚则喘咳，肺。其脉浮大心。而涩。肺。

此言心病因肺邪而入，肺主声，故专以声推。其病与脉，皆兼肺心二经也。肺邪入肺，谓之自入。此伤寒，非仲景伤寒。此谵妄，非阳明谵妄。玩读自见。

何以知中湿得之？然。当喜汗出不可止。何以言之？肾主液，入肝为泣，入心为汗，入脾为涎，入肺为涕，自入为唾，故如肾邪入心为汗不可止也。其病身热，心。小腹痛，足胫寒而逆。肾。其脉沉濡肾。而大。心。

此言心病因肾邪而入。肾主液，故专以液推。其病与脉，皆兼心肾二经也。肾邪入肾，谓之自入。

此五邪之法也。

法者，举一为例之法也。五邪者，木火土金水之邪。欲审五邪之证，必合肝色，心臭，脾味，肺声，肾液。以此心脏互推，则五脏各五五二十五证了然明白，而五腑二十五证不另载而可知也。至于虚实表里，种种之病，莫不可推。此真一语而能该千百言之文也。

五十难曰：病有虚邪，有实邪，有贼邪，有微邪，有正邪。何以别之？然。从后来者为虚邪，从前来者为实邪，从所不胜来者为贼邪，

从所胜来者为微邪，自病为正邪。

此章详言五邪生克之义。病有虚邪者？如心脏属火，其病邪从肝木传来，木生火，则木位居火之后，故曰从后来。病有实邪者，如心脏属火，其病邪从脾土传来，火生土，则土位居火之前，故曰从前来。病有贼邪者，如心脏属火，其病邪从肾水传来，水克火，心受克而不能胜，故曰从所不胜来。病有微邪者。如心脏属火，其病邪从肺金传来，火克金，金受克而火能胜，故曰从所胜来。正邪者，如心脏止有本经之病也。此以五邪互传之理，起下文举一心病而推也。

何以言之？假令心病，中风得之为虚邪。木生火。伤暑得之为正邪。火传火。饮食劳倦得之为实邪。火生土。伤寒得之为微邪。火克金。中湿得之为贼邪。水克火。

此是上文病传五脏之生克，以起下章五脏传变之生克也。

五十一难曰：经言七传者死，间脏者生。何谓也？然。七传者，传其所胜也。间脏者，传其子也。何以言之？假令心病传肺，肺传肝，肝传脾，脾传肾，肾传心，一脏不再伤，故言七传者死也。间脏者，传其所生也。假令心病传脾，脾传肺，肺传肾，肾传肝，肝传心，是子母相传，周而复始，如环无端，故言生也。

此言五脏传变生克之义。传其所胜者，谓传于所受克之脏，如心病传肺，是火克金。肺又传肝，是金克木。肝又传脾，是木克土。脾又传肾，是土克水。肾复传心，是水克火。心又欲传肺，是七传矣。然肺脏不能再伤，故曰七传者死也。间脏者，间一脏而传，如心病传脾而间肾，是火生土。脾病传肺而间肝，是土生金。肺病传肾而间心，是金生水。肾病传肝而间脾，是水生木，肝病传心而间肺，是木生火。心又复传于脾而病自已，此谓子母相传而生也。下文又明六腑同法之义。七传者，心肺肝脾肾也。间脏者，心脾肺肾肝也。此与伤寒三阳三阴传经不同，当知此义。

五十二难曰：脏病难治，腑病易治。何谓也？然。脏病所以难治者，传其所胜也。腑病易治者，传其子也。与七传间脏同法也。

此复明七传间脏脏腑同法。谓脏所以难治者，传其所胜也。若传其子，亦易治也。腑所以易治者，传其子也。若传其所胜，亦难治也。故曰与七传间脏同法也。云难治，非不治也，故有下章之法。张注云脏病深难治，腑病浅易治。如此讲，则七传间脏同法，竟成落空语矣。

五十三难曰：经言上工治未病，中工治已病。何谓也？然。所以治未病者，见肝之病，则肝当传之于脾，故先实其脾气，无令得受肝之邪也。故曰治未病焉。中工治已病者，见肝之病，不晓相传，但一心治肝，故曰治已病也。

此总结上章七传间脏之治也。凡一切类伤寒时证误治而死者，皆因未明七传间脏之义。伤哉！此从四十八难起，俱发明五邪之精义。如四十八难言五邪刚柔相逢，脏乘脏，腑乘腑，十变之理者，示人类推五十变之义也。而又于四十九难言五邪之伤者，即五脏之受伤，是本原病之所由来也。而又因五脏本来之伤，发明中风、伤暑、饮食劳倦、伤寒、中湿五条之病，又以声色臭味液合其脉证之理，推出脏有二十五证。虽不言腑而腑在其中，以足五十变之义。然必因五脏之所伤在前，所以五邪乘虚而集，此即经所谓邪之所凑，其气必虚者，是也。若人先有忧愁思虑伤于心者，则邪必乘心矣。如中风，乃肝邪乘心也。以色推之当赤，以病推之当身热而胁下满痛，以脉推之当浮大而弦。如伤暑，乃心邪自入心也。以臭推之当焦臭，以病推之当身热而心烦痛，以脉推之当浮大而散。如伤饮食劳倦，乃脾邪乘心也。以味推之当恶甘喜苦，以病推之当身热体重而嗜卧，以脉推之当浮大而缓。如伤寒，乃肺邪乘心也。以声推之当谵言妄语，以病推之当身热而恶寒喘咳，以脉推之当浮大而涩。如中湿，乃肾邪乘心也。以液推之当多汗，以病推之当身热而小腹痛，足胫寒逆，以脉推之沉濡而大。若先

有形寒饮冷伤于肺者，则邪必乘肺矣。如中风，肝邪乘肺也。以色推之当白，以病推之当喘咳洒淅恶寒而胁痛，以脉推之当涩而浮大。如伤暑，心邪乘肺也。以臭推之当腥臭，以病推之当咳喘寒热而心烦，以脉推之当浮涩而大。如伤饮食劳倦，脾邪乘肺也。以味推之当辛，以病推之当洒淅寒热，体重嗜卧，以脉推之当涩而缓。如伤寒，肺邪自入肺也。以声推之当哭，以病推之当喘咳而恶寒，以脉推之当浮而涩。如中湿，肾邪乘肺也。以液推之当涕，以病推之当寒热，小腹痛，喘咳，而足胫寒，以脉推之当涩而沉。若先有恚怒气逆伤于肝者，则邪必乘肝矣。如中风，肝邪自入肝也。以色推之当青，以病推之当往来寒热，胁下满痛，以脉推之当弦急而浮。如伤暑，心邪入肝也。以臭推之当臊臭，以病推之当胁下痛而心烦身热，以脉推之当弦细而散。如伤饮食劳伤倦，脾邪乘肝也。以味推之当酸，以病推之当胁痛，体重，四肢不收，以脉推之当弦而缓。如伤寒，肺邪乘肝也。以声推之当呼，以病推之当胁痛，寒热而喘咳，以脉推之当涩而弦。如中湿，肾邪乘肝也。以液推之当泣，以病推之当胁满痛而足胫寒逆，以脉推之当弦濡而沉。若先有饮食劳倦，伤于脾者，则邪必乘脾矣。如中风，肝邪乘脾也。以色推之当黄，以病推之当体重而胁下痛，以脉推之当缓而弦。如伤暑，心邪乘脾也。以臭推之当香臭，以病推之当体重不收，烦热心痛，以脉推之当缓而大。如伤饮食劳倦，脾邪自入脾也。以味推之当甘，以病推之当体重嗜卧，四肢不收，以脉推之当缓而滑。如伤寒，肺邪乘脾也。以声推之当歌，以病推之当体重而洒淅寒热，以脉推之当缓而涩。如中湿，肾邪乘脾也。以液推之当吐涎，以病推之当体重而足胫寒逆，以脉推之当缓而沉濡。若先有久坐湿地，强力入房伤于肾者，则邪必乘肾矣。如中风，肝邪乘肾也。以色推之当黑，以病推之当小腹痛，足胫寒，胁下满痛，以脉推之当沉而弦。如伤暑，心邪乘肾也。以臭推

之当腐，以病推之当小腹痛，足胫寒而身热，以脉推之当沉而大。如伤饮食劳倦，脾邪乘肾也。以味推之当咸，以病推之当足胫寒，小腹痛而体重，以脉推之当沉而缓。如伤寒，肺邪乘肾也。以声推之当呻，以病推之当小腹痛，足胫寒而喘咳，以脉推之当沉而涩。如中湿，肾邪自入肾也。以液推之当唾多，以病推之当小腹痛，足胫寒而逆，以脉推之当沉而迟。此即五脏类推二十五证之法也。而五腑之二十五证，当以首章之言脉微脉甚推之可也。至五十难复言虚实贼微正五邪者，欲审其邪之所来，知其或生或克，可以辨七传间脏之理，而犹恐后人遗其腑，故又以五十二难之腑病与脏病同法明之，以足首章脏腑十变之意也。至五十三难总结前五章五邪之精义，而又贯通已病未病用法施治之周。盖五邪之病，皆发于本原之虚，故其传变莫测，必察其邪之所由来，而审其七传间脏之病。如间脏之传其所生易愈而易治也。七传之传其所胜难愈而难治也。然治之之法，在兼顾其将传之脏，使其不至于七传而死。此大异于伤寒传经之法，故另列而不混也。乃见越人立法济世，至深切矣。凡人之心肾二脏最易受伤，而夏冬二气又最易感病，余特表而出之。以俟后之贤者，采择而裁政焉。如忧愁思虑伤于心者，富贵贫贱皆不能免。伤则心火常动，火动必克于肺金，心不受外感之邪则已，若一受外感之邪，必传其所胜之肺矣。肺又传于所胜之肝，肝又传于所胜之脾，脾又传于所胜之肾，肾又传于所胜之心，心又传于所胜之肺，故云七传。然肺不能两次受伤，故死。此即一脏不再伤之义也。若其人平日素伤于心者，适犯暑邪，必乘虚而入于心。心受邪而病势必乘虚而入于肺。医能识此，即于清暑之中，兼保其肺，如东垣之清暑益气汤，虽治已病之心，而实兼治未病之肺也。孙真人之生脉散，是预防其邪，而专治未病之剂也。至若暑邪太甚，类于伤寒者，人参败毒散，亦驱邪保正之剂最宜者也。若专任苦寒，以为清暑，此即中工之

治已病耳。如久坐湿地，强力入房而伤肾者，理更深微。盖肾有两脏，一水一火，其伤有别。如久坐湿地而受病者，常人有之，富贵者少。然其所伤在右肾居多，何也？湿就下而伤右肾之火，右肾之火，乃水中之火也。即坎中之真阳也。伏而不发，受邪则发矣。发则便为邪火，邪火能撼动心君之火，而心亦受伤矣。故其人平日素伤于湿者，适犯暑邪，必乘虚而入于右肾，右肾受邪，而病势必乘虚而传于心。其见证也，必现假热之象，或格阳而面赤者有之，烦躁而舌黑者有之，神昏而目定者有之。医能识此，即于驱邪之中，兼扶其阳，如仲景麻黄附子细辛汤、附子理中汤，虽治已病之右肾，而实兼扶未病之心阳也。金匮八味丸，是预防其邪，而专治未病之剂也。如强力入房而受病者，常人鲜有之。然其所伤在左肾居多，何也？精气泄而伤于左肾之水，左肾真阴之脏也。精竭则阴亏，阴亏则血亏，心为离，而离中之真阴，血也。故阴亏而血必枯，伤肺则心亦受伤矣。若其人平日素伤于左肾者，适犯寒邪，必乘其虚而入于左肾。左肾受邪，而病热必乘虚而传于心。其见证也，必现假寒之象，或格阴而面黑者有之，外寒而内燥者有之，四逆而目赤者有之。医能识此，即于驱邪之中，兼救其离中之阴，如仲景之通脉四逆汤、犀角地黄汤、人参白虎、黄连阿胶汤之类，虽治已病之左肾，而实兼治未病之心也。六味地黄汤丸、龟鹿人参等胶，是预防其邪，即所谓损其肾者，益其精，亦专治未病之剂也。当此真假疑似之际，若非细心求脉，投药一误，害如反掌。故云凭脉而不凭证，可也。又如饮食劳倦伤脾者，饮食之伤，伤于胃而为实。劳倦之伤，伤于脾而为虚。治实当兼顾膀胱，治虚当兼顾右肾。患怒气逆伤肝者，治当兼顾其脾。形寒饮冷伤肺者，治当兼顾其肝。以此研求类推，细心体会，庶不负越人之深意也。至于间脏而传其子者，盖因所伤未甚，因其未甚，故平日未克其所胜之脏腑，其受邪而病，亦不传其所胜之脏腑，而传其所生之脏腑也。余故曰：若腑病传其所胜，亦如脏病之难治也。于斯益明矣。

五十四难曰：腑脏发病，根本等不？然。不等也。其不等奈何？然。脏病者，止而不移，其病不离其处。腑病者，仿佛贲响，上下行流，居处无常。故以此知脏腑根本不同也。

此问脏腑发病根本等否，乃言发积聚之源，以起下章之意也。根本者，积有根本也。不等者，聚无根本也。止而不移，不离其处者，言积有根本，故不离而不移也。仿佛贲响，上下流行者，言聚无根本，故贲响而行流也。

五十五难曰：病有积有聚，何以别之？然。积者，阴气也。聚者，阳气也。故阴沉而伏，阳浮而动，气之所积名曰积，气之所聚名曰聚。故积者，五脏所生。聚者，六腑所成。积者阴气也，其始发有常处，其痛不离其部，上下有所终始，左右有所穷处，谓之积。聚者阳气也，其始发无根本，上下无所留止，其痛无常处，谓之聚。故以是别知积聚也。

此章言聚积之源。上下有所终始，左右有所穷处，此发明积有常处也。上下无所留止，其痛无常处，此发明聚无根本也。经谓气之所积曰积，气之所聚曰聚。愚又补其意曰：兼乎血而阴气凝积为积，纯乎气而阳气结聚为聚。

人病有沉滞久积聚，可切脉而知之耶？然。诊病在右胁有积气，得肺脉结脉。结甚则积甚，结微则积微。诊不得肺脉，而右胁有积气者，何也？然。肺脉虽不见，右手脉沉伏。其外痼疾同法耶？将异也？然。结者，脉来去时一止，无常数，名曰结也。伏者，脉行筋下也。浮者，脉在肉上行也。左右表里，法皆如此。假令脉结伏者，内无积聚。脉浮结者，外无痼疾。有积聚，脉不结伏。有痼疾，脉不浮结。为脉不应病，病不应脉，是为死病也。

此承上文言积聚之脉。如右胁有积聚，应当右寸肺部得结脉，结之微甚，可以推积之微甚。肺脉虽不见者，言肺部之结脉虽不见，然肺部必见沉伏之脉也。若外有痼疾，脉必浮

结，内有积聚，脉必伏结。至论积疾，五脏俱有，则肝心脾肾之脉，亦此法推之，故曰左右表里，法皆如此。至脉不应病，病不应脉，此脏败而气不应也，所以必死。痼疾者，如瘿瘤疮瘘皆是也。

五十六难曰：五脏之积，各有名乎？以何月保日得之？然。肝之积名曰肥气。在左胁下，如覆杯，有头足。久不愈，令人发咳逆，痎疟，连岁不已，以季夏戊己日得之。何以言之？肺病传肝？肝当传脾，脾季夏适王，王者不受邪，肝复欲还肺，肺不肯受，故留结为积。故知肥气以季夏戊己日得之。

此章言五脏积之所起，亦由五邪相传而成也。积有常处，故有定名，聚无常处，故无名可定也。此言肺病传肝，肝当传脾，脾土适王于季夏之土令，故力能拒而不受，则邪当复返于肺，但脾土得令而旺，肺金亦得土之生气而亦能拒邪，故曰不肯受也。邪因无道可行，故仍结于肝而就积矣。越人形容成积之理，可谓曲尽，乃见虚处受邪，旺处不容。今人治积以攻为务，大失经旨，良可叹也。

心之积名曰伏梁。起脐上，大如臂，上至心下。久不愈，令人病烦心。以秋庚辛日得之。何以言之？肾病传心，心当传肺，肺秋适王，王者不受邪，心复欲还肾，肾不肯受，故留结为积。故知伏梁，以秋庚辛日得之。

肺金得秋金之王之令，而能拒邪，肾水亦得秋金之生气，而亦能拒也。

脾之积名曰痞气。在胃脘，覆大如盘。久不愈，令人四肢不收，发黄疸，饮食不为肌肤。以冬壬癸日得之？何以言之？肝病传脾，脾当传肾，肾以冬适王，王者不受邪，脾复欲还肝，肝不肯受，故留结为积。故知痞气以冬壬癸日得之。

肾水旺于冬水之令，而能拒邪，肝木亦得水之生气，而亦能拒也。

肺之积名曰息贲。在右胁下，覆大如杯。久不已，令人洒淅寒热，喘咳，发肺壅。以春甲乙日得之。何以言之？心病传肺，肺当传肝，肝以春适王，王者不受邪，肺复欲还心，心不肯受，故留结为积。故知息贲以春甲乙日得之。

肝木旺于春木之令，而能拒邪，心火亦得木之生气，而亦能拒也。

肾之积名曰奔豚。发于少腹，上至心下，若豚状，或上或下无时。久不已，令人喘逆，骨痿少气。以夏丙丁日得之。何以言之？脾病传肾，肾当传心，心以夏适王，王者不受邪，肾复欲还脾，脾不肯受，故留结为积。故知奔豚以夏丙丁日得之。

心火旺于夏火之令，而能拒邪，脾土亦得火之生气，而亦能拒也。

此是五积之要法也。

此总结上文推其积之所自，而可以会悟治之之法矣。其法维何？经曰：治病必求于本也。不列六腑之聚，无定名故也。

五十七难曰：泄凡有几，皆有名不？然。泄凡有五，其名不同。有胃泄，有脾泄，有大肠泄。有小肠泄，有大瘕泄。名曰后重。

五泄名虽不同，然必由胃及脾。叔和云：湿多成五泄，此之谓也。五泄俱后重，故以名曰后重该之。下文各具其病状也。

胃泄者，饮食不化，色黄。

胃受邪则不能运化饮食，黄者，胃土之色，邪乃或湿或寒之邪也。

脾泄者，腹胀满泄注，食即呕吐逆。

凡六腑禀气于胃，五脏禀气于脾。脾胃受邪，则诸气滞而不化，故胀满骤注也。气不化必逆，故食即呕吐也。

大肠泄者，食已窘迫，大便色白，肠鸣切痛。

肺与大肠为表里，因邪从脾来，脾气不化，则肺与大肠之气亦不化。饮食入腹，迫气下行，故窘迫也。气不化，则攻冲，故鸣而痛也。白者，肺色也。

小肠泄者，溲而便脓血，少腹痛。

小肠者，泌别清浊之职。因气不化，则清

浊不分，欲溲小便而大便必同至，觉小腹窘痛而下浓血也。

大瘕泄者，里急后重，数至圊而不能便，茎中痛。

瘕，假也。圊，厕也。茎，小便也。此邪传于肾，肾乃开窍于二阴，肾气不化，二便失常，大便欲便而小得便，似乎假便之状，故曰瘕。因里急则数至圊，因后重则不能便，前阴不利，则必茎中痛也。

此五泄之要法也。

此总结上文言当审其在腑在脏，浅深久暴，推源而治，故曰要法也。

五十八难曰：伤寒有几，其脉有变不？然。伤寒有五，有中风，有伤寒，有湿温，有热病，有温病，其所苦各不同。

伤寒有五者，指五病俱统于伤寒一门，而分其所苦之不同也。风为阳邪，寒为阴邪，故先列中风，次列伤寒。寒者，皆冬月之正病也。湿温发于湿土之令居多，热病发于盛夏，温病即仲景《伤寒经》中春温病也。乃见前之五邪，从本原来，非比之伤寒热病，故各立其法也。注家以疫症指此温病，非也。

中风之脉，阳浮而滑，阴濡而弱。湿温之脉，阳濡而弱，阴小而急。伤寒之脉，阴阳俱盛而紧涩。热病之脉，阴阳俱浮，浮之而滑，沉之散涩。温病之脉，行在诸经，不知何经之动也。各随其经所在而取之。

此发明上文五病之脉。上四病之脉本文自明。此独论温病之脉行在诸经者，经言温脉必行于诸阳，然不知在诸阳何经以动。动者，脉盛也。诸阳，三阳也。各随其经取之者，刺之也。如仲景云：太阳病至七日以上，若欲再作经者，针足阳明。太阳病，初服桂枝汤，反烦不解者，先刺风池、风府。即此义也。

伤寒有汗出而愈，下之而死者。有汗出而死，下之而愈者。何也？然。阳虚阴盛，汗出而愈，下之即死。阳盛阴虚，汗出而死，下之而愈。

阳虚者，邪实于表，而表之阳气虚也。阴虚者，邪实于里，而表之阴气虚也。此即邪实正虚也。在表汗，在里下，此定法也。

寒热之病，候之如何也？然。皮寒热者，皮不可近席，毛发焦，鼻槁，不得汗。肌寒热者，皮肤痛，唇舌齿槁，无汗。骨发寒热者，病无所安，汗注不休，齿本槁痛。

伤寒一门，最为关系。故首节先定其名，示后人不得紊乱。次节明风湿寒热温五证之脉。三节言伤寒表里自有一定汗下之法，不可误行。此节明当汗当下之义。寒热病者，即伤寒、中风之总名也。皮寒热者，即仲景所谓太阳之表，风用桂枝汤，寒用麻黄汤，汗之而愈。肌寒热者，即仲景所谓邪在半表半里，用小柴胡汤，和解而愈。骨发寒热者，里发寒热也。即仲景谓正阳阳明里证，用承气汤，下之而愈也。乃见先圣后圣，其揆一也。

中峰云：苟非明达仲景者。未能明达此义。

五十九难曰：人肠胃长短，受水谷多少，各几何？然。胃大一尺五寸，径五寸，长二尺六寸，横屈受水谷三斗五升，其中当留谷二斗，水一斗五升。小肠大二寸半，径八分分之少半，长三丈二尺，受谷二斗四升，水六升三合合之大半。回肠大四寸，径一寸半，长二丈一尺，受谷一斗，水七升半。广肠大八寸，径二寸半，长二尺八寸，受谷九升三合八分合之一。故肠胃凡长五丈八尺四寸，受水谷八斗七升六合八分合之一。此肠胃长短受水谷之数也。

肝重二斤四两，左三叶，右四叶，凡七叶，主藏魂。

肝本两大叶，左三右四者，小叶也。

心重十二两，中有七孔三毛，盛精汁三合，主藏神。

脾重二斤三两，扁广三寸，长五寸，有散膏半斤，主裹血，温五脏，主藏意。

肺重三斤三两，六叶，两耳，凡八叶，主藏魄。

肾有两枚，重一斤二两，主藏志。

胆在肝之短叶间，重三两三铢，盛精汁三合。

胃重二斤十四两。其长广容水谷之数与首节同，故不录。

小肠重二斤十四两，左回叠积十六曲。其广长容水谷之数与首节同，故不录。

大肠重三斤十二两，当脐右回叠积十六曲。其长广容水谷之数与首节同，故不录。

膀胱重九两二铢，纵广九寸，盛溺九升九合。

口广二寸半，唇至齿长九分，齿以后至会厌深三寸半，大容五合。

舌重十两，长七寸，广二寸半。

咽门重十二两，广二寸半，至胃长一尺六寸。

喉咙重十二两，广二寸，长一尺二寸，九节。

肛门重十二两。其长广容水谷之数与首节同，故不录。

此章备细发明脏腑之形者，是发明内照之法也。其所以知之者，圣人之全知全能也。《内经》虽有岐伯曰，可剖而视之之句，此不过释疑问之意耳。

六十难曰：人不食饮七日而死者。何也？然。人胃中常存留谷二斗，水一斗五升。故平人日再至圊，一行二升半，日行五升。七日，五七三斗五升，而水谷尽矣。故平人不食饮七日而死者，水谷津液俱尽即死矣。

此与前章统结三卷始终之义。凡人所以生者，水谷也。能承运水谷者，胃也。自首卷至此，俱发明脉证无不以胃气为重，故曰：四时之脉，胃气为本。百病死生，胃脉为本。前章首举胃而递及肛门，此章复举胃存水谷而及于水谷津液尽而死。余谓越人之著《难经》，真首尾相应，一气贯通，学者读是经而不悟全文，究不能得其心传也。

六十一难曰：经言望而知之谓之神，闻而知之谓之圣，问而知之谓之工，切脉而知之谓之巧。何谓也？然。望而知之者，望见其五色以知其病。闻而知之者，闻其五音以别其病。问而知之者，问其所欲五味以知其病所起所在。切脉而知者，诊其寸口，视其虚实，以知其病在何脏腑也。

此章发明望闻问切四者之要。五色者，青黄赤白黑也。五音者，邪入肺为哭，入肝为呼，入心为言，入脾为歌，入肾为呻也。五味者，酸甘苦辛咸也。所起者，察其所欲五味中之何味，而知病起何腑何脏也。所在者，知其病起何腑何脏，而又现传何腑何脏也。三者俱知，然后诊其寸口，再视其虚实，则在腑在脏之病无不明矣。

经言以外知之曰圣，以内知之曰神。此之谓也。

此章统包三卷全文之意而结也。外者，望其色，闻其声，病未见而知之也。内者，问其所欲五味，切其脉而察其所病知其虚实也。越人望后世医者，必臻此境，方合轩岐之道。否则未免为粗工而已矣。

六十二难曰：脏井荥有五，腑独有六者。何谓也？然。腑者，阳也。三焦行于诸阳，故置一腧名曰原。所以腑有六者，亦与三焦共一气也。

井荥输经合，此五者配五脏。井荥输原经合，此六者配六腑。六腑多一原，所以脏五而腑六也。所出为井，所溜为荥，所注为输，所行为经，所入为合，所过为原也。

六十三难曰：《十变》言五脏六腑荥合，皆以井为始者。何谓也？然。井者，东方春也。万物之始生，诸蚑行喘息，蜎飞蠕动，当生之物，莫不以春生，故岁数始于春，月数始于甲，故以井为始也。

人身之穴，以井为始。井者，东方春也。万物之始生，如岁始于春者，东方木也。月始于甲者，亦应东方木也。诸蚑蜎蠕，皆入蛰之诸小虫也。得春风则能行能喘息能飞能动矣。《十变》，古经名也。

六十四难曰：《十变》又言阴井木，阳井金，阴荥火，阳荥水，阴腧土，阳腧木，阴经金，阳经火，阴合水，阳合土。阴阳皆不同。其意何也？然。是刚柔之事也。阴井乙木，阳井庚金。阳井庚，庚者，乙之刚也。阴井乙，乙者，庚之柔也。乙为木，故言阴井木也。庚为金，故言阳井金也。余皆仿此。

此举古经《十变》言井荥腧经合，俱以五行阴阳为配偶，但一阴一阳俱有相克，是何意也？言阳与阴配合取刚柔之义耳。如阴井木，阳井金，是乙与庚合也。乙为阴木，合庚之阳金，故曰庚乃乙之刚，乙乃庚之柔也。又于阴荥火，阴荥水，是丁与壬合也。丁为阴火，壬为阳水。阳腧木，阴腧土，是甲与己合也。甲为阳木，己为阴土。阴经金，阳经火，是丙与辛合也。辛为阴金，丙为阳火。阴合水，阳合土，是戊与癸合也。癸为阴水，戊为阳土也。如此配合，则刚柔相济，然后气血流通而不息，乃见人身经穴脏腑，俱有五行配合，无时不交也。

中峰云：观此则三十三难庚之柔，丙之柔之义益明矣。可见近来注家，不过逐章敷衍，未能通体贯彻也。

六十五难曰：经言所出为井，所入为合，其法奈何？然。所出为井，井者，东方春也。万物始生，故言所出为井也。所入为合，合者，北方冬也。阳气入脏，故言所入为合也。

此言井荥腧经合，如春夏秋冬之周而复始，东南西北之循环无端。自井而生发，至合而入脏，如天地一岁而有四时，一日亦有四时，人身随其气而运行，所以一呼一吸，阴阳无不周遍也。

六十六难曰：经言肺之原出于太渊，心之原出于大陵，肝之原出于太冲，脾之原出于太白，肾之原出于太溪，少阴之原出于兑骨，胆之原出于邱墟，胃之原出于冲阳，三焦之原出于阳池，膀胱之原出于京骨，大肠之原出于合谷，小肠之原出于腕骨。十二经皆以腧为原者，

何也？然。五脏腧者，三焦之所行，气之所留止也。三焦所行之腧为原者，何也？然。脐下肾间动气者，人之生命也，十二经中之根本也，故名曰原。三焦者，原气之别使也。主通行三气，经历于五脏六腑。原者，三焦之尊号也。故所止辄为原。五脏六腑之有病者，皆取其原也。

太渊，在手掌后陷中，手太阴所注，此即脉之大会也。大陵，在掌后骨下横纹中两筋间陷中，手厥阴所注。太冲，在足大指本节后两寸，足厥阴所注。太白，在足大指后内侧横骨下，足太阴所注。太溪，在足内踝后跟骨上动脉陷中，足少阴所注。兑骨，一名神门，在掌后锐骨端陷中，当小指后，手少阴所注。邱墟，在足外踝下如前陷中，足少阳所过。冲阳，在足跗上五寸高骨间动脉去陷谷二寸，足阳明所过。仲景所谓趺阳也。阳池，外侧本节后大骨下赤白肉际陷中，足太阳所过。合谷，一名虎口，在手大指令指歧骨陷中，手阳明所过。腕骨，在手外侧腕前起骨下陷中，又手太阳所过。三焦之原在脐下肾间动气之所，人之生命，十二经之根本，皆系乎此。三焦在此原气，分别致使通行上中下三气，经历于五脏六腑之腧穴，因其经历，故腧亦可名原也。而所谓原者，岂非三焦尊重之号乎。五脏六腑之病，皆取十二经之原穴，岂非三焦能统摄诸脏腑之一大腧乎。

六十七难曰：五脏募皆在阴，腧皆在阳者。何谓也？然。阴病行阳，阳病行阴，故令募在阴，腧在阳也。

此章发明募腧所以在阴在阳之义。阴者属于腹，募居于腹，阳者属于背，腧居于背。募者，结募也。为经气之所聚。腧者，输也。由此而输彼也。故募腧为气血阴阳周行悬节之所，而病邪亦无不从此而出。人如病在阴分，有腧方可以行阳。病在阳分，有募方可以行阴。否则间隔不通矣。故令募在阴，腧在阳也。此义以疟证喻之，最为确切。凡疟必由外感暑湿之邪，内伤生冷之气，其邪渐渍隐于募原。邪气

239

行阳则热，行阴则寒。邪入浅，则道近，故日作。邪入深，则道远，故间日作。俞深则愈远，故有间二日三日者。此非阴病行阳，阳病行阴之明验乎。五脏之募穴，肺募中腑穴，心募巨阙穴，脾募章门穴，肝募期门穴，肾募京门穴。

六十八难曰：五脏六腑，各有井荥输经合，皆何所主？然。经言所出为井，所流为荥，所注为腧，所行为经，所入为合。井主心下满，荥主身热，腧主体重节痛，经主喘咳寒热，合主逆气而泄。此五脏六腑井荥腧经合所主病也。

自六十二难至此，俱发明井荥腧原经合之穴，以下俱发明针刺之法也。纪氏曰：井者，若水之源。水始出源，流之尚微，故谓之荥。水上而注下，下复承而流之，故谓之腧。水行经历而过，故谓之经。经过于此，乃入于脏腑与众经相会，故谓之合。《素问》曰：六经为川，肠胃为海也。晞范曰：井法木以应肝，脾之位在心下，今邪在肝，肝侵脾，故心下满。今治之于井，不令木乘土也。荥法火以应心，肺属金外主皮毛，心火灼于肺金，故身热，谓邪在心也。故治之于荥，不使火来乘金，则身热自愈矣。腧法土以应脾，今邪在土，土必克水，水者肾也，肾主骨，故病则节痛，邪在土，土自病则体重，故治之于腧。经法金以应肺，今邪在肺，得寒则咳，得热则喘。金必克木，木者肝，肝在志为怒，怒则气逆而作喘，故治之于经。合应水而主肾，肾气不足，伤于冲脉，则气逆，肾开窍于二阴，气逆则不禁而下泄，故宜治合也。五脏六腑，各有井荥腧经合之穴。其原穴独在六腑，故六腑多一原穴，并列于下。

肝井大敦。荥行间。输太冲。经中封。合曲泉。

肺井少商。荥鱼际。输太渊。经经渠。合尺泽。

心井少冲。荥少府。输神门。经灵道。合少海。

肾井涌泉。荥然谷。输太溪。经复溜。合阴谷。

脾井隐白。荥大都。输太白。经商丘。合阴陵泉。

心胞络。井中冲。荥劳宫。输大陵。经间使。合曲泽。

胆井窍阴。荥侠溪。输临泣。原邱墟。经阳辅。合阳陵泉。

大肠井商阳。荥二间。输三间。原合谷。经阳溪。合曲池。

小肠井少泽。荥前谷。输后溪。原腕骨。经阳谷。合小海。

胃井厉兑。荥内庭。输陷谷。原冲阳。经解溪。合三里。

膀胱井至阴。荥通谷。输束骨。原京骨。经昆仑。合委中。

三焦井关冲。荥液门。输中渚。原阳池。经支沟。合天井。

六十九难曰：经言虚者补之，实者泻之，不虚不实，以经取之。何谓也？然。虚者补其母，实者泻其子，当先补之，然后泻之。不实不虚，以经取之者，是正经自生病，不中他邪也。当自取其经，故言以经取之。

此章言针刺经穴补泻之大法，而亦可推之于用药也。子母以五行配脏腑而推之，先补之，然后泻之者，言欲泻其子，而必先补其母也。可见古人必以固本为要明矣。

七十难曰：经言春夏刺浅，秋冬刺深者。何谓也？然。春夏者，阳气在上，人气亦在上，故当浅取之。秋冬者，阳气在下，人气亦在下，故当深取之。

此言针法以得气为主，故气浅针亦浅，气深针亦深也。

春夏必致一阴，秋冬必致一阳者。何也？然。春夏温，必致一阴者，初下针沉之，至肾肝之部。得气，引持之阴也。秋冬寒，必致一阳者，初内针浅而浮之，至心肺之部。得气，推而内之阳也。是谓春夏必致一阴，秋冬必致一阳也。

上文言用针得气之理，此言用针致气之法，

以顺四时阴阳之义。谓春夏初内针深，至肾肝之部，得其一阴之气，即持针引至心肺之部而留之。秋冬初内针浅，至肺之部，得其一阳之气，然后推之至肾肝之部而留之也。

七十一难曰：经言刺荣无伤卫，刺卫无伤荣。何谓也？然。针阳者，卧针而刺之。刺阴者，先以左手摄按所针荣腧之处，气散乃内针，是谓刺荣无伤卫，刺卫无伤荣也。

此言用针浅深之法。卧针者，卧其针而刺之，则浅而不伤荣血也。以左手摄按者，令卫气散，内针则深而不伤卫气也。

七十二难曰：经言有见如入，有见如出者。何谓也？然。所谓有见如入者，谓左手见气来至乃内针，针入见气尽乃出针，是谓有见如入，有见如出也。

此言候气到而内针，候气尽而出针之义。如入如出如字，同而字，古通用。

七十三难曰：诸井者，肌肉浅薄，气少不足使也。刺之奈何？然。诸井者，木也。荣者，火也。火者，木之子。当刺井者以荣泻之。故经言补者不可以为泻，泻者不可以为补。此之谓也。

井属木，是火之母。荣属火，是木之子。比如肾实当泻井木，而井木之穴在手足指梢肉薄气少不足施治，于是刺荣。所谓泻子令母虚。若舍荣而刺腧，则土虚不能制水，肾邪更实矣。若刺经，则金生水，肾邪必反甚矣。故曰当刺井者，以荣泻之。故经言补者不可以为泻，泻者不可以为补也。

七十四难曰：经言春刺井，夏刺荣，季夏刺腧，秋刺经，冬刺合者。何也？然。春刺井者，邪在肝。夏刺荣者，邪在心。季夏刺腧者，邪在脾。秋刺经者，邪在肺。冬刺合者，邪在肾。其肝心脾肺肾而系于春夏秋冬者。何也？然。五脏一病，辄有五也。假令肝病色青者肝也，臊臭者肝也，喜酸者肝也，喜呼者肝也，喜泣者肝也。其病众多不可尽言也。四时有数，而并系于春夏秋冬者也。针之要妙，在于秋毫

者也。

此章言春夏秋冬之刺井荣腧经合。非必春刺井，其邪在肝者，刺井也。井属木，春也，故云春刺井也。余脏皆然。又问肝心脾肺肾，何故系于春夏秋冬，故复举肝木之青臊酸呼泣，以明五脏六腑之病众多，而并统于金木水火土之所属。如四时之有数，而并系于春夏秋冬之所属也。然其要妙在分别脏腑，如察秋毫，故下章又明脏腑阴阳之义。

七十五难曰：病有欲得温者，有欲得寒者，有欲见人者，有不欲见人者，而各不同。病在何脏腑也？然。病欲得寒而欲见人者，病在腑也。病欲得温而不欲见人者，病在脏也。何以言之？腑者阳也，阳病欲得寒，又欲见人。脏者阴也，阴病欲得温，又欲闭户独处，恶闻人声。故以别知脏腑之病也。

前三卷以脉别脏腑，切脉而治病也。此以所欲别脏腑，问情而针病也。

七十六难曰：针有补泻，何谓也？然。补泻之法，非必呼吸出内针也。何以言之？坊本脱此四字。

呼内吸出为补，吸内呼出为泻。此章言不但此也，必以得气为主，义在下文。

然。知为针者信其左，不知为针者信其右。当刺之时，必先以左手厌按所针荣腧之处，弹而努之，爪而下之。其气之来如动脉之状，顺针而刺之得气。推而内之是谓补，动而伸之是谓泻。不得气，乃与男外女内。又不得气，是谓十死。不治也。厌与压同。

知为针者，善针之人也。左手厌按荣腧，知肌肉厚薄，筋骨膝会，取穴分明，于左手指下，然后以右手内针。不知为针者，反是。凡用针之时，必先以左手弹之，使气脉努聚若动脉之状，爪按真穴刺之。待气应于针，因而推至当止之分，此谓补。若得气即摇动伸提，此谓泻。若久留针而气不至，则浮针于卫分左转以待其气。不至，又沉内于荣分转右以待其气。若又不至，为阴阳俱绝不治也。言男女，即左右。

七十七难曰：何谓补泻？当补之时，何所取气？当泻之时，何所置气？然。当补之时，从卫取气。当泻之时，从荣置气。其阳气不足，阴气有余，当先补其阳，而后泻其阴。阴气不足，阳气有余，当先补其阴，而后泻其阳。荣卫通行，此其要也。阳气即卫气，阴气即荣气。

此言补泻用针之法也。欲补，从卫取气浅针之。俟得气，乃推内针于所虚之处。欲泻，从荣置气深针之。于所实之处，俟得气，引针泄之。此补泻大要也。

七十八难曰：经言五脏脉已绝于内，用针者反实其外。五脏脉已绝于外，用针者反实其内。内外之绝，何以别之？然。五脏脉已绝于内者，肾肝脉绝于内也。而医者反补其心肺五脏。脉已绝于外者，心肺脉绝于外也。而医者反补其肾肝。阳绝补阴，阴绝补阳，是谓实实虚虚，损不足而益有余。如此死者，医杀之耳。

此言脉者，谓针刺脉络之脉，非寸关尺之脉也。绝者，气不至也。曰外内者，即荣卫阴阳上下也。此言不知补泻之法，足以杀人。下文详言其法也。

七十九难曰：经言迎而夺之，安得无虚。随而济之，安得无实。虚之与实，若得若失。实之与虚，若有若无。何谓也？义在下文。

然。迎而夺之者，泻其子也。随而济之者，补其母也。假令心病，泻手心主腧，胞络之大陵穴。是谓迎而夺之者也。补手心主井，胞络之中冲穴是谓随而济之者也。所谓实之与虚者，濡牢之意也。气来实牢者为得，濡虚者为失。故曰若得若失也。

腧属土，心病泻之，是泻子也。井属木，心病补之，是补母也。濡，犹软也。牢，犹硬也。得失，即有无也。心病，即胞络病也。

八十难曰：经言能知迎随之气，可令调之。调气之方，必在阴阳。何谓也？然。所谓迎随者，知荣卫之流行，经脉之注来也。随其逆顺而取之，故曰迎随。调气之方，必在阴阳者，

知其内外表里，随其阴阳而调之。故曰调气之方，必在乎阴阳。

此言迎随之气，随其逆顺而针之。调气之方，审其阴阳表里，用药而调之也。

八十一难曰：经言无实实，无虚虚。损不足而益有余？是寸口脉耶？将病自有虚实也？其损益奈何？然。是病非谓寸口脉也，谓病自有虚实也。假令肝实而肺虚，肝者木也。肺者金也。金木当更相平，当知金平木。假令肺实，故知肝虚，微少气，用针不补其肝，而反重实其肺。故曰实实虚虚，损不足而益有余。此者中工之所害也。

此章虽承上而言针刺之补泻，其实为总结全部大法，而寓反覆丁宁之意也。然时举经言无实实虚虚，损不足而益有余为问者，具见医理最严虚实之戒。虚实稍误，害如反掌，故设此谆谆垂训之辞也。如上卷之言，动脉会于寸口，以下十二经之脏腑，定寸关尺之脉位，以弦钩毛石之象，合四时之盛衰，而又推广命门三焦，奇经络脉，阴乘阳乘，覆溢关格，六甲旺脉，损至脉症，五邪五泄，伤寒积聚，厥痛狂癫，无一不极详且备。而犹虑后人不知五脏自有生克，以平为度之法，故云此非寸口脉也。谓病自有虚实也。即此自有虚实一句，乃示人以法外之法也。得乎此，即经所谓不治已病治未病之法亦得矣。凡人脉之虚实，必因病而见，未有病见虚实而脉不见虚实者也。今言自有虚实，乃五脏自有相制者虚实，不同于脉之虚实论也。如肝实肺虚，肝木受制于肺金者也。因肺虚不能制肝，所以谓之肝实。若治肝之实，非矣。医当补肺金之虚，则肝之实，肺自能制之也。如肺实肝虚，肺乃制肝者也。肺既实则制肝太过，若徒补肝之虚而不治其致虚之源，亦非矣。医当泻肺金之实，则肝木自能条达也。若不能治其致虚之源，苟能知虚知实，犹不至于大谬。更有不知相制之虚实，反补其实而泻其虚，损不足而益有余，使轻证必重，重证必死，所谓中工之害也。举肝肺则他脏俱可类推，

学者能不惕然知警乎。或问：《难经》至八十一难而止，取何义耶？余曰：此越人悉体轩岐之旨，而寓尊经之义乎。如《素问》九卷而分八十一篇，《灵枢》九卷亦分八十一篇，其一十八卷，后人析为十二卷，二十四卷，此皆变乱古圣之旨，大失尊经之义。今即以《灵》《素》证之可明矣。考《素问》离合真邪论，黄帝问曰：余闻九针九篇，夫子乃因而九之，九九八十一篇，余尽通其意矣。又《灵枢》九针论，岐伯曰：夫圣人之起，天地之数也。一而九之，故以立九野。九九八十一，以起黄钟之数焉。若此者，乃知天地大德曰生，重阳九之数也。故轩岐作《内经》，亦体天地阳生之道，而符此九九之数也。今《难经》之八十一难，乃合《内经》而一贯之。首尾相应，全体通灵，岂非越人悉体轩岐之旨而寓尊经之义乎。中峰云：余见《难经》各家之注多矣，皆不能探作者之心，不过随文敷衍，并无一语道及全体通灵之妙。今阅是注，知越人引《灵》《素》一十八卷之义，尊其序而该其要，会通一贯，作此八十一条之大文。学者能玩索研求，则一十八卷之《灵》《素》，莫不头头是道矣。乃近世张介宾以《内经》分类各门，名曰《类经》，以备医者易于查对，犹夫吾儒之五经，时下亦有分门类叙以供便览。无非欲开浅学摘用之窦，殊不知气脉不贯，头绪全无，临文之际，究无益也。因悟《难经》之妙，不易《内经》之次序，能运《内经》之全神，必轩岐假手于越人而作此合璧之书也。然三千年来实无人道，乃得是注而始明，又何莫非越人之假手于先生乎。

本　草　类

（凡五种）

神农本草经赞

（三国）吴 普 等述经

（清）叶志诜 撰赞

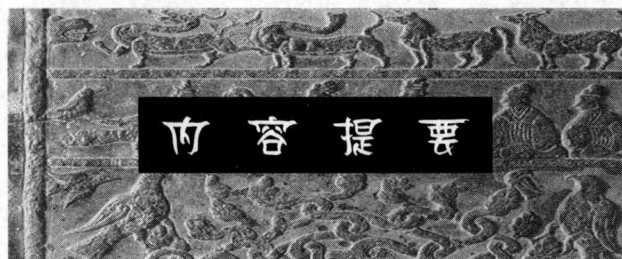

内容提要

本书三卷，为吴普原本，叶志诜撰赞。又附《月令七十二候赞》。《神农本草经》原本甚少，叶氏以别出心裁，用古博文字，每首撰成四言赞文。尤恐后人费解，又自加诠注，令读其书者，别饶异趣，于古经自然熟记不忘矣。

神农本草经赞序

古书之以经称，而流传于今者，以《神农本草经》与大禹《山海经》为最。顾《山海经》旧传禹与益同记之，而有长沙、零陵、桂阳、诸暨等郡县，识者疑之。因及《神农本草》，其出药物者，亦有豫章、朱崖、赵国、常山、奉高、真定、临淄、冯翊等名，亦以为疑，然无可疑也。本草之目，始见于《汉书》平帝之诏，班氏《艺文志》，有《神农黄帝食禁七卷》，食禁乃食药之讹，《周礼》贾疏引之正作食药，其即本草诸书明矣。《隋书·经籍志》：神农本草八卷。又云：梁有神农本草五卷，神农本草属物二卷，神农明堂图一卷，殆合之为八卷耶。然《梁·七录》止云神农本草三卷，核其书，上药一百二十种为君，主养命以应天者本上经；中药一百二十种为臣，主养性以应人者本中经；下药一百二十五种为佐使，治病以应地者本下经，则作三卷者，其本经也。又合三百六十五种，法三百六十五度，一度以应一日，以成一岁。本草之为经大矣，其有豫章等郡县名，皆后人羼入之文字。《大观本草》，黑白字书，厘正最精。《太平御览》，所行经史，止云生山谷生川泽者，尤为确据。阳湖孙观察星衍，及从子冯翼，相与辑之，实为神农功臣，亦可无疑于是经矣。汉阳叶大中丞封翁东卿先生，就养于粤东节署，老而好学，考古不衰，因取孙氏所编《神农本草经》，物物而为之赞。赞各四言四韵，音节之古，不可名言。又自为之注，简而且明，使读本草者，流览讽诵，不能释手。而其药之本性治用，了然于目，自有会心，不尤为神农功臣乎？楚材以县职试用于粤者逾年，适与同僚校阅广郡试卷，而封翁寄示是书，命为之序，展读三四，窃有请焉。昔郭景纯注《山海经》，而并为图赞，翁之为是赞也，其亦有景纯之志乎！翁以为然，即以是言系诸简末云。

道光三十年庚戌夏五鄞王楚材谨序于广州郡斋

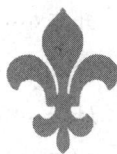

目 录

神农本草经赞

卷二　中经

中药为臣，主养性以应人，无毒有毒，斟酌其宜，欲遏病补羸者。本中经。

卷三　下经

下药为佐使，主治病以应地，多毒，不可久服，欲除寒热邪气破积聚愈疾者。本下经。

神农本草经赞

神农本草经赞　卷一　上经

魏吴普等述经

汉阳叶志诜撰赞
绍兴裘韵初参校

丹砂

味甘微寒，主身体五脏百病，养精神，安魂魄，益气明目，杀精魅邪恶鬼，久服通神明不老，能化为鸿，生山谷。

符陵上药，首纪丹巴，凝真调气，御魅驱邪，液挚金倾，光灿朱霞，宜家寿考，廖井澄华。

名医曰：生符陵。魏志传注：稽康采御上药。说文：丹巴，越之赤石也。李湜碑：凝真牝谷。张蟝诗：饥渴惟调气。左传：以御魑魅。齐民要术：以驱百邪。管子：山上有丹砂，其下有钮金。南史传：刘讦如天半朱霞。易林：寿考宜家。抱朴子：临沅廖氏，世世寿考，其井水赤，掘之得丹砂数十斛。

云母

味甘平，主身皮死肌，中风寒热，如在车船上。除邪气，安五脏，益子精明目，久服轻身延年。一名云珠，一名云华，一名云英，一名云液，一名云沙，一名璘石，生山谷。

晓庆非云，养育如母，时维中春，升彼齐阜，五色相宜，四时更受，蕴地精收，全形不朽。

齐雩祭歌：非云晓庆。广雅：母牧也，言育养子也。名医曰：生太山、齐卢山及瑯琊北定山石间，二月采。抱朴子：云母有五种，五色并具，多青者宜以春服之，多赤者宜以夏服之，多白者宜以秋服之，多黑者宜以冬服之，但有青黄二色者，宜以季夏服之，晶晶纯白，可以四时常服之也。巴蜀异物志：云母一名云精，入地万岁不朽。

玉泉

味甘平，主五脏百病，柔筋强骨，安魂魄，长肌肉，益气，久服耐寒暑，不饥渴，不老神仙。人临死服五斤，死三年，色不变。一名玉札，《初学记》引云玉桃，《太平御览》引同，疑当作桃。生山谷。

阳精孕璞，霏屑消坚，禁水胜火，辉山澄川，浓调榆酿，粘倩蒽湔，礼供斋食，白首长延。

周礼注：玉是阳精之纯者。吴普曰：玉泉一名玉屑。抱朴子：服之一年以上，入水不沾，入火不灼，得于阗国，白玉尤善，乌米酒及地榆酒化之为水，亦可以蒽浆消之为粘。陆机赋：石韫玉而山辉。唐书传：郑朗蔼若瑞玉，淡如澄川。周礼：王斋则供食玉。事类赋：白玉体如白首翁。

石钟乳

味甘温，主咳逆上气，明目益精，安五脏，通百节，利九窍，下乳汁，《御览》一名留公乳。生山谷。

由刚化柔，岩脉泄乳，蒸栗侔黄，寒冰积卤，鹅管排筒，蝉纱错缕，药石比言，仙茅安数。

韩愈诗：泄乳交岩脉。吴普曰：黄白色，空中相通。唐书传：高季辅数上书，言得失，辞诚切至，帝赐钟乳一剂曰：而进药石之言，朕以药石相报。续传信方：千斤钟乳，不若一斤仙茅。

涅石

旧作矾石，据《郭璞注》《山海经》引作涅石。味酸寒，主寒热泄利，白沃阴蚀，恶创目痛，坚筋骨齿，炼饵服之，轻身不老增年，一名羽涅，生山谷。

羽涅羽泽，女床之阴，寒凝热炙，创巨痛深，染缯易色，练饵调心，嗤彼桩叶，窃附高岑。

吴普曰：矾石一名羽泽。山海经：女床之山，其阴多涅石。淮南子：以涅染缯。黄庭坚曰：江南野中桩花，土人采叶烧灰，染紫为黝，不借矾而成，因易名为山矾花。

消石

味苦寒，主五脏积热，胃张闭，涤去蓄结饮食，推陈致新，除邪气，炼之如膏，久服轻身，《御览》引云一名芒硝。生山谷。

京山元碙，性工浣胃，作作生芒，醇醇结味，相劝加餐，解醒既醉，养阳养阴，慧圣好治。

山海经：京山其阴，有元碙，碙即消异文。刘基诗：浣胃涤肠，绝去病根。史记书：作作有芒。王褒赋：醇醇而有味。古诗：上有加餐饭。诗：既醉以酒。礼：凡饮，养阳气也。凡食，养阴气也。淮南子：黄色主胃，慧圣而好治。

朴硝

味苦寒，主百病，除寒热邪气，逐六腑积聚，结固留癖，能化七十二种石，炼饵服之，轻身神仙，生山谷。

如玉藏璞，盐液附生，青分晓岫，白表流

晶，刚惟柔克，机与化争，七十二石，含虚太清。

名医曰：生益州盐水之阳，色青白者佳。王勃诗：山长晓岫，青白行简。赋：流晶表异。书：高明柔克。白居易赞：但获天机，则与化争。鹖冠子：上及太清。

滑石

味甘寒，主身热溲澼，女子乳难癃闭，利小便，荡胃中积聚寒热，益精气，久服轻身耐饥长年，生山谷。

荡秽涤瑕，滑为滞导，上合三焦，两之九窍，可以乐饥，使我高蹈，白山卷山，鲜结皓耀。

宋务先疏：涤瑕荡秽。黄庭经：上合三焦道饮浆。周礼：疾医两之以九窍。诗：可以乐饥。左传：使我高蹈。名医曰：生掖北白山，或卷山。水经注：粉水皓耀鲜洁。

石胆

味酸寒，主明目，目痛金创，诸痫痉，女子阴蚀痛，石淋寒热，崩中下血，诸邪毒气，令人有子，炼饵服之，不老，久服增寿神仙，能化铁为铜成金银，《御览》引作合成。一名毕石，生山谷。

质青喻胆，羌道磷磷，星中弧建，日纪庚辛，永令糜寿，宜尔麟振，仙人狡狯，变化金银。

御览：生羌道或句青山。礼：仲春之月，昏弧中，旦建星中。名医曰：二月庚子辛丑日采。诗：绥我眉寿。古作糜，又麟之趾，振振公子。神仙传：王方平曰，不喜复作如此狡狯变化也。

空青

味甘寒，主青盲耳聋，明目利九窍，通血脉，养精神，久服轻身延年不老，能化铜铁铅锡作金，生山谷。

铜液薰空，三春浮聚，决牖益聪，披云快睹，常奉金仙，传言玉女，旷矣高怀，轩轩韶举。

名医曰：铜精薰则生空青，其腹中空，三月中旬采。真诰：耳者体之牖，有决牖之术。世说：若披云雾而睹青天。岑参诗：常愿奉金仙。词曲：名传言玉女。世说：何其轩轩韶举。

曾青

味酸小寒，主目痛，止泪出、风痹，利关节，通九窍，破癥坚积聚，久服轻身不老，能化金铜，生山谷。

逾八百载，是生青曾，光回呼吸，积破痕癥，珠连累累，金化层层，启关解节，妙合而凝。

淮南子：青天八百岁生青曾。黄庭经注：常存日月于两目，使光与身合则通真矣。陶宏景曰：形累累如黄连相缀。费冠卿记：层层倚空。周子说：妙合而凝。

禹余粮

味甘寒，主咳逆，寒热烦满，下痢赤白，血闭癥瘕，大热，炼饵服之不饥，轻身延年，生池泽及山岛中。

蛊为谷飞，粮亦羽化，等润川流，敷荣岩罅，赤散余霞，黄吹晚稏，知白辨名，禹功休诧。

左传：谷之飞亦为蛊。晋书传：好道者皆谓之羽化。陶宏景曰：有壳重叠，中有细末如蒲黄。又一种有节而色赤。范成大诗：早籼与晚稏。道德经：知其白。名医曰：一名白余粮。按神农经，自非夏禹也。

太乙余粮

味甘平，主咳逆上气，癥瘕血闭，漏下，除邪气，久服耐寒暑，不饥轻身，飞行千里若神仙，一名石垴，生山谷。

贵神食气，亦具乾糇，脑含雪化，甲脱云浮，行轻千里，采及九秋，丰饶遗滞，栖亩弗收。

史记书：天神贵者太一。诗：乾糇以愆。庚辛玉册：石黄性热，有处其雪先消。吴普曰：生太山上，有甲，甲中有白，九月采取。诗：彼有遗秉，此有滞穗。左思赋：余粮栖亩而弗收。

白石英

味甘微温，主消渴，阴痿不足，咳逆，胸膈间久寒，益气，除风湿痹，久服轻身长年，生山谷。

谁削六棱，吹霜炼雪，摇影朝阳，搏华夕月，西华岩峣，东封突兀，开凿登探，如指纷结。

名医曰：生华阴山谷，及太山，如指长二三寸，六面如削，白澈有光。文心雕龙：吹霜喷露。二仪录：萧史造炼雪丹。御览：久服通日月光。李为赋：乍摇紫影。欧阳詹赋：搏华上浮。沈佺期诗：太史漏金探文，命泯开凿。

紫石英

味甘温，主心腹咳逆邪气，补不足，女子风寒在子宫，绝孕十年无子，久服温中，轻身延年，生山谷。

盘根夺紫，比象樗蒲，色兼缥质，质亚璑珠，腹池冱解，心府春苏，十年乃字，门设桑弧。字本程氏伊川说易，作字育之字。

陶宏景曰：石色重澈，下有根。吴普曰：达头如樗蒲。寇宗奭曰：色紫而不匀。郭璞曰：璑珠石似玉。黄庭经：小腹为玉池。淮南子：智者心之府也。易：十年乃字。礼：男子生，桑弧蓬矢六，以射天地四方。又设弧于门左。

五色石脂

青石、赤石、黄石、白石、黑石脂等，味甘平，主黄疸泄利，肠澼脓血，阴蚀下血。赤

白邪气，痈肿疽痔，恶创，头疡疥搔，久服补髓益气，肥健不饥，轻身延年。五石脂各随五色补五脏，生山谷中。

名别五符，主治异道，轲雁将雏，縠独盬垆，粉渍肤凝，饴调面澡，曾说赤须，生不知老。

吴普曰：一名五色符，色如独垆。雁雏方言：雁自关而东，谓之轲轹。成公绥赋：似鸿雁之将雏。说文：縠，小独也。左传：晋文公梦楚子伏己而盬其脑。诗：肤如凝脂。世说：杜宏治面如凝脂。列仙传：赤须子好食石脂。易林：生不知老。

白青

味甘平，主明目，利九窍、耳聋，心下邪气，令人吐，杀诸毒三虫，久服通神明，轻身延年不老，生山谷。

三十六水，鱼目紫中，挺英融铁，禀异吹铜，气宜管龠，毒制彭虫，静听熟视，条达均通。

仙经：三十六水，方中时有。苏恭曰：形似鱼目，圆如铁珠。曹植赋：融铁挺英。刘禹锡文：禀异吹铜。傅子：心有管龠。宣室志：彭者三尸之姓。刘伶颂：静听不闻雷霆之声，熟视不见太山之形。阮籍论：阴阳调达均通。

扁青

味甘平，主目痛，明目，折跌痈肿，金创不瘳，破积聚，解毒气，利精神，久服轻身不老，生山谷。

朱崖朱提，斯石有扁，质谢蓝成，品分葱浅，蹈刃夷瘳，攻坚濡软，时有中空，还同万选。

名医曰：生朱崖朱提。诗：有扁斯石。北史传：青成蓝，蓝谢青。尔雅注：青葱，浅青也。苏恭曰：形扁作片而色浅，腹中亦时有空者。中庸：白刃可蹈也。诗：麇有夷瘳。魏志传注：攻坚易于折枯。人物志：拟疑难则濡软

而不尽。唐书传：张蒨犹青铜钱，万选万中。

菖蒲

味辛温，主风寒湿痹，咳逆上气，开心孔，补五脏，通九窍，明耳目，出声音，久服轻身，不忘不迷惑，延年，一名昌阳，生池泽。

一阳来复，昌本先萌，百阴感气，九节敷荣，飨宜菹醢，候纪催耕，灵台清畅，悦耳流声。

吕氏春秋：冬至后，菖始生，百草之先生者。曲术：感百阴之气为菖蒲。名医曰：一寸九节者良。周礼注：昌本切之四寸为菹。庄子注：灵台者，心也。清畅故忧患不能入。枚乘七发：流声悦耳。

菊花

味苦平，主头风眩肿，目痛欲脱，泪出，皮肤死肌，恶风湿痹，久服利血气，轻身耐老延年，一名节华，生川泽及田野。

女节女华，是生女儿。采用四时，德包五美，自叶流根，抗茎敷蕊，饮杂芳醪，精调琼靡。

崔实月令：女节女华，菊花之名。山海经：女几之山，其草多菊荣。名医曰：正月采根，三月采叶，五月采茎，九月采花，十一月采实。钟会赞：菊有五美。西京杂记：饮菊花酒，令人长寿。扬雄反骚：精琼靡与秋菊兮。

人参

味甘微寒，主补五脏，安精神，定魂魄，止惊悸，除邪气，明目，开心益智，久服轻身延年，一名人衔，一名鬼盖，生山谷。

摇光散采，涓涓蒙蒙，三桠颖擢，五叶阴浓，紫云团盖，明月当空，迎年佩结，求我婴童。

春秋：运斗枢，摇光星散而为人参。卓异记：紫衣童子歌，山涓涓兮树濛濛，明月愁兮当夜空，遂于古松下得参一本。高丽人赞：三

楗五叶，背阳向阴，礼斗威仪，下有人参，上有紫气。清异录：咸通后士风，正旦未明，佩紫赤囊，中盛人参，号迎年佩。易：童蒙求我。

天门冬

味苦平，主诸暴，风湿偏痹，强骨髓，杀三虫，去伏尸，久服轻身，益气延年，一名颠勒，生山谷。

天门地门，异名分土，引蔓春朝，乘丝夜雨，重沐美鬈，更坚疾齫，玉垒星桥，墙蘼非伍。

抱朴子：或名地门冬。书：分土为三。苏颂曰：春生藤蔓，大如钗股，其叶如丝杉而细散。朱子诗：西窗夜来雨。列仙传：赤松子服天门冬，齿落更生，细发复出。诗：其人美且鬈。说文：发好貌。陆游诗：齫齿虽小疾，梁简文帝启，递自星桥见，珍玉垒。救荒本草：墙蘼乃营实苗。尔雅：指为门冬，或古书错简也。

甘草

味甘平，主五脏六腑，寒热邪气，坚筋骨，长肌肉，倍力，金创㿗，解毒，久服轻身延年，生川谷。

春仲秋仲，蠲吉除疴，名符甘美，义致中和，草木芜秽，乳石偏颇，虽固必解，国老皤皤。

名医曰：二月八月除日采，一名蜜甘，一名美草。中庸：致中和。甄权曰：治七十二种乳石毒，解一千二百种草木毒，调和众药有功。汉书传：芜秽不治。书：无偏无颇。管子：虽固必解。名医曰：一名国老。班固诗：皤皤国老。

干地黄

味甘寒，主折跌绝筋，伤中，逐血痹，填骨髓，长肌肉，作汤除寒热积聚，除痹，生者尤良，久服轻身不老，一名地髓，生川泽。

药之膏油，莫如地髓，露咽甘滋，光存夜视，枥马驹生，颔丝儿喜，安用金芝，内热一洗。

苏轼尺牍：药之膏油，莫如地黄。又诗：咽作瑞露珍。抱朴子：楚文子服地黄八年，夜视有光。又韩子治用地黄苗喂五十岁老马，生二驹。陆游诗：儿稚喜语翁，雪颔生黑丝，寄声山中友，安用求金芝。苏轼诗：愿饷内热子，一洗胸中尘。

术

味苦温，主风寒湿痹，死肌痉疸，止汗，除热消食，作煎饵，久服轻身，延年不饥，一名山蓟，生山谷。

子欲绝谷，当服山精，紫花标色，绿叶抽萌，朝烟夜火，悟拙激清，余香满室，空甑尘生。

淮南子：术草者，山之精，服之令人长生绝谷，故神农药经曰：子欲长生，当服山精，庚肩吾启，绿叶抽条，紫花标色。梅尧臣诗：夜火煮石泉，朝烟遍岩窟。柳宗元诗：悟拙甘自足，激清愧同波。邵宝诗：嚼罢不知香满室。范成大诗：摩挲莱芜甑，尘生不须拂。

菟丝子

味辛平，主续绝伤，补不足，益气力，肥健，汁去面皯，久服明目，轻身延年，一名兔芦，生川泽。

求系求援，施于松柏，金线垂黄，琼花间白，感气传形，辞根成魄，下有茯苓，千秋薮泽。

国语叔向曰：求系既系矣，求援既援矣。诗：施于松柏。诗疏：蔓连草上，生黄赤如金。庚辛玉册：有花白色微红。抱朴子：下有伏兔之根，无此在下，则丝不得生于上，然实不属也。淮南子：千秋之松，下有茯苓，上有菟丝。

牛膝

味苦酸，主寒湿痿痹，四肢拘挛，膝痛不可屈伸，逐血气伤热，火烂堕胎，久服轻身耐老，一名百倍，生川谷。

膝以形似，本赤茎方，枝枝相对，叶叶相当，四支美畅，百倍坚强，功资注下，合散扶伤。

陶宏景曰：有节似膝，故以为名。吴普曰：叶如夏蓝，本赤。李时珍曰：其苗方茎。苏颂曰：节叶两两相对。古诗：枝枝相覆盖。宋子侯诗：花花自相对，叶叶自相当。易：美在其中，而畅于四支。史记传：蔡泽百体坚强。新论：从高注下。后汉书传：刘陶合散扶伤。

茺蔚子

味辛微温，主明目益精，除水气，久服轻身，茎主瘾疹痒，可作浴汤，一名益母，一名大札，生池泽。

诗慨有蓷，施于中谷，植茂春融，枯摧夏爩，括目益明，澡身具浴，用利坤贞，载生载育。

诗注：有蓷。蓷，雜也。即今益母草。诗：施于中谷。李时珍曰：春初生苗，夏至后即枯，其功宜于妇人。易注：坤贞之所利。诗：载生载育。

女萎

味甘平，主中风暴热，不能动摇，跌筋结肉，诸不足，久服去面黑皯，好颜色润泽，轻身不老，生山谷。

瑞昭礼备，象著威仪，柔筋释结，腴貌生姿，直标竹箭，垂比缨蕤，表青里白，荧曜春熙。

瑞应图：葳蕤者，礼备至则生。嵇康论：染骨柔筋。人物志：能在释结。吴微诗：腴貌伟视听。嵇康诗：顾盼生姿。郭璞曰：大者箭竿有节。李时珍曰：根长多须，如冠缨下垂之

绥，而有威仪。苏颂曰：表青里白，亦类黄精。名医曰：一名荧，立春后采。

防葵

味辛寒，主疝瘕肠泄，膀胱热结，溺不下，咳逆温疟，癫痫，惊邪狂走，久服坚骨髓，益气轻身，一名梨盖，生川谷。

若防若葵，审名辨类，瘕结石坚，腹逆水渗，顿席清凉，遂澄朗慧，介祉除邪，时维濯禊。

苏恭曰：根叶似葵，香味似防风，故名防葵。说文：渗，水不利也。黄庭经：飘飘三帝席清凉，太清神仙，众经要略，其意明澄朗慧。吴普曰：三月三日采根。风俗通：禊者，洁也。已者，祉也。邪病已去，祈介祉也。刘孝绰诗：濯禊元巳初。

茈胡

味苦平，主心腹，去肠胃中结气，饮食积聚，寒热邪气，推陈致新，久服轻身，明目益精，一名地熏。苏恭曰：茈古柴字。

求辞沮泽，美著华阳，怀新蕲白，耐老花黄，尾蟠鼠伏，香引鹤翔，陶蒸灵气，上达中强。

战国策：今求柴胡、桔梗于沮泽，则累世不得一焉。吕氏春秋：菜之美者，华阳之芸。陶潜诗：良苗亦怀新。苏颂曰：七月开黄花，根有赤毛如鼠尾。雷敩论：茈胡生处，多有白鹤、绿鹤来翔，是香直上云间。柳宗元文：灵气陶蒸。周礼：矢人中强则扬。

麦门冬

味甘平，主心腹结气，伤中伤饱，胃络脉绝，羸瘦短气，久服轻身，不老不饥，生川谷及堤坂。

佳隶阶除，凌冬丛碧，贯磊琲珠，麨苞矿麦，乌韭西秦，羊蓍东越，一枕清风，手煎灵液。

心。庄子：化臭腐为神奇。

续断

味苦微温，主伤寒，补不足，金创痈伤，折跌，续筋骨，妇人乳难，久服益气力，一名龙豆，一名属折，生山谷。

断者可续，责实循名，四棱茎直，相对叶生，红参白腻，赤抱黄明，烟尘瘦折，露汁浮罍。

礼疏：一成而不可变，断者不可复续也。淮南子：循名责实。苏颂曰：苗干四棱，叶两两相对而生，开花红白色，根赤黄色。张翰诗：素质参红。秦观词：轻红腻白。申时行赋：初抱赤兮若倾。墨经：黄者曰黄明松品。李时珍曰：色赤而瘦，折之有烟尘者良。陶宏景曰：七月八月采，根有汁。洞冥记：露汁如珠。沈与求诗：出没沙际如浮罍。

漏芦

味苦咸寒，主皮肤热，恶创疽痔，湿痹，下乳汁，久服轻身，益气，耳目聪明，不老延年，一名野兰，生山谷。

候纪白藏，称奇守黑，麻荚支分，角蒿盈尺，寒浸菊华，秋澄莲碧，突兀乔山，上清灵宅。

尔雅：秋为白藏。李时珍曰：秋后即黑，异于众草。白居易赋：守其黑所以称奇。苏恭曰：七八月后皆黑，异于众草，叶似角蒿，生荚，长似细麻之荚。苏颂曰：秦州者花似单叶寒菊，海州者花紫碧如单叶莲花。名医曰：生乔山。陶宏景曰：黄帝所葬处。云笈七签：上清灵宅。

营实

味酸温，主痈疽恶创，结肉跌筋，败创热气，阴湿不瘳，利关节，一名墙薇，一名墙麻，一名牛棘，生川谷。

异名牛棘，艳说鸡苗，青珠碎簇，红颗香饶，金樱怀核，赤杜分条，和酸捩齿，阴蚀潜消。

花史：许司马后圃，蔷薇根下，如鸡五色，呼为玉鸡苗。李时珍曰：结子成簇，生青熟红，其核有毛，如金樱子核。方岳诗：真珠碎簇玉蝴蝶。苏颋诗：香饶点便风。韩保升曰：子若杜棠子。礼：其有核者，怀其核。新论：分条布叶。陆游诗：村醪捩齿酸。

天名精

味甘寒，主瘀血，血瘕欲死，下血止血，利小便，久服轻身耐老，一名麦句姜，一名虾蟆蓝，一名豕首，生川泽。

豕首巉颅，义难研括，气厌狐臊，功称鹿活，面皱非吹，衣黏不脱，通化瘀痂，长赢采掇。

尔雅：茢藇豕首。名医曰：一名巉颅，五月采。陶宏景序：研括烦省。李时珍曰：嫩苗绿色，似皱叶菘芥，微有狐气，一名皱面草，结实如蒿子，狐气最黏人衣。苏恭曰：即活鹿草也。尔雅：夏为长赢。

决明子

味咸平，主青盲，目淫，肤赤白膜，眼赤痛泪出，久服益精光轻身，生川泽。

龙门嘉种，香雾盈畦，金钱无数，翠羽初齐，青披细角，绿印簇蹄，黑甜一枕，明决昏翳。

名医曰：生龙门。黄庭坚诗：后皇富嘉种。吴宽诗：畦间香雾正氤氲。杜甫诗：著叶满枝翠羽盖，开花无数黄金钱。李时珍曰：结角如初生豇豆，角中子数十粒，参差相连，状如马蹄，青绿色，以明目之功而名。苏轼诗：一枕黑甜余。虞淳熙诗：午夜失昏翳。

丹参

味苦微寒，主心腹邪气，肠鸣幽幽如走水，寒热积聚，破癥除瘕，止烦满，益气，一名却

蝉草，生山谷。

自抱丹心，方棱青叠，独干丛根，一枝五叶，肠罢辘轳，身轻蹀躞，红紫纷纷，飞蛾形接。

吴融诗：皇恩自抱丹心报。苏颂曰：茎方有棱，青色，一苗数根。李时珍曰：一枝五叶，小花成穗如蛾形，红紫色。陆龟蒙诗：愁因辘轳转。苏轼诗：蹀躞身轻山上走。萧炳曰：治风软脚可逐奔马，故名奔马草。列子：形接为事。

茜根

味苦寒，主寒湿风痹，黄疸，补中，生川谷。

茹芦在坂，蔓引山龙，刺含寸节，筋束方空，别尊染绛，分剂留红，用祈多积，千户侯封。

尔雅注：茹芦芽搜，今之茜也。诗疏：茹芦，徐州人谓之牛蔓。朱震亨曰：一名过山龙。李时珍曰：十二月生苗，蔓延数尺，方茎中空有筋，外有细刺，数寸一节。白虎通德论：可以染绛，别尊卑也。晋书传：华佗心解分剂。埤雅：尘尾留红。韩保升曰：根紫赤色。礼：不祈多积。史记传：千亩卮茜，其人与千户侯等。

飞廉

味苦平，主骨节热，胫重酸疼，久服令人身轻，一名飞轻，生川泽。

取象神禽，飞走名鹝，箭羽轻扬，绵茸旁裹，叶刻残棱，毛浮碎颗，顿洗清凉，百骸安妥。

李时珍曰：飞廉，神禽之名，能致风气。名医曰：一名飞雉，一名伏兔，一名伏猪。陶宏景曰：茎轻有皮似箭羽，叶多刻缺。梦溪笔谈：根如牛蒡而绵，头有白茸。韩保升曰：花紫色子毛白。苏轼诗：清凉洗烦煎。

五味子

味酸温，主益气，咳逆上气，劳伤羸瘦，补不足，强阴益男子精，生山谷。

含春缔架，引蔓抽茎，莲华貌似，碗豆实成，味殊口爽，济自心平，品珍北产，白扑霜轻。

梁简文帝赋：草含春而动色。卢鸿一歌：资人力之缔架。苏颂曰：春初生苗，引赤蔓于高木，三四月开花类莲华，七月成实如豌豆许大。道德经：五味令人口爽。左传：先王之济五味，以平其心。李时珍曰：北产者良。雷敩论：小黟皮皱，泡有白扑盐霜一重为真。

旋花

味甘温，主益气，去面奸黑色，媚好，其根味辛，主腹中寒热邪气，利小便，久服不饥轻身，一名筋根花，一名金沸，生平泽。

截寸苗生，浃旬可数，疏细缠枝，虚圆旋鼓，筋力刚坚，容颜媚妩，被陇交塍，檴锄刈取。

寇宗奭曰：其根寸截置土，灌溉涉旬，苗生，田野间甚多，最难锄刈，治之又生。李时珍曰：千叶者色粉红，俗呼缠枝牡丹，其花不作瓣状，如军中所吹鼓子，故有旋华鼓子之名。名医曰：根主续筋，南人呼为续筋根。管子：缰力刚坚。元好问诗：意态工媚妩。庾信诗：被陇文瓜熟，交塍香穗低。苏轼说：檴锄经艾，相寻于上。诗笺：错薪我欲刈取之。

兰草

味辛平，主利水道，杀蛊毒，辟不祥，久服益气，轻身不老，通神明，一名水香，生池泽。

沅湘纫珮，溱洧涫裾，斜抛燕鬵，初浴鸡苏，福祥云集，毒蛊风除，千金良是，九畹息诬。

九歌：浩浩沅湘。离骚：纫秋兰以为珮。

诗疏：秉简即兰香草。梁简文帝诗：湔裾出乐游。马志曰：其叶有歧，俗呼燕尾番。李时珍曰：开花成穗，如鸡苏，花红白色。梁简文帝序：云集雾会。唐书传赞：霆扫风除。方回说：古之兰草，即今之千金草。陆游诗：洛阳二顷言良是。杨慎曰：世以如菖蒲者为兰，九畹之受诬久矣。

蛇床子

味苦平，主妇人阴中肿痛，男子阴痿，湿痒，除痹气，利关节，癫痫恶创，久服轻身，一名蛇米，生川谷及田野。

湿阔幽墟，饥蛇凝恋，苇叶槎丫，蒿枝峭茜，百结同窠，双粒合片，靡弱鞠繁，令人目睸。

黄滔诗：苍榛网幽墟。李时珍曰：蛇虺喜卧于下，食其子。苏轼诗：饥蛇不汝放。李邕妻温氏表：岁时凝恋。韩保升曰：下湿地皆有，叶似小叶芎藭。苏颂曰：三月生苗，作丛似蒿枝，每枝有花头，百余结同一窠。李时珍曰：其子两片合成。淮南子：乱人者，蛇床之与蘪芜。张名由诗：令人心目睸。

地肤子

味苦寒，主膀胱热，利小便，补中益精气，久服耳目聪明，轻身耐老，一名地葵，生平泽及田野。

星精散采，宛转沿涯，千心春满，独帚风斜，舌扪鸭咮，眠起蚕沙，商秋敛实，沐浴光华。

苏颂曰：星之精也。一名独帚，一名鸭舌草，八月藉干成可采。土宿指南：一名千心草。韩愈诗：宛转沿涯到深处。日华子曰：子色青，似一眠初起蚕沙之状。潘尼赋：商秋授气，收华敛实。甄权曰：去热风可作汤沐浴。黄庭经：体生光华气香兰。

景天

味苦平，主大热，火创身热，烦邪恶气。

花，主女人漏下赤白，轻身明目。一名戒火，一名慎火，生川谷。

枝折经旬，柔茎苒苒，气自含凉，功施止焰，寓秀庭除，栖芬屋广，火母名奇，丹砂就敛。

寇宗奭曰：折枝置土中，浇溉旬日便生。王粲赋：挺柔茎之苒苒。傅咸赋：气冷冷以含凉。范筠诗：止焰或有施。卞敬宗赞：寓秀间庭。谢灵运赋：夕栖芬而气敷。苏颂曰：南北皆有之，种于中庭，或盆置屋上。名医曰：一名火母。日华子曰：可煅朱砂。

茵陈

味苦平，主风湿寒热，邪气热结，黄疸，久服轻身，益气耐老，生邱陵阪岸上。

生生不息，陈陈相因，冬藏根蛰，春度萌伸，叶觅八角，饼荐三晨，疴蠲黄湿，耳食仙魏。

易：生生之谓易。礼：流而不息。汉书志：陈陈相因。陈藏器曰：此虽蒿类，经冬不死，更因旧苗而生，故名因陈。雷敩论：凡使须用叶有八角者。李时珍曰：淮扬人二月三日采因陈苗和粉作饼食之。史记年表：此与以耳食无异。名医曰：白兔食之仙。

杜若

味辛微温，主胸隔，下逆气，温中，风入脑户，头痛，多涕泪出，久服益精，明目轻身，一名杜衡，生川泽。

葵状蘪馨，烟霏露裛，幽坂崇冈，素英绿叶，香逐马蹄，形猜鸭咮，悦茂兹荣，金芝邻接。

山海经：天帝之山有草焉，状如葵，臭如蘪芜，名曰杜衡。杜甫诗：露裛思藤架，烟霏想桂丛。稽康序：仰眺崇冈，俯察幽坂。刘斤父诗：素英绿叶纷可喜。尔雅疏：杜土卤形如马蹄，俗呼马蹄香。雷敩论：鸭蹠草根相似，味效不同。谢朓赋：览兹荣之茂悦，厕金芝于

神农本草经赞

范成大诗：门冬如佳隶，长年护阶除。吴普曰：一名忍冬，二名忍凌。范成大诗：杳杳入丛碧。苏颂曰：有须在根，如连珠形。左思赋注：珠十贯为一琲。陶宏景曰：根似穬麦。玉篇：麮，麦壳。穬，大麦也。名医曰：秦名乌韭，越名羊蓍。苏轼诗：一枕清风直万钱，知是东坡手自煎。郭璞诗：钟山出灵液。

独活

味苦平，主风寒所击，金创，止痛，奔豚痫痓，女子疝瘕，久服轻身耐老，一名羌活，一名羌青，一名护羌使者，生川谷。

面风独立，顾盼中摇，蚕头奋簇，鞭节垂梢，护关紫艳，缘栈黄娇，石擘壤沃，易叶同条。

吴普曰：此药，有风花不动，无风自摇。刘禹锡诗：面风摇羽扇。易：君子以独立不惧，五灯会元：外寂中摇。易简方曰：用紫色有蚕头鞭节者。颜延之赋：垂梢植发。苏颂曰：陇西者紫色，西蜀者黄色，叶黄者是夹石上所生，叶青者是土脉中所生。礼：贯四时而不改柯易叶。汉书传：同条共贯。

车前子

味甘寒无毒，主气癃止痛，利水道小便，除湿痹，久服轻身耐老，一名当道，生平泽。

当道轮旋，如匙薄有，穗结鼠拖，迹遗牛后，精化仙衣，春盈女手，作药天中，宜男相友。

救荒本草：一名车轮菜。苏颂曰：春初生苗，叶布地如匙面，中抽数茎，长穗如鼠尾。诗：薄言有之。诗疏：喜在牛迹中生。名医曰：一名牛遗。神仙服经：一名地衣，雷之精也。一名羽化。白居易诗：芣苢春来盈女手。张籍诗：开州午日车前子，作药人皆道有神。提要录：五月五日午时为天中节。名医曰：强阴益精，令人有子。章粢词：今朝斗草得宜男。

木香

味辛，主邪气，辟毒疫，温鬼强志，主淋露，久服不梦寤魇寐，生山谷。

形符地数，香达天垂，五叶五节，五根五枝，魔惊夜靖，瘴毒朝披，尝余挂齿，分割蜜脾。

易：地数五。三洞珠囊：青木香，一株五根，一根五枝，一枝五节，一节五叶，故名五香，烧之上彻九天也。隋书传：吐谷浑多瘴气，献青木香以御雾露。苏颂曰：形如枯骨，粘牙者良。名医曰：一名蜜香。

薯蓣

味甘温，主伤中，补虚羸，除寒热邪气，补中益气力，长肌肉，久服耳目聪明，轻身不饥，延年，一名山芋，生山谷。

景山升山，紫藤蕃秀，云腻香酥，虹晴春透，白玉能延，黄金共寿，小劚顷筐，鼎烹察候。

山海经曰：景山其草多藷蓣。又升山其草多藷蓣。龚璛歌：绿薜紫藤湘色子，种玉绵延春透髓，晴虹岁晚寒不起。四气调神：经夏三月，此谓蕃秀。张镃词：云香酥腻老来便。广雅：玉延，薯蓣也。江淹颂：黄金共寿。朱子诗：小劚顷筐可代耕，石鼎何妨手自烹。

薏苡仁

味甘微寒，主筋急拘挛，不可屈伸，风湿痹，下气，久服轻身益气，其根下三虫，一名解蠡，生平泽及田野。

名称解蠡，掷米如珠，津液渴解，身健衰扶，玉匙流滑，金井秋初，奇才勿弃，后载盈车。

神仙传：麻姑掷米皆成丹砂。苏颂曰：一名薏珠子。梅尧臣诗：偶病相如渴，为饮可扶衰。陆游诗：滑欲流匙香满屋，奇才从古弃草菅。高士谈诗：井边薏苡吐秋珠。后汉书传：

马援大军还，以南方薏苡实载之一车。

泽泻

味甘寒，主风寒湿痹，乳难消水，养五脏，益气力，肥健，久服耳目聪明，不饥，延年轻身，面生光，能行水上，一名水泻，一名芒芋，一名鹄泻，生池泽。

采荚彼汾，泻如泽水，独植修茎，双分歧尾，光鉴留颜，腾波举趾，牛舌牛唇，分形具美。

诗：彼汾一曲，言采其荚。李时珍曰：去水曰泻，如泽之泻水也。苏颂曰：独茎而长，叶似牛舌。陶宏景曰：尾间必有两歧为好。曹植赋：飞花鉴于天庭。谢庄诗：金丹玉液岂留颜。左思赋：腾波沸涌。诗：四之日举趾。尔雅：荚牛唇。南史传：柳恽可谓具美。

远志

味苦温，主咳逆伤中，补不足，除邪气，利九窍，益智慧，耳目聪明，不忘强志，倍力，久服轻身不老，叶名小草，一名棘菀，一名葽绕，一名细草，生山谷。

喻志决远，出处何差，近洛玉粲，浮泗丹葩，根疑鹿食，苗杂龙沙，醒心月朗，倍力风加。

荀子：人主必有足使喻志决疑于远方者，然后可。世说：郝隆答桓公，处则为远志，出则为小草。苏颂曰：河洛陕西郡有之，开白花，泗州者花红，根如蒿根，苗如麻黄。书疏：惟洛食近洛，而其兆得吉。刘桢赋：嫩玉粲以耀目。书：浮于泗。列仙传：颜耀丹葩。诗：呦呦鹿鸣，食野之蒿。广雅：龙沙，麻黄也。记事珠：远志为醒心杖。陆机诗：明月一何朗。法书要录：风加而众草靡。

龙胆

味苦涩，主骨间寒热，惊痫邪气，续绝伤，定五脏，杀蛊毒，久服益智不忘，轻身耐老，一名陵游，生山谷。

茹苦若饴，味宜尝胆，葵叶阳倾，竹枝露泫，银蒜菀垂，金铃孰撼，夏茂冬藏，宿根勿翦。

陈造诗：茹苦耐煎熬。李珣歌：尝胆不苦味若饴。马志曰：叶如龙葵，味苦如胆，故名。苏颂曰：四月生叶如嫩蒜，细茎如竹枝，七月开花如牵牛，作铃铎状，冬后结子，苗便枯。曹植表：葵藿之倾叶太阳。王勃诗：露泫竹潭枝。欧阳修诗：银蒜钩帘宛地垂。李商隐诗：鹰掣撼金铃。诗：勿翦勿伐。

细辛

味辛温，主咳逆头痛脑动，百节拘挛，风湿痹痛死肌，久服明目，利九窍，轻身延年，一名小辛，生山谷。

华阴五沃，小辛少辛，纤根独立，双叶非伦，椒聊含馥，葵影交新，杜衡貌似，铲伪核真。

名医曰：生华阴山谷。管子：五沃之土，群药生少辛。马融赋：蹉纤根。李当之曰：细辛一根一叶相连。雷敩论：双叶者，服之害人。晋书传：非卿伦也。梦溪笔谈：嚼之习习如椒。寇宗奭曰：叶如葵，赤黑色。骆宾王序：披玉叶以交新。苏颂曰：今人多以杜衡为之。唐书传赞：铲伪以真。

石斛

味甘平，主伤中，除痹下气，补五脏，虚劳羸瘦，强阴，久服厚肠胃，轻身延年，一名林兰，生山谷。

幽谷薰风，敷芬布畅，整插金钗，攒丛翠障，林窃兰名，节如竹状，润说千年，神恬津藏。

诗：出于幽谷。柳公权联句：薰风自南来。苏颂曰：五月生苗。张协赋：和风穆以布畅，百卉蔚而敷芬。刘绮诗：整插补余空。李时珍曰：蜀人呼为金钗花。江淹赋：攒丛石径。苏

轼诗：乱山横翠障。苏恭曰：石斛如竹，节间生叶。李时珍曰：俗称为千年润。元禛诗：神恬津藏满。

巴戟天

味辛微温，主大风邪气，阴痿不起，强筋骨，安五脏，补中增志，益气，生山谷。

森森戟列，巴峡蜀天，连珠的皪，三蔓葱芊，秋风敛实，冬日扬鲜，山葎著白，假紫黂缘。

李白诗：列戟何森森。沈佺期诗：西南出巴峡。杜甫诗：蜀天常夜雨。苏恭曰：根如连珠，俗名三蔓草，经冬不枯。司马相如传：的皪江靡。颜延之诗：积翠亦葱芊。苏颂曰：至秋结实。潘尼赋：收华敛实。顾恺之赋：含馨扬鲜。苏颂曰：山葎根色白，土人以醋煮之色紫，杂巴戟。唐书传：李泌著白者，山人也。唐书纪：假紫及绯。孟浩然诗：沙岸晓黂缘。

白英

味甘寒，主寒热八疸，消渴，补中益气，久服轻身延年，一名谷菜，生山谷。

白幕排风，五桠蔓绕，叶展春妍，茎繁夏燠，花粲秋高，根蟠冬杪，杂缀珰珠，赤光目了。

陈藏器曰：一名白幕。李时珍曰：俗名排风子，言其功用。苏恭曰：蔓生叶长而五桠。名医曰：春采叶，夏采茎，秋采花，冬采实。裴澄诗：映林初展叶。白居易诗：春妍景丽草树光。张协赋：繁茎筱密。谢灵运赋：夏凉寒燠。沈约诗：间幌望高秋。蔡珪诗：乃复见冬杪。郭璞曰：子赤色如耳珰珠。苏恭曰：一名鬼目草。韩驹诗：但存双目了。

白蒿

味甘平，主五脏邪气，风寒湿痹，补中益气，长毛发令黑，疗心悬，少食常饥，久服轻身，耳目聪明，不老，生山泽。

留青还白，匪莪伊蒿，秋飔瑟瑟，寒水迢迢，蓼零露湑，荐杂溪毛，吴酸调瀹，清羮吾饕。

苏恭曰：白蒿所在有之，粗于青蒿，至秋白于众蒿。武帝内传：还白留青。诗：匪莪伊蒿。颜延之诗：秋飔冬未至。杨炯赋：风萧萧兮瑟瑟。沈约诗：开襟濯寒水。苏轼诗：迢迢涧水随人急。诗：零露湑兮。左传：涧溪沼沚之毛，苹蘩蕴藻之菜，可荐于鬼神。大招注：蒿蒌，吴人善调酸瀹为羹。许有孚诗：或羡吾饕是清福。

赤箭

味辛温，主杀鬼精物，蛊毒恶气，久服益气力，长阴肥健，轻身增年，一名离母，一名鬼督邮，生川谷。

标异赤芝，秆如立箭，角溅羊蕃，肤函龙见，豆粒还筒，芋魁铺练，风定自摇，应辞夏扇。

谢灵运赋：既标异于前章。甄权曰：一名赤箭芝。张耒诗：遗秆如立箭。梦溪笔谈：肉色坚白如羊角色。诗：其角溅溅。刘商诗：塞马蕃羊临霜霰。柳宗元文：仁函于肤。孝经：援神契德，至于水泉，则黄龙见。苏颂曰：其皮黄白色名曰龙皮，结子如豆粒大，至夏不落，透入茎中，潜生土内，根如芋魁，有游子十二枚，周环之。李时珍曰：俗名还筒子。李损之诗：匝地如铺练。陶宏景曰：有风不动，无风自摇。李益诗：凉轩辞夏扇。

庵蕳子

味苦微寒，主五脏瘀血，腹中水气胪张，留热风寒湿痹，身体诸痛，久服轻身延年，不老，生川谷。

凌冬落实，材取充闾，菊疏叶薄，艾拾茎粗，毒辟荒厖，仙诧距驉，宣通三气，心安故庐。

名医曰：十月采实。左传：我落其实，而取其材。苏轼诗：郁葱佳气夜充闾。李时珍曰：叶似菊叶而薄，茎如艾茎而粗。皮日休诗：疏菊卧烟茎。骆宾王启：拾艾幽人。陶宏景曰：种此辟蛇。沈佺期诗：截荒虺。吴普曰：駏驢食之神仙。黄帝内经曰：风寒湿三气杂至，合而为痹。范成大诗：即境心安是故庐。

菥蓂子

味辛微温，主明目，目痛泪出，除痹，补五脏，益精光，久服轻身不老，一名蔑析，一名大蕺，一名马辛，生川泽，及道旁。

川潦道周，蓁然美盛，七叶乖和，五轮瞽病，积泻倾杯，明回借镜，续寿标灵，乐含腹咏。

诗笺：葛覃叶，蓁然，喻其容色美盛也。甄权曰：治肝家积聚。史记传。肝左三叶，右四叶：苏轼诗：吾于五轮间。庄子：适有瞽病。黄帝内经曰：肝脉微急为肥气，在胁下若覆杯。新论：人目短于自见，故借镜以观形。欧阳修帖子：宝曲标灵日，万寿续天长。吴志传：胡综心歌腹咏，乐于归附。吴普曰：五月五日采，治腹胀。

蓍实

味苦平，主益气，充肌肤，明目，聪慧先知，久服不饥不老，轻身，生山谷。

草之耆寿，端植灵蓍，神圆龟守，奇表云垂，是名大慧，可以前知，青逾艾实，荣逮秋期。

埤雅：草之多寿者，故字从耆。唐书传：冯定端凝若植。论衡：犹灵蓍神龟。易：蓍之德圆而神。史记传：蓍生满百茎者，下必有神龟守之，其上常有青云覆之。康子玉赋：覆青云以表奇。杜甫赋：九天之云下垂。李鼎偶谈：是名大慧。中庸：可以前知。苏颂曰：秋后有花，结实如艾实。诗：秋以为期。

赤、黑、青、白、黄、紫芝

味苦平，主胸中结，益心气，补中，增慧智，不忘，久食轻身不老，延年神仙，一名丹芝。黑芝，味咸平，主癃利水道，益肾气，通九窍聪察，久食轻身不老，延年神仙，一名元芝。青芝，味酸平，主明目，补肝气，安精魂仁恕，久食轻身不老，延年神仙，一名龙芝。白芝，味辛平，主咳逆上气，益肺气，通利口鼻，强志意，勇悍安魄，久食轻身，不老，延年神仙，一名玉芝。黄芝，味甘平，主心腹五邪，益脾气，安神，忠信和乐，久食轻身不老，延年神仙，一名金芝。紫芝，味甘温，主耳聋，利关节，保神，益精气，坚筋骨，好颜色，久服轻身，不老延年，一名木芝。生山谷。

三秀六芝，慈仁上瑞，肪白珊红，金黄羽翠，漆抹黳云，笋萌紫帔，大药可求，龟龙百岁。

尔雅注：芝一岁三华，瑞草。宋书志：王者慈仁则生。抱朴子：赤者如珊瑚，白者如截肪，黑者如泽漆，青者如翠羽，黄者如紫金，气和畅则生，玉芝紫笋。束皙诗：黳黳重云。稽神录：报盈以绣羽紫帔。苏轼诗：古来大药不可求。苏辙诗：龟龙百岁岂知道。

卷柏

味辛温，生山谷，主五脏邪气，女子阴中寒热痛，癥瘕血闭，绝子，久服轻身，和颜色，一名万岁，生山谷石间。

含春时发，莳植无稽，白石凿凿，芳草萋萋，斑窥豹隐，拳屈鸡栖，长生万岁，名与柏齐。

梁简文帝赋：草含春而色动。易：以时发也。唐书志：司苑掌园圃莳植。书：无稽之言勿听。诗：白石凿凿。楚辞：芳草生兮萋萋。晋书传：管中窥豹，时见一斑。吴普曰：一名豹足。苏颂曰：春生苗似柏叶而细，拳屈如鸡足。李时珍曰：俗名长生不死草。

蓝实

味苦寒，主解诸毒，杀蛊蚑，注鬼螫毒，久服头不白，轻身，生平泽。

三刈襜盈，芳滋悦染，角蕴青浓，蕤垂红浅，蠱毒冰消，蛊蚑雾敛，黑发春新，丹和九转。

李时珍曰：岁可三刈，五六月开花成穗，细小浅红色，结角长寸许，如小豆角。诗：不盈一襜。王季友诗：芳蓝滋疋帛。梁简文帝文：悦染笙歌。唐书传：瓦解冰消。王勃序：群疑雾敛。王建诗：春来黑发新。洞冥记：和九转之丹服之。

芎䓖

味辛温，主中风入脑，头痛，寒痹筋挛缓急，金创，妇人血闭，无子，生川谷。

穿林间觅，横理春分，蛇床蕊碎，雀脑纹纷，翠含清露，香绕黄云，调羹瀹茗，御湿功勤。

苏轼诗：穿林间觅野芎苗。李时珍曰：清明后，宿根生苗，分其枝而横理之。苏颂曰：七八月开碎白花如蛇床子，根黄黑色作雀脑状。苏轼诗：濯濯翠茎满，惜惜清露涵。黄庭坚诗：一穗黄云绕几。宋祁赞：可椮于羹。韩琦诗：时摘嫩苗烹赐茗。左传注：鞠芎所以御湿。

蘼芜

味辛温，主咳逆，定惊气，辟邪恶，除蛊毒鬼注，去三虫，久服通神，一名薇芜，生川泽。

将寄所思，行吟泽畔，飓飓秋风，霏霏清旦，翠搊衣沾，香通鼻观，松菊齐侪，椒兰并灿。

张翯诗：拟折芳馨寄所思。史记传：屈原行吟泽畔。湛方生赋：飓飓微扇。李贺诗：沙上蘼芜花，秋风已先发。孟郊诗：草色琼霏霏。曾肇诗：采采乘清旦。赵顼诗：搊翠香盈袖。

孟迟诗：莫送香风入客衣。陈樵诗：此时鼻观通。苏籀诗：介特有如松，繁华匪惭菊。离骚：览椒兰其若兹兮。

黄连

味苦寒，主热气目痛，眦伤泣出，明目，肠澼腹痛下痢，妇人阴中肿痛，久服令人不忘，一名王连，生川谷。

珠连九节，色以黄标，鹰雏欲脱，雉尾方翘，断凉涤暑，御孽辟妖，味能忘苦，导利中焦。

韩保升曰：节高若连珠。苏颂曰：宣城九节者为胜，根黄叶如小雉尾。李时珍曰：如鹰鸡爪形而坚实。王微赞：断凉涤暑。江淹颂：御孽辟妖，长灵久视。僧智炫诗：不是性味移，头陀能忘苦。张元素曰：去中焦湿热。

络石

味苦温，主风热，死肌痈伤，口干舌焦，痈肿不消，喉舌肿，水浆不下，久服轻身明目，润泽好颜色，不老延年，一名石鲮，生川谷。

青蔓连延，龙鳞结络，灌植灵根，疏通幽籥，身镜华精，神庭灼烁，得此石交，烟霞向托。

苏恭曰：此物冬夏常青，其茎蔓延绕树石侧。名医曰：一名石龙藤。吴普曰：一名鳞石。郭璞赋：龙鳞结络。黄庭经：灌溉五华植灵根。注：舌，本也。礼疏：通知远。沈约诗：歌幽籥且，未调真诰。目者身之镜，面者神之庭。黄庭经：通利华精。注：目，精也。蔡邕赋：荣华灼烁。史记传：苏秦喜此而得石交。陆龟蒙诗：且向烟霞托。

蒺藜子

味苦温，主恶血，破癥结积聚，喉痹乳难，久服长肌肉，明目轻身，一名旁通，一名屈人，一名止行，一名豺羽，一名升推，生平泽或道旁。

屈人疾利，布地缘墙，据之破结，走且妨

僵，林森豺羽，波飙菱芒，象形铁铸，渠答铦钢。

李时珍曰：其刺伤人甚疾利也。陶宏景曰：多生道旁及墙头，其叶布地，子有刺状如菱。易：据于蒺藜。苏轼碑：汗流籍湜走且僵。李子卿赋：戈矛林森。白居易诗：镜动波飙菱。尔雅翼：镜蒺藜起于隋，谓之渠答。李观文：铦钢之利器。

黄芪

味甘微温，主痈疽，久败创，排脓止痛，大风癞疾，五痔鼠瘘，补虚，小儿百病，一名戴糁，生山谷。

通理三焦，甘先五变，赤白流同，短长形辨，细韧柔绵，缓抽修箭，苫蓿根坚，岂容托援。

易：君子黄中通理。王好古曰：是上中下内外三焦之药。淮南子：味有五变，甘其主也。日华子曰：赤水著，白水著，功用并同。苏颂曰：今河东陕西州郡多有之，根长二三尺，木著短而理横，其皮折之如绵。李时珍曰：以坚实如箭竿者良。王好古曰：苫蓿根味苦，坚脆宜审。卢仝诗：托援交情重。

肉苁蓉

味甘微温，主五劳七伤，补中，除茎中寒热痛，养五脏，强阴益精气，多子，妇人癥瘕，久服轻身，生山谷。

阴阳司命，福禄丛生，名假肉食，体遍鳞文，妄言马沥，杂啖羊羹，从容中道，补益功成。

日华子曰：治男子绝阳，女子绝阴。吴普曰：一名黑司命。韩保升曰：出肃州福禄县沙中。左传：肉食者鄙。南史纪：齐高帝鳞文遍其体。苏颂曰：旧说是野马遗沥所生。陶宏景曰：以作羊羹补虚乏。李时珍曰：补而不峻，故有从容之号。中庸：从容中道。

防风

味甘温，无毒，主大风头眩痛，恶风风邪，目盲无所见，风行周身，骨节疼痛，烦满，久服轻身，一名铜芸，生川泽。

叉尾叉头，区分无隐，菱散香芬，萝攒房紧，美比珊瑚，坚同蚯蚓，卅六风消，神光炯炯。

名医曰：叉尾者令人痼疾，叉头者令人发狂。论语：吾无隐乎尔。苏颂曰：五月开细白花，中心攒聚作大房，似莳萝花，实如胡荽子。李时珍曰：嫩苗辛甘而香，时人呼为珊瑚菜。陶宏景曰：节坚如蚯蚓头者良。日华子曰：治三十六般风。陆游诗：炯炯神光夕照梁。

蒲黄

味甘平，主心腹膀胱寒热，利小便，止血消瘀血，久服轻身，益气力，延年神仙，生池泽。

碧抽烟剑，极浦遥汀，梗端环抱，蕊粉飘零，盈握香绽，飔采金荧，下余白蒻，笋蕨含馨。

陆龟蒙诗：旋抽烟剑碧参差。周针赋：傍极浦，依遥汀。苏颂曰：夏抽梗于丛叶中，花抱梗端，花中蕊屑，细若金粉，中心入地，白蒻，啖之甘脆。蒋防赋：带环抱之珥。谢惠连赋：从风飘零。诗：其蔌维何，维笋及蒲。

香蒲

味甘平，主五脏心下邪气，口中烂臭，坚齿明目，聪耳，久服轻身耐老，一名睢，生池泽。

冒水茸茸，丛生春乍，肥苗红浮，脂凝白亚，菡萏东西，蜻蜓高下，先攻心邪，神奇臭花。

苏颂曰：春初生嫩叶，出水时红白茸茸然。谢朓诗：间厕秋菡萏。姚合诗：东西分艳影相连。薛蕙诗：蜻蜓高下逐。荀子：我先攻其邪

芳丛。名医曰：一名若芝。杜甫诗：邻接意如何。

沙参

味苦微寒，主血积惊气，除寒热，补中益肺气，久服利人，一名知母，生川谷。

文希志取，美识参形，尖长排齿，紫白悬铃，乳流溔液，肺沃神醒，孕金伏火，风扇冷冷。

名医曰：一名文希，一名志取，一名识美。陶宏景曰：与人参主疗颇同，故有参名。李时珍曰：叶尖长如枸杞叶而小，有细齿，开小紫花，状如铃铎，亦有白花者，根茎皆有白汁，俗名羊婆奶。束晰赋：溔液濡泽。李咸用歌：风摇雨拂精神醒。牛宏歌：孕金成德。李顺诗：心穷伏火阳精丹。葛洪诗：洞阳冷冷风佩清。

白兔藿

味苦平，主蛇虺蜂虿猘狗，菜肉蛊毒注，一名白葛，生山谷。

捣药山端，思防凌触，衔聚潮蜂，溪盘雾蝮，瘛狗攫腓，蛊蚕入腹，饮汁涂创，喜莫予毒。

古歌诗：采取神药山端，白兔捣虾蟆丸。易：君子以思患而豫防之。云笈七签：遇物凌触。埤雅：蜂有两衙应潮。淮南子：腾蛇游雾而动。左传：国人逐瘛狗。春秋后语：徐之狗，攫公孙子之腓。吴志传：虫入其腹。李珣曰：煮汁饮，捣末傅诸毒。阿含经：涂创不贪其味。左传：而后喜可知也，曰莫予毒也已。

徐长卿

味辛温，主鬼物百精蛊毒，疫疾邪恶气，温疟，久服强悍轻身，一名鬼督邮，生山谷。

言名名物，以作尔庸，寄怀幽石，别访仙踪，桑苗纤绕，柳叶鬐茸，蠲疫驱疟，不若不逢。

家语：高辛生而自言其名。周礼：辨其名物。诗：以作尔庸。吴普曰：一名石下长卿。

苏颂曰：一名别仙踪。韩保升曰：苗似小桑。苏恭曰：叶似柳两叶相当。繁钦赋：微条纤绕。李商隐诗：垂柳碧鬐茸。李华赋：养命蠲疫。杨万里诗：不须杜句能驱虐。左传：川泽山林，不逢不若。

石龙刍

味苦微寒，主心腹邪气，小便不利淋闭，风湿鬼注恶毒，久服补虚羸，轻身，耳目聪明，延年，一名龙须，一名草续断，一名龙珠，生山谷。

刍束游龙，抽簪絷绺，直插凫茈，别清鼠莞，织席增凉，剪须补满，九节多珠，洮蜩恒产。

诗：生当一束。曹植赋：宛若游龙。王勃诗：随兴欲抽簪。李时珍曰：俗名西王母簪，状如凫茈，苗直上。尔雅：鼠莞龙刍之小者，功用相同。韩保升曰：生茎如绠，可为席。陆云诗：芳浒增凉。唐书传：李绩疾，帝自剪须以和药。名医曰：补内不足，痞满以九节多珠者良。水经注：自洮蜩三百里中，地草遍是龙须。孟子：无恒产而有恒心者。

薇衔

味苦平，主风湿痹，历节痛，惊痫吐舌，悸气贼风，鼠瘘痈肿，一名糜衔，生川泽。

丛如芜蔚，瘥验鹿衔，有无风动，大小条芰，心平惊悸，气导和诚，撮量三指，后饭无僆。

苏恭曰：此草丛生似芜蔚，一名鹿衔草，有疾衔此草即瘥，有大小二种。水经注：魏与锡山多生此草，有风不偃，无风独摇。岐伯曰：病名酒风，糜衔五分，合以三指，撮为后饭。李时珍曰：后饭者，先服药也。礼：无僆言。

云实

味辛温，主泄利肠澼，杀虫蛊毒，去邪恶结气，止痛除热。花：主见鬼精物，多食令人狂走，久服轻身通神明。生川泽。

绿荚黄花，实蕃平泽，粘刺空中，高丛累尺，坚裹文斑，醒含粒白，祝哽鑱根，声通瘯嗌。

李时珍曰：三月开黄花，荚长三寸许，有子五六粒，黄黑斑文，厚壳白仁，极坚有腥气，茎中空有刺。韩保升曰：所在平泽有之。苏恭曰：丛生高五六尺。后汉书纪：祝哽在前陈旅吟，鑱根蔫鲜玉生汗。方言：瘯嗌，噎也。李时珍曰：根治骨鲠及喉痛。

王不留行

味苦平，主金创，止血逐痛，出刺，除风痹内寒，久服轻身耐老，增寿，生山谷。

行不俟驾，速甚邮传，荞根黄并，麦地青连，花开金剪，子玩珠圆，贯通脉络，乳窦溅溅。

论语：不俟驾而行。孟子：速于置邮而传命。苏颂曰：根黄色如荞根。李时珍曰：多生麦地中，子生白熟黑，正圆如细珠。日华子曰：一名剪金花。朱子序：脉络贯通。温庭筠歌：乳窦溅溅通石脉。张元素曰：下乳引导，用之通血脉。

升麻

味甘辛，主解百毒，杀百老物殃鬼，辟温疾障邪毒蛊，久服不夭，一名周升麻，生山谷。

聚上曰升，奔螭走魅，深瓮多须，纷垂素穗，鸡骨拾坚，禽心藏智，新妇惭形，小星充备。

易：聚而上者谓之升。庚信赋：奔螭走魅。苏颂曰：根如蒿根，黑色多须，四五月著花似粟穗白色。陶宏景曰：宁州者形细而黑，极坚，益州者青绿色，谓之鸡骨升麻。博物志：鸟误食中毒，急飞往牧靡山啄此草以解之。陈藏器曰：落新妇，今人呼为小升麻，功用同，大小有殊。诗：嘒彼小星。汉书传论：宦者充备绮室。

青蘘

味甘寒，主五脏邪气，风寒湿痹，益气补脑髓，坚筋骨，久服耳目聪明，不饥不老，巨胜苗也，生川谷。

秋畦播种，先撷丰苗，蔬菹涎滑，发沐云飘，丫歧分尾，锐末垂髫，内守坚固，清梦逍遥。

李时珍曰：秋间取巨胜子，种畦中，如生菜之法，候苗出采食滑美。本草所著者，茹蔬之功，叶有本团而末锐者，有本团而末三丫形者。陆游诗：湘湖莼长涎正滑。寇宗奭曰：以汤浸良久涎出，妇人以之沐发。汪元量诗：凤钗堕锦乌云飘。黄庭经：内守坚固真之真。吴普曰：一名梦神。

姑活

味甘温，主人风邪气，湿痹寒痛，久服轻身，益寿耐老，一名冬葵子。

姑云徐徐，当生者活，湿燥寒温，风驱邪遇，菜匪冬葵，烟祛野葛，鸡以精名，义难曲括。

孟子：谓之姑徐徐云耳。说苑：扁鹊医赵太子，言当生者活耳。陶宏景曰：冬葵非菜之冬葵。李时珍曰：野葛折之，青烟出者名固活。苏恭曰：一名鸡精。罗湖野录：形于尺素，尤为曲括。

别羁

味苦微温，主风寒湿痹，身重四肢疼酸，寒邪历节痛，生川谷。

蓝田玉暖，小燠别枝，膈胎身重，酸痹愁羁，融通百节，安畅全肢，青逵春日，凉吹秋期。膈，鲁狠切。胎，呼最切。

李商隐诗：蓝田日暖玉生烟。晋书志：小燠不书。名医曰：一名别枝。广韵：膈胎，肿大也。博雅：酸，痛也。任昉行状，表里融通。苏轼诗：遇境即安畅。名医曰：二月八日采。

刘臻妻颂：青逵升震。唐太宗诗：凉吹肃离宫。

屈草

味苦，主胸胁下痛，邪气，腹间寒热，阴痹，久服轻身，益气耐老，生川泽。

屈轶尧庭，均荣一借，息卧愆时，阴阳沦谢，濯濯虚鸣，油油就化，雪栈屏山，访宜午夏。

帝王世纪：黄帝时有草生庭，佞人入则指之，名曰屈轶。张友正赋：倘一借于吹嘘，愿均荣于动植。黄帝素问：背胸邪系阴阳左右，胸胁痛而不得息，不得卧。又大肠病者，肠中切痛而鸣濯濯。元结歌：元化油油兮，谁知其然。陆游诗：雪栈屏山日月游。名医曰：生汉中，五月采。

淮木

味苦平，主久咳上气，肠中虚羸，女子阴蚀，漏下赤白沃，一名百岁城中木，生山谷。

城中百岁，樟上长生，枝衔肌肉，理具纵横，云封索异，赤柱标名，似朴似桂，药味传精。

李当之曰：是樟树上寄生，树大衔枝在肌肉。桐君曰：状如厚朴，色似桂白，其理一纵一横。名医曰：生太山。史记传：天子封太山，有白云起封中。于邵序：搜奇索异。李时珍曰：一名赤桂。后汉书：标名为证。陆龟蒙诗：僧传药味精。

牡桂

味辛温，主上气咳逆结气，喉痹吐吸，利关节，补中益气，久服通神，轻身不老，生山谷。

山启招摇，百药备使，丰肉结心，茸毛细齿，枣实孰传，主形差拟，辛螫中存，成林卓峙。

山海经：招摇之山多桂。说文：桂，百药之长。左传：寡君使盖备使。郭璞曰：一名肉桂。一名桂心。李时珍曰：叶坚硬有毛如锯齿。拾遗记：暗河紫桂，实大如枣。桂海虞衡志：凡木叶心皆一纵理，独桂有两文形如圭。吕氏春秋：桂枝之下无杂木，味辛故也。曹植文：殊略卓峙。

菌桂

味辛温，主百病，养精神，和颜色，为诸药先聘通使，久服轻身不老，面生光华，媚好常如童子，生山谷。

聘通特达，品著南交，筒规圆竹，香杂申椒，呼父称祖，易髦还髻，炊薪喻贵，生柿莫淆。

徐陵书：圭璋特达，通聘河阳。名医曰：生交趾，正圆如竹。苏恭曰：大小枝皮，俱是筒。离骚：杂申椒与菌桂兮。水经注：桂父象人也，服桂得道。搜神记：彭祖七百岁常食芝桂。周伯琦诗：击壤喧髦髫。战国策：楚国薪贵于桂。李时珍曰：叶如柿叶而尖。杨万里诗：满山柿叶正堪书。

松脂

味苦温，主疽恶创，头疡白秃，疥搔风气，安五脏，除热，久服轻身，不老延年，一名松膏，一名松肪，生山谷。

当暑凌寒，流英沥液，飞状龙形，沉凝虎魄，香泛烟清，灯明光射，苓菊功同，和丸丽泽。

宋高宗赞：凌寒逾茂，当暑阴森。张衡赋：漱飞泉之沥液，咀石菌之流英。抱朴子：松树之三千岁者，聚脂状如龙形，名曰飞节芝。博物志：松脂沦入地中，千岁化为虎魄。苏轼诗：缥缈松香泛蜡烟。戴石屏诗：松明夜当灯。苏颂曰：道人服饵，或合茯苓菊花为丸。易疏：两泽相连，润说之盛，故曰丽泽。

槐实

味苦寒，主五内邪气热，止涎唾，补绝伤，

五痔火创，妇人乳瘕，子脏急痛，生平泽。

律移寒火，精散虚星，荚连珠缀，花袅金零，孟冬举烛，上巳推莫，参三取二，显证长龄。

周礼注：冬取槐檀之火。李峤诗：暮律移寒火。春秋说题辞：槐虚星之精。李时珍曰：其实作英，如连珠。白居易诗：袅袅黄花枝。麻九畴诗：槐花满地黄金冷。梁书传：庾肩吾食槐实，以十月上巳日采。名医曰：可作神烛。王冷然判对：既失推莫之典。雷敩论：凡采实，只取三子及两子者。庄子：勿参以三。左传：子犯曰，臣取二。梁武帝诗：显证表长龄。

枸杞

味苦寒，主五内邪气，热中消渴，周痹，久服坚筋骨，轻身不老，一名杞根，一名地骨，一名枸忌，一名地辅，生平泽。

枸刺杞条，兼名会对，秋果垂红，春苗笼黛，仙杖晨飞，灵庬夜吠，山北山南，诗人多慨。

李时珍曰：枸杞，二树名，此物棘如枸之刺，茎如杞之条，故兼名之。尔雅：妃合会对也。诗疏：苞杞其子，秋熟正赤。苏颂曰：春生苗叶。刘禹锡诗：翠黛叶生笼石甃，殷红子熟照铜瓶。名医曰：一名仙人杖。史子玉赋：仙杖飞空。苏轼诗：灵庬或夜吠。诗：南山有杞。又陟彼北山，言采其杞。江淹诏：永言多慨。

柏实

味苦平，主惊悸，安五脏，益气，除湿痹，久服令人悦泽美色，耳目聪明，不饥不老，轻身延年，生山谷。

秉阴西指，托响东尊，球捎星缀，麦裂霜繁，香霏闻妙，酿熟含温，赤松习服，后雕同论。

许赞歌：乘阴吸阳。六书精蕴：木皆属阳，而柏向阴指西。名医曰：生太山尤良。旧唐书志：位当东响之尊。张祐诗：捎球紫袖轻。范成大诗：垂垂万星球。李时珍曰：其实成球，霜后四裂，中有数子，大如麦粒。萧祗诗：霜繁绿更滋。杜甫诗：心清闻妙香。苏轼诗：坐对柏子香。雷敩论：凡使柏子，先以酒浸，缓火煎成膏为度。杨侃赋：椒桂含温。列仙传：赤松子好食柏。论语：岁寒，然后知松柏之后雕也。

茯苓

味甘平，主胸胁逆气，忧恚惊邪恐悸，心下结痛，寒热烦满，咳逆，口焦舌干，利小便，久服安魂养神，不饥延年，一名茯菟，生山谷。

霰结九秋，根寻夜燎，云粉中坚，彤丝上绕，磊砢跧龟，镡琶蹲鸟，抱木和神，攸处不扰。

李益诗：下结九秋霰。史记传：茯苓在菟丝子下，夜捎菟丝去之。爇烛记其处，明即掘取之。吴融诗：金鼎晓煎云漾粉。王微赞：彤丝上荟。张镃诗：龟跧兔伏自磊砢。广韵：镡琶，张羽貌。苏轼赋：象鸟兽之蹲伏。名医曰：抱根者名茯神。杨炯赋：保性和神。左传：各有攸处，德用不扰。

榆皮

味甘平，主大小便不通，利水道，除邪气，久服轻身，不饥，其实尤良，一名零榆，生山谷。

梦占福禄，火易陈新，土宜五沃，雨漏三春，屑能济馑，钱或疗贫，岁收千疋，术叩齐民。

梦书：榆火君德至也。梦其叶滋茂，福禄存也。春明退朝录：周礼四时变火，唐惟清明取榆柳火以赐近臣戚里。管子五沃之土，其榆条长泹胜之。书：三月榆荚雨。农桑通诀：昔丰沛岁饥，以榆皮作屑煮食之，民赖以济。李玉英诗：满地榆钱不疗贫。齐民要术：种榆法，

能种一顷，岁收千疋。

酸枣

味酸平，主心腹寒热邪结，气聚，四肢酸痛，湿痹，久服安五脏，轻身延年，生川泽。

高者枣音刺重平声，低者枣并，渴自含津，瞑方解酲，醋乞分瓨音缸，梅调佐鼎，养小取材，场师奚哂。

李时珍曰：枣性高，故重枣，棘性低，故并枣。李杲曰：调荣卫，生津液。马融颂：含津吐荣。群芳谱：生用令人不眠。淮南子：醯酸不慕蚋。史记传：醯酱千瓨。鲍照诗：食梅常苦酸。唐明皇诗：盐梅已佐鼎。左传：我落其实，而取其材。孟子：养其樲棘，则为贱场师焉。

檗木

味苦寒，主五脏肠胃中结热黄疸，肠痔，止泄利，女子漏下赤白，阴阳蚀创，一名檀桓，生山谷。

叶侔椿紫，色亚栀黄，生金丽水，负阴抱阳，通中染卷，元吉垂裳，木芝著品，冬茂房商。

韩保升曰：黄檗叶如紫椿。元稹诗：散乱栀黄萼。李时珍曰：知母佐黄檗，有金水相生之义。张元素曰：苦厚微辛，阴中之阳。晋书志：万物负阴而抱阳。易：君子黄中通理。窗间记：闻写书纸以蘖染之辟蠹，曰黄卷。易：黄裳元吉。李质赋：融至道以垂裳。陶宏景曰：道家入木芝品。掌禹锡曰：经冬不凋，出房商等州。

干漆

味辛温，无毒，主绝伤，补中续筋骨，填髓脑，安五脏，五缓六急，风寒湿痹，生漆去长虫，久服轻身耐老，生川谷。

数树婆娑，迎刃殊快，滴沥方稠，晶华增累，性共胶坚，质妨蟹败，散授青黏，樊阿摄饵。

王维诗：婆娑数株树。晋书传：迎刃而解。水经注：钟乳穴滴沥不断。萧文山诗：天以晶华累尔形。后汉书传：胶漆自谓坚。淮南子：蟹之败漆。魏志传：樊阿从华佗求服食益人者，佗授以漆叶青黏散。抱朴子：青黏即葳蕤。许敬宗表：微如摄饵。

五加皮

味辛温，主心腹疝气，腹痛，益气疗躄，小儿不能行，疽创阴蚀，一名豺漆。

数符天地，五叶交加，鹿篱疏密，豺节权枒，文章作酒，金玉满车，煮盐加豉，固寿无涯。

易：天数五，地数五。李时珍曰：五叶交加者良。苏颂曰：今江淮吴中，往往以为藩篱。陆游诗：疏疏鹿眼篱。名医曰：一名豺节。杜甫赋：突权枒而皆折。巴蜀异物志：名文章草。赞曰：文章作酒，能成其味。煮石经：孟绰子董士固相与言曰，愿得五加一把，不用金玉满车。唐慎微曰：金盐五加也，玉豉地榆也，煮石而饵长生之药。耿沛诗：山固寿无涯。

蔓荆实

味苦微寒，主筋骨间寒热痹，拘挛，明目坚齿，利九窍，去白虫，久服轻身耐老，小荆实亦等，生山谷。

蔓引水滨，植分青赤，星散玉衡，云涵金宅，穗叶花红，蒂披膜白，欣聚三株，还为和适。

苏恭曰：蔓荆生水滨。李时珍曰：青者为荆，赤者为楛。春秋运斗枢，玉衡星散为荆。江淹颂：金荆佳树，涵云宅仙。苏颂曰：花作穗，淡红色。雷敩论：凡使实去蒂下白膜一重。孝子传：古有兄弟欲分异，见三荆同株。叹曰，木犹欣聚，况我而殊哉！还为雍和。吕氏春秋：声出于和，和出于适。

辛夷

味辛温，主五脏身体，寒风头脑痛，面䵟，久服下气，轻身明目，增年耐老，一名辛矧，一名侯桃，一名房木，生川谷。

潜苞蓄锐，攒紫团红，夭桃敛实，健笔书空，吐高灼日，送谢摇风，迎春玉蕊，功岂从同。

韩愈诗：潜苞绛实坼。李翰论：含光蓄锐。谢朓诗：发萼初攒紫。李贺诗：细绿及团红。名医曰：似东桃而小。潘尼赋：收华敛实。陈藏器曰：北人呼为木笔。方千诗：春物诱材归健笔。欧阳炯诗：势欲书空映早霞。韩琦诗：辛夷吐高花。徐铉诗：晴后日高偏照灼。韩愈书：迎繁送谢别有意。红淹赋：摇风忽起。苕溪渔隐丛话：木笔色紫，二月方开，迎春白色，立春已开，自是二种。公羊传：其余从同同。

桑上寄生

味苦平，主腰痛，小儿背强痈肿，安胎充肌肤，坚发齿，长须眉，其实明目轻身，通神，一名寄屑，一名寓木，一名宛童，生山谷。

瞻彼菀柔，蔓缘苞系，共气分形，缘根附蒂，柳紫稽疑，苕青殊裔，豆实香稠，苍梧酒剂。

诗：菀彼桑柔。唐书传赞：萝茑蔓缘。易：系于苞桑。梁元帝书：分形共气。梅尧臣赋：缘根兮附蒂。群芳谱：柳寄生亦紫藤。书：七稽疑。诗：苕之华，其叶青青。魏志纪：包举殊裔。苏颂曰：结子黄绿色，如小豆，汁稠者良。浔梧杂佩：桑寄生酒，出梧州。张正见诗：浮蚁擅苍梧，谓此。

杜仲

味辛平，主腰脊痛，补中益精气，坚筋骨，强志，除阴下痒湿，小便余沥，久服轻身耐老，一名思仙，生山谷。

杜父仙去，嘉荫翘思，紫封巨植，白折轻丝，足知为屦，牙效烹葵，形兼榆柘，酥蜜相宜。

李时珍曰：昔有杜仲，服此得道，因以名之。晋书传：杜预众庶赖之，号曰杜父。苏轼诗：幽人得嘉荫。曹植诗：翘思远退人。令狐楚诗：犹识紫泥封。苏轼诗：不书长林与巨植。群芳谱：皮色紫而润。陶宏景曰：折之多白丝者佳。孟子：不知足而为屦。苏颂曰：木可为屦，益脚，初生嫩叶，可食，谓之檰牙，叶亦类柘。诗：七月烹葵及菽。尔雅：杜仲，曼榆也。雷敩论：凡使用酥蜜和涂。

女贞实

味苦平，主补中，安五脏，养精神，除百疾，久服肥健，轻身不老，生山谷。

贞固称名，冻青类族，德育阴精，质森刚木，蜡放花凝，鸰来果熟，珠贯累累，牛李同馥。

易：贞固足以干事。又其称名也，杂而不越。李时珍曰：冻青，女贞别种。易：君子以类族。辨物典术：女贞木者，少阴之精。说文：桢，刚木也。李时珍曰：近时以放蜡虫，呼为蜡树。群芳谱：凡采蜡树上如凝霜，谓之蜡花。李时珍曰：女贞实，鹠鸰喜食之。累累满树，黑似牛李子。

木兰

味苦寒，主身大热在皮肤中，去面热赤疱，酒，恶风癫疾，阴下痒湿，明耳目，一名林兰，生山谷。

利通舟楫，分剂刀圭，兰如同臭，莲不汙泥，冰坚雪白，鹤唳猿啼，花身依旧，惭愧阇黎。

述异记：浔阳七里洲，有鲁班刻木兰舟。庾信诗：量药用刀圭。李时珍曰：其香如兰，其花如莲。易：同心之言，其臭如兰。周惇颐说：出汙泥而不染。成公绥赋：峨峨坚冰，霏霏白雪。李华赋：鹤既唳兮猿复啼。陆龟蒙诗：

创，益气不饥，耐老，生山谷。

荒崖采采，蒙纩缠腰，支饥淡泊，嚼味寂寥，技羞栀貌，奢戒薪烧，何来灵雀，蜜塞相招。

顾况序：采蜡怨奢也。荒岩之间，纩蒙其身，腰藤造险。又诗：采采者蜡。博物志：食蜡半斤，支十日饥。高骈诗：淡泊供需不在求。楞严经：味如嚼蜡。李商隐诗：红壁寂寥崖蜜尽。柳宗元文：栀其貌，蜡其言，以求贾技于朝。晋书传：石崇奢靡相尚，以蜡代薪。博物志：南方诸山，余蜡在石，有鸟群来啄之殆尽，名曰灵雀，人谓之蜜塞。

牡蛎

味咸平，主伤寒寒热，温疟洒洒，惊恚怒气，除拘缓，鼠瘘，女子带下赤白，久服强骨节，杀邪气，延年，一名蛎蛤，生池泽。

荣粹不知，止渴推厉，窅窕房分，嵯峨山势，纤指纷柔，圆蹄悬缀，鲲化何殊，神雕百岁。

南史传：车螯蚶蛎，不悴不荣。张元素曰：蛤蛎之厉，能止渴也。张衡赋：望窅窕以径廷。说文：嵯峨，山高貌。苏颂曰：海旁附石而生，磈礌相连如房，呼为蛎房。初生止如拳石，渐长崭岩如山，俗名蚝山。每房有肉，大者如马蹄，小者如人指面。潘岳赋：冉弱纷柔。泛舟录：鹅管悬缀。庄子：北冥有鱼，其名曰鲲，化而为鸟，其名曰鹏。陶宏景曰：云是百岁鹏所化。

龟甲

味咸平，主漏下赤白，破癥瘕痎疟，五痔阴蚀，湿痹，四肢重弱，小儿囟不合，久服轻身，不饥，一名神屋，生池泽。

列前重宝，藏六怀灵，守著云覆，致墨炎荧，质兼金玉，神炳丹青，图形捍难，借气益龄。

礼：龟为前列。史记传：留神龟以为重宝。

杂阿含经：如龟藏六。宋书传：谢灵运禀气怀灵。史记传：著满百茎，神龟守之，青云覆之。周礼：扬火以作，龟致其墨。说苑：荧荧不绝，炎炎奈何。又灵龟文五色，似玉似金。孝经：援神契，效象洛龟，擢书丹青。周礼疏：龟蛇为旐，龟有甲能捍难。吴球曰：龟甲补阴，借其气也。唐明皇诗：益龄仙井合。

桑螵蛸

味咸平，主伤中，疝瘕阴痿，益精生子，女子血闭，腰痛五淋，利小便水道，一名蚀疣，生桑枝上，采蒸之。

巨伟维桑，蛰虫依固，细螋中藏，乳蛆外附，绡状轻飘，房看分注，蚕稠梅黄，骧首齐骛。

傅咸赋：以厥树之巨伟。诗：维桑与梓。礼：蛰虫始振。汉书传：易可依固。诗疏：螵蛸，俗谓之桑螵，色青而细小。李时珍曰：螳螂骧首奋臂，深秋乳子如蛆，粘著树枝，其状轻飘如绡，重重有隔房。后汉书传：羽翼外附。庾信铭：八溪分注。礼：仲夏之月螳螂生。李白诗：五月梅始黄，蚕稠桑柘空。温庭筠诗：班马方齐骛。

海蛤

味苦平，主咳逆上气，喘息烦满，胸痛寒热，一名魁蛤。

秋深爵化，海错丛残，盈窥月满，贮拾潮寒，饰妆成帐，护汁堆盘，灵称白水，王母中餐。

礼：季秋之月，爵入大水为蛤。孔平仲诗：鲜蛤实海错。新论：丛残小语。吕氏春秋：月望，则蚌蛤实，群阴盈。梅尧臣诗：拾贮寒潮退。飞燕外传：以蛤妆五成金霞帐。苏轼诗：我哀蓝中蛤，闭口护残汁。欧阳修诗：累累盘中蛤。汉武内传：西王母曰次药有白灵蛤。释卿云诗：挑荠备中餐。

文蛤

主恶疮蚀，五痔。

种别沙田，潮汐增晕，虹采开明，锦囊充牣，风爱来薰，雷惊骤震，节物新时，吴乡馈贶。

周必大诗：东海沙田种蛤珧。西溪丛语：文蛤一潮生一晕。曹植诗：蚌蛤被滨涯，光采如锦虹。李涉诗：元蚌初开影暂明。卢纶诗：彩蛤攒锦囊。山栖志：充牣崖巇。戴表元诗：莎坂南风寅蛤来。史记纪：南风之薰兮。南越志：凡蛤开口，闻雷不复闭口。孔武仲诗：新时节物故依然。梦溪笔谈：文蛤即吴人所食花蛤。孟子：辞曰馈贶。

蠡鱼

味甘寒，主湿痹，面目浮肿，下大水，一名鲷鱼，生池泽。初学记引作鳢。

篆称水厌，礼斗灵嘉，疏经误鲩，具性通蛇，七星首戴，双砺形差，附生鳗子，聚沫吹沙。

李时珍曰：道家指为水厌，斋篆所忌，夜朝北斗，有自然之礼，故为之鳢。宋送神歌：灵有嘉兮。尔雅疏：鳢鲩并列训鳢，一名鲩，非。陶宏景曰：言是公蛎蛇所化，犹通蛇性。尔雅翼：首有七点作北斗之状。水经注：林邑范文为奴时，于涧水得两鳢，挟归托云蛎石，郎至鱼前，见是两石。埤雅：鳗子附鳢而生。李夷亮赋：聚沫纤徐。尔雅疏：鲨鮀鱼狭而小，张口吹沙。

鲤鱼胆

味苦寒，主目热赤痛，青盲明目，久服强悍，益志气，生池泽。

三十六鳞，披胆加志，弗共冰栖，非调饴味，熊可和丸，獭亦分器，苦口功同，悬珠目治。

苏颂曰：胁鳞一道无大小，皆三十六鳞。汉书传：路温舒披大胆。新书：偓佺而加志，晋

书纪，武帝衔胆栖冰，李珣歌：尝胆不苦味若饴。唐书传：柳仲郢母，和熊胆丸使夜咀咽。说文：獭胆分卮。史记世家：毒药苦口利于病。汉书传：东方朔目若悬珠。谷梁传：六鹢先数聚辞也，目治也。李时珍曰：熊胆明目去翳。苏颂曰：獭胆主治目翳，视物不明。

藕实茎

味甘平，主补中养神，益气力，除百疾，久服轻身耐老，不饥延年，一名水芝丹，生池泽。

冰丝玉节，蛰卧川阿，红裳独立，翠扇交摩，中藏鱼目，仰露蜂窠，水羞相辈，痊起沉疴。

于慎行诗：冰丝欲断鲛人缕。陶弼诗：谁将玉节栽。冯璧诗：蛰卧时奋迅。王勃赋：誓毕赏于川阿。李纲赋：红裳影斜。韩偓诗：香囊独立红。许浑诗：烟开翠扇清风晓。京房易传：相摩而鸣。高启联句：鱼目微光皎。张楫诗：飞尽黄蜂露蜜房。刘孝威启：凡厥水羞，莫敢相辈。谢莊诗：已觉沉疴痊。

大枣

味甘平，主心腹邪气，安中，养脾肋十二经，平胃气，通九窍，补少气少津液，身中不足，大惊四肢重，和百药，久服轻身长年，叶覆麻黄，能令出汗，生平泽。

早遂修虔，剥乘幽侯，百益陈功，千回急就，染齿黄蒸，投心红皱，万岁嘉名，参肴筋寿。

魏书传：枣者，早遂朕意。左传：女贽不过榛栗枣修，以告虔也。诗：八月剥枣。清异录：百益一损者枣。杜甫诗：一日上树能千回。史记传：今急而不急就。嵇康论：齿居晋而黄，谓枣故也。魏书传注：黄俸蒸栗。南史传：投臣以赤心。孟郊联句：红皱晒檐瓦。宋书传：三佛齐贡万岁枣。王安石诗：广庭筋圣寿，以

此参着蕲。

葡萄

味甘平，主筋骨湿痹，益气倍力，强志，令人肥健，耐饥忍风寒，久食轻身不老延年，可作酒，生山谷。

托根福地，引竹交穿，青纷绶结，紫莹珠悬，云浆清滑，玉盏凉鲜，荔支同嚼，风月无边。

宋祁赋：托崝函之福地。韩愈诗：莫辞添竹引龙须。刘禹锡歌：繁葩组绶结。唐彦谦诗：珠帐高悬夜不收。刘禹锡诗：味敌五云浆。洪希文诗：醍醐纵美输清滑。顾阿瑛诗：葡萄玉盏酌西凉。李梦阳诗：酒酣试取冰丸嚼，不说天南有荔支。张镃词：风月无边是醉乡。

蓬蘽

味酸平，主安五脏，益精气，长阴令坚，强志倍力，有子，久服轻身不老，一名覆盆，生平泽。

旧干新丛，同功分纪，刺类钩悬，蔓牵角觭，逐节葵青，成簇椹紫，蚕老蛇残，苺非伦拟。

庾肩吾诗：新丛入望苑，旧干冠层城。李时珍曰：蓬蘽覆盆，一类二种，分早熟晚熟，功用相近，藤蔓繁衍，茎有倒刺，逐节生叶，如小葵叶，面青背白，结实成簇，熟则紫黯如椹。又悬钩树茎，有倒刺，实亦相类，孟诜以为即覆盆，误。袁桷诗：势如鹿角觭。吴瑞曰：地苺蚕老时红熟，一名蛇残。韩保升曰：子赤俨若覆盆。唐书传：刘泊势不伦拟。

鸡头实

味甘平，主湿痹，腰脊膝痛，补中除暴疾，益精气，强志，令耳目聪明，久服轻身不饥，耐老神仙，一名雁啄实，生池泽。

囊韬川植，论斗剥肤，猬毛青涌，鸡啄红敷，盘轮绉楮，囊截明珠，上池华液，挹注嗳嚅。

周礼疏：川泽植物宜膏物，莲芡之实有囊韬者。黄庭坚诗：明珠论斗煮鸡头。易：剥床以肤。王叟岩诗：琉璃涌出青毛猬。李时珍曰：芡，生紫花，在苞顶如鸡啄，叶贴水，皱文如楮。宋文同诗：芡盘圆圆如碧轮。姜特立诗：明珠截锦囊。东坡杂记：吴子野云，食芡必枚啮而细嚼，终日嗳嚅，足以致上池之水，使人华液通流，转相挹注。

胡麻

味甘平，主伤中虚羸，补五内，益气力，长肌肉，填髓脑，久服轻身不老，一名巨胜，叶名青蘘，生川泽。

种督儿曹，蔺先嘉耦，八拗生殊，四宜具有，烛持溪头，杯流洞口，绿叶华滋，沐宜蝝首。

梅尧臣诗：胡麻养气血，种以督儿曹。唐慎微曰：俗传胡麻须夫妇同种则茂盛。左传：嘉耦曰妃。鸡肋编：胡麻性有八拗，雨旸时薄收，大旱方熟，开花向下，结子向上，炒焦压榨，才得生油，膏车则滑，钻针乃涩。戴元表赋：芘本近仁，响明近智，蹈约而不移，近信在困，而能恭近义，以为君子之道四宜乎。拾遗记：背明之国，有通明麻食者，夜行不持烛，是巨胜也。曹唐诗：吃尽溪头巨胜花。神仙记：刘晨阮肇入天台采药，见一杯流下，有胡麻饭。陆龟蒙诗：不敢窥洞口。古诗：绿叶发华滋。寇宗奭曰：青蘘叶汤浸，妇人以之梳发。诗：蝝首蛾眉。

麻黄

味辛平，主五劳七伤，利五脏，下血寒气，多食令人见鬼狂走，久服通神明，轻身，一名麻勃。麻子：味甘平，主补中益气，肥健不老神仙。生川谷。

穗垂勃勃，虑事前知，候春早晚，辨值雄雌，邋陈朝事，犬荐秋时，和丸向日，幽烛魍魎。

名医曰：麻勃花上勃勃者。陶宏景曰：术家合服，逆知未来事。陈藏器曰：早春种曰春麻子，晚春种为秋麻子。李时珍曰：麻子有雄雌，雄者为枲，雌者为苴。周礼注：朝事之笾，其实麷蕡，熬麦曰麷，麻曰蕡。礼：孟秋之月，食麻与犬。孟铣曰：生麻子杵丸，向日服，满百日，即能见鬼。云笈七签：紫晨幽烛明。刘基诗：翔魍魎。

冬葵子

味甘寒，主五脏六腑寒热，羸瘦五癃，利小便，久服坚骨，长骨肉，轻身，延年。

解露抽心，倾阳卫足，荸秀浮香，英轻染绿，柏子修容，椒聊辟毒，朝种暮生，火燋地熟。

李时珍曰：古人采葵，必待露解，故曰露葵。孟铣曰：其心有毒，忌食。孔平仲诗：烧地草抽心。曹植表：若葵藿之倾叶太阳。左传：葵犹能卫其足。鲍照赋：柔荸爱秀。杜甫诗：香宜配碧葵。李时珍曰：子轻虚如榆荚仁。梁元帝诗：露沾疑染绿。陶隐居方：冬葵子、柏子仁等份，治面上疱疮。武王带铭：火灭修容。千金方：冬葵子煮汁，辟蜀椒毒。博物志：葵子火炒令爆咤，撒熟地，朝种暮生。

苋实

味甘寒，主青盲明目，除邪，利大小便，去寒热，久服益气力，不饥轻身，一名马苋。

标高易见，指事深论，种需雨候，老怯风掀，丹远跛鳖，格压膏豚，苇呼哂误，韭化机存。

王十朋诗：标高语更妙。埤雅：苋之茎叶高大易见，其字从见，指事也。陆游诗：农事更深论洛阳。花木记：谷雨栽五色苋。王安石诗：紫苋凌风怯。贵耳集：红苋为跛鳖之还

丹。方岳诗：琉璃蒸乳压豚膏，未抵斋厨格调高。颜氏家训诗：参差荇菜。博士皆以参差者，苋菜也。呼人苋为人荇，可笑之甚。淮南子：老韭之为苋也，万物皆出于机，皆入于机。

瓜蒂

味苦寒，主大水，身面四肢浮肿，下水，杀蛊毒，咳逆上气，食诸果病在胸腹中，皆吐下之。生平泽。

美实蠾烦，秋除抱蒂，花谢跗环，跐绵蔓系，齿沁余香，鼻披双缀，青绿垂檐，东来风脆。

刘子翚诗：美实蠾烦喜及时。杜甫诗：许以秋蒂除，仍看小童抱。农书：大曰瓜，小曰瓞，跗曰环注：脱花处，蒂曰蘆注：系蔓处。李东阳诗：冰齿余香嚼未残。龙鱼河图：瓜有两蒂、两鼻者杀人。雷敩论：凡使瓜蒂取青绿色，瓜气足时采得，系屋东有风处吹之。

瓜子

味甘平，主令人悦泽，好颜色，益气不饥，久服轻身耐老，一名水芝，生平泽。

长身皤腹，瓢瓣名齐，絮披虚练，囊贮排犀，花红酶面，酒苦明睇，瓜雌蒂曲，撷高种栖。

郑安晚诗：霜皮露叶护长身。左传：皤其腹。广雅：冬瓜蔌也，其子谓之瓢。吴普曰：瓜子一名瓣。李时珍曰：瓢谓之瓜练，白虚如絮，子谓之瓜犀，在瓢中成列，多能酺事。白瓜仁加桃花服食，面红清。苦酒渍曝，日服方寸匕，明目。齐民要术：冬瓜蒂弯曲贴肉者，雌瓜也，取子收高燥处留作种。

苦菜

味苦寒，主五脏邪气，厌谷，胃痹，久服安心，益气聪察，少卧，轻身耐老，一名荼草，一名选，生山谷。

菜美天香，游冬景迈，黄讹龙葵，白猜马薤，和米炊香，浮羹嚼快，如荠如饴，苦甘深喟。

李时珍曰：一名天香菜。埤雅：此草经冬不凋，故名游冬。傅休弈歌：岁晏景迈。颜氏家训：江南别有苦菜，乃尔雅蕺黄蔟也，河北谓之龙葵，梁世讲礼者，以此当之大误。兼明书月令，孟夏苦菜秀。孔颖达云：菜似马薤而花白，味极苦。今验四月秀者，野人呼为苦荬，春初取煮和米粉作饼食之。月令所书苦菜，即苦荬也。颖达所见，别是一物，不可引以解此。黄正色诗：嫩绿浮羹尊让滑。王恽诗：今朝过喜一嚼快。诗：谁谓茶苦，其甘如荠。又菫茶如饴。李祁诗：幽然发深喟。

神农本草经赞　卷二　中经

魏吴普等述经　　汉阳叶志诜撰赞
　　　　　　　　　绍兴裘韵初参校

雄黄

味苦平寒，主寒热，鼠瘘，恶创，疽痔，死肌，杀精物，恶鬼邪气，百虫毒，胜五兵，炼食之，轻身神仙，一名黄金石，生山谷。

丹雄蕴石，精结阳峦，五兵制胜，百毒除残，威申虎爪，色映鸡冠，桃枝辟禳，怪祟奚干。

吴普曰：生山之阳，是丹之雄。唐书传：苏颋居中制胜。吴志传：周瑜除残去秽。葛洪曰：女人病邪，雄黄、松脂熔化，以虎爪搅之，夜烧取愈。苏恭曰：宕昌武都者佳，块方数寸，明彻如鸡冠。集简方：家有邪气者，雄黄水，以东南桃枝，咒洒满屋则绝迹。易林：家多怪祟。

石硫黄

味酸温，主妇人蚀阴，疽痔恶血，坚筋骨，除头秃，能化金银铜铁奇物，生山谷。

尊比阳侯，矾精翕敛，焦土凝坚，温泉泻澈，猛著黄芽，光腾紫焰，金液丹成，因时稽检。

葛洪曰：四黄惟阳侯为尊。吴普曰：是矾水石液烧令有紫焰者。易注：净翕翕敛也。魏书传：悦般国南界有火山，山旁皆焦，溶流数十里乃凝坚，即石硫黄也。博物志：凡水有石硫黄，其泉则温。赵冬曦赋：凿连岩而泻澈。李时珍曰：其猛毒为七十二石之将，外家谓之阳侯，亦曰黄芽。泊宅编：金液丹，乃硫黄炼成，纯阳之物，癎冷者所宜，今夏至人多服之，反为大患。元史传：曹鉴稽检有方。

雌黄

味辛平，主恶疮，头秃痂疥，杀毒虫虱，身痒邪气诸毒，炼之久服轻身，增年不老，生山谷。

同山雌伏，武都之阴，变分连锡，熏藉精金，助功妇顺，避地群侵，纯黄不杂，土德层深。

名医曰：生武都与雄黄同山生，其阴山有金，金精熏则生雌黄。后汉书传：赵温曰焉能雌伏。丹房鉴源：雌黄变锡。史记传：长沙出连锡。陶宏景曰：仙经无单服法，惟以合丹少雄黄，飞炼成丹。土宿指南：阳石，相距五百年而结，造化有夫妇之道，故曰雌雄。雷敩论：凡修事勿令妇人鸡犬及臭秽之地犯之。钟会赋：纯黄不杂。韩保升曰：雌黄法土故色黄。水经注：山岫层深。

水银

味辛寒，主疗瘘痂疡，白秃，杀皮肤中虱，堕胎，除热，杀金银铜锡毒，熔化还复为丹，久服神仙不死，生平土。

烁质洪炉，澒流烟尽，伏恋铅凝，含收椒引，采苋东晞，披沙内蕴，姹女丹还，性全韬隐。

列仙传：宁封子烁质洪炉。苏颂曰：采粗次朱砂，作炉煅养，承水覆盆，烟飞于上，澒

几度木兰舟上望，不知原是此花身。王播诗：惭愧阇黎饭后钟。

蕤核

味甘温，主心腹邪气，明目，目赤痛伤泪出，久服轻身，益气不饥，生山谷。

茎附蕤蕤，丛生刺劲，充耳垂珰，明眸引镜，钻岂攻坚，怀非致敬，函谷巴西，云舒星映。

韩保升曰：蕤子附茎生。李时珍曰：花实蕤蕤下垂，故谓之蕤。郭璞曰：丛生有刺，实如耳珰，紫赤可食。诗：充耳琇莹。于溃诗：天与双明眸。王融序：引镜皆明目。晋书传：王戎家有好李，恒钻其核。论语：钻之弥坚。礼：其有核者怀其核。左传：勤礼莫如致敬。名医曰：生函谷及巴西。吴普曰：八月采。孔稚圭启：绿叶云舒，朱实星映。

橘柚

味辛温，主胸中瘕热，逆气，利水谷，久服去臭下气，通神，一名橘皮，生山谷。

识小识大，相保岁寒，珠胎裔郁，镭斗霜攒，贞心荣丽，仁崇甘酸，璇枢散采，云梦翘观。

书传：小曰橘，大曰柚。论语：贤者识其大者，不贤者识其小者。白居易诗：应能保岁寒。刘克庄诗：淡月珠胎明璀璨。李时珍曰：橘从矞，内赤外黄，香雾纷郁，有似乎矞云。广州记：镭柚实大如斗。方回诗：满颐霜雪攒。李绅诗：不随寒暑换贞心。虞羲诗：荣丽在中州。群芳谱：名仁崇者，柚类也。黄庭坚诗：如食橘柚知甘酸，春秋运斗枢，璇枢星散为橘。吕氏春秋：果之美者，有云梦之柚。

发髲

味苦温，主五癃，关格不通，利小便水道，疗小儿痫，大人痉，仍自还神化。

髓海精华，冠年仪表，理净干梳，割分一缭，化傻伏鸡，神驱飞鸟，余髺僮僮，堆云妆晓。

素问注：脑者髓之海，发者脑之华。雷敩论：发髲是男子年二十以来，无疾患于顶心剪下者。淮南子：行为仪表。苏轼诗：理发千梳净。晋书传：割而分之。唐书传：贵妃杨氏引刀断一缭发。名医曰：合鸡子黄煎之，消为水。参同契：伏鸡用其卵。陈藏器曰：生人发挂果树上，乌鸟不敢来食其实。诗：不屑髺也。诗传：被人僮僮，编发为之。薛士隆赋：发堆云兮髻蝉翼。温庭筠诗：嬾逐妆成晓。

龙骨

味甘平，主心腹，鬼注精物老魅，咳逆泄利，脓血，女子漏下，癥瘕坚结，小儿热气惊痫，齿：主小儿大人惊痫，癫疾狂走，心下结气，不能喘息，诸痉，杀精物，久服轻身，通神明延年。生山谷。

形留旷泽，升忆景云，挺奇炼蜕，厉漱编龈，骏同殳市，象类身焚，用潜施溥，枯朽灵芬。

拾遗记：南浔之国有洞穴，中有毛龙，时蜕骨于旷泽之中。易疏：龙吟则景云出。权德舆序：挺神奇，祛物怪，告练蜕之地。晋书传：所以漱石，欲厉其齿。李祯诗：香龈皓齿疑贝编。黄庭坚诗：千金市骨今何有，士或不偿五殳皮。左传：象有齿以焚其身。易：潜龙勿用。又德施溥也。晋书传：荣加枯朽。冯衍赋：扬屈原之灵芬。

麝香

味辛温，主辟恶气，杀鬼精物，温疟蛊毒，痫痉，去三虫，久服除邪，不梦寤厌寐，生山谷。

蕴结寒香，山农珍贵，迹逐松阴，胜餐柏味，剔爪如遗，噬脐斯畏，远射氛氲，园林屏气。

埤雅：麝夏月食蛇多，至寒香满。李时珍

曰：麝居山，獐居泽，以此为别。周礼：掌葛以时，征材于山农。郭登诗：物生遭遇即珍贵，黄列子游猎九江，逐迹寻穴。韩翃诗：香麝松阴里。陶潜诗：餐胜如归。陶宏景曰：常食柏叶。苏颂曰：第一生香，自以爪剔出者，名遗香，其次脐香，乃捕取之。诗：弃予如遗。左传：后君噬脐。诗：无独斯畏。马祖常诗：月华远射离离白。唐阙名赋：笼流麝之氛氲。苏颂曰：香聚处，草木不生，过园林，瓜果不实。论语：屏气似不息者。

牛黄

味苦平，主惊痫寒热，热盛狂痉，除邪逐鬼，生平泽。

如狂怒吼，中美珍黄，通灵角折，感结心藏，蝶飞占异，驼类知防，隐名丑宝，养晦韬光。

陶宏景曰：神牛出入鸣吼者有黄。郝经诗：叫吼怒如狂。左传：子服惠伯曰中美能黄。扬子：其德珍黄。刘基诗：文犀亦有通灵角。易林：寒牛折角。王逸歌：忧怀感结重叹忆。诗：中心藏之。酉阳杂俎：有人得牛所吐黄，剖之中有物，如蝶飞去。李时珍曰：驼黄相类，而功不及牛，属丑故隐其名。礼：又敢与知防。名医曰：无令见日月光。诗：遵养时晦。孔融诗：美玉韬光。

熊脂

味甘微寒，主风痹不仁，筋急，五脏腹中积聚，寒热，羸瘦，头疡白秃，面皯皰，久服强志，不饥轻身，生山谷。

威示共侯，行知适馆，导气枝悬，蛰冬穴暖，玉共酥凝，膏流霜满，燃照争明，短檠休伴。

周礼：大射诸侯则共熊侯。李时珍曰：熊行山中，虽数千里必有跧伏之所，山中人谓之熊馆。诗：适子之馆兮。汉书传注：古之仙者，为导引之事，若熊之攀枝自悬也。酉阳杂俎：

冬蛰不食。陶宏景曰：熊脂乃背上肪，色白如玉。陆游词：雪暖酥凝。沈约诗：凤昔玉霜满。日华子曰：燃灯烟损人眼。程俱诗：何人劝之照，烛燎皆争明。陆游诗：且作短檠伴。

白胶

味甘平，主伤中劳绝，要痛羸瘦，补中益气，妇人血闭无子，止痛安胎，久服轻身延年，一名鹿角胶。

斑龙解角，候届鸣蝉，粲磋劲质，活火新煎，银膏莹细，琼液凝鲜，绲缊润化，却老留年。

澹寮方：鹿，一名斑龙。礼：仲夏鹿角解，蜩始鸣。谢偃赋：徒观其粲兮如瑳。沈约诗：梢风有劲质。苏轼歌：君不见，昔时李生好客手自煎，贵从活火发新泉。郝经诗：斫开细雪银膏莹。李白诗：一餐咽琼液。鲍照诗：霜素凝鲜。易：天地绲缊。春秋元命包：开神润化。洛阳伽蓝记：孤松既可却老，半石亦可留年。

阿胶

味甘平，主心腹内崩劳极，洒洒如疟状，要腹痛，四肢酸疼，女子下血，安胎，久服轻身益气，一名傅致胶。

上选珍皮，犀兕方驾，坤性归柔，坎功流下，渗漉膏凝，消坚形化，壁黑珀黄，经春历夏。

名医曰：出东阿县，煮牛皮作之。傅休奕赋：选珍皮之上翰。左传：牛则有皮，犀兕尚多。汉书传：车骑不得方驾。易：坤为子母牛。道德指归论：归柔去刚，水动流下。易：坎为水。水经注：东阿有井，济水所注，水清而重，其性趋下。司马相如书：滋液渗漉。尔雅疏：青凝曰脂。汉书传：消坚甚于汤雪。庄子：其形化，其心与之然。李时珍曰：凡造胶十二月二三月为上，黄透如琥珀，黑如壁玉者良，夏月亦不湿软。倪瓒诗：经春历夏又嗟秋。

丹雄鸡、黑雌鸡

丹雄鸡：味甘微温，主女人崩中，漏下赤白沃，补虚温中，止血通神，杀毒，辟不祥。头：主杀鬼，东门上者尤良。肪：主耳聋。肠：主遗溺。肶胵：裹黄皮，主泄利。屎白：主消渴，伤寒寒热。黑雌鸡：主风寒湿痹，五缓六急，安胎。翻羽：主下血闭。鸡子：主除热火疮痫痓，可作虎魄神物。鸡白：蠹肥脂。生平泽。

巽权金畜，栖桀栖塒，雄鸣应节，雌伏知慈，尾交孳化，翼长孚期，不闻拾芥，挟巧何奇。

易：巽以行权汉上。易传：巽位在巳，王于西，故鸡又为金畜。诗：鸡栖于塒。又鸡栖于桀。九家易：风应节而变，鸡时至而鸣。淮南子：慈雌呕暖覆伏。柳宗元碑：不自知其慈。书传：孳尾乳化曰孳，交接曰尾。左传：子西曰，胜如卵，余翼而长之。埤雅：鸟之孚卵，皆如其期。陶宏景曰：用欲殷子黄白混杂煮作极似琥珀，惟不拾芥耳。司马光序，挟巧取奇。

雁肪

味甘平，主风挛拘急，偏枯气不通利，久服益气不饥，轻身耐老，一名鹜肪，生池泽。

北乡南翔，知时识序，烹舍能鸣，缴加何取，截玉雪凝，酿松泉煮，强健筋骸，蹑风高举。

礼：季冬之月，雁北乡。魏文帝歌：行群燕辞，归雁南翔。成公绥赋序：奇其应气而知时。庄子：命竖子杀雁而烹之。主人曰：杀不能鸣者。史记世家：楚人有好以弱弓微缴加归雁之上者，顷襄王召而问之。对曰：见鸟六双，以王何取？魏文帝书：美玉白如截肪。李损之诗：凝阶似截肪。陆游诗：汲泉小瓮酿松肪。陈鉴赋：筋骸强健。陶潜诗：愿言蹑清风，高举寻吾契。

石蜜

味甘平，主心腹邪气，诸惊痫痓，安五脏诸不足，益气补中，止痛解毒，除众病，和百药，久服强志轻身，不饥不老，一名石饴，生山谷。

倒悬家室，供课尊王，分喧潮应，申喙花忙，甜珍一滴，暖割千房，谐和旨味，百药攒芳。

魏书传：管辂射覆卦成曰，家室倒悬，此蜂窠也。黄庭坚诗：稚蜂趋衙供蜜课。苏轼诗：中有王子蜂中尊。谢翱诗：分喧刺蜜烟。埤雅：蜂有两衙应潮。柳宗元对：不足以申吾喙。李商隐诗：蜂亦为花忙。冷斋夜话：仲珠曰钱如蜜，一滴也甜。陆游诗：花残新蜜酿千房。唐书传：门下充旨味者多矣。元祯诗：蜂连宿露攒芳久。

蜂子

味甘平，主头风，除蛊毒，补虚羸伤中，久服令人光泽好颜色，不老。大黄蜂子：主心腹复满痛，轻身益气。土蜂子：主痈肿。一名蜚零，生山谷。

类自殊形，尾皆垂颖，冯木虚悬，挺泥幽屏，毒菌生光，丛桑匿影，白蛹蚕莹，馈来荒憬。

欧阳修赋：异类殊形。埤雅：蜂毒在尾，垂颖如锋。曹植赋：上不冯木。陶宏景碑：七度虚悬。苏颂曰：大黄蜂子作房在大木间。埤雅：土蜂好挺泥作房。韩愈诗：即此是幽屏。酉阳杂俎：岭南毒菌，夜有光，经雨即腐，化为蜂。水经注：延水有桑林，为丛桑河。云笈七签：隐地八术。一曰藏形匿影。诗疏：蒲芦负桑虫，以成其子。岭表录异：蜂儿拣状如蚕蛹，莹白者盐炒暴干，寄京洛以为方物。贺知章诗：荒憬尽怀忠。

蜜蜡

味甘微温，主下利脓血，补中续绝伤，金

流于下。土宿指南：朱砂伏于铅，硫恋于铅。寇宗奭曰：得铅则凝。国语：土气含收。丹药秘诀：遗失在地，以川椒末引之。韩保升曰：马齿苋节叶间有水银，然至难燥，向日东晒之。陶宏景曰：水银有别出沙地者。李峤诗：向日披沙尽。权德舆文：和易内蕴。杜甫诗：姹女萦新裹。注：颎也。白居易诗：黄芽姹女大还丹。宋新论：能韬隐其质，故致全性也。抱朴子：丹砂烧之成水银，积变又还成丹砂。

石膏

味辛微寒，主中风寒热，心下逆气，惊喘，口干苦焦，不能息，腹中坚痛，除邪鬼，产乳，金创，生山谷。

敛尘雨霁，棋布林皋，云溶孕采，玉洁浮醪，润当吻燥，结解肤挠，调封丹鼎，固密坚牢。

解琬诗：雨霁微尘敛。陶宏景曰：石膏皆在地中，雨后时时自出，如棋子者最佳。庄子：山林欤，皋壤欤。程伯子诗：乞与云膏洗俗肠。郑惟忠赋：丹青孕采。常建诗：玉膏泽人骨。张华诗：浮醪隋筋转。苏轼赋：疑吻燥而当膏。孟子：不肤挠。名医曰：治皮肤热，肠胃中结。胡震亨曰：火煅细研醋调，封丹鼎，固密胜于脂膏。苏轼诗：也知不作坚牢玉。

磁石

味辛寒，主周痹风湿，肢节中痛，不可持物，洗洗酸消，除大热烦满，及耳聋，一名元石，生山谷。

铁质坚顽，磁君引并，山辨阴阳，石分动静，炼畏伏砂，归催悬井，受制庚辛，南针指内。

淮南子：磁石能引铁。吴普曰：一名磁君。李时珍曰：磁石生山之阴，元石生山之阳，形虽相似，性各不同，慈石能吸铁，元石不能吸铁。余冬叙录：丹砂伏慈石，水克火也。淮南子：慈石悬井，亡人自归。寇宗奭曰：磁石磨铁锋，能指南，然常偏丙位，盖丙为大火，庚辛受其制，物类相感耳。

凝水石

味辛寒，主身热腹中积聚邪气，皮中如火烧，烦满水饮之，久服不饥，一名白水石，生山谷。

凝寒冰冱，积卤石生，色兼青黑，理具纵横，蜂窠孔细，马齿棱莹，沟渠六角，同类元精。

名医曰：一名寒水石，盐之精也。李时珍曰：夏月研末煮汤，入瓶，悬井底即成冰。陶宏景曰：卤地所生。苏恭曰：有纵理横理二种。苏颂曰：有孔窍若蜂窠。丹房鉴源：石块有齿棱如马牙消，清莹如水精，亦有青黑色者。梦溪笔谈：太阴元精石生盐泽之卤，沟渠土内，禀积阴之气，凝结皆六角。

阳起石

味咸微温，主崩中漏下，破子脏中血，癥瘕结气，寒热腹痛，无子，阴痿不起，补不足，句挛，一名白石，生山谷。

气结熇蒸，山恒阳霁，根驻云丛，锋销雪瘗，凿选狼牙，毒祛蛇蜕，握白提清，芟除黑翳。

扬雄文：涳瀁云而散熇蒸。注：气上出也。潘岳赋：阳霁则吐霞耀日。苏颂曰：齐州阳起山，常有温暖气，盛冬大雪，此山独无。陶宏景曰：甚似云母，但厚异耳。李峤诗：出类丛云起。庚辛玉册：尖似箭镞者力强，置大雪中，倏然没者为真。李时珍曰：轻松如狼牙者佳。李之才曰：使用恶蛇蜕皮。抱朴子：怀黄握白，提清挈肥。日华子曰：凡入药凝白者佳。苏恭曰：今用纯黑如炭者，误矣。

孔公蘖

味辛温，主伤食不化，邪结气，恶创疽瘘

痔，利九窍，下乳汁，一名通石，生山谷。

石垂芽蘖，亡是呼公，角森澌澌，房妙空空，寐回蘧觉，音审宣通，如调灵簫，呼嚧中充。

李时珍曰：孔窍空通，附垂于石，如木之芽蘖，俗讹为孔公。汉书传：齐言亡是公者，无是人也。宋书传：公何见呼为公。陶宏景曰：蘖大如牛羊角，长二三尺。诗：其角澌澌。李时珍曰：蘖为钟乳之房。论语：空空如也。庄子：成然寐蘧公觉。名医曰：治伤食病，常欲眠睡。甄权曰：能使喉声圆亮。江总碑：老惊灵簫。苏轼诗：外慕渐少由中充。

殷蘖

味辛温，主烂伤瘀血，泄利，寒热，鼠瘘，癥瘕结气，一名姜石，生山谷。

仰漱飞根，潜萌隐蘖，指列姜蟠，脉通乳结，床设桷寀，花霏霜雪，崖土脂凝，清凉散热。

名医曰：殷蘖，钟乳根也。云笈七签：仰餐飞根。李时珍曰：殷隐也，生于石上，隐然如木之蘖，又如生姜，新芽顿长，若列指状。苏恭曰：根蟠结如姜。吕氏春秋：血脉欲其流通也。韩愈文：大者为寀，细者为桷。苏恭曰：石床钟乳，水滴下凝积如笋状，久渐与上乳相接为柱。石花乳水滴石上，散如霜雪，皆与殷蘖同功。土殷蘖服之亦同钟乳，而不发热。名医曰：生高山崖土之阴，色白如脂。唐明皇序：尝散热之馔。

铁精

平，主明目，化铜。铁落：味辛平，主风热恶创，疡疽创痂，疥气在皮肤中。铁主坚肌耐痛，生平泽。

禀阳就燥，气弗交阴，紫尘吹焰，乌液留砧，柔能绕指，坚自安心，山盈渥赭，索广窥深。

土宿指南：铁裹太阳之气，而阴气不交，故燥而不洁。易：火就燥。陶宏景曰：铁精出煅灶中如尘，紫色轻者为佳。苏恭曰：铁落是锻家烧铁砧上，锻之皮甲落者，滋液黑于余铁，又名铁液。刘琨诗：何意百炼刚，化为绕指柔。日华子曰：生铁镇心，安五脏。管子，其上有赭，其下有铁。诗：赫如渥赭。文心雕龙：才欲窥深，辞务索广。

理石

味辛寒，主身热，利胃，解烦，益精明目，破积聚，去三虫，一名立制石，生山谷。

横理庚庚，移名立制，脉贯峡封，层分土渍，青缕丝明，赤肤肌腻，迭用柔刚，同归一致。

史记纪：大横庚庚。逸周书：以移其名。苏恭曰：此石夹两石间如石脉，开用之，或在土中重叠而生，皮正赤肉白。名医曰：一名肌石。李时珍曰：石肤有软硬二种，理石顺理而微，硬者长文细直如丝而明洁，色带微青，与软石膏一类，通用。

长石

味辛寒，主身热，四肢寒厥，利小便，通血脉，明目去翳眇，下三虫，杀蛊毒，久服不饥，一名方石，生山谷。

嵬然卓立，岂恃依凭，纵如排齿，解或方棱，云飞片片，玉琢层层，热中顿解，渊静清凝。

淮南子：嵬然不动。论语：如有所立卓尔。唐书传：足可依凭。苏恭曰：不附石而生，端然独处，状同石膏而厚大，纵理而长文似马齿。苏颂曰：方解石与长石为一物。李时珍曰：击之则片片横碎，光莹如云母。名医曰：光而润泽玉色。孟子：不得于君则热中。云笈七签：本真清凝，巍然渊静。

肤青

味辛平，主蛊毒，及蛇菜肉诸毒，恶创，

生山谷。

蓝谢何常，青推肤受，烧入春痕，光留雨后，虫蚭腥污，疠痎毒垢，群秽清除，有瘳无咎。

北史传：青成蓝，蓝谢青，师何常，在明经。名医曰：一名推青。论语：肤受之愬不行焉。僧惠崇诗：春入烧痕青。唐球诗：巫山雨后青。魏志传：司马朗清除群秽。唐书传：天下庶有瘳乎。

干姜

味辛温，主胸满，咳逆上气，温中止血，出汗，逐风湿痹，肠澼下利，生者尤良，久服去臭气，通神明，生川谷。

羶腥拂彻，味美和调，柔尖日莹，老辣霜骄，含辛比桂，御湿分椒，赠甘非意，雪谤神超。

张衡赋：苏荼紫姜，拂彻羶腥。吕氏春秋：和之美者，杨朴之姜。刘子翚诗：映日莹如空，柔尖带浅红。长编晏享曰：姜桂之性，到老愈辣。徐淮诗：秋气挟霜骄。文心雕龙：桂姜同地，辛在本性。孝经：援神契椒姜御湿。梅尧臣诗：赠辛非赠甘，此意当自求。朱子诗：姜云能损心，此谤谁能雪，请论去秽功，神明看朝彻。

枲耳实

味甘温，主风头寒痛，风湿周痹，四肢拘挛痛，恶肉死肌，久服益气，耳目聪明，强志轻身，一名胡枲，一名地葵，生川谷。

耳食长生，推求贱质，延蔓玙垂，结丛盘密，薄采顷筐，判离盈室，下箸忘饥，依稀奴橘。

史记年表：此与以耳食无异。晋书传：求媒阳之美谈，推沙砾之贱质。苏轼记：药至贱而为世要用，无若苍耳长生药也。诗笺：葛覃延蔓谷中。诗疏：今人谓之耳珰草。李峤诗：忘忧自结丛。广雅：枲耳丛生如盘。诗：采采卷耳，不盈顷筐。离骚：薋菉葹以盈室兮，判独离而不服。李白诗：他筵不下箸，此席忘朝饥。杜甫诗：依稀橘奴迹。陆龟蒙诗：旧栽奴橘老。

葛根

味甘，主消渴，身大热呕吐，诸痹，起阴气，解诸毒。葛谷：主下利，十岁已上。一名鸡齐根，生川谷。

鸡齐鹿藿，庇本繁滋，臂伸踡曲，胆绝纷披，累依桂树，枯化萱枝，秋登谷似，龃龁扶嬴。

名医曰：一名鹿藿。左传注：葛藟庇其本根。藟蔓繁滋者，以本枝荫庇之多。苏颂曰：根形大如手臂。庾信表：一枝踡曲。苏恭曰：葛根入土五六寸以上者名葛胆，有微毒，服之令人吐。说苑：王蠋悬躯绝胆。许有壬诗：筐筥荐纷披。刘向九叹：葛累藟于桂树兮。张时彻诗：愿留枯根株，化作萱花枝。李时珍曰：葛谷是实，八九月采之。诗：式谷似之。庾信碑：未逾龃龁。宋史传：李渎扶嬴养疾。

栝楼根

味苦寒，主消渴身热，烦满大热，补虚安中，续绝伤，一名地楼，生川谷及山阴。

果蓏兼名，幽根蟠结，粉沁秋霜，花霏瑞雪，枯润津回，阴纯体洁，入夏筋凝，毒防卤齿。

李时珍曰：栝楼即果蓏转音，木上曰果，地下曰蓏，此物蔓生附木，故得兼名。洁白如雪，故名瑞雪，苏颂曰：一名天花粉。沈约诗：幽根未蟠结。成无己曰：润枯燥而通行津液。李杲曰：纯阴解烦渴。傅咸赋：体洁性真。李时珍曰：夏月掘者有筋无粉，不堪用。名医曰：生卤地者有毒。

苦参

味苦寒，主心腹结气，癥瘕积聚，黄疸，

溺有余沥，逐水除痈肿，补中明目，止泪，一名水槐，一名苦芪，生山谷及田野。

骈茎三五，萌蘖春催，芪名别菜，叶类骄槐，疏风齿固，遏气腰膜，患增偏胜，化变心裁。

苏颂曰：根三五茎并生，春生冬凋。李时珍曰：与菜苦芪同名异物。陶宏景曰：叶极似槐叶。别录：一名骄槐。史记传：齐大夫病龋齿，以苦参汤日漱三升，出入其风。朱震亨曰：苦参峻补阴，或致腰重者，气降而不升也。张从正曰：苦参久服必有偏胜气增之患。易：化而裁之谓之变。

当归

味甘温，主咳逆上气，温疟寒热，癖在皮肤中，妇人漏下绝子，诸恶创疡金创，煮饮之。一名干归，生川谷。

各有攸归，身其余几，细摘蚕头，肥收马尾，望过迟迟，相招亹亹，血海增光，地仙是毗。

陈承曰：能使气血各有所归，当归之名出此。李时珍曰：治上用头，治下用尾，治中用身。左传：身其余几。苏恭曰：似细叶芎藭者，名蚕头，不堪用。似大叶芎藭者，名马尾。古谚：远望可以当归。孟郊诗：意恐迟迟归。古今注：古人相招，以文无当归也。挚虞赋：气亹亹而愈新。云仙杂记：窦滋以当归为地仙。圆曰：使血海增光。

麻黄

味苦温，主中风伤寒头痛，温疟发表出汗，去邪热气，止咳逆上气，除寒热，破癥坚积聚，一名龙沙。

雄雌类办，根杂赤黄，暖无积雪，轻自浮阳，护营通卫，灭热含凉，推行尼止，理妙难量。

苏颂曰：麻黄有二种，雄者不结子，雌者结子。僧继洪曰：中牟有麻黄之地，冬不积雪，

泄内阳也。张元素曰：气味俱薄，轻清而浮阳也。李时珍曰：其根皮色黄赤，内护于营，外通于卫，为发散火郁之药。孟浩然诗：绪风初减热。傅咸赋：气泠泠以含凉。易：推而行之谓之通。孟子：止或尼之。李时珍曰：麻黄发汗，根节止汗，物理之妙，不可测度。

通草

味辛平，主去恶虫，除脾胃寒热，通利九窍血脉关节，令人不忘，一名附支，生山谷。今名木通。

藤支万年，中通营膝，引蔓浆流，解吹气透，甘受白藏，辛咀紫厚，活莞名同，根寻天寿。

甄权曰：一名万年藤。韩愈诗：经纪肖营膝。陶宏景曰：绕树藤生，汁白，茎有细孔，含一头吹之，气出彼头者良。李时珍曰：有紫白二色，紫者皮厚味辛，白者皮薄味甘，皆能通利。苏颂曰：尔雅活莞即通脱木也。李杲曰：通脱木亦有通草之名，与木通同功用。苏颂曰：天寿根出台州。

芍药

味苦平，主邪气腹痛，除血痹，破坚积寒热疝瘕，止痛利小便，益气，生山谷及邱陵。

阶翻绰约，花色随科，金浓脂腻，紫瘦脉多，将离谑赠，具味滋和，酸收甘缓，深察弗讹。

谢眺诗：红花当阶翻。李时珍曰：芍药犹婥约也。根之赤白，随花之色。古今注：芍药有二种，金芍药色白多脂，木芍药色紫多脉，一名浆离，故将别以赠之。诗：伊其相谑。司马相如赋：芍药之和具而后御之。成无己曰：白补而赤泻，白收而赤散，酸以收之，甘以缓之。武王镛铭：深察讹。

蠡实

味甘平，主皮肤寒热，胃中热气，风寒湿

痹，坚筋骨，令人嗜食，久服轻身，花叶去白虫，一名剧草，一名三坚，一名豕首，生川谷。

挺出荒郊，弗劳锄垦，帚拥三坚，丛攒一本，倒薤参差，束蒲苯䔿，解异寒温，事权益损。

苏恭曰：月令荔挺出即此。苏轼诗：荒涩旋锄垦。尔雅：荓马帚也。何逊七召：拥帚者继足。李时珍曰：荒野中就地丛生，一本二三十茎。广雅：马薤荔也。庾肩吾序：参差倒薤。说文：荔似蒲而小。诗：不流束蒲。张衡赋：苯䔿蓬茸。韩保升曰：性寒。苏颂曰：大温有奇效。淮南子：益损者，其王者之事与。

瞿麦

味苦寒，主关格诸癃结，小便不通，出刺，决痈肿，明目去翳，破胎堕子，下闭血，一名巨句麦，生山谷。今名石竹。

轻逾秀麦，兰菊通邻，乱抽玉瘦，碎翦霞新，蜂怜色好，麝过香匀，春风买断，还较霜筠。

陶宏景曰：子颇似麦，故名。名医曰：一名大兰。尔雅：蘧麦，大菊也。张咏诗：昔年吟社偶通邻。王安石诗：种玉乱抽青节瘦。林逋诗：碎片英英翦海霞。独孤及诗：游蜂怜色好。杜甫诗：麝香眠石竹。陆龟蒙诗：买断春风是此花。张耒诗：谓尔胜霜筠。

元参

味苦微寒，主腹中寒热积聚，女子产乳余疾，补肾气，令人目明，一名重台，生川谷。

上下枢机，控清引浊，高节竹萌，垂阴柳弱，肠系鹿蟠，根潜蚕嚼，涣散氤氲，香馥百濯。

张元素曰：元参乃枢机之剂，管领诸气，上下清肃而不浊。左思赋：控清引浊。苏颂曰：茎方大有节若竹，高五六尺，叶对生如槐柳而尖长。吴普曰：一名鹿肠。李时珍曰：宿根多

地蚕，喜食之，故其中空。张元素曰：治胸中氤氲之气，无根之火。马志曰：合香家用之，故俗名馥草。

秦艽

味苦平，主寒热邪气，寒湿风痹，肢节痛，下水，利小便，生山谷。

飞鸟山畔，纠植交纷，苣青叶布，葛紫花芬，中剔冲土，左隐罗文，实成月计，化速绸缪。

名医曰：生飞鸟山谷。苏颂曰：根土黄色而相交纠，叶青色如莴苣，叶花紫色似葛花，当月结子。陶宏景曰：中多冲土，用宜破去，根作罗文。李时珍曰：以左文者良。汉书纪：月计有余。易：天地绸缪，万物化醇。

百合

味甘平，主邪气腹胀，心痛，利大小便，补中益气，生山谷。

蒜结莲含，夜深香引，四向旁歧，中逢合紧，味胜蹲鸱，化传蚯蚓，似柳如萱，莳连畦畛。

陶宏景曰：根如胡蒜。尔雅翼：状如白莲花。陈淳诗：夜深香满屋。李时珍曰：此物花叶根皆四向。名医曰：一名中逢花。宋阙名诗：软温甚蹲鸱。岁时广记：或云是蚯蚓相缠结变作之。群芳谱：山丹红花，叶如柳叶，卷丹花如萱花，根俱似百合而迥别。石贯赋：致诚不味于畦畛。

知母

味苦寒，主消渴热中，除邪气，肢体浮肿，下水，补不足益气，一名蚳母，一名连母，一名野蓼，一名地参，一名水参，一名水浚，一名货母，一名蝭母，生川谷。

宿根分系，厥状虹蚔，呼聆众母，踵接群儿，蒸收火定，热濯阴滋，槐砧适性，镔铁相违。

李时珍曰：宿根之旁生子根，如虾蚨之状。礼：子产犹众人之母也。名医曰：一名儿草，又名儿踵草。李杲曰：其用有四，疗有汗之骨蒸，泻无根之肾火，止虚劳之热，滋化源之阴。雷敩论：凡使于槐砧挫细，勿犯铁器。

贝母

味辛平，主伤寒烦热，淋沥，邪气，疝瘕，喉痹，乳难，金创，风痉，一名空草。

陟彼阿邱，物融心会，叶接苗生，根连蒂荟，采候熟葫，聚陈编贝，精结丹龙，筋摧脉害。

诗：陟彼阿邱。诗注：采虻贝母也。主疗郁结之疾。江休复诗：心会境物融。苏颂曰：叶随苗出。诗疏：贝母子在根下，连累相著。苏恭曰：蒜热时采之良。尔雅翼：大蒜为葫。陶宏景曰：形似聚贝子。雷敩论：贝母中有独颗者名丹龙精，误服令人筋脉不收。

白芷

味辛温，主女人漏下赤白，血闭阴肿，寒热风头，侵目泪出，长肌肤润泽，可作面脂，一名芳香，生川谷。

骚人连咏，志洁称芳，风回养鼻，烟迷寒裳，蘅兰共揽，萧艾休攘，采遴黄泽，秋思江乡。

离骚：扈江离与辟芷兮。又岂惟纫乎蕙芷。又杂杜蘅与芳芷。史记传：屈原其志洁，故其称物芳。李群玉诗：风回日暮吹芳芷。荀子：侧载睾芷，所以养鼻也。范成大诗：苹芷迷烟路。谢混诗：褰裳顺兰芷。司马相如赋：蘅兰芷若。九章：揽大薄之芳芷。张衡赋：珍萧艾于重笥兮，谓蕙芷之不香。苏颂曰：以黄泽者为佳。僧德祥诗：一时秋思入江乡。

淫羊藿

味辛寒，主阴痿绝伤，茎中痛，利小便，益气力，强志，一名刚前，生山谷。

九叶三枝，植谋背水，紫溢柔须，青敷细齿，蝥蕴腾骞，劢勈奋起，放杖逍遥，刚前振靡。劢，邱庚切。勈，枯怀切。

苏颂曰：一名三枝九叶草。韩保升曰：言生处不闻水声者良，叶青似杏叶，根紫色有须。罗隐启：更谋背水。李时珍曰：叶薄而细齿。柳宗元诗：蝥蕴皆腾骞。集韵：劢勈，人有力貌。日华子曰：一名放杖草。

黄芩

味苦平，主诸热黄疸，肠澼泄利，逐水下血闭，恶创疽蚀火疡，一名腐肠，生川谷。

修条尾似，黜鼠奔独，黄深北塞，黔杂西原，枯飘利表，坚实滋源，督邮耐苦，决躁疏烦。

陶宏景曰：一名鼠尾芩。苏恭曰：一名钝尾芩。李时珍曰：子芩新根，今谓之条芩，或言北芩深黄，西芩色黔，黔乃黄黑之色也。易林：沙漠北塞。岑参诗：西原驿路挂城头。李杲曰：黄芩之中枯而飘者，利气消痰，清肌表之热。实而坚者，养阴退阳，泻火补水，滋其化源。记事珠：一名苦督邮。易：震为决躁。中论：疏烦以理之。

狗脊

味苦平，主腰背强关机缓急，周痹寒湿，膝痛，颇利老人，一名百枝，生川谷。

强扶百枝，舒拳如蕨，赤脉簇须，金茸歧骨，髀脊偾盈，筋骸超越，黄耆康强，清秋健鹊。

名医曰：一名强膂，一名扶筋。李时珍曰：叶似大叶蕨。苏轼诗：韭芽戴土拳如蕨。吴普曰：叶端圆，青赤，皮白有赤脉。雷敩论：凡修事火燎去须。苏颂曰：根黑色，多歧，似狗脊骨。陈鉴赋：髀脊偾盈。剧谈录：田膨郎且善超越。诗：黄耆台背。书：身其康强。苏舜钦诗：气劲健鹊横清秋。

石龙芮

味苦平，主风寒湿痹，心腹邪气，利关节，止烦满，久服轻身，明目不老，一名鲁果能，一名地椹，生川泽石边。

连丛泉石，阴湿潜涵，菫滑渗漉，甚熟咀甘，劣区河北，胜选山南，天雄名假，亦共龙参。

刘孝胜诗：连丛去本叶。李时珍曰：多生近水下湿地。方言：潜涵，沉也。掌禹锡曰：尔雅言苦菫即此。礼：菫荁粉榆兔薨渗漉以滑之。苏恭曰：实如桑葚，故又名地椹。山南者粒大，河北者细，劣于山南。又天雄亦名石龙芮。韩维诗：插芳咀甘。李白诗：龙参若护禅。

茅根

味甘寒，主劳伤虚羸，补中益气，除瘀血血闭，寒热，利小便，其苗主下水，一名兰根，一名茹根，生山谷田野。

猗彼菅茅，白华洁质，三脊标灵，连茹汇吉，诱喻麕包，光留萤出，布地针穿，春郊比栉。

诗：白华菅兮，白茅束兮。易疏：白茅用洁白之茅。史记书：江淮之间，一茅三脊。吕岩说：有灵茅赋。易：拔茅茹以其汇，征吉。诗：野有死麕，白茅包之。有女怀春，吉士诱之。李时珍曰：其根夜视有光，腐则变为萤火。苏颂曰：春生茅，布地如针，俗谓之茅针。诗：其比如栉。

紫菀

味苦温，主咳逆上气，胸中寒热结气，去蛊毒，痿蹶，安五脏，生山谷。

有菀其特，上气夷瘳，紫深节润，白贲毛柔，山疏春暮，水注东流，羊须练色，漫易牵牛。

诗：有菀其特。灵枢经曰：风寒舍于肺，发咳上气。诗：靡有夷瘳。日华子曰：根作节紫色，润软为佳。陶宏景曰：本有白毛，根甚

柔细。名医曰：三月采根，阴干。雷敩论曰：凡使用东流水洗净，有白如练色者名羊须草，自然不同。孟子：以羊易之。李时珍曰：一名夜牵牛。

紫草

味苦寒，主心腹邪气，五疸，补中益气，利九窍，通水道，一名紫丹，一名紫芙，生山谷。

黄白青沙，紫根密拥，利垫兴锄，春耕分垄，色耀花前，坚凭石重，几见雅衔，兰香嘉种。

群芳谱：紫草宜黄白软良之地，及青沙地，秋耕深细，至春又转耕之，逐垄下子。李时珍曰：此草花紫根紫，未花时采根，色鲜明，以石压扁曝干，摇猹呼为雅衔草。苏恭曰：苗似兰香。

败酱

味苦平，主暴热火创，赤气疥搔，疽痔，马鞍热气，一名鹿肠，生川谷。

丛生冈岭，败味含嘉，浅深菘叶，碎簇芹花，酸咸并具，甘苦交加，谓鹿呼马，命意纷拿。

苏恭曰：此药多生冈岭间。陶宏景曰：根作陈败豆酱气，故名。李时珍曰：初时叶布地似菘菜，叶绿色面深背浅，顶开白花成簇如芹花，根味微苦带甘。日华子曰：味酸。名医曰：咸微寒，一名鹿首，又名马草。史记纪：赵高谓鹿为马。庄子：呼我马也，而谓之马。朱子书：辩说纷拿。

白鲜

味苦寒，主头风，黄疸咳逆，淋沥，女子阴中肿痛，湿痹死肌，不可屈伸，起止行步，生川谷。

茎类槐莱，远搜栈阁，春孕坚凝，炎蒸虚恶，羶近白羊，累垂金雀，表里融通，黄消

风却。

苏颂曰：根青叶稍白，如槐，亦似茱萸。李洞诗：栈阁交冰柱。陶宏景曰：以蜀中者为良，俗呼白羊鲜。苏恭曰：皮白而心实，根宜三月采，若四五月采，便虚恶矣。李时珍曰：此草根白色作羊羶气，其子累累如椒。日华子曰：名金雀儿椒，为诸黄风痹要药。任昉行状，表里融通。

酸浆

味酸平，主热烦满，定志益气，利水道，产难，吞其实立产，一名醋酱，生川泽。

苦箴苦黄，中贮山樱，风摇铃动，珠耀灯明，洛神鸣珮，王母垂缨，胚胎热解，如达全生。

陈藏器曰：一名苦箴，小者名苦黄。寇宗奭曰：壳中子大如樱红色。李时珍曰：其花如杯，结一铃，壳凡五棱，一枝一颗，下悬如灯笼之状。掌禹锡曰：关中人谓之洛神珠，一名王母珠。李白词：素女明珠珮。王起赋：解彼珠缨。圣济总录：治妇人胎热。诗：先生如达。礼：父母全而生之。

紫参

味苦辛寒，主心腹积聚，寒热邪气，通九窍，利大小便，一名牡蒙，生山谷。

三辅幽芳，青赤弥谷，飞羽翩翻，歧蹄排蹴，厚积阴沉，坚消心腹，火炙根温，紫光熠煜。

范计然曰：紫参出三辅，以青赤色为善。钱起序：紫参幽芳也，五葩连萼，状飞禽羽举。张衡赋：众鸟翩翻。苏恭曰：叶似羊蹄。何逊七召：亦左排而右蹴。李时珍曰：气味俱厚，阴也沉也。甄权曰：治心腹坚胀。苏颂曰：三月采根，火炙紫色。柳宗元：晋问曰晶熠煜。

藁本

味辛温，主妇人疝瘕，阴中寒肿痛，腹中

急，除风头痛，长肌肤，说颜色，一名鬼卿，一名地新，生山谷。

畴生五臭，润泽程功，本侪禾藁，论若芎藭，毒披瘴雾，郁散寒风，四支安畅，泮涣冬烘。

管子：五臭畴生藁本。名医曰：润泽疗风，邪流于四肢。礼：程功积事。苏恭曰：根上苗下似禾藁。淮南子：论人者若芎藭之与藁本也。张元素曰：太阳经风药，其气雄壮，寒气郁于本经，头痛必用之，治雾露之清邪中于上焦。苏轼诗：遇境即安畅。王太真赋：牢落泮涣。撼言：头脑冬烘。

石韦

味苦平，主劳热邪气，五癃闭不通，利小便水道，一名石蛫，生山谷石上。

静寄阴森，离披险巇，蛫质坚柔，金星映射，水远潺湲，声休叱咤，蟠石久要，浑忘凋谢。

陶潜诗：静寄东轩。温庭筠诗：画壁阴森九子堂。韦应物诗：草木晓离披。李时珍曰：多生阴崖险巇处，柔韧如皮，亦有金星者，凌冬不凋。名医曰：生山谷石上，不闻水声人声者良。正韵：潺湲，水流貌。一曰水流声。史记传：项王喑哑叱咤。易：通卦验下如蟠石。论语：久要不忘。张昱诗：芳容有凋谢。

萆薢

味苦平，主腰背痛，强骨节，风寒湿周痹，恶创不瘳，热气，生山谷。

百枝赤节，质异名仍，花研众采，叶镂三棱，春秋分撷，虚实搜徵，金根铁角，味办淄渑。

吴普曰：一名百枝。名医曰：一名赤节，与狗脊同名，二月八月采根。苏颂曰：花有黄红白三种，叶作三叉。苏恭曰：此有二种，茎有刺者根实，无刺者根虚，软为胜。博物志：菝葜与萆薢相乱。李时珍曰：菝葜江浙人谓之

金刚根，楚人谓之铁菱角。列子：口将爽者，先辨淄渑。

白薇

味苦平，主暴中风，身热肢满，忽忽不知人，狂惑邪气，寒热酸痛，温疟洗洗，发作有时，生川谷。

春草纤微，分阴属妇，红颤轻花，青归细柳，烦洗清凉，狂回攻掊，禊节三三，秉兰共友。

尔雅：薇，春草也。李时珍曰：微薇音相近。微，细也。其根细而白也。王好古曰：古方多用以治妇人。易：分阴分阳。诗：至于属妇。苏颂曰：根叶俱青，颇类柳叶，六七月开红花。苏轼诗：清凉洗烦煎。宋濂诗：良剂急攻掊。名医曰：三月三日采根。韩诗外传：郑国之俗，上巳秉兰草，袚除不祥。宋书志：魏以后但用三月三日。

水萍

味辛寒，主暴热身痒，下水气，胜酒，长须发，消渴，久服轻身，一名水华，生池泽。

陌花漠漠，池水油油，风翻星乱，月逗云浮，铺茵鸭睡，开翠鳞游，莫言湮梗，岂逐群流。

李时珍曰：季春杨花入水所化。杨云鹤赋：嗟杨花之漠漠。元稹诗：池光漫油油。庾肩吾诗：风翻乍青紫。赵昂赋：月上兮处处疑星。钱起诗：浮云正似萍。云林异景志：太原少君樊千里，载数车浮萍，入池为鸭作茵褥。杨基诗：鱼跳翠乍开。常衮赋：同乎漂梗之人。南濠诗话引魏仲先盆池萍诗：免得漂然逐众流。

王瓜

味苦寒，主消渴内痹，瘀血，月闭，寒热酸疼，益气愈聋，一名土瓜，生平泽。

俯瞩篱垣，蔓牵飚濯，花小黄匀，叶圆青濯，甫降青霜，纷垂赤雹，三五根连，瓮培

垅垆。

名医曰：生鲁地田野，及人家墙垣。诗笺：瓜瓞，瓜小状似胞，故谓之瓞。李时珍曰：其蔓多须，叶圆如蹄有尖，面青背淡，江西人栽之沃土，六七月开小黄花成簇。王勃序：紫电青霜。寇宗奭曰：瓜壳径寸，长二寸许，七八月熟，红赤色，今人谓之赤雹子，细根上又生淡黄根，三五相连。汉书传注：垅垆瘠薄之地。

地榆

味苦微寒，主妇人乳痓痛，七伤带下病，止痛，除恶肉，止汗，疗金创，生山谷。

平原榆布，特立茎苗，宝珠安用，玉豉常调，阳骄雾敛，金铄石销，茗香酿熟，藉佐山肴。

苏颂曰：平原山泽处处有之。苗初生布地，独茎直上，叶似榆叶。古词：宁得一把地榆，安用明目宝珠。煮石经：何不食石用玉豉。注：地榆也。群芳谱：此草雾而不渝，太阳气盛故也。烧灰能铄金石，其根作饮若茗汁，酿酒，其叶又可炸食。欧阳修记：山肴野蔌。

海藻

味苦寒，主瘿瘤气颈下核，破散结气，痈肿癥瘕坚气，腹中上下鸣，下十二水肿，一名落首，生池泽。

托身洪流，藏修洁澡，萦带萝牵，如云发绕，火藉光明，鉴形丑好，似组似纶，偕功海岛。

嵇康诗：俯唼绿藻，托身洪流。礼：藏焉修焉。埤雅：藻，水草之有文者。字从澡，言自洁如澡也。杜甫诗：径石相萦带。昭明太子诗：牵萝下石磴。尔雅注：一名海罗。诗：鬒发如云。陶宏景曰：生海岛，黑色如乱发。书注：藻火，藻取其洁，火取其明也。阎复启：藻鉴垂光。刘禹锡赋：彼多方兮，自生丑好。李时珍曰：尔雅云，纶似纶，组似组，东海有之，即

昆布也。性味相近，主疗一致。

泽兰

味苦微温，主乳妇内衄，中风余疾，大腹水肿，身面四肢浮肿，骨节中水，金创，痈肿，创脓，一名虎兰，一名龙枣，生大泽傍。

猗猗兰霭，秋发幽香，南陔叶并，九畹茎方，遗思纫佩，具浴燀汤，窃名荪芷，引类都梁。

嵇康诗：猗猗兰霭。苏颂曰：七月开化紫白色。束晰诗：循彼南陔，言采其兰。吴普曰：二月生苗，赤节，四叶相值。苏恭曰：茎方节紫。离骚：纫秋兰以为佩。又，余既滋兰之九畹兮。九歌：浴兰汤兮沐芳。又，折芳馨兮遗所思。礼：三日则燀汤请浴。遯斋闲览：楚辞所咏之兰，或以为猗兰，或以为都梁香，当以泽兰为正。杨慎序：人家盆植如蒲萱者，兰之别种，曰荪与芷耳。九畹之受诬，千载矣。尔雅翼：今之兰草，都梁香也。

防己

味辛平，主风寒温疟，热气，诸痫，除邪，利大小便，一名解离，生川谷。

如葛延缘，水驱风障，辐解文分，茎通气壮，险健思防，敌仇善将，丁足腥闻，木强弗尚。

李当之曰：其根如葛蔓延。陈藏器曰：治风用木防己，治水用汉防己。苏颂曰：破之文作车辐解，茎甚嫩，折其茎，一头吹之，气从中贯，如木通然。李杲曰：防己如险健之人，首为乱阶，若善用之，亦可御敌。易：君子以思患而豫防之。黄庭坚诗：不战者善将。雷斅论：凡使，勿用黄腥皮皱有丁足者。书：腥闻在上。陶宏景曰：黑点木强者，不佳。

款冬花

味辛温，主咳逆上气，善喘，喉痹，诸惊痫，寒热邪气，一名橐吾，一名颗冻，一名虎须，一名兔奚，生山谷。

类形莼茆，保质三冬，兔奚钻冻，蜂斗能容，丰肥蕈直，茂悦冰封，阴蒸阳煦，心似寒松。

陶宏景曰：其形如宿莼。诗疏：茆江东人谓之莼。傅咸赋：独保质而全形。李时珍曰：一名钻冻。苏颂曰：十二月开花，黄青紫萼，初出如菊花，通直而肥。又有红花，叶如荷而斗直，大者容一升，小者容数合，俗呼蜂斗叶。述征记：洛水款冬花，茂悦层冰之中。郭璞赞：阳煦阴蒸。苏轼诗：知君心似后雕松。

牡丹

味辛寒，主寒热，中风，瘛疭痉惊痫，邪气，除癥坚，瘀血留舍肠胃，安五脏，疗痈创，一名鹿韭，一名鼠姑，生山谷。

百两精金，丹延植盛，荆棘同俦，琅玕是竞，艳思移姿，真香失性，枯燥形全，四经顺令。

陶宏景曰：土人谓之百两金。李时珍曰：丹州延州以西，及褒斜道中最多，与荆棘无异，其根入药最良。白居易诗：根本是琅玕。苏颂曰：世人欲花之诡异，秋冬移接，培以壤土，至春盛开，其状百变，其根性殊失本真，不可入药。温庭筠诗：裁成艳思偏应巧。苏轼诗：真香亦竟空。苏颂曰：山牡丹，茎梗枯燥。李时珍曰：治手足少阴厥阴四经伏火。

马先蒿

味平，主寒热，鬼注，中风湿痹，女子带下病，无子，一名马屎蒿，生川泽。

先缘新近，蓝以高瞻，麻花紫艳，豆角青尖，牡因子辨，邪远名嫌，马通臭味，炼石炎炎。

苏恭曰：一名马新蒿、晏子蒿，草之高者也。掌禹锡曰：七月开花，似胡麻花而紫赤，八月生角，似豆角锐而长。李时珍曰：马先蒿、牡蒿，原是二种。诗疏：所谓有子者，乃马先

蒿，而复引无子之牡蒿释之，误矣。蒿气如马矢，先乃矢之讹，新又先之讹也。北史传：食采有邪蒿，邢峙令去之曰，此菜有不正之名。礼：礼不讳嫌名。汉书传注：以马通薰之马矢也。名医曰：一名炼石草。陶宏景曰：又名烂石。诗：赫赫炎炎。

积雪草

味苦寒，主大热恶创痈疽，浸淫赤煤，皮肤赤身热，生川谷。

叶叶特生，沿溪紫碧，海挹苏融，雪霏寒积，重叠钱圆，参差荇坼，茶饮辛香，风生两腋。

苏恭曰：此草蔓生溪涧侧。倪瓒诗：冷文紫碧紫烟和。苏颂曰：一名海苏。陶宏景曰：积雪草，以寒凉得名。寇宗奭曰：形如水荇，叶叶各生，今人谓之连钱草。蔡邕表：前后重叠。诗：参差荇菜。苏颂曰：江浙人多以作茶饮。庚辛玉册：引蔓搏地，香如细辛。卢仝诗：惟觉两腋习习清风生。

女菀

味辛温，主风洗洗霍乱，泄利，肠鸣，上下无常处，惊痫寒热百疾，生川谷或山阳。

负阴尚白，集菀嘘枯，金清肺洁，玉润肤腴，名题织女，形易妆媒，五辛味浊，远屏沾濡。

老子：负阴而抱阳。礼：殷人尚白。名医曰：一名白菀，一名织女菀。国语：人皆集于菀，己独集于枯。后汉书传：孔公绪嘘枯吹生。搜神记：金清则义。南史传：刘遵内含玉润。肘后方：治人面黑令白，忌五辛，手太阴气分药也。肺热，则面紫黑，肺清，则面白。白居易诗：妆媒徒费黛。晋书志：我志沾濡。

王孙

味苦平，主五脏邪气，寒湿痹，四肢疼酸，膝冷痛，生川谷。

饵之延年，终南具有，呼听多孙，讹沿两牡，摩顶河车，剥肤旱藕，夜合黄昏，名同物否。

唐书传：姜抚言终南山有旱藕，饵之延。甘守诚曰：牡蒙也。王孙别名。易名以神之耳。诗：终南何有。吴普曰：楚名王孙，齐名长孙，又名海孙。名医曰：一名黄孙。易林：受福多孙。诗：并驱从两牡兮。李时珍曰：古方所用牡蒙是紫参，后人所用牡蒙乃王孙，叶生颠顶，类紫河车叶。孟子：摩顶放踵。易：剥床以肤。李时珍曰：一名黄昏与夜合，名同物异。

蜀羊泉

味苦微寒，主头秃，恶创热气，疥搔痂癣，虫疗龋齿，生川谷。

沃饶西蜀，阴湿萌生，蚓吹流肿，蜂缀坚茎，细区鼠迹，滑误鸦睛，功收漆齿，涂浴兼营。

卢思道诗：西蜀称天府，由来擅沃饶。苏恭曰：俗名漆姑，生阴湿地。颜延之诗：惠浸萌生。摘元方：蚯蚓气吹者，捣入黄丹舍之。李时珍曰：黄蜂作窠，啣漆姑草为蒂。陈藏器曰：漆姑叶细，多生石边。苏恭曰：捣涂漆疮，羊泉乃大草，漆姑草如鼠迹大，生阶墀间，乃同名也。苏颂曰：或言老鸦眼睛草，李时珍谓此乃龙葵也。性滑如葵，苏误认。耳生漆疮者，煎汤浴之。

爵床

微咸寒，主腰脊痛，不得著床，俯仰艰难，除热可作浴汤，生川谷及田野。

错认香菜，挼搓气劣，平泽熟田，方茎对节，纵竖脊坚，引伸腰折，麻直苏舒，澡身止热。

李时珍曰：原野甚多，方茎对节，大叶似香菜，搓之不香。苏恭曰：此草生平泽熟田。沈约赋：既纵竖而横构。刘因诗：曾经坚脊度危关。易：引而伸之。晋书传：陶潜曰，我岂

能为五斗米折腰。吴普曰：一名爵麻。别录曰：一名香苏。颜延之颂：类麻能直。李时珍曰：苏性舒畅，故谓之苏。礼：儒有澡身而浴德。

假苏

味辛温，主寒热鼠瘘，瘰疬生创，破结聚气，下瘀血，除湿痹，一名鼠蓂，生川泽。今名荆芥。

如苏久假，味亦辛温，旅生掇野，树艺浇园，藏同鼠朴，毒禁鱼餐，摘蔬间觅，碍石盘根。

苏恭曰：气味辛香如苏。孟子：久假而不归。后汉书注：野谷不因种植而生，曰旅生。柳宗元诗：掇野代嘉肴。周礼：大司徒二曰树艺。庾信赋：石堰水而浇园。李时珍曰：荆芥原是野生，今为世用，遂多栽莳，布子生苗，炒食。战国策：应侯曰，周人谓鼠未腊者为朴。公羊传：赵盾方食鱼餐。辍耕录：凡食河豚，不可食荆芥。苏轼诗：穿林间觅野苢苗。方干诗：须知碍石作盘根。苏颂曰：又有石荆芥，生山石间，体性相近。

翘根

味甘，寒平，主下热气，益阴精，令人面悦好，明目，久服轻身耐老，生平泽。

根若扬翘，作甘和苦，产忆高嵩，性同曲枸，冠玉增容，披云快睹，记佚形忘，久荒榛莽。

郑曼季诗：春草扬翘。书：稼穑作甘。周礼：食医凡和夏多苦。太平御览：作味苦平。名医曰：生嵩高山，二八月采。吴普曰：采以作蒸，饮酒病人。诗疏：南山有枸，多枝而曲，能败酒味。南史传：鲍泉面如冠玉。赵良器赋：光近侍以增容。世说：若披云雾而睹青天。陶宏景曰：方药不用，俗无识者。李白诗：嵯峨蔽榛莽。

桑根白皮

味甘寒，主伤中，五劳六极，羸瘦崩中，脉绝，补虚益气。叶：主除寒热出汗。桑耳：黑者，主女子漏下赤白汁血病，癥瘕积聚，阴补阴阳寒热，无子。五木耳名檽，益气不饥，轻身强志。生山谷。

东方神木，公桑女桑，休哉苞系，沃若条扬，寄生耳黑，构接衣黄，附疏五檽，志奋功襄。檽音软。

说文通释：桑，东方自然神木之名。礼：天子诸侯必有公桑蚕室。诗：猗彼女桑。宋史志：欢愿休哉。易：休否系于苞桑。诗：其叶沃若。又，以伐远扬。传：条阳也。陶宏景曰：桑耳又呼为桑上寄生。群芳谱：桑木将槁，黄衣构叶，则叶大。五檽，槐耳、榆耳、柳耳、柘耳、杨栌耳。李时珍曰：桑檽以下，功性则一也。

竹叶

味苦平，主咳逆上气，溢筋急，恶疡，杀小虫。根：作汤，益气止渴，补虚下气。汁：主风痓。实：通神明，轻身益气。

缥节黄苞，露凝寒湿，绿助秋声，粉含沥汁，绷锦龙狞，蔬珠凤粒，千亩胸中，森森玉立。

韩愈诗：缥节已储霜，黄苞犹掩翠。方干诗：露凝寒色湿遮门。李白诗：绿竹助秋声。王维诗：绿竹含新粉。苏轼诗：檎竹欲沥汁。杨万里诗：锦绷半脱娟娟玉。朱子诗：缚得狞龙并寄我。陈造诗：密砌玉粒缀蔬珠。韩诗外传：凤凰食竹实。苏轼诗：渭川千亩在胸中。白居易诗：玉立竹森森。

茱萸

味辛温，主温中下气，止痛咳逆，寒热，除湿血痹，逐风邪，开腠理，根杀三虫，一名薮，生山谷。

白藏节授，朱实纷敷，囊盛充佩，铃系含

珠，高山九日，东舍三株，匹椒和菊，香满杯盂。

孙楚赋：白藏授节。王维诗：朱实山下开。潘岳赋：华实纷敷。离骚：椒，茱萸别名。又欲充夫佩帏。易洞林：郭璞射覆曰，子如小铃含元珠，按文言之是茱萸。续齐谐记：今人九日登高饮酒，带茱萸囊，始于桓景。杂五行书：舍东种茱萸三株，延年益寿。宋祁赞：椒桂之匹。徐铉诗：长和菊花酒。成都古今记：蜀人进酒投艾子一粒，香满盂酨。

栀子

味苦寒，主五内邪气，胃中热气，面赤酒炮，皶鼻白赖，赤癞，创疡，一名木丹，生川谷。

雪莹倾厄，薰风吹度，圆脑含苞，直棱分数，黄烁柔金，红嫣染素，木戟钩枝，同方类附。

蒋梅边诗：清净法身如雪莹。李时珍曰：厄，酒器也。栀子象之。沈周诗：薰风吹结子。雷敩论：凡使，须要如雀脑者为上。苏颂曰：皮薄而圆小，刻房七棱至九棱者佳。司马相如赋：鲜支黄烁。李杲曰：丹书言栀子柔金。李商隐诗：侧近嫣红伴柔绿。群芳谱：实如诃子，中仁深红，可染缯帛。名医曰：木戟，生山中，叶如厄子，有名未用。新论：盘根钩枝。陆机论：同方者以类附。

芜荑

味辛，主五内邪气，散皮肤骨节中淫淫温行毒，去三虫，化食，一名无姑，一名蕨塘，生川谷。

山榆束荚，心赤维嘉，擩盐香溢，配酱辛加，臭攻齿蛀，暖化腹痕，裹潭山径，箭羽槎枒。

说文：梗山枌榆有束荚，可为芜荑者。范子计然云：芜荑在地，赤心者善。诗：维其嘉矣。苏颂曰：此榆乃大气臭，今人采实，以盐

渍则失气味。仪礼：擩盐振祭。李时珍曰：酝为酱味尤辛。危氏得效方：虫牙，以芜荑安蛀孔即除。仁斋直指方：腹中鳖瘕，用芜荑及暖胃理中之剂。五代史：胡峤自契丹归，入大山，一大林长二三里皆芜荑，枝叶有芒刺如箭羽。岑参文：如载槎枒。

枳实

味甘寒，主大风在皮肤中，如麻豆苦痒，除寒热结，止利，长肌肉，利五脏，益气轻身，生川泽。

种枳编篱，鸾栖讵拟，橘碧移情，枫红著美，大小殊功，速详具理，山叩崇吾，食宜孙子。

陆游诗：种枳为篱草结庐。李商隐诗：枳嫩栖鸾叶。列子：有大木焉，其名为橘，树碧而冬生，渡淮而北化而为枳。王逢诗：枫叶殷红枳实肥。寇宗奭曰：枳实小，则其性酷而速，大则其性详而缓。山海经：崇吾之山有木焉，其实如枳，食之宜子孙。

厚朴

味苦温，主中风伤寒头痛，寒热惊悸，气血痹死肌，去三虫。

不残纯朴，龙梓储珍，半出黄槲，层蔽苍榛，白凝肤厚，紫透鳞皱，从容典职，佐助姜辛。

庄子：纯朴不残。苏颂曰：厚朴以龙州梓州为上，叶如槲叶，鳞皱而厚。张衡文：远国储珍。郝经诗：半出黄槲岘。名医曰：一名榛。李白诗：苍榛蔽层邱。李时珍曰：肤白肉紫。释无可诗：枝干怪鳞皱。纪异录：卢端制既怀厚朴之才，宜典从容之职。日华子曰：凡入药须用姜汁炙浸。

秦皮

味苦微寒，主风寒湿痹，洗洗寒气，除热，目中青翳白膜，久服头不白，轻身，生川谷。

小木岑高，溯源秦产，钗股黍苗，日赢瘤蜗睆，两鬓春新，双眸月满，试泛碧流，详披青简。

李时珍曰：木小而岑高，故又名梣皮。或云本出秦地。白居易诗：根稀比黍，苗稍刚同钗股。自注：祝苍华发神也。淮南子：梣木色青黪，而赢瘤蜗睆，此皆治目之药。王建诗：春来黑发新。苏轼诗：观书眼如月。苏恭曰：取皮渍水成碧色，著纸皆青色者真。庾肩吾诗：羽陵青简出。

秦椒

味辛温，主风邪气，温中，除寒痹，坚齿发，明目，久服轻身，好颜色，耐老增年，通神，生川谷。

五行五义，光散衡星，通神御湿，贻我怀馨，调浆介寿，涂屋蕃丁，月正元日，作颂镛铭。

东坡诗注：吴真君服椒歌，其椒应五行，其仁通五义。春秋运斗枢：玉衡星散为椒。孝经：援神契，椒姜御湿。诗：贻我握椒。宋书传：臧煮幽兰怀馨僧。宗林诗：调浆美著。骚经上：成公绥铭，永介眉寿。汉官仪：椒房取其实，蔓延四民。月令：正月之旦，子孙各上椒酒。刘臻妻有元日献椒花颂。

山茱萸

味酸平，主心下邪气，寒热温中，逐寒湿痹，去三虫，久服轻身，一名蜀枣，生山谷。

名亦茱萸，性殊治疗，梅叶绿稠，杏枝红闹，棘棘同酸，荆桃袭貌，春气半含，雀酥同调。

寇宗奭曰：山茱萸与吴茱萸甚不相类，治疗大不相同，未知何缘命名。孟子：其性与人殊。苏颂曰：叶如梅有刺，二月开花如杏，四月实如酸枣。薛能诗：辞林绿尚稠。遯斋闲览：张子野曰，得非红杏枝头闹尚书耶。尔雅注：荆桃，今樱桃。李时珍曰：陶宏景注，山茱萸

及樱桃皆言似胡颓子，凌冬不凋，即雀酥也。吴人呼为半含春，俨如山茱萸，酸涩亦同。

紫葳

味酸微寒，主妇人产乳余疾，崩中癥瘕，血闭寒热，羸瘦，养胎，生川谷。即凌霄花。

翘翘高艳，势客夤缘，龙鳞湿泡，蝎足轻坚，拂云翠绕，斗日红妍，差池臭味，莫解萦缠。

梅尧臣赋：慕高艳而仰翘。三柳轩杂识：凌霄花为势客。赵汝回诗：夤缘直上照残霞。陆游诗：老蔓烟湿苍龙鳞。群芳谱：得木而上，即高数丈，须如蝎虎，足附树上甚坚牢。白居易诗：朝为拂云花。杨绘诗：强攀红日斗妍明。曾巩诗：固知臭味非相类，其奈萦缠不自由。左传：吾臭味也，而曷敢差池。

猪苓

味甘平，主痎疟，解毒蛊蛀不祥，利水道，久服轻身耐老，一名豭猪屎，生山谷。

气感木余，枫根采掇，瑿采苞零，琼腴囊括，圆比竹丸，拳如松拨，升降咸宜，涤烦疗渴。

李时珍曰：亦是木之余气所结，他木皆有，枫树为多，其块零落而下。陶宏景曰：其皮黑色肉白，而实者佳。陆龟蒙诗：更赋锦苞零。易：括囊无咎。李时珍曰：雷丸，竹之余气所结，一曰竹苓。群芳谱：古松枯槎不复上生者，谓之茯苓，拨有大如拳者。李时珍曰：猪苓淡渗，升而能降。国史补：涤烦疗渴，所谓茶也。

白棘

味辛寒，主心腹痛，痈肿溃脓，止痛，一名棘针，生川谷。

茎如粉白，低列思名，针穿直刺，爪利钩萦，捣来肃肃，蝇止营营，景风洊至，赤实心诚。

苏恭曰：白棘根如粉白。李时珍曰：列生而低者为棘，观名可辨。名医曰：一名棘针。尔雅翼：棘刺有直者、钩者。群芳谱：一名赤龙爪。诗：肃肃捣翼，集于苞棘。又营营青蝇，止于棘。白虎通德论：景风至棘造实。陈留耆旧传：夫棘中心赤，外有刺，象我言有棘，而赤心之至诚也。

龙眼

味甘平，主五脏邪气，安志，厌食，久服强魂，聪明，轻身不老，通神明，一名益智，生山谷。

旁挺幽姿，莫如南土，金饰蜜脾，玉流膏乳，星结良宵，珠还合浦，益智策勋，呼奴谁侮。

刘子翬诗：幽姿旁挺绿婆娑。诗：莫如南土。宋珏诗：外裹黄金饰。荔支谱：龙目丛生，玉露流晨。李商隐诗：红露花房白蜜脾。苏轼诗：平地走膏乳。广东志：澄海县七夕酒集，多用龙眼，谓之结星，风土记七日为良日。苏轼诗：又恐珠还浦。名医曰：一名益智。王象晋诗：况兼益智策勋殊。南方草木状：一名荔支奴。孟子：谁敢侮之。

松萝

味苦平，主瞋怒邪气，止虚汗头风，女子阴寒肿病，一名女萝，生山谷。

苍颜老叟，玉女肩随，阴笼月逗，风卷云垂，披衣结带，补屋搴帷，岁寒相保，千载心期。

僧：法潜指松曰，此苍颜叟。尔雅蒙玉女注：女萝别名。礼：则肩随之。杜牧诗：昼阴笼近山。于鹄诗：深萝月不通。王融诗：因风卷复垂。新论：碧萝附于青松，以茂凌云之叶。刘删诗：学带非难结为衣，或易披。杜甫诗：牵萝补茅屋。又，高萝成帷幄。白居易诗：应能保岁寒。朱子诗：心期本自幽。

卫矛

味苦寒，主女子崩中下血，腹满汗出，除邪杀鬼毒，虫注，一名鬼箭，生山谷。

俨树屯防，日闲捍卫，植植矛森，三棱羽缀，香爇薪燔，苦调酥制，箭以神名，威能驱厉。

欧阳修文：历览亭障，屯防之要。易：日闲舆卫。李时珍曰：释名言，齐人谓箭羽为卫，此物干有三羽，如箭羽矛刃自卫之状，故名。生山石间，小株成丛。寇宗奭曰：人家多燔之遣祟。雷敩论：凡使，用酥拌制。广雅：一名神箭。范成大诗：犹有余威可驱厉。

合欢

味甘平，主安五脏，利心志，令人欢乐无忧，久服轻身，明目得所欲，生山谷。

植根庭畔，夏景长暄，游缨蘸晕，翦翠滋繁，来欢蠲忿，迎昼合昏，有情多种，共宿双鸳。

吴师道诗：植根向庭畔。韩琦诗：况兹夏景长。袁桷诗：马嘶不动游缨耸。系名马缨花。韩琦诗：红白开成蘸晕花。雍裕之诗：蝶犹迷翦翠。杜牧诗：柯叶自滋繁。易林：来欢致福。嵇康论：合欢蠲忿。周礼注：迎暑以昼，求诸阳。陈藏器曰：其叶至暮即合，故名合昏。花史：逊顿国有情树，亦昼开夜合。杜甫诗：合欢尚知时，鸳鸯不独宿。欧阳修词：双鸳池沼水溶溶。

白马茎

味咸平，主伤中脉绝，阴不起，强志益气，长肌肉肥健，生子。眼：主惊痫腹满疟疾，当杀用之悬。蹄：主惊邪瘛疭，乳难，辟恶气，鬼毒，虫注，不祥。生平泽。

骨市千金，余亦汲引，力集强茎，春方游牝，风入霜蹄，烛流镜睒，照夜银花，解衔脱纼。

黄庭坚诗：千金市骨今何有。沈约序：每

存汲引。陈藏器曰：取银色无病白马，春月游牝时，力势正强者。杜甫诗：风入四蹄轻。又，霜蹄千里骏。梁简文帝序：眼含流烛。陈束赋：频两瞳之夹镜。说文：联，目精也。明皇杂录：上所乘有照夜白。白居易诗：颔缀银花尾曳丝。洪希文歌：脱纼解衔就茅屋。

鹿茸

味甘温，主漏下恶血，寒热惊痫，益气强志，生齿不老。角：主恶疮痈肿，逐邪恶气，留血在阴中。

角仙茸客，备物药笼，春萌茄紫，香染琼红，折歧误马，戴异称龙，何缘解絷，养性从容。

清异录：华清宫鹿，人呼为角仙。谈荟：武宗十玩鹿为茸客。唐书传：元行冲曰，愿以小人备一药石。狄仁杰曰：君正吾药笼中物。埤雅：鹿茸嫩者为茄子茸，珍其难得。坚者如红玉，至六十年必怀琼角。下唐类函：荆楚之地，其鹿似马，当解角时，望之无辨。乾宁记：鹿与游龙相戏，必生异角，则鹿得称龙。苏辙诗：何缘解缰絷。埤雅：鹿者仙兽，常自能乐性。

牛角䚡

下闭血瘀血，疼痛，女人带下血，髓补中填骨髓，久服增年，胆可丸药。

性炳纯离，弯环折角，筋粹骨余，风摧霜剥，精结中坚，璞攻外铄，沥胆调涂，釜鸣蛙却。

李峤表：焕炳于纯离之畜。高启词：尔牛角弯环。汉书传：朱云折其角。李时珍曰：角者筋之粹，骨之余。䚡，又角之精也。石介颂：霜剥风裂。张衡赋：结精远游。易林：建心中坚。黄庭坚诗：攻璞愿良玉。孟子：非由外铄我也。淮南子：牛胆涂热釜即鸣。岣嵝书：蛙得牛胆则不鸣。

羖羊角

味咸温，主青盲明目，杀疥虫，止寒泄，辟恶鬼虎狼，止惊悸，久服安心益气，轻身，生川谷。羖，牝羊也

弗求童羖，濊濊思来，触藩奋抵，悬荚嫌猜，假犀饰带，缩锡扬灰，橘绿迭对，漠北谁栽。

诗笺：俾出童羖，胁以无然之物。诗：尔羊来思，其角濈濈。易：羝羊触藩，羸其角。埤雅：羝性好触突，故从抵省。南史：江东谓羖羊角为皂荚。鲍照诗：不受外嫌猜。益部方物略记：龙羊角，黑质白文，以为带胯，其用乱犀。丹房鉴源：羖羊角灰缩。贺，贺锡也，出贺州。汉铙歌：当风扬其灰。杨允杂咏注：橘绿羊或四角，或六角，谓之迭角羊，其角相对。辍耕录：漠北种羊角，能产羊。贾岛诗：无穷草树昔谁栽。

牡狗阴茎

味咸平，主伤中阴痿不起，令强热大生子，除女子带下十二疾，一名狗精胆，主明目。

敝盖何须，东方烹狗，阴固刚中，阳生启后，譬马春通，如牛风诱，照胆调浆，秋毫析剖。

礼：敝盖不弃，为埋狗也。又，烹狗于东方，祖阳气之发于东方也。张华诗：固阴寒节升。易：以刚中也。春秋考异：邮狗三月而生，阳生于三。晋书志：永启厥后。周礼注：中春通淫，合马之牝牡也。左传疏：风马牛者，牝牡相诱谓之风。庾信赋：照胆照心。圣济总录：上伏日采狗胆酒服之，治目中脓水。孟子：明足以察秋毫之末。

羚羊角

味咸寒，主明目益气，起阴去恶血，注下，辟蛊毒，恶鬼不祥，安心气，常不厌寐，生川谷。

效奇西域，节角伸灵，痕蹙圆握，鸣集侧

听，摧牙缕解，击石冰零，智工悬木，防患宵暝。

张说表：效奇灵囿。尔雅疏：羚，大羊。今出建平宜都诸蛮中，及西域，有两角一角者，角甚多节蹙蹶圆绕。晋书载记：龙以屈伸为灵。苏颂曰：节如人手指握痕。陈藏器曰：耳边听之，集集鸣者良。庾信赋：落角摧牙。唐古今注记序：冰涣缕解。书：予击石拊石。寰宇志：貘骨充佛牙，物不能破，以羚羊角击之即碎，金刚石百炼不消，羚羊角扣之即冰泮也。埤雅：羚羊夜则悬木角上，以防患也。

犀角

味苦寒，主百毒虫注，邪鬼障气，杀钩吻鸩羽蛇毒，除邪不迷惑厌寐，久服轻身，生山谷。

美著梁山，善蠲怒忿，理感天通，气涵星晕，照水却尘，志寒解愠，珍饰腰垂，胡为粉紊。

尔雅：南方之美者，有梁山之犀。杜阳编：同昌公主有犀带之，令人蠲忿怒。抱朴子曰：通天犀有白理如线。广州志：世言犀望星，而星入角。晋书传：温峤过牛渚，然犀角照之，见水族。述异记：却尘犀置角于坐，尘埃不入。开元遗事：交趾国进辟寒犀，时方盛寒，温温有暖气。关尹子：心忿者犹忘寒。白孔六帖：唐文宗延李训盛暑讲易，取辟暑犀置坐，飒然生凉。孔平仲诗：风为解愠清。苏轼诗：腰犀一一通。归田录：人气粉犀。

燕屎

味辛平，主蛊毒鬼注，逐不祥邪气，破五癃，利小便，生平谷。

涎涎燕燕，飞啄差池，营巢泥带，哺乳花遗，疟寒吸气，痓疾调脂，避知戊己，表瑞迎厘。涎，堂练切。

汉书传：童谣，燕燕尾涎涎，燕飞来，燕啄矢。诗：差池其羽。杜牧诗：何处营巢夏将半。刘兼诗：江畔春泥带雨衔。卢谌赋：铨先后而均哺。梁简文帝诗：衔花落北户。陈藏器曰：燕屎和酒，令人吸气，勿入口，厌疟寒疾。名医曰：和青羊脂丸治痓。闻见后录：燕营巢避戊己日。萧诠诗：表瑞玉筐中。

天鼠屎

味辛寒，主面痈肿，皮肤洗洗时痛，肠中血气，破寒热积聚，除惊悸，一名鼠沄，一名石肝，生山谷。

鼠证飞仙，宵游昼掩，蚊蚋睛收，星砂肝敛，幽洞培堆，空阶疏点，天厕星沉，效灵夕焰。

马志曰：一名飞鼠。苏恭曰：一名仙鼠。拾遗记：太液池傍，起宵游宫。司马相如赋：门阁昼掩。李时珍曰：其屎皆蚊蚋眼也。陶宏景曰：一名黑砂星。陈子昂诗：幽洞无留行。王安石诗：一株临路雪培堆。陆游诗：疏点空阶雨。步天歌：左足下，四天厕，临厕下，一物天屎沉。张衡赋：亦有天屎，质黄效灵。梁元帝诗：百枝凝夕焰。

猬皮

味苦平，主五痔阴蚀，下血赤白，五色血汁不止，阴肿痛引腰背，酒煮杀之。生川谷。

豽蹄鼠迹，踡跼森林，栗莍丛刺，芡裹簇针，跳身虎避，仰腹鹊擒，脾睨蒙美，留豹同钦。

陶宏景曰：猬足似豽蹄者佳，鼠迹次之。李时珍曰：踡跼则形如栗房、芡房。埤雅：栗有莍，猬自裹。苏辙诗：紫苞青刺攒猬毛。晋书传：时人语崔洪，丛生棘刺。酉阳杂俎：鬻刺者印上簇针。汉书传：跳身遁者数矣。淮南子：猬使虎申。苏恭曰：猬恶鹊聋，仰腹受啄。淮南子：天下之美人，若使之蒙猬皮，人莫不脾睨而掩鼻。五代史传：王彦章曰，豹死留皮。

露蜂房

味苦平，主惊痫瘛疭，寒热邪气，瘨疾鬼精蛊毒，肠痔火熬之良，一名蜂肠，生山谷。

育毒藏精，倒悬固圉，一寸楼台，四开门户，偃月斜萦，抱香分贮，雀卵莫容，稷神托辅。

魏志传：管辂射覆，家室倒悬，藏精育毒，此蜂房也。左传：亦聊以固吾圉也。元亭涉笔：蜂房为一寸楼台。刘诜赋：千门万户，环向四开。又，斜萦偃月。温庭筠诗：蜂重抱香归。淮南子：蜂房不容雀卵。韩诗外传：稷蜂不螫，社鼠不熏，非以稷蜂社鼠之神也，其所托者然也，故圣人求贤者以自辅。

鳖甲

味咸平，主心腹癥瘕坚积，寒热，去痞、息肉、阴蚀、痔、恶肉，生池泽。

浮津穹脊，慕臭纷纷，知希九肋，愿妄重裙，形还沃苋，烟解驱蚊，鱼飞神守，擐甲策勋。

埤雅：鳖之所在，上有浮沫，名鳖津。尔雅翼：形圆而穹脊。皮日休纪：群小茸茸，如慕臭之鳖。摭言：沅江鳖甲，九肋者希。五代史补：僧谦光曰，但愿得鳖长两重裙。唐类函：鳖甲包置湿地，以赤苋汁沃之，即化生。李时珍曰：烧烟薰蚊即化。埤雅：鱼满三百六十，龙即引飞出水内，鳖则鱼不复去，故一名神守。钟会文：擐甲厉兵。潘岳文：诔德策勋。

蟹

味咸寒，主胸中邪气热结痛，㖞僻面肿，败漆烧之致鼠，生池泽。

集浪摇江，秋风乍起，耸卫双敖，横行八跪，月孕金膏，霜酣丹髓，杯药分香，藏风忌柿。

蟹谱：济郓人，夜执火纷集水滨，谓之蟹浪。江侧对引两舟，施纲徐行，谓之摇江。江淹赋：乍秋风兮暂起。沈约歌：八神耸卫。尔雅翼：八足折而容俯，谓之跪。两敖倨而容仰，谓之敖。黄鲁直诗：怒目横行与虎争。罗氏曰：蟹腹虚实，应月盛衰。徐陵碑：金膏未熔。黄庭坚诗：想见霜脐当大嚼。龙虎经：丹髓流为汞。陆龟蒙诗：药杯应阻蟹敖香。李时珍曰：同柿食动风。

柞蝉

味咸寒，主小儿惊痫夜啼，瘨病寒热，生杨柳上。

柳都美荫，蜕秽扬清，过枝音曳，抱叶身轻，月斜露饱，风急秋惊，清高冠饰，乐召琴声。

陆龟蒙诗：全仗柳为都。庄子：蝉得美荫而忘其身。郭璞赞：潜蜕弃秽。曹植赋：惟夫蝉之清素兮。方干诗：蝉曳残声过别枝。贾岛诗：早蝉孤抱芳槐叶。沈鹏诗：依树愧身轻。子夜歌：斜月垂光照。罗隐诗：风栖露饱今如此。卢照邻诗：急响送秋风。汉书志注：武冠侍臣附蝉为文者，取其清高。后汉书传：有以酒食召蔡邕者，至门潜听客弹琴曰，以乐召我而有杀心何也？客曰，我向鼓弦见螳螂方捕鸣蝉。

蛴螬

味咸微温，主恶血血瘀，痹气，破折血在胁下坚满痛，月闭，目中淫肤，青翳白膜，一名蟦蛴，生平泽。

不母而生，蟦蜸偻俯，湿郁根株，热蒸粪土，变食还明，杂羹通乳，莫误蝤蛴，殊形柳腐。

李时珍曰：宋齐邱言，蛴螬不母而生，久则羽化，其状如蚕，生树根及粪土中，皆湿热之气薰蒸而化。言蟦蜸者，其状肥也。晋书传：中书郎盛冲母王氏失明，婢取蛴螬蒸熟与食，母目即开。陶宏景曰：同猪蹄作羹食，下乳汁。苏恭曰：一名蝤蛴，生腐柳中。韩保升曰：以木中所生者为胜，生产既殊，主疗亦别。

乌贼鱼骨

味咸微温，主女子漏下赤白经汁，血闭阴蚀肿痛，寒热癥瘕，无子，生池泽。

东游弃袋，海畔浮漂，化由鸧鹢，骨类螵蛸，缆风须劲，噀墨腹消，纵横文辨，白胜英瑶。

陈藏器曰：海人云是秦王东游弃算袋于海所化。曹操乐府：流澌浮漂。苏颂曰：陶隐居言此是鹢乌所化。尔雅：鸧乌鹢。李时珍曰：骨名海螵蛸，色白脆。尔雅疏：螵蛸，螳螂卵也。日华子曰：鱼遇风波，即以两须下注粘石如缆，故名缆鱼。苏颂曰：鱼腹中有墨，能吸波噀墨，令水溷黑以自卫。雷敩论：沙鱼骨亦相似，文顺者真，横者假。宋史志：有美英瑶。

白僵蚕

味咸，主小儿惊痫夜啼，去三虫，灭黑皯，令人面色好，男子阴疡病，生平泽。

三起三眠，忽摧风扰，马首犹瞻，蛾眉罢扫，茧室休营，丝肠自绕，汤镬辞烹，知几及早。

李时珍曰：蚕三起三眠，二十七日而化，病风死者，其色自白。荀卿赋：此夫身女好而头马首者与。左传：惟余马首是瞻。赵孟頫诗：蛾眉何娟娟。杜甫诗：淡扫蛾眉朝至尊。埤雅：蚕以茧自衣，亦谓之室。释惠洪歌：肺肠已作金丝光。史记传：蔺相如请就汤镬。苏轼诗：不须更说知几早。

鮀鱼甲

味辛微温，主心腹癥瘕，伏坚积聚，寒热，女子崩中，下血五色，小腹阴中相引痛，创疥死肌，生池泽。

肖生十二，五色潜鮀，横飞冲岸，酣睡盘涡，更传砰磕，雨召滂沱，平鳞铲甲，敢肆么麽。

埤雅：鮀身具十二生肖肉。说文：鮀，水虫，文五色，背毛皆有鳞甲。曹植启：耀江东之潜鮀。李时珍曰：性能横飞，不能上腾。杜甫诗：紫鳞冲岸跃。陈藏器曰：性嗜睡，恒闭目，力至猛，能攻江岸。唐彦谦诗：安寝正鼾睡。杨炯诗：盘涡转深谷。晋安海物记：鮀宵鸣如桴鼓，江淮之间，或谓之鮀更。袁桷诗：院吏传更写制时。潘岳赋：鼓鼍碰隐以砰磕。尔雅翼：鮀能吐雾致雨。诗：俾滂沱矣。庾信赋：平鳞铲甲。李时珍曰：老者善变妖魅。欧阳修诗：胆大身么麽。

樗鸡

味苦平，主心腹邪气，阴痿，益精强志，生子，好色，补中，轻身，生川谷。

行列秋梢，寒螿同候，时协鸡鸣，气含樗臭，六足鳞差，双飞斑糅，莎羽樊中，声烦色陋。

名医曰：生河内樗树上，七月采。陶宏景曰：形似寒螿而小。李时珍曰：其鸣以时，故以鸡名，此物六足重翼，翼灰黄有斑点，居樗树上，布列成行。苏颂曰：一名莎鸡，飞而振羽，索索有声，人或蓄之樊中。李时珍曰：莎鸡居草间，如蟋蟀之类，苏颂所引殊误。

蛞蝓

味咸寒，主贼风㖞僻，轶筋及脱肛，惊痫挛缩，一名陵蠡，生池泽。

蜗螺寄壳，名假形殊，屈伸双角，洟涩单躯，迹留涎滑，胎托腥污，毒虫局促，监脑嚼肤。

说文：附赢背负壳者为蜗牛，无壳者曰蛞蝓。寇宗奭曰：蜗牛四角，蛞蝓二角，身肉只一段，毒虫行所过之路，触其涎即死。博雅：洟涩，垢浊也。宋书传：王僧达单躯弱嗣。李时珍曰：俗名托胎虫。铁围山丛谈：峤南多蜈蚣，见托胎虫即局促不行，虫乃登其首，陷其脑。王孝籍书：毒螫嚼肤。

石龙子

味咸寒，主五癃邪结气破，石淋下血，利小便水道，一名蜥易，生山谷。

析易阴阳，荆山盈数，鱼跃浮交，蝉栖巧捕，召雨含冰，兴云拥雾，从壁上观，守宫丹注。

埤雅：蜴善变易，有阴阳析易之义。名医曰：生荆州山石间。抱朴子：虒蜴盈数。异物志：鱼跳跃，蜥蜴从草中下依，近共浮水而相合。古今注：善于树上捕蝉食之。卦爻名义注：与龙通气，故可祈雨。与蛇同形，故能吐雹。倦游杂录：京师久旱以瓮贮水，插柳枝泛蜥蜴。小儿呼曰：蜥蜴蜥蜴，兴云吐雾。说文：在壁者曰蝘蜓。史记纪：诸将皆从壁上观。博物志：蜥蜴食以朱砂，体尽赤，捣点女人支体，终身不灭，故曰守宫。

木虻

味苦平，主目赤痛，眦伤泪出，瘀血血闭，寒热酸𢙣，无子，一名魂，常生川泽。

蟁为民害，虻亦甿愁，岭南雾集，塞北尘浮，卷从木叶，化起溪流，蜩蝉形似，鼓翼鸣秋。

埤雅：蟁害民，故曰蟁。虻害甿，故曰虻。陈藏器曰：塞北亦有，岭南极多，从木叶中出，卷叶如子，形圆，著叶上，破之，初出如白蛆，渐大子化，折破便飞，即能啮物。扬雄文：雾集雨散。辛德源诗：扇举细尘浮。酉阳杂俎：南方溪涧中多水蛆，长寸余，色黑，夏末变为虻。苏恭曰：绿色如蜩蝉。李时珍曰：以翼鸣其声虻虻。韩愈序：以虫鸣秋。

蜚虻

味苦微寒，主逐瘀血，破下血，积坚，痞癥瘕，寒热，通利血脉及九窍，生川谷。

蚕蛹生蛾，营飞逞快，饱饫血腥，猛同针虿，毒化坚凝，苦攻瘀败，譬彼多藏，厚亡堪喟。

陈藏器曰：木虻是叶内者，蜚虻是已飞者，正如蚕蛹与蛾耳。梁武帝诗：黄鸟营飞时。陶宏景曰：啖牛马血，因其腹满，掩取干之。寇宗奭曰：大如蜜蜂，腹凹褊，微黄绿色。李时珍曰：虻食血而治血。成无已曰：血结不行者，以苦攻之。老子：多藏必厚亡。

蜚蠊

味咸寒，主血瘀，癥坚寒热，破积聚，喉咽痹，内寒，无子，生川泽。

负盘腹赤，名美香娘，稻花朝采，姜味中藏，寒逃屋角，飞爱灯光，中神保守，夷食称良。

苏恭曰：一名负盘。名医曰：腹下赤。李时珍曰：俗呼香娘子。尔雅翼：此物好以清旦食稻花，日出则散。陶宏景曰：有两三种，以作廉姜气者为真，本生草中，八九月知寒，多逃入人家屋里。李时珍曰：两翅能飞，喜灯火光，其气甚臭。徐之才曰：立夏之先，蜚廉生为参苓使，主腹中七节，保神守中，西南夷食之，亦有谓也。

䗪虫

味咸寒，主心腹寒热洗洗，血积癥瘕，破坚，下血闭，生子大良，一名地鳖，生川泽。

墉壁湿生，含污渍涅，扬簸张箕，蹒跚跛鳖，褪负儿嬉，街游壤别，牝牡灯蛾，妍媸媚悦。

名医曰：生沙中，及人家墙壁下，土中湿处。拾遗记：滞污渍涅，皆如新浣。寇宗奭曰：一名簸箕虫。诗：维南有箕，不可以簸扬。陶宏景曰：形扁如鳖，故名土鳖。玉篇：蹒跚，旋行貌。荀子：跛鳖千里。苏恭曰：无甲而有鳞，小儿多捕以负物为戏。埤雅：䗪逢申日则过街，故名过街。曹植赋：邦换壤别。李时珍曰：与灯蛾相牝牡。苏轼诗：妍媸本在君，我岂相媚悦。

伏翼

味咸平，主目瞑明目，夜视有精光，久服令人喜乐，媚好无忧，一名蝙蝠，生山谷。

肉芝仙饫，饮乳浮银，倒飞垂脑，服气调神，穴分鼠鸟，候变宵晨，漫推甲子，亦守庚申。

苏恭曰：仙经列为肉芝。述异记：千岁之后，体白如银，山洞有乳窟，饮汁而得长生。参同契：采浮银至宝于西方。拾遗记：岱舆山蝙蝠，有倒飞腹向天者，有脑重头垂者。寇宗奭曰：此善服气，冬月不食。唐明皇诗：芝桂欲调神。正法念经：譬如蝙蝠，入穴为鼠，出穴为鸟。乌台诗案：蝠以日入为旦，日出为夕。陶潜诗：淹留忘宵晨。独异志：明皇朝有张果老，不知岁数。道士叶静能曰：此混沌初分，白蝙蝠精变化。自然论：蝙蝠夜值庚申则伏。许浑诗：年长漫劳推甲子，夜深谁共守庚申。

梅实

味酸平，主下气，除热烦满，安心肢体痛，偏枯不仁，死肌，去青黑志，恶疾，生川谷。

迎雨摇风，著枝叠累，捄齿津回，颦眉渴止，脍兽多春，和羹具美，酸点百人，升盘桃李。

风土记：夏至前为迎梅雨。风俗通：五月为落梅风信。雷思霈诗：半点微酸已著枝。汉书传：嘉瑞叠累。陆游诗：村醪捄齿酸。峨眉山志：累累梅实，可以回津。黄庭坚诗：北客未尝眉自颦。罗隐诗：曾与将军止渴来。礼：脍兽用梅。又，春多酸。书：若作和羹，尔为盐梅。南史传：柳恽可谓具美。淮南子：百梅足以为百人酸。黄庭坚诗：得升桃李盘。

大豆黄卷、赤小豆

大豆黄卷：味甘平，主湿痹，筋挛膝痛。生大豆：涂痈肿，煮汁饮，杀鬼毒止痛。赤小豆：主下水，排痈肿脓血。生平泽。黄卷，豆蘖也。

吉㫄壬癸，罤豆孚生，玉攒犀礫，冰脆牙萌，粥分口数，算布心精，珠形慧辨，荚谷通名。

李时珍曰：壬癸日以井华水浸大豆，候生芽用。诗疏：既方既皂，谓孚甲始生。方岳诗：平明先视玉犀礫，一夜怒长堪冰苴。田家五行：煮赤豆粥，大小人口皆食之，谓之口数粥，以驱疫。吴志传：赵达治九宫一算之术，取小豆数升，播席上，立处其数。吴志传：顾谭心精体密。左传：周子有兄而无慧，不能辨菽麦。注：豆麦殊形易别。群芳谱：豆荚谷之总名也。

粟米

味咸微寒，主养肾气，去胃脾中热，益气，陈者味苦，主胃热消渴，利小便。

比德阳精，粱甘谷续，冠凤游龙，升金斗玉，天雨书成，地藏兵足，一穗三千，新田绥福。

管子：粟可以比君子之德。春秋说题辞：米者阳精。李时珍曰：粱即粟也。周礼疏：犬宜粱者，味甘而微寒。说文：粟之为言续也，续于谷也。拾遗记：背明国有凤冠粟、游龙粟。闽志：唐时泉人客洛阳为羽衣，寄书遗以粟米半升，还家视之，金粟也。李白诗：虽有数斗玉，不如一盘粟。淮南子：仓颉作书而天雨粟。周礼注：九谷俱藏，以粟为主。神农之教曰：带甲百万，无粟弗能守也。北方水土深厚，窖地而藏。群芳谱：谚云谷三千，一穗之实，至三千颗，言多也。易林：新田宜粟，以绥百福。

黍米

味甘温，主益气补中，多热令人烦。

精移火转，多黍丰蕃，新尝荐庙，春酿盈樽，起钟率度，吹律回温，设桃雪贱，谷长宜尊。

春秋说题辞：精移火转生黍。诗：丰年多黍多稌。礼：仲夏之月，天子以雏尝黍，先荐寝庙。说文：黍可为酒，从禾入水为意。曹邺

诗：黑黍春来酿酒饮。汉书志：度者本起黄钟之长，以子谷秬黍中者，一黍之广，度之九十分，黄钟之长。列子：邹衍在燕，吹律而温气，至今传名曰黍谷。家语：鲁哀公以黍雪桃。孔子曰：黍，五谷之长也。君子以贱雪贵，不闻以贵雪贱。

蓼实

味辛温，主明目温中，耐风寒，下水气，面目浮肿，痈疡。马蓼：去肠中蛭虫，轻身。生川泽。

间白分红，垂珠穗密，辛佐盘陈，香濡腹实，茎蠹涂斑，叶标记墨，安故蠕虫，葵甘不食。

刘克庄诗：分红间白汀洲晚。梅尧臣诗：无香结珠穗。寇宗奭曰：春初以水浸湿，悬火上使暖，生红芽，备五辛盘。礼疏：濡豚包苦实，谓破其腹，实蓼于中。陶宏景曰：马蓼茎斑叶大。李时珍曰：每叶中间有黑迹如墨点，方士呼为墨记草。楚辞芳草谱：蓼虫不知徙乎葵菜，言蓼辛葵甘，虫各安其故，不知迁也。易：井渫不食。

葱实、薤

味辛温，主明目，补中不足，其茎可作汤，主伤寒寒热出汗，中风面目肿。薤：味辛温，主金创，创败，轻身不饥耐老，生平泽。

脂膏相润，切实醢柔，鹿胎白洁，龙角青浮，强宗霆击，实政风流，金银蕴实，本末捐投。

礼：脂用葱，膏用薤。又，切葱若薤，实诸醢以柔之。李时珍曰：一名鹿胎葱。苏颂曰：一名龙角葱。后汉书传：庞参曰，拔大本薤者，欲吾击强宗也。蔡邕碑：讨恶如霆击。晋书传：庾亮啖薤留曰以种。陶侃叹曰：非惟风流，兼有为政之实。酉阳杂俎：山上有葱下有银，山上有薤下有金。礼：为君子择葱薤，则绝其本末。

水苏

味辛微温，主下气，辟口臭，去毒辟恶，久服通神明，轻身耐老，生池泽。

似荏如苏，水滨漱齿，虚植方茎，丛生对节，齿错参差，脑含辛烈，调任烹鸡，蒩苴名别。

李时珍曰：苏乃荏类。此草似苏，好生水旁，三月生苗，方茎中虚，色青，叶对节生。寇宗奭曰：叶槎牙如雁齿。吴瑞曰：俗呼龙脑薄荷。梅尧臣诗：羶腥失调任。李时珍曰：其叶辛香，可以煮鸡，故名鸡苏。名医曰：一名芥蒩，一名芥苴。

神农本草经赞　卷三　下经

魏吴普等述经　　汉阳叶志诜撰赞
绍兴裘韵初参校

石灰

味辛温，主疽疡，疥搔，热气恶创，癞疾，死肌堕眉，杀痔虫，去黑子息肉，一名垩灰，生山谷。

灵根椎凿，锻灶薪炊，水蒸濡化，风散灵吹，禁严度酿，涂解填肌，潜藏龙骨，历久探奇。

刘孝孙诗：高嶂接云根。论衡：以椎系凿。陶宏景曰：近山生青白石，作灶烧之。晋书传：荀勖曰：此是劳薪所炊。苏颂曰：又名石锻，有二种。风化者，置风中自解。水化者，以水沃之热蒸而解。扬雄文：从风濡化。王履诗：满山松树送灵吹。陶宏景曰：灰性至烈，以度酒饮，则腹痛下利。苏恭曰：疗疮生肌。李时珍曰：古墓中石灰，名地龙骨，尤佳。王维诗：探奇不觉远。

礜石

味辛，大热，主寒热，鼠瘘，蚀创死肌，风痹腹中坚，一名青分石，一名立制石，一名固羊石，出山谷。

山讯皋涂，特生泽乳，朝饲肥蚕，夕陈毒鼠，握雪寒凝，涵星光煦，文鹤营巢，求温庇处。

山海经：皋涂之山有白石焉，其名曰礜。李时珍曰：石有苍白二种，苍者多特生。吴普曰：一名泽乳。郭璞曰：蚕食则肥，鼠食则死。丹房鉴源：握雪礜石，盛寒时有髓。李时珍曰：石有金星、银星等名，俱是一物，但以形色立名。容斋随笔：文鹤伏卵，取石置巢中，以助温气。列子：避寒求温。高启词：庇处密固。

铅丹

味辛，微寒，主上逆胃反，惊痫癫疾，除热下气，炼化还成九光，久服通神明，生平泽。今名黄丹。

青金涩固，良治销熔，分形点醋，还质披葱，霜砒毒伏，汞釜泥封，盐砂决择，元液冲融。

说文：铅，青金也。王好古曰：涩可去脱而固气。寇宗奭曰：铅丹，化铅而成。礼：良冶之子。丹房鉴源：炒铅丹法，用土硫黄消石，熔铅成汁，下醋点之，待为末则成丹。若转丹为铅，用葱白汁拌丹，煅成金汁，倾出即还铅矣。日华子曰：铅丹伏砒。陶宏景曰：涂丹釜所须。李时珍曰：凡用须漂去消盐，飞去砂石。王珣文：方融元液。

粉锡、锡镜鼻

粉锡：味辛寒，主伏尸毒螫，杀三虫，一名解锡。锡镜鼻：主女子血闭，癥瘕伏肠绝孕。生山谷。

铅质银光，生香和粉，糟瓮悬蒸，风炉扇紧，裂鼻通精，照心开蕴，为贼为媒，救病裁准。

说文注：银色而铅质也。庾信诗：和粉杂生香。桂海虞衡志：以黑铅著槽瓮中毦化之，谓之桂粉。李时珍曰：铅，锡一类也。熔片安水甑内，盐泥固济，风炉安火封养，即成粉。姜质赋：裂鼻之芬。子华子：肺之精其窍上通于鼻。古镜铭：照心照胆保千春。元乐章：提纲开蕴。土宿指南：五金之中，独锡易制，失其药则为贼，得其药则为媒。梁简文帝论：救头痛之疴。裴度书：有所裁准。

代赭

味苦寒，主鬼注贼风，蛊毒，杀精物恶鬼，腹中毒邪气，女子赤沃漏下，一名须丸，生山谷。

铁精上达，灌水流丹，祥凝牛角，泽润鸡冠，毦金色莹，拭剑光寒，徐粮并产，牡蛎虺谩。

管子：山上有赭，其下有铁。山海经：石脆之山，灌水出焉，中有流赭。注：今人以涂牛角，云辟恶。名医曰：色如鸡冠，有泽者良。崔昉曰：代赭，阳石也。毦金色益赤。张华：以之试剑，色益精明，与太乙余粮并生山峡中。苏颂曰：真者难得，以左顾牡蛎代使。九章：或虺谩而不疑。

戎盐、大盐、卤盐

戎盐：主明目，目痛，益气坚肌骨，去毒蛊。大盐：令人吐。卤盐：味苦寒，主大热消渴狂烦，除邪及下蛊毒，柔肌肤。生池泽。

天产咸鹾，希踪明洁，凝树饴甘，留潮石结，煮海飞霜，吹薰散雪，金鼎羹调，和梅就列。

礼：煮盐之尚贵天产也。又：盐曰咸鹾。陆云赋：清和明洁，群动希踪。唐书传：黑水鞯鞯，有盐泉，气蒸薄，盐凝树颠。李时珍曰：饴盐生于戎地，味甘美。李当之曰：戎盐是海潮浇山石，经久凝著石上者。急就篇注：凤沙氏煮海为盐。张融赋：飞霜暑路。虞舜歌：南风之薰兮。曹植启：离若散雪。苏颂曰：解州池盐，得南风则宿夕成。王安石诗：金鼎重调盐。阎伯玙赋：可以和梅羹之调鼎。

白垩

味苦温，主女子寒热，癥瘕目闭，积聚，生山谷。

垩分五色，白善称材，浣衣雪洁，漫鼻风摧，缋开粉本，瓷重陶坯，蚩尤战罢，山聚余灰。

苏颂曰：垩有五色，入药惟白者耳。名医曰：一名白善土。管子注：称材，材称其用也。寇宗奭曰：京师人用浣以衣。庄子：郢人垩漫其鼻，匠石运斤成风，尽垩而鼻不伤。陶宏景曰：即今画家用者。苏轼诗：粉本遗墨开明窗。李时珍曰：用烧白瓷器坯者。周文璞诗：雕镌若陶坯。拾遗记：黄帝除蚩尤，聚骨如岳，数年后骨白如灰，故有白垩之山。

冬灰

味辛，微温，主黑子，去疣息肉，疽蚀疥搔，一名藜灰，生川泽。

炉拨三冬，寒灰沉质，火获辉扬，燃藜烟密，浣水沤丝，吹莩缦室，心地澄然，酒杯淋溢。

杜甫诗：蛰龙三冬卧。鲍照诗：寒灰灭更燃。寇宗奭曰：冬灰经三四月方撒炉，其灰力燥体重。抱朴子：火获数千束，因猛风而燔之。陆云诗：厥辉愈扬。汉书传：刘向校书天禄阁，有老人植青藜杖，吹杖端烟然。陶宏景曰：诸蒿藜积聚炼作之。性烈，获灰尤烈。周礼注：浣水沤丝，以灰所沛水也。后汉书志：候气之法，布缇缦室中，每律各一，以葭莩灰抑其内端，气至者灰去。李山甫诗：心地澄然一聚灰。苏轼诗：赵子饮酒如淋灰，一年十万八千杯。

青琅玕

味辛平，主身痒，火创痈伤，疥搔死肌，一名石珠，生平泽。

美珍西北，气感阴阳，红浮铁网，青耀昆冈，珠非川媚，玉讶渊藏，献分楚宝，礼重东方。

尔雅：西北之美者，有昆仑墟之璆琳琅玕。庚辛玉册：生南海崖石内，自然感阴阳之气而成。苏颂曰：取珊瑚，先作铁网沉水底，贯中而生琅玕，明莹若珠之色，而状森植。列子：珠玕之树丛生。李时珍曰：生于水者为珊瑚，生于山者为琅玕，可碾为珠，故得珠名。陆机赋：水怀珠而川媚。庄子：藏珠于渊。唐书志：楚州献宝玉十三，八曰琅玕珠。周礼：以青圭礼东方。

附子

味辛温，主风寒咳逆，邪气温中，金创，破癥坚积聚血瘕，寒热痿躄，拘挛膝痛，不能行步，生山谷。

附母旁萌，严冬盈积，蹲坐形端，乳垂甄摘，力薄缩拳，侧生连脉，畏恶猥多，祷神祈获。

韩保升曰：乌头旁如芋散生者为附子。陶宏景曰：冬月采。杨天惠记：附子之形，以蹲坐正节，角少为上，有节多鼠乳者次之。七月采者，谓之旱水。拳缩而小，是未成者。又附而上者为侧子，皆脉络连贯，此物畏恶猥多，不能常熟，园人将采，常祷于神。

乌头

味辛温，主中风恶风，洗洗出汗，除寒湿痹，咳逆上气，破积聚寒热，其汁煎之名射罔，杀禽兽，一名奚毒，一名即子，一名乌喙，生山谷。今草乌头。

如饴咏董，头喙分名，橐藏毒用，箭傅锋迎，逡姬真肉，奇士扬觥，去穷酿造，不事锄耕。

陈藏器曰：一名董。诗：董荼如饴。吴普曰：形如乌之头，有两歧相合，如乌之喙，是附子角之大者。淮南子曰：天下之物，莫凶于鸡毒，良医橐而藏之，有所用也。陶宏景曰：捣汁傅箭，射禽兽十步即倒。汪机曰：锋锐捷利。国语：骊姬寘董于肉。明皇十七事：上谓力士曰，吾闻饮董汁不死者，乃奇士也。以汁进，张果饮进二卮，醇然如醉。李时珍曰：根苗花实，与川乌头同，此系野生，无酿造之法。杨天惠记：附子之田，岁以善田，一再耕之。

天雄

味辛温，主大风寒湿痹，历节痛，拘挛缓急，破积聚邪气，金创，强筋骨，轻身健行，一名白幕，生山谷。

朋附称雄，易资独托，盈握尖锥，丰脐络幕，象眼形微，鸡肠勇跃，忌见离群，如蚕僵箔。

刘禹锡表：实无朋附。李时珍曰：种附子，变出其形，长而不生子，故曰天雄。长而尖者，谓之天锥，入药须有象眼者良。其脐乃向上生苗处。杨天惠记：以丰实盈握者胜。释名：幕络也。淮南子注：取天雄纳雄鸡肠中捣食之，令人勇。陈承曰：蜀人种附子忌生，此如养蚕，而或白僵之意。礼：离群而索居。

半夏

味辛平，主伤寒寒热，心下坚，下气，喉咽肿痛，头眩胸胀，咳逆肠鸣止汗，一名地文，一名水玉，生川谷。

候生夏半，水玉明涵，白芍圆上，绿竹隔三，芥消涎滑，姜瀹咀甘，火风寒湿，饼曲详谙。

李时珍曰：月令五月半夏生，当夏之半也。水玉以形名。杜甫诗：明涵客衣静。吴普曰：白华圆上。苏颂曰：生江南者，花似白芍药，茎端三叶浅绿色，似竹叶。论语：不以三隅反。

雷敩论：用白芥子末，浸汤洗去涎滑。陶宏景曰：须用生姜以制其毒。韩维诗：插芳咀甘不知去。白飞霞曰：治风痰、火痰、湿痰、寒痰。李时珍曰：洗去皮垢，浸七日，或和作饼，或造为曲。贾岛诗：星名未详谙。

虎掌

味苦温，主心痛，寒热结气，积聚伏梁，伤筋痿拘缓，利水道，生山谷。今名天南星。

布地蓳科，萌生毒卉，翘企蛇头，细抽鼠尾，圆掌威伸，繁星光炜，由跋根新，体屡才菲。

谢灵运赋：散叶蓳科。国语：逆节萌生。柳宗元记：嘉苞毒卉。苏颂曰：初生作穗直上如鼠尾，花似蛇头，结子自落布地，一子生一窠。苏恭曰：根似扁柿，四畔有圆牙，看如虎掌。傅咸表：威风得伸。庾阐诗：繁星如散锦。李时珍曰：虎掌因叶形似之，非根也。南星因根圆白，形如老人星状，故名。由跋，是南星之新根，其气未足，不堪服食。梁萧赋：才菲而体屡。

鸢尾

味苦平，主蛊毒邪气，鬼注诸毒，破癥瘕积聚，去水，下三虫，生山谷。

乌鸢于止，挟势如飞，碧分尾断，黄裹头垂，殖区修短，壤异硗肥，纷敷花色，强利从违。

吴普曰：一名乌鸢。大学：于止知其所止。诗：如飞如翰。苏恭曰：阔短不抽长茎，花紫碧色，根皮黄，肉白。左传：雄鸡自断其尾。韩保升曰：草名鸢尾，根名鸢头。李时珍曰：此即射干之苗，非别种也。肥地者，茎长根粗。瘠地者，茎短根瘦。其花自有数色，诸家皆是强分耳。

大黄

味苦寒，主下瘀血闭，寒热，破癥瘕积聚，留饮宿食，荡涤肠胃，推陈致新，通利水谷道，调中化食，安利五脏，生山谷。

色美黄良，西羌东蜀，牛舌伸舒，羊蹄蹢躅，斑紧波旋，紫铺锦缛，剑戟中心，顽坚凌触。

李时珍曰：一名黄良。苏恭曰：西羌蜀地者佳。白居易诗：东蜀殊欢渥。苏颂曰：作紧片如牛舌形。苏恭曰：根红者，似宿羊蹄。雷敩论：凡使细切，以文如水旋斑、紧重者良。益部方物略记：紫地锦文为最。范成大诗：中有将军剑戟心。云笈七签：遇物凌触。

葶苈

味辛寒，主癥瘕积聚结气，饮食寒热，破坚，一名大室，一名大适，生平泽及田野。

朋侪靡草，亭室何须，黍粒黄细，荠荚青粗，异根歧角，别植长须，种分甘苦，酸味休渝。

礼注：靡草荠，葶苈之属。苏颂曰：春生苗叶，高六七寸，似荠，枝茎俱青，结角子扁小如黍粒，微长，黄色。又有一种狗芥草，叶近根下，作歧生，角细长，取时必须分别。周礼注：荚物，荠荚之属。雷敩论：凡使勿用赤须，子真相似。寇宗奭曰：有甜苦二种。经言味辛甜者，不当入药。治体以行水走泄为用。药性论：不当言味酸。

桔梗

味辛微温，主胸胁痛如刀刺，腹满肠鸣幽幽，惊恐悸气，生山谷。

沮泽庸求，有无心摄，关内葵根，嵩高杏叶，梗直疏通，蜜甘调爕，承载功同，巨川舟楫。

战国策：求桔梗于沮泽，则累世不得一焉。苏恭曰：桔梗、苨荠叶有差互者，有三四对者，皆一茎直上，惟以根有心为别耳。苏颂曰：关中所出，根黄，皮似蜀葵，叶如菊。群芳谱：生嵩高山谷及冤句，根如指大，叶似杏叶。李

时珍曰：此草之根，结实而梗直，故名。名医曰：甘草，一名蜜甘。张元素曰：为肺部引经，与甘草同行。譬如铁石入江，非舟楫不载。诸药有此一味，不能下沉也。

莨菪子

味苦寒，主齿痛出虫，肉痹拘急，使人健行见鬼，多食令人狂走，久服轻身，走及奔马，强志益力通神，一名横唐，生川谷。

逐邪藏毒，放宕习闻，含苞罂贮，散粟房分，驰追踥蹀，胎乳絪缊，饮和国老，解督销梦。

陈藏器曰：取子暴干，空腹水下，能除邪逐风，勿令子破，令人发狂。李时珍曰：服之令人狂浪放宕，故名。苏颂曰：壳作罂子状，如小石榴，房中子至细，青白色，如粟米粒。篇海：踥蹀，马行貌。六书故：嗜进连步貌。易：天地絪缊。史记：王美人怀子，久而不乳。淳于意：饮以莨菪药一撮，旋乳。张仲景曰：水莨菪误食令人狂乱，以甘草汁解之。庄子：饮入以和。名医曰：甘草，一名国老。

草蒿

味苦寒，主疥搔痂痒，恶创，杀虱，留热在骨间，明目，一名青蒿，一名方溃，生川泽。

气早春阳，三秋余力，松桧香邻，蓬藜群植，美咏鹿鸣，臭含犼息，庚伏元辰，悬庭充食。

李时珍曰：青蒿得春木少阳之气最早。梦溪笔谈：此蒿深青如松桧之色，深秋余蒿并黄，此蒿犹青。礼：藜莠蓬蒿并兴。诗：呦呦鹿鸣，食野之蒿。韩保升曰：其气息似犼臭，故名犼蒿。月令通纂：伏内庚日，采青蒿悬于门庭辟邪，冬至元旦为末服，亦良。

旋覆花

味咸温，主结气，胁下满，惊悸，除水，去五脏间寒热，补中下气，一名金沸草，一名戴椹，生川谷。

菊黄柳绿，善盗庚先，旋回罗叠，覆下钱圆，金垂滴滴，水近溅溅，香芬鼻观，目忌延缘。

苏颂曰：叶似柳根细，六月开花如菊，深黄色。尔雅：蕿盗庚。李时珍曰：庚者，金也。夏开黄花，盗窃金气也。寇宗奭曰：花圆而覆下，故名旋覆。群芳谱：一名叠罗金。李时珍曰：花形如金钱菊，水泽边生，俗传露水滴下即生，故名滴滴金。赵孟頫诗：妙香清鼻观。酉阳杂俎：李卫公言嗅其花能损目。庄子：延缘苇间。

藜芦

味辛寒，主蛊毒，咳逆，泄利，肠澼，头疡，疥搔，恶创，杀诸蛊毒，去死肌，一名葱苒，生山谷。

大叶微根，相连节短，藜裹棕心，白憨葱管，景仰山高，迟回水缓，吐嚏交通，顿驱风瘫。

吴普曰：大叶小根相连。李时珍曰：黑色曰藜，裹黑皮，故名。根际似葱，俗名葱管藜芦，北人谓之憨葱。苏颂曰：初生苗叶似棕心，又似葱白。此有二种，生高山者为佳。一种水藜芦，生溪涧石上，不中药用。凡使服钱许，则恶吐。又能通顶，令人嚏。李时珍曰：吐风痰者也。

钩吻

味辛温，主金创乳痓，中恶风，咳逆上气，水肿，杀鬼注蛊毒，一名野葛，生山谷。

预储薤汁，救扑炎炀，箭喷裂吻，蔓绕屠肠，避栖飞鸟，饱饫肥羊，黄精益寿，美恶分详。

陈藏器曰：薤菜捣汁，解野葛毒。李时珍曰：滇人谓之火把花，言其性热如火。东方朔文：吹天火之炎炀。吴普曰：赤茎如箭。苏恭曰：蔓生与白花藤相类。苏舜钦诗：獠工裂吻

燥。战国策：聂政抉目屠肠。陶宏景曰：钩人喉吻，牵挽人肠。五符经言：飞鸟不得集。苏恭曰：羊食其苗大肥，物有相伏如此。博物志：人信钩吻杀人，不信黄精益寿，不亦惑乎。李时珍曰：此以二草美恶对待而言，陶氏、雷氏、韩氏言相似者，误。

射干

味苦平，主咳逆上气，喉痹咽痛，不得消息，散急气，腹中邪逆，食饮大热，一名乌扇，一名乌蒲，生川谷。

竹节姜根，庭台夏遍，紫蝶斜飞，乌蒲低扇，缘木身轻，临城竿缘，异兽乔柯，同名角炫。

土宿指南：一名扁竹叶，如侧手掌形，根亦如之。日华子曰：根形似高良姜，五六七月采。陶宏景曰：人家庭台多种之。李时珍曰：今人所种，多是紫花者，呼为紫蝴蝶。其叶丛生，横铺如乌翅及扇之状。陈藏器曰：射干之名有三，此是草名。佛经：射干貌㧓是恶兽，能缘木。阮公诗云：射干临层城，是树殊高大。苏颂曰：别有射干，茎梗疏长，正如射人长竿状，此不入药。舒元舆赋：角炫红缸。

蛇合

味苦微寒，主惊痫，寒热邪气，除热，金创，疽痔鼠瘘，恶疮头疡，一名蛇衔，生山谷。合当作含。

高冈湿隰，细叶黄花，青含蛇口，紫折龙牙，伤连断指，恶剪积瘕，涩酸竟命，知时灭瑕。

苏颂曰：生土石上或下湿地。陶宏景曰：用细叶有黄花者。李时珍曰：根名女青，叶似龙牙而小，背紫色。异苑：昔有田父，见一蛇被伤，一蛇含此草著疮上，经日蛇愈。抱朴子：蛇衔膏连已断之指。直指方：研傅身面恶癣根断。雷敩论：勿用有蘖尖叶者，号竞命草，其味涩酸，令人吐血，速服知时子可解。淮南子：

抑微灭瑕。

恒山

味苦寒，主伤寒，寒热，热发温疟鬼毒，胸中痰结，吐逆，一名互草，生山谷。今名常山。

药以山名，俨尊北岳，横节圆茎，白花青萼，就燥阳晞，流湿阴浊，鸡骨浮黄，功专已疟。

李时珍曰：恒山乃北岳名，岂此药始产于此欤。苏恭曰：茎圆有节，二月生，白花青萼，其草暴燥，色青白堪用，若遇阴便黑烂郁坏。易：水流湿，火就燥。陶宏景曰：细实黄者，谓之鸡骨，用之最胜。苏颂曰：此药为治疟之最要者。

蜀漆

味辛平，主疟及咳逆寒热，腹中癥坚痞结，积聚邪气，蛊毒鬼注，生川谷。即恒山苗。

漆何望蜀，互草新苗，转丸萦结，倾酒醇调，蛊驱毒解，瘴御气消，蜜香凉沁，甘饮相招。

后汉书传：敕岑彭曰：既平陇，复望蜀。陶宏景曰：采得常山苗，萦结作丸，得时燥者佳。雷敩论：以酒浸一宿，暴干用。李时珍曰：岭南瘴气，寒热所感，邪在营卫，欲除根本，非此药不可。苏颂曰：天台有一种土常山苗，味甘，人用为饮，又名蜜香草，性凉益人，非此苗也。

甘遂

味苦寒，主大腹疝瘕腹满，面目浮肿，留饮宿食，破癥坚积聚，利水谷道，一名主田，生川谷。

白体赤肤，名甘汁毒，节逐珠连，圆旋指掬，结散心胸，涂周脐腹，相反相成，道通水谷。

苏颂曰：苗短小而叶有汁，根皮赤肉白，

作连珠，大如指头。张元素曰：此泄水之圣药，水结胸中，非此不除，但有毒不可轻用。李时珍曰：张仲景治心下留饮，与甘草同用。保命集：凡水肿未消者，以甘遂末涂腹绕脐，服甘草水即消。王璆曰：一切肿毒，傅甘遂末，饮甘草汁即愈，二物相反，而感应如此。

白蔹

味苦平，主痈肿，疽疮，散结气，止痛除热，目中赤，小儿惊痫温疟，女子阴中肿痛，一名兔核，一名白草，生山谷。

干同芷白，喜杂林芜，枝端五叶，藤蔓多株，狡藏兔核，信应鸡孚，遏痈敛溃，质赤何殊。

陶宏景曰：根如白芷。说文注：初生根干为芷。李白诗：林壑久已芜。苏恭曰：蔓生，枝端有五叶，一株下有十许根。刘迎诗：人思狡兔藏三窟。说文注：卵孚也，如期不失信也。苏颂曰：生苗多在林中，根如鸡卵而长，三五枚同窠。又一种赤蔹，花实功用皆同，但表里俱赤耳。

青葙子

味苦微寒，主邪气，皮肤中热，风瘙身痒，杀三虫，子名草决明，疗唇口青，一名草蒿，一名萋蒿，生平谷。

邻接胡麻，葙囊音诡，高耸鸡冠，尖垂兔尾，雁过秋红，桃霏夏紫，披决光明，昭昭觉视。

李时珍曰：此草多生于胡麻地中，胡麻叶亦名青襄，音相近，岂以其相似而然耶。花叶似鸡冠，苗似苋，故谓之鸡冠苋。梢间出花，穗尖长，如鼠尾。又一种名雁来红，其叶九月鲜红，望之如花，故名。陈藏器曰：又一种名桃朱术，花紫，五月五日妇人收子带之，为夫所爱。急就篇：刃端可以披决。淮南子：觉视于昭昭之宇。

蘿菌

味咸平，主心痛，温中，去长虫、白瘲、蛲虫、蛇螫毒，癥瘕诸虫，一名蘿芦，生池泽。

深秋丛苇，过雨繁钉，轻虚酥脆，表里光荧，攻蛔羹臛，御胠尘腥，桑菰竹蓐，和美同馨。

李时珍曰：蘿当作崔，芦苇之属。此菌生于其下，故名。韩保升曰：秋雨以时即有。汪藻诗：累累万钉繁。苏恭曰：其菌色白轻虚，表里相似。杨万里诗：酥茎娇脆手轻拾。外台秘要：蛔虫攻心，羊肉臛和食之效。李质赋：极惊蛇而走胠。元好问诗：闹嫌人迹带尘腥。潘之恒谱：埋桑木于土中，浇以米汁生菰。竹蓐，生朽竹根节，得溽湿之气而成。吕氏春秋：和之美者，越骆之菌。

白及

味苦平，主痈肿，恶创，败疽，伤阴，死肌，胃中邪气，贼风鬼击，痱缓不收，一名甘根，一名连及草，生川谷。

科苴独茎，根偏连及，舌吐红尖，脐凝白汁，菱角歧分，螺纹旋密，阳中之阴，秋金收翕。

李时珍曰：其根白色，连及而生，但一科止抽一茎，开花匀红色，中心如舌，其根如菱角，有脐，如兔茇之脐，又如扁螺旋纹，性涩，而收得秋金之令。李杲曰：此阳中之阴也。

大戟

味苦寒，主蛊毒，十二水肿满，急痛，积聚中风，皮肤疼痛，吐逆，一名邛钜。

俨森列戟，锋畏喉搘，凝浆中注，直干高充，披绵藏颖，攒紫摇溶，附生宣泄，荮苞消融。

左传：富父终甥搘其喉以戈。李时珍曰：其根辛苦，戟人咽喉，故名。生平泽，甚多。直茎高二三尺，中空，折之有白浆。杭州紫大戟为上，北方绵大戟，根皮柔韧，甚峻利。范

成大诗：山头云气尚披绵。骆宾王序：藏颖重岩。谢朓诗：发萼初攒紫。李商隐诗：黄河摇溶天上来。王好古曰：此为泻水之药，湿胜者苦燥除之也。雷敩论：凡使勿用附生者，误服令人泄气，即煎荠苨汤解之。

泽漆

味苦微寒，主皮肤热，大腹水气，四肢面目浮肿，丈夫阴气不足，生川泽。

科独枝分，柔茎茂接，白骨白浆，绿花绿叶，风采辉翔，猫睛朗捷，制乳伏砂，益阴豳浃。

李时珍曰：一科分枝成丛，柔茎如马齿苋，有白汁粘人，其根白色，有硬骨。土宿指南：一名绿叶绿花草。一名五凤草，一名猫儿眼睛草。李时珍曰：茎头凡五叶，中分中抽，小茎五枝，复有小叶承之，齐整如一，故名五凤叶，圆而黄绿，颇似猫睛，五月采，伏钟乳，结丹砂，利丈夫阴气。杨嗣复序：豳浃于幽遐。

茵芋

味苦温，主五脏邪气，心腹寒热，羸瘦如疟状，发作有时，诸关节风湿痹痛，生川谷。

莞蒲茵蓐，比类差参，细萌银莽，密荫石楠，赤涂霞暎，白碎星含，解搜风痛，顿换春酣。

名医曰：一名莞草。诗笺：小蒲之席也。汉书传：车茵蓐也。韩愈诗：应对多差参。陶宏景曰：茎叶状银莽草而细软。日华子曰：形似石楠树叶。苏颂曰：春生苗高三四尺，茎赤，夏四月开细白花。李时珍曰：古人治风痛妙品，今人罕知。朱子诗：莫将寒苦换春酣。

贯众

味苦微寒，主腹中邪热气诸毒，杀三虫，一名贯节，一名贯渠，一名百头，一名虎卷，一名扁符，生山谷。

水曲山阴，暑寒独适，中贯连卷，旁生滋益，翘尾摩翎，攒头伏脊，煮豆疗饥，噬羹通嗌。

李时珍曰：多生山阴近水处，其根一本而众枝贯之。吴普曰：贯中冬夏不凋，黑聚相连卷，旁行生。苏颂曰：叶绿色，似鸡翎，又名凤尾草。陶宏景曰：毛芒金似老鸱头。韩保升曰：苗似狗脊。郭璞赞：翘尾翻飞。王履诗：金仙已跨摩云翎。元好问诗：攒头争似与春争。乔宇记：俯首伏脊。黄庭坚书：荒年以贯众煮黑豆，日咶五七粒，能食百草木枝叶，有味可饱。礼：毋嘬羹。王璆曰：有食鱼羹，为骨所鲠，饮贯众浓汁而消。

荛花

味苦平寒，主伤寒温疟，下十二水，破积聚大坚癥瘕，荡涤肠胃中留癖饮食，寒热邪气，利水道，生川谷。

小株丛簇，花苗繁饶，鲜荣黄湿，燥曝白飘，桃僵李代，荛毒名淆，雍州土沃，冈岭倾翘。

李时珍曰：小株，花成簇生。荛者，饶也。其花繁饶也。生时色黄，干则色白。或言无荛花，以桃花代之，取其利耳。古乐府：李树代桃僵。陶宏景曰：形似芫花，而极细。韩保升曰：以雍州者为上，生冈原上，苗高二尺许。王融颂：葵藿微志徒倾翘。

牙子

味苦寒，主邪气，热气，疥搔，恶疡，创痔，去白虫，一名狼牙，生川谷。

拟状蛇薁，因时分选，春夏叶舒，秋冬根卷，啮猛贪狼，喙森噬犬，腐湿生衣，咬咀删剪。

韩保升曰：苗似蛇莓而厚大。汪机曰：蛇莓，一名蛇薁。杨炎曰：治虫疮，六月以前采叶，以后用根，生咬咀。千金方：射工中人，冬取根，夏取叶，捣汁饮。名医曰：一名狼齿，

一名狼子，中湿腐烂，生衣者杀人。吴普曰：一名犬牙。吕温状：删剪奇邪。

羊踯躅

味辛温，主贼风在皮肤中淫淫痛，温疟恶毒诸痹，生川谷。

玉枝春盎，遍埜纷黄，猛方说虎，击独惊羊，瓜花五出，桃叶分张，映山锦绣，别照红妆。

名医曰：一名玉枝，三月采花。苏恭曰：似旋花色黄。李时珍曰：一名老虎花，一名惊羊。古今注：羊见之则踯躅分散。韩保升曰：花似瓜花五出，叶似桃叶。苏颂曰：岭南蜀道遍生，深红色，如锦绣然。李时珍曰：红者山踯躅，一名映山红，与此别类。江总诗：初日照红妆。

商陆

味辛平，主水胀，疝瘕痹，熨除痈肿，杀鬼精物，一名葛根，一名夜呼，生川谷。

夬夬占爻，刚柔贯综，事鬼焉能，象人而用，杂鲤汤烹，摘疏畦种，赤目摧筋，功难决壅。

易疏：苋陆夬夬，刚上柔下也。王肃曰：苋陆，一名商陆。何承天书：贯综幽明。论语：焉能事鬼。苏恭曰：赤者能见鬼神。孟子：为其象人而用之也。名医曰：如人形者有神。陶宏景曰：切根杂鲤鱼煮汤，疗水肿。李时珍曰：昔人以为蔬，取白根及紫色者，擘破作畦栽之。雷敩论：一种赤目，苗叶相类，伤筋骨不可服。陈嘉谟曰：疗水贴肿，其效如神。中论：决壅导滞。

羊蹄

味苦寒，主头秃疥搔，除热女子阴蚀，一名东方宿，一名连虫陆，一名鬼目，生川泽。

野行采蓬，黄赤盈蹊，秋冬心茂，花叶颜齐，牛舒长舌，羊奋歧蹄，洁瑜制顽，炼士能稽。

诗：我行其野，言采其蓫。诗疏：蓫牛蘈，今之羊蹄也。李时珍曰：根长近尺，赤黄色，入夏起苔花，叶一色，夏至即枯，秋深即生，凌冬不死，叶长尺余，似牛舌之形。寇宗奭曰：叶可洁治，鍮石子名金荞麦，烧炼家用以制顽。

萹蓄

味辛平，主浸淫，疥搔疽痔，杀三虫，生山谷。

扁蔓绵延，道周细洁，藜植赤茎，麦含粉节，饵误研丹，灰犹炼雪，呷醋童婴，顿苏蛔啮。

吴普曰：一名扁蔓。韦应物诗：绵延稼盈畴。新论：好行细洁。尔雅注：似小藜赤茎节，好生道旁。苏颂曰：苗似瞿麦。李时珍曰：节间有粉，方士呼为粉节草，烧灰炼霜用。孟诜曰：服丹石冲眼者，捣汁服之。小儿蛔咬心，醋煎空心服。

狼毒

味辛平，主咳逆上气，破积聚饮食，寒热，水气，恶创，鼠瘘，疽蚀，鬼精，蛊毒，杀飞虫走兽，一名续毒，生山谷。

六陈举一，九种心平，衡量重实，芰夷浮轻，饮昏食餮，兽怪禽惊，防葵滥厕，蔄茹缠萦。

马志曰：此与麻黄、橘皮、半夏、枳实、吴茱萸为六陈也。孟子：举一而废百也。和剂局方：治九种心痛，一虫、二蛀、三风、四悸、五食、六饮、七冷、八热、九气。名医曰：陈而沉水者良。韩保升曰：根轻浮者劣。王续诗：此日长昏饮。玉篇：餮，贪食也。唐太宗诗：怖兽潜幽壑，惊禽散碧空。苏颂曰：今人用枯朽狼毒当防葵，大误。李时珍曰：蔄茹如续随子之状，或以其根，为狼毒者非是。

白头翁

味苦温，主温疟狂易，寒热癥瘕，积聚瘿

气，逐邪止痛，疗金创，一名野丈人，一名胡王使者。生山谷。

陌上行行，俨逢群叟，紫注药颜，皓盈蓬首，摩顶怜儿，免身赠妇，百节嘘和，遐不黄耇。

应璩诗：古有行道人，陌上见三叟。陶宏景曰：近根有白茸，状似白头老翁，故名。苏颂曰：根紫色深，如蔓菁。黄滔诗：微红见药颜。朱子诗：兴来乱插飞蓬首。孟子：摩顶放踵而为之。张籍诗：身老特怜儿。葛洪曰：治小儿秃疮。史记世家：赵朔妇，免身生男，秦嘉有赠妇诗。张仲景曰：治妇人产后痢虚。甄权曰：治百节骨痛。宋祁序：嘘和吐妍。诗：遐不黄耇。寇宗奭曰：新安山中，卖白头翁丸，言服之寿考。

鬼臼

味辛温，主杀蛊毒，鬼注精物，辟恶气不祥，逐邪，解百毒，一名爵犀，一名马目毒公，一名九臼，生山谷。

羞寒自蔽，八角灵奇，面青背赤，东向西垂，繁星侧比，巨眼斜窥，琼田芝熟，三臼忘饥。

益都方物略记：根茎缀花蔽叶，自隐名为羞寒花。李时珍曰：丹炉家采根制汞，其叶八角者最灵。高启诗：灵奇务穷搜。丹房鉴源：茎端生叶，面青背赤。苏颂曰：一叶如伞，旦时东向，及暮则西倾，随日出没也。根如南星，八九枚侧比相叠。陶宏景曰：根白处如马眼而柔润。山谷诗注：玉芝，一名琼田草，即鬼臼，煮面皮，裹一白吞之，数日不饥，咱三白可辟谷也。

羊桃

味苦寒，主熛热身暴赤色，风水，积聚，恶疡，除小儿热，一名鬼桃，一名羊肠，生川谷。

苌楚纤柔，弱依林莽，细麦风摇，夭桃春

荡，水漾滑涎，陆铺平掌，具酿燂汤，揩磨痾痒。

陶宏景曰：山野多有。诗：隰有苌楚即此。诗疏：其枝茎弱，过一尺引蔓于树上。尔雅注：子如小麦，亦似桃形。韩保升曰：花叶皆似桃。李时珍曰：其条浸水有滑涎，叶大如掌。陈藏器曰：根浸酒，治风热。苏恭曰：煮汁洗风痒效。黄庭坚诗：揩磨痾痒风助威。

女青

味辛平，主蛊毒，逐邪恶气，杀鬼温疟，辟不祥，一名雀瓢。

青殊萝藦，是草非藤，苗经蛇啮，根亦龙腾，饮难瓢贮，系合囊承，蠲痾攘秽，福禄胥膺。藦，莫卧切。

名医曰：蛇含根也。李时珍曰：女青有二，一是藤生，似萝藦者。一是草生，即蛇含根也。又有大小二种，小者是蛇衔，用苗茎。叶大者为龙衔，用根。苏恭曰：子似瓢形，大如枣许。葛洪曰：捣女青末三角，绛囊盛之，正月上寅日，悬帐中吉。陶宏景曰：带此一两，则疫疠不犯。郝经诗：荡攘邪秽蠲祅痾。陆云诗：福禄是膺。

连翘

味苦平，主寒热鼠瘘，瘰疬痈肿，恶创瘿瘤，结热蛊毒，一名异翘，一名兰华，一名轵，一名三廉，生山谷。

小大翘分，形藏阘挏，榆叶狭长，莲房中解，热散心凉，声通耳骇，芬馥含仁，脱茎潇洒。

苏恭曰：此有两种，大翘生下湿地，小翘生冈原之上，长安惟用大翘子。鬼谷子：乃可捭，乃可阖。苏颂曰：青叶狭长如榆叶，结实似莲，内作房瓣，剖之则中解，其实才干，振之皆落，不著茎也。甄权曰：除心家客热。王好古曰：治耳聋浑浑焞焞。李时珍曰：其中有仁甚香。

闾茹

味辛寒，主蚀恶肉，败创死肌，杀疥虫，排脓恶血，除大风热气，善忘不乐，生川谷。

茹根牵引，色尚黄匀，金浆漆汁，青颗白仁，博闻强记，静卧安身，能痊马疥，飞鞚惊尘。

范子计然云：出武都，黄色者善。陶宏景曰：初断时汁出凝黑如漆。李时珍曰：本作蘆茹，其根牵引之貌，破之有黄浆，结实如豆大，生青熟黑，中有白仁。礼：博闻强记而让。陶宏景文：可以安身静卧。寇宗奭曰：治马疥尤善。虞集歌：飞鞚惊尘遍南陌。

乌韭

味甘寒，主皮肤，往来寒热，利小肠膀胱气，生山谷石上。

漠漠斑斑，石苔薰发，青霭毛衣，翠披卷发，养爱云阴，纹添雨歇，屋溜飘游，幽情超越。

白居易诗：漠漠斑斑石上苔。临川志：薰发而起。陈藏器曰：生大石及木阴处，青翠茸茸。日华子曰：一名石衣。苏恭曰：一名石发。苏子卿诗：丹水浴毛衣。诗：卷发如蛋。苏轼诗：昨日云除重。李白诗：野凉疏雨歇。李时珍曰：乌韭是瓦松之生于石上者，与垣衣屋游同类。崔融赋：瓦松产于屋溜之上。钱起诗：幽步更超越。

鹿藿

味苦平，主蛊毒，女子腰腹痛不乐，肠痈瘰疬疡气，生山谷。

涸生麦陇，名共葛苗，蔓纷淮豌，荚缬蜀椒，黄香气润，粉紫风飘，喜招鹿饲，漫具烹调。豌，音剜。

陶宏景曰：葛苗，一名鹿藿。苏恭曰：苗似豌豆，而引蔓长。农书：豌豆大者，名淮豆。尔雅注：叶似大豆，蔓延生根黄而香。李时珍曰：多生麦地，三月开淡粉紫花，结小荚，其

子大如椒子黑色，生熟皆可食。豆叶曰藿，鹿喜食之，故名。陆游诗：豉香盐白自烹调。

蚤休

味苦微寒，主惊痫，摇头弄舌，热气在腹中，瘨疾痈创，阴蚀，下三虫，去蛇毒，一名蚩休，生川谷。

如转河车，休哉蚤捷，七叶一枝，重台三叠，掌运跌承，头昂舌贴，气朗天清，长生陈牒。

苏颂曰：一名紫河车。李时珍曰：虫蛇之毒，治之即休，故有此名。陈嘉谟曰：一名七叶一枝花。苏恭曰：一名重台，叶有二三层者。日华子曰：治胎风，手足搐搦。服食经：紫河车根切块，水煮风干，每服三丸，五更初，面东致祝，连进三服，即能休粮。祝辞曰：天朗气清金鸡鸣，吾今服药欲长生。

石长生

味咸微寒，主寒热，恶创，火热，辟恶气，不祥鬼毒，一名丹草，生山谷。

石有时渤，草独长留，色逾桧泽，地傍蕨柔，丹沙名异，元漆光浮，黔筋细紫，药物何求。

周礼：石有时以渤。益部方物记：长生草生山阴，蕨地修茎，草叶色似桧而泽，经冬不凋。李时珍曰：一名丹沙草。陶宏景曰：叶似蕨而细如龙须，黑如光漆。苏恭曰：市人以黔筋草为之，茎细劲紫色。杜甫诗：多病所须惟药物，微躯此外更何求。

陆英

味苦寒，主骨间诸痹，四肢拘挛，疼酸，膝寒痛，阴痿，短气不足，脚肿，生川谷。

蒴藋敷华，萧秋启候，五叶缠枝，百枚贮豆，水节清肥，木心虚秀，粲兮三英，骨风效奏。

苏恭曰：此即蒴藋也。古方惟言陆英，后

人不识耳。苏颂曰：《尔雅》荣而不实，谓之英。此物英名，当是其花。名医云：宜秋采，正是其花时也。李时珍曰：每枝有五叶。寇宗奭曰：子初青，如绿豆颗。每朵如盏而大，生一二百子。苏恭曰：此叶似芹，及接骨花三物，亦同类芹，名水英。接骨名木英树，此三英也。水英根叶肥大，主治骨风。木英体轻虚无心，续筋骨，除风痹。诗：三英粲兮。

荩草

味苦平，主久咳，上气喘逆，久寒惊悸，痂疥，白秃，疡气，杀皮肤小虫，生川谷。

王刍贡草，忠荩名垂，掬盈绿采，染变金姿，服垂鳌绶，谷访青衣，莎呼鸥脚，竹误猗猗。

尔雅：绿王刍。李时珍曰：古者贡草，入染人，故谓之王刍。而尽忠者，谓之荩臣也。诗：终朝采绿，不盈一掬即此，草本绿色，可染黄。名医曰：染作金色。汉书注：诸侯鳌绶，鳌草似艾可染，因以名绶。苏恭曰：生青衣川谷。青衣县，在益州西。掌禹锡曰：即绿蓐草也，今呼为鸥脚莎。诗云：绿竹猗猗是也。资眼集：绿竹，王刍也。今为辞赋皆引猗猗，入竹事大误。

牛扁

味苦微寒，主身皮创热气，可作浴汤，杀牛虱小虫，又疗牛病，生川谷。

芮堇形同，平芜扁毒，扪虱爬搔，牵牛觳觫，细捣油涂，含温汤沐，建草赤茎，水中短竹。

苏恭曰：此药似堇草、石龙芮辈，生平泽，或名扁毒。欧阳修文：不足爬搔于虮虱。孟子：有牵牛而过堂下者。又，吾不忍其觳觫。苏颂曰：其根苗捣末，油调杀虮虱。陈藏器曰：虱建草茎赤，治虮虱虫疮。又，水竹，叶生水中，叶如竹而短，亦去虮虱。

夏枯草

味苦辛寒，主瘰疬，鼠瘘，头疮，破癥散瘿，结气脚肿，湿痹轻身，一名夕句，一名乃东，生川谷。

方茎对节，铁色非汗，三冬孳茂，九夏摧枯，理通阳复，气感阴徂，臭郁芜蔚，荣悴潜符。

李时珍曰：其茎微方，叶对节生，一名铁色草。苏恭曰：冬至后生叶，三四月开花作穗，五月便枯。梁元帝纂要：冬日三冬，夏日九夏。晋书志：阳气生而孳茂。柳宗元牒：力易摧枯。朱震亨曰：此草禀纯阳之气，得阴气则枯。臭郁草即芜蔚也。两物俱入夏即枯，夏枯先枯而无子，臭郁后枯而结子。五灯会元：潜符蜜证。

芫花

味辛温，主咳逆上气，喉鸣喘，咽肿短气，蛊毒鬼疟，疝瘕痈肿，杀虫鱼，一名去水，生川谷。

去水功收，毒亦滋厚，白沃星榆，青毯风柳，撷趁春先，蓄宜岁久，薄醉游鱼，花开秋后。

左传：以厚其毒。名医曰：一名毒鱼。苏颂曰：根入土深三五寸，白色似榆根，春生苗，叶小而尖，似杨柳枝叶，二月开紫花。刘宪诗：官树似星榆。袁凯诗：雨蒲风柳自纷然。韩保升曰：叶未生时，采花晒干，叶生花落，即不堪用。李时珍曰：留数年陈久者良。又有醉鱼草，七八月开花成穗，红紫色，俨如芫花，渔人采以毒鱼，色状气味，与芫花同，但花开时不同为异耳。

巴豆

味辛温，主伤寒温疟寒热，破癥瘕结聚坚积，留饮痰癖，大腹水胀，荡练五脏六腑，开通闭塞，利水谷道，去恶肉，除鬼毒蛊注邪物，杀虫鱼，一名巴叔，生川谷。

如菽如豆，蜀栈凌云，棱尖雄辨，细紧雌

分，房开双瓣，线起纵纹，疗牛肥鼠，物性偏欣。

李时珍曰：此物出巴蜀，形如菽豆，故名。有棱及两头尖者是雄，紧小者是雌，用之得宜，皆有功效。苏颂曰：木高一二丈，五六月结实作房，一房有二瓣，或一子或三子。戎州出者壳上有纵文，隐起如线一道至二三道。牛经：巴豆研油灌之，疗牛疫。陶宏景曰：鼠食之肥，物性相耐如此。

蜀椒

味辛温，主邪气咳逆温中，逐骨节皮肤死肌，寒湿痹痛下气，久服之。头不白，身轻增年，生川谷。

使者含丸，馨香下抑，叶叠滑坚，枝森刺棘，浮艳衣红，摇光瞳黑，一合一开，茂州嘉植。

清异录：一名含丸使者。服椒诀：其气馨香，其性下行。苏颂曰：本似茱萸而小，有针刺，叶坚而滑。寇宗奭曰：凡用蜀椒，去里面黄壳，取红用。李时珍曰：其子光黑，如人之瞳子，他椒不似之。四川志：各州俱有，以茂州出者为佳，其壳一开一合者最妙。孟郊诗：嘉植鲜危柯。

皂荚

味辛咸温，主风痹死肌，邪气风头，泪出，利九窍，杀精物，生川谷。

长垂脂厚，短具牙形，铁封蕃茂，篾束飘零，熏烟涝散，调酒风停，苍鳞百岁，去垢常青。

李时珍曰：一种长而肥厚多脂，一种小如猪牙。不结实者，树凿一孔，入生铁三五斤，泥封之即结实。其树多刺，难以上采，以篾束之，一夜自落。寇宗奭曰：涯暑久雨，合苍术烧烟辟邪疫。简要方：中风口噤，温酒调服少许。张耒诗：不缘去垢须青荚，自爱苍鳞百岁根。

柳花

味苦寒，主风水黄疸面热黑，一名柳絮。叶：主马疥痂创。实：主溃痈，逐脓血。子汁：疗渴。生川泽。

濯濯依依，萋生春坻，黄拂鳞皱，白沾绒洗，日照垂缨，风吹掷米，爱想当年，甘棠泽比。

刘诜诗：杨柳濯濯弄轻阴。诗：杨柳依依。夏小正：正月柳稊传。稊者，发孚也。群芳谱：初生稊寸余，开黄花，鳞起稊上，甚细碎，渐次生叶，长成，花中结细子，如粟米大，细扁而黑，上带白絮如绒，随风飞舞。薛能诗：条绿似垂缨，离筵日照轻。陆游诗：复似麻姑行掷米。南史传：杨柳风流可爱，似张绪当年时。南齐书传：王敬则于北馆种杨柳。虞长耀曰：北人以为甘棠。

楝实

味苦寒，主温疾伤寒，大热烦狂，杀三虫疥疡，利小便水道，生山谷。

低昂红紫，花信风周，金铃摇曳，珠弹轻柔，资供雏食，善种雌求，区分肉核，性不相谋。

韩愈诗：红紫相低昂。岁时记：花信风，始梅花，终楝花。李时珍曰：实名金铃子。孟浩然诗：王孙挟珠弹。苏颂曰：三四月开花红紫色，实如弹丸。南史传：凡所资供，一无所受。农书：鹩雏食其实，净住子能生善种。诗：尚求其雌。苏恭曰：雌雄二种，雌者有子。雷敩论：凡使肉不使核，使核不使肉。论语：道不同不相为谋。

郁李仁

味酸平，主大腹水肿，面目四肢浮肿，利小便水道。根：主齿龈肿，龋齿坚齿。一名爵李。生川谷。

白白朱朱，香繁条软，微扇风和，晴烘日暖，蜜清核香，汤温根短，不受肥汗，爱宜洁盥。

赵抃诗：朱朱白白缀繁枝。白居易诗：香繁条软弱。陶潜诗：春风扇微和。周翰诗：晴烘始空。花史：性喜暖日和风，浇用清水，以性洁故也。雷敩论：核仁去皮尖，用生蜜浸一宿，研膏用之。日华子曰：根治小儿身热，作汤浴之。公羊传注：洁白而不受汗。金史志：爱洁其盟。

莽草

味辛温，主风头痈肿，乳痈疝瘕，除结气疥搔，杀虫鱼，生山谷。

性工迷茵，椒臭堪憎，苗空花实，蔓绕萝藤，黠藏鼠磔，毒肆虫殃，攻薰蔛氏，蛊物胥惩。

陶宏景曰：莽，本作茵。李时珍曰：食之令人迷茵，故名。山人以之毒鼠，又谓之鼠莽。寇宗奭曰：揉之其臭如椒。苏颂曰：若石楠，而叶稀无花实。一说藤生，绕石木间。既谓之草，藤生者是也。周礼：蔛氏掌除蛊物，以攻禜攻之，以茵草薰之。

雷丸

味苦寒，主杀三虫，逐毒气，胃中热，利丈夫，不利女子，作摩膏，除小儿百病，生山谷。

苓寓松根，丸藏竹坞，击岂闻雷，添还过雨，疏利宜男，堤防近女，稚子分甘，累累膏乳。

李时珍曰：竹之余气所结，犹松根之伏苓。霹雳击物，精气所化，此物生土中，杀虫逐邪，犹之雷斧雷楔也。苏辙诗：过雨时添好子孙。马志曰：疏利男子元气，不疏利女子脏气。曹植颂：草号宜男。国语：是谓远男而近女。杜甫诗：笋根稚子无人见。洪炎诗：分甘须剩斸。苏轼诗：累累似桃李，一流膏乳。

桐叶

味苦寒，主恶蚀创，著阴皮，主五痔，杀

三虫。花：主傅猪创，饲猪肥大三倍。生山谷。

土宜五沃，拱把嘉桐，朝阳合抱，参极空中，凉琼夏荫，濡霋冬融，令仪君子，瑞应厢东。

管子：五沃之土，其木宜桐。孟子：拱把之桐梓。夏侯湛赋：植嘉桐乎庭前。诗：于彼朝阳。陈鬻诗：合抱由滋此。嵇康赋：参辰极而高骧。易纬：桐枝空中。高启诗：凉琼夏叶舒。徐茂诗：濡霋桐枝别作葩。广州志：白桐花有白氄，淹渍缉织为布。诗：其桐其椅，其实离离，岂弟君子，莫不令仪。瑞应图：王者任用贤良，梧桐生于东厢。

梓白皮

味苦寒，主热，去三虫。叶：捣傅猪创，饲猪肥大三倍。生山谷。

楸茂赤章，梓疏白理，内拱尊王，长生著美，牧豢猪肥，伐奇牛徙，顺孝孙曾，敬恭乡里。

诗疏：楸之疏理，白色而生子者为梓。李时珍曰：赤者为楸，木理白者为梓。尔雅翼：植于林，诸木皆内拱。埤雅：梓木为木王，礼斗威仪，君乘火而王，其政和平，梓为长生。王绩诗：间田且牧猪。元中记：终南山有梓树，秦文公伐之，中有青牛，逐之入沣水。杂五行书：舍四种梓楸各五根，子孙顺孝。黄庭坚赞：以福孙曾。诗：维桑与梓，必恭敬止。

石南

味辛苦，主养肾气，内伤阴衰，利筋骨皮毛。实：杀蛊毒，破积聚，逐风痹。一名鬼吕，生山谷。

清溪文石，耸翼倾妍，叶苞花孕，花散叶迁，染斑雨渍，笼旭阴圆，别俦交让，饵想夫怜。

胡汾诗：本自清溪石上生。汉书志注：砀山出文石。孟郊诗：耸异敷庭际，倾妍来坐隅。寇宗奭曰：冬有二叶，为花苞，苞既开，中有

十五余花，花才罢，旧叶全脱，渐生新叶。苏颂曰：叶青黄色，有紫斑，雨多则并生，阴翳可爱，不透日气。吴宽诗：别种为交让。名医曰：女子不可久服，令思男。杨维桢诗：犹唱想夫怜。

黄环

味苦平，主蛊毒，鬼注，鬼魅，邪气在脏中，除咳逆寒热，一名凌泉，一名大就，生山谷。

西蜀生乌，汁黄苗赤，蟠曲藤缠，樛累葛绤，旋转环圆，纵文辐坼，狼跋鱼浮，临渊坐获。

名医曰：生蜀郡山谷。吴普曰：一名生乌，生苗正赤，叶有汁黄白，根黄色。苏恭曰：今园庭亦种之。作藤生，大者根径六七寸，根亦葛类，花实与葛同。格物总论：藤附大木，蟠曲而上。诗：南有樛木，葛藟累之。李时珍曰：叶黄而圆，故名。吴普曰：根黄色，纵理如车辐解。陶宏景曰：子名狼跋，捣以杂木，投水中，鱼皆浮出。汉书传：临渊羡鱼。仪礼：获者坐而获。

溲疏

味辛寒，主身皮肤中热，除邪气，止遗溺，可作浴汤，生山谷及田野，故邱墟地。

异称巨骨，附寄荒墟，双双对待，节节空疏，刺猬枸杞，荚判杨栌，三薰三浴，冰雪肌肤。

名医曰：一名巨骨。张望诗：荒墟人迹稀。苏恭曰：其子八九月熟，必两两相对。张宪诗：万古晨昏常对待。李当之曰：一名空疏，皮白中空，时时有节。马志曰：溲疏、枸杞相似，溲疏有刺，枸杞无刺。苏恭曰：杨栌一名空疏，其子有荚。名医曰：除胃中热，可作浴汤。国语：三薰三浴之。庄子：肌肤若冰雪。

鼠李

主寒热，瘰疬疮，生田野。

缔构乌巢，缘林鼠咽，周角条垂，畸零枝恋，紫蓄浆浓，绿凝染练，楰梓名同，北山偏擅。

苏颂曰：即乌巢子也。高启诗：林惊缘树鼠。寇宗奭曰：子于条上四边生，生青熟紫，至秋叶落，子尚在枝。李时珍曰：其实附枝如穗，人采其嫩者，取汁染成绿色。名医曰：一名鼠梓。说文：楰鼠梓。诗：北山有楰。李时珍曰：苦楸一名鼠梓，与此不同。

药实、根

味辛温，主邪气，诸痹疼酸，续绝伤，补骨髓，一名连木，生山谷。

药纷诸子，木以连名，花同春发，实独秋成，绝者复续，亏以求盈，既消蛊痒，亦解蛇萦。

汉书志：诸子之言，纷然淆乱。苏颂曰：黄药子出岭南，秦州出者红药子，施州出者赤药子，七月开白花。苏恭曰：开州出苦药子，皆相类。李时珍曰：药实子虽似黄药、苦药，微有不同，二药子不结子，此则树之子也。礼记疏：断者不可续。论衡：不嫌亏以求盈。苏盈曰：除蛊痒蛇毒。

栾花

味苦寒，主目痛，泪出伤眦，消目肿，生川谷。

作树以栾，染人浣沤，荣槿青桠，乔槐黄覆，笼聚浮泡，丸圆倾豆，通利华精，重明矇瞀。

广韵：作树以栾。周礼：以浣水沤其丝。苏恭曰：五月六月收花，染黄色甚鲜明，叶似木槿，花黄似槐，壳似酸浆，实如豌豆，圆黑坚硬。宋书志：雨水方降木槿荣。尔雅：槐棘丑乔。李时珍曰：酸浆，一名灯笼草，一名天泡草。拾遗记：背明国有倾离豆，叶垂覆地。

黄庭经：通利华精调阴阳。华精，目精也。韩愈诗：泪目苦曚瞀。

蔓椒

味苦温，主风寒湿痹，疠节疼，除四肢厥气，膝痛，一名家椒，生川谷及邱冢间。

樛亦椒似，刺胃人衣，縠闻说虺，俗听呼豨，临风蔓弱，含露丛依，气蒸汤浴，汗雨频挥。

陶宏景曰：俗呼为樛子，似椒而小。裴迪诗：丹刺胃人衣。李时珍曰：此椒气如彘，故有虺椒、豨椒诸名。枝软如蔓，其子丛生。庄子：祝宗人说彘曰，吾将三月豰汝。汉乐府：妃呼豨。尔雅疏：郁气谓郁蒸之气也。礼：燀汤请浴。国语：挥汗成雨。陶宏景曰：可以蒸病出汗。

豚卵

味苦温，主惊痫瘨疾，鬼注蛊毒，除寒热，奔豚，五癃，邪气挛缩，一名豚颠。悬蹄：主五痔，伏热在肠，肠痈内蚀。

豢息么豰，采收下体，祭设冬先，纳从咸比，操酒穰穰，涉波弥弥，琢疏分施，百骸湔洗。

说文：彖，息也。豢以谷。尔雅注：最后生者，呼为么豚。李时珍曰：牡猪小者，多犉去卵。易释文：豕去势曰豰。诗：无以下体。礼：孟冬之月，祭先肾。保生要录：咸纳肾千金方：除阴茎中痛。史记传：淳于髡见禳田者，操一豚蹄，酒一盂，祝曰禳禳满家。诗：烝涉波矣。又，河水弥弥。宋濂序：雕肝琢肾。周邦彦赋：或跳蹄而折辖。徐积诗：五脏孰云可湔洗，百骸终恐生虫窠。

麋脂

味辛温，主痈肿，恶创死肌，寒风湿痹，四肢拘缓不收，风头肿气，通腠理，一名官脂，生山谷。

麋游泽畯，喜听音操，性迷群牝，体蓄凝膏，轻冰凉散，活火研熬，机心久谢，自润嬉敖。

后汉书志注：麋十千为群，掘食草根，其处成泥，名曰麋畯。埤雅：麋喜音声。白虎通德论：麋为兽迷惑。陶宏景曰：麋一牡辄交十余牝，其脂堕地。水经注：凝膏下垂，望齐冰雪。韦充赋：暗断轻冰。周礼注：夏献麋，麋膏散，散则凉。陆游诗：活火生新焰。齐民要术：啖炙肥者细研熬之。杜甫诗：机心忘已久，何事惊麋鹿。后汉书传：孔奋身处脂膏，不能以自润。苏轼诗：脱略万事惟嬉敖。

鼺鼠

主堕胎，令人产易，生平谷。

俨说胎禽，高居下赴，翼蝠身狐，耳麋首兔，鸣杂宵更，飞携乳哺，感气相催，回睛目注。

宋史志：传兹胎禽。尔雅注：能从高赴下，不能从下上高，状如小狐，似蝙蝠，肉翅。山海经注：一名耳鼠，麋耳、兔首。李时珍曰：喜夜鸣。说文：言飞走，且乳之鸟，又名飞生。寝其皮，怀其爪，皆能催生，食之不昧，可御百毒。枣据诗：回睛盼曲阿。韩偓诗：南尽远目注。

六畜毛蹄甲

味咸平，主鬼注蛊毒，寒热惊痫，瘨痓狂走，骆驼毛尤良。

六畜遂字，四体分施，附肤燎坠，剔腹益姿，圆歧蹄辨，攫裂甲披，明驼温缛，避暑毛吹。

汉书传：六畜遂字。孟子：施于四体。燕书：贾坚弯弓射牛于百步之外，附肤落毛。柳玭文：覆坠之易如燎毛。抱朴子：剔腹背无益之毛。虞裕文：乾阳也，故马蹄圆。淮南子：牛歧蹄而戴角。宋书传：熊罴厉爪蓄攫裂之心。酉阳杂俎：明驼千里足，多误作鸣字。埤雅：

驼毛缛温厚，夏退毛尽，乃能避热。韩愈诗：吁无吹毛刃。

虾蟆

味辛寒，主邪气，破癥坚血痈肿，阴创，服之不患热病，生池泽。

拖紫纡青，池泓阁阁，礼掌焚灰，仙传窃药，食鹬身痊，背芝光烁，五日良储，辟兵祛疟。

卞彬赋：纡青拖紫。石介诗：数尺流水满池泓。洪驹父诗：阁阁已在兹。周礼：蝈氏掌去鼃黾，焚牡鞠以灰洒之。张衡文：羿请不死之药于西王母，嫦娥窃之以奔月，是为蟾蜍。投荒杂录：南方水族，状如蛙，食之味美如鹬鸹，治虚劳。道书：蟾蜍万世，背生芝草为世瑞。抱朴子：肉芝者万岁蟾蜍，五月五日午时取之，阴干带于身，辟五兵。物类相感志：五月五日收虾蟆治疮。苏轼诗：争储百药良。张咏诗：剧谈夜祛疟。

马刀

味辛微寒，主漏下赤白，寒热，破石淋，杀禽兽贼鼠，生池泽。即齐蛤。

喧捞泥浦，巧类刀裁，夜侵灯影，寒孕珠胎，琼研粉细，紫吐唇开，短长狭正，众体兼该。

元稹诗：泥浦喧捞蛤。苏颂曰：多生沙泥中。张蠙诗：夜蚌侵灯影。埤雅：蚌孚乳以秋。其孕珠若怀妊然，谓之珠胎。苏恭曰：壳炼粉得火良。孔平仲诗：报君以淮南紫唇之蛤。李时珍曰：其形像刀，其类甚多，长短斜正，性味功用皆同。傅咸赋：体该众妙。

蛇蜕

味咸平，主小儿百二十种惊痫，瘈疭，瘨疾，寒热，肠痔，虫毒，蛇痫，火熬之良，一名龙子衣，一名蛇符，一名龙子单衣，一名弓皮，生川谷及田野。

似之而非，它虫灵蜕，雪电藏形，风雷偃势，蚓蚁失乘，螂蛆残噬，凡骨登仙，饱餐脱滞。

庄子：蛇蜕也，似之而非也。说文：它从虫而长。郭璞赞：灵蜕乘烟。白居易赋：鳞甲晶以雪色，晴眸艳此电光。李绅诗：已应蜕骨风雷后。韩非子：云罢雾霁，龙蛇与蚓蚁同矣，则失其所乘也。关尹子：螂蛆食蛇。陆游诗：凡骨已蜕身自轻。夏侯湛序：弃俗登仙。尔雅翼：草居，恒饥，每得食稍饱，辄蜕壳。避暑录话：神仙升举，形滞难脱。

蚯蚓

味咸寒，主蛇瘕，去三虫，伏尸，鬼注蛊毒，杀长虫，仍自化作水，生平土。

饮泉食块，心慧操廉，碧云晴漏，翠雨湿沾，透迤春画，绾结冬潜，泥封六一，莫保触盐。

东方虬赋：上食尘块，下饮渊泉。淮南子：食土者，无心而慧。孟子：充仲子之操，则蚓而后可也。任士林赋：碧云晴漏。陈旅诗：篆曲细含翠雨凉。李德裕赋：入虚白而透迤。苏轼歌：春蚓秋蛇随意画。易林：绾结难解。礼：仲冬之月蚯蚓结。岁时记：五月五日午时于韭畦取蚯蚓干之，谓之六一泥，治鱼鲠。东方虬赋：堇泥涂以自保，触盐滋而阘全。寇宗奭曰：被其毒者，以盐汤浸之。并饮盐水。

蠮螉

味辛平，主久聋，咳逆，毒气，出刺出汗，生川谷。

咽咽薨薨，情殷负子，穴地纤腰，扑花小尾，本异末同，情传精委，蛛纲尘封，营巢芦苇。

唐阙名赋：薨薨鼓翅，咽咽传意。诗：螟蛉有子，果蠃负之。墨客挥犀：穴地为巢者名蠮螉。元稹诗：纤腰软无力。李贺诗：黄蜂小尾扑花归。唐阙名赋：谅末同而本异。齐邱文：

蠮螉之虫，蜾蠃之子。传其情，交其精。薛道衡诗：暗牖悬蛛网。柳宗元诗：砚匣留尘尽日封。陶宏景曰：一种蜂黑色，腰甚细，衔泥于人屋及器物边作房，生子如粟米大，捕取草上青蜘蛛十余枚，满中仍塞口。其一种，入芦管中者，亦取草上青虫也。

蜈蚣

味辛温，主鬼注，蛊毒，啖诸蛇虫鱼毒，杀鬼物，老精温疟，去三虫，生山谷。

冬寒闭蛰，春暖昭苏，赤连歧尾，黑簇双须，禁施荒旭，畏制垂蛛，蜈攫毒啮，桑沃盐涂。

左传：闭蛰而蒸。礼：蛰虫昭苏。李时珍曰：蜈蚣冬蛰春出，歧尾双须。韩保升曰：黑头赤足者良。博物志：蛇虺见之，而蟠伏似施禁法。沈佺期诗：截荒旭。鹤林玉露：蜘蛛以溺射之即死。苏轼诗：落月出柳看垂蛛。陶宏景曰：被啮者，以桑汁白盐涂之。

水蛭

味咸平，主逐恶血，瘀血，月闭，破血瘕，积聚，无子，利水道，生池泽。

三断三成，清冷水性，卤汁携行，寒菹任病，龟宅安归，鲛巢莫令，一纪超形，人功物命。

博物志：水蛭三断而成三物。白居易诗：清冷由水性。陶宏景曰：蛭有数种，以水中者为佳。李时珍曰：山行，携茧卤汁一筒，避诸蛭。新书：楚惠王食寒菹而得蛭，遂吞之，病不为伤。嵇康诗：坎井蟛蜒宅，神龟安所归。王令诗：蛟龙宜自宅，蚯蛭莫令巢。神仙传：桓君谓陶隐居曰，君修本草，用虻虫、水蛭辈为药，功虽及人，而害物命，以此一纪，后方得解形。

斑蝥

味辛寒，主寒热鬼注，蛊毒鼠瘘，恶创疽蚀，死肌，破石癃，一名龙尾，生川谷。

四时变化，螫刺当秋，喙尖赤注，甲画斑留，豆花凉晚，蓝汁香浮，曾闻采葛，亭长前修。

古诗：四时更变化。李时珍曰：一名螫蝥，言其毒如矛刺也。春秋繁露：怒气为清而当秋。雷牧论：斑蝥甲上一画黄，一画黑，嘴尖处有一小赤点，在豆叶上食豆汁。孟淑卿诗：豆花雨过晚生凉。李时珍曰：中斑蝥毒者，以蓝靛汁解之。范成大诗：生香风外浮。太平御览：春食莞花为莞青，夏食葛花为亭长，秋食豆花为斑蝥，冬入地中为地胆。苏颂曰：四虫皆是一类，随时变化耳。贾逵书：景仰前修。

贝子

味咸平，主目翳，鬼注虫毒，腹痛下血，五癃，利水道，烧用之，生池泽。

水陆居分，阴阳象审，仪锡百朋，货区五品，文莹罗珠，言成织锦，御害灵奇，天然异禀。

尔雅：贝，居陆焱，在水蜬。六书精蕴：背穹而浑以象天之阳，腹平而折以象地之阴。诗笺：货贝五贝为朋。锡百朋，得禄多也。汉书志：王莽为货贝五品。南州异物志：文若罗珠，不磨而莹。诗：成是贝锦。相贝经：径尺之贝，灵奇之秘宝，其次则御害一也。陈琳笺：此乃天然异禀。

石蚕

味咸寒，主五癃，破石淋，堕胎，内解结气，利水道，除热，一名沙虱，生池泽。

蚕形石化，亦育中阿，候无眠起，乐在风波，身环泥茧，羽化灰蛾，云师雨虎，相荡相摩。

马志曰：石蚕生海岸石旁，状如蚕，其实石也。李时珍曰：与此不同。诗：在彼中阿。韩保升曰：此虫所在，水石间有之。埤雅：蚕三眠三起。张志和词：乐在风波不用仙。寇宗

奭曰：作丝茧长寸许，以蔽其身，其色如泥。陈藏器曰：春夏羽化，作小蛾水上飞。李时珍曰：霍山有云师，状如蚕，长六寸。雨虎，状如蚕，长七八寸，皆石蚕之类。易：刚柔相摩，八卦相荡。

雀瓮

味甘平，主小儿惊痫，寒热结气，蛊毒鬼注，一名躁舍。

五色蚝螫，白涎凝冻，蛹闭专房，蛾穿破瓮，附爱榴甘，坠添棘重，同寄桑蛸，风摇日弄。

名医曰：一名蚝螫房，八月采。陈藏器曰：背有五色斑毛，能螫人。欲老者，口中吐白汁，凝聚渐坚，正如雀卵，其虫以瓮为茧，在中成蛹，夏月羽化而出，作蛾放子。曹邺诗：专房莫相妒。元稹诗：破瓮嫌防路。李时珍曰：此虫处处有之，惟取石榴树上，及棘枝上，房内有蛹者。正如螵蛸，取桑上者耳。万楚诗：日弄长飞鸟，风摇不卷花。

蜣螂

味咸寒，主小儿惊痫瘛疭，腹胀寒热，大人癫疾狂易，一名蛣蜣，火熬之良，生池泽。

深睛昂鼻，附母飞行，圆催丸转，光扑灯明，久谙饱秽，忽化饥清，野狐觅食，暗听钟声。

韩保升曰：此类多种，以鼻高目深者入药。庄子：蛣蜣之智，在于转丸。陶宏景曰：俗名推丸。寇宗奭曰：腹翼有小黄，子附母而飞，昼伏夜出，见灯光则来，狐喜食之。抱朴子曰：鸣蝉洁饥，不羡蜣螂秽饱。李时珍曰：柞蝉有转丸化成者。苏轼诗：洪钟起暗室，能作殷床声。

蝼蛄

味咸寒，主产难，出肉中刺，溃痈肿，下哽噎，解毒除恶创，一名蟪蛄，一名天蝼，一名轂，夜出者良，生平泽。

秽穴声来，阴生夏至，一技无成，五能徒备，昼伏宵行，雄升雌坠，磨铁相招，烙惊赤地。

苏颂曰：穴地粪壤中而生。礼注：孟夏蝼蝈鸣。阴气动于夏，应之而鸣也。蔡邕文：硕鼠蝼蛄别名五能，不成一技。注：能飞不能上屋，能缘不能穷木，能游不能度谷，能穴不能藏身，能走不能绝人。山海经：鹖鹖宵飞而昼伏。尔雅正义：雄者善鸣善飞，雌者不能飞翔。食风与土类，从磨铁致蛄，物相感也。李时珍曰：烧地令赤，置蝼于上，任其跳死，覆者雄，仰者雌也。

马陆

味辛温，主腹中大坚癥，破积聚息肉，恶创白秃，一名百足，生川谷。即马蚿，大蜈蚣也。

翠屏摇曳，逃影岩嵌，避蜗涎滑，羡蛇足芟，步啮鳖跛，醉解鸡馋，食牛气壮，鸣鼓声严。

岭南异物志：珠崖人，每晴明见海中远山罗列如翠屏，东西不定，悉蜈蚣也。高启诗：囷两忌影逃岩嵌。玉匣记：蜗牛登蜈蚣背，以涎绕之，其足自落。庄子：蚿怜蛇。注：以有而羡无也。黄庭坚诗：百足马蚿笑鳖跛。束晰记：鸡以蜈蚣为酒，食之即醉。异物志：东南海中，蜈蚣长数丈，能啖牛。里人秋冬间，鸣鼓燃火炬，以驱逐之。

地胆

味辛寒，主鬼注，寒热鼠瘘，恶疮死肌，破癥痕堕胎，一名蚖青，生川谷。

寂历冬心，披寻寒胆，蠢动阳舒，蛰藏阴惨，颓尾霞拖，乌头云黯，蚊坯同封，垂精接感。

江淹赋：连悁冬心，寂历冬暮。朱子诗：肝胆不胜寒。礼注：春之言蠢。蠢，动生之貌也。云笈七签：禽虫蛰藏，以不食而全。刘峻论：阳舒阴惨。李时珍曰：此芫青、亭长之类，冬月入蛰者，黑头赤尾。苏轼诗：霞拖弄修帔。

张衡赋：云师黮以交集。陶宏景曰：出凉州，状如大马蚁，有翼。淮南子：蚁知为垤。欧阳修跋：垂精接感，分源而流。

鼠妇

味酸温，主气癃，不得小便，妇人月闭血癥，痫痓寒热，利水道，一名负蟠，一名蜲威，生平谷。

讹沿鼠负，称溷鸡群，足垂多迹，脊蠖横纹，伴蛸寄寂，抱瓮持勤，赤头青股，丹戳形分。

陶宏景曰：《尔雅》名鼠负，言鼠在坎中，背多粘负，今讹为妇。李时珍曰：俗名地鸡。白居易诗：未曾回眼向鸡群。寇宗奭曰：多足，大者三四分，背有横纹蹙起。诗：伊威在室，蟏蛸在户。黄庭坚诗：寄寂喧闹间。苏颂曰：在下湿处瓮器底，及土坎中。黄庭坚文：持勤补拙。名医曰：丹戳生蜀郡，青股赤头，状如鼠妇。

荧火

味辛微温，主明目，小儿火创，伤热气，蛊毒鬼注，通神，一名夜光，生池泽。

开阖光浮，悠扬腐化，双影池中，独征月下，罗扇轻扬，斑帘疏鳞，冠将和丸，武威扶藉。

苏轼诗：惟有孤萤自开阖。葛长庚诗：俯仰浮光几点星。刘禹锡诗：千门九陌飞悠扬。礼：季夏之月，腐草为萤。纪少瑜诗：临池影更双。潘岳赋：翾翾独征。骆宾王诗：含晖疑泛月。杜牧诗：轻罗小扇扑流萤。杜甫诗：帘疏巧入坐人衣。神仙感应篇：务成子萤火丸，主辟疾病，诸毒兵刃，盗贼凶害，一名冠将丸，又名武威丸。郝经诗：扶藉不绝圣。

衣鱼

味咸温，无毒，主妇人疝瘕，小便不利，小儿中风项强，背起摩之，一名白鱼，生平泽。

肤黄粉白，歧尾游蟬，朽怜瓜化，静效鱼沉，巧藏衣笥，缘结书林，发环脉望，空悟钻寻。

尔雅：蟫白鱼。尔雅翼：蟫，始则黄色，既老则身有粉，视之如银。寇宗奭曰：其形似鱼，尾分二歧。酉阳杂俎：张周见壁上瓜子化为壁鱼，始知《列子》朽瓜化鱼之言不诬也。许浑诗：鱼沉水中静。李时珍曰：白鱼喜藏衣帛书纸中。书：惟衣裳在笥。元好问诗：书林结后缘。酉阳杂俎：脉望如发卷之无端，乃衣鱼三食神仙字所化。参同契注：钻寻故纸，以望得悟。

彼子

味甘温，主腹中邪气，去三虫，蛇螫蛊毒，鬼注伏尸，生山谷。彼当作披，即榧实。

裴然成章，霜松雪柏，牡壮腾华，牝虚孕核，想像蜂黄，驱除虫白，外泽中贞，金盘荐席。

李时珍曰：披，亦作棑。木名文：木裴然成章，故谓之榧。宋史传：张栻曰，李仁甫如霜松雪柏。苏恭曰：其木如柏，其理似松。尔雅翼：木有牝牡。牡者华而牝者实。叶适歌：坐对蜂儿还想像。孟诜曰：治寸白虫，日食七枚，七日虫化为水。刘子翚诗：外泽中贞期是似。苏轼诗：粲为金盘实。

桃核仁

味苦平，主瘀血，血闭，瘕邪，杀小虫，桃花：杀注恶鬼，令人好颜色。桃枭：微温，主杀百鬼精物。桃毛：主下血瘕，寒热积寒，无子。桃蠹：杀鬼邪恶不祥。生川谷。

练精五木，灵药辽东，壤藏仁白，墙覆花红，枝留果硕，胆拭毛茸，竹爇梢挂，允彼飞虫。

典术：桃者，五木之精。章孝标诗：求师饱灵药，他日访辽东。孔平仲诗：食桃弃其核，下与粪壤藏。刘克庄诗：岁岁春风花覆墙。易：硕果不食。礼疏：桃曰胆之，拭治去毛，令色青滑如胆也。种树书：桃生小虫，以多年竹灯，爇挂树梢，即自落。诗：允彼桃虫。

杏核仁

味甘温，主咳逆，上气雷鸣，喉痹下气，产乳金创，寒心奔豚，生川谷。

遣嫁春婚，卜收秋获，花簇金丹，饧调冰酪，羊熟酥含，虫牙油灼，聪利怡神，华滋咀嚼。

文昌杂录：王员外家杏花多不实，一媒妪曰：来春嫁了此杏。冬深携酒至云：是婚家撞门酒。辞祝再三，来春结子无数。文献通考：杏多实不虫者，来年秋禾实。李时珍曰：杏金丹方，杏熟收仁研汁，入釜火煎，十日起白霜，霜尽金花出，丹乃成。玉烛宝典：寒食研杏仁得酪，以饧沃之。陈基诗：冰酪赐来初。开河记：麻叔谋以羊同去酪蒸之，谓间含酥蛮。扶寿方：蛆虫入耳，捣杏仁泥，以油调滴。野人闲话：辛黁孙梦神告以食杏，令其聪利，和津咀嚼，老而轻健。郭璞赋：咀嚼华滋。

腐婢

味辛平，主痎疟，寒热邪气，泄利，阴不起，病酒，头痛，生汉中。

感秋气腐，畏日憎花，和羹亦有，饮酒无涯，树寻茎曲，葛引藤斜，草木臭味，群婢纷哗。

名医曰：小豆花也，七月采。掌禹锡曰：有腐气，故名。齐民要术：豆花憎见日，见日则黄烂根焦。诗：亦有和羹。心镜：治诸疾用花同豉汁，五味煮羹食。千金方：加葛花等份，水调服，饮酒不醉。陶宏景曰：海边小树，状如巵子，茎叶多曲，气臭腐，能疗疟，土人呼为腐婢。苏恭曰：腐婢相承，以为葛花，消酒

大胜。左传：譬于草木，君之臭味也。史记世家：桓子叹曰，夫子罪我，以群婢故也。元好问诗：不来坚坐看纷哗。

苦瓠

味苦寒，主大水，面目四肢浮肿，下水，令人吐，生川泽。

柔蔓弱条，凌霄秋系，其落无容，不才共济，蹄践情移，穰灰性制，肥白轮困，净无靥黡。

麻九畴诗：弱条柔蔓渐萦回。范椁诗：凌霄必有为。庄子：忧其瓠落无所容。国语：苦瓠不材，与人共济而已。汪机曰：有原种是甘变为苦者，俗谓生马践踏之故。苏恭曰：服苦瓠过分，吐利不止者，以黍穰灰汁解之。凡用苦瓠，以细理莹净，无靥黡者佳。僧道衍诗：嫩瓠肥白才燀粑。陆游诗：农园瓜瓠渐轮困。

水靳

味甘平，主女子赤沃，止血养精，保血脉益气，令人肥健嗜食，一名水英，生池泽。

洁清是尚，菜美芹黄，琼田玉本，碧润青泥，豆加芬实，盘馈春齐，至尊思献，德遍氓黎。

诗疏：采芹尚洁清也。吕氏春秋：菜之美者，云梦之芹。朱子诗：琼田何日种，玉本一时生。高启诗：饭煮忆青泥，羹炊思碧涧。周礼：加豆之实，芹菹兔醢。四时宝镜：东晋李鄂，立春日以芦菔、芹菜为菜盘相馈贻。嵇康书：野人有快炙背而美芹子者，欲献之至尊。诗：群黎百姓，遍为尔德。

附《月令七十二候赞》

序

　　昔蔡邕言：月令者，因天时制人事，所以效气物，行王政也。古帝王研核阴阳，顺动四时。由四时分八节，由八节分二十四气，由二十四气分七十二候，立法渐为周密矣。载籍之纪，莫古于夏小正明堂月令。易通卦验、吕氏春秋、淮南子，递相祖述，互有异同。北魏始以七十二候，颁为时令。隋马显之景寅元术，唐初傅仁均之戊寅术，李淳风之麟德术，皆沿习踵行。至开元时，一行之大衍术出，不用魏隋相承之节候，专取汲冢周书以为改从古义，宋史志因之。迨金史志改小满末候，小暑至为麦秋，至元史志复改立春末候，鱼上冰为鱼陟负冰，小暑末候，鹰乃学习，为鹰始挚，皆参取夏小正者也。又改雨水次候，鸿雁来为候，雁北则参取易通卦验、吕氏春秋、淮南子，而互用者也。至仲冬，麋角解，经我朝高宗纯皇帝，目验更定为麈角解时，宪书遵纪之。是为今定七十二候。戊申秋，余就养来粤，端居多暇，因每候各为一赞，以纪天时，序人事，调气物，遂王政，备太和翔洽云尔。

道光己酉春汉阳叶志诜识于粤东抚署之颐安室

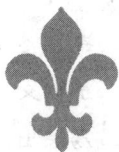

目　录

附《月令七十二候赞》

月令七十二候赞

汉阳叶志诜　撰赞
绍兴裘韵初　参校

正月

东风解冻

汲冢周书：立春文同。明堂月令：孟春文同。吕氏春秋：孟春文同。解：东方木，木火母也。火气温，故解冻冰泮释。淮南子：孟春文同。易通卦验：立春条，风冰解，雨水冻冰释。礼：正义条，风即东风也。冰解，即解冻也。夏小正：正月时，有俊风。传：俊，大也，南风也。解冰必于南风，生必于南风，故大之也。寒日涤冻涂。传：涤，变也，变而暖也。冻涂者，冻下而泽上多也。管子：日至六十日而阳冻释，七十日而阴冻释。

青苹翕习，候气郊东，卿云蔼蔼，晓日曈曈，冰棱涣释，土脉融通，风人春德，橐籥全功。

宋玉赋：风起于青苹之末。王延寿赋：祥风翕习以飒洒。夏竦词：东郊候气回青辂。陆机诗：蔼蔼卿云被。李白诗：一闻鸡唱晓，已见日曈曈。唐阙名赋：断流而棱棱剑威。老子：涣兮若冰之将释。韦应物诗：春阳土脉起。任昉文：表里融通。管子：春风风人。吕氏春秋：春之德风。张聿诗：应从橐籥功。杨巨源诗：交泰让全功。

蛰虫始振

汲冢周书：立春文同。明堂月令：孟春文同。疏：蛰虫得阳气，初始振动也。吕氏春秋：孟春文同。解：地蛰伏之虫，乘阳始振动，苏生也。淮南子：孟春蛰虫始振苏，仲春蛰虫咸动苏。夏小正：正月，启蛰。传：始发蛰也。左传：启蛰而郊。礼注：蛰虫昭苏。昭，晓也。蛰虫以发出为晓，更息曰苏。礼疏：蛰虫之类，皆埋藏其体，今复得活，似暗而遇晓也。

俯蛰冬余，展舒春信，蠕动蚑行，沙飞蓬振，屈以求信，退而知进，和气吹嘘，昭精腾奋。

周霆震诗：近郊俯藏蛰。魏略传：董遇言冬者，岁之余。尔雅疏：舒者，展舒徐缓有次也。刘克庄诗：春信分明到草庐。成公绥赋：跂行蠕动。鲍照赋：孤蓬自振，惊沙坐飞。易：尺蠖之屈，以求信也。又知进而不知退。王起赋：念和气以吹嘘。文心雕龙：声画昭精，墨采腾奋。

鱼陟负冰

夏小正：正月文同。传：陟，升也。负冰，言解蛰也。淮南子：孟春鱼上负冰。易通卦验：大雪鱼负冰。注：上近冰也。汲冢周书：立春鱼上冰。明堂月令：孟春鱼上冰。疏：鱼当盛寒之时，伏于水下。逐其温暖，阳气既上，鱼游于水上。吕氏春秋：孟春鱼上冰解，鲤鲋之属应阳而动，上负冰也。

潜渊知乐，追泮春冰，释辞重负，亨叶时升，罢行狐听，禀操蚕登，唫喁游泳，莹骨清棱。

诗笺：潜渊，鱼之性，寒则潜于渊。庄子：子非鱼，安知鱼之乐。诗：迨冰未泮。书：涉于春冰。谷梁传：民如释重负。易：柔以时升，又是以大亨。水经注：孟津河冰始合，人不敢渡，要须狐行，此物善听冰。拾遗记：员峤山，有冰蚕。唐阙名赋：蚕东夏而禀操。礼：蚕事既登。王起赋：望唅喝而注目。范仲淹赋：在渊游泳。韦应物诗：饮之莹骨兮何所思。孟郊诗：清棱含冰浆。

獭祭鱼

汲冢周书：惊蛰文同。易通卦验：雨水文同。明堂月令：孟春文同。吕氏春秋：孟春文同解。獭猵，水禽也。取鲤鱼置水边，四面陈之，世谓之祭鱼。淮南子：孟春文同。夏小正：正月獭献祭鱼。传：必与之献何也？非其类也，故谓之献。大之也，祭也者，得多也。善其祭而后食之。尔雅翼：獭岁尝两祭鱼。

獭为渊驱，奉鳞如祭，报本知时，荐新献岁，隐岂虾从，歆非蚓类，白鹭长饥，输将莫逮。

孟子：为渊驱鱼者，獭也。刘禹锡诗：奉鳞望青天。左传：承事如祭。王氏字说：獭知报本反始。左传：惟知时也。礼：荐新如朔莫。楚辞：献岁发春。贾谊赋：偭蟂獭以隐处兮，夫岂从虾与蛭蟥。魏志传注：蚓龙神于獭。獭自祭，其先不祭蚓龙也。左传：神不歆非类。李群玉诗：好鱼输獭尽，白鹭镇长饥。

候雁北

易通卦验：惊蛰文同。吕氏春秋：孟春文同。解：候时之雁，从彭蠡来，北过至北极之沙漠也。淮南子：孟春文同。注：是月时候之应。汲冢周书：惊蛰鸿雁来。明堂月令：孟春鸿雁来。注：雁自南方将北反其居。正义：雁来有先后，后者二月始来。诗传：大曰鸿，小曰雁。

迟迟玩景，归晚恒常，参差协候，嘹唳随阳，风嘶逐影，星共依光，追寻前侣，暂别江湘。

卢思道赋：玩阳景之迟迟。礼疏：雁北乡有早晚，晚者惊蛰候。柳宗元文：动有恒常。李群玉诗：参差天汉雾。周礼注：执雁取其候，时而行。钱起诗：嘹唳独南征。易林：随阳休息。僧惠洪诗：边风马嘶北。拾遗记：驱光逐影。论语：譬如北辰，居其所而众星共之。史记传赞：依日月之末光。何逊文：追凤箫于前侣。成公绥赋：投江湘而中憩。

草木萌动

汲冢周书：惊蛰文同。明堂月令：孟春文同。注：此阳气蒸达可耕之候也。农书曰：土长冒橛，陈耕可拔，耕者急发。吕氏春秋：孟春草木繁动。解：繁众动挺而生也。说文：草，百卉也，从二屮。木，冒也，冒地而生。论衡：地性生草，山性生木。博雅：萌始也。

丽土资生，渐苞春月，庶卉勾芒，陈根冒橛，野烧痕回，枯株稊发，普惠风薰，流甘雨歇。

易：百谷草木丽乎土。又，万物资生。书：草木渐苞。后汉书传：庶卉蕃芜。管子：草木勾芒。古芒同萌。苏轼诗：尽放青青没烧痕。易：枯杨生稊。左思赋：惠风如薰。王筠碑：散馥流甘。

二月

桃始华

汲冢周书：雨水文同。易通卦验：春分文同。明堂月令：仲春文同。吕氏春秋：仲春桃李华。解：桃李之属，皆舒华也。淮南子：仲春桃李始华。注：桃李于是皆秀华也。夏小正：正月，梅杏柂桃则华。传：柂桃，山桃也。

爻临大壮，桃著秾华，酡颜散旭，锦浪蒸霞，缘溪远近，满县周遮，夭夭灼灼，季女

宜家。

易通卦验：大壮初九桃始华。诗：何彼秾矣，华如桃李。皮日休赋：玉颜半酡。冯琦诗：渐入千枝散朝旭。李白诗：夹岸桃华锦浪生。韩愈诗：川源远近蒸红霞。陶潜记：武陵人，缘溪行，忘路之远近，忽逢桃花林，夹岸数百步。晋书传：潘岳为河阳令，栽桃李，号河阳满县花。元禛诗：濯锦莫周遮。诗：桃之夭夭，灼灼其华。易林：春桃生华，季女宜家。

仓庚鸣

汲冢周书：雨水文同。明堂月令：仲春文同。吕氏春秋：仲春，苍庚鸣。解：《尔雅》商庚、黧黄，楚雀也。齐人谓之搏黍，秦人谓之黄离，幽冀谓之黄鸟。诗云：黄鸟于飞。淮南子：仲春苍庚鸣。注：一说斫木也，至此月而鸣。夏小正：二月，有鸣仓庚。传：仓庚者，商庚也。商庚，长股也。易通卦验：雨水鸧鹒鸣。礼：《正义通卦验》是正月候，国土各异，气有早晚。说文：仓庚鸣则蚕生。埤雅：仓庚鸣于仲春，其羽之鲜明在夏。仓庚知分阳气，分而鸣可蚕之候也。

最好音声，流莺乍见，梭织双飞，簧调百转，求友怀同，迁乔寻遍，斗酒闲携，花开柳绽。

梅尧臣诗：最好音声最好听。刘孝孙诗：流莺拂绣羽。唐阙名诗：莺掷金梭织柳丝。诗疏：黄鸟性好双飞。李白诗：暖入莺簧舌渐调。司空曙诗：百啭相寻续。诗：求其友声。储光羲诗：同声既求友，不肖亦怀贤。诗：迁于乔木。杨巨源诗：玉洞花寻遍。世说：戴仲若，春日携斗酒双柑，听黄鹂声。陆房诗：报花开瑞锦，催柳绽黄金。

鹰化为鸠

汲冢周书：雨水文同。明堂月令：仲春文同。吕氏春秋：仲春文同。解：喙正直不挚击也。淮南子：仲春文同。注：鸠，谓布谷也。

夏小正：正月，鹰则为鸠。传：鹰也者，其杀之时也。鸠也者，非其杀之时也。善变而之仁也，曰则尽其辞也。

鹰鸠同气，变化刚柔，机藏角弭，嘉爱容修，听声慈念，识目憎留，鹊巢安稳，守拙何求。

本草纲目：鹰以膺击，与鸠同气嬗化。易：刚柔相推，而生变化。埤雅：鹰捕则角弭藏杀机也。阮籍赋：嘉七子之修容。听声考祥篇：鸠声慈念。世说：苏峻曰，阳和布德，鹰化为鸠，至于识者，犹憎其目。方言：鸠不善营巢，取鹊巢居之，虽拙而安处也。骆宾王诗：守拙异怀安。诗：亦又何求。

元鸟至

汲冢周书：春分文同。明堂月令：仲春文同。注：燕以施生时来巢，入堂宇而孚乳。吕氏春秋：仲春文同。解：元鸟，燕也，春分而来。传曰：元鸟氏，司启者也。易通卦验：清明元鸟来。注：元鸟随氛和而至。夏小正：二月来降，燕乃睇。传：燕乙也。降也者，下也。言来者，莫能见其始出也，故曰来降。睇者，眄也。视可为室者也，百鸟皆曰巢。室穴也，操泥而就入人家内也。

忽听呢喃，阳和清昼，泥湿衔新，巢痕认旧，比翼双栖，群雏均彀，祝祀高祺，玉筐宝覆。

贡师泰诗：一双巢燕自呢喃。王维诗：是时阳和节，清昼未为喧。鱼幼征诗：湿觜衔泥燕。李商隐诗：安巢复旧痕。江总诗：迎春比翼燕。沈佺期诗：海燕双栖玳瑁梁。杨慎诗：雏生八九子。卢谌赋：孕子彀之嘤嘤，铨先后而均哺。礼：元鸟至以太牢祀于高祺。吕氏春秋：有娀氏二女，搏燕覆以玉筐。李峤表：荷圆穹之宝覆。

雷乃发声

汲冢周书：春分文同。明堂月令：仲春文

同。疏：雷是阳气之声，将上与阴相冲。吕氏春秋：仲春文同。解：冬阴闭固，阳伏于下，是月阳升，雷始发声，震气为雷。淮南子：仲春雷始发声。易通卦验：惊蛰雷。注：雷者电之光，雷有光而未发声，春分雷雨行。注：雷雨所以解释孚甲，清明雷鸣雨下。释名：雷者如转，物有所硠，雷之余声也。说文：霆雷余声铃铃，所以挺出万物也。

阴阳相薄，百里惊雷，宫音奋作，震位昭回，鼓钟象写，桃李颜开，托云翁郁，送雨喧豗。

谷梁传：阴阳相薄，感而为雷。易：震惊百里。张衡赋：凌惊雷之砊礚兮。春秋繁露：其音宫也，故应之以雷。汉书叙传：春雷奋作。易：洊雷震。说文：雷从雨晶，声象回转形。诗：昭回于天。文子：雷霆之声，可以钟鼓写也。陆游诗：桃李一笑韶颜开。汉书志：雷当托于云。李容赋：乘云气之郁蓊。杜甫诗：雷声忽送千峰雨。周权诗：昼夜怒激声喧豗。

始电

汲冢周书：春分文同。明堂月令：仲春文同。疏：电，阳光。阳微则光不见，阳气盛以击于阴，其光乃见。吕氏春秋：仲春文同。解：激气为电。易通卦验：立夏电见。释名：电，殄也，乍见则殄灭也。说文：电，阴阳激耀也，从雨申声。易：稽览图，阴阳和合为电，辉辉也其光长。

威备丰隆，激奔列缺，银线斜飞，金蛇顿掣，淬剑芒寒，鸣驺影绝，天笑霏霏，绕枢精彻。

易疏：雷电皆至，威明备足，以为丰也。皮日休赋：叱丰隆。汉书传注：列缺天闪也。韩偓诗：云脚飞银线。苏轼诗：电光时掣紫金蛇。古今注：吴有宝剑曰紫电。虞集诗：淬剑随龙化。刘禹锡赋：芒寒色正。范成大诗：鸣驺如电马如雷。张正见诗：影绝干河上。陆龟

蒙诗：笑电霏霏作。天喜河图：握拒起大电绕枢。陆云文：精彻毫芒。

三月

桐始华

汲冢周书：谷雨文同。明堂月令：季春文同。吕氏春秋：季春文同。解：是月生叶，故曰始华。淮南子：季春文同。夏小正：三月，拂桐葩。传：拂也者，酮葩之时也。或曰：言桐葩始生儿拂拂然也。

桐生茂豫，黄蕾先荣，拂乌粉坠，栖凤枝横，月微香薄，井润阴清，风来韵发，如叩琼瑛。

汉书志：桐生茂豫，靡有所诎。群芳谱：开嫩黄小花如枣花。齐民要术：木之荣者多矣，独桐名荣者，桐以三月华。梁简文帝乐府：朝花拂曙乌。高启诗：晴粉朝英坠。魏彦深诗：枝横待凤栖。元稹诗：微月照桐华，风清暗香薄。李颀诗：清阴润井花。白居易诗：为君发清韵，风来如叩琼。

田鼠化为鴽

汲冢周书：谷雨文同。明堂月令：季春文同。疏：反归旧形谓之化，能生非类曰化。易通卦验：谷雨文同。注：鴽，母也。吕氏春秋：季春文同。解：鼸鼠也，鴽鹑也。青州谓之鴾母，周雒谓之鴽，幽州谓之鹑。淮南子：季春文同。注：田鼠，鼢鼱鼠也，鴽鹑也。夏小正：三月，田鼠化为鴽。传：鴽鹌也，变而之善，故尽其辞也。

穴岂同居，化滋他族，善变宵飞，性存昼伏，捕避猫迎，蒸濡蓼馥，鱼跃蛙鸣，趋时并育。

书：鸟鼠同穴。左传：无滋他族。禽经：鴽宵则群飞，昼则群伏。左传：夫鼠昼伏夜动。礼：迎猫为其食田鼠也。又，鴽酿之蓼。梦溪

笔谈：或有鱼所化者，鱼鳞虫龙类，火之所自生也。列子：蛙变为鹑。易：变通者，趋时者也。礼：万物并育而不相害。

虹始见

汲冢周书：谷雨文同。明堂月令：季春文同。疏：虹，阴阳交会之气，纯阴纯阳不见，云薄漏日，日照雨滴则生。吕氏春秋：季春文同。解：虹，蝃蝀也。兖州谓之虹。淮南子，季春文同。注：诗云，蝃蝀在东，莫之敢指。

轻虹双见，表里含章，占分风雨，交感阴阳，冠峰窈窕，饮涧低昂，德侔玉气，瑞叶金光。

王筠诗：细雨带轻虹。埤雅：虹常双见。阎朝隐赋：表里冲融。易：含章可贞。艺林：伐山水虹主雨，风虹主风。春秋：元命苞，阴阳交为虹霓。江淹诗：雄虹冠尖峰。苏味道诗：窈窕庋天浔。王胄诗：残虹低饮涧。阎朝隐赋：低昂殊状。礼：比德于玉焉，气如白虹。苏味道诗：神光藻瑞金。

萍始生

汲冢周书：清明文同。明堂月令：季春文同。吕氏春秋：季春文同。解：萍，水藻也。是月如生。淮南子：季春文同。夏小正：七月，湟潦生苹。传：湟，下处也。有湟然后有潦，有潦而后有苹草也。尔雅注：江东谓之藻。周礼注：以不沉溺取名。

浮似菱根，宿因柳絮，的皪星荧，低平阗布，影比形均，雨骄风妒，行潦沧溟，逍遥随遇。

杜恕论：萍与菱之浮相似也。马臻诗：如酬宿昔因。群芳谱：杨花入水所化。杨基诗：的皪星出。刘绘诗：能逐水低平。陆龟蒙诗：重叠侵沙绿厮成。赵昂赋：殊源比影，异沼均形。夏茂卿赋：雨骄风妒。赵昂赋：行潦岂小于沧溟。常衮赋：可以明逍遥之意。苏彦赋：亦随遇而靡拘。

鸣鸠拂其羽

汲冢周书：清明文同。明堂月令：季春文同。注：飞且翼相击。趋，农急也。吕氏春秋：季春文同。解：鸣鸠，斑鸠也。是月拂击其羽，直刺上飞，数十丈乃复者是也。淮南子：季春鸣鸠奋其羽。注：鸣鸠奋迅其羽，直刺上，飞入云中者是也。夏小正：三月，鸣鸠。传：言始相命也。先鸣而后鸠，何也？鸠者，鸣而后知其为鸠。

鸠群击翼，拍拍相呼，珠斑雨浴，锦毳风梳，劝尝春酒，催种新畲，同怜百舌，飞栋相于。

韩愈诗：拍拍不得离。储光羲诗：时鸟自相呼。本草纲目：鸠斑如珍珠者，身大能鸣。张邦奇诗：鸠性爱雨花爱晴。元稹诗：毛衣软毳心性柔。王维诗：石发任风梳。刘基诗：勃鸠屋上鸣，劝我尝春酒。杜甫诗：布谷处处催春种。诗：如何新畲。元稹诗：春鸠与百舌，同得春风怜。曹植诗：春鸠鸣飞栋。杜甫诗：良友幸相于。

戴胜降于桑

汲冢周书：清明文同。明堂月令：季春文同。注：织纴之鸟，是时恒在桑。言降者，若时自天来，重之也。吕氏春秋：季春戴任降于桑。解：戴任，戴胜鸥也。尔雅曰：鸤鸠部生于桑，是月其子强飞，从桑空中来下。淮南子：季春戴鵀降于桑。注：戴鵀，戴胜鸟也。诗曰：鸤鸠在桑，其子在梅是也。

来降因时，柔桑绿烂，绣羽风翔，花冠旭散，候届蚕眠，忙趣鹰唤，纴织程功，春归节换。

大戴礼：莫能见其始出也，故曰来降。易：因其时而惕。诗：爰求柔桑。古乐府：春桑正含绿。张何诗：映日花冠动，迎风绣羽开。阮籍诗：逍遥顺风翔。王逢诗：红旭散花房。庾信诗：原蚕始更眠。左传注：桑扈窃脂为蚕，驱雀者也。礼：程功积事。欧阳修诗：明日酒醒

春已归。司空曙诗：东风催节换。

四月

蝼蝈鸣

汲冢周书：立夏文同。明堂月令：孟夏文同。注：蛙也。吕氏春秋：孟夏文同。解：虾蟆也。是月阴气动于下，故阴类鸣。淮南子：孟夏文同。注：蝼，蝼蛄。蝈，虾蟆也。四月阴气始动于下，故鸣。易通卦验：小满蝼蛄鸣。夏小正：三月，毂则鸣。传：天蝼也。

阴萌气动，蝼蝈肩随，鸣占雄牡，声杂官私，技穷夜妖，更听晨曦，呼吸风土，快乐陂池。

月令章句：蝼蛄虾蟆，四月阴气始动于下，二物应之而鸣。礼：则肩随之。尔雅正义：雄者善鸣善飞。中州记：晋惠帝闻蛙声，问左右曰：此鸣为官乎为私乎？荀子：梧鼠蝼蛄别名。五技而穷。图经本草：蝼蛄穴地而生，夜则出外求食。豹隐纪谈：内楼五更毕，梆鼓交作谓之蟆更。本草纲目：吸食风土，喜近灯光。白居易诗：快乐无以加。班固赋：陂池交属。

蚯蚓出

汲冢周书：立夏文同。易通卦验：芒种文同。注：旧说蚯蚓淫邪。明堂月令：孟夏文同。吕氏春秋：孟夏文同。解：蚓从土中出。淮南子：孟夏邱蚓出。

聚蟥阶陬，阴晴相属，质谢云升，食安壤沃，窍作蝇声，蟠同鳝曲，异类雌雄，螽斯蹢躅。

梅尧臣诗：聚蟥登阶陬。本草纲目：阴则先出，晴则夜鸣。新论：云雾虽密，蚯蚓不能升者，无其质也。孟子：上食槁壤。水经注：水丰壤沃。苏轼诗：蚯蚓窍作苍蝇声。东方虬赋：乍逶迤而鳝曲。物类相感志：阜螽与蚯蚓，异类而为雌雄，蚯蚓鸣则阜螽跳跃。

王瓜生

汲冢周书：立夏文同。明堂月令：孟夏文同。注：草挈也。尔雅：黄菟瓜。集说：谓之瓜者，以根之似也。色赤感火之色。淮南子：孟夏文同。注：王瓜，栝楼也。吕氏春秋：孟夏王菩生。解：菩或作瓜。瓞，瓟也。是月乃生。夏小正：四月，王萯秀。唐本草：四月生苗，延蔓似栝楼，五月开黄花，花下结子如弹丸，生青熟赤，根似葛而细多糁，谓之土瓜根。

连根王萯，种亦呼瓜，碧须引蔓，黄簇敷华，蒤菇种别，芴菲名哗，渐垂赤电，纷噪群鸦。

本草衍义：王瓜，细根上又生淡黄根，三五相连。礼注：一名王萯。神农本草：一名土瓜。群芳谱：其蔓多须，开小黄花成簇。尔雅注：蒤菇亦名土瓜，芴菲亦谓之土瓜，异类同名。本草纲目：瓜似電子，熟则色赤，故俗名赤電子，鸦喜食之。图经：又名老鸦瓜也。杜甫诗：野鸦无意绪，鸣噪自纷纷。

苦菜秀

汲冢周书：小满文同。明堂月令：孟夏文同。集说：苦菜味苦，感火之味而成。吕氏春秋：孟夏文同。解：尔雅云，不荣而实曰秀，荣而不实曰英，苦菜当言英也。淮南子：孟夏文同。注：苦菜当言荣也。唐本草：苦菜生于寒秋，经冬历春得夏乃成，一名游冬，叶似苦苣而细，断之有白汁，花黄似菊。

赤白根分，秀逢夏永，花飏毛茸，叶森叉挺，细捣香蕺，熟蒸滑饼，折忌飞蛾，误疑植茗。

王令诗：昼日差夏永。本草纲目：苦菜有赤茎白茎二种，每叶分叉，撺挺如穿叶状，开黄花，花罢收敛，子上有白毛茸茸，随风落处即生。黄正色诗：杜撰人间苦卖蕺。兼明书：煮去苦味，和米粉作饼食之。食性本草：蚕蛾出时不可折。令蛾败。唐本草：陶宏景言苦菜疑即茗，茗一名荼苏。恭按：茗乃木类，与此

全别，陶说误矣。白居易记：飞泉植茗。

靡草死

汲冢周书：小满文同。明堂月令：孟夏文同。集说：草之枝叶靡细者阴类，阳盛则死。淮南子：孟夏文同。吕氏春秋：孟夏靡草死。解：靡草，荠亭历之类。夏小正：七月，爽死。传：爽者，犹妩也。齐民要术：岁欲甘，甘草先生荠；岁欲苦，苦草先生亭历。

荠甘葶苦，冬茂春馨，萍铺白灿，黍碎黄荧，含薰毕起，焦火先零，漫劳芸耨，代谢潜形。

诗：其甘如荠。尔雅：蕈亭历。名医别录：亭历，苦大寒。本草纲目：荠，冬至后生苗，二三月起茎五六寸，开小白花，结英如小萍。图经本草：亭历，初春生苗，叶高六七寸，三月开花，微黄结角，子扁小如黍粒微长，黄色。陶潜诗：含薰待清风。晋书志：四月为巳，巳者起也。物至此时毕尽而起。庄子：其热焦火。礼：其臭焦。世说新语注：望秋先零。荀子：芸耨失薅。何劭诗：四时更代谢。韦应物赋：万动潜形。

麦秋至

明堂月令：孟夏文同。集说：秋者，百谷成熟之期。此于时虽夏，于麦则秋。吕氏春秋：孟夏文同。淮南子：孟夏文同。注：四月阳气盛于上，五月阴气作于下，故曰麦秋至。说文：麦芒谷，秋种厚埋属金，金王而生，火王而死。汲冢周书：小满小暑至。

麦占先秋，欢迎新夏，种播三时，气含四化，翠浪沦漪，黄云稷秠，饼饵风香，出筐蚕罢。

贺知章诗：边草夏先秋。宋无诗：绿阴镂日新欢夏。氾胜之书：种麦，八月上戊社前为上时，中戊前为中时，下戊前为下时。陆深赋：麦备四气。淮南子：阴阳调，四时化。陆游诗：风翻翠浪千畦麦。杜甫诗：鼓浪扬沦漪。范成

大诗：已作黄云色。杜甫诗：翠浪舞翻红稷秠。苏轼诗：夏陇风来饼饵香。陈造谣：麦上场，蚕出筐。萧颖士诗：蚕罢里闾晏，麦秋田野暄。

五月

螳螂生

汲冢周书：芒种文同。易通卦验：夏至文同。明堂月令：仲夏文同。注：螵，蛸母也。疏：三河之域，谓之螳螂。集说：一名蚚父，一名天马，言其飞捷如马也。吕氏春秋：仲夏文同。解：螳螂，一曰龁疣。兖州谓之拒斧也。淮南子：仲夏文同。注：一名齿疣。

螵蛸百子，厉勇虫伸，峨冠延望，耸距张膜，贪心执翳，奋臂当轮，翩翩黄雀，见利忘真。

尔雅正义：深秋乳子，夏初乃生，亦生百子如螽斯云。韩诗外传：此为天下勇虫。成公绥赋：冠角峨峨，延颈鹄望。吴越春秋：耸距举吻，贪心务进。刘孝威赞：礛翅张膜。埤雅：螳螂所执之翳，可以蔽形。郭璞赞：拒斧奋臂。韩非子：螳螂举足，将搏其轮。成公绥赋：翩翩黄雀。庄子：异鹊从而利之，见利而忘其真。

䴗始鸣

汲冢周书：芒种文同。明堂月令：仲夏文同。集说：䴗，博劳也。吕氏春秋：仲夏文同。解：䴗，伯劳也。是月阴作于下，阳发于上。伯劳夏至后，应阴而杀蛇，磔之于棘，而鸣其上。淮南子：仲夏文同。注：传曰，伯，赵氏司至者也。夏小正：五月，䴗则鸣。传：䴗者伯劳也。鸣者，相命也。其不辜之时，是善之，故尽其辞也。易通卦验：小暑，伯劳鸣。诗疏：月令仲夏，䴗始鸣，是中国正气。幽地晚寒，鸟初鸣之候，从其乡土之气，故至七月，䴗始鸣也。埤雅：鸣䴗知至，阴气至而鸣，可绩之候也。

341

鸤爱单栖，孤鸣寂泊，棘磔蛇蟠，枝鞭儿诺，慰听伯劳，呼同姑恶，司至名官，阳潜阴跃。

易通卦验。注：鸤性好单栖。刘孝绰诗：孤鸣若无对。谢灵运赋：乘恬知以寂泊。尔雅翼：所踏树枝鞭小儿，令速语。本草纲目：伯劳，象其声也。曹植论：尹吉甫杀孝子，伯奇见异，鸟心动。顾曰：伯奇劳乎！晋载记：苦鸟以四月鸣，名曰苦苦，又名姑恶。晋书志：五月阳气下降，阴气始起。嵇喜诗：潜跃无常端。

反舌无声

汲冢周书：小满文同。明堂月令：仲夏文同。章句：反舌，虾蟆也。疏：反舌鸟春始鸣，五月稍止，今人识之，不从纬与俗儒也。吕氏春秋：仲夏文同。解：反舌，百舌也。能辨反其舌，变易其声，效百鸟之鸣，故谓之百舌。淮南子：仲夏文同。注：五月阳气极于上，微阴起于下，百舌无阴，故无声也。易通卦验：小暑虾蟆无声。注：早出者不复鸣。

报春唤遍，形敛言傀，簧调百转，囊括三缄，络丝罢织，枚箸初衔，笑蛙井底，阁阁谁监。

杜甫诗：重重只报春。梁锽诗：敛形藏一叶。礼：无傀言。刘禹锡诗：笙簧百啭音韵多。易：括囊无咎。家语：金人三缄其口。禽经：江南人谓之唤春，声圆转，如络丝。诗笺：行枚枚如箸，含之于口。本草纲目：蔡邕以反舌为虾蟆，大误。后汉书传：马援曰，子阳井底蛙耳！韩愈诗：阁阁只乱人。

鹿角解

汲冢周书：夏至文同。明堂月令：仲夏文同。吕氏春秋：仲夏文同。解：夏至角解堕。淮南子：仲夏文同。易通卦验：鹿解角。

挟阴之阳，苍然折角，肉苗丛芝，琼怀双珏，向外枝摧，亦刚肤剥，町疃呦呦，偓同驯驳。

埤雅：鹿角挟阴之阳也。韦应物诗：麚角已苍然。汉书传：朱云折其角。赵秉文诗：麚角轮囷生肉芝。埤雅：鹿至六十年，必怀琼于角。范成大辞：藉予玉兮双珏。埤雅：鹿群居则环，其角外向。李俊民赋：有角而枝。易：柔变刚也。又，剥床以肤。诗：町疃鹿场。又，呦呦鹿鸣。司马相如赋：驾驯驳之驷。尔雅翼：荆楚之地，其鹿似马，当解角时，望之无辨。

蜩始鸣

汲冢周书：夏至文同。明堂月令：仲夏，蝉始鸣。吕氏春秋：仲夏蝉始鸣。解：蝉鼓翼始鸣。淮南子：仲夏蝉始鸣。易通卦验：夏至蝉鸣。夏小正：五月，螗蜩鸣。传：螗蜩也者，五采具，唐蜩鸣。传：鸣者蜋也。

清虚自慕，羽化登仙，乍飘嘶涩，相接翩绵，谈风说露，急管繁弦，别枝曳过，鬓饰轻便。

欧阳修赋：出自粪壤，慕清虚者耶。苏轼赋：羽化而登仙。颜之推诗：乍飘流曼响。耿沩赋：犹嘶涩兮多断。薛涛诗：声声似相接。嵇康赋：翩绵飘邈。杨万里诗：说露谈风有典章。钱起歌：繁弦急管催献酬。方千诗：蝉曳残声过别枝。马古甫诗：饰鬓裁新样。许桢歌：风动似舞尤轻便。

半夏生

汲冢周书：夏至文同。易通卦验：大暑文同。注：草名。明堂月令：仲夏文同。吕氏春秋：仲夏文同。解：半夏，药草。淮南子：仲夏文同。

夏半舒苗，白蔻辨悉，叶偶三三，茎抽一一，圆满珠辉，莹潜玉质，羊眼形良，乌头莫晔。

本草纲目：生当夏之半也。韩愈诗：夏半阴气始。李峤诗：舒苗长石台。炮炙论：白旁蔻子，极似半夏，微酸不入药用。群芳谱：二

月生苗一茎，茎端三叶，三三相偶而生。白居易诗：一一拍心知。陈后主诗：光满应珠圆。孙绰颂：玉质幽潜。神农本草经：一名水玉。唐本草：生平泽中，名羊眼半夏，圆白为胜。雷公药对：性与乌头相反。

六月

温风至

汲冢周书：小暑文同。明堂月令：季夏，温风始至。吕氏春秋：季夏，凉风始至。解：夏至后四十六日立秋节，故曰凉风。淮南子：季夏，凉风始至。

顺时燠若，风动蒙温，气嘘鞴扇，尘上车掀，炎云峰起，烁日波吞，阜财解愠，长养滋繁。

欧阳修书：莫若顺时。书：时燠若。王逢诗：清明一气嘘。清异录：开花风为花鞴扇。左传：且尘上矣。韩愈诗：预胸垤腹车掀辕。江淹赋：炎云峰起。宋之问赋：烁日相煎。张元干诗：波吞震泽天。舜琴歌：可以解吾民之愠兮，可以阜吾民之财兮。董仲舒文：以生育长养为事。杜牧诗：柯叶自滋繁。

蟋蟀居壁

汲冢周书：小暑文同。明堂月令：季夏文同。集说：蟋蟀生于土中，此时羽翼犹未能远飞，但居其穴之壁，至七月则能远飞而在野矣。吕氏春秋：季夏，蟋蟀居宇。解：蟋蟀蜻蛚。《尔雅》谓之蛬。阴气应，故居宇，鸣以促织。淮南子：季夏蟋蟀居奥。注：蟋蟀、蜻蛚、促织也。诗曰七月在野，此曰居奥，不与经合。易通卦验：立秋，蜻蛚鸣。注：蜻蛚，蟋蟀之名也。白露蜻蛚上堂。坤雅：蟋蟀之虫，随阴迎阳。

篱壁游居，屡迁幽阜，养锐牙青，函坚首黝，化或蜂藏，育兼苇朽，促织吟秋，惊催懒妇。

严羽书：傍人篱壁。管子：游居有常。滕元秀诗：屡迁怜蟋蟀。左思赋：族茂幽阜。晋书载记：闭关养锐。贾似道文：蟋蟀有牙青等名。牛僧孺文：刀铦函坚。高承埏赋：铁首蜂形。庚巳编：相城刘浩，见水滨大蜂就泥中展转数四，化为蟋蟀。搜神记：朽苇为蛬。古今注：一名促织。王褒论：蟋蟀俟秋吟。诗疏：里语云，促织鸣，懒妇惊。

鹰始挚

夏小正：六月文同。传：始挚而言之，何讳杀之。辞：故挚云。汲冢周书：小暑，鹰乃学习。明堂月令：季夏，鹰乃学习。疏：二阴既起，鹰感阴气乃有杀心。集说：学习，雏学飞也。吕氏春秋：季夏鹰乃学习，秋节将至，故鹰顺杀气自习，肄为将搏挚也。淮南子：季夏，鹰乃学习。易通卦验：秋分鸷鸟击。注：鸷鸟，鹰鹯之属。

炎精火德，瞥见豪鹰，数飞时习，骋势轻腾，金眸怒积，铁爪刚棱，云霄自致，决胜秋登。

魏彦深赋：擅火德之炎精。杜甫诗：代北有豪鹰。论语注：时习如鸟数飞也。文心雕龙：王扬骋其势。云笈七签：行步轻腾。杜甫诗：金眸玉爪不凡材。新书：积怒而后全刚生。魏彦深赋：爪刚如铁。后汉书传：刚棱疾恶。钱起诗：不意云霄能自致。郑嵎诗注：申王赤鹰，目为决胜儿。颜延年赋：霜厉秋登。

腐草为萤

明堂月令：季夏文同。疏：为萤不云化者，萤不复为腐草。汲冢周书：大暑腐草化为萤。吕氏春秋：季夏腐草化为蚈。解：马蚿也。蚈，读如蹊径之蹊。幽州谓之秦渠，一曰萤火也。淮南子：季夏腐草化为蚈。易通卦验：立秋腐草为蜏。注：旧说腐草为鸣，今言蜏其物，异名乎。王楚材案：《说文》引《明堂月令》腐

草为蠲，嗌字鸣字或是蠲字之讹。

草岂宵明，萤偏夜照，河畔芳菲，墙阴熠炼，零露同洘，稀星比妙，滋蔓空图，华灯相肖。

拾遗记：宵明草夜，视如列烛，昼则无光。吕氏本草：一名夜照。古诗：青青河畔草。庾肩吾诗：春日生芳菲。杨忆诗：零乱起墙阴。诗：熠炼宵行。又，野有蔓草，零露洘兮。杜甫诗：复乱檐边星宿稀。左传：无使滋蔓，蔓难图也。杨宏贞赋：承乏华灯。苏轼诗：我依月灯出，相肖两奇绝。

土润溽暑

汲冢周书：大暑文同。明堂月令：季夏文同。集说：溽，湿也。土之气润，故蒸郁而为湿暑。吕氏春秋：季夏文同。解：夏至后三十日，大暑节火王也。润溽而漯重。淮南子：季夏文同。注：溽暑，湿重也。

歆蒸润溽，土脉滋苏，湿流柱础，汗滴耒锄，气侵簟滑，色变绨濡，眠如醉酒，地践汗潴。

卢思道赋：积歆蒸于帘栊。礼注：润溽，谓涂湿也。梅尧臣诗：轻沾土脉全。常衮表：膏泽顿滋，宿麦方苏。淮南子：山云蒸而柱础润。聂夷中诗：锄禾日当午，汗滴根下土。刘光祖诗：胡床滑簟应无价。庾肩吾启：轻绨立变。柳宗元诗：南州溽暑醉如酒，隐几熟眠开北牖。薛能诗：无地不汗潴。

大雨时行

汲冢周书：大暑文同。明堂月令：季夏文同。疏：不云降，止是下耳。欲言其流，义故云行。行，犹通彼也。集说：大雨亦以之而时行，皆东井之所生也。吕氏春秋：季夏文同。解：又有时雨。淮南子：季夏文同。夏小正：七月，时有霖雨。

鼓舞商羊，三时利见，雷转只轮，云拖匹练，响骤翻盆，溜奔飞箭，快遍崇朝，须臾慰愿。

家语：天将大雨，商羊鼓舞。荆楚岁时记：六月必有三时雨。颜延之诗：圣时利见。淮南子注：雷转气，故为车轮。京房风角候雨法：有黑云如一匹帛，千日中，即日大雨。沈璳赋：骤繁响于阙庭。杜甫诗：白帝城下雨翻盆。杨师道诗：长檐响奔溜。陆游诗：掠地俄成箭镞飞。公羊传：不崇朝而遍雨乎天下。韩琦诗：须臾慰满三农望。

七月

凉风至

汲冢周书：立秋文同。易通卦验：立秋文同。注：凉风，风有寒氛。明堂月令：孟秋文同。吕氏春秋：孟秋文同。解：凉风，坤卦之风，为损降下。淮南子：孟秋文同。白虎通德论：凉风至报地，德化四乡。

凉归玉宇，爽纳金飚，云飞气举，波起湍高，冷冷筱韵，摵摵松涛，暑驱酷吏，兴引风骚。

梁简文帝诗：向夕引凉归。李华赋：玉宇璪阶。刘禹锡诗：纳爽耳目变。宋仁宗诗：金飚送晚凉。汉武帝辞：秋风起兮白云飞。谢庄歌：云冲气举。楚辞：洞庭波兮木叶下。李怀远诗：湍高棹影没。元结歌：韵和冷冷。梁简文帝诗：风声随筱韵。白居易诗：疏韵秋摵摵。欧阳原功诗：下帘危坐听松涛。杜牧诗：大暑去酷吏。高适诗：兴引风骚。

白露降

汲冢周书：立秋文同。明堂月令：孟秋文同。章句：露者，阴液也。释为露，结为霜。吕氏春秋：孟秋文同。淮南子：孟秋文同。易通卦验：立秋白露下。注：白露，露得寒氛始转白。

仙掌宵零，天区齐溉，珠颗晶莹，琼浆沉

瀣，鹤警奇音，兰迎绰态，五色流甘，囊盛明眛。

汉武故事：仙人掌擎玉盘，取云表之露。班固文：甘露宵零于丰草。酉阳杂俎：甘子贺表，雨露所均，混天区而齐被。范成大诗：齐头珠颗圆。李群玉诗：晶莹失蚌胎。江淹赋：秋露如珠。司空图诗：熔作琼浆洒露盘。司马相如赋：呼吸沆瀣。白行简赋：夜寂空知警鹤。吴均诗：清唳有奇音。郑谷诗：渐晓兰迎露。楚辞：滂心绰态。洞冥记：吉云国，五色露，味甘。褚涍颂：流甘月晓续。齐谐记：邓绍入华山，见一童子执五绦囊，承柏叶上露，言赤松先生取以明目。说文：眛不明也。

寒蝉鸣

夏小正：七月文同。传：寒蝉者，蝭蟧也。汲冢周书：立秋文同。易通卦验：处暑文同。明堂月令：孟秋文同。注：寒蝉、寒蜩，谓蚨也。吕氏春秋：孟秋文同。解：寒蝉得寒气，鼓翼而鸣，时候应也。淮南子：孟秋文同。尔雅注：寒蝥也。似蝉而小青赤。

嫩凉秋信，凄切新腔，翼舒罗薄，绶缀缨双，斜阳照柳，素月萦窗，更鸣迭息，泉溜琤淙。

白居易诗：早凉秋尚嫩。贾岛诗：一点新萤报秋信。释齐己诗：凄切暮关头。黄庭坚诗：秀句入新腔。孙楚赋：翼如罗缠。陆士龙赋：振修绥以表首。欧阳修诗：古柳照斜阳。杜甫诗：萦窗素月垂秋练。萧颖士赋：既更鸣而迭息。卢仝诗：泉溜潜幽咽。黄庭坚诗：迩来颇琤淙。

鹰乃祭鸟

汲冢周书：处暑文同。明堂月令：孟秋文同。注：祭鸟将食之，示有先也。既祭之后，不必尽食。吕氏春秋：孟秋文同。解：是月鹰挚杀鸟于大津之中，四面陈之，世谓之祭鸟。淮南子：孟秋文同。易通卦验：白露鹰祭鸟。

时维鹰扬，指挥献鸟，电矗风高，星分云表，礼近尊先，神非举矫，豺獭同俦，含灵自晓。

诗：时维鹰扬。苏颋序：指挥应节。礼：献鸟者，佛其首。幽明录：矗若飞电。李白诗：八月边风高。高适赋：皆披靡而星分。苏轼诗：孤绝寄云表。杜审言诗：清庙乃尊先。左传：祝史矫举以祭。礼：獭祭鱼。又，豺乃祭兽。温子升碑：含录自晓。

天地始肃

汲冢周书：处暑文同。明堂月令：孟秋文同。注：肃，严急之言也。吕氏春秋：孟秋文同。解：肃杀素气始行。淮南子：孟秋文同。

天功擎敛，地道阴沈，层霄朗旭，大野疏林，云归氛涤，潦尽潭深，爽明泼眼，戴履函心。

书：时亮天功。宋史志：擎敛万汇。中庸：地道敏树。文心雕龙：了沈之志远。庾阐诗：层霄映紫芝。王微诗：慨因朗旭彰。朱延龄诗：天临大野间。谢灵运诔：剔柯疏林。朱子诗：风回云气归。袁淑赋：是寓涤氛。王勃序：潦水尽而寒潭清。宋乐歌：天地爽且明。陆游诗：小圃秋光泼眼来。潜虚：君子上戴天，下覆地，中函心。

禾乃登

汲冢周书：处暑文同。明堂月令：孟秋，农乃登谷。吕氏春秋：孟秋，农乃升谷。解：升，进也。淮南子：孟秋，农乃升谷。注：升，成也。说文：嘉，谷也。二月始生，八月而熟，得时之中，故谓之禾。禾，木也。木王而生。诗疏：苗生既秀谓之禾。

明耀璿星，嘉禾垂颖，白露津流，黄云光迥，丰满篝车，余遗穗秉，入甀新舂，翻匙雪影。

春秋运斗枢：璿星明则嘉禾溢。张衡赋：既垂颖而顾本兮。谢庄赋：白露暧空。李洞诗：

345

湛露静流津。滕白诗：翠茸锦上织黄云。林藻诗：结盖祥光迥。史记传：瓯窭满篝，汙邪满车。诗：彼有遗秉，此有滞穗。苏轼诗：新春便入甑。杜甫诗：尝稻雪翻匙。陈旅诗：移得晴窗雪影来。

八月

鸿雁来

汲冢周书：白露文同。明堂月令：仲秋文同。集说：孟春言鸿雁来，自南而来北也，此言来自北而来南也。吕氏春秋：仲秋候雁来。解：候时之雁，从北漠中来，南过周雒之彭蠡。淮南子：仲秋，候雁来。易通卦验：候雁南乡。注：阳炁尽之候也。

白鸿苍雁，三异三同，栖辞紫塞，游振苍穹，眠沙宿水，唳月嘹风，稻粱谋足，无事西东。

博物志：鸿色白，雁色苍，有三同三异。鲍照赋：北走紫塞雁门。高适诗：逸翮驰苍穹。敖陶孙诗：水宿沙眠得自由。谢宗可诗：风嘹月唳自相亲。杜甫诗：各有稻粱谋。陈基诗：一朝无事忽相违，一向东飞一向西。

元鸟归

汲冢周书：白露文同。易通卦验：秋分文同。注：元鸟随阳，故南归也。明堂月令：仲秋文同。疏：元鸟之蛰，虽不远在四夷，必于幽僻之处，非中国所常见。集说：此言归，明春来而秋去也。吕氏春秋：仲秋文同。解：秋分而去，归蛰所也。淮南子：仲秋文同。夏小正：九月，陟元鸟蛰。传：陟，升也。先言陟，而后言蛰何也？陟而后蛰也。

社燕司分，曰归期至，情恋居安，凉增乡思，雏引同飞，爪痕留记，来去年华，雕梁恒寄。

广雅：春社来，秋社去，故谓之社燕。左传：元鸟氏，司分者也。诗：我东曰归。左传疏：依期而至。蔡炎诗：去去割情恋。论语：居无求安。曹植赋：朔风感而增凉。孟浩然诗：乡思重相催。杜甫诗：樯燕引雏飞。吴地记：吴官中鬻燕爪，留之以记更来。张说诗：且喜年华去复来。沈约诏：情深恒寄。

群鸟养羞

汲冢周书：白露文同。明堂月令：仲秋文同。疏：谓所食者，若食之珍羞也。集说：养羞者，藏之以备冬月之养也。吕氏春秋：仲秋文同。解：寒气将至，群鸟养进其毛羽，御寒也。夏小正：八月，丹鸟羞白鸟。传：羞也者，进也，不尽食也。淮南子：仲秋群鸟翔。注：寒气至，群鸟肥盛，试其羽翼而高翔。翔者，六翮不动也。或作养，养育其羽毛也。

鸟知豫养，饥噪相谋，御冬旨蓄，俶献嘉羞，瓜瓞唪唪，禾黍油油，金穰蕃殖，供尔多求。

后汉书纪注：豫养，谓豫前养之道也。李频诗：空城饥噪暮烟多。诗：我有旨蓄，亦以御冬。仪礼：禽羞俶献。傅眃颂：嘉羞千品。诗：瓜瓞唪唪。史记世家：禾黍油油。沈与求诗：悬知岁事到金穰。齐民要术：五谷蕃殖。张耒诗：人生多求复多怨，天工供尔良独难。

雷始收声

汲冢周书：秋分文同。明堂月令：仲秋文同。注：在地中动内物也。吕氏春秋：仲秋，雷乃始收声。解：始收，藏其声不震也。淮南子：仲秋，雷乃始收。易通卦验：雷始收。注：收，藏也。

听不闻声，功成茂对，耀隐收威，时遵养晦，荄孕胚胎，蛰深藏退，虩虩柔乘，爻占归妹。

刘伶颂：静听不闻雷霆之声。易：天下雷行，先王以茂对，时育万物。贾登赋：收其威而雷不作，隐其耀而雷不烁。诗：遵养时晦。

汉书志：雷以八月复归，入地则孕毓根荄，保藏蛰虫。韩愈文：胚胎前光。易：退藏于密。又，震来虩虩。又，柔乘刚也。又，泽上有雷归妹。

蛰虫坏户

汲冢周书：秋分文同。明堂月令：仲秋文同。寒说：坏，益其蛰虫之户，使通明处稍小，至寒盛乃墐塞之也。淮南子：仲秋文同。吕氏春秋：仲秋，蛰虫俯户。解：将蛰之虫，俯近其所蛰之户。

昆虫环堵，坤益封坏，绸缪雨骤，谨护风隙，狭才容膝，密若营胎，随阳启牖，卧暖春回。

陶潜文：环堵萧然。诗：政事一埤益我。又，绸缪牖户。老子：骤雨不终日。释名：户，护也。所以谨护闭塞也。尔雅疏：回风自上而下曰隙。欧阳修诗：广狭足容膝。史记书：营室者，主营胎阳气而产之。徐广赋：昆虫随阳而坏穴。论衡：凿窗启牖。姚合诗：卧暖身应健。陆游诗：惜春直欲挽春回。

水始涸

汲冢周书：秋分文同。明堂月令：仲秋文同。集说：水本气之所为，春夏气至故长，秋冬气返故涸也。吕氏春秋：仲秋文同。解：阴气渴竭。淮南子：仲秋文同。注：涸，凝竭也。涸或作盛，盛言阴盛也。

星见天根，潦收待涸，荡浊飚鸣，扶光日烁，缋浍辞盈，甲虫不作，鱼纵重波，竭欢杯酌。

国语：天根见而水涸。唐乐：章潦收川镜。张协诗：清气荡暄浊。张协文：溯九秋之鸣飚。谢瞻诗：扶光迫西氾。江淹诗：日烁兮霞浅。孟子：雨集沟浍皆盈，其涸也可立而待也。何景明记：膏壤绣浍。汲冢周书：水不始涸，甲虫为害。礼：暴民不作，道生旨鱼，纵涸而重波。陆环赋：期竭欢于水涸。南史传：不念杯

酌之水。

九月

鸿雁来宾

汲冢周书：寒露文同。明堂月令：季秋文同。注：言其客止未去也。集说：雁以仲秋先至者为主，季秋后至者为宾，如先登者为主人，从之以登者为客也。吕氏春秋：季秋候雁来。解：是月候时之雁，从北来，南之彭蠡。八月来者，其父母也。其子羽翼稚弱，未能及之，故于是月来过周雁也。淮南子：季秋候雁来。夏小正：九月，遰鸿雁。传：遰，往也。

候时识序，谁主谁宾，风翔后至，泥爪前因，群栖独警，结阵相亲，清高万里，来去何频。

陈楚赋：候天时以动静。杜甫诗：识序如知恩。苏轼诗：归来谁主复谁宾。赵励赋：长鸣翔风。李商隐诗：登门惭后至。苏轼诗：泥上偶然留指爪。释贯休诗：浑似有前因。禽经：群栖独警。李峤诗：排空结阵行。李嘉祐诗：流水自相亲。俞允文赋：萧条万里，天高气清。列子：汝何去来之频。

雀入大水为蛤

明堂月令：季秋文同。集说：飞物化为潜物也。汲冢周书：寒露，雀入大水化为蛤。吕氏春秋：季秋，宾爵入大水为蛤。解：宾爵者，老爵也。栖宿于人堂宇之间，有似宾客，故谓之宾爵。大水，海也。淮南子：季秋，宾雀入大水为蛤。易通卦验：宾爵入水为蛤。注：亦物应时之变候。夏小正：九月，雀入于海为蛤。传：盖有矣，非常入也。

化岂百年，沙田弃亩，夕饮胰肌，喧捞闭口，环玉曾衔，函珠待剖，鱼趁风来，燕猜归后。

搜神记：百年之雀，入江化为蛤。周必大

诗：东海沙田种蛤蜥。吕氏春秋：上田弃亩。鲍照诗：夕饮清池。沈趋诗：肌薄少滋腴。元禛诗：泥浦喧捞蛤。苏轼诗：闭口护残汁。白居易诗：莫学衔环雀。张衡赋：巨蚌函珠。风土记：六月，东南长风时，海鱼化为黄雀。列子：燕之为蛤也。

鞠有黄华

汲冢周书：寒露文同。明堂月令：季秋文同。集说：鞠色不一，而专言黄者，秋令在金，金有五色，而黄为贵，故鞠色以黄为正也。吕氏春秋：季秋文同。淮南子：季秋文同。夏小正：九月荣鞠。菊，草也。鞠荣而树麦，时之急也。埤雅：菊从鞠，穷也。花事至此而穷尽也。

鞠荣通理，珍德灵囊，金精淡伫，土色交相，钱排莺羽，铃缀蜂房，延年黄耇，晚节弥香。

萧颖士序：鞠荣酬赠离，且申志也。易：君子以黄中通理。扬子：灵囊大包，其德珍黄。李峤诗：金精九日开。柳永词：黄花开淡伫。钟会赋：纯黄不杂，后土色也。曾巩诗：律吕乃交相。群芳谱：鞠有莺羽黄，千瓣如大钱，蜂铃若蜂窠之状。司马光诗：露泛蜜房香。傅统妻莘氏颂：服之延年，佩之黄耇。韩琦诗：且看黄花晚节香。

豺乃祭兽

汲冢周书：霜降文同。明堂月令：季秋文同。疏：初得者杀而祭之，后得者杀而不祭也。集说：祭兽者，祭之于天。淮南子：季秋文同。是月时豺杀兽，四面陈之，世谓之祭兽。吕氏春秋：季秋，豺则祭兽。解：豺，兽也。似狗而长毛，其色黄。夏小正：十月，豺祭兽。传：善其祭而后食之也。豺祭其类，故谓之祭。易通卦验：霜降，豺祭兽。注：豺将食兽，必先祭也。

雨露方濡，豺知追慕，四面陈鲜，群行分胙，数获勋登，习戎令布，骐虎虽仁，非族不与。

礼：雨露既濡，君子履之，必有怵惕之心。王粲诗：虽则追慕。埤雅：豺取兽以祀其先，先王侯之以田。本草纲目：豺噬物群行。袁晖判：悦分胙以言旋。仪礼：先数右获。礼：天子乃教于田猎，以习五戎。魏志传注：骐骥白虎仁于豺，豺自祭其先，不祭骐虎也。左传：民不祀非族。论语：吾不与，祭如不祭。

草木黄落

汲冢周书：霜降文同。明堂月令：季秋文同。吕氏春秋：季秋文同。解：草木节解。淮南子：季秋文同。易通卦验：草木死。国语：本见而草木节解。注：本，氐也。谓寒露之后，十月阳气尽，草木之枝节皆解理也。

草疏摵摵，木下萧萧，轻尘栖弱，寒色零飘，云飞陇首，风折山腰，天时消息，酝酿繇条。

夏侯湛赋：草摵摵以疏叶。杜甫诗：无边落木萧萧下。南史传：鱼宏曰，大丈夫生如轻尘栖弱草。宋之问诗：众草起寒色。唐类函草曰：零木曰落。柳恽诗：亭皋木叶下，陇首秋云飞。庾信赋：顿山腰而半折。周礼：草木有时以生，有时以死，此谓天时也。易：与时消息。淮南子：呕咐酝酿。书：厥草惟繇，厥木惟条。

蛰虫咸俯

汲冢周书：霜降文同。淮南子：季秋文同。注：俯，伏也。青州谓伏为俯。明堂月令：季秋，蛰虫咸俯在内。正义：垂头向下以随阳气，阳气稍沉在下也。吕氏春秋：蛰虫咸俯在穴。解注：咸皆俯伏藏于穴。

寒色侵肤，伏膺而俯，足蹋如循，目幽无睹，屏气收身，封泥怀土，作待雷惊，轩昂伸伛。

黄干诗：始知寒色已侵肤。柳宗元文：吾

固伏膺而俯矣。论语：足蹜蹜如有循。易注：丰其蔀，幽而无睹者也。潘尼赋：常屏气以敛迹。王安石诗：一室收身自有余。杜甫诗：朱果落封泥。陆机赋：怀土弥笃。庄子：蛰今始作，吾待惊之以雷霆。黄庭坚诗：讵当损轩昂。枚乘七发：伸伛起躄。

十月

水始冰

汲冢周书：立冬文同。明堂月令：孟冬文同。吕氏春秋：孟冬文同。解：秋分后三十日霜降，后十五日立冬，水冰，故曰始也。淮南子：孟冬文同。易通卦验：立冬始冰。汉书传：冰者阴之盛，而水滞者也。

霜严昨夜，寒气初升，碎琼渐布，叠谷平凝，月华虚澈，风力骄矜，戒昭履薄，君子兢兢。

陆游诗：昨夜凝霜皎如月。曹毗诗：凛厉寒气升。韦应物诗：碎如坠琼方截璐。曹植七启：累如叠谷真，诰平凝夷质。林滋赋：轻笼月华。刘长卿赋：内含虚澈。吴均诗：飘扬恣风力。萧子良书：相与去骄矜，诗如履薄冰。孔仲武诗：我谓坚冰似君子。陆游诗：兢兢晚节迹渊冰。

地始冻

汲冢周书：立冬文同。明堂月令：孟冬文同。吕氏春秋：孟冬文同。淮南子：孟冬文同。风俗通：冰壮曰冻。韩非子：冬日之闭，冻不固，春夏之长，草木也不茂。

地道涵柔，乘刚结冻，酒滴仍酿，烟凝增壅，响曳雕轮，滑迟丝鞚，欲卜丰年，更霏霫淞。

易：立地之道，曰柔与刚。元结歌：五德涵柔。陆游诗：小径霜泥结冻时。杨万里诗：滴地酒成冻。庾信文：烟凝不动，泉冻无声。

张正见诗：地冻班轮响。谢惠连诗：帘帘雕轮驰。戴皓诗：马冻滑银蹄。梁元帝诗：宛转青丝鞚。曾巩诗注：齐地寒甚，夜如雾凝于水，上旦视之如雪，土人谓之霫淞，以为丰年之兆。

雉入大水为蜃

汲冢周书：立冬文同。明堂月令：孟冬文同。集说：蜃，蛟属，亦飞物化潜物也。吕氏春秋：孟冬文同。解：蜃，蛤也。大水，淮也。淮南子：孟冬文同。易通卦验：小雪雉入水为蜃。夏小正：十月，雉入于淮为蜃。蜃者，蒲卢也。

中流顾影，向月盈胎，朝响雷震，寒感云开，辞升鼎鼎，别构楼台，龙文共会，雀队相陪，响，匈于切。

傅休弈赋：鉴中流而顾影。苏舜钦诗：老蚌向月月降胎。郭璞赞：与月盈亏。夏小正：传，雉震响相识以雷。陆机赋：寒冽冽而感兴。陈旅诗：水郭寒生白蜃云。薛据诗：云开天宇静。尚书大传：雉飞鼎耳而雊。汉书志：海旁蜃气象楼台。书：山龙华虫作会。述异记：黄雀五百年为蜃蛤。苏轼诗：宾主真相陪。

虹藏不见

汲冢周书：小雪文同。明堂月令：孟冬文同。集说：此时阴阳极平，故虹伏。虹非有质，而曰藏，亦言其气之下伏耳。吕氏春秋：孟冬文同。解：虹，阴阳交气也。是月阴壮，故藏不见。淮南子：孟冬文同。注：虹，阴中之阳也。是月阴盛，故不见。

虹气阳攻，藏缘激冷，贯斗销氛，回风匿影，弓弛归弢，锦文尚绚，相见随时，非含德秉。

释名：虹，攻也。纯阳攻阴气也。潘岳赋：晨风凄以激冷。郝经赋：双霓贯斗而飞。骆宾王诗：尘灭似销氛。施肩吾诗：落日风回卷碧霓。陆龟蒙诗：匿景掩螮蝀色。白虎通德论：虹，天弓也。贡师泰诗：繁弱且归弢。李处仁赋：

同衣锦尚绚之时。王融诗：而无相见时。淮南子：虹霓不出，含德之所致也。

天气上腾，地气下降

汲冢周书：小雪文同。明堂月令：孟冬文同。疏：纯阴用事，地气凝冻，寒气逼物，地又在下，故去地气下降于时，六阳从上退尽，无复用事。天体在上，不近于物，似若阳归于天，故云天气上腾。吕氏春秋：孟冬文同。

精清形浊，元气分收，仰瞻高远，俯察深幽，储施积健，孕化归柔，子开丑阐，二象回周。

广雅：太初，气之始也。清者为精，浊者为形。文中子：天者，统元气者也。白虎通德论：地者，元气所生。释名：天坦然高而远也。张蠙诗：避暑得深幽。淮南子：吐气者施，含气者化。司空图文：积健为雄。道德指归论：归柔去刚。皇极经世：天开于子，地阐于丑。傅亮铭：荡二象之淑灵。淮南子：与万物回周旋转。

闭塞而成冬

汲冢周书：小雪文同。明堂月令：孟冬文同。注：使有司助闭藏之气，门户可闭闭之，窗牖可塞塞之。吕氏春秋：孟冬闭而成冬。解：天地闭，冰霜凛烈，成冬也。

丹鸟攸司，塞源积委，贞吉屯膏，孚亨坎止，亥劾含元，冬终复始，不息无疆，幽藏运理。

左传：丹鸟氏，司闭者也。书：慎乃攸司。大戴礼：不务塞其源。韩诗外传：不待积委而富。易：屯其膏，小贞吉。又，习坎有孚，维心亨。晋书志：十月之辰为亥，言时阴气劾杀万物也。刘允济赋：大道含元。南齐书志：元起于亥。月令章句：冬，终也。易注：终则复始。易：君子以自强不息。又，德合无疆。白虎通德论：万物所幽藏也。史记：本纪运理群物。

十一月

鹖旦不鸣

明堂月令：仲冬文同。集说：夜鸣，求旦之鸟也。易通卦验：冬至文同。注：愆至之应也。吕氏春秋：仲冬文同。鹖旦，山鸟也。是月阴盛，故不鸣也。淮南子：仲冬鸮鸣不鸣。广雅：鹖旦，鸮鸣也。汲冢周书：大雪鸮鸟不鸣。

毡毛毅鸟，黄褐睟观，眠忘求旦，暖不号寒，垂垂敛翼，默默峨冠，三缄知凛，百舌同安。

书：鸟兽毛毡。禽经：鹖杀，鸟也。正字通：色黄黑而褐。尔雅注：求旦之鸟，冬月昼夜鸣，故曰寒号。仲冬不鸣者，冬至阳生渐暖故也。庾信诗：正耐雪垂垂。杜甫诗：归鸟尽敛翼。苏辙诗：自闭常默默。正字通：首有毛，角有冠。白敏中赋：难夺三缄之志。本草纲目：能反覆如百鸟之音。

虎始交

汲冢周书：大雪文同。易通卦验：小寒文同。明堂月令：仲冬文同。注：交，犹合也。吕氏春秋：仲冬文同。解：虎乃阳中之阴也。阴气盛，以类发也。淮南子：仲冬文同。注：交读如将校之校。

阳至乘阴，虎知育化，气感絪缊，啸追匹亚，谷震风生，林摇霜下，月孕遥瞻，诞英朱夏。

淮南子：冬至日则阳乘阴。崔骃铭：黄钟育化。张良器赋：元化絪缊。黄庭坚诗：各自有匹亚。易疏：虎啸则谷风生。游子明诗：尾翦霜风林叶飞。酉阳杂俎：虎交而月晕。续博物志：虎以七月而生。傅咸赋：逮朱夏而诞英。

荔挺出

汲冢周书：大雪文同。明堂月令：仲冬文

同。注：荔挺，马薤也。吕氏春秋：仲冬文同。解：荔马，荔挺生出也。淮南子：仲冬文同。夏小正：七月，莠秀。传：莠也者，马帚也。名医别录：一名蠡实。图经本草：叶似薤而长厚，三四月间开紫碧花，五月结实作角子如麻大，而赤色有棱，根细长通黄色。

冒寒森挺，荔实荣初，棱分细薤，脊掩深蒲，信随葭动，生傍芸舒，新丛渐布，紫碧春敷。

耿沛诗：冒寒人语少。通俗文：一名荔实。群芳谱：薤叶有棱似细葱。说文：荔似蒲而小。格物总论：蒲草三脊。诗笺：蒲，深蒲也。杜甫诗：吹葭六琯动飞灰。礼：芸，始生。庚肩吾诗：新丛入望苑。本草纲目：荒野丛生，一本二三十茎。

蚯蚓结

汲冢周书：冬至文同。明堂月令：仲冬文同。章句：蚯蚓在穴，屈首下向阳气，气动则宛而上首，故其结犹屈也。吕氏春秋：仲冬文同。解：结，纡也。淮南子：仲冬文同。

井底阳回，不闻幽咽，漫比龙蟠，岂因鹍结，吐壤津回，穿堤力竭，百合盈拳，庭阶春苗。

苏轼诗：井底微阳回未回。范浚诗：幽咽得我听。梅尧臣诗：龙蟠亦以蟠，自谓与龙比。禽经：鹍鸣则蛇结。范成大诗：蚓吐无穷壤。新论：尺蚓穿堤，能漂一邑。蒙斋笔谈：蚯蚓之为百合，其欲化时，蟠结如球，已有百合之状。陈子昂诗：揽之不盈拳。刘基诗：种之近庭阶，离离看新苗。

麋角解

汲冢周书：冬至。明堂月令：仲冬。吕氏春秋：仲冬。淮南子：仲冬。皆言麋角解。夏小正：十有一月，十有二月，两言陨麋角。高宗纯皇帝，几暇格物，目验鹿麋皆解角于夏。麋，解角于冬。亲加考证，改定以析从来载记

之误。

尾挥视主，角陨遵时，天心初复，阳性前知，赢非藩触，断岂桐披，万几余论，千古稽疑。

名苑：鹿之大者为麈。群鹿随之，视其尾所转，故文从鹿从主。陆机赋：遵四时以叹逝，易复其见天地之心乎。申鉴：凡阳性升。中庸：可以前知。易：羝羊触藩赢其角。淮南子：梧桐断角。书：一日二日万几。又，七稽疑。

水泉动

汲冢周书：冬至文同。明堂月令：仲冬文同。注：水泉动，润上行。集说：水者，天一之阳所生，阳生而动。枯润者，渐滋发也。吕氏春秋：仲冬文同。解：水泉涌动，应微阳气也。淮南子：仲冬文同。

泉阒山根，潺湲久寂，心醒云涵，脉滋乳滴，吹存盈流，蒙亨育德，暖溜温源，灵长异绩。

元好问诗：泉漱山根玉有声。白居易记：潺湲皎洁。杜甫诗：山驿醒心泉。秦观赋：涵云注玉。释月江诗：寒脉是石滋。宋无诗：窦深膏乳滴。易：水洊至水，流而不盈。又，蒙亨君子，以果行育德。唐高宗诗：暖溜惊湍驶。水经注：温源即温泉。郭璞赋：实水德之灵长。李峤：制伫闻异绩。

十二月

雁北乡

汲冢周书：小寒文同。明堂月令：季冬文同。正义：雁北乡有早有晚。早者此月，晚者二月。吕氏春秋：季冬文同。解：雁在彭蠡之泽，是月皆北乡，将来至沙漠也。淮南子：季冬文同。

斗枢指北，旅雁将旋，分征四节，双匹连翩，边箭嘶啼，腊鼓喧阗，迟留春伴，入塞

争先。

鹖冠子：斗枢指北，而天下皆冬。谢灵运文：将旋东道。曹植赋：赴四节而征。吴王女紫玉歌：不为匹双。萧子范诗：连翩辞朔气。颜延之文：听边笳之嘶哳。荆楚岁时记：腊鼓鸣，春草生。皮日休诗：其声亦喧阗。赵嘏诗：送春无伴亦迟留。姚合诗：入塞必身先。

鹊始巢

汲冢周书：小寒文同。易通卦验：大寒文同。明堂月令：李冬文同。疏：此据晚者，若早者，十一月始巢。吕氏春秋：季冬文同。解：鹊，阳鸟，顺阳而动，是月始为巢也。淮南子：季冬鹊加巢。注：上加巢也。

灵鹊营巢，将雏位置，音共高卑，岁占趋避，鸠拙留安，虫藏同智，利见衔梁，俯窥生类。

禽经：灵鹊兆喜。李商隐诗：新春定有将雏乐。文天祥诗：未老先位置。田家杂占：鹊巢卑主水，高主旱，音亦如之。博物志：鹊巢开户背太岁。论语：趋而避之。诗笺：鳲鸠不自为巢，居鹊之成巢。淮南子：太阴所建，蛰虫首穴而处，鹊巢乡而开户。酉阳杂俎：鹊巢中必有一梁，俗言见鹊衔木上梁者必贵。荀子：古之王者，其政好生而恶杀。鸟鹊之巢，可俯而窥也。列子：天地万物与我并生类也。

雉雊

易通卦验：立春文同。注：雊鸣，相呼也。明堂月令：季冬文同。疏：立春节在此月也。鸡乳同。吕氏春秋：季冬文同。解：诗云雉之朝雊，尚求其雌是也。淮南子：季冬文同。汲冢周书：小寒雉始雊。夏小正：正月，雉，震呴。传：震也者，鸣也。呴也者，鼓其翼也。后汉书传：十二月阳气上通，雉雊鸡乳，地以为正，殷以为春。

时哉羽雉，朝雊初听，引伸曲项，振拍修翎，隰霙洒白，陇麦浮青，求雌声应，待震

春霆。

禽经：五采备曰翚。马融赋：野雉朝雊。骆宾王诗：曲项向天歌。苏轼诗：梧竹养修翎。刘子翚诗：回翾飘浮霙。罗隐诗：筛寒洒白乱溟濛。虞世南诗：陇麦沾余翠。王勃赋：引浮青而泛露。诗：尚求其雌。易：同声相应。洪范五行传：正月雷微而雉雊，雷气通也。傅亮赋：春霆殷以远响。

鸡乳

易通卦验：立春文同。明堂月令：季冬文同。吕氏春秋：季冬文同。解：乳，卵也。汲冢周书：大寒鸡始乳。淮南子：季冬鸡呼卵。注：鸡呼鸣，求卵也。夏小正：正月，鸡孚粥。传：粥者，相粥粥呼也。或曰：孚，妪伏也。粥，养也。说文：乳从孚从乙，人及鸟生子曰乳。

五母时调，阳萌卵育，吹毳毛丰，蹲形翼伏，种岂沙翻，寔非碧燠，计候兼旬，诸雏簇簇。碧，羊茹切。

孟子：五母鸡，毋失其时。易通卦验：冬至青阳萌于下。韩愈文：卵育于此。杜甫诗：见轻吹鸟毳。战国策：羽毛不丰满者，不可以高飞。左传：胜，犹卵也，余翼而长之。酉阳杂俎：雀浴沙尘受卵。埤雅：鹳巢取碧石，四围绕卵以助燠气。鸟之孚卵皆如其期，鸡二十日而化。韩愈诗：再到兼兼旬。李商隐诗：稻粱犹足活诸雏。韩维诗：簇簇守前坻。

征鸟厉疾

明堂月令：季冬文同。注：杀气当极也。征鸟，题肩也。齐人谓之击征。集说：征鸟，鹰隼之属，以其善击，故曰征。厉疾者，猛厉而迅疾也。吕氏春秋：季冬文同。解：征，犹飞也。厉，高也。言是月群鸟飞行高且疾也。汲冢周书：大寒鸷鸟厉疾。

遒征鸷鸟，顾盼高柯，搜身尘掠，翻翻天摩，镝飞集杳，电瞥光俄，寒空万里，搏击

么麽。

陆云诗：乘之以遐征。杜甫诗：兹实鸷鸟最。苏颋序：顾盼余雄。杨宏一赋：或高柯而整翰。杜甫诗：搜身思狡兔。张耒赋：祥飚掠尘。陶潜诗：翩翩求心。李白诗：吾观摩天飞，独孤及表，飞镝羽集。刘克庄诗：十七年间如电瞥。杜甫诗：万里寒空只一日。濮阳瓘诗：长怀搏击功。范成大诗：肖翘极么麽。

水泽腹坚

汲冢周书：大寒文同。明堂月令：季冬文同。注：腹，厚也。此月日在北陆，冰坚厚之时也。集说：冰彻上下皆凝，故曰腹坚。腹，犹内也。吕氏春秋：季冬，冰方盛，水泽复。解：复，亦盛也。复，或作複，冻重累也。

飚劲寒凝，流澌冻定，表里重刚，中边叠映，凿叩金声，削分玉莹，凌室方成，备嘉纳庆。

刘长卿赋：劲飚夕寒。萧子云赋：凝寒气于广庭。马戴诗：薄薄流澌聚。王建诗：神旗冻定马无声。唐无名氏赋：表里虚澈。易：重刚而不中。丁鹤年诗：味道悉中边。沈约文：蝉冕叠映。颜延之文：金声凤振。赵沨诗：已成玉壶莹。宋书志：诏立凌室。藏冰诗：三之日，纳于凌阴。富嘉谟诗：安知采凿备嘉荐。曹植表：履长纳庆。

本草择要纲目

（清）蒋介繁　辑

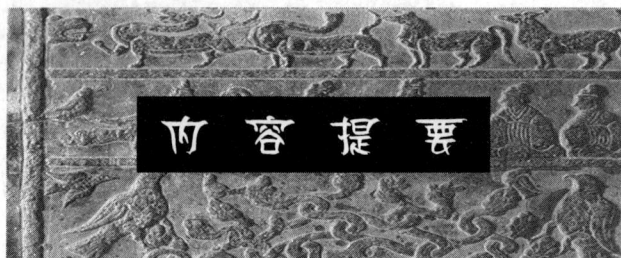

内　容　提　要

　　本书二卷，清·蒋介繁著。其子雪洲，刻于康熙年间，数百年来，版毁可知，是以世所罕见。蒋氏本儒者，为心存利济而研究岐黄学，以《本草》与《素》《难》并重。尤以各家《本草》繁芜不精者多，爰择必用要药三百六十余种，每种下注明气味主治，纲举目张，意赅语简，洵学医者之指南也。

序　　一

余少不敏，制举子业外，惟殚精竭虑，酷嗜《素问》《本草》诸书，桑梓间遂谬以伯休相许。及谢帖括，从事韬钤。卯辰之役，联获隽游于京师，益以壶中术，稍见知于当世王公大人及缙绅先生。未几，授真卫守军输钱谷。眼问疾求诊者，累累填塞衙舍。余之道信于人与弗信于人，观其来者可知其处者也。然余用是益滋惧矣。毋论水火寒热之貌似而实非，强弱攻补之毫厘而千里，即如寒热平温之四性，一物也，而根梢异用。一苗也，而生熟殊施。一制也而数用，数制也而一用，其间君臣佐使，畏恶反忌，恒有呼吸死生之别。信手拈来，遂分造化。苏子人费之说，宁不凛凛然。后知《本草》一书，与《素问》《灵枢》同垂不朽者，诚医学之金缕也。但世医捷求养生之术，粗识药性，浅涉汤歌，遂自信不疑。呜呼！《本草》一书，尚河汉而罔极，医道可深言哉！此无他，卷帙浩繁，或贫不能致书，即力能致书，或资不及览故尔。余每欲思其约而该，明而当，详审切要而简核综举者，用成一书，以告来学，愧鞅掌未暇。一日，蒋子雪洲过予署，出其一编，乃渠尊大人介繁翁所辑《本草择要纲目》，余捧而读之，殆予所思约而该，明而当，详审切要而简核综举者乎。夫闻其名者，不急其用，虽博无庸。今择要仅三百五十余种，犹精卒良将之足以歼敌，无烦虚声糜饷之多也。相恶不并进，相畏不同饮，相反忌不共治，犹君子小人之辨类，可与共图化理也。引经佐使，法制汤名，了然药品之下，犹山水之经纬，阴阳之调变，可分可合，而以共成化育也。其为轩农岐俞之功臣，岂鲜浅哉？余忝任胥江五载矣，第闻介繁先生，有鹿门之懿行，燕山之隐德，而不知其潜心著述，期于利世济物如此其恳挚也。岁己未春，雪洲剞劂将竣，问序于余。余握其手而赞叹之曰：子一举而三善备矣。克广先志，孝也。济渡天下，仁也。播之海内，传之千秋，医者凭而不盲，病者危而有恃，则义之利也。余又何幸蹈染香之国，而窃附于知医哉？聊以白蒋子之世德作求可耳。

时康熙己未上巳后二日年家眷弟太原杨耀祖浣手拜书于真江卫署

序　二

　　天地以灵气生人，而以余气生物，林林总总者，遍塞两间。然生人原以救人而救物，未闻人待救于物者。曰有之，则《本草》所列上中下之药品是也。大若水火，细若气液，贵若金玉参芪，贱若土石蒲薄，常者黍稷动植之类，异者驹掇腐蠸之微茫，坆羊陵舄之秘怪，或顺用之，或逆用之，苟得其当，回生起蹶，易于反掌。予尝读而叹曰：仁道之大也，观此思过半矣。天地生物，固无无用者。顾圣人成圣人之用，贤人成贤人之用，中下则亦仅于中下之用而已矣。庄生曰：无用而后为大用。东坡亦言问大医王以何药？还是众工所用者，物之贵用有由来已。是书始于炎黄，后世陶通明、苏恭、李昉、扈蒙、韩保升、唐慎微等，皆有刊定增附之力，然其卷帙浩繁，学士家缮阅不能遽得其肯綮而用之。新安蒋介繁先生，名儒嗜学，间常究心医道，以为世间仁人孝子，苟不轻视此七六，则本草应与六籍并重，于是择其要者而辑之。长公雪洲，年少敏给，兼抱济物之志，遂刊而广之艺苑，不减司马子长胡仁仲能敬承继志，以父心为心者也。今观此书，用意精而心良苦，君臣奇偶之制，温凉补泻之节，载之甚晰，物之为灵昭昭也。人亦胡为茶然委顿，生平怀仁辅义拯溺救焚之学，既视若膜外，而且溺情骋欲，促修年以绵疾患，不得已则惟待救于无情之金石草木，悠悠忽忽大失天地笃生之旨，呜乎恲哉。

卷娄居士纪映钟拜纂

序　三

恤患救灾，圣贤仟佛之同念。继志述事，仁人孝子之苦心。炎帝尝草木于太古之年，为民除疾。扁鹊饮上池于长桑之手，用此尊生。洞察乎温寒平热之源，精辨其君臣佐使之义，盖用之得当，则可转危而为安。处置乖方，则反易治而为乱。若非深知物性，则必骤发误人。所以《素问》《灵枢》犹待潜心之后，《本草纲目》实居格物之先，惟吾老友蒋介繁先生，积学有年，号称博物，游艺之暇，爰及方书，志在活人，不惜研精殚智，心期济世，屡经博考周咨，聿著成书，未谋剞劂。

令子雪洲，英才粹质，早岁执经，壮志惠心，频年问字，父书能读，何止万轴牙签。先志可承，只此一编药石，公之当世，功在《内经》《脉诀》之先。珍作家藏，事属问安尝药之首，仁亦溥矣，孝孰大焉。

时康熙己未暮春。

白沙友人陈启贞顿首拜书

凡　例

本草分玉石草木上中下诸品，其药性即注于各味之下，此遵前贤所定寒热温平四种，以类求之即得。

本草药味颇多，此择必用要药凡三百五十六种，其怪异难购者，不复赘及。

各药先定气味主治并及恶畏反忌，以防忽略。

诸家论药语简当可采，用药君佐互重，有裨医学，今用之不察者俱附药品主治之下。

药稍僻者，其出产形貌制法收法，必注其下。

是书先人博涉群典，用意良苦，未及刻之身前，寰内闻而购之不得，瀚亟出绣梓，一以完先人仁寿之怀，一以慰同人饥渴之望。

亲友面同较订，受益良多，敬藉芳名，用垂不朽。

是书悉出先人手订，瀚不敢增减一字。

蒋瀚敬识

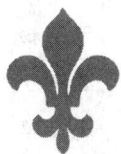

目 录

热性药品

本草择要纲目

古歙觉今子蒋居祉介繁父纂辑　东阳周毅人校

寒性药品

苦参采根，用糯米浓泔水汁浸一宿，其腥秽气并浮在水面上，须重重淘过，即蒸之。从巳至申，取晒切用。

【气味】苦寒无毒，气沉纯阴，入足少阴肾经，君药也。

【主治】心腹结气，癥瘕积聚，黄疸，溺有余沥。逐水，除痈肿，补中明目止泪。治腹中冷痛，中恶腹痛。养肝胆气，安五脏，平胃气，令人嗜食，轻身定志，益精利九窍，除伏热肠癖，止渴醒酒，小便黄赤，疗恶疮下部𧏾，治恶虫胫酸，杀疳虫，炒存性，米饮服，治肠风泻血并热痢，渍酒饮治疥杀虫，生疮赤癞眉脱，除大热嗜睡，治热毒风，皮肌烦躁。李时珍曰：子午乃少阴君火对化，故苦参黄柏之苦寒，皆能补肾，盖取其苦燥湿寒除热也。热生风，湿生虫，故又能治风杀虫，惟肾水弱而相水胜者用之相宜。若火衰精冷，真元不足，及年高之人不可用耳。

恶贝母　菟丝　漏芦　反藜芦

升麻

【气味】甘苦平，微寒，无毒。浮而升阳也。为足阳明太阴引经之叶，取里白外黑而紧实者谓之鬼脸升麻，去须及头芦用。

【主治】辟瘟疫疠气，头痛，喉痛，口疮，时气热疾，牙根浮烂恶臭。引葱白散阳明风邪，引石膏止阳明齿痛，引人参黄芪而上行，同柴胡引生发之气而上行，同葛根发阳明之汗，故升麻葛根汤为阳明发散之主方。若初发太阳证便用之，必传阳明，反成其害。又升麻能解痘毒，惟初发热时可用，已出后则气弱不可用也。痘后泄泻亦可炒用，见斑则忌解散不可用也。衄血吐血犀角地黄汤，无犀角以升麻代犀角，非升麻能代犀角，能引地黄及诸药入阳明经也。太阳证兀兀自汗者，为表虚并不可用，太阳兀兀无汗者，宜用此以发之。

葛根

【气味】甘辛平无毒，升也阳也。为阳明经行经之药。

【主治】消渴身大热，疗伤寒中风头痛，解肌发表出汗，开腠理。其气轻浮，鼓舞胃气上行。朱氏云：凡头痛如破，投以莲须葱白汤而不已者，以葛根葱白汤主之。似乎葛根又为太阳之药，不知仲景之治太阳阳明合病，桂枝汤内加麻黄葛根。又有葛根黄连黄芩解肌汤，是因此以是断太阳入阳明之路，非即太阳药也。虽然葛根固能断太阳入阳明之路，孰知太阳初病未入阳明而头痛者，不可便服升麻葛根之发剂，反能引邪气入阳明为引贼破家之害欤。又仲景治伤寒有葛根汤，以主大热解肌发腠理。若斑痘之症葛根汤亦为对剂，孰知斑痘已见红点，则不可复用升麻葛根汤，致重虚其表，而增斑烂之患也。又或谓葛根为治脾虚作渴之仙药，复云不可多用，多用则恐伤其胃气何也？孰知脾者津液之府，脾气不伸，则津液耗竭，得葛根以升发其阳，则脾得所生，若误认为脾药而过发不已，则

胃气何得无伤乎。

柴胡

【气味】苦平无毒，阴中之阳，入手足少阳，以黄芩为佐。入手足厥阴，以黄连为佐。在脏主血，在经主气。

【主治】除心下烦热，诸痰热结实，治热痨骨蒸，骨节烦痛，时疾内外热不解，胸胁气满，能引清气而行阳道，又能引胃气上升而行春令，十二经疮疽中须用之以散诸经之血结气聚，妇人经水适来适断，伤寒杂病表寒肌热，寒热往来如疟状，劳乏羸瘦有实热，非此项俱不能为功也。欲上升则用根以酒浸，欲中及下降则用梢。

恶皂荚　畏女苑　藜芦

前胡

【气味】苦微寒无毒，阳中之阴，降也。凡用以刀刮去苍黑皮，甜竹沥浸令润，日中晒干用。入手足太阳阳明经。

【主治】痰热喘嗽，痞膈呕逆，伤寒寒热，小儿疳气，有推旧致新之绩，降痰下气之功。

恶与柴胡同　畏亦同

甘草

【气味】甘平无毒，可升可降，阴中阳也。入足太阴足厥阴足少阴三经，又甘能入脾，归其所喜。

【主治】五脏六腑寒热邪气，温中下气，烦满短气，伤脏咳嗽，止渴通经脉，解百药毒。生用则气平，补脾胃不足而大泻内火；炙之则气温，补三焦元气而散表寒，除邪热，去咽痛，养阴血。大约热药得之缓其热，寒药得之缓其寒，寒热相杂者用之得其平。故附子理中汤用甘草，恐其僭上也，调胃承气汤用甘草，恐其速下也。小柴胡汤用之以和柴胡黄芩之寒，人参半夏之温，建中汤用之以补中而缓脾急，凤髓丹用之以生元气而缓肾急，若中满而用生甘

草为之泻，能引诸药直至满所。

反大戟　芫花　海藻　甘遂　恶远志　忌猪肉

黄连

【气味】苦寒无毒，可升可降，阴中阳也。入手少阴心经，为治火之主药。以布拭去肉毛，用浆水浸二伏时漉出，于柳木火焙干用。然生用之，则治本经火热。若以猪胆汁浸炒，则治肝胆之实火。以醋浸炒，则治肝胆之虚火。以酒炒则治上焦之火，以姜汁则治中焦之火，以盐水或朴硝则治下焦之火，以茱萸汤浸炒，则治气分湿热之火。以干漆水炒，则治血分块中伏火。以黄土炒，则治食积之火。盖辛热能制其苦寒，咸寒能制其燥性。

【主治】除热气目痛眦伤泪出，明目，腹痛下痢，止烦渴，益胆，治小儿疳气，杀虫镇肝，治惊悸，润心肺，长肉止血，并疮疥盗汗，安蛔定吐。但其性苦寒，不宜偏胜。古人治痢香连丸，用黄连、木香，姜连散用黄连、干姜，变通丸用黄连、茱萸，姜黄散用黄连、生姜，治消渴用酒蒸黄连，治伏暑用酒煮黄连，治下血用黄连、大蒜，治肝火用黄连、茱萸，治口疮用黄连、细辛，皆是一冷一热，一阴一阳，热因寒用，寒因热用，君臣阴阳相佐济，斯为良也。

恶菊花　白鲜皮　玄参　芫花　僵蚕　冷水　畏款冬　牛膝　忌冷水

黄芩

【气味】苦平无毒，可升可降，阴也。又微苦而甘，为阴中微阳，入手太阴血分。又气凉，味苦甘，阳中微阴，入手少阳阳明经。

【主治】泻肺经热，清上焦及皮肤积热，去诸热，妇人产后，养阴退阳，利胸中气，消膈上痰，除脾湿安胎，疗喉中腥臭。故伤寒心下痞满泻心汤，仲景凡四方，皆用黄芩，以其主诸热利小肠故也。又太阳病下之痢不止，喘而

汗出者，有葛根黄芩黄连汤，及妊娠安胎散，亦多用之。入小柴胡汤以治少阳证，入黄芩汤以治太阳少阳合病下利，入泻心汤以治少阳证下后心下满而不痛，总以黄芩之苦，可以发传邪之热，使寒能胜湿，折火之本也。若因饮食受寒腹中痛，及饮水心下悸，小便不利，而脉不数，则黄芩不可用。其热厥腹痛，肺热而小便不利者宜用之。若其人素多酒欲，病小腹绞痛，痛不可忍，黄芩宜急用之。若其感冒咳嗽既久，骨蒸发热，肤如火燎，值暑月烦渴，六脉浮洪，服柴胡、麦门冬、荆沥，诸药不效，引饮而昼益甚，此热入气分，与肺气虚寒者不同，黄芩亦急用之。其制得酒上行，得厚朴、黄连止腹痛，得五味子令人有子，得黄芪疗鼠瘘，得猪胆汁除肝胆火，得柴胡除寒热，得芍药治下利，得桑白皮泻肺火，得白术安胎。

恶牡丹皮　丹砂　黎芦

黄柏

【气味】苦寒无毒，沉而降，阴也。入足少阴经，为足太阳引经之药。

【主治】五脏肠胃中结热，利下窍，泻伏火，救肾水，治冲脉气逆不渴，而小便不通。得知母滋阴降火，得苍术除湿清热，得细辛泻膀胱火，治口舌生疮。凡奉养太过，膏粱积热损伤肾水，致膀胱久而干涸，小便不化，火逆上而为呕哕者，《难经》所谓关则不得小便，格则吐逆者也。此宜以黄柏之苦寒泻燥以补水也。又热邪蓄于下焦血分，不渴而小便不通者，乃《素问》所谓无阴则阳无以生，无阳则阴无以化，膀胱为州都之官，津液之脏，火客于水，则阳气不升，此宜以黄柏之苦寒，抑火而升阳，而令阴阳互相生化也。故火有二。君火者，人火也，心火也。可以湿伏，可以水灭，可以直折，故谓知母、黄柏之属，为滋阴降火之对剂。若相火者，天火也，龙雷之火也，阴火也。不可以水湿折之何也？龙雷之火，五六月而起发，九十月而归藏。盖冬时阳气在水土之下，龙雷

就其火气而居于下，夏时阴气在下，龙雷不能安其身而出于上，若以黄柏之属降之，是欲括龙雷之势于浓阴骤雨之时也，可乎不可乎？唯太阳一照，火自消灭，此则得水而炽，得火而灭之明验也。近时虚损及纵欲之人，用补阴药往往以知母、黄柏二味为君，日日服饵，降令太过，脾胃受伤，真阳暗损，精气不暖，致生他病，岂知黄柏、知母苦寒滑渗，久服有反从火犯之害，可不慎欤！明乎此而黄柏、知母谓之降母以滋阴可也。若竟曰滋阴降火，则矛盾之甚矣。

知母

【气味】苦寒无毒，沉而降，阴也。又云阴中微阳，入足阳明手太阴气分。

【主治】泻肾经之火，作利小便之佐使，疗利疾重下痛，祛消渴及久疟烦热。凡伤寒烦躁不得眠者，烦出于肺，躁出于肾，白虎汤君以石膏，佐以知母之苦寒，谓非大凉不能清肾之源也，然必缓之以甘草、粳米之甘，使不速下，用者酌之。又热在下焦血分，烦扰懊憹，小便闭塞而不渴，乃真水不足，膀胱干涸，无阴而阳无以化，法当补肾与膀胱，使阴气行而阳气化，小便自通，知母苦寒，能直达肾与膀胱，清邪热以领正气，泻即补也。又热在上焦气分，肺中伏热不能生水，膀胱绝其化源，其病小便闭塞而渴，知母气薄味薄，泻肺火而清肺金，亦泻即是补也。后人不谙泻补之义，竟以知母、黄柏为滋阴补肾之剂，祸及脾胃，中气致伤，则惑之甚也。用者慎之。

干地黄 即生地之干也。

【气味】甘寒无毒，沉而降，阴也。入手足少阴厥阴及手太阳之经。

【主治】伤中，逐血，填骨髓，长肌肉，通血脉，益气力，除皮肤燥，去诸湿热，疗折跌绝筋。生地黄气味主治及所入经络，即与干地黄同，大约阴微阳盛，相火炽强，来乘阴位，

日渐煎熬，为虚火之症，宜用此以滋阴退阳，故钱氏泻丙火与木通同用以导赤也。如血虚劳热，产后虚热，老人中虚燥热者，若与生干地黄，当虑太寒。

熟地黄 即生干地黄择其沉实者，以陈酒煮小地黄汁，将地黄复入汁内，九蒸九晒，令其脂髓柔润者是也。

【气味】甘微苦微温，阴中之阳，沉也。入手足少阴厥阴之经。

【主治】益肾水真阴，和产后血气，去脐腹急痛，养阴退阳，壮水之源，六味丸以之为诸药之首，天一所生之源也。汤液四物汤治藏血之脏以之为君者，癸乙同归一治也。又曰：生地黄能生精血，用天门冬可引入所生之处，熟地黄能补精血，用麦门冬可引入所补之处。

忌萝卜　葱　诸血　蒜

赤白芍药

【气味】苦平无毒，升而微降，阳中阴也。为手足太阴行经本药，又入肝脾血分。

【主治】安脾经，治腹痛，固胃气，止泻痢，和血脉。与白术同用则补脾，与川芎同用则补肝，与人参、白术同用则补气，与防风同用则发痘疹，同姜枣用则温经散湿，以酒炒则补阴，生用之则疗后重。色白者西方之象，能于土中泻木以益脾。色赤者南方之象，能行血中之滞以散邪。但言芍药而能缓中者，彼之味酸涩收敛，似不相侔，然能损其肝，即以调其血，血调而中自和也。又言治伤寒多用白芍，以其主寒热，利小便，彼之味酸涩为收，本经何以言之？然能益阴滋湿而停津液，故金能生水，小便自利，非彼通利也。

大黄

【气味】苦寒无毒，沉而降，阴中之阴也。酒浸入太阳经，酒洗炒入阳明经，余经生用。

【主治】走而不守，泻诸实热，大肠不通，荡涤肠胃间热，除下焦湿，推陈致新，消宿食，破女子癥瘕，下痢赤白，里急腹痛。仲景泻心汤，专治心气不足，吐血衄血之症，或以为心气不足法当补，反以苦寒泻之者何也？不知真心不足者，必不吐衄兼之吐血，此则本经之阳亢甚无辅，以致阴血妄行飞越，故宜用大黄以泻去亢甚之火，使之和平，则血归经而自安也。又言大黄泻心实，泻四经血分中之邪火者何义？盖少阴心经之阴气不足，则心火燔灼，邪气乘虚结于上焦，胃之上脘在于心，故曰泻心实泻脾胃也。又心之阴气不足，渐渍既久，则肺与肝俱各受火而病作，用黄芩佐大黄以救肺，用黄连佐大黄以救肝，肺为阴之主，肝为阴之母，血之舍肝，肺之火既退，阴血自复其旧，故曰泻心实泻肝肺也。凡病在气分，及胃寒血虚并妊娠产后，慎勿轻用，轻用之恐伤元气，耗阴血。

青皮

【气味】苦辛温无毒，沉而降，阴也。入厥阴少阳经，治肝胆之病。

【主治】气滞，下食破积结，祛下焦诸湿，疗左胁肝经积气，小腹疝痛，消乳肿。青皮汤用之以治久疟热甚致结癖块之症，盖疏利肝邪，削其坚实也。但有滞气则破滞气，无滞气则损真气，不可不慎择而用之也。又曰：青皮炒黑可入血分，青皮亦能发汗，有汗者不可用。

枳壳

【气味】苦酸微寒无毒，沉也，阴也。

【主治】通利关节，散留结胸膈痰滞，逐水消胀满，下气止呕逆，泄肺气，除胸痞，疗里急后重。或曰凡治痞宜用枳壳桔梗汤，而《活人书》云当用桔梗枳壳汤于未痞之先，此何以说？盖枳壳非能治心下之痞也。果知病者误下，气将陷而成痞，故先用此以预杜之，使不致于成痞。若痞已成而用此，不惟不能消痞，反损

胸中之气。"先"之一字，不可不细心玩味之也。或又曰仲景束胎丸，内用枳术之属，详思胎壮则子有力而易生，令服枳壳之药，必致无力气弱，何以易达其胎也？盖高粱之家，奉养太过，其气必实，必实而用枳壳之属以耗其气，使之和平，此谓胎前无滞，则产后无虚，用枳壳为对症之剂。若气虚体弱之人，日以参芪四物之剂，峻补气血，犹恐不赡，敢以枳壳为达生之妙剂乎！当于前贤立方之意外深求其理，为能神而明之也。

枳实

【气味】苦寒无毒，浮而升微降，阴中阳也。凡用取其至陈者，去瓤核，以小麦麸炒焦，去麸用，气虚者忌之。

【主治】利五脏，除寒热结，破胀实，解伤寒结胸，去胃中湿热。盖枳实泻痰，能冲墙倒壁，故仲景治心下坚大如盘，水饮所作，以枳实白术汤，谓非枳实之大寒，不能滑窍而破气也。又云脾无积血，则心下不痞，洁古制枳术丸以调脾胃，非枳实能调脾也，泄气而除内热，令痞自消，则脾胃自得其天，而无壅积之患也。

猪苓

【气味】甘平无毒，升而微降，阳中阴也。入足太阳足少阴经。

【主治】痎疟，利水道，解伤寒瘟疫大热，发汗，主肿胀满腹急痛。治渴除湿，去心中懊侬，泻膀胱，开腠理，故张仲景治消渴脉浮，小便不利微热者，猪苓散发其汗。病欲饮水而复吐，名为水逆，冬时寒嗽如疟状者，亦用猪苓，此即五苓散也。此皆苦以泄滞，甘以取阳，淡以利窍，功长于除湿利小便也。久服损人肾气，昏人眼目，用者忌之。

泽泻

【气味】甘寒无毒，沉而降，阴中微阳，入足太阳少阴经。

【主治】逐膀胱三焦停水，利五淋，宣通水道，长于行水，起阴气，止泄精消渴淋漓。但本经云泽泻久服令人耳目聪明，扁鹊又云多服令人目盲，此何以故？大凡脾胃积有湿热，则头重而目昏耳鸣，泽泻渗去其湿，热亦随去，土得其令，清气上行，故其功长于养五脏益气力，治头旋，聪明耳目也。若久服则降令又复太过，清气不升，真阴潜耗，肾开窍于目，安得不令目盲耶！又庸医罔识，见仲景之治杂病心下有支饮苦冒者以泽泻汤，治伤寒有大小泽泻汤，治泄泻有五苓散，遂谓泽泻之功泻肾居多，每遇泄精滑肾之症，辄不敢用。并妄为著作，曰仲景八味丸中有泽泻，接引桂附归就肾经，反能泄肾，有删而去之之议。岂知八味丸中有地黄、山萸肉、茯苓、牡丹皮皆肾经之药，附子、官桂又原属右肾命门之药，不待泽泻之接引而自至其所，用泽泻者，诚以补药之中，必兼泻邪，邪去则补药得力，实泻中之补也。

木通

【气味】辛平无毒，降也。为阳中之阴，手厥阴心包络手足太阳小肠膀胱之药。

【主治】上能通心清肺，治头痛，利九窍，下能泄湿热，利小便，通大肠，疗遍身拘痛，及下乳通经，故古方导赤散用之，实泻南补北，扶西抑东之意也。

瓜蒌

【气味】苦寒无毒。采得去壳皮草膜及油，净用。

【主治】降火润肺燥，涤痰结，利咽喉，消痈肿疮毒。凡肺受火逼，失其降下之令，则致胸中有痰，得瓜蒌甘缓润下之助，则痰自降。又能洗涤胸膈中垢腻郁热，为治消渴之神药，故张仲景治胸痹痛引心背，咳唾喘息，及结胸满痛，皆用瓜蒌实，实取其甘寒不犯胃气，逐

上焦之火，使痰气下降也。

桑白皮

【气味】甘寒无毒，可升可降，阳中阴也。入手太阴经。

【主治】肺气喘满，虚劳客热，调中下气，泻肺，利大小肠，降气散血。盖桑白皮甘以固元气之不足而补虚，辛以泻肺气之有余而止嗽，此其功皆实则泻其子也。大抵为病脉气热盛，咳嗽而后喘，面肿身热，小水不利者宜之，谓泻邪所以补正也。若肺虚而小便自利者，桑皮之性不纯良，不宜多用。

葶苈子

【气味】辛寒无毒，阴中阳也。

【主治】通利水道，疗肺壅上气，止喘促，除胸中痰饮。但葶苈属火，性急善下，与大黄同功，病人稍涉虚者宜远之。

滑石

【气味】甘寒无毒，入足太阳经。

【主治】利小便，荡胃中积聚寒热，通九窍六腑津液，去留结止渴。盖滑石甘淡之味，先入于胃，渗走经络，游溢津气，上输于肺，下通膀胱，肺主皮毛，为水之上源，膀胱司津液，气化则能出。滑石上能发表，下利水道为荡热燥湿之剂，发表是荡上中之热，利水道是利中下之热，发表是燥上中之湿，利水道是燥中下之湿，热散则三焦宁而表里和，湿去则阑门通而阴阳利，刘河间之用益元散，通治表里上下诸病，盖深明于此理也。

薄荷

【气味】辛温无毒，浮而升，阳也。入手太阴足厥阴经。

【主治】通关节，解劳乏，小儿风涎，发毒汗，清头目风热，能引诸药入荣卫。又治骨蒸热劳，搜肝气。又主肺盛。

防风

【气味】甘温无毒，浮而升，阳也。入手足太阳经，又行足阳明太阴二经，为肝经气分之药。

【主治】疗风通用，泻肺实如神，散头目中滞气，除上焦风邪。虽其分乃卒伍卑贱之职，然随所引而无不至。若补脾胃，非此导用不能行。凡脊痛项强不可回顾，腰似折，项似拔者，乃手足太阳证，非此不能散。凡疮在胸膈以上，虽无手足太阳证，而风结上部，非此不能宣。泻黄散中倍用防风者，乃于土中泻木也。得葱白能行周身，得泽泻、藁本疗风，得当归、芍药疗妇人子脏风。

恶藜芦　干姜　畏萆薢　杀附子毒

天门冬

【气味】苦平无毒，阳中之阴，入手太阴足少阴经气分之药。

【主治】肺气喘息急促，除热，通肾气，镇心，润五脏，强骨髓，治血热侵肺，滋大小肠枯燥。凡病人五虚而热者，宜加用之，取其冷而能润也。患人脾胃虚寒者禁服之，为其性专泄而不专收，功止长于治肺热也。又其功长于血分者，为其保定肺气，使苦以泄滞血，甘以助元气，不使血热侵肺，而致血溢妄行也。

麦门冬

【气味】甘平无毒，阳中微阴，降也。入手太阴经气分。

【主治】身重目黄，心下支满，虚劳客热，口干燥渴，强阴益精，祛肺中伏火，补心气不足。脉者人之元气，孙真人生肺散用麦冬者，滋燥金而清水源也。佐以人参之甘寒泻热火，五味子之酸温泻丙火，故火盛气壮之人，麦门冬为补髓通肾气滑泽肌体之对剂也。气弱胃寒

者不可过饵。

牡丹皮 凡采得，以铜刀劈破，去骨，用酒拌蒸，日中晒干用。

【气味】辛寒无毒，阴中微阳，入手厥足少阴经。

【主治】除癥肾瘀血留舍肠胃，妇人冷热血气，排脓通经，凉骨蒸。丹者赤色，火也，故能泻阴胞中之火。肾气丸用之，治神气之不足。犀角地黄汤用之，治肠胃之积血及吐血衄血。

畏贝母　大黄　菟丝子　忌胡荽　蒜

红蓝花
【气味】辛温无毒。

【主治】产后血运口噤，腹内恶血不尽绞痛，胎死腹中，多用破留血，少用养血，润燥止痛，散肿通经。凡血生于心包，藏于肝，属于冲任，红花与之同类，故能行男子血脉，通女子经水。其性苦温，为阴中之阳，故入心，佐当归生新血。又辛而甘，为肝经血分之药。

苏木
【气味】甘咸平无毒，可升可降，阴中阳也。

【主治】破血，产后血胀，消痈肿，扑损瘀血，心腹搅痛，及经络不通，乃三阴经血分药也。少用则和血，多用则破血。

栀子
【气味】苦寒无毒，轻清上行，阳中阴也。入手太阴肺经。

【主治】五内邪气，胃中热气，心中烦闷，除时疾热利五淋，通小便，治心烦懊恼不得眠，泻三焦火，清胃脘血，治热厥心痛，解热郁，行结气，祛肝胆屈曲之火使之下行。凡心痛稍久，若温散之，反助火邪，栀子泻三焦之火，

清胃脘之血，使邪易伏而病易退也。然本草不言栀子能吐，而仲景用为吐药何也？盖栀子本非吐药，因邪气在上拒格而不纳食，令上吐则邪因以出，所谓高者越之也。又栀子非利小便之药，而本草言能通利小便者何也？盖膀胱津液之府，气化则能出焉，栀子能导肺邪，肺清则化行，乃辛与庚合，又与丙合，又能泄戊先入中州故也。故仲景治伤寒发汗吐下后虚烦不得眠若剧者，又反覆颠倒心中懊恼，以栀子豉汤治之。因其虚，故不用大黄之寒而有毒，反用栀子虽寒而无毒者，乃祛胃中之热气也。

桃仁
【气味】苦甘平无毒，沉而降，阴中之阳，入手足厥阴经血分。

【主治】热入血室，泄腹中滞血，除皮肤血热燥痒，行皮肤凝聚之血。伤寒八九日，内有蓄血，发热如狂，小腹满，小便自利者，又有当汗失汗，热毒深入，吐血及血结胸烦躁谵语者，仲景俱以抵当汤主之。与虻虫、水蛭、大黄同用，总以桃仁之苦可以泄滞，破血以生新血也。

连翘
【气味】苦平无毒，轻清而浮升，阴中阳也。入手足少阳手阳明经，又入手少阴经。

【主治】泻心经客热，去上焦诸热，为疮家圣药。疮疡瘤瘿结核，治有神功者，以其状似人心两片合成，其中有仁甚香，乃少阴心经厥阴胞络气分主药也。

地榆
【气味】苦微寒无毒，其体沉而降，阴中阳也。专主下焦血分。

【主治】肠风下血，泻血下血，疗妇人乳疾七伤带下，治下部脓血水泻。白痢不可轻使，热血痢间多用之。

恶麦门冬　雄黄　伏丹砂　硫黄

石膏

【气味】辛微寒无毒，沉而降，阴也。入足阳明手太阴少阴经气分。

【主治】除胃热肺热，散阴邪，缓脾益气，止阳明经头痛发热恶寒，日晡潮热，大渴引饮，中暑潮热牙痛。凡风喜伤阳，寒喜伤阴，荣卫阴阳为风寒所伤，则非轻剂所能独散，必须轻重之剂同散之，乃得去阴阳之邪，和荣卫之气，是以大青龙汤以石膏为之使，以苦甘散热而直达肌表也。又阳明经中热，发热恶寒，燥热，日晡潮热，肌肉壮热，小便浊赤，大渴引饮，自汗头痛，此邪在阳明，肺受火制，必用辛寒以清肺气，仲景之用白虎汤是也。若无以上诸症者，则多有血虚发热象白虎汤症，及脾胃虚劳形体病症，初得之时与此症亦同，俱不宜服之。若不识而误用，不可胜救也。立夏前多服白虎汤者，令人小便不禁，此乃降令太过，阳明津液不能上输于肺，肺之清气亦复下降故也。大抵非腹有极热者，不宜轻用，轻用之令人寒胃不食也。

马兜铃

【气味】苦寒无毒，阴中微阳，入手太阴经。

【主治】体轻而虚，熟则悬而四开有肺之象，故能入肺。味寒能清肺热，苦辛能降肺气，钱氏补肺阿胶散用之，非取其补肺，乃取其清热降气，邪去则肺自安也。其中佐以阿胶、糯米，则正补肺之药也。汤剂中多用，亦能作吐。

枇杷叶

【气味】苦平无毒，阳中阴也。凡用采其叶之极大者，其气乃足，用粗布试去毛，以甘草汤洗一遍，用绵再拭干，以蜜涂炙过方用。

【主治】呕哕不止，妇人产后口干，治肺气热嗽，及肺风疮，胸面上疮，和胃降气，清热解暑。大都枇杷叶气薄味厚，专入肺胃二经，而治病者取其功能下气，气下则火降痰顺，而逆者不逆，呕者不呕，渴者不渴，咳者不咳也。

防己

【气味】辛平无毒，乃太阳本经药也。

【主治】治风用木防己，治水用汉防己，大概通可去滞，通草、防己之属是也。性大苦寒，能泻血中实热，亦能泻大便，补阴泻阳。凡十二经有湿热壅塞不通，及下注脚气，除膀胱积热而庇其根本，非此不能治。然饮食劳倦阴虚生内热，元气谷食已亏，若以防己泄大便则重亡其血。如人大渴引饮，是热在上焦肺经气分，只宜淡以渗泄，若用防己，则以下焦血分之药，逆疗其上，必为乱阶。又外伤风寒，邪传肺经，气分湿热，而小便黄赤乃至不通，此上焦气病，禁用血药，若以防己为能散结而误用之，必令人身心烦乱，饮食短少。

海藻

【气味】苦咸寒无毒，纯阴而沉。

【主治】瘿瘤马刀诸疮坚而不溃。凡营气不调，外为浮肿，海藻咸能软坚，随各引经之药治之，可反夺以成其功。

牡蛎

【气味】咸平微寒无毒，入足少阴经。

【主治】化痰软坚，清热除湿，止心脾气痛，痢下赤白浊，消疝瘕积块瘿疾结核。以柴胡引之能胁下硬，以茶引之能去顶上结核，以大黄引之能消股间肿，以地黄引之能益精收涩止小便多，乃肾经血分之药也。故成无己云：牡蛎之咸，以消胸膈之满，以泄水气。又云：壮水之主，以制阳光。则渴饮不思，故牡蛎又能止渴也。

贝母

【气味】辛平无毒，乃肺金气分中药也。

【主治】腹中结实，心下痞满，疗时疾黄疸。和砂糖丸含止嗽，烧灰油调傅人畜恶疮敛疮口，作末酒服治产难及胞衣不出。与连翘同服主项下瘿瘤，故伤寒寒实结胸，外无热证者，三物小陷胸汤主之，白散亦可，以其内有贝母也。俗以半夏有毒用贝母代之，不知贝母乃太阴肺经之药。半夏乃太阴脾经阳明胃经之药，若虚劳咳嗽吐血咯血，肺痿肺痈，妇人乳痈痈疽，及诸郁之症，半夏乃所禁忌，贝母可为向导也。至于脾胃湿热，涎化为痰，久则生火，痰火上攻，昏愦僵仆蹇涩诸症，贝母切不可代，必用半夏。古人治人面疮须用贝母，其入气分灼然可见。

畏秦艽

沙参

【气味】苦微寒无毒，入厥阴经。

【主治】滋养肝木，除寒热，安五脏，疗久咳肺痿，其体轻虚，专补肺气，因而益脾与肾，补阴制阳。

反漏芦　恶防己

玄参

【气味】苦微寒无毒。勿犯铜器，饵之能喑人喉，丧人目。入足少阴肾经。

【主治】心中懊憹烦不得眠，心神颠倒欲绝，血滞，小便不利。凡肾水受伤，真阴失守，孤阳无根，发为火病，法宜壮水以制火。玄参治胸中氤氲之火，真圣剂也。

恶黄芪　山萸肉　干姜　大枣　反藜芦

丹参

【气味】苦寒无毒，平而降，阴中之阳也。入手少阴厥阴之经，心与胞络血分之药也。

【主治】破宿血，生新血，安生胎，下死胎，止血崩带下，调经脉不匀，排疮疡脓，止痛生肌长肉，定疝痛。

畏盐水　反藜芦

桔梗

【气味】辛苦微温无毒，浮而升，阳也。入手太阴足少阳经。去芦，净米泔水浸一宿，焙干用。

【主治】肺热气奔促，咳逆肺痈，排脓，开提气血。咽中痛，非此不能除。清利头目，破滞及积块。诸药有此不能下沉，谓之舟楫。

犀角

【气味】苦酸咸寒无毒，阳中之阴也。入阳明经。凡用磨汁服之。忌盐，妊妇勿服，能消胎气。

【主治】吐血衄血下血，及伤寒蓄血，发狂谵语，发黄，发斑，痘疮稠密，内热黑陷，或不结痂，泻肝凉心，清胃解毒。盖胃为水谷之海，饮食药物，必先受用，故犀角能解一切诸毒。又五脏六腑皆禀气于胃，风邪热毒必先干之，故犀角能疗诸血及惊狂斑痘之症。

牛黄

【气味】苦平有小毒。

【主治】小儿百病，诸惊痫寒热，口不开，大人颠狂，中风失音，清心化热，利痰凉惊，痘疮紫色，发狂谵语等症。盖牛之有黄，因其病在心及肝胆之间，凝结成黄也，故还能治心及肝胆之病。凡中风入脏者，必用牛雄脑麝之剂，入骨髓，透肌肤，以引风出。若风中于腑及血脉者忌用，恐反引风邪流入于骨髓，如油入面，莫之能出也。

芦荟

【气味】苦寒无毒，乃厥阴药也。

【主治】其功专于杀虫，清热明目，镇心，疗小儿癫痫惊风，祛五痔，杀三尸。研末傅䘌齿甚妙，治湿癣出黄汗。

郁金

【气味】辛苦寒无毒，属火与土有水，其性轻扬，上行入心及胞络。

【主治】补血下气，生肌止血，破恶血，治阳毒，入胃下血频痛。

竹沥

【气味】甘大寒无毒，姜汁为之使。凡取竹沥，宜用淡苦竹者佳，以竹截长五六寸，以瓶盛倒悬，下用一器承之，周围以火逼之，其沥滴流于器内。

【主治】风痹，胸中大热，止烦闷，消渴劳复，养血清痰，风痰虚痰在膈胸，令人癫狂，痰在经络四肢及皮里膜外，非此不能达，治子冒风痉，解射罔毒。凡阴虚则发热，竹沥味甘性缓，能除阴虚之有大热者。寒而能补，与山药寒补义同。大寒言其功，非独言其气也。其性滑痰，非助以姜汁不能行。诸方治胎产金疮口噤，与血虚自汗，消渴小便多，皆是阴虚之病，无不用之。然寒湿胃虚滑肠之人，服之则反伤肠胃。

常山

【气味】苦寒有毒，为治疟之最要，不可多进。凡无水不作痰，无痰不成疟。水在上焦则常山能吐之，水在胁下则常山能破其癖而下其水，但得行血药为佐助，功可收其十全也。又纯热发疟，或蕴热内实之症，投以常山，大便点滴而下。大便似泄不泄者，佐以大黄泄利数行，可获痊愈也。

乌梅

【气味】酸温平涩无毒，入脾肺二经血分。

【主治】止渴调中，去痰治疟，敛肺涩肠，噎膈蛔厥，蚀恶肉。仲景治蛔厥乌梅丸及虫䘌方中用者，取虫得酸而即止之之义也。

大戟

【气味】苦寒有小毒，阴中之微阳也。

【主治】蛊毒十二水，腹满急痛，破癥结，并甘遂同为泄水之重剂。盖水湿也，得气与火，则凝滞而为痰为涎为涕为癖，故入心迷窍则成癫痫妄言妄见，入肺塞窍则成咳唾稠粘喘息背冷，入肝而留伏蓄聚则成胁痛干呕寒热往来，入经络则麻痹疼痛，入筋骨则颈项胸背腰胁手足牵引，《三因方》并以控涎丹主之。总以大戟能泄脏腑之水湿，善用之可奏奇功也。又钱氏谓肾为真水，有补无泻，而复云痘疮变黑归肾一症，乃用百祥膏下之以泻肾者也。盖非泻肾，是泻其腑而脏自不实也。然其性苦寒有毒，最损真气，须认症确审，方可言用。

胡黄连

【气味】苦平无毒。

【主治】补胆肝，明目，骨蒸劳热，妇人胎蒸，小儿惊痫，理腰肾，去阴汗，去果子积，性情功用与黄连同。

恶菊花　白鲜皮　玄参　芫花　僵蚕　冷水　畏款冬　牛膝

荆芥

【气味】辛温无毒，浮而升，阳也。入足厥阴经气分。

【主治】寒热鼠瘘，瘰疬生疮，破结聚气，下瘀血，除湿疸，去邪，除劳渴冷风出汗，煮汁服之。捣烂醋和傅疔肿肿毒。治恶风贼风，遍身㿋痹，心虚忘事，益力添精，通利血脉，传送五脏不足气，助脾胃，主血劳风气壅满，背脊疼痛虚汗，理脚气筋骨烦疼及阴阳毒，伤寒头痛头旋目眩，手足筋急及发斑。盖荆芥入足厥阴经气分，其功长于祛风邪，散瘀血，破

结气，消疮毒。盖厥阴乃风木也，主血而相火寄之。故风病血病疮病为要药。

反驴肉 无鳞鱼 河豚

地骨皮 凡使根掘得，以东流水浸刷，去土，捶去心，以熟甘草汤浸一宿焙干。

【气味】苦寒，升也阴也。入足少阴手少阳经。

【主治】细锉拌面煮熟吞之去肾家风良。又益精气，去骨热消渴，解骨蒸肌热消渴，风湿痹，坚筋骨凉血，治在表无定之风邪，传尸有汗之骨蒸，泻肾火，降肺中伏火，去胞中火退热，补正气，治上膈吐血。煎汤漱口，止齿血，治骨槽风。又治金疮神验，去下焦肝肾虚热。

琥珀 凡用须分红松脂、石珀、水珀、花珀、物象珀、瑿珀、琥珀。其红松脂如琥珀，只是浊大脆文横。水珀多无红色，如浅黄多皱文。石珀如石重，色黄不堪用。花珀文似新马尾松心，文一路赤，一路黄。物象珀其内自有物命，入用神妙。瑿珀之象珀之长。琥珀如血色，以布拭热，吸得芥子者真也。琥珀拾芥，乃草芥即禾草也，言云芥子误矣。入药用水调侧柏子末，安瓷锅中，置琥珀于内煮之。从巳至申，当有异光。捣粉筛用。

【气味】甘平无毒。

【主治】安五脏，定魂魄，杀精魅邪鬼，消瘀血，通五淋，壮心明目，磨翳，止心痛颠邪，疗蛊毒，破结瘕，治产后血枕痛，止血生肌，合金疮，清肺利小肠。古方用为利小便以燥脾土有功，脾能运化，肺气下降，故小便可通。若血少不利者，反致其躁急之苦。

水银

【气味】辛寒有毒。

【主治】疥瘘痂白秃，杀皮肤中虱，堕胎，除热，杀金银铜锡毒，熔化还复为丹，以傅男子阴，阴消无气，利水道，去热毒，主天行热疾，除风安神镇心，治恶疮痂疥，杀虫，催生下死胎。丹烧不成水银，积变又还成丹砂，其去凡草木远矣。金汞在九窍则死人为之不朽，水银入耳能食人脑至尽，入肉令百节挛缩，倒阴绝阳。人患疮疥，多以水银涂之。性滑重直入肉宜谨之。头疮切不可用，恐入经络，必缓筋骨，百药不治也。

朴硝 炼白如银，能寒能热，能滑能涩，能辛能苦，能成能酸。入地千岁不变，色青白者佳。黄者伤人，赤者杀人。

【气味】苦辛寒无毒，又曰苦咸有小毒，得石韦为之使。

【主治】百病，除寒热邪气，逐五脏积聚结固留癖，能化七十二种石。炼饵服之，轻身神仙。胃中饮食热结，破留血闭绝停痰痞满，推陈致新，疗热胀，养胃消谷，治腹胀大小便不通，女子月候不通，通泄五脏百病及癥结，治天行热疾头痛，消肿毒，排脓润毛发。

恶麦句姜 畏三棱

芒硝

【气味】辛苦大寒无毒，又曰咸有小毒。

【主治】五脏积聚久热胃闭，除邪气，破留血，腹中痰实结搏，通经脉，利大小便及月水，破五淋，推陈致新，下瘰疬黄疸病时疾壅热，能散恶血，堕胎，傅漆疮。

马牙消

【气味】甘大寒无毒，又曰咸微甘，即英消也。

【主治】除五脏积热伏气，末筛点眼赤，去赤肿障翳涩泪痛，亦入点眼药中用，功同芒硝。

《内经》曰：咸味下泄为阴。又云：咸以软之。热淫于内，治以咸寒。气坚者以咸软之，热盛者以寒消之。故张仲景大陷胸汤、大承气汤、调胃承气汤，皆用芒硝以软坚去实，热结

不至坚者不可用也。《本草》云朴硝味辛，是辛以润坚燥也。今人不用辛字，只用咸字，咸能软坚也。其义皆是。《本草》言芒硝利小便而堕胎，然伤寒妊娠可下者，用此兼大黄引之，直入大腹，润燥软坚泻热，而母子俱安。经云"有故无殒亦无殒也"此之谓欤。以在下言之，则便溺俱阴；以前后言之，则前气后血；以肾言之，总主大小便难，溺涩秘结，俱为水少火盛，经云热淫于内，治以咸寒，佐之甘苦，故用芒硝、大黄相须为使也。芒硝气薄味厚，沉而降，阴也。其用有三：去实热一也；涤肠中宿垢二也；破坚积热块三也。孕妇惟三四月及七八月不可用，余皆无妨。朴硝澄下，消之粗者也，其质重浊。芒硝、牙消结于上，消之精者也，其质清明。甜消、风化消，则又芒硝、牙消之去气味而甘缓轻爽者也。故朴硝止可施于卤莽之人及傅涂之药，若汤散服饵，必须芒硝、牙消为佳，张仲景《伤寒论》，只用芒硝，不用朴硝，正此义也。

羚羊角 凡用有神羊角甚长，有二十四节，内有天生木胎，此角有神力抵千牛。凡使不可单用，须要不折元对，绳缚，铁锉锉细，重重密裹避风，以旋旋取用。捣筛极细，更研万匝入人肠。

【气味】咸寒无毒。

【主治】明目益气，起阴，去恶血注下，辟蛊毒恶鬼不祥，常不魇寐，除邪气惊梦狂越僻谬，疗伤寒时气寒热热在肌肤，湿风注毒伏在骨间，及食噎不通。久服强筋骨轻身，起阴益气，治中风筋挛附骨疼痛。作末蜜服，治卒热闷及热毒痢血疝气。摩水涂肿毒，治一切热毒风攻注，中恶毒风卒死，昏乱不识人，散产后恶血冲心烦闷。烧末酒服之，治小儿惊痫，治山瘴及噎塞，治惊悸烦闷，心胸恶气，瘰疬恶疮溪毒，平肝舒筋，定风安魂，散血下气，辟恶解毒，治子痫痉疾。盖羊火畜也，而羚羊则属木，故其角入厥阴肝经甚捷，同气相求也。

肝主木，开窍于目，其发病也，目暗障翳，而羚羊角能平之。肝主风，在合为筋，其发病也，小儿惊痫，妇人子痫，大人中风，搐搦及筋脉挛急历节掣痛，而羚角能舒之。魂者肝之神也，发病则惊骇不宁，狂越僻谬，魇寐卒使，而羚角能安之。血者肝之脏也，发病则瘀滞下注，疝痛毒痢，疮肿瘘疬，产后血气，而羚羊能散之。相火寄于肝胆，在气为怒，病则烦懑气逆喷塞不通，寒热及伤寒伏热，而羚角能降之。羚之性灵，而筋骨之精在角，故又能辟邪恶而解诸毒。《本经》《别录》甚著其功，而近俗罕能发扬，惜哉。

甘菊花 菊之品凡百种，自生茎叶花色，品品不同，惟单叶花小而黄绿，叶色深小而薄，九月应候而开者是也。邓州白菊单叶者亦入药，余皆医经不用。其茎有株蔓紫赤青绿之殊，其叶有大小厚薄尖秃之异，其花有千叶单叶，有心无心，有子无子，黄白红紫间色深浅大小之别，其味有甘苦辛之辨，又有夏菊秋菊冬菊之分，大抵惟以单叶味甘者入药。菊谱所载甘菊、邓州黄、邓州白者是也。

【气味】苦平无毒，又苦甘寒，可升可降，阴中微阳也。黄者入金水阴分，白者入金水阳分，红者行妇人血分，盖其性属土与金有水与火。

【主治】诸风头眩肿痛，目欲脱泪出，皮肤死肌，恶风湿痹，久服利血气，轻身耐老延年。补阴血而养目益肝木，祛身上一切游风，目脱泪出。盖补水所以制火，益金所以平木，木平则风息，火降则热除，故甘菊花多能益金水二脏，此之谓也。味苦者为苦薏，服之伤人目，损人胃气，即野菊花也。色黄而小，心如莲子，治痈肿疔毒瘰疬眼瘜。

射干

【气味】苦平有毒，阳中阴也。

【主治】咳逆上气，喉痹咽痛，散结气，腹

中邪逆，食饮大热，苦酒摩涂毒肿，治痈气，消瘀血，通女人月闭，消痰，破癥结胸膈满腹胀气喘疭癖，开胃下食，镇肝明目，治肺气喉痹为佳，射干属金有木与火，行太阴厥阴之积痰，使结核自消甚捷。又治湿气因疲劳而发，变为便毒。又能降火，故古方治痹咽痛为要药。仲景治咳而上气，喉中作水鸡声者，有射干麻黄汤。又治疟母有鳖甲煎丸亦用射干，皆取其降厥阴相火，火降则血散肿消，痰结自解，瘕坚自破也。

薏苡仁

【气味】甘微寒无毒。采得以糯米同炒，去米用良。亦有以盐汤煮过者。

【主治】筋急拘挛风湿痹，除筋骨邪气不仁，肺痿吐脓血，治干湿脚气，疗肺痈心胸甲错。属土为阳明之药，故能健脾益胃。虚则补其母，故肺痿肺痈用之。筋骨之病，以治阳明为本，故拘挛筋急风痹者用之。土能胜水除湿，故泄痢水肿用之。

车前子

【气味】甘寒无毒。

【主治】气癃，止痛利水道，治肝中风热，冲目赤痛障翳，脑痛泪出。其叶通五淋治尿血，古驻景丸用车前以佐菟丝子良，以车前子能利小便而不走精气，与茯苓同功也。

莲藕 其根藕，其实莲，其茎叶荷。

【气味】甘平涩无毒。

【主治】补神益气力，除百疾，久服轻身耐老，不饥延年。主五脏不足伤中，益十二经脉血气，止渴去热，安心止痢，治腰痛及泄精，多食令人欢喜，止怒止泄消食，交心肾，厚肠胃，固精气，强筋骨，补虚损，利耳目，除寒湿，止脾泄久痢、赤白浊、女人带下崩中诸血病，捣碎和米作粥饭食，轻身益气，令人强健，安靖上下君相火邪。盖莲产于淤泥而不为泥染，

居于水中而不为水没，根茎花实，凡品难同清净，济用群美兼得，自箬荷而节，节生茎、生叶、生花、生藕、由菡萏而生蕊、生莲、生菂、生薏，其莲菂则始而黄、黄而青、青而绿、绿而黑，中含白肉，内隐青心，石莲坚刚，可历永久，薏藏生意，藕复萌芽，展转生生，造化不息。且莲之味甘气温而性啬，禀清芳之气，得稼穑之味，乃脾之果也。脾者黄宫，所以交媾水火，会合木金者也。土为元气之母，母气既和，津液相成，神乃自生，久视耐老，此其权舆也。昔人治心肾不交，劳伤白浊，有清心莲子饮，补心肾，益精血，有瑞莲丸，皆得此理也。

藕节

【气味】涩平无毒。

【主治】捣汁饮，主吐血不止，及口鼻出血，消瘀血，解热毒，产后血闷。和地黄研汁入热酒小便饮，能止咳血唾血血淋溺血下血血痢血崩。

百部 一名野天门冬，其根多者百十连属如部伍然，故以名之。

【气味】甘微温无毒。

【主治】传尸骨蒸劳，治疳，杀蛔虫寸白蛲虫及一切树木蛀虫，烬之即死。杀虱及蝇蠓，作汤洗牛犬去虱。火炙酒浸，空腹饮之，治疥癣去虫蚕咬毒。百部亦天门冬之类，故皆治肺病杀虫，但百部气温而不寒，寒嗽宜之，天门冬性寒而不热，热嗽宜之，此为异耳。

茵陈蒿

【气味】苦平微寒无毒，阴中微阳，入足太阳经，又入足阳明经。

【主治】风湿结热，通关节，去伏瘕，通身发黄成疸，小便不利，故茵陈栀子大黄汤治湿黄，栀子柏皮汤治燥黄，为阳黄之要药，茵陈附子汤治阴黄，为阴分之通剂，各随寒热而君主之也。

瞿麦

【气味】苦寒无毒，阳中之阴也。

【主治】关格诸癃结，小便不通，逐膀胱邪逆，主五淋月经不通。

淫羊藿

【气味】辛寒无毒。以夹刀夹去叶之四畔花枝，每一斤用羊脂四两拌炒，脂尽为度。

【主治】益精气，补筋骨，疗四肢不仁，驱一切冷风，乃手足阳明三焦命门之药也，真阳不足者宜之。

茅根

【气味】甘寒无毒。

【主治】劳伤虚羸，补中益气，除瘀血血闭寒热，利小便，下五淋，除客热在肠胃，止渴坚筋，妇人崩中，久服利人，主妇人月经不匀，通血脉淋沥，止吐衄诸血，伤寒哕逆，肺热喘急，水肿黄疸，解酒毒。但茅根甘能除伏热，利小便，故能止诸血哕逆喘急消渴，治黄疸水肿，乃良物也。世人因微而忽之，惟事苦寒之剂，致伤冲和之气，乌足知此哉。

牵牛子

一名草金羚，此药始出田野人牵牛谢药，故以名之。近人隐其名为黑丑，白者为白丑，盖以丑属牛也。

【气味】苦寒有毒。

【主治】下气疗脚满水肿，除风毒，利小便，治疰癖气块，利大小便，除虚肿，落胎，治腰痛下冷脓泻蛊毒药，并一切气壅滞，和山茱萸服去水病，除气分湿热三焦壅结，逐痰消饮，通大肠气秘风秘，杀虫，达命门。牵牛乃感南方热火之化以生，若病湿极盛，湿气不得施化，致大小便不通，则宜用之，令湿去而气得周流可也。今人不问有湿无湿及湿之极与否，但遇伤食或有热证，即用牵牛克伐之药，暗蚀人之元气而不知耶，嗟夫。

萱草

苗花

【气味】甘凉无毒。萱属水性，下走阴分。

【主治】煮食治小便赤涩，身体烦热，除酒疸，消食利湿热，作菹利胸膈，安五脏，令好欢乐无忧，轻身明目。

根

【主治】沙淋，下水气，酒疸黄色遍身者捣汁服。大热衄血，研汁一大盏，和生姜汁半盏细呷之。吹乳乳痈肿痛，擂酒服，以滓封之。

香附子

【气味】甘微寒无毒，阳中之阴，血中之气药也。入足厥阴手少阳经，能兼行十二经八脉气分。盐便酒醋各从本方制用。

【主治】一切气并霍乱吐泻腹痛，肾气膀胱冷，消食下气，《本草》不言治崩漏，方中用治之者，是益气而止血也。又能逐去凝血，乃以血药引至气分而生血，令阳生阴长之义也。

侧柏叶

凡用挼去两畔并心枝丫，用糯泔浸七日，以酒拌蒸一伏时，每一斤用黄精自然汁十二两浸焙，又浸又焙，待汁干用之，此服食治法也。常用或生或沙，各从本方。

【气味】苦微温无毒。

【主治】吐血衄血痢血崩中赤白，轻身益气，令人耐寒暑，去湿痹生肌，治冷风历节疼痛，止尿血，灸窨冻疮，烧取汁涂头黑润鬓发，傅汤火伤，止痛灭瘢，服之疗蛊痢，作汤常服，杀五脏虫，益人。柏属阴与金善守，故采其叶随月建，方取其多得月令之气，此补阴之要药。其性多燥，久服之，大益脾土，以滋其肺。柏性后凋而耐久，禀坚凝之质，乃多寿之木，所以可入服食，道家以之点汤常饮，元旦以之浸酒辟邪，皆有取于此也。

畏羊蹄草　菊花

地肤子

【气味】苦寒无毒。

【主治】膀胱热，利小便中益精气，久服耳目聪明，轻身耐老，去皮肤中热气，使人润泽，散恶疮疝瘕，强阴，治阴卵癫疾，去热风，可作汤沐浴。与阳起石同服，主丈夫阴痿不起，补气益力。夫众病皆起于虚，虚而多热者，加地肤子、甘草。

苗叶

【气味】苦寒无毒。

【主治】捣汁服，主赤白痢，烧灰亦善，煎水洗目，去热暗雀盲涩痛，主大肠泄泻，和气涩肠胃，解恶疮毒，煎水日服，治手足烦疼，利小便诸淋。

山豆根生剑南及宜州果州山谷，今广西亦有，以忠州万州者为佳。苗蔓如豆，叶青，经冬不凋，八月采根。广南者如小槐高尺余，石鼠食其根，故岭南人捕鼠取肠胃曝干，解毒攻热效。

【气味】甘寒无毒。按沈括《笔谈》云：山豆根味极苦，《本草》言味甘大误矣。

【主治】解诸药毒，止痛，消疮肿毒发热咳嗽，治人及马急黄，杀小虫。含之咽汁，解咽喉肿毒极妙。研末汤服五分，治腹胀喘满。酒服三钱，治女人血气腹胀。又下寸白诸虫，丸服止下痢。磨汁服止卒患热厥心腹痛，五种痔痛。研汁涂诸热肿秃疮，蛇狗蜘蛛伤。

白鲜根皮

【气味】苦寒无毒。又气寒善行，味苦性燥，入足太阴阳明经，去湿热药也。兼入手太阴阳明，为诸黄风痹要药，世医止施之疮科浅矣。

【主治】头风黄疸，咳逆淋沥，女子阴中肿痛，湿痹死肌，不可屈伸起止行步，疗四肢不安，时行腹中大热饮水，欲走大呼，小儿惊痫，妇人产后余痛，治一切热毒风，恶风风疮，疥

癣赤烂，眉发脱落，皮肌急，壮热恶寒，解热黄酒黄急黄谷黄劳黄，通关节，利九窍及血脉，通小肠水气，天行时疾，头痛眼疼。其花同功，治肺嗽。

恶螵蛸　桔梗　茯苓　萆薢

旋覆花

【气味】咸温有小毒，入手太阴肺手阳明大肠经。

【主治】其功只在行水下气通血脉而已。若病人涉虚者，此则走散太甚，不宜用之，恐冷利大肠也。治伤寒汗下后，心下痞坚，噫气不除，有七物旋覆代赭汤，治妇人有三物旋覆汤，治痰饮在两胁胀满，有旋覆花丸，皆通泄之义也，用者详审之。

昆布

【气味】咸寒滑无毒。

【主治】十二种水肿，瘿瘤聚结，去面肿，疗恶疮鼠瘘。但昆布下气，久服瘦人。大抵海中菜皆能损人，不可多食。

淡竹叶

【气味】甘寒无毒。

【主治】叶：去烦热，利小便清心。根：能堕胎催生。

槐

槐实

【气味】苦寒无毒，乃纯阴入肝经气分药也。

【主治】五内邪气热，止涎唾，补绝伤火疮，妇人乳瘕，子脏急痛，久服明目益气，头不白延年。治五痔疮瘘，以七月七日取之，捣汁，铜器盛之，日煎今可丸如鼠屎纳窍中，日三易乃愈。又堕胎，治大热难产，杀虫去风。阴干煮饮，明目，除热泪头脑心胸间热，治丈

夫女人阴疮湿痒，催生吞七粒，治口齿风，凉大肠，润肝燥。

槐花

【气味】苦平无毒。又曰味苦色黄气凉，入阳明厥阴血分药也。

【主治】五痔心痛眼赤，杀腹脏虫，及皮肤风热，肠风泻血赤白痢，并炒研服。凉大肠，炒香频嚼，治失音及喉痹，又疗吐血衄崩中漏下。

金箔

【气味】辛平有毒。生者有毒，熟者无毒。古方不见用者。必须烹炼锻屑为薄，方可入药也。

【主治】镇精神，坚骨髓，通利五脏邪气，疗小儿惊伤五脏，风痫失志，镇心安魂魄，癫痫风热，上气咳嗽，伤寒肺损吐血，骨蒸劳极作渴，并以薄入丸散服。

青黛其本原从波斯国来，不可复得。今以中国靛花为之，否则以青布烧灰可代。以靛充用，恐有石灰。

【气味】咸寒无毒。

【主治】解诸药毒，小儿诸热惊痫发热。同鸡子白、大黄末傅疮痫蛇虺螫毒，泻肝散五脏郁火。

通草

【气味】甘淡寒无毒，阴中之阴，降也。

【主治】色白而气寒，味淡而体轻，故入太阴肺经。引热下降而利小便，入阳明胃经，通气上达而下乳汁。

龙胆草

【气味】苦涩大寒无毒，沉而降，阴也。入足厥阴气分。

【主治】益肝胆气，止惊惕，明目止烦，小儿惊痫，除下部风湿，除湿热，脐以下至足踵痛。酒浸则能上行外行，为柴胡使，泄火而疗眼中疾。相火寄旺于肝胆，龙胆能泻肝胆之热邪，而泻即是补也。但大苦大寒，过服恐伤胃中生发之气，反助火邪，亦犹过服黄连反从火化之义。

恶地黄

天花粉

【气味】苦寒无毒，阴也。

【主治】解烦渴，行津液。心中枯涸者，非此不能除。与辛酸药为佐使，导肿气乳痈痔瘘疮疖。

蔓荆子

【气味】苦微寒无毒，阳中之阴，入太阳经。胃虚人不可服，恐生痰疾。

【主治】明目坚齿，利九窍，头痛脑鸣，目暗泪出，散风邪，凉诸经血，止目睛内痛，搜肝风。盖蔓荆实气清味辛，体轻而浮，上行而散，故所主皆头面风虚之症也。

夏枯草

【气味】苦辛寒无毒，补养厥阴血脉之药。

【主治】寒热瘰疬，鼠瘘头疮，破癥瘕，散瘿结气，脚肿湿痹，取其能解内热缓肝火也。

灯心草

【气味】甘寒无毒，阳也。

【主治】泻肺，治阴窍涩不利，行水，除喉风痹塞。烧灰涂乳上饲小儿夜啼。以粳米粉浆染过晒干研末，入水澄之，浮于水上者，是灯心也，降心火，通气散肿，祛衄血不止。

天竺黄

【气味】甘寒无毒。

【主治】小儿惊风天吊，去诸风热，镇心明目，滋养五脏，治中风卒坠，失音不语。大抵凉心经，去风热，其气味功用与竹沥同，而无寒滑之害也。

青蒿 叶茎根子
【气味】苦寒无毒。使子勿使叶，使根勿使茎，四件若同使，翻然成痼疾。得春木少阳之气最早，故所主之症，皆少阳厥阴血分之病。

【主治】补中益气，疗瘅痂痒，治留热在骨节间，疟疾寒热往来。生捣汁傅金疮止血止疼，灰淋汁和石灰疗恶毒疮效。

秋石
【气味】咸寒无毒。

【主治】虚劳冷疾，小便遗数，漏精白浊，滋肾水，养丹田，润三焦，消痰咳，退骨蒸，软坚块。

茜根
【气味】苦寒无毒，阴中之阴也。

【主治】色赤而气温，味微酸而滞咸，色赤入荣，气温行滞，味酸入肝，咸走血，手足厥阴血分之对剂也，故专于行血活血，治女子经水不通，可为主药。

漏芦
【气味】咸寒有毒，足阳明本经之药。

【主治】下乳汁，消热毒，排脓止血生肌，杀虫，疗乳痈瘰疬，行痘疹热。古方治痈疽发以漏芦汤，尤其功之首称也。

蝉蜕
【气味】咸甘寒无毒。

【主治】小儿惊痫夜啼，寒热惊悸，妇人乳难，胞衣不出，杀疳虫，去壮热，治肠中幽幽作声，疮疹出不快利，治风热痘疹作痒，头风眩运，破伤风及疔肿毒疮，除目昏障翳。盖蝉乃土木余气所化，饮风吸露，其气清虚，故其所主皆疗一切风热之症。古人用身，后人用蜕，大抵治脏腑经络当用蝉身，治皮肤疮疡风热当用蝉蜕，各从其类也。又主哑病夜啼者，取其昼鸣而夜息也。

蟾蜍 凡蟾目赤腹无八字者不可用。
【气味】辛凉微毒。

【主治】盖蟾蜍土之精也，上应月魄而性灵异，穴土食虫，又伏山精制蜈蚣，故能入阳明经。退虚热，行湿气，杀虫匶，而为疳病痈疽诸疮要药也。大抵此物能攻毒拔毒，钱氏治小儿疳泻痫热如圣丸，用之为君妙甚。

蜗牛 状类蛞蝓，但背另负壳也。
【气味】咸寒有小毒。

【主治】小儿肿风撮口，利小便，消喉痹，研敷治蜈蚣蝎虿毒。所主诸病，大抵有解热消毒之功也。蜗牛壳治一切疳疾，疗面上赤疮，鼻上酒皶，久利下脱肛。

穿山甲
【气味】咸微寒有毒，入厥阴阳明经。

【主治】除痰疟寒热风痹强直疼痛，通经脉，下乳汁，消痈肿，排脓血，通窍杀虫，疗蚁瘘疮癞，及诸瘴疾疥癣恶疮。此物穴山而居，寓水而食，出阴入阳，能窜经络达于病所，故山甲王不留，妇人食了乳长流，言其迅速也。中病即止，不可过服。

象牙
【气味】甘寒无毒。

【主治】风痫惊悸，一切邪魅精物，热疾骨蒸，及诸疮。并宜生屑入药，诸铁及杂物入肉，刮牙屑和水敷之立出。凡夏月合药，宜置象牙

于傍，取其辟邪镇心，疗一切邪魅迷惑之疾也。

甘遂

【气味】甘寒有毒，阳也。

【主治】大腹肿满。泻十二种水气肿满。若水溢胸中，非此不能除。仲景治心下留饮与甘草同用，取其相反而立功也。又河间治水肿不全消者，以甘遂末涂腹绕脐令满，内服甘草水，其肿便去，亦反治之义也。

雄黄

【气味】苦平寒有毒。

【主治】杀百毒，辟百邪，杀蛊毒。人佩之鬼神不敢近，入山林虎狼伏，涉川水毒物不敢伤，佩入丛草即不畏蛇。大抵雄黄入肝经气分，故肝风肝气，惊痫痰涎，头痛眩运，暑疟泄痢积聚诸病，用之有殊功。又能化血为水，有患者疡生于颊连齿辅车，外肿若覆瓯，内溃出脓血，痛楚难忍，以雄黄为君，佐之以石胆、丹砂、矾石、慈石，烧之三日三夜，其烟上著，用鸡羽扫取以注疮，恶肉破而骨自尽出也。雄黄雌黄俱是同产，但以山阴山阳受气不同耳。服食家重雄黄，取其得纯阳之精也。雌黄则兼有阴气，大寒不入药饵。

荞麦

【气味】甘平寒无毒。

【主治】降气宽肠，压丹石毒，炼肠胃滓滞，而治浊带泄痢腹痛上气之疾，气盛有湿热者宜之。若脾胃虚寒人食之，则大脱元气而落须眉。

山楂

【气味】酸寒无毒。

【主治】消食积，补脾健胃，行结气，消肉积滞血痛胀，化血块气块。若胃中无食积，脾虚不能运化不思食，多服之则反克伐脾胃生发

之气。

漏蓝子一名木鳖子

【气味】苦辛有毒。

【主治】恶疮冷漏疮恶疮疬风。凡漏疮年久者，复其元阳，当用漏蓝子辈加减用之，如不当用而轻用之。又恐热气乘虚变移结核，而为害尤甚也。按《类编》云：一人两足生疮，臭溃难近，夜宿五夫人祠下，梦神授方用漏蓝子一枚，生研为末，入腻粉少许，井水调涂，依法治之果愈。盖此物不堪服饵，止宜入疮科也。

热性药品

附子

【气味】辛温有大毒，可升可降，阳中之阴，浮中之沉，无所不至，入手少阳足少阴三焦命门之剂。

【主治】风寒咳逆，温中，散脏腑沉寒，拘挛膝痛，补虚散壅，脊强而厥，久病呕哕，反胃噎膈，痈疽不敛，下痢赤白，助阳退阴。凡伤寒传变三阴及中寒夹阴，虽身大热而脉沉者必用之。近世阴证伤寒，往往疑似，不敢遽用，直待阴极阳竭，而莫之救，则惑之甚也。岂知附子禀雄壮之质，有斩关夺将之功，能引补气药行十二经，以追复散失之元阳，引补血药入血分，以滋养不足之真阴，引发散药开腠理，以祛逐在表之风寒，引温暖药达下焦，以驱除在里之阴湿，功能退阴扶阳，起死回生，信不诬也。仲景八味丸用为少阴经之向导，又其性走而不守，健悍走下，以行地黄之滞，后人不审，相习为治风之药，并为补药，亦惑之甚也。又熟附配麻黄，发中有补，仲景麻黄附子细辛汤、麻黄附子甘草汤是也。又曰附子无干姜不热，得甘草则性缓，得桂则补命门真火。川乌头即生附子之母，气辛温，功同附子而稍缓。又曰川乌头性轻疏，温脾去风。又云服乌附药，

并宜冷服，谓阴寒在下，虚阳上浮，治之以寒，则阴气益甚而病增，治之以热，则拒格而不纳，热药冷饮，下嗌之后，冷体既清，热性便发，而病气随愈，不违其情，而致大益，此热因寒用，反治之妙也。天雄乃种附子而内中生出者，又或附子中变换而出，其形长而不生子，故曰天雄，元素曰非天雄不能补上焦之阳虚，但思上焦阳虚，即属心肺之分，当用参芪，不当用天雄，不知补下即所以益上，先贤非误认上尖为上药也。

干姜

【气味】辛温无毒，半浮半沉，可升可降，阳中之阴也。又云大辛大热，为阳中之阳。

【主治】其用有四，通心助阳，去脏腑沉寒痼冷，发诸经之寒气，疗感寒腹痛，故肾中无阳，脉气欲绝，附子为引，名姜附汤。亦治中焦寒邪淫胜之症。又能补下焦，故四逆汤用之以治里寒，理中汤用之以回阳气。或言干姜为心脾二气分之药，则当补心气之不足，补脾胃之空虚，今理中汤用之言泄不言补何也？盖辛热燥湿，泄脾中寒湿邪气，非泄正气也。邪去而正自升，只言其泄之功可也。又或云服干姜以治中者，恐其僭上，不可不知，何也？盖干姜入肺中利肺气，入肾中燥下湿，入肝经引血药生血，同补阴药亦能引血药入气分，然温肺必和之以五味，温胃必和之以人参，而概缓之以甘草之甘，庶不致壮火而食气也。久服令人目暗，孕妇不可食，恐令胎内消。炒黑为灰，能引血药入血分，引气药入气分，另有奇功。

草豆蔻

【气味】辛温涩无毒，纯阳而浮，入足太阴阳明经。

【主治】风寒客邪，散滞气，利膈上痰。若身受寒邪，口食寒物，胃寒作痛，用之如鼓应桴。若热郁者，则不可用，恐其积温成热，有偏胜之患也。

白豆蔻

【气味】大温无毒，轻清而升，阳也浮也。入手太阴经。

【主治】散肺中滞气，宽膈进饮食，温暖脾胃，感寒腹痛，止呕逆反胃，去太阳经目内大眦红筋，别有清高之气，补上焦元气之不足。

肉豆蔻

【气味】辛温无毒，入手足阳明经。采得，须以糯米粉和包裹，投灰火煨熟用。

【主治】宿食痰饮，积冷胸腹胀痛，霍乱呕逆。性属金而能上，可温中以补脾。又称其能下气者，以脾得补而善运化，气自下也。

缩砂仁

【气味】辛温涩无毒，阳也浮也。入手足太阴阳明太阳足少阴经。

【主治】脾胃气结滞不散，虚劳冷泻，心腹痛，下气消食。其性属土，故能醒脾调胃，引诸药归宿丹田。得白蔻为使则入肺，得人参、益智为使则入脾，得茯苓为使则入肾，与赤白石脂为使则入大小肠，得条芩、白术为使则安胎。又冲和之气，随所入而得其平也。

吴茱萸

【气味】辛温有小毒，阳中阴也。半浮半沉，入足太阴经血分，少阴厥阴经气分。

【主治】温中下气，止心痛诸冷绞痛，利痰暖胃，通关节，开郁化滞。凡浊阴不降，厥阴上逆，咽膈不通，食则令人口开目瞪，阴寒膈塞，气不得下，此病不已，卒致寒中腹满膨胀下利，宜以吴茱萸之苦热泄其逆气也。故仲景吴茱萸汤、当归四逆汤用之治厥阴病及温脾胃为对症之剂。然其为性，下气最速，肠虚之人，服之愈甚。又气上冲膈，多食冲眼。又脱人发，不可不知。

肉苁蓉

【气味】干微温无毒。酒浸一宿，刷去砂土浮甲，劈破中心，去白膜一重如竹丝草样，复以甑蒸之。从午至酉，又用酥炙得所，方可入丸。命门相火不足者，以此补之，乃肾经血分药也。

【主治】五痨七伤，补中，除茎中寒热痛，强阴益精，女子带下阴痛。但属土而有水与火，虽能峻补精血，骤多用之，则反滑大肠。

生姜

【气味】辛微温无毒，浮而升，阳也。

【主治】久服去臭气，通神明。其用有四，制厚朴半夏毒，发散风邪，温中去湿，益脾胃药中之佐。主伤寒头痛鼻塞，通四肢关节，开五脏六腑。与大枣同用，调和脾胃，与芍药同用，温经散寒。或问生姜辛温入肺，何以云入胃口？曰：俗以心下为胃口者非也。咽门之下，受有形之物，及累之系，便是胃口，与肺系同行，故能入肺而开胃口也。又或问夜间勿食生姜，令人闭气何也？曰：生姜辛温，主开发，夜则气本收敛，反开发之，则违天道，故夜不宜食也。凡早行山谷，口含少许，不犯雾露清湿之气，及山岚不正之邪。凡中风中暑中气中毒中恶干霍乱一切卒暴之病，用姜汁与童便服之，立可解散。不彻姜食，言可常食以通神明也。不多食，恐其太辛走气也。秋不食姜，令人泻气，以夏月火旺，宜汗散之，故食之不禁，秋则肺气宜收，所当禁也。去皮用则温，留皮则凉。

五味子

【气味】酸温无毒，可升可降，阴中微阳，入手太阴血分，足少阴气分。

【主治】收散气止嗽，补元气不足，止泻痢，生津液，止渴壮水，镇阳强阴，益男子精，明目暖水脏。凡黄昏喘嗽，乃火气浮入肺中，不宜用凉药，唯五味子能敛而降之。或以其食

之多致虚热者，辄云用治肺之虚寒，则更不取其除热之说，岂知其能收肺气，即是除热，补肾之功，即是暖水脏之功也。但有外邪者，不可骤用，恐闭其邪气，必先发散而后用之，乃为良耳。又五六月宜常服五味子汤，以益肺金之气，盖五味子之酸能泻丙火而益庚金也。八味丸用此述类形象为肾气丸，总以五味悉具，酸咸入肝而补肾，辛苦入心而补肺，甘入中宫而益脾胃，在上则滋源，在下则益水也。

桂枝

【气味】辛温无毒，体轻而上行，浮而升阳也。入足太阳经。即取木桂之最薄者，去其粗皮是也。

【主治】伤风头痛，开腠理，解表止烦发汗，去皮肤风湿，泄奔豚，散下焦蓄血，利肺气，疗痛风，横行手臂。或曰本草言桂枝能止烦出汗，故张仲景治伤寒有当发汗之症，凡数处皆用桂枝汤，此与本草之义甚相符合。又云无汗不得用桂枝，汗家不得重发汗，则桂枝又所禁用。而仲景伤寒有汗多之症，凡数处每用桂枝甘草汤，此又似用桂枝以闭汗也。其说何以辨之？盖太阳中风，阴弱而汗自出，此为卫实荣虚，故发热汗出也。又太阳病非中风，而发热汗出者，此为荣弱卫强，而阴虚阳必凑之也，皆用桂枝汤以发其汗，乃调其荣气，则卫气自和，风邪无所容，遂自汗而解，非桂枝能开腠理发出其汗也。然则桂枝汤下发汗之发字，当认作出字，汗自然发出，非若麻黄症，必以麻黄开发腠理而出其汗也。则凡仲景之用桂枝汤以发汗者，其症必皮肤疏泄，自汗脉浮缓，风邪干于卫气者，为对症之剂。其汗多而用桂枝甘草汤者，盖腠理不密，则津液外泄，而肺气自虚，虚则当补其母，用桂枝同甘草，外散风邪以救表，内伐肝木以防脾，佐以芍药，泄土中之木而固脾，使以姜枣以通行脾之津液，如是而荣卫无不调和矣。荣卫既和，则邪从汗出，而汗自止，非桂枝能闭汗孔也。明乎此，

而仲景之治伤寒有汗，用桂枝不令重发其汗者，是解肌之妙用也。若太阳中风，腠理致密，荣卫邪实，津液禁固，其脉浮紧，发热而汗不出者，则属麻黄症，不可以桂枝为能发散解肌利关节而误用之也。

肉桂

【气味】甘辛大热有小毒，阳中之阳，浮也。去其外之粗皮，是为肉桂，入足少阴太阴经血分。

【主治】补下焦不足，治沉寒痼冷之病，渗泄止渴，去荣卫中风寒。表虚自汗，春夏为禁药，秋冬下部腹痛非此不能止。补命门不足，益火消阴，治寒痹风瘤，阴盛失血，泻痢惊痫。故凡小儿惊风及泄泻，并用五苓散以泄丙火，渗土湿，内用肉桂者，抑肝风而扶脾土也。《医录》云：有人患赤眼肿痛，脾虚不能饮食，肝脉盛，用凉药治肝则脾愈虚，用暖药治脾则肝愈盛，但于温平药中倍加肉桂，杀肝而益脾也。

川芎

【气味】辛温无毒，浮而升，阳也。少阳本经引经之药，又入手足厥阴气分。

【主治】中风入脑头痛，面上游风，治一切面，一切气、一切血，破宿血，养新血，长肉诸疮疡及排脓。凡郁在中焦，须开提以升其气，解诸郁而通阴阳者，非川芎不为功。凡血痢已通而痛不止者，乃阴亏气郁也。若助清阳之气而能令气行血调者，非川芎而谁济。但单服过久，则辛喜归肺，肺气偏胜，恐金来贼木，故有暴亡之患。若配合得宜，定无此害。

续断

【气味】苦微温无毒。

【主治】伤寒，补不足，金疮痈疡折跌，续筋，妇人崩漏，子宫冷，腰痛，关节缓急。入平胃散治痢尤效。

白术

【气味】甘温无毒，可升可降，阳中阴也。入手太阳少阴足太阴阳明少阴厥阴六经。用乳汁润之，以制其性。脾病以陈壁土炒过，窃土气以助脾也。

【主治】温中去脾胃湿，除脾胃热，强脾胃气，进饮食，和脾胃以生津液，止肌热。治四肢困倦，目不能开，怠惰嗜卧，不思饮食，止渴安胎。凡中焦不受湿不能下利，必须白术以逐水益脾，非白术不能去湿，非枳实不能消痞，故枳术丸以之为君。然脾恶湿，湿胜则气不得施化，津液何由而生？故曰膀胱津液之府，气化则能出焉。用白术以除其湿，则气得周流，而津液自生矣。

益智仁

【气味】辛温无毒。

【主治】客寒犯胃，和中益气，补肾虚滑沥，三焦命门气弱者宜之。盖心者脾之母，欲使食化，不必专于和脾，火能生土，当使心药入脾胃药中，益智仁能于土中益火也。然虽脾经本药，在集香丸则入肺，在四君汤则入脾，在大凤髓丹则入肾，三脏各有子母相顾之义，盖随所引而相补一脏也。

麻黄

【气味】苦温无毒，轻清而浮升，阳也。入手太阴足太阳经，兼走手少阴阳明二经。

【主治】中风伤寒头痛，发表出汗，通九窍，开毛孔，治咳逆上气。凡六淫有余之邪，客于阳分皮毛之间，腠理闭拒，荣卫气血不行，谓之表实，非麻黄之轻清，不可以散浊实。但太阳寒水之经，经脉循背下行，本寒而又受外寒，固宜发汗以泄表实。或饮食劳倦及杂病自汗表虚之症，用之则汗过亡阳，脱人元气，不可不禁。仲景治伤寒有汗用桂枝，无汗方用麻黄。伤寒伤风而咳嗽合用麻黄桂枝汤，其用意慎且重也。麻黄虽太阳发散重剂，为发散肺金

火郁之药，其说何也？盖寒伤荣，荣血内涩，不能外通于卫，卫气闭固，津液不行，故无汗发热而憎寒，其症面赤怫郁。

乳香

【气味】微温无毒，纯阳。人手少阴心经。

【主治】活血定痛，疗风水毒肿瘾疹痒毒，止霍乱中恶，中邪气，托理护心，活血伸筋，治妇人产难折伤。盖乳香香窜能入心经，故内托护心散用之透彻疮孔中，使毒气外出，不致内攻也。

鹿茸

【气味】甘温无毒。采得，不可以鼻嗅之。中有小白虫，视之不见，入人鼻则为虫颡，不可药也。

【主治】生精补髓，养血益阳，强筋健骨，补男子腰肾虚冷，脚膝无力，夜梦鬼交，精溢自出，女人崩中漏血，赤白带下。治一切虚损，耳聋目暗，眩运虚痢。蜀中市上一道人货斑龙丸，一名茸珠丹，大醉高歌曰：尾闾不禁沧海竭，九转灵丹都慢说，唯有斑龙顶上珠，能补玉堂阙下穴。盖其方用鹿茸、鹿角、胶鹿角霜是也。

虎骨

【气味】辛微热无毒。

【主治】筋骨毒风挛急屈伸不得，走注疼痛。治恶疮鼠瘘，杀犬咬毒。初生小儿煎汤浴之。辟恶气，去疮疥惊痫鬼疰，长大无病。盖虎骨通可用，凡辟邪疰，治惊痫温疟，疮疽头风，当用头骨。治腰背诸风，当用脊骨。治手足诸风，当用胫骨。各从其类也。但虎之一身筋节气力，皆出前足，故以胫骨为胜。

荜茇 凡使去挺用头，以醋浸一宿，焙干，以刀刮去皮粟子令净乃用，免伤人肺，令人上气。

【气味】辛大温无毒，阳也，浮也。入手足阳明经。然辛热耗散，能动脾肺之火，多用令人目昏。

【主治】温中下气，补腰脚，杀腥气，消食，除胃冷阴疝癖，霍乱冷气，心痛血气，水泻虚痢，呕逆醋心，产后泄痢。与阿魏和合良，得诃子、人参、桂心、干姜，治脏腑虚冷肠鸣神效。治头痛鼻渊牙痛。但荜茇走肠胃冷气，呕吐心腹满痛者宜之。多服走泄真气，令人肠虚下重。

腽肭脐 一名海狗肾，用酒浸一日，纸裹炙香，锉捣，或干银器中以酒煎熟合药，以汉椒、樟脑同收不坏。

【气味】酸大热无毒。

【主治】男子宿癥气块，积冷劳气，肾精衰损，多色成劳瘦悴，补中，益肾气，暖腰膝，助阳气，破癥结，疗惊狂痫疾，五劳七伤，阳痿少力，肾虚，背膊劳闷，面黑精冷最良。《和剂局方》治诸虚损有腽肭脐丸，今之滋补丸药中多用之，精不足者补之以味也。大抵与苁蓉、锁阳之功相近。亦可同糯米、法面酿酒服。

天雄 乃种附子而生出，或变出，其形长而不生子，故曰天雄。其长而尖者，谓之天锥，象形也。

【气味】辛温有大毒。

【主治】大风寒湿痹，痂节痛，拘挛缓急，破积聚邪气金疮。治一切风，一切气，助阳道，暖水脏，补腰膝，益精明目，通九窍，利皮肤，调血脉，四肢不遂，下胸膈水，破痃癖结，排脓止痛，续骨，消瘀血，背脊伛偻，霍乱转筋，发汗，止阴汗。炮含治喉痹，但乌附天雄，皆是补下焦命门阳虚之药，补下所以益上也。若是上焦阳虚，即属心脾之分，当用参芪，不当用天雄也。且乌附天雄之尖，皆是向下生者，

其气下行，其脐乃向上生苗之处，皆误认尖为上耳。

韭子 入药拣净，蒸熟暴干，簸去黑皮，炒黄用。

【气味】辛甘温无毒，阳也。

【主治】梦中泄精溺血，暖腰膝，治鬼交甚效。补肝及命门，治小便频数遗尿，女人白淫白带，故《三因方》治下元虚冷，小便不禁，或成白浊，有家韭子丸。盖韭乃肝之菜，入足厥阴经，肾主闭藏，肝主疏泄，《素问》云足厥阴病则遗尿，思想无穷，入房太甚，发为筋痿及为白淫，男随溲而下，女子绵绵而下，韭子之治遗精漏泄，小便频数，女人带下者，能入厥阴补下焦肝及命门之不足。命门者，藏精之府，故同治云。

乌头 草乌头，或生用，或炮用，或以乌大豆同煮熟，去其毒用。

【气味】辛温有大毒。

【主治】中风恶风洗洗出汗，除寒湿痹，咳逆上气，破积聚寒热。其汁煎之名射罔，杀禽兽。消胸上痰冷，食不下，心腹冷痰，脐间痛不可俯仰，目中痛不可久视。又堕胎，主恶风憎寒，冷痰包心，肠腹疗痛，痃癖气块，齿痛，益阳事强志，治头风喉痹，痈肿疗毒。但草乌头射罔乃至毒之药，若非风顽急疾，不可轻投，《药性论》言其益阳事，治男子肾气衰弱者，未可遽然也。此类止能搜风胜湿，开顽痰，治顽疮，以毒攻毒而已，岂有川乌头附子补右肾命门之功哉。

反半夏　瓜蒌　白及　贝母　白蔹　恶藜芦　伏丹砂　砒石　忌豉汁　畏饴糖　黑豆冷水能解其毒

鹿角

【气味】咸温无毒。

【主治】恶疮痈肿，逐邪恶气留血在阴也。

除少腹血痛，腰脊痛，折伤恶血。盖鹿角生用则散热行血，消肿辟邪，熟用则益肾补虚，强精活血，炼霜熬膏，则专于滋阴也。

鹿角胶

【气味】甘平无毒。修治之法，取全角锯断约二三寸，以物盛于急水中浸数十天或百日，取出，刮去筋膜净，以酽醋煮七日，旋旋添醋，勿令少歇，成时不用火，撖去角霜，复以文火熬之成膏矣。

【主治】伤中劳绝，腰痛羸瘦，补中益气，妇人血闭无子，止痛安胎，男子四肢作痛，脏气损弱，长肌益髓。又治痨嗽，尿精，尿血，疮疡肿。

紫苏

【气味】辛温无毒，其味辛，则入气分，其色紫，则入血分。

【主治】下气除寒，其子尤良，解肌发表，定喘安胎，泻肺实，随所引而各治一经之邪，久服之则泄人真气。脾胃寒弱之人，过服多致滑泻。

扁豆

【气味】甘微温无毒。

【主治】和中下气，补五脏，主呕逆，止泄痢，消暑，其性温平得乎中和，入太阴气分，通利三焦，能化清降浊，故专治中宫之病而除湿解毒也。

麝香

【气味】辛温无毒。凡使以当门子方妙，不可近鼻，有白虫入脑患癞，久带其香透关，令人成异疾。

【主治】辟恶气，去三虫蛊毒及惊怖恍惚，疗鼻塞不通，解酒毒，消瓜果食积，治中风中气中恶痰厥，积聚癥瘕，又疗蛇虫溪瘴毒。盖

麝香走窜，能通诸窍之不利，开经络之壅遏，凡诸风诸气诸痛惊痫癥瘕可用之为引导。若五脏之风，不可用之以泻卫气。口鼻出血，乃阴盛阳虚，有升无降，不可用之令阳不得补，阴不得抑。妇人以血为主，凡血海虚而寒热盗汗者宜补养之，不可用之以过散其液。

当归

【气味】苦温无毒，可升可降，阴中微阳。入手少阴足太阴厥阴经血分。头止血而上行，身养血而中守，梢破血而下流，全活血而不走。凡用以酒洗净，晒干入药。

【主治】咳逆上气，温疟寒热，妇人漏下绝子，诸恶疮疡。温中止痛，补诸不足，和血补血。故脉者血之府，诸血皆属心，凡通脉必先补心益血，仲景治手足厥寒脉细欲绝者，以当归补助之。凡血受病，致壅而不流，乃致作痛，若散内寒，助心和血，使气血各有所归，以当归向导之。入手少阴，以其心生血也。入足太阴，以其脾裹血也。入足厥阴，以其肝藏血也。然补气须同人参、黄芪，行气须同大黄、牵牛，引热须从桂、附、茱萸，引寒须从芒硝、大黄。用本病宜酒制。有痰以姜制，导血归源以人参、石脂为佐，血热以生地、条芩为佐。古方四物汤，以当归为君，芍药为臣，地黄为佐，芎䓖为使，总之血药不可舍当归也。

山茱萸

【气味】酸涩无毒，阴中之阴，入足厥阴少阴经气分。

【主治】温中，逐寒湿痹，强阴益精，疗耳鸣，补肾虚，兴阳道，添精髓，止老人尿不节，暖腰膝，助水脏，逐一切气，破癥结温肝。仲景八味丸用之，取其味酸涩，可以秘精而收滑也。

秦椒

【气味】辛温有毒。

【主治】除风邪气，温中去寒痹，坚齿发，明目，久服轻身好颜色，耐老增年通神，疗喉痹吐逆疝瘕，去老血产后余疾腹痛，出汗，利五脏，上气咳嗽，久风湿痹，治恶风遍身四肢瘨痹，口齿浮肿摇动，女人月闭不通，产后恶血痢，多年痢，疗腹中冷痛，生毛发灭瘢，能下肿湿气。

恶苦蒌 防葵 畏雌黄

蜀椒 即川椒

【气味】辛温有毒，椒乃纯阳之物，入手足太阴右肾命门气分之药。

【主治】邪气咳逆，温中，逐骨节皮肤死肌，寒热痹痛，下气，除六腑寒冷，伤寒温疟，大风汗不出，宿食肠澼，下痢泄精。治水肿黄疸，杀虫鱼毒，久服开腠理，通血脉，坚齿发，明目，调关节，耐寒暑。可作膏药，治头风下泪，腰脚不遂，虚损留结，破血，治咳嗽腹内冷痛，除齿痛，破癥结开胸。治天行时气，产后宿血，壮阳，疗阴汗，暖腰膝，缩小便，止呕逆，通神，去老益血，利五脏，下乳汁，灭瘢，生毛发，散寒除湿，解郁结，消宿食，通三焦，温脾胃，补右肾命门，杀蛔虫止泄泻。但椒红其味辛而麻，其气温以热，禀南方之阳，受西方之阴，故能入肺散寒也。

独活

【气味】苦甘平无毒，浮而升，阳也。入手足太阳经行风药，入足厥阴少阴经气分。

【主治】疗诸贼风百节痛，诸风湿冷，皮肌苦痒，手足挛痛。得细辛治头痛如神，两足寒痹不能动履，偕牛膝、木瓜燥湿立效。

厚朴

【气味】苦温无毒，可升可降，阴中阳也。

【主治】消痰下气，疗霍乱及腹痛胀满，胃中冷逆呕不止，泄痢淋露。盖厚朴气温，能泻胃中之实，故平胃散用之。佐以苍术，所以平

胃土之太过，以致于中和也。然虚弱之人，胃气不实，误服脱人元气，又不可不斟酌为用也。

代赭石

【气味】苦寒无毒，乃肝与包络二经血分药也。

【主治】女子赤沃漏下带下百病，产难胞不出，堕胎，养血气，除五脏血脉中热，血痹血瘀，大人小儿惊气入腹，及阴痿不起，安胎健脾，止反胃吐血鼻衄，月经不止，肠风痔瘘，泻痢脱精，夜多遗溺，小儿惊痫疳疾，金疮长肉，辟鬼魅。故仲景治伤寒汗吐下后，心下痞硬，噫气不除者，旋覆代赭汤主之。盖怯则气浮，唯重可以镇之。代赭之重，以镇虚逆也。

胡芦巴 一名苦豆。凡入药淘净，以酒浸一宿，晒干，蒸熟或炒过用。

【气味】苦大温无毒。

【主治】元脏虚冷气。得附子、硫黄治肾虚冷，腹胁胀满，面色青黑。得怀香子、桃仁治膀胱气甚效，治冷气疝瘕，寒湿脚气。益右肾，暖丹田。

生卷柏 一名长生不死草。凡用以盐水煮半日，再以井水煮半日，晒干焙用。

【气味】辛平无毒。

【主治】五脏邪气，女子阴中寒热痛，癥瘕血闭绝子，久服轻身和颜色，止咳逆。治脱肛，散淋结，头中风眩痿蹶，强阴益精，通月经，镇心，除面皯头风，暖水脏。生用破血，炙用止血。

菖蒲 采得，以铜刀刮去黄黑硬节皮，蒸熟曝干用。如泥菖、夏菖二种不堪入药。

【气味】辛温无毒，其有五德，能配五行，叶青，花赤，节白，心黄，根黑。

【主治】一切诸风，手足顽痹，瘫痪不遂，五劳七伤，坚骨髓，长精神，开胃和血，固齿明目，泽皮肤，去寒热，除三尸九虫，时疾瘴疫，开心孔，通九窍，唯石上生者为佳。

良姜 东壁土炒过，入药用。

【气味】辛大温无毒，纯阳而浮，入足太阴阳明经。

【主治】胃中冷逆，霍乱腹痛，噎逆胃寒者宜之。人参、茯苓佐之，解散胃中之风邪。

红豆蔻

【气味】辛温无毒，阳而浮也。入手足太阴经。

【主治】肠虚水泻，心腹绞痛霍乱，呕吐酸水，解酒毒，冷气，消瘴雾毒气，去宿食，温腹肠吐泻痢疾，治噎膈反胃，虚疟寒胀。李东垣脾胃药中常用之，亦取其辛热芳香能醒脾，温肺散寒，燥湿消食之功尔。若脾肺素有伏火者，切不宜用。

丁香 鸡舌香与丁香同种。花实丛生，其中心最大者为鸡舌，击破有顺理而解为两向如鸡舌，故名，乃是母丁香也。

【气味】辛温无毒，纯阳，入手太阴足少阴阳明经。方中多用雌者力大，膏煎中若用雄须去丁，盖乳子发人背痈也。不可见火。

【主治】温脾胃，止霍乱壅胀，风毒诸肿，齿疳匶，能发诸香，风匶骨槽劳臭，杀虫，辟恶去邪，治奶头花，止五色毒痢五痔，治冷气冷劳，反胃鬼疰蛊毒，杀酒毒，消痃癖，疗肾气奔豚气阴痛腹痛，壮阳暖腰膝。疗呕逆甚验，去胃寒，理元气，气血盛者勿服，治虚哕，小儿吐泻，痘疮胃虚灰白不发等症。必运气在寒水司天之际，又值严冬郁遏阳气，故用大辛热之剂发之者也。若不分气血虚实寒热经络，一概骤用，其杀人也必矣。

鸡舌香

【气味】辛微温无毒。

【主治】风水毒肿，霍乱心痛，去恶热，吹鼻杀脑疳。入诸香中令人身香，同姜汁涂拔去

白须，孔中即生黑者异常。

畏郁金

石硫黄 硫黄秉纯阳火石之精气而结成，性质通硫，色赋中黄，故名硫黄，含其猛毒为七十二石之将，故药品中号为将军，外家谓之阳侯，亦曰黄牙，又曰黄砒砂。

【气味】酸温有毒。

【主治】除头秃，能化金银铜铁奇物，下部䘌疮，杀疥虫。古方未有服饵硫黄者，《本经》所用，止于治疮蚀，攻积聚冷气脚弱等，而近世遂火炼，治为常服丸散。观其治炼服食之法，殊无本源，非若乳石之有论议，故服之其效虽紧，而其患更速，可不戒之？土硫黄辛热腥臭，止可治疥杀虫，不可服也。

灵砂 《庚辛玉册》云：灵砂者，至神之物也。硫汞制而成形，谓之丹基。夺天地造化之功，窃阴阳不测之妙，可以变化五行。炼成九还，其未升鼎者谓之青金丹头，已升鼎者乃曰灵砂。灵砂有二：以一伏时周天火而成者，谓之九转灵砂，以地数三十日炒炼而成者，谓之医家老火灵砂。并宜桑灰淋，醋煮伏过用乃良。

【气味】甘温无毒。

【主治】五脏百病，养神安魂魄，益气明目，通血脉，止烦满，益精神，杀精魅恶鬼气，久服通神明不老，轻身神仙，令人心灵，主上盛下虚，痰涎壅盛头旋，吐逆霍乱，反胃心腹冷痛，升降阴阳，既济水火，调和五脏，辅助元气。研末，糯糊为丸，枣汤服，最能镇坠神丹也。故时珍曰：硫黄，阳精也。水银，阴精也。以之相配夫妇之道，纯阴纯阳，二体合璧，故能合造化之妙，而升降阴阳，既济水火，为扶危拯急之神丹，但不可久服耳。苏东坡言此药治久患反胃及一切吐逆，小儿惊吐，其效如神，有配合阴阳之妙故也。时珍常以阴阳水送之尤妙。

毕澄茄 生南海诸国，向阴者为澄茄，向阳者为胡椒。凡采得去柄及皱皮子用，酒浸蒸之，从巳至酉，杵细晒干，入药用。

【气味】辛温无毒。

【主治】下气消食，去皮肤风，心腹间气胀，令人能食，疗鬼气，能染发及香身，治一切冷气痰癖，并霍乱吐泻肚腹痛，肾气膀胱冷，暖脾胃，止呕吐哕逆。

蓬莪茂 凡使于砂盆中以醋磨令尽，然后于火畔炕干，重筛过用。此物极坚硬难捣治，用时热灰火中煨令透，乘热捣之即碎如粉。今人多以醋炒或煮熟入药，取其引入血分也。

【气味】苦辛温无毒。

【主治】心腹痛，中恶霍乱冷气，吐酸水，解毒，食饮不消，酒研服之。又疗妇人血气结积，丈夫奔豚，破痃癖冷气，以酒醋磨服。治一切气，开胃消食，通月经，消瘀血，止扑损痛下血及内损恶血，通肝经聚血。

檀香

白旃檀

【气味】辛温无毒，阳中微阴，入手太阴足少阴，通行阳明之经也。

【主治】消风热肿毒，治中恶鬼气，杀虫。煎服止心腹痛霍乱，肾气痛。水磨涂外肾并腰肾痛处，散冷气，引胃气上升进饮食，噎膈吐食。又面生黑子，每夜以浆水洗拭令赤，磨汁涂之甚良。白旃檀调气，引芳香之物上至极高之分。最宜橙橘之属，佐以姜枣，辅以葛根、缩砂、益智、豆蔻，通行阳明之经，在胸膈之上处，咽嗌之间，为理气之要药也。《楞严经》云：白旃檀涂身能除一切热恼，故西南诸番，皆用诸香涂身，取此义也。隋有寿禅师妙医术，作五香饮济人。沉香饮，檀香饮，丁香饮，泽兰饮，甘松饮，皆以香为主，更加别药。有味而止渴兼补益人。《道书》檀香谓之浴香，不可烧供上真。

紫檀

【气味】咸寒无毒。

【主治】摩涂恶毒风毒，刮末傅金创止血，止痛疗淋，醋磨傅一切卒肿。其白檀辛温气分之药也，故能理卫气而调脾肺，利胸膈。紫檀咸寒血分之药也，故能和营气而消肿毒，治金疮。

米醋 惟米醋方可入药，极陈者方妙。

【气味】酸苦温无毒。不宜多食，多食损筋骨，不益男子，损人颜色，醋发诸药，不可同食。

【主治】消痈肿，散水气，杀邪毒，理诸药消毒，治产后血运，除癥块坚积，消食，杀恶毒，破结气，心中酸水痰饮，下气除烦，治妇人心痛血气，并产后及伤损金疮出血昏运，杀一切鱼肉菜毒。醋磨青木香，止卒心痛血气痛。浸黄柏含之治口疮，调大黄末涂肿毒，煎生大黄服治疬癣甚良。散瘀血，治黄疸黄汗，产妇房中常以火炭沃醋气为佳，酸益血也。大抵醋治诸疮肿积块，心腹疼痛，痰水血病，杀鱼肉菜及诸虫毒气，无非取其酸收之义，而又有散瘀解毒之功也。

五灵脂 寒号虫屎也。此物多夹沙石，绝难修治。凡用，研为细末，以酒飞去沙石，晒干收用。

【气味】甘温无毒，入足厥阴肝经。又气味俱厚，阴中之阴，入血分药也。

【主治】血分，肝主血，诸痛皆属于木，诸虫皆生于风，故此药能治血病，散血和血，而止诸痛。治惊痫，除疟痢，消积化痰，疗疳杀虫，治血痹血崩诸症皆属肝经也。失笑散不独治妇人心痛血气，凡男女老幼一切心腹胁肋少腹痛疝气，并胎前产后血气作痛，及血崩经溢，百药不效者，俱能奏功。屡用屡验，真近世神方也。

恶人参

骐驎竭 即血竭。凡使，先研作粉筛过，入丸散中用。若同众药捣，则化作尘飞矣。

【气味】甘咸平无毒。

【主治】心腹卒痛，金疮血出，破积血止痛生肉，去五脏邪气，伤折打损，一切疼痛，血气搅刺，内伤血聚，补虚，并宜酒服。补心包络肝血不足，益阳精，消阴滞气，傅一切恶疮疥癣久不合，性急不可多使。却引脓，散滞血诸痛，妇人血气，小儿癥疾。时珍曰：骐驎竭乃木之脂液也。如人之膏血，其味甘咸而走血，盖手足厥阴药也，肝与心包皆主血故尔。河间刘氏云：血竭除血痛为和血之圣药是矣，乳香、没药虽主血病而兼入气分，此则专于血分者也。

白花蛇 诸蛇鼻向下，独此鼻向上，背有方胜花文，以此得名。头尾各一尺有大毒不可用。去皮骨，换酒浸三日，火炙去尽皮骨。此物甚毒，不可不防。炙过收之则不蛀。其骨刺须远弃之，伤人，毒与生者同也。

【气味】甘咸温有毒。得酒良。

【主治】中风湿痹不仁，筋脉拘急，口面㖞斜，半身不遂，骨节疼痛，脚弱不能久立，暴风瘙痒，大风疥癣。治肺风鼻塞，浮风瘾疹，身上白癜风疬疡斑点。通治诸风，破伤风，小儿风热急慢惊风搐搦，瘰疬漏疾，杨梅疮，痘疮倒陷，蛇性窜。能引药至于有风疾处，故能治风。而花蛇又食石南，所以能透骨搜风，截惊定搐，为风痹惊搐癫癣恶疮要药，取其内走脏腑，外彻皮肤，无处不到。凡服蛇酒药，切忌见风。

乌梢蛇 其身乌而光，头圆尾尖，眼有赤光，至枯死眼不陷如活者，称之重七钱至一两者为上，十两至一镒者为中，粗大者力弥减也。作伪者用他蛇熏黑，亦能乱真，但眼不光耳。采得去头及皮鳞，带子，锉断，苦酒浸一宿，漉出，柳木炭火炙干，再以酥炙于屋下，已，地下掘坑埋一夜，再炙干用，或以酒煮干用亦可。

【气味】甘平无毒，又曰有小毒。

【主治】诸风顽痹皮肤不仁，风瘙瘾疹疥癣，热毒风，皮肌生癞，眉髭脱落，瘑疥等疮，功与白花蛇同，而性善无毒。

乌药

【气味】辛温无毒，气厚于味，阳也。入足阳明少阴经。

【主治】中恶心腹痛，蛊毒主忤鬼气，宿食不消，天行疫瘴，膀胱肾间冷气攻冲背脊，妇人血气，小儿腹中诸虫，除一切冷霍乱，反胃吐食泻痢，痛疖疥厉，并解冷热。其功不可悉载，猫鼠百病并可磨服，理元气，中气脚气疝气，气厥头痛，肿胀喘息，止小便频数及白浊。但乌药辛温香窜，能散诸气，故《惠民和剂局方》治中风中气诸症，用乌药顺气散者，先疏其气，气顺则风散也。严用和《济生方》治七情郁结上气喘急，用四磨汤者，降中兼升，泻中带补也。其方以人参、乌药、沉香、槟榔各磨浓汁七分合煎，细细咽之。

禹余粮 石中有细粉如面，故曰余粮。凡用，研水取汁澄之，勿令有沙土。

【气味】甘寒无毒，入手足阳明血分重剂也。

【主治】咳逆寒热烦满，下赤白，血闭癥瘕大热，炼饵服之不饥，轻身延年，疗小腹痛结烦疼，主崩中，治邪气及骨节疼四肢不仁痔瘘等疾，久服耐寒暑，催生固大肠。夫重可去怯，禹余粮之重为镇固之剂，其性涩。又主下焦前后诸病。

鲫鱼 和蒜食少热，同砂糖食生疳虫，同芥菜食成肿疾，同猪肝、鸡肉、雉肉、鹿肉、猴肉食生痈疽，同麦门冬食害人。

【气味】甘温无毒。

【主治】合五味煮食主虚羸，温中下气，止下痢肠痔。夏月热痢有益，冬月不宜。合莼作羹主胃弱不下食，调中益五脏。合茭首作羹，主丹石发热。生捣涂恶核肿毒不散及瘑疮，同小豆捣涂丹毒。烧灰和酱汁涂诸疮十年不瘥者，以猪脂煎灰服治肠痈。合小豆煮汁服消水肿，炙油涂妇人阴疳诸疮杀虫止痛，酿白矾烧研饮服治肠风血痢，酿硫黄煅研、酿五倍子煅研酒服并治下血，酿茗叶煨服治消渴，酿胡蒜煨研饮服治膈气，酿绿矾煅研饮服治反胃，酿盐花烧研掺齿痛，酿当归烧研揩牙乌髭止血，酿砒烧研治急疳疮，酿白盐煨研搽骨疽，酿附子炙焦同油涂头疮白秃。凡诸鱼属火，独鲫属土，有调胃实肠之功。若多食亦能动火。

巴豆 最能泻人，新者佳。用之去皮心膜，熬令黄黑，捣如膏，乃和丸散。有用仁者，用壳者，用油者。有生用者，麸炒者，醋煮者，烧存性者。有研烂以纸包压去油者，谓之巴豆霜。

【气味】辛温有毒，又曰生温熟寒，有大毒。其性热味苦，气薄味厚，体重而沉降，阴也。又性热味辛有大毒，浮也，阳中阳也。又生猛熟缓，能吐能下，能止能行，可升可降。

【主治】伤寒温疟寒热，破癥瘕结聚，坚积留饮，痰癖大腹，荡练五脏六腑，开通闭塞，利水谷道，去恶肉，除鬼毒蛊主邪物，杀虫鱼，金疮脓血不利丈夫，杀斑蝥蛇虺毒。治十种水肿痿痹，落胎，通宣一切病，泄壅滞，除风破血，排脓消肿毒，杀腹脏虫，及疥癞疔肿。治泻痢惊痫，心腹痛疝气，风喝耳聋，喉痹牙痛，利关窍。古人云巴豆乃斩关夺门之将，不可轻用。若峻用则有戡乱劫病之功，微用亦有抚缓调中之妙。譬之萧曹绛灌，乃勇猛武夫，而用之为相，亦能辅治太平。王海藏言其可以通肠，可以止泻，此发千古之秘也。

沉香 木之心节，置水则沉，故名沉水，亦曰水沉。半沉者为栈香，不沉者为黄熟香。凡使沉香，须要不枯。如觜角硬重沉于水下为上，

半沉者次之。不可见火,欲入丸散。以纸裹置怀中待燥研之,或入乳钵以水磨粉晒干亦可。若入煎剂,惟磨汁临时入之。

【气味】辛微温无毒,阳也。有升有降。咀嚼香甜者性平,辛辣者性热。

【主治】风水毒肿,去恶气,主心腹痛霍乱,中恶邪鬼疰气,清人神。并宜酒煮服之,诸疮肿宜入膏中。调中,补五脏,益精壮阳,暖腰膝,止转筋吐泻冷气,破癥瘕冷风麻痹骨节不任风湿,皮肤瘙痒,气痢,补右肾命门,补脾胃及痰涎血出于脾,益气和神。治上热下寒,气逆喘急,大肠虚闭,小便气淋,男子精冷。

橘皮

【气味】苦辛温无毒,又气薄味厚,阳中之阴也。可升可降。

【主治】橘皮苦能泻能燥,辛能散能温,能补能和,化痰治嗽,顺气理中,调脾快膈,通五淋,疗酒病。其功当在诸药之上,皆是取其理气燥湿之功。同补药则补,同泻药则泻,同升药则升,同降药则降。脾乃元气之母,肺乃摄气之籥,故橘皮为二经气分之药,但随所配而补泻升降也。故洁古张氏云,陈皮、枳壳利其气而痰自下,盖此义也。同杏仁治大肠气秘,同桃仁治大肠血秘,皆取其通滞也。

锁阳

【气味】甘温无毒。

【主治】大补阴气,益精血,利大便。虚人大便燥结者,啖之可代苁蓉,不燥结者勿用。

桂心用紫色厚桂,去其内外之皮,取中间味辛者用之是也。

【气味】苦辛无毒,阳中之阳,浮也。入手少阴经血分。

【主治】一切风气,补五劳七伤,通九窍,利关节,益精明目,暖腰膝。治风痹骨节挛缩,

续筋骨,生肌肉,消瘀血,破痃癖癥瘕,内托痈疽痘疮,能引血化汗化脓,解蛇蝮毒。

米酒

【气味】苦甘辛大热有毒。

【主治】行药势,杀百邪恶毒气,通血脉,厚肠胃,润皮肤,养脾扶肝,止腰膝疼痛。但其味辛者能散,苦者能下,甘者能居中而缓,用为导引,可以通行一身,而能达极高之分。淡者则利小便而速下,然少饮则能和血气,壮神御寒,消愁遣兴,痛饮则伤神耗血。北人嗜饮生痰动火,醉卧当风,则成癜风。醉浴冷水,则成痛痹。服丹砂饮酒,则引药气入四肢,滞血化为痈疽。酒后食芥,缓人筋骨。酒后饮茶,伤肾脏,腰脚重坠,膀胱冷痛,兼患痰饮水肿消渴挛痛之疾。一切毒药因酒得者难治。酒浆照人无影不可饮,祭酒自耗不可饮。酒得咸而解者,以水制火,酒性上而咸润下也。得葛花、绿豆粉而解者,寒胜湿也。

烧酒

【气味】辛甘大热,有大毒。

【主治】辛甘则能升扬发散,其气燥烈,胜湿祛寒,则能开怫郁而消沉积,通膈噎而散痰饮,治泄疟而止腹痛。辛先入肺,则能调水道而通小便。热能生火铄金,大肠受刑,则令大肠燥结。暑月饮之,则膈快而胸畅。赤目洗之,则泪出而肿消赤散。此皆从治之法,盖所以劫之之剂也。但性甚燥烈,若过饮不节,则败胃伤胆焚心。嗜饮之人甚多,近之市沽,又加以砒石、草乌、辣灰,升阳热燥助而引之,是在善于摄生者谨而节之也。

温性药品

谷精草

【气味】辛温无毒,浮而升,上行阳明。

【主治】头风痛，目盲翳膜，痘后生翳，止血，功在菊花上。

白芥子

【气味】辛温无毒。

【主治】胸膈痰冷上气，醋研傅射工毒。辛能入肺，温能发散，有利气豁痰，温中开胃，散痛消肿辟恶之功。凡痰在胁下皮里膜外者。非此不能达，古方控涎丹用之，执此义也。

木香

【气味】辛温无毒，沉而降，阴中阳也。乃三焦气分之药。凡入理气药，只宜生用，不可见火，若实大肠宜面煨熟用。

【主治】心腹一切气，膀胱冷痛，呕逆反胃，积年冷气，温疟蛊毒，女人血气刺心，和胃泄肺，行肝经气。但其性辛劣，最能上升，如气郁不达者宜之。若阴火冲上者，则反助火邪，不宜用也。凡诸气膹郁，皆属于肺，上焦气滞用之者，乃金郁则泄之也。中气不运，皆属于脾，中焦气滞用之者，脾胃喜其芳香也。大肠气滞而后重，膀胱气不化而癃淋，肝气郁则为痛，下焦气滞而用之者，乃塞者通之也。

半夏

【气味】辛平有毒，沉而降，阴中阳也。入手阳明太阴少阴三经。凡采得以白芥子为末二两，酽醋三两，搅浊投半夏于内，浸洗去涎。涎若不尽，令人气逆，肝气怒满。又造曲法云：以半夏为主，入姜汁白矾，加以干面和搅作面，入楮叶包置篮中，候生黄衣，日干，久贮听用，极为良品。

【主治】寒痰及形寒饮冷伤肺而咳嗽，脾胃湿，益脾胃之气，消肿散结，渴则忌之。但今人惟知半夏去痰不能益脾，孰知脾恶湿，湿则濡困，困则不能治水，半夏之性辛而能润，可使脾无留湿，湿去而土自燥，痰乃不生，其功之益脾何如也。又丹溪以二陈汤治一身之痰，

庸医执之。概以有痰者，即以此方为对症之剂，岂知二陈汤唯风寒湿食之痰用之乃宜。至于劳痰失血用之，反能燥血，其所当禁用又何如也。又俗以半夏性燥有毒，多以贝母代之，岂知贝母乃太阴肺经之药，唯咳嗽吐痰，虚劳吐血，或痰中见血，诸郁咽痛喉痹，肺痈肺痿痈疽，妇人乳痈等症，此则宜以贝母为之向导。若涎者脾之液，美味膏粱炙煿，皆能生脾胃湿热，令涎化为痰，久则痰火上攻，使人昏愦口噤偏废僵仆蹇涩不语，自非半夏何以行湿利窍，通大便而泄小便，使脾为生痰之源，肺为贮痰之器，各得滑泽自安也。又俗言半夏入方药中，能泄痰之标，不能泄痰之本，岂知肾主五液化为五湿，自入为唾，入肝为泣，入心为汗，入脾为痰，入肺为涕，半夏能流湿润燥，无形之咳，有形之痰，悉能荡涤必清，其泄肾非泄痰之本乎？又俗言半夏之辛，只能入肺散气，岂知止呕吐为足阳明，除痰为足太阴之剂。如柴胡汤中用之，虽为止呕，亦能助柴胡、黄芩之清凉，主寒热之往来，是又非足少阳阳明之对剂乎？然热痰佐以黄芩，风痰佐以南星，寒痰佐以干姜，痰痞佐以陈皮、白术。多用则泻脾胃，诸血证及口渴者则禁用，是又在驱使者之得宜也。

苍术

【气味】苦温无毒，又甘辛，可升可降，阴中阳也。入足太阴阳明太阳之经。

【主治】风寒湿痹，消痰水，暖胃消谷嗜食，瘟疾山岚瘴气。以其有雄壮上行之气，故能除湿。下安太阴，使邪气不传入脾。以其经泔浸火炒，故能出汗。与白术止汗特异，用者不可以此代彼，盖有止发之别，其余主治则同。脾精不禁，小便漏浊淋不止，腰背酸痛，宜用苍术以敛脾精，精生于谷故也。随经援引，务在驱使得宜。

山药

【气味】甘平温无毒，入手足太阴经。

【主治】伤中，补虚羸，益气力，长肌肉，强筋骨，补五劳七伤，心气不足，泄精健忘，仲景八味丸用之，取其凉而善补，强阴益阳也。皮肤干燥者，亦此滋润之。

阿胶

【气味】甘平无毒，浮而升，阳也。入手少阴足少阴厥阴经。

【主治】吐血衄血，血淋尿血，女人血痛血枯，经水不调，崩中带下，胎前产后诸疾，男妇一切咳嗽喘急，肺痿及痈疽肿毒，滋阴润燥，化痰清肺，利小便，调大肠。大抵阴不足者，补之以味，阿胶之甘以补阴血也。

莱菔子

【气味】辛甘平无毒。

【主治】生能升，熟能降。升则吐风痰，散风寒，发疮疹。降则定痰喘咳嗽，调下痢后重，止内痛，利气治痰，有推墙倒壁之功。莱菔属土有金与水，大抵入阳明少阳气分太阴气分，下气之功居多。久服则渗入血，故与地黄、何首乌同服，则令髭发皆白矣。

威灵仙

【气味】苦温无毒，可升可降，阳中阴也。

【主治】宣通五脏，去腹内冷滞心膈痰水，推新旧积，散皮肤大肠风邪，祛久积癥瘕痃癖，膀胱宿脓恶水。威灵仙属木，乃治痛风之要药。其性好走，亦可横行腰肾脚膝，积聚肠内诸冷病，服之无不立效。然久服恐损真气，须知其性太疏利也。

细辛

【气味】辛温无毒，轻清上浮而升，阴中阳也。入足厥阴少阴血分，为手少阴引经之药。入煎剂不可过一钱，多则令人气闭。

【主治】散咳逆头痛风湿痹痛，温中下气，

益肝胆明目，利九窍。治恶风头风，止迎风泪下，除齿痛。故水停心下不行，则肾气燥，宜细辛之辛，以行水气而润燥。邪气自里之表，则胆气不足，用麻黄附子细辛汤以清少阴之症。

恶山茱萸　黄芪　忌生菜　畏滑石　反藜芦

艾

【气味】微温无毒，可升可降，阳也。入足太阴厥阴少阴三经。

【主治】灸百病，利阴气，生肌肉，辟风寒，止腹痛安胎，妇人带下，逐冷除湿。入火灸则气下行，入药服则气上行。艾附丸治心腹小腹诸痛，调女人诸病。胶艾汤治虚痢及妊娠产后下血，老人丹田气弱。脐腹畏冷者，以熟艾入布袋兜其脐腹。寒湿脚气，以此夹入袜内，俱有奇功。或言其辛热久服火生，不知妄意求嗣之人，以辛热过剂，投以及料，不谓诸药太辛，归咎于艾，夫岂艾之为罪耶。

延胡索

【气味】辛温无毒，可升可降，阴中阳也。入手足太阴经。

【主治】破产后恶血，行血中滞气，气中血滞，故疗心气小腹痛有神，达肾气，通经络立效，止下痢绞痛，妙不可述。

白芷

【气味】辛温无毒，阳也。为阳明经引经本药，通行手足阳明经，亦入手太阴经。

【主治】风邪，止渴呕吐，头风侵目，迎风泪出，头眩目痒，目赤胬肉，治疮痍疥癣，排脓长肌肉。

恶旋覆花

骨碎补

【气味】苦平温无毒，入足少阴经。

【主治】破血止血，补伤折骨中毒气，耳鸣及肾虚久泄，兼疗牙疼。

羌活

【气味】苦辛无毒，浮而升，阳也。入手足太阳风药。

【主治】贼风多痒血癞，手足不遂，口面㖞斜，遍身痿痹，赤目疼痛，故大无不通，小无不入。头痛之症，巨阳从头走足，惟厥阴与督脉会于巅，逆而上行，诸阳不得下，乃令头痛。泻青丸用羌活，以其气雄能入太阳而和厥阴也。

木瓜

【气味】酸温无毒，入手足太阴血分。

【主治】湿痹脚气，霍乱大吐下，转筋不止，调荣卫，助谷气，去湿和胃，滋脾益肺。气脱能收，气滞能和。寇氏云木瓜得木之正气，酸以入肝，故益筋与血，腰肾脚膝为病无力，皆不可缺也。或曰木瓜所主霍乱吐利转筋脚气，皆脾胃病，而云肝病何也？盖寒湿之气，袭伤脾胃而筋转，必起于足腓，腓及宗筋皆属阳明，用木瓜之酸温以收脾肺之耗散，而藉其走筋以平肝邪，乃土中泻木以助金也。木平则土得令而金受其荫，得非因治肝以及脾胃乎。

仙茅

【气味】辛温有毒。采得以新水洗，刮去皮毛，用铜刀切如豆许大，稀布袋盛贮，投乌豆水中浸一宿，取出用酒拌湿蒸之，从巳至亥，曝干出毒，庶无妨损，忌铁器及牛乳。

【主治】开胃消食下气，益房事不倦，补三焦命门之火，阳弱精寒，禀赋素怯者宜之。

何首乌 采深山重大者佳。以竹刀刮去粗皮，米泔水浸一夜，切片，用黑料豆以水泡过，砂锅内铺豆一层，首乌一层，层层铺尽，蒸之豆熟取出，去豆晒干，如此九次乃用。

【气味】苦涩微温无毒，足厥阴少阴药也。

【主治】益血气，黑髭发，悦颜色，久服长筋骨，益精髓，延年不老。白者入气分，赤者入血分。凡肾主闭藏，肝主疏泄，此物气温味苦涩，苦补肾，温补肝，能收敛精气，所以能养血益肝，固精益肾，不寒不燥，为滋补良药，久服令人有子。

忌诸血　无鳞鱼　萝卜　地黄　葱　蒜　铁器

苏子

【气味】辛温无毒。

【主治】肺气喘急，除寒温中，益五脏，破癥结，消膈宽肠，发散风气，与叶同功，亦不宜过服。

淡豆豉

【气味】苦寒无毒，阴中之阴也。

【主治】伤寒头痛，懊憹不眠，烦躁满闷，虚劳喘吸，下气调中，兼时疾瘟毒，发斑呕逆。盖豆性平，作豉则温，故能升能散，得葱而发汗，得盐而能吐，得酒而治风，得薤而治痢，得蒜而止血，炒熟又能止汗也。

茴香

【气味】辛平无毒，阳也浮也。

【主治】茴香本治膀胱之药，以其先丙，故入小肠而润丙燥，以其先戊，故从丙至壬。又手足少阴二药，以开上下经之通道，所以壬与丙交也。又曰小茴香性平，理气开胃，大茴香性热，暖丹田补命门不足，俱入手足太阳少阴经。

麻仁

【气味】甘平无毒，入手阳明足太阳之药。

【主治】润五脏，利大肠风热结燥及热淋。其阳明病，汗多，胃热，便难，三者皆属于燥，

用之可以通润。脾苦急，食甘以缓之。麻仁之甘，以缓脾润燥。

黄芪

【气味】甘微温无毒，可升可降，阴中阳也。入手少阳足太阴足少阴命门之剂。

【主治】补诸虚不足，益元气，去肌热疮痛，排脓止痛，壮脾胃，去诸经之痛，除虚热。得防风其功愈大，护周身皮毛腠理间虚，无汗则发之，有汗则敛之，为表药。补三焦，实胃气，治伤寒尺脉不至，为里药。故凡内伤其饮食，脾胃胀满，发热恶寒，吐泻怠卧，神短脉微者，当以人参为君，黄芪为臣。表虚自汗，亡阳溃疡，痘疹阴疮，则当以黄芪为君，人参为臣。

恶白鲜皮　鳖甲

菟丝子

凡用以温水淘去沙泥，酒浸一宿，曝干捣之。如不尽者，再浸曝捣。

【气味】辛甘平无毒。

【主治】续绝伤，补不足，益气力，养肌强阴，主茎中寒，精自出，溺有余沥，明目轻身延年，补肝脏风虚，禀中和凝正阳之气。一茎从树感枝而成，从中脊上阳结实，故专补人卫气，助人筋脉，明目去风，肾部之要剂也。

杏仁

【气味】甘苦温有小毒，两仁者杀人，可以毒狗。沉而降，阴也。入手太阴经。

【主治】咳逆上气，润肺消食积，散滞结。王氏治伤寒气上逆喘者，麻黄汤内加杏仁、陈皮，若气不上喘逆者，减杏仁、陈皮，明乎其泻肺也。又东垣云杏仁下喘，用以治气，桃仁止狂，用以治血。二仁虽俱治大便之秘，然昼之难，便属阳气之不和，夜之难，便属阴血之不润。又当知杏仁之专行气分也。又脉浮在气，用杏仁而佐以陈皮，脉浮在血，用桃仁而佐以陈皮，俱用陈皮者，以其手阳明病与手太阴俱

为表里也。贲门上主往来，魄门下主收闭，故王氏言肺与大肠为通道也。

秦艽

以布拭去黄白毛，用童便浸一宿，晒干用。

【气味】苦平无毒，性又微温，阴中微阳，可升可降，入手阳明经。

【主治】养血荣筋，除本经风湿口噤，肠风泻血，通身挛急，肢节引痛。

畏牛乳

槟榔

【气味】苦辛温涩无毒，沉而降，阴中阳也。

【主治】消谷逐水，除痰澼，逐三尸寸白，治腹胀，利水道，疗泻痢后重心腹诸痛，大小便闭，御瘴疠。大抵苦以破滞，辛以散邪。槟能泻胸中至高之气使之下行，如铁石之沉重，能坠诸药至于下极，故治诸气后重如神也。岭表之俗，多食槟榔，取其能祛瘴疠，但有瘴则宜服之。南方人亦相习而食，宁不损正气而有开门延寇之祸乎。凡入药亦宜慎重，不可僭用。

杜仲

凡用削去粗皮，用酥油和蜜涂炙，细锉用。

【气味】辛平无毒，沉而降，阴也。

【主治】腰膝痛，益精气，坚筋骨，除阴下痒湿，小便余沥，脚心酸痛，不欲践地，润肝燥，补肝经风虚。盖肝主筋，肾主骨，肾充则骨强，肝充则筋健，屈伸利用，皆属于筋。杜仲色紫而润，味甘微辛，甘温则能补，微辛则能润，故能入肝而补肾，子能令母实也。

恶玄参

姜黄

【气味】辛苦大寒无毒，入心治血兼入脾。

【主治】祛癥瘕血块痈肿，通月经消肿毒。

五痹汤用之以治风寒湿气手臂痛，此又兼理血中之气也。

石钟乳

【气味】甘温无毒，又曰有大毒。

【主治】乃阳明经气分之药，但石钟乳为慓悍之剂，内经云石药之气悍，仁哉言也。凡药气之偏者，可用于暂，而不可久。夫石药又偏之甚者也。自唐时太平日久，膏粱之家，惑于方士服食致长生之说，以石药体厚气厚，习以成俗，迨宋至今犹未已也。斯民何辜，受此气悍之祸，而莫之能救，哀哉！《本草》赞其久服延年之功，柳子厚又从而述美之，予不得不深言也。

青盐

【气味】咸寒无毒。

【主治】明目，目痛，益气，坚肌骨，去毒蛊。其功在却血入肾，治目中瘀赤色昏愦，助水脏，益精气，疗齿舌血出，秘精固齿，功同食盐。不经煎炼而味咸带甘，入药似胜。

赤石脂

【气味】甘酸辛大温无毒，降也。阳中阴也。

【主治】养心气，明目益精，疗腹痛肠癖下痢赤白，小便利，及痈疽疮痔，女子崩中漏下，产难胞衣不出，久服补髓好颜色，益智不饥，轻身延年，补五脏虚乏，补心血，生肌肉，厚肠胃，除水湿，收脱肛。

白石脂

【气味】甘酸平无毒。

【主治】养肺气，厚肠，补骨髓，疗五脏惊悸不足，心下烦，止腹痛，下水，小肠澼热溏便脓血，女子崩中漏下赤白沃，排痈疽疮痔，久服安心不饥，轻身延年，涩大肠。五色石脂

《本经》疗体亦相似，《别录》分条具载，今俗惟用赤白二脂断下痢耳。其用有三，固肠胃有收敛之能，下胎衣无推荡之峻，涩可去脱，石脂为收敛之剂，赤入丙，白入庚，二石脂皆手足阳明药也。其味甘，其气温，其体重，其性涩，涩而重，故能收湿止血而固下，甘而温，故能益气生肌而调中。中者，肠胃肌肉惊悸黄疸是也。下者，肠澼泄痢崩带失精是也。五种主疗，大抵相同，故《本经》不分条目，但云各随五色补五脏。《别录》虽分五种，而性味主治，亦不甚相远，但以五味配五色为异，亦是强分耳。赤白二种，一入气分，一入血分，故时用上之。张仲景用桃花汤，治下痢便脓血，取赤石脂之重涩，入下焦血分而固脱，干姜之辛温，暖下焦气分而补虚，粳米之甘温，佐石脂、干姜而润肠胃也。

赤：畏芫花　恶大黄　松脂　白：畏黄芩　甘草　黄连　恶松脂

阳起石

凡入药烧后水煅用之。凝白者佳，亦有用烧酒浸过，同樟脑入罐升炼取粉用者。

【气味】咸微温无毒。

【主治】男子妇人下部虚冷，肾气乏绝，子脏久寒，右肾命门气分药也。下焦虚寒者宜用之，须水飞用之。凡石药冷热皆有毒，务宜斟酌，即用亦非久服之药。

紫菀

凡使先去须。有白如练色者，号白羊须草，自然不同。去头及土用，东流水洗净，以蜜浸一宿，至明拴火上焙干用，一两用蜜二分。

【气味】苦温无毒。

【主治】咳逆上气，胸中寒热结气，至蛊毒痿蹵，安五脏，疗咳吐脓血，止喘悸五劳体虚，补不足，小儿惊痫，治尸疰，补虚下气，劳气虚热，百邪鬼魅，调中消痰，止渴润肌肤，添骨髓，益脉气，主息贲。

恶天雄　瞿麦　藁本　雷丸　远志　畏

茵陈

苍耳子 入药炒熟捣去刺用，或酒拌蒸过用。

【气味】甘温有小毒，又曰甘无毒。

【主治】风头寒痛，风湿周痹，四肢拘挛痛，恶肉死肌，膝痛，久服益气。治肝热明目，治一切风气，填髓，暖腰脚，治瘰疬疮疥及瘙痒，炒香浸酒服，去风补益。

忌猪肉　马肉　米泔害人

刘寄奴 凡采得，去茎叶只用实，以布拭去薄壳令净，拌酒蒸从巳至申，曝干用。

【气味】苦温无毒。

【主治】破血下胀，多服令人下痢，下血止痛，治产后余疾，止金疮血极效。心腹痛，下气，水胀血气，通妇人经脉癥结，止霍乱水泻，小儿尿血。新者研末服。

豆蔻 即草果。

【气味】辛温涩无毒，又大辛热。阳也，浮也。入足太阴阳明经。

【主治】温中，心腹痛呕吐，去口臭气，下气，止霍乱一切冷气，消酒毒，调中补胃，健脾消食，去客寒心与胃痛，治瘴疠寒疟，伤暑吐下，泄痢，噎膈，反胃，痞满，吐酸痰饮积聚，妇人恶阻带下，除寒燥湿，开郁破气，杀鱼肉毒，制丹砂。然豆蔻治病，取其辛热浮散，能入太阴阳明，除寒燥湿，开郁化食之力而已。南地卑下，山岚烟瘴，饮啖酸咸，脾胃常多寒湿郁滞之病，故食料必用与之相宜，然过多亦能助脾热伤肺损目。或云与知母同用，治瘴疟寒热，取其一阴一阳无偏胜之害，盖草果治太阴独胜之寒，知母治阳明独胜之火。

款冬花

【气味】辛温无毒。

【主治】咳逆上气，善喘喉痹，诸惊痫寒邪邪气，消渴喘息呼吸，疗肺气心促急热，劳咳连连不绝，涕唾稠黏，肺痿肺痈吐脓血，润心肺，益五脏，除烦消痰，洗肝明目，及中风等疾。《本经》主咳，古方用为温肺治嗽之最。

恶皂荚　消石　玄参　畏贝母　辛夷　麻黄　黄芪　黄芩　连翘　青葙

藁本

【气味】辛温无毒，气厚味薄，升也，阳也。足太阳本经药。

【主治】妇人疝瘕，阴中寒肿痛，腹中急，除风头痛，长肌肤，悦颜色，辟雾露，润泽，疗风邪軃曳金疮，可作沐药面脂，治一百六十种恶风鬼疰，流入腰痛冷，能化小便，通血，去头风齁疱，治皮肤疵皯酒齇粉刺痈疾，治太阳头痛巅顶痛，大寒犯脑，痛连齿颊，头面身体皮肤风湿，督脉为病，脊强而厥，治痈疽，排脓，内塞。夫藁本乃太阳经风药，其气雄壮，寒气郁于本经头痛必用之药，巅顶痛非此不能除。与木香同用，治雾露之清邪中于上焦。与白芷同作面脂，既治风又治湿，亦各从其类也。

恶菌茹　畏青葙子

补骨脂 俗名为破故纸。

【气味】辛大温无毒。

【主治】五劳七伤，男子腰疼，时冷，妇人血气，堕胎，兴阳事，明耳目，治肾泄，通命门，敛精神，其性属火，收敛神明，能使心胞络之火，与命门之火相通，故元阳坚固，骨髓充实，涩以治脱之义也。然又言故纸能补脾者，非补脾也。凡人肾气虚弱，则阳气衰劣，不能熏蒸脾胃，脾胃气寒，则令人胸膈痞塞，不进饮食，迟于运化，遂或腹胁虚胀，或呕吐痰涎，或肠鸣泄泻，譬如鼎釜之物，若无火力，虽终日不熟。济生二神丸，治脾胃虚寒，用破故纸补肾，肉豆蔻补脾，脾肾互交，故纸补肾即所

以补脾也。

忍冬 即金银花。

【气味】甘温无毒。

【主治】止气下游，热毒血痢水泄，一切风湿气，及诸肿毒痈疽疥癣杨梅。茎叶及花功用皆同。昔人称其治风湿胀，解痢逐尸为要药，而后世不复知用。后世称其消肿散毒，治疮为要药，而昔人并未言及。古今之理，固不一辙，而推究各极其妙，古今之揆一也。

使君子

【气味】甘温无毒。

【主治】小儿五疳，小便白浊，杀虫，疗泻痢，健脾胃，除虚热。诸药杀虫者，多是辛苦，唯使君子、榧子甘而杀虫。俗谓杀虫殆尽无消食，孰知树有蠹，屋有蚁，国有盗，福耶祸耶？服之忌饮热茶。

五倍子

【气味】酸咸平无毒，乃虫食之津液结成者，其味酸咸。

【主治】能敛肺止血，化痰止渴收汗。其气寒，能散热毒疮肿。其性收，能除泄痢湿烂。凡黄昏咳嗽，乃火气浮入肺中，不宜用凉剂，唯五味、五倍能敛而降之也。百药煎其功与五倍子不异，但经酿过，其体轻虚，其性浮收，且味带余甘，治上焦心肺咳嗽痰饮热渴诸病。

诃子 梵言诃黎勒，凡用以酒浸后蒸一伏时，刀削去皮，取肉锉焙，用核则去肉。

【气味】苦温无毒，又苦酸平，苦重酸轻味厚，阴也降也。

【主治】冷气心腹胀满，下食，破胸膈结气，通利津液，止水道，黑髭发，下宿物，止肠澼久泄，赤白痢，消痰下气，化食开胃除烦，治水调中，止呕吐霍乱，心腹虚痛，奔豚肾气，肺气喘急，五膈气，肠风泻血，崩中带下，怀孕漏胎，及胎动欲生，胀闷气喘，并患痢人肛门急痛，产妇阴痛，和蜡烧烟熏之及煎汤熏洗。治痰嗽咽喉不利，含三数枚殊胜。实大肠，敛肺降火。诃子同乌梅、五倍子用则收敛，同橘皮、厚朴用则下气，同人参用则能补肺治咳嗽。东垣云嗽药不用者非矣，但咳嗽未久者不可骤用。

芫花

【气味】苦温，有大毒。

【主治】凡人饮有五，症由内嗳水浆，外受湿气，郁蓄而为留饮。流于肺则为支饮，令人喘咳寒热，吐沫背寒。流于肝则为悬饮，令人咳唾痛引缺盆两胁。流于心下则为伏饮，令人胸满呕吐，寒热眩运。流于肠胃则为痰饮，令人腹鸣吐水，胸胁支满，或作泄泻，忽肥忽瘦。流于经络则为溢饮，令人沉重注痛，或作水气腑肿。芫花之性，逐水泄湿，能直达水饮窠囊隐僻之处，经所谓开鬼门洁净府之法也。但其性甚猛捷，不可轻用，损人真元也。

益母草 根茎花叶。

【气味】微苦甘，俱可入药同用，白花者入气分，紫花者入血分。

【主治】明目益精，调经益产，肿毒疮疡，胎漏产难，胎衣不下。但根茎花叶专于行血，而子则行中有补也。

紫石英 凡入丸散，用火煅醋淬七次，碾末，水飞过，晒干入药。

【气味】甘温无毒，入手少阴足厥阴血分药也。

【主治】心腹咳逆邪气，补不足，女子风寒在子宫绝孕，十年无子，久服温中，轻身延年。疗上气心腹痛，寒热邪气结气。补心气不足，定惊悸，安魂魄，填下焦，止消渴，除胃中久寒，散痈肿，令人悦泽，养肺气，治惊痫蚀脓。

紫石英上能镇心，重以去怯也。下能益肝，湿以去枯也。心生血，肝藏血，其性暖而补，故心神不安，肝血不足，及女子血海虚寒不孕者宜之。《别录》言其补心气，甄权言其养肺者，殊昧气阳血阴营卫之别，惟本经所言诸证，其得此理。

畏扁青　附子　恶蛇甲　黄连

橘核仁 凡用须以新瓦焙香，去壳取仁，研碎入药。

【气味】苦平无毒。

【主治】橘核入足厥阴与青皮同功，故治腰痛癫疝在下之病，不独取象于核。《和济局方》治诸疝痛及内溃卵肿偏坠，或硬如石，或肿至溃，有橘核丸用之有效。

金樱子

【气味】咸涩平无毒。

【主治】脾泄下痢，止小便利，涩精气，久服令人耐寒轻身。又止遗泄，取其温且涩也。世人待红熟时，取汁熬膏，味甘全断涩味，都全失本性，大误也。惟当取半黄者，干捣末用之。若无故而服之以取快欲则不可，若精气不固者，服之何咎之有。

大蓟根

【气味】甘温无毒，又曰有毒。

【主治】女子赤白沃，安胎，止吐血鼻衄，令人肥健。捣根绞汁服半升，主崩中血下立瘥。叶治肠痈腹脏瘀血，作运扑损，生研酒并小便任服。又恶疮疥癣同盐研罯之。

小蓟根

【气味】甘温无毒。

【主治】养精保血，破宿血，生新血，暴下血血崩，金疮出血呕血等。绞取汁温服，作煎和糖，合金疮及蜘蛛蛇蝎毒，服之亦佳。治热毒风并胸膈烦闷，开胃下食，退热补虚损。苗去烦热，生研汁服，作菜食除风热。夏月热烦不止，捣汁半升服之瘥。小蓟力微，只可退热，不似大蓟能健养下气也。大小蓟皆能破血，但大蓟兼疗痈肿，而小蓟专主血，不能消肿也。

莪术 酒醋浸过，面包煨熟用良。

【气味】辛温无毒，其色黑，能破气中之血，入气药中发诸香。

【主治】虽为泄剂，亦能益气，所以大小七香丸集香丸散，皆因之以治气短不相接续也。

狗脊

【气味】甘平无毒。

【主治】腰背强，关机缓急周痹，寒湿膝痛，颇利老人，疗失溺不节，男女脚弱腰艰，风邪淋露，少气目暗，坚脊利俯仰，女子伤中关节重，男子女人毒风软脚，肾气虚弱，续筋骨，补益男子，强肝肾，治风虚。

蠡实 即马蔺子。凡入药，炒过用，治疝则以醋拌炒之。

【气味】苦平无毒。

【主治】皮肤寒热，胃中热气，风寒湿痹，坚筋骨，令人嗜食，久服轻身，止心烦满，利大小便，长肌肤肥大，疗金疮血内流痈肿有效，妇人血气烦闷，产后血运，并经脉不止，崩中带下，消一切疮疖，止鼻衄吐血，通小肠消酒毒，治黄病，杀蕈毒，傅蛇虫咬，治小腹疝痛，腹内冷积水痢诸病。

花实及根叶

【主治】去白虫，疗喉痹，多服令人溏泄，主痈疽恶疮。

海带

【气味】寒咸无毒。

【主治】妇人病及疗风下水，亦可催生。治

瘿瘤结核功同海藻。

晚蚕沙晒干淘净再晒，可久收不坏。

【气味】甘辛温无毒。

【主治】肠鸣，热中消渴，风痹瘾疹。炒黄袋盛浸酒，去风缓诸节不随，皮肤顽痹，冷血瘀血，腰脚冷疼，及妇人血崩头风风赤眼，去风除湿。盖蚕属火，其性燥，燥能胜风去湿，故主疗风湿之病也。

全蝎

【气味】甘辛平有毒。

【主治】蝎产于东方，色青属木，足厥阴经药也，故治厥阴诸病。诸风掉眩，搐搦疟疾，寒热耳聋无闻，皆属厥阴风木，故东垣云：凡疝气带下，皆属于风。蝎乃活风要药，俱宜加而用之。

郁李仁先以汤浸去皮尖用，生蜜浸一宿，滤出阴干，研如膏用之。

【气味】酸平无毒，阴中之阳，脾经气分药也。

【主治】大腹水肿，面目四肢浮肿，利小便水道，肠中结气，关格不通，泄五脏膀胱急痛，宣腰胯冷脓，消宿食，下气破癖气，下四肢水。酒服四十九粒，能泻结气，破血润燥，专治大肠气滞燥涩不通。研和龙脑点赤眼。盖郁李仁又甘苦而润，其性降，故能下气利水。

䴬麦䴬一名麦芽。

【气味】咸温无毒。

【主治】消食和中，破冷气，去心腹胀满，开胃，止霍乱，除烦闷，消痰饮，破癥结，能催生落胎，补脾胃虚，宽肠下气，腹鸣者用之。麦䴬、谷芽、粟䴬皆能消化一切米面诸果食积，其麦芽、神曲二药，胃气虚人宜服之，以代戊己腐熟水谷，豆蔻、缩砂、乌梅、木瓜、芍药、

五味子为之使。但有积者能消化，无积而久服，则消人元气也，不可不知。若久服者，须同白术诸药兼用，则无害矣。

谷䴬一名谷芽。

【气味】甘温无毒。

【主治】快脾开胃，下气和中，消食化积。

蜈蚣采得真者，去头足并尾，以薄荷叶包，火煨用之。犯蜈蚣毒，以乌鸡粪或大蒜涂之立效，或以火气薰之亦效，或以蜘蛛吸之亦效，或以蛞蝓捣敷之亦效。

【气味】辛温有毒。

【主治】蛊毒，啖诸蛇虫鱼毒，疗心腹寒热积聚，治癥癖，小儿惊痫脐风口噤，丹毒秃疮瘰疬。盖行而疾者，唯风与蛇，蜈蚣能制蛇，故亦能截风。盖厥阴经药也，故所主诸症多属厥阴。凡用取身扁而长，黑头赤足者为良。千足虫与蜈蚣相似，但头上有白肉，面并嘴俱尖。若误用并犯其腥臭气，入脑致死，不可不慎，重选择之。

炉甘石此物点化为神药绝妙，九天三清俱尊之曰炉先生，非小药也。凡用以炭火煅红，童子小便淬七次，水洗净，研粉水飞过晒用。

【气味】甘温无毒。

【主治】止血消肿毒，生肌明目，去翳退赤，收湿除烂。同龙脑点治目中一切诸病。炉甘石阳明经药也，受金银之气，故治目病为要药。

阳起石凡入药烧后水煅用之。凝白者佳，又用火中煅赤，酒淬七次，研细水飞过日干。亦有用烧酒浸过，同樟脑入罐升炼取粉用者。

【气味】咸微温无毒。

【主治】崩中漏下，破子脏中血癥瘕结气，寒热腹痛，无子，阴痿不起，补不足，疗男子

茎头寒，阴下湿痒，去臭汗，消水肿，久服不饥，令人有子，补肾气，精乏腰疼，膝冷湿痹，子宫久冷，冷癥寒瘕，止月水不定，治带下温疫冷气，补五劳七伤，补命门不足，散诸热肿。

桃花石 出申州钟山县，似赤石脂，但舐之不着舌者是也。

【气味】甘温无毒。

【主治】大肠中冷脓血痢，久服令人肥悦能食。

麦饭石 此石碎如棋子，炭火烧赤，投米醋中浸之，如此十次，研末筛细。入乳钵内用数人更碾五七日，要细腻如面极细方有效，若不细，涂之即极痛也。

【气味】甘温无毒。

【主治】一切痈疽发背。

玄精石

【气味】咸温无毒。

【主治】玄精石禀太阴之精，与盐同性。其气寒而不温，其味甘咸而降，同硫黄、消石。治上盛下虚，救阴助阳，有扶危拯逆之功，故铁瓮申先生来复丹用之，正取其寒以配消硫之热。《开宝本草》言其性温，误矣。故古方不见用，近世补药及伤寒多用之，其著者治伤寒正阳丹出汗也。

硼砂

【气味】苦辛暖无毒。

【主治】硼砂味甘微咸而气凉，色白而质轻，故能去胸膈上焦之热。《素问》云热淫于内，治以咸寒，以甘缓之是也。其性能柔五金而去垢腻，故治噎膈积聚骨鲠结核恶肉阴㿗用之者，取其柔物也。治痰热眼目障翳用之者，取其去垢也。

玄明粉

【气味】辛甘无毒，沉也，阴也。

【主治】心热烦躁，并五脏宿滞癥结，明目，退膈上虚热，消肿毒。大抵玄明粉其用有二，去胃中之实热，荡肠中之宿垢，用此以代盆消耳。《神农本草》言朴硝炼饵服之，轻身神仙。《玄明传》云阴中有阳，能除一百二十种疾。盖因方士窜入之言，后人因此制为玄明粉，煅炼多偏，佐以甘草，去其咸寒之毒。遇有三焦肠胃实热积滞，少年气壮者，量与服之，亦有速效。若脾胃虚冷，及阴虚火动者，服之是速其咎矣。

蟾酥

【气味】甘辛温微毒，即蟾蜍眉间之白汁也。以油单纸裹眉裂之，酥出纸上，阴干用。真者轻浮，入口味甜。其汁不可入人目，令人赤肿目盲，急以紫草汁洗点即消。

【主治】小儿疳积脑疳，治腰肾冷，并助阳气及疗虫牙齿缝出血，拔发背疔疮一切恶肿。

石硫黄

【气味】酸温有毒。

【主治】古方未有服饵硫黄者，《本经》所用，止于治疮蚀，攻积聚冷气脚弱等，而近世遂火炼治为常服丸散。观其治炼服食之法，殊无本源，非若乳石之有论议节度，故服之其效虽紧，而其患更速，可不戒之。土硫黄辛热腥臭，止可治疥杀虫，不可服。

长松根

【气味】甘温无毒。

【主治】风血冷气宿疾，温中去风。治大风恶疾，眉发堕落，百骸腐溃。每以一两入甘草少许，水煎服旬日即愈。又解诸虫毒，补益长年。

白头翁 一名野丈人，花、子、茎、叶同。

【气味】苦温无毒，气厚味薄，可升可降，阴中阳也。

【主治】温疟狂惕，寒热癥瘕积聚瘿气，逐血止腹痛，疗金疮鼻衄，止毒痢赤痢，腹痛，百节骨痛，项下瘤疬，一切风气，暖腰膝，明目消瞖。

山慈菇

【气味】甘微辛有小毒。

【主治】痈肿疮瘘瘰疬结核等，醋磨傅之。亦剥人面皮，除䵟黯，主疗肿。攻毒，破皮，解诸毒蛊毒蛇虫狂犬咬。

石蒜一名一枝箭。蒜以根状名，箭以茎状名，又曰金灯花根。

【气味】辛甘有小毒。

【主治】傅贴肿毒，疗疮恶核，可水煎服取汗及捣傅之。及中溪毒者，酒煎半升服，取吐良。

杜衡即土细辛。

【气味】辛温无毒。

【主治】风寒咳逆，作浴汤香人衣体，止气奔喘促，消痰饮，破留血项间瘿瘤之疾，下气杀虫。古方吐药往往用杜衡者，非杜衡也，乃及己也。及己似细辛而有毒，吐人。昔人多以及己当杜衡，杜衡当细辛，故尔错误也。杜衡则无毒，不吐人，功虽不及细辛，而亦能散风寒，下气消痰行水破血也。

三七根一名金不换。

【气味】甘微苦温无毒。

【主治】止血散血定痛，金刃箭伤跌仆杖疮血出不止者，嚼烂涂或为末掺之，其血即止。亦主吐血衄血，下血血痢，崩中经水不止，产后恶血不下，血运血痛，赤目痈肿，虎咬蛇伤诸病。此药近时始出，南人军中用为金疮要药，

云有奇功。又云：凡杖扑伤损瘀血淋漓者，随即嚼烂罨之即止。青肿者即消散。若受杖时，先服一二钱，则血不冲心，杖后尤宜服之。产后服亦良。大抵此药气温味甘微苦，乃阳明厥阴血分之药，故能治一切血病，与骐驎竭紫钢相同。

列当一名草苁蓉根。与肉苁蓉极相类，刮去花，压扁以代肉者，功力殊劣，即列当。

【气味】甘温无毒。

【主治】男子五劳七伤，补腰肾，令人有子，去风血，煮酒浸酒服之。

蘪芜一名蕲茞，其叶似当归，其香似白芷，故有蕲茞江离之名。离草生江中，故又曰江离。

【气味】辛温无毒。

【主治】咳逆，定惊气，辟邪恶，除蛊毒鬼疰，去三虫。久服通神，主身中老风，头中久风风眩，作饮止泄泻。

花

【主治】入面脂用。

藿香叶

【气味】辛微温无毒，浮而升，阳也。可升可降，入手足太阴经。

【主治】风水毒肿，去恶气，止霍乱心腹痛，脾胃吐逆为要药。助胃气，开胃口，进饮食，温中快气，肺虚有寒，上焦壅热，饮酒口臭煎汤漱。芳香之气助脾胃，故藿香能止呕逆进饮食，乃手足太阴之药，故入顺气乌药散则补肺，入黄芪四君子汤则补脾也。

山柰根

【气味】辛温无毒。

【主治】暖中，辟瘴疬恶气。治心腹冷气痛，寒湿霍乱，风虫牙痛。入合诸香用。

排草香

【气味】辛温无毒。

【主治】辟臭，去邪恶气。

野菊

一名苦薏，生泽畔，茎如马兰，花如菊。菊甘而薏苦，处处原野极多，与菊无异，但叶薄而尖，多花小而蕊多如蜂窠状。

根叶茎花

【气味】苦辛温有小毒。

【主治】痈肿疔毒瘰疬眼息。

泽兰

凡用大小泽兰，细锉，以绢袋盛悬于屋南畔角上，令干用。

【气味】苦微温无毒。

【主治】金疮痈肿疮脓，兰草泽兰气香而温，味辛而散，阴中之阳，足太阴厥阴经药也。脾喜芳香，肝宜辛散，脾气野，则三焦通利而正气和，肝郁散，则荣卫流行而病邪解。兰草走气道，故能利水道，除痰癖，杀蛊辟恶，而为消渴良药。泽兰走血分，故能治水肿，涂痈毒，破瘀血，消癥瘕，而为妇人要药。虽是一类，而功用稍殊，正如赤白茯苓、芍药补泻皆不同也。

水苏

一名龙脑薄荷。

茎叶

【气味】辛微温无毒。

【主治】水苏之功，专于理血下气，清肺辟恶消谷，故《太平和济局方》治吐血衄血唾血咳血下血血淋、口臭口苦口甜喉腥臭邪热诸病，有龙脑薄荷丸。方药多不录，用治血病果有殊效。

由跋

是虎掌新根，大于半夏一二倍，四畔未有子牙，其宿根即虎掌也。

【气味】辛苦温，有毒。

【主治】毒肿结热。

凤仙

一名急性子。

子

【气味】微苦温，有小毒。

【主治】产难积块噎膈，下骨鲠，透骨通窍。凤仙子其性急速，故能透骨软坚。庖人烹鱼肉，硬者投数粒即易软烂，是其验也。缘其透骨，最能损齿，与玉簪根同。凡服者不可着齿，多用亦戟人咽。

木黎芦

【气味】苦平温，有毒。

【主治】疥癣杀虫。

木鳖子仁

【气味】甘温无毒。

【主治】折伤，消结肿恶疮，生肌止腰痛，除粉刺䵟𪒟，妇人乳痈，肛门肿痛，醋磨消肿毒，治疳积痞块，利大肠泻痢寿瘤瘰疬。

降真香

【气味】辛温无毒。

【主治】烧之辟天行时气宅舍怪异，小儿带之，辟邪恶气，疗折伤金疮，止血定痛，消肿生肌。

樟脑

释名韶脑。

【气味】辛热无毒。

【主治】通关窍，利滞气，治中恶邪气，霍乱心腹痛，寒湿脚气，疥癣风瘙龋齿，杀虫辟毒，着鞋中去脚气。盖樟脑纯阳，与焰硝同性，水中生火，其焰益炽，今丹炉及烟火家多用之。辛热香窜，禀龙火之气，去湿杀虫，此其所长，故烧烟熏衣筐席簟，能辟壁虱虫蛀。

阿芙蓉

俗作鸦片。

【气味】酸涩温微毒。

【主治】泻痢脱肛不止，能涩丈夫精气，今

人房中术用之。京师售一粒金丹，云通治百病，皆方伎家之术耳。

曲

小麦曲

【气味】甘温无毒。

【主治】消谷止痢，平胃气，消食痔，治小儿食痫，调中下气，开胃，疗脏腑中风寒，主霍乱心膈气痰逆，除烦破癥结，补虚去冷气，除肠胃中塞不下食，令人有颜色，落胎并下鬼胎，止河鱼之疾。

大麦曲

【气味】同前。

【主治】消食和中，下生胎，破血，取五升，以水一斗煮三沸，分五服，其子如糜，令母肥盛。

面曲、米曲

【气味】同前。

【主治】消食积酒积糯米积，研末酒服立愈，余功同小麦曲。

饴糖 释名饧音徐。糖之清者曰饴，稠者曰饧。色紫类琥珀者，方中谓之胶饴。干枯者名饧，方家用饧，乃云胶饴，是湿糖如厚蜜者，其宁结及牵白者饧糖不入药用。

【气味】甘大温无毒，入太阴经。

【主治】补虚乏，止渴去血，补虚冷，益气力，止肠鸣咽痛，治吐血，消痰润肺止嗽，健脾胃，补中，打损瘀血者熬焦酒服能下恶血。又伤寒大毒嗽，于蔓菁薤汁中煮一沸，顿服之良。脾弱不思食人，少用能和胃气。亦用和药，解附子、草乌头毒。古方建中汤多用之。糖与酒皆用米蘖，而饴居上品，酒居中品，是糖以和润为优，酒以醺乱为劣。脾欲缓，急食甘以缓之，饴之甘以缓中也。饴乃脾经气分药也。甘能补脾之不足。

血余 头上曰发，属足少阴阳明。耳前曰鬓，属手足少阳。目上曰眉，属手足阳明。唇上曰髭，属手阳明。颏下曰须，属足少阴阳明。两颊曰髯，属足少阳。其经气血盛则美而长，气多血少则美而短，气少血多，则少而恶，气血俱少，则其处不生，气血俱热，则黄而赤，气血俱衰，则白而落。

【气味】苦微温无毒。

【主治】咳嗽五淋大小便不通，小儿惊痫，止血，鼻衄烧灰吹之立已。烧灰疗转胞小便不通，赤白痢，哽噎，痈肿，疗肿骨疽杂疮，消瘀血，补阴甚捷。发乃血余，故能治血病，补阴，疗惊痫，去心窍之血。

平性药品

天麻

【气味】辛温无毒，乃肝经气分之药，阴中之阳也。

【主治】风痰眩运头痛。疗小儿风痫惊悸，麻痹不仁。

草决明

【气味】咸平无毒。

【主治】青盲目淫，赤白膜翳，助肝益精，解蛇毒，止鼻红，作枕治头风，利五脏。

石斛

【气味】甘平无毒，短而中实如金钗者良，阴中之阳，降也。乃足太阴脾足少阴右肾之药。

【主治】强阴益精，厚肠胃，男子腰脚软弱，发热自汗，痈疽排脓内塞，胃中虚热，清肺补脾，尤有殊功。

朱砂

【气味】甘微寒无毒。

【主治】镇心安魂魄，通神明，主尸疰抽

风，解惊痫胎毒痘毒。盖朱砂生于炎方，秉离火之气而成，体阳而性阴，故外显丹色，内含真汞，其气不热而寒，离中有阴也。其味不苦而甘，火中有土也。故可以养心，可以明目，可以安胎，可以解毒，可以发汗，随佐使而见功，无所往而不可。若有人自觉本形忽若为二，并行并卧不辨真假者，魂离魄也。用辰砂为君，人参、茯苓为佐，浓煎日饮，则真者气爽，假者自化。又或夜多恶梦，通宵不寐，佩之以箭簇辰砂，神魂安静，此皆辟恶安魂之验也。但宜生使，若炼服，恐窜入经络骨髓，流而为痈瘤疽毒也。又小儿初生，以朱砂、轻粉、白蜜、黄连之属，欲下胎毒，不知轻粉下痰损心，朱砂下涎损神，儿实者服之软弱，弱者服之易伤变生诸病也。

木贼草

【气味】甘微苦无毒，空而轻，阳中之阴，升也浮也。

【主治】目疾，退翳膜，益肝胆，解肌止泪。与麻黄同形同性，亦能散火郁风湿而发汗。

覆盆子

【气味】甘平无毒。

【主治】益气轻身，补虚续绝，养肝明目，阴痿能令坚长，女子食之有子，其补益与桑椹同功。

牛膝

【气味】苦酸平无毒，乃足厥阴少阴所主之药。

【主治】寒湿痿痹，四肢拘挛膝痛不可屈伸，堕胎，男子阴消，老人失溺，妇人月水不通，补肾填精，逐恶血留结，助十二经脉，壮阳道。大抵得酒则能补肾肝，生用则能去恶血，最能引诸药下至于足。又云：春夏用茎叶，秋冬用根，而叶汁之效尤速。

龙骨

【气味】甘平无毒，阳中之阴，入手足少阴厥阴经。

【主治】益肾镇惊，止阴疟，收湿气，疗多寐泄精，小便自泄，生肌敛疮。盖涩可去脱，龙骨能收敛浮越之正气，固大肠而镇惊。又主带脉为病。

人参

【气味】甘微寒无毒，浮而升，阳也。入手太阴经而能补阴火。用本脏药相佐使，随所引而相补一脏，入脾亦归其所喜。

【主治】止渴生津液，安精神，定魂魄，止惊悸，安胃和中，除邪气霍乱吐逆，止消渴，通血脉。得升麻为引，用补上焦之元气，泻肺中之火。得茯苓为引用，补下焦之元气，泻肾中之火。得麦门冬则生脉，得干姜则补气。凡人面白面黄面青鬐悴者，皆脾肺肾气不足，可用也。面赤面黑者，为气壮神强，不可用也。脉之浮而芤濡虚大迟缓无力，沉而迟涩弱细结代无力者，皆虚而不足，可用也。脉弦长紧实滑数有力者，皆火郁内实，不可用也。喘嗽勿用者，谓痰实气壅，不可用之以益其实也。若肾虚气短而促者，急用之。肺寒而咳，则寒束热邪，壅滞在肺，固宜禁用。若自汗恶寒而咳，中气不调，急用之。久病而郁热在肺，则火抑于内，宜发不宜补，忌用之。若肺虚火旺，气短自汗，非人参为之君，何以补肺之阳，泻肺之阴。诸痛不可骤用者，乃邪气方锐，宜散而不宜补也。若里虚吐利，及久病胃弱虚痛喜按者，非人参为之君，何以升中气之阳，降中气之阴。故古人治肺寒以温肺汤，治肺热以清肺汤，治中满以分消汤，合血虚以养荣汤，皆有人参在焉。所谓邪之所凑，其气必虚，养正则邪自除，阳旺则阴血生，至理所在，贵于配合得宜。

反漏芦　恶山楂　溲疏　卤碱　忌铁器

蒺藜

【气味】苦温无毒。

【主治】明目轻身，咳逆肺痿，诸风痒疬，补肾，治腰痛泄精，虚损劳乏。古方补肾治风，皆用白蒺藜，补肾益精，则用沙苑蒺藜，然究之其性宣通，久服不冷而无壅热，肾水自得其天，功用俱同一也。白者炒研去刺用，沙苑者酒蒸晒干。

天南星

造胆星法，以生南星研末，腊月取黄牯牛胆汁和剂纳入胆中，系悬风处干之。年久者弥佳。

【气味】苦温有大毒，阴中之阳，可升可降，乃手足太阴脾肺之药。

【主治】性辛而麻，故能治风散血。气温而燥，故能胜湿除涎。紧而毒，故能攻积拔肿，而治口㖞舌糜。然得防风则不麻，得牛胆则不燥，得火炮则不毒。

蛤蚧

凡用须炙令黄色熟捣，口含少许，奔走不喘息者，乃为真也。可入丸散。其毒在眼，须去眼及甲上尾上腹上肉毛，雄为蛤，雌为蚧，身长四五寸，尾与身等，药力在尾，尾不全者不效。

【气味】咸平有小毒。

【主治】积久咳嗽，肺痿咯血，肺痈急，通水道。昔人言补可去弱，人参、羊肉之属。蛤蚧补肺气，定喘止渴，功同人参。益阴血，助精扶羸，功同羊肉。

桑寄生

【气味】苦平无毒。

【主治】腰痛小儿背强痈肿，去女子崩中不足，安胎及产后余疾，下乳汁，助筋骨，益血脉。

枣仁

【气味】酸平无毒。

【主治】心腹寒热邪结气聚，四肢酸痛湿痹，安五脏，疗心烦不得眠，补中益肝气，泄虚汗烦渴。其子肉味酸，食之使不思睡。核中仁服之，疗不得眠。正如麻黄发汗，根节能止汗也。大抵酸枣实生用之味酸性收，专主肝病寒热结气，酸痹久泄，脐下满痛之症。其仁炒熟用，则甘而润，故疗胆虚不得眠，烦渴虚汗之症，皆足厥阴少阳药也。今人专以枣仁为心家之药，则不明此理矣。盖木为心之母，谓虚则益其母可也。

远志

【气味】苦温无毒。须去心，仍用甘草汤浸一宿，焙干用，肾经气分之药也。

【主治】咳逆伤中，补不足，除邪气，利九窍，益智慧，强志倍力，妇人血噤失音，小儿客忤，肾积奔豚，治一切痈疽。但远志入足少阴肾经，非心经之药，其功专于强志益精，令不健忘。盖精与志，皆肾经之所藏，肾精不足，则志气衰不能上通于心，故迷惑而善忘也。《三因方》云远志酒治痈疽有奇功，盖亦补肾之功也。

没药

【气味】苦平无毒。

【主治】破血止痛，疗金疮杖疮诸恶疮痔漏，卒下血，破癥瘕宿血，损伤瘀血，消肿定痛生肌。大概乳香活血，没药散旧而生新，皆能止痛消肿，故方药中每相兼而用之也。

茯神

【气味】甘平无毒。

【主治】五劳口干，止惊悸，疗风眩风虚，开心益智，安魂魄，养精神，补劳乏。主心下急痛坚满，人虚而小肠不利，加而用之。神木即茯神心内木，疗毒风筋挛，心神惊掣，治脚气痹痛。

赤白**茯苓**

【气味】甘平无毒，浮而升，阳也。白者入手太阴足太阳经气分，赤者入足太阴手少阴太阳气分。

【主治】心下结痛，寒热烦满，咳逆，口焦舌干，利小便，止消渴，大腹淋沥，膈中痰水，开胸肺，调脏气，伐肾邪，长阴益气力，开胃止呕逆，安心神，主肺痿痰壅，小儿惊痫，女人热淋，暖腰膝，安胎，除湿益燥，缓脾生津，导气平火，开腠理，泄膀胱，疗肾积奔豚。赤茯苓主治破结气，泻心小肠膀胱湿热，利窍行水。盖茯苓之白入壬癸，赤者入丙丁，味甘而淡又降也，为阳中之阴。《服食至要》云茯苓通神而至灵，和魂而炼魄，利窍而益肌，厚肠而开心，调荣而理卫。大抵得松之余气孕毓而成，属金之质。小便多能止之，小便涩能利之。止之者何？茯苓多益心脾，性美，下能接引诸温暖药归就肾经，肾得真火而真气固，故八味丸之不离茯苓者是也。利之者何？凡饮食入胃，游溢精气，上输于肺，通调水道，下输膀胱，茯苓淡渗而色白为金之象，金之令上行而下降，金能生水，涩者有不利之乎？然《本草》言茯苓利小便，伐肾邪，有降而下之之功，而丹溪又言阴虚者不宜用，似亦相反何也？盖肺虚心虚胞热厥阴病者皆虚热也。其人必上热下寒，脉虚而弱，法当用升阳之药，以升水降火。膀胱不约，下焦虚者，乃火投于水，水泉不藏。脱阳之症，其人必肢冷脉迟，法当用温暖之药，峻补其下，交济坎离。二症皆非茯苓淡渗之药所能益其元气，朱氏之谓阴虚不可用者，此之谓也。《素问》云心虚则少气遗溺，下焦虚则遗溺，胞遗热于膀胱则遗溺，膀胱不利为癃，不约为遗，厥阴病则遗溺闭癃。朱氏之不欲骤用者，其深明于此理也。若肺气盛者，实热也。其人必气壮脉强，寒淫所胜。《素问》所云肺气盛则便数而欠，非茯苓之淡渗，何以分阴阳而导湿。《本草》之必用以伐肾邪者，此之谓也。

小麦

【气味】甘微寒无毒，入少阴太阳之经。

【主治】养心及肝，其功除烦止渴，收汗利溲止血。新者性热，陈者平和，浮者主治虚汗，麦麸性凉而热。凡人身体疼痛及疮疡肿烂沾渍，或小儿暑月痘疮烂溃，不能着席睡卧者，并用夹褥盛麸缝合，藉卧为良。

白附子

【气味】辛甘大温，有大毒，入阳明经，能引药势上行。

【主治】中风失音，一切冷风气，面皯瘢疵。小儿毒暑入心，痰塞心孔，昏迷搐搦，非瞑眩之剂，不能伐之。三生丸君白附子，此之谓也。

紫河车采得投长流水洗净血污，蒸捣入药为良，筋膜乃初结真气，不可剔去。

【气味】甘咸无毒。

【主治】血气羸瘦，男女一切虚损劳极，癫痫失志恍惚，安心养血，益气补精。

大枣

【气味】甘平无毒。

【主治】属土而有火，味甘性缓。甘先入脾，为脾经血分之药。仲景治奔豚用大枣汤，滋脾土以平肾气也。治水饮胁痛有十枣汤，益土而胜水也。方药中用姜枣作引，温以补不足，甘以缓阴血也。有齿病疳病人不宜啖枣，小儿尤不宜食，令齿黄生䘌。与葱同食，令人五脏不和。与鱼同食，令人腰腹痛。

龟甲凡使锯去四边，石上磨净，炭火炮过，醋涂酥炙，或以酒炙用。

【气味】甘平有毒。

【主治】血滞麻痹，久嗽虚疟。属金水，功长于补阴，治血治劳。盖龟鹿皆灵而有寿，龟

首常藏向腹，能通任脉，故取其版以补心补肾补血以养阴也。鹿鼻常反向尾，能通督脉，故取其角以补命补精补气以养阳也。古人制龟鹿二仙膏见神工之能事矣。龟下甲治漏下赤白，破癥瘕，去瘀血，止血痢，续筋骨，疗劳倦，四肢无力，腰脚酸痛。

神曲 凡用炒黄以助土气，陈久者良。

【气味】甘辛温无毒，阳中之阳也。入足阳明经。

【主治】化水谷宿食癥结宿滞，健脾暖胃，霍乱泄痢。炒研酒服，回产妇乳。

五加皮

【气味】辛温，无毒。五加者，五车星之精也。水应五湖，人应五德，位应五方，物应五车，故青精入茎，则有东方之液，白气入节，则有西方之津，赤气入花，则有南方之光，玄精入根，则有北方之粕，黄烟入皮，则有戊己之灵，五神镇生，相转育成，饵之者真仙，服之者反婴。

【主治】风湿痿痹，壮筋骨，顺气化痰，添精补髓，男子阴痿囊下湿，小便余沥，女人阴痒及腰瘠痛弱，酿酒饮治四肢拘挛，去皮肤风湿。

僵蚕

【气味】咸辛平无毒，浮而升，阳中之阳也。入厥阴阳明之药。

【主治】小儿惊痫夜啼，去三虫，男子阴痿，女子崩中赤白，产后腹痛，灭诸疮瘢痕，疗一切金疮疔肿风痔。盖僵蚕属火兼土与金，木老得金，气僵而不化。治喉痹者，取其清化之气。从治相火者，取其散浊结滞之痰，因其气相感，而以意使之者也。有枸杞蚕一种，生枸杞树上，取之曝干晒用，主治益阳道填精，炙黄入地黄丸，功长于补肾，治肾家风虚。

恶桑螵蛸 桔梗 茯苓 茯神 萆薢

百合

【气味】甘平无毒。

【主治】补中益气，止涕泪，除心下急满，润肺止嗽。仲景治百合病，有百合知母汤、百合滑石代赭汤、百合鸡子汤、百合地黄汤。凡四方病名百合，而用百合治之，不知何义。

阿魏 臭而止臭者，乃为真。验法有三：一以半铢安熟铜器中一宿，至明沾阿魏处白如银汞，无赤色；一以一铢置五斛草自然汁中一夜，至明如鲜血色；一以一铢安于柚树上树立干，便是真者。

【气味】辛平无毒。

【主治】杀诸小虫，去臭气，破癥积，除邪鬼蛊毒，解自死牛羊马肉诸毒，消肉积，祛传尸冷气，辟温治疟。

龙眼肉

【气味】甘平无毒。

【主治】五脏邪气，安志，除蛊毒，去三尸虫，久服强魄聪明，开胃益脾，性味和平。严用和归脾汤，治思虑劳伤，用龙眼肉取甘味归脾，能益人之智，通神明也。

鼠黏子

【气味】辛平无毒，阳中之阴，升也。

【主治】其用有四，治风温瘾疹咽喉风热，散诸肿疮疡之毒，利凝滞腰膝之气。

蓖麻子

【气味】甘辛平有小毒，阴也。

【主治】性善收能追脓，取毒。又能出有形之滞物，故取胎产胞衣剩骨脓血者用之。

礞石

【气味】甘咸平无毒，其性下行，阴也沉也。乃足厥阴之药。

【主治】肝经病，故宜以礞石之重坠，疏快其滞，使木平气下，而痰积通利也。然止可用之救急，若气弱脾虚者不宜僭服。

白前

【气味】甘微寒无毒。

【主治】胁逆气，胸逆气，呼吸欲绝，降气下痰，手太阴也。然长于降气，肺气壅实而有痰者宜之。若虚而兀兀哽气，则不可用之以泄化源。

钩藤

【气味】甘平微寒无毒，入手足厥阴经。足厥阴主风，手厥阴主火。

【主治】惊痫眩运，皆肝风相火之病，钩藤通心包于肝木，风静火熄，则诸症自除。大人头旋目眩，亦可兼疗。

巴戟天 以连珠多肉厚者为胜。用枸杞子煎汤浸一宿，滤出，再酒浸一伏时，滤出，同菊花熬煎黄，去菊花，以布拭干用。

【气味】辛甘微温无毒。

【主治】大风邪气，阴痿不起，强筋骨，安五脏，疗头面游风，小腹及阴中相引痛，乃肾经血分药也。

枸杞子

【气味】甘平无毒。

【主治】坚筋骨，除风去虚劳，补精气，滋肾润肺，益阳事，祛下焦肝肾虚热。盖枸杞之苗，乃天之精，苦甘而凉，上焦心肺客热者宜之。枸杞之根乃地骨皮，甘淡而寒，下焦肝肾虚热者宜之。是皆三焦气分之药，所谓热淫于内，佐以甘寒也。至于子则甘平而润，性滋而补，专能补肾润肺，生精益气，所谓精不足者，补之以味也。

密蒙花 凡使拣净，酒浸一宿，滤出候干，

拌蜜蒸三次入用。

【气味】甘平微寒无毒。

【主治】青盲肤翳赤肿，多眵泪，消目中赤脉，小儿麸口及疳气攻眼，羞明怕日，入肝经气血分，润肝燥。

茺蔚 益母草子。

【气味】辛甘微寒无毒，阴中微阳，入手足厥阴经。

【主治】能活血行气，有补阴之功，故能明目益精，调经殊功。东垣言瞳子散大者禁用茺蔚子，意谓目得血而能视，茺蔚子行血甚捷，瞳子散大则白不足，故禁之，非助火也。然血滞病目，此则宜之。

葳蕤 采得以竹刀刮去节皮，洗净，用蜜水浸一宿，蒸焙干用。

【气味】甘平无毒，能升能降，阳中阴也。

【主治】风淫四末，两目泪烂，男子湿注腰痛，女子面生皯黑，疗风温自汗，身重语言难出，虚劳寒热痎疟，及一切不足之症。用代参芪，不热不燥，大有殊功。

三棱

【气味】苦平无毒，阴中之阳也。

【主治】老癖癥瘕，产后恶血，破积气，消扑损瘀血，真气虚者勿用。

萆薢

【气味】苦平无毒，足阳明厥阴经药也。

【主治】厥阴主筋属风，阳明主肉属湿，萆薢之功长于去风湿，所以能治缓弱痹痿，遗浊恶疮诸病。故萆薢分清饮以之治真元不足，下焦虚寒，小便频数，白浊如膏之症。又人饮酒过伤，或不饮酒而过食辛热荤腻之物，又或因房劳过度，以致小便频数而痛，与淋症涩而作痛者不同，宜用萆薢以逐除积毒，去浊而分

清也。

土茯苓

【气味】甘淡平无毒。

【主治】健脾胃，去风湿，利关节，疗拘挛骨痛，恶疮痈肿，解汞粉银朱毒。近世有风流之人，多病杨梅毒疮者，希求速效，每用轻粉银朱等药愈而复发，其毒结于阳明厥阴二经而兼乎他经，以致邪之所在则先发出。如兼少阳太阴，则发于咽喉，兼太阳少阴，则发于头耳。总以相火寄位于厥阴，肌肉属乎阳明，水银、轻粉之燥烈，虽能劫脾胃之痰，使诸火上升，俾毒疮顿愈，不知毒气窜入经络筋骨之间，莫之能出。痰涎虽出，血液旋耗，筋失所养，荣卫不从，变为痈漏，唯土茯苓气平味甘而淡，为阳明本药，能健脾胃去风湿。脾胃健而荣卫从，风湿去而筋骨利，此亦古人未言之秘也。

芜荑

【气味】辛平无毒。

【主治】五内邪气，逐寸白虫，散肠中嗢嗢喘息，主积冷气，心腹癥痛，疗妇人子宫风虚，孩子疳，泻冷痢。

藿香

【气味】辛微温无毒，可升可降，阳也。入手足太阴经。

【主治】风水毒肿，去恶气，止霍乱，脾胃吐逆，温中快气。上焦壅热，饮酒口臭，并汤嗽之。

香薷

【气味】辛微温无毒，属金与水，有彻上彻下之功。

【主治】解暑利小便。又治水甚捷，肺得之而清化行也。但饮食不节，劳役作苦之人，倘患伤暑，而致大热大渴，汗泄如雨，烦躁喘促，

或泻或吐，须益元气以降火，不可概用以重虚其表。唯夏月乘凉饮冷，致阳气为阴邪所遏，患头痛发热恶寒，烦躁口渴，或吐或泻，或霍乱者，宜用之以发越阳气，散水和脾。俗人用代茶汤，谓能解暑，误之甚也。又其性温不可热饮，反致吐逆。

葱茎白

【气味】辛平，叶温，根须平，俱无毒，升也阳也。入手太阴足阳明经。

【主治】发散以通上下阳气，故《活人书》治伤寒头痛如破，用连须葱白汤主之。仲景治少阴病下利清谷，里寒外热，厥逆脉微者，白通汤主之，内用葱白。若面色赤者，四逆汤加葱白，腹中痛者去葱白，总以肾恶燥，急食辛以润之。葱白之辛温，以通阳气也。又葱管吹盐入玉茎内，治小便不通及转脬危急之症。但白冷青热，伤寒汤中不得用青。又春食生葱，令人面上起游风，生葱同蜜食作下利，烧葱同蜜食壅气杀人，生葱合枣食令人病，合犬雄肉同食，令人病血。

粳米 粳音庚，粳乃谷稻之总名也。有早中晚三收，诸本草独以晚稻为粳者，非矣。

【气味】甘苦平无毒。生者寒，燔者热。北粳凉，南粳温。赤粳热，白粳凉，晚白粳寒。新粳热，陈粳凉。新米乍食动风气，陈者下气，病人尤宜。常食干粳饭，令人热中唇口干。不可同马肉食，发痼疾，不可和苍耳食，令人卒心痛，急烧仓米灰和蜜浆服之，不尔即死。

【主治】益气止烦，止渴止泄，温中和胃气，长肌肉，补中壮筋骨益肠胃。煮汁主心痛，止渴，断热毒下痢。合芡实作粥食，益精强志，聪耳明目，通五脏，好颜色。常食干粳饭，令人不噎。粳有早中晚三收，以晚白米为第一，得天地中和之气，同造化生育之功，非他物可比。《本草》言粳米益脾胃，而张仲景白虎汤用之入肺，以味甘为阳明之经，色白为西方之象，而气寒入手太阴也。桃花汤用之以补少阴之正

气，竹叶石膏汤用之以益不足。

硇砂 硇音铙，一名透骨将军，其性毒，服之使人硇乱，故曰硇砂。《本草》云硇性透物，五金藉之以为先锋，故号为透骨将军。凡用须水飞过，去尘秒，入瓷器中重汤煮干，则杀其毒，今时人多用水飞净，醋煮干如霜，刮下用之。又一法治用黄丹、石灰作樻，煅赤使用，并无毒。

【气味】咸苦辛温，有毒。中其毒者，生绿豆研汁饮一二升解之。

【主治】硇砂大热有毒之物，噎膈反胃，积块内藏之病，用之则有神功。盖此疾皆起于七情饮食所致，痰热郁结，遂成有形，妨碍道路，吐食痛胀，非此物化消，岂能去之。其性善烂金银铜锡，庖人煮硬肉，入硇砂少许即烂，可以类推矣。所谓化人心为血者，亦甚言其不可多服耳。若被刀刃所伤，以之罨傅，当时生痂。

畏浆水　一切酸　忌羊血

芡实 一名鸡头。
【气味】甘平涩无毒。
【主治】湿痹腰瘠膝痛，补中除暴疾，益精气，强志，令耳目聪明，久服轻身不饥耐老，开胃助气，止渴益肾，治小便不禁，遗精白浊带下，小儿多食令不长。生食多动风冷气，食多不益脾胃，兼难消化。作粉食益人胜于菱也。

茗茶
【气味】苦甘微寒，无毒，乃阴中之阳，可升可降，入手足厥阴经。
【主治】瘘疮，利小便，止渴消食，去痰热，上行能清头目，并能消暑，解酒食毒。凡膏粱炙煿诸厚味，啜之为良。但久啜无度，伤营伤精，血不华色，正如《茶序》所云，解滞消壅，一日之利暂佳，侵精瘠气，终身之累殊大，不可不慎。

大麦
【气味】咸温微寒，无毒，为五谷长，令人多肥。
【主治】消渴止热，益气调中，补虚劣，壮血脉，益颜色，实五脏，化谷食止泄，不动风气。久食令人肥白，滑肌肤，为面胜于小麦，无燥热。面平胃，止渴消食，疗胀满，久食头发不白。和针砂、没石子等染发黑色，宽胸下气，凉血消积进食。大麦性平凉滑腻，有人患缠喉风食不能下，用此面作稀糊令咽，以助胃气。炒食有火，能生热病。作饭食饷而有益，生则损人。

蒲黄 凡使勿用松黄并黄蒿，其二件全似，只是味跕及吐人，真蒲黄须隔三重纸焙令色黄，蒸半日，却再焙干用方妙。破血消肿者生用之。补血止血者炒用之。
【气味】甘平无毒。
【主治】心腹膀胱寒热，利小便，止血消瘀血，久服轻身益气力延年，治痫血鼻衄吐血尿血泻血，利水道，通经络，止女子崩中，妇人带下月候不匀，血气心腹痛，妊妇下血坠胎，血运血癥，儿枕气痛，颠扑血闷，排脓疮疖游风肿毒，下乳汁，止泄精，凉血活血，止心腹诸痛。蒲黄乃手足厥阴血分药也，故能治血治痛。生则能行，熟则能止。与五灵脂同用，能治一切心腹诸痛。

商陆 取花白者根，铜刀刮去皮，薄切，以东流水浸两宿，漉出架甑蒸，以黑豆叶一重，商陆一重，如此蒸之。从午至亥，取出去豆叶，暴干锉用，无豆叶以豆代之。
【气味】辛平有毒，沉也降也，阴也。
【主治】水肿疝瘕痹，熨除痈肿，杀鬼精物，疗胸中邪气水肿痿痹，腹满洪，直疏五脏，散水气，泻十种水病，喉痹不通。薄切醋炒，涂喉外良。通大小肠，泻蛊毒，堕胎，炒肿毒，傅恶疮。但其性下行，专于行水，与大戟、甘

遂盖异性而同功，胃气虚弱者不可用。其赤者只可贴肿，服之伤人。痢血不已杀人，令人见鬼神，不可不慎。

甘松

【气味】甘温无毒。

【主治】恶气，卒心腹痛满，下气，黑皮黯风疳齿𧏾野鸡痔，得白芷、附子良。理元气，去气郁。脚气膝浮，煎汤淋洗。甘松芳香，能开脾郁，少加入脾胃药中，甚醒脾气。

无食子 即没石子。凡使勿犯铜铁并被火惊，用颗小无枕米者妙。用浆水于砂盆中研令尽，焙干再研如乌犀色入药。

【气味】苦温无毒。

【主治】赤白痢，滑肠生肌肉，肠虚冷痢，益血生精，和气安神，乌髭发，治阴毒痿，烧灰用。温中，治阴疮阴汗，小儿疳𧏾，冷滑不禁。

皂荚 凡用要赤肥并不蛀者。以新汲水浸一宿，用铜刀削去粗皮，以酥反复炙透，槌去子弦用。每荚一两，用酥五钱。又有蜜炙酥炙绞汁烧灰之异，各依方法。

【气味】辛咸温，有小毒。

【主治】皂荚属金，入手太阴阳明之经。金胜木，燥胜风，故兼入足厥阴，治风木之病。其味辛而性燥，气浮而散，吹之导之，则通上下诸窍，服之则治风湿痰喘肿满杀虫，涂之则散肿消毒，搜风治疮。

恶麦门冬 畏空青 人参 苦参 伏丹砂 粉霜 硫黄 硇砂

子 拣取圆满坚硬不蛀者。以瓶煮熟，剥去硬皮一重，取向里白肉两片去黄，以铜刀切晒用，其黄消人肾气。

【气味】辛温无毒。

【主治】炒舂去赤皮，以水浸软，煮熟糖渍食之，疏导五脏风热壅。核中白肉，入治肺药。

核中黄心嚼食，治膈痰吞酸。仁和血润肠，治风热大肠虚秘，瘰疬肿毒疮癣。又核烧存性，治大便燥结。其性得湿则滑，滑则燥结自通也。

刺 一名天丁。

【气味】辛温无毒。

【主治】米醋熬嫩刺作煎，涂疮癣有奇效。治痈肿妒乳，风疠恶疮，胎衣不下，杀虫。但皂荚刺能引诸药性上行，治上焦病。又能引至痈疽溃处，更验。

蒲公英

【气味】甘平无毒，入足少阴肾经君药。

【主治】妇人乳痈水肿，散滞气，化热毒，擦牙乌须发，壮筋骨。亦可入阳明太阴经。凡治乳痈，以忍冬藤同煎汤，入酒佐服，服罢欲睡，睡觉微汗，是其效也。

桑螵蛸

【气味】咸甘平，无毒。

【主治】伤中疝瘕阴痿，益精生子，女子血闭腰痛，通五淋，利小便水道，乃肝肾命药也。凡男子身衰精自出，及小便自利者，加用之。又小便如稠胶米泔，心神恍惚，悴瘦食减，得之女劳者，以桑螵蛸为君，佐以远志、菖蒲、人参、茯神之属，无不应效。如无桑上者，即用他树所生，佐以炙桑白皮，亦可行水以接螵归就肾经。

椿樗皮 香者名椿，臭者名樗。椿樗二树形相似，樗木疏，椿木实。凡使椿根，不近西头者为上。采出拌生葱蒸半日，锉细，以袋盛挂屋南畔，阴干用。

【气味】苦温无毒，樗根有小毒。

【主治】椿根白皮性凉而能涩血。凡湿热为病，泻利浊带精滑梦遗诸证，无不用之。有燥下湿，及去肺胃陈痰之功。治泄泻有除湿实肠之力。但痢疾滞气未尽者，不可遽用。宜入丸散，亦可煎服，不见有害。椿皮色赤而香，樗皮色白而臭，椿皮入血分而性涩，樗皮入气分

而性利，不可不辨，其主治之功虽同，而涩利之效则异。凡血分受病不足者宜用椿皮，气分受病有郁者宜用樗皮，此心得之微也。

柏子仁 凡使先以酒浸一宿，至明漉出晒干，用黄精自然汁于日中煎之，缓火煮成膏为度。每煎柏子仁三两，用酒五两浸，此法是服食家用者。寻常用只蒸熟曝烈，春簸取仁，炒研入药。

【气味】甘平无毒，乃肝经气分药。

【主治】惊悸，益气，除风湿，安五脏，久服令人润泽美色，耳目聪明，不饥不老，轻身延年。疗恍惚虚损吸吸，历节腰中重痛，益血止汗，治头风腰肾中冷，膀胱冷脓宿水，兴阳道益寿，去百邪鬼魅，小儿惊痫。润肝，养心气，润肾燥，安魂定魄，益智宁神，烧沥泽头发，治疥癣。又润肾，古方十精丸用之。其性平而不寒不燥，味甘而补，辛而能润，其气清香，能透心肾，益脾胃，盖仙家上品药也，宜乎滋养之剂用之。《列仙传》云赤松子食柏实齿落更生，行及奔马，谅非虚语也。

安息香 或言烧之能集鼠者为真。

【气味】辛苦无毒。

【主治】心腹恶气鬼疰，邪气魍魉鬼胎血邪，辟蛊毒，霍乱风痛，男子遗精，暖肾气，妇人血噤并产后血运，妇人夜梦鬼交。同臭黄烧熏丹穴永断，烧之去鬼来神，治中恶魇寐劳瘵传尸。

黄土 三尺以上曰粪，三尺以下曰土。凡用当去上恶物，勿令入客水。

【气味】甘平无毒。

【主治】泄痢冷热赤白，腹内热毒绞结痛下血，取干土水煮三五沸，绞去滓，暖服一二升。又解诸药毒，中肉毒，合口椒毒，野菌毒。

太阳土

【气味】甘平无毒。

【主治】人家动土犯禁，主小儿病气喘。但按九宫看太阳在何宫，取其土煎汤饮之，喘即定。

道中热土

【气味】甘平无毒。

【主治】夏月喝死，以土积心口，少冷即易，气通则苏。亦可以热土、围脐旁，令人尿脐中，仍用热土、大蒜等份，捣水去滓，灌之即活。

大腹子

【气味】辛涩温无毒。

【主治】与槟榔同功。

皮鸩鸟多集槟榔树上。凡用槟榔皮，宜先以酒洗，后以大豆汁再洗过，晒干，入灰火烧煨切用。

【气味】辛微温无毒。

【主治】冷热气攻心腹大肠，蛊毒痰膈醋心，并以姜盐同煎，入疏气药用之良。下一切气，止霍乱，通大小肠，健脾开胃调中，降逆气，消饥肤中水气浮肿，脚气壅逆，瘴疟痞满，胎气恶阻胀闷。

冬瓜仁 八月采之。

【气味】甘平无毒。

【主治】令人悦泽好颜色，益气不饥，久服轻身耐老，除烦满不乐。可作面脂，去皮肤风及黑黚，润肌肤。治肠痈。

赤小豆 俗呼红豆，以紧小而赤黯色者入药，其稍大而鲜红，淡红色者，并不治病。

【气味】甘酸平无毒。

【主治】赤小豆而色赤心之谷也。其性下行，通乎小肠，能入阴分，治有形之病，故行

津液，利小便，消胀除肿，止吐而治下痢肠澼，解酒病，除寒热痛肿，排脓散血而通乳汁，下胞衣产难，皆病之有形者。久服则降令太过，津血渗泄，所以令人肌瘦身重也。其吹鼻瓜蒂散及辟瘟疫用之，亦取其通气除湿散热耳。水气脚气最为急用。今之治水者，惟知治水，而不知补胃则失之壅滞，赤小豆消水通气而健脾胃，乃其药也。

铜青 即铜绿。

【气味】酸平微毒。

【主治】妇人血气心痛，合金疮止血，明目，去肤赤息肉，主风烂眼泪出，治恶疮疳疮，吐风痰杀虫。盖铜青乃铜之液气所结，酸而有小毒，能入肝胆，故吐利风痰，明目杀疳，皆肝胆之病也。

密陀僧

【气味】咸辛平，有小毒。

【主治】久痢五痔金疮，面上瘢黯，面膏药用之。杀虫消积，治诸疮，消肿毒，除胡臭，染髭发。密陀僧感铅银之气，其性重坠下沉，直走下焦，故能坠痰止吐，消积定惊痫，治疟痢，止消渴，疗疮肿。

珊瑚

【气味】甘平无毒。

【主治】去目中翳，消宿血。为末吹鼻，止鼻衄。明目镇心，止惊痫，点眼去飞丝。

石楠叶

【气味】辛苦平有毒。

【主治】养肾气，内伤阴衰，利筋骨皮毛，疗脚弱，五脏邪气，除热。女子不可久服，令思男。能添肾气，治软脚烦闷疼，杀虫逐诸风，浸酒饮治头风。古方为治风痹肾弱要药，今人绝不知用，识者亦少，盖由甄氏《药性论》有

令阴痿之说也。殊不知服此药者，能令肾强，嗜欲之人，藉此放恣，以致痿弱，归咎于药，良可慨也。

鳖甲 凡使要绿色九肋多裙，重七两者为上。

【气味】咸平无毒。

【主治】鳖甲乃厥阴肝经血分之药，肝主血也。试常思之，龟鳖之属，功各有所主。鳖色青入肝，故所主者疟劳寒热，痃瘕惊痫，经水痛肿阴疮，皆厥阴血分之病也。玳瑁色赤入心，故所主者心风惊热，伤寒狂乱，痘毒肿毒，皆少阴血分之病也。秦龟色黄入脾，故所主者顽风湿痹，身重蛊毒，皆太阴血分之病也。水龟色黑入肾，故所主者阴虚精弱，腰脚酸痿，阴疟泄痢，皆少阴血分之病也。介虫阴类，故并主阴经血分之病，各从其类。

石青 一名扁青。

【气味】甘平无毒。

【主治】目痛，明目，折跌痈肿，金疮不瘥，破积聚，解毒气，利精神，久服轻身不老，去寒热风痹，及丈夫茎中百病，益精，治丈夫内绝，令人有子，吐风痰，癫痫，平肝。

花乳石 一名花蕊石。凡入丸散，以罐固济顶，火煅过，出火毒，研细水飞，晒干用。

【气味】酸涩平无毒。

【主治】金疮出血，刮末敷之即合，仍不作脓。又疗妇人血运恶血，治一切失血伤损，内漏目翳。古方未用此者，近世以合硫黄同煅研末傅金疮，其效如神。人有仓卒中金刃，不及煅治者，但刮末傅之亦效。花蕊石旧无气味，今尝试之，其气平，其味涩而酸，盖厥阴经血分药也。其功专于止血，能使血化为水，酸以收之也。而又能下死胎，落胞衣，去恶血。恶血化，则胎与胞无阻滞之患矣。东垣所谓胞衣不出，涩剂可以下之。故赤石脂亦能下胞胎，

与此同义。葛可久治吐血出升斗有花蕊石散，《和剂局方》治诸血及损伤金疮胎产，亦花蕊石散，皆云能化血为水，则此石之功，盖非寻常草木之比也。

白及根

【气味】苦平无毒，又苦甘微寒性涩，阳中之阴也。

【主治】痈肿恶疮败疽，伤阴死肌，胃中邪气，贼风鬼击，痱缓不收。除白癣疥虫，结热不消，阴下痿，面上皯皰，令人肌滑，止惊邪，血邪，血痢，痫疾，风痹，赤眼，癥结，温热疟疾，发背，瘰疬，肠风，痔瘘，扑损刀箭疮，汤火疮，生肌止痛，止肺血。

恶理石　畏李核　杏仁　反乌头

黄精

【气味】甘平无毒。

【主治】补中益气，除风湿，安五脏，久服轻身延年不饥，补五劳七伤，助筋骨，耐寒暑，益脾胃，润心肺。单服九蒸九曝食之，驻颜断谷，补诸虚，止寒热，填精髓，下三尸虫。时珍曰：黄精受戊己之淳气，故为补黄宫之胜品者。万物之母，母得其养，则水火既济，木金交合而诸邪自去，百病不生矣。

蛇床子

凡使，须用浓蓝汁，并百部草根自然汁，同浸一伏时，滤出，日干，却用生地黄汁相拌蒸之。从巳至亥，取出日干用。凡服食授去皮壳，取仁微炒，杀毒即不辣也。作汤洗浴，则生用之。

【气味】苦平无毒。

【主治】男子阴痿湿痒，妇人阴中肿痛，除痹气，利关节，癫痫恶疮，久服轻身好颜色，温中下气，令妇人子脏热，男子阴强，久服令人有子。治男子女人虚湿痹毒风瘙痛，去男子腰痛，浴男子阴，去风冷，大益阳事，暖丈夫阳气，女人阴气。治腰胯酸疼，四肢顽痹，缩小便，去阴汗湿癣齿痛，赤白带下，小儿惊痫，扑损瘀血，煎汤浴大风身痒。盖蛇床乃右肾命门少阳三焦气分之药，神农列之上品，不独补助男子，而又有益妇人，世人舍此而求补药于远域，岂非贱目贵耳乎。

白茅香

【气味】甘平无毒。

【主治】恶气，令人身香，煮汤服治腹内冷，小儿遍身疮疱，合桃叶煎汤浴之。

兜纳香

【气味】辛平无毒。

【主治】温中除暴冷，恶疮肿瘘，止痛生肌，并入膏用。烧之辟远近恶气，带之夜行壮胆安神。与茅香、柳枝煎汤浴小儿，易长。

草犀

独茎对叶而生如灯台草，根若细辛。

【气味】辛平无毒。

【主治】解一切毒气，虎狼虫虺所伤，溪毒野蛊恶刺等毒，并宜烧研服之。临死者亦得活。天行疟瘴，寒热咳嗽痰壅，飞尸喉痹疮肿，小儿寒热丹毒，中恶注忤痢血等病，煮汁服之。岭南及睦婺间中毒者，以此及千金藤并解之。

吉利草

【气味】苦平无毒。

【主治】解蛊毒极验。

百两金

【气味】苦平无毒。

【主治】壅热咽喉肿痛，合一寸咽津。又治风涎。

锦地罗

【气味】微苦平无毒。

【主治】山岚瘴毒疮毒，并中诸毒，以根研

生酒服一钱匕即解。

曲节草
茎叶

【气味】甘平无毒。

【主治】发背疮消，痈肿拔毒，同甘草作末，米泔调服。

燕脂

【气味】甘平无毒。

【主治】小儿聤耳，浸汁滴之。活血解痘毒。

苘麻
叶

【气味】苦平无毒。

【主治】赤白冷热痢，炒研为末，每蜜汤服一钱。痈肿无头者吞一枚。生眼翳瘀肉，起倒睫拳毛。

败酱—名苦菜，根苗同。

【气味】苦平无毒。

【主治】暴热火疮赤气，疥瘙疽痔，马鞍热气。除痈肿浮肿结热风痹痹，破多年凝血，能化脓为水，产后诸病，止腹痛余疹烦渴，治血气心腹痛，破癥结，催生落胞，血运鼻衄吐血，赤白带下，赤眼障膜弩肉，聤耳疮疖疥癣丹毒，排脓补瘘。败酱乃手足阳明厥阴药也。善排脓破血，故仲景治痈及古方妇人科皆用之。乃易得之物，而后人不知用，盖未遇识者耳。

王不留行
苗子

【气味】苦平无毒。

【主治】金疮止血，逐痛出刺，除风痹内塞，止心烦鼻衄，痈疽恶疮瘘乳，妇人难产。久服轻身耐老增寿。治风毒，通血脉，游风风疹，妇人血经不匀，发背，下乳汁，利小便，出竹木刺。盖王不留行下乳引导用之，取其利血脉，并走血分阳明，冲任之药，俗有穿山甲王不留，妇人服了乳长流之语，可见其性行而不住也。

迎春花 处处人家栽插之，丛生，高者二三尺，方茎厚叶，叶如初生小椒叶而无齿，面青背淡，对节生小枝，一枝三叶，正月初开小花，状如瑞香花，黄色，不结实。
叶

【气味】苦涩平，无毒。

【主治】肿毒恶疮，阴干研末，酒服二三钱，出汗便瘥。

鼠曲草—名佛耳草。

【气味】甘平无毒。

【主治】主痹寒寒热，止咳，调中益气，止泄除痰，压时气，去热嗽，杂米粉作糗食甜美。寒嗽及痰，除肺中寒，大升肺气。治寒痰嗽，宜用佛耳草。热痰嗽，宜用灯笼草。寒嗽言其标也，热嗽言其本也。大抵寒嗽多是火郁于内，而寒覆于外也。

薰草 即零陵香。

【气味】甘平无毒。又辛温无毒。不宜多服，令人气喘。

【主治】薰草芳香，其气辛散上达，故心腹恶气，齿痛鼻塞皆用之。脾胃喜芳香，可以养鼻是也。多服作喘，为能耗散真气。

悬钩子

【气味】酸平无毒。

【主治】醒酒止渴，除痰去酒毒。捣汁服，解射工沙虱毒。
叶

【主治】烧研水服，主喉中塞。

根皮

【气味】苦平无毒。

【主治】子死腹中不下，破血，妇人赤带下，久患赤白痢脓血腹痛，杀虫毒，卒下血，并浓煮汁饮之。

榼藤子仁

【气味】涩甘平，无毒。

【主治】五痔蛊毒，飞尸喉痹，以仁为粉，微熬水服一二匕。亦和大豆澡面去黩黵。治小儿脱肛，血痢泻血，并烧灰服，或以一枚割瓤熬研，空腹热酒服二钱，不过三服必效。解诸药毒。

白蔹

根

【气味】苦平无毒。

【主治】痈肿疽疮，散结气，止痛除热，目中赤，小儿惊痫温疟，女子阴中肿痛，带下赤白，杀火毒，治发背瘰疬，面上疱疮，肠风痔漏，血痢，刀箭疮扑损，生肌止痛，解狼毒毒。又生取根捣傅痈肿有效。今医治风及金疮多用之。往往与白及相须而用。

黄药子

根

【气味】苦平无毒。

【主治】诸恶肿疮瘘喉痹，蛇犬咬毒，研水服之。亦含亦涂。凉血降火，消瘿解毒。

木芙蓉

叶花

【气味】微辛平无毒。

【主治】清肺凉血，散热解毒，治一切大小痈疽肿毒恶疮，消肿排脓止痛。芙蓉花并叶，气平而不寒不热，味微辛而性滑涎黏，其治痈肿之功，殊有神效。近时疡医，秘其名为清凉膏、清露散、铁箍散，皆此物也。其方治一切痈疽发背，乳痈恶疮，不拘已成未成，已穿未穿，并用芙蓉叶，或根皮，或花，或生研，或干研末，以蜜调涂于肿处四围，中间留头，干则频换，初起者即觉清凉，痛止肿消，已成者即脓聚毒出，已穿者即脓出易敛，妙不可言，或加生赤小豆末尤妙。

合欢 一名夜合，俗间少识，当以其非疗病之功也。

木皮

【气味】甘平无毒。

【主治】安五脏，和心志，令人欢乐无忧，久服轻身明目，煎膏消痈肿，续筋骨，杀虫。捣末和铛下墨，生油调涂蜘蛛咬疮。用叶洗衣垢，折伤疼痛。研末酒服二钱匕，和血消肿止痛。合欢属土，补阴之功甚捷，长肌肉，续筋骨，概可见矣。与白蜡同入膏用神效，而外科家未曾录用何也？

猪腰子

【气味】甘微辛无毒。

【主治】一切疮毒及毒箭伤，研细酒服一二钱并涂之。

青风藤

【气味】缺

【主治】风疾，治风湿流注，历节鹤膝，麻痹瘙痒，损伤疮肿，入酒药中用。

罂子粟 一名御米。

米

【气味】甘平无毒。

【主治】丹石发动，不下饮食，和竹沥煮作粥食极美。行风气，逐邪热，治反胃胸中痰滞，治泻痢烂燥。

蜂蜜 蜜以密成，故谓之蜜。《本经》原作

石蜜，盖以生岩石者为良耳。而诸家反致疑辨，今直题曰蜂蜜，正名也。凡试蜜以烧红火箸插入，提出起气是真，起烟是伪。

【气味】甘平无毒。

【主治】心腹邪气，诸惊痫痉，安五脏诸不足，益气补中，止痛解毒，除众病，和百药，久服强志轻身，不饥不老延年，养脾气，除心烦，饮食不下，止肠澼，肌中疼痛，口疮，明耳目，牙齿疳蚀，唇口疮，目肤赤障，杀虫。治卒心痛及赤白痢，水作蜜浆顿服一碗止。或以姜汁同蜜各一合，水和顿服。常服面如花红。治心腹血刺痛及赤白痢，同生地黄汁各一匙服即下。同薤白捣涂烫伤，即时痛止。和营卫，润脏腑，通三焦，调脾胃。夫蜂采无毒之花，酿以大便而成蜜，所谓臭腐生神奇也。其入药之功有五：清热也。补中也。解毒也。润燥也。止痛也。生则性凉，故能清热。熟则性温，故能补中。甘而和平，故能解毒。柔而濡泽，故能润燥。缓可以去急，故能止心腹肌肉疮疡之痛。和可以致中，故能调和百药而与甘草同功。张仲景治阳明结燥，大便不通，蜜煎导法，诚千古神方也。凡觉有热，四肢不和，即服蜜浆一碗，甚良。

露蜂房

【气味】甘平有毒。

【主治】阳明药也。外科齿科及他病用之者，亦皆取其以毒攻毒，兼杀虫之功耳。

乳汁

【气味】甘咸平无毒。

【主治】补五脏，令人肥白悦泽，疗目赤痛多泪，解独肝牛肉毒，合浓豉汁服之神效。和雀屎去目中弩肉。益气，治瘦悴，悦皮肤，润毛发，点眼止泪。但人乳汁治目之功多，何也？人心生血，肝藏血，脾受血则能视。盖水入于经，其血乃成，又曰上则为乳汁，下则为月水，故知乳汁则血也。用以点眼，岂不相宜。血为阴，故性冷脏寒人，如乳饼酥酪之类，不可多食。虽曰牛羊乳，然亦不出乎阴阳之造化耳。老人患口疮不能食，但饮人热乳甚良。人乳无定性，其人和平。饮食冲淡，其乳必平，其人暴躁，饮酒食辛，或有火病，其乳必热。凡服乳须热饮，若晒曝为粉入药，尤佳。

口津唾

【气味】甘咸平无毒。

【主治】疮肿疥癣皶皰，五更未语者，频涂擦之。又明目退翳消肿，解辟邪粉水银。

兔屎 一名明目砂

【气味】缺

【主治】目中浮翳，痨瘵五疳，痔疮痔瘘，杀虫解毒。凡大小便秘，以兔屎一匙安脐中，冷水滴之令透自通。又痘后目翳，炒研和药服之易瘥。

本草择要后序

　　尝观《本草》《药性》诸书，未尝不叹其功之大，而有以起天下之病者使之安，起天下之夭者使之寿也。然其书《本草》详矣，而每苦于繁，《药性》简矣，而又过于略，求其繁简适宜，则《本草择要》一书所由著乎。余之外父介繁公，力学著书，于诸子百家，阴阳术数之学，靡不精讨，而岐黄为最。每见人之有疾，不啬疴瘝乃身，力图拯救，即罄其赀囊，曾莫之恤。其所利济而生全之者。宁易更仆数，然犹以为济人以药，所及者不过一乡一邑而止，莫若手汇一编，而使人人知药之所以用，与用之所以善，而其功将在天下也。于是读书辍卷之下。取《本草》诸书所已载者而发明之，不敢妄凿一智，不敢轻载一方，惟就诸药之性寒性热，孰宜熟忌者剖晰精确，采摘成编，使人一览了然，期与天下共登仁寿。乃迟之又久，犹不敢轻以问世，诚慎之重之也。迨厌世后，著作盈车。余舅氏雪洲，谓先人手泽所存而不亟为表扬，几于湮没不彰，非人子之心也。遂搜架下遗编，所得不一书，而《本草择要》一集，尤当世之所亟需，敢不以质之同好乎？爰付之梓，用以行世。俾海内读其书因以识其人，此固雪洲阐扬先德之深思，而究其足以转病为安，转夭为寿者，未必不与《本草》《药性》同功也。则其有补于世，又岂浅鲜哉！书成，问序于余。余不敏，敢言序也耶？然而谊不容辞，谨附数言，一以表吾外父利物济人之念，一以见吾舅氏继志述事之心云尔。

　　　　　　　　　　　　　　　　　时康熙己未暮春子婿萧长福顿首百拜识

跋

　　呜呼，瀚早失怙，不及趋庭闻诗礼之训。稍长，永思哀恸，惟从太母及母氏得先人遗书而读之。揽其丹铅之富有，纂述之鸿多。自惟愚陋，如涉重溟，不胜望洋向若而叹也。久而稍得其要领，感先人博雅冠当世。生平闭户自精，不求闻达，读书务在抉搋理奥，阐微发异，有当于心而后已。自经史外尤留意河雒轩岐之旨，谓可以穷性命，可以前民用，可以导长年，手泽存焉，一展卷而泪涔涔不能终篇矣。此《本草择要纲目》上下二卷，乃其精神所寄，通内外之学，适行藏之用，果熟此而民无夭札，物无疵疠，可操券得矣。请之父执同人，皆谓宜先梓以公世，亦稍见先人学有实用，利济为心，而予小子徒读父书，不能无愧也。不肖男瀚百拜识。

时康熙己未花朝日

本 草 撮 要

（清）陈蕙亭 辑

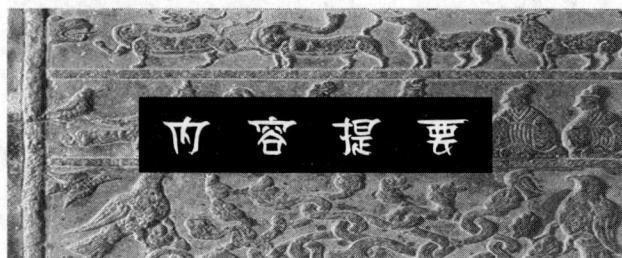

内 容 提 要

　　本书十卷，清当湖陈蕙亭辑。陈氏亦儒而医者，其辑本书之意，犹《本草述钩元》之钩元。所收药品较《本草从新》略减，较《本草备要》略增。其最能有益于医林者，即每药下有某药合某药即治某病。俾读者心领神会，得处方之法矣。

序　一

陈君蕙亭，吾浙振奇士也。居乡试文字不得志，乃去而以末秩试吏于吴中，仍落落寡所合。自少尝读黄帝书，能尽百药之性，以之疗人病辄效，意不欲私其能也。需次多暇，乃辑为《本草撮要》一书，将传诸世，俾人人知药之所以中于病者，第不违其性，举一世可无疾痛疴痒之患。官不足以济世，而托之医，其愿宏，其术精矣。余今年秋，始以吴中长吏之招，来襄理学堂事，君稔之微徼过访，袖出其书视余。余懵于医，顾读其书，百药之情状洞若观火，弥爽心目。因盍然有感于吾学堂之生徒，其贤者犹壮夫之不待药也。而世俗嚣张，狂诞之习方盛，譬如时行沴厉，往往感人而易病，欲亟治之，而苦未得其药。君倜别有《肘后》之秘，能惠我以为生徒疗者乎？今学堂生徒，将储为他日疗国之医者也。生徒之病，必先疗而后可以言疗国，君果别有术焉。盖即视此书例亦一一条举，夫药之中于病者，而更有以视我乎。

光绪辛丑腊月之望鲜民张预谨书于吴门中西学堂之东书廛下

序　二

　　医师之用药，犹大将之用兵。兵不得力，将罔克成功；药不得力，病罕有起色行军辨主客要害，用药分君臣佐使，医门多疾，未有药性不明而能着手奏效者也。《神农本草经》尚已，李时珍《纲目》粲然大备，而恒用之药不过数百味，不用则失传，存其名而无其物。近有《本草备要》《本草从新》二书，盛行于世，而繁简失当，主治之法，与前贤不相吻合，识者讥焉。吾友平邑陈君蕙亭，儒而医者也。衙官屈宋与余需次吴门，朋簪宾榻，昕夕晤对者有年，省垣设官医局，蕙亭董其事，活人无算，临症疗治之暇，手辑《本草撮要》一书，其自序云以药为经，以方为纬，视《备要》略增，视《从新》稍减，见者以为善本，劝付梓以广其传。余辞官养疴，日坐经卷药炉之侧，略知医理，以视蕙亭之用药如用兵，学有专精益瞠乎后矣。

光绪十有三年丁亥暮春之月系姓愚弟翰芬撰

序　三

　　本草曰古经以下，代有增订，惟考核粗详简明切要之善本，卒不可观。予友陈君蕙亭，浙东平湖之望族，文行藉藉，庠序间少年。因不得志于帖括，值狃匪不靖，游幕雍梁，以笔墨勷办军务，为当道所器重。中年后以巡宰需次吴门，与予在医局，朝夕从事，十有二年，以手辑《本草撮要》两册见示，言简而明，药约而备，洵医林之捷径，后学之津梁也。倘付之手民，公诸同好，俾习医者置之案头，便于检阅，即不习医者亦置一编，备为触寒冒雨之需，却病摄生之助，斯功正未可量，又岂仅在医局施诊而已哉。予于陈君有厚望焉，因缀数语于简端。

光绪十九年中秋后五日山右灵石李镜涵书

自　序

　　余质愚鲁，明知学医非有记性悟性，断不能洞悉精微，随机应变以疗人疾。无如嗜医之心已历三十余年，未尝或倦。因之博采古今各大家所著方药，删繁就简，注于每药之下，某药某味某性，入某经专治某病，与某药同用治某病，并将治某病，宜生用熟用，炙用炒用，研用独用，以及某药与某药，相佐相恶，相畏相反，相须相杀，逐一注明，不加臆说。现值医局从公之暇，次第录成，置之案头，以便查阅，聊资记性悟性之不足。若云藉此已能洞悉精微，随机应变以疗人疾，则吾岂敢。

光绪十二年六月既望当湖陈其瑞蕙亭识

　　是编之辑，亦犹杨氏之《钩元约》，刘氏之《本草述》，而剃其繁芜。但初不知有《钩元》之刻，迫辑成后，始得而读之，不意拙辑竟如复剃《钩元》繁芜者，抑亦奇矣。目次因水火土部，未能与草木等部一律，故附卷尾。药品比《备要》略增，较《从新》稍减，主治悉遵经旨，体裁无异《钩元》，以药为经，以方为纬，撮其大要，亦可举一反三。若欲必究其全，则自有诸家书在。**蕙亭又笔**

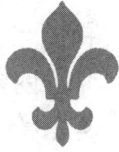

目 录

本草撮要

卷二

木部

卷三

果部

本草撮要

卷四

蔬部

卷五

五谷部

本草撮要

卷九

虫鱼鳞介部

本草撮要

本草撮要卷一

当湖陈其瑞蕙亭手辑　东阳周毅人校

草部

黄芪

味甘微温，入手足太阴经，功专益气。得当归活血，得白术补气，得防风其功益大。得滑石、白糖煎服，治洞泄完谷不化神效。合人参、甘草、生姜为保元汤，治痘虚不起，或加芎䓖、官桂、糯米助之。生凉炙温，生用或酒炒达表，蜜炙补中，盐水炒补肾。茯苓为使，恶龟甲、白鲜皮，畏防风。气旺者禁用，阴虚者宜少用。

甘草

味甘平，入足阳明，通行十二经，功专解毒。生泻熟缓，甘和温补。得桔梗清咽喉，得大豆为甘豆汤，解百药毒奇验。炙用补中，生用泻火。用梢达茎中，止茎痛及淋症。白术、苦参、干漆为使，恶远志，反大戟、芫花、甘遂、海藻，然亦有并用者。中满者忌用，惟得茯苓，则不资满而反泄满。若脾胃气有余，与痢疾初起，均忌用。

人参

味甘苦，入手太阴，通行十二经，功专补五脏之阳。得羊肉补形，古方寒热攻补剂中皆用之，以立正气，诚为上品。茯苓为使。畏五灵脂，恶皂荚、黑豆、紫石英、人溲、咸卤，反藜芦，忌铁。参芦能涌吐痰涎，体虚人用之，以代瓜蒂。

北沙参

味甘，入手足太阴经，功专补五脏之阴，止嗽除疝。得麦冬清肺热，得糯米补脾阴。寒客肺中作嗽者勿服。产沙地者良。畏防己，反藜芦。一名羊乳。

丹参

味苦，入手少阴经，功专调妇人经脉，抵四物之功。得山楂炭、益母草清产后瘀血发热。畏咸水，忌醋，反藜芦。

元参

味咸，入足少阴经，功专清火滋阴。得甘草、桔梗止咽痛，得牡蛎、贝母治瘰疬。元参酒炒一钱，荆芥穗微炒一钱，泡汤频饮，治头晕目眩神效。脾虚泄泻者忌用。蒸焙勿犯铜器。恶黄芪、山茱萸、姜、枣，反藜芦。

白术

味辛甘，入足太阴经，功专除湿益气。得枳实能涤饮消痞，得条芩能安胎。无湿者禁用，溃疡亦忌，以能生脓作痛也。和脾糯米泔浸，助脾土炒，或蜜水炒人乳拌以制燥。《千金方》齿长出口，名曰髓溢，单用白术愈。

苍术

味苦辛温，入足阳明经，功专补脾燥湿，升阳散郁。得防风发汗，得黄柏胜湿，得香附快中下二焦之气，得山栀解术性之燥。二术皆

防风、地榆为使。糯米泔浸焙干，同芝麻炒以制其燥。

葳蕤

味甘，入手太阴经，功专补中益气。得石膏、干葛治风温自汗身重，语言难出。诸不足，可代参、芪，然力薄鲜效。去皮节，或蜜水，或酒浸蒸用。畏盐卤。一名玉竹，一名地节。

黄精

味甘，入足太阴阳明经，功专补诸虚，安五脏得枸杞补精益气，得蔓菁养肝明目。久服不饥，俗名山姜，九蒸九晒用。

狗脊

味苦甘，入足少阴经，功专强肝肾，健筋骨。得鹿茸、白蔹治带下，得川乌、萆薢治诸风。有黄毛如狗形，故曰金毛狗脊。去毛切，酒拌蒸。萆薢为使。

石斛

味甘咸，入足阳明太阴少阴经，功专清胃热，兼益精。得生姜治囊湿精清，小便余沥。同川芎为末搐鼻，治睫毛倒入。去头根酒浸用。恶巴豆，畏僵蚕。

远志

味苦辛，入足少阴经，功专治健忘。得茯苓入肾通阳，得枣仁通心安神。去心，甘草水浸一宿用。畏珍珠、藜芦。得茯苓、龙骨良。

石菖蒲

味辛，入手少阴足太阴经，功专开发心阳。得犀角、生地、连翘治热邪入络神昏。去皮微炒用。秦艽为使。恶麻黄，忌饴糖、羊肉、铁器。

牛膝

味酸苦，入足厥阴经，功专下达。生用逐瘀，熟用强筋。得肉苁蓉益肾，得杜仲补肝。性下行滑窍，梦遗失精，及脾虚下陷，因而腿膝肿痛者禁用。下行生用，入滋补药酒浸蒸。恶龟甲，畏白前，忌羊肉。堕胎。

甘菊花

味兼甘苦，入手太阴经，功专清头目风火。得枸杞便能下行悦肾。术、杞、地骨皮为使。黄者入阴分，白者入阳分，紫者入血分。

五味子

味酸，兼咸苦甘辛，入手太阴足少阴经，功专敛肺经浮游之火，归肾藏散失之元。得半夏治痰，得阿胶定喘，得吴茱萸治五更肾泄。瞳子散大，咳嗽初起，脉数有实火者忌用。入滋补药蜜浸蒸，入劳嗽药生用槌碎核。若风寒在肺宜南产者。苁蓉为使，恶葳蕤。

天门冬

味甘苦，入手太阴经，功专清肺热。得熟地入肾，得人参、五味、枸杞同为生脉之剂。性冷利，胃虚无热及泻者忌用。去心皮酒蒸。地黄、贝母为使。恶鲤鱼。

麦门冬

味甘，入手少阴太阴经，功专清心保肺。得地黄、阿胶、麻仁同为润经复脉之剂，得五味子能都摄肺肾之津液。但性寒而泄，气弱胃寒人禁用。去心用。入滋补药酒浸。地黄、车前为使。恶款冬花、苦参、青葙、木耳。

款冬花

味辛，入手太阴经，功专开痰止嗽。得白薇、贝母、百部治肺实鼻塞，得黄连敷口中疳疮。拣净花，甘草水浸一宿曝用。得紫菀良。

杏仁为使。恶皂荚、硝石、玄参，畏黄芪、贝母、连翘、麻黄、青葙、辛夷。虽畏贝母，得之反良。

紫菀

味苦辛，入手太阴经，功专疗咳逆上气。得款冬、百部、乌梅治久咳，得白前、半夏、大戟治水气喘逆。蜜水浸焙用。款冬为使。恶天雄、瞿麦、藁本、远志，畏茵陈。白者名女菀。

旋覆花

味咸甘温，入手太阴阳明经，功专散结气。得代赭石、半夏治噫气，得葱、新绛治半产漏下。大肠虚者慎用。根能续筋，筋断者捣汁滴伤处，滓敷其下，半月不开，筋自续。又名金沸草。

百部

味甘苦微温，入手太阴经，功专治咳嗽杀虫。得生姜治经年寒嗽。去心皮酒浸焙用。有小毒。洗衣去虱。

桔梗

味苦，入手太阴足少阴经，功专清喉利膈。得甘草能载引上行入肺，为舟楫之剂，开提气血，表散寒邪，清利咽喉，下痢腹痛腹满腹鸣。去浮皮，泔浸微炒用。畏龙胆、白及、忌猪肉。有甜苦二种，甜者名荠苨。

马兜铃

味苦寒，入手太阴经，功专治热咳实证。得甘草治肺气喘急。亦可吐虫，《千金方》单服治水肿。去筋膜，取子用。有毒。多服则吐利不止。捣末涂疔肿良。

白前

味苦微辛，入手太阴经，功专降气下痰。得桔梗、桑皮治咳嗽吐血。去头须，甘草水浸一昼夜，焙用。忌羊肉。

白及

味苦，入手太阴经，功专疗金疮痈毒。得黄绢、丹皮能补䐃损，并跌打折伤，手足皲裂，滑肌。紫石英为使。畏杏仁，反乌头。重舌鹅口为末，乳汁调涂足心。

半夏

味辛，入手太阴少阴二经，功专消痰止呕，救五绝急病。得醋制，再得茯苓、甘草治伏暑引饮，得黄连、瓜蒌治结胸，得硫黄治老人虚秘，得牡蛎、猪苓治无管摄之遗浊，得沉香末、生姜治眉棱骨痛神效。柴胡、射干为使。畏生姜、秦皮、龟甲、雄黄，忌羊肉、海藻、饴糖、恶皂荚，反乌头。

天南星

味苦温，入手足太阴经，功专豁痰驱风。得生姜、天麻治吐泻慢惊，得防风治跌仆金刃伤风，得琥珀、朱砂治痰迷心窍。坠胎。阴虚燥痰均忌。畏附子、干姜、防风。一名虎掌。得防风则不麻，火炮则毒性缓，得牛胆则不燥，且胆有益肝胆之功。

贝母

味甘，入手太阴经，功专润肺化痰。得桔梗下气，得白芷消便痈。去心，糯米拌炒黄捣用。以生末涂人面疮神效。厚朴、白薇为使。畏秦艽，反乌头。

栝楼实

味苦，入手太阴经，功专润燥降火。得文蛤治痰嗽，得杏仁、乌梅治肺痿咳血，二便不通。泻者忌。去油。用枸杞为使。畏牛膝、干漆、恶干姜，反乌头。俗作瓜蒌。

天花粉

味甘苦，入手太阴经，功专润肺生津，通经，止小水利，热狂时疾。得人参、麦冬治消渴饮水。脾胃虚寒禁用。即栝楼根研粉澄出极细者晒干，名玉露霜。

夏枯草

味苦辛，入足厥阴经，功专治头疮瘰疬。得香附、甘草治目珠疼痛，得香附、贝母治马刀，独用治目珠夜痛。

昆布

味咸寒，入足太阳经，功专软坚破结。得海藻治瘿气结核。多服令人瘦。

独活

味辛苦微温，入足厥阴经，功专通关逐痹，发表散寒。得细辛治少阴伏风，头痛头晕目眩，得地黄治风热齿痛。

羌活

味辛苦，性温气雄，入足太阳兼入足少阴厥阴经，功专泄湿除风。得当归利劳伤骨节酸痛。得葱头、生姜、黄酒脚、白凤仙根，不拘多少，不加水，煨热熏洗，日两次，治手臂酸麻痛不可动，神效。予曾臂麻不仁，熏洗半年而愈，并不服药。血虚者禁用。

防风

味甘辛，入手太阳足太阳足厥阴经，功专驱风。其性柔淫，无所不任，随主药而走经络。得葱白能通行周身，得泽泻、藁本疗风湿，得当归、芍药、阳起石、禹余粮疗妇人子脏风冷。若虚痉头痛不因风寒，泄泻不因寒湿，火升发嗽，阴虚盗汗，阳虚自汗，并忌。然同黄芪、芍药，又能实表止汗。合黄芪、白术名玉屏风散，为固表圣药。畏草薢，恶干姜、白蔹、芫

花。杀附子毒。

藁本

味辛温，入手太阴足太阳经，功专治头风脊强，阴寒肿痛，腹中急痛，胃风泄泻，妇人疝瘕。得木香治雾露之邪中于上焦，得白芷疗风湿。可作面脂独用，煎汤浴疥癣良。恶蔺茹。

葛根

味甘辛，入足太阴阳明经，功专升胃气，散胃中郁热。得香豉治伤寒头痛，得粟米治小儿热渴，得葱白治头痛如破神效。开腠发汗，解肌退热，为脾胃虚弱泄泻之圣药。葛花解酒毒尤良。生葛汁大寒，解温病大热吐衄诸血，凡斑痘已见点忌用。

升麻

味辛，入手阳明手太阴足太阴经，功专升发。火在上非升不散，气陷下非升莫举，惟东垣善用之。得葱白散手阳明风邪，得石膏止阳明齿痛，得柴胡引生气上升，得葛根发阳明之汗。阴虚火动者忌。去须芦用。

白芷

味辛温，通行手足阳明经，功专疗风止痛排脓。得土贝、瓜蒌治乳痈，得辛夷、细辛治鼻病，得单叶红蜀葵根排脓，得椿根皮、黄柏治妇人湿热带下。其性升散，血热有虚火者禁用。当归为使。恶旋覆花。

细辛

味苦辛，入足少阴厥阴经，功专宣达甲胆。得黄连治口疮齿䘌，得决明、鲤鱼胆、青羊肝疗目疾疼痛。恶黄芪、山茱，畏硝石、滑石，反藜芦。

柴胡

味苦辛，入足少阳经，功专入经达气，入络和血。升不上颠顶，下不散皮毛，故入胆而合其无出无入之性。得益气药则升阳，得清气药则散邪。阴虚火炎气升者禁用。外感生用，内伤升气酒炒用根，治中焦及下降用梢，有汗咳者蜜水炒。前胡、半夏为使。恶皂角。苗主治卒聋，捣汁滴之良。出江南古城山名齐接口者佳。内杂他药，须拣净用。银州柴胡，宜治虚劳饥热，骨蒸劳疟，热从髓出，及小儿五疳羸热，根长丈余微白。

麻黄

味苦辛，入手太阴足太阳经，功专散邪通阳。得射干治肺痿上气，得桂心治风痹冷痛。夏月禁用，过服亡阳，蜜炒稍缓，止汗用根。厚朴、白微为使。恶辛夷、石膏。

荆芥

味辛，入足厥阴经，功专治产后血晕。得石膏治风热头痛，得甘草洗烂疬。头旋目晕，荆芥穗微炒三钱，酒煎服神效。若用酒洗元参一钱，荆芥穗一钱，泡汤常饮亦可。治血炒黑用。反鱼蟹河豚驴肉。风在皮里膜外，荆芥主之。

连翘

味苦气平，入手足少阳少阴厥阴气分，兼入手阳明经，功专散血结气聚，泻心与小肠之热。得瞿麦、大黄、甘草治项边马刀，得脂麻治瘰疬结核，止痛消肿排脓，为疮家圣药。

紫苏

味辛温，入手太阴经，功专发表散寒。得广皮、砂仁则行气安胎，得木瓜、厚朴治寒湿脚气，得藿香、乌药温中止痛，得香附解肌，得芎劳、当归和血散血，得桔梗、枳壳利膈宽肠，得卜子、杏仁消痰定喘。叶得百合，治夜不寐。梗得桔梗，治梅核气。解蟹毒。

前胡

味苦，入手足太阴阳明经，功专散风下气。得桔梗治痰热咳逆。无实热及无外感者忌用。内有硬者名雄前胡，须拣去。半夏为使，恶皂角。

薄荷

味辛，入手足厥阴经，功专治头目咽喉口齿诸症。得花粉清上化痰。另有鸡苏薄荷。体虚及夏月均宜少服，苏产者佳。

木贼

味苦，入足厥阴经，功专去目翳，疗肠风。得禹余粮、当归、川芎治崩中赤白，得槐子、枳实治痔中出血。

浮萍

味辛散轻浮，入手太阴经，功专达表发汗，甚于麻黄。治风湿瘫痪。为末吹鼻止鼻衄，用紫者为末。敷脱肛，烧烟辟蚊。

苍耳子

味甘苦，入足厥阴经，功专消肿开痹，泄湿去风。得葶苈治水肿。小便闭，遍身痒，以之煎浴良。忌猪肉。一名莫耳，即诗卷耳。叶捣汁服，治产后痢。

天麻

味辛，入足厥阴足阳明经，功专通关透节，泄湿除风。得川芎补肝，得白术去湿。子名还筒子，定风补虚。血液衰少及非真中风者忌用。茎名赤箭，又名定风草。

秦艽

味苦辛，入手足阳明兼入肝胆，功专去风

湿挛痹。得独活、桂心治产后中风，得柴胡、甘草治劳热，得薄荷、甘草治小儿骨蒸潮热、食减瘦弱，独用治齿下龈痛，以牛乳点服，并治黄疸烦渴便赤。菖蒲为使。畏牛乳，为末涂口疮不合。

豨莶草

味苦，入足厥阴经，功专止麻木。生寒熟温。治肝肾风气，四肢麻痹，骨冷腰痛，膝痛无力。若非由风湿而得者忌服。研末热酒服，治疗疮肿毒。

威灵仙

味苦温，入足太阴厥阴经，功专去风湿，疗折伤。得砂仁、砂糖治骨鲠，得木瓜治腰脚诸病。气弱者慎用。忌茗、面。

钩藤

味甘苦，入足厥阴经，功专息风降火。得甘草治痫疾，得紫草发斑疹。久煎无力。

当归

味苦辛，入手少阴足厥阴经，功专治女子诸虚不足。得人参、黄芪补气生血，同牵牛、大黄行气破血，得桂、附、茱萸则热，得大黄、芒硝则寒滑大肠。治血酒制。畏菖蒲、海藻、生姜，恶湿面。

芎䓖

味辛温，入手足厥阴经，功专疗妇人血闭无子，得细辛疗金疮止痛，得牡蛎疗头风，得生犀角去痰清目，得腊茶疗产后头痛，得乌药疗气厥头痛，目泪多涕，木郁为病，然单服多服，令人暴亡。经过三月，用末空心热汤调一匙服，微动者是胎。齿败口臭，水煮含之佳。白芷为使。畏黄连、硝石、滑石，恶黄芪、山茱萸。

芍药

味酸，入手足太阴经，功专制肝补脾。得人参补气，得当归养血，得白术补脾，得川芎泻肝，得甘草治腹痛，得黄连止痢，得防风发痘症，得姜枣温经散湿。入药炒用，血分醋炒，下痢后重生用。恶芒硝、石斛、鳖甲、小蓟，反藜芦。赤者利水行血。

生地

味苦，入足厥阴经，功专治劳伤血证。得麦冬复脉内之阴，得木通导小肠之热。痘症热甚，多服损胃，酒制不伤胃。生寒，干凉，熟温。

熟地

味甘，入足少阴经，功专生精填髓。得砂仁行气。酒煮和血，复得久曝得太阳真火，能使虚阳归宿丹田。酒制上行外行，姜制则不泥。恶贝母，畏芜荑，忌莱菔、葱、蒜、铜铁器。得酒、门冬、丹皮、当归良。

何首乌

味苦涩，入足厥阴经，功专消痈肿，益精髓。得当归、枸杞、菟丝、骨脂、芝麻固精延年，得胡麻治大风疠疾。黑豆与首乌拌匀铺柳甑，入砂锅，九蒸九晒。用茯苓为使。忌诸血、无鳞鱼、莱菔、葱、蒜、铁器。

丹皮

味辛，入手足少阴厥阴经，功专治相火，胜于黄柏。得四物治无汗之骨蒸，酒拌蒸用。畏贝母、菟丝、大黄，忌蒜、胡荽，伏砒。

续断

味苦，入足厥阴经，功专治跌仆伤，续筋骨。得当归治劳伤腰痛，得平胃散治血痢胎漏。酒浸用，地黄为使。又名接骨草。

骨碎补

味苦，入足少阴经，功专疗闪折筋骨损伤。得猪肾治久泻不止，得独活、寄生、虎骨治痿痹。蜜拌蒸。

益母草

味苦辛，入足厥阴经，功专治络调经，功效甚捷。得炒黑山楂治产后恶露不行。忌铁。子微炒用，又名充蔚。吹乳成痈，以草为末，水调涂乳上一宿自消，生捣亦得。瞳子散大者忌用。

佩兰

味辛，入阳明太阴经，功专消渴，散结滞，清肺消痰，为妇科要药。产后水肿血虚浮肿，防己等份为末，每服二钱，醋酒下神效。防己为使。

白薇

味苦，入阳明经，功专治暴中风，身热肢满，忽忽不知人，狂惑邪气，寒热酸疼温疟。得桂枝、石膏、竹茹治胎前虚烦呕逆，得人参、当归、甘草治产后血厥昏冒。酒洗用。恶大黄、大戟、山萸、姜、枣。

艾叶

味苦，入足厥阴经，功专暖子宫，杀虫蟨，得香附治少腹痛，得阿胶治产后下血，得雄黄治狐惑症。脑漏鼻出黄汁，以艾绒装在烟筒内吸食数日即愈。丹田气弱脐腹冷者，以熟艾装袋兜脐上效。寒湿脚气夹入袜内佳。入茯苓数片同研则易细。香附为使，血热者忌。

延胡索

味辛，入足太阴厥阴经，功专破血行伤。得川楝子治热厥心痛。得茴香治小儿盘

肠痛。独用力迅，宜兼补气血药。血热气虚者禁。酒炒行血，醋炒止血。生用破血，炒用调血。

红花

味辛，入手少阴经，功专活血消肿。得去风药治六十二种风，得补益药生新血，作胭脂活血解毒。痘疔挑破，以油胭脂敷之良。过服血行不止。

茜草

味苦，入手足厥阴经，功专通经脉，疗梅毒。得生地乌髭发，得阿胶、侧柏疗妇人败血。无瘀滞者忌投。一名茹藘，一名血见愁。根可染绛。忌铁。

紫草

味苦，入手足厥阴经，功专凉血活血，利大小肠。得白术、木香治痘疮血热，毒盛便秘。泻者忌。去头须酒洗。

凌霄花

味酸，入手足厥阴经，功专行血清火。得地龙、僵蚕、全蝎治大风疬疾。肺痈有用为君药者。以是花为末，和密陀僧唾调，敷酒齄鼻甚验。孕妇忌之。一名紫葳。鼻闻伤脑。

大小蓟

味甘温，入足厥阴经。大蓟功专破血，小蓟专于消肿。冷气入阴囊肿满瘀痛，煎大蓟一服立瘥。崩漏不止，大小蓟根、白茅根酒煎服，神效。

三七

味甘苦，入足阳明厥阴经，功专治上下血症。得生地、阿胶治吐血捷效，金疮要药。又名山漆。

地榆

味苦酸微寒，性沉涩，入足厥阴经，功专除血热，治吐衄崩中，肠风血痢。若虚寒泻痢初起并血虚者，均忌。得发良。恶麦冬。炒黑用。

蒲黄

味甘，入足厥阴经，功专治血症。生破血，熟止血。得五灵脂治心腹诸痛，得青黛治重舌胀满。以干姜同蒲黄为末，搽舌胀尤效。

卷柏

味辛平，入足厥阴经，功专破血通经，治癥瘕淋结。炙用辛温止血，治肠风脱肛，俗名万年松。盐水煮半日，井水煮半日焙用。

蔄茹

味辛寒，有小毒，入足厥阴经，功专蚀恶肉，排脓血，杀疥虫，除热痹，破癥瘕。内经云：同乌鲗鱼骨治妇人血枯。甘草为使。

郁金

味辛，入手少阴厥阴经，功专去恶血，破结聚。得明矾治失心癫狂，得甘草、片脑治痘毒入心。经不下行，上为吐衄，及下为尿血，用郁金末、韭汁、姜汁、童便服。痰中带血加入竹沥。

姜黄

味苦辛，性寒，入足厥阴经，功专下气破血。得肉桂治寒厥胃痛，产后癥瘕。血虚臂痛者忌。堕胎。川广产者佳。

蓬莪术

味苦辛，入足厥阴经，功专破气中之血。得木香疗冷气攻心，得阿魏治小儿盘肠痛。灰火煨透，乘热捣之，入气分。或醋磨酒磨，或熟用，入血分。堕胎。虚者忌服。

荆三棱

味苦甘平，入足厥阴太阴经，功专疗癥瘕，破血结。得蓬术治浑身燎泡，得大黄治痃癖，得丁香治反胃，药食不下。堕胎。面裹煨用。按：用棱、术均须佐以补气健脾之品，为要。

茅根

味甘气寒，入手少阴足太阴阳明经，功专除热止血。得猪肉治黄汗，得枇杷叶治呕逆。花治鼻衄，产淋，解酒毒，肺热喘急。茅针酒煮，一根服溃痈疖。

芦根

味甘寒，入手太阴足阳明经，功专消渴去呕逆。得麦冬治霍乱烦闷，得麦冬、骨皮、茯苓、陈皮、生姜治骨蒸肺痿。如独用止小便，并解鱼蟹河豚毒。

苎根

味苦，入手足太阴经，功专凉血，止漏胎。得建莲、糯米能固胎元。汁能化血为水。皮与产妇作枕止血晕，安腹上止产后腹痛。捣根贴赤游丹毒痈疽发背，金疮折伤，加龙胆同捣治鸡骨鲠，鸡汤下，鱼鲠鱼汤下。同蛤粉各半两为末，每服二钱，治小便不通。或但用根研末，摊绢上，贴少腹连阴际，须臾即通。脱肛以之薰洗亦佳。

蔷薇根

味苦涩而冷，入手足阳明经，功专除风热湿热，生肌杀虫，治泄痢消渴，遗溺好眠，痈疽疮癣。牙痛口糜，煎汁含咽。子名营实，酸温，主治略同。用根烧灰，白汤送下，治金疮肿痛。

芭蕉根

味甘大寒，入足太阴厥阴经，功专治一切

肿毒发背欲死，赤游风疹热头痛，捣烂涂之。产后血胀，捣汁温服二三合。渴热发狂，生捣汁，时饮一二合。得旱莲草治血淋涩痛。又方以汁涂疮口即结疤。

大黄

味苦，入手足阳明足太阴手足厥阴经，功专下瘀。得紫石英、桃仁疗女子血闭，得黄连治伤寒痞满，得杏仁疗伤损瘀血。若病在气分，胃虚弱者忌。生用更力峻。黄芩为使。汤火伤，捣生者醋调敷，立即止痛无瘢。服大黄而泻，饮粥半盏即止。男患偏坠，以大黄末醋调涂亦效。

黄芩

味苦气寒，入手太阴少阴少阳太阳阳明经，功专泻火。得白术安胎，得柴胡退寒热，得芍药治痢，得厚朴、黄连止腹痛。身热如火燎，烦燥引饮而昼盛者，宜一味黄芩汤，以泻肺经气分之火，黄芩一两煎服。《本事方》治崩中暴下，惟血虚中寒者禁用。泻大肠火用子芩，泻肺火用片芩。上行酒炒，泻肝胆火猪胆汁炒。山茱、龙骨为使。畏丹皮、丹砂。

黄连

味苦大寒，入手少阴经，性燥，功专胜热。得枳实泻痞满，得乌梅、川椒安蛔，得木香治滞下。得吴茱名左金丸，治肝胆郁火左胁作痛。得猪脏名脏连丸，治便血血痢。得羊肝名羊肝丸，治目疾。得大蒜治下血，得肉桂能交心肾于片刻。腹大四肢瘦细如柴无力，大小便闭，名火鼓，得之烧火，为火所逼而成，以黄连、大黄、黄芩加木通、车前子神效。治心火生用，虚火醋炒，肝胆火猪胆汁炒，上焦火酒炒，中焦火姜汁炒，下焦火盐水或童便炒，食火黄土炒，湿热在气分吴茱汤炒，在血分干漆水炒，点赤眼乳浸。去胎毒合甘草末蜜涂乳头，令小儿吮之。黄

芩、龙骨为使。恶菊花、元参、蚕、白鲜皮，畏款冬、牛膝，忌猪肉，杀乌头、巴豆毒。热郁欲吐，服黄连数分神效。

胡黄连

味苦寒，入手少阳经，功专去心热，益肝胆，厚肠胃，治骨蒸劳热，五心烦热，三消五痔，温疟渴痢，胎蒸果子积，小儿惊疳。初起可用，日久胃虚者均忌。合茶服之解吃烟毒。禁忌畏恶俱同黄连。

苦参

味苦气沉，入足少阴经，功专去风湿，杀疳虫。得枳壳治风癫热毒。肾虚无热者勿服。糯米泔浸蒸用。元参为使，恶贝母、菟丝子、漏芦，反藜芦。酒煎醋煎，服之即吐。

知母

味苦，入手太阴足阳明经，功专治消渴烦热。得麦冬清肺止渴，得地黄滋肾润燥，得人参治妊娠子烦，蓐劳骨蒸，久疟下痢，然苦寒伤胃滑肠，多服令人泻。得酒良。上行酒浸，下行盐水拌。忌铁。

龙胆草

味苦涩，入足厥阴少阳经，功专清热去湿。得柴胡治目疾，得苍耳治耳中诸实证，过服损胃。甘草水浸一宿曝用。小豆、贯众为使，忌地黄。

青黛

味咸寒，入足厥阴经，功专泻肝，散五脏郁火，解中下焦蓄蕴风热，治伤寒发斑。得杏仁、柿饼治咯血，得硼砂、冰片名青黛散，吹喉痛。

大小青

味苦寒，入足厥阴少阳经，功专治瘟疫热

本草撮要

451

毒。得犀角治阳毒发斑，得砂糖治中暑发昏。

牵牛

味甘气寒，入手足阳明太阳经，功专下气逐水。得茴香治水饮痛，得大黄治马脾风病。若湿热在血分，胃弱气虚人禁用。得木香、干姜良。堕胎。

防己

味苦辛寒，性燥而不淳，入足太阳经，功专下行。汉防己得黄柏、知母去下焦湿肿，木防己得防风、葵子通小便淋涩。足伤寒湿为脚气，寒湿郁而为热，湿则肿，热则痛，防己为主，温加苡仁、苍术、木瓜、木通、热加芩、柏，风加羌活、萆薢、痰加竹沥、南星，痛加香附、木香，活血加四物，大便秘加桃仁、红花，小便秘加牛膝、泽泻，痛连肩臂加桂枝、威灵仙，痛连胁加胆草。若因肾虚足跟痛者，不可同论。即湿热在上焦气分，亦所禁忌。治风宜用木防己，治水宜用汉防己。酒洗用。恶细辛，畏萆薢。

葶苈

味辛寒，入手太阴阳明经、足太阳经，功专降气止喘，治上气水蓄。得汉防己治阳水暴肿，得大枣治肺壅喘急。有甜苦二种，甜者性缓，苦者性急。泄肺伤胃，宜与大枣同用。得酒良，榆皮为使。糯米微炒，去米入汤剂。

甘遂

味甘苦寒，入足太阳经，功专疗十二种水。得大黄、阿胶治妇人血结，得大麦面治膜外水气。虚者忌用。面裹煨熟。用瓜蒂为使，恶远志，反甘草。仲景治心下留饮，与甘草同用，取其相反以立功也。有治水肿及肿毒，均以甘遂末敷肿处，浓煎甘草服之，其肿立消。

大戟

味苦寒，入足太阳经，功专治十二种水。得甘遂、白芥子疗水气胀满，得干姜治水肿喘急。通经堕胎，误服损真气，白者伤人。浆水煮去骨。得大枣良。畏菖蒲，反甘草。

商陆

苦寒，入足太阳经，有毒，沉阴下行，与大戟、甘遂相等，功专治水气胀满。若喉痹不通，切薄片醋炒涂喉中良。堕胎，令人见鬼神。赤者伤人，只堪贴脐，入麝三分，捣贴，小便利则肿消。黑豆汤浸蒸用，得蒜良。

芫花

味辛温，入足太阳经，功专泄水，治心腹胀满，水气寒痰。得大戟、甘遂为赘瘤焦法，得大黄、甘草、大枣、芒硝治水肿支饮。陈久者良。醋煮过，水浸曝用。根疗疥子毒鱼。反甘草。讼者取叶擦皮肤辄作赤肿假伤以诬人。虚者服必夭折。惟十枣汤用之为君药。

泽漆

味苦辛微寒，入手足太阴经，功专利水，治大腹水气，四肢面目浮肿，下痢肿满，气急喘嗽，小便如血。得大黄、葶苈疗心下伏瘕。一名猫儿眼睛。

常山

味苦，入手太阴足阳明经，功专劫痰截疟。得知母、贝母、草果治诸疟，得丹砂能劫痰疟，得槟榔、草果治瘴疟，得甘草治肺疟，得豆豉、乌梅、竹叶治肾疟，得小麦、淡竹叶治温疟，得黄连治久疟，得云母、龙骨治牝疟独寒，得麻黄、甘草、牡蛎治牡疟独热。得甘草则吐，得大黄则利，若酒浸蒸或炒用则不吐。茎叶名蜀漆，功用略同，惟味辛。生用性升，炒黑则

缓。瓜蒌为使，忌葱茗。

藜芦

味辛寒，入手太阴足阳明经，功专吐膈上风痰。至苦有毒，入口即吐，善通顶，令人嚏，风证多用之。虚者忌用。头生虮虱，以末掺之。疥癣虫疮，以末搅生麻油涂之。取根去头用。黄连为使，反细辛、芍药、诸参，恶大黄，畏葱白。服之吐者，服葱白汤即止。与酒同服杀人。

木通

味甘淡，入手足太阳经，功专通滞。得琥珀、茯苓泻火利水。汗多禁用，古名通草。今市所售，味苦，不知何故，俟考。

通草

味淡色白，入手太阴足阳明经，功专引热下行，下乳汁，治五淋水肿，目昏耳聋，鼻塞失音，退热催生。新通草瓦上烧存性研末，用二钱热酒冲服，治头痛牙关已闭者神效。

泽泻

味咸，入足太阳太阴经，功专利水通淋。得白术治支饮，得麋衔治酒风。盐水拌或酒浸用。忌铁，畏文蛤。

车前

味咸，入足少阴经，功专下行。得牛膝疏肝之性，导引利水。得菟丝子升清降浊，能补虚明目，催生下胎。酒蒸或炒研用。阳气下陷者忌，肾虚气脱尤宜避。五子衍宗丸，枸杞、菟丝各八两，五味、覆盆各四两，车前二两，蜜丸，惯遗泄者，易车前用莲子。

灯草

味甘寒，入足少阴经，功专降心火，泻肺

热。得辰砂治小儿夜啼，得红花治喉风喉痹。扎成把擦癣良，烧灰止血。小便不禁及中寒者忌。

瞿麦

味苦，入手少阴太阳经，功专利水破血。得瓜蒌、茯苓、山萸、鸡子治便闭，得山栀、甘草、葱白、灯心治溺血。然性利善下，故能消肿明目去翳，通经堕胎，虚者慎用。花名洛阳蕊壳。丹皮为使，恶螵蛸。产后淋当去血，瞿麦、蒲黄皆为要药。

萹蓄

味甘平，入足太阳经，功专利小便，消女子阴蚀。得醋治蛔攻心痛，得瞿麦通淋。即扁竹也。

天仙藤

味苦温，入足太阳经，功专疏气活血，及风劳腹痛，妊娠水肿。治疝气作痛，以藤一两，好酒一盏，煎半盏服神效。生磨消肿病。即青木香藤也。

地肤子

味甘苦气寒，入足太阳经，功专益精强阴，入膀胱，除虚热，利小便而通淋，治癫疝，散恶疮。叶作浴汤，去皮肤风热丹肿，洗眼除雀盲涩痛。恶螵蛸。胁下疼痛，地肤子末酒服良。

石韦

味甘苦微寒，入手太阴经，功专清金利水道，益精气，补五劳。治淋崩发背，炒末冷调酒服。去毛，微火炙用。杏仁、滑石、射干为使。得菖蒲良。生瓦上者名瓦韦，治淋亦佳。

海金沙

味甘寒，入手太阳经，功专利水通淋。得

猎茶治小便不通，得滑石治膏淋如油，得白术、黑牵牛治脾湿肿满，得栀子、牙硝、蓬砂治伤寒热狂。

茵陈

味苦，入足太阳阳明太阴经，功专去风湿寒热。得山栀疗热黄，得附子治阴黄，得车前治眼目湿热赤肿。凡湿热为病，推为上品。浸酒服，可以去湿。

香薷

味辛温，入足阳明太阴手少阴经，功专散暑利湿。得厚朴治伤暑寒证，得白术治暑湿水肿，单服治霍乱转筋。宜冷饮，热则泻。

青蒿

味苦寒，入手足少阳厥阴经，功专清热。得地骨皮治骨蒸劳热，蓐劳虚热，最稳且效。得鳖甲治温疟。

附子

味辛温，入足太阴厥阴经，功专驱风泄湿。熟附得麻黄发中有补，生附得麻黄补中有发。得人参能留阳气，得熟地能固元阳，得干姜、桂枝温经散寒，通经堕胎。畏人参、黄芪、甘草、防风、犀角、绿豆、童便，反贝母、半夏、瓜蒌、白及、白蔹。中其毒者，黄连、犀角、甘草煎汤解之，或用黄土煎水服亦可。若手足冻裂，附子去皮为末，以水面调涂。若眼赤以附片贴足心，引火下行自愈。附尖合浆水饮之，可吐胶痰。

川乌头

味辛温，入手厥阴少阳经，功专去风痰。得栀子治疝气，得干姜治阴毒伤寒，得木香治冷气洞泄。

天雄

味辛温，入手厥阴少阳经，功专治一切风。得乌头、附子治元阳虚惫，得白术、桂枝、龙骨疗男子失精，得乌头、黑豆治大风恶癞。

草乌头

味苦辛，入手厥阴少阳经，功专治诸风。得五灵脂治风湿痹痛，得蛤粉、茴香治结阴下血，得川椒、鸡子白治腹中癥结。惟性至毒，不可轻投。姜汁炒或豆腐煮用。乌头三个去皮脐为末，醋调，贴治腰脚冷痛。一名乌喙，一名射罔。煮箭头射兽，见血立毙。

白附子

味辛甘大热，入手厥阴少阳经，功专引药上行，治面上百病。作面脂，消瘢疵，去游风。惟性燥毒，似中风证虽有痰，并小儿慢惊均忌。此药已无真者，今闻凉州尚有生者。

破故纸

味辛，入足少阴厥阴经，功专治肾冷精流。得菟丝子治下元虚惫，得杜仲、胡桃治肾虚腰痛，得茯苓、没药定心补肾，得茴香治小便无度，得韭子治肾漏茎举，得肉果治脾肾虚泄，得粟壳治洞泻久利。阴虚有热，大便闭结忌之。出南番者色赤，岭南者色绿。一名补骨脂。酒浸蒸，或童便乳汁盐水拌炒用。得胡桃良，胡麻为使。恶甘草，忌羊肉、羊血、芸苔。唐郑相国有青娥丸。

肉苁蓉

味淡，入足少阴经，功专补肾阴。菟丝补肾之阳，同用则生精补阳。骤用恐妨心滑大便。功用与锁阳相仿，禁忌亦同。酒浸一宿，刷去浮甲劈破，除内筋膜，酒蒸半日酥炙用。忌铁。草苁蓉功力稍劣。

锁阳

味甘温，入足厥阴经，功专润燥养筋。得虎骨治痿弱。便燥者啖之，可代苁蓉。煮粥弥佳，酥炙。

胡芦巴

味苦大温，入足阳明少阴经，功专暖丹田。得桃仁治膀胱气，得茴香、川楝治奔豚偏坠，得荞麦、茴香治冷气疝瘕，得补骨脂、木瓜治寒湿脚气，得附子、硫黄治阳气不能归元。酒浸曝，或蒸或炒用。

巴戟天

味辛，入足少阴经，功专温补元阳，得纯阴药有既济之功。并散风湿，治风气脚气水肿。去心酒浸焙用。覆盆子为使，恶丹参。

仙茅

味辛温，入足少阴厥阴经，功专治风冷虚劳。得生地、枸杞、茴香、柏仁治腰脚挛痹。相火盛者忌。去皮切，糯米泔浸去汁出毒用。忌铁。

淫羊藿

味辛，入手足阳明经，功专益精气，强心力。得无灰酒浸治偏风皮肤不仁。一名仙灵脾。去枝羊脂拌炒。山药为使，得酒良。

蛇床子

味苦，入少阳三焦经，功专强阳养阴。得五味、菟丝疗阳痿，得乌梅治产后阴脱。同矾煎洗治阴痿囊湿，女子阴痛阴痒。炒蛇床熨产门不闭。恶丹皮、贝母、巴豆。

菟丝子

味辛甘，入足三阴经，功专续绝伤，暖精寒。得茯苓、广莲治白浊遗精，得麦冬治赤浊，得牛膝治腰脚痛，得车前治产难横生。得酒良。淘去泥沙，酒浸一宿，曝干为末。山药为使。

覆盆子

味甘，入足少阴经，功专益肾精，缩小便。得肉苁蓉、补肾脂治阳气不起。同蜜为膏，治肺气虚寒。小便不利者勿服。用宜去蒂，淘净，捣饼酒拌蒸。叶绞汁滴目中出目弦虫，除肤赤，收湿止泪。臁疮溃烂，酸浆水洗后，以覆盆叶为末掺之良。

白蒺藜

味苦辛，入足少阴厥阴经，功专通利破血去风。得鸡子油治偏枯神效，得贝母下死胎，得当归通月事。牙齿摇动者，以根烧灰涂之。

沙苑蒺藜

味辛甘，入足少阴经，功专补肾。得鱼鳔能聚精气，得菊花明目。若阳道数举，媾精难出者勿服。炒用。

使君子

味甘，入足太阴厥阴经，功专杀虫，疗五疳。得芦荟治小儿疳热。忌饮热茶。

益智仁

味辛热，入足太阴经，功专止遗浊，缩小便。得乌药治小便频数。因热而崩浊者禁用。

砂仁

味辛，入手足阳明经，功专消食散滞。得白术、条芩能安胎。一名缩砂蜜。

白豆蔻

味辛热，入手太阴经，功专散滞破积，脾虚疟疾，感寒腹痛，白睛翳膜，目眦红筋。得

砂仁、甘草治小儿吐乳，得砂仁、丁香、陈皮治反胃。凡因热受病者均忌。胃冷恶心，食下即吐，以三枚研末酒冲服。

肉豆蔻

味辛温，入手足阳明经，功专暖脾胃，固大肠。得木香、附子治久泻不止。煨用。一名肉果。

草豆蔻

味辛，入足太阴阳明经，功专散滞气，消膈上痰。得熟附子治寒疟，得乌梅治久疟不止。含之去口臭。有内热者宜忌。一名草蔻。

草果仁

味辛酸，入足太阴经，功专散寒湿郁滞。得知母治瘴疟，得乌梅截疟，得木瓜、曲糵疗中虚。恶谷面，裹煨用，忌铁。一名草果。

香附

味苦辛，入足厥阴经，通行十二经，功专下气解郁。得木香则散滞和中，得山栀能降郁火，得茯苓能交心肾，得茴香、补骨脂能引气归元，得厚朴则决壅消胀，得艾叶能暖子宫，得高良姜治心脾冷痛。得乌药为青囊丸，得黄连名黄鹤丹，二者皆治百病。得乌苏安胎。青盐炒入肾，酒浸炒行经络，醋浸炒消积聚，姜汁炒化痰饮，炒黑止血。忌铁。

木香

味辛苦，入手太阳经，功专调气散滞。得黄连治滞下，得槟榔治下焦气滞，得橘皮、肉果、生姜治腹间滞塞冷气。功效捷速。煨熟实大肠，过服损气。畏火。

藿香

味辛甘，微温，入手足太阴经，功专快气

和中，开胃止呕，以及霍乱吐泻，心腹绞痛，肺虚有寒，惟胃弱胃热而呕者忌。得滑石治暑月泄泻。

小茴香

味辛，入足阳明少阴经，功专散膀胱冷气，干湿脚气。得生姜、盐治睾丸肿大，得川楝子治肾消饮水，得杏仁、葱白治膀胱疝痛。炒黄用。得酒良，得盐入肾。疝气入肾，茴香炒作二包，更换熨之。若阳道数举，得热则吐，勿服。古名怀香，产宁夏者佳。

大茴香

味辛温，入足阳明少阴经，功专理气开胃，寒疝食料宜之。治阴疝，以大小茴香各一两为末，猪胞一个，连尿入药，酒煮烂为丸，每服五十丸。一名时萝，一名八角茴香，一名舶茴香，功用略同。自番舶来实大如柏实，裂成八瓣，一瓣一核，黄褐色者佳。

甘松香

味甘温芳香，入足太阴经，功专理气开郁，治腹卒满痛，风疳齿䘌。膝脚气浮，煎洗良。肾虚齿痛，以甘松、硫黄等份为末，泡汤漱之神效。

良姜

味辛气温，入足太阴阳明经，功专温中下气。得茯苓治胃寒噎逆，得粳米治霍乱腹痛，并主治暖痢冷癖。肺胃热者忌之。子名红豆蔻，并用东壁土炒用。

荜茇

味辛热，入手足阳明经，功专除胃冷，温中下气，消食祛痰。得牛乳点服，治水泻气痢。得干姜、细辛治牙因寒痛。鼻流清涕，以末吹之甚效。

烟草

味辛温有毒，入手足太阴，通行十二经，功专去滞气停痰，辟山岚瘴雾。一名相思草。

金银花

味甘，入手太阴足厥阴经，功专散热解毒。得当归治热毒血利，得黄芪名六一汤，治痈疽后发渴。以花烧存性研末，砂糖拌冲服，治腹痛下痢极效。藤名忍冬。

蒲公英

味甘平苦寒，入足阳明厥阴少阴经，功专化热毒，解食毒。治肿核通淋，得忍冬与酒煎服。以渣捣涂乳痈良。掘其根大如拳，旁有人形拱抱者，取以捣汁酒服，治噎膈良。多年恶疮，以之捣烂贴涂均妙。一名黄花地丁。

紫花地丁

味辛苦，入足阳明经，功专治乳疖痘疔，与黄花地丁相同。

天名精

味甘寒微毒，入手足阳明厥阴经，功专破血，治砂淋血淋。得乳麝少许共为末，吹治乳娥喉痹。若小儿急慢惊风，牙关紧闭，绞汁入好酒灌之即醒。以渣用醋拌敷项下神效。根名杜牛膝，男女吐血，晒干为末，茅花汤调服二钱，虫痛以肥肉汁调服。子名鹤虱，大肠虫出不断，断之复生，行坐不得，炒研为末，水调服半两许即愈。以之煎汤洗痔。渣敷患处，或捣敷蛇虫螫毒尤良。地黄为使。一名地松，一名活鹿草，一名虾蟆蓝。

山豆根

味苦寒，入手太阴经，功专泻心火。治喉痛喉肿，齿痛龈肿，喘满热咳，腹痛下利，五

痔诸疮。解药毒，敷秃疮蛇狗蜘蛛伤。疗人马急黄。惟脾虚胃弱者忌，食少便溏受寒者尤忌。

牛蒡子

味辛，入手太阴经，功专消肺风，利咽膈，得荆芥治咽喉不利，得生草治悬痈喉痛，得甘桔治咽喉痘疹，得薄荷治风热瘾疹，捣和猪脂贴疮肿及反花疮。性冷而滑利，虚寒泄泻者忌服。一名鼠黏子，一名恶实。

山慈菇

味甘微辛有小毒，入足厥阴少阳经，功专清热散结消肿。以醋磨涂良。并吐风狂痰涎。

漏芦

味咸苦寒，入手足太阴经，功专散热解毒，通经下乳，排脓止血，生肌杀虫。治遗精尿血痈疽发背及痘疹毒。甘草拌蒸。连翘为使。

贯众

味苦微寒有毒，入手太阴足厥阴经，功专解邪热。治崩中带下，产后血气胀痛，破癥瘕，发斑痘，化骨鲠，杀三虫。以之浸水中，去垢辟毒。

射干

味辛苦微凉有毒，入手少阴厥阴经，功专散结气，喉痹咽痛，不得稍息，并疗疟母。喉痹不通，以根捣汁咽之，大腑动即解，或醋研取汁噙之，引出涎亦妙。又方用紫蝴蝶根一钱，黄芩、生草、桔梗各五分为末，水调顿服立愈。伤寒咽闭肿痛，用生射干、猪脂各四两，合煎令焦，去渣，每噙枣许即瘥。乳痈初起，用射干、僵蚕、萱草根为末，蜜调敷之神效。

千金子

味辛温有毒，入手足阳明太阳经，功专破

血行水。去壳，以色白者压去油。用十数枚煎服，治痰饮神效。一名续随子。

马兰子

味苦，入足厥阴经血分，功专治寒疝喉痹，痈肿疮疖，妇人血气烦闷，血运崩带，利大小肠。久服令人泻。治痫用醋拌。一名蠡实。

蓖麻子

味苦有毒，性善收亦善走，入手太阴足太阳经，功专开通诸窍经络。治偏风头痛，合乳香等份捣成饼，随左右贴太阳，解发出气即愈。治口眼㖞斜，只用蓖麻子一味捣烂，左㖞贴右，右㖞贴左即正。治鼻窒耳聋，以绵裹塞之。喉痹舌胀，取油作纸捻，烧烟熏之。竹木刺入肉，捣敷伤处，频看刺出即去之，否则必努出好肉。竹木骨鲠，以凝水石共研作一捻，置舌根噙咽，旋即不见。汤火灼伤，同蛤粉等份，烫伤以油调，火灼以水调涂之效。发黄，蓖麻仁以香油煎焦，去滓，三日后频覆即黑。脚气作痛，以仁七粒研碎，同苏合香丸贴足心，痛即止。胞衣不下，以蓖麻一粒，巴豆一粒，麝香一分，贴脐中并足心，胎下即去。若子肠出而不收，以蓖麻仁数粒，捣贴头顶，俟一收进，遂即去之，切不可迟。

白头翁

味苦，入手足阳明经血分，功专治热毒下痢。得秦皮、黄连、黄柏治厥阴热痢。若血分无热者忌，得酒良。

王瓜

味苦寒，入手足太阴经，功专泻热利水。治天行热疾，黄疸消渴，便数带下，月闭瘀血，利大小肠，排脓消肿，下乳。得伏龙肝捣汁调和服，治伤寒发斑。即土瓜根子，名赤雹子，治肺痿吐血，肠风泻血赤白痢。得枣肉平胃散酒服，治反胃。

王不留行

味甘苦，入足厥阴经，功专行而不住。又为阳明冲任之药，通经下乳催生。得穿山甲服之，下乳甚捷，浆水浸用。得黄柏治误吞铁石，神效。

冬葵子

味甘气寒，入足太阳经，功专滑利，能通精下胎。得砂仁治乳汁蓄痛，得牛膝下胞衣，得榆皮治水肿，得滑石、木通、葱白治子淋。黄蜀葵子半合研烂，以酒滤去渣，温服催生。赤花治赤带，白花治白带。葵子为末，涂汤火伤。

白鲜皮

味苦，入手太阴阳明经，功专除风湿痛痹鼠瘘，已破者服之最效。恶桑螵蛸、桔梗、茯苓、萆薢。

萆薢

味苦，入足阳明厥阴经，功专去风湿。得杜仲治腰脚痹软，得石菖蒲、益智仁治白浊频数茎痛。薏苡为使。畏大黄、柴胡、前胡，忌茗、醋。

土茯苓

味甘平淡，入手足阳明经，功专健脾胃，祛风湿，利小便。治筋骨拘挛，杨梅疮毒。忌茶。一名冷饭团。

白蔹

味苦，入足少阳厥阴经，功专清上逆之火，泄下郁之热，以及阴肿带下。得白芷治诸物梗咽，得附子治风痹筋急。同丹皮或半夏为末酒服，治箭镞不出。同白及为末，敛疮口。汤火烂伤，以末敷之效。反乌头。

旱莲草

味甘酸，入足少阴厥阴经，功专乌髭发，益肾阴。得青盐固齿，得车前治溺血。性寒，若不同姜汁、椒红相兼修服，恐腹痛作泻。偏正头风，用汁滴鼻中良，独用焙研，每晨米饮下二钱。治肠风脏毒下血不止，用捣汁，冲极热黄酒饮之。治痔漏疮发，外即以渣敷患处，重者不过三服神效。一名鲤肠，一名金陵草。

刘寄奴草

味甘温，入足厥阴经，功专活血通经，除癥下胀，金疮要药。得骨碎补、延胡索治折伤瘀血在腹内。大小便血，为末，茶调服即止。风入疮口肿痛，为末掺之即止。多服令人吐利。

马鞭草

味苦微寒，入足厥阴经，功专破血通经，杀虫消胀，治气血癥瘕痈疮阴肿。

谷精草

味辛温，入足厥阴阳明经。轻浮上行，功专明目退翳，功胜菊花。亦治喉痹齿痛，阳明风热。羯羊肝一具不洗，竹刀割开，入谷精草煮熟食之，或作丸茶下，治小儿雀盲。得决明子、木贼、甘菊、密蒙花、生地治障翳。得防风为末，米饮服之，治目中翳膜，神效。忌铁。

决明子

味甘苦咸平，入足厥阴经，功专除风热，治一切目疾。作枕治头风，明目胜于黑豆。俗呼马蹄决明。恶大麻仁。

蓼实

味辛温，入手足太阴足厥阴经，功专温中明目，下水气。

青葙子

味苦微寒，入厥阴经，功专祛风热，镇肝明目。治青盲障翳，虫疥恶疮。瞳子散大者忌服。一名草决明。

马勃

味辛平轻虚，入手太阴经，功专清肺解热，散血止嗽。得马牙硝等份为末，砂糖和丸芡子大噙之，治失音。但用马勃吹喉，治喉痹喉肿。以蛇退一条烧灰，同马勃绵裹一钱含咽，治咽痛喉肿，立时即瘥。

木鳖子

味苦温微甘，有小毒，入足厥阴经，功专利大肠，追毒生肌除䵟，外科要药。能毒狗。番木鳖治喉癣。

败酱

味苦，入手足阳明厥阴经，功专破血排脓。得四物治恶露不止，得当归、川芎、桂心治产后腰痛。一名苦菜，用根苗。

本草撮要卷二

当湖陈其瑞蕙亭手辑　东阳周毅人校

木部

茯苓

味甘淡，入手足太阴太阳经，功专补心益脾。得人参能下气，得半夏能涤饮。若虚寒遗溺泄精者，当用温补之品，不宜用此。皮肤治水肿肤胀，赤者利水尤捷。恶白蔹，畏地榆、秦艽、龟甲、雄黄，忌醋。

茯神

味甘淡，入手少阴经，功专开心益智，止惊悸，虚人小肠不利。得枣仁能安神，得乳香、木瓜、酒治筋骨挛痛。

琥珀

味甘淡，入手少阴少阳足厥阴经血分，功专消瘀通淋。得黑稆豆治产后神昏，得麝香治小便淋沥。用柏子仁末，入瓦锅同煮半日，捣末用。

松节

味苦温，入手太阴阳明少阴足厥阴经，功专驱骨中之风，燥血中之湿，化毒杀虫。酿酒良，血分虚者忌服。松毛浸油涂头生发，并敷冻疮，治阴事湿痒。松花为末止血，擦豆疮伤损，并湿烂不痂。松脂止痛生肌，熬膏贴崩中恶痹及牙痛。松子与柏子同功。

侧柏叶

味苦涩微寒，入手足太阴阳明经，功专养阴滋肺燥土，治吐衄崩淋，肠风尿血血痢，冷风湿痹。或炒或生用。桂、牡蛎为使，恶菊花，宜酒。

柏子仁

味甘，入足厥阴经，功专养心平肝润肾。得远志能交通心肾，得松子、麻仁治老人虚秘。炒研去油用。捣涂黄水疮甚效。畏菊花。

肉桂

味甘辛，入足厥阴经，功专疗沉寒痼冷，益火消阴，通经催生。得人参、麦冬、甘草能益中气，得紫石英治吐逆，得二苓、泽泻、白术行水。去粗皮用。得人参、甘草、麦冬良，忌生葱、石脂。足躄筋急，桂末和白酒涂。外肾偏肿，水调涂均效。产交趾者良。

桂心

味苦，入手少阴足太阴经，功专引血化汗。内托痈疽，同丁香治痘疮灰塌。消瘀生肌，补虚寒，宣气血，利关节，治风痹癥瘕，噎膈腹满，心腹诸痛。桂枝去皮为桂心。

桂枝

味辛温，入足太阴经，功专温经通脉，去风止汗。得芍药、甘草能利营卫，得雄鸡肝治小儿遗尿。阴虚者忌服。

木犀花

辛温，同百药煎、孩儿茶作膏饼噙咽，生津辟臭化痰。治风虫牙痛。同麻油蒸熟润发，及作面脂，以叶煎汤洗发去垢除风。

枸杞子

味甘，入足厥阴少阴经，功专补精血。得杜仲、萆薢治肾虚腰痛，得青盐、川椒治肝虚目暗。叶名天精草，苦甘而凉，清上焦心肺客热，代茶止消渴。子酒润捣用，得熟地良，便滑者宜避。

地骨皮

味甘淡，微苦，入手太阴经，功专退热除烦。得麦冬、小麦治劳渴，得青蒿子治虚热，得生地酒煮服治带下。若吐血尿血，捣鲜汁服效。妇人阴肿或生疮，以之煎水频洗良。中寒及便溏者忌。甘草水浸一宿用。有汗之骨蒸最宜。

山茱萸

味酸，入足厥阴少阴经，功专助阳固阴。得熟地补肾虚，得五味摄精气。强阳不痿，小便不利者忌用。核滑精，用尤宜去。陈者良。恶防己、防风、桔梗。

酸枣仁

味甘酸而润，入手少阴足少阳经，功专安神定志。得人参、茯苓治盗汗，得辰砂、乳香治胆虚不寐。炒用。恶防己。

杜仲

味苦辛，入足厥阴经，功专治肝虚。得羊肾治肾虚腰痛，得牡蛎治虚汗，得糯米、山药、枣肉治胎漏胎坠，得补骨脂、青盐、枸杞能壮肾阳。或酥酒炙，蜜炙盐酒炒，姜汁炒，炒断丝用。恶元参。

女贞子

味甘苦而平，入足少阴经，功专益肝肾，安五脏，强腰膝，明耳目。得旱莲草、桑椹治虚损百病。惟阴虚者宜之，否则腹痛作泻。冬至采佳，捣汁熬膏，净瓶收固，埋地中七日，以之点风火赤眼神效。即冬青子也。叶苦平，除风散血消肿，治头痛目昏诸恶疮肿，以水煮叶，汤贴胻疮溃烂神效。

楮实

味甘，入足太阴少阴经，功专软骨。得茯苓治水气鼓胀。研末涂身面石疽，水浸取沉香，酒蒸用。皮治水肿气满尤捷。以汁和白及飞面，调和接纸，永不解脱。叶甘凉，祛湿热，治老少下痢瘴痢。为末，白痢姜汤下，赤痢砂糖汤下。一名谷实。

桑白皮

味甘，入手太阴经。得地骨皮泻肺，得白茯苓利水，得糯米治咳嗽吐血。肺气虚及风寒作嗽者慎用。续断、桂心为使，忌铁。

桑枝

味甘苦，入手足太阴经，功专去风湿拘挛，得桂枝治肩臂痹痛，得槐枝、柳枝、桃枝洗遍身痒。

桑椹

味甘酸温，色紫黑，入足厥阴少阴经，功专补水，利五脏关节，安魂镇神，聪耳明目，生津止渴，解金石药之燥，并利水消肿，醒酒乌须。多食致衄。晒干为末，蜜丸良。鲜者煎膏入蜜炼稠，点汤服，名文武膏，能治瘰疬。入烧酒经年愈佳。

桑叶

味甘，入手足阳明经，功专清风热。得麦

461

冬治劳热，得生地、阿胶、石膏、枇杷叶治肺燥咳血，得黑芝麻炼蜜为丸，除湿祛风明目。以之代茶，采取经霜者，常服治盗汗。洗眼去风泪。以木作面盆洗面，去面上游风。

桑寄生

味甘苦，入足少阴经，功专坚肾，助筋骨，固齿长发，益血止崩，下乳安胎，和血除痹，外科散疮疡，追风湿。得阿胶、艾叶治胎动腹痛。以之捣汁服，治膈气。忌火。

山栀子

味苦，入手太阴经，功专除烦泻火。得滑石治血淋溺闭，得川乌治冷热腹痛，得香豉治肾燥，并吐虚烦客热，得茵陈治五黄。生用泻火，炒黑止血，姜汁炒止烦呕。内热用仁，表热用皮。

猪苓

味苦甘，入足少阴太阳经，功专利水渗湿。得鸡矢白治小儿溺闭。四苓散五苓散多用之。用宜去皮。

黄柏

味苦，入足少阴经，功专去湿热。得肉桂治咽痛，得苍术治湿痿，得牛膝治湿热下行，得细辛泻膀胱火，得蛤粉治赤浊白淫。得参、术、草、姜、附、桂治中气不足，虚火上炎，致生口疮，引火归元。得知母滋阴降火，得竹沥浸涂小儿重舌。尺脉弱者忌服。生用降实火，蜜炙则不伤胃。炒黑止崩带，酒制治上，蜜制治中，盐制治下。恶干漆，得知母良。

枳实

味苦，入手太阴阳明经，功专破积下痰。得白术去痰饮，得瓜蒌消痞结，得皂角通大便，得参、术、干姜则益气，得硝、黄、牵牛则破

气。孕妇及气虚人忌，陈者良，麸炒用。

枳壳

即枳实之大者。其力稍缓。得枯梗治虚痞，得甘草治妇人体肥难产。

厚朴

味苦，入足太阴阳明经，功专宽胸导湿。得苍术治湿满，得黄连治滞下，得杏仁能下气定喘。孕妇及脾胃虚者忌服。姜汁炒用。干姜为使。恶泽泻、硝石，忌豆。

槟榔

味苦辛，入手足阳明经，功专宣利脏腑壅滞。得枳实治伤寒痞满，得木瓜治脚气冲心，得橘皮治金疮恶心，得木香调气，得黄芩、枳壳宽肠。聤耳出脓为末吹之。游丹从脐起者以醋调末涂之。阴毛生虱，煎水洗即效。气虚下陷者勿服。

大腹皮

味辛温，入足阳明太阴经，功专泄肺和脾，下气行水，通大小肠。主治水肿脚气，痞胀痰膈，瘴疟霍乱。气虚者忌用。

槐角

味苦寒，入足厥阴经，功专杀虫。得牛胆明目通神，得地榆、当归、防风、黄芩、枳壳治五种肠风泻血，得苦参治内外痔。十月上巳，采槐角纳牛胆中，阴干百日，食后吞一枚，能白发还黑，肠风血痔尤宜。惟性纯阴，虚寒虚热而非实火及孕妇均忌。去单子及五子者，铜槌捶碎，牛乳拌蒸。

槐花

味苦凉，入手足阳明足厥阴经，功专治肠风肠热。得郁金治小便血，得荆芥穗治大便血，

得山栀治酒毒下血，得条芩治血崩，得牡蛎治赤白带。舌上无故出血，名舌衄，炒槐花为末掺之效。含蕊而陈者良。微炒用。忌同槐实。槐枝洗疮痔核并阴囊湿痒良。烧灰揩牙去虫。

苦楝子

味苦，入手少阴足厥阴少阴经，功专治诸疝。得延胡索治热厥心痛，得吴茱萸治气痛囊肿，得补骨脂、小茴香、食盐治偏坠痛不可忍。有虫耗其津液者，取根皮浓煎，少加麝服之，下其虫而渴自止。脾胃虚寒者宜忌。酒蒸去皮，核肉不并用。用核捶碎。茴香为使。一名金铃子。

蔓荆子

味辛甘微凉，入足太阳厥阴经，功专凉诸经血，明目搜肝风。得皂荚、蒺藜治皮痹不仁，得羌活、防风治风热头痛。血虚有火者慎用，恶石膏、乌头。

石楠叶

味辛苦平有毒，入足厥阴经，功专治风痹脚弱。得藜芦、瓜丁共为末，吹入鼻少许，一日三度，内服牛黄平肝药，治小儿通睛。炙用。五加皮为使，恶小蓟。

辛夷

味辛，入手太阴足阳明经，功专去头风鼻病。得川芎、薄荷、细辛、石膏治鼻塞流涕，不闻香臭。得南星、半夏、黄柏、牡蛎治鼻渊下如白脓。偶感风寒鼻塞及血虚火炽者均忌。去皮毛焙用。川芎为使。恶石脂，畏菖蒲、石膏、蒲黄、黄连。一名木笔花，一名迎春花。

郁李仁

味酸甘辛苦而平，入足太阴经，功专下气利水，治大肠燥涩。得醇酒能使人睡。津液不

足者勿服。浸去皮尖，蜜浸研。

金樱子

味酸涩温，入手太阴阳明经，功专治脾泄精滑。得芡实能固精。得缩砂能益精，去刺核研。泄泻由于火热暴注，小便不禁、精滑因于虚火炽者不可用。

诃子

味苦温，入手太阴阳明经，功专下气涩肠。得乌梅、五味则收敛，得橘皮、厚朴则泄气，得肉果治水泻下利，得人参治肺虚寒嗽，得陈皮、砂仁治冷气腹胀。佐白术、莲子治虚寒久泻，佐樗皮治肠澼便血，同蛇床、五味、山茱、续断、杜仲治虚寒带下。嗽痢初起，气虚肺热，湿热，火冲气喘，均忌。用宜酒蒸，去核焙。生用清金行气，熟用温胃固肠。核止咳痢。一名诃藜勒。

乌药

味辛温，入足阳明少阴经，功专消风顺气。得沉香治胸腹冷气，得益智仁治小便频数，得茴香、青皮、良姜治五积切痛，得人参、沉香、槟榔各磨浓汁合煎，治诸喘。气血虚而有内热者勿单服。酒浸一宿，炒或煅研用。并疗猫狗百病。

五加皮

味辛，入足厥阴少阴经，功专壮筋骨，除风湿。得地骨皮治虚劳，得丹皮、当归治妇人血风。下部无风寒湿邪而有火，及肝肾虚而有火者勿服。远志为使。恶元参。叶作蔬食，去皮肤风湿。

椿樗

味苦温，入足阳明经，功专杀虫止利。得诃子、母丁香、醋治休息利，得苍术、枳壳治

脏毒肠风，得干姜、白芍、黄柏治湿热白带。得参为末，每日空心温酒或米饮下二钱，治年久脏毒血痢神效。性似寒，虚寒阴虚以及痢疾积滞未尽者勿服。去粗皮，醋炙或蜜炙。忌猪肉、热面。

榆白皮

味平滑利，入手太阳阳明经，功专通二便，利诸窍，和经脉，渗湿热，滑胎，下有形留滞之物，治五淋肿满，嗽喘不眠。以醋调涂妒乳效，火灼伤以末涂之良。去粗皮，取白用。

秦皮

味苦涩，入足厥阴少阳经，功专治风寒湿痹。得黄连、阿胶、白头翁治产后下痢。以秦皮煎汤，日日温洗，治赤眼生翳效。细辛、大戟为使，恶吴茱萸。

海桐皮

味苦辛，入足太阴阳明经，功专祛风去湿杀虫。得苡仁、牛膝、川芎、羌活、地骨皮、五加皮、生地酒浸饮，治风蹩顽痹，腰膝疼痛。以蛇床子合为末，用腊猪脂调搽风癣良。

蕤仁

味甘微寒，入手少阴厥阴太阴经，功专消风散热，益水生光。治目赤肿痛，眦烂泪出，心腹邪热，结气痰癖。得细辛、竹叶煎水洗，治飞血眼。

密蒙花

味甘微寒，入足厥阴经，功专润燥，治目疾。得黄柏为丸，治目翳良。拣净酒润焙用。

芙蓉花

味辛平，性滑涎黏，入手太阴经，功专清肺凉血，散热止痛。或花或叶，或皮或根，生捣或干研为末，蜜调涂一切痈疽，留头，干则换之再涂。初起则痛止肿消，已成则脓出易敛。所云清凉膏、清露散、铁箍散，皆此物，如加赤小豆末，或苍耳烧存性为末，亦妙。经水不止，以芙蓉花、莲蓬壳等份为末，米饮下二钱，效。

山茶花

味甘辛寒，入足厥阴手阳明经，功专凉血，治吐衄肠风下血。汤火伤，麻油调涂。鼻衄以之烧灰塞鼻效。用红者良。

杉木

味辛温，入手太阴经，功专去恶气，散风毒。治脚气肿痛，心腹胀满，洗毒疮。郑洵美以柳子厚得脚气，半夜痞绝，胁块如石，昏困欲死，传用杉木节一升，橘叶一升，无叶以皮代，大腹槟榔七枚，连子捶碎，童便三升，煮分二服，服一服，少顷大下，块散气通，名杉木汤。

木槿

味苦凉，入手足太阴厥阴经，功专活血润燥，治肠风泻血，痢后热渴。作饮服。令人得睡。以肥皂水浸，或浸汁磨拌雄黄擦顽癣及虫疮良。以槿皮二两，酒碗半，煎一碗，空心服，治带下。赤带用白酒，白带用红酒最妙。川产者佳。不宜多服。汤剂不入为是。

乌桕木

味苦凉，性沉降，入手阳明经，功专利水通肠，功胜大戟。疗疔肿，解砒毒。凡患肿毒中砒毒者，不拘根皮花叶，捣汁多饮，得大利即愈。虫疮以油涂之良。虚者忌服。子可作烛。

水杨柳

味苦平，入手太阴经，功专起痘疮顶陷，

用枝煎汤浴之，神效。

西河柳

味甘咸平，入手太阴经，功专消痞解酒，利小便，疗诸风，解诸毒。痧疹不出，嗽喘闷乱，以叶为末，服四钱。疹后痢，以砂糖调服最效。一名观音柳，一名柽柳。

皂角

味辛咸，性燥，气浮而散，入手太阴阳明足厥阴经，功专搜风泄热，通关窍而吐痰涎。搐鼻立作喷嚏，治中风口噤，胸痹喉痹，除湿去垢，消痰破坚，杀虫下胎。并治风湿风癫，喘肿痰壅，坚癥囊结。得白矾治中风不省人事，口噤。单服炙灰，治老人风秘。误吞铁物，研末服之神效。以皂角烧铁锅，锅遂碎如粉，其化铁可知。去皮子弦，或蜜炙酥炙，绞汁烧灰。柏实为使，恶麦冬，畏人参、苦参。皂刺味辛温，功同皂角，治肿毒妒乳、乳痈。汁不出，内结成肿名妒乳。已溃勿服。肥皂荚味辛温微毒，除风湿，去垢腻。不拘奇疡恶毒，用生者子弦筋，捣烂醋和敷立愈，不愈再敷，奇验。忌铁。

棕榈

味苦，入足厥阴经，功专泄热收脱。得侧柏、卷柏炙灰存性服之，止远年下血。以及吐衄下痢崩带，肠风下血。凡九窍流溢及金疮跌打诸血，烧灰涂之即止。惟用年久败棕良，与发灰同用尤佳。

茶叶

味苦甘，入手足少阴太阴厥阴经，功专清心肺，涤肠胃。得甘菊治头痛，得生姜水滞下。酒后饮之，引入膀胱肾经，患瘕疝水肿。空心亦忌之。陈细者良。

吴茱萸

味辛苦，入足太阴阳明厥阴经，功专温中下气。得干姜治吞酸，得黄连、白芍治赤白下利，得茯苓治痰饮。惟损气动火，昏目发疮，病非寒滞有湿者勿用，即有寒湿者亦宜少用。开口陈久者良。滚汤泡去苦汁。止呕黄连水炒，治疝盐水炒，治血醋炒。恶丹参、硝石，畏紫石英。

蜀椒

味辛，入足太阴阳明经，功专疗心腹冷痛，传尸劳疰。得地黄汁调养真元，得白茯苓补益心肾，得乌梅治蛔。阴虚火旺之人忌服。闭口者杀人，宜去之。微炒去汗，捣去里面黄壳，取红用，名椒红。得盐良。杏仁为使，畏雄黄、附子、防风、款冬、凉水、麻仁，中其毒者用凉水麻仁浆解之。一名川椒。秦产俗名花椒，实稍大。子名椒目，味辛有小毒，专行水道，不行谷道，消水盅，除胀定喘，及肾虚耳鸣。根辛热，杀虫煎汤，洗脚气及湿疮。

毕澄茄

味辛大热有毒，入足太阴阳明经，功专治膀胱冷气。得白豆蔻治噎食不纳，得高良姜治寒呃，得薄荷、荆芥治鼻塞不通，得荜茇为末，擦牙治齿浮热痛。若蜈蚣咬伤，毕澄茄嚼敷即愈。毕澄茄即胡椒之大者，一类二种。胡椒杀鱼肉鳖蕈毒，食料宜之。多食损肺发疮。

苏木

味甘咸辛平，入手足太阴少阴厥阴经，功专行血去瘀，宣表里之风。得乳香酒服治产后败血上冲，得人参治败血乘虚入肺，挟虚气喘垂危。若刀斧断指，以末敷之，外以蚕茧缚好即接。虚甚无瘀滞者忌服。

沉香

味辛苦性温，入手足太阴足阳明少阴经，

本草撮要

功专治气淋精寒。得木香治胞转不通，得肉
苁蓉治大肠虚闭。得紫苏、白蔻仁为末，以
柿蒂汤服，治胃冷久呃。色黑沉水者良。入
汤剂磨汁，入丸散纸裹置怀中，待燥碾之。
忌火。

檀香

味辛温，入手太阴足少阴手足阳明经，功
专调脾肺，利胸膈，去邪恶，能引胃气上升，
进饮食。得丹参、砂仁治妇女心腹诸痛。

降香

味辛温，入手太阴经，功专疗折伤金疮，
止血定痛。得牛膝、生地治吐瘀血。为末敷金
疮，结痂无瘢。怒气伤肝，用代郁金神效。一
名紫藤香。

丁香

味辛温，入足阳明经，功专去胃寒。得甘
蔗、生姜治朝暮吐，得柿蒂治呃逆，得五味子
治奔豚，得生姜治食蟹致伤。性热而燥，症非
虚寒者忌用。雌者为母丁香，即鸡舌香也。畏
郁金，忌火。

乳香

味苦辛，入足厥阴经，功专活血伸筋。得
枳壳令胎滑易产。得辰砂一两、枣仁、乳香各
五钱，酒下治颠狂，须恣饮沉醉，听睡一二日
勿惊动，其疾方愈，否则难治。加人参名宁志
膏。得葱白等份捣敷玉茎痛。性黏难研，用钵
坐热水中，以灯心同研易细，水飞过用。一名
薰陆香。

没药

味苦，入足厥阴经，功专破血止痛。得乳
香治跌仆损伤肿痛。得虎胫骨治历节风痛。孕
妇忌。

枫脂香

味苦，入手太阴经，功专疗瘾疹疯痒。
得蛤粉、姜汁治吐血衄血，外科要品。一名
白胶。

龙脑香

味辛苦，入手太阴足厥阴经，功专治骨节
间风。得猪血令心经痘毒宣发于表，得朱砂治
牙痛，得葱汁治内外痔。一名冰片。

樟脑

味辛热，能于水中发火，入足厥阴经，功
专通关利滞，除湿杀虫。置鞋底去脚气。得花
椒、脂麻为末，先以退猪水洗过小儿秃疮，然
后以末涂之效。

苏合香

味辛甘温，入手太阴足厥阴经，功专通神
辟恶。得安息诸香、荜茇、诃子、朱砂、犀角，
治传尸鬼疰。

血竭

味甘咸平，有小毒，色赤入血分，入足厥
阴经，功专散瘀生新，专除血痛。治金疮折跌，
疮口不合，止痛生肌。却能引脓，不可多用，
无瘀积者忌之。嵌脚痛及血痔，俱以末敷之。
鼻以末吹之均效。一名麒麟竭。

阿魏

味辛，入足太阴厥阴经，功专杀虫破癥，
辟瘟消瘴。得丹砂为丸能截疟，得灵脂、黄狗
胆治噎膈痞积。惟臭烈恐伤胃气，虚者须忌用。
钵研细，热酒器上滤过入药。解蕈菜及自死牛
马毒。

芦荟

味苦寒，入足厥阴经，功专凉膈热。得使

君子治小儿脾疳，得朱砂治老人风秘，得甘草共为末，调敷湿癣良。胃虚者忌服。亦名象胆。

胡桐泪

味苦咸大寒，入足阳明经，功专杀虫，软坚除热。得地骨皮煎汤漱口，治牙疳宣露，脓血臭气。

芜荑

味辛苦，入足厥阴经，功专杀虫，得诃子治小儿冷痢，加豆蔻尤良。得槟榔能杀诸虫。陈久气膻者佳。

没石子

味苦温，入足少阴经，功专涩精固气，强阴助阳，止遗淋，除泄痢，收阴汗，乌须发。性偏不可轻用。一名无食子。

鬼箭羽

味苦寒酸涩，入足厥阴经，功专破血通经，堕胎杀虫祛祟，炙酥用。一名卫矛。

漆

味辛温有毒，入足厥阴经，功专消瘀破积。得白芜荑治小儿虫病，得牛膝、生地治妇女经闭，得大麦蘗治产后血气凝肿水疾，得柏子、山萸、枣仁治七伤证。血见漆即化为水，虚人及惯生大疮者忌服。炒令烟尽为度，或烧存性。半夏为使，畏川椒、紫苏、鸡子蟹。漆得蟹而成水。中漆毒者，服杉木汤、紫苏汤、蟹汤俱可解，生漆疮者煎汤洗之，立愈。

巴豆

味辛，入手足阳明经，功专荡涤脏腑。得杏仁治飞尸鬼疰，得乱发灰治舌上出血，得白矾疗天丝入咽。得雄黄、郁金为丸，津咽下，名解毒丸，治缠喉急痹，然系厉剂，不可轻用。去油名巴豆霜。芫花为使，畏大黄、黄连、凉水。中巴豆毒者，以此解之，或黑豆绿豆均佳。得火良。巴豆一钱，石灰拌过，人信一钱，糯米五分炒研，点疣痣黑子。

荆沥

味甘平，入手足太阴足阳明经，功专除风热，化痰涎，开经络，行血气。治中风失音，惊痫痰迷，眩晕烦闷，消渴热痢，为去风化实痰之妙品。姜汁助送，则不凝滞。

竹沥

味甘，入手少阴足阳明经，功专豁痰下气。得姜汁治中风口噤，得葛根汁治小儿伤寒。和黄连、黄柏、黄丹敷小儿吻疮效。得茯苓治子烦。姜汁为使。

竹茹

味甘，入足阳明经，功专清热利气。得瓜蒌治伤寒劳复，得参、苓、芩、草治产后烦热。剖去青皮，用第二层。

竹叶

味甘寒辛淡，入手少阴足阳明经，功专清心消渴。得石膏治伤寒发热大渴，得陈皮治上气发热，得小麦、石膏治时行发黄。竹根同叶煎汤，洗妇人子宫下脱。

淡竹叶

味甘寒，入手少阴厥阴经，功专清心，得麦冬去烦热，利小便。

天竹黄

味甘微寒，入手厥阴经，功专凉心去风热，利窍豁痰，镇肝明目。功同竹沥而和缓，惟真

者难得。即竹中黄粉，须出南海者。

雷丸

味苦寒有小毒，入手足阳明经，功专消积杀虫，腹中得应声虫非此莫治。甘草水浸一宿，酒拌蒸或炮用。厚朴、莞花为使，恶葛根。又名竹苓。

本草撮要卷三

当湖陈其瑞蕙亭手辑　东阳周毅人校

果部

大枣

味甘微苦辛酸咸，气香，入足太阴阳明经，功专和营。得生姜则和卫治疟疾，得小麦、甘草治脏燥悲伤。诸疮久坏不愈，以枣膏煎洗效。食枣闭气，食椒即解。中满及风疾痰热齿痛，小儿疳病均忌。杀乌附毒。忌与葱、鱼同食。

杏仁

味甘苦，入手太阴经气分，功专散结润燥。得门冬能润心肺，得柿饼治肺病咯血，得童便能补肺劫劳，得陈皮治气闭昼便难。其性毒能杀虫，治疮，制锡狗毒，消狗肉积。因虚而咳嗽便闭者忌之。双仁者杀人。去皮尖炒研，发散连皮尖研。得火良，恶葛根、黄芩、黄芪。杏子肉酸热，孕妇忌食。

巴旦杏仁

味甘平，入手太阴经，功专降逆，有湿痰者勿服，得麻黄、甘草治诸忤。

乌梅

味酸涩温，入手足厥阴太阴经，功专敛肺固肠，解渴止吐。得建曲、干姜治休息痢，得黄连、灶下土等份为末，茶调服治血痢。若大便不通，气奔欲死，以乌梅数颗，汤浸去核，丸枣大，纳入下部，少时即通。疽愈后有肉突起，烧灰存性，研末敷之即平。若痰厥僵仆，牙关紧闭，取肉揩牙龈，涎出即开。若过食酸梅齿齼者，嚼胡桃肉即解。衣生霉点者，梅叶煎汤洗之即去。清水揉梅叶洗蕉葛衣，经夏不脆。

桃仁

味苦甘辛，入手足厥阴经血分，功专破瘀润肠，止心腹痛。得吴茱萸治冷劳减食，得延胡索、川楝子治肝厥胃脘痛。妇人阴痒，杵桃仁绵裹塞之。阴肿敷之立效。疟疾寒热，以桃仁一百枚，去皮尖，置钵内研成膏，不得犯生水，入黄丹三钱，丸梧子大，每服三丸，当发日面北温酒下，合此丸须端午午时，忌妇人鸡犬见。

栗

味甘咸温，入足太阴少阴经，功专厚肠胃，补肾气，多食闭气。小儿疳疮，生嚼敷之良，并止鼻衄。涂筋骨碎断，消肿痛，行瘀血。风干者佳。壳止便血，壳内薄皮治骨鲠，俱烧灰存性用。

梨

味甘微酸寒，入手太阴经，功专清热嗽止渴，润肺凉心。得黑秬豆治痰喘气急，得丁香治反胃。切片贴汤火伤。脾虚而泻者忌。乳妇及金疮勿食。捣汁熬膏良，加姜汁、蜜尤佳，清痰止嗽。与莱菔相间收藏则不烂。取汁点眼，

消赤肿弩肉神效。

柿

味甘冷，入手太阴少阴经，功专润肺止嗽，清胃理烦。干柿甘寒，涩肠止泄，消宿血，治热咳，反胃。以之烧灰，每服二钱，治下血。柿霜生津化痰，治咽喉口舌痛。柿性颇寒，肺经无火及寒咳冷痢滑泄者忌之。若与蟹同食，腹痛作泻。柿蒂得丁香、生姜，开郁散痰，治呃逆不止，从治之法则然，试之颇验。

木瓜

味酸，入足太阴厥阴经，功专去湿痹脚气，霍乱转筋，腰足无力。多食损齿，骨病癃闭。陈者良。木瓜切片铺席上，可辟治壁虱。为末以鳝鱼身上涎，调贴反花痔疮，甚效。

山楂

味酸甘微温，入足太阴厥阴经，功专消食起痘。得茴香治偏坠疝气，得紫草治痘疹干黑，得砂糖去恶露，治少腹痛。脾虚恶食者忌服。凡用人参不宜者，服山楂即解。化肉积甚速。冻疮涂之即愈。治疝催生用核良。

橘皮

味苦辛，入足阳明太阴经，功专利气止呕。得白术补脾，得甘草补肺，得杏仁治大肠气闭，亦治脚气冲心，得桃仁治大肠血闭，得生姜治呕哕厥冷，得神曲、生姜治经年气嗽，得麝香治妇人乳痈，得半夏治湿痰。童便浸治痰咳，姜汁炒治痰积寒痰，盐水炒入下焦，蜜炙入中焦。

橘核

味苦，入足厥阴经，功专行肝气，消肿散毒，腰肾疼痛。得荔核治疝。酒炒良。叶散

乳痈。

橘络

味淡微苦，入足少阴经，功专通经络滞气脉胀，驱皮里膜外积痰。

青皮

味辛苦温，色青气烈，入足厥阴经，功专疏肝泻肺，治肝气郁积，胁痛多怒，久疟结癖，疝痛乳肿，发汗。有汗及气虚人禁用。醋炒用。叶治胸膈气逆，消肿散毒，妇人妒乳，内外吹乳岩乳痈，用之皆效。

佛手柑

味苦酸温，入手足太阴经，功专理上焦气而止呕，进中州食而健脾，除心头痰水，治痰气咳嗽，心下气痛。独用损气，宜与参术并行。陈久者良。一名香橼，古名枸橼。

香栾

味甘酸辛平，入手足太阴阳明经，功专下气消食，快膈化痰，解酒毒。治饮酒人口气，去肠胃中恶气，散愤懑之气，能疗妊妇不思食。虚而无滞者禁，孕妇气虚勿与。

花红

味酸涩甘温，入手足太阴阳明经，功专生津，治消渴泄精水痢，小儿闪癖。为末和醋敷瘰疬病良。多吃发热，闭百脉。

枇杷叶

味苦，入手太阴经，功专下气止呕。得茅根治瘟病发呕，得山栀治赤鼻面疮，得丁香、人参治反胃呕哕。得款冬、紫菀、杏仁、桑皮、木通，少加大黄蜜丸，治肺热久嗽，身如火燎，肌瘦将成劳。去毛用。治胃病姜汁涂炙黄，治肺病蜜水炙黄。

枇杷

味甘酸平，入手太阴经，功专止渴下气，利肺气，止吐逆，除上焦热，润五脏。多食发痰热伤脾。同肉及热面食，令人患热黄疾。

杨梅

味酸甘温，入手足太阴厥阴经，功专去痰止呕生津。烧灰服断下痢。多食发热衄血。忌与生葱同食。

石榴皮

味酸涩温，入手太阴足少阴经，功专涩肠止痢。便血崩中带下之病，合陈壁土。少加明矾煎洗脱肛，再以五倍子研末敷而托上之良。点眼止泪，涂疮拔毒。

银杏

味甘苦，入手太阴经，功专收涩。熟食温肺益气，定痰哮，敛喘嗽，缩小便，止带浊，杀虫去虱。麻黄一钱，银杏十枚，治喘效。多食壅气。一名白果。叶辟诸虫。

胡桃

味甘，入足阳明手太阴经，功专补命门，暖丹田。得杏仁治喘嗽，得骨脂补下焦阳虚。与姜同嚼噙咽，治寒呛。同葱姜茶捣煎，发汗散寒。肺热火炽者忌。润燥去皮，敛涩连皮。油者杀虫。以油调冰片少许滴耳中，治耳内生耳聤。壳外青皮乌须。

荔枝核

味甘温涩，入足太阴厥阴经，功专散滞气，辟寒邪。得香附治胃脘痛，妇人血气痛。得茴香、青皮治癫疝卵肿，加酒服尤妙。无寒湿滞气者勿服。烧存性用。荔枝甘酸热，连皮核烧存性为末，白汤调下，治呃逆。壳发痘疮，并解荔枝热。荔核多吃损齿。有火

者忌。

龙眼肉

味甘平润，入足太阴厥阴经，功专补心长智，悦胃培脾，疗健忘与怔忡，能安神而熟寐，一切思虑过度，劳伤心脾，血不归脾诸症。凡受风寒者忌。

橄榄

味甘涩平，入手太阴经，功专清肺开胃，下气除烦，生津解酒，利咽喉，解河豚毒。每日以核两个，磨汁拌砂糖吃，两年之后，永不出痘，奇验。磨核汁治鱼骨鲠，仁研涂唇燥裂。

榧子

味甘涩平，入手足阳明经，功专杀虫消积。多食引火入肺，反绿豆。寇氏云多食润肠。

海松子

味甘温香，入手太阴阳明经，功专润肺开胃，散水气，除诸风。得胡桃加倍炼蜜为丸或同服，治肺燥咳嗽。得柏子仁、麻仁熔蜡为丸，名三仁丸，治虚秘，黄芪汤下。有湿痰及便溏精滑者忌。

枳椇

味甘平，入手太阴经，功专止渴除烦。得麝香解酒毒。多食发蛔虫。一名木蜜，俗名鸡距。入酒酒化为水。

落花生

味辛甘香，入手太阴经，功专润肺补脾，和平可贵，多食生痰。

甜瓜

味甘寒，入足太阳阳明经，功专清烦止渴，

解暑泄。胃滑肠泻者忌吃。

瓜蒂

味苦寒，有小毒，入足阳明经，功专引吐。得淡豆豉、赤小豆吐中有散。叶捣汁涂头生发。偏头痛以瓜蒂晒干，生研末，纳鼻中出黄水即愈。甜瓜蒂也。

西瓜

味甘寒，入手太阴足阳明经，功专解暑除烦，利便醒酒，止渴清热。有寒湿者勿食。瓜子壳治吐血肠风下血。

甘蔗

味甘，入足太阴阳明经，功专润肺生津。得姜汁治反胃，得麦冬、生地治春温液涸。以皮晒干生研，麻油调涂秃疮良。中满滑泻者勿食。

白砂糖

味甘温，入足太阴经，功专补脾缓肝，润肺和中，消痰治嗽。坚白如冰者为冰糖。食韭口臭，糖汤可解。

紫砂糖

味甘温，入足太阴阳明经，功用与白相仿，惟白者炎上，紫者达下。产后同益母草膏和服，下恶露。

莲子

味甘平而涩，入足太阴少阴经，功专清心固肾。得乳香、益智治遗精白浊，得炙草治赤浊，得陈仓米治噤口痢。大便燥者勿服。去心皮，蒸熟焙干。得枸杞、白术、山药、茯苓良。

石莲子

味苦，入手少阴经，功专清心除烦，开胃进食，治噤口痢淋浊诸证。无湿热而虚寒者勿服。

莲蕊须

味甘平涩，入足少阴经，功专清心涩精。得黑牵牛、当归治久近痔漏，得黄柏治欲火梦遗。小便不利者勿服。

藕衣节

味涩平，入手少阴足阳明厥阴经，功专消瘀血。得发灰治血淋，得酒可解蟹毒。和地黄捣汁，热酒童便饮，治产后血闷。得梨汁治上焦痰热。熟捣涂坼裂冻疮。莲花贴天泡湿疮神效。

败莲房

味涩，入足厥阴经，功专消瘀血，得厥阴经药治大便下血。

荷叶

味苦平，入足太阴阳明经，功专升少阳生气。得升麻、苍术治雷头风，得僵蚕、胡荽治痘疮倒陷。独用叶炙灰酒服治遗精。虚者禁用。紫背荷叶主治同上，而功益捷。

菱角

味甘寒，入足阳明经，功专安中消暑，止渴解酒。食菱伤者，服酒或姜汁即愈。

芡实

味甘涩，入手太阴足少阴经，功专暖元阳。得生地止血，得金樱子涩精，得菟丝子实大便。大小便不利者勿服。

荸荠

味甘寒滑，入足太阴阳明经，功专消食攻积，除胸中实热。治五种噎膈消渴，黄疸血症

虫毒。能毁铜。得陈海蛰煎汤服，消胸中顽痰，通大便。小儿口疮，炙灰敷之良。性凉不可多吃，孕妇大忌。

慈菇

味苦甘微寒，入足太阴厥阴经，功专解百毒，产后血闷攻心欲死，产难胞衣不出，捣汁服一升，并治石淋。多食发病。

本草撮要卷四

当湖陈其瑞蕙亭手辑　东阳周毅人校

蔬部

韭菜

味辛温微酸，入足厥阴经，功专温脾益胃，止泻痢而散逆冷，助肾补阳，固精气而暖腰膝，散瘀血，逐停痰。入血分而行气，治吐衄损伤一切血病，以生蟹与韭菜捣烂，童便、黄酒煎服，治跌打损伤神效。得姜汁、牛乳治反胃噎膈，得桔梗治死血留胃中作痛。得五苓散为丸，茴香汤下，治肾气上攻，致心腹作痛。多食昏目，忌蜜。百虫入耳，韭汁灌之即出。聤耳出水，韭汁日滴三次效。漆疮作痒，韭叶杵敷之立愈。

韭子

味辛甘温，入足少阴厥阴经，功专补肝肾。得龙骨、桑螵蛸治遗尿泄精溺血，白带白淫等症。下部有火，阴气不固者勿服。每日空心生吞廿粒，盐汤下，治梦遗溺白。烧熏虫牙痛良。韭花食之动风。

葱白

味辛散平，入手太阴足阳明经，功专发汗解肌，通上下阳气。得附子、干姜、人尿、猪胆汁治面赤格阳于上，热药不入。得香豉、阿胶治胎动。若患外痔，先用木鳖煎洗，以葱涎对蜜调敷，其凉如冰，数次即愈。葱管吹盐入玉茎中，治小便不通及转脬危急者极效。以葱白安脐上，熨阴毒腹痛。并烧灰涂折伤，止痛

无瘢。以茎叶煎汤频洗水病足肿，奇效。能解药毒鱼肉毒蚯蚓毒，涂猘犬伤。同蜜食，毒如砒。同大枣、犬、雉食，令人病。

薤白

味苦辛温，入手太阴阳明经，功专散，滑利散结。得瓜蒌、半夏治胸痹刺痛。若中恶猝死，即捣汁灌鼻中。奔豚气痛，捣汁饮神效。忌牛肉。

大蒜

味辛温，入手足太阴阳明经，功专开胃健脾，通五脏，达诸窍。捣烂麻油调敷消痈肿，破癥积。捣和地浆温服，治中暑不醒。捣贴足心，治鼻衄。捣纳肛门，治关格不通。敷脐消水利大小便。切片灼艾炙一切外疡邪痹肿毒。得黄丹止疟。然性热气臭，生痰动火，散气耗血，昏目，损神伐性。有热者，切勿沾唇。忌蜜。

芸薹

味辛温，入手足太阴经，功专散血消肿。捣贴游风丹肿乳痈难产，神效。多食动疾发疮。子治妇人血刺，小腹痛不可忍，微炒加桂心一两良，姜半两为末，醋糊丸梧子大，每淡醋汤下五丸神效。油杀虫。一名油菜。

白芥子

味辛温，入手足太阴经，功专通行经络，

发汗散寒，温中开胃，利气豁痰。研末酒服一钱，治反胃上气。与白芷等份为末，姜汁和涂脚气肿痛神效。有疮疡痔疾便血者，俱忌。芥菜子主治略同。

莱菔子

味辛温平，入手太阴经，功专长于利气。生用吐风痰，散风寒，发疮疹。炒熟定咳嗽痰喘，调下痢后重，止内痛，消食除膨。虚弱者忌服。得生姜捣汁，入麝少许搐鼻内，治年久头风。

莱菔

味辛甘平，生食升气，熟食降气，入手太阴经，功专宽中消食，化痰瘀散。治吐衄咳嗽吞酸，利二便，解酒毒，制面毒，豆腐积。生捣涂跌打汤火伤。噤口痢及老人痰喘，瓦罐炖熟淡食良。反首乌、地黄，忌姜。以姜能制其毒。多食耗气渗血。同生地食，令人白须发。

生姜

味辛温，入手太阴足阳明经，功专散邪和中。得大枣和营卫，得附子温经散寒，得杏仁下胸膈冷气，得露水治暑疟。杀半夏南星菌蕈野禽毒，辟露雾山岚瘴气。叶捣汁饮，消食鲙成癥。

姜汁

味辛温润，入手太阴足阳明经，功专治噎膈反胃。得童便治痰中暴卒。合黄明胶熬膏，贴风湿痹痛。

姜皮

味辛凉，入足太阴经，功专和脾行水。治浮肿胀满，得茶治痢。热痢留皮，冷痢去皮大妙。

煨姜

味辛，入手少阴手足太阴阳明经，功专和营卫。不散不燥，与大枣并用，行脾胃之津液。

干姜

味辛热，入手少阴足太阴经，功专逐寒邪而发表温经，燥脾湿而定呕消痰。同五味利肺气而治寒嗽。开五脏六腑，通四肢关节，宣诸络脉，治冷痹寒痞反胃，下痢腹痛，癥瘕积胀，开胃扶脾，消食去滞。母姜晒干，白净结实者良。

黑姜

味辛苦大热，入手足太阴阳明经，功专去恶生新，使阳生阴长。得芎、归、甘草、桃仁名生化汤，为产后去瘀要药。惟性易僭上，凡以之治中，宜佐大枣。多服损阴伤目，孕妇尤忌。

胡荽

味辛温微毒，入足太阴阳明经，功专消谷，止头痛，通小腹气及心窍，利大小肠。其香窜辟一切不正之气。痧疹痘疮不出，煎酒喷之，除头面勿喷，盖覆令暖即出。并取汁涂赤丹，煎汤洗面上黑子。久食损神，令人多忘，病人食之脚软。一名蒝荽。

蔓菁子

味辛平，泻热解毒，入手太阴足厥阴经，功专利水明目。捣服治黄疸腹胀，和蜜服治癥瘕积，小儿血痢。醋调末敷秃疮，盐调末敷乳痈蜘蛛咬毒。根解酒毒，并敷阴囊肿大如斗神效。叶利五脏，消食下气治嗽。若飞丝入眼，用叶揉烂滴汁三两点自出。一名诸葛菜。

胡萝卜

味甘平，入手足阳明经，功专宽中下气。

散肠胃滞气。元时始自胡地来，气味似莱菔，微有羊膻气，有黄赤二种，子似莳萝。可和食料，以锅底灰煨之，去外皮，治痰喘并治时痢。

水芹

味甘平，入手足太阴阳明经，功专去伏热及头中风热，利口齿及大小肠，治烦渴崩中带下，五种黄病。小便出血，捣汁煎服愈。

旱芹

味甘寒，入足阳明厥阴经，功专除心下烦热，下瘀血，止霍乱。凡结核气，旱芹晒干为末，油煎成膏摩之，日三五度便愈。

蓬蒿菜

味甘辛凉，入足太阴阳明经，功专安心气，和脾胃，消痰饮，利肠胃。

白菜

味甘平，入手足阳明经，功专利肠胃，除胸中烦，解酒，消渴食下气。治瘴气，止热嗽，和中利大小便。捣生汁敷小儿赤游丹、漆毒均效。黄芽菜尤美而益人。一名菘菜，山东直隶者最佳。

菠菜

味甘冷滑，入手太阳阳明经，功专通肠利脏，得鸡肫皮治消渴引饮。

荠菜

味甘温，入手少阴太阴足厥阴经，功专利五脏，益肝和中。根益胃明目，治目痛。同叶烧灰，治赤白痢极效。蜜汤调。子明目，名菥实，又名蒫荬子。花治久痢，为末枣汤服。布席下辟诸虫。释家取其茎作挑灯杖，可辟蚊蛾，谓之护生草即此。

苋菜

味甘冷，入手足阳明经，功专除热，通九窍，利肠滑胎，治初痢。忌同鳖食。子明目。

马齿苋

味酸寒，入手阳明足厥阴经，功专散血解毒，祛风杀虫。合鸡子白煎服，治赤白带下痢。小便热淋，以之捣汁饮即愈。煎膏涂秃疮湿癣恶疮良。丹毒捣汁饮，以滓涂之。利肠滑胎。子治青盲及目中出泪出脓。亦忌鱼鳖。

生菜

味苦寒，入手少阴太阴足厥阴经，功专利五脏，通经脉，开膈宽胸，解热毒酒毒，止渴利肠。鱼脐疮头白痛甚，以针刺破头，将白苣汁滴乳中良。一名白苣。

莴苣

味苦冷微毒，入手少阴经，功专通乳汁，杀虫蛇毒。小便不通，捣叶敷脐上良。

翘摇

味辛平，入手足太阴阳明经，功专利五脏，明耳目，去风热，止热疟。即巢菜，俗名花草。其子活血明目。药店以此子伪充沙苑蒺藜，性殊。

蓴菜

味甘寒滑，入足太阴阳明经，功专消渴热痹热疸，逐水解百毒。

羊蹄菜

味苦寒，入手少阴经，功专治产后风秘，捣汁入水半盏煎之，空心温服。头风白屑，以根杵同羊胆汁涂之永除。即秃菜。

蕹菜

味甘苦凉滑微毒，入手足太阴经，功专疗

时行壮热。捣汁服并敷禽兽伤。食之动气，冷气人食之必泻。子醋浸揩面，去粉刺，润泽有光。一名善逨菜，又名君达菜。

黄瓜菜

味甘微苦寒，入手阳明经，功专通结利肠。一名黄花菜。

鱼腥草

味辛微寒有小毒，入手太阴经，功专散热毒，痈肿疮痔脱肛，断痁疾，解砒毒。敷恶疮白秃。捣汁入陈久芥菜卤饮之，治肺痈神效。多食令人气喘。

蕨草

味甘寒滑，入手少阴太阳经，功专去暴热，利水道。

芋

味辛平滑有小毒，入手足阳明经，功专宽胃通肠，和鱼煮食，下气调中。

土芋

味甘辛寒有小毒，入手足阳明经，功专厚肠胃，生研水服解药毒。俗名香芋。

山药

味甘，入足太阴经，功专健脾。得羊肉补脾阴，得熟地固肾精。以矾水煮山药晒干，同茯苓等份为末，治小便数。山药半生半炒米饮下，治噤口痢。忌与面同食。

甘藷

味甘平，入足太阴经，功专补虚乏，益气力，健脾胃，强肾阴。即山藷。

百合 味甘苦，入手少阴太阴经，功专

清肺。得款冬花治痰嗽带血。独用煎服，治百合病及吐血。

竹笋

味甘微寒，入手太阴足阳明经，功专利隔下气化热，爽胃消痰。虚人及小儿不宜多吃，因其滑肠，痘症尤宜忌之。

茄子

味甘寒而利，入手足太阴阳明经，功专散血宽肠，动风发病。多食伤子宫。老黄茄子治乳头裂。根煎汁洗冻疮。折蒂烧灰治口疮，俱获奇效。以鲜茄蒂、鲜首乌等份煮饮，治对口疮神验。以马尿浸根三日，酒炒为末，点牙即落。一名落苏。

壶卢

味甘平滑，入手太阴足阳明经，功专利水通小便。治腹胀黄肿，以亚腰壶卢，连子烧存性，每服一个，食前温服或白汤下，十余日必愈。一名匏瓜，俗名葫芦。

冬瓜

味甘寒，入手太阴足太阳经，功专泻热益脾，利二便，消水肿，止消渴，散热毒痈肿。去皮切片，酒水煮烂，去渣熬浓，每夜涂面，变黑为白，光泽异常。子补肝明目，疟疾寒热，肠胃内壅，最为要药。叶焙研敷多年恶疮。一名白瓜。

南瓜

味甘温，入手太阴经，功专补中益气。与羊肉同食，令人气壅。瓜蒂一个烧存性研末，拌炒米粉食，每日一个，食数次，治胎滑奇效。

越瓜

味甘寒，入手足阳明经，功专利肠胃，去

477

烦热，解酒毒。

胡瓜

味甘寒有小毒，入手足太阴经，功专清热解渴，利水道。根捣敷狐刺肿毒奇验。一名黄瓜。

丝瓜

味甘冷，入足厥阴经，功专凉血解毒，除风化痰，通经络，行血脉。得槐花治肠风下血，得芦根、桃仁治痈。痘疮出不快者，烧存性，入朱砂蜜水调服良。一名曰天罗，一名蛮瓜。

茭白

味甘冷，入手足太阴经，功专利五脏，去烦热，除目黄，解酒毒，利二便，治酒皶面赤白癞沥疡风热目赤。惟滑利而冷，甚不益人，宜少吃为妙，有病者尤忌。实名雕胡米，饥可作粮。

紫菜

味甘寒咸，入手太阴经，功专消瘿瘤积块，治热气烦塞咽喉。多食令人腹痛，发气吐白沫，饮热醋少许即止。

海粉

味甘寒咸，入手太阴足阳明经，功专清坚顽热痰，消瘿瘤积块，治热烦，养阴气。

石花菜

味甘咸大寒滑，入手足太阴阳明经，功专去上焦浮热，发下部虚寒。

龙须菜

味甘寒微咸，入足太阳太阴经，功专清热消瘿，利小便。

木耳

味甘平有小毒，入手足阳明足厥阴经，功专利五脏，宣肠胃，治五痔及一切血证。生古槐桑树者良，柘树者次之。地耳甘寒明目，石耳甘平明目益精。

香蕈

味甘平，入足厥阴经，功专破血治风。松蕈治溲浊不禁。

蘑菇

味甘寒，入手足太阴经，功专益肠胃，理气化痰。土菌一名地蕈，有毒，烧敷疮疥良。

鸡㙡

味甘平，入手足太阴经，功专益胃，神于治痔。一名鸡菌，出云南沙地者较他处佳，广西出者名雷菌。

本草撮要卷五

当湖陈其瑞蕙亭手辑　东阳周毅人校

五谷部

粳米

味甘平，入手足太阴阳明经，功专和胃补中。得石膏、附子皆取其留中也。惟北粳、白粳、陈粳凉，赤粳、新粳热，南粳温。且有早中晚三收，晚者得金气多，尤能清热。凡人嗜生米久成瘕，治以鸡屎白即愈。米泔古名米渖，第二次者清而可用，清热止烦渴，利小便凉血。

陈仓米

味咸，入手阳明经，功专补中益气。得人参治脾虚泄泻，得沉香治胃反噎塞。若一切恶疮，百药不效者，以陈仓米炙灰，麻油调敷即愈。

杵头糠

味辛甘，入足阳明经，功专治膈气噎塞。得人参、石莲治咽喉不利。

糯米

味甘温，入手足太阴阳明经，功专补脾肺虚寒，坚大便，缩小便，收自汗，发豆疮。同龙骨、牡蛎为末，扑汗良。然性黏滞，病人及小儿忌之。

谷芽

味甘温，入手足太阴阳明经，功专开胃醒脾，下气和中，消食化积。炒用。得砂仁、白术能使人进食，妇人食之断乳。

饴糖

味甘温，入手足太阴阳明经，功专补中益气，健脾化痰，润肺止嗽。中满吐逆，酒病牙疳咸忌，肾病尤不可服。误吞稻芒，频食饴即愈。按用之建中，得桂枝为良。

籼米

味甘温，入手足太阴经，功专益气补中，和脾养胃，除湿止泄。

稷

味甘平，入手足太阴阳明经，功专益气和中，宣脾利胃。即黍之不黏者。茎治通身水肿，煎汤浴效。

黍

味甘温，入手足阳明太阴经，功专益气补中。即稷之黏者。久食发热。根治心气疼痛，煎汤服良。

粱

味甘，入手足太阴阳明经，功专益气和中，除烦渴，止霍乱下利，利大小便。惟黄粱平，白粱、青粱微凉，黄粱尤得土气之中和，较他谷最益脾胃。粟之大者为粱。手足生疣，白粱米粉铁铫炒赤研细，以众人唾和涂之，厚寸许，即消。

479

粟

味咸淡微寒，入手足太阴少阴经，功专补虚损，益丹田，开脾胃，利小便，治反胃热痢。粱之小者为粟。小儿重舌，嚼哺之效。

秫

味甘微寒，入手太阴经，功专治肺疟。得半夏治不能寐。杂安胎药中，治妊娠下黄汁。粱米、粟米之黏者为秫，即糯黄米也。以为粉炒熟，用砂糖拌食，治胃弱泄。

穄子

味甘涩，入手足太阴阳明经，功专补中益气，厚肠胃，济饥。一名龙爪粟，又名鸭爪稗。

蜀黍

味甘涩温，入手足太阴阳明经，功专温中涩肠胃，止霍乱。黏者与黍米同功。一名高粱，一名芦穄，俗名蜀秫，又名芦粟。

玉蜀黍

味甘平，入手足阳明经，功专调中开胃。根叶治小便淋沥，沙石痛不可忍。一名玉高粱。

菰米

味甘冷，入手足阳明经，功专止渴解烦热，调肠胃，可疗饥。一名茭米。

东廧子

味甘平，入手足太阴厥阴经，功专益气轻身，久服不饥，坚筋骨，能步行，可为饭食。

蓬草子

味酸涩平，入手足太阴阳明经，功专疗饥，作饭食不饥，无异粳米。

茵草子

味甘寒，入手足阳明经，功专去热，利肠胃，益气力，久食忘饥。一名守气生。

䕲草子

味甘平，入手足太阴阳明经，功专补虚赢损乏，温肠胃，止呕逆，久食健人，轻身不饥。

稗

味甘苦微寒，入手足太阴阳明经，功专益气宣脾。曹植曾有芳菰精稗之称。金疮出血不已，捣敷或研末掺之即止，甚验。

薏苡仁

味甘淡，入足阳明经，功专去寒湿筋挛。得麻黄、杏仁治风湿周痹，得郁李仁治水肿喘急。以猪肺蘸末服，治肺痿肺痈，咳吐脓血。多食薏仁，令人健饭。大便燥结，因寒筋急勿用。其力缓，必须倍于他药。炒研。

御米壳

味涩平酸，入足少阴经，功专止泻。得乌梅治久嗽不止，得陈皮、乌梅治热痢便血。泻痢初起及风寒作嗽忌用。一名丽春花。凡使壳洗去蒂及筋膜，取薄皮醋炒或蜜炒。得醋、乌梅、陈皮良。

阿芙蓉

味酸涩，入手足太阴阳明少阴经，功专涩精固肠。得木香、黄连治久痢不止。此即罂粟花之浆，俗作鸦片烟，贻害无穷。御米即其子，甘寒润燥，煮粥食治反胃，加人参良。

黑大豆

味甘寒，色黑，入手足少阴厥阴经，功专补肾镇心明目。得牯牛胆治肝虚目暗，得天花粉治肾虚消渴，得独活治产后中风。捣涂一切肿毒，煮食利大便。紧小者入药更佳。盐水煮食，尤能补肾。畏五参、龙胆、猪肉，忌厚朴

得诸胆汁、石蜜、牡蛎、杏仁、前胡良。卒然中风不语，大豆煮汁煎稠如饴含之。并饮汁治喉痹。

黄大豆

味甘温，入手足太阴阳明经，功专宽中下气，利大肠，消水肿。凡痘毒生在要处，恐致残疾，令其母嚼烂生黄豆厚敷之即消，另生他处。豆油辛甘热微毒，涂疮疥，解发䐃。

白豆

味甘平，入手足太阴阳明经，功专补五脏，暖肠胃，调中。叶煮食，利五脏，下气。

赤小豆

味甘酸平，入手少阴太阳经，功专散血利水。得桑皮去湿肿，得通草能下气，得鸡子敷痈疡，同鲤鱼煮食消水肿。凡外疡溃烂，为末敷之立效。性极黏，入苎根末则不黏。止渴解酒，通乳汁，下胞胎，久食令人瘦。半红半黑者名相思子，一名红豆，苦平有毒，吐心腹邪气。风痰瘴疟虫蛊毒，研二十七枚服。

绿豆

味甘寒，入足太阴阳明，通行十二经，功专解金石草木毒。得黑大豆、黑小豆治天行痘疮，得白麻骨治不寐。功在绿皮，去皮即壅气。去浮风而润肤，利小便以治胀，厚肠胃以和脾。痘疮溃烂，以豆粉扑之良。手足折伤，以豆粉新铫炒紫色，井水调，厚敷纸上贴伤处，复用杉皮扎住，其效如神。惟胃寒者忌。

豌豆

味甘平，入足阳明经，功专治吐逆泄痢，消渴腹胀，研末涂痈肿痘疮。

蚕豆

味甘涩温，入手足太阴阳明经，功专补中益气，涩精实肠。发芽则全不闭涩，香甘可口。误吞针入腹，以蚕豆同韭菜多食之，莫食别物，其针自由大便出，甚验。亦有胡桃肉同食者，取其速下也。

豇豆

味涩平，入手太阴经，功专散血消肿，清热解毒，治消渴吐逆泄痢，便数。解鼠莽毒。

白扁豆

味甘，入手太阴经，功专下气消暑。得香薷治霍乱吐利，得天花粉治消渴。炒研米汤调服，治赤白带。伤寒邪炽者勿服。用皮胜于用肉，以皮清暑而不壅气。若用之补脾，则皮肉全用为是。

稆豆

味苦涩温，入手足太阴阳明经，功专健脾胃，治贼风风痹。俗名马料豆。

刀豆

味甘温，入手足阳明经，功专温中下气，利肠胃，益肾归元。取子烧存性，白汤调下，治呃逆神效。

黎豆

味甘微苦温有小毒，入手足太阴经，功专温中益气，多食发闷。一名狸豆，以豆作狸首纹，故名。

淡豆豉

味苦寒，入手太阴经，功专泄肺清热，下气调中。得葱则发汗，得山栀则吐，得盐亦吐，得酒治风，得薤治痢，得蒜止血。炒熟又能止汗。若伤寒直中三阴与传入阴经及热结胸烦闷，宜下不宜汗者，均须忌服。

大豆卷

味甘平，入足阳明经，功专除胃中积热，消水病胀满，破妇人恶血，疗湿痹筋挛膝痛。小儿撮口，初生豆芽，研烂绞汁，和乳灌少许即愈。

豆腐

味甘咸寒，入手足太阴阳明经，功专清热散血，和脾胃，消胀满，下大肠浊气。中其毒者，以莱菔子汤解之。

蒸饼

味甘平，入足太阴阳明经，功专消谷利水，得大蒜、淡豆豉为丸，治久淋。

小麦

味甘微寒，入手少阴经，功专养心镇肝。得通草治老人五淋，得海藻消项下瘿气。麸醋拌蒸，散血止痛，熨腰脚折伤风湿痹痛，寒湿脚气，五易至汗出良。浮小麦味咸凉，止虚汗盗汗，劳热骨蒸。即水淘浮起者焙用。麦奴即麦将熟，穗上有黑霉，其黑霉名麦奴，取之治阳毒温毒，渴热发狂，以及温疟甚效。陈麦柴堆在露天者最好，用三五根洗净泥，剪寸许长，煎服，治难产神效。

大麦

味甘咸微寒，入手足太阴阳明经，功专补虚劳，壮血脉，益颜色，实五脏，益气调中，除热止泄，疗消渴，化谷食。石蜜为使。面平胃宽胸，下气消积，疗缠喉风作粥食良。得针砂、没石子能染须杆，得豇豆、荸荠煮食，治春夏受湿，渐成胸闷肚大如鼓，神效。

麦芽

味咸，入足太阴少阴厥阴经，功专消食下气，产后退乳。得川椒、干姜治谷劳嗜卧，得蜜能下胎。乳胀欲成痈，单用一二两炒煎服立消，并消果食积。

麦粉

味甘凉，入手足太阴厥阴经，功专和五脏，调经络。醋熬成膏，消一切痈肿，汤火伤。俗名小粉。面筋味甘凉，性黏泞，食之难消，炒煎熏炙，助火伤阴，病人及小儿宜忌。

穬麦

味甘微寒，入手足太阴经，功专补中除热，久服力健。

荞麦

味甘寒，入手足太阴阳明经，功专降气宽肠，治肠胃沉积，泄痢带浊。敷痘疮溃烂汤火伤。虚寒者忌食。以莙荙汁同荞麦调敷脚鸡眼三日，鸡眼疔即拔出，甚验。头风风眼，荞麦粉作饼贴眼四角，以米大艾炷灸之神效。

胡麻

味甘辛，入足少阴手阳明经，功专润燥。得桑叶逐风湿，坚筋骨。得苦参、蒺藜治大疯疥癞，屡验。皮肉俱黑者良。精气不固者宜忌。一名脂麻，一名巨胜子。又有所谓壁虱胡麻者，一名亚麻，治大疯疥癞，以此为最。

大麻仁

味甘，入手阳明足太阴经，功专缓脾润燥。得当归、厚朴等辛药，乃能利大肠。卒被毒箭，捣烂煮汁饮。赤游丹以之涂敷均效。并能催生通乳，惟肠滑者忌服。畏牡蛎、白薇、茯苓。一名火麻。

神曲

味甘辛，入手足太阴阳明经，功专化水谷，运积滞。得麦芽、杏仁治胃虚不克，得

苍术能壮脾进饮食，得茱萸治暴泄不止，得木香消糕粽积。脾阴虚，胃火盛，及有孕者忌服。

红曲

味甘温，入营而破血，燥胃消食。忌同神曲。陈者良。

酱

味咸冷利，入手足太阴阳明少阴经，功专杀百药及热汤火毒，并一切鱼肉蔬菜蕈毒，入药当用豆酱，陈者佳。

醋

味酸苦温，入足厥阴经，功专散瘀，治产后血逆。得芪、芍、桂枝治黄汗，得麻黄、清酒治黄疸，得木香治心痛，得黄柏治口疮。调荔枝核末涂瘰疬结核。杀鱼肉毒。多食损筋骨。米醋良。一名苦酒。衣沾药汁，以醋洗之即去。

酒

味甘苦淡，入手足太阴阳明厥阴经，功专升散，和药煎服，用为向导，可以通行一身之表，引药至极高之分。热饮伤肺，温饮和中，少饮和血，行气壮神御寒，辟邪逐秽，暖水脏，行药力，过饮伤神耗血，损胃烁精，动火生痰，发怒助欲，及生湿热诸症。烧酒之损人尤烈，醇而无灰陈久者佳。畏绿豆粉、枳椇子、葛花、咸卤。

本草撮要卷六

当湖陈其瑞蕙亭手辑　东阳周毅人校

金石部

金

味辛平有毒，入手少阴太阴足厥阴经，功专镇心肝，安魂魄，专治惊痫风热肝胆之病。磨细屑挑开疔头抹入，能拔疔根。丸散用箔为衣，煎剂加入药煮。畏锡、水银。五金遇水银皆碎，其相畏如此。银功用略同。食物有毒，以银箸插入即变黑色。

自然铜

味辛，入足厥阴经，功专治折伤，续筋骨，去瘀止痛。得折伤必有瘀血凝滞经络，须审其虚实，佐以养血补气温经之品。产铜坑中，火煅醋淬七次，细研，甘草水飞用。

铜青

味酸平微毒，入手足太阴厥阴经，功专吐风痰，止疡血，理气痛。服之损血。杀虫有效，以醋制铜刮用。头上有虱，铜青、明矾末掺之良。走马牙疳，用溺桶中白垢火煅一钱，入铜绿三分，麝香一分，敷之立愈。一名铜绿。

铅

味甘寒辛，入手足太阴厥阴经，功专坠痰安神，明目杀虫，乌须疗恶疮。得当归接骨续筋，得黍米治腹中鳖瘕，得猪脂疗误吞金银。单用煎汤服，解硫黄毒。性带阴毒，伤人心胃。一名胡粉。

铅丹

味咸寒沉重，入手足太阴少阴经，功专坠痰止惊。单用涂黄水疮神效。得龙骨、牡蛎治心脏神惊。一名黄丹。

密陀僧

味辛平有小毒，入手足太阴厥阴经，功专坠痰镇惊，止血散肿。以馒头劈开，将密陀僧为末放其中，夹腋下，治狐臭气。食之令人寒中。

古文钱

味辛平有毒，入足厥阴经，功专治目中障瘀腐蚀坏肉，妇人生产横逆，心腹痛，月隔五淋。或烧醋淬，或煮汁。若唇肿黑痛痒不可忍，以钱在石上磨汁，同猪脂涂之数遍即愈。目卒不见，石上磨汁注眦中效。

铁

味辛平有毒，入手少阴足太阴厥阴经，功专镇心平肝，定惊疗狂，消痈解毒。煅时砧上打落者名铁落，即铁屑，治怒狂，研粉敷癣良。如尘飞起者名铁精，器物生衣者名铁锈，盐醋浸出者名铁华。畏磁石、皂荚。以皂荚木烧锅即裂，相克可知。真钢砂功专破积平肝，得黄连、苦参治热胀腹泻。

针砂

味辛平，入手太阴经，功专消水肿黄疸，

散瘿瘤，乌发须。此是作针所磋之针屑。

云母石

味甘平，入手足太阴厥阴经，功专除邪安脏。得蜀漆、龙骨治牝疟，同黄丹熬膏贴痈疽金疮，以云母粉敷金疮出血最妙。泽泻为使，恶羊肉。

白石英

味甘平，入手足少阴阳明经，功专治痿痹肺痈，实大肠，利小便。得朱砂治惊悸，得磁石治耳聋。白如水晶者良。

紫石英

味甘辛温，入手少阴足厥阴经，功专治子宫寒不孕，镇心去怯，益肝去枯。火煅醋淬七次，研末，水飞。二英俱畏附子、黄连。痈肿毒气，以紫石英煅淬为末，生姜、米醋煎敷之良。

丹砂

味甘凉，入手少阴经，功专镇心安魄，辟邪解毒，止渴下胎。得远志、龙骨养心气，得丹参、当归养心血，得生地、枸杞养肾阴，得厚朴、川椒养脾，得南星、川乌祛风。独用多服，令人呆闷。辰产名箭镞砂，最良。畏盐、米，恶磁石，忌一切血。

水银

味辛寒阴毒，入手足太阴经，功专杀虫，治疮疥虮虱，解金银铜锡毒，堕胎绝孕。从丹砂烧煅而出，得铅则凝，得硫则结，并枣肉入唾研则碎。散失在地者，以花椒末、茶末收之。畏磁石、砒霜。

轻粉

味辛冷燥有毒，入手足太阴经，功专杀虫治疮，劫痰消积，善入经络，瘰疬药有用之者，不可轻服。土茯苓、黄连、黑铅、铁浆、陈酱能制其毒。

银朱

味辛温有毒，入手足太阴经，功专破积滞，劫痰涎，散结胸，疗疥癣恶疮，杀虫虱，性燥烈，功过同轻粉。

雄黄

味辛，入足阳明厥阴经，功专解毒胜邪。得黑铅治结阴，得朱砂、猪心血治癫痫。雌黄主治略同。血虚者大忌。阴肿如斗，雄黄、矾石各二两，甘草一尺，水五升，煮二升浸之良。

石膏

味甘辛，入足阳明手太阴少阳轻，功专解肌发汗。得桂枝治温疟，得苍术治中暍，得知母、甘草、粳米治胃腑大热。少壮火热者功效神速，老弱虚寒者祸不旋踵。病邪未入阳明者，切勿遽投。或因其性太寒，用火煅则不甚伤胃，但少用则难见功。且须先煎。鸡子为使，恶巴豆，畏铁。亦名寒水石。

滑石

味甘寒，入足太阳经，功专发汗利小便。得甘草解暑止泻，加红曲治赤痢，加干姜治白痢。凡脾虚下陷，及精滑有孕，病当发表者均忌，石韦为使，宜甘草。

赤石脂

味甘温酸涩，入手足阳明经，功专厚肠止利。得干姜、粳米治下利脓血，得蜀椒、附子治心痛彻背。得故纸等份为末，米饮下，治经水过多。研粉或煅研，水飞用。畏芫花，恶大黄、松脂。

禹余粮

味甘平性涩，入手足阳明经，功专镇固下焦。得赤石脂治伤寒下利，得干姜治赤白带下，得牡蛎、乌鰂骨、桂心治崩中带下。是药既能固下，亦能催生。

炉甘石

味甘温，入足阳明经，功专止血消肿，收湿祛痰，治烂腿，去赤翳。得海螵蛸、硼砂各一两，朱砂五钱，研极细末，点目神效。以之煅醋淬七次，与儿茶为末，麻油调敷下疳阴疮。今之黄铜，皆炉甘石所点。

无名异

味咸甘，入足厥阴经，功专和血。醋磨涂，治金疮折伤痈疽肿毒，止痛生肌。

钟乳

味甘温，入足阳明经，功专强阴益阳，通百节，利九窍，补虚劳，下乳汁。肺虚喘急不息，以光明钟乳粉五钱，蜡三两化和，饭甑内蒸熟，研丸梧子大，温水下一丸。气甚慓悍，命门火衰者只可暂用，否则有害。蛇床为使，畏紫石英，恶牡丹，忌胡荽、葱、蒜、羊血、参、术。一名鹅管。

煤

味甘辛温有毒，入手太阴足厥阴经，功专治妇人血气痛，及诸毒疮金疮出血。中煤气毒者，饮冷水或白萝卜即愈。

石灰

味辛温毒烈，入手足太阴厥阴经，功专坚物散血，定痛生肌，止金疮血。以黄牛胆汁和纳胆中阴干用甚效，风化者良。古矿灰名地龙骨，棺中者尤佳。痰核红肿寒热，状如瘰疬，石灰火煅为末，以白果肉同捣贴之。如无白果，

蜜亦可，奇效。

海浮石

味咸寒，入手太阴足厥阴经，功专软坚润下，止嗽止渴，通淋，化上焦老痰，消瘿瘤结核。多服损人血气。头核脑痹，头枕后生核，正者为脑，侧者为痹，白浮石烧存性为末，入轻粉少许，麻油调涂，或加干牛粪尤妙。亦治头痹。得香附、姜汁治疝气茎缩囊肿。咳嗽不止，末服良。

阳起石

咸温，入足少阴经，功专补右肾命门，治阴痿精乏，子宫虚冷，腰膝冷痹，水肿癥瘕。煅淬研粉，新汲水调涂丹毒肿痒。桑螵蛸为使，恶泽泻、菌桂，畏菟丝子，忌羊血。

磁石

味辛，入足少阴经，功专温肾镇怯。得熟地、山萸肉治耳聋，得朱砂、神曲能交心肾。色黑能吸铁者真。火煅醋淬，研末水飞，或醋煮三日夜。柴胡为使，恶牡丹。一名吸铁石。

代赭石

味苦寒，入足厥阴经，功专入血镇逆。得冬瓜仁治慢惊风，得旋覆治心下痞硬噫气。煅红醋淬水飞。干姜为使，畏雄、附。

空青

味甘酸寒，入足厥阴经，功专益肝明目，通窍利水。真者难得。

石胆

味酸，入足少阳经，功专吐痰解毒。得醋治喉痹垂死，得乳香、没药、大枣敷杨梅毒神效。市人多以醋揉青矾伪之。畏桂、白薇、辛夷、芫花。小儿鼻疮蚀烂，胆矾烧烟尽研末掺

之效。一名胆矾。

礜石

味辛大热有毒，入手足太阴经，功专治坚癖痼冷，寒湿风痹。不炼服杀人，恶羊血。

砒石

味辛苦酸，大热大毒，砒霜尤烈，入手足太阴阳明经，功专燥痰。作吐药疗痰在胸膈，除哮截疟。外用蚀败肉，杀虫枯痔。信州者良，衡州次之。生名砒黄，炼名砒霜。锡之苗也，故锡亦有毒。以大枣一个去核，将砒霜放入少许，用线扎紧，瓦上焙焦，研细末，磁瓶收贮，专涂牙根痒烂神效，名砒枣散。畏羊血、冷水、绿豆。

青礞石

味甘咸，入足厥阴经，功专利痰止惊。得硝石、赤石脂治一切痰积痼疾，得焰硝治惊风危证，得焰硝、大黄、黄芩、沉香名滚痰丸。气弱血虚者忌。

花蕊石

味酸涩气平，入足厥阴经，功专化血为水。止金疮出血，下死胎胞衣，及胎产恶血血晕等症，有花蕊石散。多服损阴血。煅研水飞用。一名花乳石。

石燕

味甘凉，入手足太阴少阴阳明经，功专利窍行湿热，治诸般淋沥，月水淋浊，赤白带下，肠风痔瘘，眼目瘴翳。或煮汁，或磨汁，为末水飞亦可。

石蟹

味咸寒，入足厥阴经，功专治青盲目翳。得羚羊角、决明治胬肉攀睛。若喉痹肿痛，以石蟹磨汁饮，并涂喉外。醋磨敷痈肿。

食盐

味咸甘辛寒，入手足少阴太阴阳明经，功专润下软坚。笑不休症，盐炒赤煎沸饮之即止。体如虫行，痒不可当，煎浴良。洗目去风。凡痰嗽哮证，血病消渴，及水胀俱大忌。

戎盐

味咸寒，入手足少阴太阴阳明经，功专助水脏，益精气。得杜仲、补骨脂补肝阳，得川椒明目。一名青盐。

凝水石

味辛咸大寒，入手足少阴太阴阳明经，功专治时气热盛，口渴水肿。亦名寒水石。古方所用寒水石，是凝水石，唐宋诸方用寒水石即石膏。

元精石

味咸寒而降，入手足太阴阳明经，功专治上盛下虚，救阴助阳，有扶危拯逆之功。正阳丹用治伤寒壮热，来复丹用治伏暑热泻。

朴硝

味苦咸性降，入手足太阴阳明经，功专逐腑积聚。得大黄直入大肠，涤垢通经堕胎。芒硝经炼稍缓，能柔五金化七十二石为水。生于卤地刮取煎炼，在底者为朴硝，在上者为芒硝，有牙者为马牙硝，置风日中消尽水气，轻白如粉为风化硝。大黄为使。

火硝

味苦辛性升，入手太阴经，功专破积散坚，得僵蚕、冰硼吹喉中治喉痹。

元明粉

味辛甘咸冷，入足阳明经，功专去胃中实热，荡肠中宿垢。得大黄止泻痢。无实热而胃虚者禁用。忌苦参。

硇砂

味咸苦辛热有毒，入手足太阴足阳明经，功专消食破瘀，治噎膈癥瘕，去目翳胬肉。若鼻中息肉点之即落。悬痈卒肿，硇砂五钱，绵裹含之，咽津即安。但能烂五金而化心为血，不可轻用。出西域火焰山者佳。

硼砂

味甘咸凉，色白质轻，入手足太阳阳明经，功专除上焦胸膈痰热，治喉痹口齿诸病。能柔五金，去垢腻，治噎膈积块结核胬肉目翳骨鲠，制汞哑铜。证非有余不可轻用。

硫黄

味酸，入足太阴少阴厥阴经，功专驱寒燥湿，补火壮阳。得半夏治久年哮喘，得艾治阴毒伤寒。乌鲗、五味合硫黄敷妇人阴脱，能化五金而干汞。畏细辛、醋、血。番舶者良。

白矾

味酸寒，入手足太阴阳明经，功专吐痰解毒。得黄蜡解一切肿毒。暑天痧症，昏迷瞀乱，急含少许或冲服立愈。得川郁金治痴疾。多食损心肺伤骨。甘草为使，畏麻黄，恶牡蛎。

绿矾

味酸凉，入手太阴阳明经，功专燥湿化痰，解毒杀虫，利小便，消食积，醋调咽汁散喉痹。苍术二斤米泔浸，黄酒面曲四两，炒绛矾一斤，醋拌晒干入瓶，火煅为末，醋和丸酒下，治木克土，心腹中满，或黄肿如土色，名伐木丸。煅赤名绛矾，未煅者亦名皂矾。不可轻服。

本草撮要卷七

当湖陈其瑞蕙亭手辑　东阳周毅人校

人部

发

味苦平，入足少阴厥阴经，功专止血通淋。得龟甲、芎、归治交骨不开，得猪膏治阴吹。小儿惊热，合鸡子黄煎为汁服。鼻衄吹鼻。皂荚水洗净，入罐固煅存性。一名血余。

牙齿

味咸热有毒，入手足太阴经，功专治痘疮倒靥，以䝉猪血调下一钱。若服凉药而血涩倒陷者。加麝香少许酒服。煅退火毒，研细水飞用。

人中黄

味甘寒，入手足阳明经，功专清痰火，消食积，大解五脏实热，治阳毒热狂，痘疮血热黑陷不起。伤寒非阳明实热，痘疮非紫黑干枯，均禁。金汁主治同人中黄，一名粪清。

人中白

味咸凉，入手太阴经，功专降火散瘀，治肺瘀鼻衄，劳热消渴，痘疮倒陷，牙疳口疮。得麻仁、阿胶治血虚便闭，得鸡矢治蜘蛛咬毒。阳虚无火，食不消，肠不实者忌之。又名溺白垽，煅用。

童便

味咸寒，入手太阴经，功专润肺清瘀，治肺痿失音，吐衄损伤，胞衣不下，产后血晕，败血入肺。阴虚火嗽，火热如燎者，惟此可治。当热饮。或入姜汁行痰，韭汁散瘀。冬月热汤温之。

秋石

味咸，入足少阴经，功专滋肾水，养丹田。得乳粉能固元阳，延年不老，得茯苓、菟丝治遗浊，得茯苓、莲肉、芡实、枣肉治色欲过度遗精，小便数。食物中用，肿胀代盐。

乳汁

味甘咸，入手足太阴阳明太阳经，功专润五脏，补血液，止消渴，泽皮肤，清烦热，理噎膈，悦颜色，利肠。得黄连点赤眼。虚寒滑泄胃弱者禁服。乳与食同进，即成积滞发泻。人乳、人参末等份蜜丸，名参乳丸，大补气血。乳须择无病妇人者，水顿取粉用。百虫入耳，以乳滴之即出。得梨汁能消痰补虚，得酒治卒不能语。

天癸

味咸，入足厥阴经，功专治热病劳复。得人乳、童便滴入鼻内，治瞳神反背。

紫河车

味咸性温，入手足太阴厥阴经，功专大补气血，治一切虚带损极，恍惚失志癫痫。以初胎无病妇人而色紫者良。洗净，酒蒸焙研。得熟地、天冬、牛膝、杜仲补肾益精。坎炁禀心肾之气。得当归、麝香治脐汁不干，得乳汁、朱砂解胎毒痘患。烧末煎服治疟。

本草撮要卷八

当湖陈其瑞蕙亭手辑　东阳周毅人校

禽兽部

燕窝

味甘平淡，入手太阴经，功专养肺阴，化痰止嗽，补而能清，为调理虚损痨瘵之圣药。一切病之由于肺虚，不能清肃下行者，此皆可治。开胃气，已劳痢，益小儿痘疹。用陈久糙米色者佳。喉闭不能下咽，人已神昏，用燕巢泥、雄黄高粱酒浸透，涂喉咽外两旁边，中留一线之缝，遂即喉能下咽，如牙关紧闭，先以乌梅擦牙根，再以燕巢泥等涂喉外方妙。燕窝脚名血燕，色红紫，功用相仿，性重达下，微咸润下，治噎膈妙。假燕窝无边无毛，或微有毛，色白如银丝，服之无益。

夜明砂

味辛寒，入手足厥阴经血分，功专散血明目。得石决明、猪肝治鸡盲。淘净焙。恶白薇、白蔹。小儿魃病，以红纱袋盛夜明砂佩之。魃音奇，小儿鬼也。一名天鼠矢。

五灵脂

味甘温，气味俱厚，入足厥阴经，功专散血止痛。得蒲黄治心腹疼痛。产后恶露刺痛。得雄黄酒调敷蛇咬伤。血虚无瘀者忌服。恶人参。研末酒飞去砂石用。行血宜生，止血宜炒。油调末涂风癞良。一名寒号虫。

雀

味甘温，入手足少阴太阳经，功专壮阳起阳道，令人有子，益精髓，暖腰膝，缩小便，治血崩带下。得蛇床子熬膏，和药丸服补下，谓之驿马丸。得附子熬膏丸治虚寒，名雀附丸。凡阴虚火盛及服白术李并诸肝切忌，孕妇尤须避之。头血取点雀盲，数十次即愈。雀卵酸温益精血，治男子阴痿不起，女子带下，便溺不利。和天雄服之，令茎不衰。

鸽

味咸平，入手足太阳经，功专解诸药毒，治恶疮风癣白癜疬疡风，唯色白者入药。卵解疮毒痘毒。屎名左盘龙，消腹中痞块瘰疬诸疮，疗破伤风及阴毒垂死者。人马疥疮炒研敷之，驴马和草饲之。消肿杀虫，头疮白秃，鸽粪研末敷之，先以醋泔洗净。

鸡

味甘温，入手足太阴阳明经，功专补虚温中，以血涂面沥口吹鼻，治中恶惊忤。鸡子甘平益气补血。鸡子略敲损，浸屎缸中三日煮熟，姜汁竹沥汤送下，治年深哮喘风痰。醋煮鸡子治赤白痢。哺鸡子壳主治伤寒劳复，研敷下疳，麻油调搽痘毒神效。卵中白皮，治久嗽结气。鸡肫皮一名鸡内金，又名胜胵，甘平性涩，鸡之脾也。消水谷，除烦热，通小肠膀胱，治泻痢便数遗溺，血崩溺血带下，肠风膈消反胃，

小儿食疟。男用雌，女用雄。鸡屎白微寒，下气消积，通利大小便，治蛊胀。合米炒，治米癥。醋和涂蚯蚓、蜈蚣咬毒。小儿紧唇以之研敷，有涎易去。牙痛以之烧末，绵裹咬患处效。鸡汁煮粥食固胎。然性升发，有宿疾者宜禁食。鸡屎一名鸡矢醴。

乌骨鸡

味甘咸，入手太阴足厥阴少阴经，功专补劳伤。得凉血补精药，治劳瘵。鬼击卒死者，用乌鸡冠血沥口中令咽，仍破此鸡拓心下，冷乃弃之道边妙。骨肉俱黑者佳。男用雌，女用雄。女科有乌鸡丸。

雉

味酸甘味寒，入足太阴经，功专补中益气力，止泄痢，治蚁瘘，动风。有宿疾者禁忌。即野鸡也。

鹅

味甘温有毒，入足厥阴经，功专发风发疮。火熏者尤毒。卵甘温补中气，多食发痼疾。鹅血愈噎膈反胃。痔疮有核，白鹅胆二三枚，取汁入熊胆二分，片脑五厘，研匀，密封磁器内勿泄气，用时以手指涂之立效。噎膈病，白鹅尾毛烧灰米汤下，每服一钱，数次即愈。

鹈鹕油

味咸温滑，入足少阴太阴经，功专涂痈肿，治风痹，透经络，通耳聋，引诸药透入病所。

鹜

味甘平微咸，入手太阴足少阴经，功专补阴除蒸，止嗽利水，治热痢化虚痰。白毛而老者良。葛可久有白凤膏，治虚劳。热血解石砒毒及中恶溺死者，并涂蚯蚓咬疮。卵甘寒咸，除心腹膈热，多食发冷气，令人气短胸闷，小

儿多食脚软，生疮者食之令恶肉突出，不可合鳖肉、李子、桑椹食。头利小便，治水肿。脑涂冻疮良。即鸭也。

凫

味甘凉，入手太阴足少阴经，功专补中益气，平胃消食，治水肿及热毒风气恶疮。身上有诸小热疮，年久不愈者，但多食之即愈。并杀脏腑一切虫。忌与胡桃、木耳、豆豉同食。即野鸭也。

鸊鹈

味甘平，入手太阴足少阴经，功专补中益气。一名刁鸭，又名油鸭。似鸭而小，苍白文多脂，冬月取之。五味炙食甚美。膏滴耳中治耳聋。

鹭鸶

味咸平，入手太阴经，功专益脾补气，治虚瘦。一名白鹭。

斑鸠

味甘平，入手太阴足少阴经，功专益气，助阴阳，明目愈噎。血热饮治蛊。

鹊

味甘寒，入手足太阴太阳经及阳明经，功专消结热，治消渴通淋去风，及大小肠涩，并四肢烦热，胸膈痰结。入药用雄。烧毛作屑，纳水中浮者是雄。

猪

味咸寒，入手足太阴少阴阳明经，功专疗肾气虚竭，润肠胃，生精液，丰肌体，泽皮肤。惟生痰招风，阳痿及伤风寒，病初起者均忌食。心血可作补心之向导。肝同夜明砂作丸，治雀目。肚入胃健脾。肺蘸薏仁末治肺虚咳嗽。肾

咸冷，通肾治腰痛耳聋。肠得黄连，治肠风血痔。胆汁寒滑，泻肝胆之火，明目疗疳，醋和灌谷道，治大便不通。脂膏润燥利肠。脊髓补虚劳之脊痛。蹄得通草通乳汁。尾血和龙脑治痘疮倒靥。均以母猪为妙。猪肤即外厚皮，得白蜜米粉，治少阴下痢咽痛。猪脑毒不可食。猪肉反乌梅、桔梗。猪脂得血余，治阴吹。肝切片入阴户，治阴蚀，虫皆入肝内，数易即愈。

狗

味咸酸温，入手太阴足少阴经，功专暖脾益胃，补虚寒，助阳事。狗宝结成狗腹中者，专攻反胃，善理疗疽。气壮多火，阳事易举，热病之后及孕妇均忌。反商陆，畏杏仁，恶蒜。

羊

味甘热，入手足太阴经，功专补虚劳。益气力。仲景治虚羸蓐劳，有当归羊肉汤。胆苦，腊月入蜜胆中，纸套笼住，悬檐下，待霜出扫取点眼。又入蜜胆中蒸之，候干研为膏。每含少许，或点之，名二百味草花膏。以羊食百草，蜂采百花也。肺通肺气，止咳嗽，利小便。肾益精助阳。胲结成羊腹中者，除反胃。角明目杀虫。血生饮，治产后血晕闷绝，及中金银丹石砒硫毒。乳补肺肾，润胃脘大肠之燥，治反胃消渴口疮舌肿。蜘蛛咬伤有浑身生丝者，饮之良。误吞铜铁，以羊胫骨灰三钱，米饮下。反半夏、菖蒲，忌铜器及醋。

牛

味甘温，入手足太阴阳明经，功专补脾益气，止渴。乳味甘微寒，润肠胃，解热毒，补虚劳。治反胃噎膈，得韭汁姜汁陈酒佳。用牡牛肉廿斤，洗净煮为糜，滤去滓，熬成琥珀色。前一日不食，下日空腹饮汁一盅，少时又饮，积数十盅，寒月温饮，如病在上则吐，在下则利，在中则吐利，利后必渴，渴则饮己溺以涤余垢，饥倦先与米饮二日，然后与淡粥，次与

厚粥软饭，沉疴悉除矣，名倒仓法。白水牛喉，治反胃吐食，肠结不通。髓补中填髓。筋补肝强筋。老病及自死之牛，食之损人。霞天膏气味甘温，主治中风偏废，口眼歪斜，痰涎壅塞，五脏六腑留痰宿饮癖块，手足皮肤中痰核神效。得橘皮、茯苓、苏子、蔻仁、半夏、苍术为曲，治脾胃湿痰。得陈皮、贝母、苏子、栝楼根、杏仁、蓬砂为曲，治积热痰结。

牛黄

味苦，入足厥阴经，功专清心化热，利痰凉惊。得羚羊角或犀角（水牛角代）、朱砂治小儿诸惊。人参为使，恶常山、地黄、龙胆、龙骨。得丹皮、菖蒲良。

黄明胶

味甘平，入手足少阴厥阴经，功专补阴，治诸血证及痈疽，润燥通大便。得穿山甲四片烧存性，用治痈疽初起，使毒不内攻，神效。惟胶须以酒顿烊。如便毒初起，水胶溶化涂之即散。即牛皮胶也。

驴溺

味辛寒，入足阳明经，功专杀虫。得四物治反胃噎膈，得姜汁洗白驳风。驴阴茎强阴壮筋。乳浸黄连，取汁点风火赤眼良。

阿胶

味甘平，入手太阴足厥阴经，功专清肺养肝，滋肾补阴，止血去瘀，除风化痰，润燥定喘，利大小肠，治虚劳咳嗽，肺痿吐脓，吐血衄血，血淋血痔，肠风下痢，腰酸骨痛，血痛血枯，经水不止。妊娠尿血下血，俱以酒冲服，炒焦胶末良。小儿惊风后，瞳神不正，以胶倍人参服甚效。胃弱作呕吐，脾虚食不消，及风寒而嗽者，均忌。蛤粉炒化痰，蒲黄炒止血，酒化水化童便和用，得火良。山药为使，畏

大黄。

白马溺

味辛寒，入足阳明手太阴经，功专杀虫破癥积，治反胃。化鳖为水。白马乳治青腿牙疳，其效如神。马肝有毒。白马通即屎也。得柏叶、干姜、艾，治吐血不止。

虎骨

味辛平，入足厥阴经，功专追风定痛。得没药治历节痛风，得兔脑能止滑利，得木通治手足麻木，得乳香能催生下胎。睛得竹沥，小儿惊痫夜啼，服之即愈。虎脂弗洗，煅存性，入平胃散一两和匀，每服三钱，治反胃吐食神效。

象皮

味咸气平，入足太阳经，功专长肌肉。烧灰和油敷下疳。亦可熬膏。牙治诸刺入肉伤喉，服饮皆效。

犀角

味苦咸，入手少阴足厥阴经，功专凉血解毒。得地榆治血痢，得生地、连翘治热邪入络。凡中毒箭，以角刺疮中愈。饮食中有毒，以角搅之，便生白沫。入汤剂磨汁用。升麻为使，忌盐。以角纳入怀内，得人热气易碎。

熊胆

味苦寒，入足厥阴经，功专凉心平肝，明目杀虫，治惊痫五痔。实热宜之，虚者忌。性善辟尘，扑尘水上，投胆米许即开。肉补虚羸。掌御风寒，益气力，美品也。

羚羊角

味咸，入足厥阴经，功专散风清热。得钩藤息肝风，得生熟地、茵陈、芩、枳、枇杷、石斛、甘草、二冬、桂、苓名甘露饮，治胃中湿热。然临症时宜酌。一角者胜，或研或磨用。能碎金钢石。

鹿茸

味辛温，入足少阴厥阴经，功专补精益气。得菟丝、羊肾、茴香治腰痛，得人参、黄芪、当归提痘浆。鹿属阳，夏至得阴气解角。麋属阴，冬至得阳气解角。鹿补阳气，麋补阴血。

麋茸

味甘温，入足太阴少阴经，功专滋阴益肾。得附子、雀卵壮阳不老，得附子、山药补元驻颜。角与鹿角功同，而温性差减。以皮作靴袜，除脚气。

鹿角

味咸温，入足少阴厥阴经，功专补肾益肝，敛精止血。生用散热行血，消肿辟邪，治梦与鬼交。熬膏炼霜，则专滋补，益肾生精血，强骨壮腰膝。鹿峻大补虚劳。鹿筋主劳损续绝，鹿肉甘温补中，强五脏，通血脉，益气力。上焦有痰热，胃家有火，吐血属阴衰火盛者俱忌服。畏大黄。鹿名斑龙。

麝香

味辛温，入足太阴经，功专开窍。得肉桂消瓜果诸积。得盐、豉、烧酒，为末淬酒服，产妇败血裹子难产效。忌蒜。防虫入脑，慎勿近鼻。

猫胞

味甘酸温，入手足太阴经，功专治反胃吐食。烧灰入朱砂末少许，压舌下甚效。

猪獾

味甘酸平，入手足太阴经，功专长肌

肉。野兽中獾肉为最美，治上气虚乏，咳逆劳热。水胀久不瘥，得粳米、葱、豉作粥食，神效。

狗獾

味甘酸平，入手太阴经，功专补中益气，治小儿疳瘦。一名天狗。

兔屎

味辛平，入手足太阴足厥阴经，功专杀虫明目，治劳瘵五疳，痘后生翳。肝明目。肉凉血，解热毒，利大肠，妊娠忌之。脑涂冻疮。

豭鼠矢

味甘微寒，入足厥阴经，功专治劳复。得韭根治男子阴阳易，亦治膀胱水结，通女子经闭，阴脱吹乳。误入食中，令人目黄成疸。两头尖者为雄鼠矢。胆汁滴耳中，治老聋，点眼亦良。以辰砂拌鼠睾丸，阴干研服，治小儿惊痫。肉治儿疳鼠瘘。

猬皮

味苦，入手足太阴阳明经，功专开胃气。治五痔阴肿，烧灰研细末，陈菜油调涂。治胃逆肠风泻血，烧灰存性研末酒冲服。肉治反胃。脂滴耳中，治耳聋。胆点痘后风眼均效。

本草撮要卷九

当湖陈其瑞蕙亭手辑　男邦杰同校

虫鱼鳞介部

蝉蜕

味辛气平，入手太阴经，功专发散，除风热，发痘疹，退目翳，中风失音，催生下胎。得朱砂治小儿夜啼，得薄荷治皮肤风痒。以羊肝汤送蝉蜕末一钱，治痘后目翳。洗净去翅足，浆水煮晒干。

蝼蛄

味咸寒有毒，入足太阳经，功专治水肿痈毒。得蜣螂治大小便闭，得穿山甲塞耳治聋。性甚急，虚人戒之。去翅足炒。

蜣螂

味咸寒，入足厥阴经，功专治寒热惊痫。用其白心，治疔疮垂毙。

萤火

味辛，入手太阴经，功专治温疫。务成子有萤火丸。

鼠妇

味酸温，入足厥阴经，功专治寒热。葛洪用以截疟神效。即湿生虫，形如蠹鱼。

䗪虫

味咸寒有毒，入足厥阴经，功专下血行伤。得桃仁、大黄治产妇干血腹痛，得乳香、没药、龙骨、自然铜能去伤接骨。虚人有瘀宜酌用。畏皂角、菖蒲。一名地鳖虫。

虻虫

味甘寒有毒，入足厥阴经，功专攻血，遍行经络，堕胎只在须臾，非气足有蓄血者勿服。去足翅炒。恶麻黄。一各蜚虫。

蜂蜜

味甘性温，入手足太阴厥阴阳明经，功专润脏腑。得薤白捣涂，汤火伤痛立止。得生姜治大头癫疮，得升麻敷天口虏疮神效。纳谷道中通大便。同葱食害人。同葱捣涂痈疽痔疮良。同鲊鱼食令人暴亡。

蜜蜡

味淡，入手太阴足厥阴经，功专调气。得茯苓治阳虚遗浊带下。黄蜡得黄连、阿胶治痢下腹痛，面青肢冷效。得当归、阿胶、黄连、黄柏、陈仓米，治产后下痢。

露蜂房

味甘平有毒，入手太阴足厥阴经，功专涂瘰疬成瘘。炙研猪脂和涂良。取露天树上者佳。

虫白蜡

味甘温，入手太阴足厥阴经，功专生肌止血，定痛补虚，续筋接骨，为外科要药。与合欢皮同入长肌肉，以蜡频涂秃疮并生发。

五倍子

味酸气平，入手太阴阳明经，功专收肺除咳，敛肠止利。得茯苓、龙骨治虚劳遗浊，得白矾治肠风下血。以自己嗽口水调五倍子末敷脐上，治盗汗如神。粪后下血，五倍末一钱，艾汤下良。妇人阴血伤者掺之效。一名文蛤。

桑螵蛸

味甘咸平，入足少阴太阳厥阴经，功专固涩，治小儿夜尿及惊风良。得龙骨疗泄精，得茯神、远志、菖蒲、人参、当归、龙骨、鳖甲治健忘心神不安。以螳螂一个，巴豆半粒，研敷箭簇伤处极痒，痒极乃撼拔之，以黄连贯众汤洗去，再以石灰敷之，其伤即瘥。炙黄或醋煮汤泡煨用，或蒸透再焙。畏旋覆花。

白僵蚕

味辛咸，入手足厥阴阳明经，功专疗风痰。得白马通治癥瘕，得冰片、硼砂、牙硝治诸喉风。煎汤浴治小儿肤如鳞甲。以蚕七个研细，姜汤调灌，吐一切风痰。无风寒客邪者勿服。恶草薢、桔梗、茯苓、桑螵蛸。蚕蛹炒食，治风及劳瘦。蚕茧甘温，泻膀胱相火，引清气上升止渴。痈疽无头。烧灰酒服一枚即出头。黄丝绢得白及能接断肠，得丹皮、白及治产妇脬损，得棕榈、贯仲、京墨、荷叶四灰，治妇人血崩。裤裆烧灰，治阴阳易，女用男，男用女。

原蚕沙

味辛甘温，炒黄浸酒，入手太阴足厥阴肝经，功专治风湿为病，支节不随，皮肤顽痹，腰脚冷痛，冷血瘀血，炒热熨患处。并研末以麻油调敷烂眼弦，均良。原雄蚕蛾，气热性淫，固精强阳。蚕退纸，烧存性，入麝少许，蜜和敷走马牙疳，如加白矾尤妙。又以蚕纸烧灰，酒水任下，能治邪祟发狂悲泣。

斑猫

味辛寒，入足厥阴经，功专入下窍，利水去毒。得糯米治风狗咬伤，得滑石治便毒。性毒，溃肉堕胎。去头足糯米炒熟，生用则吐泻，人亦有用米取气不足质者。畏丹参、巴豆，恶豆花、甘草。一名斑蝥。

蝎

味甘辛有毒，入足厥阴经，功专穿筋透节，逐湿除风。得白附、僵蚕治口眼㖞邪。病虚者忌。去足焙。尾名蝎梢。被螫者以蜗牛涂之即解。

水蛭

味咸苦，入足厥阴经，功专破血行伤。得䗪、虻治蓄血，得麝香治跌打伤。以水蛭研细末，龟尿调捻须梢自倒入根极效。误吞生者入腹生子，以田泥调水饮数杯必下，或以牛羊热血同猪脂饮之亦下。炒黄枯。畏石灰、盐。一名马蟥。

五谷虫

味寒，入手足太阴少阴经，功专治热病谵语，毒痢作吐，小儿疳积疳疮。漂净晒干，或炒或煅为末。

蟾蜍

味辛凉微毒，入足阳明经，功专退虚热，行湿气，杀虫䘌。疮疽发背未成者，用系疮上半日，再易一个，三易则毒散。重者剖之合疮上，三易必愈。治单腹鼓胀，以蟾蜍一个，用砂仁填满腹中，外用盐水拌黄土泥，厚涂遍身，文火煨透，再去泥，阴阳瓦上炙炭存性研细，每用一钱，陈皮汤下，三四服即愈。蟾酥辛温有毒，治发背疔肿，小儿疳疾脑疳。一名虾蟆。

田鸡

味甘寒，入手足太阴经，功专解劳热热毒，

利水消肿。馔食调疳瘦，补虚损，尤宜产妇。捣汁服，治虾蟆瘟。凡浑身水肿或单腹胀，以一二枚去皮炙食自消。烧灰并涂月蚀疮。治毒痢禁口，以田鸡一个捣烂，瓦上供热，加麝香少许，作饼贴脐上，气通即能进食。一名水蛙。

蜈蚣

味辛温有毒，入足厥阴经，功专治尸疰恶气。若遇脐风撮口，以之去头足尾甲，以薄荷叶烧火炙末，猪乳调服甚效。畏蜘蛛、蜒蚰、鸡屎、桑皮、盐、蒜。堕胎。

蚯蚓

味酸咸寒，入手少阴经，功专利水，除湿热，消肿毒。得乳香治惊风闷乱。和面作馄饨吃，治痴癫。若温病大热狂言，大腹黄疸，肾风脚气，以为佐使，或晒干为末，或盐化为水，或微炙，或烧灰俱可。中其毒者，以盐水解。蚯蚓泥即蚯蚓屎，甘寒，泻热解毒，治赤白久痢，敷小儿阴囊热肿腮肿丹毒。

鲤鱼

味甘平，入手足太阴少阴经，功专下水气，利小便，治咳逆上气，脚气黄疸。得白术、当归、白芍、生姜，治妊娠水肿，名鲤鱼汤。作羹治崩漏痔瘘。骨炙灰，疗鱼骨鲠。胆苦，明目，合青鱼胆治内障。

鲢鱼

味甘温，入手足太阴经，功专温中益气。多食热中发渴，发疮疥。一名鲐鱼。

鲩鱼

味甘温，入手足太阴经，功专暖胃和中。俗名草鱼。

青鱼胆

味苦寒，入足厥阴经，功专泻热，治目疾，点眼消赤肿障翳，治喉痹痰涎，涂热疮，疗骨鲠。肉益气力。同韭白煮，治脚气脚弱烦闷。

勒鱼

味甘平，入手足太阴经，功专开胃暖中。作鲞尤良。

鲈鱼

味甘平有小毒，入手足太阴阳明经，功专补五脏，益筋骨，和肠胃。作鲊尤良，曝干甚香美。一名四鳃，出吴中松江府城。食肝剥人面皮。同乳酪食，毒不可解。中其毒者，芦汁可解。

白鱼

味甘平，入手足太阴阳明经，功专开胃下气，去水气，《金匮》有滑石白鱼散。令人肥健。经宿勿食，食之令人腹冷。多食生痰。与枣同食，患腰痛。一名鲦鱼。

鳜鱼

味甘平，入手足太阴阳明经，功专补虚劳，益脾胃，去瘀杀虫。

鳞鱼

味甘平，入足阳明经，功专已呕，暖中益胃。一名鳝鱼，又名鲙鱼。

嘉鱼

味甘温，入足少阴经，功专治肾虚消渴，劳瘦损伤。一名鲢鱼，又名丙穴鱼。

鲻鱼

味甘平，入足阳明经，功专开胃，百药无忌。

石首鱼

味甘平，入足阳明少阴经，功专开胃益气。

白鲞主治中恶，消宿食，炙食消瓜积，腹胀下痢。以头中之石十个，与当归等份为末服，治石淋神效。鱼鳔暖精种子。又名黄花鱼。以骨插甜瓜蒂上，一夜便熟。

线鱼鳔

味甘咸，入足阳明经，功专补益精气，烧灰治产难血运。得甘蔗节治吐血不止。

鲥鱼

味甘平，入手足太阴经，功专补虚劳。以鳞不沾水，晒干研末，擦杨梅疮效。

鲳鱼

味甘平，入手太阴阳明经，功专益气力。子有毒，食之令人下痢。

鲫鱼

味甘温属土，入手足太阴阳明经，功专行水实肠胃。肠风下血，用活鲫鱼一个，去肠留鳞，入五倍子末填满，泥固煅存性为末，酒服一钱神效。忌麦冬、芥菜、砂糖、猪肝。子调中益肝气，去目中障翳。一名鲋鱼。

鲂鱼

味甘温，入足阳明经，功专调胃气。惟有疳痢者忌食。一名鳊鱼。

金鱼

味甘咸平，入手足阳明经，功专治久痢及噤口痢。

银鱼

味甘平，宽中健胃。吴江者佳。一名鲙残鱼。

七星鱼

味甘寒，入手足太阴阳明经，功专祛风下水，疗五痔，治湿痹，利大小肠，治妊娠水气。凡胆皆苦，独是胆带甘，喉痹将死者，点入即瘥。病深者水调灌之。俗名乌鱼，《本草》名鳢鱼。

鳗鲡

味甘平，入手太阴经，功专去风杀虫，治骨蒸劳瘵，湿痹风瘙，阴户蚀痒，补虚损。其骨烧烟，蚊化为水。置衣箱中，辟诸蠹。血疮疹入眼，以少许点之良。

鳝鱼

味甘大温，入手足太阴厥阴经，功专补五脏，除风湿。尾血疗口眼㖞斜，少和麝，左㖞涂右，右㖞涂左，正则洗去。滴耳治耳痛，滴鼻治鼻衄，点目治痘后生翳。头治百虫入耳。

鳅鱼

味甘平，入手太阴经，功专暖中益气，醒酒解渴。同米粉煮羹食，调中收痔。煮食疗阳事不起。俗名泥鳅。

海螵蛸

味咸，入足厥阴经，功专疗血滞。得生地治血淋，得干姜治血瘕，得鹿茸、阿胶治崩中带下。烧末酒服，治腹痛环脐，阴蚀肿痛。以生者为末，加麝香少许，点目治目翳泪出。捻入耳治耳聤出脓。肉酸平，益气强志，益人通经。以蒲黄等份为末，涂舌肿出血如泉，并敷跌破出血。一名乌贼骨。性温，和血祛寒湿，治血枯尤良。恶附子、白及、白蔹，能淡盐。

海蛇

味咸平，入足厥阴经，功专治妇人劳损积血带下，小儿风疾，丹毒汤火伤，并治河鱼之疾。

虾

味甘温，入手足太阴少阴厥阴经，功专托痘疮，下乳汁，吐风痰。中风证以虾半斤，入葱、姜、酱、料水煮，先吃虾，次吃汁，以鹅翎探引吐出痰涎即愈。能壮阳道，动风发呛。

海虾

味甘咸平，入手足太阴少阴厥阴经，功专祛风杀虫，治疥癣风痒湿痒。以生虾壳晒干研末，加白糖拌涂秃疮神效。同猪肉食，令人多唾。

海马

味甘温，入足少阴厥阴经，功专暖水脏，壮阳道，消瘕块，治疔疮肿毒，妇人难产及气血痛。

獭肝

味甘温，入足厥阴经，功专治鬼疰传尸。得竹节中水，治心腹积聚。以肝阴干为末，水服二钱，每日三服，治尸疰神效。肉治骨蒸劳热，血脉不行。多食消阳气。

海狗肾

味咸热，入足少阴厥阴经，功专治阴痿精寒，鬼交尸疰。阳易举骨蒸劳嗽者忌。以汉椒、樟脑同收则不坏。同糯米、法面酿酒服，治虚损。一名腽肭脐。

河豚

味甘温有毒，入足厥阴经，功专去湿气。肝子尤甚。惟以眼睛用轻粉拌放罐内，埋之数日，即化为水，取出涂脚上，拔鸡眼甚效。煮河豚稍沾灰尘，食之杀人，食之腹痛，多吃橄榄即解。

带鱼

味甘，入手太阴经，功专温补五脏，去风杀虫，作羹良。

鲨鱼

味甘平，入手太阴经，功专补五脏。翅清金滋阴，补而不滞，味甚美。一名鲛鱼。

鲟鱼

味甘平有小毒，入手太阴厥阴经，功专发诸病。惟煮汁饮，治血淋。一名王鲔。

鲟鳇鱼

味甘平，入手太阴厥阴经，功专发病，与鲟鱼同。一名鳣鱼。和荞麦食，令人失音。

海参

味甘咸温，入手足太阴少阴经，功专补肾益精，壮阳疗痿。

龙骨

味甘涩，气微寒，入手足厥阴少阴少阳经，功专固脱。得远志治健忘，得韭子治滑精，得桑螵蛸治遗尿，得白石脂治泄泻不止。水飞三度，或酒煮酥炙火煅，或生用。忌鱼铁，畏石膏、川椒，得人参、牛黄良。龙齿镇心凉惊，功用同前。

穿山甲

味辛咸寒有毒，善窜，入足厥阴手阳明经，功专治风湿冷痹，通经下乳，消肿溃痈，止痛排脓，通窍杀虫，发痘风疮，为疮科要品，治蚁瘘神效。痈疽已溃，痘疮挟虚大忌。或生或烧，或醋炙，童便炙，油煎土炒俱可。

蛤蚧

味咸温，入手太阴足少阴经，功专补气益血。得人参治喘嗽劳损痿弱。咳由风寒外邪者

勿用。酥炙或蜜炙，或酒浸焙。

鸡子。

蛇蜕

味甘咸，入手太阴经，功专发表驱风，退翳败毒。治惊痫风疭，重舌，鬼魅蛊毒，喉风疥疮，疮肿痔漏，产难目翳，小儿口紧不能开合。烧灰敷良，或酒或醋，或蜜浸炙黄，或烧存性，或盐泥固煅，得当归治缠喉风，得蝉蜕、铁落、头发治产难不下。

蚖蛇胆

味苦而甘有小毒，入手少阴足厥阴经，功专凉血明目。得血竭、乳香、没药、丹砂、虻虫、天灵盖、象牙末、狗骨灰、麻皮灰作丸，受杖时嚼之，杖多不死不痛。

白花蛇

味甘咸温有毒，入手足太阴厥阴经，功专治风湿瘫痪，大风疥癞。类中风属虚者大忌。头治痰风毒癫，得火良。乌梢蛇无毒力浅，功同白花蛇，或酥炙用。

龟甲

味咸，入足少阴经，功专通任脉。得黄柏、知母治阴虚劳热，得侧柏、香附治郁结，得妇人发、芎、归治交骨不开，下死胎，得鹿胶阴阳并补，肾虚无热者忌。阴囊肿烂异常，先用苏梗煎汤洗净污垢，以龟甲一个煅研，加孩儿茶，少加冰片调敷即愈。恶沙参。尿染须治哑聋。龟胸龟背，以尿摩之瘥。

鳖甲

咸寒属阴，入足厥阴少阴经，功专治痎疟痃瘕。得青蒿治骨蒸劳热，得桃仁治奔豚气痛。无肝热者忌服。醋炙治石淋奔豚，童便炙治劳病。肉凉血补阴，以生姜砂糖作羹食，不用盐酱治疟痢。脾虚者大忌。恶矾石，忌苋菜、

蟹

味咸寒有小毒，入手足太阴厥阴经，功专除热结，通经脉，续筋骨。生捣热酒调服，治跌打损伤。汁涂漆疮，能败漆。爪堕胎。性寒伤胃动风。

牡蛎

味咸，入足少阴经，功专软坚降逆止汗。得柴胡去胁下硬，得松萝茶消项上结核，得大黄消股间肿，得地黄涩精，得元参、甘草、腊茶治瘰疬奇效，亦有加贝母者。有寒者忌用。煅用生用俱可。贝母为使，恶吴萸、细辛、麻黄，得蛇床、远志、牛膝、甘草良。肉名蛎黄，甚美。

蛤粉

性涩，与牡蛎同功。肉咸冷，入足阳明少阴经，功专止渴解酒。文蛤背有花纹，兼能除烦渴，利小便，口鼻中蚀疳。惟五倍子亦名文蛤，开方须慎之。

蚌粉

味咸寒，入手足太阴足厥阴经，功专解热，燥湿化痰，消积明目。久嗽不止，治嗽以粉新瓦上炒红，入青黛少许，用淡齑水滴麻油数点，调服神效。蚌水功专止渴除烦。蚬粉蚬肉与蚌同功。生蚬肉浸水洗痘痈无瘢。蚬粉涂湿疮。

珍珠

味甘咸，入手太阴足厥阴经，功专镇心安魂，坠痰拔毒，收口生肌，治惊热痘疔，下死胎胞衣，点目去翳膜，绵裹塞耳，治耳聋。病不由火热者忌。乳浸三日，研极细如飞面，方不伤脏腑。

石决明

味咸，入足厥阴经，功专清热补肝。得枸

杞、菊花治头痛目昏。多服令人寒中。恶旋覆。

蛏

味咸甘寒，入足少阴经，功专补阴，治热痢，及妇人产后虚热。

海蛤

味苦咸，入足少阴经，功专治咳逆上气。得滑石、甘草、芒硝，治伤寒血结。

瓦楞子

味甘咸平，入足厥阴经，功专消老痰，破血癖。烧过醋淬，醋丸服，治一切血气冷气癥癖。一名魁蛤。

淡菜

味甘温，入手太阴阳明经，功专治虚劳伤惫，吐血下痢，肠鸣腰痛，妇人带下，产后瘦瘠，并消瘿气。一名珠菜。

田螺

味甘大寒，入手足太阴阳明厥阴经，功专利湿清热，止渴醒酒，利大小便。腹胀大小便不通，以盐少许，与螺捣烂，用帛系脐下一寸三分，即便通胀消。若脚气以之系两股，冷气下趋至足即愈。点目赤亦妙。以壳煅研，油调搽痔疮狐臭，瘰疬溃破。用螺加麝少许，捣饼烘热贴脐下，治黄疸噤口毒痢。

本草撮要卷十

当湖陈其瑞蕙亭手辑　东阳周毅人校

水火土部

立春雨水二节内水

升阳，味甘平，宜煎中气不足，清阳不升之药。

惊蛰春分清明谷雨四节内水

升阳，味甘平，宜煎发散及补中益气药，并浸造诸风及脾胃虚弱诸丹丸。

小满水

毒坏豆麦桑叶，造各样药料食物，皆易败，人吃此水亦生脾胃疾。咸雨。小满节后先逢癸日下雨为咸雨，毒尤甚。

梅雨水

毒甚消伐，洗疮疥，灭瘢痕，入酱易熟，但不可以造酒醋。梅或作霉，凡衣被霉以梅叶煎汤洗之即去。

重午日午时水

宜造疟痢疮疡金疮百虫蛊毒诸丹丸，用煎杀祟药，其效尤神。

神水

甘寒，和獭肝为丸，治心腹积聚及虫病。独煎饮此水，能清热化痰，定惊安神。五月五日午时雨伐竹中之水即是。

以上诸水，皆能助湿。

立秋处暑白露秋分四节内水

润肺，宜煎肃清肺气之药。

寒露水

毒坏禾稻，与小满水同。谚云：寒露雨，偷稻鬼。

霜降水

泻热，阳气有余者，宜用此煎药。

液雨水

宜煎杀虫消积之药。立冬后十日至小雪下雨名液。虫饮水即伏蛰，来春雷鸣起蛰乃出也。

大雪冬至小寒大寒腊日水

泻热，宜浸造滋补五脏及痰火神聚虫毒诸丹丸，并煮酿药酒，与雪水同功。

明水

味甘寒，主治明目，定心止渴，去小儿烦热。周礼：司烜氏以夫燧取明火于日鉴，取明水于月，以供祭祀，并以金作之，谓之水火之镜。午月丙午日午时铸为阳燧，一名阳符。子月壬子日子时铸为阴燧，一名阴符。又名方诸水。

露水

味甘平，止消渴，宜煎润肺之药。秋露造酒最清冽。百花上露，令人好颜色。露能解暑，

故白露降则处暑矣。疟必由暑，故治疟药露一宿良。

霜

味甘寒，解酒热，治伤寒鼻塞，酒后诸热面赤。和蚌粉敷暑月痱疮及腋下赤肿立瘥。

腊雪

味甘寒，治时行瘟疫，宜煎伤寒火喝之药。抹痱良。春雪无用，且易败。

冰

味甘寒，太阴之精，水极似土，变柔为刚，所谓物极反兼化也。伤寒阳毒热甚昏迷者，以一块置膻中良。解烧酒毒。

以上皆天水。

潦水

味甘平，宜煎调脾胃去湿热之药。降注雨水为潦，又名无源水。

半天河水

味甘微寒，治鬼疰狂邪恶毒，洗诸疮，去蛊。杀鬼精恍惚妄语，与饮之，勿令知之。槐树间者，治诸风及恶疮风瘙疥痒。一名上池水。此竹篱头水及空树穴中水也。战国策云：长桑君饮扁鹊以上池之水，即半天河水也。

甘烂水

以流水瓢扬万遍，亦曰劳水。性本咸而重，劳之则甘而轻，煎伤寒劳伤等药，取其不助肾气，而益脾胃也。

急流水

性速趋下，通二便风痹药宜之。

逆流水

因性逆而倒上，中风卒厥，宜吐痰饮之药宜之。

井泉水

新汲者疗病宜人，宜煎补阴药及气血痰火药。

醴泉水

甘平，治心腹痛痓忤，鬼气邪秽，反胃霍乱。一名甘泉。

玉井水

甘平，服之长寿，令人体润，毛发不白。华山有玉水溜下，土人得之，日服多长生。

乳穴水

甘温，久服肥健人，与钟乳同功。近乳穴处流出之水也。

温泉水

辛热微毒，治诸风筋骨挛缩。肌皮顽痹，手足不遂，疥癣诸疾在皮肤骨节者，浴之自愈。胡任渔隐丛话云：汤泉多作硫黄气，浴之则裹人肌肤。唯新安黄山朱砂泉春时水微红可饮，长安骊山是骊石泉，不甚作气也。朱砂泉虽红而不热，当是雄黄尔。有砒石处亦有汤泉，浴之有毒。凡浴泉水者，必体壮方可。

阿井水

甘咸平，下膈疏痰止吐。阿井在兖州阳谷县，即古东阿县也。又青州范公泉，其水用造白丸子，利膈化痰。

山岩泉水

甘平，治霍乱烦闷呕吐腹痛转筋。恐入腹，宜多服之。此山岩土石间所出泉，流为溪涧者也。惟陆羽《茶经》云：凡瀑涌漱湍之水，饮之令人有颈疾。汪颖曰：昔在浔阳，忽一日城

中马死数百匹，询之，云数日前，雨洗出山谷蛇虫之毒，马饮其水然也。以是观之，山岩泉水，用之可不慎乎。

海水

咸微温，有小毒。煮浴去风瘙癣。饮一合，吐下宿食颅胀。

地浆

甘寒，治泄痢冷热赤白，腹内热毒绞痛。解一切鱼肉菜果药物诸菌毒，及虫蜞入腹，用此下之。中暍卒死者，取道上热土围脐，令人尿其中，仍用热土大蒜等份，捣末去渣，灌之即活。一名土浆，以新汲水沃黄土搅浊，再澄清用。

百沸汤

助阳行气。若半沸者，饮之反伤元气作胀。蛇绕不解，以热汤淋之即脱。忤恶卒死，铜瓦器盛热汤隔衣熨其腹。心腹卒痛欲死，以之渍手足，水冷则易之良。一名太和汤，一名麻沸汤。

生熟汤

调中消食，治霍乱吐泻。邪在上焦则吐，邪在下焦则泻，邪在中焦则吐泻交作，此湿霍乱，犹易治也。惟心腹绞痛，不得吐泻，名干霍乱，俗名绞肠沙，其死甚速。古方用盐熬热童便调服极稳。勿与谷食，则米饮下咽亦死，以新汲水百沸汤合一盏和匀。均用河水为要。

齑水

酸咸，吐痰饮宿食，酸苦涌泄为阴也。此乃作黄齑菜水。

甑气水

以器盛取，沐头长发令黑润，朝朝用梳摩

小儿头久觉有益。小儿诸疮遍身，或面上生疮烂成孔，白如杨梅疮，百药不效，用蒸糯米甑气水扫疮上，不数日即愈。

铜壶滴漏水

性滑，上可至颠，下可至泉，宜煎四末之药。《说文》曰：漏以铜壶受水刻节，昼夜百刻。《周礼·周官》曰：挈壶氏掌壶以水火守之，分以日夜。及冬则以火爨鼎水，而沸之而沃之。郑康成曰：冬水冻，故以火炊水沸以沃之，谓沃漏也。

桑柴火

主治痈疽发背不起，瘀肉不腐，及阴疮瘰病流注臁疮顽疮。然火吹灭，日炙二次，未溃拔毒止痛，已溃补接阳气，去腐生肌。凡一切补药诸膏，宜此火煎之。

炭火

栎炭火宜煅炼一切金石药，烰炭火宜烹煎炙焙百药丸散。

芦火竹火

宜煎一切滋补药。

灯火

阳络脉盛处，以灯心蘸麻油点灯焠之良，外痔肿痛者亦焠之。油能去风解毒，火能通经也。小儿初生，因冒寒气欲绝者，勿断脐，急烘絮包之，将胎衣烘热，用灯炷于脐下往来燎之，暖气入腹内，气回自苏。又烧铜匙柄熨烙眼弦内，去风退赤甚妙。惟灯用胡麻油苏子油然者，明目治病。其余之油灯，烟皆损目，亦不治病。

灯花

主治敷金疮，止血生肉。小儿邪热在心，

夜啼不止，以二三颗灯花调抹乳头令吮之即止，得辰砂少许拌尤效。

艾火

灸百病，若灸风冷诸疾，入石硫黄末少许更妙。

神针火

治心腹冷痛，风寒湿痹，附骨阴疽。凡在筋骨隐痛者，针之火气直达痛所甚效。神针火者，五月五日取东引桃枝削为木针，如鸡子长五六寸干之，干透，待用时以绵纸三五层衬于患处，将针醮麻油点着吹灭，乘热针之。

雷火神针

以熟蕲艾叶末二两，乳香、没药、穿山甲、硫黄、草乌头、川乌头、桃树皮末各一钱，麝香五分为末拌艾。以厚纸裁成条，铺药艾于内，紧卷如指大，长三四寸。收贮瓶内，地下埋七日取出，用时于灯上点着，吹灭，隔纸十层，乘热针于患处。热气直入，其效更捷，忌冷水。

白垩

味甘温，治男子水脏冷，女子子宫冷，卒暴咳嗽，风赤烂眼，反胃泻痢。为末敷疳子瘙痒。煅研，生油调搽臁疮良。即白墡土也。

伏龙肝

味辛温，调中止血，去湿消肿，治咳逆反胃，吐衄崩带，尿血遗精。醋调涂肠风痈肿，研末敷脐疮，腊月猪脂或鸡子白调敷丹毒。水调服催生下胎。即灶心黄土也。年久对釜脐下者良，无湿者勿服。得生地、黄芩、白术、阿胶、炙草、炮附子名黄土汤，治妇人血崩及血

衄诸血病。得阿胶、蚕砂治妇人血漏，得附子、黄芩、阿胶治便后下血。

东壁土

甘温，治霍乱烦闷，泄痢温疟，疗下部疮脱肛，小儿脐风，摩干湿癣。此屋外向东之壁上土也。以新汲水搅化澄清服之，治霍乱吐泻。嗜污泥者，以土调服即愈。

墨

味辛温止血生肌。飞丝尘芒入目，浓磨点之。点塞鼻中，止鼻衄。猪胆汁或醋磨汁涂痈肿。酒磨服治胞胎不下。五月午日午时，以虾蟆嘴内填墨一块晒之，日西取出墨，将虾蟆放去，此墨治血症极效。松烟墨良。

釜脐墨

味辛温，治中恶蛊毒，吐血血晕，以酒或水温服，亦涂金疮，止血生肌，消食积，舌肿喉痹，口疮，阳毒发狂。一名釜煤。

百草霜

味辛温，止血魇寐卒死，水化吹鼻效，即灶突上烟煤。

梁上尘

味辛苦微寒，治腹痛噎膈，中恶鼻衄，小儿软疮，消食积，止金疮血出，齿龈出血。凡用倒挂尘，烧令烟尽，筛取末入药。一名乌龙尾。

碱

味辛苦涩温，消食磨积，去垢除痰，治反胃噎膈，点痣魇疣赘。以矿灰等份用，小麦秆灰煎汁干为末，针刺挑破，水调点之，一日三上即去，须新合乃效。发面浣衣多

用之。

血收湿，定痛生肌，涂金疮口疮。阴疳痔肿，硼砂或冰片少许调涂。龟头烂，合冰片涂之神效。

孩儿茶

味苦涩微寒，清上膈热，化痰生津，止

本草思辨录

(清) 周伯度　著

内容提要

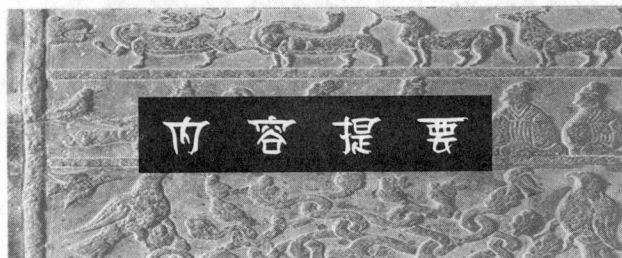

本书四卷，为越中宿耆周伯度先生著。先生因病而误于医，遂穷研医学，著有《六气感证要义》。更以治病重在药物，以博思明辨之旨，论药一百二十八种而成本书。中多精湛之言，首列评论中西医学一篇，尤能发人猛省。刻版后，由三三医社借印百部，余鲜流行，爰为辑刊，以广其传。

自　序

医可易言乎哉，在圣门曰小道，在史家曰方伎。顾所谓小道者，特视大学之道，位天地育万物为小焉耳。神圣作之于前，贤哲述之于后，李唐而降，斯道寖微，非实有至精至神，方可与斯之一境。胡为史册所载，代不数人，若仓公、扁鹊、华元化一流，则更无代兴而特起。江氏民庭有云：孔子圣无不通，焉有不知医者。自牖执手，切其脉也。而孔子教人游艺，如《礼记疏》所称《夫子脉诀》，卒未闻传之其人，岂真以方伎而贱之，盖其慎也。忆余幼时曾以春温误服麻黄，致举室怔营。迨咸丰丙辰，以副车入赀为比部主事，留滞京邸，又以寒痢为医投凉剂而误，更医复然，危状迭见，赖友人检方书鉴前弊而拯之，得以无虞。余于是始有志于医，恒诣厂肆购书，置之几案，朝夕披览，虽至困甚，亦冀鬼神来告，不悟彻不已。久之为人疗病，时或幸中，谬窃虚誉。然自甲子改官邑令，所宰晋祁皖舒，皆地当孔道，差务络绎，又不用门丁一人，事无钜细，靡不亲裁，计束医书高阁者，凡十八年。洎壬午调任盱眙，自分无治剧才，甫捧檄，即乞疾而归。戢影蓬门，无以遣日，则复取群籍，研求加邃。乃喟然曰：余向之于医，犹门外汉耳，今其或者可与入门矣。夫学问之道，不外致知力行两端，医何独不然？致知之书，如《素问》《灵枢》《本草经》尚矣，而《伤寒论》《金匮要略》，则又南阳先师本致知以为力行之书。《灵》《素》《本经》，悉括其中，学者能即是而寝馈笃好之，积以岁月，真可引伸触长，施用无穷，然而谈何易也？人知辨证之难，甚于辨药，孰知方之不效，由于不识证者半，由于不识药者亦半。证识矣，而药不当，非特不效，抑且贻害，窃怪古来注仲圣书者，无虑数十百家，独于方解，鲜精确澄澈。其故在本草之学，自来多不深求。识本草如是，遂视方义亦当如是，于古人因证施治之微旨，去而千里矣。读仲圣书而不先辨本草，犹航断港绝潢而望至于海也。夫辨本草者，医学之始基，实致知之止境。圣人列明辨于学问思之后，其功自非易致。谫劣如余，何足语此。然而退轨勉蹴，乐岂辞疲，秉烛之明，岁有增益，自戊戌春为《六气感证要义》之刻，嗣于药用有心得者，即征诸方，方义有见及者，并印以药，弗明弗措，惟竭吾才。今又六更裘葛，取所著稽之，得药百二十八味，聊依纲目编次，厘为四卷。大抵

援据仲圣两书，而间附以他说他药，随手扎记，殊无体例。余老矣，值时局之艰虞，念儒冠之多误，是惟弓冶，可得蝉嫣。爰命孙儿智浚，录付剞劂，以垂来许，并问世焉。若云臧否人物，以自表异，斯医工之故习，而非余之所敢蹈尔！

光绪三十年甲辰夏四月鹿起山人周岩自叙于微尚室时年七十有三

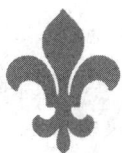

目　录

本草思辨录

本草思辨录绪说

山阴周岩伯度甫著

《本草思辨录》甫授梓，适有客以彼都近事医会相告，窃不自揆，为发其蔀，而余夙尝欲辨不果者，至是亦纵言及之，名之曰绪说，列为卷首，欲学者知审择端趋向也。

医虽艺术，而深诣甚难。西医挟形质之说，蔑视我中医，而中医之厌苦其难者，得彼说则大喜，相与扬西而抑中。不思古圣垂示气化？实由洞明形质，而西医解剖形质，何从窥见气化，故西医之在中国，能疗内证大证为遐迩传颂者，不少概见，乃求医者并不竞慕乎西，而业医者反欲自弃其学。今且狂澜特起，有訾《黄帝内经》《神农本草》，南阳先师《伤寒论》《金匮要略》，为谬为荒诞为羌无故实者矣。此等妄谈，岂足撼数千载而上悬诸日月不刊之圣经，而独惜夫相将入火坑者之甘为众盲也。

《素问九卷》，有王太仆补足者一卷，《灵枢》一经，或疑即王氏窃取《素问》为之。近人何西池，尝静坐数息，每刻约得二百四十息，以《灵枢》日夜计一万三千五百息为不经。此类固间有伪托，《灵》不如《素》，《难经》又不如《灵》《素》，要在人分别观之。而其中渊理不可思议，体之人而实万无不验者。已数千载奉之为圭臬，岂癖嗜耶？抑别有所希耶，非人愚而我独智，盖彰彰明矣。今不商量加邃，而徒以风会所趋，创为丧心病狂之举，诚世道之隐忧，可为太息者矣。

《伤寒论》《金匮要略》，直可上拟圣经，不当与诸医书同论。医书汗牛充栋，大抵下驷十之七，中驷十之二，上驷十之一。上中驷之书，无不由研求《内经》与仲圣书而出。今贱中医贵西医，而治病则仍以中医，上中驷之书，已为彼所唾弃，其将于下驷书求进步乎，必不能矣。

医家故习，每好议前人之失，而己亦不能无失。然皆其人勇于卫道，矫枉过直，或隐奥之义，所见不同者有之。未有毫无学问，医亦走方者流，因得见脏腑，遂谓道即在是，敢以无理之诟争，上侮古帝昔圣，如著《医林改错》之王清任者，可谓谬妄之至矣。试历举而论之。第一篇脏腑记叙，开口即以宋元人脏腑图论，与《内经》混驳一番。脏腑图论原不足取，乃其与《内经》并举，概称古人，其胸中无黑白可知。谓古人错误者不一而足，而不言其所以错误。忽指称《灵枢》曰，手少阴三焦主乎上，足太阳三焦主乎下，而《灵枢》实无其文。尤可笑者，谓黄帝虑生民疾苦，平素以《灵枢》之言，下问岐伯、鬼臾区，故名《素问》。尤可忿者，谓二公如知之的确，可对君言，知之不确，须待参考，何得妄对，遗祸后世。庄子有言，哀莫大于心死，其殆言未出而心先死者欤。第二篇会厌左气门右气门卫总管荣总管气府血府记。按此篇记其所见，不为不详。谓出气入气吐痰饮津涎，与肺毫无干涉，古人误以咳嗽等证为肺病。肺管两旁，有左右气门两管，下至肺管前半截处，归并一根入心，从心左后下行至肺左，过肺入脊，复下行至卫总管，卫总管有对背心两管，有对腰两管，有腰下两管，腰上对脊正中，有十一短管，痰饮在管中，由管中之气上攻行过心，由肺管前出左右气门，接卫总管之下。气管之多如是，痰饮究从何管

515

本草思辨录

上至两气门，何者从左出，何者从右出，其不言者，是仍不知也。谓卫总管俗名腰管，腰上长两管，一管通气府，气府是抱小肠存元气之物。元气即火，元气足则食易化，虚则难化。然则元气在小肠外，能化小肠内之食，气管在肺外，肺不能化气管内之痰饮，有是理耶！经言脏者藏精气而不泻，惟肺管清虚，故能运管外之痰饮，否则肺管已为痰饮塞满，何问痰饮？清任不知此理，宜其以肺为无用之死脏也。第三篇津门津管遮食总提瓤管出水道记，接第一篇饮食由小肠化粪一段，宜并入此篇。与第四篇脑髓说，余俱有论列下。第五篇气血合脉说，人之有脉，与脉之可以验病，断不出内难经所言。清任谓人身气管出气，血管藏血，脉从气出，无与血事。手腕肉厚者脉短，薄者脉长，大小者虚实之分，急慢者寒火之分，不知气与血若不相贯，则人为呆物。脉非指下难明，则人皆知医。又谓古人论脉二十七字，余不肯深说者。非谓古人无容足之地，恐后人对证无谈脉之言，此冀掩其短而适自暴其短。书中证治数十条，所以无一字言脉也。第六篇心无血说，西医谓心内有左右四房，皆有管窍，为生血回血之用，正与《内经》说合，而清任以心为气出入之路，其中无血。又云猪心刺破，则腔子内血，流入于心，不刺破之心，内并无血，是以盆盎之盛水比心。心非府，焉能盛血，清任于图内肝下亦注绝不能藏血五字，古书岂得呆看，经不又云脾藏肉乎！君知清任必更赅之矣。卷末附辨方效经错之源，论血化为汗之误一篇。仲圣麻黄桂枝两汤，清任改其文为麻黄汤治头疼身痛项强、发热恶寒、干呕无汗，桂枝汤治证如前而有汗。谓伤寒初得，头疼身痛项强发热恶寒，未有两胳膊两手不疼痛发热恶寒者，用麻黄汤，亦未有周身皆愈而独不愈两胳膊两手者，岂不是方虽效而经络实错之明证，改仲圣文而又坐仲圣以过，何便宜乃尔！按项强为阳明病，四肢烦疼为太阴病，断非初得时所兼有，时疫则有之。方不的对而病竟愈，亦往往

有之，庸医所得以售技者在是，自矜者亦在是，要知仲圣为天下后世立法，不能为庸医诡遇也。谓有汗是伤风，从未见桂枝汤治愈一人。伤风岂定是有汗，桂枝汤不能治伤风，近世医者多有此论，而不知其故由本领不济乎。清任以桂枝汤不效，因头疼身痛发热有汗非伤风证，此与桂枝汤别一条头痛发热汗出恶风者桂枝汤主之，似乎无异，而非无异也。仲圣不言脉者，以太阳病汗出恶风者脉自浮也。为问果太阳病乎？脉浮恶风乎？不言身痛者，以太阳病头痛发热汗出恶风而又加身痛，则桂枝汤宜加减也。何为而不加减乎？己不细审而遽责效于桂枝，可乎不可？又有奇者，清任用桂枝汤而尚不知为何证？曰非伤寒证也，乃吴又可所论之温疫也。又教其侄曰：欲明伤寒，须看吴又可论，是清任固尝读又可书者。又可因其时疫气流行，时师多以伤寒法误人，故著《温疫论》一书，清任时亦疫气流行，胡为以桂枝汤治疫气。夫疫气与疫气不同，其殆用又可法不应而用仲圣法，用仲圣法又不应而用又可法乎！若然，则无往不误矣。谓目痛鼻干不得眠，是邪热上攻头脑之证，仲圣以葛根汤治之，又是方效经错之明证。按《伤寒论》葛根汤证，何尝如是？《内经》有阳明主肉，其脉侠鼻络于目，故身热目痛鼻干不得眠之文，《活人书》二问亦有之，并不言宜葛根汤。葛根汤治此证，则是《陶节庵全集》，于葛根汤加白芷、升麻，云即葛根解肌汤，其证尚有发热头痛微恶寒无汗脉微洪等字。清任既不知阳明病之脉证为何，而又张冠李戴，妄诋仲圣，昏蒙殆无其比。谓人生气血两管，气管通皮肤有空窍故发汗，血管通皮肤无空窍故不发汗，是知汗非血化。汗固非即是血，然汗为心液，亦血中之热气所蒸而成，故夺汗者无血，夺血者无汗，试无不验。夫血既蒸为汗，则已由静之动，故能透毛孔而出。若汗出而血亦出，或无汗而血自出，则血应静而不静，不为阳之守也。其义皆在《内经》，清任何足以知是。

泰西一切艺术，竭其智能，孜孜不已，无废于半途。其医于内证虽未见擅场，苟参以中国经训，探本穷源，亦必有登峰造极之诣，如中国卢扁其人者，吾中国医流，有恒者鲜。每读一书，旨趣未得，辄生疑畏，故往往古籍遗亡，不可复见。至内科之有器，更未之前闻，而不知古固有之。其在宋重医学之日也。《四库全书提要》载周密齐东野语曰：尝闻舅氏章叔恭云：昔倅襄州日，尝获试针铜人，全像以精铜为之，腑脏无一不具，其外腧穴，则错金书穴名于旁。凡背面二器，相合则浑然全身。盖旧都用此以试医者。其法外涂黄蜡，中实以水，俾医工以分折寸，案穴试针，中穴则针入而水出，稍差则针不可入矣，亦奇巧之器也。后赵仲南归之内府，叔恭尝写二图刻梓以传焉。今宋铜人及章氏图皆不传。按此则西洋蜡人形，不过具有体质，而兹并腧穴用针之法，悉寓其中，智巧亦何逊西人。今虽不可见矣，然吾中国近年杰士奋兴，创制奇器者，亦颇有之。苟其挽医学之颓波，复铜人之巧制，施之证治，用彰明效，医林之幸，正不独医林之幸也。

唐氏容川所著《中西汇通医经精义》一书，持中西之平，阐造物之秘，洵为有功医学。余复何赘？兹读中西书若有所得，有可以翼唐氏书者，敢抒其一得焉。阴者藏精而起亟，故肾之精华，必聚于上。上为末而下为本，西人谓脑主知觉，心不主知觉，是但见其上之精华而不见其下之蕴蓄也。是不知阴为阳守、阳为阴使也。阴阳动静之理，吾中医亦岂能测识，所幸者有神圣之遗经耳。医至今日，可谓逸矣。西医自中国周烈王时，即有解剖之学，至今析极毫厘，何如其劳，而不知犹是迹象也。《内科理法》云：凡人愈留心，则知觉之事愈明。又云：凡能留心者，视物较清，后亦易记。不曰留脑而曰留心，可见主权自属于心。又《全体通考》云：脑筋由心丛而来，其丛乃脊髓百结两根之所为，脑筋既根于心丛，自属心主知觉，脑髓听命于心。此可譬之电线，心发电，脊过电，而脑其至所也。盖肾生精化髓而输于脑，心以阳而为肾之使，理固如是。心泥迹象以求，则所谓铜山西崩洛钟东应者，西医必更斥其诞矣。饮食入胃，分清浊两路而出，非经中间泌别不可。唐氏引西说饮水入胃，即散走膜膈，以明水之不入小肠。然小肠岂是专受谷食者，《全体通考》论胃与小肠篇，皆中有糜粥字，是胃与小肠，明系水谷杂居，外受相火之蒸化，说较胜矣。而于水谷之纳入输出与泌别若何，则一字不题，殆未能了了也。此当以我中国圣经为断，曰五谷入胃，其糟粕精液宗气，分为三隧。又曰中焦亦并胃口出上焦之后，此所谓受气者，泌糟粕，蒸精液，化其精微，上注于肺。按泌别在中焦，当即西医之谓连纲、王清任之谓津门者是。水不尽散膜膈者，为其分三隧也。夫水谷经胃与小肠蒸化而后，所余皆弃物，其扬帆直下可乎？而清浊有异也。又乌得不泌别？此又圣经明告之矣。曰水谷者，常并居于胃中，成糟粕而俱下于大肠，济泌别汁，循下焦而渗入焉。杨上善注云：下焦在脐下，当膀胱上口，主分别清浊而不内。自来医家，从不言有两泌别者，圣经实尝言之，理亦诚然。然则泌别在下焦何处乎？西医谓肾主生溺，其图将肾竖割之，内有方锥漏斗肾盏等名，下有溺管，肾之外廓，亦无进溺之口，溺固为肾生矣。然余不能无疑焉。凡人饮水多者溺多，少者溺少，明系溺由饮来，一也。所饮之水，若全不化溺，必将有肿胀泄泻等病，二也。溺待肾生，势必不给，三也。肾生之而旋泻之，竟无所用，四也。西医因何致误，殊不可晓。唐氏谓左右两肾系有窍最深，贯脊骨，通三焦，复有两管下接膀胱。若然，则水从中焦下焦而下者，皆历肾系抵膀胱。肾系实为泌别之处，经言少阳属肾，肾上连肺，故将两脏，是合三焦与肺之力以施其伎巧，故知此处泌别，最有关系。《内科理法》云：肺与皮肤出气多则溺少，出气少则溺多，此即《内经》气化斯出之理。膀胱惟无上口，所以溺出必待气化，乃西

医言有上口，而王清任曾谛视者，又言无上口，其殆有上口亦在包膜中，非气化不出者欤。

自西医脑髓司知觉之说行于中国，而中国人不察，信之者众，试更论之。肾精生髓，由脊入脑，犹草木果实之结于顶上。余考西医每云脑筋从某来者，多是上来至下，以本为末，以末为本，其弊实由于是。然即其说还叩之，亦有可正其非者。肾有髓质，西医言之不一，他处无有。肾上核则言脑筋极多，非髓由肾生而何？中国谓心系贯脊属肾，而西医亦谓心丛乃脊髓百结两根之所为，非心与脑相通而何，西医言脑有透明之密质，心房之里膜，亦言薄滑透明，非脑之明根于心之明而何？此皆见于《全体通考者》，抑《内科理法》不云乎。背脊髓不通于脑髓，即不知觉，是又隐以脑髓为不司知觉矣。大凡西人之性，最长于化学，其习医亦无非化学，诘以阴阳五行之理，人身十二经脉，奇经八脉，营卫溪谷之游行出入，则芒然无知，即告亦不信。中外天资之限人若是，所不可解耳。

《全体通考》德贞氏自序，以中医为守旧，为妄作，实乃坐井观天之见。善守旧者，其旧皆不可变之天道，惟笃守而精研之。新义斯出，今日之中医，非守旧乃弃旧耳。弃旧故妄作，非德贞氏之所谓妄作，吾慨夫以西人之智而惟斤斤守解剖之学也。解剖至此，形于何遁？然但见其所可见，而不见其所不见。气之帅血，犹君之帅臣，夫之帅妇，此理岂尚有可议？乃德贞氏不信，而转疑帅气之无物。盖剖胸则止见胸，剖腹则止见腹，局守形质之弊，必至于此。自序又极诋中医脾动磨胃之说。脾磨曰动，此中医之谬谈，不出于古经。脾伤不磨则有之，脾若不能磨食，则消化之具，何以脾列其内，非彼之所自为者乎！德贞氏悯中国之无良医，而欲中国立剖验之馆，用心良厚。不知中国古昔未尝不行此术，《太素》有云若夫八尺之士，皮肉在此外，生可度量切循而得，死可解剖而视，下文即继之以人之所以参天地而应阴阳，

不可不察。古圣惟不专讲解剖，是以医学得诣于至极。西医之短，即在其守旧不变。吾知西医居中国，待多历年所，必有读中书而翻然改计者矣。

人身阴阳，无判然各具之理。阴阳虽分左右，而左亦有阴，右亦有阳，故经言左右者，阴阳之道路。不言左者阳之道路，右者阴之道路，大抵肝木自左生心火而上升，心火克右之肺金协胃而下降。胃亦金也。《管子》左者出者也，右者入者也，正与此合。水生其木，而肾之真阴偏位乎左，以坎为阴中之阳也。火生其土，而肾之真阳偏位乎右，以离为阳中之阴也。盖生土者命火，而克土以腐熟水谷者，少阳之木火，肝与胆皆木也，故弦为肝胆两经之脉，而皆见于寸口左关。近世西医有肝右之说，而中医亦从而和之，于义实无所取，且肝亦何尝居右也？肝居脊之正中，而胆藏其右叶，则左叶自当为肝之正体。天地之道，左阳而右阴，肝得少阳生气，亦必左出而右入，诊肝脉于右关则谬矣。周慎斋主肝右者也。云一人病左胁痛，后传之右当不起。痛传于右，邪入脏矣。噫！岂其然乎。胁痛在右者比比，未闻一痛即死。此必其人肝病已深，移右而并戕其胆，生机全灭，故即不起。《伤寒论》循衣摸床微喘直视，云脉弦者生，涩者死，非以弦为有生机乎？又有以右胁痛为肺病者，肺居膈上，胁非其部，亦未闻小柴胡汤不治右胁痞硬也。郑氏康成驳说文云：今医病之法，以肝为木，心为火，脾为土，肺为金，肾为水，则有谬，若反其术，不死为剧。郑氏以儒而知医，此可为医者当头棒喝矣。

民非水火不生活，人身五行亦惟水火尤贵。经云一水不胜二火。所谓一水者，先天肾藏之水也。坎中一画为阳，火即生于其中，与后天木火为二。水，阴也。火，阳也。阴静而阳动，人之动作云为，全赖乎火。经所以有君火相火之名也。自来医家，于此二义，各执一说，纷纭莫定。或以君火属命门，或以相火属心包络，

或以君火专属肝肾，或以相火专属三焦，或谓君火生右尺相火，或谓相火为元气之贼，不知其于经旨实悖也。经云君火以明，相火以位。王注谓君火在相火之右，不主岁运，相火守位以禀命。君相二字，本不费解，盖犹人君端拱而无为，相臣协赞以宣力，故一主岁运，一不主岁运。然则君火果何指也？经云：圣人南面而立，前曰广明，后曰太冲，太冲之地，名曰少阴。以南面与太冲之义揆之，少阴自当谓足经。相火果何指也？经云：少阳之上，相火主之。少阳亦当谓足经。虽然，肾为坎水，而其所藏之火，实与心之离火相应。心以肾为体，肾以心为用，君火实兼手少阴心，视守位禀命之相火，则大有不同，故少阴之上，热气主之。不言火气主之，火气以少阳主之者，明乎其为臣也，非火与热有二也。夫君火兼有两经，未尝专属心。相火亦兼有两经，自以三焦配胆。或疑六经惟三焦不言何火，心包络不言何火，心包络非君火，三焦安得为相火？曰：三焦主出纳，主腐熟水谷，皆火之所为，其火即少阳木火也。心包络乃心之宫城，专于卫心，主权不属。然其托体甚高，亦不下侪相火，故君火相火两无所与也。前人惟张戴人识此意，曰：人之心肾为君火，三焦胆为相火。王宇泰采入《证治准绳》消瘅门。不知戴人尚有论否？赵养葵偏见之重，与戴人同。其识高之处，亦有可节取者。赵以命门火为水中之火，君主之火，谓应事接物者心，栖真养息者肾，肾尤重于心。赵虽未知手足少阴皆为君主之义，论亦前后不符，而此数语，却暗与经合。试更为引伸以足之。先天之火，有南面之尊，安得不为君火？惟恃有应务接物之心，故得以栖真养息。火则同出一源，故同为君火。至赵用八味丸治多病，不可为训，而八味丸补水中之火，则是正方。盖水中之火，不宜偏用阳药，有桂附必得有萸地。若肾中中有寒邪，则宜以姜附驱邪，如四逆汤之类。恐水中之火出而相拒，则加胆汁人尿以靖之。不加壮水药，此仲圣本经立方之旨

也。后人用其方而并得其旨者盖寡。《证治准绳》发热门，肾虚火不归经，用十全大补汤吞八味丸一段，王氏谓水中之火，不可以水折，故巴蜀有火井焉，得水则炽，得火得熄，桂附固治相火之正药也。以桂附为正药而譬之巴蜀火井，则其于水中之火之治法，犹未深知。岂忘乎十全大补之有归地，八味之有萸地乎？相火关乎人身之重，犹国之重赖乎相。盖其秉东方甲木之气，人身得之，则四时皆春，生机不息。经之言少火即此火，肝则非其比也。肝为厥阴，厥阴乃阴之尽，主疏泄而下降，人或以相火属之。由其视相火为肾火也。夫阴阳之道，诚难言耳。以心与肾较，则肾火主静而心火主动。以心肾与胆三焦较，则君火主静而相火主动。君火所以属少阴者，照四方而神蕴乎内也。相火所以属少阳者，生万物而功普于外也。经之所已言者，吾以文绎之。经之所未言者，吾以意逆之。庶乎其不至逞臆说而失真理也。

《素问》以工不知标本为妄行，而标本之属不一。自启元子注《天元纪大论》，以三阴三阳为标，寒暑燥湿风火为本，而后世奉为金科玉律，实乃大误，不容不辨也。夫阴阳者，无形之六气。六气者，有形之阴阳。绝无分于上下，安得别之为标本。经之言曰寒暑燥湿风火，天之阴阳也，三阴三阳上奉之。明明以寒暑燥湿风火，指为三阴三阳，对下下应而言，故曰上奉。又曰积阳为天，积阴为地。天地且阴阳之所积，若论标本，阴阳不更为本乎。窃尝统览全经，凡言标本，皆判若两物，敢以经文一言蔽之曰不同。肾与肺，病与工，先病与后病，其不同之显著者不具论。少阳之右，阳明治之云云，此申明左右有纪，以不同之间气为标也。少阳之右，火气治之云云，此申明上下有位，以不同之六承气为标也。按此两言气之标，皆不同于本，故下结以本标不同，气应象异两语。若空说本不同标，标不同本，何至有此骈枝。不同二字，自须著眼。其次一气之标，词句佶屈，罕得其旨。高士宗《素问直解》，以六气为

519

上一位，中见为中一位，三阴三阳为下一位。阴阳六气，本属一家，乃劈分两下，杂入中气于中，可发一噱。亦足征王注之误人，其弊必至于此。玩所谓本也一句，不著于中见阳明之上，而著于其下，尚得撇中气于本外乎？著气之标一句于见之下，尚得谓标气不在中见之下乎？中见与本，因互为表里，故俱得为本。不能无表里之分，故中见为本之下，本之下中之见两句，义盖如是。在见之下者，则舍六承气而奚属？观新校正以此与六承气一节，均引《元正纪大论》为证，亦隐然见及之矣。或曰厥阴之上，风气主之。风气在厥阴之上，故厥阴为标。不知此上字，犹蔡邕独断所谓上者尊位所在也，与上下之上有别。不然，子午之岁，上见少阴，何以不云下见少阴？子午之上，少阴主之，何以不云热气主之？观所谓本也，是谓六元，两句连下，厥阴之上，风气主之等句，亦两句连下，本字兼顶三阴三阳，玩味之即见。王氏惟误认标本，故其注《至真要大论》，也强名其标本之同异，以阴为寒，阳为热，有本末同、本末异之说。天地造化之机，其阴阳错综，难以迹求。少阳太阴，看似本末同矣，而甲木与乙木同气，厥阴非阳，己土与戊土同气，阳明非阴，同之中暗藏有异。少阴太阳，看似本末异矣，而肾水亦阴，小肠火亦阳，异之中兼寓有同。况经有六而以寒热概之，标本多寡相悬，且绝无界画可守，恐无此颠顶之经文。历考医集以表里先后之类分标本者，皆灿若列眉，不稍淆混。依王说列六经标本，则皆意为分隶，按之各家，互有出入，信乎王说之不可为典要也。然则六气标本所从不同者何谓也？曰：此一语是冒下总纲。下即申明不同之故与所从之何气，又继之以从本者化生于本云云，明乎其从之为化生。非病之化生，下文百病之起一节，乃是说到病生。经文何等明显！盖本犹主也，中犹宾也。标则亦本亦主而未有定分者也。是故从本则中气从本，从中则本气从中，推之从标亦然，犹主宾之相为酬酢，而他人不与焉者

也。自专以人身之病言，而论者偶触一事，遂诩心得，并不统会全文。如刘潜江以葛根起阴气为从太阴行化，合阳明从中气之义，是葛根之从，非本文之所谓从。陆九芝以湿温为阳明生于中气之病，治以苍术白虎，不特仲圣湿温无此说，即许叔微之论贼邪亦不然。至他病之从生，律以此而不合。与厥阴亦当有中气病，则两家皆置不议矣。《素问》言从言化生，不可胜数，而此一节论者咸以病求，总缘未明标义。余盖于此又得一标本相反之旨焉。相反者不同之极，亦不同也。何以言之？六气中从本从标者，止少阴太阳。少阴一脏，兼具水火，自反者也。而中气太阳之水，又与少阴之火反。太阳，水也。而中气少阴兼具水火，自反者也。其火与太阳之水又反。其余四气，则皆木火相生，土金相生，欲不以反为标义得乎？且此义经又明告之矣，曰病反其本，得标之病，治反其本，得标之方。按所从以化生言，故从标者止少阴太阳，此以病言，统乎六气，故反乎本即为标，如间气六承气皆是，乃王注言少阴太阴二气，余四气标本同。既以二气为反，独不思二气之反，是水火本具之反，非恍惚无凭之反。王氏意中，惟横一悬拟之标本，故既不知反之概乎六气，而将四气除去。又并二气之本相反者，而故昧之。处处欲伸其说，实处处自贡其瑕。顾余则因而参考前后，得以四通六辟，亦王氏之启余也。其木火相生，土金相生，而一则从母，一则从子者奈何？陈修园谓木从火化，燥从水化是矣。但天气不加君火，而相火禀君之命以守位，不能为木所化。土位中央，有面南之尊，不能为金所化，要之皆相从而后生者也。其从标而有取于相反者奈何？水与火势均力敌而不容偏废，壮水之主，则阳光以镇，益火之源，则阴翳以消。相反之中，实有相济之妙，故进则为主，亦退则为宾，不能专从标，而或则从本，或则从标，经文又煞有斟酌如是。或曰：王氏训标为末，本诸说文，不当创为别解。曰：末者，名也。不同则征以实，反又不

同之所推而极之，皆末之一义所引伸也，岂庆古哉！抑王氏尤有误者，本标不同，气应象异之下，王注标者病之始，本标不同，所以气应象异。下句方以病言，标有何病，本非何以不病，况先病为本，后病为标，经之明训，何反以病始为标？阮氏《经籍纂诂》引之，亦未之深考矣。《素问》之有训诂，权舆于全元起，而今不复见，学者多宗王氏。王氏释经之功，自不可没，而其蹖驳，则亦往往而有。自宋而后，注家每有是正，独标本无疵之者。不揆梼昧，窃拟斯篇，愿与学者共商之。此余旧作《素问标本王注辨》，今覆加研核，似尚无漏义，故录存之。

徐洄溪、陈修园，皆尊信本经与仲圣之至者。徐谓神农为开天之圣人，实能探造化之精，穷万物之理，仲圣诸方，悉本此书，药品不多，而神明变化，已无病不治。又其所著《百种录》，自谓探本，《溯源》发其所以然之义，所著《伤寒论类方》，自谓于方之精思妙用，一一注明，发其所以然之故。陈谓药性始于神农，不读《本草经》，如作制艺不知题在四书，仲圣集群圣之大成，即儒门之孔子。又其所著《本草经读》，自谓透发其所以然之妙，求与仲圣书字字吻合。今按二家之书，于本经皆止顺文敷衍，于仲圣方皆止知大意，徐虽较胜于陈，而不能实践其言则一也。试姑举人参一物以明之。小柴胡汤，胸中烦而不呕者，去半夏、人参，加栝楼实一枚。徐注云：不呕不必用半夏，烦不可用人参，栝楼实除胸痹，此小陷胸之法。

按心烦喜呕为少阳本证，或烦而不呕，则方有加减，观心烦喜呕之用参，即可知参之去，为烦而不呕，不呕自无需半夏，故去半夏、人参并言之。盖呕则胸中之邪，不至于窒，若不呕而用参，则更闭其邪，故去参而加以荡胸之栝楼实。徐以不呕与烦拆讲，又但知《别录》栝楼实主胸痹，而不知证之何以胸痹，故其注语全不中肯。况柴胡加龙骨牡蛎汤，烦而有参，柴胡桂枝干姜汤，烦而不呕无参，不可参观而得之耶！陈谓桂枝加生姜芍药新加汤，特提出沉迟二字，以辨身痛不是余邪，乃营血凝滞作痛，故以人参借姜桂之力，增芍药领入营分以通之。不知仲圣云：沉者，营气微也。又云：迟者，营气不足，血少故也。人参入营生脉有专能，故以脉沉迟明，加人参之故，岂以为营血凝滞之故？又谓四逆汤、通脉四逆汤俱不加参，虑阴柔之品，反减姜附之力。而论中有四逆加人参汤者，以其利止亡血而加之也。茯苓四逆少佐以人参者，以烦躁在汗下之后也。按二方之证，兼有外热而利，故虽脉微不加人参。四逆加人参汤，恶寒脉微而身不热，故加之。夫利止脉不出者加人参，仲圣固明明言之，是其加参为脉微，非为利止亡血。至茯苓四逆汤，乃少阴阳虚，上扰其心，故烦躁，以四逆扶阳而平躁，茯苓入肾而抑阴，人参入心而去烦，各味俱有实义，何得以颟顸了之！二家之论方辨药，大率类是。又不独二家为然，语有之，儒学医，菜作齑。噫！岂易言哉。集中人参未言治烦，故补论之。

卷　一

石膏

邹氏云：石膏体质最重，光明润泽，乃随击即解，纷纷星散，而丝丝纵列，无一缕横陈，故其性主解横溢之热邪，此正石膏解肌之所以然。至其气味辛甘，亦兼具解肌之长。质重而大寒，则不足于发汗。乃《别录》于杏仁曰解肌，于大戟曰发汗，石膏则以解肌发汗连称，岂以仲圣尝用于发汗耶？不知石膏治伤寒阳明病之自汗。不治太阳病之无汗，若太阳表实而兼阳明热郁，则以麻黄发汗，石膏泄热，无舍麻黄而专用石膏者。白虎汤治无表证之自汗，且戒人以无汗勿与。即后世发表经验之方，亦从无用石膏者，所谓发表不远热也。然则解肌非欤。夫白虎证至表里俱热，虽尚未入血成府实，而阳明气分之热，已势成连衡，非得辛甘寒解肌之石膏，由里达表，以散其连衡之势，热焉得除而汗焉得止，是得石膏解肌。所以止汗，非所以出汗。他如竹叶石膏汤、白虎加桂枝汤非不用于无汗，而其证则非发表之证，学者勿过泥《别录》可耳。

又王海藏谓石膏发汗，朱丹溪谓石膏出汗，皆以空文附和，未能实申其义。窃思方书石膏主治，如时气肌肉壮热烦渴喘逆中风眩晕阳毒发斑等证，无一可以发汗而愈者。病之倚重石膏，莫如热疫。余师愚清瘟败毒散，一剂用至六两八两，而其所著《疫证一得》，则谆谆以发表致戒。顾松园以白虎汤治汪缵功阳明热证，每剂石膏用至三两，两服热顿减，而遍身冷汗肢冷发呃，群医哗然，阻勿再进，顾引仲圣热深厥深，及喻氏阳证忽变阴厥万中无一之说，与辩勿听，迨投参附回阳之剂，而汗益多，体益冷，复求顾诊，顾仍以前法用石膏三两，而

二服后即汗止身温。见陆定圃《冷庐医话》。此尤可为石膏解肌不发汗之明证。要之顾有定识定力，全在审证之的，而仲圣与喻氏有功后世，亦可见矣。

《本经》中风寒热四字，刘潜江、邹润安皆作两项看，甚是。惟邹以下文心下逆气惊喘口干舌焦不能息，为即中风与寒热之候，强为牵合，殊不切当。刘谓阳不足而阴有余者风之虚也，阴不足而阳有余者风之淫也。兹味之阴有余，真对待阳有余之证而治其风淫，讲石膏治中风极真，讲寒热则以五蒸汤内三焦之乍寒乍热用石膏释之，而五蒸汤却不仅恃石膏除寒热也。窃思中风用石膏，如《金匮》风引汤，《古今录验》续命汤皆是。寒热用石膏，当以《外台》石膏一味，治阳邪入里，传为骨蒸，令人先寒后热，渐成羸瘦，有汗而脉长者为切。又白虎加人参汤，治太阳中热汗出恶寒身热而渴，亦可为石膏治寒热之据。然此二证，与阳虚之寒，阴虚之热，伤寒有表证之恶寒，皆迥乎不同，未可漫施而不细辨也。

石膏甘淡入胃，辛入肺，体重易碎，亦升亦降则入三焦，以清肃之寒，涤蒸郁之热，只在三经气分而不入于血，其为胃药非脾药，亦由于是。然则腹中坚痛，必苦寒入血如大黄，方克胜任。即枳、朴、芍药，亦只堪用为臣使，石膏断不能攻坚而止痛，《本经》腹中坚痛四字，必是后世传写舛误，原文宁有是哉！

仲圣方石膏、麻黄并用，与大黄协附子变其性为温药相似，更设多方以增损而轩轾之，觉变幻纷纭，令人目眩。然只认定麻黄散寒发汗，石膏泄热止汗，相为制还相为用，推此以求，何方不可解，何方不可通？大青龙汤，咸

以为发汗之猛剂矣。窃谓发汗之猛，当推麻黄汤，不当推大青龙。麻黄汤中桂枝、杏仁，皆堪为麻黄发汗效力，而无石膏以制麻黄，大青龙麻黄受石膏之制，六两犹之三两，杏仁又少卅枚，用于脉浮紧身疼痛则曰中风，用于伤寒则曰脉浮缓身不疼但重，中风自较伤寒为轻，身不疼但重，自非但取解表。柯韵伯谓大青龙方后之汗出多者温粉扑之，一服汗者停后服，汗多亡阳，遂虚恶风，烦躁不得眠也，宜移列麻黄汤后。盖从温服八合，并汗后烦躁，与未汗烦躁悟出，可谓读书得间。诸家震于青龙之名，念有汗多亡阳之戒，遂以麻黄得石膏，譬龙之兴云致雨，其于白虎非驱风之方，小青龙无石膏亦名青龙，越婢麻膏之多如大青龙而不言取汗，皆有所难通，则不顾也。然则名大小青龙何哉？盖龙者屈伸飞潜不可方物，能召阳而化阴者也。麻黄能由至阴以达至阳，而性味轻扬，得石膏、芍药则屈而入里，得桂枝、杏仁则伸而出表，石膏寒重之质，复辛甘津润而解肌，并堪为麻黄策应，故名之曰大青龙。小青龙心下有水气，以石膏寒重而去之，麻黄可任其发矣，而麻黄三两，芍药亦三两，麻黄虽发亦绌，其辛、夏诸味，又皆消水下行，盖龙之潜者，故名之曰小青龙。越婢汤之麻黄，亦制于石膏者，而故制之而故多之，则越婢之证使然也。风水恶风，一身悉肿，脉浮不渴，种种皆麻黄证，惟里热之续自汗出，则不能无石膏，有石膏故用麻黄至六两，石膏因有麻黄，故虽无大热而用至半斤，其不以石膏倍麻黄者，化阴尤要于退阳也。或问越婢以汗出用石膏，大青龙以烦躁用石膏，别有说，详麻黄。无阳明热邪者，宜不得而用矣。乃伤寒脉浮缓身不疼但重乍有轻时，大青龙汤主之。徐洄溪谓此条必有误，其信然乎？曰：此正合青龙屈伸飞潜之义也。尤在泾云：经谓脉缓者多热，伤寒邪在表则身疼，邪入里则身重，寒已变热而脉缓，经脉不为拘急，故身不疼而但重，而其脉犹浮，则邪气在或进或退之时，故身体有乍重

乍轻之候也。不曰主之而曰发之者，谓邪欲入里，而以药发之使从表出也。诠解之精，诸家不及。夫邪欲入里而以药发之，非麻黄得石膏寒重之质，如青龙出而复入，入而复出，何能如是？若视石膏为汗药，麻黄不因石膏而加多，诸家多坐此误。则此条真大可疑矣。越婢石膏多于麻黄止二两，即不以龙名，不以汗多示禁，大青龙石膏断不至如鸡子大一块，别有说，详麻黄。且石膏多则不能发汗。又有可证者，麻杏甘膏汤之石膏倍麻黄是也。麻黄四两，虽不及大青龙之六两，而较麻黄汤之三两，尚多一两，即杏仁少于麻黄汤廿枚，而麻黄一两，则非杏仁廿枚可比，此汤何不用于无汗之证而反用于汗出应止之证，则以石膏制麻黄，更甚于越婢耳。方解别详麻黄。石膏止阳明热炽之汗，亦止肺经热壅之喘，既有麻黄，原可不加杏仁，因麻黄受制力微，故辅以杏仁解表间余邪，无大热而用石膏至半斤，其义与越婢正同，乃柯氏不察，改汗出而喘无大热，为无汗而喘大热，反谓前辈因循不改，不知用石膏正为汗出，若无汗而喘，乃麻黄汤证，与此悬绝矣。更证之桂枝二越婢一汤，大青龙谓脉微弱汗出恶风者不可服，此云脉微弱，此无阳也，不可更汗，岂犹以麻黄发之，石膏寒之。夫不可更汗，必先已发汗，或本有自汗，观其用桂枝汤全方而下去芍药可见。至又加以麻膏，则非与桂枝麻黄各半汤互参不明。按桂枝麻黄各半汤，发热恶寒，热多寒少与此同，而彼如疟状脉微缓，有邪退欲愈之象。若脉微非缓而恶寒，面反有热色，则以桂枝麻黄各半汤微汗之。此脉微弱而恶寒，阳微之体，亦无自愈之理。桂枝汤接以和阳，协麻黄则散余寒而解表邪，法已备矣。加石膏何为者？为热多耶，乃热多不过较多于寒。若脉非微弱，亦将如桂枝麻黄各半汤之欲愈，而何热之足虑？然则加石膏者，专为阳虚不任麻黄之发，而以石膏制之，化峻厉为和平也。药止七味，皆伤寒重证之选，而各大减其分数，遂为治余邪之妙法。用石膏而不以泄热，

如大黄之用以泻心用以利小便，同一巧也。生姜多于他味者，以能辅桂甘生阳，又为石膏防弊也。

赤石脂

石脂揭两石中取之。邹氏云：两石必同根歧出而相并，脂者黏合两石之胶，故所治皆同本异趋而不相浹之病，得此乃汇于一处，专力以化之。仲圣所用石脂四方，固与邹说符合，刘潜江不以东垣、海藏、濒湖、仲醇专主收涩为然，就《本经》补髓益气岜发其义，虽不如邹氏之亲切证明而所见自超，抑愚窃有以伸之。《别录》于赤石脂曰补髓好颜色，则其补髓确是脑髓，与白石脂之补骨髓有别。《本经》且主头疡，何东垣但以为性降乎？夫髓生于精，精生于谷，谷入气满淖泽注于骨，骨属屈伸泄泽，补益脑髓，是中土者生精化髓之源也。而石脂味甘大温，补益脾胃，质黏能和胃阴，性燥复扶脾阳。其所以上际，则辛入肺为之。所以至脑，则酸入肝为之。外台述删繁论：凡髓虚实之应，主于肝胆。石脂确有补脑髓之理。《千金》赤石脂散，治冷饮过度，致令脾胃气弱，痰饮吐水无时。《本事方》云试之甚验。盖即邹氏所谓联合其涣散者。谓石脂为胃药非脾药，可乎？夫下之精秘，则上之髓盈，石脂补髓，亦半由于秘精，秘精易而补髓难，故《本经》《别录》皆于补髓上冠以久服字。《千金》羌活补髓丸不收石脂，而无比山药丸曰此药通中入脑，鼻必酸痛勿怪。入脑自指石脂，而石脂未尝专任，可知虚损之难疗而无近效也。

消石 即火硝，亦名焰硝。

芒硝 硝之经煎炼而凝底成块者为朴硝，亦名皮消。在上生细芒如锋者为芒硝。均即水消。

李濒湖谓朴硝下走，火消上升。火消得火则焰生，与樟脑火酒之性同。《本经》言其寒，《别录》言其大寒，实乃大温。刘氏引伸其说，谓

水消治热之结，热结多属血分，所谓阴不降，阳不化者也。能行阴中之阳结，则阴降阳自化矣。火消治热之郁，热郁多属气分，所谓阳不升阴不畅者也。能达阳中之阴郁，则阳化阴自畅矣。邹氏又以火消为性向阳，解自阴而阳之盛热，水消为性向阴，故逐伏在阳之实结。斯三家可谓发前人所未发矣。虽然，愚窃有未安焉。阴阳之理，至为微妙，就物论物，易圆其说，以物合证与方而论之，则难于确当，难于莹澈，浑言之而深，何如切言之而浅也。火消固上升而散，固在气分，然其升散者为阴中热郁之气。非阳中热郁之气，病在阴经阴脏为阴，病有阴邪亦为阴，盖其辛温际上，咸苦入下，凡在上在下之病胥治之，而总归于解阴中之热郁，刘氏达阳中阴郁一语，得毋犹有可商？试核之证，来复丹、二气丹、玉真丸，皆阴邪中有伏热，《金匮》消石矾石散尤彰彰者，惟大黄消石汤用以下夺，不与升散之旨相戾欤，乃其证为黄瘅腹满小便不利面赤。热为阳邪，得湿而郁，且独在里，里实而表和，是亦阴中之邪也。阴中之邪，非咸苦何以得入，舍芒硝用消石者，以表虽汗出而表间之湿热自在，消石辛温胜于咸苦，故于大黄柏栀下夺之中，加兹一味以达表而散邪。夫火消之不易明者，为其以温治热耳。若水消以寒治热，曰走血，曰润下，曰软坚，曰破结，固宜。古今无异词，然亦何尝易明哉！大承气、调胃承气、桃核承气，洵可谓去血中热结矣。独大陷胸汤丸用芒硝至一升半升，而其所治为结胸，纵云破结软坚，非多不济，独不虑下降之物，用之多不愈速其降耶，是则有故矣。芒硝乃煎消时结之于上者，细芒如锋，质本轻于朴硝，味复兼辛，宁无上升之性，宁不入气分，后世且以治口舌咽喉诸热证，谓芒硝不能际上治上可乎？由斯以观，刘氏阴中阳结之说，恐亦有未然者。仲圣有言，病发于阳而反下之，热入因作结胸，据此自非阴中之阳结。又凡仲圣用芒硝之方，皆阳证无伏阴，用消石之方，则一证中有阴有阳，然则

行阴中阳结者，乃消石非芒硝。芒硝者，逐阳证之热结者也。芒硝咸寒胜于苦辛，多煮则下益速，下速则遗上邪，故仲圣必后内微煮而少扬之。消石辛温胜于咸苦，微煮则升之亟，升亟则不入下，故仲圣于二升中煮取一升而少抑之。此似二物正相对待，刘氏于二物亦似以对待释之，而不知非也。咸与寒皆阴也，其微辛不过挟有升性，并不能治阴邪。咸与温则阴阳异趣矣。温而兼辛，辛温而兼辛润，则必阴中有阳邪之证，殆克任之。其中奥旨，猝不易悟，故曰非对待也。抑刘氏以入血分为阴中乎？血分为阴，则大承气当曰太阴病，不当曰阳明病，桃核承气当曰少阴病，不当曰太阳病，芒硝盖血药而亦不专入血者，与大黄颇有似处。大黄味苦入心，能开胸膈之热结，若与芒硝皆不宜于气病，胸膈之间，其能堪此重剂哉？邹氏以火消向阳，水消向阴，为脏病移腑，腑病移躯体之所以然，此尤不可不辨者。《本经》积热曰五脏，岂悉能入使胃胀闭？病曰百病，岂尽在于躯体？谓火消性向阳，解自阴而阳之盛热，向阳自即入阳，何以先入于阴，宁得谓非其所向？谓水消性向阴，逐伏在阳之实结，所逐在阳所向亦必阳，反是则有异谋。人固有之，物所必无。此等近似之谈，并无真理可求，徒眩人目耳。邹氏更有误者，谓己椒苈黄丸加芒硝以治渴，其去其痼癖，正使津液流行。小柴胡汤加芒硝以止利，是去其积聚，正所以止下利。噫！是亦不深思矣。己椒苈黄丸之证，原非固癖。若固癖，大黄决不止用一两，有方解，详大黄。芒硝亦不后加，况方后云先食饮服一丸，日三服，稍增，口中有津液，渴者加芒硝半两。是无芒硝，津液非不能生，岂加芒硝之津液与此有异耶？徐氏尤氏，皆云渴是胃热，故加芒硝，邹氏坐泥《本经》太过耳。柴胡加芒硝汤云：潮热者，实也。热实无不下之理，以柴胡加芒硝汤主之，即所以治热实，云内芒硝更煮微沸，分温再服，不解更作，加芒硝非欲其解而何？邹氏之说，何与相反？殆误会今

反利句耳。不知仲圣明云微利，明云下非其治，下之而仍潮热，安得不以对证之下药继之。此读古书所以贵细心寻绎也。

甘草

甘草中黄皮赤，确是心脾二经之药。然五脏六腑皆受气于脾，心为一身之宰，甘草味至甘性至平，故能由心脾以及于他脏他腑，无处不到，无邪不祛，其功能全在于甘。甘则补，甘则缓，凡仲圣方补虚缓急，必以炙用，泻火则生用，虽泻亦兼有缓意。如治咽痛肺痿，火在上焦者为多，以其为心药也。甘草泻心汤，是泻心痞非泻心火，泻痞有黄连、芩、夏，甘草特以补胃，故炙用，炙用而以甘草泻心名汤者，甘草之奏绩可思也。

李东垣谓甘草生用泻心火，熟用散表寒。散表寒之方，无如桂枝、麻黄二汤。自汗者表虚，故桂枝汤以桂芍救邪风，姜枣和营卫。无汗者表实，故麻黄汤以麻桂散寒，更加杏仁。然解表而不安中，则中气一匮，他患随生，故二汤皆有炙甘草以安中。表实与表虚不同，故二汤甘草亦分多寡，可见用炙甘草者，所以资镇抚，非以资摧陷也。东垣不加分辨，非示学者以准的之道。

东垣又云：心火乘脾，腹中急痛，腹肉急缩者，甘草宜倍用之。按小建中汤治里急腹痛，甘草炙用，病非心火乘脾。生甘草泻心火，而不治心火乘脾之腹痛。《本经》黄连主腹痛，治心火乘脾之腹痛，即仲圣黄连汤是。东垣之说，殊有未合，刘潜江发心火乘脾之义而深赞之，邹氏又引东垣此说，以证栀子甘草豉汤之虚烦不得眠，不得眠岂是脾病？三君皆名家，而于甘草不细辨如是，真为不解。

王海藏谓附子理中汤用甘草，恐其僭上，调胃承气汤用甘草，恐其速下。按《伤寒论》无附子理中汤，理中汤之附子，腹满则加，腹满而加附子，盖以其为中宫药不可缺也。若恐附子僭上，则白通汤乃少阴下利用附子，何以

反无甘草？至生用而不炙用，则固有义在。寒多之霍乱，非全不挟热，温中补虚，既有干姜参术，故加以生甘草之微凉，即《别录》除烦满，东垣养阴血之谓，以是汤用于胸痹，则生甘草亦因气结在胸，不欲其过守也。调胃承气汤，是治胃气不和之内实，以调胃为下，是下法之元妙者，舍枳朴而取炙甘草，以与黄消一补一攻，适得调和之义，非止防其速下也。

海藏又谓凤髓丹用甘草，以缓肾急而生元气，窃谓亦非也。是方不知制自何人，《名医方论》云：治梦遗失精及与鬼交。《医方集解》云：治心火旺盛，肾精不固易于施泄。其方义之精微，则未有见及之者。夫元阴听命于元阳，元阳听命于天君，故心火炽而感其肾，肾感之而阳动阴随，有必然者，黄柏靖肾中之火，防肾中之水，火不作则阳蛰，水不泛则阴坚。砂仁摄火土之气于水而使肾得藏密。然心肾二家，交通最易，治肾而不治心，未善也。生甘草泻心火宁心气，大甘为土之正味，且能止肾水越上之火。洄溪语。《集解》治心火旺盛一语，实即用甘草之意。若梢能去茎中痛，则可谓之缓肾急，而甘草身不与也。

甘草与人参，皆能补中气调诸药，而仲圣用于方剂，则确有分别，不稍通融，姑举二方以明之。厥阴病有呕吐则兼少阳，仲圣法，转少阳之枢，多以干姜、黄连并用，余已著其说于干姜。干姜黄连人参汤，是以小柴胡汤加减，乃舍甘草而用人参，几已可晓。夫不曰食入口即吐乎？少阳上升之气，得食即拒，难缓须臾，甘草甘壅，讵能任受。人参甘与苦均，为和少阳之专药，枢机利则食自下，甘草所以非其匹也。其舍人参而用甘草者，栀子豉汤治虚烦不得眠，若少气则栀子甘草豉汤主之。此在粗工，必以人参益气矣，庸讵知人参益气而亦升气，栀豉汤之吐，由二物一升一降之相激，得人参则升不成升降不成降，挟其补性，反足窒邪。夫懊憹者反覆之甚，少气者懊憹之甚，非元气之有亏，乃郁热之伤气，栀豉能吐去其邪，不

能安定其气，此仲圣所以有取于甘平清心火之甘草，而人参亦不得跻其列也。

邹氏以黄芪桂枝五物汤为治下，治下制方宜急，急则去甘草而多其分数。桂枝加黄芪汤为治上，治上制方宜缓，缓则加甘草而减其分数。于是于血痹则但摘尺中小紧句为病在下，且别引本篇首条以证其治下之说，不思尺中小紧，下句身体不仁，谓为非病，宁有是理？本篇首条本与本病不属，况有关上小紧句，岂尺中小紧为病在下，关上小紧亦病在下乎？于黄汗则摘腰以上汗出句为病在上，且别引本篇第二条以证其治上之说，不思腰以上汗出，下句腰髋弛痛小便不利，谓非下体，宁有是理？本篇第二条非本条之病而引之，则他条又有黄汗之为病，身体肿汗沾衣等句，亦得谓但指上体乎？血痹篇尤注阐发宜针引阳气句，致为精审。黄芪桂枝五物汤，尤云和营之滞助卫之行，亦针引阳气之意，经所谓阴阳形气俱不足者，勿刺以针而调以甘药也。引经语解此方，亦正切合。夫血痹者，痹在表不痹在里，以甘药代针，亦调其表非调其里，芪桂姜枣，甘与辛合，所以补虚而宣阳，芍药佐桂，则能入营而调血，去甘草且加多生姜者，不欲其中守而欲其解表也。甘草中又有斟酌如此，以非桂枝汤加减，故不曰桂枝加黄芪汤，然则桂枝加黄芪汤，可不于桂枝汤一致思乎？愚于黄芪已详著于方之义，甘草自是桂枝汤不可少之物，安得去之？桂芍减而甘草不减，则阳虚之与邪风有异也。邹氏不悟仲圣制方之所以然，而肆其臆说，疵类丛生，无谓甚矣。

黄芪

营气始手太阴而出于中焦，卫气始足太阳而出于下焦，营奉胃中水谷之精气以行于经隧，卫举胃中水谷之悍气以行于肌表，黄芪中央黄，次层白，外皮褐，北产体虚松而有孔，味甘微温，叶则状似羊齿，明系由胃达肺，向外而不中守，有外皮以格之，却又不泄出，独茎直上，

根长二三尺，故能由极下以至极上，凡其所历皆营卫与足太阳手太阴经行之境，论其致用，则未易一二明也。

刘潜江疏黄芪，以治阳不足而阴亦不利之病，不治阳有余而阴不足之病，与阳不得正其治于上，阴即不能顺其化于下四语，最为扼要。其解《内经》阳者卫外而为固，阴者藏精而起亟，虽稍落宽廓而理固如是。乃邹氏以阳不胜阴，则五脏气争，九窍不通，与卫外起亟，强为牵合，不知《卫生总微论》，以黄芪一味治小便不利，乃提阳于上而阴自利于下也。即经所谓起亟，刘氏所谓顺其化于下也。五脏气争之九窍不通，则是阴之争而非阴之不利，与此盖毫厘之差耳。

黄芪与牛膝，皆根长二三尺，《别录》皆言利阴气，惟牛膝一茎直下而味苦酸平，黄芪一茎直上而味甘微温，故牛膝利阴气，是下利其阴气，黄芪利阴气，是从阴中曳阳而上而阴以利，牛膝有降无升，黄芪有升无降，皆屡验不爽。刘氏谓黄芪先自下而上，又自上而下，邹氏谓黄芪能升而降，能降而升，此盖黄芪疏营卫之后，营卫则然，黄芪无此狡狯也。

凡药之用宏而不专主于一者，辨之不精，即致贻误。如黄芪补表而不实表，不实表故不能止汗如人参之属，疏表而不解表，不解表故不能发汗如麻黄之属，其亦能止汗发汗者，则藉黄芪疏通营卫调和阴阳之力也。金匮方黄芪无不生用，后世多以蜜炙，然过中虚之证，炙使向里，尚无不可，陈修园乃更分为盐水、酒、醋诸炒法，则大拂其性矣。

缪仲醇谓黄芪功能实表，有表邪者勿用。岂知黄芪惟不实表，故表邪亦有用之者，如《本经》之排脓止痛，《金匮》之治风湿风水黄汗，皆堪为不实表之据。若伤寒之邪，宜从表泄，黄芪虽不实表，而亦无解表之长，且有补虚羁邪之患，断非所宜也。

足太阳脉上额交巅，黄芪入太阳经，故能上至于头，膀胱与肾为表里，故亦能益肾气以化阴而上升，凡方书治尿血等证皆是，汪切庵云：阴虚者宜少用，恐升气于表而里愈虚。斯言得之矣。

试以《金匮》用黄芪诸方言之。小建中汤尤在泾诠解之精，实胜诸家，惟黄芪建中汤加黄芪两半，第视为充虚塞空，则失之泛矣。诸不足三字所该者广，营卫二气，岂能升降无愆，芍药用至六两，意在敛里破脾结，加黄芪则为疏营卫之气，俾胃中津液，得输于营卫而无阻。核之黄芪桂枝五物汤，黄芪与生姜俱较此加倍，且减芍药去甘草，显为宣通血痹而然，岂建中加黄芪，是徒取补塞乎？桂枝加黄芪汤之黄芪，则尤非徒补之谓矣。黄汗与中风汗自出之汗，同为邪汗，同宜化邪汗为正汗，桂枝汤正的对之方。然黄汗由于阳虚，与桂枝证之但须泄邪者，差有不同，故减少桂芍而加疏表补虚之黄芪，以泄邪而化气。至腰髋痛身重小便不利，则由阳不下通，尤非黄芪不能下疏其卫。黄瘅脉浮亦用之者，正以黄芪为太阳药也。然则芪芍桂酒汤，何为抑之以苦酒哉？盖黄汗同而身肿不同，渴亦不同，肿则阳微表虚，不任汗解，渴则水气郁于三焦，肾阴不得上朝，自当以通阳化气泻水为亟，芪芍桂枝，取以通阳而化气，苦酒则泄热泻水而下达，三物得之，由三焦一气直下也。去生姜者，不使横扩也。去甘枣者，恐其中停也。用黄芪特多，则因其虚，以补剂驱邪，故须六七日乃解，无速效也。

防己黄芪汤治汗出恶风，而不以桂枝汤加减者，以彼无湿此有湿也。风水亦用此方，以与风湿无异也。风湿例用麻桂，而此不用者，盖彼为身痛，此则身重，身痛者风盛而喜动，身重者湿盛而喜静，脉浮则邪仍在表。表可不解乎？然汗已出而虚虚可虑。湿可不驱乎？然湿即去而风必愈湿。惟防己解肌表之风湿，直泄而不横泄，黄芪宣营卫之壅蔽，疏表而亦补表，脾土强则能胜湿，故佐以术甘，姜枣多则妨身重，故减其分数，又以后坐被上，被绕腰下，助下焦温化之气，而邪得以微汗而解。视

夫徒知发汗利水补虚，而不能与病机相赴者，真有霄壤之别。

皮水例宜发汗，而防己茯苓汤，虽水气在皮肤中而脉不言浮，四肢则聂聂动而肿，经云肉蠕动名曰微风，是水侵其脾，脾阳不能达于四肢，而又为微风所搏，故动而肿，动而不痛，脉不浮，则发汗非宜。防己为风水要药，偶以茯苓，使直泄于小便，病在皮肤，非黄芪不能益气疏表，故加之，辛甘合而生阳。加桂草者，又兼以治其本也。

汗出表虚而宜止汗之证，而四逆加人参与茯苓四逆诸汤，仲圣用人参不用黄芪，以参能实表，芪不实表也。感伤风寒而宜发汗之证，如桂枝与麻黄诸汤，仲圣绝不加芪，以表有邪，非表之虚也。表有邪而挟虚者，则参不宜而芪为宜，然芪能直疏不能横解，且性味甘温，驱邪岂其所胜，故风湿风水黄汗等证，仲圣用黄芪，亦只为防己、茯苓之辅而已。惟补虚通痹，则芪之专司，故黄芪建中汤、黄芪桂枝五物汤，皆以黄芪统率全方。仲圣之辨药，可谓精矣。后世用黄桂为表剂而至当者，无如唐书许允宗之治柳太后病风，以黄芪防风煮数十斛于床下蒸之，药入腠理，一周而瘥。此必尚有外证可凭，故开手即以解散风邪为治。经云邪之所凑，其气必虚。又云大气一转，邪风乃散。夫补虚散邪，法亦多端，而黄芪防风收效若是之捷者何也？病者脉沉口噤，自属经络机窍为风邪所中，阳虚而阴壅大可想见，黄芪非风药，而补阳利阴，通其气道，厥有专长。防风得之，乃克由阳明达表，大驱其风。此其得诀，在认定脉沉可任黄芪，否则遇中风脉浮汗出而用之，不愈助其虐乎？宋人许叔微医学至深，而其用黄芪，则似不如允宗之当，《本事方》载邱生病伤寒尺脉迟弱，叔微谓未可发汗，而以黄芪建中加当归，先调其营血，极为有见，然尺弱宜兼益肾阴，而用由太阳上升之黄芪，不无可商，好在黄芪两半而芍药则倍之，故服至五日而尺部亦应也。

陆定圃《冷庐医话》，载许辛木部曹谓其嫂吴氏，患子死腹中，浑身肿胀，气喘身直，其兄珊林观察，检名人医案得一方，以黄芪四两，糯米一酒盅，水煎与服，即便通肿消，已烂之胎，成十数块逐渐而下，一无苦楚。又山阴王某患肿胀，自顶至踵皆遍，气喘声嘶，大小便不通，许亦告以前方，煎一大碗，服尽而喘平，小便大通，肿亦随消，继加祛湿平胃之品，至两月后，独脚面有钱大一块不消，更医痛诋前方，迭进驱湿猛剂，竟至危殆，仍以前方挽回，用黄芪至数斤，脚肿全消而愈。黄芪治肿胀有此大效，得不诧为异事，然此亦仲圣早有以示人者。《金匮》凡水湿之证，身重身肿，皆不禁用黄芪，皆使水湿下行，许氏所治亦是水肿。《内经》三焦为水道，膀胱为水府，黄芪从三焦直升至肺，鼓其阳气，疏其壅滞，肺得以通调水道，阴气大利，此实黄芪之长技。其脚面之不易消，与用芪至数斤，盖由仅仗此一味，而制方之道，犹有所歉也。

人参

一物而毁誉交集者，惟人参为最。好补之家多誉，好攻之家多毁。其誉者复有补阴补阳之各执，而不知皆非也。徐洄溪、邹润安，则能得是物之性用矣。徐氏云：人参得天地精英纯粹之气，补气而无刚燥之病，又能入于阴分。邹氏云：凡物之阴者，喜高燥而恶卑湿，物之阳者，恶明爽而喜阴翳。人参不生原隰污下而生山谷，是其体阴，乃偏生于树下而不喜风日，是为阴中之阳。人身五脏之气，以转输变化为阳，藏而不泄为阴。人参兼变化藏守之用，且其色黄味甘气凉质润，合乎中土脾脏之德，所由入后天而培先天也。至论病之何以需参，参之何以愈病，则二家犹未得其当，而陶隐居功同甘草之说为有见矣。盖甘草者，春苗夏叶秋花冬实，得四气之全，而色黄味甘，迥出他黄与甘之上，故能不偏阳不偏阴，居中宫而通经脉和众脉，与人参有相似之处，窃谓得此一言，

可以测参之全量。虽然，病之非参不治者，讵能代以甘草？甘草自甘草，人参自人参，欲知人参之真，非取仲圣方融会而详辨之，庸有冀乎？

少阳为三阳之枢，少阴为三阴之枢。凡言枢者，皆一经中有阴有阳，入则为阴，出则为阳，犹枢机之转移。少阴水脏而寓君火，固阴阳兼具矣。少阳似有阳无阴，然藏于肝叶，是一阳初生而尚不离乎阴，故二经相感极易，肝病有热即挟胆火，胆病有寒即挟肝风，肝气之上逆即胆，胆气之下降即肝，往来寒热虽少阳病，却非全不涉肝，以阳之稚，不能竟远乎阴，而有出入相争之象也。争则宜解宜和，人知小柴胡汤为少阳和解之剂，不知柴芩专解邪，参乃所以和。病兼阴阳，何以解之，第有寒药。盖此固少阳势重，退少阳则厥阴自靖，且有人参调停其间，何患寒热之不止？参为少阳药有凿凿可据者，泻心汤心烦无参，而胁下有水气则用之。胸痹诸方无参，而胁下逆抢心则用之。即小柴胡汤有加减法，而独于呕于渴于胁下痞硬不去参，此可知人参为和少阳之专药矣。

少阴之贵于和者，躁是也。烦出于心，躁出于肾，故栀子豉汤、黄连阿胶汤治烦无参，烦不必兼躁，躁则必兼有烦。烦与躁兼，则有阳证有阴证，阳证乃太阳表实阳明府实之下侵及肾，非肾自病，故大青龙汤、大承气汤治烦躁无参，阴证则为肾病上干及心，肾阳几亡，肾阴岂能独善，故吴茱萸汤、茯苓四逆汤治烦躁有参。又可知人参为和少阴之专药矣。

用参于和，有和其本腑本脏之阴阳者，少阳少阴是也。若干姜黄连黄芩人参汤，则以证有寒热而和之。木防己汤，则以药兼寒热而和之。桂枝人参汤，所以联表里之不和。生姜泻心汤，所以联上下之不和。大建中汤，又以椒姜之温燥而化之使和。和之道不一，而不善用之，则有不如甘草驱使之易者矣。

心为牡脏，烦而补之，则烦弥甚，然小柴胡汤烦而兼呕不忌。烦而不呕去半夏，人参谓烦而呕则不去也。徐氏《伤寒类方》注误。白虎加人参汤烦而兼渴不忌，以呕渴皆少阳木火为之，生其津以和之，而烦亦自已也。

胸胁满硬呕吐，各有正治之药，用参特以和阴阳耳。然生津止渴，则参有专长，不必定用于少阳，故津为热劫之阳明证，白虎加人参汤亦用之。土虚而津不生之太阴证，理中丸亦用之。若渴饮而有水蓄于中，小便不利者，参则不过问也。

止渴有不需参之证，生脉则惟参独擅，盖脉生于营，营属心，心体阴而用阳，惟冲和煦育之参，能补之，故白虎加人参汤之暑病脉虚，脉不虚者必有兼证，非正暑病也。四逆加人参汤之脉微，通脉四逆汤之脉不出，炙甘草汤之脉结代，皆必得有参。参之力，入肾者轻，入心者重，故足少阴得其和，手少阴得其补，亦可为阴中之阳之一证矣。

参之功在补虚，虽止渴亦补，然止渴与生脉，第证状之显著者耳，参之补岂止是哉，其色黄，其味甘，其全神自注于脾，由脾而扩之。又能无处不到，故建中汤之名，在饴不在参，以参之不可以一得名也。今试约举仲圣方之用为补者而言之。补脾如理中丸、黄连汤，参治腹中痛。补胃如大半夏汤、甘草泻心汤，许氏内台方有人参。补肺胃如竹叶石膏汤，补肝如乌梅丸、吴茱萸汤，补心已列如上，他如薯蓣丸、温经汤之补，殆不胜其指数，参之补可不谓广也乎！

心痞最不宜参，然以参佐旋覆、姜、夏，则参可用于散痞矣。腹胀最不宜参，然以参佐厚朴、姜、夏，则参可用于除胀矣。参能实表止汗，故有表证者忌之，若汗出后烦渴不解，于寒剂中用之何妨？参能羁邪留饮，故咳证忌之，若肺虚而津已伤，于散邪蠲饮中用之何妨？参治往来寒热，似疟皆可用参矣。然外有微热即去参，《外台》于但寒但热、寒多热少之疟，亦俱无参，惟疟病发渴者用之。盖补虚则助邪，寒热不均，则不可以遽和，人参止渴，辅苓秸

之不逮也。参惟益阴，故能生津，利不止，虽脉微欲绝亦不加参，以利则阴盛而参复益之也。然下与吐兼，或吐下之后，其中必虚，津必伤，参又在所必需。盖中土有权，则上下悉受其范，而不敢违戾也。

徐洄溪以邪正之分合，定人参之去取，邹润安更指小柴胡汤之去参，为邪合之据，桂枝新加汤之有参，为邪分之据，论似精矣，而实有不然也。身有微热，邪尚在表，若又加以实表之参，则邪益胶固而不解，故必须去之。新加汤发汗后其表已虚，不虑参之实表，脉沉迟，尤宜参之生脉，以身疼痛之表邪未尽，故尚需桂枝汤驱邪，惟不能敛外散之气，振内陷之阳，加芍药则散者敛，加生姜则陷者振，更加以参，则脉不沉不迟表不虚，合内外同归于和，此二方去参加参之所以然。而徐氏邹氏未见及此，不知参者善和阴阳，专用以和正，不用以驱邪。于驱邪之中而加以参，稍一不当，害即随之，故必得如新加汤，驱邪之他药，不致以人参堕其功，和正之人参，且能为他药弭其隙，始为真知参而用之无误。况邪正之分合。当以去某经入某经，及病气之进退衰旺为言，不当以一证一脉，判邪正定分合，伤寒之邪，不与正俱陷而终驻于表者，未之有也。何邹氏之疏耶。

伤寒温热两证，参之出入，并系极重，仲圣之法亦极严，后人得之则效，失之则不效，竟有彰彰难掩者，试更详之。伤寒有表证者，仲圣绝不用参，不特麻黄、大小青龙、桂枝等汤，丝毫不犯也，即小柴胡汤，外有微热，亦且去之。黄连汤有桂枝而并无表证，桂枝人参汤有表证而参不以解表，柴胡桂枝汤表里之邪俱微，故表里兼治，表里兼治，故用参以和之，此伤寒定法也。温热病，仲圣不备其方，而要旨已昭然若揭，黄芩汤，后世奉为温病之主方，未尝有参，白虎汤治阳明热盛，效如桴鼓，亦未尝有参，必自汗而渴且无表证者用之，此温热定法也。迨自隋唐而降，仲圣法渐置不讲，相传之方，如《活人书》之人参顺气散、独活

散，未见有宜用参之候，许叔微以白虎汤为治中暍而不加参，皆诚有可议。然其他变仲圣方而不失仲圣法者，不可胜举，如以羌防取伤寒之汗，葱豉取温热之汗，俱不佐参。其佐参者，五积散邪兼表里，攻其邪复和其正，栝楼根汤则以渴甚，参苏饮则以脉弱，升麻葛根汤则以脉弱而渴，至葳蕤饮治风热项强急痛四肢烦热，参似不宜矣，而以葱豉散外，葳蕤清里，因风热烁津，故加人参以和表里而生津，凡袭用之佳方，未有能出仲圣范围者。至败毒散，方书有无人参者，其原方本有人参，无表里上下应和之故，而欲扶正以驱邪，过矣，乃喻西昌以治其时大疫，倍加人参得效，则非法之法，仍以仲圣方为根据。何以言之？盖值饥馑兵燹之余，正气誉败，幸其虚非劳损之虚，又用之于群队表药，补之所以有功。仲圣以白虎汤治中暍，因虚而加参，正是此意。然伤寒有表证之虚，与温热身热之虚不同，为祸为福，消息甚微，审辨不易，彼于原方删人参者，其亦有见于此矣。

以上所言人参之治，惟真正大参，试之甚验，若今之党参，有甘无苦，何能与人参比烈，即别直等参，亦未足言冲和煦育之功，要其为补，皆与人参相近，故防误用之弊，亦当与人参并视也。

沙参

《本经》沙参主血积惊气除寒热。血积二字，惟徐氏最为得解，云沙参为肺家气分中理血之药，色白体轻，疏通而不燥，润泽而不滞，血阻于肺者，非此不能清之，曰理血，曰血阻，曰清之，恰合沙参治血之分际。与桃仁为肺药而主瘀血之闭者，大有不同。热伤其气，斯气阻而血亦阻，心为扰乱而有惊气，营卫愆其度而有寒热，非甚重之证，故得以沙参主之。《别录》演之为疗胸痹，则失其实矣。

沙参生于沙碛而气微寒，色白而折之有白汁，茎抽于秋，花开于秋，得金气多，味微甘

则补肺中之土，微苦则导肺气而下之，金主攻利，寒能清热，复津润而益阴，故肺热而气虚者得之斯补，血阻者得之斯通，惊气寒热，咸得之而止。

肺恶寒，咳嗽由肺寒者多，故徐氏戒用沙参。然《卫生方》用沙参一味治肺热咳嗽，曰肺热。则有风寒外感与素有内寒者，自不相宜。若用于肺热，何害？

桔梗

桔梗能升能降，能散能泄，四者兼具，故升不逮升柴，降不逮枳朴，散不逮麻杏，泄不逮消黄。盖其色白味辛气微温，纯乎肺药，肺恶寒恶热。而中心微黄，味又兼苦，则能由肺以达肠胃。辛升而散，苦降而泄，苦先辛后，降而复升，展转于咽喉胸腹肠胃之间。《本经》所以主胸腹痛如刀刺，腹满肠鸣幽幽，《别录》所以主利五脏肠胃咽喉痛也。

桔梗实不入肾，仲圣桔梗汤治少阴病咽痛，是肾家邪热循经而上，肺为热壅，以桔梗开提肺气，佐甘草以缓之，自然热散痛止，并非治肾。邹氏之论极是，气为血帅，气利则血亦利，故桔梗汤并主血痹。推之排脓与治肺痈治结胸，仲圣诸方，无不与《本经》吻合，即《肘后方》治肠内瘀血，丹溪治痢疾腹痛，亦只如其分以任之耳。

物理至微，古圣何能尽言？得其旨而扩之，方为善读古书。易老舟楫之剂载药不沉之说，大为张隐庵所訾，其实桔梗降而复升，性与肺比，不易下沉，外科于上焦痈疡，所以非此不可，洄溪评《外科正宗》无异言，且易老以为舟楫之剂者，与甘草同用也。桔梗得甘草，自更羁留于上，名之为舟楫何害？至《备要》表散寒邪一语，桔梗岂胜发汗之任？骤阅之不无可诧，然古方表剂固多用之。盖其开提气血，通窍宣滞，与羌防橘半等为伍，殊有捷效，鼻塞尤宜。惟属以偏裨之任则可，若竟恃为表剂，则不能无弊。又徐氏谓咳证用桔梗，是宋以后

法，升提究非所宜？不知肺苦气上逆，而气逆之因不一，若肺感风寒，气不得宣而逆而咳，非开肺郁而提出之，曷云能瘳？况桔梗白散治咳而胸满，载在《外台》，洄溪盖尝讥叶氏未阅《外台》者，何遂忘之而谓是宋后法也。

桔梗与芍药，皆能治痢疾腹痛。惟桔梗是治肺气之郁于大肠，散而上行，芍药是治脾家血中之气结，破而下行。若非滞下之痢，二者皆不相宜。《伤寒》《金匮》两书，凡云利者即是泻，非今之所谓痢，痢则必加下重字以别之。故真武汤若下利者去芍药，四逆散治泄利下重不去，通脉四逆汤治下利清谷本无芍药，腹中痛始加之，以其为姜附之佐，于里寒无伤也。咽痛去之者，芍药不能散上结之阳也。桔梗之加，全为咽痛，虽不治利而利时不去，与芍药不去之意正同。利不止，无怪脉之不出，利止而脉不出，则桔梗之散，大有妨于生脉，与芍药之有妨咽痛亦同，故必须去之而加生脉之人参，此仲圣或去或加之所以然也。邹氏不达，而谓芍药止腹痛下利，桔梗亦止腹痛下利，误之至矣。

知母

知母为肺胃肾三经清气热之药，洁古、东垣、丹溪，咸以知母与黄柏为滋阴之品，后人遂视为补剂。知母之润，虽不似黄柏之燥，然寒滑下行，使热去而阴生则有之，究无补性能益阴之不足！即以泻邪火，亦当适可而止，否则降令太过，脾胃受伤，真阳暗损，诚有如李濒湖所言者。

知母《本经》主消渴，《千金》《外台》固恒用之，仲圣则更有精焉。止渴如五苓散、猪苓汤、文蛤散皆无知母，白虎汤有知母而无渴证，加人参乃始治渴。盖以阳明热盛，清热诚要，然膏知无益阴生津之能，于清热之中再加以人参，则病去而正即复，其用意之周帀，《千金》《外台》且逊之，况他人乎？

桂枝芍药知母汤，仲圣之用知母，即《本

经》所谓除邪气肢体浮肿下水者，邹氏解之，但以知母为治火阻于下，则未免肤浅，试历引他说以补之。张隐庵云：知母皮外有毛，故除皮毛之邪气，肉厚皮黄，兼得土气，故治肢体浮肿。张石顽云：除邪气肢体浮肿，是指湿热水气而言。叶香岩云：肾恶燥，燥则开阖不利而水反蓄，知母寒滑，滑利关门而水自下。合观三说，而此方之用知母，可晓然矣。

白术

邹氏云：脾主升举清阳，胃主通降浊阴，皆属土而畏湿。术开花于初夏，结实于伏时，偏于湿热弥漫之际，显其有猷有为，确知其入脾胃，能力固中气，外御湿侮矣。刘氏亦脾胃同论，而以为先胃而后及脾。张隐庵则专主益脾而不及胃。窃思胃为阳明燥金，脾为太阴湿土，土必名湿者，即隐庵所谓土有湿气，始能灌溉四旁，如地得雨露而后发生万物也。白术味甘多脂，有似湿土，非脾之正药而何？其肉白，老则微红，味复带辛，故能由脾及胃而达肌表。《别录》云暖胃，洁古云除胃热，皆是除湿土之或过功效所及，非正治其胃也。

白术除脾湿固中气，为中流之砥柱，其散表邪，非辅以麻黄、桂枝、附子之属，不能由肌肉而透皮毛，盖其味厚而甘，擅长于守也。麻黄、桂枝、附子为走表散风寒之剂，加以术除湿，则为治风湿治寒湿，无湿不加，故麻黄桂枝附子多用于伤寒太阳病，而术惟有水气始用之。邹氏云：仲圣治风寒湿痹方，多有不用术者，以术于风胜湿胜者为最宜，寒胜者差减。盖风胜必烦，湿胜必重，《金匮》中治痹用术诸方，非兼烦必兼重，或云身烦疼，或云身体疼烦，或云骨节烦疼掣痛，或云身重，或云腹重，或云头重，或不烦不重而云身体疼手足寒骨节痛，是析风与湿与寒而三之矣。不知仲圣方言烦者未尝不兼湿，言重者未尝不兼风，言寒者未尝不兼风与湿，核诸《本经》主风寒湿痹，无不吻合。邹氏徒泥于字面而不知细审，

遂并白术性用而胥失之矣。

凡仲圣方用桂至四两，必为利小便与下肾邪，桂枝附子去桂加白术汤，又明云大便硬小便自利去桂，大便不硬小便不利当加桂，是桂枝之能利小便无疑矣。乃尤氏解此方云：大便硬小便自利，知其人在表之阳虽弱，而在里之气自治，则皮中之湿，所当驱之于里使水从水道而出，不必更出之表以危久弱之阳，故去桂枝之辛散，加白术之苦燥，合附子之大力健行者，于以并走皮中逐水气，夫去桂以小便利也。今去桂而犹欲驱湿从水道出，不知其意何居？况既云当驱之于里不必更出之表，而又云加白术合附子，以并走皮中逐水气，不仍出之于表乎？是尤氏于本条语意，全未体会。邹氏之说，差胜于尤，而亦未见其当。其解去桂加术也，曰脾健则能制水，水在内能使下输膀胱而大便实，水在外能使还入胃中而大便濡。夫谓使在内之水下输膀胱，实非术之能事，仲圣加术，正取其不利小便，谓使在外之水还入胃中，则殆以大便硬而更崇其土，理不可晓，作此当然之想耳！按仲圣云：三服尽其人如痹状勿怪，此以术附并走皮中，逐水气未得除，故使之耳。可见术附并用，是使水从表除不从里泄，即水不还入胃中之据。或谓如大便硬何？曰：小便数者大便必硬，此小便自利即小便数也。皮中之水，不当留而留，水府之水，当留而不留，脾不举其职，而肠胃与膀胱之传化咸乖矣。去桂加术，则小便节而本有之津液，不随之而亡，亦脾职复而后致之津液，可由是而裕，水湿外除，津液内蒸，谁谓白术之加，不足以濡大便哉？

白术《大明》主反胃利小便，洁古主生津止渴，殆不善会仲圣方而致误耳。五苓散药止五味而交相为用，中多奥旨。夫所谓脉浮发热者，表证也。烦渴小便不利者，里证也。太阳表邪化热传本，因而渴饮，因而水蓄不化，因而小便不利。解表止桂枝一味，治里亦第利水而不涤热，且利水用至四味，不更助燥增热乎？

要知表未全解，尚属阳中有阴，不似阳明病可任寒药，水为阴邪，非辛甘温不化，桂枝虽不以利水，而化气必藉桂枝，猪苓、茯苓亦太阳药，协桂枝则利水而亦解表，五味分两皆甚少，且以散服多饮暖水，为出汗计者至矣。而治里之法即具于其中，桂枝最少，欲其达表，泽泻最多，取其咸降，更以白术一味益中气收水湿，安靖上下，而后表无不解，水无不行，表解水行，则热自撤渴自止。若谓术能止渴利小便，则实非其所长，茯苓泽泻汤治胃反吐而渴欲饮水，胃反是脾伤不磨，并挟饮邪，故以白术健脾胜水，非以止胃反。生姜、半夏为治呕吐之专药，方有生姜无半夏者，以渴忌半夏也。白术味甘多脂，原能生津，观桂枝附子去桂加白术汤之治大便硬可见，然其性燥，用于有水湿之证，诚能使脾运而津生。若阴虚津枯，责效于白术，则白术谢不敏矣。

术之或去或加，见于理中丸者为多，欲明用术之道，于此求之，思过半矣。曰脐上筑者，肾气动也，去术加桂四两。肾气动，是欲作奔豚之征兆，以桂四两降而泄之。原有成法，见于《伤寒》《金匮》两书，加桂可矣。去术何为？夫土能制水，故《千金》以白术治髓溢，似此证正宜崇土，然术能御之不能泄之，不去术，则术横亘于中，足以掣桂之肘，此加桂所以必去术也。曰吐多者去术加生姜二两，下多者还用术。猪苓汤、五苓散、茯苓泽泻汤，皆有吐不去术，生姜泻心汤、黄芩汤、四逆汤、白通汤，皆有下利不用术，兹何为不然？不知此为寒霍乱言耳。吐多者吐多于下，下多者下多于吐，吐多于下，则里湿尚轻而胃逆为甚，加生姜是以辛散之，去术为甘壅也。下多于吐，则脾湿重矣，健脾除湿，非术不可，故吐多去之，而下多必还用之。曰渴欲饮水者加术足前成四两半。术非治渴之物，此不特不去术更加于前数何故？盖理中所以温中，所以治寒多不用水之霍乱，今渴欲饮水，自非燥热之渴，乃因吐利重丧其津而脾弱不振也。是虽有参以生

津，而参以气胜，术以味胜，味胜者培中土而滋化源，尤为得力，故不加参而加术也。曰腹满者去术加附子一枚。洄溪谓阳虚，尤氏谓气脾，邹氏谓脾实。按证是脾寒，《金匮》有腹满为寒之文，又观所加为附子，其为阳虚无疑，若是脾实，则当与以厚朴七物、大柴胡、大承气之属，与此悬绝矣。四逆温肾用姜附，此温脾亦用姜附，盖肾寒阳虚，必侵及脾，故以姜辅附，脾寒阳虚，其源由肾，故以附辅姜。其必去术者，阳虚必气滞，白术甘壅，去之为宜，是则尤说为尚得其半也。

《别录》术除心下急满一语，须连上消痰水看，然术不能独任其责，亦惟中虚者宜之。《金匮》云：病痰饮者当以温药和之。苓桂术甘汤，四味皆相协以成功，无一味可缺，用于伤寒，则茯苓增一两以急下其水，白术减一两以微损其壅，为其气冲故也。而要非吐下之后，未必以术补虚。桂枝人参汤，证兼心下痞硬，而其用术也，以数下之后，利下不止，虚亦甚也。惟桂枝去桂加茯苓白术汤，表证未罢而去桂，心下满痛而加术，几令人不解。然服桂枝汤或下之，虽不切中病情，而病气亦已衰矣。头项强痛翕翕发热，而脉不云浮，亦不恶寒恶风，翕翕乃微开微阖之象，是未可与头痛发热并论者，独水停心下满而微痛无汗而小便不利，邪无从出，为是证之关键。盖太阳为寒水之府，头顶乃太阳经脉之所至，若非水停心下，前服桂枝汤即强痛可除，其不除者，半由寒水之不下行也。桂枝一味，无汗固忌，不治表亦无需乎桂，故去之。利小便当首推茯苓，故加之。水气因阳气不充而停，不益其气，病机不转，术益气而除湿，故加之。虽然，甘壅之术，非满痛之心下所宜，其所以得收其效者，独赖有芍药以敛之耳。况术为脾家准对之药，得芍药自疾趋而入脾，得茯苓又相协而利水，水行则满痛必除，太阳之微邪，何至仍踞于表？甘草乃白术补虚之佐使，姜枣调营卫，使邪无所容，亦足代桂枝而宣力，术固不能独治心满也。

本草思辨录

《别录》术主大风在身面。其所谓风，即海藏谓术补肝风虚之风。刘氏云：阳虚阴蓄，久而阴不化，则阳从之而化风，是谓风虚。又云：阳蓄阴中则气虚，气虚则生湿，是术之治风仍不离乎湿。《金匮》附近效术附汤一方，即治风虚之证也。《别录》又主风眩头痛目泪出，下句接以消痰水。盖以风眩本于痰水，消痰水即所以治风眩。邹氏谓湿与水与饮是一源三歧，历举《金匮》治眩与治湿治水各方以证之，并谓《本经》止汗除热，多系风湿相搏之证，如五苓散、防己黄芪汤、甘草附子汤，皆止汗除热之验，而不得用于温热之汗出身热，洵属确论。然其于《金匮》有不得其解者，谓小半夏加茯苓汤，治饮眩而不用术，以心下痞故。夫小半夏汤治呕吐之方也，药止三味，而必以小半夏加茯苓名之，明乎此以止呕吐利水为治也。虽然，呕吐因膈间有水，因膈间有水而眩悸，皆术所宜从事。即心下痞因饥而得者，亦何尝忌术？乃绝不许术阑入其间，诚不可解。愚盖细思而得其故焉。仲圣下字皆极有斟酌，呕吐而曰卒，卒字讵容忽过，呕吐由于卒致，则必膈间本无宿水，或因清阳偶弛，饮停不化，遂胃逆而为呕吐，脾固无恙，无虑其虚，以姜夏宣阳降逆于上，茯苓利水于下，足以疗之而有余。若再以甘壅之术，横于膈间，则非徒无益，而又害之矣。枳实薤白桂枝汤之治胸痹也，曰人参汤亦主之。一证而虚实不同，药即攻补相反，术之宜与不宜，不益可见哉。

黄连

王海藏云：黄连泻心实泻脾。刘氏释之，谓中土为心之用，心之用病即病乎心，是值以心病统归之脾病矣。脾病固能传心，心病岂能不传脾？夫苦入心火就燥，黄连苦燥而寒，诚为手少阴除湿热之药，而其花黄实黄根黄，脾与肠胃亦皆其所司，特气味俱厚，惟治血热不治气热，故其功用首在心脾，次及肠胃，肠胃所治，亦属血中之热。肝肾亦得以黄连治者，盖其茎叶隆冬不凋，根则状如连珠，禀寒水之气而直抵极下也。其为入血，更不待言矣。

《本经》黄连主腹痛，黄芩不主腹痛，显以黄连为足太阴药。《金匮》小柴胡汤腹中痛去黄芩，黄连汤腹中痛不去黄连，正与《本经》适合。然黄连汤是以干姜、人参治腹痛，黄连、半夏治呕吐。说详大枣。呕吐为胃病，而胃热必侵其脾，故腹痛亦非纯寒之证，兼有藉于黄连，黄连所以标方名者，以病由胃中有邪气，明黄连之所独擅也。

诸泻心汤，大黄黄芩或用或否，黄连则无不用。心痞固非黄连不治，与干姜并用，则为除胃热之心痞，倚任之重，厥由于是。乃大黄黄连泻心汤、附子泻心汤，名为泻心而加以大黄荡实，几令人疑，然而无庸疑也。二物同能泻心，同能除胃热，惟黄连燥而不走，协大黄则走，渍以麻沸汤而不煎，且须臾绞汁，不使药力得尽，正是攻风痞之妙法。他处用以荡实者，曾有是乎？尤在泾云：阳经之寒变为热，则归于气，阴经之寒变为热，则归于血。阳经之热，或有归于血者，阴经之热，则必不归于气。此即阴经之寒变热而以血药泄热者。所谓气痞，盖血中之气也。心下若按之不濡，脉若不浮，不得谓之气痞，必不药渍而不煎。脉浮在关上，又即胃热用大黄黄连之所以然，是方与论固两相针对矣。至附子泻心汤，寒热互治，人所易晓，独又加黄芩何耶？盖附子气药，浮中沉无所不至，刘河间所谓乌附气暴能冲开道路者，以大黄黄连攻痞而下泄，附子扶阳而上行，譬之剿匪，夹击之后，保无有余匪之窜逸者，加黄芩，所以除气热之由夹击而致者也。凡仲圣方计虑之周，类多如是，何见及者之鲜哉。

以大黄辅黄连之不逮，推其法以治滞下，变渍为煎，亦属大妙。张洁古制芍药汤，用黄连、木香于芍药、大黄之中，颇得仲圣之意。《直指》之香连丸则少逊矣。盖黄连苦燥，木香苦温，皆气味俱厚，二物并用，未足以相济而

不免于实肠。刘氏甚赞此方，谓气虚而有热者，舍寒凉无以为治，但寒凉必益其虚，和以木香，则寒凉更得奏功。窃谓木香固能调气，然不能调气虚有热之气。即寒凉药，黄连与大黄亦殊不同，缪氏论木香云肺虚有热者慎毋犯之，刘氏何不审之甚？抑香连丸在《直指》，不得谓无深虑也。黄连二十两，以吴茱萸炒令赤，去吴茱萸不用，木香四两八钱，不见火，醋糊丸，配合炮制，悉有法度，总不欲以苦燥苦温之性滞于肠间。后人纷纷加减，大失其旨。粗工又于病者初起而用之，闭门逐贼，鲜有不蒙其害者矣。

昔人以芍药治腹痛为土中泻木，余主邹氏破阴结之说，独谓以木疏土。说详芍药。若黄连治腹痛，真乃土中泻木矣。夫肝与胆为表里，热必属胆，寒必属肝。热而不上冲，则为肝阳乘脾，腹乃作痛，左金丸治胁痛之方也，而以治腹痛极效。抑青丸亦然。一以吴茱萸一两佐黄连六两，一以吴茱萸汤浸黄连一宿，盖肝主疏泄，二味合用，使肝热下泄而脾土得安，此固为土中泻木矣。即就黄连思之，黄为燥金，苦能达下，亦具有制木之义，第以吴茱萸佐之，更开其去路耳。

黄连之用，见于仲圣方者，黄连阿胶汤、泻心汤，治心也。五泻心汤、黄连汤、干姜黄连黄芩人参汤，治胃也。黄连粉，治脾也。乌梅丸，治肝也。白头翁汤、葛根黄芩黄连汤，治肠也。其制剂之道，或配以大黄、芍药之泄，或配以半夏、栝楼实之宣，或配以干姜、附子之温，或配以阿胶、鸡子黄之濡，或配以人参、甘草之补，因证制宜，所以能收苦燥之益而无苦燥之弊也。

黄芩

人知黄芩为少阳药，而不识其所以然，窃思其色青胜于黄，得甲胆之气，又中空似胆府，气寒能清胆热，胆属少阳相火。相火者，佐君而行其令者也。人赖此火以动作云为，故气分

之热，少阳为多，治气热之药，亦惟黄芩为方中易见。

金以黄为贵而黄属土，黄有土金相兼之德，故黄芩亦入肺胃与大肠，表里之热无不能解，《本经》所以主诸热黄疸肠澼泄利也。

黄连入心脾，而心脾皆主血，黄芩入胆肺，而胆肺皆主气，邹氏三耦之说，全然未当，即如黄芩汤，是用黄芩清少阳气热，其加芍药，亦非用以入血，说详芍药。

《本经》黄连主肠澼腹痛，黄芩主肠澼不主腹痛，观仲圣黄芩汤、黄连汤之治，正相符合。盖腹痛为太阴病，或寒或热，必涉于血，黄连入脾清血热而兼入心胃，故治腹痛亦治肠澼。黄芩为胆经气药，能由肺达肠胃而不能入统血之脾，故治肠澼不治腹痛。洁古以为治脾湿者，未之详审也。

柴胡

人身生发之气，全赖少阳，少阳属春，其时草木句萌以至畅茂，不少停驻。然当阴尽生阳之后，未离乎阴，易为寒气所郁，寒气郁之，则阳不得伸而与争，寒热始作。柴胡从阴出阳之药，香气彻霄，轻清疏达，以治伤寒寒热往来，正为符合。邹氏所谓疏郁阳以化滞阴也。

凡证之涉少阳者，不独伤寒也。如呕而发热，呕属少阳也。热入血室，寒热有时属少阳也。论凡三条，惟此用小柴胡汤。大柴胡汤下用柴胡，心下满痛属少阳也。至治劳用柴胡，寇氏执定虚损而受邪热，有热者始可。濒湖驳之，则以劳在少阳与他经有热者悉宜。邹氏又以二家之说，皆似劳非劳，如《金匮》所谓五脏虚热之热，其虚劳之宜柴胡与否，仍置不论。窃谓虚劳而用柴胡，仍当以少阳为断。少阳与厥阴，离合只在几微，热则为少阳，寒则为厥阴，有寒有热，则为少阳兼厥阴。虚劳有损及肝者，其脉必弦，弦脉亦属少阳。仲圣薯蓣丸有柴胡，何尝不治虚劳，何尝有发热之外证？再核之《保命集》之柴胡四物汤，《局方》

之逍遥散，一治虚劳寒热，一治血虚虚寒热，皆病之涉少阳者。薯蓣丸何独不涉少阳？即四时加减柴胡饮子，退五脏虚热，虚邻于寒。虚热与盛热自殊，正少阳之分际，盛热则不可以柴胡治矣。

孙琳以柴胡治劳疟热从髓出。虽骨髓为肝肾所隶，而疟发于胆，胆与肝为表里，故少阳之气治，则骨髓之热已。推之《圣济总录》治小儿骨热，洁古谓产后血热必用，皆有少阳相关之理。盖小儿之阳，阳而稚者也。产后之血，伤及肝胆者也。扶其生气，正惟柴胡为当。特不善审证制剂而第恃此物，则失之远矣。

昔人用柴胡之方不胜枚举，不必皆柴胡知已，而用之而有效者，非无故也。试即东垣补中益气汤言之。少阳之火，即气食少火之火。少火者，不寒不热，脾得之而升，肺得之而降。过寒过热，皆能犯胃作呕，胃岂可升？其气之陷者，实少火之不足也。柴胡升少阳而使适于中，则少阳自遂其生生之性，而脾肺悉受其荫，此即十一经取决于胆之谓也。东垣以柴胡为升阳明之清气，而后人遂沿其误，治本草者盖深究之。

《本经》柴胡去肠胃中结气，谓大柴胡汤用柴胡即去肠胃中结气，原非不是，然诸承气汤何以俱不用柴胡？《本经》所主，亦非专属肠胃。夫大柴胡汤之为治也，在《金匮》曰心下满痛，在《伤寒》曰呕不止心下急，郁郁微烦，曰热结在里复往来寒热，其用柴胡，岂只为肠胃中有结气？洄溪疏柴胡，谓《本经》治效皆主肠胃，已不善会本经。而又以为肠胃药非少阳药，则尤可异之至。洄溪不既云木能疏土乎？柴胡惟能达少阳之木气，而后少阳得于肠胃，疏其顽土，《本经》盖就愈病之所言之，非谓柴胡不入少阳也。洄溪亦自相径庭矣。

白鲜皮

白鲜之根作羊膻气，膻属风，宜治在下之风矣。而其根于四五月花开之后，即虚恶无用。是未花之前，其气上注必力。且采于二月风木司令，自于治头风极合。至味苦化燥，气寒已热，又能于湿热大展其用。治淋沥阴肿者，根走极下之验也。治黄疸湿痹者，皮走肌肉之验也。治四肢不安腹中大热饮水者，皮黄白入肺胃之验也。用之于湿热，不必挟风。用之于风，不必挟湿而必挟热，否则于是物无当矣。

龙胆

黄芩主少阳之经热，竹茹主少阳之府热，龙胆则主由少阳入厥阴之热。其味苦中有涩，苦主发，涩主收，即发即收。其用在少阳者少，在厥阴者多，故用龙胆者皆取其泻肝。凡肝之热，有本脏挟胆而热者，有为胆所侵侮而热者，龙胆治胆侮肝之热，能内极于骨间。谓之治肝无愧，以其未全离少阳，故泻肝之气热，不泻肝之血热，龙胆之名，所由来也。

芍药

芍药十月生芽，正月出土，夏初开花，花大而荣，正似少阳渐入阳明，故得木气最盛。根外黄内白，则为具木气于土中而土生其金，金主攻利。又气味苦平，故能入脾破血中之气结，又能敛外散之表气以返于里。凡仲圣方用芍药，不越此二义，以此求之方得。

芍药《别录》酸微寒，隐庵辈多议其非，今取嚼之，却带微涩。涩者酸辛之变味，况同一物而气质有厚薄，安知古之不异于今？即《本经》之苦平与酸微寒并体之，皆不外敛之与破，识得芍药之用，而无谓之吹求可已矣。

邹氏于仲圣方之有芍药，处处以破阴结解之，支离殊甚。桂枝汤因卫气外泄不与营和，故于桂甘温经驱风之中，用芍药摄卫气就营气。营气本未尝结，何待于破？此敛之义也。当归芍药散治腹中疠痛，此破之义也。桂枝加芍药汤治腹满时痛，此敛与破兼者也。满须敛，痛须破。何可执破阴结一说以概诸方？

腹痛为太阴血中之气结，芍药以木疏土而

破结，故为腹痛专药。谓于土中泻水者，犹属隔膜之论。下利乃阴气下溜，土德有惭，岂堪更从而破之？故下利断非所宜。若滞下之利，则正宜决其壅滞，芍药又为要药，洁古芍药汤用之而以名方，可谓得仲圣心法矣。

仲圣黄芩汤治下利何以有芍药？盖太少合病，邪已近里，无用葛根汤之理，治之宜从里和。黄芩清少阳之热而其气轻，加芍药以敛之，甘枣以固之，则里和而利止。且太少合病，则病气未肯骤下，欲其里和，焉得不敛，芍药之不可少如是。

甘遂半夏汤证，曰脉伏欲自利，利反快，虽利心下续坚满。脉伏者，有留饮在内。欲自利利反快者，利不即利，既利则快。心下续坚满者，利后满减，过时又续，显系内有停阻，与滞下无异。芍药能破坚积，正其所宜，且以甘遂逐在上之留饮，而又以芍药敛而降之，则上下之邪尽去。用芍药之妙有如此，而注家从未见及，可异也。

芍药甘草附子汤证，曰发汗病不解反恶寒者，虚故也。虚者阳虚，汗后气已外散，故以附子扶阳，炙甘草补中，芍药敛其外散之气，方义易见。而邹氏以芍药甘草为得桂枝汤之半，尽太阳未尽之风邪。此与桂枝汤何涉？且以芍药甘草当桂枝汤之用，不可谓非妄矣。

芍药为太阴血中之气药，不能破血中之血结，且味涩则破而不泄，故凡下瘀血之方，芍药得厕其间者，皆偏裨之任也。

芍药若用为补剂，必配合得宜，如四物汤之类，方能获益。辛祐之患消渴九年，止而复作，苏朴授以芍药甘草等份为末煎服，七日顿愈。陈日华谓古人处方，殆不可晓，实则无不可晓也。殆善师成无己酸以收之，甘以缓之，酸甘相合，用补阴血敛逆气除肺燥之意耳。此最得用补之妙法，单用讵能即补？洁古谓入脾经补中焦，东垣谓色在西方故补，皆足贻误后人。洄溪又但以为养肝之圣药，其亦昧之至矣。

古有减芍药以避中寒之说，寇氏然之，谓气虚禁用，此亦仲圣早有以示人者。伤寒太阴篇云：太阴病脉弱，其人续自便利，设当行大黄、芍药者，宜减之。以其人胃气弱易动故也。以芍药与大黄并称，即可知芍药之为芍药，胃弱宜减。更可知应用而尚不可多用，何后人直以为补剂而不加深考耶？

胃弱既宜慎矣。乃防己黄芪汤下云：胃中不和者，加芍药三分，则何以解之？夫芍药者，能敛外散之气以返于里者也。风湿脉浮身重汗出恶风，气之外散为何如？故其证有兼喘者，有兼气上冲者，和胃非他，敛胃气使下降耳。岂芍药而有和胃之专长？又肺与肠胃皆一气直下，芍药能敛气入里，即能下归肠胃，故芍药为脾药，而兼为肺药为胃药也。

牡丹

心为牡脏，主血脉，牡丹色丹属心，气味辛寒，故能通血脉除血热。辛寒兼苦，直抵下焦，故又泻肾脏阴中之火，及肝热之由肾而致者。《本经》除癥坚瘀血留舍肠胃。盖丹皮非肠胃药，而肠胃有癥坚瘀血留舍则治之。义至精而至确也。

丹皮与大黄、桃仁、芒硝，皆能治下焦血分之病，而仲圣方或四物并用，或有大黄、桃仁、芒硝而无丹皮，或有丹皮而无大黄、桃仁、芒硝，或有丹皮、桃仁而无大黄、芒硝，或有大黄、桃仁而无丹皮、芒硝，用舍之间，讵无深意？窃尝玩索而得之矣。大黄、桃仁、芒硝，是治客热传入之血结，病之骤得者。丹皮是治阴虚生热之血结，病之渐致者。大黄、芒硝、丹皮并涤血热，而大黄下夺而厉，芒硝咸降而濡，丹皮去瘀生新而养阴，堪入于补剂。桃仁独不凉血，而破由气入血之闭滞。此四物功用之同而不同也。大黄牡丹汤，痈脓在大肠，丹皮、冬瓜仁，乃治此证之专药，大黄、桃仁、芒硝，则因发热恶寒，必其始有外邪入里，用以下夺而加之，故四物皆不可少。

桃核承气汤，表证未解而热结膀胱，宜大黄、桃仁、芒硝亟攻其邪，而无庸丹皮之养阴。温经汤，病属带下而血瘀少腹，治以化气调经为主，丹皮兼疏其瘀，而无取大黄、桃仁、芒硝之伤正。桂枝茯苓丸，大意与温经汤无异，而下癥以止漏，下癥为重，故用丹皮又加桃仁，二物性皆柔缓，不伤胎气，若大黄、芒硝之咸苦下泄，则非所宜也。下瘀血汤，产妇有瘀血著脐下，非阴虚血热之比，无需乎丹皮、芒硝，既服枳实芍药散而不愈，自非大黄不能下夺，桃仁、䗪虫逐瘀而不峻，于产妇最宜，虽用大黄而蜜丸酒煮，用缓其性，仍所以顾产后之虚也。知此五方用舍之道，而余如鳖甲煎丸、肾气丸，可类推矣。

卷 二

木香

用木香者多取其调气，顾其气味辛温而厚，不无重浊之嫌，黏牙而苦，亦少宣泄之力，故必阴中伏阳之证，如《本经》所谓毒疫温鬼者，最为相宜，否则一切纯寒无热之气滞等证，佐以生姜橘蔻，亦收殊效。世有以香连丸治痢而害即随之者，非木香之过，而用木香者之过也。

木香非血药，而有时血亦蒙其利者，则于归脾汤见之。归脾汤证为脾气虚寒，不能摄血，其方用心肝脾三脏之药，不为不多，独有统率全方者三物。远志醒心之阳。枣仁敛肝之阴，足为血之前导，然导之至脾而脾之闭拒如故，则亦徘徊们门外耳。木香者，能于脾中行阳，阳一动而薰然以和，血乃归于其经，是木香者启脾之钥也。其能温气以荫血者如是。

补骨脂

按《开宝》补骨脂主治，以五劳七伤冠首而踵以风虚冷，是风虚冷由五劳七伤而致也。再继之以骨髓伤败，肾冷精流，又由风虚冷而致也。夫肾家之风，有因热而生者，如天麻丸之用萆薢、元参、生地黄也。此则因虚冷而生风，故宜以味辛大温之补骨脂拯之。虚冷生风之候，喻西昌所谓两肾空虚，有如乌风洞，惨惨黯黯，漫无止息者是也。

姜黄、郁金

《唐本草》于郁金曰辛苦寒，甚是。于姜黄曰辛苦大寒，其实温而非寒。惟以为大寒，故云除风热，邹氏不察，亦沿其误，并以姜黄主心腹结积，为治在上，郁金主血淋尿血，为治在下，意在求精求切而不知其实非也。

姜黄辛苦温而色黄，故入脾治腹胀。片子姜黄兼治臂痛，是为脾家血中之气药。郁金辛苦寒而外黄内赤，性复轻扬，故入心去恶血，解心包络之热，其治淋血尿血与妇之经脉逆行，皆相因而致之效，是为心家之血药。此皆历试不爽者，《唐本草》可不必过执矣。

荆芥

考古治头项风强，一切偏风中风口喎，及吐血衄血下血，多重任荆芥，是其所司，总不离血中之风，能于血中散风，即系于血中行气。海藏故谓之肝经气药，但肝经之气，不能不涉及少阳，《本经》所主鼠瘘瘰疬，即少阳病也。

荆芥散血中之风，为产后血运第一要药。其芳温之性，又足以疗瘰疬疮疥，然无非利血脉去风毒而已。

谓荆芥为温升则兼凉降，为凉降则兼温升，要其温胜于凉，气亦带浊，于外感风寒用之，必涉血分头目昏眩者始得。《永类钤方》治风热头痛，与石膏辛凉之味等份为末，茶调下，制剂亦妙也。

薄荷

薄荷，《唐本草》治贼风伤寒发汗，《食性本草》治阴阳毒伤寒头痛，苏颂、王好古亦皆谓治风寒，外此诸家则皆谓治风热，究将何从？考古方多用于风热，鲜用于风寒，煮汁饮之，则洁古所谓去高巅及皮肤风热者甚验，气味辛凉而不似荆芥之温，终当以治风热为断。

邹氏解贼风伤寒，谓夏之贼风乃北风，定

是夏令伤北风之寒。此于薄荷之治，亦尚有合。但邹氏专主此说，而于风热不推及之，且以薄荷根不畏寒，苗不畏暑，为消息之所在，则泥之至矣。惟其根不畏寒，所以苗不畏暑，不畏暑，正辛凉之金气足以当日，与麻黄所产之地，冬不积雪，可对观而明。邹氏又谓薄荷发寒沍之覆，与荆芥、香薷等。试思香薷何物，而可与之等量耶？

薄荷于头目肌表之风热郁而不散者，最能效力。若配合得宜，亦可治上中焦之里热。凉膈散、龙脑鸡苏丸，以除胃热胆热肾热，可谓用逾其分矣。逍遥散合煨姜，又能变凉风为温风，而治骨蒸劳热。彼存胶柱之见者，得毋闻而惊怖耶？

青蒿

青蒿有二种，一黄色，一青色，生苗于二月，其深青者，更异于常蒿，至深秋犹碧，其气芳香疏达，与柴胡相仿佛，非少阳药而何？所以柴胡治疟，青蒿亦治疟也。

青蒿芳香疏达则能升，开花结子于七八月，得金气多则能降，升与降互为牵制，故升降皆不得逞而力微。但其主留热在骨节间，则更有至理焉。青蒿至立秋后便节节生虫，既生虫，仍开花结子，其虫不嚼梗不溃出，循梗而下，入土化他物，若青蒿之力有以抑之者然，是则以治劳热骨蒸，可谓恰如其当矣。

夏枯草

夏枯草或谓禀纯阳之气，或谓禀纯阴之性，以刘潜江阴在下能生阳，阳在上能化阴之说衡之，似乎刘说为长。但人身之阴阳，犹天地之阴阳，刘所谓阴在下阳在上者，自指阴始生阳极盛而言，阳之生阴之化，亦必指夏枯草而言，不知一阴生于下而草枯矣，何阳生之有？一阴生于下而草枯，其所感者在下之阴，非在上之阳，又何得谓阳在上而化阴？其理似精非精，仍不得据此为准。窃谓夏枯草生于一阳始生之

时，当为阴退阳进阴中透阳之物，迨交夏至，阴进而上，则阳退而下，此草透阳之生意，亦即至此而尽，恶得不枯？娄全善因其治目珠夜痛，点苦寒药不效之证，遂反揣之以为禀纯阳之气。夫目珠夜痛，为阴中阳结之证，夏枯草若气禀纯阳，其于阴中之阳，必龃龉而难入，惟其为阴中透阳之物，以治阴中阳结之证，乃得如饥食渴饮，适偿其欲。就是思之，尚有毫厘未合否耶？至洄溪谓性禀纯阴，故一交盛阳，阴气将尽，即成熟枯槁，竟以夏至阴生之时，为阴气之将尽，疏失至此，尤令人不解矣。

漏芦

漏芦亦蒿类，而青蒿治疥疮痂痒，热在骨节间，此治湿痹之恶疮，热在肌肤。

青蒿芳香苦寒，合湿热而并除之，故宜于由湿转燥之疮。漏芦色黑咸寒，热散于肌表而湿使下渗，故宜于湿壅热炽之疮。

古方治发背以漏芦汤为称首者，背为太阳寒水部分，漏芦咸寒而有白茸，正与相合，且热退即住服，明乎越境之不过问也。

漏芦下乳汁，是下热结而不下之乳汁，能消乳内胀痛，非下乳汁之通剂也。

麻黄

邹氏疏麻黄云：麻黄之实，中黑外赤，其茎宛似脉络骨节，中央赤，外黄白。实者先天，茎者后天，先天者物之性，其义为由肾及心。后天者物之用，其义为由心及脾肺。由肾及心，所谓肾主五液，入心为汗也。由心及脾肺，所以分布心阳，外至骨节肌肉皮毛，使其间留滞无不倾囊出也。故栽此物之地，冬不积雪，为其能伸阳气于至阴中，不为盛寒所凝耳。此论麻黄性用，致为精审，远胜诸家。按《灵枢·本脏》篇云：肾合三焦膀胱。三焦膀胱者，腠理毫毛其应。麻黄虽入肾而中空轻扬，故为太阳伤寒泄表发汗之要药。肺之合皮毛，入太阳即入肺，入肺入心即入营卫。麻黄茎并不白，

邹氏谓其入肺而有意装饰之，未免蛇足。又叶天士、陈修园咸谓肝主疏泄，以麻黄发汗为疏泄为入肝，不知肝能下泄不能外泄，其亦武断之至矣。

与麻黄相助为理之物，其最要者有六，曰杏仁，曰桂枝，曰芍药，曰石膏，曰葛根，曰细辛，得其故而后知彼知己，百战百胜矣。今具论如左。

杏仁者，所以为麻黄之臂助也。麻黄开肌腠，杏仁通肺络。麻黄性刚，杏仁性柔。麻黄外扩，杏仁内抑。二者合而邪乃尽除，如麻黄汤治风寒，麻黄杏仁薏苡甘草汤治风湿之类皆是。

桂枝者，所以补麻黄之不足也。麻黄泄营卫之邪，桂枝调营卫之气。桂枝得麻黄，不至羁汗，麻黄得桂枝，即能节汗。二者合而正不受伤，此桂枝并用之方皆然。盖有视证候之重轻，暨他药之离合以为权衡者矣。

芍药者，一方之枢纽也。一征之小青龙汤，外寒与内饮相搏，干呕发热而咳，是证之必然非或然，麻桂散外寒，辛夏蠲内饮，姜味止咳逆，甘草合诸药以和之。寒则以汗解，饮则随便去。惟麻黄入太阳而上行，膀胱之气亦因之而不下行，小便不利少腹满，固意中事，加芍药者，所以驯麻黄之性而使水饮得下走也。若小便本不利，则麻黄直去之矣。全方蠲饮重于散寒，故名之曰小青龙汤。再征之乌头汤，麻黄气轻，驱风寒在肌肤者多，乌头气重，驱风寒在脏腑者多，麻黄除湿，是湿随风寒而去，乌头除湿，是风寒外散而湿则内消，麻黄伸阳而不补，乌头补阳而即伸，此治历节不可屈伸疼痛，二物所以必并用之故。虽然，二物皆出汗而少内心，关节之病，非可一汗而愈者，故又以芍药从而敛之，使宛转于肢节而尽去其疾，黄芪疏营卫之气，则为芍药之前驱，甘草则培中土以和之者也。以其有芍药能使麻乌下达，故亦治脚气。举此二方，而他之用芍药者可推矣。

伤寒太阳病将入阳明，则石膏为必用之药。大青龙汤中风二字，是与小青龙汤伤寒二字为互举之文。麻黄汤治伤寒，曰脉浮紧无汗，此亦浮紧无汗，大青龙别一条曰伤寒脉浮缓。浮缓有伤寒，浮紧岂反无伤寒？况伤寒一日，太阳受之，脉若静者为不传，颇欲吐，若躁烦脉数急者为传。此之烦躁，自因表实而邪不得泄，传入阳明所致。沈尧封以烦躁为内伏之暍热，不知阳明非腑实不至躁烦，安有内已府实而外尚发热恶寒之理？以石膏治烦躁，谓之治太阳传入阳明之烦躁，与仲圣诸说无不吻合，复有何疑？且烦躁在心肾而治则在阳明者，非无谓也。太阳本寒标热，上与心下与肾为缘。太阳热闭，则心肾皆为之扰，太阳不治，则阳明亦所必传，是烦躁非心肾之自病，而阳明乃去路之宜肃，泄其热于表，清其热于里，则烦躁不治而自治。抑石膏者，泄肺即所以泄太阳也。太阳卫外之气，从皮毛而合肺，而石膏亦轻亦重，泄肺清胃，两擅其长，故独用治汗出之热。佐麻黄又治不汗出之热，若离太阳入阳明而成府实之证，则石膏非所克任矣。

太阳将入阳明，葛根亦为必用之药，仲圣文义，多有参观互勘而后明者。葛根汤之证，曰太阳病项背强几几，无汗恶风，病云太阳而方则以葛根标名。葛根者，太阳阳明交嬗药也。何以言之？阳明病身热多汗，而葛根治大热不治多汗，且更解肌出汗，虽出汗而非散太阳初入之寒，所以为治太阳将入阳明之药。太阳寒邪化热，热烁其液，则项背为强。葛根起阴气以滑泽之，则变强为柔。与麻黄治无汗恶风，可称伯仲。然则是证二物足了之矣，复以桂枝汤何为？盖汗出表必虚，以和阳化阴之药继其后，则即攻即补，元气不过伤而易复，此用药操纵之法，仲圣方类如是也。

细辛与杏仁，皆所以为麻黄之臂助，而有大不侔者在。杏仁佐麻黄而横扩，是为一柔一刚；细辛佐麻黄而直行，是为一专一普。麻黄驱阴邪发阳气，不仅入少阴而用甚普，细辛则

色黑入肾赤入心，或云赤黑，或云深紫。紫即赤黑相兼之色也。一茎直上，气味辛烈，故其破少阴之寒冱，锐而能专。考仲圣方佐细辛以治上者不一，如小青龙汤治水饮，厚朴麻黄汤治咳逆，桂甘姜枣麻辛附子汤治气分，皆所易晓。独麻黄附子细辛汤治少阴病用细辛，则此义尘封久矣。试详言之。少阴与太阳为表里，脏若中寒，必始得之即吐利厥逆，不至发热。今有但欲寐之少阴证而反发热，是无少阴之里证，而有外连太阳之表证，自应以麻黄发汗。脉沉者急温之，自应以附子温经。至细辛一味，柯韵伯谓散浮阳，邹氏谓无细辛为微发汗，则有细辛为大发汗，唐容川更以脉沉为阳陷，用细辛以升之。实于细辛性用，与仲圣因证制方之意，未经窥见。夫细辛与麻黄，同能彻上彻下，第麻黄中空轻扬，用以下行，非藉他药之力不可。细辛无发表出汗之能，《本经》麻黄发表出汗，细辛无之。而于风寒之在上在下附于骨节九窍者，则专力以去之，绝不旁骛，故防己黄芪汤，曰下有陈寒者加细辛，可见细辛散少阴经气之寒，厥有专长，非麻黄可及。然则麻黄附子甘草汤无细辛，而此何以有细辛？彼无里证而此何尝有里证？仲圣用麻黄必曰取微汗，此岂堪取大汗？则当于始得之与得之二三日，及麻黄煎法之不同，详究其义矣。经云逆冬气则少阴不藏，肾气独沉，肾气沉则脉无不沉，即仲圣所云脉微细但欲寐之脉，亦未始非沉。此单言沉者，以其沉之甚耳。脉沉自系少阴病本象。兹不云少阴病脉沉反发热，而云反发热脉沉，盖用阴病不太发热而反发热，发热则当由太阳而外达矣。乃发热而兼脉沉，岂能无二三日变为里证之虞，于是以附子专温其经，细辛佐麻黄，锐师直入以散在经之邪。麻黄先煮减二升者，欲其气之下注。不加甘草者，恐其缓三物而中停。此发热脉沉始得时之治法。若至二三日而无里证，则不至或有里证，不当以细辛先开其隙，故以麻黄附子治发热脉沉，而以甘草易细辛，且先煮麻黄只一二沸，以节

其里入之势，而和其散邪之气，此正合得之二三日之分际。彼不言无里证，此不言发热脉沉者，互举之文也。仲圣之斟酌病机，可谓精矣。

更以仲圣用麻黄、杏仁、石膏而治法迥异者言之。大青龙汤三物并用，为发汗之峻剂。麻杏甘膏汤亦三物并用，偏治汗出而喘无大热者何也？此节文义，是将汗出二字倒装在不可更行桂枝汤下。惟其汗出，疑可行桂枝不可行麻黄，不知汗出而喘无大热，非桂枝证之汗出，而为发汗后表已解之汗出。表已解故无大热，喘则尚有余邪，桂枝汤不可行。而大青龙不变其法亦不可行。夫是故变峻为和，以麻黄四两石膏倍之，俾麻黄之技不得逞，而余邪适因之而尽。且石膏倍用，不特制麻黄之悍，泄汗出之热，即杏仁亦必抑其外达之势，以下气而止喘。止喘非麻黄事耶，而汗出无大热之喘，则其喘为气逆多而表郁少，故麻黄减之而杏仁增之。信乎药物多寡之所关，非细故也。

石膏以两计者，与麻黄多寡易见。麻杏甘膏汤，石膏多麻黄一倍，核之治法正合。若大青龙汤石膏亦多于麻黄，则麻黄受制已甚，何至有汗多之虑？洄溪云大青龙汤一剂，除大枣约共十六两，以今称计之，亦重三两有余，则发汗之重剂矣。虽少加石膏，终不足以相制也。夫所谓十六两者，已将石膏并计在内。所谓三两有余者，以古一两今二钱零计之。不知鸡子大一块，洄溪究作今称几何？余将石膏碎为鸡子大称之，总不在三两之下，而洄溪谓一剂共三两有余，真令人不解。王朴庄精于算学，谓伤寒方一两准今七分六厘，则更无洄溪二钱零之多。今姑即二钱零为一两计之。麻黄六两，亦不过有今称两半，而石膏鸡子大一块，则有今称三两，是多于麻黄一倍矣。恐鸡子大一块字，不免有误。世有博雅，盖考订之。

麦门冬

麦冬形象，合之《本经》主治，自是胃家正药。徐氏云麦冬甘平滋润，为纯补胃阴之药。

后人以为肺药者，盖土能生金，肺气全恃胃阴以生，胃气润，肺自资其益也。邹氏云麦冬之功，在提曳胃家阴精，润泽心肺，以通脉道，以下逆气，以除烦热。若非上焦之证，则与之断不相宜。观此可以正李东垣但谓入手太阴而不及足阳明之非。

前人谓麦冬复脉通心者不一，大都其胸中先有《本经》胃络脉绝之见，而更征之以复脉汤、生脉散。窃谓胃之大络，内通于脉。脉绝乃胃络之不贯，非真脉绝。麦冬补胃阴以通络，而脉得所资则有之，亦非能径复其脉。能径复其脉者，厥惟人参，熟玩《伤寒》《金匮》两书自知。且心腹结气伤中伤饱，若非胃络脉绝，亦岂麦冬所能治。下文之羸瘦短气，即胃络脉绝之征，《本经》无一字虚设，而又上下相照应如此，愿与治《本经》者一质之。

徐氏极诋以麦冬治咳嗽，然《千金》《外台》治咳嗽诸方多有之。而实权舆于仲圣之麦门冬汤。麦门冬汤，《千金》即列于咳嗽门，遇津枯火逆者，又何尝不是要药也。

瞿麦

瞿麦本淋药，而栝楼瞿麦丸之小便不利，与淋证有间，何以用瞿麦？乃是方之微旨，则有可窥见者在焉。小便不利而有水气，其为下焦阳虚，显然易见。阳虚于下而热浮于上，所以又渴。薯蓣附子能温肾补虚而不能止渴导水，故辅以栝楼根之生津，茯苓之化气。然小便不利而用薯附，岂无封蛰之虞？栝苓又和缓有余而勇健不足，然则排决之任，自当属之瞿麦。此以淋药治小便不利而恰如其当，仲圣真神化无方矣。

葶苈

大黄泄血闭而下热，葶苈泄气闭而逐水。凡水气坚留一处有碍肺降者，葶苈悉主之。惟泄肺而亦伤胃，故葶苈大枣泻肺汤以大枣辅之。

甘遂味苦甘，所治在中与下，能利水谷之道，故治留饮宿食。葶苈味苦辛，所治在上与表，但利水道，故主结气饮食寒热。试以大陷胸汤丸证之，大黄荡实涤热，上中下咸到，性极峻厉，故汤丸皆以为君，为陷胸之主药。陷胸汤加芒硝、甘遂，而一则煮一两沸，一则内末者，以二物皆下趋极易，欲其回翔胸膈，化水食而软坚也。陷胸丸之证，曰项亦强如柔痉状。项强二字，实此证之主脑。按《素问》太阴在泉项似拔。项似拔者，湿上冲也。此强而非拔，为水结在肺无疑。曰如柔痉状，则与柔痉相似而不同可知。然则何以治之？夫结胸由于误下，误下故正虚邪入，水饮宿食，遂互结而不下。要其所入之邪，太阳病未解之阳邪也。阳邪劫液，故筋失所养而项强，是宜泄其为患之水，濡以柔筋之液，而大逐其心胃之热实，故用大黄消遂无二致，而法则有变，药亦宜加矣。杏消合研，所以润液而柔项。遂蜜同煮，所以安正而化结。葶苈泻肺水，为是方水结之专任。变汤为丸者，以项强不可以急图也。葶苈与甘遂，可同年语乎哉？

车前子

车前即芣苢。《神仙服食经》云：善疗孕妇难产及令人有子。陆机云：嫩苗作茹大滑。今人不复啖之。苗滑如是，其子治难产，自亦取其滑胎。惟令人有子，似未足信。知虚弱之妇，无子贵补冲任，否则反是。车前子非他，盖为治难产之令人有子也。

车前子为输泄膀胱湿热之药，《本经》主气癃止痛利水道小便，《别录》明目疗赤痛，其功用已尽于是。若以治肾虚目暗，则须如加减驻景丸制剂为得，原方尚不及之。

昔人谓车前子利水窍而固精窍，似即补肾之谓。然茯苓利水不必有热，车前子则非热不治。茯苓尚伐肾邪，则车前子一固精窍。为何如之固精窍？可深思矣。

萹蓄

萹蓄叶绿茎赤，禀木火之气，而引蔓促节，

气味苦平，能通利三焦，搜抉隐微湿热之病，故《本经》主浸淫疥瘙疽痔，杀三虫，《别录》疗女子阴蚀。

《金匮要略》云：浸淫疮从口流向四肢者可治，从四肢流入口者不可治。盖口为脾窍，流向四肢，则湿热不致侮脾，脾土有权而可治。萹蓄引蔓促节，复节节开花，可不谓湿热流向四肢之象欤？

大黄

邹氏以大黄黄中通理，状如绵纹，质色深紫，为火贯土中，极服卢芷园行火用一语。窃思卢氏论《素问》承制生化之义固精，但浅学不易领悟。夫大黄火贯土中，或当能扶脾阳矣，然此其质耳。味则大苦，气则大寒，且于黄色中贯赤纹，则于脾中血分锢土之火，自当之辄息。锢土之火息，而心君生土之火，岂有不因之而行其用？此所以行君令戡祸乱拓土地而有将军之号也。

大黄色黄臭香，性与土比，故用于脾胃病极合。其能行火用上下表里咸到，则人多忽之。然有一言可以蔽之者，曰荡实涤热而已。热与实兼者，如大小承气汤下燥尿，大陷胸汤丸治结胸，抵当汤丸下瘀血，大黄附子汤治胁下偏痛。其但热不实者，如苓甘五味加姜辛半杏大黄汤治面热如醉，茵陈蒿汤治谷疸，泻心汤治心气不足。此二者之显有区别者。推是以求，则如鳖甲煎丸治癥瘕，大黄䗪虫丸治虚劳羸瘦，大黄牡丹汤治肠痈，大黄黄连泻心汤治气痞，非热实而同于热实，亦惟假荡涤之性功，扩神奇之妙用。而仲圣制剂之道，抑更有进者焉。己椒苈黄丸，曰肠间有水气。水者虚软之物，大黄能荡实不能捣虚，且泻水已有己、椒、苈，更益以大黄何为？或谓泄血闭而下热，或谓从大便而分消，皆意为揣摩，未足征信。独近人唐容川云三焦者，决渎之官，水道出焉，三焦即膈膜油纲，水从胃中四面微窍渗入油纲，从油纲入膀胱，若水走肠间则为停水，水停而

不行于三焦，则水不化气而津不生，是以口舌干燥，治法宜将未入肠间之水，引之走三焦故道，既停肠间之水，从肠间而下夺，此据西医油纲之说，征以《内经》三焦，核之是证是方，无不吻合，实胜旧解。盖防己纹如车辐，内黄外白，有从脾肺斡旋三焦水道之能。椒目温肾以蒸发其脾阳，除腹满而利水，犹肾气丸之有附桂，如是而三焦之故道可复矣。肠间之水，将遂施大黄以下夺乎，抑未也？夫大肠者，糟粕所居，大肠有水，下即与糟粕俱下，虽非燥屎，大黄固有责。特其所司全在肠胃，力不及肺。肺合大肠，非肺出治节，不能使水食具下。葶苈为从肺至脾之药，本邹氏《疏证》。利水道兼破积聚，故加之以辅大黄之不逮。且椒得大黄，庶寒温相济，而肠胃之疾，亦必火用行而后已。此大黄之治肠间水气，有如此曲折微义，不可不知者也。

夫大黄之为物有定，而用大黄之法无定，不得仲圣之法，则大黄不得尽其才而负大黄实多，否则为大黄所误而大黄之被诬亦多。《素问·至真要大论》论制方之法甚备，而其缓急奇偶，复极之气味厚薄，制小制大数少数多，参伍而错综之。实有无穷之用，仲圣则正本此旨以制方，而不容以一端测焉。大黄气味俱厚，本峻下之物，因其峻下而微变其性以用之，则如大承气、抵当汤之大黄酒洗酒浸，以兼除太阳余邪也。大黄黄连泻心汤之大黄，以麻沸汤渍之而不煮，欲其留恋心下也。大黄附子汤大黄与附子并用，则变寒下为温下。茵陈蒿汤大黄与茵陈、栀子并用，则不走大便而走小便。大黄用法之不同也如是，更以方剂言之。尤氏谓小承气无芒硝而但有枳朴，下趋之势缓，故曰小。不知小承气虽有枳朴无芒硝，而枳朴分两亦较大承气甚少，此制之大小，即承气大小所由名，岂在芒硝有无之别？且芒硝并不专取其下趋。调胃承气芒硝与甘草并用，则能调胃，大陷胸芒硝与甘遂并用，则能陷胸，大承气芒硝止三合，而调胃承气大陷胸转用至半升一升，

调胃陷胸有芒硝，而抵当汤丸转无芒硝，芒硝之功，不专在下趋亦明矣。柯韵伯谓药之生者，气锐而先行，熟者气纯而和缓。故大承气以芒硝专化燥屎，大黄继通地道，而后枳朴除其痞满，邹氏訾之，其实似是而非也。芒硝之不取乎速下，上已言之。夫多煮者味厚，少煮者味薄，味厚则下之早，味薄则下之迟，枳朴先煮，欲其径下，消黄则兼资似涤热，非故操之不可，故大黄后内，芒硝止一两沸。小承气所以同煮者，枳朴既少，又无芒硝。且大承气以水一斗煮枳朴取五升，内大黄后尚取二升，小承气则仅水四升，煮取一升二合，大黄虽与枳朴同煮，力亦不厚，何必再分先后？邹氏谓大陷胸汤用甘遂、芒硝之锐，犹恐其暂通复闭，故大黄先煮，使当善后之任。置全方配合之道不讲，而但于先后煮讨消息。不知芒硝、甘遂，专治胸间热结水结，故芒硝止一两沸，甘遂内末而不煮，大黄本肠胃药，用以为消遂前驱，故先煮之。邹氏又谓茵陈蒿汤，大黄、栀子为前茅，茵陈为后劲，不知茵陈发扬芳郁，禀太阳寒水之气，善解肌表之湿热，欲其驱邪由小便而去，必得多煮以厚其力，与桂枝利小便非多用不可，正复相同。大黄止二两而又后煮，则与茵陈走肌表之气相浃，且能促之使下也。茵陈、栀子皆走小便，大黄自亦不走大便矣。此仲圣制方之意，与《素问》相印合者也。可执一说而不究其所以然哉？

附子、天雄、乌头

邹氏论附子、天雄、乌头之性用颇精，为节其说曰：乌头老阴之生育已竟者也。天雄孤阳之不能生育者也。附子即乌头天雄之种，含阴包阳者也。老阴生育已竟者，其中空，以气为用。孤阳不能生育者，其中实，以精为用。气主发散，精主敛藏，发散者能外达腠理，敛藏者能内入筋骨，附子则兼备二气，内充实外强健，且其物不假系属，以气相贯而生，故上下表里无乎不到，惟其中蓄二物之精，斯能兼

擅二物之长，其用较二物为广尔。

《本经》附子主风寒咳逆邪气，后世缘此多以为治风之药。其实经文深奥，义别有在也。夫风有伤与中之分，伤者伤于营卫，中者中于经络脏腑。伤营卫者，寒郁于表而易化热，宜麻桂决不宜附子。中经络脏腑者，寒根于里而阳本虚，用麻桂又贵用附子。附子非风药，而《本经》之主风寒，盖指中风之风寒言，非指伤风之风寒言也。

《外台》谓中风多从热起，故中风有寒亦有热。风引汤治热之方也，热不用附子，固不待言。小续命汤治寒之方也，若附子即以驱风，何以附子外不少风药。其有附子无风药，如近效术附汤治风虚者有之，未闻能散外入之邪风也。

邹氏谓附子之治风寒，是阳气不荣，风寒侵侮，阳振而风寒自退，似非不知附子治风寒之理者。乃又谓仲圣用生附子之方，皆兼有表证，而其所引白通汤、附子汤，则并无未解之表邪。夫白通所以用葱白者，因少阴下利一往不返，失地道上行之德，葱白能入少阴而升之，非以表汗。附子汤证，是少阴受寒，而阳气不能四周，表何尝有风？脉沉固不当汗，且其方伍以参术之补，苓芍之降，又岂足胜解表之任？至仲圣附子生用，非属汗后，即是下利脉沉，汗后宜补表阳，下利脉沉宜挽其气，生用自胜熟用，此仲圣生用之意也。

或难予曰：恶风加附子，越婢汤非明证乎？何说之遁也。曰：大青龙汗出恶风者不可服，越婢汤加附子，则证为汗出恶风，若附子又从而汗之，独不畏厥逆筋惕肉𥆧耶，盖加附子正以其汗出。赵氏云：恶风者阳虚，故加附子以入阳。然则舍附子则有亡阳之祸，岂果为驱风哉？

用附子于中风风寒，原可不过分，故三生饮无风药，以阳气一充而邪即自消也。若他风寒证，则定须分治。邹氏亦颇以附子与表药对举，暗中逗出，足见附子外尚有表药，其所引

桂枝加附子汤等八方皆是也。惟其中桂枝附子、白术附子，甘草附子，则为治风湿之方。桂甘姜枣麻辛附子，则为治气分之方。夫风为阳邪，附子阳药，以其人阳虚而寒重，非扶阳则风不能以徒驱，故扶阳与驱风并行。寒为阴邪，湿亦为阴邪，风湿之风，与伤风之风，亦致不同，非阳虚不尔，故亦需附子。气分者，水寒之气结于心下，证由少阴阳虚而来，故麻辛附子，温少阴而发汗，桂甘姜枣，化上焦之阳而开结，此从表解。枳术汤则从中泄，病同而治不同。水饮所作四字，赵氏本上下条皆有之，极是。又麻黄附子汤，以麻黄发表而少阴脉沉用之，正赖有附子温少阴也，否则脉沉无发汗之理矣。

附子为温少阴专药，凡少阴病之宜温者，固取效甚捷。然如理中汤治腹满，黄土汤治下血，附子泻心汤治心痞，甚至薏苡附子败酱散治肠痈，如此之类，亦无往不利。惟其挟纯阳之性，奋至大之力，而阴寒遇之辄解，无他道也。

天雄，仲圣惟天雄散一方，附于桂枝加龙骨牡蛎汤后，不言所主何病。按此与上节离合之间，必有窜乱，今细绎其文。自夫失精家至为清谷亡血失精，当是以天雄散主之，下以桂枝加龙骨牡蛎汤主之，正为合宜。何以言之？两方于失精家原可通用，但脉为极虚芤迟，证见清谷亡血失精，则已肾损及脾。不补脾则生精之源绝，故白术用至八两。少腹弦急阴头寒目眩发落，种种肾病，自非他补肾药所能胜任，故选用精气充实不外泄之天雄，而以天雄名方。至其佐使之桂枝、龙骨，尤微妙难言。桂枝汤桂枝止三两，而此乃倍之，欲其于太阳之经府俱到以化气。其证阴既下泄，阳自上浮，而脾肾咸虚之阳，不当潜以咸寒之牡蛎，得龙骨，则引火归土而亦不损其阳。且桂枝辅天雄则入肾释阴，辅白术则入脾温土，龙骨辅天雄则固肾涩精，辅白术则固脾祛湿。以天雄散隶于是证，义实至精至确。若脉得诸芤动微紧，虽天雄散亦可服，要不如桂枝加龙骨牡蛎汤为尤中

窾。盖脉芤动为阳，微紧为阴，阴阳气争则表里失和，治之以此汤，桂枝、生姜、甘、枣为阳，芍药为阴，龙骨为阳，牡蛎为阴，于祛邪涩精之中，有表里相得阴阳互维之妙。此二方是于小建中汤、肾气丸外，又别出良法者。就天雄散思之，则天雄所谓孤阳不能生育，其中实以精为用者，不于此可见其概也乎。

乌头治风，亦惟阳虚而挟寒挟湿者宜之。以其中空以气为用，开发腠理，过于附子，故古方中风证用乌头，较多于附子。抉壅通痹，亦过于附子，故仲圣历节不可屈伸疼痛，及逆冷手足不仁，身疼痛灸刺诸药不能治，皆用乌头不用附子。乌头与附子，同为少阴药，而补益以附子为优，发散以乌头为胜，故肾气丸有附子无乌头，大乌头煎有乌头无附子。因乌头气散不收，故不解表之方，皆去滓内蜜更煮以节其性。仲圣之用乌头、附子，可谓各极其妙矣。乃乌头赤石脂丸更二物并用，以治心痛彻背背痛彻心，取其母子相感以除治外之邪，此岂寻常思议所及哉？

半夏

半夏味辛气平，辛则开结，平则降逆，为治呕吐胸满之要药。呕吐胸满者，少阳证也，故小柴胡汤不能缺此。推之治心痞治腹胀治咳治咽喉不利，一皆开结降逆之功。要其所以结与逆者，由其有停痰留饮，乘阳微以为患。半夏体滑性燥，足以廓清之也。

用半夏者，率以二陈汤能润大便，半硫丸能治虚秘冷秘，谓润而非燥。究亦何尝不燥也？遇津亏无湿之人投之，立贻祸殃。惟仲圣取其长而弃其短，胃反为脾伤不磨，非有滞浊，乃佐之以人参，益之以白蜜，俾半夏之燥性尽失，而胃中之谷气以行。又竹叶石膏汤、麦门冬汤、温经汤三证，亦未可以半夏劫液者，乃其所伍者，为竹叶、石膏、人参、麦冬、甘草、粳米、阿胶、丹皮之属，是亦化半夏之燥而展其开降之能，所谓化而裁之存乎变也。

小青龙汤曰渴者去半夏，小柴胡汤曰渴者去半夏，此可为半夏非不燥之明征。然半夏之燥，燥而滑者也。能开结，能降逆，与燥而涩者不同矣。

莞花

小青龙汤，若微利者去麻黄加莞花。盖利则水气不径趋膀胱，更以麻黄升太阳，则水道益涩，水气必泛而为胀满。太阴篇所谓下利清谷不可攻表，汗出必胀满也。莞花《本经》主荡涤肠胃留癖，利水道，则微利不至成滞下，而在上之水气亦去，且其用在花，走里兼能走表，故《本经》并主伤寒温疟饮食寒热邪气，若以茯苓、泽泻治微利，则表邪亦从而陷之矣。此仲圣所以有取于莞花也。

菟丝子

菟丝子汁去面䵟，徐氏不解，叶香岩谓升少阴，徐氏复不信，不知此最易晓耳。菟丝延草木则根断，子中脂膏最足，故补肾精而主升。面为阳明之脉，而菟丝甘辛而温，能由阳明经上入于面，以施其滑泽之功，面䵟焉得不去？窃愿以此释徐氏之疑。

脾主肌肉，菟丝以寄生根断之性，补益其脾，故能充卫气而肥健，《老学庵笔记》谓久服生疽，其气之温可知矣。

他物补肾，补之而已，此能于补中寓升，故其治精自出溺有余沥，不得以涩剂目之。治消渴，则是化肾中之阴以升其液，亦非滋阴之谓。

五味子

喘与咳皆肺病，其有肾气逆而为喘咳者，则不得独治肺。五味子敛肺气摄肾气，自是要药。然但能安正不能逐邪，有邪用之，须防收邪气在内。仲圣以五味伍桂枝，则云下冲气，去桂加干姜、细辛，则云治咳满，可见咳满之任，在姜辛不在五味，然而去桂不去五味。其

他治咳逆诸方，又无不三物并用，其故何也？曰：足太阳手太阴同为一身之卫，二经之病，往往相通。小青龙汤，伤寒太阳病也，而杂证肺病亦恒用之。推之苓甘五味姜辛汤、厚朴麻黄汤，皆肺中有寒饮，皆以小青龙出入加减。小青龙系外寒与内饮相搏，故咳逆。若兼外寒，方中必有麻桂，无外寒者无之。至三物并用，则非分疏不明。肺中冷必眩多涎唾，甘草干姜汤以温之，此干姜温肺之据。用干姜者，肺寒非干姜不温也。张隐庵之疏细辛也，曰气味辛温，一茎直上，色赤黑，禀少阴泉下之水气而上交于太阳，审乎是而谓细辛不能发汗耶！则细辛辛温而烈，实能由少阴达表，谓细辛能发汗耶！则细辛细碎之体，那得劲力，所以发少阴之汗，必与麻黄并用，而散肺中寒饮，则正其所优为。二物一温一散，肺邪已足了之。而必加以五味，且数多于姜辛，几令人不解。此则治病即以善后，仲圣盖虑之周也。肺苦气上逆，咳则逆，喘则且至于胀，既张之肺，欲翕不得，有邪虽去而咳犹不止者，谓五味可无呼不可无乎？或曰烦躁而喘者加石膏，胃热熏面者加大黄，得毋三物亦治热咳？不知饮自寒而挟自热，三物所治仍属寒饮，不得因是致疑。或又曰三物治咳，惟细辛关系最重，而小柴胡汤咳加干姜、五味，独不加细辛，岂传写有脱佚耶？夫寒饮迫肺而咳者，可从表解，可从下泄。少阴在半表半里，间有咳者，殆阳不胜阴而以微寒侵肺耳。无饮可蠲，何需乎细辛？此伤寒太阳少阳之分，断不容忽过者也。

尤氏曰：五味之治嗽，新病惟热伤肺者宜之。若风寒所客，则敛而不去矣。久病气耗者，非五味子不能收之。然热痰不除，则留固弥坚矣。见《金匮翼》。按所论甚是，而不免于语病。肺为热伤，固非敛不救，如孙真人生脉散之以五味治暑病，然方中必重任人参、麦冬生津止渴之品，即尤氏所引治热咳诸药不效者方。亦何尝无清涤肺热如石膏、知母、枇杷叶之类？虽新病不得重任五味，有邪应兼除邪，治法与

寒嗽不殊，未便故为轩轾也。

栝楼根即天花粉**栝楼实**即瓜蒌仁栝楼根、实《本经》俱苦寒，李氏谓根甘微苦酸微寒，实甘寒，辨之致审。

草木之根荄，其性上行，实则性复下降。栝楼根能起阴气上滋，故主燥热之烦渴。实能导痰浊下行，故主黏腻之结痛。此张氏之说至允，用二物者当作如是想。

栝楼根与葛根同主消渴身热，而仲圣治痓，则一用葛根，一用栝楼根何故？盖无汗而小便反少，气冲口噤，是风寒湿之邪，相搏于太阳阳明之交而不解，用葛根则能随麻黄辈散之于外。栝楼根无解表之长，而证是身体强几几然，俾与桂芍诸物养筋脉则适相当，此其所以攸异也。

栝楼根本治热治渴，乃牡蛎泽泻散并不言渴，而其所伍者为泻水之物？是大病差后，虚热不免，而水去则阴复伤，以栝楼根润液而补虚，除病即兼善后也。栝楼瞿麦丸，上虽为渴而下则有寒，下寒故膀胱不利而水蓄，水蓄于下则阳浮于上，是渴为标寒为本，故以薯附温肺肾而化气，苓麦泄下蓄之水，栝楼根止阳浮之渴，不用膏知者，以渴非实热也。

栝楼实之长，在导痰浊下行，故结胸胸痹非此不治，然能导之使行，不能逐之使去。盖其性柔，非济之以刚，则下行不力，是故小陷胸汤则有连夏，栝楼薤白等汤则有薤酒桂朴，皆伍以苦辛迅利之品，用其所长，又补其所短也。

葛根

葛根与栝楼根，《本经》皆主消渴，而葛根起阴气，栝楼根不言起阴气。张隐庵以栝楼蔓延，结实之时，根粉尽消，结实既成，根复成粉。又凡草木根荄，性必上行，遂谓栝楼根能起阴气上滋。邹氏亦韪之。愚窃以为不然。用葛根者皆知为升阳明之药，栝楼根无用之为升

者。虽凡根皆寓有升意，而用根之药不尽属能升，且以粉消为升，则有粉方掘，正在升力已退之时。盖其所以主消渴者，为其性濡润而味苦寒，皮黄肉白，能却肺胃之热，润肺胃之燥耳。别名天花瑞雪，亦正取寒润下降之意。葛根则异乎是矣。味甘平，为阳明之正药，内色洁白，则能由胃入肺，外色紫黑，则又由肺达太阳，味甘兼辛，则擅发散之长，层递而升，复横溢而散，升则升胃津以滋肺，散则散表邪以解肌，故栝楼根治身热，是以寒胜热，葛根治身热是以辛散热，栝楼根止渴，是增益其所无，葛根止渴，是挹彼以注兹。用葛根而过，有竭胃汁之虞。胃阴下溜，亦能起阴气以止利也。

葛根汤以桂枝汤加麻黄，讵不足发太阳之邪，而犹必重用葛根者。盖麻桂二方之证，均无项背强几几，太阳病而至项背不柔，则风寒已化热烁液，将入阳明，麻桂皆燥药，未足专任，能入阳明起阴气，滑泽其骨节，而又能化肌表之热者，舍葛根奚属？此葛根所以为一方之冠也。

凡寒阻于经，欲化未化而有表热之证，葛根能外达而解之。若已化热入里，或其热不应外解，则葛根无能为役。奔豚汤、竹叶汤之用葛根，不得谓无表热应外解也。

何首乌

何首乌种分赤白，故气血兼益。藤夜交昼疏，故具阖辟之长。味厚入肾，涩入肝，苦则坚，温则补。陈修园但知其为苦涩，而于益气血具阖辟之所以然，则未之见。其必有施之不当而为所误者矣。

修园于首乌能止久疟久痢则韪之，而一归于少阳，则知犹未知。夫久疟不止，势必损及于肝，肝病肾亦病。肾者，三阴之枢也。欲枢转而止疟，自当补肝与肾。肝主疏泄，久痢则疏泄太过，肾亦失蛰封之职，亦必以补肝肾为要。修园既以首乌苦涩而短之，安得更有直折

之威生发之气？如彼云云者，称骥以力而不免于盐车之辱，此可为太息者也。

刘潜江以《开宝》主瘰疬痈肿头面风疮五痔心痛，为效在气血之结而经脉为壅，黑髭发悦颜色长筋骨益精髓，为效在气血之劣而形器有损。二者证绝相悬，而首乌并建厥功，正与阖辟之理相合，可知《开宝》非浪许也。首乌之用，生熟迥殊。其已久疟消肿毒，皆是用生者。又消肿毒用赤不用白，补肝肾则以黑豆拌蒸，赤白各半，皆法之不可不讲者。

张石顽云：今人治津血枯燥，大肠风秘，鲜首乌数钱煎服即通。其滋水之速，与肉苁蓉润燥通大便相仿佛，此亦修园所思议不到者。要之生熟之异用，所关甚钜，必不容忽耳。

萆薢

萆薢用根，取其入肾，茎叶俱青，叶作三叉则入肝，根黄白色则入肺胃。根多节而虚软，则能化阴伸阳而治痹。风寒湿之在腰背骨节而痛强者，阴不化也，以萆薢达之而阴化。风寒湿之为阴痿为失溺为老人五缓者，阳不伸也，以萆薢导之而阳伸。后世以萆薢为分清浊之剂，亦由阴化阳伸而后清升浊降，即止小便数除茎中痛，均不出是义耳。

化阴非能益阴，伸阳非能助阳。盖萆薢者，所以驱风寒湿也。

萆薢味苦则发，气平则降，力能外拓而性复下趋，故驱风寒湿而解之于至卑，此所以谓萆薢也。

防己

防己之根，外白内黄，有黑纹如车辐解。气味辛平，故治由肾以抵脾肺风湿之痼。肺主皮毛，将毋从皮毛而散乎？然车能环转不能外溢，故防己绝不发汗而第直泄于小便，如《金匮》己椒苈黄丸，义见大黄。《千金》三物木防己汤可按也。

陶隐居云：防己是疗风水要药。水与饮皆湿类也。故防己黄芪汤治风湿，防己茯苓汤治水，木防己汤治饮，名虽有三，理无少异。惟风水二字，诚有不得而析者。风阳邪而风从外入令人振寒，风寒初受，即宜汗解，防己非其责也。内伏之风，若内无阴邪，亦未能独存，故水饮湿悉其所因依。水饮湿去，则风与俱去，如此之风，方可治以防己。然苓术不能而防己独能之者，以黑纹如车辐解，正有风水相随之妙致也。

或云防己地黄汤，治病如狂状妄行独语不休无寒热其脉浮，岂亦有水饮湿也？而顾以防己治耶。曰：此仲圣别出手眼之方，未可与他并论者也。赵氏谓血虚从邪，邪并于阳而然。按本篇固以脉浮为血虚，《素问》阴不胜其阳则脉流薄疾并乃狂，固可为如狂之据，此注允矣。而不言邪为何邪。徐氏则谓风邪并入于心，心火炽盛，故如狂妄行独语不休，较赵注为明晰矣。而于是方用药之所以然，则皆未发出，窃细玩之。四物酒渍取汁，自非阳邪表邪不尔。生地黄独多，自非补血凉血不尔。有表邪而用桂枝、防风，可知是外入之风邪。以生地黄偶桂枝、防风，可知治不以汗解。不以汗解而有酒行药势以搜之，则邪不至或遗。四物取生汁而地黄取蒸汁，则阴阳得以分理，既所以退阳而安阴矣。然而风无出路，则风仍不息。阴不复位，则阴仍羁阳。欲并者而使之分，仲圣所以有取于防己也。夫防己者，走表而亦下行者也。操运转之技，则表间之风自随之得息。具返本之能，则被扰之阴亦因之得静。或谓防己治风湿不治风燥，不知风药中用地黄至数倍，则风亦转燥为润，正与防己相宜，可谓以人巧夺天工矣。

泽泻

猪苓、茯苓、泽泻，三者皆淡渗之物，其用全在利水。仲圣五苓散、猪苓汤，三物并用而不嫌于复，此其故。愚盖得之《本经》与《内经》矣。《本经》猪苓利水道，茯苓利小

便，泽泻消水，《内经》三焦为水道，膀胱为水府，肾为三焦膀胱之主，合二者观之，得非猪苓利三焦水，茯苓利膀胱水，泽泻利肾水乎？猪苓者，枫之余气所结，枫至秋杪，叶赤如火，其无风自动，天雨则止，遇暴雨则暗长二三尺，作用与少阳相火正复无异。膀胱藏津液，非气化不出，茯苓色白入肺，能行肺气以化之。凡水草石草皆属肾，泽泻生浅水而味咸，入肾何疑？三物利水，有一气输泻之妙。水与热结之证，如五苓散、猪苓汤，若非三物并投，水未必去，水不去则热不除，热不除则渴不止小便不通，其能一举而收全效哉。

消渴上中焦皆有之，或阴虚津亏而渴，或津被热烁而渴，或热与水结而渴，三物第利水以除热，何尝如人参、栝楼根有生津补阴之能？李氏谓淡渗之物，其能去水，必先上行而后下降，以仲圣用三物稽之，正不必过高其论也。

虽然，于三物中求止渴，惟泽泻其庶几耳。何则？《本经》无泽泻起阴气之文，而《别录》固有之。泽泻起阴，虽不及葛根挹胃汁以注心肺，而得气化于水，独茎直上，即能以生气朝于极上，仲圣又不啻明告我矣。凡眩悸颠眩，多归功于茯苓，而泽泻汤治冒眩，偏无茯苓。冒眩者，支饮格于心下，下之阴不得济其上之阳，于是阳淫于上如覆冒而眩以生。泽泻不特逐饮，且能起阴气以召上冒之阳复返于本。白术崇土，第以资臂助耳。《大明》之主头旋耳鸣，殆得仲圣此旨也。又肾气丸治消渴皆肾药，虽用茯苓，亦只藉以协桂附化肾阳。萸地益阴而不能升阴，肾阴不周于胸，则渴犹不止，此猪苓可不加，而泽泻不得不加，故曰止渴惟泽泻为庶几也。

菖蒲

邹氏云：人身灵明，犹火蓄石中。人身躯体，犹石能蓄火。假使躯体为寒水所蒙，灵明为痰涎所壅，则运动不周，视听不协，外之不化，由于内之不出。惟菖蒲生水石间，而辛温芳烈，有阳毕达，有阴悉布，故凡水液浑浊为神明之翳者悉主之。疏极精审，准是以用菖蒲，始克有当。

菖蒲用以开心孔发音声甚效，然须审定病之宜辛温者。王孟英昌阳泻心汤以菖蒲偶竹茹、枇杷叶等味亦妙，内用仲圣泻心汤三物而以菖蒲代生姜，盖义各有当也。

水萍

水萍浮于水面，而味辛气寒，能发皮肤中湿热之邪汗，故《本经》主暴热身痒。《伤寒论》云：不得小汗出身必痒。其身痒为有风寒之邪，宜以麻桂取微汗，此则湿热不汗出而痒，故水萍主之。水萍亦汗药也，而与麻桂有霄壤之殊。丹溪谓发汗胜于麻黄，不加分别，后遂有视水萍为峻剂而不敢用者矣。

《本经》以下水气止消渴两许水萍。盖以其状外帖水面，内含血络，水不能濡，则水气自下，日不能烁，则阴液固充，此效之所以并呈也。

《本经》未尝言风，而后世以风药推之。要知其所治为风热之风，非风寒之风，如《古今录验》以水萍与牛蒡子、薄荷治风热瘾疹，则药病相当矣。

石斛

石斛为肾药为肺药为脾药为肠胃药，诸家论说纷如，而咸未亲切，兼有疏漏。兹节采诸说，补其不足，仍即《本经》《别录》之旨以疏通而证明之。石斛藉水石而生，若石挹水以溉斛，斛因石以吸水，石属金，内应乎肺，气平亦入肺，水则内应乎肾，其为引肾阴以供肺，肺得之而通调下降无惑矣。斛之生不资纤土，而味甘淡则得中土之正，色黄又主五金之贵，合乎胃为戊土而属阳明燥金，与肺皆职司下行，故其为用，每以肺胃相连而著，惟既禀土德，何能于脾无与？肺胃与大肠皆一气直下，又何能于大肠无与？此石斛入肾入肺入胃而兼入脾

入大肠之所以然也。石斛得金水之专精，《本经》强阴二字，足赅全景。所谓阴者，非寒亦非温，用于温而温者寒，用于寒而寒者温。《别录》逐皮肤邪热痹气，是温者寒也。疗脚膝疼冷痹弱，是寒者温也。要不出《本经》除痹补虚两端，痹何以除？运清虚之气，而使肾阴上济，肺阴下输也。虚何以补？布黏腻之汁，而使撼者遂定，豁者遂弥也。是故肺胃得之则下气平气，脾得之则长肌肉，肠得之则厚肠，肾得之则益精。大凡证之恰合夫斛者，必两收除痹补虚之益。若专以之除痹，专以之补虚，则当弃短取长，而制剂之有道可矣。

寇宗奭曰：治胃中虚热有功。雷敩曰：涩丈夫元气。玩此二说，则知有实热与当利小便者，皆不得用。粗工以内伤外感，悉可倚仗，摇笔辄至，不知施于内伤而误，其失只在寡效，施于外感而误，则不免于闭邪矣。

骨碎补

骨碎补，《开宝》主破血止血补伤折。其所破之血，乃伤折之瘀血。所止之血，乃伤折之好血。非谓其于他处能破血复能止血也。

伤在皮血曰伤破，在筋脉曰伤断，在骨曰伤折。骨碎补寄生树上或石上，多在背阴处，其根有黄赤毛，所抽之叶，则有青绿黄白赤紫各点，宛似效力于骨碎之处而调其血脉。又寸寸折之，寸寸皆生，处处折之，处处有汁，气味苦温，故能入肾坚肾补伤折，且无花无实，力专而不分也。

李氏谓以骨碎补研末入猪肾中煨熟空心食，治久泄顿住。其补肾之功，自不可没，则他方书治耳鸣牙疼，亦必不虚。要知其为苦温之剂，勿施于阳胜之体乃可耳。

胡麻

胡麻味甘臭香，合乎土德，且结角上耸，饱含脂液而不俯，又与脾职之上升无异，故主伤中虚羸填髓脑。补中而亦补上，功在增液，

则润肌肤泽骨节乌须发益乳汁，皆效有必至。陈士良云：初食利大小肠，久食即否，可知其方能下及而性复上注矣。

大麻仁

仲圣麻仁丸证，是脾受胃强之累而约而不舒，于是脾不散精于肺，肺之降令亦失，肺与脾胃俱困而便何能下？麻仁甘平滑利，柔中有刚，能入脾滋其阴津，化其燥气。但脾至于约，其中之坚结可知，麻仁能扩之不能破之。芍药乃脾家破血中之气药，合施之而脾其庶几不约矣乎？夫脾约由于胃强，治脾焉得不兼治胃？胃不独降，有资于肺，肺亦焉得不顾，故又佐以大黄、枳、朴攻胃，杏仁抑肺。病由胃生，而以脾约标名者，以此为太阳阳明非正阳阳明也。兼太阳故小便数，小便数故大便难，治法以起脾阴化燥气为主。燥气除而太阳不治自愈，故麻仁为要药。治阳明府病非承气不可，故取小承气之大黄、枳、朴而复减少其数也。

复脉汤用之，则佐姜、桂以通阳，佐胶、地、麦冬以益阴，与后世取汁煮粥以治风治淋，总取乎润燥抉壅，柔中有刚也。

粳米

稼穑作甘，为土之正味，不似他物之甘，犹有所偏。粳米平调五脏，补益中气，有时委顿乏力，一饭之后，便舒适异常，真有人参不逮者，可以想其功能矣。

粳米得金水之气多，于益气之中兼能养阴，故补剂寒剂，无不可赞助成功。

谷为人生至宝，而霍乱痧胀，与夫欲吐不吐欲泻不泻之证，周时内咽米饮一口，即不可救。盖暑湿秽恶之邪，充斥隧络，而米饮入胃输脾归肺，又适以恢张之，使无一隙之余，所以告危如是之速。

薏苡仁

李濒湖云：薏苡仁属土，阳明药也，故能健脾益胃。刘氏驳之，则云胃为五脏六腑之海，其清气上注于肺，所以能注于肺者，实由于脾，脾气合于肾以至肺，肺气合于心以归肾，此三阴之气，谓之元气，即中气也。然若胃阳虚，则脾之地气不升于天，势必湿盛化热，凑于胃脘之阳以伤气。胃阳亢，则肺之天气不降于地，亦必热盛化湿，还迫于脾藏之阴以伤血。伤气者肺受之，为胸痹偏缓，甚或肺阴大损，为肺痿肺痈，更因伤气而病乎藏血之肝，为筋急拘挛。伤血者脾受之，为肠胃不利，甚或脾气大虚，为水肿及久风湿痹，且移患于下部为疝。凡此皆胃气之病于上下者也。薏苡生于平泽，气寒味甘，水土合德，乃实结于盛夏，则润下之气还就炎上，而采实在于秋末，则热浮之气，又归凉降，有合于胃达地气而不病于湿之化热，更合于胃达天气而不病于热之化湿，举前证胥能治之。夫中气不病于湿即不病于热，除湿而即能清热者，非胃之专功而胃第为之枢也。如李氏言，泛泛与燥湿健脾者同论，将所谓清热疗痿和血润筋者，归于何地乎？然薏苡为益中气之要药，而其味淡，其力缓，如不合群以济，厚集以投，亦不能奏的然之效。又云此言筋挛，乃湿热伤血而病于筋膜干者，经所谓大筋软短是也。肝藏血而主筋，湿热结血分之病也。按李说固未中肯綮，而刘氏张皇幽眇，致多委折，微论脏腑阴阳升降出入，不尽如其言，而即其言核之，实亦有自呈其阙者，不能为讳焉。伤气之内，插入更因伤气一句，是以筋急拘挛，为尽属伤气之传变，伤血宁无真正血证，而猥以肠胃不利等四项当之，皆意为牵合，无与实理。薏苡能使胃阳不虚，胃阳不亢，又能使脾合肾以至肺，肺合心以归肾，宜乎用处至赜，如四物、四君子之类，何以古方选入者，如晨星之落落？况云须合群以济，厚集以投，则固知薏苡不能兼揽众长，而又何为滥许之乎？薏苡能使湿不化热，热不化湿，自是除湿而亦清热，乃又云除湿而即能清热，岂并薏苡之气寒而亦忘之乎？既以薏苡为除湿，而又云薏苡润筋，是视薏苡与牛膝无二矣。牛膝治筋膜干之四肢拘挛不可屈伸，以其根柔润而中有白汁也。润筋者不能除湿，除湿者不能润筋，理固然也。肝藏血而主筋，然筋病不得竟指为血病，此亦不容不辨者矣。

《本经》一书，原有汉人羼入之句，其精奥处，则字字金玉，决非圣人不作，如薏苡仁主筋急拘挛不可屈伸久风湿痹下气数语，真万世矩矱。自《千金》《外台》以及后相传之佳方，凡用薏苡仁者，必兼有筋急拘挛不可屈伸之证。寒挛用为佐使，亦取其能舒筋。古方小续命汤注云：中风筋急拘挛语迟脉弦者加薏苡仁。李氏以加薏苡为扶脾益肝，不知其有舒筋之妙，可谓愦愦。又薏苡仁丸治胁痛，胁痛非肝病耶？妊妇禁服薏苡，非以其泻肝堕胎耶？然则肝之合筋，薏苡安得非肝药？不解金元以来，竟无一人阐之。天门冬主暴风湿痹，薏苡仁主久风湿痹，久字固大有义在。盖风湿痹非寒药所宜，风湿久而不解，则寒将化热，如《金匮》麻黄杏仁薏苡甘草汤，汗出当风久伤取冷是寒，发热日晡所剧是寒化之热，麻黄所以驱寒，薏苡所以除热，无热非薏苡责也。凡此所治，悉与《本经》符合。再以薏苡体之，《纲目》载马志云：薏苡取青白色者良。苏颂云：薏苡结实青白色。雷敩云：薏苡颗小色青味甘。据此，薏苡决非纯白，苗发于仲春与色青，得木气为多，实采于九秋与色白，得金气亦多，色青兼白则为金木相媾，味甘而淡，则入胃不入脾，主疏泄者肝，司肃降者肺，胃亦传化下行之府，是肺肝挟金木之威，直走而下，由胃而小肠而膀胱，皆其所顺由之路，且气寒复归于肾，湿何能不去？后人以利小便治疝，皆深得此意。刘氏以实结盛夏，为润下之气还就炎上，不知实结盛夏，是水不畏火，不畏火则制火，水自就水，奚肯就火？《本经》下气二字，又包有至理如此。

刘氏以此之筋挛为筋膜干，余既略驳之矣。考刘氏此篇宗奭曰一段加注云：受湿则筋缓，然湿即化热，湿合于热则伤血，血不能养筋则又挛缩。筋挛固有因血虚者，而此则不然。邹氏云：筋之为物，寒则坚劲，坚劲则短缩，热则软缓，软缓则弛长，此为不挟湿者言也。若湿则大筋横胀，横胀则软短，小筋纵伸，纵伸则弛长。凡物皆然，特能短而不能劲，与因寒而缩者有异。按横胀之说，未经人道，较刘氏自胜。然《灵枢》湿热不攘，大筋软短，小筋弛长，是软短时湿已化热。盖初虽横胀，不致短缩，惟化热之后，所谓食气入胃，散精于肝，湿气于筋者，遂渐被其烁，筋为之缩。云不攘则热由湿化，已非一日，与《本经》之言如出一辙。薏苡止泄热驱湿而筋即舒，试之验。若伤血而待养血，则不能如是易矣。

《本经》久风湿痹，系于筋急拘挛不可屈伸之下，明其病之属筋。而上下文若断若续，几索解不得。《金匮》胸痹缓急一条，正为《本经》点睛。胸痹即风湿痹，在手足为不可屈伸，在胸为一缓一急，皆久而后成，皆筋病也。缓急二字，前人注多支吾，惟邹氏于《灵》《素》之言阴跷阳跷与足阳明頄筋，推类以求，并绎巢元方之论胸痹，谓五脏六腑之寒气，因虚而上冲胸膈者，寒冲于左，则逼热于右，寒冲于右，则逼热于左，寒者急，热者缓，可谓今日发矇旷然已昭矣。或问寒湿热湿，各有专药，湿既化热，乃舍治热湿之专药而用薏苡，不名之为热湿，其亦有说乎？曰：痹无热痹，湿化之热，终不离寒，故不曰湿热风热，而曰久风湿痹。证为热中有寒，缓急自非专由于热，此理惟寇宗奭见及之。曰：受寒使人筋急，寒热使人筋挛，若但受热不曾受寒，则不至筋挛。虽与邹说微异，然缓急实惟薏苡一物治之。何则？寒即是湿，湿去寒亦去，薏苡治筋有专长也。然则仲圣何为加附子乎？曰：胸痹由于阳虚，本非辛温药不治，用附子不用薑桂者，以薏苡有损阳之虞，附子足以敌薏苡而舍短取长，非以薏苡治热，附子治寒也。

李氏谓薏苡健脾益胃，虚则补母，故肺痿肺痈用之。刘氏谓治痿独取阳明，阳明湿热盛则成肺痿肺痈，大肠与胃之湿热散，则肺痿肺痈自愈。噫！二家之言，粗疏甚矣。夫治痿独取阳明者，为痿躄言之也。与肺痿之痿，讵得同论？且薏苡肺药而肺痿不治，肺痿而至吐脓成肺痈则治之。肺痈之中，又以胸中甲错为最宜。何则？胸中甲错，乃肺热烁液所致，虽在肌肤而与筋膜联属，肝与有责，薏苡泄肺热而能疏筋膜中干涩，故为妙药，如《千金》苇茎汤可征也。肺痿何以不治？肺痿之因有二：属虚冷者无论矣。即肺由热烁而津液已枯，筋膜无故，薏苡不能润液而且竭液，奚藉此为？肠痈何以治之？则亦以身甲错故，甲错虽不在胸，而其为痈脓则一。痈脓亦不能专任薏苡，而因痈脓而甲错，则非薏苡不任，与胸痹之专治缓急无二义。尤氏谓此肠痈为小肠痈，与余薏苡由胃而小肠而膀胱之说适合。或疑肺药多入大肠，薏苡何独不然？曰：此正金木相媾，肝主疏泄，而薏苡为肝药之据也。薏苡之主治，肝居首，肺次之。胃以下皆其所递及，方书胃病无治以薏苡者，盖其补土，止补肝中之土，所谓五脏皆有土也。前人惟视薏苡为补中土之药，故谓其力和缓，然用之中的，为效极速，何和缓之有哉？

绿豆

豆本脾家中宫之物，而绿豆皮寒肉平，是为由中达外以解热，故外科护心散，用绿豆粉使毒气外出。若肌肤之热毒，但须治肌肤者，更其所宜矣。

世以绿豆解药误，不知绿豆能压热解毒，非能于无热毒之误药，亦化为乌有也。

扁豆、扁豆叶

扁豆花白实白，实间藏芽处，别有一条，其形如眉，格外洁白，且白露后实更繁衍，盖

得金气之最多者。凡豆皆甘而入脾，故能于夏令湿盛脾弱之时，布清肃之令，复敦阜之气，此《千金》与《局方》治霍乱所以用实也。然其补脾之力极厚，必得脾受湿困而不腹痛不郁闷者，方与之宜。是则《别录》主霍乱吐下不止，不属之实而属之叶，固甚有道矣。夫霍乱者，阴阳清浊，二气相干。扁豆当盛热蕴隆，花尚未有，而其枝叶愈蓬立不挠，是阴森之叶，与酷烈之日，各不相下，绝无妨害，用于清浊不调之霍乱，自然清者归清，浊者归浊。然则《唐本草》吐利后转筋，生捣一把入少醋绞汁服立瘥者，可以证《别录》之不诬矣。

俗称避暑扁豆棚下能作疟，甚至扁豆亦多不以充蔬，此亦有故。扁豆以阴森之叶，御酷烈之日，而花白实白，全具金气，其不畏暑明矣。不相畏则相争，疟为邪正相争之病，故有所忌。豆壅脾气，更何以解？仲圣所以谓患寒热者，不可食也。

淡豆豉

淡豉，《别录》苦寒，李氏谓黑豆性平，作豉则温。既经蒸罨，故能升能散。窃谓仲圣用作吐剂，亦取与栀子一温一寒一升一降，当以性温而升为是。

《别录》主烦躁，而仲圣止以治烦不以治躁。若烦而兼躁，有阳经有阴经，阳经则用大青龙汤、大承气汤，阴经则用四逆汤、甘草干姜汤、吴茱萸汤，皆无用淡豉者。盖阳经之烦躁，宜表宜下，阴经之烦躁，宜亟回其阳，淡豉何能胜任？《别录》以主烦躁许之，殊有可商。

烦有虚有实。虚者正虚邪入而未集，故心中懊憹。实者邪窒胸间，故心中结痛。虽云实，却与结胸证之水食互结不同，故可以吐而去之。证系有热无汗，亦于肾无与。所以用豉者，豉苦温而上涌，栀泄热而下降，乃得吐去其邪，非以平阴逆也。

张氏谓淡豉主启阴精上资，而邹氏遂以此为治伤寒头痛及瘴疠恶毒之据，不知其有毫厘千里之失。盖伤寒初起，与瘴疠恶毒，虽身发热，实挟有阴邪在内，故宜于葱豉辛温以表汗，或协人中黄等以解毒，何资于阴藏之精？且淡豉亦何能启阴藏之精者？试煎淡豉尝之，便欲作恶，可恍然悟矣。

淡豉温而非寒，亦不治躁，确然可信。邹氏过泥《别录》，遂致诠解各方，忽出忽入，自相径庭。黑大豆本肾谷，蒸罨为豉，则欲其自肾直上，因其肾谷可以治肾，故《千金》崔氏诸方，用以理肾家虚劳。因其为豉不能遽下，故与地黄捣散与地黄蒸饭，邹氏谓于极下拔出阴翳诚是。乃其解葱豉汤，既谓宜于病起猝难辨识，又谓是热邪非寒邪，不知葛稚川立方之意，以初起一二日，头痛恐寒犯太阳，脉洪又恐热发阳明，投以葱豉，则邪解而阴阳两无所妨，正因难辨而出此妙方，宜后世多奉以为法。煎成入童便者，以葱豉辛温，少加童便，则阴不伤而与藏气相得。如淡豉本寒，更加以童便之寒，葱白虽辛而亦寒，外达之力，必致大减，恐无此制剂之理也。

邹氏又以《素问》气寒气凉，治以寒凉，行水渍之。注家谓热汤浸渍，则寒凉之物能治寒凉，于是引《伤寒论》用豉诸方，皆不以生水煮，为合以寒治寒之旨。《金匮》栀子大黄汤，不以治寒，则四味同煮，不分先后。噫！邹氏误矣。所云注家，殆近世不求甚解者耳。按气寒谓北方，气凉谓西方，跟上节西北之气句来，治以寒凉行水渍之，跟上节散而寒之句来，上言其理，此明其治。王太仆注云：西北方人皮肤腠理密，人皆食热，故宜散宜寒。散谓温浴，使中外条达，行水渍之，是汤漫渍。张隐庵云：西北之气寒凉，人之阳热遏郁于内，故当治以寒凉。行水渍之者，用汤液浸渍以取汗。合二说观之，经所谓渍，定是浴以取汗。今西北方人惯用此法，并非以热汤渍寒药。若谓以热汤渍寒药，即可以治寒病，则药物不胜用矣。然则栀子豉汤，先煮他药后煮淡豉何故？

盖此与泻心用麻沸汤渍之绞汁无异耳。豉本肾谷，欲其上达，故不多煮。大凡用豉以取吐取汗，法皆如是。取汗如枳实栀子豉汤，煮豉止一二沸，以有枳实抑之，故用豉至一升，而煮则一二沸无妨也。栀子大黄汤四味同煮，则以不取吐不取汗，自宜多煮，豉用一升，亦以所偶为大黄、枳实，而豉尚欲其治上也。他若《金匮》瓜蒂散，则以生水煮取吐矣。但豉用七合，不云下水若干，以生水任煮而不为之限，可见必欲竭豉之力，味厚则下趋易。或疑此与吐法不悖乎？不知吐宿食与吐寒饮不同，吐宿食自当少抑其上浮之性，虽抑之，而以苦温之淡豉，偶苦寒之瓜蒂，甘酸之赤豆，终必激而上行，且苦寒甘酸者杵为散，苦温者煮取汁，皆有一升一降，故拂其性以激发之义，安在不为吐法？邹氏于经旨方意，咸未澈悟，强为扭合，不免自误以误人矣。

饴糖

土爰稼穑，稼穑作甘，饴糖乃稼穑精华中之精华。脾土位居中央，若虚乏而当建中，建中而不旁骛者，惟饴糖为然，故仲圣方凡名建中，必有饴糖，否则不与以是名。

补脾之物有五，曰人参，曰大枣，曰粳米，曰甘草，曰饴糖，皆能治脾虚之腹痛，而皆有宜有不宜。虚而挟寒，则必君以驱寒之品，如大建中汤之以参饴协椒姜是也。寒在下焦不宜，如当归生姜羊肉汤、乌头桂枝汤之无此五物是也。附子粳米汤，治腹中寒气雷鸣切痛，胸胁逆满呕吐，何尝不是下焦之寒？何以有粳米、甘草、大枣，又何以无参、饴？曰：此无味不确切，须就其证细审之耳。寒在腹中而痛，实由下焦浊阴上泛，致胸胁逆满呕吐，附子所以温肾，半夏所以止呕。脾虚宜补，而有呕吐之虚，则中不宜滞。阴则宜益，米枣甘草，所以补虚而益阴。人参嫌其升气，饴糖嫌其滞中，故避之。小建中甘草用炙而此不炙，亦以其滞故也。胁硬当去枣而此不避，以其胁满而非硬

也。可谓头头是道矣。

邹氏谓桂枝加芍药汤主腹满痛，小建中汤主腹急痛，盖芍药酸而破阴，饴糖甘而缓急，此言是矣。然小建中急痛，而芍药仍在者有故也。徐氏云：桂枝汤，外证得之为解肌调营卫，内证得之为化气和阴阳，桂姜协草枣，所以化阴，芍药协草枣，所以化阳，芍药不止治腹满，故小建中于虚劳里急悸衄等证皆主之。惟以治满痛，则于桂枝汤原方加一倍，而饴糖则摈之耳。

邹氏于建中大小之分，创为势合势分，力专力薄二说，而断之以君导而臣从命，君卑而臣擅命，实则终无一当也。何以言之？小建中所治不一，而其扼要在建中，以云建中，犹建中之小者耳。若大建中则专治中脏虚寒，不兼顾他经之证。腹中寒句是主，余皆腹寒之所波及。周扬俊云：中气虚则阳气不布，故所积者为寒饮，所冲者为寒气。尤在泾云：阴凝成象，腹中之虫物乘之而动。二说极当，温脾无过干姜，补脾无过人参、胶饴。椒能由脾达背，以消饮而杀虫，亦温脾之要药。此四物大温大补，不出中宫。建中有大于是者乎？观于大建中惟入腹满一门，小建中则分隶于《伤寒论》，与《金匮》之血痹黄瘅妇人杂病各门，仲圣制剂标名之意，更灼然可见。自来注家无论及此者，殊足怪也。

韭根叶同用，韭子

《素问》食气入胃，浊气归心，韭味辛臭浊，故归心尤易。以其归心，故《素问》谓心病宜食韭叶。然必心为阴壅，阳不能达，藉韭以达之。非可疗一切心病也。

胃脘有瘀血作痛者，饮韭汁极效。盖韭以入胃之浊气归心，即以留胃之浊质治胃，推此以治胸痹吐衄膈噎诸证，亦即下气散瘀之功。

《别录》韭子主梦中泄精溺白，邹氏以《素问》阴藏精而起亟、阳卫外而为固释之，极是。盖阳不维阴，则阴不起亟而藏精，阴不维阳，则阳不为固而卫外。梦中泄精者，阳不维

阴也。溺白者，阴不维阳也。韭丰本而子又入肾，甘温足以起痿，酸温足以为固，兼斯二长，所以为梦中泄精与溺白之妙品。此但阴阳两不相维，若虚甚而患是证，则韭子无能为役，或当更加以温固之剂矣。

葱白

葱之为物，茎则层层紧裹而色白气凉，叶则空中锐末而色青气温。凡仲圣方用葱无不是白，其层层紧裹之中，即含有欲出未出之青叶，是为阳涵于阴，犹少阴寓有真阳，其生气上出，含有青叶，则又似厥阴，色白又似肺，信乎其为肝肾与肺药矣。通脉四逆汤证，面色赤白，阴格阳也。阴既格之，必当使阴仍向之。姜附能扶阳驱阴而不能联阴阳之睽隔，惟葱白升阴以为之招，阳乃飘然而返，阳返而面不赤。然则白通汤证无面赤，何为亦升其阴？夫阳在上宜降，阴在下宜升，少阴下利一往不返，失地道上行之德，姜附能扶阳而不能升阴以通阳，阳不通，则阴下溜而利不止，故以葱白冠首而名之曰白通，通非通脉之谓也。旋覆花汤治肝著欲人蹈其胸上，有上下不交之象，以旋覆散结而降阳，葱白升阴而上济，新绛佐旋覆，并能通阴阳之路，俾上下交而成泰。至妇人半产漏下，肝肾之阴已下沉矣。非通其血中结滞之气，与挽之使上不可，旋覆、新绛所以通之，葱白所以挽之。玩此三方，葱白之用于肝肾者悉见矣。特是《本经》主出汗，后世亦多用于表剂，义又安在？盖心与肾，手足少阴相通者也。汗为心液，葱白升肾阴即入心营，色白味辛，则又能开肺卫之郁，此汗之所以出也。

卷　　三

薤白

药之辛温而滑泽者，惟薤白为然。最能通胸中之阳与散大肠之结，故仲圣治胸痹用薤白。治泄利下重亦用薤白，但胸痹为阳微，痢则有冷有热。第藉以疏利壅滞，故《外台》于冷痢热痢，皆有治以薤白者。

生姜

生姜是老姜所生之子姜。干姜则老姜造成者，故干姜得秋气多，功兼收敛。生姜得夏气多，功主横散。干姜温太阴之阴，生姜宣阳明之阳，一脏一腑，亦治分母子。

生姜气薄发泄，能由胃通肺以散邪。凡外感鼻塞与噫气呕吐胸痹喉间凝痰结气皆主之，惟不能治咳。小柴胡汤咳去生姜，痰饮门凡言咳者，亦皆无生姜，以生姜纯乎辛散，适以伤肺，不能止咳。太阳病表不解而有咳，如小青龙汤尚不用生姜，何论他经？乃肺痿门之咳有用之者，肺家邪实，非太阳之表病比，正不妨与麻黄同泄肺邪。厚朴麻黄汤有麻黄而不用生姜者，以脉浮则外达自易，已有麻黄散表，石膏清热，便当以干姜温而敛之。泽漆汤无麻黄而即用生姜者，脉沉则有伏饮在里，泽漆、紫参辈之苦寒，所以驱之于下，生姜、桂枝等之辛甘，所以和之于上。用麻黄则失之上散，用干姜则嫌于中守也。

或曰：小青龙汤、射干麻黄汤、真武汤，皆有水饮而咳，而一用干姜，一用生姜，一生姜、干姜并用，何治之不侔若是耶？曰：此正方义之当寻究者矣。小青龙汤外寒与内饮相搏，麻黄、桂枝所以散外寒，细辛、半夏所以蠲内饮，以芍药辅辛夏，则水气必由小便而去，此内外分解之法，不宜重扰其肺，使内外连横，故温肺之干姜、敛肺之五味则进之，而劫肺之生姜则退之也。射干麻黄汤喉中水鸡声，乃火吸其痰，痰不得下而作声。其始必有风寒外邪，袭入于肺，故咳而上气，与小青龙相似而实有不同。彼用麻黄为发太阳之表邪，必得加桂；此用麻黄但搜肺家之伏邪，不必有桂。彼以辛夏蠲饮，法当温肺，温肺故用干姜；此以辛夏蠲饮，法当清肺，清肺故用射干。彼导心下之水走小便，故加芍药；此散上逆之痰在喉中，故加生姜。盖干姜不独增肺热，而亦非肺家散剂也。真武汤因发汗太过，引动肾水上泛，为悸为眩为身瞤，非真阳本虚，不至于是，方名真武，是表热不足虑，而寒水必当亟镇。附子补阳，白术崇土，所以镇寒水者至矣。驱已泛之水以归于壑，则苓芍不可无，散逆气逐阴邪以旋转其病机，则生姜尤不可缺。若水寒射肺而有咳，亦即治以肺咳之药加细辛、干姜、五味，咳非主病，与小青龙有间，故小青龙细辛、干姜各三两，而此止各一两。生姜乃证中要药，不以有干姜而去之也。

生姜泻心汤，有生姜又用干姜，以生姜治干噫食臭，干姜治腹鸣下利也。通脉四逆汤，有干姜又加生姜，以干姜止利通脉，生姜散寒治呕也。

生姜去臭气通神明，其用全在于肺胃。而胃与脾以膜相连，故脾家气分有治之者，如厚朴生姜甘草半夏人参汤治腹胀是也。血分亦有治者，如当归生姜羊肉汤治腹痛是也。驱使之妙，不在一物而在全方，是故制方尤难于识药。

姜枣调营卫与姜多于枣之义，详见大枣。

其有生姜无大枣者，仲圣每与桂枝、半夏、橘红等物并用，重在豳阳，故不取大枣之甘壅。

干姜

干姜以母姜去皮依法造之，色黄白而气味辛温，体质坚结，为温中土之专药。理中汤用之，正如其本量。其性散不如守，故能由胃达肺而无泄邪出汗止呕行水之长。炮黑亦入肾，而无附子、乌头之大力。凡仲圣方用干姜，总不外乎温中，其故可玩索而得也。

通脉四逆汤，即四逆汤倍加干姜。脉不出又加人参，似干姜与人参皆能通脉，功不止于温中矣。不知壅遏营气令无所避是谓脉，营出中焦，中焦泌糟粕蒸津液，下利则中焦失职，焉得不脉微欲绝？欲脉之出，自非温中止利不可。必利止而脉不出，则其故不在中焦而在主脉之心，然后加以补心通血脉之人参。非干姜不通脉，非通脉不关温中也。

肺痿有得之燥热，有得之虚冷。虚冷之痿，以甘草干姜汤治之。谓干姜温肺，是固然矣。岂知金生于土，土不温者上必虚，上虚则不能制下。其头眩多涎唾者，上虚也，遗尿小便数者，下虚也。而皆由于中之不温也。然则干姜非不温肺，惟不越脾以温肺耳。

或曰：伤寒误攻其表，服甘草干姜汤，便厥愈足温，则干姜不独温中，且更温下矣。曰：干姜讵能温下？惟炮之而后能耳。然虽炮用，其温下之气犹不毕贯，更进以芍药甘草汤，而不贯者始贯，脚始伸而不挛，此其旨甚微，非一二言所得罄焉。夫脉浮自汗出心烦微恶寒者，邪在表也。小便数脚挛急者，太阳寒邪袭入少阴，或先有伏寒，因而臻剧也。医以桂枝汤但攻其表，内有芍药酸寒入里，反增下寒，于是得之即厥。始而心烦微恶寒者，兹更肾寒而躁，阴中之阳，又随桂枝外发之势而欲越，故咽干与吐逆并作。此时自汗之表邪，已受治于桂枝，但以炮姜温下，炙草和中，未有不阳复而自愈者。而足温而挛急如故，宁非温下之力犹有歉

哉？然非真阳亏损，附子可无用也。前为芍药所误者，今乃以芍药伸脚矣。芍药何以能然？正惟炮姜以芍药抑之而后能尽复其阳也。肺痿何以不更进芍药甘草汤？以但遗尿小便数而脚不挛急，且炮姜并欲其温肺也。则谓干姜若不炮，温中而不温下可也。

诸四逆汤治少阴病而用干姜，似干姜亦所以温下。不知少阴寒甚，必上侮及脾。用附子以斩将搴旗，犹当佐干姜以储粮坚壁。理中丸干姜用三两，以温中固干姜责也。四逆汤干姜用两半，以温少阴有附子任之，干姜为附子后殿也。更观肾著汤病属下焦，而方中有脾药无肾药，益以见温下之必当温中矣。

四逆汤重在厥逆，下利是兼证，有干姜不必有葱白。白通汤治少阴下利，是正病无兼证，不升其阴气以与阳通，则利终不止，故君葱白而协以姜附。桃花汤干姜止一两，则少而又少矣，且无附子无葱白，何以为解？曰：此非少阴纯寒之证也。以石脂、粳米固下和中，略施干姜，使就温化，不利其便不清其血而但止其利，法之至超至妙者也。若赤石脂禹余粮汤，利在下焦而治以中焦药不应，则桃花汤之有干姜，不尚于中宫有涉哉。

干姜温脾而上及肺，以治肺咳而下连脾，正为相当，如小青龙汤以干姜治寒咳而用至三两，微利亦不去干姜是也。

《本经》干姜主止血。《仁斋直指》云：血遇热则宣行，故止血多用凉药。然亦有气虚挟寒，阴阳不相为守，营气虚散，血亦错行者。窃谓血统于脾，有出中焦，营气虚散之证，非温中土不可。《金匮》胶艾汤无干姜而《千金方》有之。黄土汤虽无干姜，而灶中黄土，其用与干姜无二。干姜温中，自有止血之理。虽然，不能无佐使之品也。大抵吐血而至不止，则在上者宜抑之。漏血而至不止，则在下者宜举之。凡用柏叶、阿胶之类为佐使者，所以导血归经，用黄芩、童便之类为佐使者，所以养阴和阳，非能抑之能举之也。独柏叶汤之用马

通，有匪夷所思者。马之气最盛者，能使血随汗出。而一身之物，非性寒即有毒，惟通温而无毒，虽秽滓乎，固化气化血行脉络之余而性能下行者也。此佐干姜，以抑为止者也。妇人陷经漏下黑不解，胶姜汤主之。黑多由于热。而虚寒之人，血出络而凝，渐渐变紫变黑，亦未尝无之。胶姜汤之姜，其为干姜无疑。乃陈修园以此二味治是证，一再用之不差，后易干姜为生姜，并加阿胶、大枣，煎服立止，谓生姜散寒升气，合陷者举之之义。此与马通一抑一举，可为对待。然先服之干姜未必无功，或如仲圣法以生干姜并用，当收效尤捷耳。

仲圣方干姜、黄连并用之证，必兼有呕。呕属少阳，故方中必有黄芩、人参少阳专门之药。盖少阳为三阳之枢，以黄连降胃阳，干姜升脾阴，脾升胃降，少阳乃得转枢。此少阳无往来寒热之治法，治在此而效见于彼者也。

苦瓠

大水面目四肢浮肿，因在内而证在外也。以苦瓠之瓢与子治之，则弃其外而取其内也。瓢与子为一瓠之津液所储，迨其渐干渐敛，气道力厚，炼津液为精华，以此驭人身梗化之水，自无不归命投诚，一遵约束。然则瓠其何以处之？其气味则苦寒也，性则就下也。瓠既就下，而他有不就下者乎？此《本经》所由殿之以下水也。

桑耳 木耳之生于桑者，虽有五色，今但论黑。

桑为箕星之精，迨其朽也，经盛夏湿热之蒸腾，结而为耳。犹肾液之上朝，故色黑。具好风之本性，故入肝。是以于血分之湿热，最能效力。血分之湿热，惟女子为易成病。漏下赤白汁者，阴为阳迫而下泄也。血病癥瘕积聚者，阴为阳遏而致壅也。阴痛阴伤寒热者，阴为阳负而思竞也。此阴之不足，非阳之有余，但当化阴以升阴，不必抑阳以损阳。桑耳性凉润而蒸腾上出，所以能化阴以升阴也。

杏仁

杏有脉络，为心果。仁则主通脉络之气，而为肺果。其性直降而兼横扩，横扩与直降，互相牵制而不得逞，故非加他药不能横扩不能直降。然用杏仁于横扩，有兼取其直降者。用杏仁于直降，有兼取其横扩者。证若两有所需，杏仁亦两呈其技也。

麻黄汤者，伤寒之汗剂也。既用麻黄，何以又加杏仁？则以杏仁兼能下气止喘也。表实而邪不得解，固喘。邪解而气不得下，亦喘。杏仁既走表而复入里，则外散之气，亦相与由中道而下，是故麻杏甘石汤有麻黄又有杏仁，则为治喘。葛根汤有麻黄无杏仁，则证本无喘。然而麻黄非不治喘。小青龙汤云：喘去麻黄加杏仁。又何以有宜不宜之别耶？盖麻黄者，上发心液亦下通肾气，小青龙心下之水，已与肾藏之水相吸引，若再以麻黄动其肾气，喘将愈不能止。杏仁肺药非肾药，故去彼加此，所谓用杏仁于横扩兼取其直降者此也。

大陷胸丸者，伤寒之下剂也。结胸而云项亦强如柔痉状，是项强外与大陷胸汤无异，而证则较重，故彼可速攻而愈，此必变丸而缓攻。杏仁一味，专为项强而设。项强由阳邪烁液所致，杏仁研之如脂而性兼横扩，再佐以芒硝之津润，白蜜之和甘，何难化强为柔？然结胸之项强，非下不和，亦非下不陷。杏仁固大黄之功臣，葶苈、甘遂之益友也。所谓用杏仁于直降兼取其横扩者此也。

伤寒发汗，以麻黄为主，杏仁为辅。治喘以杏仁为主，麻黄为辅。故二物并用，其效始捷。夫喘在伤寒，为表实肺郁。在杂证，则有热喘有虚喘有饮气喘，不止一端。小青龙喘去麻黄加杏仁，即非治伤寒之喘，故其方亦多用于杂证。然而仲圣用药之道，但于配合异同分数多寡之中，一为转移，便大不相侔。大青龙，伤寒最要之方也。麻杏并用，岂为治喘？其故

559

则在麻黄加麻黄汤一倍，杏仁减七十个为四十，又得生姜之升，石膏之寒，杏仁自随麻黄而横扩，不致驰思于直降。推此以求，麻杏并用而非为治喘者，又得四方焉。一曰麻黄加术汤，湿家身烦疼，为寒湿之气郁于肌表，麻黄汤正与相宜，病由于湿，故加白术以收湿，而中气既固，则杏仁亦只为利肺气之用而已。一曰麻黄杏仁薏苡甘草汤，伤于风湿而至发热日晡所剧，非麻杏所能独治矣。薏苡清热去湿，治久风湿痹，故加之。但其分数，则麻黄止用麻黄汤六中之一，杏仁七中之一，薏苡亦与麻黄相埒，此小制治上之法，杏仁所以无直降之权也。一曰文蛤汤，此即大青龙去桂枝加文蛤，贪饮由于热甚，故用文蛤、石膏特多，麻黄减大青龙一半者，以表邪微而不欲其过汗也。若无蛤膏之咸寒，则麻黄恐尚不用至三两，然则用麻黄而复佐以生姜、杏仁，自无不汗之理，杏仁虽兼有直降之长，制之以蛤膏，其与麻姜比而与蛤膏远者，势固然也。一曰厚朴麻黄汤，此即小青龙加减，而治亦大异。曰咳而脉浮而不详其证，则试以本方药味测之。干姜、五味、细辛，治寒咳之药也，而咳因于寒可知。麻杏与厚朴并用，厚朴亦温散之药也，而表有寒邪宜发可知。有细辛又加半夏，则必以之蠲饮，有五味又加小麦，则既治咳自当安肺，此必因肺痿已见一斑，故加石膏以存津而化燥，与小青龙加石膏之意颇同。然彼为肺胀已成，故驱寒饮使下行，此为肺痿始萌，故乘脉浮之际，亟解其表邪。桂枝、芍药，所以用于彼而不用于此，厚朴用至五两，又无芍药，则杏仁又何能效其直降之职？是为去杏仁之直降而取其横扩。

杏仁直降横扩，虽同无很力有藉于他药，而以二者权之，直降之力，差优于横扩，故甄权主发汗，而《本经》不主发汗主下气。茯苓杏仁甘草汤，注家多以杏仁为散结，愚独以为下气。何以言之？胸痹胸中气塞短气，看似甚剧，实则较前条用枳实薤白桂枝汤为轻。此盖痰饮为患，阳尚不虚，无取薤桂。稀饮治以是汤，胶痰则主橘枳生姜汤。稀饮而致气塞短气者，必因小便不利而饮停于胸，胸膈或素不舒，饮停则痹。《本经》茯苓主胸胁逆气心下结痛利小便，可知散停饮之结，茯苓实司其职。茯苓淡渗散结，是有形之饮。杏仁苦温下降，是无形之气。二者合，而痹者斯开，塞者斯通。然他方治胸痹无甘草，而此有之者，以二物皆下行，非以甘草载之，则势不少驻而去疾不尽耳。《外台》走马汤，下剂也。中恶心痛腹胀大便不通，徐忠可谓客忤，沈目南谓绞肠乌痧。按方用巴豆，自当有恶毒之邪，壅塞脏腑，须臾即毙之势，故以巴豆逐有形之实邪，杏仁下无形之虚气，为急救之策。与茯苓杏仁甘草汤之用杏仁，取资无异。是为去杏仁之横扩而取其直降。

有以杏仁辅麻黄发汗而可用于寒剂者，《伤寒论》治黄疸之方凡三，茵陈蒿汤使湿热从小便去，以小便不利腹微满，阳明病之宜下解者也。栀子柏皮汤身黄发热非太阳发热比，柏皮为阳明经府之药，故以清肌表之湿热，《别录》疗肌肤热赤起。邹氏谓柏皮之用，正在表里之间。而佐以栀子、甘草，亦下行利小便之轻剂也。此皆于杏仁无与者。麻黄连翘赤小豆汤，云瘀热在里身必发黄，而无小便不利与发热等证，则其里为太阳之里。说本柯氏。太阳瘀热非汗不解，但发表不远热，而阳黄之湿热，则非热药所宜，惟以连翘、梓皮、赤小豆彻热利湿，当治里之钜任，而后麻黄、杏仁散之于表，湿热得以汗解，此治太阳瘀热发黄，非治头痛发热身疼骨痛，故麻黄、杏仁，视麻黄汤减少其数，而用于寒剂，亦不以掣寒剂之肘也。

有以杏仁治肿而正取其不发汗者。水去呕止其人形肿一条。痰饮篇。尤氏谓胃气已和而肺壅未通，麻黄可以通之。甚是。惟于不用麻黄用杏仁之故，则疏之未当。夫麻黄发阳犹之发汗，以血虚而不敢发汗，犹之夺血者无汗。盖形肿必通血络，麻黄与杏仁所同有是能也。

麻黄发汗而杏仁不发汗,则麻黄不宜而杏仁正宜,杏仁不独发汗,此非其明征欤。

有以杏仁治喘而不用于汗剂者。桂枝加厚朴杏仁汤,太阳病误下,无结胸下利诸变证而但微喘,喘既微,则表实之不解者亦仅矣。桂枝汤固不解表实,以麻黄施于微实之表邪,又岂得为当?惟厚朴温散胜于桂枝,与桂枝汤协以解表,则不至有大汗之虞。然不大汗,表固已解,而表解而气不下,则喘犹不止。夫优于下气而解表亦兼有所资者,杏仁是也。退麻黄而进杏仁,殆以是夫。

杏仁研之如脂,以濡润之物而擅横扩直降之长,故于伤寒杂证皆多所资藉。麻仁丸用杏仁,则于濡润中兼取其直降也。麻仁与杏仁,皆能润液化燥,而麻仁扩脾之约,杏仁抑肺使下。说详大麻仁。不可谓无通便之功矣。大黄䗪虫丸用杏仁,则于濡润中兼取其横扩也。是方种种治法,无非补虚缓中之计。惟引地黄入脉络以行滋柔之化者,非杏仁而何?虽桃仁亦只与䗪虫辈比烈矣。抑有但取其濡润以佐他药,而横扩与直降两无所见者,矾石丸是也。子脏中有坚癥干血,纵以桃仁、干漆、䗪虫辈为坐药,未必遂能去之。况横扩直降,第恃有杏仁乎?夫曰:经水闭不利者,有闭时有不闭时,不闭时亦不如平人之利也。脏坚癥不止中有干血下白物者,《医宗金鉴》不止不去也。子脏中有坚癥不可去之物,实为干血,而不能如干血急治也。有干血,则经之蓄泄不以时,而湿热酿为白物则自下也。此当置干血而先治其白物。矾石却湿除热,剧者不过再内而愈。然非佐杏仁、白蜜以缓之和之,未必收效如是之捷。蛇床子散,亦坐药也。彼治阴寒但任蛇床子,佐白粉为以柔济刚,此治白物但任矾石,佐杏仁为以润济燥,杏仁润而不腻,不致减矾石之力则有之。若云协以散结,岂仲圣意哉?

杏仁横扩不及麻黄之峻,而于风虚之证,却正相宜。又最宜于头面之风。洁古云:治上焦风热。东垣云:除肺中风热。石顽云:气下

则热自解,风自散。窃谓风散则热自解,并非以热药治热风。考《千金》杏酥治风虚头痛,杏仁捣膏涂头面风肿,治头中痛身热风热,治头面上风,治头中风痒白屑各方中,皆有杏仁。又薯蓣汤、薯蓣丸亦皆有杏仁,其所治之证,皆有头目眩冒。由是推之,即《金匮》薯蓣丸风药颇多,何尝不以杏仁治头面风?所谓风气百疾者,固无一不虑之周也。

乌梅

梅花苞于盛冬,梅实成于初夏,得木气之全而味酸,谓为肝药,夫何待言?然非专人肝不兼走他经也。其气平属金,其味酸中有涩,涩为辛酸之变亦属金,实熟则色黄而味带甘。乌梅乃半黄时所熏,则亦入脾胃。濒湖谓舌下有四窍,两窍通胆液,故食梅则津生,不知胆液上潮,口中必苦。观《素问》味过于酸,肝气以津,可知津生是生于肝不生于胆。津生亦不是肝升,譬之手巾,用热汤浸过,绞之则热气四出,巾已就敛,酸敛之能生津,理亦如是。肝何至升?且得之而复其下行之常矣。夫胆主动主升,肝主静主降,梅实熏黑,味酸而苦,虽是由肝归肾,然能激肝中之津以止渴,不能壮肾中之水以灭火。《素问》酸苦涌泄为阴,核之于梅,涌即津生之谓,泄则气为之下,热烦满为之除,气下热烦满除而心以安。《本经》固贴切之至。至止肢体痛偏枯不仁死肌,邹氏谓古今方书无用梅治肢体痛偏枯不仁之方,宜连下死肌读,为治此等之死肌。窃谓止字疑有误,或即下文去字而复出一字耳。肢体痛偏枯不仁,不过血络凝瘀,虽死肌尚有可为,故与青黑痣并足以去之也。诸家之论,有与愚相反者焉,有可以印证者焉,试胪举之。张隐庵云:其味酸,其气温平而涩,涩附于酸。主下气者,得春生肝木之味,生气上升,则逆气自下。除热烦满者,禀冬令水阴之精,水精上滋,则烦热除而胸膈不满,乌梅无生木气起肾阴之能,上已言之。张氏执是以用乌梅,必有为所误者,

其弊在温平酸涩之用，全置不讲，而徒以空谈为超妙也。陈修园拾张之唾余，别无所见。卢子繇则以《本经》主治，一归之生津，至谓吮肾液以润筋膜。邹氏所见又与卢同，以生泽为吸寒水以制火，不知《本经》之除热，是泄热非制热。叶氏亦云：乌梅泄热，见《临证指南》。酸苦涌泄之义不明，便无处不窒。其论乌梅丸治蛔厥也。曰吐蛔为阳气烁津，致蛔无所吸受而上出，则梅生津于上，岂是养蛔于上？肾阴虚不能上济者，不得用梅。则蛔本在下，何以有肾阴而不知吸？此既窒滞鲜通矣。又谓蛔厥非脏寒，即气上撞心，心中疼热之现据。不知厥阴病多阴阳错杂。沈尧封云：厥阴于卦为震，一阳居二阴之下，病则阳泛于上，阴伏于下，而下寒上热之证作。蛔上入膈，是下寒之据。消渴心中疼热，是上热之据。凡吐蛔气上撞心，皆是厥阴过升之病，治宜下降其逆上之阳。乌梅丸，无论黄连、乌梅、黄柏为苦酸咸纯阴下降之药，即附子直达命门，亦何非下降，可谓精审之至矣。邹氏于厥非脏寒句，自注云从《医宗金鉴》，不知《金鉴》于林氏主脏寒之论，仍列于下，并未删驳。又尤在泾解心中疼热食则吐蛔，统谓之邪热，姑无论于乌梅丸之治不合，即厥阴病之阴阳错杂，亦似有未察者。惟唐容川以西人空气冷热发明厥阴之道，足以上契圣心，下迪学者。空气非愚所知，不具述。其析疼热吐蛔为下寒上热也。曰消渴气上撞心心中疼热饥句，为厥阴包络挟心火之热发动于上，不欲食食则吐蛔下之利不止，为厥阴肝气挟寒水之寒相应而起。夫吐蛔一也。知此条非纯热，即知彼条亦非纯热。乌梅丸所以寒热并进，而非脏寒蛔不上而入膈，尚何疑乎？

桃仁

桃有肤毛为肺果，仁则主攻瘀血而为肝药，兼疏肤腠之瘀。惟其为肝药，故桃核承气汤、抵当汤、抵当丸治在少腹，鳖甲煎丸治在胁下，大黄牡丹汤治在大肠，桂枝茯苓丸治在癥痼，下瘀血汤治在脐下。惟其为肺果兼疏肤腠之瘀，故大黄䗪虫丸治肌肤甲错，《千金》苇茎汤治胸中甲错，王海藏以桂枝红花汤加海蛤、桃仁治妇人血结胸。桃仁之用尽于是矣。

《本经》桃仁主瘀血血闭癥瘕邪气。邹氏《本经疏证》无癥字。张隐庵以邪气单顶癥瘕，谓血与寒汁沫留聚于肠胃之外，凝结为癥瘕。邹氏则连上主瘀血血闭为句，知释以他处文法，如紫葳主癥瘕血闭之寒热，非主癥瘕血闭等例，有所不可，特变其说，以邪气为瘀血血闭瘕受病之因。噫！邹氏之不知阙疑亦甚矣。其援仲圣方以自解也。曰用桃仁之外候有三，一表证未罢，一少腹有故，一身中甲错。若三者一件不见，必无用桃仁之事。夫少腹有故，身中甲错，是著其证，非溯其因。于邪气何与？至表证未罢，如桃核承气汤、抵当汤、抵当丸，则以表证虽未罢，而伤寒至热结膀胱，则不当解表，惟当攻里，其方岂半治里半治表哉？桃仁若与桂枝解表，则抵当何以无桂枝哉？仲圣用药殊有分寸，抵当治瘀血之已结，故纯用血药峻攻。桃核承气治瘀血之将结，已结将结说本泂溪。故兼以桂枝、甘草化气。桂枝茯苓丸，下癥之方也。血病非得气药不化，故逐瘀止丹皮、桃仁，而以苓、芍药、桂枝入病所，为下癥之前导。何尝有一毫表证？邹氏于药用方义，往往得其偏端，谬为穿凿，实足误人，学者不可不察也。

《纲目》引典术云：桃乃西方之木，五木之精，味辛气恶，能辟邪气制百鬼。本草中如孟诜于桃胶，则云主恶鬼邪气。陈藏器于桃橛，则云辟邪恶气。即桃仁能治尸疰鬼疰，亦见于《肘后》诸方。然则《本经》此处邪气二字，或指邪鬼气言之，未可知也。

大枣

大枣色赤味甘，为火土合德，甘中带辛，其木多刺，则微兼乎金，故能安中润液而通九

窍。通九窍之效，非如细辛、木通速而易见，以火金之用为土德所掩也。

生姜味辛色黄，由阳明入卫，大枣味甘色赤，由太阴入营。其能入营，由于甘中有辛，惟甘守之用多，得生姜乃不至过守。生姜辛通之用多，得大枣乃不至过通。二物并用，所以为和营卫之主剂。

太阴湿土贵乎湿润，湿润太过则宜白术，湿润不及则宜大枣。大枣肉厚含津，不能挤泌而分，正有似乎湿土，故《本经》主安中养脾少津液，然其甘壅之弊亦伏于是，故腹满最忌，胸满心满不忌。胁下者，少阳厥阴往来之路，而肝血脾实统之。枣补脾而性腻，亦能滞肝，故胁下至于痞硬亦忌之，但满不忌。

硬在心下，非胁下比矣。然脾之支脉从胃注心，枣不能无忌，而较胁下则次之。仲圣法，和营卫以生姜三两、大枣十二枚为相当之数。生姜泻心汤、旋覆代赭汤、大柴胡汤，皆心下硬也。枣如常数而生姜用至四两五两，以硬不在胁下，故枣不去。枣之弊宜杜，故生姜加多也。

然则甘草泻心汤，何以心下硬而生姜且无之？是则有故也。下利日数十行，谷不化，腹中雷鸣，脾之虚甚矣。枣乃脾家专药，脾虚自捷趋于脾，何至上怫其心？此与半夏泻心汤皆病属下后，非若生姜泻心、旋覆代赭之为汗后。大柴胡之有往来寒热，宜和营卫而生姜必不可去也。

腹满必不宜枣，然亦间有用者。厚朴七物汤之腹满是实满，实则当下，枣尤大忌。不知病不止腹满也，发热十日脉浮数，表亦有邪，治兼表里，故合小承气、桂枝两汤而微变之。厚朴治腹满专药，既以为君。又加生姜至五两，减枣为十枚，何患乎枣之甘壅？仲圣所以不去之者，桂枝汤为解肌和营卫之剂，解肌不能无桂枝，和营卫不能有姜无枣。芍药所以去之者，病本无汗，不当敛其卫气。况有小承气更加芍药，则是脾约之治法。桂枝、生姜，尚何望其

解肌？是则腹满之有枣，为与生姜和营卫。又有层层顾虑之精心，寓乎其间，非苟焉者也。

有和营卫而姜枣之数加多者，竹叶汤是也。风之中人，每带严寒肃杀之气而来，适逢产后阳虚，遂至发热头痛面赤而喘，是邪发太阳兼真阳上越之证。喘非卫实，故只以桂枝桔防开太阳而不用麻杏。若面赤而头项亦强，则为邪入阳明，将欲作痉，故以葛根起阴气而柔筋。附子用大，与甘草安中驱寒而回阳，此表里之法已备矣。面赤虽为阳越，亦由风邪化热所致。在上之风热，惟竹叶能散之，故以竹叶标方名，明非他中风之比。药具阴阳，故又加人参以和之。且参能偕葛根生津，协附草固里也。然则姜枣之加多何为？产后本已汗出表虚，此复取汗以解邪，岂寻常和营卫之数，能胜其任者哉！

有和营卫而姜枣之数加少者，柴胡桂枝汤是也。柴胡桂枝两方，皆取微似汗，此合两方为一方，不在取汗而在化太少两经之邪，使药力微偏于里，故虽和营卫而姜枣特减其数。

有姜枣并用，而数不相当，即非和营卫者，一为吴茱萸汤。呕加生姜，寒多加生姜，内有久寒加吴茱萸、生姜，仲圣固恒言之矣。盖吴茱萸辟厥阴之寒邪，生姜散阳明之呕逆。生姜治寒，是散而上。吴茱萸治寒，是辟而下之。吴茱萸汤二物并用，所治皆寒证之重者，故生姜用至六两。胃受肝邪，其虚已甚，故以枣与人参大补其中，非与生姜和营卫也。一为当归四逆加吴茱萸生姜汤，当归四逆之用枣，说具于下。此加茱姜，因内有久寒，非茱姜不足以除之。其数更多于吴茱萸汤者，以此兼脉细欲绝之血寒也。一为橘皮竹茹汤。橘姜并用之方，有橘枳生姜汤，有橘皮汤。胸中气塞短气，只肺胃之气结。干呕哕手足厥，明系哕由干呕而作。视单呕者轻，干呕而哕故气不行于四肢，亦只须利脾肺之气，宣阳明之阳。盖以橘皮辛温而苦，能利水谷，为脾肺之散药泄药。生姜辛而微温，为肺胃之散药升药。二物有相须之益，故常并用。此哕逆而用橘姜，意亦如是。

徐氏以橘皮与竹茹一寒一温为对待释之，失其旨矣。夫胃逆总由于肝逆胆逆，肝逆则寒，以吴茱萸逐肝寒，胆逆则热，以竹茹泄胆热，此天然对待之药。方用竹茹，是为胆逆而哕。惟橘皮用至二斤，生姜用至半斤，热除气平而中亦惫矣。大枣参草，所以补中而善后也。一为黄芪桂枝五物汤。桂枝汤，外证得之为解肌和营卫，内证得之为化气调阴阳。徐忠可语。此治血痹阴阳俱微，故于桂枝汤中重加生姜以宣阳，加黄芪以开痹。枣得芍药则化阴，得桂枝则化阳。虽安中而仍能走表，若再加甘草，则守之太过，故大枣不可无，而甘草必去之。一为射干麻黄汤。证属肺家邪实，用生姜是与麻黄同泄肺邪。肺泄则伤，即宜安中生金而杜后患，故入大枣为随剿随抚之策。以无桂枝、杏仁，故麻黄、生姜俱用至四两，大枣祇缘麻姜多而佐之，故减为七枚。一为炙甘草汤。病至脉结代之动悸，不止营卫之不和矣。治以益营补中，则脉复而悸平，生姜与参、桂、麻、麦、胶、地、清酒并施，所以益营而通脉。营出中焦，中不治则血不生，故用枣草以补中而数较生姜为多也。

有姜枣并用，而数相当亦非和营卫者，黄芩加半夏生姜汤是也。黄芩汤之用枣，说具于下。此加夏姜，专为治呕，姜不加多者，多则于自利有妨也。姜枣之数相当者，适然之事也。桂枝汤内外证皆治，小建中汤即桂枝汤加饴糖，故不以姜枣之数相当，列入此条。

试更举有枣无姜之方，疏之以毕其义。一为当归四逆汤。厥阴血虚中寒，用桂枝汤内四物加当归、细辛、通草，所以温血散寒而通脉。散不宜过，故生姜去之。枣加多者，以能补中而随当归辈生血液也。一为黄芩汤。太阳少阳合病下利，与太阳阳明合病下利，何以治法迥异？盖太阳去阳明最近，虽下利而太阳之邪在表者，曾不少衰，故以葛根从阳明达太阳之药，协麻桂解之于表。加芍药者，约三物峻发之性而使之回旋两经也。太阳去少阳较远，既下利

则热气内淫，不能挽少阳之邪，转从太阳而出，故以黄芩清少阳之药，专治其利。加芍药者，恐病邪犹恋太阳而不使之合也。或曰：葛根汤发汗必虚其表，不可无姜枣和营卫，黄芩汤之不用姜，固其宜矣，独枣何以不去耶？曰：此正治少阳下利法也。利在太阴少阴，宜燥宜温，此为少阳热耗其液，非清不治，何敢再犯温燥？惟利则脾虚，补脾而复能润液者，舍大枣莫属。况变柴胡汤而仍用和法，枣与甘草皆不得无之。若阳明下利之宜大小承气者，枣草又大忌矣。一为黄连汤。凡病但有热无寒，据脉证一二，可断为少阳者，如呕而发热者，小柴胡汤主之。伤寒脉弦细头痛发热者属少阳，所谓有柴胡证，但见一证便是，不必悉具也。如寒热兼有之少阳病，在表者为往来寒热，在里者为喜呕为腹中痛。其有表无寒热而但里有寒热者，如黄连汤。腹中痛者，寒也。欲呕吐者，热也。寒在脾，热在胃，乃不曰脾胃病而以为少阳病者何也？方中行《条辨》列少阳篇，《金鉴》亦依之。盖少阳居半表半里，出表挟阳而犯胃，则欲呕吐，入里化阴而侮脾，则腹中痛。胃既热则胸不能独寒，胸中有热胃中有邪气二句，谓胸中有热，由胃中有邪气也。胃中之邪，即少阳之邪也。病属少阳，自当以小柴胡汤增减治之。表无寒热，故去柴胡。腹中痛，故去黄芩。治欲呕之胃热，故以黄连佐半夏。治腹痛之脾寒，故以干姜佐人参。胃治则降，脾治则升，脾升胃降，少阳可不治而自治矣。而犹有虑焉者，药兼寒热，不和其在里之阴阳，则少阳之气，未必肯抑然而自下，故又加桂枝协甘草以化气而和之。有桂枝若不去生姜，则桂枝趋重于表，用之何益？且表无寒热，营卫无待于和，枣则补中而能滋热耗之液，故生姜不可有而大枣不可无也。一为甘麦大枣汤。脏燥或主五脏，或主心脏，或主肺脏，或主子脏，窃于数说中衡之，似以子脏为当。子脏即子宫，悲伤欲哭诸端，虽见于心肺肾三经，而总由于子宫燥气乘之而致。子宫之燥，则由胃家阴液不足以滋

之也。略参唐容川说。甘麦甘凉，所以益阴清热。大枣甘而微温，复响其中宫之气，脏阴之受荫者大矣。治在滋燥而屏血药不用，岂血虚劳损者比乎？一为十枣汤。芫花、甘遂、大戟皆毒药，而并用之以逐饮，且不下不止。饮随下去，则脾伤而液亏矣。药之足以补脾润液而御毒者，无过大枣。若去培土以制水，则峻逐之际，何藉于制？夫三物走驶而大枣迟重，相反而适相济。盖与和营卫之偶生姜，泻肺满之偶葶苈，又初无二致也。一为茯苓桂枝甘草大枣汤。发汗后，仲圣每以姜枣和营卫，此发汗后而脐下悸欲作奔豚，则肾气正思上乘，不得兼顾其表矣。茯苓、桂枝，所以泄肾水驱肾寒。不用姜者，虑其与桂枝升表也。甘草、大枣，则补中宫以御之。一为附子粳米汤。说具饴糖。

木瓜

木瓜味酸气温而质津润，皮始青而终黄，肉先白而后赤，为肺胃肝脾血分之药。津润之物，似湿证非宜。然风以胜之，土以制之，温其气以行之，湿之挟寒者，讵不能疗？肝主风木，木得湿则盛，既却湿而平木，故风亦自息。其味酸，能收而不能散，能下抑不能上升，故所主为筋转筋弛之证。在下焦者多，在上中焦者少。用是物者，能于仲圣风湿寒湿诸方之所以不用而转求其可用，则思过半矣。

转筋由于霍乱，霍乱而不转筋者，非木瓜所司。其证有寒有热，治法天渊，不得稍存偏见。至于转筋，愚则谓纵属热证，亦必微兼冷气。盖筋属肝，肝就湿而拒冷，亦就亦拒，斯足筋为转。足腓属阳明，木瓜入阳明筋转之所以温之润之，两适其性，若非溺秘，邪无出路，必无不愈之理。且木瓜温而非热，润而非燥，虽热证何至有害？要在制剂配合之有道耳。

考古方用木瓜之证，如脚气脚痿腹胁胀满，多与辛温药为伍，不外驱寒湿之邪，辑浮散之气。虽功在降抑而终不离乎敛，故其治筋病于转戾为宜。拘挛则非其所长，独许叔微以木瓜

治项强筋急，谓少阴之筋从足至项，为肝肾受邪所致。是病虽在上而因仍在下，其以乳香、没药为佐使，则其以伸筋任乳没，不以责木瓜，亦可见矣。

枇杷叶

枇杷叶背有黄毛，黄入胃而毛属肺，其味苦平，故能和肺胃而降气。《别录》主卒哕不止。邹氏不言哕为何病，而但以阴和阳、阳入阴释之，似精而实泛矣。夫卒哕者呃逆之谓，不止者连续之谓，呃逆多卒发而连续。其所以主之者何故？盖胃为肝干则逆，胃逆而肺欲降则呃。枇杷叶青翠不凋，煮汁则冷，有抑肝阳之能，且使肺胃咸循其降纳之职。陶隐居云：若不暇煮，但嚼汁咽亦瘥，其效之速如是。然则柿蒂所以治冷呃，枇杷叶所以治热呃，非天然对待之剂耶？

用枇杷叶者，于热嗽热呕多有之，热呃少见。但能认定枇杷叶为降气治热之物，则以之治嗽治呕治呃，皆发无不中。

蜀椒

蜀椒为足太阴及右肾气分之药，祛脾肾之寒湿而不治风寒风湿。若但寒无湿，亦有不宜。治寒湿无分脾肾，而补火则独在肾，何以言之？性温燥而下行，足以祛寒湿而不足以祛风。皮红膜白，间有黄肉，极里之子则黑，为由肺历脾入肾之象，故能使水中泛出之火，仍归水中。然则肺病宜不相涉矣，而何以亦兼隶之？肺有寒饮无寒湿，寒饮之病，从不以椒治。但寒之病，亦未尝以椒治。惟脾肾之寒湿上冲而为肺病挟火者，以椒引而下之，始为恰当。脾肾病在本脏，肺病则由脾肾连及，所治虽同而本末攸异，此愚所以不以手太阴药并提之也。

椒既由肺抵肾，势不中停，自当以温肾为首功。故他物温脾寒除脾湿，效惟在脾而已。椒则归宿在肾，不第供职于脾。虽然，脾居中宫，不能飞渡，有肾病脾不病而可以椒治者乎？

则试取仲圣方核之。乌头赤石脂丸，邪在上焦，而用乌、附、干姜、石脂中下焦之药，非脾肾有寒湿不尔？更佐以蜀椒，非引火下归不尔？白术散，尤氏谓治寒湿之剂，术、芎与椒、牡并施，意自在于温下。他如大建中汤、乌梅丸，一为呕痛腹满，一为蛔厥呕烦，皆病在脾肾而阴中有阳，则其用蜀椒也，又岂有二道哉？

吴茱萸

吴茱萸树高丈余，皮青绿色，实结梢头，其气臊，故得木气多而用在于肝。叶紫花紫实紫，紫乃水火相乱之色，实熟于秋季，气味苦辛而温，性且烈，是于水火相乱之中，操转旋拨反之权，故能入肝伸阳戢阴而辟寒邪。味辛则升，苦则降，辛能散，苦能坚，亦升亦降，亦散亦坚，故上不至极上，下不至极下，第为辟肝中之寒邪而已。

呕吐有寒有热，不因少阳干胃，即属厥阴干胃。少阳干胃，则如心烦喜呕与呕而发热皆是。厥阴干胃，则如呕而胸满与干呕吐涎沫头痛皆是。仲圣小柴胡汤、吴茱萸汤分主甚明。虽然，有呕吐主以吴茱萸汤，而曰阳明病少阴病者，人必谓于厥阴无与矣。而不知实厥阴病之见于阳明少阴也。何以言之？食谷欲呕者，肝受寒邪，上攻其胃。不食谷则肝气犹舒，食谷则肝不能容而欲呕，与胃虚之有胃反迥殊，故非吴茱萸汤不治。夫肝邪上攻则胃病，为木乘土。下迫则肾病，为子传母。迨子传母，则吐利交作而不止一吐矣。少阴自病，下利已耳，未必兼吐。吐而利矣，未必兼逆冷烦躁。吐利而且手足逆冷烦躁欲死，非肝邪盛极而何？此时疗之，舍吴茱萸汤亦无别法也。吴茱萸汤方义详大枣。

愚既以吴茱萸为肝药。夫血藏于肝，温肝自当温血。而不知吴茱萸能散血中之气寒，非能温血中之血寒也。厥阴病至于吐利手足逆冷烦躁欲死，若是血病，何得无当归？当归四逆汤脉细欲绝，血寒之证也。何以反无吴茱萸？

及知有久寒而后加之。即其非胃药肾药亦有可证者。在阳明乃两阳合明，寒不易受，仲圣言胃中虚冷者不一，无用吴茱萸之方。纵云吴茱萸兼治胃寒，夫岂不闻干呕吐涎沫头痛之厥阴病，非吴茱萸不治乎？吴茱萸既为肝寒要药，以移治胃寒肝不寒之病，宁能无误？故仲圣恐人误用，又申之曰得汤反剧者属上焦。然则治上焦之药何在？半夏干姜散，正治干呕吐逆吐涎沫之胃寒也。他如甘草泻心汤、黄连汤，中有干姜，亦所以治胃寒。愚于此又悟干姜、吴茱萸，与黄连、黄芩为对待矣。《本经》黄连主肠澼腹痛，黄芩主肠澼不主腹痛，故小柴胡汤腹痛去黄芩，而黄连汤腹痛则用黄连。药同一寒药，不能通用如是，岂有同一热药，可漫无区别？愚以吴茱萸为肾药者，盖亦以别有肾药，与吴茱萸分疆而治者也。温肾者为附子，温脾者为干姜。太阴脏寒曰宜四逆辈，以四逆汤非温脾之正方也。温脾正方为理中丸。理中丸固有干姜无附子。而四逆汤治肾有附子又有干姜，则又何也？盖肾寒必上侮其脾，干姜在脾为中权，在肾为前茅，故姜附不可缺一。吴茱萸岂其比乎？夫肾脏者真阳所寓，有扶阳以抑阴，无辟阴以伤阳。吴茱萸得厕名于少阴者，非能治肾寒也。治肝寒之流及于肾者也。就是数者反覆核之，尚何疑吴茱萸之非血药非胃药非肾药哉？

温经汤有瘀血在少腹，而以吴茱萸为君，非以其能行瘀也。妇人年五十所而病非新得，宜缓图不宜峻攻，故不用下瘀血汤、抵当汤，而以桂枝、芍药、丹皮三味行瘀，即以三味协参、草、芎、归、胶、麦、姜、夏，补中调气，和血濡燥，为之绸缪者，已无微不至矣。更何需苦温辛烈之吴茱萸哉？不知妇人之病，多因虚积冷结气，瘀血在少腹不去，其为有久寒可知。冲任之血，肝实主之。肝中积结之气，非吴茱萸讵能辟去？此实是证之枢纽。曰温经者，纪其实也。

吴茱萸上不至极上，下不至极下，然吴茱

萸汤之厥阴头痛，温经汤之瘀血在少腹，何非极上极下？要皆为辟肝寒之效所及，非能径抵头与少腹也。由是推之，吴茱萸之用，亦綦广矣。胃主降，脾主升，脾之所以升，实得风木制化之益，故肝病者脾必病。吴茱萸能入肝驱邪，化阴凝为阳和，脾何能不温？腹痛腹胀何能不治？其性苦过于辛，降多而升少，肝主疏泄，肝平则气自下，此所以又利大肠壅气治滞下也。

抑有用之为反佐者，古方左金丸，治肝脏火实左胁作痛，似非吴茱萸热药所宜。顾其方黄连多于吴茱萸五倍，肝实非吴茱萸不泄，连多茱少，则不至助热，且足以解郁滞之热，肝脾两获其益，故腹痛用之。亦每有神验。活法在人，未可为胶柱鼓瑟者道也。

藕、鸡头实

藕始终以生以长，以穿穴于水中，而孔窍玲珑，丝纶内隐，故能入心所主之血。又味甘入脾而气则寒，故为心脾二经凉血散瘀之药。

鸡头植于水与藕同，味甘平补中亦同。惟藕始终不离水而善穿泥，鸡头则取苞中之实，而苞有青刺，结必向阳。藕气寒而鸡头气温，藕性润而鸡头性燥。藕所以为血药者，以其在水中穿穴也。鸡头所以为气药者，以向阳而得天气也。藕气寒性润善穿，故能散血除热。鸡头气温性燥有刺，故能除湿通痹。

鸡头主湿痹，取其能通。然其通以涩为通，故《本经》又以益精气继之。后世用于遗精带浊小便不禁之方颇多，则涩精之功，较胜于通脾之功矣。

土寄旺于四时，而人身之土亦然，天地生补土之物以为人用亦然。白术补土，为补土之本宫，固医无不知矣。窃谓补心中之土者莲实也。补肝中之土者薏苡也。补肺中之土者山药也。补肾中之土者鸡头实也。白术而外，四物皆饮馔之常品，可见心肝肺肾土有所歉，亦赖饮食以补之。偶有所见，附志于此。

柏实

柏为百木之长，叶独西指，是为金木相媾。仁则色黄白而味辛甘气清香，有脂而燥，虽润不腻，故肝得之而风虚能去，脾得之而湿痹能通，肺得之而大肠虚秘能已。竹皮大丸喘加柏实者，肺病亦肝病也。盖妇人乳中烦呕，是肝气之逆。逆则不下归肾而上冲肺，柏实得西指之气，能降肺以辑肝，喘宁有不止？此与他喘证不同，故用药亦异也。

桂枝

《素问》辛甘发散为阳，此固不易之至理。然亦看用法何如？桂枝甘草汤纯乎辛甘，反能止汗，以甘过于辛也。辛若兼苦，发汗斯峻。桂枝辛而不苦，且与甘埒，色赤气温，有条理如脉络，质复轻扬，故祇能于营卫之间，调和其气血，俾风寒之邪，无所容而自解。《本经》如麻黄、羌活、防风、葱白、川芎等，皆主发表出汗，而桂枝无之。桂枝所优为，在温经通脉。内外证咸宜，不得认桂枝为汗药也。麻黄桂枝两汤，一治无汗，一治有汗，分别甚明。且云桂枝本为解肌，若其人脉浮紧发热汗不出者，不可与也。申儆何等严切？果证与方合，如法服之，未有不汗出而愈者？否则谬欲取汗，害乃大矣。

桂枝汤一方，论者纷纷，就愚所见，惟成无己、尤在泾、刘潜江三家，最为允当。三家之中又以刘为胜，特方用芍药为臣，其所以然之故，皆未尽发出。芍药分数不减于桂枝，自来佐芍药以解表者，古方有之乎？无有也。然则芍药诚是方之关键矣。刘说载《本经疏证》麻黄下。邹氏疏麻黄第二条，自昔人泥于《伤寒脉法篇》至不为虚设矣，真洞见两方精奥。惟潜江云桂枝发于阳入于阴，且助以芍药之通营，乃能遂其由阳和阴之用。不知桂枝兼入营卫，气惟外扬而不内向。仲圣用桂枝解表之方颇多，非概佐以芍药。此所以加芍药者，太阳中风，风伤其卫，卫曳营气以外泄，故阳脉浮

而发热，阴脉弱而出汗，卫由是而强，营由是而弱，是卫不与营和，非营不与卫和，桂枝能和两弱之营卫，而不能和卫不就营之营卫，能由阴达阳而不能由阳返阴。芍药正与相反，敛之以芍药，则卫不外泄而入里以就营。又啜粥以充其胃，温覆以遏其表。桂芍并用，为一散一敛。粥覆并行，为一充一遏，法如是之密者何也？非此而营卫不和，则邪汗不去正汗不生也。潜江惟看芍药尚不甚真，故核之方证，皆微有隔阂，余则矢穿七札矣。

天地间凡名阴名阳之物，皆阴中有阳，阳中有阴，非判然各出，始名之为阴为阳者。风与卫皆阳也，风自伤卫。寒与营皆阴也，寒自伤营。但中风岂是有风无寒，伤寒岂是有寒无风？仲圣文多前后详略互见。与夫言外之旨，要在人潜思而得之。昔人泥于仲圣风则伤卫、寒则伤营之言，柯氏以下多非之。今唐氏容川，又谓太阳寒水之气，发于至阴而充于皮毛，皮毛为卫所居，故寒当伤卫。厥阴风木属肝，肝主营血，故风当伤营。无汗用麻黄，明是治卫气之药，有汗用桂枝，明是治营血之药。桂枝证啬啬恶寒者，是言皮毛一层，自汗皮毛开，故遇寒则欲闭而作啬啬之状，因皮毛开卫气无守，故恶寒也。淅淅恶风者，是言肌肉一层，汗既漏出如淅米之状，故曰淅淅，风来乘之，直入肌肉，则营血受伤，故恶风也。噫！容川既谓西法与仲景书字字符合，何以论仲圣之方，绝不顾仲圣之论？斯亦可异之甚矣。桂枝汤方义，愚已列前。兹再就容川之言明辨之。麻黄桂枝两方，只受邪浅深之分，无风寒各病之别，故麻黄治伤寒亦曰恶风，桂枝治中风亦曰恶寒。乃容川视两证，若风马牛不相及。又以桂枝之中风，为风中厥阴，直入肌肉。此《金匮要略》之中风，非《伤寒论》之所谓中风。出入甚钜，乌得不审？汗自出者，不药而汗自出之谓，正风伤卫之证据。容川谓自汗皮毛开，是无故插入杂证之自汗矣。否则风不伤卫，何以皮毛自开汗自出？卫分毫不作主，一任风邪飞渡，内

汗漏出，岂有表间藩篱尽撤，而仲圣尚思以桂枝汤治之之理？况伤卫者为寒为麻黄证，而麻黄汤内之桂枝，容川则谓从血分外达筋节，寒不伤营，何以加此无干之血药？凡此揆之仲圣本论，悉多枘凿，实不能为容川解也。

容川之论桂枝汤全方也，曰邪在营分。用甘枣补脾，从脾之膏油外达，以托肌肉之邪。用白芍行肝血，从肝膈透连纲外达肌肉，以行营血之滞。用生姜宣三焦少阳之气，从连纲达腠理以散外邪。尤重在桂枝一味能宣心阳，从小肠连纲以达于外，使营血充于肌肉间而邪不得留。然则此方正是和肌肉治营血之方，正是小肠血分之方，若不知水火合化之理，则此方之根源不明也。按仲圣桂芍并用之义，愚已具前。姜枣为和营卫，亦详大寒。盖桂芍和营卫为解表，姜枣和营卫为补表，炙甘草则安内攘外司调人之职者，以仲圣书统考之，自知鄙说之非妄。容川以甘枣为托邪，则姜枣之义亡而桂芍为无功矣。芍药何能外达？营弱何尝营滞？论经络，则三焦小肠与膀胱原属贯通，论病证，则六经各有界址，未便牵混。且五物非合以散邪之药，纵如其言，岂不取汗甚捷，而何以汗不出者反不可与？吾恐容川所谓根源者，非此方之根源矣。

容川之于《内经》仲圣书，宜治看者，偏板看之。宜合看分看者，偏分看合看之。自相龃龉处，亦往往有之。伤寒六经，沿张令韶、陈修园之误，不分手足。夫六经配六气，主足不主手，有确不可易之理，不能意为合并。试问小肠丙火，可以膀胱寒水之方桂枝麻黄治之乎？容川以风属厥阴，便谓太阳中风即中厥阴，不知寒水乃风木之母，风从皮毛而入，母先受之，病自在太阳不在厥阴。又误以心主营血为肝主营血，桂枝证为风伤营非风伤卫，展转淆混，胡可为后世训者？厥阴为阴之尽，多纯寒之证。其有寒热错杂者，以内包少阳相火也。故风有寒有热，亦当兼少阳言之。震为东方之卦，东为生风之方，少阳甲木，正符易之震卦，

震不言木而言雷者，明阳动之时，甲木之所由生也。一阳在下，阳之所以稚也。巽为木为风，易则示之矣。风木自属厥阴，厥阴阴已尽，故一阴居下，巽以厥阴而位东南，非东南不生风木，亦足见风之为阳邪也。由是观之，风之寒者厥阴之本气，热者少阳之兼气。其在《内经》，所谓厥阴不从标本从乎中也。容川又泥之至矣。谓中气为化，是指冲和之阳而言。不指火热而言，不知厥阴总不离乎少阳，有化时亦有不化时。譬之夫妇，倡随时是夫妇，反目时非夫妇乎？且容川第以阳言冲和，则少阳一经，宜无时不冲和，何以竟有火热之证？此理不易晓乎，容川又于厥阴病分肝与包络为二，言寒则舍包络，谓肝挟肾水而生寒。言热则舍肝，谓包络挟心火而生热。夫肝至挟肾，包络至挟心，旗鼓各建，必有非常之寒热病。执是说以治寒热兼有之肝病，庸有当乎？西医考究形质，至细至精，原非欺人。特人身阴阳消息，与病气出入之机，有未可以形质印定者。若太阳病以厥阴拟方，厥阴病以包络与肾拟方，漫谓于古法有合，则于谈中西医也，何容易焉？容川于修园书谓非，攻修园欲襄其不逮，愚于容川亦云。

医不讲《内经》、不讲形质则已，讲《内经》讲形质，而于仲圣方仍枘凿而不入，何裨于医？张令韶、唐容川其彰彰者矣。姑举太阳一经言之。太阳病下之后，其气上冲者，可与桂枝汤也。误下无不邪陷，邪陷而气冲，是下药激动其太阳之府气，经所谓是动则病冲也。表病仍在，故可与桂枝汤。或疑气冲何竟不治？不知膀胱受寒下之累，惟辛温能止其冲。桂枝乃下冲妙药，仲圣屡用之。既下冲而复能解表，孰有善于桂枝汤者？不曰宜桂枝汤而曰可与桂枝汤方，是用其方而犹有斟酌之意在。或桂枝加重，或外加茯苓，固可揣而知者。用前法三字，洄溪谓指误治，极是。否则服汤后自应不上冲。而又云不可与，何耶？愚之解是方如是。修园则否，而又引张令韶云：太阳之气，由至

阴而上于胸膈，由胸膈而出于肌腠，由肌腠而达于皮毛。愚不知其所指，殆为气冲而发？夫太阳之脉动则病冲，不能不涉及冲脉。然其所以然，亦只得付之盖阙。而令韶不知何以云然？太阳为一身之外卫，脉皆行身之背，有《灵枢·经脉篇》可稽。如令韶言，则是行身之前矣。令韶论伤寒不分手足经，岂因手太阳脉有循咽下膈一语耶？若然，则以经文计之，当由小肠至胃，由胃至膈，由膈至咽，亦不从皮毛而出。于足太阳之治，实去而千里。虽然，其所言手太阳也，其所用之药，则不知非手太阳也。石勒所谓赖有是者也。胸胁为少阳厥阴两经经脉之所至，故胸满胁痛为伤寒少阳病。若胁中痞硬，则加牡蛎厥阴药。何经见何经之病，与《灵枢·经脉篇》毫发不爽。而容川论太阳病十日已去，脉浮细而嗜卧一节，谓脉浮为外已解，脉细嗜卧，则是病及少阴，元阳不得外出，当用附子细辛汤治之。考少阴篇无此方，必是谓麻黄附子细辛汤，而佚去麻黄二字。乃其于少阴篇解麻黄附子细辛汤，则云邪从表入，合于太阳经，仍当从表以汗解之。且于发热上加恶寒字，兹拟移治脉浮细嗜卧之太阳病，以脉浮为外已解，岂用于彼为解外，用于此则否耶？又有奇者，于胸满胁痛之下小柴胡汤之上，添入脉细嗜卧，岂脉细嗜卧无兼证，则应用麻黄附子细辛汤。有兼证，则脉细嗜卧可全然不顾耶？于脉但浮之下麻黄汤之上，添入嗜卧。嗜卧非少阳证，乃谓解表以达少阳之枢，则少阴之气自出，而其所治之方，则非少阴非少阳，仍仲圣之麻黄汤也。岂麻黄汤不妨治少阳病耶？至谓胸满胁痛，是因三焦之膈膜不畅，致肾气不得外出，则视手足少阳全无区别，而不知有大不可者在！容川既尊《内经》尊仲圣矣，试问《灵枢》足少阳口苦胸胁痛等证，手少阳有之乎？小柴胡汤之为治足少阳，尚何疑乎？容川所谓中西汇通者，大率类是。其全书岂胜指摘？《伤寒浅注补正》《金匮浅注补正》偶有所触，附志于此，愿以质世之深于长沙学者。

本草思辨录

伤寒六经不分手足，已属大谬。而容川更于形质可通之处，悉力推演其说，势不至茫无畔域，尽失古圣分经之旨不止，而容川不自知也。此其弊盖自其治本草始矣。于桂枝汤论桂枝，曰桂枝宣心阳，从小肠连纲以达于外。于麻黄汤论桂枝，曰桂枝从肝之血分外达筋节，宣之使出。于五苓散论桂枝，曰导心火下交于水以化气。于桂枝去桂加茯苓白术汤论五苓散，曰用桂枝以宣太阳之气，气外达则水自下行而小便利。于《本草问答》论桂枝，曰桂枝色赤味辛，亦是入心肝血分之药。而五苓散、桂苓五味甘草汤，均取其入膀胱化气，非桂枝自能化气，实因苓泽利水，引桂枝入于水中以化水为气。按其说纷然淆乱，茫无真见。既以桂枝为心药肝药矣，又云亦是入心肝血分之药，不知究是何药？既云宣太阳之气，气外达则水自下行矣，自应不入膀胱，又云取其入膀胱化气。既云入膀胱化气矣，又云非桂枝自能化气，得苓泽而后化水为气。水既化而为气，其尚有不化之水走小便否耶？以其说还叩之容川，当亦有哑然笑者。夫桂枝非不入心入肝也。知其入心入肝，而不知其为中风自汗之太阳药不可也。惟知其为太阳药而不达皮毛以泄汗，则桂枝汤不止治自汗之邪，桂枝亦不止为太阳之药，此其法备见于仲圣方。今具论如下。

桂枝用一分之方，曰竹皮大丸。乳子之妇，烦乱呕逆，此阳明热炽，中气大虚之候。镇中宫而宁天君，惟甘草为补虚之选，故非多其数不为功。然补虚不先之以拯乱，必无益而有害。石膏、白薇皆阳明药，所以平呕逆而召浮阳。阳明之热，由胆而来，竹茹所以清胆火，以寒药于病为宜，而扶生气非宜。甘药于虚为宜，而有胃热非宜。故甘草生用则不致过守，略加桂枝，则与甘草辛甘相合以化气。如是而拯乱之药，皆得有补虚之益，故名之曰安中益气竹皮大丸。

桂枝用二分之方，曰蜘蛛散。桂止二分，势不能入下焦，妙在以蜘蛛十四枚炒焦引之。故蜘蛛得桂而升，桂得蜘蛛而降。狐疝时上时下，蜘蛛协桂，亦时上时下，所以能泄肝邪而治狐疝也。曰五苓散。汗出而津亏胃燥则消渴，膀胱之气不化，则水蓄而小便不利，脉浮微热，则表邪犹在。二苓、泽泻所以导水利小便，白术所以补脾生津，桂枝少用所以解表，且与四物共以散服，多饮暖水，则太阳经府之气俱化，此盖表里分治而又欲其和衷共济也。

桂枝用三分之方，曰土瓜根散。四物皆止三分，杵为散而酒服，取其清疏通降，能行瘀而泽枯。其中又有分有合，桂与酒横行脉络，䗪与芍下入少腹，土瓜根则合上下以联贯之。所以为治经水似通非通之良剂也。

桂枝与他药各等份之方，曰桂枝茯苓丸。桂枝无下癥之能，下癥而用桂枝，似非多不济矣。然妊娠之时，宜渐磨不宜急攻，逐瘀止丹皮、桃仁，而以桂苓化气，为血药之前驱。芍药行阴，为气药之管束。五味各等份蜜丸，原非温经汤、下瘀血汤之比，桂枝奚嫌其少？少用而无虞其不下趋者，则又藉苓芍之力也。曰半夏散及汤。此必少阴寒邪，挟痰涎壅于咽中作痛。不然，三物辛甘温燥，而甘草且以炙用，于热痛决非所宜，不得以从治为解。可见桂枝少而服散，并能上治咽痛。君以半夏，协以炙草，皆所以化气而和解之也。

桂枝用一两之方，曰桂枝甘草龙骨牡蛎汤。烦躁由于烧针，是心肾胥为之震慑矣。龙牡所以镇肾阳，桂甘所以安心阳，因无他证，故亦不加他药。桂枝特少者，不使随龙牡以下趋。甘草倍桂枝者，并益中气而和三物也。曰枳实薤白桂枝汤。胸痹是病名，下乃详言其证，以胸痹有不同也。气至于结，胸至于满，薤栝力有不逮矣。故更以桂枝佐薤白散结，厚朴佐栝楼泄满。枳实用为君者，所以平胁逆也。曰竹叶汤。此中风由寒化热，将由太阳入阳明而真阳适虚之证。桂枝解表化气，以铲寒邪之根。止用一两者，以病本无汗，多则侵葛防发散之权也。

桂枝用二两之方，曰麻黄汤。桂枝所到之处，皆麻黄所到之处。既用麻黄又加桂枝，愚于麻黄已略著其说，试更申之。伤寒之邪，锢闭营卫，至于头痛身痛腰痛骨节痛，发之既暴而所及复广，非得横厉无前之麻黄，不足以戡定祸乱。非得从容不迫之桂枝，不足以搜捕余孽。且麻黄性刚，桂枝性柔，以刚遇柔，并能少节其性，不致直前不顾。桂枝止二两者，以倚重在麻黄也。曰桂枝加黄芪汤。此段叙黄汗之证甚杂，注家亦颇颟顸。大抵营卫之间，水与热交蒸而滞其行度，非挟寒挟虚不尔。欲温经化气以泄黄汗而取正汗，自惟桂枝汤为当。第桂枝汤所治为卫强，此则卫弱，故加黄芪益卫气而疏之。更减桂芍以节其内向而外交于卫，斯邪不能容而正乃复矣。桂、芍、黄芪三味，为黄汗必需之药。彼芪芍桂酒汤，多其数而又重加苦酒者，以脉沉非此不能泄邪也。曰厚朴七物汤。桂止二两而生姜用至五两，则散寒之力优，不致因桂留邪矣。表里兼治，故以大枣安中，甘草和之。草不炙者，以有小承气攻里，不宜过守也。姜多枣少者，病非自汗，不以补表也。曰茯苓甘草汤。伤寒汗出而渴者，五苓散主之。汗出属表邪未尽，渴则太阳之邪已由标传本，以五苓散表里两解之，其小便不利可知，此与脉浮小便不利微热消渴与五苓散者，正复无异。下云不渴者茯苓甘草汤主之。是明指尚有表邪而言，不渴则胃不热而水停于上。又与真武汤及茯苓桂枝白术甘草汤之汗出液虚，肾水上救相似，不过有微甚之分耳。彼甚此微，故但以茯苓一味消心下之水，桂甘生姜解其表邪，即无他虑。桂甘少用者，并辅其扶心阳治悸也。无芍药者，邪已传本，若再敛之，则表不解。无大枣者，茯苓少则肾不伤，不必滋液也。曰茯苓泽泻汤。胃反由胃中虚冷，桂枝协生姜散寒，协甘草温中，以治在上焦，故止用二两，余详茯苓。曰桃核承气汤。此于外解后用之。桂枝岂为解表而设？太阳传本，热与血结而为少腹急结，桃仁、黄、消，皆所以攻

之。气为血帅，气行而血乃行，故以桂枝入膀胱化气，甘草则甘以缓急也。桂止二两，何以能入膀胱？以大黄辈得之则与俱下，且多则助膀胱之热也。曰桂枝加葛根汤。葛根治项背强几几，义详葛根。葛根汤与此只麻黄一味有无之分，以彼为无汗恶风，此为汗出恶风也。太阳病汗出恶风，桂枝汤正其所宜。惟加葛根以治项强几几，则以解肌起阴气为重，和营卫次之，故桂芍减桂枝汤各一两。曰温经汤。桂枝少则疏通经脉，约以芍药，则能入下焦化气。用姜不用枣者，不以补表也。余详吴茱萸。曰木防己汤。膈属肺胃肾三焦之脉所历，支饮横于膈间，滞其肺胃之气，则喘则满则心下痞坚。下与肾相感召，则肾气上乘，而面色黧黑。脉得沉紧，病固不独在上也。防己外白内黄，有黑纹如车辐，气味辛平，能行膈间之水，由三焦以下输于肾，肾得之则气平。佐以桂枝，一苦一辛以散结，则心下之痞坚去。然停饮至数十日之久，肺胃已郁而成热，非泄热则喘满不止，故又佐以石膏。吐下之后，中气与津液大亏，故又佐以人参。又云虚者即愈，实者三日复发。虚与实，皆指肾气而言。肾虚则肺降而肾安，实则非咸寒以利之，淡渗以伐之，气必复上。注家不知其证之关肾，好为影响之谈，那得于药证有合？

桂枝用二两半之方，曰薯蓣丸。风气百疾，盖即风虚之证。久踞于肌肉筋节间，而非初感之可以汗解者也。虚劳诸不足，乃其病根所在。方以补虚为主，驱风次之。薯蓣、人参、白术、甘草、地黄、麦冬、阿胶、大枣，填补者也。余十三味，疏瘀郁调阴阳，以补虚而驱风者也。其真正风药，只防风一味耳。填补中兼能驱风者，以薯蓣为最，故君之。

桂枝用三两之方，曰桂枝生姜枳实汤。心中痞悬痛，与胸痹痛有别，故不用栝楼薤白。悬痛由下有逆上之气，使痛不得下，如物之空悬。其为心阳不布，阴邪得以窃据无疑，故用姜桂各三两，以伸阳而散邪。诸逆不离乎肝，

枳实酸入肝而苦降逆，逆降则痛除而心阳得复矣。曰防己茯苓汤。桂枝得防己、黄芪，则能行皮肤之水。重加茯苓者，引三物下降，使由小便去也。水在皮肤，下之速则有遗邪，故加甘草以缓之。曰苓桂术甘汤。痰饮者，寒饮也。心阳不足，痰饮得以窃据膈间，故胸满。木得水而风动，土不能为之防，故胁满而目亦眩。满曰支者，明满之由肝来也。以桂甘益心阳而化气，白术崇脾土而燥湿，茯苓则自心下导饮而泄之，此治寒饮之主方也。曰桂枝去芍药加蜀漆龙骨牡蛎救逆汤。此与桂枝龙骨牡蛎汤治无大异，惟惊狂起卧不安，较烦躁尤重，故桂甘龙牡皆倍增之。彼无表邪，而此则脉浮，故加蜀漆协桂枝以散邪。既解其表，必补其表，故加姜枣以和营卫。用桂枝汤而必去芍药者，以不汗出也。曰栝楼桂枝汤。仲圣于桂枝加葛根汤，云反汗出恶风，此云脉反沉迟，反字自宜著眼。盖太阳证备，必身热头痛汗出，脉不应沉迟而沉迟，故云反。柔痉原有沉迟之脉，故又以此为痉而申明之。证皆桂枝汤所有，故用桂枝汤全方。身体强几几然，则非痉不尔。加栝楼不加葛根者，即体强与项强之别。其濡养筋脉以治强直，则二物一也。曰乌头桂枝汤。寒疝腹中痛逆冷手足不仁若身疼痛。若者，及也。非或然之词。以身疼痛为表证，故加一若字以别之。此表里伤于寒邪之重者。乌头驱表里之寒，桂枝汤化表里之气，互相为用。乌头以蜜煎，则毒解而性和。桂枝汤用治腹痛，亦散表邪，故芍药不再加。桂枝汤与乌头均浓煎，而得蜜之甘润，则补中缓急，处处皆弥纶无间。故其知也如醉状，而邪则吐之。岂灸刺诸药所能及欤？曰黄芪桂枝五物汤。血痹阴阳俱微，桂枝汤调阴阳有余而通痹不足，故加黄芪以疏卫，增生姜以宣阳。义主理虚，而守补太过，则非血痹所宜，故甘草去之。无表邪，故不取汗不温覆。与桂枝加黄芪汤似同而实异者此也。曰泽漆汤。此与厚朴麻黄汤，皆外寒与内饮相搏而咳者。脉浮者表邪方盛，故重与解表。此

咳而脉沉，非无表邪，但轻微耳！彼用麻杏，此用桂姜，犹麻黄汤桂枝汤之分伤寒中风也。饮亦彼重此轻，故彼用半夏六升，此用半升。彼热邪在肺，故加石膏，此热邪较下，故加黄芩。彼治咳用姜辛五味，即小青龙成法，水停在上。此水不上乘，故但以泽漆、紫参、白前降逆导饮而咳亦止。邹氏释泽漆至精，谓能使水气还归于肾，是用泽漆亦与用五味有微似之处。然则彼无人参何为？彼所治皆一气外散，五味乃止咳善后之策，于散寒蠲饮无与也。此则表里分投，上下背驰，安得不以人参调和之？曰白虎加桂枝汤。尤氏释此方极当，惟以桂枝为因而达之，颇涉颠顶，不如赵氏疗骨节痹痛之说。然不发明伏气，亦犹之泛也。盖寒邪伏于肾脏，至春夏发出，虽已无寒但热，而骨节烦疼，则仍是根株未拔。肝主筋，诸筋皆属于节。桂枝亦肝药，故加桂枝以搜骨节烦疼之伏邪。否则但以白虎治热，疟终不服也。曰侯氏黑散。大风有菊花、防风辈任之。桂枝是与川芎、当归治心中恶寒。曰当归四逆汤。厥阴病血虚而寒中之，故手足厥寒脉细欲绝。当归为君，补其血虚。桂枝、通草，所以散寒而通脉。大枣、甘草，所以益中而培脉。脉细欲绝，邪已及肾，故加细辛以驱肾寒，犹少阴病之兼肝药也。用桂枝汤而无姜者，恶其发散以伤阴也。曰炙甘草汤。脉结代，是营血虚衰。心主营而生脉，故动悸。地、麦、胶、麻，所以养营阴。桂枝、甘草，所以扶心阳。人参所以生脉，姜枣所以和营卫。然甘草协参、枣，则又能补中。生姜协桂草，则又能宣壅。枣草皆多于姜者，不使过散以伤神也。清酒煮者，欲引诸药以通络也。曰桂枝加附子汤。此与桂枝去芍药加附子汤，只争芍药一味之出入。彼去芍药，为下后脉促胸满。加附子为微恶寒。此四肢微急，难以屈伸，亦阳虚之象，不可无附子。汗漏不止小便难，则表邪未尽而津液又亏矣。桂枝汤正治自汗和营卫之方。芍药极要，何可去之？曰桂枝加厚朴杏仁汤。说详杏仁。曰防己地黄

汤。说详防己。曰桂枝加芍药汤。此条注家泥于太阳病医反下之句，又但以桂枝汤为太阳病解表之方，或云非脾脏之寒，或云和太阴之经，或云发太阳之邪，或云越外入之邪，或云举误陷之邪，皆于是证是方，不关痛痒。太阳病误下之后，至于腹满时痛，是已入太阴之脏矣。太阴为阴之至，决无升理。就证论证，焉得不先救其药误？夫桂枝汤之为用甚多，或以本方略为增减，或止选二三味，或止用桂枝，以及桂枝汤再加他药之或多或少，即证治悬殊，不得执太阳表邪为例。况以桂枝解表，遇无汗者概不用芍药，今以芍药为少而再加一倍，岂尚存解表之见耶？大痛实者于此汤再加大黄一两，宁非太阳病之陷入者，而得谓举邪使出耶？然则桂枝加芍药汤，断不必以解表致思。更有可比例以明之者。小建中汤比桂枝加芍药汤，祇多饴糖一味耳。《千金》再加当归，名内补当归建中汤，其芍药亦仍是此数。前圣后贤，心心相印，未闻此两方亦发其表邪。夫太阴者，阴脏也，统血者也。为下药所苦，致阴气结而不舒，腹满时痛。芍药虽寒，而能破脾家血中之气结，善治腹痛。然结固破矣，非有桂枝，则黍谷之春，终不得回。以桂枝有外心无内心，重加芍药以敛之，则能入脾而不走表。且桂枝得生姜则散寒，得甘草、大枣则补中，皆赖芍药为之前导，故非用加一倍不可。结破中补而阳亦复，腹满时痛，恶能不愈？此满痛之治法。急痛非小建中不可，以饴能缓急亦能助满，方剂自各有当也。徐忠可谓自究心《金匮》，用桂枝取效，变幻出奇，不可方物，旨哉言乎！曰桂枝加龙骨牡蛎汤。愚以此为专治脉得诸芤动微紧，男子失精女子梦交之方，已于解天雄略及之。按用桂枝汤原方，必于桂枝汤所治有吻合之处。脉芤动微紧，有阴阳乖迕象，桂枝汤正所以和阴阳，阴阳乖迕则精不守，神不藏。龙牡能召阳敛阴，涩精安神，故加之也。

桂枝用四两之方，曰桂苓五味甘草汤。此支饮渍肺而咳，引动肾气，从下上冲，复从上下流阴股，其多唾口燥及小便难时复冒诸端，皆因是而致。治以茯苓消饮，桂枝下冲，甘草培中土以杜肾水之上乘，五味摄肾阴以召肺气之下降，证甚繁而药甚简，所谓握要以图也。凡仲圣治寒饮之咳，无不以姜辛五味并用。兹有五味无姜辛，以姜辛助面热故去之。五味补尺微故取之也。桂枝为下冲专药，虽助阳不得而避也。迨服之而冲气果低，反更咳胸满，正当以桂枝治胸满矣。而转去桂加姜辛曷故？盖姜辛与五味本不能偏废。咳而胸满，咳治则胸满亦治，加姜辛为与五味治咳也。面热本不宜桂枝，冲气低则去之便也。若茯苓蠲肺饮伐肾邪，则断无可去之理矣。曰桂枝附子汤。伤寒至八九日，风寒之邪未尽，适遇阳虚之体，里湿与外风相搏，遂致身体疼烦不能自转侧。脉浮为风。涩与虚为阳虚挟湿。阳虚而无别因，故不呕不渴。此桂枝汤为解表必需之剂。阳虚则非附子扶阳不可，协桂枝又足以并驱风湿，故加之。脉浮无汗则不宜敛，故去芍药。桂枝加桂枝汤一两者，重则能达下利小便也。曰甘草附子汤。桂枝与附子，皆风寒风湿并治，惟附子尤能扶阳。此风湿相搏，阳虚之甚，非附子不胜其任，故方名隐桂枝而标附子。以甘草冠首者，湿不宜人参，身肿又不宜姜枣，甘草补中缓外，功不可没也。附子化湿而不能御湿。加白术者，崇土以御湿也。小便不利，并以桂枝利小便，故多其数也。曰桂枝人参汤。此理中汤加桂枝也。理中为治霍乱寒多之方，此数下致虚，虽挟热而利，脉必微弱。说本《金鉴》。当以寒多论治。干姜甘术，温中补虚，即理中之成法。彼兼呕吐，故甘草生用以和胃。此利下虚甚，宜于守补，故甘草炙之而又多其数。桂枝后煎而必用四两者，欲其解表而并散心下痞硬也。霍乱为上下不和，此为表里不和，故均用人参以和之。曰桂枝甘草汤。发汗过多，伤其心气，致叉手冒心，心悸欲按，与真武汤汗后肾水上乘有他证者不同，只须补其心气，

桂枝汤桂甘二味即属妙法。桂枝不以利小便而亦用四两者，心气虚甚，非多不济。且轻扬之性，上虚则即归上，势固然也。曰茯苓桂枝甘草大枣汤。桂枝甘草汤为汗后心悸欲按，此为汗后脐下悸，因同而证不同。彼必心气素亏，此必肾气易动也。肾病治肾，桂枝自应四两。而亦用炙草二两者何哉？桂甘无他药，则辛甘合化，心受其益。此以茯苓半斤先煮，大泻肾水，桂枝亦多，自随茯苓以入肾，伐肾邪而化气。枣草皆中宫物，此际必协以御肾，无待言者。有甘草而又加大枣者，阴阳之后，宜以甘润益阴，且不助肾也。曰桂枝芍药知母汤。是条尤氏误于知母一味，只知其能除热，遂谓温温欲吐，《金鉴》云温温当是苦苦。是湿热从下上冲。生姜多用，是止呕降逆。唐容川则以是条与下条合看，全归之于虚，其解方亦全属理虚。又云凡仲圣所称欲吐，多是火逆。不知寒逆更多。温温欲吐四字，此见之少阴病，何以忘之？又以知母为清血中郁热，知母岂是血药？似即武断杜撰，令人骇绝。就愚所见之书，惟赵氏以德风寒湿痹其营卫，与知母治脚肿之说，实胜诸家。惜未发其所以然耳！夫风寒湿三气合而成痹，非各占一所，今约略指之。头眩者风淫于上，短气者湿阻于中，欲吐者寒逆其胃。湿易下流，故脚肿如脱。三气固结不解，致三焦失其统御，水谷不能化精微而充肌肉，故诸肢节疼痛身体尪羸。其为虚甚不待言矣。然风则阳受，痹则阴受，痹病未有能一汗而愈者。补则助邪，补亦未可以易言者。按桂枝等九味，皆仲圣屡用之药。麻黄、附子，有不以除寒者乎？白术有不以除湿者乎？防风有不以除风者乎？桂枝汤有不以调阴阳和营卫者乎？附子除寒即属补阳，白术除湿即属补土，不专为补计亦可见矣。凡桂枝汤所主之证，必有自汗。无汗用之，必非解表。麻黄汤有桂枝，麻多于桂也。此桂多于麻，且约之以芍药，盖欲使诸治邪之药，以桂芍引之，甘草和之，留连于营卫经络肢节，以成潜移默化之功。夫复何疑？去

大枣者，润液则羁湿也。生姜加多者，以能助术附升阳，为桂芍促驾，且性味与四物相得也。然则桂苓之功固不在小，知母何为而亦与之同标方名也？夫知母者，赵氏所谓治脚肿，即《本经》所谓除邪气肢体浮肿下水者也，功岂出桂芍下哉？

桂枝用五两之方，曰桂枝加桂汤。此与茯苓桂枝甘草大枣汤，皆所以制奔豚。而桂枝有四两五两之分者，彼为脐下悸而尚未上冲，且已多用茯苓伐肾邪，故四两不为少。此则重伤于寒，肾气从少腹上冲至心，桂枝散寒而更下其冲，故于桂枝汤再加桂枝二两。仲圣用桂只是桂枝，盖即一物而加之减之，便各有功效不同，以诸方参考之自见，不必疑此之加桂为肉桂也。

桂枝用六两之方，曰天雄散。桂枝用至六两，仅见是方。盖以天雄益肾精，更以桂枝化肾气，以龙骨召自下上越之阳，更以桂枝扶自上下济之阳，以白术培土而守之，更以桂枝温土而发之。是桂枝足以辅三物之不逮，非用之至多，则轻易之性，治上不能治中下也。

仲圣用桂枝之广大精微，愚已备陈其法，试更以桂枝汤推类言之。夫桂枝汤不独治太阳病也，治阳明病亦有之。如阳明病脉迟汗出多微恶寒者表未解也，可发汗宜桂枝汤。是桂枝汤用之于阳经外证，总以汗出为断。太阳表实者不汗出，汗出必表虚，故可以桂枝汤调营卫。阳明病本自汗出，而汗出之证则有不同。汗出而恶热不恶寒，与得之一日不发热而恶寒，二日寒自罢而发热者，阳明热病也。此汗出且多，脉复迟，则非热蒸之汗出，而为表虚有寒邪之汗出，微恶寒而非背微恶寒，又无燥渴心烦之里证，则非解后之余邪，而为表邪之未解，虽阳明之邪，较深于太阳，而宜以桂枝汤生正汗而发邪汗，则理实无二也。谨按《金鉴》云：汗出多之下，当有发热二字，若无此二字，脉迟汗出多微恶寒，乃是表阳虚，桂枝附子汤证也。岂有用桂枝汤发汗之理乎？窃思仲圣此条，

确切桂枝汤证，似无佚脱之字。至桂枝附子汤以芍药易附子，正是汗出与不汗出分别紧要之处。风湿相搏之宜以附子扶阳，与阳明中风之表虚只须用桂枝者，似亦有异。然欤非欤？姑谨志之。

用桂枝汤而非自汗出者亦有之。如太阴病脉浮者可发汗宜桂枝汤。按太阴之为病一条，是太阴脏病提纲，此脉浮是经病，断无腹满而吐等证。然则太阴病三字从何着落？窃谓他条太阴中风四肢烦疼，即属太阴经病之提纲。邪中阴经，讵能汗解？桂枝汤是和剂亦非汗剂，注家不究桂枝汤发汗之所以然，而第执可发汗三字，模糊以辛甘发散释之。柯氏更误认脉浮为风热，不思桂枝汤之发汗，是何等发汗，必其先表虚汗出，服汤后再啜粥温覆，然后邪汗去而正汗以生。今太阴中风本不能有汗，阴经之表证，本不能以麻黄、葛根等发汗，舍桂枝汤解肌调营卫，尚有宜于是者乎？王宇泰云：阴不得有汗，故不言无汗。三阴兼表病，俱不当大发汗。非深明于仲圣法者，不能为此言。

用桂枝汤而但身体疼痛者亦有之。下利腹胀满身体疼痛者，先温其里，乃攻其表，温里宜四逆汤，攻表宜桂枝汤一条，《金匮》亦载入。窃疑本系杂证而复出于伤寒论者。下利之下，《金匮》多一后字。盖太阴所受寒湿，下利之后，脾阳式微，腹故胀满。外则经气亦虚，风邪乘之，与里湿相搏，体为之痛。然经脏并治非法，以四逆汤先温其里，则寒湿去而表邪亦孤。后以桂枝汤解肌散风而和营卫，自易如反掌。不云发汗者，即《金匮》所谓但微微似欲汗出者，风湿俱去也。

更有用桂枝汤于妇人妊娠者。《金匮》妇人妊娠篇第一条，妊娠至六十日不能食，自属阻病。阻病用桂枝汤，似有未合。徐氏谓桂枝汤内证得之为化气调阴阳，差胜诸家，而终未亲切。窃思仲圣于病证但标数字，而即云宜某方者多有之。此或尚有的对之证，欲人就其方思之而自得耳。按太阴中风四肢烦疼，太阴病脉浮者宜桂枝汤，而《千金》半夏茯苓汤治妊娠阻病，为后世所宗，却有四肢烦疼恶寒汗出等证，方中橘姜辛夏，与桂枝汤亦颇有似处。就是测之，妊娠阻病，必得有太阴外证者，以桂枝汤治之，方不致误。虽然，不知强解，儒者所戒，宜《金鉴》谓有脱简而不加注也。绝之是绝其医药。娄全善治一妇，即遵此法而愈。又《女科辑要》载一老妇劝人停药，后如其言。然则以绝之为绝其病根，勿泥于安胎，治之而逆，是绝其妊娠者，当爽然失矣。

卷　　四

沉香

肾中阳虚之人，水上泛而为痰涎，火上升而为喘逆。沉香质坚色黑而沉，故能举在上之水与火，悉摄而返之于肾。其气香性温，则能温肾以理气。即小便气淋，大肠虚闭，亦得以通之，而要非以宣泄为通也。

沉香之用以气，虽功在降摄，而凡气分中之病，仍能运转于中而不留滞。若滚痰丸以沉香佐礞石、大黄、黄芩，治实热老痰，则其知沉香也深矣。

乌药

乌药色黑味辛，气温而香，其主膀胱肾间冷气攻冲背膂宜矣。而寇宗奭谓与沉香同磨作汤点服，治胸腹冷气甚稳当者何故？盖其根如车毂纹横生，非降亦非升。故凡病之属气而涉寒者皆可治，所谓空通者转气机也。

缩泉丸治小便频数，温肾固气，惟恃益智、山药，佐乌药则以散冷气耳。

黄柏

黄柏为五脏肠胃清湿热之药，表里上下俱到。表有热可治，表不热而里热亦可治。色黄入肠胃，皮入肺，微辛亦入肺，气味俱厚，性寒而沉入肝肾，入胃则亦入脾，入肾则亦入心，《本经》所以主五脏肠胃中结热也。性寒已热，燥则除湿，故《本经》所列黄疸肠痔泄痢女子漏下赤白阴伤蚀疮，皆属湿热之疴。《别录》又补出惊气在皮间肌肤热赤起目热赤痛口疮，则所谓五脏肠胃者悉备矣。大抵湿下溜而火上出，《别录》所主虽不属湿，而其因未始非湿。观仲圣栀子柏皮汤、大黄消石汤治黄疸，为阳

明病。白头翁汤治热痢，乌梅丸治呕吐久痢，为阳明兼厥阴病。《外台》大黄汤，更治天行壮热。黄柏一味，实四赅五脏肠胃，故其用颇广。若以治少阴与芄、地、知母为伍，则肾中不必有湿。否则如其分以施之，必得如二妙散为当。盖苦燥之物，无不劫阴，以黄柏为滋阴之剂者非也。

厚朴

厚朴苦温散湿满，其气向表。枳实苦寒泄坚满，其气向下。二物皆胃家气药。阳明病胃中燥结在血分，自宜以涤热逐实之大黄血药为君，然非气药为之前驱，则不能锐师直入，此三物并用之故。大承气又加芒硝者，芒硝亦血药而微兼治上，犹厚朴气药而微兼治表，余邪不至少留而咸寒尤能速下，不止如小承气之和胃已也。

枳朴主治多在中焦，故为承气要药。然枳实薤白桂枝汤枳朴并用，其证为胸痹与胁下逆抢心，则又何说？盖二物虽有温散寒泄之不同，而皆苦中有辛，苦多辛少，惟其为气药而兼辛，故心肺之部亦其所到。苦多则不能久停心肺，而可倚以散逆下气。枳实又为胁痛要药，与厚朴先煮多煮，所以平胸胁之逆满。内薤白等数沸，所以开心胸之阳痹。分之各尽厥职，合之则同建奇勋。方名出枳实不出厚朴者，以胁逆非厚朴所主也。

夫厚朴非所云气向表者欤！虽非表药而表证亦兼有可资。如厚朴麻黄汤治咳而脉浮，以厚朴能随麻黄辈外散寒邪，偕姜夏辈内消寒饮，方名以是冠首，固无愧尔。

然则半夏厚朴汤，治妇人咽中如有炙脔，

非胸满非腹满亦无表邪，又何以用厚朴哉？夫咽中者心肺之部，《千金》此证，又点出胸满心下坚五字，非心胸间有湿痰凝阻，不至如是。半夏苓姜，有蠲饮之能，擅泻心之用，佐以苏叶之宣气理血，心胸间可由是旷然矣。不知《千金》谓咽中帖帖，吐之不出，吞之不下，其窃据之势，岂易遽拔？夫厚朴者，消痰下气，力厚气雄，于四物外别树一帜。盖四物以巧胜，而厚朴以力胜。合以成剂，奏效乃神。此厚朴所以匹半夏而并标之欤。

杜仲

《本经》杜仲主腰脊痛，脊有误作膝者，注家即以腰膝释之。不知杜仲辛甘色黑，皮内有白丝缠联，为肝肾气药非血药。其温补肝肾之功，实在腰脊。性温化湿而甘能守中，不特腰脊痛可止，即阴下痒湿小便余沥何不可已？《别录》谓脚中酸疼不欲践地。不欲之故，自在腰脊，与不能有异。总当以主腰脊痛为用是物之主脑。即后世治频惯堕胎，亦岂为脚膝事哉？

楝实

楝实苦入心，酸入肝，寒入肾，为心肝肾三经之药。苦寒清热下行而酸复迫之，故导上中之热，由小便水道而出，其势甚捷。

《本经》主温疾伤寒大热烦狂。温疾伤寒即温病。大热而至烦狂，是热无所泄。缓则生变，故以此亟泄其热，非谓温病可全恃楝实也。

心痛腹痛之为热痛者，用之靡不奏效。即牙宣出血不止，以楝实末裹塞齿龈即止。其导热下行之速，真有可立待者矣。

疝有热有寒。《史记》太仓公治疝用火齐汤，热疝也。《金匮》治疝用大乌头煎，寒疝也。楝实为治疝要药，则于寒郁热者为宜。盖肝肾内寓真阳，阴锢之而阳不得达，则寒亦酿热。楝实酸苦，能入而涌泄之，即刘氏所谓导气达阳也。病本属寒，不能舍巴豆、故纸等药而独建其功。用楝实治疝者，须识此义。

昔人治遗精如固阳丸、鹿茸益精丸、既济固真丹，治真阳上越气喘痰鸣如黑锡丹，皆其中有楝实，皆用楝实为从治。然其证阴中有阳，温其阴不得不退其阳，虽从治亦正治也。

皂荚、皂荚子

阳在上不与阴化而为风，阴遂变为痰涎。皂荚以金胜木，通气利窍，风无不搜，斯湿无不去，故凡痰涎涌塞而为中风为喉痹者，胥倚以奏功。阳在下不与阴化而为风，阴遂被劫而生燥。皂荚气浮而子较沉，故子能祛在下之风，风去则阴得伸其津润之权而大肠之燥结以通。凡风药必燥，而皂荚以多脂为佳。皂子之仁又黏而韧，其能利大便，亦兼得辛润之力也。

诃黎勒

诃黎勒苦温能开，酸涩能收。开则化痰涎，消胀满，下宿食，发音声。收则止喘息，已泻痢。然苦多酸少，虽涩肠而终泄气。古方用是物，皆极有斟酌。仲圣诃黎勒散治气利。气利者，气与矢俱失也。必有痰涎阻于肠中，诃黎勒既涩肠而又化痰涎，最于是证相得。又以粥饮和服，安其中气，是诃黎勒之泄，亦有功无过矣。《千金》诃黎勒丸治气寒闭塞不能食，喘息不能食。喘息由于气满闭塞，气满闭塞，非有痰涎宿食不尔。然去其痰涎宿食，而既逆在上之气，岂能即返？诃黎勒能一物而两治之。两治之物，无冲和之性，蜜丸又所以和之也。与仲圣用诃黎勒之意，正复无异。若诃子清音汤治中风不语，是但用其泄矣。协以甘桔，则不至过泄而音可开。真人养藏汤治久痢脱肛，是但用其涩矣。协以参术归芍诸药，则不至徒涩而痢可止肛可收。凡此皆用药之权衡，不可不知者也。

桑根白皮

桑根白皮甘辛入脾肺，而气寒复入膀胱，能驱脾肺中之水气从小便出，故水肿腹满肤胀

胥治之。咳嗽惟肺有水气及伏火者宜之。肺虚无火，因风寒而嗽者，服之则锢闭邪气而成久嗽。此仲圣于王不留行散，所以谓风寒勿取也。

楮实

《本经》与陶隐居《抱朴子》皆甚言楮实之功，而方书用于补剂者，杨氏还少丹外不多见。大抵以其物贱，而《修真秘旨》又言久服成骨软，与《济生秘览》治骨鲠，遂不复重。诸家亦未有发明其所以然者。窃思补益与软骨，并不相背，特其义殊奥耳。种楮必杂以麻，冬则赖麻作暖，春又烧麻以肥楮，三年即成大树。而枝叶皆有白汁，皮可为纸可为布，实则色深红而煎之如饴。夫是故具阴体而得阳用，为手足少阴之药。遇肾阴不足而阳常畜缩者，用之以充肾液伸肾权，最为切合。若肾中阳虚而阴有余，阴虚而阳易升，与阴阳并虚之证，皆非所宜。此《本经》主阴痿之旨也。夫补阴而又能伸阳者，其所补之阴，未始不随阳以俱伸，与纯阴填补有别。水肿者，阴不与阳化而水聚也。肌肤不充者，阳下得阴济而气乏也。目不明者，阴不升而阳无光也。《本经》所胪，楮实皆足以任之。然则其能软骨何故？骨属肾，甘能损肾。肾伤于湿者，腰脚为之酸软。湿亦阴也，楮实甘寒益阴而不能益阳，久服骨何能不软？此审证制剂之不善，于楮实乎何尤？识此义而用于喉痹骨鲠，则正见其功。至吴廷绍治烈祖食饴而噎，以楮实具阴体而得阳用，足释少阴壅蔽之气。又以甘导甘，宜其效矣。惟《大明》谓壮筋骨，则似是实非，不免于误人尔。

枳实

《别录》枳实破结实，消胀满。是其满为坚满。破结实即下宿食之谓，似不如厚朴之散湿满，兼可治上矣。然枳实气药而味苦酸，胸胁之坚满，亦其所司。故《别录》于胸胁曰除痰癖，不曰除痰饮。水者柔物亦动物，然水至于停，则与肠胃之水谷相比为奸，而非可以渗之利之者，故《别录》于除胸胁痰癖下，又继之以逐停水而不隶于胸胁。盖即坚满之在肠胃，有需于枳实者矣。大小承气汤与枳实薤白桂枝汤用枳实之义，已详厚朴不赘。

更以《别录》心下急痞痛逆气胁风痛绎之。夫泻心诸汤治心痞，大小陷胸治结胸，枳实宜可用矣。而皆不抡入曷故？盖痞为虚邪，宜轻散不宜实攻。结胸虽属实邪，而涤热泄水，别有专药。小陷胸则与泻心不殊，但以连夏泻心，加栝楼降痰浊而已得，皆无俟枳实代筹。枳实所司维何？曰胸痹。胸痹与结胸，皆按之而痛。其所以异者，一则为热结而一则为阳微也。虽然，枳实不气向下乎？气向下则胸膈非停驻之所。非寒药乎？寒药则于阳微有妨。不知仲圣有因材而使之妙焉。橘枳生姜汤，以橘姜化气于上，枳实从而泄之。桂枝生姜枳实汤，以桂姜化气于上，枳实从而泄之。要非气塞与悬痛有坚满可泄，亦不用枳实。方名不以冠首者，以枳实为佐理也。大柴胡汤，柴胡芩夏能治胸满，不能治心中痞硬心下满痛，得枳实则痛硬除，以枳实能泄坚气也。按全方为表里兼治之剂，大黄、枳实、芍药，所以攻里，柴胡、芩、夏、姜、枣，所以解表。生姜加多，又使与枳实化心中之痞硬，即橘枳生姜汤治胸痹之法。是枳实于诸药皆与有功。而方名顾不之及者何也？抑知其往来寒热之为少阳病乎？柴胡乃少阳主药，且能去肠胃中结气，自当推以冠军。曰大者，以非小柴胡之常法也。枳术汤，以白术消水饮，枳实泄心下坚大，枳实气向下，而以味甘而厚之，白术载之使不速下，既回翔于心，遂渐及于腹，至腹软而收功，此以枳实治心下之又一法也。《别录》所言，殆亦由仲圣诸方绅绎而得之者欤。

枳壳

枳壳乃枳实之老而壳薄者，既名枳壳，须去穰核用之。壳实古原不分，性用亦无所异。

若治胸膈痞塞，枳壳较枳实少胜。然何如以枳实协辛温轻扬之橘皮、桂枝，为奏功尤大乎？惟《本经》主大风在皮肤中如麻豆苦痒除寒热结，则惟去穰核之枳壳为宜。盖痒为风，寒热结为痹。于皮肤中除风除痹，用枳实则易走里，难与枳壳争能。此《证类本草》枳壳所以主风痒麻痹也。

栀子

栀子花白蕊黄仁赤，其树最喜灌溉，意在条达其性体，为心肺肝胃三脏一腑之药。惟花时不采，而采者为黄赤之实，体轻入气，而性阴又入血，其治在心肝胃者多，在肺者少。苦寒涤热，而所涤为瘀郁之热，非浮散之热，亦非坚结之热，能解郁不能攻坚，亦不能平逆，故阳明之腹满有燥屎，肺病之表热咳逆，皆非其所司。独取共秉肃降之气以敷条达之用，善治心烦与黄疸耳。心烦或懊憹或结痛，黄疸或寒热不食或腹满便赤，皆郁也。心烦心下濡者为虚，胸中窒者为实，实与虚皆汗吐下后余邪留踞，皆宜吐去其邪。栀子解郁而性终下行，何以能吐？协以香豉，则一升一降，邪不任受则吐。黄疸之瘀热在表，其本在胃。栀子入胃涤热下行，更以走表利便之茵陈辅之，则瘀消热解而疸以愈。然则栀子于肺无与乎？仲圣云：凡用栀子汤病人旧微溏者不可与服之。肺与大肠相表里，服栀子则益其大肠之寒，此可为秉金气之一证。至治肝则古方不可胜举，总不离乎解郁火。凡肝郁则火生，胆火外扬，肝火内伏。栀子解郁火，故不治胆而治肝，古方如泻青丸、凉肝汤、越鞠丸、加味逍遥散之用栀子皆是。凉膈散有栀子，以治心也。泻黄散有栀子，以治胃也。而泻白散不遴入，则以肺中气热而不涉血者，栀子不与也。《本经》主胃中热气，朱丹溪谓最清胃脘之血，究栀子之治，气血皆有而血分为多，然不能逐瘀血与丹皮、桃仁分功。其解血中之郁热，只在上中焦而不在下焦，亦不入足太阳与手足少阳。不入足太阳，

故不利小便。茵陈蒿汤所以必先煮茵陈，许学士之治酒皶鼻，朱丹溪之治热厥心痛，《集简方》之敷折伤肿痛，皆属血中郁热。其余之治，悉可类推。

酸枣仁

酸枣丛生而气薄，气薄则发泄，味酸亦泄，唉之使阳不得入于阴，故醒睡。仁则甘平，甘平由酸而来，性故微敛而微守。酸枣肝药，仁不能大戾乎枣，亦必入肝。皮赤则入心，内黄则入脾，酸枣仁自当为心肝脾三经之药。心得之则神安，肝得之则魂藏，脾得之则思靖。其治不得眠，尚有何疑？独是酸枣仁汤治虚劳虚烦不得眠，则更有进焉。按栀子豉汤证，亦为虚烦不得眠。而彼为有伤寒余邪，此由于虚劳，故加虚劳字以别之。劳之为病，其脉浮大手足烦阴寒精自出酸削不能行。此云虚烦不得眠，脉必浮而微数。盖阳上淫而不下则烦，阴下亏而不上则不得眠。其责在肾，非酸枣仁收摄浮阳，不能使心肝脾咸循其职。故推酸枣仁为君，而臣以知母滋肾之液，茯苓泄肾之邪，扰心之烦可不作矣。而心肾不交，犹未足以成寐。后世医者，必将以远志配枣仁，为一降一升之法。不知远志乃阴中升阳之药，此非阳不升而实阴不升。既以枣仁摄之，知母滋之，茯苓泄之，阴中之阴，自有能升之理。特三物皆下行，而肾阴向上之机不能无滞，故又加芎藭通阴阳以利之。甘草居中宫以和之。标之曰酸枣仁汤者，以酸枣仁为首功也。

山茱萸

今人用山茱萸，惟取其强阴益精，原非不是。但其木高丈余，二月开花，一交冬令，即便结实，是全禀厥阴木气。而实酸温，足以温肝祛风宣窍，故又治鼻塞耳聋目黄面皰。至主心下邪气寒热与出汗之文，或疑其无是能矣。不知其色紫赤，兼入心包，且秉风木疏荡之姿，汗为心液，焉得不溱溱以出汗？汗出则寒热之

邪亦去。凡此又当于补益之外详究其义者。然则肾气丸用之，盖不第强阴益精之谓已。

女贞实

《本经》女贞主治，张石顽谓咸指枸骨，诸家误列于此。观邹氏之疏，则知张氏实误矣。女贞当春夏秋生长之会，被蜡虫蚀肌吮血，身无完肤，仍不废开花结实，而其所成之蜡，非他膏脂可及。是故中之所以补，五脏之所以安，精神之所以养，百疾之所以除，皆人于热气耗败之余之大效，非《本经》无端加以隆誉。然则用女贞者，当知苦平非温补之品，而功与温补埒者，其故自有在矣。

卫矛

卫矛以甄权破陈血落胎，与《日华子》通月经破癥结两说按之，自属善败恶血，故《和剂局方》用以治产后败血。但其三面如箭羽，古惟燔之以遣祟，方药少用。则用之于除邪杀鬼，乃为合宜。考《千金》《外台》诸方，疗恶疰心痛，卒暴心痛，忽中恶气毒痛，鬼疟日发，及务成子萤火丸，非善取其长者欤？

五加皮

五加茎柔皮脆，用在于根，宜下焦风湿之缓证。若风湿搏于肌表，则非其所司。古方多浸酒酿酒，及酒调末服之以行药势。

心疝少腹有形为寒，肺热生痿躄为热，《本经》并主。刘潜江云：肾肝气虚，故病于湿。湿者，阴之淫气也，阴淫则阳不化而为风。风者，阳之淫气也，阳淫则阴愈不化而更病于湿。至病湿，固已阴锢阳、阳蚀阴而成湿热矣。按此论甚精，五加皮辛苦而温，惟善化湿耳。化其阴淫之湿，即驱其阳淫之风，风去则热已，淫去则寒除。即《别录》之疗囊湿阴痒小便余沥腰脚痛痹风弱五缓，皆可以是揆之。邹氏以《本经》之益气，《别录》之坚筋骨强志意，为身半以上事，实则肾肝受治之益，不必析之为

两事也。

枸杞

《本经》《别录》，枸杞不分子、皮、苗、叶，而就其文体会之，《本经》之五内邪气热中消渴周痹风湿，《别录》之下胸胁气客热头痛，是枸杞皮与苗叶之治。《本经》之久服坚筋骨耐寒暑，《别录》之补内伤大劳嘘吸强阴利大小肠，是枸杞子之治。此沈芊绿之言，分别颇当。按陶隐居《本经序》，于地骨皮下列热中消渴字，《千金》治虚劳客热虚劳苦渴，皆用地骨皮。地为阴，骨为里，皮为表，气味甘淡而寒，故所治为肺肝肾三脏虚热之疴。脏阴亏，则热中消渴胸胁气逆头为之痛。周痹乃风寒湿客于分肉之间。今曰周痹风湿，必周痹由寒变热之候，《灵枢》所谓神归之则热者也。《千金》而外，后人又以地骨皮退内潮外潮，治骨蒸骨槽风吐血下血目赤口糜小儿耳疳下疳等证，然系益阴以除热，有安内之功，无攘外之力。虽表里兼治，而风寒之表热，非所能解也。枸杞子内外纯丹，饱含津液，子本入肾，此复以肾中水火兼具之象，味厚而甘，故能阴阳并补，气液骤增而寒暑不畏，且肾气实则阴自强，筋骨自坚，嘘吸之一出一入自适于平。液枯之体，大小肠必燥，得之则利。惟多用须防其滑，而纯丹又能增火也。后世之方，如金髓煎、四神丸、枸杞酒，可谓竭枸杞之才矣。窃意《本经》之主周痹风湿耐寒暑，非皮与子同用之，不能有此效，俟明者正之。

蔓荆实

蔓荆实《别录》主风头痛脑鸣，用者往往鲜效。盖人知蔓荆为辛寒之药，而不知其苦温乃过于辛寒也。《本经》味苦微寒，微字本有斟酌。《别录》补出辛平温，则全体具见。便当于此切究其义。《巢氏病源》云：头面风者，是体虚阳经脉为风所乘也。诸阳经脉上走于头面，运动劳役，阳气发泄，腠理开而受风，谓之首

风。夫曰体虚，曰阳气发泄，明系阳虚之受风，非内热之搏风。阳虚之证，其标在上，其本在下。然或宜治标，或宜治本。因虽一而证则殊。宜治本者，阳气弱而不振，根柢将摧。宜治标者，阳气弛而偶倾，轻黉窃据。治本虽天雄可与，治标则蔓荆适宜。试思头痛非阳虚有风，何至脑鸣？风为阳，阳虚脑鸣为阴。蔓荆生于水滨，实色黑斑，宜其入肾，然气味辛寒而兼苦温，又得太阳本寒标热之气化，用能由阴达阳，以阳化阴。其体轻虚上行，虽《本经》所谓筋骨间寒热湿痹拘挛者，亦能化湿以通痹。而搜逐之任，性终不耐，故古方用之者少。惟风头痛脑鸣，则确有专长。其不效者，人自不察耳。愚又思蔓荆知己之少，不自今始也。徐之才谓散阴阳明风热，竟视与薄荷、牛蒡无二！张洁古谓阳中之阴，实则阴中之阳，谓凉诸经之血，实则气药非血药。其尚有知者，则李濒湖之主头面风虚，张石顽之血虚有火禁用。而其所以然仍未之阐发也，药物之难明其矣哉！

茯苓

茯苓结于土中，久而不变，宜其得阴气多，与猪苓埒矣。然枫檀召雨之能，松挺不雕之概，一毗于阴，一毗于阳。毗于阳者，能耗阴不能起阴，不能起阴即不能止渴，故五苓散治汗出而渴，不渴则主以茯苓甘草汤。栝楼瞿麦汤治渴，有茯苓不能无栝楼。小柴胡汤渴加人参，小青龙汤渴加栝楼，皆独不加茯苓，此可征茯苓之非渴药。能起阴以止渴者，莫如葛根、栝楼，以葛根、栝楼起阴而不利小便也。起阴而兼利小便，则止渴之力已减，故猪苓、泽泻次之，茯苓又次之。然五苓散、猪苓汤偏以之治渴，更非葛根、栝楼所能代者何哉？盖其渴非他，脉浮发热饮水而小便不利耳。不去其病，起阴奚济？茯苓与猪苓、泽泻泄水，则小便利。茯苓、猪苓与桂枝、滑石达表，则表邪解。去其蔽阴灼阴而阴自升，阴升者渴亦止，此茯苓之于渴，所以得厕名其间也。

虽然，其中又甚有故不得不辨者焉。二苓、泽泻之治渴，是治饮水而小便不利之渴。以其水为停潴之水，不受胃变则呕，格其肾阴则渴，故得以泄水利小便而愈。若是痰饮，胃亦赖之以养其浓厚者，且无走小便之理，将毋水能致渴？饮不能致渴邪？而仲圣谓呕家本渴，反不渴者，心下有支饮。又谓胸中有留饮，其人短气而渴。二说相反曷故？夫饮而曰支，谓其如支流不正出也。不正出则肾阴犹得以上潮，故不渴。留饮是正留于胸中，气焉得不短，而渴焉得不作？是则痰与饮宜分者也。水与饮有分有不分者也。以渴不渴定茯苓与猪、泽之去取可矣。

抑又思之，仲圣用此三物之证，多渴与呕兼。岂非治渴而亦治呕？不知呕吐之专药为半夏、生姜，犹葛根、栝楼为消渴之专药。仲圣之以苓甘五味姜辛汤治咳满也。曰呕者复内半夏。既有茯苓又内半夏，以茯苓不治呕也。不内猪、泽，以猪、泽不治呕也。乃呕吐篇之猪苓散，明明治呕吐思水。茯苓泽泻汤，明明治胃反吐而渴欲饮水。今必曰不治呕，其谁信之？然必曰治呕与小半夏汤等，此何以多思水欲饮水之证，独是泄水以止渴者？其义易晓。泄水以止呕，则呕已自去其水，何待药为？是则仲圣之言为甚可味也。猪苓散思水者三字，是对上后思水而言。此思水为先思水，先思水而后呕吐，所谓先渴却呕者为水停心下也。水停心下者，愈渴亦愈饮，呕不能有神。故其用二苓也，所以泄水。用白术也，所以生津。茯苓泽泻汤特提胃反吐三字。胃反者，胃虚且寒，不至有渴。今渴欲饮水，是阴中有阳之证，故于吐下加一而字以折醒之。与他胃反不同，与他呕吐亦不同。姜、桂、甘、术，所以温胃而止吐。茯苓、泽泻，所以泄水而止渴。证既兼见，药亦分理。有生姜无半夏，渴忌半夏也。无猪苓者，无表证者也。泄水而兼能止渴者，以泽泻为优，故入泽泻。至茯苓协泽泻泄水，协生姜平逆，协桂枝化气，协甘草、白术补中，

为益良多，故以标方名冠首。以茯苓与猪、泽较，虽同不治呕，而以茯苓为犹有参赞之功，何则？甘先入脾，淡主养胃，茯苓甘淡，非猪、泽可比，是其于呕也，不用剿而用抚者也。

外此茯苓以泄水奏绩者，又于仲圣方得三事焉。曰眩，曰悸，曰咳。必别其近似而真始出，则与呕渴无二也。眩有肺痿上虚而眩，失精下损而眩，谷疸因食而眩，茯苓讵可漫施？心下有支饮，其人苦冒眩，茯苓宜可用矣。不知泽泻汤无渴而用泽泻，以其于冒眩有专长也。且使辅以茯苓，则泽泻方欲至极上治冒，而茯苓偏从而抑之，全功必堕，白术则蠲饮而守中，足为泽泻策应，故宁退茯苓而进白术。然则冒与非冒何别乎？盖冒者，上之阳为水饮所格而不得入于阴，则淫于上如覆冒。是眩在阳盛，以泽泻泄其水而济以阴，眩乃得息。若水饮上凌，而上之阳不能与阴争，则阴与水相比为患而眩亦生。是眩在阴盛，惟茯苓禀阳和之性，擅化气之长，水遇之而自却，阳得之而即伸。仲圣似此治眩之方不一，可不烦枚举也。

水停心下而眩者，亦水停心下而悸。眩在外，悸在内，惟派别而源同，故眩定者悸亦定。心下悸者水侵其心，脐下悸者水发自肾，似不能悉主以茯苓矣。然上中下之水，应皆从小便出者，舍茯苓其奚属？且始而脐下悸者，后必心下亦悸，所谓水在肾。心下悸也，其悸非茯苓得治者，如小建中汤、桂枝甘草汤、炙甘草汤，非温养中气，补益心阳不可。茯苓淡渗，适伤其正，故摈之也。

咳之因亦致多矣，茯苓所司为痰饮之咳。然有痰饮而不宜者，半夏麻黄汤，有痰饮而悸，以麻黄发心阳而泄之于表。徐忠可谓之老痰，老痰非渗得去。甘遂半夏汤，有留饮而利，以甘遂、甘草加白芍，就其利而下之，必欲使走小便则谬。此外有痰饮而宜辛散宜苦降者无论矣。夫咳者肺病，茯苓下渗，则肺邪不解，故咳证用之颇鲜。惟咳而冲气挟痰饮而止，胸满由痰饮而得者，以茯苓下之泄之，厥效甚捷。

然则茯苓非能治咳，治痰饮耳！非能治痰，实治饮耳！苓桂术甘汤治痰饮如神，而其推茯苓为君也，在使微饮从小便去也。痰饮之有需于茯苓可知矣。

抑其治饮治水，能使上中下统泄之于小便者有故。茯苓甘淡，为胃之正药。色白而纯，则兼入肺。肺主皮毛而太阳为之应，故又入太阳，淡渗则又从皮毛而入太阳之府。肺胃职司下降，膀胱气化则出，其利小便，盖有高屋建瓴之势焉。仲圣于小便不利而必曰加茯苓者，职是故也。

夫利小便者，仲圣之明文，实《本经》之遗训，断不必以止消渴滋学者之惑。顾谓利小便足尽其长乎？而不然也。试更即仲圣方核之。肾气丸主小便不利并消渴小便反多。盖小便不利者，肾中阴气之壅也。以茯苓与桂、附消其阴，则由壅得通。小便反多者，肾中阳气之弱也。以茯苓与桂、附扶其阳，则转弱为强。且用以祛湿，如防己茯苓汤。用以解咽窒，如半夏厚朴汤。用以开胸痹，如茯苓杏仁甘草汤。用以下癥瘕，如桂枝茯苓丸。用于补剂，如薯蓣丸。用于风剂，如侯氏黑散。盖惟茯苓以甘淡之味，温和之性，能于气中消水，水中化气，随他物而膺繁剧者，胥不出乎此旨。若非制剂得宜，则茯苓之真不见，而亦未必无害矣。

猪苓

《本经》猪苓利水道，不云止消渴。而仲圣以猪苓名方者，必渴而后与之。恶得无故？邹氏谓猪苓起阴气以和阳化水，譬之枫叶已丹，遂能即落。虽《本经》《别录》无起阴之文，然考《尔雅正义》《述异记》《一统志》《南方草木状》《物类相感志》《苟伯子临川记》所载枫树诸灵异，确与阴气相感。猪苓生枫树下，其皮至黑，气味俱薄，未必不能起阴？况水道既利，三焦得通，肾气之由三焦而上者，自亦滋溉于其胸。《释名》消渴者，肾气不周于胸

也。消渴奚能不止？此与泽泻之止消渴，有相倖之处，然有不如泽泻者焉。泽泻形圆，一茎直上，能起极下之阴，以济极上之阳，平极上之阳淫。猪苓甘淡，不能直上至头。故泽泻汤治冒眩而猪苓不与。然猪苓之阴，阴中有阳，能开腠理达表，与茯苓为伯仲而泽泻亦不与。五苓散、猪苓汤，所以治脉浮发热者，以其有猪苓、茯苓也。夫以猪苓视茯苓，所同者为太阳阳明药耳。猪苓究何足与茯苓比烈？茯苓结于土中，猪苓亦结于土中；茯苓肉白，猪苓亦肉白；茯苓甘淡，猪苓亦甘淡；而茯苓之白，光洁而纯；猪苓之白，幽暗而犷；茯苓甘淡，得土味之正；猪苓甘淡，得土味之偏；此茯苓所以主治广，猪苓所以主治狭也。

竹茹

竹青而中空，与胆为清净之府，无出无入相似。竹茹甘而微寒，又与胆喜温和相宜。故黄芩为清少阳经热之药，竹茹为清少阳府热之药。古方疗胆热多用竹茹，而后人无知其为胆药者。

哕逆之因不一。胃虚而胆热乘之，亦作哕逆。橘皮竹茹汤，以参、枣、甘草补胃养阴，橘皮、生姜和胃散逆，竹茹除胆火则为清哕之源。橘皮汤无竹茹者，以手足厥为肝逆也。妇人乳子之时，中虚胆热，胆热必犯其胃，呕逆而至烦乱，热亦甚矣。竹皮大丸，以石膏、白薇除胃热而敛浮阳，竹茹凉胆而清其源。恐中虚难任寒药，故加桂枝之辛甘以导之。药兼阴阳，故加甘草以和之。喘则以柏实辑肝风，又所以辅竹茹之不逮也。

蜂蜜

蜂蜜生性凉能清热，熟性温能补中。甘而和故解毒，甘而滑故润燥。甘缓可以去急，故止心腹肌肉疮疡诸痛。甘润可以泄泽养正，故通三焦除众病和百药。

仲圣以蜜煎导通大便，蜜当为下利之所忌矣。然下利有用之者，一为猪肤汤，少阴伏邪内发，阴下泄而阳上乘，致下利咽痛胸满心烦，液伤而脾亦困矣。以猪肤从阳引阴而平邪热，阳不至上乘矣。白粉扶脾而止利，阴不至下泄矣。白蜜则佐猪肤润液，助白粉安中，故加之。一为甘遂半夏汤，脉伏者有留饮在内。欲自利利反快者，利不即利，既利则快。心下续坚满者，利后满减，过时又续。是为饮在上而肠则燥，致饮欲去不去，几与滞下无异。故以半夏、白芍，消饮于上而降之。甘遂、甘草，借其相反之势以激之。白蜜则润液化燥以速其去，犹滞下之用阿胶。此二方用蜜之意也。

白僵蚕

蚕者食桑之虫，桑能去风，蚕性故近之。且感风而僵，更于感风之病为宜。味辛气温而性燥，故治湿胜之风痰而不治燥热之风痰。朱丹溪谓从治相火，散浊逆结滞之痰者正合。汪切庵删去从治字，而以为散相火逆结之痰，则其视僵蚕为何如药矣？

小儿惊痫夜啼，是肝热生风，又为痰湿所痼而阳不得伸，是以入夜弥甚。僵蚕劫痰湿而散肝风，故主之。至男子阴疡女子崩中赤白产后余痛，无非厥阴之风湿为患，无他奥义。邹氏谓蚕食桑而有津液留于中，又解之为释泥淖塞漏卮，不特于僵蚕燥湿去风之义背？据其所言，亦不免自相矛盾。

水蛭

水蛭、虻虫，同为吮血之品，能逐瘀破结。而仲圣抵当汤、抵当丸，必二味并用，桃核承气汤、下瘀血汤，又二味并不用，其所以然之故，有可得而言焉？成氏云：咸胜血，血蓄于下，胜血者必以咸为主，故以水蛭为君。苦走血，血结不行，破血者必以苦为助，故以虻虫为君。张隐庵、张令韶云：虻虫、水蛭，一飞一潜。在上之热，随经而入，飞者抵之。在下之血，为热所瘀，潜者当之。按此论水蛭、虻

583

虫精矣。而抵当汤所佐之大黄、桃仁，亦非泛而不切。盖四物皆血药，而桃为肺果，桃仁气微向表，协虻虫为走表逐瘀。大黄涤热下行，协水蛭为走里破结，而同归于抵少腹下血。抵当丸之证，与抵当汤尽同，惟少腹满则尚不至于硬矣。小便本不利而今反利，则蓄血必暂而未久矣。用汤方减少其数，又捣丸煮服者，以随经之热留于表分者多。用峻药轻取之法，使热邪尽入纲罗，而瘀不复聚，正不少伤也。若桃核承气汤证，则与抵当悬绝矣。太阳病不解至下者愈为一截，言蓄血而血自下者不必攻也。血自下者亦自愈也。其外不解者至当先解外为一截，言血不自下则宜攻。然太阳传本有表邪未罢者，当先解其外，未可以下有蓄血而遂攻之也。外解已至宜桃核承气汤为一截，外解曰已，少腹急结曰但，可见表证已无，不必顾表。少腹急结而非硬满，其人亦不如狂，洄溪所谓瘀血将结之时也。桃核承气汤，即调胃承气汤加桃仁、桂枝，加桃仁、桂枝而仍名承气，明示此证之有关于阳明。盖太阳病汗解之后，原有阳明府实之虑，今不府实而少腹急结，未始非肠胃之热下迫膀胱，以桃仁协调胃承气，则下逐膀胱之血瘀，亦上清阳明之热迫。加桂枝者，膀胱寒水之府，热结初萌，骤以黄、消折之，气必先郁，故以桂枝化膀胱之气。且桂枝协甘草，能散结缓急，又为少腹急结之要药。观桂枝茯苓丸之下癥，温经汤之瘀血在少腹不去，土瓜根散之少腹满痛，皆用桂枝，即可知此之非为解表药。彼用桂枝敛以芍药，此用桂枝引以黄、消，桂枝所以能抵少腹也。下瘀血汤，瘀血在脐下不在少腹，不曰畜而曰著，是其血瘀未久，腹痛亦新著之故。况在产后，岂宜峻攻？既服枳实芍药散而不愈，其为血被热灼而不行无疑矣。治以大黄、桃仁涤热遂瘀，䗪虫导血通络，蜜丸和药而不伤液，酒煮行药而不疾下，合之则其成脐下去著之功。此与抵当汤丸之用虻、蛭，顾可以同年语乎？

桃核承气汤之治，愚既辨之详矣。惟此条热结膀胱四字，前人多看作太阳传本之公共语，谓热邪随经入于膀胱，有水结，有血结，五苓散所以治水结，桃核承气汤、抵当汤丸所以治血结，不知热结膀胱，但有血结，并无水结。盖膀胱为津液之府，气化则能出，故小便不利，是气病非血病。按《巢氏病源》淋病至于热甚则变尿血，何尝非膀胱之热由气入血？而《外台》治血淋诸方，无用桃仁、虻、蛭者，以尿血而非蓄血也。血不蓄，则热可谓之盛，不可谓之结。且五苓散之不治膀胱热结，固显有可证者。观仲圣用五苓散诸证，不曰脉浮微热，则曰水逆，须末服而又多饮暖水出汗，是欲使邪从表解。若热结膀胱，何能逆挽而出？其所以渴与小便不利者，太阳之标，为寒邪所迫，势将传本，遂与少阴水脏均不得施化，即三焦之水道亦滞而不廵，于是上不济以肾阴而渴，下则水欲泄而不利。服五苓散而诸弊俱祛，以热不在膀胱也。且五苓之利小便，乌得与滑石、乱发、白鱼、戎盐、瞿麦之属，等量齐观。为问桂枝利小便乎？而桂枝非四两不利小便，今止半两。桂枝、茯苓合而利小便乎？而防己茯苓汤桂苓并用，则治水气在皮肤。桂枝、茯苓、泽泻合而利小便乎？而茯苓、泽泻汤桂、苓、泽泻并用，则治胃反吐。茯苓、猪苓、白术合而利小便乎？而猪苓散二苓、白术并用，则治思水呕吐。白术、泽泻合而利小便乎？而泽泻汤术、泻并用，则治支饮苦冒眩。善夫，柯氏之论五苓散也。曰重在脉浮微热，不重在小便不利。真得仲圣立方之旨矣。

蛴螬

蛴螬生于粪壤，粪壤犹人身之恶血，迨其变蝉，则吸风饮露，最为清洁，犹人身之目不容纤尘，故其破瘀血，则蛴螬之出于粪壤也。主目中淫肤青翳白膜，则蛴螬之变蝉，化秽浊为清洁也。仲景䗪虫丸，正以其两目黯黑而用之。然虚劳而非有血瘀者不宜。

龙骨

龙骨非无真者，特不易得耳。药肆所售，乃龙蛰土中，至春启蛰上腾，其所伏处，土遂黏埴似石而形似龙，故其用与真龙为近。

龙为东方之神而骨黏舌，其用在心肝二经为多。能收敛浮越之正气，安魂魄，镇惊痫。至主心腹鬼疰精魅，则以神物能辟邪恶也。治泄精泻利漏下，则以味甘归土，涩可去脱也。

徐氏谓龙骨敛正气而不敛邪气，故伤寒邪气未尽者亦用之。邹氏谓龙骨、牡蛎，推挽空灵之阴阳，与他发敛著物之阴阳者异，故桂枝柴胡两汤，可以会合成剂。龙骨摄阳以归土，牡蛎据阴以召阳。二说皆极精。

龙齿

龙骨以白者为上，齿以苍者为优。生则微黑，煅之则如翡翠色可爱，较白者功用更捷。许叔微云：肝藏魂能变化，故游魂不定者，治之以龙齿。古方如远志丸、龙齿清魂散、平补镇心丸，皆收摄肝气之剂也。

鲮鲤甲 即穿山甲

穿山甲主五邪惊啼悲伤。其可惊啼之邪，无论五脏何邪，自属非分之来，难以骤当，而后发为惊啼。由惊啼而悲伤，邪则乘肺虚而并之。此时通气道之留阻而先解其邪，斯则穿山甲所克任者。若调其偏驳，安其神志，则更有他药，宜酌剂以善其后也。

后人用穿山甲，多见于疮疟两门。盖疟必有风痰湿浊痹其经络，疮则肌腠壅滞，非性锐善穿之物，不能疏排而发之。若疟涉于虚，疮至溃后，则非其所能为矣。

乌贼鱼骨

乌贼鱼由寒乌入水而化，其骨白，骨为肾之合，而色白则属肺，是为摄气入血，故能化血中之气。肉腴润而骨独燥，又能燥血中之湿。血闭癥瘕惊气入腹，腹痛环脐者，血为气郁也。漏下赤白阴蚀肿痛疮多脓汁者，血为湿乱也。治以乌贼鱼骨，如磁石之引针，琥珀之拾芥矣。

再以惊气入腹之旨绎之。惊则气乱，入腹则气下趋而靡所止，乌贼鱼能于水中下矴黏石，又何患惊气之不止哉？

龟甲

水族离水则僵，陆虫没水辄毙，惟龟常湛于水固生，终令居陆亦生，所以能治水火相啮之病。轻狡者迟重则殆，迟重者不能轻狡，惟龟腹背自迟重，首尾四肢自轻狡，所以能治中外不相应之病。衷甲者，以其坚为蔽，以其裹为卫，惟龟虽有甲，而纵横成理，片片可塴，虽可塴而上下紧裹，无少罅隙，所以能治当开不开当阖不阖并开阖参争之病。漏下赤白小儿囟不合，非不阖乎？癥瘕非不开乎？疟非开阖之参争乎？五痔阴蚀小儿头疮难燥，非水火之相啮乎？湿痹四肢重弱，非中外之不相应乎？盖人之一身，无不以水火为枢机。水与火相违，则气张而体不随之张，气翕而体不随之翕，此能助之张助之翕。火无水养者，此能滋其水。水为火格者，此能熄其火。以至水停幽隐而火之途径难通，火善萌动而水之滋溉不及，均藉此以增损维系之。此邹氏之论，自来注家无此精当，为略更数字而存之。

龟甲所治之水，非流动之水。所治之火，非披猖之火。邹氏所论之水火，正须善会。张氏云：龟甲能引阳气下归，复通阴气上行，可与邹说并参。惟阴阳以理言，水火以证言耳。

凡人静则明生，龟居四灵之一而静镇不扰，故能收摄嚣浮而灵明自浚。诸家谓为滋阴，原非不是。要不如《别录》资智二字品题之妙。

鳖甲、牡蛎

鳖甲、牡蛎之用，其显然有异者，自不致混于所施。惟其清热软坚，人每视为一例，漫无区分，不知此正当明辨而不容忽者。甲介属金，金主攻利，气味咸寒则入阴，此二物之所同，清热软坚之所以并擅。而其理各具，其用亦因而分。鳖有雌无雄，其甲四围有肉裙，以肉裹甲，是为柔中有刚，阴中有阳。蛎有雄无雌，魄碨相连如房，房内有肉，是为刚中有柔，阳中有阴。鳖介属而卵生色青，则入肝而气沉向里。蛎介属而化生色白，且南生东向，得春木之气，则入肝而气浮向外，向里则下连肾，向外则上连胆。《本经》于鳖甲主心腹癥瘕坚积，于牡蛎主惊恚怒气拘缓。仲圣用鳖甲于鳖甲煎丸，所以破癥瘕。加牡蛎于小柴胡汤，所以除胁满。所谓向里连肾向外连胆者，正即此可推。其软坚不能无铦钝之差，清热亦大有深浅之别也。由斯以观，凡鳖甲之主阴蚀痔核骨蒸者，岂能代以牡蛎？牡蛎之主盗汗消渴瘰疬颈核者，岂能代以鳖甲？鳖甲去恶肉而亦敛溃痈者，以阴既益而阳遂和也。牡蛎治惊恚而又止遗泄者，以阳既戢而阴即固也。

文蛤

考仲圣文蛤散、文蛤汤，渴不用栝楼之属，有表邪不用桂枝之属，而独用文蛤，几莫明其故。迨即所治之三证细究之，而后知宜文蛤不宜他药者，固自有至精至切之义焉。蛤者雀所化，具自外飞入水之概。壳有文彩，又其精气所注，用在壳而味咸，则为由表以入里。气寒性燥，则能清热而胜湿。其清里热，只清上焦心肺之热，以咸平无深入之能，气复走表，又分其势也。《活人书》治血结胸，李防御治痰嗽面肿，皆治在心肺之明征。而仲圣又有精者焉。病在阳，应汗解而不汗解，则热邪遗留于表。以冷水湿之灌之，内心烦而外粟起，则其寒为外附之寒，不必治寒而止须治热治湿。文蛤治表间热湿，恰与证合。

若不差，必热已退而咸寒不克任之。与五苓散者，取其淡辛化气而表邪得尽也。吐后渴欲得水而贪饮。贪饮由心肺热炽，渴饮在于吐后，必表间尚有余邪，故以麻、杏发汗，即以文蛤协石膏清热。甘草和之于中，姜枣调之于表。麻、杏只三两而蛤、膏各用至五两，意自在于清热。麻、杏力微，故兼主微风。此汤实非为风寒设也。至渴欲饮水不止，亦主以文蛤散。不止即贪饮之谓，而无吐后之余邪，则止其热渴已足疗病。文蛤治表热不必有渴，治心肺之里热，则正能止渴。盖其渴非津亏与小便不利也。

鸡矢白、鸡子白、鸡子黄

鸡属酉金，又为巽木，具金木之气，本有伐土之长。用其水谷所化之矢白，则尤能化滞消积，领浊下趋，故脾土职复，则鼓胀以消。风木气平，则转筋自止。利小便并止遗溺者，以遗溺故小便不利也。用白者取其得金气多，无白亦可不拘。

《圣惠方》用原蚕沙治霍乱转筋，是从鸡矢白散脱胎。亦以蚕沙能胜风去湿，领浊下趋耳。

卵白为阳，黄为阴，白气轻而黄气重，故白能解散浮阳，疗目热赤痛，与咽中生疮。黄能涵育真阴，主心中烦不得卧，与百合病吐后，孩子热疮，妊娠胎漏。

《本经》卵白止小儿下泄一语，最宜体会。小儿热泄，只以气清微寒之卵白治之即效，若丈夫则宜于苦寒矣。今人治泄，不知有热壅经隧，水谷不能化赤而直趋大肠一证，概从事于淡渗温燥，读此能无惘然？

猪胆汁

《伤寒论》少阴病下利脉微者，与白通汤。利不止厥逆无脉干呕烦者，白通加猪胆汁汤主之。是胆汁明为干呕烦而加。干呕烦者，少阳木火上冲心胃所致。若但寒，则不烦不干呕也。霍乱下利清谷里寒外热汗出而厥者，通脉四逆

汤主之。吐已下断汗出而厥四肢拘急不解脉微欲绝者，通脉四逆加猪胆汁汤主之。于四肢拘急下又益之曰不解，必已依法治之，而犹不解也。以白通加猪胆汁汤之例推之，其所先与，当即为通脉四逆汤。服之而汗出肢厥如故，更见拘急不解，脉微欲绝，非治之不得其当也。盖四肢为诸阳之本，阴邪充斥于四肢，则阳被阴缚，欲伸不得，投以姜附热药，则阳拒于内，阴争于外，拘急何自而解？夫拘急乃筋脉之收引。筋属肝，肝与胆为表里，其姜附之不任受者，胆为之也。相火不治，君火何能独治？故或为呕烦，或为拘急，此猪胆汁所以并加之也。胆汁苦寒，施于垂绝之微阳，岂尚能堪此？不知其阴中之火，愤而思竟，正非胆汁不靖。故从治亦即正治，抑仲圣用此为至慎矣。少阴寒邪直中，乃阳气暴虚非本虚，且内寓元阳，故当其下利而呕烦，可加胆汁。霍乱亦吐亦下，正中气散乱之际，胆汁甚忌。故必拘急不解，并吐已下断而后加之。且不解者，如故之谓，拘急之始，何尝不宜胆汁？而仲圣不遽用者，又有可旁通以见之者焉。在桂枝加附子汤曰四肢微急，在四逆汤曰内拘急，曰四肢拘急，在芍药甘草汤曰微拘急，皆不用胆汁，独拘急而至不解则用之，非以其苦寒伤正而慎之乎？乃张隐庵谓胆汁能起肾脏之汁，资心主之血。果尔，则仲圣方当不止一二见矣。何不察之甚哉？

胆藏肝叶，病每相连，医家亦多连称。否则偏注于肝，动云肝气肝阳，鲜有别之为胆病者。然肝为阴经，胆为阳经，肝为风木，胆为相火。凡见上升与火之证，肝必挟胆，或竟属胆病。李濒湖谓猪胆去肝胆之火，此即余从治亦正治之说，第与肝并举之耳！成无己则谓通脉四逆加胆汁，是补阴而和阴，又称肝而不及胆。以两说权之，李自较胜于成。刘潜江却扬成而抑李。曰：予见一医治或泻或止，每以猪胆汁炒黄连、柴胡和他药用之遂止，不以胆汁炒则不应，若不有以补肝，令血和而风静，仅

如时珍所云平肝胆之火，则黄连辈何以鲜功？甚矣！刘氏之暗也。胆汁与姜附并用，语人以胆汁是正治胆火，人固未必肯信。今以胆汁与柴、连偶，去胆汁即不应，则不啻胆汁自表其功矣。何则？胆汁苦寒而滑，极利大便。若是肝泻，自应加胆汁而泻作，何以无胆汁则泻反不止，非所谓肝病挟胆者欤？治肝以连是以寒胜热，以苦燥湿也。治胆以胆，则平胆中壮火以扶生气，不使随肝下走也。治肝而不治胆，所以无效。况柴胡为少阳药，显系相协以挽少阳之气。成氏之说，凿空无据，刘氏辄从而和之，医道诚难言尔！

猪肤

少阴之热，上为咽痛。以少阴同气之物而留连于上以除热，非猪肤莫任，故医家多用此取效，而仲圣猪肤汤实开其先。今试以鄙说备一解焉。下利咽痛心烦皆少阴病，惟胸满疑涉少阳。不知少阴脉之支别，从肺出络心注胸中，下利既泄其肾阴，其虚阳之上乘者，遂得因中土无权，纷扰于经气所到之处，而致咽痛与胸满心烦。以其虚而非实，故胸满不至于痛，不必用攻陷之剂。此时伏邪初发，尚未由血及气，亦无事于苦寒伤正。猪水畜而肤甘寒轻浮，自能从上引下而客热以平。然下利非湿也。非加白蜜，不足以润燥益阴。患见于上下则宜建中，非加白粉熬香，不足以悦脾振困。此证无与于少阳固矣。而邹氏更以痓病用大承气汤有胸满字，为涉阳明之据，又岂足为训欤？

羊肉

羊之为物，古说至赜，或谓火畜，《礼》月令及《周官》庖人注。或谓土畜，《淮南子》时则训及《吕览》孟春注。或为西方之牲，贾子《胎教篇》。或谓土木之母，《淮南子》时则训。五行已占其四，而自愚思之，即谓之水畜，亦何恶焉？羊以西北方产者为美，有长髯可当

本草思辨录

长髯主簿之目，《古今注》又好登历山崖倾仄处，略无怖意。其肾气之充固，非他畜比。惟于五行咸具中，以得火土之气为尤多。故仲圣用治寒疝腹痛与产后腹中疞痛，取其气热味甘，足以温脾缓中。而药之能温脾缓中者尚有之，兹何以非羊肉不可？则以证不独在脾，羊肉正不独治脾也。《素问》病名心疝，少腹当有形。又任脉为病，男子内结七疝，寒疝即七疝之一。何能于肾无与？即仲圣之大乌头煎、抵当、乌头、桂枝汤，皆治寒疝腹痛，皆用乌头。乌头者，外驱寒湿，内温肾阳者也。《外台》乌头汤，且以治寒疝发作时令人阴缩，况胁痛里急，明是寒袭厥阴。产后血虚，无不下寒，小建中汤虽治腹痛，岂能愈此大证？兑为羊，兑卦二阳在下，一阴居上。羊盖具其刚很之性，《易》大壮疏。而能于阴中化阳者，寒疝乃肝肾之阴，同受寒累，羊肉温脾缓中，而肝肾之虚寒，亦得其温补之益，故用之是证，最为切当。其必与归、姜协力以成功者，羊肉能于阴中化阳，不能散阴中之寒邪，此归、姜辛温之能事，谓为羊肉之前驱可也。

阿胶

阿胶为补血圣药，不论何经，悉其所任。味厚为阴，阿胶之味最厚，用必以补，不宜补者勿用。白头翁汤加阿胶，则曰下利虚极。内补当归汤，则曰去血过多加阿胶。仲圣、孙真人皆有明训。然非填补比，不得与熟地、山药同论也。阿胶以济水黑驴皮煎炼而成，性易下行，且滑大肠，于下利非宜。何以白头翁加甘草阿胶汤治下利？不知此乃滞下之热痢，正藉其滑利之功。故张洁古加减平胃散治热痢，以脓多而用之。渴者非热烁其液，即下焦阴液不上朝，阿胶不能清热而性下行，何能止渴？乃猪苓汤治发热而渴，又治下利而渴，证不宜阿胶而偏佐以阿胶，不知此皆因热而渴而利，水畜于中而热与水得，液既大伤，更与以猪苓辈淡渗燥劫之物，液不几涸矣乎？佐阿胶所以润

液而救猪苓辈之偏，非治其渴与利也。推之黄土汤燥湿，鳖甲煎丸破结，温经汤行瘀，大黄甘草汤下血逐水，亦断非滋柔浊腻之阿胶所能为力，盖其补血润液而下行，不致掣燥湿破结行瘀下血逐水之肘，且能辅其不逮，故有需于阿胶。若执黄土汤诸方，而以燥湿各事责阿胶，则何异扪烛扣槃之见矣。

犀角

犀角一物，或谓胃药，或谓心药，或谓性升，或谓性降，或谓取汗最捷，或谓治血与经旨不合。夫毒物入土即化，牛属土而犀角黑中有黄花，黄中有黑花，虽水畜未尝不秉土德，谓为胃药无愧。释名，心纤也，所识纤微无不贯也。犀角中有白星彻端，夜视光明，谓为心药无愧。其角长而且锐，空而通气，气味苦酸而兼咸寒，故能至极上极下，亦能至极内极外，其实非升非降，不发汗，不逐实，心胃药而不专走心胃，血药而不泛治血证。观《千金》《外台》两书，用犀角之证，在上者有之，在中在下者有之，在表者有之，在里者有之，无分于上下表里，而总惟血热而有毒者宜之。诸家之说，不免皆有所偏。

论犀角之精者，必首推邹氏。然谓用犀角必外有表证而兼肌肤有故，乃其所引《外台》诸证，则并无表证。夫表证者，有表邪宜发汗之谓。犀角与麻黄并用有之，不能专任以发汗。邹氏又以《金匮》升麻鳖甲汤无犀角为无表证，《外台》治喉痛有犀角为有表证，而升麻鳖甲汤证非无喉痛，不解何以疏舛若是。

邹氏引魏培之犀角是倒大黄之戏语，邕发大黄治火之自中及下，犀角治火之自下及上，义至精矣。而犹有未尽者。《本经》大黄主下瘀血，犀角主解百毒，就此绎之。大黄除血分之热结，是逐而下之。犀角除血分之热毒，是解而散之。大黄不言解毒，是热结于虚处，致用多在肠胃。犀角不言下瘀，是热淫于实处，致用多在肌肤。大黄之味至苦，色至黄，性复猛

厉,自能逐物而下。犀角灵异之品,无论何处,遇毒辄赴,谓其自上而降,自下而升,则誉之不当矣。

陆九芝《世补斋医书》犀角、升麻辨,看似精详,细核之则疏舛殊甚。升麻代犀角,孙真人《千金方》已有此语,不始于朱奉议《活人书》。二物皆中空通气,入阳明经,味苦能发,故《本经》皆主解百毒。然升麻主气,犀角主血,升麻升阳气而解毒,犀角清血热而解毒,原有不同,似未可以相代。不知孙真人用犀角之方不一,独于伤寒杂治门木香汤,则云热毒盛者加犀角,无犀角以升麻代。盖其所治疮烦疼,是阳气为阴邪所郁,故方中用木香等辛温宣阳之药。热盛则有毒,升麻能解毒而升阳亦无所妨,故可代以犀角。朱奉议以此法施于犀角地黄汤等方,固宜见讥于陆。而陆实亦不能无误。提邪外出引邪内陷之说,由来已久。愚何敢辟以臆见?独是仲圣《伤寒》《金匮》两书,发表攻里,分别甚严。即在阴经而用汗法,非兼见太阳脉证,则必邪在于表在于上。若邪离本经入他经,则治以他经之药。邪得药而自解,非提出之,使他徒而后解也。其邪虽不在里而不得用汗法者,仲圣又常反覆叮咛以致意,此皆凿凿可证者。陆氏亦知提邪外出之非发汗不外出乎?可以发汗之邪,邪本在表在上,未闻有从里从下提而出之以发其汗者。或谓升麻之名,以升得之,自属以升为治。不知所谓升麻者,为能升阳气于至阴之下也。周慎斋云:凡生病处,皆为阴为火,为阳气不到,升麻升阳气以愈病,非提邪气以离病,不得并为一谈。至于引邪内陷,只可谓之致,不可谓之引。凡无病之处,先为药伤,邪因乘虚而入,是为药误所致,非如物交物之得以相引。若寒药治寒病,热药治热病,可谓邪为药引矣。然此是滋蔓以益其本病,非陷入而别有变病。陆引喻氏论赵某室人,误用犀角领邪攻心一案,以明犀角非胃药之据。夫犀角误用,为祸诚烈。谓犀角非胃药,则其测犀角何

浅?又以犀角治热入血室,为能从至幽至隐拔邪外出,故谓之升。微论犀角之治邪,非拔邪也。从至幽至隐以升拔其邪,亦无此治理。仲圣治热入血室用小柴胡汤,似乎升矣。不知《伤寒》《金匮》两书论此证诸条,惟续得寒热发作有时一条,主小柴胡汤。且将发作有时句复沓言之,明示人以非有此证,不用此汤。盖肝胆二经,互相为用,热虽入于肝脏,寒热如疟,则邪不离乎少阳,以小柴胡汤和解之,最为合拍。是柴胡尚属和法,犀角更何足言升?乃《活人书》,谬于仲圣经水适来昼日明了暮则谵语如见鬼状为热入血室一条,增加宜小柴胡汤五字,竟视小柴胡汤为治热入血室之通剂,可谓粗疏之至矣。

或诘余曰:子言提邪外出之证,必邪之在表在上者,乃《寓意草》载周信川患休息痢,喻氏以逆流挽舟之法,提内陷之邪,从表出而愈。何子之执滞也?余曰:逆流挽舟之说,后人多非之。其实非提邪出表。且与仲圣有暗合之处,可两下研核而知也。喻氏《痢疾论》云:下痢必从汗先解其外,后调其内,此治痢初起之要诀,学者所宜切记。至失表而成久痢,邪已深入,云用逆流挽舟之法,引而出之于外,则不知其挽从何处?若从极下逆挽而上,显犯少阴病在里不可发汗之戒。引喻过当,不无流弊。《金匮》下利脉反弦发热身汗者自愈一条,喻氏以此下利为久痢,非用逆挽之法,无以得此。夫弦为少阳之脉,寒利得之,自属病气将退,阳气来复之征。喻氏强题就我,凭空结撰,实不可为训。然则以此法治周信川休息痢而愈者何也?病者年已七十有三,面目浮肿,肌肤晦黑,别无他状,非阳虚阴盛而何?痢有冷热两种,此当是冷痢而湿重热轻。因其阳气下陷,与湿热相搏,故脉沉数而有力。喻氏谓阳邪陷入于阴者非也。病在肠胃,与少阴无涉,以仲圣阳明病,与小柴胡汤取汗之法比例求之。彼为上焦不通,津液不下,胃因不和,故不大便;此为邪壅肠胃,津

液不布，传化无权，故久痢不止。彼以小柴胡汤和解其外而溅然汗出；此以人参败毒散升散其里而皮间得润。小柴胡汤本方无取汗之文，服之而汗出者，其上焦通也。休息痢本不能发汗，服人参败毒散而亦似有汗者，升阳以化湿，阴阳和而谷味熏肤充身也。因人参败毒散虽有人参，究属劫剂，故改用补中益气汤而始收全功。方中柴胡、参、草、姜、枣，即小柴胡汤去芩、夏。彼为挟热，此为挟寒，彼宜通，此宜固，故芩、夏无所用之。又凡仲圣治寒利之方，不杂一下走之药，甚或用石脂、余粮以固下，葱白以升阴。义详葱白。喻氏则外以布卷垫定肛门，使气不下泄，内服汤以升举之，得仲圣意而不呆用仲圣之方，非明哲那能如是？虽然，仲圣亦逆流挽舟以治利耳？而喻氏出之，谓为提邪出表，得毋有不察者存乎？

两头尖即牡鼠屎

鼠善穿而屎为下输之秽物，头尖则锐，故藉以导秽浊之邪有奇效。《别录》同葱、豉煎服，治时行劳复。夫时行病愈之后，热邪之未尽者，必伏于阴分，随人气壮而消，气乏而作。缘劳复病无不发热，治宜散宜泄而不宜补。葱、豉所以散之于表，鼠屎所以泄之于里。豉以肾谷蒸罯而成，其用为由阴达阳，鼠屎则降浊以升清也。仲圣枳实栀子豉汤治劳复，以枳、栀泻上中之热使下行，淡豉搜下伏之热使上解。《别录》意亦犹是，初无大异。《活人书》更以葱、豉、鼠屎与枳、栀合并成方，则虑之惟恐不周矣。仲圣烧裈散治伤寒阴阳易，导其热从前阴而出，《活人书》师其意立韭鼠粪汤，以出黏汗取效。盖韭根臭浊入心，气辛达表，与鼠粪同用而多于鼠粪，则能使阴分感受之邪，悉举而泄之于表。治阴易不治阳易者，以二者皆阳药，能消阴不能泻阳也。叶香岩治淋浊用两头尖，亦从此脱胎。

乱发

发亦名血余。古以男子年近二十无疾病者，剃顶心发烧研入药，故《本经》名发髲，功用与乱发无异。乱发乃梳栉下发也，以皂角水洗净晒干，入罐固济，煅存性用。

水出高原，故肾华在发。发者血之余，血者水之类。此滑撄宁注《素问》语也。而《本经》发髲主五癃关格不通利小便水道，若移滑语作此疏，亦确不可易。仲圣猪膏发煎治黄疸与阴吹正喧，以猪膏润燥，乱发引入下焦血分，消瘀通关格利水道。滑石白鱼散，乃利小便之重剂，病不专在气分。滑石利窍驱湿热，不辅以白鱼、乱发血中之气药，则膀胱之水道犹不得利。凡仲圣用血余，与《本经》正如符节之合。后世因《本经》有自还神化一语，不得其解，遂附会其说。或谓补真阴，或谓益水精。曾是通关格之物而能有补益之实者耶？《别录》合鸡子黄煎之消为水，疗小儿惊热百病。鸡子甘温育阴，本治小儿虚热之妙品，血余得之，则变峻逐为宣豁，而阴分之积热以解，痰逆以平。以此法涂热疮，小儿及产妇亦俱宜。古方元精丹，则以血余配入首乌等一切补肾之药，为便后脱血之良方。此皆得制剂之道，而血余乃有功而无过，非血余之本能然也。鼻衄以血余烧灰，吹之立止。即齿血便血与诸窍出血，烧灰送服，亦无不止。此盖色黑止血，而血余更以血入血，故应如桴鼓。要不可忘其为消瘀之厉剂也。

人尿童男者尤良

李濒湖谓人尿入胃输脾归肺，下通水道入膀胱，皆其旧路，是当为利水之妙品。而方书俱不主利水，良以咸寒入血，不兼走气，能益阴清热消瘀而不能利水。不能利水，故于益阴清热消瘀愈显其用。寇宗奭谓此物性寒，不宜多服。朱丹溪则力辟其非，至引八十老妇常服人尿而健以为证。不知人之禀赋不齐，遇阳有余而阴不足之人，原得其益。若阳虚与血虚无

热者，岂能相宜？仲圣白通加猪胆汁汤，内有人尿，所以平呕烦，泻阴中之阳。葛稚川葱豉汤，内有人尿，所以防温邪之伤阴，或阴分之寒已化热，皆取其咸寒清热。惟系曾经腑脏输化之物，与人身阴气相得，非他物咸寒可比。故治产妇血晕，与夫劳嗽血渗入肺，吐血衄血，骨蒸发热，中暍昏闷，折伤跌仆，致有灵验。余亲串中有一妇，曾于产后血晕，饮童尿而瘥，后乃以童尿陨命。盖此妇本阳虚之体，迨体肥于前，阳虚亦更甚于前，家人狃于前效而用之，适以取祸。寇氏性寒之说，顾可忽乎哉。

食 鉴 本 草

（清）费伯雄　撰

内容提要

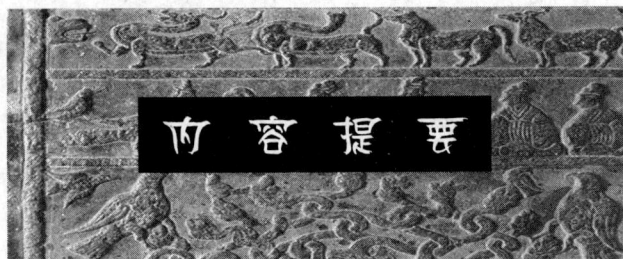

《食鉴本草》，坊本已见数种，附列各方，亦已刊行，惟对勘多有异同。此本为费伯雄所撰，未见流传。且内容亦较他本为佳，颇合家庭卫生之用。若能家置一篇，随时检查，不致有病从口入之虑也。

序

新暑乍却，凉风渐至，日长似岁，闷坐无聊，适有友以《食鉴本草》见投，披阅一通，乃知人生之一饮一食，莫不各有宜忌存焉。若五谷菜蔬，以及瓜果六畜等类，靡不毕具。或食以延年，或食以致疾，或食发寒热，或食消积滞，或补腰补肾，益脾滋阴，或动气动风，损精耗血，种种详明，条条是道。此费氏之一片婆心以济世者也。吾愿摄生者，以有益者就之，无益者违之。庶养生却病，两有裨焉。是为序。

光绪九年秋七月兰庭逸史

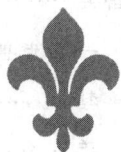

目　录

食鉴本草

珍
版
海
外
中
医
珍
善
本
古
籍
丛
刊

食鉴本草

食鉴本草

养生调摄须知　却病延年要法

武进费伯雄撰　杭州董志仁校

谷 人之养生，全赖谷食为主。若或一日不食，则饥饿难度，因以谷食居首。

粳米

过熟甚佳，冬春堆过黏热之性，不独易于消化，且最能补胃，老弱小儿便宜，陈稻新碾者尤佳。凡新谷初成，老人体弱者不可食。

糯米

脾虚气弱，食之黏滞，不能消运，新者尤不可多食。妊娠与鸡肉同食，令子生寸白虫。

黍米

发宿疾，秫米似黍，而小发风动气，不可常食。

稷米

即稖米，发诸风，不宜多食。又与川乌、附子大忌。

大麦

久食多方健行，头发不白，又治盅胀。大麦蘗消积，健胃，宽中。多食消肾。

小麦

占四时秋种夏收，北方多霜雪，面无毒益人，南方少霜雪，面有湿热损人。面筋性冷难消运。

荞麦

性沉寒，久食动风，心腹闷痛，头眩。同猪肉食，落眉发，同白矾食杀人。

芝麻

压油炼熟，宜食，能解诸毒。乳母食之，令小儿不生热病。黑芝麻炒食，不生风疾，有风人食遂愈。

黑大豆

同猪肉食，壅气至危，十岁以内小儿勿食。炒豆煮豆，脾虚人食最泻肚。

白扁豆

清胃解毒，久食须发不白，又能解酒毒及煎煿热毒，又和中下气，惟患寒热及冷气人忌食。

绿豆

清热解毒，不可去皮，去皮壅气，作枕明目。服药人不可食，令药无力。

赤小豆

解毒利小便，能逐津液，久食虚人。和鲤鱼煮食，能治脚气水肿。

菜 菜性属阴，职司疏泄，是谓之蔬。日用之不可缺，因著于谷次。

蔓菁菜

菜中之最益人者，常食和中益气，令人肥健。凡往远方煮青菜豆腐食，则无不服水土病。

菠菜

多食滑大小肠，久食脚软腰痛。

芥菜

多食动风发气，不可同兔肉食，能生恶疮，同鲫鱼食，能发水肿。

苋菜

动风，令人烦闷，冷中损腹。同鳖食，都变为小鳖，急饮马溺愈，亦不可食蕨。

鹿角菜

久食发病损经络，少颜色，又令脚冷痹，伤肾。

芹菜

生高田者宜食，和醋食损齿，赤色者害人。

莼菜

性冷发痔。

紫菜

多食发气，令人腹痛，吐白沫，饮多醋即消。其中小螺蛳损人须拣出，海菜亦然。

茭白

不可全生菜食，合蜜同食发痼疾，损阳气。

蕨

食之令人睡，弱阳，又令眼昏鼻塞，发落。

小儿食之，脚弱不能行。气冷人食之多腹胀。

茄

性寒滑，动气发疮，多食主腹痛下利，妇人伤子宫。

葱

功能发汗，多食则昏神。与蜜同食，则下痢腹痛。葱与鸡雉犬肉同食，九窍出血害人。

韭

病人少食，多食助阳损神昏目，尤不可与蜜同食。若同牛肉食成瘕病。

薤

似葱而细，食之生痰涕，动邪火，反牛肉。

蒜

性辟恶气，快胃消滞，久食生痰火，伤肝损目，弱阳。食蒜行房伤肝气，令人面变颜色。

胡荽

久食损神，健忘，根大损阳，滑精，发痼疾。

葵菜

食之发宿疾，服一切药俱忌食，同鲤食害人。

白萝卜

消痰下气，利膈宽中，多食耗脾气，生食渗血馏心。如服地黄、何首乌、人参者食之，须鬓发皆白。

瓠子

滑肠，冷气人食之反甚。葫萝匏有小毒，多食令人吐烦闷。苦者不宜食。

笋

性冷难化，多食动气，不益脾胃，令人嘈杂。

菌

地生为菌，木生为蕈，为木耳为檽。凡新蕈有毛者，下无纹者，夜有光者，肉烂无虫者，煮熟照人无影者，春夏有蛇虫经过者，误食俱杀人。若食枫树菌者，往往笑不止而死，犯者掘地为坎，投水搅取，清者饮之，即解。木菌惟楮、榆、柳、槐、桑、枣木六样耳可食，然大寒滞膈，难消，宜少食。凡煮菌可同银器灯草煮，如银器黑者有大毒，不可食。

生姜

专开胃，止呕吐，行药滞，制半夏毒。谚云：上床萝卜下床姜。盖晚食萝卜，则消酒食之滞，清晨食姜，能开胃御风，敌寒解秽。九月食姜伤人损寿。

瓜

瓜为菜佐，因列菜后。

一切瓜

一切瓜苦者，双顶双蒂者，俱有毒，不可食。

冬瓜

霜降后，方可食。早食伤胃反病，及阴虚人不可食。能利水，多食动胃火，令人牙龈齿痛。又令阴湿痒生疮，发黄疸。

菜瓜

常食动气发疮，令脐下癥瘕。不可同乳酪鱼鲊食，令人脘痛。又暗人耳目，不可与小儿食。

黄瓜

多食动寒热，患疟疾，发百病，不可与醋同食，小儿尤忌。滑中，生疳虫。

香瓜

伤胃破腹，多食作泻。

丝瓜

性冷伤阳。凡小儿痘疮，方出未出，取近蒂三寸，连皮烧灰存性，砂糖调服，多者可少，少者可无。

西瓜

清暑消滞，多食伤脾胃，患泻痢。

果

果实能滋阴，生果助湿热，小儿尤忌多食。

一切果

食凡果实异常者，根下必有蛇，不可食。果实能浮，不浮者杀人。

莲子

生者动气，胀人，伤脾胃，熟者佳，宜去心，治泄精补脾，久食轻身耐老，忌地黄、大蒜，建莲甚有力。

藕

生食清热破血，除烦渴，解酒毒，熟补五脏，实下焦。与蜜同食，令腹脏肥，不生诸虫，久服轻身耐老。藕节煎浓汤食，最能散血，吐血虚劳人宜多食。

枣

生食损脾作泻，令人寒热腹胀，滑肠难化，瘦弱人更不可食，熟食补脾，和诸药。凡中满与腹胀牙痛者，俱不可食，小儿多食生疳。忌同葱食。

梅子

止渴生津，多食坏齿损筋，令人膈上发寒

热，服地黄人更不可食。乌梅安蛔止痢，敛肿，不可多食。

樱桃

多食发暗风，伤筋骨，小儿多食作热。

橘

甜者润肺，酸者聚痰，多食损气。

柑

多食令人脾冷发痼疾，大肠泄。

橙皮

多食伤肝，与槟榔同食，头旋恶。

桃

伤胃，多食作热。桃仁破血，润大肠，双仁者杀人，不可与同食，服术人不可食。

李

发疟，多食令人虚热，和蜜食伤五脏，不可临水啖，及同雀肉食，俱损人。李不沉水者大毒，不可食。

杏

多食伤筋骨盲目。杏仁泻肺火，消痰下气，止嗽，久服损须发，动宿疾，双仁者杀人。

枇杷

多食发痰热，不可与炙肉面同食，发黄病。

梨

益齿而损脾，治上焦热，醒酒消痰，病人虚人多食，泄泻浮肿。以心小肉细，嚼之无渣，而味纯甘者佳。

石榴

生津解咽喉热，多食损肺损齿。

栗

生食难消化，熟食滞气。灰火煨令汗出，杀其水气，或曝干炒食，略可多食，气壅患疯，及小儿忌多食。

柿

干饼性冷，生者尤冷，惟治肺热，解烦渴，多食腹痛，久食寒中，同蟹食，即腹痛泄泻。

白果

引疳解酒，小儿未满十五岁，食者发惊搐。

核桃仁

即胡桃，补肾利小便，动风动痰，久食脱眉，同酒肉食，令人咯血。若齿龋及酸物伤齿者，食之愈。

松子

润燥明目生痰，久服轻身不老。

圆眼

安神补血，久服轻身不老，同当归浸酒饮养血。

荔子

通神健气，美颜色，多食发虚热。

榧子

能消谷，助筋骨，杀诸虫，疗诸疮，润肺止嗽。

榛子

益气力，宽肠胃，又能健行。

荸荠

消食除满，作粉食之，厚肠胃。性毁铜，不可多食。

菱

多食冷脏伤脾。

山药

凉而补肺，久食强阴，耳目聪明，延年。

味 阴之所生，本于五味，人之五脏，味能伤耗，善养生者，以淡食为主。

水

井泉平旦晨汲最佳，味淡大益人，资生日用，不齿其功，不可一日缺也。诸泉水，以雨水为最。

盐

多食伤肺，走血损筋，令人色黑。

酱

纯豆酿成，不宜煮鲫鱼食，令生疮。

酒

味辛，多食之体软神昏，是其有毒也。惟略饮数杯，御风寒，通血脉，壮脾胃而已。若常饮过多，即熏心神，生痰动火，甚则损肠烂胃，伤神损寿。凡中药毒，及一切毒，从酒得者，难治，盖酒能引毒入经络也。夜饮不可过多，盖睡而就枕，热壅伤心伤目，夜气收敛，酒以发之，伤其清明，饮食聚中，停湿生痰，又能助火动欲，因而不谨致病。总之切莫大醉。

醋

多食损脾胃，坏人颜色，敷痛肿能消。壁虎最喜吃醋，要藏紧密，若被沾吸，毒能杀人。

茶

气清能解山岚障疠之气，江洋露雾之毒，及五辛炙煿之热。宜少饮，多饮去人脂，最忌空心茶，大伤肾气。清晨茶，黄昏饭，俱宜少食。漱口固齿。

白糖

润五脏，多食生痰。

红糖

即砂糖，多食损齿发疳，消肌，心痛生虫，小儿尤忌，同鲫食患疳，同笋食生痰，同葵菜食生流澼，能去败血，产后宜滚汤热服。

饴糖

进食健胃，多食发脾风，损齿，湿热中满人忌。

鸟 凡属羽飞，能养助。但人身阳常有余，阳盛而复补阳，阴益消矣。明哲知忌。

一切禽鸟

凡禽鸟死，不伸足，不闭目，俱有毒，不可食。

鸡肉

难消化，有风病人食之，即发。老鸡有大毒，抱鸡食之生疽，小儿五岁内食之生虫，不可与蒜、薤、芥菜、李子、牛、犬、鲤同食，生痈疽。

鸭

滑中发冷痢脚气，不可与蒜、李、鳖同食。野鸭九月以后宜食，不动气，热疮久不好者，多食即好。

鹅

性冷，食发痼疾疮疖霍乱，卵亦发痼疾。

食鉴本草

兽 诸兽肉能助湿生火，俱宜少食。

一切走兽肉

凡兽有歧尾者。肉落地不沾尘者，煮熟不敛水者，生而敛者，煮不熟者，热血不断者，形色异常者，鸟兽自死无伤处者，俱有大毒，不可食。

猪

世虽常用，多食发风，生痰动气。猪肾理肾气，多食反令肾虚少子。猪肠滑肠，猪脑损阳，猪嘴猪头，助风尤毒，同荞麦食患热风，脱须眉。

羊

羊独角者，黑头白身者，俱不可食，夏月不可食。

牛

耕田，大功于人，不可食。凡卒死者，瘟死者，极毒杀人，非惟不可食，即吸闻其气，亦能害人。

鳞 鱼在水无息之物，多食动人热中。

一切鱼

诸鱼目能闭合，逆腮无腮，连珠连鳞，白著，腮有丹字，形状异常者不可食。

鲤鱼

发风热。凡一切风病大痈疽疮疥疟痢，俱不可食。

鲫鱼

多动火，不可与红糖、蒜、芥、猪肝同食。

白鱼

发脓，有疮瘤疖人不可食。经宿者，令人腹冷。

鲥鱼

发瘤疾生疮。

鲟鱼

动风气疮疥，多食心痛，腰痛，小儿食之成瘕。

鳝鱼

大冷，多食生霍乱，时行病起，食之再发。

鳗鱼

清热，治劳虫，孕妇食之胎病。凡重四五斤者，水昂头者，腹下有黑点者，无腮者，俱不可食。

鲳鱼

多食难消，生热痰，与荞麦同食，令人失音。

河鲀

有大毒。浸血不尽，有紫赤班眼者，或误破伤子者，或修治不如法误染屋尘者，俱胀杀人。洗宜极净，煮宜极熟。中毒橄榄、芦根汁解。凡服荆芥、菊花、附子、乌头之人，食之必死。

甲

蟹

凡头足不缩，独目赤目，腹下不红，腹生王字形，或有蛇纹者，俱不可食，孕妇食之，生子项短。不可与苋菜、芥子，及猪兔之肉、鸭、蛋同食，伤害人。

蟹

八月后，方可食，早食有毒。凡脚生不全，独螯独目，腹下有毛者，俱不可食。蟹性极冷，易成内伤腹痛。

蛤蜊

性冷，多食令腹痛。蚬能发嗽，消肾生痰。

螺蛳

大寒，解热醒酒，难消化，作泻。

虫

虾

动火，发癣疥。小儿食之，令脚屈不能行。无须及腹下通黑，煮之色白者，俱不可食。

海蛰

去积滞。凡疟痢水泻者，及疮毒，宜切细多食。

风

葱粥

治伤风鼻塞，用糯米煮粥，临熟入葱，连须数茎，再略沸食之。此方又治妊娠胎动，产后血晕。

苍耳粥

治耳目暗不明，及诸风鼻流清涕，兼治下血痔疮等。用苍耳子五钱，取汁和米三合，煮食，或作羹，或煎汤代茶。如无新者，即药铺干者亦可。

煮黑鱼

治一切颠狂风症。用大黑鱼去肠洗净，将苍耳子装满札紧，用苍耳叶铺锅底，埋鱼煮熟，不可用盐醋，食鱼三四次神效。

羊脂粥

治半身不遂。用羊脂入粳米，葱白姜椒豉煮粥，日食一具，十日愈。

松精粉

治疠风，又名大麻疯，即癞也。最为恶病，其病手足麻木，毛落眉落，遍身癜疹成疮，有血无脓，肌肉溃烂，鼻梁折坏，甚则眉落声哑，身面如虫行，指节缩落，足底穿通，臭秽不堪，形貌俱变，且能传染人，虽亲属俱厌恶远避，岭南颇多，因设麻疯院，以另居之。他如卑湿之处，湿热之人，亦间有之。此皆风孽积愆所致，宜自忏悔，戒淫欲、忿怒，及一切鲜发猪羊鸡鹅鱼蟹肉食之类。得此神方，久服自愈。但此病深重，服药须久。若服药不耐久无益也。服药不守戒无益也。不自忏悔，不自知过无益也。俗云：癞子吃肉，不图人身。信不诬也。既不知戒，又不痛自忏悔，一失人身，万劫难得，可不哀哉？用明净松香，不拘多少，去渣滓，取溪河淡水，或雨水，用净锅，将松香煮化，不住手搅，视水色如米泔，尝味极苦，即倾冷水内，将松香乘热扯披，冷定坚硬，另换清水再煮，再披如前制法，不论几十次，只以松香体质松脆，洁白，所煮之水，澄清不苦为度，阴干研末，重罗极细。凡服此药，每料二斤，日将白米作粥，候温，量投药末和匀，任意食之。不可多嚼，饥则再食。日进数餐，不可更食。干饭只以菜干及笋干少许过口，一切油盐酱醋荤腥酒果糖面杂物，概行禁忌。渴时不可吃茶，用白滚水候温，投药和匀饮之。每日约服药数钱，以渐而进，不可太多。服至旬日，或作呕，或胸膈嘈逆，或大便内下诸毒物，此药力盛行，必须强服，不可中止。远年痼疾，尽料痊愈，患病未深，只须半料，须眉再生，肌肤完好，筋骨展舒，平复如旧。饮食不忌，

惟猪首鹅肉，及湿毒之物，终身忌食。此方药虽平常，效应如神。予得方甚难，今不吝惜，刊刻普传，仍盼仁人施制，功德最大。

黄牛脑髓酒

治远年近日，偏正头风。用牛脑髓一个，片白芷、川芎末各三钱，同入磁器内，加酒煮熟，乘热食之。尽量饮醉，醉后即卧，卧醒其病若失。

寒

五合茶

但凡觉受风寒，头疼鼻塞，身体困痛，即用生姜大块捣烂，连须葱白、红糖、胡桃捣碎，霍山茶滚水冲一大碗，热服，微汗即愈。

干姜粥

治一切寒冷气郁心痛，胸腹胀满。用粳米四合，入干姜、良姜各一两，煮熟食之。

吴萸粥

治冷气心痛不止，腹胁胀满，坐卧不安。用吴茱萸二分，和米煮粥食之。

川椒茶

治病同上，用细茶、川椒各少许同煎。

丁香熟水

治病亦同上，用丁香一二粒捶碎，入壶，倾上滚水，其香芬芳，最能快脾利气，定痛辟寒。

肉桂酒

治感寒身疼痛，用辣桂末二钱，温酒调服。腹痛泄泻，俗以生姜捣酒饮，俱好。如打扑伤坠，瘀血疼痛，用桂枝。

暑

绿豆粥

绿豆淘净熟煮，入米同煮食，最解暑。

桂浆

官桂末一两，炼熟，白蜜二碗，先以水二斗，煎至一斗，候冷，入磁镡中，以桂蜜二物，搅一二百遍，用油纸一层，外加绵纸类层，以绳紧封，每日去纸一重，七日开之。气香味美，每服一杯，能解暑渴，去热生凉，益气消痰，百病不起。

面粥

痢色白，而口不渴者为寒痢，用面炒过，煮米粥，调下一合，兼能治泄泻不止之病。

湿

薏苡粥

去湿气肿胀，功胜诸药。用苡仁淘净，对配白米煮粥食之。

郁李仁粥

用郁李仁二两研汁，和薏苡五合，煮粥食之。治水肿腹胀喘急，二便不通，体重疼痛。

赤小豆饮

治水气胀闷，手足浮肿，气急烦满。用赤小豆三升，樟柳枝一升，同煮豆熟为度，空心去枝，取豆食之。渴则饮汁，勿食别物大效。

紫苏粥

治老人脚气，用家苏研末，入水取汁，煮粥将熟，谅加苏子汁，搅匀食之。

苍术酒

治诸般风湿疮，脚气下重。用苍术三十斤洗净打碎，以东流水三担，浸二十日，去茎，以汁浸面，如家酝酒法，酒熟，任意饮之。

燥

地黄粥

滋阴润肺，及妊娠下血，胎下目赤等疾。用生地黄捣汁，每煮粥米二合，临熟入地黄汁一合，调匀，空心食。食久，心火自降，清凉，大益人。

苏麻粥

治产后血晕，汗多便闭，老人血虚风秘，腹满不快，恶心吐逆。用真苏子、麻子各五钱，水淘净，微炒如泥，水滤取汁，入米煮粥。

人乳粥

润肺通肠，补虚养血。用肥壮人乳，候煮粥半熟，丢下人乳代汤煮熟，搅匀食之。

甘蔗粥

用甘蔗捣汁，入米煮粥，空心食之。能治咳嗽虚热，口干舌燥，涕吐稠黏等症。

小麦汤

治五淋不止，身体壮热，小便满闷。用小麦一升，通草二两，水煎渐饮，须臾即愈。

甘豆汤

用黑豆二合，甘草二钱，生姜七片，水煎服。治诸烦渴大小便涩，及风热入肾。

藕蜜膏

治虚热口渴，大便燥结，小便闭痛。用藕汁、蜜各五合，生地黄汁一升，和匀微火熬成膏，每服半匙，渐含化下，不时可用，忌食煎汁。

四汁膏

此膏清痰化热，下气止血。用雪梨、甘蔗、泥藕、薄荷各等份捣汁，入瓦锅慢火熬膏频服。

梨膏

清火滋阴。用好黄香大梨捣汁，入上白洋糖、饴糖熬膏，随时挑服。痰多者加川贝母末。

蒸柿饼

大柿饼放饭锅内，蒸极烂，空心热服，最能清火凉血。凡有大便燥结，痔漏便血等症，便宜多食。

气

橘饼

一切气逆恼怒，郁结胸膈不开。用好橘饼或冲汤，或切片细嚼，最有神效。

木香酒

治病同上条，用广木香研细末，热酒冲服。

杏仁粥

治上气咳嗽。用扁杏仁去皮尖二两，研如泥，或用猪肺同米三合煮食。

血

阿胶粥

止血补虚，厚肠胃，又治胎动不安。用糯米煮粥，临熟，入阿胶末一两，和匀食之。

桑耳粥

治五痔下血，常烦热羸瘦。用桑耳二两，取汁，和糯米三合，煮熟空心服。

槐茶

治风热下血，又可明目益气，止牙痛，利脏腑，顺气。用嫩槐叶，煮熟晒干，每日冲茶饮。

马齿苋羹

治下痢赤白，水谷不化，腹痛等症。用马齿苋菜煮熟，用盐豉或姜醋拌匀食之。

柏茶

采侧柏叶阴干，煎汤代茶，止血滋阴。

猪胆片

治肺损嗽血咯血。用猪胆切片煮熟，蘸苡仁末空心服之。盖苡仁能补肺，猪胆引经络也。如肺痈用米饮调服，或水煎服。

羊肺、羊肝、羊肾

治吐血咯血，损伤肺肝肾，随脏引用肺，或肝或肾，煮熟切片，蘸白及末食之神效。

欲试血从何经来，用水一碗吐入水中，浮者肺血也。沉者肾血也。半浮半沉者肝血也。

藕粉

真藕粉空心滚水冲食，最能散血补阴。

藕节汤

治吐血咳血，用藕节打碎，煎汤频饮。

归元仙酒

用当归大圆眼，以好酒浸饮，最养血。

痰

茯苓粥

粳米煮粥，半熟，入茯苓末，和匀煮熟，空心食，能治湿痰健脾。

竹沥粥

如常煮粥，以竹沥下半盏食之，治痰火。

蒸梨

大雪梨连皮，安饭锅内蒸，熟食能化痰清火。

苏子酒

主消痰下气，润肺止咳。用家苏子炒香研末，以绢袋盛，浸好酒中，每日少饮。

虚

人乳

用肥壮妇人乳，或二盅，或一盅，清晨滚水中顿热，少入白糖调匀，空心服。补阴滋五脏，悦颜色，退虚热，久服不老，惟泄泻人忌服。

牛乳

服法功效俱同人乳，但力应略微。

人参粥

治反胃吐酸，及病后脾弱。用人参末、姜汁各五钱，粟米一合，煮粥，空心食。

门冬粥

治肺经咳嗽，及反胃。麦冬煎汁，和米煮粥食。

粟米粥

治脾胃虚弱，呕吐不食，渐加羸瘦。用粟白米面等份，煮粥空心食之，极和养胃气。

理脾糕

治老人脾弱水泻。用百合、莲肉、山药、苡仁、芡实、白蒺藜各末一升，粳米粉一斗二升，糯米粉三升，用砂糖一斤调匀蒸糕，火干常食最妙。

山药粥

甚补下元，治脾泻。怀山药末四五两，配米煮食。

芡实粥

益精气，强智力，聪耳目。用芡实去壳三合，新者研成膏，陈者作粉，和粳米三合煮食。

莲子粥

功用芡实。建莲肉两余，入糯米三合煮食。

茯苓粥

治虚泄脾弱，又治欲睡不睡。粳米三合，粥好下白茯苓末一两，再煮食之。

扁豆粥

益精补脾，又治霍乱吐泻。用白扁豆半升，人参二钱作片，先煮熟豆去皮，人参下米煮粥。

苏蜜煎

治噎病吐逆，饮食不通。用真苏叶茎二两，白蜜、姜汁各五合，和匀，微火煎沸，每服半匙，空心服。

姜橘汤

治胸满闷结，饮食不下。用生姜二两，陈皮一两，空心煎汤服，极开脾胃。

莲肉膏

治病后胃弱，不消水谷。莲肉、粳米各炒四两，茯苓二两，为末，砂糖调膏，每服五六匙，白滚汤下。

豆麦粉

治饮食不佳，口仍易饥饿。用绿豆、糯米、小麦各一升，炒熟为末。每用一盏滚水调食。

茯苓膏

白茯苓末，拌米粉蒸糕食，最补脾胃。

清米汤

治泄泻。用早米半升，以东壁土一两，吴茱萸三钱，同炒香熟，去土萸，取米煎汤饮。

枸杞粥

治肝家火旺血衰。用甘州枸杞子一合，米三合，煮粥食。一方采叶煮粥食，入盐少许，空腹食。

胡桃粥

治阳虚腰痛，及石淋五痔，用胡桃肉煮粥食。

参归腰子

治心肾虚损，自汗。用人参五钱，当归四钱，猪腰子一对，细切同煮食之，以汁送下。

补肾腰子

一治肾虚腰痛。用猪腰子一付，薄切五七片，以椒盐淹去腥水，将杜仲末三钱，包在内外，加湿纸置火内煨熟，酒下。如脾虚，加破故纸末二钱。

猪肾酒

童便二盏，好酒一杯，猪肾一付，用瓦瓶

611

泥封，日晚时慢火养熟，至五更初，火温开瓶，食腰子，饮酒。虚弱病笃，只一月效，肾虚腰痛亦除。

人参猪肚

治虚羸乏气。人参五钱，干姜、胡桃各二钱，葱白七茎，糯米七合为末，入猪肚内扎紧，勿泄气煮烂，空心食完，饮好酒一二杯大效。

鳗鱼羹

鳗鱼切细，煮羹入盐、豉、姜、椒，空腹食，能补虚劳杀虫，治肛门肿痛，痔久不愈。

建莲肉

入猪肚缚定煮熟，空心食，最补虚。

实

开膈鱼

凡膈症用大黑鱼一尾，去肠脏洗净，将蒜瓣装满扎紧煮熟饱食，莫放盐醋，虽蛊膈亦愈。

珍珠粉

治痰膈。用小紫蛏壳烧存性，碾细末，每二两，炒米末三两，白糖调食。

附录

生产保全母子神方

此方乃异人所授，专治妇人难产横生逆生，以至六七日不下者，或婴儿死于腹中，命已垂危，服之立刻即下，保全母子两命。凡难养诸症，切忌收生婆用手法，只以此药服之，则安然无恙。如临月三五日，觉行走动履不安，预服一剂，临产再服一剂，可保万全无虞。又有

血晕阴脱，及小产伤动胎气，一概并治。此药屡试屡验，活人无数。

川贝母去心一钱　生黄芪　荆芥穗各八分 蕲艾　厚朴姜汁炒各七分　枳壳去穰六分　川羌活　甘草各五分　白芍炒一钱二分，冬月止用一钱

水二盅，姜三片，煎八分。预服者，空心服。临产者，随时服。分两要准。

产后必要芎归方

此药生产后服一剂，去败血，止腹痛，并除妇人一切杂症。

归尾五钱　川芎　山楂　红花各四钱

水煎一盅，产毕，扶上床坐，即与热服。凡孕妇临月，可预备此药收贮磁罐内，勿走药气，则夜晚临期，取用甚便。渣再煎，停一时服。

稀痘奇方

立春前一个月，将鸡蛋七个，用麻布袋盛上，用线挂好，浸屎桶内粪要稠的。一月，取出去袋，蛋勿水洗，埋土内三日。不可人走踏碎。立春日早用磁罐，煮三枚，须糖心食，小儿易食中午二枚，下午二枚，宜少进，恐太饱不能进，总期一日内吃完。如儿小者，一二枚亦可服。过三年毒重者必稀，毒轻者不出。按痘皆父母遗毒，人所难免。今用屎浸法以消后天之毒，用土埋法以培先天之气，又当立春百物回春之日，服之毒消痘稀，此必然之理也，勿为秽易忽之。

秘传肥儿丸大人亦可服

此方得之异授，复经十数明医较定，专治小儿肚大青筋，骨瘦毛焦，泻痢疳热等症。服之瘦者能肥，弱者能壮，效应如神。予生两儿病弱，俱赖此药服愈，岂可自秘，用后广传。

白术土炒　建莲　山药　山楂肉各一两五钱 芡实　白茯苓各一两。以上五味俱饭上蒸晒两三次。

神曲　白芍酒炒　白色大谷虫各五钱　陈皮　泽泻各四钱　甘草三钱

如瘦极成疳，加芦荟三钱。腹中泄泻，加肉果面煨三钱。内热口干结，加川黄连姜汁炒三钱。外热加柴胡三钱。骨蒸热，加地骨皮五钱。有虫积，加君子肉炒二钱。肚腹胀大，大便稀水，肠鸣作声，加槟榔五分　木香一钱。

上为末，炼蜜丸如弹子大，空心米饮送下三四钱。此药不甚苦，平时可与常吃。若是腹泻，不必蜜丸，可作散末，盛磁罐内，勿走气，用米汤调服，或少加白糖亦可。

重刻大宗伯董玄宰先生秘传延寿丹方

陈逊斋先生曰：延寿丹方，系云间大宗伯董玄宰先生久服方也。家先孟受业于门，余得聆先生教，蒙先生受余书法，深得运腕之秘，侍久乃获此方。先生年至耄耋，服此丹须发白而复黑，精神衰而复旺，信为却病延年之仙品。凡人每无恒心，一服辄欲见效，经书明示以久服二字，人不明察，咎药无功误矣。余解组二十余年，家贫年老，专心轩岐之室，请益名流，勤力精进，寝餐俱忘，历二十余年，始悉《内经》之理，阴阳之道。余于壬子年七十五岁时，饥饱劳役，得病几危，因将丹方觅药修制，自壬子年八月朔日起，服至次年癸丑重九登雨花台，先友人而上，非复向年用人扶掖而且气喘，心甚异之。始敬此丹之神效。余向须发全白，今发全黑，而须黑其半，向之不能步履，今且步行如飞。凡诸亲友，俱求此方，遂发自寿寿人之诚，因付梓广传，令天下人俱得寿长，虽药力如是，必药力与德行并行不悖，乃自获万全矣。药品开后。

何首乌

大者有效，取赤白二种，黑豆汁浸一宿，竹刀刮皮，切薄片，晒干。又用黑豆汁浸一宿，次早柳木甑桑柴火蒸三炷香，如是九次，记明

不可增减。晒干听用后，群药共若干两。首乌亦用若干两，此药生精益血，黑发乌须，久服令人有子，却病延年。

菟丝子

先淘去浮皮者，再用清水淘挤沙泥五六次，取沉者晒干，逐粒拣去杂子，取坚实腰样有丝者。用无灰酒浸七日，方入甑，蒸七炷香，晒干，再另酒浸一宿，入甑蒸六炷香，晒干，如是九次记明，晒干磨细末一斤。此品养肌强阴，补卫气，助筋脉，更治茎中寒，精自出，溺有余沥，腰膝软痿，益体添精，悦颜色，增饮食，久服益气力，黑须发。

豨莶草

五六月采叶，长流水洗净晒干，蜂蜜同无灰酒和匀，拌潮一宿，次早蒸三炷香，如是九次，记明，晒干为细末一斤。此品驱肝肾风气，四肢麻痹，骨痿膝酸，治口眼㖞邪，免半身不遂，安五脏，生毛发。唐·张咏进表云：服豨莶百服，眼目清明，筋力轻健，多服须发乌黑，久服长生不老。

嫩桑叶

四月采，杭州湖州家园摘者入药，处处野桑俱生，不入药用，取叶，长流水洗净，晒干，照制豨莶法九制，取细末八两。此品能治五劳六极，羸瘦水肿，虚损。经云：蚕食生丝织经，人食生脂延年。

女贞实

冬至日乡村园林中，摘腰子样黑色者，走肾经。坟墓上圆粒青色者，为冬青子，不入药。用装布袋，剥去粗皮，酒浸一宿，蒸三炷香，晒干为细末，八两。此药黑发乌须，强筋力，安五脏，补中气，除百病，养精神，多服补血去风，久服返老还童。

613

忍冬花

一名金银花，夜合日开，有阴阳之义，四五月处处生，摘取阴干，照豨莶草法，九制晒干，细末四两。此品壮骨筋，生精血，除胀，逐水健身延年。

川杜仲

厚者是，去粗皮，青盐同姜汁拌潮，炒断丝八两。此药益精气，坚筋骨，脚中酸痛，不能践地，色欲劳，腰背挛痛强直，久服轻身耐老。

雄牛膝

怀庆府产者佳，去根芦净。肉屈而不断，粗而肥大为雄。细短硬脆，屈曲易断为母，不用。酒拌晒干八两。此品治寒湿痿痹，四肢拘挛，膝痛不可忍，男子阴消，老人失溺，续绝益精，利阴益体，黑发乌须。以上杜仲、牛膝制就，且莫为末，待何首乌八十四两，蒸过六次，不用黑豆汁拌，单用仲膝二种，同何首乌拌蒸三次，晒三次，以足九蒸之数。

怀庆生地

取钉头鼠尾，或原梗末入水曲成大枝者有效，掐如米粒，晒干为细末四两。

自菟丝子至生地共七十二两，何首乌赤白共七十二两，用四膏子。旱莲草熬膏一斤，金樱子熬膏一斤，黑芝麻熬膏一斤，桑椹子熬膏一斤。同前药末一百四十四两，捣数千捶为率，如膏不足，白蜂蜜增补，捣润方足。

加减法 阴虚人加熟地黄一斤。阳虚人加附子四两，去地黄。下元虚，加虎骨一斤。麻木人加明天麻，当归八两。头晕人加玄参、明天麻各八两。目昏人加黄甘菊花、枸杞子各四两。肥人湿痰多者，加半夏、陈皮各八两。群药共数一半，何首乌一半，此活法也。

神农以前，人皆寿至数千岁，尝药之后，渐减至百岁，数十岁以至数岁。窃谓草根树皮，毒入脏腑，安得借七情六欲之伤，为老农解嘲哉？方吾儿病时，医人之履满户外，咸云必不生，最后逊斋先生至，独云必不死，随立方，参附至数两，视其方无不骇之，余亦不敢信，吾儿信而服之，果有起色。然其间危险呼吸之际，诸医之摇首咋舌而不顾者，先生笑曰：此生机也。其说甚快，其理甚微，究之十年，枕上之人，竟一旦霍然而起，先生之力也。夫医犹医也，药犹药也。或用以死，或用以生，顾亦用之何如耳？乃先生不急病者，而急病病者，医之为医，药之为药，遂已怕仓扁之肩矣。每读列传，疑太史公好为奇谈，今于先生信之。然而先生盖得道者也。年七十有八，童颜渥丹，白髭再黑。自解组以来，一回相见一回少，岂非易凡胎为仙骨者哉？

顷刻延寿丹方行世，种种炮制，尽非诸家所知，利济之功，侔于造化，矧吾见之不起之症而能起之于床褥间，举世之无病者而服之于间暇之日，何不可以晚禩之年而几乎神农以前之寿乎？年家弟何亮功偶笔。

客有问余曰：药能杀人乎？余曰：药何能杀人，杀人者医也。客曰：有是乎？余曰：客姑听之。余邀健身，又性不嗜药，每藏秘方，蓄善药以应世之多病而嗜药者，余心快焉。内侄何大椿，次德之元方也。负奇才，抱奇病，医言不起，众口同声，且为定其期日，或云三日，或云五日，或云七日，十日尽谢去。每与次德相对，无以解其愁苦。惟陈子逊斋，诊脉一过，笑谈甚适，曰：待将令之起而行也。既而三日不死，五日不死，七日十日又不死，今步履如风，壮健过于未病时，方信逊斋先生，真有见垣之妙矣。逊斋归隐白门，临池之余，留心方药，其所得董玄宰宗伯延寿丹，自服效验，辄刊方示人。虽业非岐黄，深究《太素》之精，逾于岐黄。人每延之，无不死而复生者，因思诸医以用药之道相兵，虽起

剪颇牧不是过也。逊斋独为培养元气，余窃以次德之喜为喜，以次德之感为感。夫危险之症，可以回生，则延寿之丹，可以永年无疑，余愿人之急服勿失也。是又余之藏秘方，蓄善药之婆心，因以答客之问而为之言。年家弟方享咸题。

予另著《长寿谱》《救命针》二本，凡年老体虚弱有病者，亟宜熟习。

跋

　　吾国医学，自古医食同源，故唐孟诜撰《食疗本草》三卷，昝殷撰《食医心鉴》三卷，南唐陈士良撰《食性本草》十卷，淮南王撰《食经》一百二十卷，明卢和、汪颖合撰《食物本草》，宁原撰《食鉴本草》，近如日人新休元圭与松冈元达等，各有《食物摘要》《食疗正要》之辑，皆祖食医之意也。本书所选谷菜瓜果鸟兽诸类，皆系常用之品，而说理尤近通俗。所列诸粥，亦甚适合病体。末附保产、肥儿、延寿良方，皆系经验秘传，间为家庭备用之宝书。

杭州董志仁谨跋

脉　学　类

（凡三种）

光 学 性

（体三九）

订正太素脉秘诀

（明）张太素　述

刘伯详　注

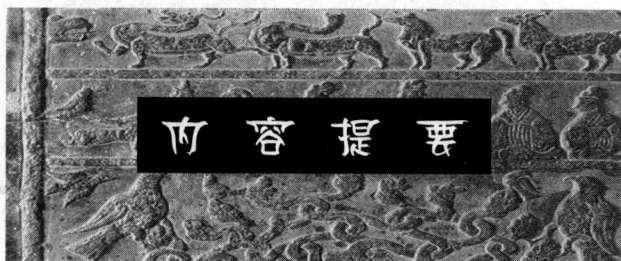

内　容　提　要

　　《太素脉诀》，探源河洛，秘阐苞符，抉《内经》
《素问》之微，穷叔和脉理之奥。以五行为基础，体一
元而通变。凡人智愚贤否，寿夭穷通，富贵贫贱，疾病
生死，皆可决兆于指下。洵脉理之上乘也。惜流传极
少，即有数处翻本，亦因原版腐蚀，缺简错讹，一无补
正。本书特请研究太素脉已有心得之士详加校雠，讹者
正之，缺者补之，并加《太素脉诀考》一篇，斯为
珍贵。

家传太素脉秘诀序

夫宇宙之寥廓，莫能穷其涯际。然阴阳神鬼之运输，雨露风雷之灌溉，花卉之繁荣，日月之明晦，甚之河海渊源，蜃楼万变，极大内之幻观隐现，细之杜宇悲春，雌鸠唤雨，种种色像，各尽其致。噫，此皆一脉为之橐龠，消息于其中也。岂吾人一身，为天地生民立心立命，担千古道脉之继，纲常礼乐之宗，超万物独钟其灵，而秉彝反异耶？故藏教云：父母及子相感，业神入胎，地水火风，众缘和合，渐得长生。从一七至五七日，生五脏上下炁，通身前身后，左右二边，各生脉五十条，一身之中，共八百吸气之脉，至是皆具，通诸出入息气，盖此身与造化同流，左肾属水，右为命门属火，阳生于子，火实藏之。所以三焦正与膀胱相对，有二白脉自中出夹脊而上，贯于脑，过重楼通之左右手，呼吸之有浮沉迟数，可占其休咎生死疾患，莫得秘藏，是《太素》之所以有七珍九候，析五行之微，辨八节之候，何其明且备也！虽然，呼吸即阴阳运输也，津液即雨露灌溉也，光泽即花木荣繁也，耳目即日月明晦也。及至出圣入贤，驰王骤帝，纬地经天，若大功业，莫不从此精神酝酿之也。先儒云：人身一小天地，信哉，余读张山人《脉诀》，知其得先天之正，抉石室之珍，穷及性命微言，终始造化妙绪。其资与生人养命之道，功岂浅鲜！因附剞劂，以共海内，特尽此以志其大云。

豫章云林龚廷贤撰

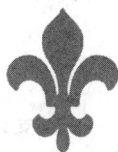

目 录

珍本
医籍
丛刊

订正太素脉秘诀

珍版海量
书集成

订正太素脉秘诀

太素脉秘诀卷上

青城山人张太素述　　汀州医官刘伯详著
　　　　　　　　　　　杭州董志仁校刊

太素造化脉论

太极之前，有太易，太初，太始，太素。天地之道，不离乎五太。太者泰也。太易者，清浊未分也。太初者，阴阳之初也。太始者，炁形之始也。太素者，天地之本也。本立道生。太极者，万物之极也。否极泰来，董按：此处应加〔泰极否来〕句。阳极阴生，阴极阳生，物极则返。极者终也，终而复始。太极者，炁形质之本也无极而有极也，自无归有，有必归无，无能生有，有无相生，无有尽时。列子曰：圣人自阴阳以统天地。夫有形者，生于无形，则天地安足生。故曰：有太易，太初，太始，太素也。太易者，未见气也。太初者，气之始也。董按：此处应加〔太始者，形之始也〕句。太素者，质之始也。炁形质具，而未相离，故曰浑沦。浑沦者，万物浑沦而未相离也。视之不见，听之不闻，循之不得，故曰易也。易无形状，易变而为一，一变而为二，二变而为七，七变而为九。九变者究也，乃复变而为一，一者形变之始也。列子曰：只言四者究也。究者极也，则吾所谓太极者是也。

夫太素者，本于五太。五太者即五行，五行即五太也。五行者，阴阳也。阴阳则一，极而必返，终而复始，岂非先传所谓动极而静，静极复动，一动一静，互为其根之妙欤？太极者，天地无极之前，阴含阳也。有象之后，阴分阳也。阴为阳母，阳为阴父。故阳生于子，极于巳，而一阴来妒；阴生于午，而极于亥，故一阳来复。阳根于阴，阴根于阳，故震为长男属火，火生于寅，巳为胞胎；巽为长女属水，水生于申，亥为胞胎。巳亥为天地之门户，阴阳之根本也。夫天一生水，地六成之。地二生火，天七成之。天三生木，地八成之。地四生金，天九成之。天五生土，地十成之。盖奇偶之数，而以为类分，其奇数属阳，天之象也；偶数属阴，地之象也。天一者少阳，地六者太阴也，少阳太阴，交而生水。地二者少阴也，天七者少阳也，少阴少阳，交而生火。天三者少阳也，地八者少阴也，少阴少阳交而生木。地四者少阴也，天九者太阳也。少阴太阳交而生金。天五地十交于中而生土也。此阴阳太少判合，万物生成变化之道也。

夫水火者，坎离也。坎在北方阴位而卦属阳，离在南方阳位而卦属阴，坎以阳而生在上，离以阴而生在下，则天下地上而交泰，水上火下而既济矣。使阳出于上，阴复于下，则天自天，地自地，水火不交，安有阴阳交济之理哉？

天地未分，浑沦莫测，天地既判，人位乎中。人受天地之中以生，莫不禀阴阳以成。故易曰乾道成男，坤道成女，而成夫妇之道。夫妇之道立，而生意无穷。

夫人者，禀阴阳五形之秀气以生。身居天地之中，心居人身之内，备万物之理，为万物之灵。识天时，知地理，通人事，明物

情，善万物声色气味，故灵于万物者人也。主人之一身者，心也。夫五运六气，乃天地阴阳运行升降之常道也。五运流行，有太过不及之异；天地升降，有逆从胜复之明。天气动而变，地气静而常，乃备五行之化气，然后合其用。凡万物未有不赖天地之气而化生者也。

善脉者，知阴则知阳，知阳则知阴。然而可以心察，可以指别，可以类求，可以意识，可以全生。至道玄微，变化无穷，熟知其源，形表气里而为相成也。夫寒热欲发之气，如阳未并阴，阴未并阳，因而调之，真气乃安，邪气乃正。经云：圣人治未病之前，不治已病之后。

夫天若失土，则不能荣养万物，盖天地万物，皆以土为本。故万物之旺，由土而生，万物之衰，由土而归也。

夫荣卫者，阴阳之纲纪；脾胃者，阴阳之男女；左右者，阴阳之道路也。呼吸，数也。循环不息，应有常变，同天运之无穷，乃一身之主宰。养肌和胃，神悟灵机，心识微妙，心为君主，乃顺中和脾土为邦，主上下五脏六腑之病，阴阳虚实之理。血少血盛，脉少脉盛，此为反也。反之则病，实则气入，虚则气出，气实则热，气虚则寒。

夫气实者，寒湿之气也。若有若无，病疾不可知也。察后与先者，知病也。知先后与虚实者，工勿失其法，得若生者，不离其法也。补泻之时，各有所宜也。

夫脉者，阳在阴中，阴在阳中为顺，阴在阳中，阳在阴中为逆。易曰：一阴一阳之谓道是也。独阴不生，独阳不成。阴阳乃生成之道，不可缺也。

夫五行者，阳盛阴盛，阴阳逆也。阳生阴，阴生阳。顺者，金木水火土，相生也。逆者，水火金木土，相克也。

夫五行之有干支也，干数十，支数十二。盖天之中数五，故气原乎天者无不五。五气

合一，一阴一阳，故倍之成干；地之中数六，故气原乎地者无不六，六气合一，一阴一阳，故倍之而成支。以此观之，莫非天理之自然也。

去五行火生于寅属木，火旺在午，正南而火旺，绝在亥，亥属水克火；水生在申，申属金，金生水；水旺在子，子正北而水旺，水绝在巳，巳属土，土克水；水生在亥，亥属水，水生木；木旺在卯，卯位正东而木旺；木绝在申，申属金，金克木；金生在巳，巳属火，火能克金。何以言金生于巳？巳虽属火而真土在焉。盖十干戊己属土，戊禄在巳，己禄在午，巳午土位，巳有真土之性，故火生土，土生金，金旺在酉，正西而金旺，金绝在寅，寅木能生火，火故克金也。此则是无极太极之说，阴阳消长之理，如循环之无端也。

五行相克所不胜者为贼邪，其难治宜矣。至于可胜者为微邪，虽不治而自愈。叔和云：春得脾而莫疗，冬见心而不治，夏见肺而难瘥，秋见肝以何疑。董按：此句应改〔秋见肝而不救〕。董按：此句下原本仅有男子以东四字，语气未尽，兹据珍秘抄本，细加校勘，应补加下列八句始全。反以为微邪而可畏也。何也？及观《灵枢经》曰：木明而火明，火炎而土胜，土盈而金生，金胜而水盈，男子以东南气运，离巽震坤是也。

太素脉论五行数分八卦

乾 坎 艮 震 巽 离 坤 兑

寸关尺三部，有鱼尾骨节次分定也。古法以权骨平为关，横纹第二节为一寸，入为一尺。此言寸口尺中者，乃分寸为寸之谓也。故阴得尺内一寸为尺中，阳得寸内九分为寸口，此理寸尺始终一寸九分而已。曰关上者，尺寸界也。既定寸尺之位，则关可知矣。或谓掌后高骨为关，必须得尺寸之法，然后可定也。

尺　关　寸　　尺　关　寸
命　脾　肺　　肾　肝　心
门　部　部　　部　部　部
三　胃　大　　膀　胆　小
焦　　　肠　　胱　　　肠

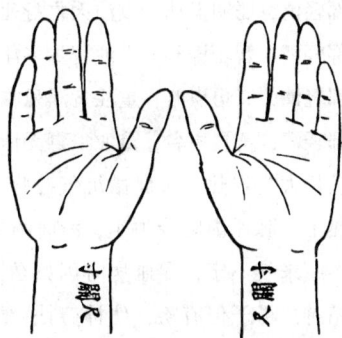

心府名受盛　肝府名清净　肾府名津液　肺府名传送　脾府名水谷　命府名元气

五脏所属图，观色，听音，睡卧，神气，方可诊脉

五脏　心，肝，肺，肾，脾。识五脏之脉，知受命之经络。

脉候　洪，弦，浮，滑，缓。察表里之虚实，辨阴阳逆顺之理。

五行　火，木，金，水，土。察病之源流，生克不治之理。

四时　春，夏，秋，冬，旺，禄。脉看四时阴阳，心肝肺肾脾。

通穷　舌，眼，鼻，耳，唇。五件能观细，荣枯生死分。

五情　喜，乐，怒，悲，恐。病多因事得，虚实要分明。

五事　言，视，貌，听，思。五事烦心主，除之乐有余。

五用　明，恭，从，聪，睿。五用心之本，过之神气衰。

五德　哲，肃，仁，谋，圣。神气守不败，年高理自然。

五气　焦，膻，腥，秽，腐。脾旺皆元间，胃虚呕逆何。

五味　苦，酸，辛，咸，甘。少食皆为善，贪之生病疫。

五色　黄，赤，青，白，黑。瘦弱兼肥盛，阴阳逆顺分，病因气色见，贵贱不须论。

五数　火二七，木四九，金三八，水一六，土五十，八卦运造化，万物养虚灵，人身之贵贱，生死定荣枯。

五音　十五十六四四七二四八八一徵，角，商，羽，宫，羽。人识五音，方发五痛。

十干　火木金水土，五阴五阳，五脏六腑。丙甲庚壬戊，火木金水土，心肝肺肾脾。丁乙辛癸己，相生相克化，惟土最为魁。

十二支　已寅申亥辰戌，阴阳从此并，相并十干生。午卯酉子丑未，掌诀知干载，人身岂不明。

五方　南东西北中。心肝肺肾脾，火水金木土。卦分六十四，化厚未知母。

已上五脏，各有所属，更有未尽之言，如泄漏消息可见矣。学者精明，得其通神也。

论五阳脉

浮者轻而在上，隐隐缓散，如水浮物。指重如无，轻有余，愈轻愈盛，泛然满指。若三部常浮者，主心气不足。

滑者如珠丸之无端。重指即伏，举指浑然，不进不退，稍重于洪。若三部常滑，主肝气不足。

实者虚之对，其脉源流长久而不绝。指轻则有余，指重隐缓于弦，小于洪。若三部常实，主脾气不足。

弦者，应指紧迫如巴弦。指重如数，指轻愈急，聚敛而不散，长久而不缩。若三部常弦，主肺气不足。

洪者大也，其源深，其流长，下指一寻，不弦不浮，轻重皆应，若再寻之，绰然有余。

若三部常洪者，主肾气不足。

论五阴脉

微者，最细而弱。重指寻之，宛然如毛发，隐隐涩涩，疑不可状，在于有无间。若三部常微，主血滞而神不足。

沉者，如石投水，必极其底。重重寻之，仿佛隐应，比之于微，此有缓起于骨上。若三部常沉者，主胃逆而气不足。

缓者，如丝在机，不卷其轴，应指迟缓，往来其微，尤不若微之应急，不沉不伏，惟缓而已。若三部常缓，主肾怯而精不足。

涩者，滞而不滑，指下如索隐砂，如刀刮竹，沉下而粗。重则应指，轻则如无，后实前虚，往来不断。若三部常涩，主魂不足。董按：此句应改〔主肝虚而魂不足〕，始可与上节语气合拍。

夫五阳常浮，五阴常沉。沉者脏之脉也，浮者腑之脉也。又有所谓浮中沉者？此为胃也。能知胃脉所在，则脏腑之脉易生矣。

论四营脉

四营者，轻重清浊也。轻清者阳也，重浊者阴也。夫欲知人贵贱贫富寿夭，须于四营脉中求之。若前论五阳五阴脉者，只言脏腑之偏，此四营之论，为统贯一体，而精神魂魄气血升降，靡不与焉。

故脉清则神清，神清则气清，气清则骨肉形禀之亦清矣。此则轻清重浊，故可知也。

夫欲切此脉，须忆叔和脉中求之有疾，疾则变而难审其证。盖五脏六腑，或为邪气所袭故也。今明轻清重浊四脉于后。

轻者如指摸玉，纯粹温润，识性明敏，禄位权贵。

清者平清而浮，状如轻羽，不沉不濡，隐隐常动。

重者缓而粗，以手按之，其脉浊，脉浊气亦浊也。

重者中浊而沉如紧，索隐重浊，亦在究其本原。

肝部轻清，衣禄荣贵，重浊一身不足。

心部轻清，聪明发达，重浊夭亡身死。

肾部轻清，智巧谦和，重浊智少多淫。

肺部轻清，义勇谋略，重浊贪淫死临。

脾部轻清，富贵声名，重浊狼毒无情。

弦洪长大为岁热，短促微沉气冷疼；实主肝虚并热上，脉浮虚肿冷中生；滑时呕逆腰肢困，缓疾原来气不宁；涩血病时因妇孕，男儿有此漏精神。男子但有疾，伤神劳怯；妇人有疾，劳心受气。温肝血气不调，伤寒伤风积热，头眩发热骨蒸，不可一类察之。惟察手足冷热，观脉听声，专在轻清重浊虚实之理，不可妄议善主。设为详细再三，审察明白，脉病相应，方可用药，不致伤经错络。用药如行兵，取胜得功，万全而生。庸医不详其正，药性是非服人重地，不得其命，负尔何辜。医学不能明察其精，治其病，全其生，实为难矣。

太素之脉，七表八里，轻清重浊，四时逆顺，可见官禄生死，祸福疾病缘由，岂不神乎！

五脏六腑歌

心脉喜浮洪，安居五脏通。
沉滞兼滑石，时逆命须终。
弦应心无病，神疑缓脉通。
忽浮微细短，邪热满心中。
弦数因风热，微沉怯外风。
实长胞膈壅，阳极至阴充。
微怯心还恐，长弦忽气风。
动者分轻浊，表里病来从。
肝脉春来旺，长长细可怜。
短微浮涩见，金克木难全。
洪大旬中愈，微沉短滑延。
缓时忧胃冷，弦数主筋挛。

浮实双肿赤，虚因涩伏摊。

滑时连胆渴，头痛有风寒。

微缓轻浮散，生花视物难。

动看四十二，甲乙就中看。

肺脏脉轻浮，平和涩更忧。

更加洪紧互，无事一场忧。

沉脉虚还变，阴交阳自周。

若和迟弄紧，进退亦无由。

浮实必相指，洪迟数忧浮。

肺金还又涩，涎吐不宜秋。

肾盖宜清净，微沉主有疑。若加伏绝立，心有事和非。浮肾虚应久，缓疼梦泄多。动时有六八，壬癸应前歌。脾脏脉宜轻，依依缓太平。及和弦紧急，长忧命应嗔。浮实中消水，微浮客热并。

脉来脾应隐，实火用心情。滑主脾热燥，牙宣口气升。动看二十八，戊己合中营。

寸关尺脉病说

寸脉

洪饱满，肠结，膈热闷。

浮胸虚弱，肌虚客热。

滑胃热，胃冷，胆浊饮食化。

实心气溢痛受邪，腹中疼痛。

弦脾疼，胃冷，心痛，劳瘦极热。

微心气受邪，脏闭不通，肾虚。

沉逆冷四肢，黄瘦疾瘦骨热。

缓风痹下虚败，项背拘急疼。

涩气虚血散，胃不和。

伏胸中积冷，气闭不通，肾虚。

关脉

洪积邪口涎，邪气食，胃停食。

浮下虚耳聋，肾风停闭，肤痒。

滑积冷气，便涩，腰肚疼。

实小便不禁，腹胀梦泄。

弦小腹疼，气涩，脚气，肾风痒。

微心腹胀满，气结疼痛，虚怯。

沉心气疼痛，闭塞不通，脾虚。

缓胃冷吐逆多，心腹肚疼。

涩血淋血败，肤干，发黄。

伏晞癖气冷，血积目昏。

尺脉

洪小脚热涩，脚疼肾虚。

浮筋骨明热，便血头痛。

滑风壅舌强，心热，呕吐胃逆。

实风热面赤，胸膈不利，烦躁。

弦血脚拥，头痛，目涩，吐，筋急。

微腹中积冷泄，劳气盗汗。

沉气滞腰痛，虚热积死。

缓肾冷虚汗，冷梦泄。

涩四肢逆冷，脐下痔泄泻痛。

伏食不下，腹痛手足痛，下泄。

五行脉诀

五行大抵要相生，表里脉刑须要精。要取秋冬并春夏，自然指下见分明。

五行者，水火木金土也。诊脉下指之法，切要精专。凝心定志少时，然后诊之。辨认四季五行旺相，阴阳逆顺，七表八里，虚实轻重，相克相生，指上便见有灾咎疾病。若得旺相之脉，则有喜庆之事。春肝脉弦而紧，夏心脉洪而大，秋肺脉涩而微，冬肾脉沉而滑，此乃四季旺相之脉也。脾脉四季脉见之宽缓而细，取此以为旺相脉也。

定心脉见官品

心脉分明紧秀洪，此人必定是三公。专寻三按俱无绝，到老须持国柄雄。

凡心脉紧秀而洪大者，必为至贵之人，三公之位。又须详审指按，调调不绝。若人有此

脉，其人至老须将相，若春夏得紧细洪脉为善，秋冬为灾。

定心部见喜

当春心脉要洪弦，看取清明节候边，须见迁除并喜事，脉未宽缓一生贤。

心脉洪秀弦紧，此得时之脉也。主有喜悦之事，春见之。子母旺而相生，至四六月见喜也。若宽而浮者。定主贤哲之人，自然无灾，更主有绍祖宗子孙。

定心脉主惊忧

忽然无脉少精神，须有惊惶忧恐心，天性沉吟多毒害，更加心腹似荆林。

心者。五脏之主也。其中浮而大，是旺相之脉也。忽然无脉，是心中有惊疑，须见精神恍惚，沉细者。是不顺之脉，主心中有不明之事，兼心腹有毒害，如荆林之棘，主有惊忧之事也。

定肝胆见职任贵贱

要知职意胆中看，弦缓分明尽在肝，肝脉弦长终是贵，不为卿相即郎官。肝胆实大少清声，细紧为人定是经，若更浮高多短涩，沉沉必定不分明。

肝之脉常是弦长，其胆随肝之衰旺，其脉春，若弦而宽长，并四季中弦而宽长，乃官贵之脉。

定脾脉见官品

脾脉宽缓好情怀，撞指心田不可猜；大小浮沉俱似缓，位高官显见宏才。

脾中宫土也，每季旺十八日。其脉宽缓，乃脾土旺相，主有喜庆之事。若来撞指，心中

不可猜之事。大小浮缓，此为得时旺相之体，此人必主大才智慧，合为极品之官。

定肺脉见及第

三台华盖要须浮，指下虚浮事不虚；若更再三无实大，文章高折一枝归。

肺部华盖也，入水则浮，故肺脉浮而轻者，此人中甲第。如沉大常走，定须有灾。

定肾脉见官品寿数

如得此人沉且长，来时沉滑不须昂；非惟有寿兼才智，佐国忠臣不比常。

凡看肾脉当要沉滑而长，若得此脉，乃旺相之脉也，此人有寿而多才智，须为佐国忠臣。脉高昂乃是等下人也，此季有灾。

定脉见移官

元气忽然动滑时，为官必定喜来移；更须心脉宽洪应，用意稍停仔细推。

元脏之气，谓真元之本，其脉常要沉而滑，加之微涩者有喜。若似江水，须见四季有不测之灾。

定肾脉见喜

左右须明两尺当，福神皆喜更无双；细观洪紧心流利，克日须知进六乡。

夫肾者，北方水也。澄之则智惠生而喜知，在公者，脉见于寸口，在私者，脉见于两尺。寸脉洪而紧者，则须月中贵人见喜，脉虚散者，有不测之灾。

定脉见先进退

福位先看禄位来，分明流利弼天才；沉沉

寸口知君退，换移入书文正台。

凡看官禄之路，先有进退之位。如寸口脉洪而弦，大而散，为不任仕脉，在官退位，在私有灾；若洪而还，寸口亦主退位，如脉分明流利，洪滑而弦，如有一点明珠在盆，往来撞指者，此人定入公台之位。

定脉先福德

脉见分明似拾珠，寸关尺部亦常殊；俱今流利知为福，其气清明仔细推。

夫福德之人，五脏之脉，俱要流利分明，不低不昂。凡得五十至不息，及无改换者，此有福之人。左右关与尺，分明相应于心部者，为上等福人。若见关中洪润为次等，其外皆为常流乎。

定脉见尊重

息数朝来不改常，一生沉重位高强；诊而举动常殊伏，自有洪名满世香。

凡尊重之脉，见沉而隐不乱，分明无滞濡，即是尊重之脉也。又须审看六部自和相应，其脉安然如珠在水。此人尊重，兼有声名，出人之表也。

定脉见先富后贫

洪大宽调是富儿，若求官职慢非宜；忽然灾起于心部，富贵须贫实可期。

心脉本要洪大是也。知之脉若先实缓，必定加官有材，心脉灾起，主先富后贫也。

定脉见智慧

主智看来是乡水，宏寸大略有文章；二仪尺寸来相应，迟缓图低一例详。

论五脏重浊轻清

肝部轻清贵禄荣，堂堂之貌足人情；数逢大应享通泰，恭谨尤加自自明。心部轻清应在神，聪明须作庙堂人；旺看甲乙无留滞，二十年来贵显身。肺部轻清显义才，皮肤润滑善诙谐；看看无阻名初显，仕路功名蹈玉阶。肾部轻清知巧多，聪明接物与人和；声清调畅无凝滞，一六相逢贵奈何。脾部轻清长远虑，信诚无诣貌堂堂；只看五数相成就，富贵声名定远扬。肝家性浊重何如，狼狈无情主下愚；不是其中无贵相，奈缘精滑甚粗儿，肾家重浊再无情，主之多愚反灾轻；此部又无清一点，平生那得见身荣。脾家重浊主风狂，无信欺人命不长；纵使在心清应指，也应中富不能良。

论心脉

南方钩脉要推详，倘若浮洪是本乡；洪大迢迢钩且润，此人必是五星郎。心部脉来洪大长，一生劳役费心肠。若是勾洪并秀润，容仪礼貌与文章。指下浮洪及小迟，一生迟塞不须疑。更审浮高与沉细，要求官职定相迟。

论肺脉

论肺常须仔细推，若逢洪大定灾危。更看本部俱浮缓，定是豪家富贵儿。此脉来时要涩濡，若当春到福来归。忽然自在秋冬得，百福来临庆有余。肺家星位主西方，指下浮洪定俸长。为事平生多猛躁，心情足定是财郎。

论肝脉

东方肝脉偶沉洪，须在虚惊非是凶。若无微小沉兼细，虑世敦知最富丰。要知本位在关看，弦缓分明是脏肝。诊得弦长终必看，细沉定是主孤寒。岁星木位厥阴经，弦而勾大是住

名。若是沉洪勾短意，一生勇躁老无成。

论脾脉

中央之脉号为脾，辨取轻浮及缓迟；若不弦长浮更大，本人食禄大魁肥。指下伏微事可嗟，一生贫病若无涯；勾来指下轻清见，为官极品佐皇家。指下轻浮伏短沉，生来悭恪畜多金；忽然小涩迟沉细，定是邪佞与贪淫。

论两尺部脉

两脉本部寄尺中，诊时须要定灾凶；忽然浮者阴来客，春夏见之须命终。左右尺脉来沉滑，指下来兼润带深；此是世间长寿脉，人足多受足资金。来时沉涩去时微，此主平生疾病拘；更若沉中加动促，其人难受四旬余。尺脉须当仔细寻，尺中三动忽然沉；此名妻孕何当问，妙诀须知不换金。尺中隐隐脉兼长，福寿荣华安可当；莫教寸口关相并，不为将相定侯王。

论甲乙灾福肝脉属木

甲乙来游动更弦，为人尊重有威权；若还三按俱无断，三品高官一世贤。

甲乙太过细寻之，先抛头子与前妻；却有文章多学艺，中年破败走东西。

甲乙如毛命不长，动滑来时事可伤；破财争讼多忧险，及到中年在外乡。

甲乙分明指下迟，少年多病最难医；如逢举按初无力，破散分离定可知。

甲乙全然指下沉，心中忒忒见灾临；若还火气来相应，婢走奴逃不可寻。

论丙丁灾福心脉属火

丙丁洪弦定是宽，定知武职作文官；若是

庶人来相应，必然灾咎在牢间。

丙丁沉滑最知忧，官事常常不解休；父母须防残病死，他年必定走他州。

丙丁沉来动细微，此人应是少亲儿；惟度沉吟多毒害，求财常见鬼神随。

丙丁濡弱更微迟，得病经年莫怨唯；若也是毛终是死，神仙千万莫能医。

丙丁弦长指下来，平生富贵有文才；若还撞指来相应，长子应知是栋材。

论戊己灾福脾脉属土

戊己才过细寻之，少年远路走东西；九流之内非豪富，定是常人有两妻。

戊己不及动来徐，定是离家到处居；若见弦而心有病，平生无业在诗书。

戊己芤时更是浮，语言无味更粗疏；切骨动来时应指，从生至死作奴夫。

戊己缓涩指下宽，大小非同仔细看；为人心下多术艺，文章须有不为官。

戊己来实更浮高，天然凶恶是强豪；若见伏时须赴法，忽然争竞自身招。

戊己之来一向沉，若还迟缓是灾临；不论老少皆忧命，按之无力死逡巡。

论庚辛灾福肺脉属金

庚辛动滑两头虚，来不轻浮尺缓徐；再三举按都无虑，定是牢年已破徒。

庚辛之部见弦长，少子将身在外乡；纵然不出他州去，也用离家背父娘。

庚辛常怕缓更弦，非论多病及多诞；洪紧来时须病少，定期火日到黄泉。

庚辛忽然滑实来，一生刚烈有文才；如逢撞指来相应，须折月边丹桂回。

庚辛忽见得微沉，为人失信只贪淫；莫怪人前多语笑，能将善口取人心。

论壬癸灾福肾脉属水

壬癸迢迢指下宽，眼前见任是郎官；只愁短数来无位，定知须是百年欢。

壬癸弦长动更柔，为人秀气足风流；却有文章多道术，奈何修学不成休。

壬癸如迟太过时，才到终年病莫疑；若见细沉多巧性，常流何是有三妻。

壬癸之脉怕伏沉，动涩来时病已深；若见缓时公事发，浮来次第六相临。

壬癸沉来又似水，举手按之多不足；何须买卦问良医，须臾怕见全家哭。

定五行见喜

木中若见火来时，为事欢欣必可知；居官转职仍加禄，求望亨通不用疑。

火脉之中见土来，其人喜庆足文才；更加洪滑时时应，出外求财必定回。

土运逢金气是宽，乐然无诏也加官；脉中若见逢浮滑，才帛徐徐尽自宽。

金脉当秋动清时，官贤必定喜迁移；细看若见弦长者，家道兴隆喜可知。

肾脉于中弦且长，一身荣贵寿高强；忽然缓缓来相应，求财何用作经商。

定阴阳灾福

久时玄妙自然通，心脉纯阳主有名，纯阴一世不聪明，阳中见阴官多失，阴内阳生是贵人。

肺脉纯阳入宅旺，纯阴必定是贫人，阴中见阳贫亦富，阳中见阴伤儿女，阴内生阳旺外人。

脾脉纯阳求事快，纯阴为事亦难通，阴中见阳无心得，阳内生阴得亦空。

肾脉纯阳妻位正，纯阴不用任媒人，阴中见阳因妻富，阳内生阴有外情。

命脉纯阳奴仆好，纯阴一个也难留，阴中见阳因他富，阴内生阳见物偷。

心脉纯阳富贵全，纯阴贫贱不堪言，阴中见阳终身富，阳内生阴祸晚年。

阳在肝脾乐一生，纯阴无事也相争，阴中见阳仍寿命，阳内生阴寿不亨。

两肾纯阴是小人，纯阳必定是官身，阴中见阳为人善，阳内生阳定是军。

六脉纯阴无造化，寻常求事最难通，君子得之犹自可，小人得之定遭凶。

六脉纯阳定静时，一生富足少人知，若还阴脉微微动，不是生灾必死期。

前论阴阳定灾福十首，以纯阴为凶，纯阳为吉。后二首又说纯阳凶，纯阴吉，前后虽不相合，然验人吉凶亦应。盖先贤之意，恐人以偏，故作二诗，反复互说，正要人看得活法耳。

论四时相反

春来土旺脉其肝，最要弦长指下宽，若逢微涩来相克，为灾春后却难安。初见用指不须深，脉见浮洪是本心，肾见若要来相克，因瘵无门仔细寻。

秋来微细肺家强，脉见浮芤入死乡，关内得之须缓缓，更愁弦紧失家乡。

三冬肾脉要潜藏，指下深深滑不忙，若彼脾家侵夺位，更宜仔细定灾殃。

春脉微涩夏微沉，此脉还当不称心，灾至为缘因此疾，亦知体里痛呻吟。

秋得浮洪冬缓微，还同前事得无疑，大抵灾时来短促，福来三部润勿齐。

杂断

三部匀匀总一同，此名豪富势如雄；两关涩大上朝寸，应是高官金紫封。大体三关短复长，来时或紧去时强；平生语急并身弱，贫困

何多遂显光。

论岁君肝脉

甲乙东方号岁君，脉来长缓任弦匀；心神仪貌多才艺，三品官员已上人。

论火星心脉

火星位主在南方，扪按浮沉细润长；多是阳防人急躁，官高二品教依光。

论月孛命脉

月孛要在命门乡，肤下如珠动不忙；为性多奸人子恶，平生日日恋花娘。

论太白肺脉

太白金星位正西，其来浮涩不须疑；中间秀润相和顺，利狱兵权尽有归。

论西帝脾脉

西宫帝脉要推许，指下多端紧又长；寒外不为将军主，中年必定佐君王。

论辰星肾脉

北方坎属辰星位，脉体迢迢似筋头；拾万兵权为上将，名标青史定封侯。

论罗喉肾脉

罗喉妻儿肾中寻，著骨方来肾大沉；眼大赤黄欢妇顶，多谋足智带腰金。

定脉见僧道喜

脉见分明水入珠，自然清净气生苏，更看六部匀和动，福荫乡间与众殊。看僧道脉，分明如珠入水，自然清净，若得此脉，是平和之脉。更看六部平和，得所相应，皆及时，此人有紫衣师号之分。撞指来涩滞者，此寻常僧道也。

定妇人有孕

妇孕沉浮清更洪，须知左右定雌雄。忽然安净天生贵，未到中年入帝宫。孕妇之脉得沉而洪、沉而滑者，是平和之气。阴阳左右寸口者，左男右女。若未安静者，乃浑然不动中和之脉，其人生而主贵。

定产近远

二部浮洪夏月生，若逢弦大在清明；脉来沉滑冬间见，浮滑须知旺主庚。要知产后不难知，四季脾中仔细推；浮而滑者知产近，迟而滑者产应迟。

定产诀

要知胎动脾脉关，脉紧如弦仔细看；胎内婴儿应转动，却令孕母不能安。要知孕妇细推看，洪大通弦有有亡；右手脉弦知断女，左边洪大是知男。虽然三部见鱼翔，子在胎中未肯忙；更有阴阳须定取，当知子母不安康。

定室女经脉

室女如何脉不调，只因思想自然招；至今体瘦痿黄色，浮洪脉瘦尺微调。气刺元来血积缠，通宵叫唤不曾眠；三关脉紧无洪大，荣卫从来补未宣。若明肝脾候关中，卫气因风头上

攻；女子只因思想患，妇人多是积其风。

论妇人经后带下

妇人血气不调和，争奈阴中阴更多；日渐脏虚人又瘦，脉来阳火冷偏磨。带下之时偏补微，沉沉细细要君知；论云血海多虚冷，变作丹田结子迟。

定阴阳相反

八八男儿却反阴，尺中浮大寸中沉；女年七七阴宫盛，此法推之不换金。

定少人脉相反

少人之脉刚见刚，洪大连年死未亡；只愁怯弱频频立，必定魂灵入鬼乡。

凡少人之脉，其六部要洪大见刚，乃有力之脉顺也，有病易治。洪大者为反脉，病难治。

定四肢病脉

四肢俱冷脉洪时，病死须知不用疑；忽见遍身如火热，脉沉强冷得生稀。

见伤寒四肢俱冷，其脉沉细顺也。阴病之脉洪大者，即是阴阳相反，而有此候，难治。其身如火，头痛燥渴，脉洪大者顺也。其老者、伏沉小者、阳中见阴者难治，此乃反脉也。

太素脉诀

左手前按心少阴，应头身中目稍经，后按小肠太阳病，两耳后应是其上。至数主脉四至平，六七热气上焦攻，二一死在壬癸中。

关左按肝厥阴病，应在两眼传受证，后胆少阳两肾中，九者肝气虚而应，欲于乳浑十不

尺先按肾少阴诀，华池舌底之津液，后按太阳膀胱病，病在两胁通身中，脉九至十肾弱之，六七至死戊己日。

右手前脾太阴经，应在身中而拳骨，后按太阳阳明证，在人头上应其身，二至脉一虚欲弱，九十二者咳嗽数，若主死应丙丁缺。

脾前太阴应胸膈，后之胃脉阳明经，应内胸中左边病，数数而崩死应之。甲乙相克为相倒，九至十至倒脾气，四五平脉二三弱，至数表里同断彻。尺先按命属阳明，应在肛门左肾同。后之三焦厥阴病，应在两胯脊身中。一息三年八九疼，九至十至脱了形，缓缓结细死丙丁。

四总脉

浮主中风无力虚，皮上为阳外得之；沉为积聚无力气，三固方温下至骨。迟而主痛无力冷，一息三至寒为阳；数热无疮热为燥，一息六至皮为阳。

浮沉迟数　风气冷热

寸浮头面眼目风，体虚齿痛口斜喎；沉胸气满嗽疾喘，反胃吐食息气胸。迟冷呕吐疼满膈，虚汗拘急痛不已；数热上壅燥口干，头痛烦渴疼口疮。关浮两胁拘急运，背脊筋痛不能伸；沉气腹胀鸣心痛，上下关格不思食。迟冷疝癖腹游走，上下不定刺番胃；数热大小便不通，肾痛烦渴或不已。尺浮腰痛连小胁，疝气腿疮虚阳淋；沉小便淋闭癫阴，腹胀膪豚满不食。迟便滑数泄精禁，膝胫疼软温盗汗；数渴不止便淋血，瘟脚疮温阴囊痒。

河图生成决生死秘诀

天一生水，地六成之。地二生火，天七成

之。天三生木，地八成之。地四生金，天九成之。天五生土，地十成之。

假如心脉诊得一动一止，六动一止，十一、十六、二十一、二十六、三十一、三十六、四十一、四十六动而止者，是水克火也。又遇丙辛辰戌年月日时死也。

假如肺脉诊得二动一至，七动一止，十二、十七、二十二、二十七、三十二、三十七、四十二、四十七动而止者，是火来克金也。又遇戊癸子午年月日时必死也。董按：此条原本缺，且与肝脉条误杂，兹据珍秘抄本补入。

假如肝脉诊得四动一止，九动一止，十四、十九、二十四、二十九、三十四、三十九、四十四、四十九动而止者，是金克木也。又遇乙庚卯酉年月日时死也。

假如脾脉诊得三动一止，八动一止，十三、十八、二十三、二十八、三十三、三十八、四十三、四十八动而止者，是木克土也。又遇丁壬巳亥年月日时死也。

假如肾脉诊得五动一止，十动一止，十五、二十、二十五、三十、三十五、四十、四十五动而止者，是土克水也。又遇甲己丑未年月日时死也。

脉运化气岁干先，前进四位是在泉；后位同上依般用，此法诊之作地仙。

地之六气

大寒厥阴水主初，春分居火二之居；小满少阴分三气，大暑太阴四之乎；秋分阳明五气燥，小雪太阳寒水虚。医师不能明此理，光阴空读五车书。

天之六气

初气岁前木主先，二君三相大排连，四来是土常为湿，五气燥金六水寒。

客气来归

每年进四是客乡，上临十数下临方，寒气热暑出排取，主客胜负定弱强。

初气厥阴风木，二气少阴君火，
三气少阳相火，四气太阴湿土，
五气阳明燥金，六气太阳寒水。

定死生秘诀

子午少阴君火，卯酉阳明燥金，辰戌太阳寒水，丑未太阴湿土，寅申少阳相火，巳亥厥阴风木。

假如甲辰年，甲化土气，如肾经受病，九月甲戌月为土气，又犯甲己丑未日时死也。余皆仿此。

太上玄灵至玄至妙秘要脉诀

脉有三部，阴阳相乘，荣卫血气，在人体躬；呼吸出入，上下于中；恩息游布，津液流通；随时动作，放象形容；春弦秋浮，冬沉夏洪；察色观脉，大小不同。一时之间，变无经常；尺寸争差，或短或长；上下争错，或存或亡；病辄改容，进退低昂；心迷意惑，动失纪纲；惟愿具呈，今得分明；子之所问，道之根源；脉有三部，寸尺及关；荣卫流行，不失衡铨；肾沉心洪，肺浮肝弦；自此经常，不失铢分；出入升降，漏刻周旋；水下二刻，一周循环；当复寸口，虚实见焉；变化相乘，阴阳相干；风则虚浮，寒则劳坚；沉潜水畜，支饮急弦；动则为痛，数则热烦；设有不应，知变所缘；三部不同，病各异端；大过可怪，不及亦然；邪不空中，中必有奸；审察表里，三焦别焉；知其所合，消息诊看；料度脏腑，独君神焉；为子孙计，非人莫传。

左寸心小肠　关肝胆　尺肾膀胱　右寸肺大肠　关脾胃　尺合三焦

三部看动脉断

左手寸口二脉，沉见者，心脉也。浮见者，小肠脉也。

故手少阴与手太阳为表里，心以小肠为腑，合于上焦。

左手关上二脉，沉者肝脉，浮者胆脉也。

故手厥阴与手少阳为表里，肝以胆为腑，合于中焦。

左手尺上二脉，沉者肾脉也，浮者膀胱脉也。

故少阴与手太阳为表里，肾以膀胱为腑，合于下焦。

右手寸口二脉，沉者肺脉也，浮者大肠脉也。

故手太阴与手阳明脉为表里，肺以大肠为腑，合于上焦。

右手关上二脉，沉者脾脉也，浮者胃脉也。

故足太阴与足阳明为表里，脾以胃为腑合于中焦。

右手尺上二脉，沉者命门脉也，浮者三焦脉也。

故手厥阴与手少阳为表里，命门以三焦为腑，合于下焦。

脉相类

弦与紧相类，浮与芤相类，浮与洪相类，濡与弱相类，沉与伏相类，缓与迟相类，软与弱相类，革与实相类，滑与数相类，微与涩相类。

夫脉者，天真委和之气。晋王叔和以浮、芤、滑、实、弦、紧、洪为七表，微、沉、缓、涩、迟、伏、濡、弱为八里，以定人之阴阳，决人之生死。然文理甚繁，后学卒未能解。大抵持脉之道，非言可传，非图可受，其枢要但以浮、沉、迟、数为宗，风、气、冷、热为主病。且如浮而有力者为风，浮而无力者为虚；沉而有力者为积，沉而无力者为气；迟而有力

者为痛，迟而无力者为冷；数而有力者为热，数而无力者为疮。更看三部在何所得之。且寸部属上焦头面胸膈之疾，关部属中焦腹肚肠胃之疾，尺部属下焦小腹腰腿之病。更看五脏之中，何脏见之，六腑亦然，学者会意而精通之，庶得按寸握尺之消。

四总脉

浮而有力主风，无力主虚，浮举指在皮上见之，为人之表为阳，乃外得之证。

浮而有力主积，无力主气，三因方为湿为实。沉脉下指至骨得之，乃为里为阴，是内受之病。

迟而有力主，痛，无力主冷，又为寒。迟脉重按之在内，转按之方见，一息三至，是为阴主寒，乃内受之病。

数而有力为热，无力为虚。

五脏见浮脉者主病

心部浮，主心虚，触事易惊，神不守舍，舌强不能，言语错谬。

肝部浮，主肝虚，中风瘫痪，筋脉拘挛，面痛牙痛，肠风下血。

脾部虚浮，主腹胀呕逆，饮食少进，气喘气急，泄泻无度。

肺部浮，主肺虚，大便闭，面浮多疮，吐血吐脓嗽喘。

肾部浮，主肾虚，腿足生疮，虚阳淋沥，腰痛牙痛，小肠疝气。

五脏见沉脉者主病

心部沉，主小肠淋沥，咯血溺血，小便不通，睡而不寐。

肝部沉，主怒气伤肝，胁痛肥气，眼目赤涩，肚疼腹满。

639

脾部沉，主虚伤脾，肌寒客热，食不作，肌肤气瘘，身黄瘦。

肺部沉，主咳嗽多呕，上气喘急，呕血失血，息贲肠痈。

肾部沉，主胀满不食，小便淋漓，阴痈作胀，奔豚肠满。

五脏见迟脉主病

心部迟，主小便频数，心痛呕水，怔忡多状，伏梁肠痛。

肝部迟，主筋挛骨疼，眼昏多泪，筋事易惊，转筋麻木。

脾部迟，主泄泻咳嗽，蛔虫出痰，涎壅多，饮食不化。

肺部迟，主嗽喘满，大便溏泄，皮肤燥涩，梦涉大水。

肾部迟，主小便滑数，泄精不禁，膝胫痛软，阴湿盗汗脚气。

五脏见数脉主病

心部数，主应在渴，舌上生疮，小便赤涩，眼目昏疼。

肝部数，主眼疼翳膜，泪多目昏，头眩运，头疼，头风。

脾部数，主口臭反胃，齿痛牙宣，多食不饱，四肢不举。

肺部数，主咳嗽唾血，喉腥目赤，大便闭结，面生斑痛。

肾部数，主消渴不止，小便血淋，下疰脚疮，阳痈湿痒。

论七表八里总归之脉

浮按之不足，举之有余，转手乃得。

芤浮之无力，傍实中虚。

洪浮之有力。

实浮而长大。

弦数而弓弦。

紧数而又弦。

滑数而微利，如珠略浮。

沉按之有余，举之不足，重手乃得。

微沉自有自无。

伏沉而至骨。

弱沉而无力。

迟一呼一吸三至，去来甚迟。

缓迟似有似无。

涩迟而极细，如雨沾沙。

数一呼一吸六至，去来甚速。

上七表八里，共一十五脉，只于四道观之。

七表八里

浮金　芤火　滑水　实火　弦木　紧木洪火观此之样切要记心　微土　沉水　缓土　涩金　迟土　伏木　濡水　弱金

上依部位诊之。六部脉不依本位者，病脉也。却说七表八里，逐位诊之，病在何脏何腑，主何病，依经无不瘥也。

《灵枢经》中撮要

南北二政之岁，各分天令而迁，北政之道，天令右迁。乙庚丁壬丙辛戊癸为北政。

经曰：北政之岁，天令右迁，君面在北，君令左迁，臣面在南，臣化右伏，则应在前也。三阳在上，则右尺脉不应，三阳在下，手寸脉不应，乃阴阳上下相交而无返变也。

南政之岁，天令左迁。

注曰：南政之岁，天令左迁，君面在南，君令右迁，臣面在北，臣化左复，则应在后也。三阴在上，右寸脉不应，三阳在下，左尺脉不应，是乃阴阳上下不交，而应变相返也。

天地者，变化之父母；阴阳者，升降之道路。

注曰：天元列象，运气分司，阴阳显升降之由，天地产变化之本，六气分盈亏之步，五运合太少之官。是以动静相生，逆顺交应，初终胜复之本，太过不及之标。假令子午之岁，少阴司天，其化标，则热居其位也。是故少阴之证，其脉洪大而散，乃君火之政令也。

阴阳变化，胜复异同，推六部之源，列三元之根，因其气变，可候吉凶。

注曰：阴阳变化者，谓阴阳之数极，即变化生矣。何也？冬至之后，从太阴而生少阳，少阳变而生阳明，阳明变而生太阳，太阳变而生厥阴，厥阴变而生少阴，少阴变而生复生。太阴以合六部三元之本源，运应岁中六气胜复，以彰吉凶之兆也。

天地升降，阴阳运行，五行相生，万物应时。

注曰：天炁下降，地气上升，二气交感，而生成万物也。因阳气而发生，复受阴气而收成，岂非阴阳运度之所政也。各禀五行造化，从其四时政令，皆得应呼生长变化收藏之道也。

六气应变，脏腑应传，病从十二支，应于十干也。故子午之日，少阴司天，

注曰：子为本，属肾，其化寒，其病腰脚疼；午为标，属心，其化热，其病怯委，胞应痛也。

丑未之日，太阴司天。

注曰：丑为本，属肺，其化燥，其病咳嗽，气急肌热也。未为标，属脾，其化湿，其病喘逆呕噎，体重，大便脓血也。

寅申之日，相火司天。

注曰：寅为本，属三焦，其化炎，其病伏聚结气谵妄也。申为标，属胆，其化风，其病伸，久困愈倦怠也。

巳亥之日，厥阴司天。

注曰：巳为本，属心包络，其化热，其病心膈胸膺痞痛也。亥为标，属肝，其化风，其病目赤眩掉头痛也。

辰戌之日，太阳司天。

注曰：辰为本，属小肠，其化热，其病心痛，舌强脐腹痛也。戌为标，属膀胱，其化寒，其病腰痛，阴囊肿坠，小便不利也。

卯酉之日，阳明司天。

注曰：卯为本，属大肠，其化燥，其病大便秘涩，后重，脐腹痛也。酉为标，属胃，其化湿，其病肢节烦热，吐不食。

五运六气相乘，命由天符之岁。

注曰：运化与同应者，谓之相乘也。故命曰天符之岁，假令丁亥年，木运，丁少角，此厥阴司天，气与司运各会木象，故谓之天符岁会。若与临位之位之辰同应者，命曰太乙天符之岁也。假令戊午年，午为少阴，君火司天之气，戊为火也。与运气并临，位同化也，故谓之太乙，天符之岁也。以应岁之五运六气，符合之期而为会也。然五运六气之变应者，从子至巳，乃手三阴三阳用事也。自午至亥，乃足三阴三阳用事也。故六气随五运以合太少之官之变动，而其天信以证吉凶之兆矣。

木火金水，运化北政之岁。

注曰：北政之岁，木火金水四运，皆属北政。君面在北，臣面在南，司天之气，以为手经。自立春前大寒之日，以在泉左间之气，为初气之应。

子午之岁，少阴司天。

注曰：少阴君火在上，司天之气也。其化热，应于标，寒应其本也。其虫羽，生数二，成数七也。左间天气，太阴湿土应间；右间天气，厥阴风木应间也。阳明燥金在泉，司地之气也。其化燥，应于标也。湿应其本也，其虫介，生数四，成数九。左间地气，太阳寒水应间，右间地气，少阳相火应间之。

丑未之岁，太阴司天。

注曰：太阴湿土在上，司天之气也。其化湿，应于标，燥应其本。其虫倮，生数五，成数十也。左间天气，少阳相火应间；右间天气，少阴君火应间也。太阳寒水在泉，司地之气，其化寒，应于标，热应其本也。其虫鳞，生数

一，成数六也。左间地气，厥阴风木应间；右间地气，阳明燥金应间。

寅申之岁，少阳司天。

注曰：少阳相火在上，司天之气也。其化炎，应于标，风应其本也。其虫羽，生数二，成数七也。左间天气，太阴湿土应间也。厥阴风木在泉，司地之气，其化风，应于标，热应其本，其虫毛，生数三，成数八，左间地气，太阴寒水应间。

卯酉之岁，阳明司天。

注曰：阳明燥金在上，司天之气。其化燥，应于标，湿应其本。其虫介，生数四，成数九。左间天气，太阳寒水应间；右间少阳，相火应间也。少阴君火在泉，司地之气，其化热，应于标，寒应于本，其虫羽，生数二，成数七。左间地气，太阴湿土应间；右间地气，厥阴木应间也。

辰戌之岁，太阳司天。

注曰：太阳寒水在上，司天之气也。其化寒，应于标，热应其本也。其虫鳞，生数一，成数六也。左间天气，厥阴风木应间；右间天气，阳明燥金应间也。太阴湿土在泉，司地之气，其化湿，应于标，燥应于本也。其虫倮，生数五，成数十也。左间地气，少阳相火应间；右间地气，少阴君火应间也。

巳亥之岁，厥阴司天。

注曰：厥阴风木在上，司天之气。其化风，应于标，炎应其本也。其虫毛，生数三，成数八也。左间天气，少阴君火应间；右间天气，太阳寒水应间也。少阳相火在泉，司地之气。其化炎，应于标，风应于本。其虫羽，生数二，成数七。左间地气，阳明燥金应间；右间地气，太阴湿土应间也。

假如春三月，诊得毛而浮，夏三月死。

诀曰：按之三小三大，或三大三小。

假如夏三月，诊得毛浮而弱，秋三月死。

诀曰：按之无力，紧按无了。

假如秋三月，诊得毛浮而散，冬三月死。

诀曰：按之寸，寸下无，在关下，关下无，在寸尺。

假如冬三月，诊得毛浮而滑，春三月死。

诀曰：按寸过关过尺。

寸口上焦脉

寸部脉浮，主头风而眼目虚浮，体重，风寒齿痛，口眼㖞斜。

寸部脉沉，主气胸满，咳嗽痰，气喘急，反胃隔气，胸满不食。

寸部脉迟，主冷呕吐，痞满腹胀，水谷不化，虚汗拘急，疼痛不已。

寸部脉数，主热上壅，烦躁咽干，客热烦渴，头疼口疮。

关部中焦

关部脉浮，主风，两胁疼痛，不能举运，身体四肢疼痛。

关部脉沉，主气，腹满虚鸣，心腹疼痛，上下关格，不思饮食。

关部脉迟，主腹冷，痃癖胀疼，游走不定，刺痛反胃，吐食。

关部脉数，主热，小便不通，大便闭结，烦渴不已。

尺部下焦

尺部脉浮，主腰痛踝痛，腿膝麻木，足胫肿痛，大便不利。

尺部脉沉，主脚肿疼痛，下重麻木，小便不利。

尺部脉迟，主小便急痛，外肾偏痛，大便泄泻，小便频数。

尺部脉数，主小便不通，大便秘结，或作肾痛，烦渴不止。

此源经略内出此一段，黄帝问岐伯上古后

一编。

五脏六腑之位

五脏者，心、肝、脾、肺、肾也。六腑者，小肠、大肠、胃、胆、三焦、膀胱也。肺最上，为诸脏之华盖，六叶两耳，主藏魄。心在肺下，其体半垂，如未放莲花，上有七孔三毛，主藏神。心下为膈，膈下为胃，主藏水谷。左有肝，左三叶，右四叶，主藏魂。胆在肝之短叶间，有精汁三合。右有脾，主藏意。胃下有余肢，大肠当脐右四十六曲，主传清便。二肠之下为脐，脐下有膀胱，主藏溺。背脊骨节第七椎下有肾，左而为肾，主藏志，右者为命门，主藏精。故曰藏者，脏腑是也。

五脏六腑之官

心者，君主之官，神明出焉；肺者，相傅之官，治节出焉；肝者，将军之官，谋虑出焉；脾者，仓禀之官，五味出焉；肾者，作强之官，伎巧出焉；胆者，中正之官，决断出焉，胃者，臣使之官，喜乐出焉；小肠者，受盛之官，化物出焉；大肠者，传导之官，变化出焉；三焦者，决渎之官，水道出焉；膀胱者，州都之官，津液藏焉，气化则能出矣。

凡此十一官，不得相失，主明则下安，以此养生则寿，没世不殆，以为天下者大昌矣。主不明则十一官危，使道闭塞不通，以此养生则殃，以为天下者也，其宗大危，戒之戒之。故曰：心者一身之主宰，万事之根本。

五脏之候

目者，肝之外候，气通于目，目和则辨黑白矣。

鼻者，肺之外候，气通于鼻，鼻和则知香臭矣。

舌者，心之外候，气通于舌，舌和则知五味矣。

口者，脾之外候，气通于口，口和则知谷味矣。

耳者，肾之外候，气通于耳，耳和则知音矣。

论评

阴阳变化百千般，酒病花愁最好看；指下推寻须仔细，乍看通晓作神仙；如神造化见千年，不用前言及后言；两字之中分祸福，若人详细古今传。

《太素脉诀》总论

太素脉者，以轻清重浊为之论。轻清为阳，为富贵，重浊为阴，为贫贱。男子以肝木部为主，以决功名之高下；女子以肺金兑位为主，以决福德。且如轻清者，如指摸玉，纯粹温润，应指分明，六脉不克，如源之流长，不敢断续。纵有小疾，直清不浊。主为人受性冲和，智识明敏，禄位高擢，此为轻清之脉。重浊者，应指不明，如撒干砂，满指皆论，前大后小，息数混杂，克归本身，为重浊之脉。下指详审，万无一失。

八卦论初主末主

乾一，兑二，离三，震四，巽五，坎六，艮七，坤八。

大抵男子以肝木上沉取真卦，以看其初年，中取以看其中主，右关脾脉以断末主。沉取方是，女子以肺部沉取，以决初年，中取以断中主，脾部沉取以断末主。且如肝脉上逢一数而止，即是乾卦之事，二十五岁以前气数，二数而止，即是兑卦行运。余仿此。

大抵男子宜行东南气运，离，巽，震，坤是也，取其气运相生，不克不悔滞。女子宜行西北，乾，兑，坎，艮是也，取其气揪敛为合其宜。倘若男子得西北之运，为悔滞，为事多有成败，女子效此。出身之脉，以断脉德性。心脉上沉取，若应指得一数而止，即是乾卦，为出身。盖乾兑之卦，为性温和宽大，胸襟平坦；震卦则心直口快，不受激触；离卦巽卦，为性胸襟光霁；坎艮二卦，为性沉执，狠毒不常，每有利己损人之心；坤卦为性迟缓，有载物细汗之心。以此参断，决无参差。肥壮人宜沉细脉，按之至骨，瘦人脉浮大应指，至筋骨为合度。富贵人脉宜沉静，不宜急躁，下指至骨方应，沉静之中，色藏如珠分明，为入格之脉。女人出身，肝部沉静，取卦数以断性行，兼心性推论。诀曰：效脉之法要心贤，若还按本则徒然。大凡数脉平至数，表里详观断近源。如神变化百千年，不论前篇及后篇。两手之中分造化，若人悟得应如传。

知男女论

七七四十九，加胎减母年，更添一七数，男一女双全。

上半年产隔年数，下半年产，以今岁数论。

六气

立春至春分初气，清明至小满二气，芒种至大暑三气，立秋至秋分四气，寒露至小雪五气，大雪至大寒六气。

五运

甲己土运　乙庚金运　丙辛水运　丁壬木运　戊癸火运　三阴三阳是谓五根　金土火火木火

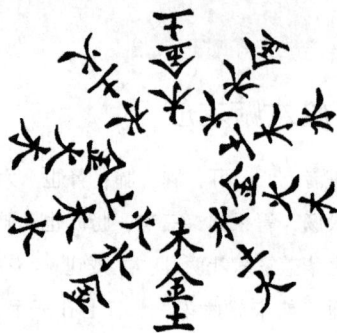

太极图

天地，一太极也。人身，一天地也。夫五行之在天地间，自天一生水，水生木，木生火，火生土，土生金，金复生水，五行顺布，三阴三阳，所谓五根也。至于太玄，所谓木火土金水，以木上水在下，所谓相生之无穷，表河图之数也。尧典所谓水火金木土，各五行相克者。洛书以相克而成也。人身亦然，人禀天地之气以生，故五行之气，隐于五脏，见于六腑，自肾水生肝木，肝木生心君火，心君火生三焦相火，相火生脾土，脾土生肺金，肺金复生肾水，以相生而成也。且如水生木，是水为母，而木为子也。木复生火，是木受窃气，故水怒而克火，所谓子逢窃气，母乃力争。火又生土，是火为母，土为子，土见火被水克，故怒而克水，所谓母被鬼伤，子来力救。相生相克，展转无穷，此人身之太极也。故善观脉者，切造化之功，巧体阴阳之正，穷一动之微，究万物之失，虽脉分六部，变应万殊，医家分为七表八里九道等脉，详考参论，深切甚明。其书数千百家，不啻数千万言，纤悉备具，图有或遗。然究取用，互有得失，率未尽其机要，而得太始太素之外者。而不知在天地间者，众人之五行，其气散；在人身者，一人之五行，其气专。气散者难以明，气专者易以见，故君子以脉而有得焉。阳气未尽，阴未散之时，一举指之间，而知其平生当为若何人，当受若何用，富贵贫贱，寿夭正邪，若辨黑白，若数一二，有父母妻子之所不能知，身心之所不能悟，无不了明，此

无他，至于理而止耳，夫太素脉，以心为主命，心君也，一人之主也。以小肠为迁移，盖志也。心之所知，禀令而行，吉凶悔吝所生也。以胆为福德，胆者，德肝之气，受心之用，心以肝为官禄，肝者得水之生，为心之母，得天者厚也。以肺为父母，盖肺为月孛，父母之象，初气之所主也。大肠为妻子，盖大肠为计都，得肺之气，配于初气也。胃为财帛，盖胃得脾之余气也。脾为田宅，而脾气所以滋养万物者也。三焦为禄马，相火受命于心也。以此求之，无不洞彻。且夫心脉属火性矣，而促之不满于九，而用止于八。乾一兑二，离三震四，巽五坎六，艮七坤八，则又为乾矣。人遇之则为亢阳之数，孤贫无比，尚何言其数之多也。心主吉凶，主十五岁已前气数，其体浮洪。若一数而止，大人得之，主为性高明刚健，纯一不已，小人遇之，则主性轻躁，常有明察之疾而已，不失为耿直之士。二数而止，则主为性和悦，心事平坦，敬之敬之。心恒敬人，人常敬之。达则伊傅，穷而曾颜，纯乎君子之心，无一毫人欲之私者也。三数而止，则主决为聪明机敏，爽丽光霁，待人接物，曲尽其情，端为文章之士，忠厚之人。四数而止，则主为性躁暴，不能容物，置家严肃，与人诚信，心性处事得宜，无利己损人之心，亦主聪明文章，终未免喜怒不常。五数而止，主为性聪明机变，多学多能，游说辨给，撒合纵横，但处性不定，介乎君子小人之间，长于奔竞，易而动摇，非九流之士，则游侠之辈。六数而止，为性险恶奸曲，谄诈邪佞，造恶兴谤，反道悖德，小则贼人，大则逆天，最为凶恶也。七数而止，主为性愚顽无智，不辨麦菽，为耕田荷担之人。或勇而无谋，或猥而好闲，所谓愚妇是也。八数而止，主为性迟缓温和，容物纳污，怜孤念寡，轻财好施，乐道安贫，不与人较，人亦不欺，非君子长者之士，则山林隐逸之人，若更如珠明净，则福德深厚，逍遥人极之表，出乎尘俗之人也。

胆脉主十五，二十五岁以前气数，其体浮弦。若下指时，便如筝弦之秀丽，大小弦勾，浮而应指，分明不杂。得五十至已上者，禄荫三公，祖父之遗泽。四十至而止者，位至守令，二十至而止者，参佐之任。或其数不及，但得大体明净，亦主一任一职之流。若至数混杂，大小不勾，则十年之中，无功名之分。其或奔涌不定，有官者失职，常人主官讼也。

肝脉至十五岁以前气数，此人身最为关系之处，其体沉弦。得四十五以上而止者，位至三公，若带微涩，虽宰相亦必艰难。三十至以上而止者，位至守令，二十至以上而止者。则杂职，散涩亦如之。大小明净，来往如珠流利者，主风宪之权，兼以肺脉滑者，主生杀之权。若三部俱弦，而至及数者，力主九鼎，威镇一方，位至将帅，掌生死建节开关，割土封侯。至数不及者，亦有千夫长万夫长之应。其或奔涌，六部俱弦，心应坎至，则为军贼，徒形刺配。加之六脉俱克者，则主斩首分尸。若撒砂应指不明者，则主贫贱下贱之人也。

脾胃脉至二十五岁以后晚年气数，其体微缓，得五十至以上者为上富，三十至以上者为中富，二十五至以下者为下富。其至数不及，但应指分明，晚年亦主康裕。若浮而应指，有财无田，沉而应指，有田无财，浮沉俱应者，田财优裕。若见洪缓者，主受祖业，浮而涩者，主得妻财，或妻子得力成家，但见鄙猥，权自内出。若见微滑，则有不肖破家之子，淫欲之妻，自身猥僻好淫，不能自振者也。若应指乍数乍迟，乍大乍小者，终身贫困。若见奔泻者，则破荡祖业，潦倒无成，乃奔波乞丐无耻之人也。

大肠之脉，其体微而短，应指明净，则主妻贤子肖，终身无克。三五数者，男多女少，三四至者，女多男少。若见奔涌，主克其妻子。加以六脉俱克，则终身无子，孤独之命，或师尼僧道之流。若见滑脉，则主养子成家，馆甥待老者也。

肺脉之体，短而涩，若应指分明，至数长

远，又带微缓，非四亲具庆，则父母双全，尽
菽水之欢，乐绿衣之娱，人生最难，造化所甚
靳者。三五数而止者，先克母。奔涌无定，少
年失怙恃之亲。缓滑相仍，终身无异姓之托也。

左尺之脉沉而滑，右尺之脉洪而滑，此初
得天地父母之气。所得者厚，福而寿，所得者
薄，促而夭，此一定不移之数也。知者于此详
观审察，以左右定其寿夭之大体，然后以左右
定其岁数多少，则万无一失。若两尺俱失，外
肾不足。右尺奔涌，主仆曹有灾，或盗窃财物。
左尺奔涌，乍疏乍急者，淫欲轻狂，此六脉专
主五行之定数。合而言之，心脉洪弦，三焦洪
缓，为君臣庆会，有官者升阶进职，无官者主
奇运。若心脉洪滑，三焦洪弦，为君臣失所，
主异是矣。六脉俱受父母气者，主得父母之爱，
异于他子，六脉子归母腹者，主得子如曾闵，干
蛊兴家。六脉之中，最怕代脉，一脉受代，一脏
受绝。如脾部本无缓体，而反得弦长浮大，以一
时加之受克，可卜其死之日矣。若四季游年，各
以本部推断，得母气者。可求功名，得子气者。
可求财帛，此宜知之。善推者则万无一失。

游年脉

心少阴君火，其体洪若浮，则正发财，若
洪缓则是脾脉，君心部为受母气，主少年聪明，
或受父母荫为官职，或为神童，十五岁已前聪
明得誉。若见滑疾，主少年心虚之疾，或下元
不固。若于肾脉见促，诊之转旋，则知在何年
得之，何年愈。若见涩脉必死，为贼人心腹。
若滑疾无常，则心经得病。若终身滑涩，则是
金入火宫，人主绝，为孤独，为贫贱。若浮涌，
主狂妄，奔下主失心，散乱主忧疑，乍有乍无
主神鬼，肉颤主心风，肉顽主殷勤愚卤，涩主
为干枯肉燥，滑主为滋润。若潮水初至为受病，
冲决主亡阳，微细主作事不成，言语謇涩。先
小后大，则主不言其事成。先大后小，则作事
有始无终。疾则性急，缓则性宽，微则性和，
乱则性乖，大则无常，小则无气。大要以洪缓
为主，脉分两路，则走迁移宫，常主在外。若
浮而分，则主逐后。若无脉而应于后，为神仙
佛祖矣。

太素脉秘诀卷下

青城山人张太素述

汀州医官刘伯详注
杭州董志仁校刊

十二支为六气_{或称六气所属地支}

子午少阴君火，卯酉阳明燥金，
辰戌太阳寒水，丑未太阴湿土，
寅申少阳相火，巳亥厥阴风木。

五运所化

甲己土，乙庚金，丙辛水，丁壬木，戊
癸火。

以年遁月

甲己之年丙作首，乙庚之岁戊为头，
丙辛之岁寻庚上，丁壬壬寅顺行流，
惟有戊癸何方发，甲寅之上好推求。

以日遁时

甲己还生甲，乙庚丙作初，
丙辛寻戊子，丁壬庚子居，
戊癸何方发，壬子是真途。

五脏所属行年月气日时

甲胆乙肝丙小肠，丁心戊胃己脾行。
庚属大肠辛属肺，壬乃膀胱癸肾堂。

周天符岁会

乙酉金，丙戌水，丁亥木，戊子火，乙卯
金，丙辰水，丁巳木，戊午火，己未土，己
丑土。

左手脉

火，左寸脉微洪心小肠。火如有沉脉，是
右尺脉，属水，是水克火，曰病。

木，左关脉微弦肝胆。木如有涩脉，是右
寸脉，属金，是金克木，曰病。

水，左尺脉微沉肾膀胱。水如有缓脉，是
右关脉，属土，是土克水，曰病。

右手脉

金，右寸脉微涩肺大肠。金如有微脉，是
左寸脉，火克金，曰病。

土，右关脉微缓脾胃。土如有弦脉，是左
关脉，木克土，曰病。

火，右尺脉微数命门三焦。火如有沉迟，
是左尺脉，水克火，曰病。

左寸脉浮，心有余，沉迟，不足。
左关脉浮，肝有余，沉迟，不足。
左尺脉浮，肾有余，沉迟，不足。
右寸脉浮，肺有余，沉迟，不足。

右关脉浮，脾有余，沉迟，不足。

右尺脉浮弦者，命门三焦有余，沉迟，不足。

十二经

左寸脉心小肠火，关脉肝胆木，尺脉肾膀胱水。

右寸脉肺大肠金，关脉脾胃土，尺脉命门三焦水。

左心脉微洪曰平，洪多胃气少曰病。如脉沉，是肾肝心也。夫克妻，洪甚，用黄连解毒汤主之。沉迟清心莲子饮主之。

左关浮脉微弦曰平，弦多胃气少曰病。如有涩脉，是金克木，有余弦紧，用桃仁承气汤主之。不足，木香化滞汤主之。

左尺脉沉曰平，沉多胃气少曰病。如有缓脉，是土克水，有余，滋肾丸加黄柏知母泻之。不足，附子四逆汤温之。肾无有余，多不足。

右寸脉微涩曰平，涩多胃气少曰病。如有数脉在内，是心火邪伤，有余，用知母茯苓汤泻之。不足，用麦门冬饮子补之。

右关脉微缓曰平，缓多胃气少曰病。如有弦脉，是肝木克土，有余，用调胃承气汤下之。不足，用治中汤补之。

右尺脉微数曰平，数多胃气少曰病。有余，用凉膈散主之。不足，用四逆汤补之。

五行相生

金生水，水生木，木生火，火生土，土生金。

五行相克

金克木，木克土，土克水，水克火，火克金。

河图生成数

天一生水，地六成之。地二生火，天七成之。天三生木，地八成之。地四生金，天九成之。天五生土，地十成之。

水一六，火二七，木三八，金四九，土五十。

假如诊心脉，得一数六数而止者，是水克火。若遇丙辛及辰戌日时死也。

余皆仿此。

肝脉诊得四数九数而止，是金克木，遇乙庚卯酉日时死。

脾脉诊得三数八数而止，是木克土，遇丁壬己亥日时死。

肺脉诊得二数七数而止，是火克金，遇戊癸子午日时死。

肾脉诊得五数十数而止，是土克水，遇甲己丑未日时死。

十干五行总括

东方甲乙木，南方丙丁火，西方庚辛金，北方壬癸水，中央戊己土。

十干五运所化歌

甲己化土乙庚金，丁壬化木尽成林，丙辛化水滔滔去，戊癸南方火焰侵。

六气所属地支

子午少阴君火天，卯酉阳明燥金，辰戌太阳寒水。

丑未太阴湿土，寅申少阳相火，已亥厥阴风木。

年月日时加临同天符运气断病法

乙酉金，乙庚化金，卯酉阳明燥金。丙戌

水，丙辛化水，辰戌太阳寒水。丁亥木丁壬化木，巳亥厥阴风木。戊子火，戊丑化火，子午少阴君火。己癸土，甲己化土，丑未太阴湿土。乙卯金，乙庚化金，卯酉阳明燥金。丙辰水，丙辛化水，辰戌太阳寒水。丁巳木，丁壬化水，巳亥厥阴风木。戊午火，戊癸化火，子午少阴君火。己未土，甲己化土，丑未太阴湿土。

断年月日时病法

假如丙戌年，又遇丙戌丙辰日时，但患心经受病，值此同运日时死。若过得此日可治。

假如乙酉年，又遇乙酉乙卯日时，但患肝经受病，值此同运日时死。若过得此日可治。

假如丁亥年，又遇丁亥丁巳日时，但患脾经受病，值此同运日时死。若过得此日可治。

假如戊午年，又遇戊午戊子日时，但患肺经受病，值此同运日时死。若过得此日可治。

假如己丑年，又遇己丑己未日时，但患肾经受病，值此同运日时死。若过得此日可治。

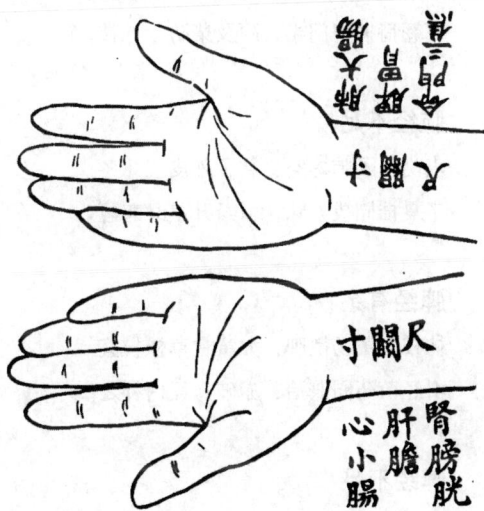

六脉掌图

伤寒六经传变日法

一日太阳经，头痛身热，法当以汗。先年有余，双解散，先年不足，人参败毒饮。假如今年乙未，湿土司天，辰戌太阴寒水在泉，明年双解散。更有脉虚实浮散，数而大，谓之有余，曰实；短数而微，谓之不足，曰虚。

二日阳明经，当和调中汤，加四苓散。

三日少阳经，小柴胡汤。

四日太阴经身痛。

五日少阴经，口干舌燥。

六日厥阴经当下。

七日六经传遍，又复太阳，又以汗下。

如脉浮紧，大烦者又汗，如脉沉而迟，按下紧实，又下。

如右关脉，是阳明胃土脉，浮紧而洪，头面微红，断曰发斑。

分男女脉

男子尺脉常弱气有余为无事，女子尺脉常盛血有余为无事。

经曰：女人反此背看之女要尺盛而寸弱，男要寸盛而尺弱。谓之反此，断病亦然。

童女脉，尺弱而寸盛，童子脉，尺盛而寸弱。

男子若尺脉大而浮，名曰虚，必走精。

女子若尺脉浮而大，或沉而微，必经脉不调，半虚漏血之脉。加有孕脉，尺脉紧实而大，至匀调，必是孕妇。更加吐逆，三个月也。左手尺脉浮大，断曰男；右手尺脉浮大，断曰女。

医家难经玄妙

经曰：肝青象木，肺白象金，今补注脱一今字肝得水而沉。夫木得水而浮，金得水而沉，今乃木沉金浮，其意何也？然肝者非纯木，乙酉也。庚之柔宗，大言阴与阳，小言夫与妇，释其微阳，而吸其微之气，其意乐金，又行阴道多，故今肝得水而沉。肺者，非为纯金，辛巳也。丙之柔宗，大言阴与阳，小言夫与妇，

释其微阴，婚而就火，其意乐火，返行阳道多，故今肺得水而浮。肺热而沉者何故？知辛当归庚，乙当纳甲。

用药式样

心经有余
黄连解毒散心中，连柏黄芩栀子同。
独活引经宜仔细，其中妙法少人通。

心经不足
清心莲子补心中，甘草黄芩并麦门。
莲肉车前芪最补，茯苓八味共人参。

小肠经有余
八正散能散小肠，木通瞿麦大黄良。
车前滑石兼甘草，扁蓄山栀引藁姜。

小肠经不足
吴茱萸补小肠经，甘草干姜及好参。
吴茱萸多如法制，引经黄柏并麦门。

肝经有余
桃仁承气散肝经，厚朴芒硝枳实真。
生熟大黄随证用，青皮为引及桃仁。

肝经不足
木香化滞补肝枯，芍药当归枳实扶。
半夏青陈皮草豆，红花九味引柴胡。

胆经有余
小柴汤散胆经余，半夏人参甘草随。
多用柴胡尤是引，黄芩五味莫踌躇。

胆经不足
温胆汤能补太阳，人参半夏竹茹良。

芩芩甘草陈皮合，芍药黄芩九味长。

肾经有余
大承汤散肾经余，厚朴将军枳实除。
更用芒硝须仔细，引经知母一同医。

肾经不足
四逆汤能补肾虚，引经知母本相宜。
干姜附子须炮制，甘草人参芍药医。

膀胱有余
人参败毒散膀胱，甘草前胡柴独羌。
茯苓枳壳芎桔梗，引经藁本正相当。

膀胱不足
桂枝人参补膀胱，四君子对炙干姜。
白术芍药茯苓草，七味能除便得康。

肺经有余
知母茯苓散肺余，四君五味款药皮。
芩翘荷梗麦门半，阿及柴防十八枝。

肺经不足
麦门引子肺虚空，君子陈皮五味冬。
半夏桔同成九味，引经升芷又兼葱。

脾经有余
桂枝大黄汤散脾，大黄甘草桂枝宜。
引经芍药同兼治，赤破其经白补之。

脾经不足
治中汤补太阴脾，甘草陈皮白术宜。
芍药引经参主宰，干姜六味及青皮。

胃经有余
调胃汤能散有余，大黄厚朴最为奇。
更兼枳实共甘草，引子升麻芷葛宜。

胃经不足

调中益气胃中虚，白术人参甘草归。
苍芍柴芪五味子，升麻十一共陈皮。

大肠有余

导滞汤能散大肠，当归黄柏共槟榔。
木香引正青皮是，更入黄连与大黄。

大肠不足

补中汤补大肠经，苍术黄芪及四君。
泽泻猪苓能正泄，陈皮引正定扬名。

心包络有余

抵当汤散心包余，水蛭虻虫治血宜。
多用大黄须辨正，桃仁四味引青皮。

心包络不足

当归四逆补心色，甘草当归芍药交。
通草细辛芍桂枝，引经黄柏及阿胶。

三焦有余

凉膈散能散三焦，连翘栀子大黄硝。
薄荷甘草黄芩等，七味同和治热烧。

要健歌

张仲景之论伤寒，截要诸书指下看；
脉辨阳阴分表里，一身证候百余般。
第一先论太阳经，发热恶寒须要明；
尺寸但浮头体痛，解肌发热要参详。
有汗恶寒宜桂枝，恶寒无汗用麻黄；
身热目黄鼻又干，脉长不得片时安。
三个阳明俱目下，脉寒恶汗两中寒；
传到少阳胃胁痛，传来寒热耳聋看。
口苦舌干脉浮呕，柴胡解表莫盘桓；
腹痛咽喉手足温，自利不渴肠胃痛。
沉细理中并四逆，太阳浮大表尤存；

少阴脉沉仔细认，口燥舌干是其证。
中和恶寒四逆汤，口燥咽干胆风盛；
热气流传脏腑间，承气急攻如指圣。
厥阴囊缩满烦时，微汗属肝真个是；
若还恶寒入腹中，急治勿令损伤命。
脉察阴阳分表里，表证恶寒但急痛；
脉浮发汗急令迟，各半麻黄枝与齐。
夏加升麻并黄芩，知母石膏同为治；
莫教助热发黄斑，医人见此难疗治。
若还秋冬春气盛，热盛须用柴胡医；
表不恶寒而恶热，掌心津液下汗时。
胃干咽燥大便难，肠满谵语小便赤；
腹痛坐卧不安宁，气血不通多喘息。
沉细滑数而宜通，便进元阳亦无失；
亦闻三因可汗下，太阳少阴俱可讶。
少阴发热太阳浮，微微芍后不须快；
附子甘草并莪术，服之微汗真无价。
衄血下血坏病人，经后风温湿温者；
虚烦腹中急痛时，医者汗兮真可骂。
三因积病要参详，切莫庸医乱处方。
太阳腹满时痛作，桂枝芍药大黄汤；
少阴咽痛口中燥，腹满不食大便燥。
忽然自利清水来，心下痛时精正挠；
劝君急用承气汤，何用神氏空祷告。
脉还虚细脉并浮，恶寒呕吐便轻少；
古人戒用承气汤，君若要投真可叹。
或有表里两证见，或六七日不大便；
有汗头痛如破面，若还使用承气汤。
便是医人有灵验，心满不食大便硬；
脉浮头面出绵绵，微是恶寒手足冷。
小柴胡汤能治全，随证治之不宜恋；
若有身热反欲依，或有身热不盖被。
此用表热里内寒，表热宜用桂枝汤；
更用柴胡加减治，寒在皮肤热在骨。
白虎加苓不可忽，桂枝麻黄并半两；
次第用之至紫菀，或有手足厥冷时。
脐腹疼痛冷汗出，呕出不利渴亦烦；
咽痛身如被杖击，若还六脉沉绝时。

此名阴毒不须疑，白术附子正阳汤；
回阳还阴真最奇，气海关元多着灸。
直向脐中急熨之，熨之手足稍温阳；
气冷自然有汗出，又有一证名阳毒。
谵语妄言君休笑，面赤咽干利亦黄；
脉须浮滑并洪促，葶苈苦酒黑如瓦。
栀子仁汤宜早服，数药尤宜选用之；
大汗散解宜早服，但问病人宜潮热。
谵语如对鬼神说，循衣摸床甚惊人；
此多因吐不能得，数日不便面揣来。
下后脉浮人便生，若还芤沉脉还涩；
脉实下之真妙诀，阴似阳兮阳似阴。
身烦热躁不饮水，此名阴盛格阳热；
霹雳丹砂君自截，手足逆冷只名厥。
冷热君须次第排，冷厥迟热不饮水；
四逆理中汤妙绝，冷厥日中烦躁热。
重手按之脉还涩，扬手掷之不得眠；
白虎大承君子辨，更有辨证十余般。
蛔厥之病虹长虫，乌梅理中丸可攻；
更有一证阴阳易，身体重而气自衰。
阴毒腹中多搅痛，眼内生花内破裂；
妇人腰膝连腹痛，毒气相交脚气重。
烧裈鼠粪竹茹汤，干姜竹茹皆可治；
阳虚阴盛下则死，阳盛阴虚汗之祖。
一日头疼身体痛，口干烦满少阴攻；
二日腹满身重热，谵语不食可忧凶。
三日耳聋常厥厥，水浆不入魂魄空；
此名两感伤寒疾，仲景不治载方中。
但便依经分表里，阴阳分别有神功；
脉浮而紧更头痛，四肢拘急恶寒存。
无汗寒多热少时，面色惨而不光彩；
腰腹疼而手足厥，此是伤寒之大概。
各依病处方医，莫学庸医难晓会；
寸大尺弱后有浮，自汗体热并头痛。
寒多热少不须瞒，更识身体恶风甚；
手足厥冷面光浮，便识伤寒随证治。
活人汤剂不须忧，发热恶寒燥大盛；
手足温潮脉浮急，先是伤寒伤风脉。

奉劝医人当仔细，寒多热少不须瞒；
大青麻黄桂枝证，发热恶寒口洌脉。
浑身体痛百骨节，忧热病因是寒伤；
麻黄大青加减别，中暑病证热中同。
虽是脉浮病加渴，痰逆恶寒橘皮汤；
白虎五苓加妙绝，恶寒发热夏至前。
头痛心疼却似煎，温病脉须浮紧盛；
此名寒疟古人传，加减柴胡五苓散。
温暖四肢不能收，喘息不眠心自梦；
姜苓防己葛根汤，渴甚瓜姜汤可用。
长幼之中病是同，此名温疫不须穷；
先将此散轻轻服，次第依他证候攻。
此是医家真妙理，后之学者要精通。

诊十二部脉用药节法

左寸脉小肠阳、心阴　关脉胆阳、肝阴尺脉膀胱阳、肾阴

右寸脉大肠阳、肺阴　关脉胃阳、脾阴尺脉命门阳、三焦阴

左心脉微洪曰平，洪多胃气少曰病。如洪大，黄连解毒汤主之。

黄连　黄芩　黄柏　山栀子仁

上㕮咀，水一盏半，煎七分，去滓温服。

如本经脉沉弱，谓之不足，用清心莲子饮主之。

黄芩　甘草　莲肉　黄芪　麦门冬　车前子　人参　赤茯苓

上㕮咀，水一盏半，生姜三片，煎七分，去滓温服。

小肠经脉浮曰平，浮多胃气少曰病。如脉浮，用八正散主之。

木通　瞿麦　大黄　滑石　车前子　萹蓄　山栀　甘草

上㕮咀，水一盏半，煎七分温服。

如本经濡弱，谓之不足，用吴茱萸汤主之。

吴茱萸　人参　干姜　甘草

上㕮咀，每服用水一盏半，煎七分，空心

温服。

在肝脉微弦曰平，弦多胃气少曰病。脉弦紧，桃仁承气汤主之。

桃仁　厚朴　枳实　芒硝　大黄

上㕮咀，用白水煎服。

如本经脉短，谓之不足，用木香化滞汤主之。

木香　芍药　当归　枳实　半夏　青皮　陈皮　红花　草豆蔻　柴胡

上㕮咀，水二盏，生姜三片，煎七分温服。

胆经脉浮弦曰平，弦多胃气少曰病。弦大，小柴胡汤主之。

柴胡　人参　甘草　黄芩　半夏

上㕮咀，水二盏，生姜三片，枣一枚，煎七分温服。

如本经脉微沉，谓之不足，用温胆汤主之。

人参　半夏　竹茹　茯苓　柴胡

上㕮咀，水二盏，生姜三片，煎七分温服。

肾经脉沉实曰平，沉多胃气少曰病。如脉沉寒，口燥咽干，用大承气汤主之。

厚朴　芒硝　枳实　大黄

上㕮咀，白水煎服。

如本经脉虚濡，谓之不足，用四逆汤主之。

干姜　甘草　附子　人参

上㕮咀，水二盏，生姜三片，煎七分温服。

膀胱脉微沉曰平，沉多胃气少曰病。如脉浮滑有余，人参败毒散主之。

人参　甘草　前胡　柴胡　羌活　独活　川芎　枳实　茯苓　桔梗

上㕮咀，水煎服。如发汗加麻黄，葱姜汁煎。

如本经脉沉涩，谓之不足，用桂枝人参汤主之。

桂枝　人参　白术　茯苓　甘草　芍药　干姜

上㕮咀，水一盏，生姜三片，煎至七分，去滓温服。

肺经脉短，涩多胃气少曰病。如脉浮数有余，茯苓汤主之。

知母　人参　白术　白茯苓　款冬花　阿胶　甘草　连翘　薄荷　桑白皮　黄芩　防风　桔梗　半夏　麦门冬　柴胡　五味子

上㕮咀，生姜三片，煎服。

如本经脉沉细，谓之不足，用麦门冬饮子主之。

麦门冬　人参　白术　茯苓　甘草　黄芩　桔梗　半夏　五味子

上㕮咀，水二盏，生姜三片，煎服。

大肠脉短浮曰平，浮多胃气少曰病。浮大而数，为有余，导气散主之。

当归　黄柏　槟榔　木香　黄连　大黄　青皮

上㕮咀，白水煎服。

脾经脉微缓曰平，缓多胃气少曰病。脉滑实有余，用桂枝大黄汤主之。

桂枝　大黄　芍药　甘草

上㕮咀，白水煎服。

脾经脉微缓曰平，缓多胃气少曰病，脉滑实有余，用桂枝大黄汤主之。

桂枝　大黄　芍药　甘草

上㕮咀，白水煎服。

如本经脉微弱，谓之不足，用治中汤主之。

白术　人参　甘草　陈皮　干姜

上㕮咀，生姜枣子煎服。

胃经脉缓曰平，缓多胃气少曰病。脉浮大有余，调胃汤主之。

厚朴　枳实　甘草　大黄

上㕮咀，白水煎服。

如本经脉微弱，谓之不足，用调中益气汤主之。

白术　人参　甘草　当归　芍药　五味子　陈皮　升麻　黄芪　柴胡

上㕮咀，生姜枣子煎服。

心包络脉微数曰平，数多胃气少曰病。脉数大而实有余，更带沉涩，用抵当汤主之。

水蛭　虻虫　大黄　桃仁各等份

上咬咀，白水煎服。

如本经脉微沉，谓之不足，用当归四逆汤主之。

当归　甘草　芍药　通草　细辛　川芎　肉桂各等份

上咬咀，用白水煎服。

三焦经脉浮数曰平，浮多胃气少曰病。脉浮大有余，用凉膈散主之。

连翘　栀子　大黄　芒硝　薄荷　甘草　黄芩各等份

上咬咀，白水煎服。

如本经脉沉濡而微，谓之不足，用四逆汤主之。

附子　甘草　肉桂　干姜　白术

上咬咀，每水二盏，生姜三片，煎七分温服。

此经内寒外热，煎药待冷服，此乃是热因寒用。如内热而外寒，以凉膈散温服，此乃是寒因热用。

察诊妇人脉法秘传妙诀

左心脉微洪，谓之气血有余，无事。如本经脉，短细微弦，谓之气血俱虚之证。其妇两胁胀满，心中常疼，力弱脚软，宜用茯苓补心汤主之。

甘草　川芎　当归　赤茯苓　乳香　没药　赤芍药　五灵脂

上咬咀，每服水一盏，生姜三片，煎至七分，去滓入醋少许，空心温服。

右肝脉微弦，谓之有余。如本经脉微细短涩沉缓，谓之不足之证。四肢经络，百节，疼痛，心胸间有气血块。

青皮　苏木　红花　枳实　木香　赤芍药　半夏　桃仁　柴胡　当归　熟地黄　如痛甚加大黄

上咬咀，每服水一盏半，煎七分，去滓，食远温服。

右尺脉大紧谓之有余，气血俱平，常生孕育，腹中俱安，四大亦安，常常无事，谓之有余。如本经脉沉细不见，谓之气有余，血不足之证，用调经汤主之。

蒲黄　赤芍药　刘寄奴　赤茯苓　川芎　陈皮　当归　熟地黄　桑寄生　玄胡索　肉桂　甘草　桔梗　香白芷　香附子

上咬咀，每服水一盏半，生姜三片，枣二枚，煎至七分，空心温服。

如肝肾脉俱沉而细不见，其妇经血淋沥不止，白带常下，小腹急痛，常常无孕，或时经闭，亦宜用调经汤。

右肺脉微涩，谓之有余。如本经脉沉涩，或浮短，谓之不足。无气不和，呕逆咳嗽，气闭喘满，宜用麦门冬汤主之。

加杏仁　知母　贝母

上咬咀，姜枣煎服。

右脾脉大缓，谓之有余。如本经脉缓细短小，谓之不足。其妇主反胃，呕吐清水，四肢浮肿，经行胀痛，宜用沉香散主之。

沉香　木香　甘草　羌活　木瓜　紫苏　白术

上咬咀，水一盏半，姜三片，葱白三根煎服。

右尺脉浮大，谓之有余。如本经脉沉细短促，谓之经血不调。乍寒乍热，心胸烦闷，百节疼痛，谓之不足，用知母黄芩汤主之。

知母　黄芩　猪苓　泽泻　甘草　肉桂　羌活　防风　地黄

上咬咀，水一盏半，姜三片，葱白三根煎服。

如右尺二脉，俱沉细不见，谓之血气而增损。腹中鸣，虚疼，前后心俱疼痛不已，常要人背上捶打，方得宁静，亦宜用木香化滞汤主之。

心要论断生男女脉法

假如二尺脉但浮大，更加呕逆，便断其妇

三个月身孕。左尺脉浮大，断曰男，右尺脉浮大，断曰女。

如尺脉及肝脉，实大有力，至数调匀，定是双男。

如左尺脉，一般浮实大，至数调定，断一男一女。

凡看脉时，务在澄心定虑，坐久详细诊之，万无一失。

如肝脉浮大而有力者，一个月孕也。

如右关二部脉实大而有力者，八九十月也。

如左关脉浮大而紧者，是足月也。看《内经》《脉诀》内记断之。

如妇人身重，二关尺脉俱沉细者，知是过月之孕也，定断其妇满十二个月方生。

又有妇人身重，兼两尺脉俱沉伏者，其妇乃是血有余而气不足，其孕定至十五个月方生，定男女尺生篇。

易见看诊脉法

左三部　手经为标法天，心属手少阴经，小肠属手太阳经，肝属足厥阴经，胆属足少阳经，肾属足少阴经，膀胱属足太阳经。

学诊脉息法

脉，属阴，脉者，血之道途也。息，属阳，息者，气之呼吸也。脉不自动，气之使然，血气胜则胜，血气衰则衰。欲诊脉息，先调自己之气，然后取病人脉息，以候太过不及，知病浅深。或有作为，停宁少顷，方可与人诊之。有病无病，早晚当与诊视，不专拘平旦也。

尺寸部位法

寸关尺三部，从鱼次节际分定，以中指第二节，横纹为一寸，入为一尺，分寸为尺，分尺为寸。阴得寸内九分，阴奇数，阳得尺内一寸，阳偶数。寸口其尺，共一尺九分，像三才，阳出阴入，以关为界。人之短长疏密，下指但以高骨下节，关位前寸关后尺。

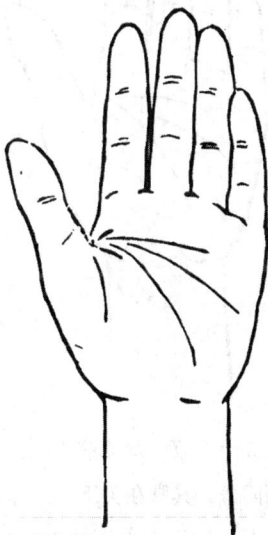

三阳从地长，故男关前为阳，关后为阴。男子阳多阴少，其脉在关下，故寸盛而尺弱。男不可以久泻，所以男得女脉为不足。左得之病在左，右得之病在右，是经为本法。

右三部　肺属手太阴经，大肠属手阳明经，脾属足太阴经，胃属足阳明经，命门属手厥阴经，三焦属手少阳经。

下指轻重法

凡诊脉须自寸口逐一部，以中指头按之为法。初指下轻按得脉之者，乃胃脉也。更倍深下，按将至骨，方可缓缓放起指头，脏脉也。若浮中沉，三候六部皆然，故谓之三部九候也。或以数多为轻重，次第按者非也。脉有阴阳之法者，由呼出心与肺，吸入肾与肝，呼吸之间脾受谷味，故五脏之脉，皆为气府，为尺上关部见之而已。六部轻按得者，腑脉也，属阳。次深按至中得之，乃胃脉，亦属阳，阳重按之深，属脏，阴脉也。脾属土名中州，故其脉在中，此名阴阳之法。

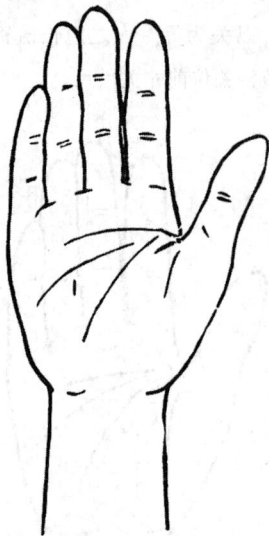

三阴从天生，故以女关前为阴，关后为阳。女子阴盛而阳微，其脉在关下，故寸沉而尺盛。女子不可久吐，所以女得男脉为有余，在左则左病，在右则右病。

迟一息三至，应指轻后　气血俱寒，癥癖沉积。

浮按之不足，举之有余　阳实阴虚。

数一息七至，去来促急　阳盛阴虚，燥热烦满，浮短，喘满不利。

虚迟大而软，按之而绵　气血耗亡，夏伤暑暍，浮长，风眩癫疾。

实举按有力，不迟不疾　血气壅实，痛热带下，浮弦，痰饮发热。

缓一息四至，去而带软　湿流气壅，或痹或痛，浮滑，停饮宿食。

紧软如细线，转动紧搏　正气特弱，邪气作痛，浮紧，寒邪淋闭。

洪来之至大，去之且长　荣卫壅塞，热盛躁狂，浮数，大腑秘涩。

细按举往来，其重如丝　着湿凝涩，胫痰髓冷，浮缓，风湿不仁。

滑起而有力，见源如珠　痰敛呕吐，气逆不和，浮洪，阳经发热。

涩三五不调，涩如削竹　荣卫俱虚，或为

湿痒，浮涩，积滞不消。

弦如按琴弦，直气由绕　或寒或热，拘急饮冷，浮弦，伤饮气促。

弱轻软沉细，按之欲绝　宿食不消，恶寒气满，动而不来，复来更动。

结来往急缓，时止更来　痰饮积遏，迷闷病痛，不损部位，随应即死。

促去来急缓，时止即来　脏热壅滞，痰饮不行，沉弱，虚劳客热。

芤中软傍实，按无举有　阳实阴虚，气奔失血，沉缓，重着不仁。

微轻虚细软，若有若无　荣卫不足，气痞虚寒，沉紧，不冷作痛。

动胎肉如豆，动而不行　虚荣惊悸，股痛肉挛，沉滑，涩饮秽逆。

伏举之虽无，而骨乃得　积聚痰癖，痞结不磨，沉细，体软无力。

长过于本位，通流而长　浑身壮热，坐卧不安，沉涩，积冷不禁。

短举时有数，不及本位　宿食不消，恶寒气满，沉濡，气怯自汗。

濡轻轻而软，按之若无　虚急寒热，痹弱赢怯，沉迟，虚寒痛冷。

牢浮按有力，按之即无　着湿作肿，筋骨疼痛，沉实，瘀血癖积。

散举按下时，散而无力　淫邪脱泄，精血耗亡，沉微，荣卫耗亡。

革沉伏实大，如按鼓皮　邪气固结，真脱病危。

沉举之不足，按之有余　阴虚气滞血凝。

七表八里

心左寸部脉

浮，则风湿热多疾。芤，吐血衄血。滑，气满吐逆。紧，头痛脑疼。实，脑热下痢。弦，胸满气痛。洪，数，热闷。微，心腹寒痞。沉，

气滞多痰。缓，皮肤不仁。涩，荣卫不足。迟，上焦寒。伏，上焦有积。濡，虚怯少力多汗。阳弱，众困力少。

肝左关部脉

浮，则腹胀胃虚。芤，则四肢缓。滑，气目痛。实，则下痢。弦，目痛。紧，肠疼筋痛。洪，胃中有积。微，胃寒气瘕。沉，则内病气滞。缓，结腹内风。涩，血少目昏。迟，中焦寒瘕。伏，中腕有积。濡，气虚少力。弱，倦怠无力。

脾右关部脉

浮，胃虚食不化。芤，肠中有瘀血。滑，胃逆不食。实，大小肠痢。弦，四肢拘急。紧，心脾疼。洪，气滞难便。微，气瘕疾。沉，气攻腰痛。缓，火脾毒风。涩，腹中逆冷肠鸣。迟，脾寒胃冷。伏，脾积气痛。濡，脾虚。弱，为脾劳。

肺右寸部脉

浮大，感风受寒。芤，胸中有血。滑，气逆吐痰。实，则肠结。弦，身背拘急。紧，背膊痛。洪，气满大热。微，气少力困倦。沉，为不治。缓，肺风不足。涩，则肺风。迟，则肺寒。伏，肺冷痰积。濡，则肺气滞下痢。弱，则虚劳。

肾右尺部脉

浮，耳鸣便秘。芤，积血小便赤。滑，下痢涩小便赤。实，小便难。弦，腹急。紧，腹下痛。洪，小便难热。微，小腹积气。沉细，腹肺弱。缓，下焦风湿阴痒。涩，亦冷腹鸣。迟，下焦寒。伏，水谷不化。濡，发虚热恶寒。弱，骨节痿痹。

损至呼

脉一呼一至曰离经，二呼一至曰夺精，三呼一至名困，四呼一至曰命绝。

别贵贱

六脉轻清和滑者，姓名富贵寿康强；按之重浊兼粗涩，下贱愚蒙定不扬。

肝为脏　胆为腑

魂　象木，色青。春服，养筋，王候，绝秋。液泣，声呼，音角，味酸。性喧，气呼。不足悲，有余怒。平脉弦，贼脉浮。臭膻，死于庚辛。

心为脏　肠为腑

神　象火，色赤。王夏，绝冬。液汗，声笑。音徵，味苦，性暑，气呵。不足忧，有余笑。平脉洪，贼脉沉。臭焦，死于壬癸。

脾为脏　胃为腑

意　象土，色黄。王季，绝春。候唇，养肉。液声，涎歌，音宫，味甘。性静，气呼。不足利而少气，有余胀满。平脉缓，贼脉弦。臭香死于甲乙。

肺为脏　肠为腑

魄　象金，色白。王秋，绝夏。液涕，声皮毛。候鼻，声哭。音商，味辛。性凉，气呻。不足则悲，有余喘嗽。平脉浮短，贼脉洪大。臭腥，死于内丁。

肾为脏　膀胱为腑

志　象水，色黑。王冬，绝季。候耳，养骨。液吐，声呻。音羽，味盐。性凛，气吸。不足厥，有余肠泄。

命门与三焦同肾　王脉沉，贼脉缓。臭腐，

订正太素脉秘诀

死于戊己。

多至脉

脉一呼再至曰平和，三至曰离经，四至曰夺精，五至曰困，六至曰绝命。

定二形

寸口多弦尺小弦，如此方知一丈夫；尺中涌涌寸家怯，借问还如是一姑。

明七诊法

一静其心；二忌外虑；三均呼吸；四轻清于皮肤间，按其腑脉，五微重指于肌肉间，求其胃脉；六沉指于骨上，取其脏脉也；七察病人息数之来。或以独迟独疾等为七诊者非也。谓如以独热独疾，为二脉者，疾乃六至脉，其疾其数，本自主热，岂得独疾独热为二候？迟脉本主寒，却言独寒独迟为异体，全非义理。今以《灵枢经》中七诊脉法，特为解注，所谓释缚缚脱艰于后学者矣。忽左右手脉，大小有偏，男子左脉大，右脉小，则顺；左脉小，右脉大，为逆。

春肝琴弦似动条，夏脉枝蔓逐风摇。春弦，夏长。

秋细风高黄叶落，冬紧只缘阳气消。秋细，冬紧。

春心浮浮似羽毛，夏大看看日渐高。春浮，夏大。

秋洪遍野如流水，冬散还摧大墓牢。秋洪，冬散。

春脾初暖软绵绵，夏迟樱桃步向前。春缓，夏迟。

秋虚尺应泉下水，冬撒长流出九泉。秋虚，冬长。

春肺之脉正微微，夏短秋光火气低。春微，夏短。

秋浮金色然舒艳，冬涩入墓也无疑。秋浮，冬涩。

春肾濡弱水性旋，夏滑波涛浪近川。春弱，夏滑。

九秋沉伏洞迟歇，十月黄河彻底坚。

忽左右手脉，大小有偏者，女子右脉大，左脉小，为顺；右脉小，左脉大，为逆。脉如雀啄者忽滴滴而不相连，如屋漏者忽起时如数多也，如虾游者时复起寻如不没，反又起也，如鱼翔者如鱼不行而掉尾，又身动而尾动，反又动入，如弹石者来去时压压而急也，如解索者动而数而随散，次须却结也。

上见此六脉，至十日死。

脉十动一止，一年，草枯时死；二十动一止，二年，桑椹赤时死；三十动一止，三年，谷雨时死；四十动一止，四年，春草盛时死；五十动一止，五年内死。

若动数遇此脉者，安而寿长，无恙也。五十动不止者，为呼吸，为一息，肉得五至，闰以大息，生寿。

脉有气血之光，气血盛则脉盛，气血衰则脉衰，气血热则脉数，气血寒则脉迟，气血散则脉弱，气血平则脉缓。脉涩者少血多气，脉滑者少气多血，脉微细者血气俱少，脉盛大者血盛气反。但凡脉微不可吐，脉虚细者不可下。人形盛脉细，气少不足以息者，形瘦脉大，胸中多气者死，形气相得者生，三五不调者死。男子脉以弦长和滑为本，由胃脉壮实，资生脏腑之脉气，故寿无恙。如脉之来软弱无力者为虚脉，紧牢有力者为实。出此为虚，入此为实。言者为虚，不言者为实。缓者为虚，急者为实。痒者为虚，痛者为实。外痛内快为外实内虚，内痛外快者为内实外虚。邪气盛则实，精气脱则虚。凡人之脉盛，皮热腹胀，前后不通，闷瞀，此谓五实；脉细，皮寒气少，泄痢前后，饮食不入，此谓五虚也。其五实五虚者，皆死候也。五实者，乃五脏之实也；五虚者，乃五脏之虚也。五实之所属者，脉盛，心也。皮热，

肺也。腹胀，脾也。前后不通，肾也。心闷瞀，肝也。五虚之所属者，脉细，心也。皮寒，肺也。气少，肝也。泄泻前后，肾也。饮食不入，脾也。此五实五虚之证也。既恶时，有生者何？虚者浆粥入胃，泄住而痢止，则虚者活，实者身得汗，而胃膈宽，则实者生，平调病法也。

诊阴阳虚盛

凡脉数脉迟者，数为热，迟为寒。诸阳为热，诸阴为寒，浮之损小，沉之实大，名曰阳虚阴盛。阳虚者，轻手按之，浮而损小，阴盛者，重手按之，沉而实大，名曰阳虚阴盛也。沉之损小，浮之实大，名曰阳盛阴虚也。阳盛者，轻手按之实大，阴虚者，重手按之而反损小，故曰阳盛阴虚也。

听声察脉

闻而知之者谓之圣。盖五脏各有正声，声者，脏之音，中之守也。中盛则气腾，中虚则气弱。故脾应宫，其声慢而缓大；肺应商，其声促而清冷；肝应角，其声悲而和杂；心应微，其声雄而清明；肾应羽，其声长而细。此五脏之正声，得守者生也。其声促是肺病，声雄是心病，声慢是脾病，声悲是肝病，声沉是肾病，声长是大肠病，声短是小肠病，声迟是胃病，声清是胆病，声微是膀胱病，声悲是肝脾二脏相克，声速微细是胃膀胱相克。声轻是虚，声细是痢，声粗是风，声短是气，战声实是秘泻，涩声灼是内病，声短迟是泄脱，声如从实中言者，气之涩也。宫乃复言者，气之夺；谵妄不避善恶，神之乱也。欲声言意相续者，阴阳失守也。故失守者死。

望而知之谓之神。盖五脏之色，视之则知其病之有无。五色者，气之先也。其色赤，如绵裹朱砂者生，如赭者死。其色白，如白璧之泽者生，如垩者死，其色青，如苍泽者生，如蓝者死。其色黄，如绵裹雄黄者生，色如土者死。其色黑，如鸦羽者生，色如炭者死。五色皆欲先光彩荣润者寿，皆不欲枯燥也。其面色青者，冷气作痛，青黑皆痛也。面色黄是劳，赤是热，白是脱血，黑是风，青白皆是寒，目若赤为热，眼眦红湿者，下虚上热，睛黄是劳，目白是冷。病人心绝者，则面颊赤者，死在一日；肝绝则面如蓝青色，眼眶陷入，死在三日；脾绝者，面黄如土，四肢肿起，九日死；肺绝者，则面如白垩土，鼻入轮，三日死；肾绝者，则面色黧黑，痿黄兼卒，呻吟四日死；筋绝者，爪甲黑，八日死；脉绝四体张，唇青毛发干，五日死；骨绝者，齿如热豆，一日死。凡脚跌肿，身体沉重，卒失尿溺，妄言错乱，怒问屎臭，阴囊肿，口反张，爪甲黑，目直视，如此者皆死也。形之盛衰，得强者生，失强者死。头乃精明之府，头倾视深，精神夺矣。背者，脑之府，背肿肩垂，形将坏矣。腰乃肾之府，转摇不能，肾将惫矣。仓廪不藏者，胃气不固也。水泉不禁者，膀胱不闭也。无非失强之不可疗者，以表其形之衰惫矣。

审形盛衰，诊妇人杂病，与男子同。

别识妇人脉式

凡室女，六脉实健者，乃未事人也。脉如绵软者，非室女也。妇人三十岁以前，尺脉微细者，血气败也，主血崩带下。忽然尺脉洪大而数者，败血或风劳，或关脉弦急者，主热，当用凉药和解安。凡寸脉洪大，尺脉微迟，是阴阳相反。四肢沉重，百节酸痛，背腰拘急，亦主血脉不调，宜补血则安。寸部脉洪浮满指而数者，上热唇肿，宜博血海安。心部血海脉反大，两尺脉沉细而微，似有如无也。重大下脉，阳搏阴虚者，崩滑。轻肌大脉搏触于人，而重按虚软微弱者，血崩。两尺脉三两息一至而微者，主堕胎也。忽然脉沉细者，乃漏胎也。血尽也而胎损。左寸关两脉大，而尺脉浮涩者，主血崩脉沉而涩者，胎亦死也。如三部按之一

息不至者，皆堕胎也。凡脉大而浮洪者，有孕。脉见阴搏阳别者孕，谓轻按脉至深则别，近于下按之，搏触人指逼逼近手，起指亦有力者，孕也。乃知阳施阴化，故法当有孕。大率少阴脉动甚者，孕也。谓少阴肾脉盛大，阳转阴搏，别无而动甚者，名曰动。非九道脉云动也。盖手少阴属心主血，足少阴属肾主精，曰精反会于其间乃主孕。若三部沉浮正等无病者亦孕。经云：脉动于产门者亦孕。谓法出尺脉外而动甚者，名曰动入产的也。谓诸阳为男，又左脉浮大是男，右尺脉疾数为女，左尺沉实为女。两尺俱疾数者，双胎也。两尺俱浮大生两男，两尺俱沉实生两女。又法令孕妇向前行，即于后呼，左回来者主男，右回来者主女也。妊孕脉法，并知日数，诊关尺一动一止一月，二动一止两月，滑疾者三月，疾而不散五月，四动一止，八个月也。诊妇人孕脉，紧弦者易诞。

神镜玉柜金经枢要

诊脉常以平旦阳脉未动，阴气未散，饮食未进，经脉未盛，络脉未调，血气未绝，端坐正平，乃可诊看有过之脉。若仓卒之病者，即不拘平旦也。故切脉动静，而观精神，察五色，视五脏有余不足，六脉强弱，形之盛衰，以三五决死生之分。切谓诊切，以搏按切其脉也。动谓脉有燥，有动而不调者，或太过或不及也。动则为脉急也；静谓依顺本位，以应四时之和气，无太过不及，静守常脉而不病者也。精明者，诊视病人左右，目内皆明，明堂两清，面部内或见五色，观形切脉，皆谓之也。诊视色脉者，五脏六腑血脉相应也。见青色肝脉应，见赤色心脉应，见黄色脾脉应，见黑色肾脉应，此色脉相应。然又察其病脉以相生者轻，而相克者甚，脉乱气见交泰者死候也。是谓三五不调，色脉相交泰，推其病势急者可知矣。盖取五行之气色相生也，木火土金水也，木生火，火生土也。相克者金木土水火也，金克木，木

克土，土克水，水克火，火克金是也。盖脉者血之府也，血实则脉实，血虚则脉虚，长则气治，短则气痛，数则烦心，大则病进，上盛则气高，下盛则气胀，代则血衰，细则气少，涩则心痛。所谓长脉者，脉气和滑而长，非谓太过而长。气和滑而长者，乃和畅之气也，依顺四时旺气而不病者也。长则气治，而气理气治矣。短脉者气痛也，脉短促于指下，正气不长，故气病也。数则烦心者，脉数疾而又多至也。烦热者，火气动应于心，故烦痛也。大则心脉洪数，乃脉散大，是心火燥动之气。又加之脉大盛者，邪亦大盛，故病进也。上盛则气高者，人脉上盛，邪气益盛，故人气喘病也。下盛则气胀者，人脉下盛，邪气亦下盛，故人腹胀气满也，代则气衰者，代谓脉停待而脉方来也。脉强盛满，大来气甚，脉迟故曰气衰，脉甚迟也。故气衰胀满，亦病进也，进则危甚矣。脉细则血少，脉来细小，气亦细小也，故气羸乏而亦细小也。涩则心痛者，脉涩而真气不滑，则于常经也缓，诸脉尽会于心，血气涩滞，故心气不足，则心痛矣，脉之浮，芤，滑，实，弦，紧，洪者，皆病在表，属阳也，主热重。热重者，盛为烦躁狂也，凉药冷服则差。重手按切见阴脉，名阴中阳病，必先寒后热，凉药温服则愈，更虚实补泄为准。脉之微，沉，缓，涩，迟，伏，濡，弱者，皆病在里，属阴脉也。重手按之阴脉也，名阴痛病，乃是中于阴寒多，则以温药热服而差。若手切得阴脉者，名曰阳中阴病，必先热而后寒，温凉药冷服而效。脉之洪，大，浮，数，紧，动，滑实者，皆为阳脉。来之有力，则为阳实，无力则为阳虚。其沉细微涩迟伏，皆阴脉。来之有力则阴实，无力则阴虚，随病候诊。实则泻，虚则补，阴阳证候损益治之。寒热治疗，脉证表里在阴阳，兼于两寸口，左名人迎，右名气口，兼以候之。浮为在表，沉为在里，数为在腑，迟为在脏。举此人迎气口，一经二部并过，但兼于此二处定之。稍浮沉迟数三部为则者，便定表里冷热

也。左寸人迎并至，血脉之会荣血也。右寸气口，卫气也。冷、热、虚、实、沉、浮，依至数定之，治疗万全。凡人身血脉，循环昼夜不息，有如流水，流水得风寒，则水结而不流，人中风寒，则血脉结涩而不行，水中风热，淖溢而受恶，血脉得风寒热，亦过溢而不调。和风寒冷热治疗不同，切须详审无失，绳墨无差者。治热当以寒，治寒当以热，乃正治之法，不失绳墨也。更新之意，更在详思精察矣。诊之理当端坐，听候其气正均平，乃可诊之。凡人一呼，脉再至，一吸脉再至，谓将不病人之气，应调此病人也。呼吸为一息，共得四至，是脏腑气足，故合五九之数，四十五动，故一息之动间四至，乃平和之脉也。又须呼吸之间复一至者，名曰闰大之息。若合得五十度，阴阳方足，命曰呼吸五至，方得平和。又须不大不小，谓以应四时五气，命曰脉气俱无病也。今人受远天真，可终百年。或有太小不均之息，是脉不和，是五脏亦不调矣。然署脉息浮沉定病，诊之若及之者，又多于五至平和之脉。是难经之脉，谓难平和，本经脉气之数，此即病脉。若诊前大后小，则病人头痛目痛眩，前小后大，则背短气满，中热。迟则为寒，涩则中寒露冷气，紧则风寒伤骨，滑则为痰。迎为消，沉为温冷洞泄，缓为冷风之候，迟为气塞胀满，浮为中风在表，伏则有水畜聚，弦急为风热所盛，则气结于肠中，芤则失血下痢，洪大则阳热伏留，令人躁闷，动亦气血不利，微为气血虚乏，实则气满心腹胀。已前脉证，若在寸口脉见，其病在上，主胸膺心肠；若在尺中脉见，其病在下，主脐腹腰脚。但依寒、热、虚、实、补、泻，无不中效也。若脉未及七至，又多于少至，其病则甚，须用意治疗，病防迁次，别有变动。缘五数既多，邪亦添深，故浮大昼加病，沉细夜加病甚。其候也，若更及八至者，乃精气消，神气乱，必有散脱精神之候，须切急治疗。又加至九至十至者，虽返魂灵丹，亦难疗矣。人生于地，悬命于天，人之性命，莫

非天赋天数也。病候虽疾，脉至过多，且须度命，用心治之。恐是邪气过盛，以滞天真，气乱不调，未可轻生至死。不与之疗，是为误矣。如脉有九至已上，更加之悬绝者，如物之悬断无根本，将何以生？脉溢如涌者，如泉涌出之状，脉无入气，亦无来往之状，亦乃天真尽而元气绝也。故人气亦绝矣，死矣。凡诊脉，先观夫长短肥瘦，形气相得者病，形气损者危，而气尽死矣。形气既返，而脉又加之悬绝，形气俱病，见者立死。故人长脉亦长，人短脉亦短，人肥脉亦厚，人瘦脉亦急，此形气之相得也。脉之状者，犹人之有眉眼耳口鼻也。但肥瘦长短妍丑之不同也。今脉息亦然，浮沉迟数，亦值人之长短肥瘦，性之缓急，而合于人形。见于指下者顺，反此者逆。然人赖五行以生，而常为邪气所攻，若非须有误中他邪得病，易为治疗，谓形气相得。形气不相得而反者，谓人长脉短之类，若得病必难拯治，此是人之气候先病也。未病者，不久当病，必为近于死者。切须畏急蹲节，和气调神，勿更恣意不慎，转耗天真，至于弗救，乃自取困顺耳。凡脉顺四时者，谓春弦夏洪，秋毛冬实，中有和气，软滑而长，乃是不病之人，纵病易为治疗也。盖从和气而生也，用法方全。如气反脉运，形气相失者，乃不可治也。由形盛气虚，形虚气盛，故不可治也。凡人形气俱病，安妥者，不过期而死，安妥谓饮食且进期，是八节之气候。诊脉治病，必先看其人之肥瘦，以调气之虚实，虚则补之，实则泻之。故人形盛脉细，少气不足者危者，近于死也，犹有可治之理也，气不足而形盛故也。言形瘦脉大，胸中多气者必死，是形气俱不足，而脉反有余，故死矣。其形气相得者生，乃人形气肥瘦长短，气候相得故生也。三五不调者病，谓色脉交乱而不调故也。上下寸关尺三部如参杂者，病甚也。三部脉左右手失，至不可数者死，是一呼一吸，脉来往十至以上，血生气故死也。大凡诊脉，先断四时之脉，辨取太过不及，虚实冷热寒温，至数

损益，阴阳盛衰，五行相克，脏腑所属看之，以为大法。然后取其人之形神长短，气候虚实盛衰，性气高下，衣食老幼强弱，但顺形神，四时五气，气候无过者生之本，及其形气，与五行克者危，病若过盛，而形气反逆克鬼贼脉，有悬绝者死不治矣。谓五虚五实，虽皆死证，亦有生者何？盖浆粥入胃，泄注止而虚者乱，身得汗出，大小便利则实者乱，此有生也。不可见虚实病重，不急救治致其死，有生气者救之。三乱矣。大凡治病，先看其病人之形肥瘦，候其气之盛衰，实则泻之，虚则补之。急泻未利，急补缓补，皆疾病之紧慢，用法治之乃全矣。又经言先去血，然后调之。去血者，缘人血脉为宗，主血既瘀滞，气则不能流行，故必先去瘀血滞血，然后调和卫气。若瘀血在经脉之中，必络脉有肿毒，独异于常经也。便当先决去恶血，然后调逆滞之气，无间大小新旧之病，以此为准，治之万全矣。若血在经络分内，运动枢机斡旋之药去之。如血在脏腑，须于大小便泻泄去之。但血在上则忘者，病人言诈而多忘也。血在下则狂言多急速者，便须调之。虚则郑声，实则诚言。郑声者，郑重声散，不知高下也。诚语者，以其言语诚而多往，言必诚之事也。上皆病之虚实，若发言而有热，去血则用大黄地黄之类。若病既有寒，破去涩血，则用当归水蛭之类，治疗速效矣且稳也。诸病之起，未有不因六气也。七情所感，寒，暑，温，燥，热，怒，悲，思，忧，恐，惊，内外邪正，致生百病，风寒暑湿炎凉，证候各异于常脉。邪血未入，血脉脏腑，皆可汗可泻，可平可治，可吐可泄，可和可渗，可决可祛。若邪气深，故腠理传入六经，又加之用汤丸，其纯墨治疗无准，使大病又加传注者，则病传克则死，谓金木水火土相克也。仍别将证候脉息看详，切从深浅缓急标本轻重治之。若见急病邪气，但从害命重处先治之，更不问阴阳标本也。若体中有寒，则筋挛骨痛也，治之以温。体中有热，则痿缓不收，瘫痪少力，治之以凉。

更在仔细详之。凡人之初中病，便不如常者，则诊视脉证形体，恶风者伤风，怯寒者病寒。脉之浮紧皆中风，寒在表则可汗之，宜用温药，五积散散之。小寒之邪，乃可温之。大寒之邪，可以热之，理中丸之类主之。小逆者，可以和之。但身恶热者有热，脉洪数浮大，皆中热也。从中风邪，更有轻重，如大小续命汤之类加减主之。热在于表，热之解之，宜用凉药，小柴胡之类主之。小热之邪，可以凉之，大热之邪，可以冷之，则用大柴胡之类。虚热虚烦，竹茹汤温胆汤之类补解之。或有逆者，可以橘皮人参生姜汤，凉温药，和之正之。如病证有寒热，有伤于中，寒热也。先寒者为先中寒，伤于阳经，此乃阴邪在阳经之理也。寒气盛，故先寒动也。先热者，先中于热，阳邪在表，故热先发也。但从热从寒，辨证诊脉，表里先后治之。若病人脉浮而紧盛，恶寒身体头面痹，项强，四肢疼痛，腰脚皆疼，是太阳中邪，并可汗之。但脉紧实沉盛，或滞涩而头甚疼，体不恶寒，皆可治里，仍虚实且泄调顺，不拘于日数，当从急重而治也。宜详之。若表和里病，下之温之便愈，里和表病，散之汗之立愈。但四肢温和，只是头疼心腹胀满，脉又沉实，或伏缓者，此是表和里满，病不可下，须守待五日方泻，缘其病在里急，宜逐去邪气。虑有变动，若出邪气，病不即时而愈。如脉浮或壮热，四肢烦痛，恶寒项强腰膝，此是表未和，里却无滞，不可下，下之必危，急宜解表发汗，更依日数次第，看证候调治，必愈。脉或微不可吐，脉虚细不可下。阴虚者其脉沉微，气弱者不可发汗。倘不依证而妄行汗下者，医杀之也。当和之平之，自然得效。令中病者，初得可吐可汗，可攻可泻，可平便愈。其有邪盛，或治疗无准，渐传固疾，则别证候，理之万全。令再引五脏病症，记候调治之法也，不治损误矣。经云：肝病者，两胁下痛引小腹，令人善怒，肝气实则怒病，重则目茫然无所见，耳无所闻，如人将捕而惊怖也。亦至喉咙气噎不利。前所论血，

如血脉中，血满独异如常脉，诊左右有血，可先去恶瘀之血，在上则忘，在下强也。然后调气脉矣。谓四时之脉，春肝合弦，弦多胃气少曰病，但弦不长，胃气绝曰死。盖春弦脉，如平规之象也。此语浮中沉三部也，使而体脉多者，盖中按不足，骨气少也。余脏仿此而推之。脉见病证应太过之脉，令人善怒，忽忽眩冒，癫疾也，乃头也。怒则肝气实也。不足者，谓不及中象也。又少如微弦之脉，却减下也，故来气不及于常也。令人胸痛引胁下，两胁弦满痛也。胁谓腋下连胁出，故肝病委胁也。夏心脉合洪，洪多胃气少，曰病，洪无胃气，曰死。心南方火也，王气如钩，按之钩者，来疾而去。迟如中短之象，火气王主心，夏应中矩和气，洪大兼之滑利，其气正中如矩之象也。太过者，不和气也。过于本位，洪大益盛，病在外，令人身热而虑痼，为浸淫热气也。不及者，脉不依中矩之象。又却减下其数，亦不洪数，其和气不平正而少也。是来气不及，令人短心也。上见嗽唾，不为气泄，癖也。秋肺脉合毛，毛多胃气少，曰病，但毛无胃气，曰死。肺者，西方金也，其脉浮，胃轻毛软虚，名曰浮而短，和平之气也。其气正中高下，如中衡之象也。正平象涩也。太过者，不和之气也。益盛于浮，浮盛而强虚轻。里坚者，是浮过也，令人逆气而背愠痛也。自背痛而愠愠气温也。不及者，应脉见轻虚而毛，又不减于常脉也。按之不应中衡之象，而轻虚也。气虚故为气弱也。人病喘而呼吸，少气而嗽上气，肺中声鸣也。冬脉者，肾也。冬肾合沉，沉多胃气少，曰病，但沉无胃气，曰死。盖肾乃北方水也，冬之王气也。其脉应中权之象，权者，秤锤也。远于衡近于下也。沉者如石沉下，是和平而调气也。大过者，阳来以紧而不沉，又不象中权而沉营也。故此是不和之气，过甚也。令人解㑊㑊音亦，《素问》尺脉缓涩谓之解㑊。又病名，善食而瘦谓之食亦。脊脉痛，而少气不欲言也。解㑊者，四肢骨节疼痛，酸楚而难忍也。不及

者，其脉更沉下，不如中权，是不和之气也。令人病心悬，肋中清，骨中痛，小腹满，小便恋悬，病者心愁，如饥饥，如拘悬如心肋中清者，季肋近外空软而动之处，当眇少，故肋中脊合。两肋虚，即中痛。四时之王位，太过不及，病证脉候，在脾则为中央土也。寄王于四季，主灌四傍，常于四季旺气同行，于旺和之和气，则不见太过不及也。脾为孤脏，独主四旁，如是病气，乃是脾盛，无病则脉不见形也。其脉来如水之流者，谓太过也。四季偏见，此气迟不如常经也。其病四肢不举，谓脾旺四肢也。不及者，如鸣之，此为脾气不及，令人病九窍不通，名曰重强。病见五脏不和，故九窍不利也。其里强者，气重迭也。此立四时五气，并脾土，共五脉，外应旺气，太过不及，其五色精明，见轻病少，见重者病大故也。脉交色乱，大小不定，至数跃者危。至数乱交者，上如涌泉，下悬绝者，脉渐浮削。浮沉皆微者，无胃气，亦死。皆病候之由。诊疗之法，当明此机枢之大要，至哉勿误。神镜玉柜经终。

癸丑运气

太阴湿土司天，太阳寒水在泉。中见少微，大运岁火不及气化运化。后天太阴在上，左少阳，右少阴，故地气上腾，阴专其政，其政肃。太阳在下，左厥阴，右阳明，故天气下降，阳气退辟，其令寂。大风时起，原野昏露，白埃四起，云奔南极，寒雨数至，物成于差，夏湿寒合德，黄黑埃昏，流行气交，上应镇星，其谷黅玄，用谷命大角之蔽，寒化雨化胜复同，是谓和气化度也。阴凝于上，寒积于下，水胜火则为冰雹，阳光不治，杀气乃行，倮虫静，鳞虫育，是为岁物所宜。羽虫耗，热毒不生，是谓地气所制。有余宜高，不及宜下，有余宜晚，不及宜早，有余吐之，利气之化也。民病亦从之。其病寒温腹满，身慎愤肘肿，病逆寒厥拘急。是岁湿土在上，寒水在下，土能制水，

天气盈，地气虚，宜取化源，以平土气，益气岁气，无使邪食黅黄之谷，以令其食间气之谷，以保其精。岁宜以苦燥之湿之，甚者严之泄之。不发不泄，则湿气外溢内溃，皮拆而水血交流，必赞其阳火令御其寒，运异寒湿燥湿热宜少，故药食之，宜其化上。若湿中寒温，下热。

〔初之气〕 自壬子年大寒日巳初，至是岁春分日卯初，凡六十日八十七刻。半主位火，角水火运行风不得位。地气迁寒，乃去春气，正风乃来，生布万物以荣，民气条舒，风湿血溢，经络拘强，关节不利，身重筋痿，宜调厥阴之客，以辛补之理中汤四逆汤。以酸泻之大柴胡汤之类，以甘缓之桂，苓，甘露，竹叶，石膏汤之类是也。岁谷宜黅，间谷宜稻。

〔二之气〕 自春分日卯正，至小满日丑正，凡六十日有奇。主位少微，火客气，少阳火中居其位。下司气化，是谓灼化火，火正物承化，民乃和。其病湿属盛行，以咸补之五苓散也，以甘泻之白虎汤，益元散之类，以酸收之建中汤之类。岁谷宜黅，间谷宜豆，则热气不能为害。

〔三之气〕 自小满日寅初，至大暑日子初，凡六十日有奇。主少微火客，气火绝中，土见火运，岁火当位，湿化郁之。天政而湿降，地气腾满雨，其时降寒乃随之。感于寒湿，则民病身重，胕胸腹满，宜治太阴之客。以甘补之四君子、桂枝甘露之类，以苦泻之大柴胡、大小承气之类。以甘缓之平胃散之类。岁谷宜黅，间谷宜麻，则湿气不能为害。

〔四之气〕 自大暑子正，至秋分日戌正，凡六十日有奇。主位大宫土，客气少阳火，中见火运，气与运同位。火临溽蒸，化地气，腾天气，否膈客气，晚暮蒸热，相薄，草木凝烟，湿化下流，则白露阴布，以成秋令。民病腠理热，血暴溢疟，心腹满热虚胀，甚则胕肿。宜治少阳之客，以咸补之五苓散之类。岁谷宜黅，间谷宜宜，则火气不能为害，是气也。无犯司气之热。

〔五之气〕 自秋分亥初，至小雪日酉初，凡六十日有奇。主位少商金，客气阳明，金中见火。运气与位同，燥令已随行，寒露下，霜乃早降，草木黄落，寒风及体，君子周密，民病皮腠，以调阳明之客。以酸补之平胃建中汤之类；以辛泻之麻黄汤，川芎石膏汤之类，以苦泻之神芎丸，桔梗枳实汤之类。岁谷宜黅，间谷宜禾黍，则燥气不能为害。

〔终之气〕 自小雪日酉正，至大寒日未初，凡六十日有奇。主位大羽水，客气太阳，水中见火运，水当其位，而能胜火。寒火举，湿火化，霜乃积，阴乃凝冰，阳光不治，感于寒，则病人关节同，腰脚痛。寒湿持于气交而为疾也。宜调太阳之客，以苦补之黄连解毒汤之类，以苦坚之大小柴胡汤，大小承气汤之类。以咸泻之凉隔散，通圣散之类，以辛润之小青龙汤，五积散之类。岁谷宜黅，间谷宜稷，则寒气不能为害。

此六节之气，其气交之化，天气盛者，则为厥阴之复，地气盛者，则为太阴之复，各以其法治之。

逐年病日是司天，前进三辰为在泉。阳前阴后加人命，顺到司天起病源。子午少阴君火心，丑未脾土太阴存。寅申相火少阳位，卯酉阳明只是金。辰戌太阳居水位，巳亥肝木足厥阴。医师若会如此例，便是神仙生世尘。日月治铃上太阳，日七月六各分张。便有日干看日月，以此相随作雁行。甲日为头乙为二，丙三丁四请参详。已上规模皆效此，便知几证可寻方。贪巨禄文廉武破，六十七证属中央。震离兑坎五十九，次第分为下太阳。阳明卯酉属金水，四十四法五行藏。若属少阳只一证，太阴三证母身傍。天地人分少阴证，□□□□□□□。乾坤厥阴十九证，霍乱大证守心王。日辰月巳太阳光，贪巳巨午禄至未。文申廉酉武为戌，破军亥上正相当。亥巽胸兑坎寅地，东方卯上居痊乡。阳明卯酉木先数，火龙土巳金马乡。水位法方四十四，若至申中霍乱方。寅为劳复阳明

证，少阴四号没底傍。丑寅卯辰第一证，已午未申第二章。酉戌亥子第一证，太阴为母合三堂。子丑寅卯天字号，辰巳午未是人良。申酉戌亥传于地，少阴病证话行藏。亥上起乾厥阴证，至辰六位可推详。巳上起坤至于戌，乾十坤九不须张。仲景却来多少证，二百二十零三章。法分三百九十七，药有一百十二方。内有五丸并八散，除却十一俱是阳。阳证一百一十六，阴病五十七篇章。晓得阴阳活法例，为医天下自名扬。

《灵枢经》内分出节要

枢机运转，可兆生死。

注曰：脾胃者，是关格，亦号枢机也。故脾者，运水谷，滋荣四肢。胃者受纳水谷，运行百脉，流注于人迎气口。三脉周流，十二经而复大会于胃也。乃脾胃之脉绝与不绝，则可以明其吉凶死生之兆矣。

春土气之绝者，三年仲秋之日死。

注曰：春脉不见长，只见弦紧者，土气衰，而胃脉将绝也。应肝属木，生数三，故得三年，至仲秋金旺应时，其人必死。何也？其病肝之疾，形见左胁下，自仲秋间，金气旺动，至秋加呕逆，至秋变喘息气厥，至仲秋金气旺，木气绝，故知死。

夏土气之绝者，二年仲冬之日死。

注曰：夏脉不见大，只见浮洪者，土气衰，而胃将绝也。应在心属火，生数二，故得二年，仲冬水旺应时，其人必死。何也？其病心之积形，见心胁间，自仲夏间动，至秋加喘息气急，至仲冬水气旺，火气灭，又土气绝，故知死。

秋土气之绝者，四年仲夏之日死。

注曰：秋脉不见细，只见毛涩者，土气变而胃脉将绝也。应肺属金，生数四，故得四年，至仲夏火旺应时，其人必死。何也？其病肺之积形，见右胁下，自仲秋间动，至仲夏间变，腹虚鸣，喘逆呕吐，至仲夏火气旺，金气消，又土气绝，故主死也。

冬土气之绝者，一年仲夏之日死。

注曰：冬脉不见弱，只见沉滑者，土气衰，而胃脉将绝也。应在肾为水，生数一，故得一年，至仲夏土旺应时，其人必死。何也？其肾积形，见在右胁后脊膂之间，动无定位，自仲夏间动，至春和，喘呼气逆，小腹胀满，夜梦鬼交，至仲夏土气旺，水气涸，又土气先绝，是故死也。

土寄旺于四季，至四仲而气先胜。

注曰：土气正位，寄旺四季，故每至四季之月，土气先胜胃，金木水火不可无土也。土寄中央，以湿土之气，滋荣万物，故有四时之旺。九天呈上，帝所居之位也。凡胃脉绝，而返应于仲夏死。何也？谓胃之胜土，居高位而克水也。土主胃脉，当绝于冬。若仲冬之时，弱脉不见，至仲夏之时，火土相应，子母同居，故至仲夏之时，土胜水绝，故知必死也。

春脉弦紧而毛，返见八缓而止者，九日死。

注曰：春脉应弦紧而长，不见长而见毛者，胃气将绝也。返见八缓而止者，至九日当死。何也？八者木数，九者金数，肝气自胜，胃将绝，金又胜木，故九日死。

夏脉浮洪而滑，返见七涩而止者，六日死。

注曰：夏脉浮洪而大，不见大而见滑者，胃气将绝也。返见七涩而止者，至六日当死。何也？七者火数，六者水数也。心气自盛，胃气将绝也。水又胜火，故至六日死。

秋脉毛涩而钩，返见九细而止者，七日死。

注曰：秋脉应毛涩而细，不见细而见钩者，胃气将绝也。返见九细而止者，七日当死。何也？九者，金数也。七者，火数也。肺气自盛，胃气将绝，火又胜金，故七日死。

冬脉浮滑而缓，返见六洪而止者，五日死。

注曰：冬脉应沉滑而弱，不见弱不见缓者，胃气将绝也。返见六洪而止者，五日当死。何也？六者水数也，五者土数也。肾气自盛，胃

气将绝也。土又胜水，故五日死。

病应四时，不见胃脉者不治。

注曰：凡十二经，十五络，八脉受客邪而生诸病。若应四时不见胃脉，土气绝，则无生气，当死。春弦紧而不长，夏浮洪而不大，秋毛涩而不细，冬沉滑而不弱，此四时不见胃气之脉也，病者必死。故人以胃气为百脉之主也。

脉 诀 乳 海

（清）王邦傅　纂注
（清）叶子雨　参订

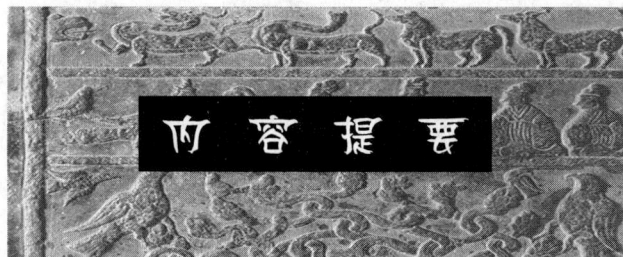

《脉诀乳海》六卷，为王邦傅所作。王君以河洛之精义，发叔和之奥旨，而于营卫循行之道，尤深致意焉。其论理之精详，引证之博雅，为金元以后所仅见。夫王氏脉诀，流传已久，本为学医者所家弦户诵。今得王君以独辟之见解，发挥而注释之。其有禆于脉学，诚非浅鲜。名之曰乳海，乳者言其开食必先，海者言其含蕴无尽也。

序

　　《素问》九卷，为医经之祖。西晋乱后，失其第七一卷，故梁《七录》所载全元起诠注，皆只八卷。唐王冰谓于郭子斋堂，得受先师张公秘本，林亿等讥其以阴阳大论之文纂入，犹周官亡冬官以考工记补之之类。何以言之？夫六淫之邪，以风寒热为三大纲领，考《素问》风论热论，病情委曲详尽，何以独阙寒论？而热论首言：今夫热病者，皆伤寒之类也。既云类伤寒，则有正伤寒专论可知，惜乎亡于兵火。仲景《伤寒论》序云：撰用《素问》九卷。当时尚未亡失，是伤寒专论，散见于六经篇中。幸高平王叔和编其残帙，使医统正脉，一线不绝，厥功传矣。又集先贤诊法，著成《脉经》，更以师承心验者，别撰《脉诀》，经高阳生编为歌括，以便记诵，辞俚旨深。朱子跋郭长阳《伤寒补亡论》，深许其高骨取关之义。何戴起宗李濒湖辈，不求其旨，但鄙其文，多见其不自量也。余夙好方术，服膺此书，思欲诠释以畅其义。庚寅之春，于广陵肆中，得《脉诀乳海》六册，虫啮尘湮，几难卒读，携归案头，如理乱丝，始能成诵。其作者为王君邦傅。王君不知何时人，亦医林中之矫矫者，以河洛之精义，发叔和之奥旨，而于营卫循行之道，尤深致意焉。论理精详，引证博雅，金元后仅见才也。惟画图立说，似近胶刻，脏腑拘例，未免沿习，言其所当然，未言其所以然也。请试明之。易本乎天地，人与天地参，其阴阳之理一也。乾坤六爻以配十四经脉，婺源江氏河洛精蕴，论之甚详。脏腑定位，西士解剖诸书，言之甚悉，而气化之理缺焉。夫归藏商易，取用乎坤，而以十二辟卦，候一年十二月消息，《礼记》孔子曰：吾欲观殷道，是故之宋而不足征也。吾得坤乾焉，所谓坤乾者，商易归藏也。故系辞曰：变通配四时。又曰刚柔相推变，在其中矣。又曰：往来不穷，谓之通。又曰：寒往则暑来，暑往则寒来。皆此义也。汉儒每常言之。十二辟卦者，即十二月令之卦也。又即乾坤二卦六爻之旁解也。盖乾之六阳，自十一月建子，冬至一阳始生，为地雷复卦，即乾初九爻。十二月建丑，二阳生，为地泽临，即乾九二。正月寅，三阳生，为地天泰，即乾九三。二月卯四阳生，为雷天大壮，即乾九四。三月辰，五阳生，为泽天夬，即乾九五。至四月建巳，六阳充足，而为乾为天，即乾上九。此一年之乾卦也。至五月建午，夏至一阴生，为天风姤卦，即坤初六爻。六月建未，二阴生，为天山遁，即坤六二。七月建申，三阴生，为天地否，即坤六三。八月

酉，四阴生，为风地观，即坤六四。九月戌，五阴生，为山地剥，即坤六五。至十月建亥，六阴纯静，而为坤为地，即坤上六，此一年之坤卦也。夫坤为万物之母，而能生物。然坤本纯阴，必待乾与之交，而得其阳，然后始能生万物也。十二支次序，世人皆以子为首，因坤临十月亥，坤为纯阴之卦，阴极则阳生，故十一月冬至一阳升于地上，为地雷复也。不知造化端倪，实不在子而在午，盖天地交而后万物生，是乾坤交姤之初，即为万物造端之始。然交必阳体充足，而后能交，乾之六阳乃充足于四月之巳，次为午，故乾至五月建午，始与坤交，是则乾足于巳而动于午。巳午皆火，故伏羲乾居正南，乾之外体属火，乾中含蓄阴精属金，故五行家言，庚金长生在巳。所谓长生者，乃指其生之之源而言也。乾之初动于午，每年五月夏至之时，乾上九一，阳已升至天顶极高，不得不转而向下，向下即感动坤阴之气，上升而交，故天地三交，五月建午为第一交，六月未为二交，七月申为三交，所谓坤三索于乾也。乾坤交而谓之索者，以坤本纯阴，必索于乾而后有阳，始能生化也。乾阳入坤而化为气，气升为云为雨。盖十二辟卦，乾位巳火也，坤位亥水也。乾与坤交，则火入水中，而化为气。以水为质，火为性，试以一碗，人张口气呵之则生水，故知气之形属水，而其所以能升腾行动者，则火也。爻辞曰：见群龙无首吉。言气升能为云雨，故喻为龙，而乾与坤三交，则乾上四五之三爻，尽入于坤，而乾上爻巳火之首，早入亥水之中，为育生胚胎之兆，故龙之无首吉也。此天地阴阳化育之义，推之与人亦然。饮入于胃，由胃小肠相接处幽门，幽门之上有一窍，水饮从此窍散布下焦脂膜之中，由脂膜而渗入膀胱，膀胱无上口，故曰渗入也。气血之升降，必由呼吸以循环，吸入天之阳，呼出地之阴。吸入之气，由鼻入肺，历心引心火，从总脉管，循督脉入肾，又从肾系以达下焦胞室，挟膀胱至下口，其吸入天之阳气，合人身心火，蒸动膀胱之水，化而为气，循冲任而上，化津化汗。过膈入肺，还至于口，由呼而出，斯即乾坤相交，三索之义也。明乎此，不独察水火之征兆，阴阳之盛衰，即四时伏气之病机，莫不由此悟入。若夫营卫之理，请再明之。卫者气也，卫护于外者也。营者血也，营运于中者也。但血中有气，气中有血，不可须臾相离，而其本则一，其道有三，如动一也，静一也，所以能使其动静者，又一也。太极无形，而寓三才之理，凡物皆然，不独指动静而言也。谷入于胃，其糟粕由广肠而出魄门，其精液有微丝管，吸至颈会管，过肺入心，化而为赤，此即清者为营也。其血赤由总脉管，循督脉下达胞室，内而脏腑，外而经脉，一日夜五十周，尽八百十丈之脉道，以应呼吸漏下者，此其一也。人之饮食五味杂投，奚能无毒？胃中悍毒之气，合下焦水火蒸腾之气，由上焦气街散入微丝血管。微丝血管者，即经所谓孙络，此浊者为卫也。《灵枢》营卫生会篇谓卫气出于下焦者，言其生气之原，五味篇谓卫者，阳明水谷之悍气，从上焦而出卫于表。阳者，言其出入之道也。奉心化赤之血气，由经脉管之尾，递入孙络，与阳明悍毒之气并，布散通体皮腠之间，充肤热肉，澹渗毫毛者，此其二也。清浊混淆，赤血渐变渐紫，西士见其色紫，知其有毒，名之曰炭气，然不知其毒所从来也。孙络散

布遍体，渐并渐粗，而接入回血管之尾。回血管者，即经所谓络脉也。血入回血管，内而脏腑，外而经脉，并脉管交相逆顺而行。外行于经脉者，有阴阳之别，一支沉于分肉之间，一支浮于肌腠之上，即阳络行于皮表，阴络行于皮里，而皆与脉管偕行，亦即营行脉中，卫行脉外之义，此其三也。回血管内外行遍，入总回管至心，递入于肺，呼出悍气，吸入生气，紫者复化为赤。经云：阴阳相贯，如环无端者。此之谓也。诊脉察病，当考诸运血脉管之营卫，外邪袭入，当考诸微丝血管，缠布周身之营卫。夫太阳主表，太阴亦主表者，盖肺为天，天包地之外，而处于上。膀胱为水，水环地之极，而处于下，膀胱主水，水阴也。肺主气，气阳也。故寒伤营，当责诸太阳，热伤卫，当责诸太阴。识此寒热之治，知所适从矣。若口鼻吸受之伏气，当考诸回血管。阳络浮于脉外者，可刺之以泄其气，阴络沉于脉内者，宜急攻之以杀其毒。观近世沙毒必刺委中诸穴，其血色微紫病轻，深紫或黑病重，故当急刺以出其血，否则毒由总回管入心，不可施救，此其证也。虽然，其道有三，而气血则一，斯乃阴阳至理，三才指归，乾坤三索，化生万类，不外乎此。然卫气篇曰：亭亭淳淳乎孰能穷之？足征阴阳之变，虽圣贤亦莫测其机。即其不变者观之，又岂可缘木以求鱼，故谓画图拘例者泥矣。如浮为表脉，而里虚者无不兼浮。沉为里脉，而表寒重者，阳气不能外达，每多沉紧。迟为阴寒，若热邪壅结，隧道不利，脉反呈迟。数为阳热，若脉来浮数，大而无力，按之豁然而空，此阴盛于下，逼阳于上，虚阳浮露之戴阳证也。脉数盛大，按之涩，而外有热证者，此名中寒，乃寒凝血脉，外证热而脉即数也。是表可主里，里可主表，寒可察热，热可察寒。阴阳变化之机，活法存乎一心，似可不拘拘于成见矣。然不以规矩，不能使人巧。若舍绳墨，又从何处化裁运用乎？则《脉诀》一书，尤当深思而索玩者也。故乐为之序。

光绪辛卯初秋　石林旧隐　叶霖子雨氏　书于研医读易之斋

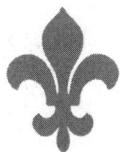

目　录

脉诀乳海卷一

王邦傅纂注　董志仁重校
叶子雨参订

脉诀辨惑论

　　脉诀之来旧矣，今复有议其非者，何也？以其言浅而意深也。惟其言浅，故厌常喜新之徒，乃以诀为不足法，反出言以诋毁之。惟其意深，故冒昧鲜识之徒，随众附和，望洋而退避之。是以王氏之说终不明，而为脉诀之一大厄也。余幼自孩提，即闻先大人尝诵此诀，长而二十有四，惟儒业是亲。先大人见余羸弱而多疾也，因命余改儒而就医，意盖欲其自利而利人也。及执经之日，戒之曰：医诚不易，惟脉尤难。他如崔紫虚，滑伯仁，李濒湖，及诸家之撰，虽各有可观，终为及肩之墙耳。岂若叔和《脉诀》，中边皆甜，诚医门之乳海也。但以诸家注释，各有短长，有失作者之旨，致使后学永堕疑山。汝当学时，只宜参究本文，勿拘旧释，倘从自己胸中体帖出来，方与古人相晤对也。余因谨遵严命，即自手录《脉诀》本文一卷，删其注释，熟读而详玩之。即于虚字剩句，亦必细心理会，不敢轻放。于意所已明者，则中心藏之。于意所未明者，然后检阅诸家注释，其诠之善者则选之，其不善者则姑置之。而复参究本文，其中有以数日而得其旨者，有以数月而得其旨者，有以数年而后得其旨者。噫，夫《脉诀》之理，渊微如此，毋怪乎冒昧浅识之徒，不得其门而入也。而说者有曰：王氏但有《脉经》，而无《脉诀》，《诀》乃高阳生谬言也。而余曰非也。《经》固王氏之《经》，《诀》亦王氏之《诀》耳。夫《经》者，叔和集诸家之说，以成一书，有缵绪祖述之功。《诀》则出叔和所征验者，而成一书，有得心应手之妙，要之皆王氏之书也。及乎《脉诀》出，而天下古今，脍炙人口，言言皆妙，字字入微。虽白叟黄童，咸知有此，几与日月争光矣，如果出于高阳生者，何不自署其书曰高阳氏之书，而甘逊其美于王氏也？夫所谓高阳生之谬言，实无考据，好事者为之耳。即借有所谓高阳生者，亦不过取叔和之心法，而复歌诵之，以便世之流通云尔。只如《素问》《灵枢》，固轩岐之书也。然不尽轩岐之文，何以知之？试观《尚书》诸篇，语多简炼，况轩岐又在唐虞之上，则其文之朴略可知。其所以得如是之纯粹华美者，乃汉儒取其文而润泽之，始可通乎流俗，岂亦将曰《内经》为汉儒之伪造，而非轩岐之书可乎？或又难曰：子既取法轩岐，则必以《内经》为准矣。其《内经·脉要精微论》有曰：尺内两傍，则季胁也。尺外以候肾，尺里以候腹中附上，左外以候肝，内以候鬲，右外以候胃，内以候脾，上附上，右外以候肺，内以候胸中，左外以候心，内以候膻中，前以候前，后以候后。上竟上者，胸喉中事也。下竟下者，少腹腰股膝胫足中事也。经言如此。夫经之所谓尺者，即今之所为尺部也。经之所谓中附上者，即经之所为关部也。经之所谓上附上者，即今之所为寸部也。惟其寸居上，故以之候心与肺，惟其尺居下，故以之候肾与腹。今子而遵《脉诀》之法，是心与小肠同候左寸，肺与大

675

肠同候右寸。夫心肺在上，其于寸部候之宜矣。至于小肠大肠，居于至下，而欲候于至高之上，其与经旨不大相背谬乎？余曰：然。据子所言，脉必本诸《内经》，其诊法当以脉要精微论为准。是凡在上者，必候于寸，凡在下者，必候于尺矣。独不观脉要精微论中又曰：诊得心脉而急，此为何病？病形何如？岐伯曰：病名心疝，少腹当有形也。帝曰：何以言之？岐伯曰：心为牝藏，小肠为之使。由此观之，即一篇之中，尚不拘于上下之区宇，况平人气象论有曰：寸口脉中手长者，足胫痛。又曰：寸口脉沉而弱者，疝瘕小腹痛。其《灵枢·终始》篇以人迎一盛二盛三盛，候手足六阳，以脉口一盛二盛三盛，候手足六阴，然亦未尝拘于上下左右也。若必执一而论，则轩岐之书，岂自相背谬乎哉？然子之为是言者，乃惑于戴起宗之邪说，而吠影吠声之徒，相率而倡和之。以为《脉诀》不足法，实叔和之罪人也。如果不足以为法，则从上诸大名医，每著书立说，多引其诀以为证，故王海藏著《此事难知》，其首即曰：医之可法者有十，而《脉诀》居其一焉。夫海藏岂无所见而云然哉？大抵学医而不熟玩王氏《脉诀》，纵博采诸书，终非正统。故先大人谆谆告戒，命之曰乳海。夫乳者，言其开食必先，海者，言其含蕴无尽也。余故不惜管窥，逐节疏释，俾古圣先贤之学，昭著详明，而后之君子，勿蔽邪说，仍命其书曰《乳海》云。

脉赋

欲测疾兮死生，须详脉兮有灵。

今之为医者，每断人之死，而亦未尝死，断人之生，而亦未尝生者，何也？特未于其脉细心详究之耳。如果细心详究，则死生之期，尚可断之以年月日时，脉又何尝无灵哉！

左辨心肝之理，右察脾肺之情，此为寸关所生。

谓候心脉，当于左寸。候肝脉，当于左关。候肺脉，当于右寸。候脾脉，当于右关也。

肾即两尺分并。

五脏俱一，而肾独有二，为牝脏也。居于下焦，故分候两尺，虽有水火之别，然总之皆肾，虽分而实并也。

三部五脏易识，七诊九候难明。

此承上文左右手寸关尺三部之中，而候心肝脾肺肾之五脏，此人所易晓也。至于七诊九候，欲求其明之者，则亦难矣。试以三部五脏，七诊九候言之。古之所谓三部五脏，七诊九候，非今之所谓三部五脏，七诊九候。按《内经·三部九候》篇云：天地之至数，始于一，终于九焉。一者天，二者地，三者人，三而三之，三三者九，以应九野。故人有三部，部有三候，以决死生，以处百病，以调虚实，而除邪疾。帝曰：何为三部？岐伯曰：有下部，有中部，有上部，各有三候。三候者，有天有地有人也。必指而导之，乃以为真。上部天，两额之动脉；上部地，两颊之动脉。上部人，耳前之动脉；中部天，手太阴也；中部地，手阳明也；中部人，手少阴也；下部天，足厥阴也，下部地，足少阴也；下部人，足太阴也。故下部之天以候肝，地以候肾，人以候脾胃之气。帝曰：中部之候奈何？岐伯曰：亦有天，亦有地，亦有人。天以候肺，地以候胸中之气，人以候心。帝曰：上部以何候之？岐伯曰：亦有天，亦有地，亦有人。天以候头角之气，地以候口齿之气，人以候耳目之气。三部者，各有天，各有地，各有人，三而成天，三而成地，三而成人，三而三之，合则为九。九分为九野，九野为九脏，故神脏五，形脏四，合为九脏。五脏已败，其色必夭，夭必死矣。帝又曰：何以知病之所在？岐伯曰：察九候独小者病，独大者病，独疾者

病，独迟者病，独热者病，独寒者病，独陷下者病。岐伯又曰：形肉已脱，九候虽调犹死，七诊虽见，九候皆从者不死。所言不死者，风气之病，及经月之病，似七诊之病而非也，故言不死。若有七诊之病，其脉候亦败者死矣，必发哕噫。经言如此，是于九候之中，而复有七诊之法也。今之所谓三部，非古之头手足之三部，乃寸关尺之三部也。今之所谓七诊，非古之所谓独大独小，独疾独迟，独热独寒，独陷下之七诊也，乃一定其心，存其神，二忌外意，无思虑，三均呼吸，定其气，四轻指于皮肤之间，探其腑脉，五微重于肌肉之间，取其胃气，六沉指于骨上，取其脏脉，七察病人脉之息数往来，是为七诊之法也。今之所谓九候，非古之所谓头候天地人，手候天地人，足候天地人之九候也，乃寸取浮中沉，关取浮中沉，尺取浮中沉之九候也。要之古人诊脉，不专于手之寸关尺部，凡头面手足之动脉，悉皆诊之。然不得尊今而废古，亦不得非古而是今，合古今之法而用之，斯过半矣。

昼夜循环，营卫须有定数。

今之为医者，动言营卫，及问其营卫之所以行，则又茫然。如是而欲识病之表里阴阳，盖亦难矣。夫营者，血也，阴也。卫者，气也，阳也。此人所共晓者也。惟营行脉中，卫行脉外，一日一夜，各五十周于一身，世人每昧于卫行脉外之旨，谓卫气随营气而行于外。不知营自行营之道，卫自行卫之道，卫实不随营气而行也。试先以营气之行言之。《内经·营气篇》黄帝曰：营气之道，内谷为宝，谷入于胃乃传之肺，流溢于中，布散于外，精专者行于经隧，常营无已，终而复始，是谓天地之纪。故气从太阴出，注手阳明。上行注足阳明，下行至跗上，出大指间，与太阴合，上行抵髀，从髀注心中，循手少阴，出腋下臂，注小指，合手太阳，上行乘腋，出頔内，注目内眦。上巅下项，合足太阳，循脊下尻，下行注小指之

端。循足心，注足少阴，上行注肾，从肾注心，外散于胸中，循心主脉，出腋下臂，出两筋之间，入掌中，出中指之端，还注小指次指之端，合手少阳上行至膻中，散于三焦，从三焦注胆出胁，注足少阳，下行至跗上，复从跗注大指间。合足厥阴上行至肝，从肝上注肺，上循喉咙，入颃颡之窍，究于畜门。其支别者，上额循巅，下项中，循脊入骶，是督脉也。络阴器，上过毛中，入脐中，上循腹里，入缺盆，下注肺中，复出太阴，此营气之所行也，逆顺之常也。至于卫气之行则不然。卫出下焦，亦昼夜五十周于身，但于昼则行阳二十五。于夜则行阴二十五，自日出而阳隆之时，曰加房宿。盖卯时也，漏水下一刻，从足手太阳行起，水下二刻，行足手少阳，水下三刻，行足手阳明，水下四刻，行于阴分，水下五刻，复行足手太阳，水下六刻，复行足手少阳，水下七刻，复行足手阳明，水下八刻，则又复入阴分。如此周而复始，至漏水下五十刻，人气行于阳二十五周，日入而阴隆之时，曰加毕宿。盖酉时也，方行入阴分，初从足少阴行起，次手少阴，次手太阴。次足厥阴，次足太阴，又复行足少阴，又复行手少阴，又复行手太阴，又复行足厥阴，又复行足太阴，如此周而复始，至漏水下百刻，行阴亦二十五周。并昼行阳二十五周，亦共五十周于身，此卫气之所以行也。至于卫气之合岁月日时，星宿度分，漏水刻数，细观卫气行篇，伯高之语，自可见矣。奈后世之人，注图立说，每以卫气随营气而行者，是昧于营在脉中，卫在脉外之旨耳。不知经文所云卫在脉外者，非随营气而行于外也，乃昼行阳二十五周，夜行阴二十五周之谓也。或难曰：经文中有营气篇，是营中亦有气矣，而子独谓卫不入经隧之中，岂营中独无气欤？余曰：非也。经云：清者为营，浊者为卫。夫卫犹风也，营犹水也。营血行于经隧之中，固赖气以行之，亦水由地中行也。夫江淮河汉之水，固赖风以行，而风岂专随江淮河汉而行哉？且卫气之不

随营气而行，马元台已详言之矣。但于卫气行篇，漏水下四刻八刻，以及二十四刻，入于阴分之句，误释以为入足少阴，俱引邪客篇云：常以足少阴之分间，行于五脏六腑。不知经文所谓足少阴分者，特于其地分一过之耳，非实行足少阴经也。若谓实行足少阴经，则昼已随六腑而行于阳，夜又随五脏而行于阴，是一昼夜间，他脏俱一行，而肾得再行矣。要之昼之所入，时于其阴分过之。夜之所入，实于其阴经行之。而邪客篇谓常从足少阴之分间，行于五脏六腑者，正以卫出下焦，下焦乃肾之地分耳。然卫气行篇所云，水下四刻，水下八刻，水下十二刻，水下十六刻，水下二十刻，水下二十四刻，皆曰人气在阴分，不必专指肾经言也。惟夜行于阴二十五周，始可直指肾经言耳。然是说也，《内经》诸篇已详言之，而后之学者，终不能了了于心目者，其故有三焉。一则秦越人著《难经》，谓营气之行，常与卫相随，大违经旨而立图说。二则卫气行篇中，漏水下百刻，加于人气之五十周，又人气之五十周，加于日行之四十八舍，又日行之四十八舍，加于二十八宿，又二十八宿加于十二辰，以多加少，度数龃龉，非司天台难以悉其奇分。三则又以卫气之行不等，夜行于阴也，固在乎阴，而昼行于阳也，则又过乎阴。有此数端，是以营卫之说，千百年来，终然隐晦。余因三思，惟欲畅明其旨，乃立三说：其一曰营气行图，专以营气之行，从中焦起自寅时，注于手太阴肺，次第行于脏腑，循环无已，一日一夜，五十周于身；其次曰冲气行图，如环相似，自水下一刻至五十刻，行阳二十五周，自五十一刻至百刻，行阴二十五周，既不妨于夜行，又不妨于昼过；其三则曰卫气配周天图，以子午为经，卯酉为纬，以人气之五十周，配日行之舍，与十二辰，二十八宿度数。如是者三，庶乎千载以下，览其图，思其义，传后之学者，不致有望洋之叹耳。但营卫之行，复有说焉。先贤皆以自寅时起于手太阴肺，遂以卯时注于手阳

明大肠，以十二辰次第配十二脏腑，如是周而复始。若然，是一昼夜间，止得一周于身，又安所有五十周于身也？况各脏腑经络有长短不同，只如手太阴肺经，自中府穴起，至少商穴，相去不远。足太阳膀胱经，自目内眦起以至至阴穴，相去甚遥。若刻定一时行一经，则脉之行也，岂因某经之长短，而故缓急之欤？愚曰：皆不然也。所谓营卫者，乃无形之阴阳，非有形之血气也。若云有形之血气，只如有人刖一手，或刖一足，血气行至所刖之处，不能过乎他经，必断绝而死。然亦未尝见其死者，则知非有形之血气明矣。不观《内经》有卫气行篇，复有营气篇。二者皆用气字，故知其为无形之阴阳也。夫既为无形之阴阳，则不必复拘脉行之尺寸与经络之短长，而又何妨以一时配一脏腑也。但以一时主一脏腑则可，以一时行一经络则不可。

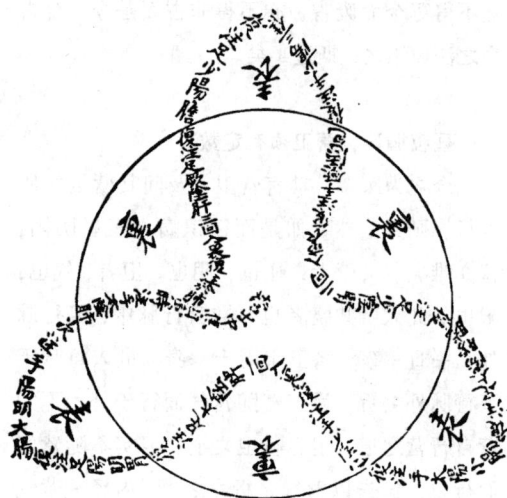

营行表里图

按营出中焦，自寅时起于手太阴肺，次第注于十二经隧之中，周而复始，一日一夜，如是五十周于身，漏水下百刻。后图以圈内为里为脏，圈外为表为腑，于一周之中，三回入里，三回达表，所谓一日一夜，五十营是也。至于卫气，亦一日一夜五十周于身，但不随营气而行，别有行法，亦具其图于后。

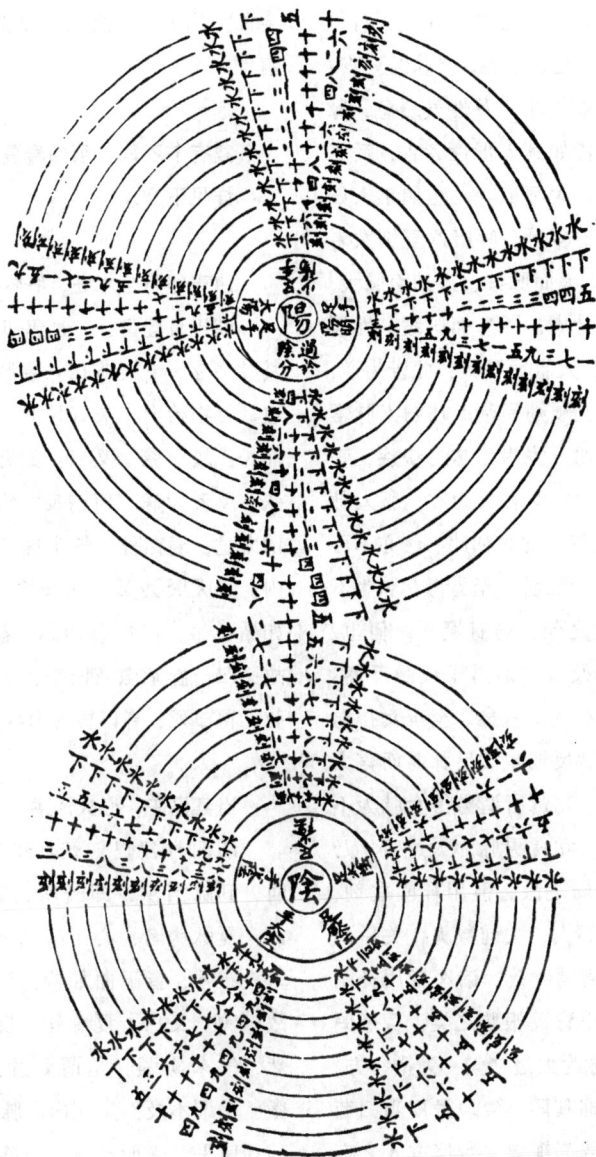

卫气行合漏水刻数图

男女长幼，大小各有殊形。

　　男女长幼，不必言，大小者，言人之肥瘦也。十九难云：脉有顺逆，男女有恒而反者，何谓也？然，男子生于寅，寅为木，阳也。女子生于申，申为金，阴也。故男脉在关上，女脉在关下。是以男子尺脉恒弱，女子尺脉恒盛，是其常也。反者男得女脉，女得男脉也。其为病何如？然，男得女脉为不足，病在内，左得之病在左，右得之病在右，随脉言之也。女得

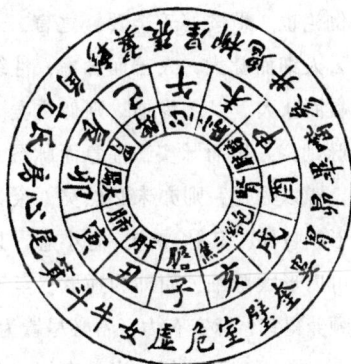

营卫周天度数图

679

男脉为太过，病在四肢，左得之病在左，右得之病在右，随脉言之。此之谓也。《脉经》曰：凡诊脉，当视其人长短大小，及性气缓急，脉之迟速。大小长短，皆如其人形性者吉，反之者则为逆也。脉三部，大都欲等。至如小人妇人细脉小软，小儿四五岁脉，呼吸八至细数者吉。《千金翼》云：人大而脉细，人细而脉大，人乐而脉实，人苦而脉虚，性急而脉缓，性缓而脉急，人壮而脉细，人羸而脉大，此皆为逆，逆则难治，反此为顺，顺则易治。凡妇人脉常欲濡弱于丈夫。小儿四五岁者，脉自快疾，呼吸八至也。男左大为顺，女右大为顺。肥人脉沉，瘦人脉浮，《千金翼》之言如此。然亦不可执一而论也。予尝读《难经》，至男得女脉为不及，女得男脉为太过之句，窃有疑焉。何也？夫所谓男得女脉为不及者，谓男子尺脉反盛，此为水不胜火，其为不及也宜矣。至于女得男脉为太过，谓女子尺脉反弱。尺脉弱而言太过，于理有未合，不知先贤所谓男得女脉为不及者，乃真阴不足也，女得男脉为太过者，乃阳邪有余也。若以尺弱之故，但用补阴之剂，则失之矣。余尝治一妇人，关前数大，关后微弱，内热心烦，头齿肩膊尝疼，诸医皆用补阴之剂，如四物沙参鳖甲青蒿银柴之类，百剂罔效，后余因思女得男脉为太过之句，为撰一方，用薄荷防风山栀，以抑其阳，生地丹皮当归芍药甘草，以扶其阴，数剂辄效，始信古人之言不诬也。若男子尺寸俱盛，女子尺寸俱弱，又不可一例论也。愚按《千金翼》之言，未可尽信。如云人细而脉大，人苦而脉虚，性缓而脉急，人羸而脉大，以之为逆，则似之矣。至于人大而脉细，人乐而脉实，性急而脉缓，人壮而脉细，皆以为逆，则亦未必然矣。余尝诊一贵人，形貌魁伟，其脉如绝，有小恙，其脉反大，岂可以形大脉细，而即为逆欤！至于快乐之人，颐养得宜，脉实有力，不必尽皆为虚也。又如性急之人，其脉和缓，当是寿征，人壮脉细，因所禀既清，肌肉丰厚，自脉道微小。《千

金翼》拘于对待之法，以文害义，是以未可尽信也。

复有节不同，须知春夏秋冬。

详见下文。

建寅卯月兮木旺，肝脉弦长以相从。

谓正月建寅，二月建卯也。值此木旺之时，其脉当弦。十五难曰：春脉弦者，肝，东方木也。万物始生，未有枝叶，故其脉之来，濡弱而长，故曰弦。又曰：如有变奈何？然，春脉弦，反者为病。何谓反？然，其气来实强，是谓太过，病在外，气来虚微，是谓不及，病在内，气厌厌聂聂，如循榆叶曰平，益实而滑，如循长竿，曰病急而劲，益强如张弓弦曰死。故又曰：春脉微弦曰平，弦多胃气少曰病，但弦无胃曰死，春以胃气为本。

当其巳午，心火而洪。

谓四月建巳，五月建午也。值此火旺之时，其脉当洪，即经所云钩者是也。十五难曰：夏脉钩者，心，南方火也。万物之所茂，垂枝布叶，皆下曲如钩，故其脉之来疾去迟，故曰钩。又曰：夏脉钩，反者为病。何谓反？然，气来实强，是谓太过，病在外，气来虚微，是谓不及，病在内。脉来累累如环，如循琅玕曰平，来而益数，如鸡举足者，曰病。前曲后倨，如操带钩曰死。故又曰：夏脉微钩曰平，钩多胃气少曰病，但钩无胃气曰死。夏以胃气为本。

脾属四季，迟缓为宗。

谓三月建辰，六月建未，九月建戌，十二月建丑。如是辰戌丑未之月，谓之季月。土旺四季，寄旺于春夏秋冬之初。土旺用事，各旺十八日，共成七十二日，其脉当缓，以土之性迟缓故也。十五难曰：脾者中州也，其平和不可得见，衰乃见耳。来如雀之啄，如水之下漏，

是脾衰之见也。

申酉是金为肺，微浮短涩宜迟。

谓七月建申，八月建酉也。值此之时，太阴用事，其脉当微浮短涩，即经所云毛者是也。十五难曰：秋脉毛者，肺，西方金也。万物之所终，草木华叶，皆秋而落，其枝独在，若毫毛也。故其脉之来，轻虚以浮，故曰毛。又曰：秋脉毛，反者为病。何谓反？然，其气来实强，是谓太过，病在外；气来虚微，是谓不及，病在内。其脉来蔼蔼如车盖，按之益大曰平；不上不下，如循鸡羽曰病；按之萧索，如风吹毛曰死。故又曰：秋脉微毛曰平，毛多骨气少曰病，但毛无骨气曰死。秋以胃气为本。

按刘守真曰：涩物湿则滑泽，干则涩滞，燥湿相反故也。如遍身中外涩滞，皆属燥金之化，故秋脉涩，涩涩也。

月临亥子，是乃肾家之旺，得其沉细，各为平脉之容。

谓十月建亥，十一月建子也。值此水旺之时，其脉宜沉而细，即经所谓石者是也。十五难曰：冬脉实者，肾，北方水也，万物之所藏也。极冬之时，水凝如石，故其脉之来，沉濡而滑曰石，又曰：冬脉石，反者为病。何谓反？然，气来实强，是谓太过，病在外；气来虚微，是谓不及，病在内。脉来上大下锐濡滑，如雀之啄曰平；啄啄连属，其中微曲曰病；来如解索，去如弹石曰死。故又曰：冬脉微石曰平，石多胃气少曰病，但石无胃气曰死。冬以胃气为本。

既平脉之不衰，反见鬼兮命危。

此言春弦夏洪，秋毛冬石，不失其常，是为平脉，是元气之不衰也。忽见鬼克之邪脉来侵，其命当危而败矣。何谓鬼克之邪也？克我者是也。如春日浮短涩脉，夏见沉细脉，四季见弦长脉，秋见洪大脉，冬见迟缓脉，皆鬼克

之邪也。假令四季之中，虽见贼邪之脉来侵，然春犹带弦，夏犹带洪，秋犹带毛，冬犹带石，尚有可生之理。倘本季之脉，全然不见，但见鬼克之脉，则其命也危矣。

子扶母兮瘳速。

我所生者为子。子扶母者，如春得洪大脉，夏得迟缓脉，季夏得浮涩脉，秋得沉细脉，冬得弦长脉。又如心脉见缓大，肝脉见洪散，脾脉见浮涩，肺脉见沉滑，肾脉见弦长，亦是子来扶母。乃从前来者，谓之实邪。其病易已，故曰瘳速。

母抑子兮退迟。

生我者为母。所谓母抑子者，如春得沉细脉，夏得弦长脉，季夏得洪大脉，秋得迟缓脉，冬得浮涩脉。又如心脉见弦，肝脉见沉，脾脉见洪，肺脉见缓，肾脉见浮涩。又如肾病传肝，肝病传心，心病传脾，脾病传肺，肺病传肾之类，是皆母来抑子。乃从后来者，谓之虚邪。病虽不死，必稽延而难愈也。

《此事难知》云，脉，地也。色，天也。地生天则顺，天生地则逆。假令得弦脉而面赤色，地生天也，地生天则顺也，子扶母兮瘳速也。假令得弦脉，而面黑色，天生地也，天生地则逆也，母抑子兮退迟也。

得妻不同一治，生死仍须各推。

我克者为妻。如春见缓脉，夏见浮涩，长夏得沉细，秋见弦长。又如肝脉见迟缓，心脉见浮涩，脾脉见沉滑，肺脉见弦长，肾脉见洪大，是皆谓之微邪，不足畏。然又有反以微邪为可畏者，则生死仍须各推可也。详见下文。

假令春得肺脉为鬼邪，得心脉乃是肝儿，肾为其母，脾则为妻。

此作赋者，恐人不知鬼邪，实邪，虚邪，

微邪，故举春以为例。然已详见上文，不必复赘。

《脉经》云：脉从前来者为实邪，从后来者为虚邪，从所不胜来者为贼邪，从所胜来者为微邪。

春得脾而莫疗，冬见心而不治，夏得肺以难瘥，秋得肝亦何处。

此复发明得妻不同一治，生死仍须各推之理。凡我克者为妻，乃微邪也。假令春脉弦而缓，冬脉沉而洪，夏脉洪而涩，秋脉涩而弦，虽见妻脉来乘，是为微邪，不足畏。如春脉但见迟缓，而不见其带弦，是为土旺生金，反来克木。冬脉但见其洪大，而不见其带沉，是为火旺生土，而反来克水。夏脉但见其涩，而不见其带洪，是为金旺生水，而反来克火。秋脉但见其弦长，而不见其带涩，是为木旺生火，而反来克金。如此之脉，不得谓之小逆，反以微邪为可畏也。譬如人家，其夫良善，其妻不能，难能相夫以成家，而夫纲犹整，是为美疢，不足畏也。倘若其夫懦弱，其妻强悍，事无大小，操窃其权，虽有夫君，视同奴隶，流渐日久，弑逆之祸，其不免矣。岂非反以微邪为可畏欤？故曰：得妻不同一治，生死仍须各推。复有一说，谓春夏秋冬四季之时，倘得妻脉，其生死判断有不同者，试观四句赋中，惟夏得肺以难瘥一句，为一定之辞，其余三句，俱属两可。况别有诀云：春中诊得四季脉不治，多应病自除，则知春夏秋冬，四季之中，倘得妻脉，其生死仍须各推，不可一例而论也。假令春得脾脉，春属木，脾属土，木非土不生，况木得湿土之滋，反能长养，故云莫疗而病自愈也。又令冬见心脉，冬为寒冰，心为君火，如严寒之时，得太阳一照，使流水不冰，纵有微邪，亦无大害，故不必治也。惟夏得肺脉，夏为赤帝司辰，万物赖以长化，倘见肺脉，肺为阴金，其气肃杀，故杀菽陨霜，春秋所警，是以夏得肺以难瘥也。至于秋得肝脉，肝为青阳，

主东方之生气，秋得肝脉，是当摇落之时而得生长之气，如阳明司天之岁五之气，厥阴风木客气加临，春令反行，草乃生荣，民气和之谓也，又何疑其为害也哉！

此乃论四时休旺之理，明五行生克之义。

此总结上文之脉，反四时者，由五行有相克之义存焉耳。

举一隅而为例，则三隅而可知。

如前偶举一春以为例，则夏秋冬季可以类推矣。

按平弦而若紧。

此节言脉有相似者，当详明分别之，不可混淆也。平字非弦脉之平，当与下文欲识之识字相对。南方诊脉谓之看脉，北方诊脉谓之平脉，如《脉经》平脉早晏、平脉虚实之类，故曰按平弦而若紧。弦者，不散也，端直而长，状若筝弦。曰弦紧者，不缓也，脉来劲急，按之长，举之若牵绳转索之状。弦属少阳，为疟为饮，为寒热，为气血收敛。紧属太阳，为寒为痛，在人迎为伤寒，在气口为伤食。不可以其同一长而直，而不分其孰为弦，孰为紧也。

欲识涩而似微。

涩不滑也，参伍不调，如雨沾沙，又如轻刀刮竹曰涩。涩为气多血少，为伤精，为痰阻气机，为中雾露。微者不显也，脉来极细而软，若有若无曰微。为气血俱虚，为败血不止，面色无光。然涩者，言脉道之塞涩而不流利也。微者，言脉道之微细，而不充满也。二者皆难定息数，诊之者须辨其孰为涩，孰为微。

浮芤其状相反。

浮者，不沉也。按之不足，举之有余曰浮。有力为风，无力为虚。芤则初无定体，芤，草

名，其叶似葱，以脉轻手则浮而大，重则中空，故借以命名也。即先贤论芤脉，亦有不同。如本诀中指法，则曰两头即有，中间全无，或又谓四畔有，中间无，而《脉经》则又曰芤脉，其象两边似有，中间全无。仲景《伤寒论》曰：脉弦而大，弦则为减，大则为芤，减则为寒，芤则为虚，虚寒相搏，此名为革。男子亡血失精，女子半产漏下。古人谓芤脉之不同如此。或云两头有，中间无，或曰四畔有，中间无。或曰两边有，中间无，余尝按此三法，诊人之脉，皆断之为失血，并无差忒。因思芤脉轻手则浮，重则中空，虽有上下左右四畔之不同，要之皆因血去故也。但据仲景之言观之，脉弦则为减，大则为芤，是轻手取之，则觉其弦大，及乎重手则减而为芤，与剖竹相似，非两边有，中间无乎。至本诀中指法主病则曰：两头即有，中间全无，主淋沥气入小肠，与仲景之主病不合。大抵从仲景之指法，其病为虚为寒，从《脉诀》之指法，其病为阳为热，不得张凿而李枘也。不独芤脉为然，凡读古人书，不可胶柱鼓瑟，况脉之理，至精至微，脉不自立其名，因古人之指法而立名。假令某古人之指法如此，故其主病如此，某古人之指法如彼。故其主病如彼，戴起宗之流，造脉诀刊误，每用一古人之指法，如定脉之名，复用一古人之主病，强牵以合之，至使后人病脉不相对，误人岂浅鲜哉！不知古人各有得心应手之妙，非若后世之人，泥于字句者比也。

沉伏殊途同归。

沉，不浮也，轻手不见，重手乃得，曰沉为入里，脉之首伏不见也。《脉经》云：伏者，极重手按之，着骨乃得，为三阴之尽。

洪与实而形同仿佛。

洪者，脉来满指而大也。实者，浮中沉，皆有力也。二脉皆满指，然洪有浮沉之别，而实谓浮沉皆有力也。

濡与弱而性带依稀。

濡与弱，其状相似，但有浮沉之别与阴阳之分耳。诸家皆以极浮细而软曰濡，极沉细而软曰弱。惟本诀指法主病中，则曰指下寻之。似有再再还来，按之依前却去曰濡，指下寻如烂绵相似，轻手乃得，重手稍无，快快不前曰弱。据诀所云，似乎以极沉而无力为濡，极浮而无力为弱矣。两说龃龉，何去何从也？不知濡为阴水当沉，弱为阴金当浮。濡为阳不足，不当于浮中见，弱为阴不足，不当于沉中见。据理而论，当以诀之指法为是，而以他说为非矣。况濡弱二脉，但可以极沉而软，极浮而软言之，不必更加细字。

先辨此情，后明其理，更复通于药性，然后可以为医。

今人但知脉理之难，而不知药性之难也；但知药之功，而不知药之性耳。能尽其药之性，然后可以为医也。夫所谓性者，非山楂消食，贝母清痰，枳壳宽胸，陈皮下气之谓也，乃寒热温凉，升降浮沉，阴阳清浊之谓也。语云：用药如用兵，兵家之道，知彼知己，百战百胜。知彼者，知贼之虚实也。知己者，知我兵之水陆奇正也。如为医者，但知脉理，而不知药性，是犹用兵者，但知贼之虚实，而不知我兵之宜水宜陆，宜奇宜正，纵有百万之师，其不为贼所陷者鲜矣。

既已明其三部，须知疾之所有。

此承上起下之词，言既明寸关尺之三部，须知三部之中所现之脉不同，而所生之病亦各异也。

寸脉急而头痛

寸，阳部也。头，诸阳之会也。今诊得寸脉而急，急则近于紧，诸紧为寒，当是风寒客于其脑而作痛也。

平人气象论云：寸口之脉中手短者，曰

头痛。

弦为心下之咎。

心之下，胃之上也。弦则为饮，《脉经》曰：寸脉弦，心下愊愊，谓心下有痰饮也。故寸弦而曰心下咎也。

紧是肚痛之征。

肚痛者，胃脘痛也。经云：紧在寸口，或膈上有寒，或膈下有水，寒在上焦，风满而噎，或风寒外入，病苦头痛。当是左寸紧。或宿，食内停，腹中不化，当是右寸紧。

缓即皮顽之候。

寸，阳位也。缓则为湿，风从阳，湿从阴，风从上，湿从下。今缓脉见于阳位，即经云寸缓，主皮不仁，风寒在肌肉也。宜防风汤。

微微冷人胸中。

寸，阳部也。胸中，阳位也。微者，阳气虚也。阳虚则寒，故寸微而知胸中有冷气也。

数数热居胃口。

数为热，经云：寸数即吐，以有热在胃脘熏胸中，宜药吐之。及针胃脘，服除热汤，则知热在胃口矣。

滑主壅多。

经云：寸滑阳实，胸中壅满吐逆，宜前胡汤。

涩而气少。

凡涩为气多血少，而此独云涩而气少者，何也？盖以胸为气海，若关脉涩，则当谓之血少，何也？以其营出中焦也。至于寸口所以候胸中者，胸为气海，安得不谓之气少也哉。

胸连胁满，只为洪而莫非，膺引背疼，缘是沉而不谬。

洪为阳，沉为阴，洪为火，沉为寒，胸为阴，背为阳。寸部而见洪脉，为肠火之邪，干于心胸，而作满闷。经云：诸逆冲上，皆属于火者是也。寸部而见沉脉，为阴寒之气干于肺，而作引痛。经云：诸气膹郁，皆属于肺者是也。

更过关中，浮缓不飡。

关中所以候中焦者，中焦属脾土，土之性宜镇静。今脉见浮缓，缓虽土之本脉，而浮则为风为虚，如大风扬沙，失其镇静之德，而成虚浮之象，其不食也宜矣。

紧牢气满，喘急难痊。

紧则为寒，牢则为病根深固。今二脉见于关中，是脾胃为冷物所伤，脾病则留满否塞，故气满喘急，而成不拔之证矣。

弱以数兮胃热，弦以滑兮胃寒。

数则为热，见于关中，则为热壅胃口，热壅胃口则不食，不食则脉因之而弱矣。弦则为饮，滑主壅滞，今弦滑兼见于关中，是为胃中停积寒饮矣。

微即心下胀满。

诸胀满皆属于土，微为阴土，乃不及之土也。微脉见于关中，是为脾虚不足而作胀满矣，当于微脉条中参看可也。

沉兮膈上吞酸，涩即宜为虚视，沉乃须作实看。

上文云：沉兮膈上吞酸。下文云：沉乃须作实看。岂非一脉而两证欤？不知上文之沉兮膈上吞酸者，乃胃中有宿滞未消，而作吞酸之证，诚恐后人以关脉见沉，误认脾虚而用补剂，则难免实实之祸矣，故反复叮咛之，曰：涩则宜为虚视。盖以营出中焦，关脉涩则为营血不

足，谓之虚也宜矣。至于沉则不得视之为虚，而当视之为实，宜用消导之剂，去其积滞，则阳气自升，而脉自不沉矣。

下重缘濡，女萎散疗之在急。

濡主虚乏，为气血不足之候。关主脾胃，今见濡脉，则元气衰而中气下陷，故腰以下坠重，难以行立。女萎散无传，姑俟后考。人身如鸡子相似，脾气如黄，元气如清。凡清明前煮鸡子，则黄在中，以其清足故也。清明后煮鸡子，则黄偏而下，以其清不足故也。人身之中气亦然。若中气足则不偏虚，不足则下陷而偏矣。

水攻因伏，牵牛汤泻则令安。

营出中焦，中焦治则脉道行，而往来流动矣。今关脉伏，则土为水掩，而脉道不行，如五常正大论所云：藏政以布，长令不扬也。治之者，当以牵牛汤，尽泻其水，则脾土自现，而脉道自通矣。禹贡曰：云土梦作乂，此之谓也。

尔乃尺中脉滑，定知女经不调。男子遇此之候，必主小腹难消。

滑主壅多，女子经脉不通。男子小便不利，皆壅滞之患也。按经云：尺滑气血实，妇人经脉不利，男子溺血。

伏脉谷兮不化。

尺脉伏而云谷不化者，何也？盖以饮食入胃，不能运化，停留于中，壅遏营卫，卫出下焦，不得通达，故厥阴之木气不升，而尺脉为之伏矣。治之者当吐其邪，而升其气，使厥阴之气上升，而尺脉可复出矣。其说当于八里脉尺伏条下参看。

微即脐痛无愁。

微为阳虚阴盛之脉，尺中见微，是为阴分而见阴脉也。诸阴为寒，故经云：尺微厥冷，小腹中拘急有寒气。

弱缘胃热上壅。

尺脉弱而云胃热上壅者，何也？盖以上实则下虚，热气并壅于胃口，故尺脉见弱也。

迟是寒于下焦。

诸迟为寒，尺所以候下焦者，尺脉见迟，是以知下焦之有寒也。

胃冷呕逆涩候。

人身如釜甑相似，胃犹甑也，脾犹釜也。下焦命门，犹釜底之薪也。命门之火旺，则能熏蒸脾土，而胃中之饮食易消。况肾者胃之关，今尺脉见涩，是为精血不足，真火衰微，不能熏蒸脾土，腐熟水谷，故胃冷而为呕逆之候矣。即王太仆所谓食入久而反出者，胃无火也。

腹胀阴疝弦牢。

经云：尺脉弦小，腹痛及脚中拘急，宜服建中汤，针气海泻之。又云：尺脉牢，腹满阴中急，宜萆薢子茱萸丸，针丹田、关元、中极。按：气海、丹田、关元、中极数穴，皆任脉之穴也。任脉主男子内结七疝，女子瘕聚带下。然疝有多端，何独归于任也？不知任脉是疝病之本源，各经是疝病之支流，今尺部而见弦牢之脉，为弦而有力，动而不移，是足厥阴之气郁而不舒，致成腹胀阴疝之证矣。罗谦甫云：阴证足厥阴之脉，环阴气抵少腹，或痛因肾虚，寒水涸竭，泻邪补肝，蒺藜汤主之。

紧则痛居其腹。

诸紧为寒，今见在尺脉，则知其寒在下焦。即经云尺脉紧，脐下痛者是也。

沉乃疾在其腰。

腰者肾之府。两尺脉沉，沉为阴水，为火

不能相济，故疾在其腰也。详见八里脉沉脉尺部条下。

濡数浮芤，皆主小便赤涩，细详如此之候，何处能逃。

濡而数，乃阴中之火也。阴中有火，故主小便赤涩，当用凉补之药，以滋其阴浮。而芤乃阳中之火也，阳中有火，亦主小便赤涩，当用寒凉之剂，以泻其火。然濡数浮芤，当知濡数为一脉，浮芤为一脉，不必分为四也。

若问女子何因，尺中不绝，胎脉方真。

女子以尺为主，不绝者，往来流利也。即《内经》云：阴搏阳别，谓之有子。谓尺中之脉，搏于指下，大有别于关前也。

太阴洪而女孕，太阳大而男娠。

谓右手寸关沉而洪，左手寸尺洪而大也。女，阴也，其道尚右，而太阴俱在右寸关是也。太阴为藏，当于沉中候，今诊得右手肺脾之脉沉而洪，故知其为女孕也。男，阳也，其道尚左，然两太阳俱在左，太阳为府，当于浮中候，今诊得左手小肠膀胱之脉洪而大，故知其为男娠也。

或遇俱洪而当双产，此法推之，其验若神。月数断之，各依其部。假令中冲若动，此乃将及九旬。

凡女人有孕，除心与小肠不养胎，心为君主，小肠为之使也。其余脏腑，各以其月输血养胎，一月肝，二月胆，三月手心主，四月三焦，五月脾，六月胃，七月肺，八月大肠，九月肾，十月膀胱，十月满足，故产而生矣。夫十日为旬，九旬者三月也。中冲者，手心主之井穴，故三月而中冲脉动也。中冲，手中指尖内侧。

患者欲知要死，须详脉之动止。

凡平人之脉，一呼二至，一吸二至，闰以太息，共成五至，循环无已。至五十动而不止，是为大衍之数，全五脏皆受气也。如动而中有一止，则知其一藏无气，当于各藏予之死期。

弹石劈劈而又急，解索散散而无聚。

弹字，当作平声读，不当作去声读。弹石者，如指弹于石上，劈劈而坚硬也。若误读作去声，则为弹丸之弹，失其劈劈之旨矣。解索者，谓如索之朽坏，解散无复次序也。若谓解结之解，则误矣。《内经》云：来如弹石，去如解索者，死。又曰：死肾脉来，发如夺索，劈劈如弹石曰肾死。按弹石者，辟辟急也。解索者，动数而随散乱，无复次序也。

雀啄顿来而又住，屋漏将绝而复起。

凡雀之啄食，必连连啄之，时一回顾，恐人之将捕也。怪脉之来，连连数急，时复一止，如雀啄食之状。又曰：雀啄者，脉来甚数而疾，绝止复顿来也。屋漏者，其来既绝而止，时时复起，不相连属也。经云：死脾脉锐坚，如鸟之啄，如鸟之距，如屋之漏，如水之流，曰脾死。

虾游苒苒，而进退难寻。

诀云：虾游状若虾蟇游，魂去行尸定主忧。虾游者，苒苒而起，及细寻之，不知脉之所在，久而复起，迟迟辄没，言来迟去速也。

按经云：脉困病人，脉如虾之游，如鱼之翔者死。注云：虾游者，苒苒而起，寻复退没，不知所在。久乃复起，起辄迟，而没去速者是也。鱼翔者，似鱼不行，而但掉尾动头，身摇而久住者是也。

鱼跃澄澄，而迟疑掉尾。

鱼跃者，鱼翔脉也。迟疑掉尾者，头不动而尾摇，撒然一厥也。又诀云：尾掉摇摇头不动，鱼翔肾绝亦如期。虾游者，以上下之往来

言，时复一隐也。鱼翔者，以内外之往来言，时复一厥也。

嗟乎，遇此之候，定不能起，纵有丸丹，天命而已。

复有困重沉沉，声音劣劣，寸关虽无，尺犹不绝，往来息均，踝中不歇，如此之流，何忧殒灭。经文具载，树无叶而有根，人困如斯，垂死乃当更治。

沉沉，神昏也。劣劣，气少也。寸关之脉虽无，尺中之脉不绝，而且往来息均，及诊踝中足少阴太溪之动脉，在足内踝后五分，跟骨上陷中动脉。则又流利不歇，譬诸枝叶虽凋，根本尚在，犹有发生之根，又何患乎殒灭也哉！《难经》第八难云：寸口脉平而死者，何谓也？然，诸十二经脉者，皆系于生气之原，所谓生气之原者，谓十二经之根本也，谓肾间动气也。此五脏六腑之本，十二经脉之根本，呼吸之门，三焦之源，一名守邪之神。故气者，人之根本也，根绝则茎叶枯矣。寸口脉平而死者，生气独绝于内也。然脉赋所言者，枝叶虽尽，而根本尚存，犹有可生之理。《难经》所云：根本先拔，而茎叶虽存，必无可生之道。合而观之，相得而益彰矣。

按《脉经》云：上部有脉，下部无脉，其人当吐不吐者死。上部无脉，下部有脉，虽困无所苦。所以然者，譬如人之有足，树之有根，虽枝叶枯槁，不致殒萎。若根本坏则殆矣。

诊脉入式歌

左心小肠肝胆肾。

左者，左手也。此言左手寸关尺之三部也。左寸心与小肠，动脉所出，左关肝与胆，动脉所出，左尺肾与膀胱，动脉所出。歌内不言膀胱者，盖由字多包括不尽也。

右肺大肠脾胃命。

右者，右手也。此言右手寸关尺之三部也。右寸肺与大肠，动脉所出，右关脾与胃，动脉所出，右尺命门三焦，动脉所出。歌内不言三焦者，亦因包括不尽也。三十六难曰：藏各有一耳，肾独有两者何也？然肾两者，非皆肾也。其左者为肾，右者为命门。命门者，诸精神之所含，元气之所系也。故男子以藏精，女子以系胞，此扁鹊之言也。戴起宗既知扁鹊之论，何必反改肾字为命字也。当与后右手命门歌内参看。

按《脉经》第七脉法赞云：肝心出左，脾肺出右。肾与命门，俱出尺部，魂魄谷神，皆现寸口。左主司官，右主司府。左大顺男，右大顺女。关前一分，人命之主。左为人迎，右为气口，神门决断，两在关后。人无二脉，病死不愈，诸经损减，各随其部。察按阴阳，谁与先后。阴病治官，阳病治府，奇邪所舍，如何捕取。审而知之，针入病愈。心部在左手关前寸口是也，即手少阴经也，与手太阳为表里，以小肠合为府，合于上焦，名曰神庭，在龟尾，鸠尾下五分。肝部在左，手关上是也，足厥阴经也。与足少阳为表里，以胆合为府，合于中焦，名曰胞门，在太仓左右三寸。肾部在左手，关后尺中是也，足少阴经也，与足太阳为表里，以膀胱合为府，合于下焦，在关元左，肺部在右手关前寸口是也。手太阴经也，与手阳明为表里，以大肠合为府，合于上焦，为呼吸之府，在云门，脾部在右手关上是也。足太阴经也，与足阳明为表里，以胃合为府，合于中焦脾胃之间，名曰帝门，在季胁下前一寸半，肾部在右手关后尺中是也。足少阴经也，与足太阳为表里，以膀胱合为府，合于下焦，在关元右，左属肾，右为子户，名曰三焦。

女人反此背看之，尺脉第三同断病。

此言男子之脉，两尺常弱，女人反此背看

者，谓惟两尺，当常盛也。至于心肝脾肺肾，亦如男子之分列部位，初无异也。

按经云：天地者，万物之父母也。阴阳者，气血之男女也。男子负阴而抱阳，女子负阴而抱阴。南方阳也，北方阴也。男子面南而生，则两寸在南而得其阳，故寸脉洪大，而尺脉微弱也。女子面北而生，则两寸在北，而得其阴，故寸脉微弱，尺脉洪大也。男得女脉为不足，女得男脉为太过。《脉诀》云：女人反此背看之。尺脉第三同断病，正谓此也。

心与小肠居左寸，肝胆同归左关定。肾居尺脉亦如之，用意调和审安静。肺与大肠居右寸，脾胃脉从关里认。命门还与肾脉同，用心仔细须寻趁。

其说已见上文。

若诊他脉覆手取。

凡诊他人之脉，医人必自覆其手，以食指候病人之寸，中指候病人之关，无名指候病人之尺，此其常也。故曰：覆手取，戴起宗误以为病人之手，而改为诊脉皆须仰手看，不通甚焉。

按薛立斋云：《脉诀》之言，谓诊他则覆手，自诊则仰手，取手便而已。刊误盖误认词意，以医之覆手诊人，为覆病人之手也。自此以后，有似此者则去之而不辨。

要自看时仰手认。

若诊自己之脉，亦必以食指候寸，中指候关，无名指候尺。若亦覆手以诊，则指法颠倒矣。凡欲诊自己左手之脉，必以右手从左手背后，仰操向上，曲指取之。若诊右手之脉，以左手从右手背后仰操向上，曲指取之。则指法亦如诊他人之脉矣。

三部须教指下明，九候了然心里印。

其说已见脉赋。

大肠共肺为传送。

张世贤云：大肠者，肺之腑，乃传道之官，传送不洁之物，而变化出焉。其传道也，必待气往下行，肺主气，故共为传送也。经曰：阳明之上，燥气治之。中见太阴。

按经云：肺者，相傅之官，治节出焉。大肠者，传道之官，变化出焉。

心与小肠为受盛。

张世贤云：心者，火之属也。火主时令，则万物皆盛。小肠者，心之腑，乃受盛之官，承奉胃司而受盛糟粕。心属火，火能化物，糟粕受已，复化传入大肠，故云心与小肠为受盛。经曰：少阴之上，火气治之。中见太阳。

按经云：心者君主之官，神明出焉。小肠者，受盛之官，化物出焉。

脾胃相通五谷消。

经云：脾胃者，仓廪之官，五味出焉。盖胃主纳谷，脾主化谷。洁古曰：脾胃之气常通和，故曰脾胃相通五谷消也。

膀胱肾合为津庆。

经云：肾者，作强之官，伎巧出焉。膀胱者，州都之官，津液藏焉。五脏虽各有其液，而所主者为肾，故曰膀胱肾合为津庆也。戴起宗谓非肾与膀胱所专主，则谬矣。

三焦无状空为名，寄在胸中膈相应。

所谓无状空有名者，此即《内经》所云：上焦如雾，中焦如沤，下焦如渎者是也。又《难经》云：上焦者，在心下，下膈在胃上口，主内而不出，其治在膻中，玉堂下一寸六分，直两乳间陷者是。中焦者，在胃中脘，不上不下，主腐熟水谷，其治在脐傍。下焦者，在脐下，当膀胱上口，主分别清浊，主出而不内，以传道也，其治在脐下一寸。故名曰三焦。此焦字当读作平声，无有月旁，故曰无状，空有

名也。至于下文肾藏歌内所云，两耳通为窍，三膲附在斯之三膲，准经脉篇为手厥阴之府，配十二经络，乃有形有名，有经络者。其字读作去声，并有月旁，不可以无状有名之三焦，混作有状有名有经络之三膲也。

肝胆同为津液府，能通眼目为清净。

经云：肝者将军之官，谋虑出焉。胆者中正之官，决断出焉。又胆为清净之府，肝开窍于目，故能通眼目为清净也。

智者能调五脏和，自然察认诸家病。

医者，五脏安和，则出入息匀，然后能诊他人之脉，不至差忒也。

掌后高骨号为关，骨下关脉形宛然。

言医者，以中指对病人之掌后高骨，转而向前，则为关脉矣。

以此推排名尺泽，三部还须仔细看。

上文既以中指定其关脉，则关前为寸，关后为尺，不言而喻矣。

关前为阳名寸口，关后为阴直下取。

中部而名之曰关者，正以关前为阳，关后为阴，而为阴阳之关隘。此又非所论于寸关尺之三部而言之也。

按《脉经》云：关前为阳，关后为阴。阳数则吐血，阴微则下利。阳弦则头痛，阴弦则腹痛。阳微则发汗，阴微则自下。阳数口生疮，阴数加微必恶寒，而烦扰不得眠也。阴附阳则狂，阳附阴则癫。得阳属府，得阴属藏。无阳则厥，无阴则呕。阳微则不能呼，阴微则不能吸。呼吸不足，胸中短气，依此阴阳以察病也。

阳弦头痛定无疑，阴弦腹痛何方走。

弦为少阳，主半表半里，然从阳化则热，从阴化则寒。今弦脉见于阳部，为少阳有火，而作头痛，此从阳化则热也。阴部见弦，则为少腹有寒痛，此从阴化则寒也。弦为气血敛之脉，而见于关前，则为风寒外来；见于关后，则为阴寒内生。

阳数即吐兼头痛，阴微即泻脐中吼。

要知吐兼头痛，足少阳阳明，皆有此证。倘诊得关前之脉，数而带弦，则为足少阳胆经之火，上攻于头，故吐而头痛也。若诊得关前之脉，数而带洪，则为足阳明胃经之火，上攻于头，故亦吐而头痛也。阴脉见微，则下焦之真火衰，衰则脾失其温养之源，故脾虚而作泻矣。然脐者，脾之关也。吼，有声也。

阳实应知面赤风。

关前，阳部也。面，诸阳之会也。实脉，阳火也。今阳部而见实脉，则热极生风，故面赤而为风热也。或曰：数为热，实亦为热，同一热，何以证脉之不同也？答曰：数脉者，火之从下而冲上也，或有虚实之分。实脉者，火之从内而达外也，但实而无虚。

阴微盗汗劳兼有。

汗者，血所化也。凡人寤则阳用事，寐则阴用事。盗汗者，人当寐时，则阳不用事，阳不用事而营气外泄，盗其不知而出也。上文既云阴微即泻，而此复云阴微盗汗，何一脉而两病也？盖以其人兼有劳证，复得阴部脉微，则为阴虚盗汗之证矣。

阳实大滑应舌强。

大则为火，实则为火有余，滑则为痰，火有余则热，热则生风，风火相煽，则痰随火上。关前阳部也，心居膈上，亦阳位，舌为心之外应，阳部而见实大且滑之脉，则风火生痰，窒塞心窍，故舌因之而强也。

阴数脾热并口臭。

脾主中州，与胃为表里，虽赖下焦之相火熏蒸，得以腐熟水谷，行其津液，然亦不可过旺。关后为阴，阴数则相火反乘脾土，脾热则传于胃，胃为阳明，阳明开窍于口，故浊气上升，而口为之臭矣。

阳微浮弱定心寒。

关前为阳，微浮弱为阳气衰。心主火，居于膈上，今阳部而见微浮弱脉，则为阳气衰微，心火不足，故曰定心寒也。

阴滑食注脾家咎。

食注者，完谷不化也。滑主壅多阴，脉见滑，是脾胃失其运化之机，不能腐熟水谷，故作食注而下矣。

关前关后辨阴阳，察病根源应不朽。

夫九老，阳之数也。十老，阴之数也。欲辨关前关后阴阳之数，准《难经》所云：阴得尺中一寸，阳得寸内九分。

一息四至号平和，更加一至大无疴。

考平人气象论中，岐伯曰：人一呼脉再动，一吸脉亦再动，呼吸定息，脉五动，闰以大息，命曰平人。平人者，不病也。王冰释云：经脉一周于身，凡长十六丈二尺，呼吸脉各再动，定息脉又一动，则五动也。计二百七十定息，气可环周。然尽五十营，以一万三千五百定息，则气都行八百一十丈，如是则应天，常度脉气，无不及太过，气象平调，故曰平人也。

三迟二败冷危困。

凡人身之经脉，周身共计一十六丈二尺，一呼脉行三寸，一吸脉行三寸，呼吸定息，共行六寸，若至二百七十息，得一千三百五十动，脉行一十六丈二尺，始一周于身。一日一夜，

如是五十周于身，共计一万三千五百息，脉行八百一十丈，而足大衍之数也。今脉见迟息，则犹是其脉之行也。减平人之二，是二百七十息中，脉行止得九丈七尺二寸，较平人一十六丈二尺之数，尚余六丈四尺八寸。不能一周于身，而以一昼夜五十营共计之，则一万三千五百息，而脉仅行四百八十丈，是不能满足五十营之数矣，故曰迟也。二败者，校之迟脉，则又损一至。又损一至，则是二百七十息中，脉止行得六丈四尺八寸，准之平人脉，尚余九丈七尺二寸，不能一周于身，以一昼夜五十营共计之，止得六百零五丈矣，仅平人之一半，故为败也。三迟为冷，损二至则迟而又迟矣，故曰冷，危困也。

六数七极热生多，八脱九死十归墓，十一十二绝魂瘥。

六数者，较平人一息五至，而加一至也。平人脉呼吸定息，共六寸，二百七十息，共一千三百五十动，脉行一十六丈二尺为一周于身。今诊得脉数，是于平人脉一息五动之中，加一至也，既加一至，则二百七十息中，加二百七十动，是于一周身外，又过行三丈二尺四寸。若以一昼夜五十营共计之，是于八百一十丈外，又过行一百六十二丈矣，故曰数也。七极者，较平人一息五至，而加二至也。既加二至，则二百七十息中，加五百四十动，是于一周身外，又过行六丈四尺八寸。若以一昼夜五十营共计之，是于八百一十丈外，又过行三百二十四丈矣，故曰极也。数则为数，六至七至，岂非热生多乎。八脱者，较平人一息五至，而加三至也。既加三至，则二百七十息中，加八百一十动，是于一周身外，又过行九丈七尺二寸。若以一昼夜五十营共计之，是于八百一十丈外，又过行四百八十六丈矣，故曰脱也。九死者，较平人一息五至，而加四至也。既加四至，则二百七十息中，加一千零八十动，是于一周身外，又过行十二丈九尺六寸。若以一昼夜五十

营共计之，是于八百一十丈外，又过行六百四十八丈矣，故曰死也。十归墓者，较平人一息五至而倍加之也。息则犹是，而动数倍加，动数既倍加，则丈尺亦倍加，岂非二百七十息中，已两周于身，而于一昼夜间，已一百周于身矣，故曰归墓也。十一者，较平人一息五至，加一倍又多一动也。既加一倍有余，是于二百七十息中，既行三十五丈六尺四寸于周身外，又多行三丈二尺四寸。若以一万三千五百息计之，则一昼夜一百营于身，又加一百六十二丈矣。十二者，设平人一息五至加一倍，又多二动也。既加一倍，又多二动，是于二百七十息中，已行三十八丈八尺八寸，是一昼夜得一百营于身，而又过行三百二十四丈矣，此至之极也。此脉至之极，故曰绝魂也。譬诸一骑，日行百里以为常，若加一二十里，或可强而行之，若加之八九十里，乃至一倍之外，则必倒毙而死矣。

三至为迟一二败，两息一至死非怪。

此足上文从迟而益减为损之极也。若曰三迟二败，上文已详言矣。若损之又损，至两息一至，则平人两息，而病人脉始一至也。是一昼夜间，脉止行得六千七百五十动，以五十营计之，止一周身而尚不足，则死也宜矣。譬之一骑，日行百里以为常，今筋力渐衰，日行六七十里，或可望其复壮，及日行一二十里，而尚不能，其惫也甚矣，安得望其复生哉。

迟冷数热古今传，《难经》越度分明载。

此总结上文迟数损至之脉，谓迟则为冷，数则为热。其人之呼吸，脉之尺寸，经之度数，具载于秦越人之《难经》中也。

热即生风冷生气，用心指下叮咛记。

肝主风热，则火盛金衰，不能制木，则木自旺而生风。肺主气冷，则水盛火衰，不暇制金，则金自旺而生气也。

春弦夏洪秋似毛，冬石依经分节气。

春弦者，即玉机真脏论岐伯曰：春脉者，肝也，东方木也，万物之所以始生也。故其气来软弱轻虚而滑，端直以长，故曰弦，反此者病。帝曰：何如而反？岐伯曰：其气来实而强，此谓太过病在外，其气来不实而微，此谓不及病在中。帝曰：春脉太过与不及，其病皆何如？岐伯曰：太过则令人善忘，忽忽眩冒而颠疾，其不及则令人胸痛引背，下则两胁胀满。夏洪者，即玉机真脏论岐伯曰：夏脉者，心也，南方火也，万物之所以盛长也。故其气来盛去衰，故曰钩，反此者病。帝曰：何如而反？岐伯曰：其气来盛去亦盛，此谓太过病在外，其气来不盛去反盛，此谓不及病在中。帝曰：夏脉太过与不及，其病皆何如？岐伯曰：太过则令人身热而肤痛，为浸淫，其不及，则令人烦心，上见咳唾，下为气泄。秋毛者，即玉机真脏论岐伯曰：秋毛者，肺也，西方金也，万物之所以收成也。故其气来轻虚以浮，来急去散，故曰浮，反此者病。帝曰：何如而反？岐伯曰：其气来毛而中央坚，两旁虚，此谓太过病在外。其气来毛而微，此谓不及病在中。帝曰：秋脉太过与不及，其病皆何如？岐伯曰：太过则令人逆气，而背痛愠愠然。其不及，则令人喘，呼吸少气，而咳上气见血，下闻病音。冬石者，即玉机真脏论岐伯曰：冬石者，肾也，北方水也，万物之所以合藏也。故其气来沉以搏。故曰营，反此者病。帝曰：何如而反？岐伯曰：其气来如弹石者，此谓太过，病在外。其来如数者，此谓不及，病在中。帝曰：冬脉太过与不及，其病皆何如？岐伯曰：太过则令人解㑊，脊脉痛而少气不欲言。其不及则令人心悬，如病饥䏚中清，脊中痛，少腹满，小便变。

阿阿缓弱春杨柳，此是脾家居四季。

按玉机真脏论岐伯曰：脾脉者，土也，孤脏

以灌四傍者也。帝曰：然则脾善恶可得见之乎？岐伯曰：善者不可得见，恶者可见。帝曰：恶者如何得见？岐伯曰：其来如水之流者，此谓太过病在外，如鸟之啄者，此谓不及病在中。帝曰：夫子言脾为孤脏，中央土以灌四傍，其太过与不及，其病皆何如？岐伯曰：太过则令人四肢不举，其不及则令人九窍不通，名曰重强。

在意专心察细微，灵机应变通元记。

张世贤曰：在意，专心不他杂也。他事不杂于胸中，精察脉理之微细，则灵机自然晓悟，元微之理贯通而不忘也。灵机，脉理也。脉理活动而不执滞，故曰灵机。

浮芤滑实弦紧洪，七表还应是本宗。

浮芤滑实弦紧洪七脉，皆轻手取之而即得者。浮以候表，故曰七表。

微沉缓涩迟并伏，濡弱相兼八里同。

微沉缓涩迟伏濡弱八脉，轻取之不得，重手方得。沉以候里，故曰八里。

血营气卫定息数，一万三千五百通。

人受气于谷，谷入于胃，乃传之于五脏六腑，皆受于气。其清者为营，浊者为卫。营行脉中，卫行脉外。营卫周流不息，五十周而复大会，阴阳相贯，如环之无端，故血为荣，气为卫。凡人所以得全其性命，气与血也。气为阳，阳为卫，血为阴，阴为荣，二气常流，所以无病也。经曰：人一呼脉行三寸，一吸亦行三寸，呼吸定息，总行六寸。人一日一夜，凡一万三千五百息，脉行五十度，周身漏水下百刻，营卫外行阳二十五度，内行阴亦二十五度，为一周也。故五十度复会于手太阴寸口者，五脏六腑之所终始也。

脉诀乳海卷二

王邦傅纂注
叶子雨参订　董志仁重校

心脏歌

心藏身之精。

《内经·决气篇》云：两神相搏，合而成形，常先身生，即此谓也。戴氏亦知乎此，而复误精字为有形之精，改为君字，何哉？

按阴阳应象大论，南方生热，热生火，火生苦，苦生心，心生血，血生脾，心主舌。其在天为热，在地为火，在体为脉，在脏为心，在色为赤，在音为徵，在声为笑，在变动为忧，在窍为舌，在味为苦，在志为喜。喜伤心，恐胜喜，热伤气，寒胜热，苦伤气，咸胜苦。金匮真言论曰：南方色赤，入通于心，开窍于耳，藏精于心，故病在五脏。其味苦，其类火，其畜羊，其谷黍，其应四时，上为荧惑星，是以知病之在脉也。其音徵，其数七，其臭焦。

小肠为弟兄。

小肠属丙而刚，心属丁而柔，刚在先而为兄，柔在后而为弟。二俱属火，同气连枝，故曰弟兄。戴起宗云：大言阴与阳，小言夫与妇，非也。何以言之？夫丁与壬合，心之夫，膀胱是也。丙与辛合，小肠之妇，肺金是也。刊误谓不可以言弟兄，非也。

象离随夏旺，属火向南生。

张世贤曰：离之为卦，其中空虚，心藏属火，亦犹是也。火旺于夏，所以随夏而旺相也。经云：南方生热，热生火，火生苦，苦生心，故曰属火向南生也。刊误改作明字，甚无谓也。

任物无纤巨，多谋最有灵。

张世贤曰：任物者，任亲万物也。纤，小也。巨，大也。人心之应物，随其大小，无不任亲也。朱子曰：人心之灵，莫不有之，所以多谋而有灵也。

内行于血海，外应舌将荣。

阴阳应象大论云：心生血，血生脾，心主舌。又云：在窍为舌。五脏生成篇云：诸血者，皆属于心。

七孔多聪慧，三毛上智英。

多聪慧者，心有七窍，上智英者，心有三毛，其次则不全矣。

反时忧不解，顺候脉洪惊。

张世贤曰：心属火而旺夏，反得冬脉沉濡而滑，此乃肾邪干心，水来克火，谓之贼邪，是可忧也。顺候，诊得夏脉也。惊者大而散也。其脉洪大而散，谓之顺候。张世贤之言固是，但忧字与惊字，义俱未透，愚谓心属火主夏，脉宜洪大而散。阴阳应象大论云：在脏为心，在色为赤，在音为徵，在声为笑，在变动为忧。今当夏月，反见沉细之脉，是为反四时。脉既

693

反时，其人当忧愁不能自解之疾，洪大也，惊起，意言夏月诊得其脉洪大而惊起，则谓之顺四时矣。戴起宗误认为惊恐之惊，易作平字，非也。不知惊之一字，王氏《脉经》，已曾有其名矣。如妊娠论中云：呼则为数，吸则不惊。又如云：肝脉惊暴有所惊骇，脉不至，若喑不治，自已之类是也。戴氏可谓少所见、多所怪矣。大抵古人以一字命脉之名，在学者当会意于神情，毋凝滞于字句。只如张长沙曰：寸口卫气胜，名曰高，荣气胜，名曰章，高章相搏，名曰纲。卫气弱，名曰慄，荣气弱，名曰卑。慄卑相搏，名曰损。若执字义，则高章慄卑，是何义理？亦在学人会意于精神冥寞而已，岂亦将以字义之不切，而遽改之，可乎？堪笑今世之人，不于指下求其神情，专于字上求其似是，其去道不亦远乎！

按玉机真脏论云：心脉至坚而搏，如循薏苡子，累累然，色赤黑不泽，毛折乃死。

按人镜经曰：心脉浮大而散，心合血脉，循血脉而行，持脉指法，如六菽之重，按至血脉而得者为浮，稍稍加力，脉道粗者为大，又稍加力，脉道阔软者，为散也。

液汗通皮润，声言爽气清。

张世贤曰：肾主液，入心为汗，肺主声，入心为言，水能克火，汗通则肾水平，而皮润火不受水贼矣。火能克金，言爽则肺金平而气清金，不受火侵矣。

伏梁秋得积，如臂在脐萦。

五十六难曰：心之积名曰伏梁，起脐上，火如臂，上至心下，久不愈，令人病烦心，以秋庚辛日得之。何以言之？肾传心，心当传肺，肺秋适旺，旺者不受邪，心复欲还肾，肾不肯受，故留结为积，故知伏梁以秋庚辛日得之。

顺视鸡冠色，凶看瘀血凝。

五脏生成篇云：赤如鸡冠者生，赤如衃血者死。言察病人之色赤如鸡冠，谓赤而明润，故曰生；察病人之色赤如衃血，谓赤而惨暗，故曰死。

诊时须审委，细察在叮咛。

凡医者，必须望闻问切，上文既已察其色，闻其声，切其脉，至此复须审委细察以问之，庶可万全。叔和之所以叮咛戒告者，欲以儆后人也。下四脏仿此。

实梦忧惊怪，虚翻烟火明。

《灵枢》云：心气盛则梦善笑恐畏，厥气客于心，则梦见丘山烟火。所谓心气盛者，实之谓也。所谓厥气客者，虚之谓也。张世贤曰：心藏有余，则梦或忧或惊，或怪异之事。心藏不足，则梦烟火光明，化竭而见本矣。

秤之十二两，大小与常平。

四十二难曰：心重十二两，中有七孔三毛，盛精汁三合，主藏神。

心脉见于三部歌

三部俱数心家热，舌上生疮唇破裂，狂言满目见鬼神，饮水百杯终不歇。

数则为热，三部俱数，则心火炽盛，而成燎原之势矣。舌者心之外应，唇者脾之外应。火炎则土燥，故舌上生疮，而唇为之破裂矣。心藏神，心热盛则神昏，而满目见鬼神也。火盛则水衰，乃欲饮水以自救，故饮百杯而终不歇也。

心脉歌

心脉芤阳气作声，或时血痢吐交横。

芤为阳火，火之发也有声，芤主失血。心脉见芤，则火逼血而错经妄行，故吐血之时，哮哮有声也。或传于腑，而作血痢之证。

溢关骨痛心烦躁，更兼头面赤骍骍。

溢上出鱼际也，关下入关中也。烦出于肺，躁出于肾，诊得左寸上出于鱼，而下入于关，则为心火炽盛，而成燎原之势。上出于鱼，则火上而灼肺，下入于关，则风火交加。炎上灼肺，故面赤而烦，风火交加，则水涸而躁矣。

按《医说》云：王叔和《脉诀》论曰：溢关骨痛心烦躁。通真子解云：心脉盛而溢，关则筋紧而骨束，是以骨痛。师曰：筋紧有筋挛之疾，岂得骨痛？所以心脉盛而骨痛者，心属火，骨属肾水，心脉溢关，则水不胜火，煎熬得骨痛，非筋紧也。

大实由来面赤风，燥痛面色与心同。

心属火，在色为赤，心脉而见实，则为心经实火。心之华在面，肺合皮毛，火盛则伤金，故皮肤燥痛而面色赤也。

微寒虚惕心寒热。

心不足则人惊惕，心脉见微，则为心火不足。然少阴为标寒本热，故虚惕而有寒热交作之证矣。

急则肠中痛不通。

心脉急为心邪干于小肠也。急为风热传于小肠，故不通而作痛矣。经云：心脉急，名曰心疝，少腹当有形。又举痛论云：热气留于小肠，肠中痛，瘅热焦渴，则坚干不得出，故痛而闭不通矣。

按大奇篇云：心脉搏滑急为心疝。帝曰：诊得心脉而急，此为何病，病形何如？岐伯曰：病名心疝，少腹当有形也。帝曰：何以言之？岐伯曰：心为牝脏，小肠为之使，故曰少腹当有形也。

实大相坚并有滑，舌强心惊语话难。

大，心脉也。滑，相火脉也。君火以宁，

则相火以位。今心脉实大而滑，则君相二火交煽于上，舌乃心之苗，故舌强心惊，而语言謇涩矣。

单滑心热别无病。

滑为水中之火，相火脉也。今见于心部，别无兼见之证，则为君臣道合，不过为之心热而已。

涩无心力不多言。

心主血脉，又主言语。上文云：心脉平则声言爽气清矣。涩为血少，心部而见涩脉，则为心血不足，而懒于言语。

沉紧心中逆冷痛。

沉紧为太阳寒水，心部面见沉紧，则为寒水之气厥逆于上，而心中冷痛矣。所谓心中者，胃之上也。

弦时心急又心悬。

心主血脉，弦为寒，为收引，心脉弦则经脉收引而急矣。经云：心脉弦，心下有水气愊愊，故曰又心悬。

肝脏歌

肝脏应春阳，连枝胆共房，色青形象木，位列在东方。

四十一难曰：独肝有两叶，以何应也？然，肝者，东方木也，木者春也，万物之始生。其尚幼小，意无所亲，去太阴尚近，离太阳不远，犹有两心，故今有两叶，亦应木叶也。四十二难曰：胆在肝之短叶间，重三两三铢，盛精汁三合，故曰连枝胆共房也。又金匮真言曰：东方色青，入通于肝。

按阴阳应象大论云：东方生风，风生木，木生酸，酸生肝，肝生心，肝主目。在天为元，在

人为道，在地为化，化生五味。道生智，元生神。神在天为风，在地为木，在体为筋，在脏为肝，在色为苍，在音为角，在声为呼，在变动为握，在窍为目，在味为酸，在志为怒。怒伤肝，悲胜怒，风伤筋，燥胜风，酸伤筋，辛胜酸。

按金匮真言论云：帝曰：五脏应四时，各有收受乎？岐伯曰：东方色青，入通于肝，开窍于目，藏精于肝。其病发惊骇，其味酸，其类草木，其畜鸡，其谷麦，其应四时，上为岁星，是以春气在头也。其音角，其数八，是以知病之在筋也。其臭臊。

含血荣于目，牵筋爪运将。

肝藏血，开窍于目，目得血而能视，故曰含血荣于目。五脏生成篇云：肝之合筋也，其荣爪也，故曰牵筋爪运将。

逆时生恚怒，顺候脉弦长。

逆时生恚怒，何为逆时？谓春脉当弦细而长，今反得浮涩而短，是为反四时。肝在志为怒，故其人恚怒不休也。若诊得弦细而长，则为顺候矣。或问曰：医者每云恼怒伤肝，然怒发于心，何以独伤肝也？予读楞严会解，而见其说焉。夫肝者木也，主血，肺者金也，主气。顽金不能克木，必待心经之嗔火一发则铸气成金，为斧为锯，而木斯克矣。今诀云：逆时生恚怒者，是浮涩短之脉，见于肝部也。浮涩短，肺脉也，肺主气，肝部而见肺脉，是为贼邪来侵，未有不伤者矣。

按玉机真脏论云：春脉何如而弦？岐伯曰：春木者，肝也，东方木也，万物之所始生也。故其气来，软弱轻虚而滑，端直以长，故曰弦。又云真肝脉至，中外急，如循刀刃，责责然，如按琴瑟弦，色青白不泽，毛折乃死。

按《人镜经》云：肝脉弦而长，肝合筋脉，循筋而行，持脉指法如十二菽之重，按至筋而脉道如筝弦，相似为弦，次稍加力，脉道迢迢者为长。

泣下为之液，声呼是本乡。

四十九难曰：肾主液，入肝为泣，肺主声，入肝为呼。泣与呼，皆属于肝，故曰是本乡。

味酸宜所纳。

宣明五气篇云：五味所入，酸入肝。

麻谷应随粮。

他本释谓麻字有误，当云麦谷，不知生气通天论及金匮真言论皆云其谷麦。惟五常政大论曰其谷麻，以其色苍故也，非《脉诀》之误。

实梦山林树，虚看细草芒。

淫邪发梦篇云：肝气胜则梦怒，逆气客于肝则梦山林树木。洁古曰：甲刚为木，故实梦山林树，乙柔为草，故虚看细草芒也。

按中岁经云：虚则梦化草茸茸，实则梦山林茂盛。

积因肥气得，杯覆胁隅傍。

五十六难曰：肝之积，名曰肥气，在左胁下，如覆杯，有头足，久不愈，令人发咳逆痎疟，连岁不已，以季夏戊己日得之。何以言之？肺病传肝，肝当传脾，脾季夏适旺，旺者不受邪，肝复欲还肺，肺不肯受，故留结为积，故知肥气以季夏戊己日得之。

翠羽身将吉，颜同枯草殃。

五脏生成篇云：青如草兹者死，青如翠羽者生。言察病人之色青如翠羽，谓青而明润也，故曰生。察病人之色青如草兹，谓青而惨暗也，故曰死。

四斤余四两，七叶两分行。

四十二难曰：肝重四斤四两，左三叶，右四叶，凡七叶。

肝脉见于三部歌

三部俱弦肝有余，目中疼痛若疝虚，怒气满胸常欲叫，翳朦瞳子泪如珠。

张世贤曰：疝，少腹下病也。弦脉见于三部，乃肝家有余。目乃肝之窍，有余主目中疼痛，其经还绕阴器而抵少腹，故苦疝虚也。愚谓疝当作眩，夫弦，肝之本脉也。今三部俱弦，是木不务其德，肝开窍于目，故目中疼痛。经云：木太过甚，则忽忽善怒，眩冒巅疾者是也。夫既曰肝有余，而又曰虚者，何也？所谓有余者，邪气有余，所谓虚者，乃亢则害，承乃制，反自伤而虚也。怒则气上逆，故气满胸膛，常欲叫也。瞳子属肝，肝气盛则翳障疼痛，而泪出也。凡眼科诸书，动言目有五轮，乃以黑睛属肝，瞳子属肾，非也。愚谓当以黑睛属肾，瞳子属肝。何也？以黑睛色黑，当属肾，瞳子色青，当属肝，况水能生木，正以黑睛之水在外，方能养其瞳子之木在内，而常清净光明。斯千载以来，窥其窍者，叔和一人耳。

肝脉歌

肝软并弦本没邪。

经云：脉来软弱招招，如揭长竿末梢。曰：肝平，故云没邪也。

紧因筋急有些些。

紧为寒，肝主筋，寒则筋挛，故紧因筋急，有些些也。

细看浮大更兼实，赤痛昏昏似物遮。

浮为风实，大为火，风火相煽，上为目疾。

溢关过寸口相应，目眩头重与筋疼。

肝脉本弦长，然但当守其本位，今溢关而

过于寸口，则木盛矣。木盛则生风。谚曰：树大招风，故为目眩头重之疾矣。

芤时眼暗或吐血，四肢瘫痪不能行。

肝藏血者也。芤为失血之脉，目得血而能视，手得血而能握，足得血而能步。肝脉而见芤，故或为眼暗，并四肢瘫痪之证作矣。

涩则缘虚血散之，肋胀胁满自应知。

肝为血多气少之藏，涩乃气多血少之脉。肝脉而见涩，则知肝虚而血散矣。肋与胁，肝经之所布也。肝不藏血，故气乘其虚而居之，是以肋胀而胁满矣。

滑因肝热连头目，紧实弦沉痃癖基。

肝开窍于目，肝部而脉见滑，是为肝经有火，火性炎上，故热连头目也。

按医学云：沉弦紧实四脉，主肾水不能生木，以致肝虚结成癖积，或近脐，或两肋间作痛。基者言其病有根基，而难拔也。

微弱浮散气作难，目暗生花不耐看。

肝为血多气少之脏，微弱浮散，乃肺脉也，为气多血少之脉。今四脉见于肝部，乃血不足，而气居之，故曰气作难也。肝开窍于目，目得血而能视，今血既不足，故目暗生花，而不耐看矣。

甚浮筋弱身无力，遇此还须四体瘫。

肝主筋，取之当于十二菽之重，与筋平者，肝部也。今甚浮则浮而无力矣，浮而无力为虚，虚则无血以荣其筋，筋不得其养，则难以束骨，故四肢瘫痪矣。

肾脏歌

肾脏对分之，膀胱其合宜。

四十二难曰：肾有两枚，重一斤二两，主

藏志。血气形志论云：足太阳与少阴为表里，谓肾与膀胱为表里也。

按阴阳应象大论云：北方生寒，寒生水，水生咸，咸生肾，肾生骨髓，骨髓生肝。肾主耳，其在天为寒，在地为水，在体为骨，在藏为肾，在色为黑，在音为羽，在声为呻，在变动为栗，在窍为耳，在味为咸，在志为恐。恐伤肾，思胜恐，寒伤血，燥胜寒，咸伤血，甘胜咸。金匮真言论云：北方黑色，入通于肾，开窍于二阴，藏精于肾，故病在溪。其味咸，其类水，其畜彘，其谷豆，其应四时，上为辰星，是以知病之在骨也。其音羽，其数六，其臭腐。

旺冬身属水，位北定无欺。

阴阳应象大论云：北方生寒，寒生水，水生咸，咸生肾，肾生骨髓。

两耳通为窍。

阴阳应象大论云：肾主耳。又云在窍为耳。

三焦附在斯。

古之言三焦者不一，其说或云无状有名，或云有状有名，诸论纷然，千载莫决。所谓无状有名者，其说起于秦越人；所谓有状有名者，其说起于《三因方》，不知三焦，原自有二，皆本之于《内经》。奈后之学者，执一不分，遂成疑案。至以手少阳之三膲，混而为上中下之三焦，何其谬也。特未取《内经》诸篇，反覆之耳。其一见于《内经·营卫生会篇》曰：上焦如雾，中焦如沤，下焦如渎。观其如雾、如沤、如渎，而且判之以上中下，则其为无状有名可知矣。其二见于《内经·本脏篇》曰：密理厚皮者，三焦膀胱厚；粗理薄皮者，三焦膀胱薄；疏腠理者，三焦膀胱缓；皮急而无毫毛者，三焦膀胱急；毫毛美而粗者，三焦膀胱直；稀毫毛者，三焦膀胱结也。观其与膀胱同其厚薄，同其缓急，同其直结，则其为有状有名，又可知矣。要知营卫生会篇所云

乃无状有名之三焦，主营气卫气宗气者也；本脏篇所云乃有状有名之三膲，与手厥阴为表里，配十二经络者也。若云手少阳之三膲，即上中下之三焦，则是五脏五腑，皆在手少阳之中矣。假令手少阳有病为热，当治之以寒，俾十二经俱寒之可乎？又令手少阳有病为寒，当治之以热，俾十二经俱热之可乎？若云自有手少阳引经之药，不犯他经，则非上中下之三焦，不辨而自明矣。大抵无状有名之焦字，无有月傍，当以平声读；有状有名之膲字，从以月傍，当以去声读。或曰三焦既与手厥阴为表里，而又曰附于肾者何也？以《灵枢·本脏》篇有曰：肾合三焦膀胱。本输篇亦曰：少阳属肾。故诀曰：三焦附在斯也。戴起宗不玩本脏本输二篇之旨，谓三膲非肾所附，而据改为二阴窍附，何其惝惝也。

按三十一难曰：三焦何禀何生？何始何终？其治常在何许？可晓以不？然。三焦者，水谷之道路，气之所终始也。上焦者，在心下，下膈在胃上口，主纳而不出，其治在膻中，玉堂下一寸六分，直两乳间陷者是。中焦者，在胃中脘，不上不下，上腐熟水谷，其治在脐傍。下焦者，在脐下，当膀胱上口出，分别清浊，主出而不内，以传导也，其治在脐下一寸。故名曰三焦。其府在气街，一本云冲字。

味咸归藿豆。

洁古曰：肾象水而味咸，藿与豆皆咸，故归之也。脏气法时论云：脾色黄，宜食咸大豆。豕肉栗藿皆咸，而此谓归肾者，何也？王冰注云：乃调利关机之义也。肾为胃关，脾与胃合，故假咸柔软以利其关。关利而胃气乃行，胃行而脾气方化，故应脾宜味与众不同也。

精志自相随。

三十四难曰：肾藏精与志也。

沉滑当时本。

肾脉当沉实而滑。平人气象论云：平肾脉来喘喘累累，如钩按之而坚，曰肾平。按之而坚者，沉而实也。喘喘累累者，滑也。

按《人镜经》云：肾脉沉而软滑，肾合骨，肾脉循骨而行。持脉指法，按至骨上而得者为沉，次重以按之，脉道无力而濡，举指来疾流利者为滑。

浮摊厄在脾。

摊，缓也。云岐子曰：肾旺冬，其脉当沉而滑，今反浮而缓，是土来乘水，故云厄在脾。

色同乌羽吉，形似炭煤危。

五脏生成篇云：黑如乌羽者生，谓黑而明润也。又云黑如炲者死，谓黑而惨暗也。

按玉机真脏论云：真肾脉至，如指弹石，辟辟然，色黑黄不泽，毛折乃死。

冷即多成唾，焦烦水易亏。

四十九难曰：肾主液，自入为唾。张世贤曰：水盛则火灭，火灭则气冷，气冷则水溢于上而多唾，火盛则水干于内而烦躁，烦躁则津液衰而好饮也。

奔豚脐下积，究竟骨将痿。

五十六难曰：肾之积名曰奔豚，发于少腹，上至心下，若豚状，或上或下，无时令人喘逆，骨痿少气，以夏丙丁日得之。何以言之？脾病传肾，肾病传心，心以夏适旺，旺者不受邪，肾复欲还脾，脾不肯受，故留结为积，故知奔豚以夏丙丁日得之。

实梦腰难解，虚行溺水湄。

淫邪发梦篇云：肾气盛则梦腰脊两解，不属厥气，客于肾则梦临渊，没居水中。

按《中藏经》云：肾虚梦船溺，人得其时，梦伏水中，盛实则梦临渊投水中。

一斤余二两，胁下对相垂。

说见首节。

肾脉见于三部歌

三部俱迟肾脏寒，皮肤燥涩发毛干，梦见神魂时入水，觉来情思即无欢。

肾主水，水之性也。寒迟脉为寒，三部俱迟，则知其为肾藏寒也。肾主五液，肾病则无津液以荣养皮毛，故皮肤燥涩，发毛干也。水阴寒之物也，梦入水，从其类也。经云：肾病者虚，则意不乐，故觉来情思即无欢也。

肾脉歌

肾散腰间气。

肾主藏，其脉当沉而实，今脉见散，是为肾气不藏。腰者肾之府，故腰间生气也。他释皆以此属下文，非也。

尿多涩滑并，其中有聚散。聚散且无凭，实滑小便涩，淋痛涩苦骍，脉涩精频漏，恍惚梦魂多，小肠疝气逐，梦里涉江河。

此言尿多之证，当细察其寒热虚实而治之也。倘诊得其人肾病涩而且滑，则当断之曰：必尿多也。虽然，凡脉可以兼见，滑与涩，其状相反，安可以一部之中而兼见也？要知涩脉为阴，当于沉中取，滑脉为阳，当于浮中得。诊得其人轻手取之，其脉皆聚而滑，及乎重手取之，其脉复聚而涩。浮之中聚而滑，则为火有余，沉之中散而涩，则为水不足。水不足而火有余，故为小便频数之证也。然所谓其中有聚散，聚散且无凭者，何也？言当诊脉之时，须于浮沉中细心审察，不可以浮中见脉道之聚，而尽凭之为滑；亦不可以沉中见脉道之散，而尽凭之为涩也。然余何以作如是之释也？试观

699

脉诀乳海

下文所云，即知之矣。假令其人脉实而滑，则是浮沉俱滑，此为实火，故当病小便涩而淋痛；若诊得其人脉浮沉俱涩，则为伤精败血，多梦纷纭之证作矣。又肾脉而见涩，为金寒水冷，丙火受伤，故为小肠疝气也。肾为水脏，涩为阴脉，水为阴物，故梦涉江河大水。

实大膀胱热，小便难往通。

实大为火，为阳。肾脉见实，则为府病，为热结膀胱，故小便难往通也。

滑弦腰脚重，沉紧痛还同。

弦为寒，紧则为寒之甚。滑为水之阳，沉为水之阴。经云：北风生于冬，病在肾俞在腰股，寒气在肾，故腰脚重也。至于沉而紧，则寒之甚矣，故腰脚不止于重，而更痛也。

按经脉篇云：肾所生病者，脊股内廉痛是矣。

单勾吉无病，浮紧耳应聋。

池氏曰：肾脉浮紧，主肾有风耳。乃肾之窍上攻于耳，是致耳聋也。

肺脏歌

肺脏最居先，大肠通道宣。

肺为华盖，居各藏之上，故曰居先。肺与大肠相为表里。灵兰秘典论云：大肠者，传道之官，变化出焉，故云通道宣也。

按阴阳应象大论云：西方生燥，燥生金，金生辛，辛生肺，肺生皮毛，皮毛生肾。肺主鼻，其在天为燥，在地为金，在体为皮毛，在脏为肺，在色为白，在音为商，在声为哭。其变动为咳，在窍为鼻，在味为辛，在志为忧，忧伤肺，喜胜忧，热伤皮毛，寒胜热，辛伤皮毛，苦胜辛。金匮真言论云：西方色白，入通于肺，开窍于鼻，藏精于肺，故病在背。其味辛，其类金，

其畜马，其谷稻，其应四时，上为太白星，是以知病之在皮毛也。其音商，其数九，其臭腥。

兑为八卦地。

肺主西方金气，文王八卦，兑居于西。若以八卦言之，则肺居兑地也。戴起宗以地字改为说，不通。

金属五行牵。

牵，合也。以五行言之，则肺合于金。

皮与毛相应。

五脏生成篇云：肺之合皮也，其荣毛也。

魂将魄共连。

或难曰：肝藏魂，肺藏魄。何以不歌于肝，而并歌于肺也？不知五脏之神，虽各有所属，而其妙在于互融互摄，四十难中发明耳闻鼻臭之说，肝木虽属东方，然受气于申，培胎于西。肺金虽属西方，然受气于寅，培胎于卯。故《参同契》云：举东以合西，魂魄自相拘。释云：举东以合西者，驱龙而就虎也。魂魄自相拘者，移情而合性也。

按《参同契》二八弦气章云：偃月作鼎炉，白虎为熬枢。汞日为流珠，青龙与之俱。举东以合西，魂魄自相拘。释云：今夫龙居于东，虎居于西，虽则各守方隅，却有感通之理。故举东方之魂，以合西方之魄，则龙虎自然交媾，相钤相制，而大药成矣。举东以合西者，驱龙以就虎也。魂魄自相拘者，推情而合性也。

鼻闻香臭辨，壅塞气相煎。

经云：肺气通于鼻，鼻和则知香臭。邪气迫于肺，则鼻窍壅塞不通，而不闻香臭。

语过多成嗽。

肺主气，语言太过，则气伤矣。肺气伤则发嗽矣。

疮浮酒灌穿。

酒，湿热之物也。疮，湿热所生也。肺主皮毛，过于酒则肺经受伤，而皮上生疮矣。

猪膏凝者吉，枯骨命难全。

五脏生成篇云：白如豕膏者生。言白而明润也，故曰生。白如枯骨者死，言白而惨暗也，故曰死。

按玉机真脏论云：真肺脉至大而虚，如以羽毛中人，肤色白赤不浮，毛折乃死。

本积息奔患，乘春右胁边。

五十六难曰：肺之积，名曰息奔。在右胁下，覆大如杯，久不已，令人洒淅寒热，喘咳，发肺壅，以春甲乙日得之。何以言之？心病传肺，肺病传肝，肝以春适旺，旺者不受邪，肺复欲还心，心不肯受，故留结为积，故知息奔以春甲乙日得之。

顺时浮涩短。

肺王于秋，肺主皮毛，故脉浮。肺为气多血少之脏，故脉涩。秋属金，五行之中，为金最少，故脉短。

按《人镜经》云：肺合皮毛，肺脉循皮毛而行。持脉指法，如三菽之重，按至皮毛而得者为浮。稍稍加力，脉道不利为涩。又稍加力，不及本位曰短也。

反即大洪弦。

若秋时见大洪而弦之脉，谓之反四时。何也？洪大属火，火来克金，又且兼弦，弦属木，木能生火。今肺脉洪而且弦，是母挟子势，而反来侮金，风火相炽，而肺金受伤，故曰反也。

实梦兵戈竞，虚行涉水田。

肺气盛，则梦恐惧，哭泣飞扬。淫邪发梦篇云：厥气客于肺，则梦飞扬。见金铁之奇物，

客于大肠，则梦田野。今诀云实梦兵戈竞，虚行涉水田者，谓肺属秋金，主乎肃杀，肺实故梦兵戈争竞之事。北方属水，乃庚金衰墓之乡，金虚故梦涉于水田也。

三斤三两重，六叶散分悬。

四十二难曰：肺重三斤三两，六叶两耳，凡八叶，主藏魄。

肺脉见于三部歌

三部俱浮肺藏风，鼻中多水唾稠浓，壮热恶寒皮肉痛，额干双目泪酸疼。

浮为风，三部俱浮，则肺为风所伤。肺主气，气者卫也。风伤卫，则卫气不得主于外，与风邪之气相角，循肺窍而出，是以鼻中多水。久则渐传于肺之本脏，风火相煽，煎熬津液，而成涕唾脓痰。卫气者，阳气也。阳气郁而不行，故壮热而恶寒。肺主皮毛，肺伤故皮肉痛。额者，肺之系也。风火相煎，故干。张世贤曰：金衰不能制木，木火俱盛，故双目流泪而酸疼也。

肺脉歌

肺脉浮兼实，咽门燥又伤，大便难且涩，鼻内乏馨香。

肺脉本浮，今云浮兼实，盖浮而有力也。浮而有力为风。咽门，肺之道路也。今肺有风邪，则咽门燥伤矣。脏病传腑，故大便难且结也。又肺开窍于鼻，上文云鼻闻香臭辨，壅塞气相煎，今肺脉浮而兼实，则肺为风邪所壅，故鼻窍为之壅塞矣。

实大相兼滑，毛焦涕唾黏，更和咽有燥，秋盛夏宜砭。

夫脉之实大为火，滑则为痰，今实大见于

肺部，则知火煎熬而成痰矣。咽，肺之道路，肺既有火，则咽燥矣。但此证非暴疾，乃陈年之疾也，每遇秋则作。盖以其肺家素有火邪，当金旺之时，则乘时为虐，故秋盛也。治之者，宜于长夏，当金沐浴之时，迎其气而夺之，至秋则不再作矣。

沉紧相兼滑，仍闻咳嗽声。

沉紧为寒，寒气客于肺，则肺有寒痰，故脉相兼而滑也。肺之变动为咳，肺有寒痰，故见咳嗽声也。

微浮兼有散，肺脉本家形。

微浮而散，秋之毛也，为肺之本脉。

溢出胸中满，气滞大肠鸣。

肺脉当浮涩而短，所谓短者，重手按之缩入关中也。今云溢出，是溢出乎鱼际。肺苦气上逆，肺脉而溢，则是气上逆，而胸为之满矣。肺主气，气盛则传于腑，上盛则下虚，故气下泄，而大肠鸣也。

弦冷肠中结。

肺主气，大肠为传送之官。然大肠之所以传送者，盖赖肺气通畅，有力传送而下也。张世贤曰：肺脉见弦，乃金不足，而妻乘之也。主大肠不温，而为病结，治用温药，其气自通。

芤暴痛无成。

芤，失血脉也。肺为气多血少之脏，肺脉见芤，无血可失。然芤为阳火，火之发也暴，不过暂时暴痛，而不能成其大害也。

沉细仍兼滑，因知是骨蒸，皮毛皆总涩，寒热两相承。

肺脉当浮，今脉见沉，是为阳虚。阳虚则生外寒，及乎重手取之。其脉见细，是为阴虚，

阴虚则生内热。滑为水中之火，从阳化则热，从阴化则寒，故知其为骨蒸劳热之证。肺主皮毛，肺脉见沉细而滑，则其阴阳两虚，皮毛失养，而寒热交作之证现矣。

脾脏歌

脾脏象中坤，安和对胃门。

五运行大论云：中央生湿，湿生土，土生甘，甘生脾。又云：其性静，其政为谧，皆安和之谓也。《脉经》脾部第三云：脾象土，与胃合为腑。其经足太阴，与足阳明为表里，故曰安和对胃门也。

按阴阳应象大论云：中央生湿，湿生土，土生甘，甘生脾，脾生肉，肉生肺。脾主口，在天为湿，在地为土，在体为肉，在脏为脾，在色为黄，在音为宫，在声为歌，在变动为哕，在窍为口，在味为甘，在志为思。思伤脾，怒胜思，湿伤肉，风胜湿，甘伤肉，酸胜甘。金匮真言论云：中央色黄，入通于脾，开窍于口，藏精于脾，故病在舌本。其味甘，其类土，其畜牛，其谷稷，其应四时，上为镇星，是以知病之在肉也。其音宫，其数五，其臭香。

旺时随四季，自与土为根。

肝旺春，心旺夏，肺旺秋，肾旺冬，每藏各旺七十二日。惟脾则于辰戌丑未之月，土旺用事之时，寄旺十八日，亦共成七十二日，以终一岁。故太阴阳明论帝曰：脾不主时，何也？岐伯曰：脾者，土也。治中央，常以四时长，四脏各十八日寄治，不得独主于时也。脾脏者，常著胃土之精也。土者生万物而法天地，故上下至头足，不得至时也。

磨谷能消食，荣身本在温。

夫脾胃旺，则谷易消而津液行，足以荣养一身而温暖肌肉。故东垣饮食伤脾论云：

夫脾行胃津液，磨胃之谷，主五味也。又云：脾受胃禀，乃能熏蒸腐熟五谷者也。故曰磨谷能消食也。经云：饮食入胃，游溢精气，上输于脾，脾气散精，上归于肺，通调水道，下输膀胱，水精四布，五经并行，合于四时五脏，阴阳揆度以为常也。东垣脾胃论云：胃者十二经之源，水谷之海也。平则万化安，病则万化危。五脏之气，上通九窍，五脏禀受气于六腑，六腑受气于胃。六腑者，在天为风寒暑湿燥火，此无形之气也。胃气和平，荣气上行，始生温热。温热者，春夏也，故曰荣身本在温也。

应唇通口气，连肉润肌臀。

五脏生成篇云：其华在唇。又曰：其充在肌。阴阳应象大论云：土生甘，甘生脾，脾生肉，肉生肺。脾主口，其在天为湿，在地为土，在体为肉，在脏为脾，在色为黄，在音为宫，在声为歌，在变动为哕，在窍为口。故曰：应唇通口气，连肉润肌臀也。

形扁方三五，膏凝散半斤。

四十二难曰：脾重二斤三两，扁广三寸，长五寸，有散膏半斤。

顺时脉缓慢。

脾属土，旺于四季辰戌丑未之月，每于立春立夏立秋立冬前十八日，是其候也。尤于六月长夏为之正旺。其脉当如春风中之杨柳，阿阿缓大，乃为顺时也。

按《人镜》云：脾脉大而缓，脾合肌肉，故脾脉循肌肉而行，持脉指法如九菽之重，按至肌肉而得者。如微风轻飐柳梢之状为缓，又稍加力，脉道敦实为大也。

失则气连吞。

熊宗立云：夏以胃气为本，反得脉弦而急，如相连吞咽而来是，肝木克脾土，故为反脉。

张世贤曰：气，谓脉气也。脉气如相连吞咽而来，即雀啄漏水之脉，脾衰乃见，故曰失矣。据二氏之说，俱以气字为脉气，然熊氏之说，本于李晞范。晞范曰：连吞者，所以形容紧数之状。恐未必然，何也？若以脾脉之反时言，则弦而急矣。连吞是何脉，而足以尽弦急之状也。以愚观之，气字当作口气。

按《内经·宣明五气篇》云：五气所病，脾为吞。又《针经》云：刺中脾十日死，其动为吞。是以知吞为口气言，非为脉状言也。予尝见一人脾病，其口常如连连吞咽之状，至死方休，此之谓也。

按玉机真脏论云：真脾脉至弱，而乍数乍疏，色黄青不泽，毛折乃死，

实梦歌欢乐，虚争饮食分。

淫邪发梦篇云：脾气胜则梦歌乐，身体重不举，厥气客于脾，则梦见丘陵大泽，坏屋风雨。又方盛衰论云：脾气虚，故梦饮食不足。

按《中藏经》云：脾实则梦筑墙盖屋，盛则梦歌乐，虚则梦饮食，不足，厥邪客于脾，则梦大泽丘陵，风雨坏室。

湿多成五泄，肠响若雷奔。

夫脾主湿，湿多则成泄矣。五十七难曰：泄凡有几，皆有名否？然。泄凡有五，其名不同。有胃泄，有脾泄，有大肠泄，有小肠泄，有大瘕泄，名曰后重。胃泄者，饮食不化色黄。脾泄者，腹胀满泄注，食即呕吐逆。大肠泄者，食已窘迫，大便色白，肠鸣切痛。小肠泄者，溲而便脓血，小腹痛。大瘕泄者，里急后重，数至圊而不能便，茎中痛。此五泄之法也。《脉经》云：脾病者，虚则腹胀，肠鸣溏泄食不化，取其足太阴阳明少阴血也。

痞气冬为积，皮黄四体昏。

五十六难曰：脾之积，名曰痞气。在胃脘，

覆大如盘，久不愈，令人四肢不收，发黄疸，饮食不为肌肤，以冬壬癸日得之。何以言之？肝病传脾，脾病传肾，肾以冬适旺，旺者不受邪，脾复欲还肝，肝不肯受，故留结为积，故知痞气以冬壬癸日得之。

二斤十四两，三斗五升存。

四十二难曰：人肠胃长短，受水谷多少，各几何？然。胃大一尺五寸，径长二尺六寸，横屈受水谷三斗五升。其中常留谷二斗，水一斗五升，又曰：胃重二斤十四两，纡曲屈伸，长二尺六寸，大一尺五寸，径五寸，容谷二斗，水一斗五升。张世贤曰：此歌言脾，今并及胃者，脾胃相连故耳。

脾脉见于三部歌

三部俱缓脾家热，口臭胃翻常呕逆，齿肿龈宣注气缠，寒热时时少心力。

缓脉属土，三部俱缓，则为土太过矣，故曰脾家热。脾开窍于口，故口臭。经脉篇云：脾虚则吐，故胃翻常呕逆也。脾与胃相连，胃之经脉，上入齿中，还出挟口，环唇，下交承浆，故曰齿肿龈宣。脾病有寒热证，如少阴司天，四之气主客，湿土寒热是也。心，脾之母也。子病则耗母气，母亦因之而病，故寒热时时少心力也。有所谓注气者，如尸注、鬼注、劳注、及注夏，注船之类，皆谓之注，其病注于阴阳气血之内，不可名状，其人饮食懒进，面黄羸瘦寒热时时，四肢无力，以月以年，缠绵不已，是皆注病之情状也。土性缓，故其脉其病亦缓。

按《灵枢·邪气脏腑病形》篇曰：缓者多热。仲景曰：缓者阳气长。又曰：缓则胃气有余。王海藏曰：缓大而长为热。张景岳曰：缓者纵缓之状，非后世迟缓之谓，故凡纵缓之脉多中热，而气化从乎脾胃也。

脾脉歌

脾脉实并浮，消中脾胃亏，口干饶饮水，多食亦肌虚。

阿阿缓弱春扬柳，乃脾之本脉也。经云：善者不可得见，恶者可见。今脾脉实而且浮，是为土中有火，火炎则土燥，故为消中之病矣。诸脉以实为实，以虚为虚，惟脾脉则以实为虚，何也？以脾胃本和缓故也。经脉别论云：食入于胃，散精于肝，淫气于筋，食气入胃，浊气归心，淫精于脉，脉气流经，经气归于肺，肺朝百脉，输精于皮毛，毛脉合精，行气于腑，府精神明，留于四脏，气归于权衡，权衡以平气口，成寸以决死生，饮入于胃，游溢精气，上输于脾，脾气散精，上归于肺，通调水道，下输膀胱，水精四布，五经并行，合于四时五脏阴阳，揆度以为常也。若土中有火，则饮食易于焦熬，不能化行津液，上输于肺，散精于脾，以荣养肌肉，故口干饶饮水，多食亦肌虚也。

按帝曰：诊得胃脉病形何如？岐伯曰：胃脉实则胀，虚则泻。

按《儒门事亲》云：八卦之中，离能烜物，五行之中，惟火能焚物，六气之中，惟火能消物。故火之为用，燔木则消而为炭，焚土则消而为伏龙肝，炼金则消而为汁，煅石则消而为灰，煮水则消而为汤，煎海则消而为盐，干汞则消而为粉，熬锡则消而为丹。故泽中之潦，涸于炎晖，鼎中之水，干于壮火。盖五脏心为君火正化，肾为君火对化，三焦为相火正化，胆为相火对化。得其平，则烹炼饮食，糟粕去焉；不得其平，则燔灼脏腑，而津液竭焉。故入水之物，无物不长，入火之物，无物不消。夫一身之心火，甚于上，为膈膜之消；甚于中，为肠胃之消；甚于下，为膏液之消；甚于外，为肌肉之消；上甚不已，则消及于肺；中甚而不已，则消及于脾；下甚而不已，则消及于肝肾；外甚而不已，则消及于筋骨；四脏皆消尽，

则心始自焚而死矣。故《素问》有消瘅、消中、消渴、风消、膈消、肺消之说。消之证不同，归之火则一焉。故消瘅者，众消之总名，消中者，善饥之通称，消渴者，善饮之同谓。惟风消、膈消、肺消，此三说不可不分。风消者，二阳之病，二阳者，阳明也。阳明者，胃与大肠也。心受之则血不流，故女子不月；脾受之，则胃不化，故男子少精，皆不能成隐曲之事。火伏于内，久而不已，为风所敀，消渴肠胃，其状口干，虽饮水而不咽，此风热格拒于贲门也。口者，病之上源，故病如是。又经曰：二阳结谓之消，此消乃肠胃之消也。其善食而瘦者，名曰食亦，此消乃肌肉之消也。

单滑脾家热，口臭气多粗。

脾胃者，应唇而通口气者也。今脾脉见滑，则脾家有热，而口气臭矣。脾有火则上蒸于肺，而清肃之气不行，肺叶举而口气粗矣。

涩即非多食，食不作肌肤。

夫脾主中州而能摄血，故曰营出中焦。脾阴足则磨谷能消食，而连肉润肌臀矣。涩为血少，今脾脉而见涩，则为脾虚血少。脾既虚，则饮食不甘美，故曰即非多食也。纵强食之，亦不能作肌肤矣。熊氏谓脾脉见涩，是心火虚，故令脾土无生气，其说亦太转折。张氏谓其涩为肺脉，见于土部，是子来母位，实邪为患，故能多食，不多食则肌肉消瘦矣。其说更悖。

微浮伤客热，来去作微疏。

熊宗立云：脾部脉微而浮，是外之风邪热毒，客舍于脾也。故乍热乍止，如客之往来，非本经之正病。但安其脾胃则自愈矣。

有紧脾家痛，仍兼筋急拘，欲吐即不吐，冲冲未得疏。

经脉别论云：食入于胃，散精于肝，淫气于筋。紧则为寒，脾胃而见紧脉，是为内伤生冷，木气郁于土中，不得发越，故腹痛而筋急，欲吐不吐，即呕逆也。呕逆则气扰乱于胸中，而冲冲未得疏泄。若能得一吐，则木气条达而复伸，筋自不拘，腹痛自止矣。

若弦肝气盛，妨食被机谋。

此为木来克土，必致妨碍饮食，而为贼邪所谋害矣。

大实心中痛，如邪勿带符。

脾脉大实，则为脾有实邪，而为心中痛者，何也？按经脉篇云：脾足太阴之脉，起于大指之端，入腹属脾，络胃，上膈，挟咽，连舌本，散舌下。其支者，复从胃别上膈，注心中。又云：脾病为心下急痛，故曰大实心中痛也。藏病则传于府，足阳明胃经是也。足阳明病，则登高而歌，弃衣而走，故曰如邪勿带符也。

溢关涎出口，风中见羁孤。

脾属土，其性镇静，其畏风木，开肌腠也。其液为涎，脾气不足，则所胜侮之。脾土被克而起，致中州无权，风木之邪肆虐，故风痰壅塞于上，而涎液溢出于口，此为太阴中风之证。太阴，脾土也。脾土主灌溉四傍，今既中风，则如人之羁旅孤危，而一无所依助也。

脉诀乳海卷三

王邦傅纂注

叶子雨参订　董志仁重校

七表八里脉总论

余尝读洁古表里诸论，言言合理，字字入微，深得叔和之旨。但含蕴幽元，难以晓畅，每欲为之诠释，而捉笔无从。偶于广陵市肆中，得一写本，捧读之，乃洁古表里诸论之释义也。亡其姓氏，不知出自谁手，而乃逐节疏钞，亦自可观。但于鲁鱼亥豕之文，未见具眼，如七表脉交变略例论中有云"夫标本者，太阴有标本之化"数语，要知太阴之阴字，乃太阳之阳字传刻之误耳。释之者，纵不便为之窜改以校前贤，亦不当为之强释以误后学。且不达《内经》标本之旨，而以太阳属君火、太阴标寒本热等语，悖谬极矣。然而诠注之苦心，不可泯灭，余姑存之，取其长而略其短。至于分条析理，注述详明，殆有望于后之君子云。

七表者，浮芤滑实弦紧洪也。八里者，微沉缓涩迟伏濡弱也。

凡奇数，阳之数也。七道表脉皆属阳，其邪从前而外来者，谓之实邪，主发越而去之。其脉先自外而渐传于内，初起脉见浮紧洪，发散之后，或见弦滑实。若是人素禀弱，又或有内伤者，其人迎脉必芤，此皆阳脉也。凡偶数，阴之数也。八道里脉，皆属阴，其邪从后而内入者，又云内踝而入者，谓之虚邪，必须温中理中之法治之。故沉脉中见迟伏缓涩濡弱也。若单见微缓之脉，此乃表里俱虚矣。

按七表脉，以浮脉先定其表，其余六道，俱在浮中见。八里脉以沉脉先定其里，其余七道，俱在沉中见。

七表阳也，八里阴也。表脉多见于左，而客随主变客为不应得之脉也。

邪在外为表证，为阳，为客邪。客病为本所变者，是本经不应得之脉。因正气复，则邪气自退，本经脉复又如至，故曰客随主变。

里脉多见于右，又而主随客变主脉者，本藏正脉也。

邪在内为里证，为阴，为主病。本病为客所变者，是本经应得之脉，因邪气传里，则正气为邪所制，本经为不应得之脉变焉，故曰主随客变也。

按本经脉，各藏本脉也，为主。客邪不能侵其本经，是本经正气不受其邪，则客病退矣，是主能变客。

左手三部所主温风寒也，温风寒病得于外。

温风寒，是天地时行之气，时或温气流行，时或风邪播动，时或万气凝寒，此皆外来之邪，从表而入者，岂不为病得于外耶。

按：温风寒为天地厉气，从外所感，由天之五运之气而时行者，岂不为得之于外。

右手三部所主于燥湿暑也，燥湿暑病生于内。

燥湿暑者，是阳明燥金生火，太阴湿土生

湿。暑者，热邪也。天地交泰之后，令亢阳一伏，阴土湿气交蒸而为暑。阳明为湿土相蒸，而亦为暑热也，岂不为病在于内耶。

此脉法之大概，及其互相变见，或表脉见之于右，或里脉见之于左，或阴阳更相乘，或阴阳更相伏，或一脉为十变。一为阳，十为阴。脉理精微，非一言可尽。然其要不越乎阴阳五行而已。

此脉法之大概，承上文而言。见得表里三部，所主温风寒燥湿暑，互相交互。或七表证见八里脉，八里证见七表脉，此其互相变化，自是主随客变，客随主变。或邪气盛，而正气为邪气所乘，正气胜，而邪气为正气所伏。或阴证见而为阳，或阳证变而为阴。两相变化，由阴阳两相摄伏，正谓天一生水，地二生火，天三为少阳，地四为少阴，天五为阳明，地六为厥阴，天七为太阳，地八为太阴，天九阳极而生阴，三阴伏内，地十阴极而生阳，一阳初动，故曰一脉为十变也。天地阴阳，二气之理，生生不已，变化无穷，故阴阳相乘相伏，互相交而又互相化也。变则成天地阴阳乘伏之制，化则为阴阳五行和合之义也。经曰脉理精微，非一言可尽者，正此谓也。

按：互相变见，谓表里之脉，互相传变不一。或左手得右脉，或右得左手脉。总之阳与阴气交感，在阴证得阳脉，阳证得阴脉，有阴阳相乘相伏，以生变化，故曰一脉而为十变也。非一宗脉变为十宗脉之说，举其大概之说也。当临证之时，各类而推之。一脉未必一脉，可终其证也。

表脉有七，里脉有八，共十五脉也。五行分之，各得三脉，三五一十五也。

五脏属五行，金木水火土也。每藏脉有三部，浮中沉三法也。浮以审其外，沉以审其内，中则内外之关，以审其表里阴阳虚实之理。各

藏得三脉，五脏合而言之，一十五脉也。详见下文。

浮涩弱属金，弦紧伏属木，滑沉濡属水，芤实洪属火，微缓迟属土，每三部俱有轻重之分，至于五行当更相平，一有不平者，客即见焉。

此言各藏本经脉，每藏脉形有三，分辨虚实。肺脉本令浮，实则涩，虚则弱。肝脉本令弦，实则紧，虚则伏。肾脉本令沉，实则滑，虚则濡。心脉本令洪，实则实，虚则芤。脾脉本令缓，实则微，虚则迟，当云实则迟，虚则微。所以分别轻重，即分别虚实也。五行各得本令平和之脉，则无病矣，一见轻重之异，即生病焉。

按评云：表里共十五道脉，五行分开一看，即所谓金木水火土解。注中分辨五脏虚实，在轻之中本藏，是本合正藏，但有不应得之脉，即为病也。部部要分辨，临诊详察之。

或谓内伤则善矣，谓外感莫或之当耶。殊不知天地之间，六气依于五运，人身即小天地，外邪所感，莫不从其内而见焉。假令外感风湿，亦当云温，则木火有余，而土金不足，水不能制乎火矣。外感乃外邪所感，致五行不平也。夫内伤不过五内受伤，五脏认其损益，善治者易以治之。然或有内伤而兼外感者，则难以胜其证，岂知内以审其五行所亏，外以察其风温寒所感之邪。详其受证，在何经何脏腑，则莫不见焉。经云：外感风温之邪，则木火有余，肝藏邪既胜，而脾肺二经受其制，土中金气为木所乘。土无短水以生，则木气干上，而君火随盛，肾中源流之水，不能上升矣。盖四藏相乘，五行损其二，何以得其安和而平也。

按评云：或谓内伤之语，言五行分辨，在内伤之病，可以易推。若或外感，犹恐客邪之脉，或见七表，或见八里，难以推测。本合正脉之虚

实，以谓莫或之当耶，此之说也。果外感之证，文中假云云，依于五脏本脉，各类而推，则知金水木火土之理，次明虚实贼微正之邪，而又审察弦洪涩缓沉为主脉，而令本藏非弦非洪，非涩非缓非沉，是本部不应得之脉，为客邪之标病也，非本病主脉也。以是推详，何得错乱？

内伤乃五内自伤，五行自不能平也

五内，心肝脾肺肾是也。内伤乃五脏亏损，或七情所感，六欲所伤，五行金木水火土，相克相贼，自是不能安和而平也。

先明金水木火土之理，次察虚实贼微正之邪，更复辨其部分之浮中沉，而又当详审乎主脉客脉之相合，何为主，弦肝洪心涩肺缓脾沉肾是也。何为客？本部不应得之脉皆客也。能如是，然后内伤外感，主客标本之病，是者是，非者非，夫何差错之有？

天地五行相生，金生水，水生木，木生火，火生土，土生金。金生水不已，故天地位焉，万物育焉，一有不然。则阴阳不和，五行必致，虚实不平。或又为贼微正三邪所感，如金克木，木克土，土克水，水克火，火克金，皆贼邪也。至于微邪正邪，如夫乘妻，子扶母，母抑子之类，可审辨而推察之。须有浮中沉三看之法，而当知其本部应得之脉，是为主脉。若不应得之脉，则为客脉也。当审而明之。然后内伤何藏，何藏虚，何藏实，与两藏之相干相乘，相抑相扶，皆知轻重之分。外感是贼邪，实邪微邪正邪，或在标，或在本，则是非立见，指下了然，何有差错？

七表脉交变略例论

洁古曰：七表脉者，是客邪来伤主，乃阴乘阳也。其证若身热外阳恶寒内阴，是外阳而内阴见也。七表脉，但热而不恶寒者表里俱属阳，是内外皆阳也。七表证，自汗恶风，却得八里脉者阳证见阴脉，当用麻黄散其阳邪桂枝实其阴分各半汤。如八里证，自汗恶风，得七表脉阴证见阳脉，亦用桂枝麻黄各半汤。有汗不恶风者腠理虚，黄芪白芍。无汗不恶寒者正邪，葱豉汤。脉如浮滑而长为三阳，禁不可发汗。经曰：阳实阴虚，汗出而死。

凡外感之邪，皆为客邪也。其病自外而入，循外踝上背络颠顶，以入腹。人身之背属阳，腹属阴，阳气被外邪所乘，而阳气不能外卫，其证发热恶寒者，是外阳而内阴。七表证，发热不恶寒者，是内外皆阳也。七表证自汗恶风，却见八里脉者，是阳证得阴脉也，主弱而客强，故用麻黄而兼桂枝各半汤，一以实其表而助阳，一以扶其标而泄阴。八里证外不发热，自汗恶风，而脉是七表之脉，此为阴证见阳脉，内阳而外阴也。当扶阳而祛阴，故用桂枝兼麻黄各半汤也。有汗不恶风者，是阳中虚邪所致，要实其腠理，故用黄芪白芍汤。无汗不恶寒者，或只发热，此为实邪，故用葱豉汤。脉若浮滑而长，此是三阳俱病，半表半里之证，不可发汗，恐误发汗，亡阳而死。故经曰：阳盛阴虚，汗出则死也。

按评云：此一段只体贴注解，议论会悟，外阴内阳，外阳内阴之理，内外或皆阴，内外或皆阳，脉属阴属阳，证属阴属阳，如此推测，自然不误。

仲景曰：脉浮当汗，三阳当汗者，谓阳中有阴。夫表者，是阳分也。脉浮，亦阳分也。浮脉，客阴也，故当发汗。且阳中有阴者，阳乃荣卫之分，客阴自外而入居之，故宜耗出而发去之。经曰：在上者因分而越之。此说非谓阳中有形迹之阴，是阳中客邪之阴证居其表也。

当发汗之证，是尺寸俱浮，阳中有阴也。客邪也，标病也，表之表也。客邪自外而入，在荣之外、卫之间，故脉浮宜发汗而耗去之。经曰：在上者因而越之。是在太阳也，太阳自

颠顶而上，其邪循背而行于上，可以越而去之。此所谓客邪未入于内也。是无形之阴邪，居其表者，故仲景之法，当汗而愈焉。

按仲景论中，凡脉浮当汗，又三阳俱病，不可汗，但阳分中有客邪，即当汗。何以为客？阴在阳分中也。假如七表之脉，外证发热恶寒，又无汗或作烦渴烦躁，只审其但兼恶寒可汗。不兼恶寒，三阳中皆阳也，不可汗，慎之慎之。

夫三阳之表，是三阳标也。无形经络受客阴，乃表之表也，乃阳中阳分也。宜发其客阴之邪别本此字作去字。故前说阳中有阴当汗。

三阳者，太阳阳明少阳。三阳之标邪，在太阳之上，尚未入阳明少阳，其证头身背痛，为无形中阴邪也。无形经络受客邪，乃表之表，宜发去客邪，而阳分中之客阴，因汗而愈，洵不诬矣。

若是三阳之里，是三阳本也。主有形受邪，膀胱与胃是也。既受在有形之处，惟宜利小便，下大便则愈，此乃阳中之阴也。此说言主，前说言客，若不穷主客邪正之理，必伤人命。

三阳之里，谓病入阳明本也。阳中客阴，传入于胃，主有形受邪，谓邪入于胃中糟粕也。胃与膀胱俱在有形之处，胃中饮食变化而成糟粕，其受盛之物，乃成受邪之物也，岂不为有形之邪耶？故宜下大便而利小便也。所谓阳中之阴，非客阴也，是主病也，本病也。明其主客之理，自不误治之矣。

三阴当下者，夫三阴者，脏也，外无所主，内无所受，所主者皮毛血脉肌肉筋骨耳。无所受者，无所受盛也。在三阴经络中，有邪者是为无形，乃阴中之阳，可汗而已，是经络无形受客邪，当发汗去之，为三阴标之病也。

三阴属里，夫三阴受邪，必归于太阴，而复还于阳明。何也？太阴从标本而化，归于受盛之官，变化出焉，为有形迹之阴邪，自当下

之而愈。若是无形中所受，乃三阴标之病也。外有所主者，谓脉尚系弦紧洪滑等，至七表之脉也。病虽传里，而经络之中，尚为客邪也，是三阴之标，未入三阴之本者。若入三阴之本，则所受盛矣。经曰：无形之邪，乃阴中之阳，故曰可汗。谓还当解表，不可擅下也。至于三阴之本，当下之证，解见下文。

三阴本者脏也，盛则终归于胃，是有形病也。当自各经络中药入胃去之，此乃三阴当下也。是为阴中之阴，可下而愈，此为主之阴，非是客邪之阴也。夫客主共论，阴中有阳，当下去之者。阴中者主也，有阳者客邪也。言阴经中受阳邪，染于有形物中，不得出者可下。

三阴之本，本之本也，里之里也。里证若盛，则燥渴，其脉必实，是客阴归于阳明，为有形迹之阴，乃主中之阴，非客邪之阴也。经曰：经络中受阳邪，更染于有形物中，其阳邪积于脏腑不得出者，故当下之而愈也。

略说八里，乃阳乘阴也。其证身凉四肢厥，恶热，是外阴而内阳也。但寒不热不渴者，是内外皆阴也。仲景云：厥深热亦深，厥微热亦微，口伤烂赤，因发汗得之。

八里之证，病在乎内，阳邪乘于阴经，邪入三阴也，阳邪客阴也。三阴经络，主阴也。客阳传于主中之阴，故曰阳乘阴也。故证身凉不发热。四肢属阳，但阴盛阳盛，故四肢冷厥。而又恶寒者，是阴中有阳，为外阴而内阳也。若是四肢冷厥，不恶寒，不作渴，是内外皆寒，内外纯阴之证也。仲景云：热深厥亦深，热微厥亦微。口伤烂赤者，此又一阳证也，乃阳盛阴虚，因医家误发汗而致之者。《内经》曰：三阴可温，而不可汗者宜也。

夫七表八里，发汗吐下，治伤寒必当仔细论之。七表八里，互相交变，乃坏证，来此节疑

有脱简理脉中。一说六脉交变，浮滑长为三阳，乃阳中有阴。沉涩短为三阴，乃阴中有阳。当审察表里，分其内外，以辨虚实，治从标本，万举万当。

治伤寒要分辨阴阳虚实标本轻重之法，七表八里，互相交变，不可不细论之。六脉交变，浮滑长为阳脉，沉涩短为阴脉，三阴三阳，两相交而两相变，有阳变而为阴，有阴变而为阳者。如七表证，而得八里之脉，此阳证见阴脉，为坏证也。八里证而得七表之脉，此阴证见阳脉，可以生也。阳中有阴，阴中有阳，变化无穷，可不认其阴阳虚实表里标本而治之也哉。

夫标本者，太阴有标本之化，少阴亦然阴字乃阳字之讹。太阳标热而本寒，从此生七表。少阴标寒而本热，从此生八里。太阴标本皆阴，少阳标本皆阳。惟阳明与厥阴，不从标本，从乎中也。此举六气之标本也。

太阳标热而本寒者，太阳属君火，故标热本寒者，谓应膀胱。膀胱属水，所以本寒。少阳胆经，禀肝木，木中有火，所以标本皆阳。阳明属胃，燥土也，谓四藏寒热之气，皆归于土，而能变化，所以无标本之应。土居中央，故曰从乎中也。从此生七表也。太阴标寒而本热者，太阴湿土，为柔和之土也，土中有湿气而生焉，故曰标寒。而又与阳明胃之燥土，同归一经，所以本热也。少阴有标本之化者，少阴属肾，标应膀胱水，本应三焦火，水与火交，所以有标本之化。厥阴属胆，厥阴胆经，居于左胁，故不从标本。而木气只干脾胃，禀于两关，故曰从乎中也。从此生八里也。所谓六气之标本者，温风寒，外来之邪，从标而入者。燥湿暑，内生之邪，从本而出者。

按六微旨大论云：少阳之上，火气治之，中见厥阴。阳明之上，燥气治之，中见太阴。太阳之上，寒气治之，中见少阴。厥阴之上，风气治之，中见少阳。少阴之上，热气治之，中见太阳。太阴之上，湿气治之，中见阳明，所谓本也。本之下，中之见也。见之下，气之标也。本标不同，气应异象。

叔和所载者，是七表八里，九道脉诀，二十四道脉之标本也。皆有从标从本，从乎中。假令太阳少阴，各有标本之化，太阳脉浮，少阴脉沉，此乃浮沉交。

叔和所载，七表八里，时为伤寒虚实而设，又立九道脉，诸天地九九之数，共成为二十四道脉之标本也。标以明其表阴也，本以明其里阳也。中能变化，从乎中土也。所谓太阳少阴，各有标本之化者。阳浮而动，故阳邪为天行之气，阴沉而静，故阴从中土而出。标入于本，而本能变化，故浮与沉交，要不越乎二十四道脉之标本也。

《内经》曰：若从标本论之，是为长短交，长以发汗，短以下，长曰阳明，短曰太阴，长者阳明，当解表利小便，短者太阴，当下。土郁则夺之，令无壅碍，故长脉发之。短脉下之者，是滑与涩交。滑居寸而热，涩居尺而寒。滑居尺而热，涩居寸而寒。涩脉居尺寸皆损气，滑居尺寸皆助阴阳。《内经》云：脉滑曰生，脉涩曰死。此是三阴三阳，变化表里，略举数端，随脉条下，尽穷其理，有不尽者，于各部脉说内详之。

伤寒脉滑曰生，脉涩曰死。三阴三阳，表里交变，滑脉为阳，涩脉为阴。有阳证而得阳脉者，有阴证而得阴脉者。有阳证而得阴脉者，有阴证而得阳脉者。阴阳变化，则脉有滑与涩交，是为阴阳中交变。至若长与短交，是为表里中变化。浮与沉交，亦是为表里中交变。类而推之，于滑涩交，总之滑者吉，涩者凶，不过一表里虚实阴阳，互相交变而已。此论略说数端，最尽其理，学者当神而明之，自然了于心矣。

七表脉

浮脉指法主病

一浮者，阳也，指下寻之不足，举之有余，再再寻之，如太过曰浮。主咳嗽气促，冷汗自出，背膊劳倦，夜卧不安。

浮，阳金也。何谓阳金？谓金之有余也。凡所谓有余者，乃邪气有余，所谓不足者，乃正气不足。今于指下重手寻之，只觉其不足，谓里之正气不足也。复于重手之中，而渐举之，则又觉其有余，谓表之邪气有余也。试于举之之中，再再推寻之，而又觉其如太过，谓浮而有力也。刘氏曰：浮而有力为风，何以言之？夫寒伤营，风伤卫，营为血，卫为气，肺主气，其变动为咳，肺苦气上逆，今肺受风邪，故咳嗽气促。卫者所以卫护一身者也，卫为风邪，头伤则不能卫护，一身元府开而营气外泄，故冷汗自出也。背膊劳倦者，肺之俞在肩背，肺病故背膊劳倦也。夜卧不安者，因咳嗽气促，不得安寝也。洁古则治以小柴胡汤主之。夫叔和之所谓浮者如此，故其主病亦如此。戴起宗乃胶柱鼓瑟，滞于脉之名字，以板定后人眼目，于二十四道脉之中，或改其指法，而存其主病，或改其主病，而存其指法，至使病脉不相当，误人非浅。予今悉遵旧章，不移一字，顺其文以释之，庶免割裂之患也。以下二十四脉悉仿此。

按《脉经》云：浮脉举之有余，按之不足。一曰浮于指下。又云浮为风，为虚。

歌曰

按之不足举有余，再再寻之指下浮，藏中积冷营中热，欲得生精用补虚。

凡脉浮以候表，沉以候里，今按之不足，

是为里虚，故曰藏中积冷。举之有余，是为表有邪，故曰营中热。池氏曰：乍病见浮脉，乃伤风邪。久病合见沉弱之脉，今见浮脉，乃里寒表热。里寒而阴阳不和，阳盛则表有风热，里虚则藏中积冷。治之者，须调其营卫，补其津液，勿谓脉浮而有表邪，专事发表可也。张世贤曰：诊脉之法，在内者沉取之，按而得之。在外者浮取之，举而得之。有余为热，不足为寒。今按之不足，藏中积冷也。举之有余，营中有热也。阴不足而阳有余，治之宜地骨皮散。其说亦是。

按经云：浮而大者风。又云：浮而大者中风，头重鼻塞。又云：浮而缓，皮肤不仁，风寒入肌肉。又云：浮洪大长者，风眩癫疾。又云：浮洪大者，伤寒秋吉，春成病。又云：浮而滑者，宿食。又云：浮滑而疾者，食不消，脾不磨。又云：浮而细滑伤饮。又云：浮而急病伤寒，暴发虚热，《千金方》作伤暑。经云：浮而绝者气。又云：浮短者，其人伤肺，诸气微少，不过一年死，法当嗽也。又云：浮而数中水，冬不治自愈。又云：浮滑疾紧者，以合百病又易愈。又云：阳邪见浮洪，阴邪来见沉细。又云：微浮秋吉冬成病。又云：微浮虽甚不成病，不可劳。

又按《丹溪心法》拔萃方，人参地骨皮散，治藏中积冷，荣中热，按之不足，举之有余，此乃阴不足，阳有余也。茯苓五钱，知母石膏各一两，地骨皮人参柴胡生地黄黄芪各两半。

上挫，每服一两，姜三片，水二盏，煎至一盏，去渣，通口不拘时服。

又歌曰

寸浮中风头热痛。

寸，阳部也。浮，阳脉也。风，阳气也。头，诸阳之会也。今两寸而见浮脉，故主风热上攻头目也。

按《脉经》云：寸口浮，中风发热头痛，

宜服桂枝汤、葛根汤，针风池风府，向火灸身，摩治风膏，覆令取汗。又云：寸口脉浮而盛者，病在外。

关浮腹胀胃虚空。

熊氏曰：左关属肝，右关属脾。左关脉浮，主肝木生风。右关脉浮，主风不胜土，故胃气虚空而胀满也。

按《脉经》云：关上浮，腹痛心下满。又云：腹满不欲食，浮为虚满，宜服平胃丸、茯苓汤、生姜前胡汤，针胃管，先泻后补之。又云：关上脉浮而大，风在胃中，张口肩息，心下澹澹，食欲呕。

尺部见之风入肺，大肠干涩故难通。

尺脉见浮，主大肠干涩，而云风入肺者何也？经云：阳明之上，燥气主之，中见太阴。夫手太阴肺也，手阳明大肠也。正以大肠之络络肺，肺之络络大肠，大肠居少腹之中，尺所以候腹中者，浮为风，风既入肺，不传于藏，而传于府，故大肠干涩而难通也。张世贤释谓：风不在于命门，而在于肺大肠，所以干涩而难通。风在下焦，治之以七圣丸，方见后结脉条内。

按《脉经》云：尺中浮，小便难。又云：尺脉浮下热风，小便难，宜服瞿麦汤、滑石散，针横骨关元泻之。人云是脉浮，客热在下焦。

芤脉指法主病

二芤者，阳也。指下寻之，两头即有，中间全无，曰芤。主淋沥气入小肠。

二芤者，阳火也。何为阳火？小肠火也。离为火，其象中虚，故指法曰：指下寻之，两头即有，中间全无，离之象也。盖以丁火，阴火也，主手少阴。丙火，阳火也，主手太阳。手太阳，小肠也，故主病为淋沥气入小肠，其说详见前脉赋。浮芤其状相反条内参看。洁古

曰：弦浮无力，按之中央空，两边有，曰芤，芤主失血，手足太阳，皆血多气少，故主病淋沥，气入小肠脱血病者，皆从太阳之说。

按《脉经》云：芤脉浮大而软，按之中央空，两边实。一曰手中无，两傍有。

歌曰

指下寻之中且虚，邪风透入小肠居，病时淋沥兼疼痛，大作汤丸必自除。

指下寻之中且虚，火之象也。火性本热，热则生风，故曰邪风透入小肠，而为淋沥疼痛之病也。治之者，当大作汤丸，以泻其小肠之火，则淋沥自止，而疼痛可除矣。云岐子云：芤主血凝而不流。凡人之十二经络，以应沟渠，是荣卫气血不散，不能盈满经络，故见芤脉，主淋沥小便脓及血，当大作汤丸也。四物汤地黄丸补之，桃仁承气汤泻之。一云大柴胡汤，吴文炳云：中且虚，两头有，中间无也。芤主失血，心主血，心有热而血妄行，则芤脉见。热则生风邪，心不受邪，遂传于小肠，以致小便淋沥疼痛，须用八正散、导赤散，以清邪热。

又歌曰

寸芤积血在胸中。

脉者，由营气行于十二经隧之中，流动充满，故脉道滑利和缓，何芤之有？寸所以候胸中者，胸为气海，气血壅滞于胸中，故寸口而见芤也。张世贤释：治之以犀角地黄汤，血在上焦故也。

按《脉经》云：寸口芤吐血，微芤者衄血，空虚，血去故也。宜服竹皮汤、黄芪汤，灸膻中。

关内逢芤肠里痈。

关内所以候中焦者，荣出中焦。今关内而

逢芤，则为营血不行，留于肠胃之间，久之化为脓血，而成痈毒。张世贤释：治以桃仁承气汤，血在中焦故也。

按《脉经》云：关脉芤，大便去血数斗者，以膈俞伤故也。宜服生地黄，并生竹皮汤，灸膈俞。若重下去血者，针关元，甚者宜服龙骨丸必愈。

又按《医说》云：杨介吉老者，泗洲人，以医术闻四方。有儒生李氏子，学业愿娶其女，以授其学，执子婿礼甚恭，吉老尽以精微告之。一日有灵璧县富家妇有疾，遣人邀李生以往。李初视脉云：肠胃间有所苦邪。妇曰：肠中痛不可忍，而大便从小便中出，医者皆以谓无此证，不可治，故欲屈子。李曰：试为筹之。若姑服我之药，三日当有瘳，不然，非其所知也。下小丸子四十粒，煎黄芪汤下之。富家依其言，下脓血数升而愈，富家大喜，赠钱五十万，置酒而问之。曰：始切脉时，觉芤脉现于肠部，王叔和《脉诀》云：寸芤积血在胸中，关内逢芤肠里痛。此痈生肠内，所以致然。所服者，乃云母膏为丸耳。切脉至此，可以言医矣。李后以医科及第至博士，李植元季，即其从子也。《脉经》云：关上芤，胃中虚。

尺部见之虚在肾，小便遗沥血凝脓。

尺部所以候肾者，今见芤脉，是为水不胜火，肾虚则门户失守，故小便遗沥。水不胜火，故脓血淋漓也。张世贤释：治以抵当丸、抵当汤，或加减桃仁汤。愚谓既云虚在肾矣，理宜用凉补之剂，何为复用抵当等药也，亦须斟酌。

按《脉经》云：尺中芤下血，微芤小便血。又云：尺脉芤，下焦虚，小便去血，宜服竹皮生地黄汤，灸丹田关元，亦针补之。

滑脉指法主病

三滑者，阳也。指下寻之，三关如珠动，按之即伏，不进不退，曰滑。主四肢困弊，脚手酸疼，小便赤涩。

滑者，阳水也。何为阳水？谓水中有火也。夫滑与涩相反，荣气不足，则脉往来蹇涩，荣气有余，则脉往来流利。故其论曰：滑之体，非独阳也，非独阴也，乃纯阳正阴，和合交结然。所以然者，何也？盖人身左肾属水，右肾属火，膀胱为水，三焦为火，阴阳相维，水火相济，故脉道往来滑利，而无蹇涩之患，此平人之常脉耳。今诀所谓滑者，乃水中之火太甚，煎熬腾沸，故指下寻之，三关如珠动。如珠动者，即刘氏所谓如荷叶上水珠，言其往来流利也。按之即伏，不进不退者，即《脉经》所谓浮中如有力，言其不任寻按也。故所主病，为四肢困弊。四肢属脾土，困弊者，谓相火盛而乘其脾土也。脚手酸疼者，谓相火盛而煎熬其肾水也。小便赤涩者，三焦属相火，为决渎之官，今既不守本位，与前之太阳合，从阳化则热，故小便赤涩也。

按《脉经》云：滑脉往来，前却流利，展转替替。然与数相似，一曰浮中如有力，一曰漉漉如欲脱。《丹溪心法》云：滑为血实有痰。仲景书问曰：奄翕沉名曰滑，何谓也？师曰：沉为纯阴，翕为正阳，阴阳和合，故脉滑也。

又按《脉经》云：脉滑者，多血少气。脉涩者，少血多气。

歌曰

滑脉如珠号曰阳，腰间生气透前肠，胫酸只为生寒热，大泻三焦必得康。

其意盖曰：滑脉之体，如珠之动，往来滑利，为水中有火，乃阳水也。故曰滑脉如珠。号曰阳火，既为水中之火，宜藏而不宜动。今乃不守本位，从两肾中间生出火气，透于前肠，与太阳相合，故曰腰间生气透前肠也。夫所谓胫酸者，何也？只为三焦之火薄所不胜。夫所不胜者水也，水为火所薄，则寒热生，寒热生

则水受伤，而足胫酸矣。夫病而至足胫酸，寒热作，未有不思大补，而反思其大泻者。不知治病必求其本，假令其人寒热交作，足胫酸痛，其脉弦细而数，则其补益真阴也宜矣。今滑脉则不然，足胫之酸，只为寒热之煎熬，寒热之煎熬，只为水火之腾沸，治之者，必须大泻其三焦之火，以抑其阳，阳退而阴自长矣。若止以补阴为事，如石投水，又安能必得其康健也哉？当与《难经》女得男脉为太过之说，互相参酌。洁古曰：腰间生气者，命门也。透前肠者，膀胱经也。命门三焦，陷于前肠，故小便不通，大便秘涩，热多寒少，故宜泻以辛寒，大承气主之。

按经云：滑为实为下，又为阳气衰，又云：滑而浮散者摊缓风，又云：滑者鬼疰，又云：滑数心中结，热盛，又云：滑疾，胃中有寒。

又歌曰

滑脉居寸多呕逆。

滑主壅，多阳部而见滑脉，主上焦之气，壅滞而不行，或痰饮停于胸膈，故多呕逆之证也。

按《脉经》云：寸口滑，胸满逆。又云：寸脉滑阳实，胸中壅满吐逆，宜服前胡汤，针太阳巨阙泻之。

关滑胃寒不下食。

关中所以候脾胃者也。脾胃温暖，则能消化水谷。今见滑脉，是为脾胃虚寒，不能腐熟水谷，而至食不下也。刘氏曰：池氏注关部脉滑，乃肝本克脾土者，非也。愚谓滑者水脉，脾土虚寒，不能制水，乃微邪干脾，故有胃寒不食。尺部脉滑，主脐冷之患也。

按《脉经》云：关上滑，中实逆。又云：关脉滑，胃中有热，滑为实热，以气满，故不欲食，食即吐，遂宜服紫菀汤下之，大平胃丸，针胃管泻之。愚按经文则曰：关滑胃中有热。

至于《诀》，则又曰：关滑胃寒，似与经文大不相合。然诊治者，亦当随证消息。如滑而数，则宜从热，滑而迟，则宜从寒，不可执一论也。又经云：关上脉滑而小大不匀，是为病方欲进不出，一二日复欲发动。其人欲多饮，饮即注利。如利止者生，不止者死。

尺部见之脐是冰，饮水下焦声沥沥。

云岐子曰：左尺主脉沉水，客脉滑水，二水相合，寒结膀胱，故脐下似冰。聚于下而不上济于火，故欲饮水。水停下焦，不能引于各藏，故沥沥作声。右尺主脉，相火客脉滑水，火水相合，水胜火，故脐下似冰。相火原系水中之火，不能全胜，故欲饮水。

按《脉经》云：尺中滑，下利少气。又云：尺脉滑，血气实，妇人经脉不利，男子溺血，宜服朴硝煎、大黄汤，下去经血，针关元泻之。又云：尺脉沉而滑者，寸白虫。又曰：尺脉偏滑疾，面赤如醉，外气则病。又云：尺脉滑而疾为血虚。

实脉指法主病

四实者，阳也。指下寻之不绝，举之有余，曰实。主伏阳在内，脾虚不食，四体劳倦。

实者，阳土也。何为阳土？谓土中有火也。指下寻之不绝，沉而有力也。举之有余，浮而有力也。浮而有力为阳胜，沉而有力为伏阳在内。脉浮沉俱有力，而谓脾虚者何也？阴阳和则脾胃安，而脉道和缓，今伏阳在内，是阳火炼土，坚燥而乏生化之源，脾胃因之而虚矣。四体属脾，脾虚不食，四体因之而劳倦矣。

按《脉经》云：实脉大而长微强，按之隐指愊愊然。一曰沉浮皆得。

歌曰

实脉寻之举有余，伏阳蒸内致脾虚，食少只因生胃壅，调和汤药始痊除。

实脉者，寻之举之，皆有力也。今脾胃之所以虚者，因伏阳蒸内之所致耳。脾胃和则能磨谷而易饥，脾胃虚则食不消，食不消则胃口壅滞，胃口壅滞，则脉道因之而实矣。若以辛温之药治之，则反助其阳邪，若以寒凉之药治之，则伤其脾胃，若以峻补之药治之，则脾胃愈滞而食愈少，若以克削之剂治之，则脾胃重虚而食不化。然则我将如之何哉？亦惟调和其汤药，如经所云：损其脾者，调其饮食，适其寒温。药则如补中汤、大健脾丸之类治之。其疾始能痊除而愈也。

按经云：实紧胃中有寒，苦不能食，时时下利者难治。

又歌曰

实脉关前胸热盛。

实脉，阳脉也。寸口，阳位也，所以候胸中者。今阳部而见阳脉，宜乎其胸中热盛也。

按《脉经》云：寸口脉，实即生热，在脾肺呕逆气塞。虚即生寒，在脾胃食不消化。有热即宜服竹叶汤、葛根汤，有寒即宜服茱萸丸、生姜汤。

当关切痛中焦恁。

当关而见实脉，则饮食停滞中焦，而腹痛之证作矣。

按《脉经》云：关上实即痛，虚即胀满。又云：关脉实，胃中痛，宜服栀子汤、茱萸乌头丸，针胃管补之。

尺脉如绳应指来，腹胀小便都不禁。

池氏曰：尺脉实，主心经实热传于小肠，致小腹胀满疼痛，而小便淋沥也。云岐子曰：左尺主脉沉水，客脉实火，火水相合，水能胜火，治之以干姜附子汤。右尺主脉相火，客脉实火，二火相合，致令腹胀而小便不禁，治之以大承气汤。据云岐子之说如此，谓是两尺脉实耶，谓是各尺脉实耶？若云两尺俱实，则姜附汤与承气汤，寒热各异；若云各尺脉实，则腹胀小便不禁，其说未必皆同。云岐子之说非也。刊误又谓其小便不禁，为传写之误，而改为腹胀小便淋，不思其说更非，特未临其证消息之耳。《诀》所谓小便不禁者，非虚寒而膀胱不固也，乃火极而兼水化也。肾主门户之司，相火有余，则薄所不胜，而司户失守。故小便不禁，非小便不禁也，乃欲便则痛，而不能便，则反淋沥自出，所谓热淋者是也。戴氏不自体认，而反以《脉诀》为非，可耻甚矣。

按《脉经》云：尺脉实，小腹痛，小便不禁，宜服当归汤，加大黄一两，以利大便，针关元补之，止小便。又云：尺中实即小便难，少腹牢痛，虚即闭涩。

弦脉指法主病

五弦者，阳也。指下寻之不足，举之有余，状若筝弦，时时带数曰弦，主劳风乏力，盗汗多出，手足酸疼，皮毛枯槁。

五弦者，阳也，阳木也。何为阳木？少阳之木也。少阳主春升之令，故其春脉弦，而伤寒少阳证，其脉亦弦，是以知其弦为阳也。说者有曰：仲景以弦脉为阴，而叔和独以弦脉为阳者。何也？不知仲景所论者伤寒，是自表渐入于里，自外而至内言之也，故以弦为阴。叔和所论者，劳证自内而渐达于表，是自内而至于外言之也，故以弦为阳。然弦则为劳，故指法则曰：指下寻之不足，阴不足也。举之有余，阳偏胜也。状若筝弦，气血收敛也。时时带数，阴虚而生内热也。故主病曰劳风乏力。夫既曰

劳，而又曰风者何也？或因用力入房，则肾汗出，肾汗出则元府开，虚之所在，邪必凑之，故成劳风乏力之证矣。阴不足则盗汗出，凡人之精血足，内则渗入骨髓，外以淖泽肌肤。今既为劳风所煎熬，内无以充实骨髓，而手足酸疼，外无以淖泽肌肤，而皮毛枯槁也。

按《脉经》云：弦脉举之无有，按之如弓弦状。一曰如张弓弦，按之不移。又曰：沉紧为弦。经云：弦数为疟。又云：疟脉自弦，弦数多热，弦迟多寒，弦为痛痹，为风痓，偏弦为饮，双弦则胁下拘急而痛，其人啬啬恶寒。又曰：弦而钩，胁下如刀刺，状如蜚尸，至困死。经又云：弦急疝瘕小腹痛，又为癖病。又云：弦小者寒澼。又云：沉而弦者悬饮内痛。又云：弦数有寒饮，冬夏难治。又云：弦而紧胁痛，藏伤有瘀血。又云：弦小紧者。可下之。又云：弦迟者，宜温药。

又按《此事难知》曰：仲景论弦涩为阴。叔和言弦涩为阳何意？大抵弦涩东西也，以南北分之，故有阴阳之别。涩本燥火，弦本水少，虽有南北之分，总而言之，则不离诸数为热，诸迟为寒。仲景叔和，言本两途，非相违背，合而论之，皆是也。仲景所言，言伤寒自外而入者，叔和所言，言五脏自内而出者。伤寒从气而入，故仲景以弦脉为阴，自艮而之内，从外入，先太阳也，位在东北。杂病从血而出，故叔和以弦脉为阳，自巽而之外从内出，先少阳也，位在东南。

歌曰

弦脉为阳状若弦，四肢更被气相煎，三度解劳方始退，常须固济下丹田。

弦脉为阳，指下如筝弦之状，则为气血收敛之候。然气血之所以收敛者，因劳风之气，煎熬气血，而四肢为之烦热矣。凡人之治劳，终不获其痊愈者，是皆不知三度解劳之法耳。以其人先受风邪，病未痊愈，而复加以房劳，则风邪留于元府而不退。或先有房劳，肾汗大泄，元府已开，而邪气客之。二者皆能煎熬气血而成劳风之疾。治之者，当察其初中后而消息之。或因内虚而外邪凑之者，当先于平补药中少加调理，使外邪已去，即当易以温补之剂，而收其后效。或病已久虚，则当从劳者温之之法，俟精血相壮，即易以平补之剂，以济其前功，是在医者消息之耳，如此亦不过两度解劳之法也。其三则又不专恃夫药饼之功，在医者戒以恼怒房劳，宁心静虑，存养省察，握问调神，使心肾交而水火济，自然神可驭气，气可驭精，丹田固而劳疾瘳矣。不然，则执一不通，延绵日久，及其莫救，而委之于天，不亦深可慨哉。

按《巢氏病源·养生方导引法》云：唯欲嘿气养神，闭气使极，吐气使微。又不得多言语，大呼唤，令神劳损亦云不可泣泪及多唾洟，此皆为损液漏津，使喉涩大渴。又云：鸡鸣时叩齿三十六通讫，舐唇漱口舌上齿表，咽之三过，杀虫补虚劳，令人强壮。又云：蛇行，气曲卧以兵，身复行踞，闭目随气所在不息，少食裁通肠，服气为食，以舐为浆，春出冬藏，不财不养，以治五劳七伤。又云：虾蟆行，气正动摇，两臂不息十二通，以治五劳七伤水肿之病也。又云：朝朝玉泉，使人丁壮有颜色，去虫而牢齿也。玉泉，口中唾也。朝未起早，嗽口吞之，辄琢齿二七过。如此者乃上，名曰练精。又云：咽之三过乃止，补养虚劳，令人强壮。

又歌曰

寸部脉紧一条弦，胸中急痛状绳牵。

寸部脉弦，则宗气不行，为寒引经络，故胸中急痛，状若绳牵也。

按《脉经》云：寸口脉弦，心下愊愊微头痛，心下有水气，宜服甘遂丸，针期门泻之。又云：脉弦上寸口者，宿食。又云：寸口脉弦

者，则胁下拘急而痛，其人啬啬恶寒也。又曰：寸口弦，胃中拘急。

关中有弦寒在胃。

若关中有弦，主寒痰，令饮停于胃口。

按《脉经》云：关脉弦，胃中寒，心下厥逆，此以胃气虚故耳。宜服茱萸汤，温调饮食，针胃管补之。又云：关上弦，胃中有寒，心下拘急。

下焦停水满丹田。

若弦脉见于尺部，则丹田无暖气，而失运化之机，故水停下焦而满于丹田也。

按《脉经》云：尺中弦，少腹脐下拘急。又云：尺脉弦，小腹疼，小腹及脚中拘急，宜服建中汤、当归汤，针气海泻之。

紧脉指法主病

六紧者，阳也。指下寻之，三关通度，按之有余，举之甚数，状若洪弦曰紧，主风气，伏阳上冲，化为狂病。

紧者，阳木也。何为阳木？以其脉带弦长也。指下寻之，三关通度，脉道长矣。按之有余，邪气有余也。举指甚数，热邪在阳分也。状若洪弦者，洪为阳明，弦为少阳，洪弦相合，此名为紧。紧为太阳，诸紧为寒。夫既曰寒，而曰风气伏阳者，何也？如水穴论，帝曰：人伤于寒，而传为热者何也？岐伯曰：夫寒甚则热生也。又如冬伤于寒，春必温病是也。盖以初感其寒，伏久则化而为热也，故主病曰风气伏阳。夫既曰弦为少阳，洪为阳明，紧为太阳，则为三阳合病，重阳者狂，故曰风气伏阳上冲，化为狂病。洁古曰：此太阳少阳相合，主伏阳上冲而为狂病，治之之法，宜以黄连泻心汤。此言深为得理，学者宜玩味之。诸家言紧脉，或云如切绳，或云如转索，皆不过形容其左右

无常耳。戴起宗乃撅拾诸说，以为或转在左，或转在右，且以两股三股，纠合徽纆以为紧，安有是理也哉？不通甚焉。

按《脉经》云：紧脉数如切绳状。一曰如转索之无常。刘氏云：数而带弦为紧。脉影云：紧者，其来之且急，去之且速，按举急大如转索无常。又曰：动静无常，如纫单线。诊翼曰：紧者有力而不缓也，其来劲急，按之长，举之若牵绳转索之状，为邪风击搏，伏于荣卫之间。

歌曰

紧脉三关数又弦，上来风是正根源，忽然狂语人惊怕，不遇良医不得痊。

紧脉者，三关通度，数而且弦，是为三阳合病矣。然其根源，非暴受风寒，盖由上年所受风邪，根源伏于其内，感天行时热，化为春温夏热之证矣。然重阳者狂，故曰忽然狂语人惊怕也。所谓不遇良医不得痊者，非是剩语，其意盖曰：伤寒一证，别有专门，非比寻常杂证，可以臆度，必待圆机之士，参究《内经》，潜心仲景，暨河间东垣节庵陶氏诸名家治法，分别经络表里，阴阳虚实寒热，参考五运六气，并得名医传授，方为良医，不致有误。岂若今世之人，勿遵古训，不经师承，几句油腔，一味杜撰，便谓吾能疗治伤寒。及乎临证，手足无措，当汗不汗，当下不下，不当汗而汗，不当下而下，至不得已，乃以杂证治法朦胧治之。其误人也，岂浅鲜哉！洁古曰：此是三阳合病，紧数，太阳也。弦多，少阳也。狂言，阳明也。故实则谵语。云岐子曰：其脉洪紧而实，阳气有余之象也。主热即生风，发作狂语，可用小承气汤主之。

按经云：紧则为寒。又云：紧而急者遁尸。又云：紧数者，可发其汗。又云：凡亡汗，肺中寒，饮冷水，咳嗽下利，胃中虚冷等证，其脉并紧。又云：紧而数，寒热俱发，必下乃愈。又云：紧而滑者，吐。又云：快而紧，积聚有

击痛。又云：盛而紧曰胀。

又歌曰

紧脉关前头里痛。

《脉经》云：寸紧苦头痛，骨内疼是伤寒，宜麻黄发汗出。又云：头痛逆气。

按《脉经》云：寸口脉紧，苦头痛，骨肉疼，是伤寒，宜服麻黄汤发汗出，眉冲颞颥，摩治伤寒膏。又云：寸口脉紧，如转索，左右无常者，有缩食。又云：寸口脉紧，即头痛风寒，或腹中有宿食不化。又云：寸口紧，头痛逆气。又云：寸口脉紧，或浮，膈上有寒，肺下有水气。又云：脉紧而长过寸口者，狂病。又云：脉紧上寸口者中风，风头痛亦如之。

当关切痛无能动。

《脉经》云：关紧，心下苦满急痛。脉紧者为实，宜茱萸当归汤。又大黄汤治之良，针巨阙下管泻之。《脉影》云：肝紧主惊风，筋脉拘挛腹痛，则紧而盛，疝癖则紧而实，右关紧，脾寒腹痛吐逆，紧盛腹胀伤食。

按《脉经》云：关上紧，心下痛。又云：关脉紧，心下苦满急痛，脉紧者为实，宜服茱萸当归。又大黄汤两治之良，针巨阙下管泻之。又云：关上脉紧而滑者，蛔动。

隐指寥寥入尺来，缴结绕脐常手捧。

张世贤曰：缴结，疼痛之状也。在尺主脉沉水，客脉紧木，水木相合，水中有木，土莫能制，风寒在于下焦，治之以桂枝芍药汤。不已，风寒湿在于脾肾，术附汤主之。右尺主脉相火，客脉紧木，火木相合，风热在于下焦而作痛，治法不可同下。

按《脉经》云：尺紧脐下痛，宜当归汤，灸关元，针天枢补之。《脉影》云：尺紧主为淋滴，病疝气，耳聋，齿痛，脚膝疼，命门紧，主小肠虚鸣，肠中痛。诊翼云：左尺紧，腰脚

酸，脐下痛，小便难，右尺紧，下焦筑痛。时珍曰：尺中有紧为阴冷，定是奔豚与疝疼。《脉经》又云：尺中紧，脐下少腹痛。

洪脉指法主病

七洪者，阳也。指下寻之极大，举之有余，曰洪。主头疼四肢浮热，大肠不通，燥热粪结，口干遍身疼痛。

洪者，阳也。何为阳火？纯阳而无阴也。指下寻之极大，阳邪传入里也。举之有余，客邪犹在表也。此为伤寒表邪未已，传入阳明里证。惟其邪在表，故有头疼身痛，四肢浮热之证。惟其邪入于里，故有大肠不通，燥热粪结口干之证也。治以大柴胡汤主之。洁古曰：洪脉者按之实，举之盛，洪者阳太过，阴不及，主头痛四肢热，大便难，小便赤涩，夜卧不安，治法阳证下之则愈。如下之随证虚实，有大承气汤，有小承气汤，有大柴胡汤、桃仁汤，随证用之。此证有两议，或按之无，举之盛，当解表，不可下。经言脉浮不可下，下之则死，脉沉当下，下之则愈。脉浮为在表，脉沉为在里。

按《脉经》云：洪脉极大在指下。一曰浮而大。

歌曰

洪脉根源本是阳，遇其季夏自然昌，若逢秋季及冬季，发汗通肠始得凉。

洪，阳火也，宜旺于夏季，夏乃火退土旺之时。其脉宜缓，今脉犹有洪，是为当退不退。然土生长于火，故六月谓之长夏，其离母气也不远，当此之时，全赖火土合德，万物得以化生，功成而退，自然之理，故曰遇其季夏自然昌也。若逢秋季，乃建戌之月，是火归墓之时，其脉当毛，于此而见洪脉，则为当藏而不藏。

冬季乃建丑之月，是火方养之时，其脉当石，于此而见洪脉，则为不当旺而即旺。二者虽土寄旺之时，然三阴用事，而脉犹见洪，是为阳邪乘阴，在表则有头疼身痛，四肢浮热等证，在里则有大便不通，燥粪结涩口干等证。在表者发其汗，在里者通其肠，阳邪退而身自凉矣。云岐子曰：其脉举按皆盛，本为相火之象，发汗从表，通肠从里，从表宜麻黄汤，从里宜大承气汤。仲景云：谓身体疼痛，主夏得洪大脉，知其病瘟也。通肠七宣丸、七圣丸、大柴胡汤、大承气汤选用之。

按经云：洪则为气。一作热。又云：洪大者伤寒热病。又云：脉来洪大袅袅者社祟。又云：脉洪大者，若烦满，沉细者腹中痛。

又歌曰

洪脉关前热在胸。

洪为阳火，关前所以候胸中者也。关前而见洪脉，则知其热在胸矣。故前赋中云：胸连胁满只为洪。当参看可也。

按《脉经》云：寸脉洪大，胸胁满，宜生姜汤，白薇丸亦可，紫菀汤下之，针上管期门章门。

当关反胃几千重。

关所以候脾胃者也。关中而见洪脉，是为火邪于胃，攻冲而为呕吐之证矣。

按《脉经》云：关洪胃中热，必烦满，宜平胃丸，针胃管，先泻后补之。

更向尺中还若是，小便赤涩脚酸疼。

尺部而见洪脉，则为下焦有火，火旺则小便赤涩，火旺则水衰，水衰则脚酸疼矣。

按至真要大论云：少阴在泉，客胜则腰痛，尻股膝髀腨骺，足病瞀热以酸，腑肿不能久立，溲便变，此之谓也。

按《脉影》云：尺脉洪大，小便秘涩，便血脚酸。

脉诀乳海卷四

王邦傅纂注
叶子雨参订
董志仁重校

八里脉交变略例论

洁古曰：八里脉者，乃右手三部，寸关尺受邪者也。阳乘阴也，是微沉缓涩迟伏濡弱八里脉也。有里之表，乃三阴经络，各称标之名也。有里之里者，乃三阴之本，脾肾肝总称之名也。且三阴标者，为阴中之阳，本者，为阴中之阴也。盛则归于胃土，乃邪染有形，故里之表，是阴中之阳，当渍形以为汗，宜发之。主宜缓。

《内经》曰：脉长者，为外病，脉短者，为内病。入里之脉，俱短脉也，俱在右手三部受邪者也。病入于内，为阳邪乘乎阴也。顾有里之里，有里之表。里之表者，邪在三阴经络中，为三阴之标也。三阴标者，仍是阳邪，尚未入于胃土，故不可轻下，而当缓散之。若是里之里，阴中之阴也，邪归于胃土，而染于有形迹之中，下之则愈。盖里之表，渍形以为汗者，身肤渍渍潮润，乃阳邪在里中之表，本来正汗，非若取汗之证，发越而出者，主宜缓也。

里之里，是阴中之阴分，当急下之。客宜急，是知诸中客邪当急。诸主自病，当缓。前说七表，乃春夏具三阳，后说八里，乃秋冬具三阴。经中论反交错生疾，得本位以常法治中，互相为病，当推移所在主客，相合脉证，依缓急治之。假令恶寒也，里之表也，当与麻黄附子细辛汤缓发，是渍形以为汗也。如不恶风

寒而反欲去衣，身凉面目赤，四肢逆，数日不大便，小便赤涩引饮，身静重如山，谵语昏冒，脉沉细而疾数者，是足少阴经反受火邪，是里之里病，乃阴中之阴，阳邪也。此客邪当速，急下去之，以大承气汤除之。

里之里者，本中之里也。客邪尽净，里证急矣，故宜急下。凡客邪至于中者，中在经络之中，虽为表而渐入里矣，尚可缓乎？故宜急表也。诸主自病者，非外来之病也。五行中相乘相克，互相交变，多见八里脉也。宜分别脉证，相合与相异治之。有轻重之分，如证宜急而脉不宜急者，脉宜急而证不宜急者，止从缓而不宜急也。缓则能守其和平，急则乃交错生疾。必当以本位常法治中，当推移所在主客，与相合脉证，依缓急治之，是多从脉而不从证也。若是交变互相为病，当分主客脉证，或证当汗而脉不可汗，证当下而脉不可下，或脉可汗而证不可汗，或证可下而脉不可下，互相交变，而又互相推移。主客轻重与缓急之法，如经中谓渍形以为汗者，用麻黄又兼附子，一以治标，一以治本，是从其缓也。如不恶风寒，而反欲去衣等证，此是阴中之阳，邪在内矣，宜急治其里，治其里，是多从证，而不从其脉也。

今将七表脉有下者，八里脉有汗者。七表脉有汗者，八里脉有下者。此四论为古今之则，于七表脉论，八里脉论内，交互说之。更有脉与证相杂之法，当取仲景内桂枝脉里得麻黄证，

表麻黄脉得桂枝证，递用麻黄桂枝各半汤。如桂枝证二停，麻黄脉一停，当用桂枝二麻黄一汤法。或麻黄证二停，桂枝脉一停，当用麻黄二桂枝一汤法。更有麻黄脉桂枝证，取脉为主，脉便为二停，证为一停，用麻黄二桂枝一汤法治之。或桂枝脉麻黄证，亦脉为二停，证作一停，用桂枝二麻黄一汤法治之。大抵圣人谓脉者，司人之命，故以脉为主，多从脉而少从证也。举世脉证交互二法，是不合全从于脉，亦不合不从于证，如合证当两取之。如证在交变法中，即合从脉不从证也。然亦不拘，亦当临时消息，传受递从，元证来理，所投去处，没天之时令。且七表有下者，为内外皆阳缓下，八里有汗者，为内外皆阴缓汗；七表有汗者，为外阳而内阴急汗。八里有下者，为外阳而内阴急下。故《素问》说标本之化，立四因之法，为此一说也。表里标本之化，七表论内说之。

脉证互参，谓桂枝证得麻黄脉，不宜过用麻黄，必兼以桂枝，勿使麻黄大泄之意。此为证属阴不足，而脉属阳有余，故用麻黄二，多从脉之意，桂枝一，少从证之意，不致偏僻之咎。今其阴阳扶抑之法，而太过不及，自位乎中和之道也。致中和，天地位，万物育，何病之有？

八里脉

微脉指法主病

一微者阴也，指可寻之，往来甚微，再再寻之。若有若无曰微，主败血不止，面色无光。

微者，阴土也。何为阴土？雨土濛雾之象也。血实则脉实，血虚则脉虚。今云指下寻之，往来甚微，则阳已衰矣。再再寻之，若有若无，则血已脱矣。夫营出中焦，中焦治则能摄血，血足则能华色。今脉见微，则为阴盛阳虚，不能摄血，以致败血不止，血去则不能华色，是以面色无光也。

按《脉经》云：微脉极细而软，或欲绝，若有若无，一曰小也，一曰手下快，一曰浮而薄，一曰按之如欲尽。

歌曰

指下寻之有若无，漩之败血小肠居，崩中日久为白带，漏下时多骨木枯。

指下寻之，其中往来甚微，再再寻之，若有若无。然何以至如是之虚也？夫心主血者也，脾摄血者也。今脾不能摄血，以至心包络之血漩流而下，入于小肠。然小肠主出而不主纳，不能久居，必下漏而为崩中之证矣。然崩中日久，则阴已衰而阳无所倚，传变而为虚寒，白带因之而下矣。夫骨，肾所主也，肾主闭藏，受五脏六腑之精而藏之。斯骨有所濡润而不至于枯槁，今崩中而继之以漏下，则精血已竭，骨无所濡，而如木之枯槁矣。

按经云：微则为虚。又云：微而紧者有寒。又云：微弱者，有寒少气。

又歌曰

微脉关前气上侵。

关前，阳部也。微脉而见关前，则上焦之阳气衰。阳气衰则阴气上逆，故曰气上侵也。

按《脉经》云：寸口脉微，若寒为衄，宜服五味子汤，摩茱萸膏令汗出。又云：寸口微，无阳外寒。

当关郁结气排心。

关主中州，脾胃所居之地。然脾为阴土，生于相火，胃为阳土，生于心火。微脉而见关中，是为纯阴而无阳矣。阴霾之气闭塞，阳明之气不行，阳明者胃也。胃之上管，当于心下，故曰郁结气排心也。四气调神论云：阳气者闭

塞，地气者冒明，此之谓也。

按《脉经》云：关脉微，胃中冷，心下拘急，宜服附子汤、生姜汤、附子丸，针巨阙补之。

尺部见之脐下积，身寒饮水即呻吟。

尺部者，纯阴之地，寒水之乡也。所赖者，下焦命门之真火相济，得以温分肉，消水气，不至有凝结积聚之患。今尺部见微，则下焦之元阳衰而身寒，膀胱之寒气结，而脐下积矣。然两尺属肾，微为阴土，土来克水，故引水以自救。及至饮水，则又无相火以温暖分消，复助寒气，故作痛而呻吟也。

按《脉经》云：尺中微，无阳厥冷，腹中拘急。又云：尺脉微厥逆，小腹中拘急有寒气，宜服小建中汤。

沉脉指法主病

二沉者阴也，指下寻之似有，举之全无，缓度三关，状若烂绵曰沉。主气胀两胁，手足时冷。

沉者，阴水也。水性沉下，寻之似有，举之全无，水之性也。水性漂流，缓度三关，水之状也。水性濡软，状若烂绵，水之形也。然水性阴冷，冷则生气，故气胀两胁，而手足时冷也。

按《脉经》云：沉脉举之不足，按之有余。一日重按之乃得。经云：沉为水为实，又为鬼疰。

歌曰

按之似有举还无，气满三焦脏腑虚，冷热不调三部壅，通肠健胃始能除。

夫沉脉主气，为诸阴之首，今云按之似有举还无，是沉而无力也。刘氏曰：沉而无力为

气。假令其人冷热调和，则脏腑充实，而上中下三焦之气自然和畅，而无壅滞之患矣。今因冷热不调，则卫气不得行于阳分，卫气不行于阳分，则三焦之气满，而脏腑虚矣。治之者，当用辛温之药利之，以通其肠，复用温补之药和之，以健其胃。肠胃之气宣通，则三部之气条达，使卫气复行于阳分，而脉道自无沉匿矣。

按经云：沉而迟，腹脏有冷病。又云：脉来沉沉泽泽，四肢不仁，而重土枭。又云：沉而滑为下血，亦为背脊痛。《千金方》作下重。

又歌曰

寸脉沉兮胸有痰。

寸部所以候胸中者。今寸部见沉，是为水气泛而为痰矣。

按《千金方》云：寸口脉沉而滑者，胸中有水气。面目肿，有微热，为风水。又云：寸口脉沉，大而滑，沉即为血实，滑即为气实。血气相搏，入脏即死，入腑即愈。《脉经》云：寸口沉，胸中痛引背。又云：寸口脉沉，胸中引胁痛，胸中有水气，宜服泽漆汤，针巨阙泻之。又云：寸口脉沉，胸中短气。又云：寸口脉沉而坚者，病在中。又云：寸口脉沉而弱者，曰寒。又云：寸口脉沉而弱者，发必堕落。又云：寸口脉沉而紧，若心下有寒，时痛，有积聚。又云：寸口脉沉而喘者，寒热。

当关气短痛难堪。

关所以候腹中者，中气温和，则舒畅而无痞满疼痛之患矣。今关中而见沉，则为腹中有冷气，腹中有冷气，则闭塞而不通，闭塞而不通，则腹中疼痛，呼吸不利而气短难堪矣。

按《脉经》云：关上沉，心痛，上吞酸。又云：关脉沉，心下有冷气，苦满吞酸，宜服白薇茯苓丸，针胃管补之。

若在尺中腰脚重，小便稠数色如泔。

尺部者，阴部也，所以候肾与三焦膀胱者。左肾主水，右肾主火，膀胱为水，三焦为火，故水火既济，阴阳相维，而后腰脚得以便利，水道得以澄清。今尺中而见沉脉，是有阴而无阳，有水而无火，致使阳气不行，则腰脚重滞，决渎失职，而小便如泔矣。

按《脉经》云：尺中沉，引背痛。又云：尺脉沉，腰背痛，宜服肾气丸，针京门补之。

缓脉指法主病

三缓者，阴也。指下寻之，往来迟缓，小于迟脉曰缓。主四肢烦闷，气促不安。 按他本于小字下有一快字。

缓者，阴土也。何为阴土？皇极内篇，以脾为二阴之土故也。夫脾为二阴之土，而脉缓者何也？《脉经》新撰有曰：脾者土也，德则为缓，恩则为迟，是以太阴之脉缓而迟。故指法曰：指下寻之，往来迟缓，小于迟脉也。《脉经》又曰：缓脉小快于迟，何也？夫快者，疾也。大抵平人脉，四至闰以太息，共成五至。迟脉者，一息三至。其意盖曰缓脉者，比平人之脉，则又稍迟，较之迟脉，则又小快耳。故其主病，则皆脾病。经曰：土不及，其病内舍心腹，外在肌肉四肢，以其四肢属脾，故四肢烦闷也。经又曰：去不及甚，病留满否塞，病而留满否塞。则中气不和，所以气促不安也。洁古曰：证在太阳，风伤卫，当服桂枝汤。易云：四肢烦满，气促不安，积术汤主之。按《脉经》云：缓脉去来亦迟，小快于迟。一曰浮大而散，阴浮于阳同等。

歌曰

来往寻之状若迟，肾间生气耳鸣时，邪风积气冲背脑，脑后三针痛即移。

缓脉，指下寻之，一来一往，如丝在机，不卷其轴，其状有似乎迟，此太阴湿土之气也。土气盛，则下加于肾，肾主藏者也，肾气被克而起，故曰肾者生气。肾开窍于耳，肾气不藏，则上冲于耳，故又耳鸣。况缓脉又主风痹之疾，痹者风寒湿三者合而成也。夫肾与膀胱，相为表里，今脉而见缓，知有积久之风邪。湿气循足太阳之经，夹脊上冲于背，而为疼痛，治之者当于脑后针足太阳膀胱之穴，以夺其风邪之气，则其痛自瘳矣。他释皆云当取之浮白穴，夺肾之邪，其痛即止。脑后是浮白穴，主耳聋背项痛也。愚按浮白，乃足少阳之穴，非肾穴也，其穴在耳后入发一寸，非脑后也。或者曰：浮白乃足太阳少阳之会，针之以取其邪焉可也。张世贤曰：太阳中风脉缓，颈项强急，难以转侧，可针风池风府隐白三穴，再服桂枝汤，则痛可移也。若缓大者，属脾脉。

按经云：缓而滑曰热中。

又歌曰

缓脉关前搐项筋。

缓脉主湿。经曰：诸痉项强，皆属于湿。关前寸部也，寸主头项之事，寸部而见缓脉，乃湿气客于足太阳之经，而项筋为之搐强矣。

按《脉经》云：寸口脉缓，皮肤不仁，风寒在肌肉，宜服防风汤，以药薄熨之，摩以风膏，灸诸治风穴。

当关气结腹难伸。

脾主中州，中州治则阴阳升降，上下宣通，而气无结滞之患。今缓脉见于关中，乃阴邪湿气，结塞中州，清者不得上升，浊者不得下降，而腹难以舒伸也。

按《脉经》云：关脉缓，其人不欲食，此胃气不调，脾气不足，宜服平胃丸、补脾汤，针章门补之。

尺上若逢癥结冷，夜间常梦鬼随人。

尺上若逢缓脉，则为冷气结于下焦，而为癥癖之疾。何也？夫尺，阴位也。缓，阴脉也。冷，阴气也。夜间，阴盛之时也。常梦鬼随人者，群阴合而从其类也。

按《脉经》云：尺脉缓，脚弱下肿，小便难，有余沥，宜服滑石汤、瞿麦散，针横骨泻之。

涩脉指法主病

四涩者，阴也。指下寻之似有，举之全无，前虚后实，无复次序曰涩。主腹痛，女子有孕，胎痛，无孕，败血为病。

涩者，阴金也。何为阴金？夫沉，阴也。涩为阴为里，当于沉中候。故指法曰：寻之似有，重手取之而似有，亦不若他脉之往来分明也。举之全无，谓浮取则不得也。举之全无，则前虚矣，寻之似有，则后实矣。《脉经》谓其往来难短且散，即前虚后实之谓也。无复次序者，即参伍不调，如雨沾沙之谓也。夫脉者，血之府也。犹沟渠之水，水多则滑，水少则涩，血盛则脉滑，血虚则脉涩。腹痛者，血虚而作腹痛也。血所以养胎者也，若有孕而见涩脉，则为血虚，胎失其养而痛矣。若无孕而见涩脉，则为伤精败血之证。夫涩属金，为气多血少，即下文所云血衰气旺定无妊，血旺气衰应有体也。

按《脉经》云：涩脉细而迟，往来难且散，或一止复来。一曰浮而短，一曰短而止，或曰散也。《丹溪心法》曰：涩为血虚，为有郁。

歌曰

涩脉如刀刮竹行，丈夫有此号伤精，妇人有孕胎中病，无孕还须败血成。

何谓如刀刮竹行？谓其往来蹇涩，中有一止也。诸家论涩脉，谓如轻刀刮竹，但言其往来蹇涩，未尽其如刀刮竹之旨。所谓如刀刮竹者，谓以轻刀刮竹，遇节而即止。故《诀》云：涩脉如刀刮竹行。然丈夫以气为主，女子以血为主，丈夫而见涩脉，则为伤精之证，以其精生于气也。至若女子而见涩脉，则有胎病败血之证，以其胎养于血也。

按《脉经》云：涩而紧痹病。又云：小弱而涩骨。及经云：滑者伤热，涩者中雾露。

按《儒门事亲》云：修弓杜匠，其子妇年三十，有孕已半岁矣，每发痛，则召侍媪待之，以为将产也。一二日复故，凡数次。乃问戴人，戴人诊其脉涩而小，断之曰：块病也，非孕也。《脉诀》所谓涩脉如刀刮竹形，主丈夫伤精，女人败血。治之之法，有病当泻之，先以舟车丸百余粒，后以调胃承气汤，加当归桃仁，用河水煎，乘热投之。三两日，又以舟车丸桃仁承气汤，泻青黄脓血杂然而下，每更衣，以手向下推之揉之则出。后三二日，又用舟车丸，以猪肾散佐之。一二日，又以舟车丸通经如前，数服病十去九。俟晴明，当未食时，以针泻三朋交穴，不再旬，块已没矣。此与隔腹视五脏者，复何异哉！

又歌曰

涩脉关前胃气并。

关前，寸脉也。所以候中者，胸为气海，足阳明之胃经，为多气多血之府，今见涩脉，则为血少，血少则气乘其虚而并居之，故曰胃气并也。

按《脉经》云：寸口涩，无阳少气。又云：寸口脉涩，是胃气不足，宜服干地黄汤，自养调和饮食，针三里补之。

当关血散不能停。

关所以候中焦者也。营出中焦，涩为气多血少，当关而见涩脉，则为中焦之血散而不守。然有气以行之，故不能停止而复下也。

按《脉经》云：关上涩，无血厥冷。又云：关脉涩，血气逆冷，脉涩为血虚，以中焦有微热，宜服干地黄汤、内补散，针足太冲上补之。经云：关上脉涩而坚，大而实，按之不减有力，为中焦实，有伏结在脾，肺气塞，实热在胃中。注云：涩脉与有力反，今并言者，浮之涩大，按之坚涩，故言有力也。

尺部如斯逢逆冷，体寒脐下作雷鸣。

尺部乃寒水之乡，得相火以相济，故一身得以温暖。涩为阴金，尺部而见涩脉，母藏子宫，则金不畏火，是为金寒水冷，而阳翳无光，故体寒逆冷，冷则生气，故脐下作雷鸣也。

按《脉经》云：尺中见涩，无阴厥冷，又云：尺脉涩，足胫逆冷，小便赤，宜服附子四逆汤，针足太冲补之。又曰：尺脉涩，下血下利多汗。

迟脉指法主病

五迟者，阴也。指下寻之，重手乃得隐隐曰迟。主肾虚不安。

迟者，阴土也。何为阴土？土之性也，缓迟则较缓更甚，故亦曰土也。观其指法，则曰重手乃得隐隐，是病在里而为阴可知矣。自古迟则寒，此即独不言寒，而专言肾虚不安者，何也？以迟为阴土，是土不务其德，而乘其所胜。夫土所胜者，水也。肾为水藏，乘其虚而克之，肾其能安乎哉？

按《脉经》云：迟脉呼吸三至，去来极迟。一曰举之不足，按之尽牢；一曰按之尽牢，举之无有。经云：迟则为寒。

歌曰

尺脉人逢状且难，遇其季夏不得痊，神工诊得知时候，道是脾来水必干。

今人皆言三至为迟矣，究未得迟脉之情状也。其于指下寻之，重手乃得隐隐耳，故曰：迟脉人逢状且难也。今人皆言迟则为寒矣，究未尽迟脉之体性也。其理又主脾来克水，肾虚不安，如此则迟脉不专主于寒可知矣。然脉迟而曰遇其季夏不能痊者何也？以迟脉属土，季夏又值土旺之时，水得土而绝，故曰遇其季夏，不能痊。然季春季秋季冬，皆土旺之日，何独见畏于季夏也？不知季春虽土寄旺之月，而木气尚余，子能扶母，即迟脉来见，其土畏木而不暇克水。季秋亦土季旺之月，而金气尚余，金能生水，纵迟脉来见，子受母荫，而水不畏土。季冬亦土寄旺之月，水适当旺，旺者不受邪，纵迟脉来见，亦无所畏。惟季夏乃土正旺之时，谓之长夏，言其生长于火也。况火为土之母，所畏者水耳，今借居土后，则火挟子势，而反来侮水。夫火乃耗水坚土之物也，今得土以合之，而水未有不涸者矣。故曰：遇其季夏不能痊也。

按经云：迟而涩，中寒有瘕结。又云：迟而滑者胀。又云：迟而缓者有寒。仲景曰：如阳明脉迟，不恶寒，身体濈濈然汗出，则用大承气汤。又洁古曰：迟，阴也。季夏，阳也。此证为失时反候，阴盛阳虚。治之宜泻心肺，补肝肾。泻心者，导赤散，补肾者，地黄丸。

又歌曰

寸口脉迟心上寒。

寸口，阳位也，所以候胸中者也。心居膈上，迟脉为寒，今见寸口，故曰心上寒也。

按《脉经》云：寸迟上焦有寒，心痛咽酸，吐酸水，宜服附子汤、生姜汤、茱萸丸，调和饮食以暖之。《脉影》云：手足厥冷，气胀攻痛，主上焦寒。

当关腹痛饮浆难。

关，所以候腹中者也。关脉见迟，为寒湿之气大作，燥热之气不行。寒湿之气作，故腹痛，

燥热之气不行，故饮浆难也。

按《脉经》云：关迟胃中寒，宜桂枝丸、茱萸汤，针胃管补之。《脉影》云：关迟中焦寒，吞酸吐水。

流入尺中腰脚重，厚衣重覆也嫌单。

尺部法地，所以候腰以下之疾者。迟为寒湿之脉，腰脚者，肾之所主，尺部而见迟脉，则为寒湿之气客于下焦，故腰脚重也。人身之所以常温暖者，以下焦命门之真火，得以温分肉也。今尺部而见阴寒之脉，则寒气作，而真火无光，是以厚衣重覆也嫌单耳。

按《脉经》云：尺中迟，下焦有寒，背痛。又云：尺脉迟，下焦有寒，宜服桂枝丸，针气海关元补之。

伏脉指法主病

六伏者，阴也。指下寻之，似有呼吸，定息全无，再再寻之，不离三关曰伏。主毒气闭塞，三关四肢沉重，手足时冷。

伏阴，木也。何谓阴木？厥阴之木也。厥阴者，阴之尽也。阴已极，则阳将绝矣。脉之所往来指下者，正以阴阳相维，和合交结，而脉道乃行。今阴已极，而阳将绝，则脉道不行，故指下寻之似有，呼吸定息全无。即《脉经》所云伏脉极重，手按之着骨乃得也。然脉之所以往来于寸关尺部者，正以三焦之气，呼吸相通耳。今阴毒之气，壅遏三焦，使荣卫之气不得行于十二经隧之中，故上焦绝则寸不行，中焦绝则关不行，下焦绝则尺不行。虽依稀隐现于寸关尺部之中，而实不能往来于上下，故曰不离乎三关也。四肢者，诸阳之本也。阳气将绝，故四肢沉重，而手足时冷矣。

按《脉经》云：伏脉极重，指按之着骨乃得。一曰手下裁动，一曰按之不足，举之无有，一曰关上沉不出，名曰伏。经云：伏者霍乱。

歌曰

阴毒伏脉切三焦，不动荣家气不调，不问春秋与冬夏，徐徐发汗始能消。

阴毒伏脉切三焦，上文已详言之矣。所谓不动营家气不调者，何也？盖以寒伤营，阴寒之气，壅遏三焦，则营气不行，营不行，则脉不出，须得温经发表之剂，如阴毒甘草汤之类，以调其荣气，而后脉始出也。或曰：温经发表，秋冬可施，如遇春夏，岂宜概用？不知阴毒之证，非他病可比，温经散表，阳气方回，虽值春夏，亦宜舍时从证。故池氏曰：积阴冷毒之气，而伏滞于三焦，致卫气不调，荣血不行，三焦之气闭塞。若有此证，不必问四季，须是发散，通其三焦，其病可除也。夫所谓徐徐发汗者何也？洁古曰：渍形以为汗，麻黄附子细辛汤，或秋冬以升麻汤，春夏以麻黄汤，当缓与之。经曰：阴盛阳虚，汗之则愈。予尝读《史记》左编，一病人以冬月误服白虎，其脉伏而四肢厥冷，诸医拟进四逆理中等剂，东垣曰不可，只宜用轻清之剂，引寒气出于经络之中，如升麻防风羌活等药，其病果愈。是皆徐徐发汗之义也。戴起宗不知此理，谓不当汗，乃引仲景脉浮者，病在表，方可汗等语，独不知仲景亦常曰：少阴病始得之反发热，脉沉者，麻黄附子细辛汤主之。则知发汗又不可以脉之浮沉论也。况阴毒一证，乃一时暴疾，祸如反掌，戴氏误以为荣积卫积藏积，而改作徐徐调理。噫，阴毒伤寒，而可徐徐调理乎哉？《诀》之所谓徐徐发汗者，非治之徐徐，乃处方之徐徐，如洁古所谓渍形以为汗，又曰当缓与之之谓也。

又歌曰

积气胸中寸脉伏。

寸所以候胸中者也。胸为气，每宗气之所

行也。今宗气不得随营气而行，故积于胸中，而上部之脉伏矣。

按《脉经》云：寸口脉伏，胸中逆气，噎塞不通，是胃中冷气，上冲心胸，宜服前胡汤、大三建丸，针巨阙上管，灸膻中。

当关肠癖常瞑目。

肝藏血，脾摄血，肝脾俱候于关，关脉伏，则为肝脾二经不能藏摄其血，斯肠癖之疾生矣。目得血而能视，血脱则目不欲见人，故目常瞑也。

按《脉经》云：关上伏，中焦有水气泄溏，宜服水银丸，针关元，利小便，溏泄便止。

尺部见之食不消，坐卧非安还破腹。

经云：饮食入胃，先入于肝。夫肝，厥阴之木也。今因内伤饮食，宿滞不消，肚腹胀满，欲破而坐卧不安，以至厥阴风木之气壅遏于下，不得上升，故尺部之脉见伏也。治之者，当用吐药，以探吐其宿食，则厥阴风木之气得疏通以上升，而尺部之脉可以复出矣。经云：上部有脉，下部无脉，其人当吐，不吐者死，此之谓也。上吐字，乃吐药之吐，言用吐药而仍不吐，则死矣。

按《脉经》云：尺中伏，水谷不消。又云：尺脉伏，小腹痛，瘕疝，水谷不化，宜服大平胃丸，桔梗丸，针关元补之。桔梗丸云结肠丸。

又按东垣曰：食塞胸中，食为坤土，胸为金位，金主杀伐，与坤土俱在于上，而旺于天，金能克木，故肝木生发之气，伏于地下，非木郁而何？吐去上焦阴土之物，木得舒畅，则郁结去矣，此木郁达之也。

濡脉指法主病

七濡者，阴也。指下寻之似有，再再还来，按之依前却去曰濡。主少力，五心烦热，脑转

耳鸣，下元极冷。

濡，阴水也。他本俱释为阴金，非也。洁古曰：浮涩弱属金，沉滑濡属水，是以知濡为阴水也。然濡而为不及之水者何也？谓阳已竭，而阴无所附也。指下寻之似有者，非若他脉之真有，而似乎有也，则为阳已竭矣。再再还来，是阴欲附也。按之依前却去，是阴欲附而无所附也。经云：阳为阴使。今阳已竭，故主少气力；阴无附，故五心烦热；水不足，故脑转耳鸣；阳已衰，故下元极冷。

按《脉经》第一篇，有软脉而无濡脉，要知濡即软也。又云：软脉极软而浮细。一曰按之无有，举之有余。一曰小而软，软一作濡，曰濡者如帛衣在水中，轻手相得。

歌曰

按之似有举之无，髓海丹田定已枯，四体骨蒸劳热甚，脏腑终传命必殂。

按之似有，阴无所附也。举还无，阳已竭也。髓海丹田定已枯，肾水已涸也。四体骨蒸劳热甚，谓水已涸，而虚火煎熬也。脏腑终传命必殂，谓肾病传心，心病传肺，肺病传肝，肝病传脾，脾复传肾。经曰：传终者死，是传其所胜也。

按经云：三部脉濡弱，久病得之。不治自愈，治之死，卒病得之生。

又歌曰

濡脉关前人足汗。

关前，阳位也。濡，阳衰之脉也。足汗，多汗也。汗，阴血所化也。阳部而见阳衰之脉，是阳气已虚，不能卫护其阴，则阴气外泄，故其人多汗耳。

按《脉经》云：寸口脉濡，阳气弱，自汗出，是虚损病，宜服干地黄汤、薯蓣丸、内补散、牡蛎散并粉，针太冲补之。

当关少气精神散。

夫精气神，乃身之三宝也。经曰：精生气，气生神，是以精极则无以生气，气少则无以生神。中焦者，荣气之所出也。今关部而见濡脉，则中气大虚，而精与神亦为之耗散矣。

按《脉经》云：关上濡下重。又云：关脉濡，苦虚冷，脾气弱，重下病，宜服赤石脂汤、女萎丸，针关元补之。

尺部绵绵即恶寒，骨与肉疏都不管。

尺所以候下焦者也。尺部而见濡脉，是为阳衰于下，故恶寒。经云：足少阴气绝，则骨枯。少阴者，冬脉也，伏行而温于骨髓，故骨髓不温，即内不着骨；骨肉不相亲，即肉濡而却；肉濡而却，故齿长而枯，发无润泽。发无润泽者，骨先死，戊日笃，己日死，土胜水也。

按《脉经》云：尺中濡少血，发热恶寒。又云：尺脉濡，若小便难，宜服瞿麦汤、白鱼散，针关元泻之。《千金翼》云：脚不收风痹。

弱脉指法主病

八弱者，阴也。指下寻之，如烂绵相似，轻手乃得，重手稍无，怏怏不前曰弱。主气居于表，生产后客风面肿。

弱，阴金也。何为阴金？不及之金也？何谓不及之金，指下寻之，如烂绵相似云。然沉脉指法，则曰状若烂绵，而此亦曰如烂绵相似者何也？不知沉为阴水，故寻之似有，举之全无，弱为阴金，故曰轻手乃得，重手稍无。所谓怏怏者，轻手乃得也。不前者，重手稍无也。大抵浮以候气，沉以候血，浮以候阳，沉以候阴；浮以候表，沉以候里。今云重手稍无，是阴已竭也；轻手乃得，是阳欲依也。怏怏不前，是阴已竭，而阳无所依也。经云：阴右，内阳之守也。今阴竭于内，则阳无所依倚，是血已竭，而气独居于表也。大抵于脉多见于生产后，

去血过多，客风乘虚而入，乃使面目浮肿也。

按《脉经》云：弱脉极软而沉细，按之欲绝指下。一曰按之乃得，举之无有。

歌曰

三关怏怏不能前，只为风邪与气连。

言阴血已竭，而阳无所依，虚邪贼风，与气相连，乘虚而独居于表也。

按经云：弱为虚为悸。

少年得此须忧虑，老弱逢之病却痊。

弱脉阴金也。金象属秋，少年者，春夏之令也。老弱者，秋冬之令也。少年得之，谓之逆，老弱得之，谓之顺也。

又歌曰

关前弱脉阳道虚，关中有此气多疏，若在尺中阴气绝，酸疼引变上皮肤。

寸，阳位也。寸部见弱，谓之阳道虚。尺，阴位也。尺部见弱，谓之阴气绝。关，阴阳交会之所也。关部见弱，谓之阴阳不相维，故曰气多疏也。然尺部见弱，何以酸疼引变上皮肤也？尺以候肾，肾虚则病酸疼。尺所以候下焦者？卫出下焦，卫气者，阳气也，所以温分肉而实皮肤者也。尺部而见弱，则阴气绝而阳无所依，则不能温分肉，而实皮毛，故酸疼引变于皮肤之上也。

按《脉经》云：寸弱阳气虚，关弱无胃气，尺弱少血。又云：寸口脉弱，阳虚自汗出而短气，宜服茯苓汤、内补散，适饮食消息，勿极劳，针胃管补之。又云：关脉弱，胃气虚，胃中有客热，脉弱为虚热作病，其虽曰有热，不可大攻之。热去则寒起，止宜服竹叶汤，针胃管补之。又云：尺脉弱，阳气少，发热骨烦，宜服前胡汤、干地黄汤，针关元补之。

又按仲景曰：假令尺脉弱，名曰阴不足，

阳气下陷，入阴中而发热也。

九道脉法论

云岐子曰：九道脉者，从天地九数之理说也。经曰：善言天者，必有应于人，是以天有九星，地有九州，人有九脏，亦有九野，故立九道脉，以应天地阴阳之法也。以长为乾，清阳发腠理；以短为坤，浊阴归六腑；以虚为离，心中惊则血衰；以促为坎，脉进则死，退则生；以结为兑，发在脐傍；以代为中上，主上中下三元正气；以牢为震，前后有水火相乘之气；以动为艮，主血山衰；以细为巽，主秋金有余。此九道脉，以应九脏九宫之法也。

九道脉

长脉指法主病

一长者，阳也。指下寻之，三关如持竿之状，举之有余曰长，过于本位亦曰长。主浑身壮热，夜卧不安。

长者，阳也，乾之象也。易曰：乾之九五，亢龙有悔，此之谓也。经曰：长则气治，何病之有？今则三关如持竿之状，举之有余，过于本位，是长之太过者矣。故主阳邪热毒之气，乘其三焦，阳盛则热，故其见证为浑身壮热也。阳盛则乘其阴，故夜卧不安也。

按洁古曰：长法乾，此阳明脉，故尺寸俱长，身热目疼鼻干，不得卧，当汗，阳化气也。

长脉迢迢度三关，指下来时却又还，阳毒在脏三焦热，徐徐发汗始能安。

长脉迢迢度三关者，言脉三关通度，迢迢而长也。指下寻之却又还者，言脉往来甚盛也。长脉为阳，三关通度，则知阳邪热毒，客于三阴之标，三焦之内皆热也。夫既曰阳毒在藏，而曰汗者何也？洁古曰：在三阴经络中有邪者是也。无汗乃阴中之阳，可汗而已，是经络无形受邪，法当去之，为三阴标之病。今阳邪为患，若得微汗，则阴气复舒，阳毒随汗而解矣。正如夏月炎蒸，亢旱得雨，即清凉也。云岐子曰：徐徐发汗者，为在标之深远，急则邪不能出，发之以升麻汤，发在阳明标。一法加羌活麻黄中，治法以地骨皮散，治浑身壮热。

按《脉经》云：寸口脉中手长者，曰足胫痛。

短脉指法主病

二短者，阴也。指下寻之不及本位曰短。主四肢恶寒腹中生气，宿食不消。

短者，阴也，坤之象也。坤属土，脾土旺则能消化饮食，使清阳之气实于四肢，浊阴之气归于六腑，自然上下宣通，脉经舒畅，何至有气壅之患也。倘一为生冷宿食所伤，则阳气郁遏于阴中，不得畅达于外，清浊相干，而腹中之冷气生矣。今云指下寻之，不及本位，言其中手而短也。经曰：短则气病，四肢属阳，阳气伏则不能实于四肢，故四肢恶寒也。阳气郁，则胃气不行，故腹中生气。要知皆由宿食不消之所致耳。

按《丹溪心法》曰：长为热流通，短为寒凝结。又《脉经》第一篇载脉二十四道，有数脉，散脉，革脉，而无长脉，短脉，牢脉。至第九篇始见长为阳，短为阴之说。又以动为阳，以弦为阴，第十三篇云：夫脉者，血之府也。长则气治，短则气病，数则烦心，大则病进，上盛则气高，下盛则气胀，代则气衰，细则气少。

歌曰

短脉阴中有伏阳，气壅三焦不得昌，脏中宿食生寒气，大泻通肠必得康。

洁古曰：宿食生寒气，何由通肠，谓阴中伏阳故也。使三焦之气，不得通行于上下，故令大泻通肠。使三焦之气，宣行于上下，故用巴豆动药也，外药随证应见使之。此在长短脉交论内细说之。病久温白丸，新病备急丹。愚谓短脉阴中有伏阳者，何也？脉不及本位，中手而短也。不及本位，则为阴，中手而短，乃伏阳也。阳气伏于阴中，使三焦之气郁而不行，故曰气壅三焦不得昌也。然三焦之气，所以壅遏而不行者，由于其人内为生冷宿物所伤，故三焦之阳气不行，而脏腑之寒气生矣。若以大黄芒硝之药利之，则硝黄性寒，究不能除其生冷之气，而病终不得除。当以辛热之药，如备急丸之类，大泻其腹中宿物，则三焦之气，可以复行，而病始得康健也。

按经云：短疾而滑酒病。又云：短而数心痛，心烦。《脉经》云：寸口脉中手短者，曰头痛。

虚脉指法主病

三虚者，阴也。指下寻之不足，举之亦然，曰虚。主少力多惊，心中恍惚，小儿惊风。

虚者，阴也，离之象也。离中虚，在天为火，在人为心。心主血脉，血实则脉实，血虚则脉虚。今指下寻之不足，举之亦然，则心血虚矣。心血虚则神无所倚，故少力多惊，心中恍惚。易曰：日昃之离，何可久也。若小儿见此虚脉，则易于成惊，何也？小儿乃方长之气，脉当有力，今反见虚脉，则为先天不足，或脾胃虚弱，风火易乘，故主惊风之证也。治之者，宜益其元气，培其脾土，气血充足，而风木不

得以乘之，惊风之患，庶可免矣。张世贤释谓治以湿青丸。加减小柴胡汤，则虚虚之祸，其能免乎。

按《脉经》云：虚脉迟大而软，按之不足，隐指豁豁然空。

歌曰

恍惚心中多悸惊，三关定息脉难成，血虚脏腑生烦热，补益三焦便得宁。

心主血脉，心中恍惚而多惊悸，血虚可知矣。及候其脉，则寸关尺部三关之内，寻按俱虚，而不成息数，自非一脏一腑之虚，乃三焦之虚也。夫三焦，五脏六腑之本也。三焦之血虚，则脏腑之烦热生矣。治之者，当补益其三焦。夫心血虚，而曰补益其三焦者，何也？正以心火也。三焦亦火也。补益三焦，即大易所云：明而作离，大人以继明之义也。不然，则为日昃之离，安可久也。

按《脉经》云：尺脉虚小者，足胫寒痿痹脚疼。

促脉指法主病

四促者，阳也。指下寻之极数，并居寸口曰促。渐加则死，渐退则生。

促者，阳也，坎之象也。夫促而取象于坎，何也？坎，陷也，一阳而陷于二阴之中也。促者数，而并于寸口中，有一止也，故取象于坎也。人身之阴阳和，则脉道往来和缓，今曰指下寻之极数，是阳已盛矣。并居寸口，是阳已盛而驱策其阴血，如人疾趋，时复一蹶也。所谓渐加则死者，阳愈亢而阴愈竭，乃乘危而着鞭，则其死也必矣。若能渐退，则阴阳和合，有既济之功，故曰渐退则生。

按《脉经》云：促脉来去数，时一止复来。
又按黎氏曰：阳邪上忤，故有偏盛。其脉

按之有余，举之洪数，不游三关，并居寸口，虽盛疾，必时一止而复来，谓之促。令人三焦不和，气逆而厥，上盛下虚，上溢下绝，其候渐进者死，渐退者生。又刘守真曰：促脉者，阳也，数而时一止也。主聚积气痞忧思所成。亦或热剧失下，则令脉促，下之则平也。

促脉前来已出关，常居寸口血成斑，忽然渐退人生也，或若加时命在天。

关，阴阳之交也，已出关则尽溢于寸口矣。并居寸口，则阳并于上，阳盛则烈其阴血，而斑疹生焉。洁古曰：升多而不降，前曲后倨，如操带钩曰死。渐退者，以阳得阴则解。加进之者，独阳脱阴，故知命在天也。池氏曰：促脉急而数，其脉溢，关至于寸口，乃水火相乘，而风壅血气衰，故发血斑。其脉渐加溢进即死，退居本位即生。

按《脉经》云：寸口脉促上击者，曰肩背痛。

结脉指法主病

五结者，阴也。指下寻之，或来或往，聚而却还曰结。主四肢气闷，连痛时来。

结者，阴也，兑之象也。兑为泽，阴阳和而后雨泽降。今指下寻之，脉道或往或来，聚而却还，是阴独盛而阳不能入也。即《脉经》所谓缓时一止复来者曰结。为血留而不行，气滞而不散，是龙蟠而不雨也。四肢属阳，血留而不行，气滞而不散，则阴阳不相维，故四肢气闷矣。连痛时来者，即下文之大肠疼痛也。

按《脉经》云：结脉往来缓，时一止复来，按之来缓时一止者，名结阳。初来动止，更来小数，不能自还，举之则动，名结阴。

又按刘守真曰：结脉者，迟缓而时一止为阴也。主阴盛发躁烦满，乃阳厥极深，以至身

冷脉微欲绝而缓弱。时一止者，亦胸烦躁，此止为热极而非寒也，皆须以标本明之。

歌曰

积气生于脾脏傍，大肠疼痛阵难当，渐知稍泻三焦火，莫谩多方立纪纲。

脉结而云积气者，何也？凡人之身，左属肝主血，右属肺主气。结脉象兑，兑居西方，为人生之右，当知有积气生于脾脏之傍，肚腹之右也。然积气而生于脾脏之傍者，何也？营卫生会篇曰：谷气入胃，以传于肺，五脏六腑，皆受其气。又营气篇曰：谷入于胃，乃传于肺，流溢于中，布散于外，专精者，行于经隧，常营无已，终而复始，是谓天地之纪。故气从手太阴出，注手阳明。云：今脉而见结，如人步履维艰，而复见一蹶，是脾胃之气，不能转输于肺，而肺又不能传送于大肠，是以留滞于脾脏之傍，而为积气故也。然脉结而云大肠疼痛者，何也？辛不病而庚病也。辛不病而庚病者，何也？辛于丙合为水，寒气主之。庚于乙合为金，燥气主之。辛金者，阴金也，肺金是也。庚金者，阳金也，大肠是也。以阳金之燥气，留滞于大肠，故阵阵而作疼痛也。然大肠痛而泻三焦火者何也？以燥气近于火，金其畏火者也。阴金受制于脏，阳金受制于腑，从其类也。夫大肠者，腑也，故受制于三焦。治之者宜泻三焦之火，不使助其燥金之气，则痛自减，而疾自瘳矣。但结脉终属于阴脉之极，不得峻用苦寒，亦不得急于攻伐，只宜稍泻三焦之火可也。诚恐后人以腹痛之故，误投辛热，则津液枯而燥愈甚，求其愈也难矣。故叮咛告戒之曰：莫谩多方立纪纲也。

按李东垣《兰室秘藏》七圣丸，治大肠疼痛，不可忍，全引用此诀。附七圣丸方：羌活一两，郁李仁汤浸去皮，另研，一两五钱，大黄八钱，煨槟榔、桂去皮、木香、川芎，以上

脉诀乳海

各五钱。上除郁李仁另研入内，共为细末，炼蜜为丸，如梧桐子大，每服三五十丸，白汤下。食前取大便微利，一服而愈，切禁不得多利大便，其痛滋甚。又按刘守真痔疾论曰：手阳明大肠，名曰害蜚。六元正纪论阳明又曰：司杀府大肠，谓害蜚谓金，能害五虫。又曰：司杀府谓金主杀，既有此二名，何以自生虫？盖谓三焦相火盛而能制阳明金，故木来相侮。《内经》曰：侮谓胜己也。木主生五虫，叔和云：风主生于脾脏傍，大肠疼痛阵难当，渐觉稍泻三焦热，莫谩多方立纪纲，此言饮酒多食热物，脾生火热，而助三焦气盛，火能生土也。当泻三焦火，热退，使金得气而反制木，木受制则五虫不生，病自愈矣。

代脉指法主病

六代者，阴也。指下寻之，动而复起，再再不能自还，曰代。主形容羸瘦，口不能言。

六代者，阴也，中土之象也。代而谓有中土之象者何也？谓其动而中止也。然促结之脉，亦动而中止，不谓之土也，以促结虽动而中止，无有常数。代则不然，动而中止有常数也。何谓止有常数？假令五动一止，仍是五动也，七动一止，仍是七动也。代有常数，而谓之土者何也？以土主信，不失其期也。凡病之不失其期者，皆土之为病也。动而中止，不失其期，而谓之代者何也？谓一脏无气，而以他脏代之也。平人之脉，一动肺，二动心，三动脾，四动肺，五动肾，周而复始，至五十动不止，以成大衍之数，故曰平人。假令七动一止，谓心脏无气，再而后起，不能自还，是心脏无气而脾藏代之也。故所主之病，形容羸瘦，形已脱矣，口不能言，气已脱矣。形气俱脱，不死何为。

按《脉经》云：代脉来数中止，不能自还，因而复动，脉结者生，代者死。又刘守真曰：代脉者主缓弱而无力，不能动，因而复动，病必危而死。

歌曰

代脉时时动若浮，再而复起似还无，三元正气随风去，魂魄冥冥何所拘。

代脉时时，其状若浮，但浮脉按之有神无间断，代脉按之无根而有间断。虽有时再起，而止有常数，是一脏气绝，而以他脏代之也。夫神所以御气，气所以御精，三者互摄，则魂魄自相拘守。今脉而见代，则三元之精气神已散，而魂魄亦相离而失守，不死何为？此节正与肺脏歌内魂将魄共连之句互相遥映。

按《脉经》云：代散则死。

牢脉指法主病

七牢者，阴也。指下寻之即无，按之即有，曰牢。主骨间疼痛，气居于表。

七牢者，阴也，震之象也。震为雷，云岐子谓其有水火相乘之气，今指下寻之即无，按之即有曰牢。牢者坚牢也，其脉沉弦有力，动而不移，乃病根深痼，而成不拔之势也。指下寻之即无，表虚也。按之即有，里实也。所谓里实者，邪气实，所谓表虚者，正气虚也。在内之邪气固，则水火相煎，故骨间疼痛；在外之正气虚，则血不外荣，而气独居于表。

按《脉经》第一篇有革脉而无牢脉，《千金翼》以革为牢，其《脉经》则曰革脉有似沉伏，实大而长，微弦。

歌曰

脉入皮肤辨息难，时时气促在胸前，只缘水火相刑克，欲待痊除更问天。

脉入皮肤，则轻手于皮肤之上，不见其脉。即前指下寻之即无也。凡脉有往来，则辨息易矣。今云辨息难言，按之即有，而且坚牢不移其

处，及举之皮肤之间，不见其有脉，夫肺为华盖，乃五脏六腑之首，居于胸中，主气而司呼吸者也。今肺气衰，则火来乘之，木来薄之。水者，金之子，所以制火者也。今金气衰，则不能生水，火反乘金之势而煎熬其水，犹釜底之薪燔，而釜中之水涸也。时时气促者，只缘水火交战于胸中，互相刑克，呼虽出于心肺，吸不得归于肾肝，故时时气促也。即经云：不及则所胜妄行，所生受病，所不胜薄之也。由此观之。四大分张，五行乖乱，欲望其痊除也难矣。

按《脉经》云：平三关病候，并治宜。第三篇内寸口无牢脉。于关部则曰关脉牢，脾胃气塞盛热，则腹中响，响宜服紫菀丸、渴脾丸，针灸胃营泻之。于尺部，则曰尺脉牢，腹满，阴中急，宜服葶苈子茱萸丸，针关元丹田中极。

动脉指法主病

八动者，阴也。指下寻之似有，举之还无，再再寻之，不离其处，不往不来，曰动。主四体虚劳，崩中血痢。

八动者，阴也，艮之象也。艮为山止之象也。经云：阴者藏精而起亟也。所谓藏精而起亟者何也？言人身之阴血，每从阳气以行，数数而起应，故能随阳行于十二隧之中，流注冲任之内，故女子月事以时下而无疾病矣。倘阴血不能随阳气以行，则蓄于内，积止如山，积久而忽下，如山之崩也。今云指下寻之似有，举之还无，谓阴血不能随阳气而行也。不离其处者，谓血蓄于内，止而不动也。不往不来者，谓血不随阳气以行，而脉道不往来也。夫气，血之帅也，血之不行，由于阳气之不能帅血，以行四肢，诸阳之本也。气既不能帅血以行，故四体虚劳。阴血积久，有时而忽溢，在女子则为崩中，在男子则为血痢耳。

按《脉经》云：动脉见于关上，无头尾，大如豆，厥厥然动摇。《伤寒论》云：阴阳相搏，名曰动。阳动则汗出，阴动则发热，形冷恶寒。数脉见于关上，上下无头尾，如豆大，厥厥动摇者，名曰动。又经云：动为痛为惊。

歌曰

动脉根源气主阴。

夫人身有阴阳二气，非止于气为阳，血为阴也。要知气血者，有形之阴阳，阴阳者，无形之气血。阴阳和，则气血相守而不相离，常营行于经隧之中，循环无已。今脉而见动，则为阴阳不相维，阳动而阴静，静则易以止，故血伤不行，止久而忽下也。究其根源，乃因阴气不能随阳气以行耳。

三关指下碍沉沉，血山一倒经年月。

池氏曰：动在指下，隐隐按之，沉沉如水中一石。轻举之脉不动，重按之微有力而碍指，乃阴虚内损，女人经血来如山崩不止，治之宜八珍汤。

智士名医只可寻。

此非利语也。庸医但见崩中之疾，以为血热妄行，徒用凉血之剂，或用药以劫之，殊失治崩之旨矣。不知崩中之疾，由阳气不能帅血而行，阴血不能起亟而应之，以至冲脉停留，月事不能以时下，久之而溢出，故如山之崩漏而下耳。法当大补其气，使阳生而阴长，阳气壮，得以帅血而行，不至有停积之患，则崩漏自止矣。若非智士名医，安能达其元奥也哉？

细脉指法主病

九细者，阴也。指下寻之，细细似线，来

733

往极微曰细，主胫酸髓冷乏力泄精。

九细者，阴也。云岐子取象于巽，主秋金有余。夫巽者风也，言人之精血衰冷，如秋风之微弱萧瑟也。气主煦之，血主濡之。气血盛则能变化精微，内渗骨空，以实其骨髓，外荣肌肉，以淖泽毛发。今指下寻之，脉道细细似线，且来往极微，是从弦上减至极细而微矣。仲景曰：弦则为减，又曰减则为寒。今减之又减，以至极细而微，则为肾水虚冷可知矣。所以精道不固，则内无以实骨空，而胫寒髓冷，乏力泄精之证作矣。

按《脉经》云：细脉小大于微，常有但细耳。

歌曰

乏力无精胫里酸，形容憔悴发毛干，如逢

冬季经霜月，不疗其疴必自痊。

血盛则脉盛，血衰则脉衰。上文言脉道细细似线，来往极微，则脉道衰矣。足胫属肾，胫酸属虚，皆由无精以实骨空，以至胫酸而乏力也。血不足则不能华色，而形容憔悴，精不足则不能淖泽肌肤，发毛干枯。然春夏为阳，秋冬为阴，春夏脉当浮大，秋冬脉当沉细。若秋冬而见此细脉，则为顺四时，其病当不治自愈；若春夏见此沉细之脉，是于长养之时，而见凋残之气，则为反四时矣，安能保其无大咎也。

按《脉经》云：寸口脉细，发热吸吐，宜服黄芩龙胆汤。吐不止，宜服橘皮桔梗汤，灸中府。又云：关脉细，脾胃虚腹满，宜服平胃茱萸蜀椒汤、白薇丸，针灸三管。

又按三部九候论云：尺脉细而急者，筋挛痹不能行。又云：尺脉细微溏泄，下冷利。

脉诀乳海卷五

王邦傅纂注　董志仁重校
叶子雨参订

论《脉诀》合《河图》《洛书》

凡为医者，必察乎色脉之吉凶；欲察色脉之吉凶，必察乎五行生克；欲察五行之生克，必观乎《河图》《洛书》之理数。夫海藏王氏者，乃医之翘楚也。述其师东垣老人之元奥，而著为一书，曰《此事难知》。首载医之可法者十人，其中有箕子之洪范，与叔和之《脉诀》，则知叔和之《脉诀》，当与洪范九畴并传而不朽矣。所以叔和以七表为阳，其数奇，八里为阴，其数偶，复有九道之脉，以配八卦九宫，共成二十四脉，以配二十四气，其意盖亦深且远矣。而说者有谓二十四脉不足尽脉之神情，以诋毁叔和之《脉诀》。不知二十四脉，乃诸脉之纲领，亦犹易之有八卦也，岂亦将曰八卦不足以尽易之理，而诋毁羲皇乎哉？朱子曰：天以阴阳五行，化生万物，人在天地之间，是亦物也。但物得其偏，人得其全耳。然物亦有得阴阳五行之全者，《河图》《洛书》是也。如不明阴阳五行之理则已矣，苟欲明阴阳五行之理，舍《河图》《洛书》奚自焉？然亦未可易言也。必知夫《河图》《洛书》之所以然，而后可以由堂而入室焉。吾先试以《河图》之原委，浅显言之。夫《河图》者，当伏羲之时，有龙马负图而出于河，岂别有其图，龙马负之而出欤？是即龙马背上，毛旋罗纹，自然有如是。一六在下，二七在上，三八在左，四九在右，五十居中，合上下左右中间之罗纹共计之，则五十有五焉。其理盖自左转而东而南而西，复始而北，顺而行之，以相生为用者也。

要知伏羲胸中，原自有阴阳五行之理，一见斯物，适合于中，因之而画八卦，乾南坤北，离东坎西，震东北，兑东南，巽西南，艮西北，天地定位，山泽通气，雷风相薄，水火不相射，乾坤纵而六子横，相为对待以立本也。复于八卦之上，各加八卦，上下交错，八而八之，再变而为六十四矣。彼时但有图画，而无文字，然而千变万化之理，不外乎此，所谓伏羲先天八卦者是也。嗣后文王被囚，因衍易始变先天八卦而为后天，置乾于西北，退坤于西南，长子用事，而长女代母，坎离得位，兑艮为耦，震兑横而六卦纵，迭为流行，以致用也。复广八八六十四卦，而为三百八十四爻，文王击卦，周公击爻，易于是乎有辞。孔子生于周末，晚作十翼，先天后天，互相发明，而易之道始大备，是则《河图》之大概也。试再以《洛书》之原委言之。夫洛书者，乃大禹治水之时，有神龟负书而出于洛，岂别有其书，神龟负之出欤？是即其神龟背上自然之文，重叠纵横，状如折甲。其文则载九履一，左三右七，二四为肩，六八为履，共计其上下左右中间之点数，则四十有五焉。要知禹王胸中，原自有乘除消长之理，一见斯物，适合于心，因之而成九畴。其理盖自此右转而西而南而东而中，逆而行之，以克为用者也。降至箕子，复衍其意，而作洪范，以陈武王彝伦攸叙。追乎后世，去圣日遥，又遭秦厄，其理虽在，其数莫传。赖有宋儒九峰先生，广西山之家学，畅考亭之师传，复衍其图，左右交错，九而九之，而成八十一畴。

735

畴各有名，名各有辞，亦如易之八八六十四卦，以明阴阳五行之理，谓之皇极内篇，补前人之阙绝，发后学所未闻，而九畴之理复著焉。是则各书之大概也。然《河图》之与《洛书》，虽时有先后，数有多寡，至以一六为水，二七为火，三八为木，四九为金，五十为土，其理则一而已。但河图则合上下以成卦，其数偶，洛书则合左右以成畴，其数奇。一三五七九，奇也，阳也，天也；二四六八十，偶也，阴也，地也。河图则左转以相生。洛书则右旋以相克，使生而不克，则生者无从而裁制，克而不生，则克者亦有时而间断。天九者，洛书之数也，而伏羲氏之八卦，纵横斜正，数皆用九，是《河图》而已具《洛书》之理矣。十者，《河图》之数也，而大禹王之九畴，纵横斜正，数皆十五，是《洛书》而复具《河图》之理矣。故先儒有言，《河图》《洛书》，相为经纬者此也。人生于五行之中，亦惟是生克之理而已。试观叔和左右手诊脉歌，则以四十五动为一息，言五行之相制，制胜极，则不能生去。《洛书》五九之数也，于杂病生死歌，则又以五十不止为无病者，取其生生不息，不息则能久，是法《河图》大衍之数五十也。然千载以下，能窥其奥者，唯洁古一人而已。观洁古脉数通论，有曰：夫脉乃五行之数，各有生成之用，相克之数，木得金而伐，火得水而灭，金得火而缺，土得木而亏，水得土而绝，五脏应五行，各有相生相胜之理，得相生者愈，相胜者死。此论若不通五脏交变相传，及虚实顺逆，无由入此理趣也。噫，夫洁古，东垣之师也，东垣又海藏之师也。其家学渊源，相与潜心乎《脉诀》如此，其他如刘守真、张子和、李希范、云岐通真诸子，莫不引用《脉诀》，载在典籍者，不可胜数。何物戴起宗，坐井小天，不识《河图》《洛书》之旨，乃以左右手六部歌诀，尽改四十五动为五十动，何其有面无目，有目无心也。奈何复有吠声之徒，厌常喜新，随众喧喝，亦以《脉诀》为不足法，且妄立其说，以误

后人。抑思尔之成见，果有过于洁古东垣诸名贤否欤？不则，是犹仰天而唾也，于《脉诀》何与哉？予于是书，究心十有余载，始得略见一斑，以故不惜蛇添，于各部之下，详明注释，庶不负作者之苦心，俾后学诸君，勿为邪说所蔽云尔。

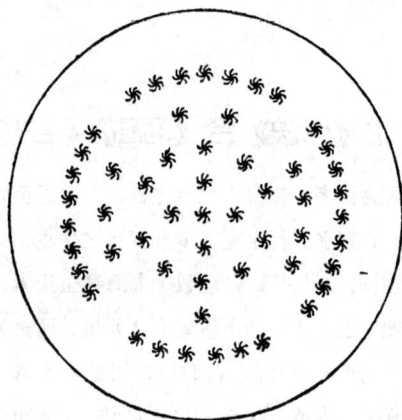

河图

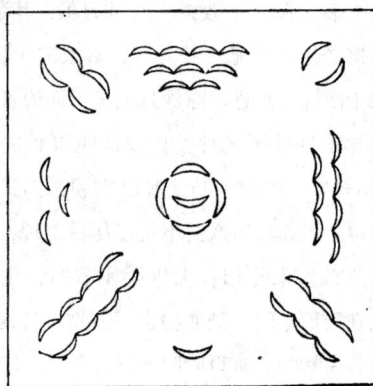

洛书

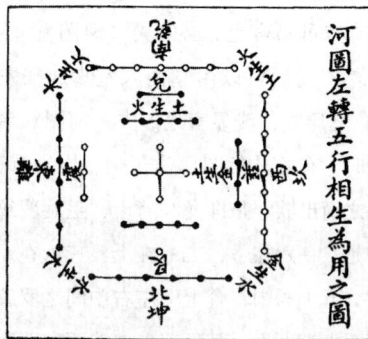

河图左转五行相生为用之图

一六居下，二七居上，三八居左，四九居右，五十居中。

东北内阳外阴，西南内阴外阳，此四时之象也。

阳生于子，天一生水也；阴生于午，地二生火也。

伏羲先天八卦之图

（乾坤纵而六子横　相为对待以立本）

说卦传曰：天地定位，山泽通气，雷风相薄，水火不相射，八卦相错，数往者顺，知来者逆，是故易逆数也。

文王后天八卦之图

（震兑横而六卦纵　选为流行以致用）

易说卦传曰：帝出乎震，齐乎巽，相传乎离，致役乎坤，说言乎兑，战乎乾，劳乎坎，成言乎艮。邵子曰：文王八卦，置乾于西北，退坤于西南，长子用事，而长女代母，坎离得位，兑艮为耦，乃入用之位，后天之学也。

坤	剥	比	观	豫	晋	萃	否
坤坤	艮坤	坎坤	巽坤	震坤	离坤	兑坤	乾坤
谦	艮	蹇	渐	小过	旅	咸	遯
坤艮	艮艮	坎艮	巽艮	震艮	离艮	兑艮	乾艮
师	蒙	坎	涣	解	未济	困	讼
坤坎	艮坎	坎坎	巽坎	震坎	离坎	兑坎	乾坎
升	蛊	井	巽	恒	鼎	大过	姤
坤巽	艮巽	坎巽	巽巽	震巽	离巽	兑巽	乾巽
复	颐	屯	益	震	噬嗑	随	无妄
坤震	艮震	坎震	巽震	震震	离震	兑震	乾震
明夷	贲	既济	家人	丰	离	革	同人
坤离	艮离	坎离	巽离	震离	离离	兑离	乾离
临	损	节	中孚	归妹	睽	兑	履
坤兑	艮兑	坎兑	巽兑	震兑	离兑	兑兑	乾兑
泰	大畜	需	小畜	大壮	大有	夬	乾
坤乾	艮乾	坎乾	巽乾	震乾	离乾	兑乾	乾乾

六十四卦之图

一合九而为十，二合八而为十，三合七而为十，四合六而为十，此《洛书》以虚数相合，而为四十者也。若九畴则以实数相合，而为五十矣。天一居坎，坎为水，先物，故一五行地；二居坤，坤效法成象，故二五事天；三居震，震兴作厚民，故三八政地；四居巽，巽为鸡知时，故四五纪天；五居中，立极统外，故五皇极地；六居乾，乾为君父，故六三得天；七居兑，为幽通灵，故七稽疑地；八居艮，艮成物可验，故八数微天；九居离，离明体有辨，故有福极之用。

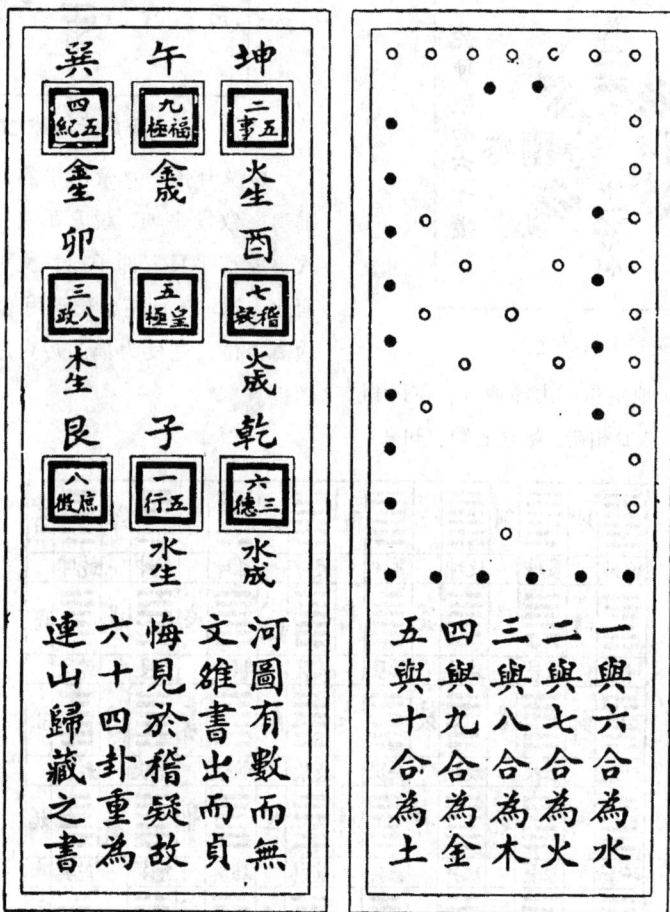

洛书本文生成数图

戴九履一，左三右七，二四为肩，六八为足。

水克火，火克金，金克木，木克土，土克水。

《河图》以相生为序，故左行，自北而东而南而中而西，复始而北。《洛书》以相克为序，故右转，自北而西而南而东而中之始于此。

春秋纬曰：河以通天，出天苞，雒以流地，出地符。河通于天，龙马负图以出于天，其位一六居下，二七居上，三八居左，四九居右，五十居中，雒流于地；神龟负书以出于雒，其位戴九履一，左三右七，二四为肩，六八为足。邵子曰：圆者星也，历纪之数，其肇于此乎？方者土也，画地分州之法，其仿于此乎？圆出马背旋毛文，故圆曰图；书出龟背拆甲，故长曰书。

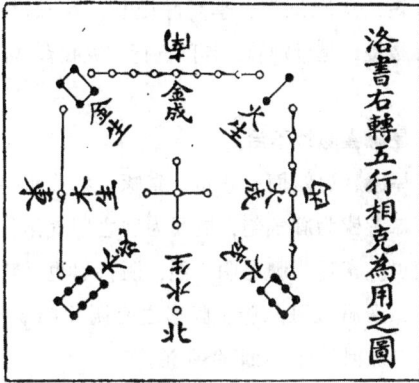

洛书右转五行相克为用之图

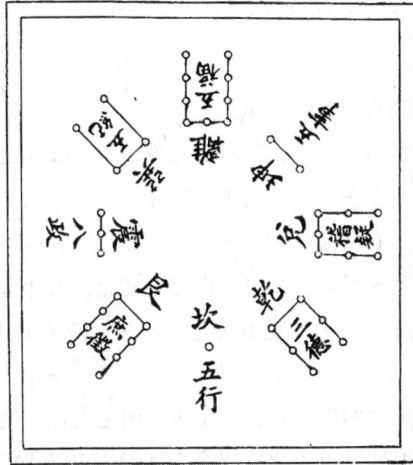

九畴本洛书图

皇極內篇左右交錯九九八十一疇之圖

终	戎	分	用	中	公	从	冲	原
结	讼	卻	伏	益	交	振		潜
养	收	翕	过	章	育	祈		守
遇	实	远	疑	盈	壮	常		信
胜	宝	迅	寡	锡	兴	柔		直
因	危	惧	饰	靡	欣	易		蒙
壬	坚	除	庚	舒	庶	亲		闲
固	革	弱	虚	决	比	华		须
移	报	疾	昧	豫	开	见		属
随	止	兢	损	升	晋	获		成

皇极内篇左右交错九九八十一畴之图

左右手诊脉歌

左右须候四时脉。

经曰：左右者，阴阳之道路也。故人之左尺水生左关木，左关木生左寸火，左寸火生右尺火，右尺火生右关土，右关土生右寸金，右寸金生左尺水。又左寸火克右寸金，右寸金克左关木，左关木克右关土，右关土克左尺水，左尺水克左寸火。一往一来，左右互相生克，即洪范九畴以左右合，而明吉凶之义也。然亦须随其四时以诊之。假令左关肝脉固宜弦长，而春三月左右手六部中，亦须带弦，又令右寸肺脉固宜浮涩，若秋三月左右手六部中，亦须带涩，故曰左右须候四时脉也。

四十五动为一息。

张世贤曰：动，脉至也。息，脉止也，非呼吸之息也。愚谓平人之脉，循环无已，虽四十五动之外，无有已时。而此云四十五动为一息者，言其脉之一小周也。犹之以三百六十日为一岁，非三百六十日之外，有一止而后为第二岁。所谓以四十五动为一息者，体九畴之数，五九四十五也。五则五行之气全，九则九畴之数备矣。

指下弦急洪紧时，便是有风兼热极。

弦急，不缓也。洪紧，大而不和也。弦急洪紧四脉皆阳，诸阳为热，热则生风，故曰便是有风兼热也。

忽然匿匿慢沉细，冷极缠身兼患气。

匿匿，隐而不现也。慢，迟也。匿慢沉细四脉皆阴，诸阴为冷，冷即生气，故曰冷疾缠身兼患气也。

贼脉频来问五行。

贼脉，鬼克之脉也。如心脉沉细，肝脉涩小，脾脉弦急，肺脉洪大，肾脉迟缓。又令春脉涩短，夏脉沉迟，季夏脉弦长，秋脉洪散，冬脉缓慢，是皆贼脉，须问五行之克我者是也。

屋漏雀啄终不治。

屋漏，迟缓而一止也。雀啄，急数而一止也。二者皆为脾气绝，屋漏为脾之阳气绝，阳行速也。雀啄为脾之阴气绝，阴行迟也。脾主中州，灌溉五脏六腑，脾家之元阴元阳既绝，则十二经俱危矣，故曰终不治。

按经云：脉病人不病，脉来如屋漏雀啄者死。注云：屋漏者，其来既绝而止，时时复起而不相连属也。雀啄者，脉来甚数而疾绝止，复顿来也。又经言：得病七八日，脉如屋漏雀啄者死。注云：脉弹人手如黍米也。

左手寸口心脉歌

左手头指火之子。

诸家诠注，以子字为传写之误，非也。言医者，以第一食指探病人之左手寸脉，乃心脉也。阴阳应象大论云：南方生热，热生火，火生苦，苦生心。夫心既为火之所生，独非火之子欤。

四十五动无他事。

四十五动无他事者，亦当准前九畴之数，须得四十五动不易，则无他故矣。张世贤释谓其数之动法，不依五行相克，非也。

三十一动忽然沉，顿饭却来还复此。

凡心脉当取之六菽之重，言其浮中即当见也。今诊得其脉于三十一动止，忽然而沉，夫沉水也，必重手乃见，且顿饭之时，方得复浮而起。夫心火也，三十一动，以五五除之，则余其六，六为水之成数。以六五除之，则余其一，一为水之生数，合生成之数俱水。洁古曰：

火得水而灭也。张世贤谓三十一动，轮在肺上，肺上见沉，乃金生水，水渐盛，则火灭，觉太牵强。

按经云：左手寸口脉偏动，乍大乍小不齐，从寸口至关，关至尺，三部之位，处处动摇，各异不同。其人病仲夏，传之此脉，桃花落而死。

春中诊得夏须忧，夏若得之秋绝体，秋脉如斯又准前，冬若候之春必死。

若春中诊得此脉，则奉长者少矣；夏若诊得此脉，则奉收者少矣；秋若诊得此脉，则奉藏者少矣；冬若诊得此脉，则奉生者少矣。张世贤谓三月者，天道小变之节，亦未必然，今则准四气调神论释之，方合经旨。

左手中指肝脉歌

左手中指木相连，脉候须还来一息。

此言医者，以中指探病人之左手关脉，乃肝木也。其脉亦须还准前五九之数为一大息，则无病。

二十六动沉却来，肝脏有风兼热极。

若诊得二十六动上而见一沉，则为肝脏有风兼热极矣。何也？二十六动，以五五除之，则余其一，一为水之生数，以四五除之，则余其六，六为水之成数，合生成之数，皆水，是母来抑子。肝为风木，子挟母势，而风热愈炽，故曰肝藏有风兼热极矣。

二十九动涩匿匿，本脏及筋终绝塞。

匿匿，涩貌，涩为金脉，肝脉见涩，为金来克木。况二十九动上见之，以五五除之，则余其四，四为金之生数，以四五除之，则余其九，九为金之成数，合生成之数俱金，洁古曰：木得金而伐矣。夫肝主筋，故曰本藏及筋终绝

塞也。

一十九动便沉沉，肝绝未闻人救得。

夫肝为木，今见一十九动而沉，以二五除之，则余其九，九为金之成数，以三五除之，则余其四，四为金之生数，合生成之数俱金，洁古曰：木得金而伐矣。

左手尺部肾脉歌

左手肾脉指第三，四十五动无疾咎。

言病人左手尺部，医者以第三无名指探之，亦须准前五九四十五动而不歇，是无疾咎之脉也。

按经云：左手尺部脉，四十动而一止，止而复来，来逆如循直木，如循张弓弦，绁绁然如两人共引一索，至立冬死《千金方》作至立春死。

指下急急动弦时，便是热风之脉候。

弦为风木，急急动弦为风而兼热，是母挟子势，而为风热之候也。然此病易治，为子扶母兮瘥速，有余之证也。

忽然来往慢慢极，肾藏败时须且救，此病多从冷变来，疗之开破千金口。

倘诊得肾脉，忽然来往，慢慢而极，言迟而又迟也。迟则为寒，肾为寒水，当有既济之功，今肾部而见极迟之脉，是纯阴无阳，其肾藏之败可知矣。然犹有可救之理。应知此病多从虚极变而为寒，谓之不足，其病难已，必须大剂温补，未可轻言治疗也。

二十五动沉却来，肾绝医人无好手，努力黄泉在眼前，纵活也应终不久。

夫肾者，水也。今见二十五动，而况以四五除之，尚余其五，五乃土之生数，以三

五除之，尚余其十，十乃土之成数，合生成之数皆土，洁古曰：水得土而绝矣。其能久乎哉？

右手寸口肺脉歌

右手指头肺相连，四十五动无忧虑，急极明知是中风。

言医人以食指探病人之右寸，乃肺脉也。亦须准前五九四十五动而不歇，则无忧虑矣。若诊得其脉患极而弦，是为金衰不能制木，而风热愈盛，知为中风之候矣。

按经云：右手寸口脉遍沉伏，乍小乍大，朝来浮大，暮来沉伏，浮大即太过，上出鱼际，沉伏即下，不至关中，往来无常，时时复来者，榆叶枯落而死叶一作英。

更看二十余七度，忽然指下来往慢，肺冷莫言无大故，一朝肺绝脉沉沉，染病卧床思此语。

诊得肺脉，于二十七动上，忽然来往慢慢而迟迟，则为寒，其肺冷可知矣。然不得谓之无大故也，倘不以为意，于二十七动上一变慢而为沉，则肺将绝矣。何也？二十七动以四五除之，尚余其七，七为火之成数，以五五除之。尚余其二，二为火之生数，合生成之数俱火，则肺金受伤，染病卧床，悔将何及也。

十二动而又不来，咳嗽吐脓兼难补，发直如麻只片时，扁鹊也应难救获。

倘诊肺脉，于十二动上而又不见其来，夫肺金也，十二动以二五除之，尚余其二，二为火之生数，以一五除之，尚余其七，七为火之成数，合生成之数俱火，洁古曰：金得火而缺也。金被火伤，则咳嗽吐脓，欲泻其肺，则肺已受伤，欲补则反助贼邪。及其终也，则发直

如麻，纵有卢扁，有何益焉？

右手中指脾脉歌

右手第二指连脾，四十五动无诸疑。

此言医者以第二中指探病人右关，乃脾脉也。亦须准前五九四十五动之数而不歇，则不必疑其有疾厄也。

急动名为脾热极，食不能消定若斯。

脾脉宜和而缓，今则动而急，乃脾土为风热所乘，失其运化之机，故不能磨谷而消食矣。

欲知疾患多为冷，指下寻之慢极迟。

脾喜温而恶寒，今诊得其脉慢而且迟，迟则为寒，是知所生之病为冷也。

吐逆不定经旬日，胃气中心得几时。

脾属土，在变动为哕。今吐逆不定，而经旬日之久，旬日十日也，土之生数五，成数十，吐逆自五日以至十日，则生成之数俱过，而吐犹不定，脾败可知矣。脾败则恶气冲胃，胃之上心也，心为君主之官，而为恶气所犯，纵生能得几时也。

右手尺部命门脉歌

右手命门三指下，四十五动不须怕，一十九动默沉沉，百死无生命绝也。

凡人有五脏六腑，或又曰六藏五府，《难经》固已言之，而犹未见其畅达也。天有五行，水火木金土，人有五脏，心肝脾肺肾。然五行之中，各有阴阳，合为十干。甲丙戊庚壬，阳也。乙丁己辛癸，阴也。在人亦有阳阴，阴者为脏，心肝脾肺肾是也；阳者为腑，胆胃大肠小肠膀胱是也。若然，则为五脏六腑矣，何以

有十二经脉为哉？不知天有十干，地有十二支，人亦有十二脏腑，以配天之三阴三阳，风热暑湿燥寒是也。故经曰：厥阴之上，风气主之，中见少阳；少阳之上，火气主之，中见厥阴。所以在人则肝络胆，胆络肝，心包络三焦，三焦络心胞也。又曰：太阴之上，湿气主之，中见阳明；阳明之上，燥气主之，中见太阴。所以在人则脾络胃，胃络脾，肺络大肠，大肠络肺也。又曰：少阴之上，热气主之，中见太阳；太阳之上，寒气主之，中见少阴。所以在人则心络小肠，小肠络心，肾络膀胱，膀胱络肾也。故人之十二经，分候于左右手寸关尺之六部，浮以候表，沉以候里，浮以候腑，沉以候脏，不易之论也。然左寸则以候心与小肠矣，左关则以候肝与胆矣，左尺则以候肾与膀胱矣，右寸则以候肺与大肠矣，右关则以候脾与胃矣。然则心包之与三焦，舍右尺奚候焉？夫两尺皆肾也，左曰肾，右曰命门，而手厥阴，手少阳，寄旺于此。夫厥阴风木也，少阳相火也。手厥阴既为风木，故其生克之理，亦当与足厥阴肝木同其好恶，故诀曰：右手命门三指下，言医人以第三指探病人之右尺，乃命脉也。其脉亦须准前九畴之数，四十五动而不歇，则手厥阴心包之气全矣，故曰：不须怕也。若数得一十九动上歇然而沉，以三五除之，尚余其四，四乃金之生数，以二五除之，尚余其九，九乃金之成数，合生成之数皆金，则风木之生气被克，故曰：百死无生命绝也。

按刘守真曰：经云七节之傍，中有小心。杨上善注《太素》曰：人之脊骨，有二十一节，从下第七节之傍，左者为肾，右者为命门。命门者，小心也。又曰：右肾命门小心，为手厥阴包络之脏，故与手少阳三焦，合为表里，故脉同出，见手右尺也。

指下急急动如弦，肾脏有风尤莫治。

言诊得右手命脉急，而又急动之如弦。夫右尺又主少阳相火，少阳乃春生之木，相火乃龙雷之火，今诊得其脉弦而且急，是为风火相煽。要知火与风，皆耗水之物，而肾水伤矣，故曰肾脏有风尤莫治也。

七动沉沉更不来，努力今朝应是死。

此言右尺又为命门真火，其脉当流利而滑沉。今于七动之上，沉而又沉，不能复来，夫七，火之成数也，于七动上沉而不至，则命门之真火绝矣。然此一点真火，乃人身之根本，今既已绝，又安得其久待耶？

诊杂病生死候歌

五十不止身无病，数内有止皆知定。

前诀以四十五动为准，而此诀又以五十动为准者，何也？盖前诀以左右手各部中，见其有止，即于止之数，准洪范五九之数，以断死生，即洁古论中所谓相胜者死也。此诀以脉之大概言，但取五脏之气，全与不全，以定死生，故用大衍之数五十也。大抵人身之脉，昼夜循环，无有已时。脉见一动，乃循一脏，五动乃循五脏，遍五十动，是十次五脏，而犹循环不已，则五脏皆受气，而大衍之数足矣，即洁古论中所谓得相生者愈也。故曰身无病。若于五十动之中，忽有一代，及至再动，每代皆如前数，即可依其代数之远近，而定其死期也。熊宗立释中，谓四十动一止为肾脏先绝者，非也。夫人之死，岂必从肾先死耶？凡诊他人脉者，须澄心静气，如七诊之法，然后以指探病人，一手之脉数过五十动，不见有止，再探病人，一手之脉亦数过五十动，不见有止，然后以指当部推求，每部须数过四十五动，不见有止，方无大故。若或一手或两手，或一部或几部中，有歇指处，即从此歇指后，第一动数起，看是几动一止，谓有常数，谓无常数，以断其吉凶。要知一手候过五十动，两手则百动矣，又于一部候过四十五动，六部共计二百七十动矣，并

前百动，计共三百七十动。更欲候其表里阴阳，虚实寒热，其间工夫，正自不少。何以今之诊脉者，将手探脉，未一茶顷，便曰：我已得其情矣。且自玄其纯熟，以欺愚蒙，不知脉之形状，即可纯熟，而知脉之至数，不可以纯熟而促。以此欺人，实自欺也，后之君子，其勉之哉。

四十一止一脏绝，却后四年多没命，三十一止即三年，二十一止二年应，十五一止一年殂，以下有止看暴病。

《脉经》云：脉来五十动而不止者，五脏皆受气即无病。四十动而一止者，一脏无气，却后四年死。以至十动一止者，四脏无气岁中死。此王氏《脉经》也，正与此诀相为表里，奈何戴起宗复引经文而疑之曰：肾绝六日死，肝绝八日死，心绝一日死。果此脏气绝，又安能待四岁三岁乎？斯言一开，至使后人并《脉经》而疑之矣。不知五脏之中，有精，有气，有神，有先天元阴，后天元阴，先天元阳，后天元阳，非止于血肉之形质已也。《脉诀》与《脉经》所言，乃五脏无形之精气，不能流动充满，年月日久，渐次损坏，以至有形而后死，故于数岁之前，脉上而即见止也。故经曰：四十动一止，一脏无气，以至十动一止，为四脏无气。戴起宗不善读书，而以一脏无气之气字，误认为有形之败坏，则误矣。至于《内经》所言肾绝六日死，肝绝八日死，心绝一日死者，乃五脏之精气神，或为七情，或为六欲，或为六淫，一时暴伤而绝，故又曰：以下有止看暴病，非所论于此也。

诊暴病歌

两动一止即三四，三动一止六七死，四动一止即八朝，以此推排但依次。

池氏曰：暴病喜怒惊恐，其气暴逆，致风

寒暑湿所侵，病生卒暴，损动胃气而绝，即死不过数日也。脉两动而一止，乃胃气将绝，犹得三四日方死；三动而一止，乃胃气将尽，犹得六七日谷气绝尽方死。仿此而推，若至十五动而一止，乃死期在于一年也。张世贤曰：脉两动而见一代，其人死期三四日间；三动而见一代，死期六七日间；四动而见一代，死期八日。以此推之，一动得两日之数，其故何也？十干系五行也，五行有阴阳金木水火土，阴阳各得两日，二氏之说，皆为有理，愚谓前诀言常病，是五脏无形之元气，渐渐损伤，以至有形之物败坏，故以几脏无气，断死期之远近。此诀言暴病，是五脏有形之物依然，乃五脏无形之元气暴绝，故以几脏尚存之气，断死期之远近。何也？盖以脉一动，循行一脏，脉五动，循行五脏，今云二动而脉一代，则三脏之气已绝，故曰三四日死。若三动而脉一代，则为二脏之气已绝，故曰六七日死。若脉四动而一代，则为一脏之气已绝，尚可延至八日而死也。

形证相反歌

健人脉病号行尸。

即如前诀所云，春中诊得夏须忧之类。又如前诀所云四十一止，四年三十一止，三年之类。人虽无病，而脉已病，死期不远，而步履如常，故名曰行尸耳。

病人脉健亦如之

如病泄泻失血，产后形容羸瘦，脉反见洪大而数健者，为病脉相反，亦死证也。又经曰：形肉已脱，九候虽调犹死也。

长短瘦肥并如此，细心诊候有依稀。

张世贤释云：长人脉短，短人脉长，肥人脉小，瘦人脉大，皆为死候。亦未必然，

何也？夫长人脉短，则诚是矣。若云短人脉长，肥人脉小，瘦人脉大，比比皆然，而未见其死也。前脉赋中，男女长幼大小已详言之矣，不若吴文炳释曰：肥脉沉结，瘦脉长浮，人短脉促，人长脉长，违反不和者死。此说为当。

诊四时病五行相克歌

春得秋脉定知死，死在庚申辛酉里。

春旺木，其脉弦长，秋旺金，其脉涩短，春得秋脉，金来克木，况庚申辛酉皆金旺日，故知必死。

夏得冬脉亦如然，还与壬癸为期尔。

夏旺火，其脉浮洪，冬旺水，其脉沉实。夏得冬脉，水来克火，况壬癸子亥皆水旺日，故知必死。

严冬诊得四季脉，戊己辰戌还是厄。

冬旺水，其脉沉实，土旺四季，其脉缓大，冬得四季之脉，土来克水，况戊己辰戌皆土旺日，故知必死。

秋得夏脉亦同前，为缘丙丁相形克。

秋旺金，其脉涩短，夏旺火，其脉洪大，秋得夏脉，火来克金，况丙丁巳午，皆火旺日，故知必死。

季月季夏得春脉，克在甲寅病应极，值逢乙卯亦非良，此是五行相鬼贼。

季月，辰戌丑未月也。季夏，即未月也。季月，乃土寄旺之月，季夏乃土旺之时，土旺四季，其脉缓，木旺春，其脉弦于季月，季夏诊得其脉弦长，乃木来克土，况甲寅乙卯，皆木旺日，故知必死。

诊四时虚实歌

春得冬脉只是虚，更兼补肾病自除，若得夏脉缘心实，还应泻子自无虞。

张世贤曰：经云实则泻其子，虚则补其母。

夏秋冬脉皆如是，在前为实后为虚。

张世贤曰：夏秋冬之所诊，皆如春法，从前来者为实邪，从后来者为虚邪。

春中若得四季脉，不治多应病自除。

张世贤曰：春中二月分也。四季脉，脉缓大也。于二月中而得四季之脉，乃妻来乘夫，谓之微邪。况二月乃木帝旺之时，故不治自愈。

伤寒歌

伤寒热病同看脉，满子透关洪拍拍，出至风门过太阳，一日之中见脱厄，过关微有慢腾腾，直至伏时重候觅。

张世贤曰：寒者，冬气也。冬时严寒，万类深藏，君子固密，不伤于寒，触冒之者，乃名伤寒。伤寒不即病者，其寒毒藏于肌肤中，至夏至前，变为温病，夏至后，变为热病。然其发起，皆伤寒所致也。故看脉之法相同。洪拍拍，即洪惊也。伤寒之病，一日巨阳，二日阳明，三日少阳，四日太阴，五日少阴，六日厥阴，六日传经已毕，其病当愈，七日不愈，邪应复传，其脉洪大，而透过三关，从风门穴而出，过于太阳之经，其邪欲散，一日之中，当得汗而愈矣。其脉过关微带缓慢，其邪至太阳亦迟，日间不汗，直至伏时再等候其汗也。伏时，即临卧时也，承日中而言。

掌内迢迢散漫行，乾瘘疼疗多未的 他本无

此二句，**大凡当日问程途，迟数洪微更消息。**

张世贤曰：伤寒热病未汗，脉须浮洪，既汗，脉当安静。散漫之脉，不汗而愈，其平复未可全许也。愚按伤寒一证，谓之大病，与杂病不同，变幻多端，疑似不一，学者须要整等时日，另下工夫，潜心仲景之书，熟玩节庵之论，访之时贤，执之专门，庶不负为人之司命也。岂古人立三百九十七法，一百一十三方，反不如今人之便捷也。奈今之医者，不读仲景之书，不采诸贤之论，几句油腔，一味活套，便曰我能治伤寒矣。及乎临证，则茫无所措，强以杂病之法治之，所以当汗不汗，不当汗而汗，当下不下，不当下而下，误人岂浅鲜哉！即以古人尚论之，亦尺有所短，寸有所长，伤寒一证，乃仲景所长，非叔和所长也。夫孔子非不知乐也，但不若师旷之聪耳；孔子非不知射也，但不若养由之神耳；叔和非不知伤寒也，但不若仲景之圣耳。故叔和于伤寒数则，不甚畅明，或以年远，颇有错简，此正不必为叔和讳也。予故于此诀，亦不敢为诠释，姑存之以俟后之高明者。

又歌曰

热病须得脉浮洪，细小徒费用神功。

诊阴病见阳脉者生，阳病见阴脉者死，此伤寒之大法也。若诊得其脉细小，是阳病得阴脉者死矣。

汗后脉静当便瘥，喘热脉乱命应终。

汗后邪退，脉当平静，今身反大热而喘，脉躁疾而乱，此名阴阳交，交者死。

阳毒歌

阳毒健乱四肢烦，面赤生花作点斑，狂言妄语如神鬼，下利频多喉不安，汗出遍身应大瘥，鱼口开张命欲翻，有药不辜但与服，能过七日便能安。

池氏曰：阳证宜汗而解之。如失汗则邪传入藏，瘀热在里不散，致病健乱烦躁，面赤发斑，狂言妄语，如见鬼神，下痢瘀血。如此危证，病传在里，不当汗，又加之遍身自汗，口如鱼口开强者死。能过七日，乃过经阳热退，方有可救之理。池氏之言如此，予曰不然。夫阳毒之为病也，非由表而传入于里也。乃阳邪热毒，一时表里俱伤，如面赤健乱而发斑点，乃阳毒攻其表也。狂言妄语下痢，乃阳毒攻其里也。内外俱为阳毒所伤，若得汗出，则亢龙有悔，应豁然病退而大瘥矣。汗出而病犹不瘥，及鱼口气粗，则正不胜邪，而命欲翻矣。然而阳病易已，不可谓其必死，而勿加救疗也。如解毒化斑之剂，不妨与服。倘能延过七日，则可生矣，过七日则阳极而阴生，所谓七日来复是也。

阴毒歌

阴毒伤寒身体重，背强眼痛不堪任，小腹急痛口青黑，毒气冲心转不禁，四肢厥冷惟思吐，不利咽喉脉细沉，若能速灸脐轮下，六日看过见喜深。

阴毒伤寒者，非传入之阴，乃阴毒之气，一时表里俱伤也。如身重背强，眼痛口青黑，四肢厥冷，乃阴毒攻于表也。小腹痛，气冲心，思吐而咽喉不利，乃阴毒攻于里也。内外俱为阴毒之气所伤，然阴病难已，当灸丹田以回阳抑阴，况六日则阴已极矣。过此不死，延至七日，则一阳来复，或可望其生云。

按《活人书》云：阴毒脉疾，七至八至以上，疾不可数者，正是阴毒已深也。六脉沉细而疾，尺脉短小，寸口脉或大，若误服凉药，则渴转急，有此之证者，便急服辛热之药，一日或二日便安。若阴毒渐深，其候沉重，四肢

逆冷，腹痛转甚，或咽喉不利，心下胀满结硬，燥渴虚汗不止，六脉俱沉细而疾。一息七至以来，有此证者，速于气海关元二穴灸三二百壮，以手足和暖为效，仍兼服正阳散。

又按刘守真云：然既脉疾，七至八至以上，疾不可数者，正是阳热极甚之脉也。世俗妄传阴毒诸证，以《素问》验之，皆阳热亢极之证，但热于内，在里极深，身表似其寒者也。及夫经云亢则害，承乃制也，谓五行之道，实甚则过，极则反，以克己者也，是谓兼化。如万物热极，而反出水液，以火炼金，热极而反化为水，是以火极，而反以水化也。

杂病生死歌

腹胀浮大是出厄，虚小命殂须努力。

腹胀之病，有寒有热，有虚有实，有久有暴，病证不同，治法各异。大抵皆由于阳气外虚，阴气内积。诊得其脉浮大，则阳气尚不甚虚，阴气犹不甚积。且诸阳为表，阳气易已，故曰出厄。若脉虚小，则脾胃已虚，病当在里，诸里为阴，阴病难已，故曰命殂。

按《巢氏病源》曰：腹痛者，由阳气外虚，阴气内积故也。阳气内虚，受风冷邪气，风冷，阴气也。冷积于脏腑之间不散，与脾气相壅，虚则胀，故腹满而气微喘。诊其脉，右手寸口气口以前，手阳明经也。脉浮为阳，按之牢强，谓之为实。阳实者，病腹满气喘嗽。左手关上脉，足少阳经也，阴实者，病腹胀满，烦扰不得卧也。关脉实，则腹满响，关上脉浮而大，风在胃内，腹胀急，心内澹澹，食欲呕逆。关脉浮，腹满不欲食，脉浮为是虚满，左手尺中，神门以后脉，足少阴经，沉者为阴。阴实者，病苦小腹满，左手尺中阴实者，肾实也，苦腹胀善鸣。左手关后，尺中脉浮为阳，阳实者，膀胱实也，苦少腹满，引腰痛。脉来外涩者，为奔腹胀满也，病苦腹满而喘，脉反滑利而沉，

皆为逆，死不治，腹胀脉浮者生，虚小者死，其汤熨针石，别有正方。

下利微小却为生，脉大浮洪无瘥日。

下利之证，虽在脾肾，其见证在于大肠。大肠属庚金，脉若微小，则火犹不甚，而庚金无伤，故曰生。若遇浮大而洪，则为丙火来克庚金，其邪方炽，故曰无瘥日也。

按《儒门事亲》云：肠澼下脓血，脉沉小流通者佳，数疾且大有热者死。经云：肠澼便血，身热则死，寒则生。又云：肠澼下白沫，脉沉则生，浮则死。又云：肠澼下脓血，脉悬绝则死，滑大则生。又云：肠澼之属，身热脉不悬绝，滑大者生，悬涩者死，以脏期之。又云：肠澼筋挛，其脉小细，安静者生，浮大紧者死。洞泄食不化，不得留下，脓血，脉微小速者生，紧息者死。又云：泄注，脉缓明小结者生，浮大数者死。

恍惚之病定癫狂，其脉实牢保安吉，寸关尺奇沉细时，如此未闻人救得。

五十九难曰：狂癫之病，何以别之？然，狂之始发，少卧而不饥，自高贤也，自辨智也，自贵倨也。妄笑好歌乐，妄行不休是也。癫病始发，意不乐，直视僵仆，其脉三部阴阳俱盛，经言如此，所谓阴阳俱盛者，即诀所谓实牢也。若寸关尺部沉细，是于三部阴阳俱盛，相反则正气已衰，故云未闻人救得也。戴起宗《脉诀刊误》，复引《难经》重阴为癫，谓阴部内见沉涩微短脉，是阳脉不见，而阴独盛，故为癫疾。殊失《难经》之旨矣，何也？据《刊误》之意，盛字当作甚字，若仍作或字，则非沉涩微短可知矣。

按二十难云：重阳者狂，重阴者癫。疑于五十九难中错简者。《脉经》云：诊得癫疾，虚则可治，实则死。又云：癫疾脉实坚者生，脉沉细小者死。又云：癫疾脉搏大滑者，久久自已，其沉小急实不可治，小坚急，亦不可治。

《巢氏病源》云：脉虚则可治，实则死。又云：紧弦实牢者生，脉细小者死。

消渴脉数大者活，虚小命殂厄难脱。

数大者，阳有余而阴不足，尚可补阴以配阳。若脉虚小，则阴阳俱亏，求其厄脱，不亦难乎。

按经云：消渴脉数大者生，细小浮短者死。又云：消渴脉沉小者生，实坚大者死。

水气浮大得延生，沉细应当是死别。

经云：少阴何以主肾？肾何以主水？曰：肾者，至阴也。至阴者，盛水也。肺者，太阴也。少阴者，冬脉也。故其本在肾，其末在肺，皆积水也。又曰：肾何以能聚水而生病？曰：肾者，胃之关也。关门不利，故聚水从其类也。上下溢于皮肤，故为胕肿。胕肿者，聚水而生病也。经言如此，究之由于脾土虚弱，不能制肾水，以至泛滥皮肤而为病。若脉浮大，尚有可生之理，盖浮属风，大属火，风与火皆能耗水，况浮大为阳，阳病易已；脉若沉细，沉细为阴水，则水愈横流而土愈飘没，其不至于死也，盖亦鲜矣。

按《脉经》云：水病脉洪大可治，微细者不可治之。云：水病胀闭，其脉浮大软者生，沉细虚小者死。又云：水病腹大如鼓，脉实者生，虚者死。

霍乱之候脉微迟，气少不语大难医，三部浮洪必救得，古今课定更无疑。

《巢氏病源》曰：诊其脉来代者霍乱。又曰：脉代而绝者亦霍乱。霍乱脉大可治，微细不可治。霍乱吐下脉迟气息劣，口不欲言者，不可治。观巢氏之说，正与《脉诀》相符，非为臆说，戴起宗《刊误》谓《脉经》所无，以《脉诀》为自创之例，何其谬哉！而《刊误》所论，皆循纸上筌蹄，并未临证消息之耳。夫霍乱者，乃冷热不和，清浊相干，以致卒然心腹绞痛，其疾挥霍撩乱，故名霍乱。其始发也，

则乱于里，甚则手足厥逆，而脉沉伏，不足为怪。将解，则循手足阳明之窍以出，在上则吐，在下则泻，其脉渐复而出矣。若不吐不泻，脉亦不出，手足厥逆，目闭而不欲言，此为阴霍乱，乃危证也。若内服大温之剂，外用灸关元气海之法，亦有能活者。

鼻衄吐血沉细宜，忽然浮大即倾危。

血虚，脉虚，理也。今吐衄二病，皆失血之证也。血既去，其脉当沉细无力，今反见浮大，浮大属火，乃火逼血而错经妄行，无已时也。

病人脉健不用治，健人脉病号行尸。

所谓不用治者，乃不治自愈也。前诀形证相反，歌云健人脉病号行尸，病人脉健亦如之。所谓亦如之者，即《内经》所云：形肉已脱，九候虽调犹死也。此诀所云，正恐后人滞于前诀，而复歌曰：病人脉健不用治，健人脉病号行尸。亦得经所云：形肉有余，脉气不足死，脉气有余，形肉不足生。又仲景曰：脉病人不病，名曰行尸，以无生气，卒眩仆不识人则死；人病脉不病，名曰内虚，以无谷神，虽困无苦。《刊误》亦知有此二说，乃不为此诀之释，而故为前诀之释，其偷心为何如也。

按《脉经》云：人病脉不病者生，脉病人不病者死。

心腹痛脉沉细宜，浮大弦长命必殂。

巢元方曰：心腹痛者，由脏腑虚弱，风寒客于其间，邪气发作，与正气相击，上冲于心则心痛，下攻于腹则腹痛，上下相攻，故心腹绞痛气不得息。诊其脉，左手寸口人迎以前脉，手少阴经也，沉者为阴，阴虚者病苦心腹痛，难以言心。如寒伏心腹疗痛不得息，脉沉小者生，大牢疾者死。心腹痛，脉沉细小者生，浮大而疾者死。《刊误》引用《巢氏病源》而不及此，是诚何心哉？

按经云：心腹痛，痛不得息，脉细小迟者生，坚大疾者死。

顿痛短涩应须死，浮滑风痰必易除。

头为诸阳之会，其痛因不一也。短涩为阴脉，故非所宜。若脉见浮滑，浮则为风，滑则为痰，驱逐风痰，其病自已，故曰必易除也。

按经言：形脉与病相反者死，奈何？然，病若头痛目痛，脉反短涩者死。

中风口噤迟浮吉，急实大数三魂孤。

《巢氏病源》曰：诸阳经皆在于头，三阳之经，并络入颔颊，夹于口，诸阳为风寒所客，则筋急，故口噤不开也。诊其脉迟者生。《准绳》云：风邪中人，六脉多沉伏，亦有脉随气奔指下洪盛者。迟浮吉，坚大急疾凶。大抵中风之证，风火居多。《绀珠经》曰：以火为本，以风为标，心火暴甚，肾水必衰，肺金既摧，肝木自旺。如脉浮而迟，浮则风犹在表，迟则火犹不炽，故以为吉。若急实大数，则风火炽盛，而中脏入里矣，其病必凶也。

鱼口气粗难得瘥，面赤如妆不久居。

《脉经》云：病人口如鱼口，不能复闭，而气出多不反者死。是人身之元气，不得归于丹田，奔越而上，故口如鱼口而气粗也。面赤如妆者，虚阳载上也。

中气发直口吐沫

张世贤曰：发乃血之余，心不能生血，发必焦枯梗直。涎乃脾之液，脾绝则涎不收摄，故涎从口中吐出也。

喷药闷乱起复苏。

晞范曰：咽主咽物，咽为胃之系，下连胃脘，为水谷之道路。胃经为风痰所扰，闷乱而药不下咽，喷吐于其外，岂可望有苏醒之期！

张世贤释起当作岂，愚谓亦不必改。诀之意，皆言有时闷乱，有时苏醒，暂开复闭，终为不起之证也。

咽喉拽锯水鸡响。

咽喉者，气之道路也。风痰壅塞，道路窒碍，故作水鸡之声也。

摇头上窜气长嘘。

凡人之头，犹木之梢，火之尖也。风火相煽，故摇头上窜。张世贤曰：气长嘘，出多入少，皆真元散失之候也。

病人头面青黑暗。

青属肝，黑属肾，倘色明润，犹有可生之理，更加惨暗，则肝肾已绝矣。

汗透毛端恰似珠。

经曰：六阳气俱绝者，则阴与阳相离；阴阳相离，则腠理泄绝，汗乃出，大如贯珠，转出不流，则气先死。

眼小目瞪不须治。

经云：睛不转而仰视，此太阳已绝。

诈汗如油不可苏。

别本诈字为作字。若依油字义，当作榨汗，言阴阳相离，逼迫其汗以外泄，如油之滑而不流也，已其并中风死候也。

内实胀腹痛满盈，心下牢强干呕频，手足烦热脉沉细，大小便涩死多真。

肚腹胀满而痛，心下牢强而呕，手足烦热而大小便涩。池氏谓其内实结绝，气不宣通，若脉大有力，下之犹有可生之理；今脉反见沉细，则又不可下，是阳证而见阴脉也，死可知矣。

外实内热吐相连，下清注谷转难安，忽然诊得脉洪大，莫费神功定不痊。

外实者，表实而无汗，则热气不得外泄而内迫肠胃，迫于胃故呕，迫于肠故下利清谷。肠与胃，手足阳明也。阳明为燥金，反见洪大之脉，是火来克金，鬼克之邪也，望其痊也难矣。张世贤曰：既泻之后，脉当细小，反得洪大，此为不治之证。勿听子以内热字疑为冷字，非也。

内外俱虚身冷寒，汗出如珠微呕烦，忽然手足脉厥逆，体不安宁必死㧟。

勿听子曰：阴盛阳绝则外寒，故汗出如珠而不流。无阳则四肢逆冷，致脾胃无所养，故呕烦，此恶候也。问得脉实而滑，尚有可生之理，谓阴病见阳脉者生也。愚谓身体手足冷，而厥且汗出不止，此阳将脱也。若人安静而不呕烦，脉虽弱而不至悬绝，犹可温而兴也。加以烦躁不宁而呕，则又不可以用辛温之剂，不死奚待也？

按《脉经》云：内外俱虚，身体冷而汗出，微呕而烦扰，手足厥逆，体不安静者死。

上气喘急候何宁，手足温暖净滑生，反得寒涩脉厥逆，必知归死命须倾。

巢元方曰：肺主于气。若肺气虚实不调，或暴为风邪所乘，则腑脏不利，经络否涩，气不宣和，则上气也。又曰：喘息低抑其脉滑，手足温者生，涩而四末寒者死也。愚按上气喘息之人，手足寒者，十居其半。若脉不大不小，得汤火而手足即温，其气稍缓者，未必尽死。若手足寒而脉涩小，得汤火而犹寒者，其死无疑矣。

按《脉经》云：上气喘息仰昂，其脉滑，手足温者生，脉涩四肢寒者死。又云：上气脉数者死，谓其形损故也。又云：上气注液，其脉虚，宁宁伏匿者生，坚强者死。又云：寒气上攻，脉实而顺滑者生，实而逆涩则死。注太

素云：寒气暴上满实如何？曰：实而滑则生，实而逆则死矣。其形尽满如何？曰：举形尽满者，脉急大坚。尺满而不应如是者，顺则生，逆则死。何为顺则生，逆则死？曰：所谓顺者，手足温也。谓逆者，手足寒也。

咳而尿血羸瘦形，其脉疾大必难任。

巢氏曰：肺咳之状，咳而喘息有音声，甚则咳血。又曰：心主血，与小肠合，若心家有热结于小肠，故小便血也。愚谓咳，心火乘肺也。尿血，心火传于小肠也。咳而尿血，以至羸瘦，则病已剧矣。倘脉缓而小，则金不受火克，而咳可已。肺为水之上源，源清则流洁，而尿血可愈，形虽羸瘦，犹有望其生也。今脉反见疾大，则火愈炽，而咳愈增，而小便愈血，欲其生也难矣。

唾血之脉沉弱吉，忽若实大死来侵。

唾血与前鼻衄吐血不同，前之吐血为呕吐之吐，此之唾血为唾中见血。《圣济总录》论曰：邪热熏于肺则损肺，恚怒气逆，伤于肝则损肝。肺肝伤动，故令人唾血。如唾中有若红缕者，属肺藏，如胁下先苦痛而后唾血者，属肝经，俱可折而治之。用紫菀汤、蒲黄散。《巢氏病源》复有关上脉微芤为伤肝以唾血，脉沉弱者生，牢实者死。

按《脉经》云：吐血衄血，脉滑小弱者生，实大者死。又云：唾血脉紧强者死，滑者生。又云：吐血而咳上气，其脉数有热，不得卧者死。

上气浮肿肩息频，浮滑之脉即相成，忽然微细难应救，神功用尽也无生。

《巢氏病源》曰：肺主于气，候身之皮毛，而气之行，循环脏腑，流通经络。若外为邪所乘，则肤腠闭密，使气内壅，与津液相并，不得洪越，故上气而身肿也。经云：上气面浮肿肩息，其脉大不治，加利必死。今诀云微细难

救，似与《脉经》相悖，不知《脉经》所云大
不治者，以其上气浮肿属肺病，浮大属火，火
能克金，故云大不治，加利必死者，利则大肠
亦病，脏与腑俱伤，庚与辛俱绝也。今诀所云
浮滑相成者，浮则为风，滑则为痰，风痰上攻，
壅塞气道，去其风痰，则上气自平矣。若微细，
则元阳之气衰于下，无根之气逆于上，欲其救
也难矣。

中恶腹胀紧细生，若得浮大命逡巡。

巢元方云：中恶者，是人精神衰弱，为鬼
神之气卒中之也。夫人阴阳顺理，荣卫调平，
神守则强，邪不干正。若将摄失宜，精神衰弱，
便中鬼毒之气，其状卒然心腹刺痛，闷乱犹死。
凡卒中恶，腹大而满者，诊其脉紧大而浮者死，
紧细而微者生。又中恶吐血数升，脉沉数细者
死，浮焱如疾者生。《脉经》云：卒中恶吐血数
升，脉沉数细者死，浮大疾快者生。又曰：卒
中恶腹大，四肢满，脉大而缓者生，紧大而浮
者死，紧细而微者亦生。愚按中恶，乃阴邪之
气也，夫里阴也。血阴也。先入里而伤血，从
其类也。故经云：中恶吐血数升，脉沉数细者
死。受鬼毒之气，阴血既伤，邪气当循窍而出，
今脉反沉细而数，沉细则阴已大伤，数则毒犹
在里，故曰死也。若浮大疾快，邪气已出，而
内无遗留，故曰生也。经中又云：卒中恶腹大，
四肢满，脉大而缓者生，紧大而浮者死，紧细
而微者亦生，正与此诀相合。夫中恶而至腹胀，
邪已在里，若脉紧细，则毒犹不甚，故曰生。
若脉浮大，则既戕其阴，复戕其阳，安得而不
命逡巡也。或难曰：上文既云浮大疾快者生，
又曰紧大而浮者死，何前后之相违也？不知前
所云者，其血吐则毒气循窍而外出，故脉宜浮
大疾快，后所云者，腹胀四肢满，毒在里，紧
大而浮者死，紧细而微者亦生。紧大而浮，既
伤其阴，复伤其阳也。紧细而微者，阴阳犹不
甚也。

金疮血盛虚细活，急疾大数必危身。

凡遇金疮之证，须审去血盛与不盛。如去
血不盛，其脉不必定欲虚细。张世贤曰：金
疮，刀刃所伤之疮也。血盛，去血多也。血既
出多，脉当虚细，反得急疾数大，风热乘之，
其身之所以危也。

按经云：金疮血出太多，其脉虚细者生，
实数大者死。又云：金疮出血，脉沉小者生，
浮大者死。又云：斫疮出血一二石，脉来大二
十日死。又云：斫刺俱有，病多少血出不自止
者，七日死，滑细者生。又按金疮一证，最为
切要，如两人相争，其人自刎其颈，性命在于
顷刻，两家之存亡系焉，倘能救活，其功不小。
金疮之方最多，求其万全，盖亦鲜矣。庸医无
措，每用活鸡皮敷之，究无一效。后余求得一
方，屡试屡验，将药一上，其痛立止，其血立
止，真奇方也。况药品平常易制，如人刎颈气
颡已断，将丝线缝拢，以药末掺之，将软绢围
定，不过数次，即能痊活，故不敢闭天之宝，
谨以告诸同人。其方用生松香为末六两，生半
夏为末四两，二共再碾候用，至于些小金疮，
不足论矣。

凡脉尺寸紧数形，又似钗直吐转增，此患蛊毒急须救，速求神药命应停。

按蛊字从虫从皿，是合聚虫蛇之类，以
器皿盛之。任其相啖食，余一存者，名为蛊，
能变化为毒害人。有事之者，以毒害人，多
因饮食内行之。中其毒者，其状心痛如被物
龁，或时面目青黄，变化无常，先伤于膈上
则吐血，食人五脏。下血瘀黑，如烂鸡肝，
如不急治之，食脏腑至尽则死，诊其脉尺寸
紧数，是其候也。且起取井花水未食前当令
病人唾水内，唾如柱脚直下沉者，是蛊毒，
沉散不至下者，是草毒。治之之法，如败鼓
皮、石榴皮、苦瓠瓢、胡荽根、车辖脂、刺
猬皮、牡丹根、胡荽子、蚯蚓之类，按方治
之，或有生者。张世贤释谓钗直如转索，肝

751

气盛也。吐转增，脾气衰也。木盛则脾绝，其死定无疑，其说恐亦未当。

按经云：三部脉坚而数，如银钗股，蛊毒病必死，数而软，蛊毒病得之生。

中毒洪大脉应生，细微之脉必危倾，吐血但出不能止，命应难返没痊平。

熊宗立将此诀连属上文，非也。上四句言中蛊毒，此四句言中饮食药饵之毒，其意盖曰：凡中毒者，其脉若洪大，则本人之元气，尚能胜毒，故曰生脉。若沉细，则本人之元气，不能胜毒，故曰危也。若吐血不止，则不论脉之洪大沉细，即当以死断之。何也？心为君，其主血脉，毒虽中而未见血，则毒在肠胃，其毒尚缓，或吐或下而解矣。若吐血不止，则毒直犯心君，则其死必矣。戴氏谓他证失血，皆以沉细为生，惟中毒吐血，以洪大为生，其误甚矣。

按经云：人为百药所中伤，脉浮涩而微细者死，洪大而迟者生。

脉诀乳海卷六

王邦傅纂注　董志仁重校
叶子雨参订

察色观病生死候歌

欲愈之病目眦黄。

熊宗立曰：目眦有内外，内眦属胃，今见黄色，是胃土之正色；外眦虽属膀胱，今见黄色，是脾胃之气生，故能克去膀胱水，是知病当愈。愚谓十二经之卫气，俱从目眦出入，今目眦而见黄色，是病从内而出外，胃气复生故也。《脉经》亦云：病人两目眦有黄色起者，其病方愈。

眼胞忽陷定知亡。

三部九候论云：伤内陷者死。张介宾释云：五脏六腑之清气，皆上注于目，而为之精，目内陷者，阳精脱矣，故必死。熊宗立、张世贤俱引五轮以为释，似属繁文。

按玉机真脏论：大骨枯槁，大肉陷下，胸中气满，腹内痛，心中不便，肩项身热，破䐃脱肉，目眶陷，真脏见，目不见人立死，其见人者，至其不胜之时则死。《脉经》云：病人阴阳绝竭，目眶陷者死。《中藏经》云：阴阳俱绝，目眶陷者死。

耳目口鼻黑色起，入口十死七难当

五脏之华，萃于面，眼耳鼻舌居焉，犹如天日宜清净光明，不宜翳蔽惨暗。凡耳目口鼻，但有一处见其黑色，即为不真。脾开窍于口，舌居其中，为心之苗，若见黑色从外而入于口内，为秽恶之气犯其谷神，并及心主，其不祥莫大焉。若人见此，虽十人而必死其七焉。《脉经》云：病人耳目口鼻，有黑色起，入于口者必死，此之谓也。诸家之释，俱以黑色为肾之色，似乎欠通，何也？若以黑为肾之色，似于耳赤无妨矣。张世贤释，又以火之成数在七，至第七日当死，亦未必然。

面黄目青酒乱频，邪风在胃丧其身。

五脏生成论云：凡相五色之奇脉，面黄目青，面黄目赤，面黄目白，面黄目黑者，皆不死也。《脉经》则曰：面黄目青，九日必死，是谓乱经。饮酒当风邪，入胃经，胆气妄泄，目则青，虽有天枚，不可复生。似乎与《内经》相背。《脉经》又云：面黄目青者不死，青如草兹死。合而观之，则面黄目青，未必不死，亦未必尽死，但青而明润不死，青而惨暗则死也。

池氏释曰：饮酒过多，伤乎脾胃，致脾经积热，热则生风，风生于肝，肝属木，木气盛克乎脾土，必损其。此说似太转折，不若《脉经》所谓乱经饮酒，风邪入胃，胆气妄泄，目则青之说为简而当也。

面黑目白命门取，困极八日死来侵。

《脉经》云：面黑目白者不死。又曰：病人面黑目白也，八日死，肾气内伤，病因留积，非前后之说相违也，亦准前白如明润者不死，白如惨暗者死也。然经云肾气内伤，此则云命门败者何也？盖命门右肾也，若云肾败，则当

云面白目黑，而此云面黑目白者，张世贤曰：黑，水也。目，木也。白，金也。命门，火也。水浸淫而贼火之气，金克木而伐火之源，所以命门火败。火之成数七，七日火极矣，故死于第八日也。其说亦通。池氏为命门乃厥阴之说，欠稳。

面色忽然望之青，进之如黑卒难当。

洁古曰：青黑之色，为肝肾色也。先青后黑，是回则不转，神去则死也。池氏曰：青属肝，黑属水，水干木枯，肾肝皆绝，故泄其气于外，其说亦通。《脉经》云：病人及健人，面忽如马肝色，望之如青，近之如黑者死。此之谓也。

面赤目白忧息气，待过十日定存亡。

《脉经》云：面赤目白者十日死，忧患思虑，心气内索，面色反好，急求棺椁，此之谓也。张世贤曰：息，气喘逆也。赤色属火，白色属金，火来克金，必作喘逆。金之成数在九十，乃土之成数也。土能生金，今土不能生金，则死，故曰：待过十日也。池氏曰：心属火，肺属金，火克金，过得十日，至水数而火方退，则不死，火气不退，再至心，数日必死。

按五脏生成论云：面赤目白，皆死也。

面赤目青众恶伤，荣卫不通立须亡 他本无此二句。

张世贤曰：面赤，火也。目青，木也。木火色见，风热伤于五脏六腑，脏腑受伤，血气衰，肌肉不滑，荣卫之道涩而不通，其死也可立而待。愚谓面赤，火也。目青，木也。皇极内篇有云：火木相得则然，从其类也。《脉经》云：目青者，病在肝，面赤目青，则肝肺俱伤，血气俱涩，而荣卫不得宣通，当为暴死之证，非常病也。

按五脏生成论云：面赤目青皆死也。《脉经》云：面赤目青者，六日死。

黄黑白色起入目，更兼口鼻有灾殃。

池氏曰：黄属脾，黑属肾，白属肺，目属肝，口属脾，鼻属肺，而肾胜乎脾土，土弱不能生金，此灾殃之所以至也。此说似属勉强。张世贤曰：独见者，谓之正色，杂见者，谓之邪色。黄黑白之三色，杂见于面，或当于目，或入于口，或入于鼻，乃病气从外而之内，故有灾殃。此说近是。愚按《脉经》云：面目俱等者不死。可见杂色入目，俱为不祥。若入口鼻，其灾更甚。何也？口鼻者，阳明开窍处也，凡有杂色来现，皆属阴邪，故曰有灾殃也。

按《脉经》云：病人及健人黑色，若白色起入目及口鼻，死在三日中，

面青目黄中时死，余候须看两日强。

熊宗立释云：肝木克乎脾土，中时即死，虽有余证，亦不过二日。此说不明。张世贤曰：中时即午时，午时属火，面青目黄，肝木克乎脾土，到午时木得火而不畏金，木势愈盛，人以胃气为本，土绝则死，故死在是时。其他相克，看过旺二日，而断其生死。此说近是。但于余候，须看两日强之句，亦不甚明了。愚按《脉经》云：目黄者，病在脾，面青则为肝气盛，是为肝木克乎脾土。若以时候之当，死在中时，若以日候之当，强在两日。何也？中时者，午时也。火盛则木寡于畏，而脾土愈伤，故曰中时，其余则以日候之矣。两日，乃火之生数也。火能生土，故至两日而复望其强耳。

按《脉经》云：病人面青目黄者，五日死。

目无精光齿龈黑，面白目黑亦灾殃。

池氏云：目无精光而神散，乃心肝皆绝。齿龈黑，乃脾绝。面白如枯骨，乃肺绝。目黑，乃肾绝。五脏皆绝，必然断之以死云。张世贤曰：目无精光者，神短也。齿龈黑者，脾绝也。面白者，少血也。目黑者，肾虚也。有是四者，则非常久之客。愚谓目无精光，神散也。齿属肾，为骨之余，上下牙龈属阳明，齿龈黑者，

为肾水枯竭，不能荣养其余。面白目黑，则当依经文荣华已去，血脉空存为释也。张氏之说，已属多文。

按《脉经》云：病人目无精光，及牙齿黑色者不治。又曰：病人面白目黑者死，此谓荣华已去，血脉空存。又曰：病人齿忽变黑者，十三日死。

口如鱼口不能合，气出不返命飞阳。

洁古曰：火胜迫于肺火，喘而死，肺败也。池氏曰：口乃脾之窍，口如鱼口，脾气已绝也。李晞范曰：呼出心与肺，吸入肾与肝，呼因阳出，吸随阴入，肝肾先败，止有心肺未绝，所以有出而无入也。李氏之说近是。

按《脉经》云：病人口如鱼口，不能复闭，而气出不能反者死。

肩息直视及唇焦，面肿苍黑也难逃。

张世贤曰：肩息者，气喘而两肩动也。直视者，睹物而不转睛也。唇焦，心家热也。面乃心之候，黑乃肾之色，上句是心绝，下句是肝绝，心肝既绝，命故难逃。愚谓肩息肺绝，直视肝绝，唇焦脾绝，面肿心绝，苍黑肾绝。

按《脉经》云：病人目直视肩息者，一日死。又曰：病人唇口忽干者，不治。又曰：病人卒肿，其面苍黑者死。经云：病心绝一日死，何以知之？肩息回视立死。

妄言错乱及不语，尸臭元知寿不高。

《脉经》云：病人妄言错乱，及不能语者，不治。热病者可治。又曰：尸臭者不可治。愚谓妄言错乱，神妄失守也。心脾肾三经之脉，皆循喉咙夹舌本，不语者，三经之脉不能上通于舌也。人将死必有一藏先坏腐，坏则秽恶之气外泄，故尸臭也。

人中尽满兼唇青，三日须知命必倾。

愚按：人中及唇，乃脾胃之所主也。人中满而唇青，则脾胃之土已坏，而厥阴之木乘之。以日数断之，三乃木之主数，土得木而绝矣。

按《脉经》云：病人唇青人中满者死。

两颊颧赤人病久。

《灵枢·五色》篇云：赤色出两颧，大如拇指者，病虽小愈，必卒死。魏氏曰：眼眶下高骨之中，名颧，颧下名脸，面外名颊，颧面颊脸，心火所属，久病而赤，乃精神外泄，《脉经》云：病人耳目，及颧颊赤者，死在五日中。戴氏以两颊为赘词，而改为庭黑，何也？

口张气直命难存。

熊宗立曰：口乃脾之窍，脾绝口不能合，肺绝则气出不能返。

按《脉经》云：病人口张者，三日死。又曰：脉绝口张，足肿，五日死。

足趺趾肿膝如斗，十日须知难保守。

张世贤曰：脾主四肢，足趺乃胃经所行之处，脾胃将绝，则有是证。脾胃属土，十日者，土之成数也，故死不过十日也。

按《脉经》云：足趺肿，两膝大如斗者十日死。又云：足趺肿，呕吐头重者死。

项筋舒直定知殂 他本直作展。

张世贤曰：项筋舒展，因督脉已绝是也。熊宗立谓肾脉绝，非也。

掌内无纹也不久。

张世贤曰：掌内无纹，心包络脉绝也。《脉经》云：病人掌肿无纹者死。

唇青体冷反遗尿，背面饮食四日期。

池氏曰：唇青体冷，乃真气欲绝；遗尿不禁，乃膀胱不藏；背面饮食，乃神去不守。人之神气生于肝，神不守，则肝绝不出金数而死也。池氏之说亦是。愚谓唇青体冷，则纯阴而

无阳；背面饮食，则畏阳而就阴；遗尿则肾气已绝而无藏德。至四日而金寒水冷，魂魄不拘矣，不死何俟！

按《脉经》云：脾病唇青，肝之色，甲乙日死。又曰：病唇青，人中，及三日死。

手足爪甲皆青黑，能过八日定难医。

李晞范曰：肝之余筋也，其荣爪，肝色青，肾色黑，肾水不能生肝，水木二脏俱败，故泄其色于外，肝至木成数而死可知矣。李氏之言如此，与理不合何也？夫既曰肝色青，又兼黑色，则为肾水来生肝木，何为二脏俱败也？况肝至八日，既遇木之成数，适当其旺，何云死也。据愚言之，当曰肝色青，内其主血，外其荣筋。爪者，筋之余也，得血以养，故赤色华之。今肝脏已败，则血先竭，而厥阴真脏之色现于爪。厥阴者，阴之尽也。木死则如已燃之薪，故色兼黑。然八日之内，尚有木之成数，故曰能过八日，至九日则为金之成数，木得金而折，故死也。

按《脉经》云：病人爪甲青者死。又云：病人手足爪甲下肉黑者，八日死。

脊痛腰重反覆难，此是骨绝五日看。

肾主骨，腰者肾之府，肾水足则有髓，二道夹脊而上通于脑。今肾衰则精髓枯竭，故脊痛，脊痛腰重而至不可反侧，则肾将惫而骨已绝矣。五为土之生数，水见土则绝。

体重溺赤时不止，肉绝六日便高抬。

张世贤曰：体重肉绝，脾也。溺出不止，肾也。土胜水，死期故曰六日，六乃水成数也。张氏之言如此。夫既以体重肉绝为脾败，则土已不能胜水矣，何以又云土胜水死，期在六日也？愚按华佗内照云：肉绝六日死。何以知之？舌肿溺血，大便赤然也。华佗之言如此，此为心火炽甚之疾，火炎则土燥，故肌肉消灼而体重也。心火甚，则移于小肠，故溺赤不止也。

亢极则害，承乃制，故至水之成数之日而死也。戴起宗《脉诀刊误》，不知华佗内照，而但曰《中藏经》原无，谓《脉诀》自增，可耻甚矣。

手足甲青呼骂多，筋色九日定难过。

李晞范曰：爪者，筋之余，筋者，肝之余。肝主怒，在声为呼，今爪甲皆青，怒声呼骂，乃肝气太过，过则极，极则绝。肝属木，至金成数，九日而死。

按经云：病人筋绝九日死，何以知之？手足爪甲青，呼骂不休，又发直如麻，甲青者死。

发直如麻半日死。

熊宗立释：发直，乃心与小肠绝，谓发为血之余，血败则发枯硬直。其说亦是。但半日死未详，疑误不敢强释，姑俟后考。张世贤又云：发如麻者，肺气绝也。

按《脉经》云：病人发直者，十五日死。又曰：发如干麻，善怒者死。又曰：发与眉冲起者死。据《中藏经》曰：肠绝发直，汗出不止，不得屈伸者，六日死。又曰：发直者，十五日死。

寻衣语死十知么。

张世贤曰：寻衣语死，神不守舍也。愚谓若依死在十日，当是肾衰水涸不能上荣于目，致目虚眩，视物不真，故循衣语死。至十日则为土之成数，水见土而绝矣。

按《脉经》云：病人循衣缝谵语者，不可治。

又按《丹溪心法》能合色脉，可以万全论，欲知其内者，当以观乎外，诊于外者，斯以知其内。盖有诸内者，形诸外，苟不以相参而断其病邪之逆顺，不可得也。为工者，深烛厥理，故望其五色，以青黄赤白黑，以合于五脏之脉，穷其应与不应；切其五脉急大缓涩沉，以合其五脏之色，顺与不顺。诚能察其精微之色，诊其精妙之脉，内外相参而治之，则万举万全之

功，可坐而致矣。《素问》曰：能合色脉，可以万全。其意如此。原夫道之一气，判而为阴阳，散而为五行，而人之所禀，皆备焉。夫五脉者，天之真，行血气，通阴阳，以荣于身。五色者，气之华，应五行，合四时，以彰于面。唯其察色按脉，而不偏废，然后察病之机，断之以寒热，归之以脏腑，随证而疗之，而获全济之效者，本于能合色脉而已。假令肝色如翠羽之青，其脉微弦而急，所以为生；若浮涩而短，色见如草兹者，岂能生乎？心色如鸡冠之赤，其脉当浮大而散，所以为顺；若沉濡而滑，色见如衃血者，岂能顺乎？脾色如蟹腹之黄，其脉当中缓而大，所以为从，若微弦而急，色见如枳实者，岂能从乎？肺色如豕膏之白，其脉当浮涩而短，所以为吉；若浮大而散，色见如枯骨者，岂能吉乎？以至肾色见如乌羽之黑，其脉沉濡而滑，所以为生。或脉来缓而火色见如炲者死。死生之理，夫惟诊视相参，既已如此，则药证相对，厥疾弗瘳者，未之有也。抑尝论之，容色所见，左右上下，各有其部，脉息所动，寸关尺中，皆有其位。左颊者，肝之部，以合左手关位，肝胆之分，应于风木，为初之气；颜为心之部，以合于左手寸口，心与小肠之分，应于君火，为二之气；鼻为脾之部，合于右手关脉，脾胃之分，应于湿土，为四之气；右颊肺之部，合于右手寸口，肺与大肠之分，应于燥金，为五之气，头为肾之部，以合于左手尺中，肾与膀胱之分，应于寒水，为终之气。至于相火为三之气，应于右手命门三焦之分也。若夫阴阳五行相生相胜之理，当以合之于色脉而推之也。是故脉要精微论曰：色合五行，脉合阴阳。十三难云：色之与脉，当参相应。然而治病万全之功，苟非合于色脉，莫之能也。五脏生成篇云：心之合脉也，其荣色也。夫脉之大小滑涩沉浮，可以指别，五色微甚，可以目察，继之以能合色脉，可以万全。谓夫赤脉之至也，喘而坚；白脉之至也，喘而浮；青脉之至也，长而左右弹；黄脉之至也，大而虚；

黑脉之至也，上坚而大。此先言五色，次言五脉，欲后之学者，望而切之以相合也。厥后扁鹊明乎此，述之曰：望而知之谓之神，切脉而知之谓之巧。深得《内经》之理也。下迨后世有立方者，目之曰神巧万全，厥有旨哉。

五脏察色歌

肝脏歌

面肿苍黑舌卷青，四肢力乏眼如盲，泣下不止是肝绝，八日应当命必倾。

张世贤曰：青，肝之色也。舌卷青者，子见母色也。四肢乏力者，筋不能维持也。肝不能含血荣目，则眼如盲，津液出，泄则泣出不止。凡此数者，皆肝绝所致。金能克木，故死于金旺之日，八日从明日数至辛日也。经曰：足厥阴气绝，则筋缩引卵与舌卷。厥阴者，肝脉也。肝者，筋之合也。筋者，聚于阴器，而络于舌本，故脉不营即筋缩急，筋缩急，即引卵与舌。舌卷卵缩，此筋先死，庚日笃，辛日死。

按《脉经》云：病人肝绝八日死，何以知之？面青但欲伏，眼目视而不见人，汗出如水不止。

心脏歌

面黧肩息直视看，又兼掌肿没纹斑，狂言乱语身闷热，一日之内到冥间。

张世贤曰：黧，黑色也。掌肿无纹，心气绝也。一乃水之成数，水克火故死在一日之内。经曰：手少阴气绝则脉不通，脉不通则血不流，血不流则色泽去，故面色黑如黧。此血先死，壬日笃，癸日死。

按《脉经》曰：病人心绝一日死，何以知之？肩息回视立死。

脾脏歌

脐趺肿满面浮黄，泄利不觉污衣裳，肌肉粗涩兼唇反，一日十二内灾殃。

张世贤曰：脐，神阙也。趺，足跗上也。浮黄，黄肿也。经曰：足太阴气绝，则脉不荣其口。口唇者，肌肉之本也。脉不荣，则肌肉不滑泽，肌肉不滑泽则肉满，肉满则唇反，唇反则肉先死，甲日笃，乙日死。

按《脉经》云：病人脾绝十二日死，何以知之？口冷足肿，腹热胪胀，泄利不觉，出无时度。

肺脏歌

口鼻气出不复回，唇反无纹黑似煤，皮毛焦干爪枯折，途程三日定知灾。

张世贤曰：气出不复回，有呼无吸也。唇反，土不能生金也。黑似煤，金不生水也。气不流通，则皮毛焦干。魂魄不连，则爪甲枯折。从甲至丙，三日也。丙属火，火克金，故死在三日。经曰：手太阴气绝，即皮毛焦。太阴者，肺也。行气温于皮毛者也。气弗营则皮毛焦，皮毛焦则津液去，津液去则皮毛枯折，毛折者则毛先死，丙日笃，丁日死。

按《脉经》云：病人肺绝三日死，何以知之？口张但气出而不还。

肾脏歌

面黑齿痛目如盲，自汗如水腰折频，皮肉濡结发无泽，四日应当命不存。

张世贤曰：面黑，面如垢也。目如盲，瞳人反背也。自汗如水，火独炎也。腰乃肾之府，肾败则腰似折，不能荣于骨髓，而骨肉不相亲，濡肉而却不能为五液之主，故发不润泽。从甲至戊，越四日也。戊属土，土克水，故命不存。

经曰：足少阴气绝，即骨枯。少阴者，冬脉也，伏行而温于骨髓，故骨髓不温，即肌肉不著骨，骨肉不相亲，即肉濡而却。肉濡而却，故齿长而枯，发无润泽，是骨先死，戊日笃，己日死。

按《脉经》云：病人肾绝，四日死，何以知之？齿为暴枯，面为正黑，目中黄色，腰中欲折，自汗出，如流水。

诊妇人有妊歌

肝为血兮肺为气，血为荣兮气为卫，阴阳配偶不参差，两脏通知皆类例。

此言胎脉，至不一也，然不外乎气血二者而已。肝主血，肺主气，血为荣，气为卫，荣为阴，卫为阳，大言阴与阳，小言夫与妇。然吾人身中，亦有夫妇之道，阴阳二气是也。阴阳配匹而后胎始成，所谓皆类例者何也？修炼家以肝为木公，以肺为金母，虽则各守方隅，必相钤相制，而大药始成。故《参同契》二八弦氤章曰：举东以合西，魂魄自相拘。故胎脏之成，亦由脏肺二脏，气血交通，阴阳配匹，而后胎脏始结也。

血衰气旺定无妊，血旺气衰应有体

或难曰：夫前既曰阴阳配匹，气血通和，而后胎始生也。安有血旺气衰，而曰有体者，未之信也！不知阴阳造化之事，至不测也。尝见壮实女子，而反不生育，黄瘦女子，而反能生育者。此之谓也。况有男子，其病将危，与女人交，尚然有孕，则其阳施阴化，不测之妙，在于顷刻，则不待气血充实，而后胎可成也。然胎乃有形之物，血亦有形之物，故以血为要。肝主血，木也，肺主气，金也。故张世贤引《内经》云：金木者，生杀之本始，木多而生，金多而杀。其说是也。

寸微关滑尺带数，流利往来并雀啄，小儿

之脉已见形，数月怀耽犹未觉。

经云：阴搏阳别，谓之有子。所谓阴搏阳别者，谓尺脉搏击于指下，大有别于关前之阳脉，即寸微尺数之谓也。所谓关滑者，何也？荣出中焦，滑为血多气少之脉，流利往来，滑之象也。雀啄者，滑数之中，忽一止也。已上之脉，是皆经闭不行怀耽之脉。他病见雀啄则死，惟经闭不行则为有妊。有一妇人，其兄亦知医，因病请兄诊之，大讶曰：脉见雀啄，其病不祥。后延予诊之。问曰：经闭几月耶？对曰：四月矣。予曰：无伤也，乃妊脉也。后果有孕。

左疾为男右为女，流利相通速来去，两手关脉大相应，已形亦在前通语。

男道尚左，女道尚右，况两太阳俱在左，两太阴俱在右，故左手脉滑疾为怀男，右手脉滑疾为怀女。流利相通，速来去者，乃滑疾之体也。左关属肝，肝主血，木为生气之方；右关属脾，脾摄血，土为万物之母。两手关脉相应而大，则胎已成形。然胎脉至不一也，或有寸微关滑，尺带数者；或有流利往来，并雀啄者；或有两手关脉，相应大者。脉虽不同，是皆为有体之脉，可与前诀通断之也。

左手带纵两个男。

陈自明曰：纵者，夫行乘妻。水行乘火，金行乘木，即鬼贼脉也。名曰纵则怀两个男儿也。

右手带横一双女。

陈自明曰：横者，妻乘夫也。是火行乘水，木行乘金即所胜脉也。名曰横，见于右手，则怀一双女儿也。愚谓自明所云，木行乘金，则诚然矣，所谓火行乘水则未也。何则？右手无水脉也。当云木行乘金，水行乘土，则无疑议矣。

左手脉逆生三男。

陈自明曰：逆者，子乘母也。是水行乘金，火行乘木，即己生脉也。名曰逆，见于左手，则怀三个男儿也。自明之言如此，夫既云左手，则不得有所谓水行乘金矣。愚谓当云土行乘火，火行乘木，木行乘水。左手三部脉，若见如是，则当生三男也。

右手脉顺产三女。

陈自明曰：顺者，母乘子也。是金行乘水，木行乘火，即生己之脉也，名曰顺。见于右手，则怀三个女儿也。自明之言如此，夫既云右手，则安得有所谓金行乘水耶？愚按当云土行乘金，火行乘土，木行乘火。若右手三部，见如是之脉，则当产三女也。

寸关尺部皆相应，一男一女分形证。

陈自明曰：寸关尺部脉，大小迟疾相应者，是怀一男一女。形证之脉，谓关前为阳，关后为阴，阴阳脉相应，故怀一男一女也。愚谓此二句，正按上文纵横顺逆右左而言，其意盖曰：假令左手或寸或关或尺而带纵或带逆，而右手或寸或关或尺，或带横或带顺，则当断之一男一女也。

有时子死母身存，或即母亡存子命。

陈自明曰：此二句之文，无辨子母存亡之法。

往来三部通流利，滑数相参皆替替，阳实阴虚脉得明，遍满胸膛皆逆气。

陈自明曰：若寸关尺三部，通行流利，皆替替有力而滑数，乃阳实阴虚之脉。主妊妇逆气，遍满胸膛而不顺也。愚谓不然，上二句言替替然，滑数之脉，流利往来于三部之中，乃纯阳正阴，和合交结，有妊之脉。下二句，言妊娠之脉，关前宜弱，关后宜盛，今关前为阳而反盛，关后为阴而反弱，则气有升而无降，

759

所以遍满胸膛，皆逆气也。

左手太阳浮大男，右手太阴沉细女，诸阳为男诸阴女，指下分明须记取。

李晞范曰：前有左疾为男右为女之句，后有弦紧牢强滑者安，沉细而微归泉路之辞，此言左手太阳浮大男，正合妊娠经旨。至于右手太阴沉细女，似有可疑。盖妊娠之脉，当现滑数，若沉细，则气血俱衰，安得有娠？借以右手属阴，阴脉沉主生女，亦当曰沉而石，始可望其女胎之有成，予僭之以为右手太阴沉石女。愚按脉赋亦云：太阴洪而女孕。晞范之言当矣。愚谓两太阳俱在左，言左手太阳浮大男者，谓左寸与左尺俱浮大也。两太阴俱在右，言右手太阴沉细女者，谓右寸与右关俱沉细也。夫浮大为阳，两太阳俱浮，是诸阳为男矣；沉细为阴，两太阴俱沉细，是诸阴为女矣。然此诀之所谓沉细，不过为右手之寸关而言，非六部俱沉细也。亦不过言沉细，非若末后所言沉细而微也，何必改细为大也。

三部沉正等无疑。

《脉经》云：左右三部脉沉浮正等，按之不绝者，妊娠也。今诀无左右字，并浮字，非违经旨，乃限于七字成文而略之也。盖云若诊左右三部浮沉正等者，则为胎脉无疑矣。

尺内不止真胎妇。

经云：肾名胞门子户，尺中肾脉也。尺中之脉，按之不绝，法妊娠也。即赋中所云尺中不绝，胎脉方真。

夫乘妻兮纵气雾，妻乘夫兮横气助，子乘母兮逆气参，母乘子兮顺气护。

李晞范释云：阴阳配合，二气交感，若阴血先至，阳精后冲，纵气来乘，如雾露之降，血开裹精，阴外阳内，阴包阳胎，此谓夫乘妻兮纵气雾，则男形成矣。若阳精先入，阴血后参，两旁横气之来佐助，而精开裹血，阴内阳外，阳包阴胎，此谓妻乘夫兮横气助，则女形成矣。男形之成，则子乘母为逆气相参合也；女形之成，则母乘子为顺气以相护卫也。凡胎气聚，必纵横顺逆四气以荣养，方成胎而为男女。李氏之言如此，又成自明释曰：纵者，夫乘妻也。水行乘火，金行乘木，即鬼贼脉也。纵气雾，雾者露也，又上下也。夫之阳气，乘妻之阴气，二气上下，相逐如雾，润结子也。横者，妻乘夫也，谓两傍横气相佐助也。逆者，子乘母也，谓子气犯母气相乘逆行之气相参合也。顺者，若母气乘于子气为顺，气相护卫也。凡胎聚纵横逆顺四气以荣养，方以成形也。成氏之言如此，观二氏之说，皆不明了。李氏以夫妻子母属于人身，以纵横顺逆属于精气血，与前诀左手纵，右手带横，左手脉逆，右手脉顺等语，不相符合。成氏之言虽是，惟于左手带纵一句之释为当，其后三句，又与理不相合。无怪乎于圣贤精微之理，愈晦而不明，后之学者，望洋而退耳。不知此四句，乃叔和正恐前文纵横逆顺之说难明，故又以夫妻子母以自释之耳。其意盖曰：予前所谓左手带纵两个男者，何也？谓夫乘妻也。何谓夫乘妻也？谓水行乘火，金行乘木也？何谓水行乘火，金行乘木也。谓左手寸脉，当浮洪而反沉滑，左手关脉，当弦长而反涩短，是为鬼贼之脉，乃夫乘妻也。左手二部，若见如是之脉，即为之纵，纵者当产二男，予前又云右手带横一双女者何也？谓妻乘夫也？何谓妻乘夫也。谓木行乘金，水行乘土也？何谓木行乘金，水行乘土也。谓右手寸脉，当浮涩而反弦长，右手关脉，当缓大而反沉小，是为所胜之脉，乃妻乘夫也。右手二部，若见如是之脉，即谓之横，横者当产二女，予前又云左手脉逆生三男者何也？谓子乘母也。何谓子乘母也？谓土行乘火，火行乘木，木行乘水也？何谓土行乘火，火行乘木，木行乘水也。谓左手寸脉，当浮洪而反缓慢，左手关脉，当弦长而反浮洪，左手尺脉，当沉滑而反弦长，是为己生之脉，乃子乘母也。左

手三部，若见如是之脉，即谓之逆，逆者当生三男，予前又云右手脉顺产三女者何也？谓母乘子也。何谓母乘子也？谓土行乘金，火行乘土，水行乘木也？何谓土行乘金，火行乘土，水行乘木也。谓右手寸脉，当浮涩而反缓大，右手关脉，当缓大而反洪数，右手尺脉，当沉滑而反弦长，是为生己之脉，乃母乘子也。右手三部，若见如是之脉，即谓之顺，顺当产生三女。噫，此乃叔和独得之妙，发前人所未发，故反复言之，欲以开后人之眼目，何妨自我作古，而戴起宗之流，不能明析此理，而反诋其《脉经》所无，俱为改头换足，何其有面无目，有目无心也。予为是诀横于胸者数十载，今方得详明释之，愿后之学者，当潜心圣贤之教，勿为邪说所误可也。

按仲景全书问曰：脉有相乘，有纵有横，有逆有顺，何谓也？师曰：水行乘火，金行乘木，名曰纵。火行乘水，木行乘金，名曰横。水行乘金，火行乘木，名曰逆。金行乘水，木行乘火，名曰顺。

小儿日足胎成聚，身热脉乱无所苦，汗出不食吐逆时，精神结构其中住。

池氏曰：妇人初系胞胎，乃天一生水；二月受火之气，其妊妇身热脉乱，汗出不食，吐逆恶阻；三月受木之气，精神结构在其中，任气和以荣其子，子气以润其母，而二气荣润，其子安住。

滑疾不散胎三月，但疾不散五月母。

陈自明曰：妊娠三月，名始胎，此是未有定据，心胞脉养之故。脉见滑疾流利，为少气多血，不散为血气盛，则始结为胎也。其脉但疾数而不散者，是五个月怀胎之母也。张世贤曰：滑疾不散，而形始成也。但疾不散，儿形已成也。小儿在母腹中，三月形始成，五月则形成矣。按二氏之说，俱凑泊语，以愚观之，上句滑疾不散之不字，乃而字之误。何以知之？试观《脉经》云：脉滑疾重，以手按之散者，胎已三月也。脉

重按之不散，但疾不滑者，五月也。其意盖曰三月而手厥阴胞络养胎，此时未有定据，故滑疾而散；五月则足太阴脾经养胎，此时已分男女，故滑疾不散也。是以知不字之误无疑。

按《脉经》云：妇人怀胎一月之时，足厥阴脉养，二月足少阳脉养，三月手心主脉养，四月手少阳脉养，五月足太阴脉养，六月足阳明脉养，七月手太阴脉养，八月手阳明脉养，九月足少阴脉养，十月足太阳脉养。诸阴阳各养三十日活儿。手太阳少阴不养者，下主月水，上有乳汁。活儿养母怀娠者，不可灸刺其经，不堕胎。

弦紧牢强滑者安，沉细而微归泉路。

通津子曰：前有太阴沉细之说为有妊，平安之脉，及此又以沉细而微为死脉，似乎相反。盖叔和以妊娠之脉，弦牢紧滑为平脉，其三部之脉，或俱沉细而微，则为死矣。成自明曰：孕妇之脉，宜弦紧牢强滑利，为安吉之脉。若沉细而微，谓脉与形不相应，故云死也。前文虽云太阴沉细，又云诸阴为女，其说亦有相违，谓三部脉不皆沉细及微，故不同也。愚谓二氏之说，皆是也。经云：妇人妊娠七月，脉实大牢强者生，沉细者死。又云：妇人妊娠八月，脉实大牢强弦紧者生，沉细者死。两观经文，与诀无异，陈自明集《妇人良方》，全引用此诀，而复论之。薛氏云：愚按前诀与《脉诀》所云不同，观者当自推之。

妊娠漏胎候歌

血下如同月水来，漏极胞干主杀胎，亦损妊母须忧虑，急取神丹救得回。

通真子曰：此只论漏胎候也。夫胎之漏，或食动胎之物，或因热毒之气侵损，或因入房劳损。损轻则漏轻，损重则漏重，但血尽则死。然安胎有二法：因母病而动胎，但治母疾，其胎自安；若胎有不坚致动，母因以病，但治胎

则母自安。通真子之言如此，然亦未尝反复思之耳。夫胎之在母腹也，一呼一吸，皆赖母气以全，即胎有不坚，亦是母之气血未足，但治母病，其胎自安，理固然矣。至于复云但治胎则母自安，试问治母有法，治胎何法？假令治胎亦是治母，则又何分胎与母哉！通真子之言，亦穿凿矣。巢元方云：漏胎者，谓妊娠数月而经水时下。此由冲脉任脉虚，不能约制太阳少阴之经血故也。冲任之脉，为经脉之海，皆起于胞内，手太阳小肠脉也，手少阴心脉也。是二经为表里，上为乳汁，下为月水，有娠之人，经水所以断者，壅之以养胎，而蓄之为乳汁。冲任气虚，则胞肉泄漏，不能制其经血，故月水时下，亦名胞阻，漏血尽则人毙矣。元方之言是也。但漏之极，不独胎干而死，其母亦可虑也，宜早为推其所致之因而治之，庶子母两全矣。故薛立斋曰：前证若因风热，用防风黄芩丸；若因血热，用加味逍遥散；若因血虚，用二黄散；若因血去太多，用八珍汤，未应，补中益气汤；若因肝火，用柴胡山栀散；若因脾火，用加味归脾汤；若因月事下血作痛，用八珍汤加阿胶熟艾；若因脾胃虚弱，用补中益气汤加五味子；若因脾胃虚陷，用前汤倍用升麻柴胡；若晡热内热，宜用逍遥散。

妊娠心腹急痛歌

心腹急痛面目青，冷汗气绝命必倾。

巢元方曰：妊娠心腹痛者，或腹内宿有冷痰，或新触风寒，皆因脏腑虚而致发动。邪正相击而并于气，随气下上，上冲于心则心痛，下冲于腹则腹痛，故令心腹痛也。妊娠而痛之者，正邪二气，交击于内，若不时瘥者，其痛冲胞络，必致动胎，甚则伤堕。池氏曰：妊娠心腹，忽然急痛，乃血干胎损，动之所致。面目青，出冷汗者，乃心与脾无血以养，而气欲绝也。

愚按：薛立斋《妇人良方》有钩藤汤，专治妊娠胎动腹痛，面青冷汗气欲绝者，即此是也。

血下不止胎冲上，心腹冷闷定伤身。

若血下不止，则胎随气上而冲心腹，心腹暖则子犹未死，或有可救。若以手按之，其胎不动，更加心腹冷而且闷，则胎已死矣。何用安胎为哉。

按《巢氏病源》曰：妊娠胎死腹中候。此或因惊动倒仆，或染温疫伤寒，邪毒入于胞脏，致令胎死。其候当胎处冷，为胎已死也。

妊娠倒仆损伤歌

堕胎倒仆举重轻，致胎死在腹中居，已损未出血不止，冲心闷痛母魂孤。

或因跌仆，或举重轻，以致胎损腹中，血下过多而不止，则血干胎死。胎愈枯燥，不能得出，则冲心闷痛，其母命亦难存矣。

按《巢氏病源》曰：妊娠僵仆，胎上抢心下血候，此谓行动倒仆，或从高堕下，伤损胞络，致血下动胎。而血伤逆气者，胎随气上抢心。其死生之候，其母舌青者，儿死母活；唇口无沫，儿生；唇青沫出者，母子俱死；唇口赤舌青者，母死儿活；若血下不住，胞燥胎枯，则令胎死。

产难生死候歌

欲产之妇脉离经，沉细而滑也同名，夜半觉痛应分诞，来朝日午定知生。

《脉经》云：妇人怀妊离经，其脉浮，设腹痛引腰脊，为欲生也。但离经者，不病也。又云：妇人欲生，其脉离经，半夜觉，日中则生也。两观经文，与诀无异。《难经》曰：至之脉，一呼三至曰离经，损之脉，一呼一至曰离

经，皆病脉也。惟孕妇则不然，倘诊得其脉，或一呼三至，或一呼一至，脉虽离经，然非病脉，乃欲产之脉也。或若诊得其脉沉细而滑，亦同名，为欲产之脉。勿听子释为沉细而滑，亦谓之离经，非也。至于夜半觉痛，知来朝日午当生者，子午对冲，是以知其生也。举一隅而反，当云丑痛则未生，寅痛则申生，卯痛则酉生，辰痛则戌生，巳痛则亥生。此其常也，变则不拘日数矣。

按《圣惠方》云：夜半子时觉腹痛，来日午时必定生产，谓子午相半，正半日观数也。

身重体寒热又频，舌下之脉黑复青，及舌上冷子当死，腹中须遗母归冥。

凡妊娠临月之时，但觉其身体沉重，如无他苦，自然气血和畅，如果熟蒂脱，而子母俱安矣。今寒热频频往来者，乃阴阳两虚，母气虚脱，本实先拨，则无以荣养其胎，而子死矣。何以知之？舌下之脉肾脉也，肾系胞，舌下之脉黑而复青，则死色现于舌矣。舌以候子，舌冷而至反厥，则子死无疑。子既已死，而又不得出，遗于母腹中，母难望其生也。

面赤舌青细寻看，母活子死定应难。唇口俱青沫又出，母子俱死总高判，面青舌青沫出频，据理，当云面青舌赤，若云舌青，与理不合，恐舌青之青字为误。**母死子活定知真。不信若能看应验，始知贤哲不虚陈。**

大抵妊娠生死之候，面以候母，舌以候子，一定之论也。《巢氏病源》曰：候其母面赤舌青者，儿死母活；母唇口青，两边沫出者，母子俱死；面青舌赤，口中沫出，母死子活。此从古贤哲相传如是，定不虚陈也。

新产生死候歌

欲产之脉缓滑吉，实大弦急死来侵。

池氏曰：新产气血虚损，如见缓损脉，乃脾胃气和，则为吉；实大弦急之脉，乃肝木胜脾土，木旺土衰，胃气损而死。其说亦是。愚谓凡病脉贵乎相当，血虚脉虚理也。今新产则血已虚矣，其脉如缓而且滑则吉。何也？缓则胃气存，滑则血不甚衰，故曰吉。若脉见实大弦急，则胃气衰而风火乘之，是证脉不相当矣，故曰死来侵也。

若得重沉小者吉，忽若牢强命不停。

陈自明曰：若产妇诊得沉重微小者，是形虚相应，故云吉兆之脉。忽然诊得坚硬牢实之脉，是脉盛形衰相反，性命不可停流而死也。

寸口涩疾不调死，沉细附骨不绝生，审看此候分明记，常须念此句心经。

寸口者，十二经脉之所会也。新产而见涩疾不调，涩疾则血已衰，不调者，无复伦次，是以知其当死。若诊得其脉沉细附骨，而往来反绝，是血脉虽去，而元气尚存，正与新产之证相合，故曰生也。

妊娠伤寒歌

伤寒头痛连百节，气急冲心溺如血，上生斑点赤黑时，壮热不止致胎灭。

夫妊娠，大事也。伤寒，大病也。妊娠而兼伤寒，其险可知矣。巢元方曰：人体虚而为寒所伤，即成病为伤寒也。轻者啬啬恶寒，翕翕发热，微咳鼻塞，数日乃止；重者头痛体疼，憎寒壮热，久不歇，亦伤胎也。巢氏之言如此，然胎之所以伤者何也？凡胎喜凉而恶热，故安胎之药，多用寒凉，黄芩薄荷之类是也。夫伤寒为热病，今壮热不止，则胎不安，胎不安则上冲心而气急，下溺赤而如血，热毒攻于阳明，则生赤黑斑点，内外俱为热毒所伤，而胎未有不殒者矣。在知机之士，预为防护，随其证而

调治之。如发斑黑色，小便如血，气喘急，胎欲落者，栀子仁汤。壮热头痛者，栀子五物汤。斑黑溺血者，升麻六物汤。发斑黑小便如血，胎欲落者，栀子升麻汤，外用伏龙肝、井底泥土方涂脐下，庶可免其殒灭之患也。

呕逆不止心烦热，腰背俱强胎痛裂，六七日来热腹中，小便不通大便结。

《巢氏病源》曰：妊娠大小便不通，若热结膀胱，大便不通，热结小肠，小便不通，若大小肠俱为热所结，故烦满大小便不通也。凡大小便不通，则内热肠胃气逆，今变干呕也。又曰：妇人肾以系胞，妊娠而腰痛甚者，多堕胎也。洁古曰：怀妊妇人伤寒病者，须问大小便。大小便如利，知不殒胎，黄龙汤主之。薛立斋治妊娠热病头痛，呕吐烦闷，人参竹茹汤，或补遗芦根汤。六七日来，大小便秘涩，大黄饮。又时气六七日，大小便不利，消热饮。

产后伤寒歌

产后因得热病临，脉细四肢暖者生。脉大忽然肢逆冷，须知其死莫留停。

《伤寒论》阴病得阳脉者生，阳病得阴脉者死。此大法也。惟产后则不同，血虚脉亦虚，故诊得细脉，不得谓之阳病见阴脉，但四肢欲暖者，阳病易已也。若诊脉大，大为血虚，血虚为无阴，无阴则偏阳隆盛，身虽热而四肢逆冷，此乃空得阳脉，而阳气已绝，不得谓之阴病见阳脉也，须知死而已矣。

小儿生死候歌

小儿乳后辄呕逆，更兼脉乳无忧虑。

《巢氏病源》曰：小儿变蒸者，以长血气也。变者上气，蒸者体热。变蒸有轻重，其轻者体热而微惊，耳冷髋亦冷，上唇头白泡起如死鱼目珠子，微汗出，近者五日而歇，远者八九日乃歇。其重者体壮热而脉乱，或汗或不汗，不欲食，食辄吐呃，无所苦也。变蒸之时，目白睛微赤，黑睛微白赤，无所苦，蒸毕自明了矣。先变五日，后蒸五日，为十日之中，热乃除。变蒸之时，不欲惊动，勿令傍边多人。变蒸或早或晚，依时如法者少也。初变之时，或热甚者，违日数不歇，审计日数，必是变蒸，服黑散。发汗热不止者，服紫双丸，小瘥便已，勿复服之。其变蒸之时，遇寒加之，则寒热交争，腹痛夭矫啼不止者，熨之则愈。变蒸与温壮伤寒相似，若非变蒸，身热，耳热髋亦热，此乃为他病，可为余治。审是变蒸，不得为余治。其变日数，从初生至三十二日一变，六十四日再变，变且蒸，九十六日三变，变者丹孔出而泄也。至一百二十八日四变，变且蒸，一百六十日五变，一百九十二日六变，变且蒸，二百二十四日七变，二百五十六日八变，变且蒸，二百八十八日九变，三百二十日十变，变且蒸，积三百三十日小蒸毕，后六十四日大蒸，后百二十八日复蒸，积五百七十六日大小蒸毕也。

弦急之时被风缠。

小儿脉见弦而急，当是风气所缠，何也？弦，肝木也。肝主风，弦而且急，则为风寒之气所缠矣。一本作被风气缠。钱仲阳云：小儿之脉气不和则弦急。幼科当以钱氏为的。

脉缓即是不消乳。

小儿脉一息六七至为平，何也？盖以人身之脉，不论大小，一日一夜，皆五十周于身，得一万三千五百息，脉行八百一十丈，此其常也。但大人身量长大，故以一息四至为平，小儿身量短小，亦必尽五十荣之数，所以息则犹是，而脉之丈尺促紧，故以六七至为平也。今

脉见缓，缓则小快于迟矣。缓为脾土之脉，必脾胃虚，不能消化乳食，所以脉见迟也。《准绳》脉法：沉缓，食伤多呕吐。又曰：微缓脉，乳不化，泄泻沉缓亦同。

紧数细快亦少苦。

云岐子曰：数而细快，乃小儿平脉。加之以紧，亦有些须表邪。

虚濡邪气惊风助。

小儿元阳之气充足，故脉五六至已上而有力为平。今脉虚而濡，则脾胃之气衰，而虚风乘之，乃成惊风之候。然惊有二种，曰急曰慢，急者属阳。阳动而躁疾，慢者属阴，阴静而迟缓，皆因脏腑虚而得之。虚能发热，热则生风，是以风生于肝，痰生于脾，惊出于心，热出于肝，而心亦热。以惊风痰热，合为四证，搐搦掣颤、反引窜视为八候。又急惊属阳，用药以寒，慢惊属阴，用药以温。今脉见虚濡，当是慢惊之候，治者审之。

痢下宣肠急痛时。

下痢之证，里急而腹痛，其本在脾肾，其现证在手阳明大肠，大肠属庚金。今脉见浮大，浮大属丙火来克庚金，故痢下无已时也。

小儿外证一十五候歌

眼上赤脉下贯瞳人。

池氏曰：赤脉属心，瞳人属肾，乃心火胜肾水，水干则不能生木，致肾肝皆绝故也。

囟门肿起兼及作坑。

曾氏曰：囟肿皆以为热，殊不知有阴阳二证，切宜详辨。坚硬为阴，红软为阳。故《婴孩宝书》曰：寒气上冲则牢輖，热气上冲则柔软。正此之谓。若阴证以匀气散、理中汤主之，

阳证用玉露饮、当归散、防风汤为治。玉环集歌曰：囟门肿起定为便，此候应须也不中，或若加坑如盏足，七日之间命必终。曾氏又曰：囟陷者，虚之极也。胃气虚寒，则囟陷，慢惊中有之。胃寒脾困，吐泻者为虚极，急以金液丹固真阳，及诸般救元等药治之，外贴以乌附膏。有后枕陷者，其证尤重，治法与陷囟药同。不效亦为难疗，此大虚极，百无一活耳。

鼻干黑燥。

勿听子曰：鼻乃肺之窍，黑燥而干，是为肺绝。云岐子云：火克金也。愚曰：即所谓人病鼻如烟煤者，死也。

肚大青筋。

肚胀腹大，脾虚也。肝主筋，其色青，今肚大而现青筋，是肝木克脾土也。

目多直视，睛不转睛。

热入于目，牵其筋脉，两眦俱紧，不能转视，故直视也。勿听子曰：睛不能转动而直视，是太阳已绝也。云岐子曰：经云回则不转是也。

指甲黑色。

勿听子曰：爪甲，肝之荣华于外者也。肝绝则不能荫，故色现黑。愚谓肝主血，其华在爪，爪甲而现黑色，是血先死，故其色现如是。

忽作鸦声。

勿听子曰：肺主气，发声为言，肺既绝，故声如鸦叫。

虚舌出口。

《准绳》作舒舌出口，乃心绝，并壬癸日死。或曰：舌乃心之苗，心气散则出不得收。

啮齿咬人。

肾主骨，齿乃骨之余，虚则痒，实则痛。

肾水虚竭，则无以荣养其齿而齿痒，故欲啮齿咬人也。《准绳》云：咬乳戛齿，此肾绝也。并戊己日死。又小儿欲生齿亦然，不在其例。

鱼口气急。

勿听子曰：口是脾之窍，气是肺所主。脾败而见鱼口，肺绝而息喘急。

啼不作声。

云岐子谓：哭而无声，是谓肺绝。据《准绳》云：肝病重啼哭无泪，及病不哭下泪，乃肝绝。并庚辛日死。

蛔虫既出，必是死形。

李晞范曰：蛔虫生于脾胃之间，全赖谷气以为养，故逆出于口鼻，是胃绝也。愚谓人身之有蛔虫，犹天地间之有龙也，故蛔虫谓之人龙。夫龙何以秋冬则伏藏，而春夏则升腾也？盖以龙之性，喜暖而畏寒，秋冬则阴气在上，阳气在下，故龙乐其暖，而伏藏于九渊。春夏则阳气在上，阴气在下，故龙畏其冷，而不能安其身，故升腾而上也。夫蛔虫亦然。人身中之元阳足，则蛔乐其暖，以安其身，而无扰动之患；脏腑之阳气衰，而阴气盛，则蛔畏冷，而不能安其身，故逼迫而出于口鼻之上。倘仁人用心，求生于万一，切勿峻用苦寒之药，以速其亡焉可也。

用药速救，百无一生。

诊脉三十二辨

（清）管玉衡　辑

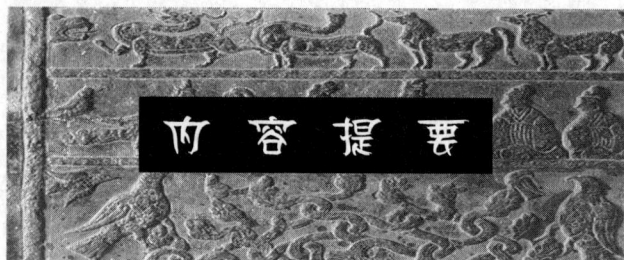

内　容　提　要

　　本书为管玉衡先生手辑。精辨脉理，计三十二辨。其第一辨，大纲也。第二辨至第七辨，宗伯仁之六脉，著其所统，共得二十九脉。每脉各注其阴阳，肖其形象。第八辨至十三辨，则详叙十二经源流，不特尽脉所经行之处与诊脉之法。第十四辨至三十二辨，究极脉中变化，脉学尽是矣。且流传未广，寖将湮没，爰重加校订，以公诸世。

自　序

　　脉虽四诊之一，其精微玄妙，非粗工庸术所能推测。晋王叔和之言曰：心中易了，指下难明。谓沉为伏，方治永乖；以缓作迟，危殆立至。况有数候，俱见异病同脉者乎？若是乎辨之不易也。予何人斯，敢为脉辨，然理虽难辨，自上古神圣以及历代名宿，虽兼望闻问，未有舍切而能施其巧者，予又不得不为之辨，辨之云者，亦非敢于古人未发之旨，妄增一说也。古人之言简质平意淡，多含蓄未易通晓，予则辨之使显，俾隐深之妙，洞若观火。及至后儒，各殚所学，博求众本，人持一说，莫所适从，予则辨之，使其据经分剖，不致混乱。一辨大略也。自二辨至七辨，宗伯仁之六脉，而著其所统，共得二十九脉，每脉各注其阴阳，肖其形象，如芤动牢革之最难明者，皆有确义可寻。自八辨至十二辨，则详叙十二经源流，不特尽脉所经行之处与诊脉之法，如辨肺经，则肺之体，肺之用，肺之性情，肺所受六淫七情之伤，以及肺之积，肺之败，不独知肺之脉，兼尽肺之义。心脾肝肾，莫不皆然。而于胞络三焦，向所愦愦者，尤极开晰。自十四辨至三十二辨，则究极脉中变化之奥。有全取诸书者，则标其目，虽粗工庸术，阅是编当亦有会。然不敢自谓无漏也，聊以此请正天下，有知予盖留心于此道者，或肯惠然赐教耳。

祝　序

　　管侗人先生，不知何许人。此书为其手著，言简意赅，了如指掌，洵有裨初学之书也。予于今春，得于吴市之旧书肆中，虽为抄本，而简端有新刊二字，似当时已付梓行，大约流传未广，寖致湮没，惜哉。爰将原本邮寄吉生仁丈，即烦校正付印，以公同好云。

癸亥鞠秋下浣海昌后学祝绍钧识于吴门客次

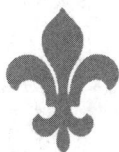

目 录

诊脉三十二辨

侗人管玉衡辨辑　海昌祝怀萱录存
　　　　　　　　杭州汤士彦重校

辨诊脉大法

脉者，血气之先也。血气盛则脉盛，血气衰则脉衰。王叔和分七表八里九道，七表者，浮芤滑实弦紧洪也；八里者，微沉缓涩迟伏濡弱也；九道者，长短虚促结代牢动细也。滑伯仁括之以浮沉迟数滑涩之六脉，浮沉之脉，轻手重手而取之也。芤洪散大长濡弦皆统于浮，伏短细牢实皆统于沉。迟数之脉，以己之呼吸而取之也。缓结微弱皆迟之类，疾促皆数之类。滑涩之脉，则察夫往来之形也。滑类乎数，涩类乎迟。然脉虽似而理则殊，数为热，迟为寒，滑为血多气少，涩为气多血少。究而论之，叔和表里之说，不可不知，伯仁之论，尤捷而便。诊时男左女右，人臂长则疏下指。臂短则密下指，掌后高骨为关，先以中指定关位，徐下前后二指。要得举按寻三法，轻手循之曰举，重手取之曰按，不轻不重委曲求之曰寻。下指时轻按以消息之，次重按以消息之。然后自寸至关逐部寻究，须均呼吸，以定至数，一呼一吸，要以脉四至为率。呼出心与肺，吸入肾与肝，间以脾脉在中为一息，五至是平脉也。其有太过不及，则为病脉。又须识时脉、胃脉与脏腑、平脉，然后及于病脉。时脉谓春弦夏洪秋毛冬石也。胃脉谓三部中每部各有浮中沉，浮主皮肤，候表及腑，沉主筋骨，候里及脏。胃脉在中，按之和缓，无胃则真脏脉见矣。平脉如心脉洪大而散之类，既推病在何部，更分在气在血。又须识三部所主，寸为阳，为上部，主头

以下至心胸之分；关为阴阳之中，为中部，主脐腹肚胁之分；尺为阴，为下部，主腰足胫股之分。病脉见时，在上为上病。在下为下病，左曰左病，右曰右病。左脉不和病在表，右脉不和病在里。脉法之要，不外乎此。

辨浮脉所统有十

芤洪大散虚长弦濡紧革皆统于浮

浮，阳金也。指下按之不足，轻举有余，如风吹毛，如水漂木，曰浮。是阴不足，阳有余，其病在表，主风，有力表实风邪盛，无力表虚阴血亏。浮迟表冷，浮数风热，浮滑痰热，浮芤失血，浮洪虚热，浮大鼻塞，浮散劳极，浮虚伤暑，浮濡阴虚，浮弦风痰，浮紧风寒，浮缓风湿。又寸浮，主伤风头疼发热；关浮，左主膨胀，右主中满腹痛飧泄，浮而大，风在胃中，张口息肩；尺浮，客阳在下焦，虚喘耳鸣溲便闷。若浮而无力，按之如捻葱叶曰芤。芤草中空，状如葱管，浮沉二候易见，故曰有边，独中候豁然难见。正如以指着葱，浮取得上面之葱皮，中取正在空处，沉按又得下面之葱皮。无中非绝无，但比之浮沉则无力，若泥为绝无，是无胃气矣。旧以前后为两边，与葱义不合。芤为阳火，是阴去阳存之脉候，主失血，大抵气有余，血不足，血不统气，故虚而大，若芤之状也。经曰：常病得之生，卒病得之死，血虚故也。寸芤主血妄行，为吐为衄；关芤左血海空，右胃虚，主腹多积瘀；尺芤下

焦虚，主血淋血崩。若满指腾上，来盛去长，如江河之大，波涛涌起曰洪。洪即实脉之无力者也，为气血大热之候，属火。寸洪胸满烦热，关洪胃热口干，尺洪二便闷塞下血。若脉形加于常脉一倍曰大，阳也。经云：大则病进。然平人三部皆大，往来上下自如，为禀质之厚，一部独大，斯可占病。若按之满指，来去不明，漫无根底，如杨花散漫之象曰散，阳也，火也。散脉独见，有表无里，是血亡而气欲去，主身危。又产妇得之生，孕妇得之堕。若形大力薄，举按豁豁然不能自固曰虚，阴也。经曰：久病脉虚者死。若过于本位，不大不小，迢迢自若曰长，阳也，木也。主气血有余，若长而软滑曰气治，长而坚搏曰气病。实牢弦紧，皆兼长脉，邪气盛则见之。又女人左关长曰多淫欲，男子两尺长曰多春秋。若按之浮软，如水面浮绵，随手而没曰濡，濡主气血虚乏，又为伤湿阴也。寸濡上焦寒，阳虚自汗，关濡脾虚冷，尺濡恶寒。若按之端直以长，状若筝弦，挺然指下者曰弦，为阳中伏阴，属木。弦贵轻虚，以滑劲急如新张弓弦者，病危。凡经络间为寒所滞，气血不舒，则弦脉见，故脉弦必作痛，阳弦头痛，阴弦腹痛，尺弦少腹痛。又木旺者脉必弦，木旺必来侮土，土虚不能制湿，而痰饮之症生，故疟脉自弦。其单弦，或寒，或痛，或饮癖，或拘急，又有双弦，脉来如引二线，为肝实，为寒痼。弦甚为紧，状如转索，乃热为寒束，阴阳相搏之脉，属阳，病则为痛为毒。其芤弦相合，形如按鼓皮者曰革，阳也。芤虚弦寒，虚寒相搏，是精血遗亡而气独守，女子半产漏下，男子亡血失精。

辨沉脉所统有五

伏短细实牢皆统于沉

沉，阴水也。重手按下，至筋骨乃得，如绵裹砂，内刚外柔，如石投水，必极于底，曰沉。是气满三焦而不运于脏腑，为阴逆阳郁之

候。其病在里，为寒为水畜为气。有力里实，必痰食有形之物，凝滞于内；无力里虚，乃无形之气，郁结于中。沉迟痼冷，沉数伏热，沉滑痰食，沉涩气郁，沉伏霍乱，沉牢冷积，沉弦饮痛，沉紧冷痛，沉弱阴痛，沉缓寒湿。寸沉左为寒邪在心，右为寒痰停蓄，伤寒两寸沉曰难治，平人两寸沉曰无阳，多艰于寿；关沉伏寒在经，左主两胁刺痛，右主中满吞酸；尺沉肾寒，主腰背冷痛，男子精冷，女子血结。沉细为阴痒。伏类于沉，然沉行筋骨间，伏行骨上，重按着骨，指下裁动曰伏，阴水也。积阴冷毒之气，滞于三焦，为关格闭塞之候。伏而数曰热厥，亢极而兼水化也；伏而迟曰寒厥，阴极而气将绝也。惟伤寒脉伏，主大汗而解。寻之两头无，中间有，不及本位，状如米粒曰短，阴金也。是气不足以导其血，为不及之病。涩微动结，皆兼短脉。过于悲哀之人，其脉多短。短而滑数为酒伤。寸短头痛，关短宿食，尺短胫冷。又关不诊短，短见于关上，是上不通寸为阳绝，下不通尺为阴绝。若应指沉沉，不绝如丝曰细，阴也。为吐衄，为忧劳过度，为湿。凡血衰气少则顺，否则逆。若中取之、沉取之，脉皆幅幅有力曰实，属土，是伏阳在内，寒锢于外。实而静为气血有余，实而躁为里有邪。妇人尺实为有孕。实统牢革，牢革之脉，古人多混淆莫辨，不知革浮牢沉，革虚牢实，形证各异。故革脉见浮部，其按之坚固有力，动而不移曰牢，阴中有阳，里实表虚，病主胸中气促，骨间疼痛。大抵其脉近于无胃气，故诸家皆谓危殆之脉。

辨迟脉所统有五

缓结代微弱皆统于迟

迟，阴土也。一呼一吸，脉不及五至曰迟，乃阴盛阳亏之候，主脏寒。审其迟之微甚，知寒之浅深，有力冷痛，无力虚寒，浮迟表寒，沉迟里寒，乍迟乍数为虚火。又有不浮不沉，

774

不疾不徐，不微不弱，如微风轻飏柳梢之状曰缓，缓属阴，土有和缓之义，冲和之气，洋溢于脉，血满肌肉，故不嫌迟，乃脾之正脉。若浮而缓曰卫气伤，沉而缓曰荣气弱。诸部见缓脉，皆主气血不敛，为不足之症。缓大风虚，缓细湿痹，缓涩血虚，缓弱气虚。寸缓皮肤不仁，关缓不欲饮食，尺缓脚弱下肿。若脉来迟缓，时一止而复来者曰结，结者，阴脉之极，阴独盛而阳不能入为七情所郁，寒邪滞经，气血痰饮食五者。一留于其间，则见为结脉。浮结气滞，沉结积聚。结促皆危症，结促之脉，无常数，或二动，或三动。一止即来，有动而中止，不能自还，因而复动，由是复止，寻之良久，乃复强起曰代，若暴损气血，元气不续者可治。痛脉时见代，娠妇亦有代脉，必在三月余，否则一脏绝，他脏代至，故曰代必死。

若轻诊即见，重按如欲绝，有而若无者曰微，阴也，是劳极诸虚之候。浮微阳不足，沉微阴不足。曾经汗吐下后见之，为阴阳将自和欲愈之脉。软极曰弱，萎弱不振，类濡而沉，阴也，气虚则脉弱，阳陷入阴之象。寸弱阳虚，尺弱阴虚，关弱胃虚。病后老人见之顺，平人少年见之逆。

辨数脉所统有二

疾促统于数

数，阳火也。一呼一吸，脉逾五至曰数，是阳热太过之脉。有力实火，无力虚火。浮数表热，沉数里热。寸口数实肺痈，数虚肺痿，数而坚如银钗之股，曰蛊毒。数之甚为疾。脉来数，时一止而复来者曰促。促者阳脉之极盛，阳盛而阴不能和，气血痰饮食五者，一有留滞，则脉必见止而为促。促非恶脉，然渐退则生，进则死。

辨滑脉所统有一

动统于滑

滑，阳水也。然非独阳，乃纯阳正阴和合交结，不能独取而成滑。阴随阳化曰热化，故其症为热实，形则往来流利，如珠走盘，而中有力。大抵血盛则脉滑，故肾脉宜于滑而收敛。脉形清者为血有余，三五不调、脉形浊者为血滞、为痰。浮滑风痰，沉滑食痰兼气，滑数痰火，滑短宿食。寸滑阳实，胸中塞满吐逆，关滑气满食即吐，尺滑蓄血，妇人尺滑有断绝，为经闭和滑为孕。举之无，寻之有，无头无尾，状如大豆，厥厥动摇，不离其处者曰动，动随虚见阳也。阴虚阳战于内，动脉即现，多于关部见之，主痛主泄痢。见于寸为阳，阳动为惊为汗；见于尺为阴，阴动则发热形冷。

辨涩脉

涩，阴金也。如雨沾沙，如刀刮竹，往来极难曰涩。涩为气有余，气盈则血少荣卫不相随，故脉来蹇滞。肺则宜此，病之所主，腹中气结，内则血痹痛，外则中雾露毒。浮涩表恶寒，沉涩里燥涩。寸涩液不足，关涩血不足，尺涩精不足，必艰于嗣。又女人有孕，为胎痛不安，或胎漏，无胎为败血。

辨肺大肠脉

手太阴肺经，为一身之华盖，统十二经，十五络。五脏六腑之死生吉凶，皆于此决，盖肺居脏腑最上，脏腑之气，无不上熏乎肺也。以其位高，辅君主行荣卫，故曰相傅之官，治节出焉。居右手寸口，与手阳明大肠为表里。肺脏大肠腑，言其体，属西方辛金，言其用。肺主气，多言则伤气，咳嗽由此而作。肺又藏魄，并精出入谓之魄，精气之臣佐也。其窍通

于鼻，肺和则鼻知香臭，言其性情之杂著。肺主声，自人为哭，其传于五脏者。亦各自有声。其为各脏所传者，心主臭，入肺为腥，脾主味，入肺为辛，肝主色，入肺为白，肾主液，入肺为涕。其为六淫所中，肺宜温润，燥则病，寒亦病；其为七情亦害，忧或悲，则魄户不闭，金气郁塞，心火乘之；其有不内外因而病者，叫呼损气，则伤肺也。脉起于中焦，中焦者，中脘也，在脐上四寸，下络大肠，还循胃口，上膈。胃口有上下，上口在脐上五寸上脘穴分，下口在脐上四寸下脘穴分。膈，隔也。人心下有膈膜，前齐鸠尾，后齐十一椎，周围着脊，所以遮隔浊气，不使上熏心肺。肺脉贯膈，布胸中，故病为咳，为上气，为喘，为渴，为烦心，为胸满。纵膈属肺，从肺系横出腋下，下循臑内，下肘中，循臂内，上骨下廉，入寸口，上鱼循鱼际，出大指之端。肺系喉咙也，故肺病缺盆痛甚。臂下胁上曰腋，膊下对腋处曰臑，臑尽处为肘，肘以下为臂，臂以下为腕廉隔也。鱼谓掌骨之前，大指本节之后，肥肉隆起处，统为之鱼。故肺病为臑臂内前廉痛，为掌中热。其支者，从腕后直出次指内廉，出其端。诊脉如三菽，重浮于三菽者，大肠脉也。按之于皮毛相得曰浮，稍稍加力，脉道不利为涩，又稍加力，不及本位曰短，此其平脉。若鼓急病太过，萧索病不及。洪大则金受火克，谓之贼邪，主中风气壅，鼻燥癎疾。芤亦属火，主积血在胸，气伤而血凝也。弦则金不足而火乘之，是为微邪，主大肠结，气急鬲中疼痛。紧则头痛。缓漫乃脾邪所致，为虚邪，主风湿。沉濡而滑，则肾邪相干为实邪，有寒有风有痰。沉细病在骨，主骨蒸。单沉主气胀，又胸中留滞化为痰。单滑痰塞气壅，作呕逆。单濡主气乏冷胀，又有正邪，浮本肺脉，然浮濡而实，谓之阳结，肺络循咽，大肠为腑，咽门燥，大肠结皆坐此，浮甚或三部俱浮，恶寒壮热，热能伤气，气伤不能卫，金反亏而木反盛，咳嗽气促，痰唾稠浓，双目流

泪，皆坐此。肺之积名曰息奔，左右胁下，大如覆杯，以春甲乙日得之。盖心邪传肺，肺当传肝，肝旺不受邪，肺欲复还心，心不受，故留结为积。肺气实梦兵戈相竞，虚则梦涉水田。若肺绝而真脏脉见，大而虚，如风吹毛，又如以毛羽中人肤。其见于外者，气出不还，绝汗如珠，转出不流。又气喘两肩动曰肩息，或发直如麻，丙日笃，丁日死，死于巳午时。肺之大略如此。

大肠脉

手阳明大肠，传导不洁之物，变化物之形，故曰传导之官，变化出焉。大肠上口，即小肠下口，大肠下接直肠，直肠下为肛门谷道。传送不洁之物，必待肺气下行，故与肺为表里，属西方庚金，体用性情等，皆不外乎肺，其脉即受肺交。肺脉出次指，大肠脉遂起于食指之端，循指上掌，出合谷两骨间，合谷虎口也，上循臂，入肘外廉，上臑外前廉，上肩出肩端两骨，名髃骨之前廉，上出于肩上际，名天柱骨，会于大椎，大椎肩上高骨也，下入缺盆，络肺下膈属大肠。其支者，从缺盆上颈贯颊，入下齿缝中，返出两吻，各挟口交人中，左之右，右之左，上挟鼻孔。其邪气有余而实，则脉所经过之处，皆热肿而痛；其正气不足而虚，则为寒栗。大肠之大略如此。

辨心小肠脉

手少阴心经，为一身之君主，神明出焉，居左手寸口，与手太阳小肠为表里。心脏小肠腑，言其体，属南方丁火，言其用。心主血，其窍荣于舌，故舌为心苗，心和则舌音嘹亮。心又藏神，血气两全谓之神，精气之化成也。心平则神明不测，言其性情之杂著。心主臭，心属火，火化物，五味出焉。火炎盛则生焦苦，故自人为焦。其传五脏者，亦各自有臭。其为各脏所传者，肺主声，入心为言，脾主味，入

心为苦。肝主色，入心为赤，肾主液，入心为汗，其为六淫所中，伤暑之病，必心先得；其为七情所害，喜则神庭融泄，火气赫曦，肾水乘之；其有不内外因而病者，养心莫善于寡欲，荣神役虑，则神疲而心受伤。心脉受足太阴脾脉之交，脾脉终于心，故心脉起于心中。心附脊第五椎，出属心系，心系有二，一则上与肺通，入肺两大叶间，一则由肺系而下曲折，向后并脊里细络，相连贯通五脏系，从心系下膈络小肠。其支者，从心系上挟咽，故心病嗌干，系目，故心病目黄。其直者，复从心系上肺，出腋下，循臑内后廉，下肘循臂内后廉，抵掌后兑骨之端。入掌内后廉，循小指出其端，故心病臑臂痛，掌中热，诊脉如六菽之重，浮于六菽者，小肠脉也。按之与血脉相得曰洪，稍稍加力，脉道觉粗曰大，又稍加力，脉道阔软曰散，此平脉也。若飞急病太过，如水中浮萍动，病不及，沉濡而滑，水来克火，是为贼邪。然汗通则肾水平，火不受水贼矣。单沉主中寒、心气刺痛，单濡烦躁冷汗，单滑主心热上焦满，痰壅吐逆渴。浮短涩，乃肺脉为微邪，火金相合，火来克金，金虚则木盛主风热。又心浮头旋目暗，心涩精血俱败、胸痹心痛，弦则病因肝木而致，为病虚邪。火中有木，木能御土，无土则水至。又木挟火而欲侮金，金木交战于胸中，能致胸中急痛。若脉紧亦自作痛，缓大乃脾之本形为实邪。火中有土，水不能制火，是谓子能制鬼。然火邪愈甚，热极生风，能令舌不活动，心中惊惕。又有正邪，曰扎曰数，皆属火。扎主血凝不流，心脉扎，积血在胸中，气上则吐衄，气隐则痢数，为邪热太过。数甚能令舌生风而唇破裂，狂言目见鬼神。心之积，名曰伏梁，起脐上，大如臂，上至心下，以秋庚辛日得之。盖肾邪传心，心当传肺，肺旺不受邪，心复欲返肾，肾不受，故留结为积。心脏有余，梦见忧惊怪异之事；心脏不足，梦烟火光明。若心绝而真脏脉见，坚而搏，如循薏苡子，累累然如转

豆，脉又前曲后踞，如操带钩。前曲者，轻取则坚强不柔，后踞者，重取则牢实不动，全失冲和之气。其见于外者，发必焦枯，面黧黑，掌肿无纹，壬日笃，癸日死，死于亥子时。心之大略如此。

小肠脉

手太阳小肠，为受盛之官，承奉胃，司受糟粕，化物而传入大肠，故化物出焉。与心为表里，属南方丙火，用与性情等，皆不外乎心脉。受心交，心脉终于小指，小肠脉即起于小指之端，循手外侧，上腕出踝中，腕下兑骨为踝，直上循臂骨下廉，出肘内侧两筋之间，上循臑外后廉，故臑肘臂痛属小肠，出肩解，脊上两角，为绕肩胛，肩解下成片骨为肩解，交肩上，入缺盆。故小肠病，肩似拔而痛。络心循咽为嗌痛，下膈抵胃属小肠。其支者，从缺盆循颈上颊，为颈肿不可以顾，又为颊肿。至目锐眦，入耳中，故为目黄，为耳聋。其支者，别颊上䪼，目下曰䪼，抵鼻至目内眦，出目内角曰内眦，外角曰锐眦。小肠之大略如此。

辨脾胃脉

足太阴脾经，仓廪之官，五味出焉。居右手关上，与足阳明胃经为表里。脾脏胃腑，言其体，属中央己土，言其用。巳化物为水谷之海，胃戊化火，火热土湿，其气相通，推磨万物，变化糟粕。其华在唇四白，其窍通于口，故脾和则口知五味。又上朝肺金，下按命门，心主血，肝藏血，脾则裹血，藉胃气运入命门，男子化而为精，女子盈而为月事。由是播敷各脏，长养骨髓，荣于一身，肌肉肥泽，故又曰脾主肌肉。脾藏意智，能思记曰意智，血气之主持也，故又曰谏议出焉，言其性情之杂著。脾主味，自入为甘。其传于五脏者，亦各自有味，其为各脏所传者，脾主声，入脾为歌，心

主臭，入脾为香，肝主色，入脾为黄，肾主液，入脾为涎。其为六淫所中，湿病必起于脾，如五泄皆湿也；其为七情所害，思虑则意舍不宁，土气凝结，肝木乘；其有不内外因而病者，饮食劳倦，则伤脾也。大抵土爱暖，热则伤胃，寒则伤脾，不寒不热，则脾胃和平。脾脉受胃之交，胃脉终于足大指，脾脉即起于足大指之端，故脾病为足大指不能举用，循指内侧白肉际，过核骨后，即孤拐骨也。上内踝前廉，循胫骨，上膝股内前廉，入腹属脾络胃，故强立膝股内肿，腹胀呕食溏泄，胃脘痛，客寒于胃，为善噫，皆脾病。从胃上膈，挟咽连舌本，散舌下，为舌本强。其支者，复从胃别上膈，注心中。诊脉如九菽之重浮于九菽者，胃脉也。按至肌肉阿阿缓漫，如微风轻飐柳梢之状曰缓，次稍加力，脉道敦实曰大，此平脉也。弦紧则肝脉见于脾部，木来克土为贼邪，主疼痛。然土衰则木失培养，亦主筋拘急而作呕逆。若沉濡而滑为微邪，沉主积冷气块，忧结中满吞酸，濡则中脘冷痛，滑则脾家热，主风寒久停，渐成霍乱。实而洪，心火相乘为虚邪，土中有火，火能化物消中，而脾胃皆虚，或口干，或反胃。太实主心痛，芤则血在中焦，主大肠成痈。浮涩属金为实邪，浮主风热，热则金不能克木，木来克土。金乃有病之子，不能顾母，主胃中空虚，肢体胀满，涩则损食气痞上逆，又有正邪，缓者脾脉，缓甚则病痿厥。若三部皆缓，土能制水，水衰则火必独炎，亦主脾胃热，口臭反胃，齿肉浮肿，心力损少。脾之积曰痞气，在胃脘，覆大如盘，以冬壬癸日得之。盖肝邪传脾，脾当传肾，肾旺不受邪，脾复欲还肝，肝不受，故留结为积。脾气实梦歌欢乐，虚则梦争饮食。若脾绝而真脏脉见，如雀之啄，筋肉间连三五下，且坚且锐，忽来顿去，良久复来，如屋之漏，筋肉间良久一滴，溅起无力，如釜之沸，皮肤间有出无入，涌涌如羹之上沸。其见于形者，鱼口涩不收，唇青反，人中满，甲日笃，乙日死，死于寅卯时。脾之

大略如此。

胃脉

足阳明胃经与脾为表里，上通咽喉。胃下口即小肠，上口属中央戊土。戊化火，故土性爱暖，热则伤胃，但忌寒耳。主行气，故谷入胃，脉道乃行。其用与性情等，俱不外乎脾。受手阳明大肠之交，大肠脉终于鼻孔，胃脉即起于鼻之两旁，上行左右相交频，频即山根也，故鼽衄皆胃病，下循鼻外，上入齿中，还出挟口环唇，下交承浆，唇下陷中曰承浆，循颐后下廉，上耳前，循发际，至颞颅，故齿痛、口喎、唇胗、额颅痛皆胃病。其支者，从耳后下颈，循喉咙，入缺盆，下隔属胃络脾，故胃病主颈肿喉痹。其直者，从缺盆下乳内廉，下挟脐，入气街中。其支者，起胃口下循腹里，至气街，与前之入气街者合，故胃邪盛，身以前皆热，又主大腹水肿，膺乳气街俱痛，由气街，下髀关，抵伏兔，股外为髀，髀前膝上起肉处为伏兔，后为髀关，即股内也。下膝膑中，循胫外廉，下足跗，入足中指内间。挟膝解中为膑，足面为跗，股膝足胫痛皆胃病。其支者，别跗上入大指间，出其端，胃实则热，热则恶火。四肢者，诸阳之本，阳盛则四肢实，实则能登高而歌，弃衣而走。又火盛与水相激，为奔响腹胀，胃虚则寒栗鼓颔，善呻恶人，喜闭户处，闻木音则惊颜则黑，且数数而欠。胃之大略如此。

辨肝胆脉

足厥阴肝经，名曰将军，居左手关上，与足少阳胆经为表里。肝脏胆腑，言其体，属东方乙木，言其用。心主血，肝藏之，故肝为血海。其候在目，肝和则目辨五色。其华在爪，其充在筋，爪与筋，皆血所养也。肝又藏魂，从神往来谓之魂，精气之辅弼也。谋虑于是乎出，言其性情之杂著。肝主色，自入为青，其

传于五脏者，亦各自有色。其为各脏所传者，肺主声，入肝为呼，心主臭，入肝为臊，脾主味，入肝为酸，肾主液，入肝为泪。其为六淫所中，诸风病皆始于肝，故肝所发病，必头目眩，胁痛肢满，手足青；其为七情所害，肝气虚则恐，实则怒，怒则魂门弛张，木气奋激，肺金乘之，故曰怒气伤肝；其有不内外因而病者，疲剧筋痛，肝气不调也。肝脉受胆脉之交，胆脉终于足大指三毛，肝脉即起足大指丛毛之际，上循足跗，去内踝一寸，即螺蛳骨，上踝八寸，上腘内廉，即曲膝腕中，循股入阴毛中，过阴器，抵小腹，故肝病为癫疝狐疝，少腹痛，遗溺，闭癃诸病，从小腹挟胃，属肝络胆，上贯膈，布胁肋，故肝病肋胁腰痛不可俯仰，从胁肋循喉咙之后，上入颃颡，颃，胫也，颡，额也。连目系，目内廉深处为目系，上出额与督脉会于巅。其支者。从目系下颊里，环唇内。其支者，复从肝别贯膈，上注肺，故肺脉从中焦起。诊脉如十二菽之重浮于十二菽者，胆脉也。重按至筋脉，如筝弦相似曰弦，次稍加力，脉道迢递为长，此其平脉也。少见筋急，其脉必紧，若见肺脉，金来克木为贼邪。然二者皆阳，阳之性热，金畏热，金反虚而木反盛，木来乘金，则为空虚。浮而数，风热入肝经，目昏眼泪，筋痿。浮而促，心腹胀满，涩则肝虚不能藏血，肋胀身痛目昏。缓大则微邪，不治自退。沉濡而滑，肾邪相干，是为虚邪，沉则引寒入胃，主血冷痞满。沉而坚实，致痃癖之疾。沉而虚弱，肝家虚乏。濡至受湿冷雾露之气，精枯筋痿，滑则肝家有热，头旋目暗筋急。洪大属火为实邪，风热侵胃，中焦烦闷，目赤左瘫，盗汗呕吐。芤则血不归宗，主吐血，血不养筋，主瘫缓，不能含血养目，主眼暗。又木火相合，木挟火而侮金，主肠痈。又有正邪，弦为本脉，亦不可过，如新上弓弦而急者为太过，病邪在外，令人常怒，忽忽眩冒癫疾，如筝弦解落为不及，胸胁痛引背，下则两胁胠满。弦脉见于三部，乃肝气有余，主目

痛，又主恚逆满胸。若溢关上涌出寸口，乃木盛生风，主目眩头重筋疼。肝之积名曰肥气，状如覆杯，在左胁下，突出如肉肥盛之状，以季夏戊己日得之。盖肺邪传肝，肝当传脾，脾旺不受传，肝复欲还肺，肺不受，故留结为积。肝气实梦山林树木，脏则梦细草，若肝绝而真脏脉见，中外急，如循刀刃，责责然，见于外者，睹物而不能转睛曰直视。又手足爪甲皆青黑，卵筋缩，舌卷，盖筋聚于阴器，而脉络于舌本故也。庚日笃，辛日死，死于申酉时。肝之大略如此。

胆脉

足少阳胆经，为清净之府，官中正，主决断，与肝为表里，属东方甲木，用与性情等，皆不外乎肝，而惊则伤胆。脉受三焦之交，三焦脉终于目锐眦，胆脉即起于目锐眦，病则目锐眦痛，上抵头角，主头角痛，下耳后，循颈至肩上，入缺盆。其支者，从耳后入耳中，出耳前，至目锐眦后。其支者，别锐眦，抵于𬶍，下颈合缺盆，故颊颔耳后痛，颈缺盆肿痛，皆属胆，从是下胸中，贯膈络肝属胆，循胁里，出气街，绕毛际，横入髀枢中。其直者，从缺盆，下腋循胸，过季胁，下合髀枢中，故心胁肋髀，痛不能转侧，颈项腋胁，生疮为马刀侠瘿皆属胆，下循髀阳，出膝外廉，下外辅骨之前，直下抵外踝以上绝骨之端，下出外踝之前，循足跗上，入小指次指之间。其支者，别足跗上，循大指本节之后岐骨内，出其端，还贯爪甲，出爪甲后三毛，故胆病胫膝至外踝，及大指诸节皆痛。又胆汁味苦为口苦，胆气不舒，为善太息，少阳气郁，为面有尘气，体无膏泽，少阳有火，为汗出。胆之大略如此。

辨肾膀胱脉

足少阴肾经，居左手尺部，与足太阳膀胱

为表里，肾脏膀胱腑，言其体属北方癸水。盖人之有肾，如树之有根，枝叶虽枯槁，本立将自生，故上部无脉，下部有脉，虽困无能为害，言其用。肾纳气，又藏志，存神守精谓之志，专一而不移，故曰作强之官，伎巧于是乎出。其窍通于耳，肾和则耳辨五音，言其性情之杂著。肾主液，自入为唾，故肾损唾中有血。其传于五脏者，亦各自有液，其为各脏所传者，肺主声，入肾为呻，心主臭，入肾为腐，脾主味，入肾为咸，肝主色，入肾为黑。其为六淫所中，寒疾皆依于肾，而兼恶湿，如久坐湿地，或带汗入水，肾受伤矣；其为七情所害，恐则志窒不遂，水气旋怯，脾土乘之；其有不内外因而病者，劳役阴阳，每伤肾也。脉受足太阳之交，膀胱终于足小指，肾脉即起于足小指之下，斜趋足心，故肾病为足下热而痛，循内踝之后，别入跟中，上踹内出腘内廉，上股内后廉，贯脊属肾络膀胱，故病先发于肾者，必腰脊痛，胫酸。其直者，从肾上贯肝膈，入肺中，故肾病主咳，循喉咙挟舌本，故为舌干嗌干咽肿。其支者，从肺出络心，注胸中，故为烦心为心痛。诊脉如十五菽之重浮于十五菽者，膀胱脉也。按之与骨相得曰沉，故伤肾骨瘦如柴，次重按之，脉道无力为濡，举止流利为滑，此平脉也。若缓漫则土来克水为贼邪，腰间凝滞，膀胱壅塞，阴痿脚轻重，洪则属火为微邪，盗汗发渴，小便赤涩，脚作酸疼，此乃肾虚。小便血，女人血淋血崩为患，浮属金为虚邪，金水相合，母令子虚，子虚则水衰，水衰则火盛而侮金，金无所恃，致风入肺，虚喘耳鸣，膀胱热。涩则主伤精，弦从肝为实邪，风寒在下焦，头旋腰痛，筋疼。浮紧应耳聋，又有正邪。滑者肾脉滑而实，如土丸之堕而急甚，茎中痛，小便闭。如小豆在潮而无力主肾虚。沉者阴脉，沉见三部，肾脏寒，皮燥毛干津液少而喜饮，或水溢于上而多唾。肾之积，名曰奔豚，发于小腹，上至心下如豚状，上下无时，以夏丙丁日得之。盖脾邪

传肾，肾当传心，心旺不受邪，肾复欲还脾，脾不受，故留结为积。肾实则梦腰有所系，虚则梦溺水，或梦鬼神，若肾绝而真脏脉见，按之如乱丸，如弹石，如解索。其见于外者，肾邪浸淫各脏，黑色见于耳目口鼻，至舌黑必死。或项筋舒展，瞳人反背，遗尿不禁，戊日笃，己日死，死于辰戌丑未时。肾之大略如此。

膀胱脉

足太阳膀胱，在肾之下，大肠之侧，上系小肠，下连前阴，为州都之官，精液藏焉，气化则能出。与肾为表里，属北方壬水，用与性情等，俱不外乎肾。脉受手太阳小肠之交，故小肠脉终目内眦，膀胱脉即起目内眦。病为目似脱，或目黄泪出，上额交巅。其支者，从巅至耳上角。其直者，从巅入络脑，故病为邪气冲头而痛，还出别下项，故项似拔，循肩膊内，挟脊抵腰中，入循膂，络肾属膀胱，故病腰似拔。其支者，从腰下贯臀入腘中，故病痔，腘似结。其支者，从膊内在右别下，贯胛挟脊内，过髀枢，循髀外，从后廉下合腘中，贯腨内，出外踝之后，循京骨，至小指外侧，故病髀不可以曲，腨似裂，足小指不能举用。又凡病背膂筋痛，小便闭，即知其发于膀胱，膀胱之大略如此。

辨心胞络三焦脉

手厥阴心胞络，名手心主，手心主者，手少阴心经之主也。心者，五脏六腑之大主，精神所舍，其脏坚固，邪物能客，客之则心伤，心伤则神去，神去则死。故诸邪之在心者，皆在于络胞，有裹心之膜，包于心外，相君用事，为心主之脉，居右手尺部。与手少阳三焦为表里，胞络脏三焦腑，此《内经》之说，断断不诬。即灵兰秘典，问十二经相使贵贱，有曰膻

中者，臣使之官，而不及心胞，则似膻中与三焦为腑脏。至其所云，喜怒出焉者，与心主之性相合，则意主宣教，膻中奉令，言膻中即言心胞也。其命门一说，穴在两肾之中，即彼太极图中之白圈是也。水火两蕴，为真阴真阳所自出，初未尝有左右之分，越人始分之。亦不言其为相火之脏，叔和立说，方以三焦命门为表里，然亦不可谓无深意。且以五行之理言之，如在地有木火土金水之五行，在天则有风热湿燥寒火之六气，人肖天地，其脏腑之具于身者，与天地造化生成之理，若合符节。是故在天为风，在地为木，在人脏腑为肝为胆；在天为热，在地为火，在人脏腑为心为小肠；在天为湿，在地为土，在人脏腑为脾为胃；在天为燥，在地为金，在人脏腑为肺为大肠；在天为寒，在地为水，在人脏腑为肾为膀胱。五者之外，又有相火游行于天地上下气交之中，故合为五运六气。人身之相火，亦游行腔子之内，上下肓膜之间。丹溪云：天非此火不能生物，人非此火不能有生。肾属阴，主乎静，静则阳寓乎其中，阳既孕矣，其能纯乎？静而无生气之动欤。若经所谓肾主水，受五脏六腑之精而藏之，是阳归之阴，而成孕者也。又谓肾为作强之官，伎巧出焉，是阳出之阴而化生者也。是故肾为一脏，配五行而言，则属之水，以其两肾之中，左右各有一小窍，右为阳，为火为气，乃三焦所禀，左为阴，为水为血，乃真阴所禀命。于是左肾之阴水生肝木，肝木生心火；右肾之阳火生脾土，脾土生肺金。其四脏之于肾，犹枝叶之出于根也。由是言之，命门虽为水脏，实为相火所寓之地。相火无定体，在上则寄于肝胆胞络之间，发则如龙火飞跃于霄汉而为雷霆也，在下则寓于两肾之内，发则如龙火鼓舞于湖海而为波涛也。命门静而阖，涵养乎一阴之真水，动而开，鼓舞乎龙雷之相火。水者常也，火者变也。为阴中养阳之候，故男子以藏精，女子以系胞胎。而其不即于左尺见，而必于右尺见者，盖右尺胞络三焦，但属相火，譬如造

物用者，作处不如聚处，右尺乃相火聚处，故命门火专于右尺候之。其体即属相火，相火盛衰于此决。言其用，心胞为血之母，窍则通于喉，性情则不外乎肾。其为六淫所中，暑则伤胞，其为七情所害，悲则伤胞，其有不内外因而病者，房帷任意，伤胞络也。脉受足少阴之交，故肾脉终于胸中，胞络脉即起于胸中，出属心胞络，下膈历络三焦，故病为心中憺憺动，为烦心，为心痛，心赤色为面赤。其支者，循胸中出胁，上抵腋，下循臑内，入肘下臂入掌中，循中指出其端，故病为胸胁支满，为腋肿，为臂肘挛急。其支者，别掌中，循无名指出其端，诊法同肾。若命门败，水浸淫而贼火之气，金克木而伐火之源。真脏脉见为鱼翔，在皮肤间本不动末，强摇如鱼在水中，身首帖然，尾独悠扬之状。又为虾游，在皮肤间，始则冉冉不动，少焉瞥然而去，久之倏尔复来。又为虾戏，一呼一吸，动之系指。其见于外者，面黑目白，心胞绝，掌内无纹。胞络之大略如此。

三焦脉

手少阳三焦，有上中下之名，或欲以上焦附寸，中焦附关，下焦附尺。依经言上者上之，下者下之之说。果执是说，则如伯仁所言大小肠宜见于尺，不宜见于寸，揆之经脉授受之次，有是理哉。大概心胞在膈上，命门在膈下，三焦俱不相失而相应。上焦寄位两乳之间，名曰膻中，中焦在胃中脘，即脐之右旁，下焦在脐下膀胱上口。故自膻中以迄脐下三寸，皆为气海，有脂膜在腔子内，包罗乎五脏六腑之外，合之胞络，共成六脏六腑，为十二经。而或言腑止有五者，以三焦有名无状，不名正腑，腑属膀胱也。而或言脏亦止五者，以命门与肾，二而一，不及心胞也。然或言五腑六脏，或言五脏六腑，则六脏六腑之名不能灭，又何疑于手少阳之为三焦，手厥阴之为胞络也哉？其体亦属相火，言其用，三焦为气之父，盖肾间气

动，人之生命，十二经之根本。三焦者，原气之别使也。主通行三气，经历于五脏十二经，故曰禀肾间动气以资始，藉胃中谷气以资生为决渎之官，水道出焉。合胞络为用，宣流气血，分别清浊，运导营卫，上升下降，各得其所。脉受胞络之交，故胞络脉终于第四指，三焦脉即起于无名指之端，循手腕，出臂外两骨之间，上贯肘，循臑外上肩，故肩肘臑臂痛，皆三焦病，入缺盆，布膻中，散络心胞，下膈属三焦，故病为嗌干，为喉痹。其支者，从膻中入缺盆，上项系耳后，直上出耳上角，下颊至项。其支者，从耳后入耳中，出走耳前，交颊至目锐眦，故三焦病，耳后痛，耳聋颊肿，目锐眦痛。三焦之大略如此。

辨人迎气口脉

医宗曰：关前一分，人命之主，左为人迎，右为气口。关前一分者，寸关尺各有三部，共得九分，今曰关前一分，仍在关上，但在前之一分耳。故左为人迎，辨外因之风，以在关乃肝胆脉，肝为威脏，故曰人迎紧盛伤于风；右为气口，辨内因之食，以右关乃脾胃脉，胃为水谷之海，脾为仓廪之官，故曰气口紧盛伤于食。勿以外因，兼求六气，勿以内因，兼求七情也。或以前一分为寸上，岂有左寸之心，可以辨风；右寸之肺，可以辨食乎。

辨男女脉异

男子寸脉常盛，尺脉常弱，弱者少肾虚火旺反多盛也；女子寸脉常弱，尺脉常盛，盛者少阳盛阴虚反多弱也。又男子之脉，左大为顺；女子之脉，右大为顺。

辨老少脉异

老弱之人，脉宜缓弱，过旺者病；少壮之人，脉宜充实，过弱者病。山甫以为犹有说焉，老者脉旺而非躁，此天禀之厚，引年之叟也，名曰寿脉。若脉躁疾，有表无里，其死近矣。壮者脉细而和缓，三部平等，此天禀之静，清逸之士也，名曰阴脉。若脉来细而劲直，前后不等，可以决死期矣。

辨肥瘦脉异

瘦人脉健，肥人脉沉。瘦人多火，故脉健，肥人多湿，故脉沉。若瘦人火盛极则脉亦沉，治难见效。

辨方宜脉

中原之地，四时异气，居民之脉，亦因时异。春弦夏洪，秋毛冬石，脉与时违，皆名曰病；东夷之地，四时皆春，其气暄和，民脉多缓；南夷之地，四时皆夏，其气蒸炎，民脉多大；西夷之地，四时皆秋，其气清肃，民脉多劲；北夷之地，四时皆冬，其气凛冽，民脉多石；东南卑湿，其脉软缓，居于南巅，亦西北也；西北高燥，其脉刚劲，居于汙泽，亦东南也。南人北脉，所禀必刚；北人南脉，所禀必柔。东西不同，可以类剖。

辨候胃气脉法

胃为水谷之海，资生之本也。故曰有胃气则生，无胃气则死。胃脉六部皆有，盖六部皆有浮中沉，中即胃脉也。此处分别甚难，即于足阳明候之。使其脉中和，无过不及，急疾则为无胃气。丹溪更有候胃气法，谓男子以气成胎，则气为之主，女子挟血成胎，则血为之主。男人久病，右脉克于左者，有胃气也，病虽重可治；女人久病，左脉克于右者，有胃气也，病虽重可治。反此者虚之甚也。更有趺阳，亦胃气脉，在足跗上五寸骨间，动脉冲阳者，是

病重，切其旺衰，以决死生。

辨虚实子母

看脉先辨虚实，滑利力薄无神则为虚，涩滞力厚有神则为实。实则损之，一定之法。又必损其子，若母令有余之势易杀；虚者益之，必然之理，又必益其子，若母令不足之势易培。子母亦有虚实，如某脉病，母脉虚，急补母，庶本脉可得母养，亦必兼补本脉之子，令彼无所泄；某脉病，子脉虚，急补子，庶本脉不为子累，又宜兼补本脉之母，令彼有所资。又贼脉不宜盛，贼盛必乘邪淫来胜本脉，法当培本脉，伐贼脉，又急益贼之鬼，令其制贼，损贼之母，俾其无靠。贼之母，即本脉之妻也。此皆生克之理之最微者，不识此，不能治病。

辨有脉无脉

经云：上部有脉，下部无脉，其人当吐不吐则死。观当吐二字，便知胸中有物，填塞至阴，抑遏肝气，而绝升生之化也。故吐之则愈，不吐则暴死。若使其人胸中无物可吐，此阴绝于下也，非死症而何？经又云：下部有脉，上部无脉，虽困无能为害。此虽至理，亦不可执。上不至关为阳绝，况无脉乎。明者可以悟矣，若覆病人之手而脉出者。此运气不应之脉，非无脉也。论在运气脉中。

辨脉不见

凡诊三部，浮沉脉不见，即当以神气形色相参，委曲求之。如形色神气不惫，脉则若有若无而未脱，此为邪气伏藏。若形色神气已惫，此乃天真绝矣。

辨脉无根

经云：诸浮脉无根者皆死，是有表无里，谓之孤阳。造化所以亘古不息者，一阴一阳，互为其根，阴既绝矣，阳岂独存乎？人身之气血亦然。

辨内外宜细分

外入之病，左脉大于右脉，寸盛于尺常也。然风寒暑湿则然，如劳役饮食跌仆虽为外入，亦属内伤，故右手气口，大于人迎。劳役伤者，两寸俱虚，饮食伤者，右关微盛，跌仆伤者，气血皆滞。脉弦涩滑，伤左右不和。伤右右不和，内出之病，如喜怒忧思悲恐惊，则右脉大于左，荣气病，脉弦小而数，卫气病，脉滑大而数。荣病尺盛于寸，卫病寸盛于尺。又外入之病，见阳脉为易治；内出之病，见阴脉为可治，反者不救。

辨表里不可执

脉浮病在表，脉沉病在里，此表里之纲领，亦有见表证，其脉不浮，见于肌肉之间，按之不足，轻举有余，如波涌之状，泛上而急，亦表也。有见里证，其脉不沉，见于肌肉之间，举之不足，按之有余，如漫流之水，沉静不急，亦里也。又寸盛亦主表，尺盛亦主里，如此方尽表里之义。

辨寒热有真假

辨寒热以迟数二脉为本，此一定之法。如热证见数脉，按之不鼓，觉滑利而虚，乃虚火游行于外，非真热，乃假热，当作元气不足治。若诊而实，方为真热。寒证见迟脉，诊之鼓击，涩滞而实，是实火伏匿于内，非真寒，乃假寒，当作邪气有余治。若诊而寒，方为真寒。真假

诊脉三十二辨

珍本医集

不差，投药方效。

辨脉有亢制

经云：亢则害，承乃制，此言太过之害也。亢者过于上而不能下，承者，受也，亢极则反受制也。如火本克金，克之太过则为亢。金之子为水，可以制火，乘火之虚，来复母仇，而火反受其制矣。在脉有之，阳实者脉必洪大，至其极也，脉反匿伏，阳极似阴也。阴虚者，脉必细微，至其极也，脉反躁疾，阴极似阳也。凡过极者反兼胜己之化，是皆阴阳亢制之理，惟明者知之。

辨风食气脉

伤寒中风，虚损疟痢等病，人不常有，其朝夕失调，动辄得之。无过风食气三者，最宜辨晰。男女左关洪为感风，肝脉沉伏亦感风，以风邪外束，故沉伏也。亦有中气不清，肝脉如不动者，血少也。男女右关短，为伤食，脾脉沉伏，亦伤食，以脾虚食压，不能动也。亦有脾家湿而脉伏者。又脉沉食轻，脉短食重，此风与食之辨也。如肝脉浮洪甚，脾脉略浮短，谓肝脉盛于脾，先得风而后得食也；脾脉洪短甚，肝脉略浮洪，谓脾脉盛于肝，先得食而后得风也。若肝脉如不动，脾脉或短或洪盛，或二关俱洪，皆风食，惟肝脉伏，脾脉亦伏，余脉又无力，是为中气不清，胸中如云雾。然中气不清，由脾胃不好致之，须清中气，兼补脾。或余脉有力，咬牙作难过之声，又是风食症。如肺脉洪，脾脉伏与短，必气相感，主大便不通，肺伏亦然，肝脉洪亦有感气者。然肺感轻，肝感重。凡病肝脉洪者，多感风也，惟肝脉细而不续，胸中有时迷闷，有时清爽，此气郁也。

辨关格脉

凡阴气太盛，阳气不得相营曰关；阳气太盛，阴气不得相营曰格。阳气不能营于阴，阴脉上出而溢于鱼际，为外关内格。外关内格者，乃阴脉乘阳，阳外闭而不下，阴内出以格拒之也。其为病，外热液汗不通，内寒胸满吐食，阴气不能营于阳，阳脉下陷而覆于尺部，为内关外格，内关外格者，乃阳脉乘阴，阴内闭而不上，阳从外入以格拒之也。其为病，内热大小便闭，外寒手足厥冷，其脉有阴阳相乘，有复有溢，皆于此会。

辨从脉不从症

脉语曰：表证，汗之常也。病发热头痛脉反沉，仲景急救其里，用四逆汤，此从脉之沉也。里证，下之常也。日晡发热属阳明，脉浮虚宜发汗，此从脉之浮也。结胸症具，常以大小陷胸汤下之。脉若浮大不可下，下之即死，是宜从脉而治其表也。身疼痛，常以桂枝麻黄汗之矣，尺中迟，不可汗，以荣气不足，血少故也。是宜从脉而调其荣矣，此皆从脉不从症也。世有问症而忽脉者，得非仲景之罪人乎。

辨从症不从脉

脉语曰：脉浮为表，汗之常也，亦有宜下者。脉浮大，心下硬也。脉沉为里，下之常也，亦有宜汗者。少阴病，始得之反发热，麻黄附子细辛汤微汗之是也。脉促阳盛，常用葛根芩连清之矣。若脉促厥冷，为虚脱，非灸非温不可，此又非促为阳盛之脉也。脉迟阴寒，常用干姜附子温之矣。若阳明脉迟，不恶寒，身体濈濈汗出，则用大承气，此又非诸迟为寒之脉矣。是皆从症不从脉也。世有切脉而不问症者，其失可胜言哉。

辨形气宜合脉

脉为人之本，形乃人之标，标本宜相应。故形盛脉大为顺，脉小为逆；形瘦脉小为顺，脉大为逆。暴病有余，形盛脉洪实为顺，脉微而虚为逆；久病不足，形瘦迟缓为顺，脉数而实为逆。经云：形盛脉细，少气不足息者危；形瘦脉大，胸中多气者死。信然。

伤 寒 类

（凡四种）

伤 寒 括 要

（明）李士材 著

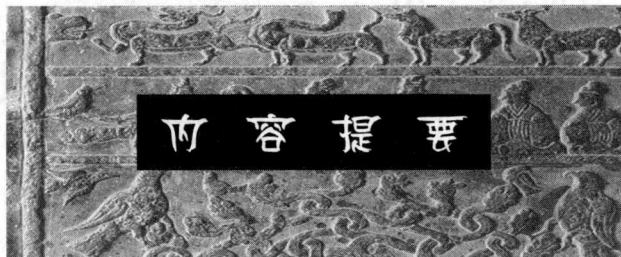

内 容 提 要

　　李中梓，字士材。明华亭人。有文名，因善病，自究方书，恒能治人所不治之病。王肯堂，亦名医也。患病剧，而李氏起之。经验所得，著之于书。市上流行甚广者，氏所著《医宗必读》《内经知要》，然皆诱掖后学之术。其精深著述世所罕见者，尚有二书。一为《删补颐生微论》，一即本书是也。裘氏读有用书楼珍藏抄本，爰辑入本集，为研究《伤寒论》者多一参考。

自 序

伤寒证治，自古难之。始于仲景，后贤纂述，无虑百家，而在人耳目间者，十有余种，不患其不备，患其多而眩也。寡闻者无问，即渔猎甚富，而玄英未辨，只如侏儒观场，随众喧喝，畴能千支万派，汇归一源，而有张长沙，若合符节耶。自非丹铅几偏，而髓竭心枯者，未易语也。余发始燥，便读仲景书，今且雪盈巅矣。上下南阳易水间，纸败墨渝，始成授珠十帙，乙酉春，抄集甫竣，而煨于兵火。己丑春孟，谋梓之而艰于费，且念多则惑，少则得，古语谆切，今授珠虽备于义，而后学或苦其繁，曷若以一茎笔现丈六紫金，俾入门径而登高捷乎。遂以授珠删繁去复，简邃选玄，仅得十之二，而竟无漏义矣。颜曰《括要》，谓括义详而征词简也。及门之能谙其义，而嘘枯振槁，独有许石子一见颔之。且汲汲于寿世，乃捐金付诸剞劂。或谓伤寒多绪，易于舛误，是刻帙不盈寸，遂足指南乎。余应之曰，拟登泰山，非径奚为，欲指扶桑，无舟莫适，非谓执此可以尽废百家，谓谙此可以折衷千古也。夫病机繁杂，变迁无穷，如珠走盘，纵横不可测，虽纵横不可测，而终不出此盘也。是帙者，其珠之盘乎。审是帙者，其持盘者乎。操通灵之法，以应无穷之变，惟变取适，而不胶于法，斯善读《括要》者矣。

順治六年歲次己丑上元日盡凡居士李中梓士材甫識

凡　　例

仲景为伤寒鼻祖，虽后贤蜂起，莫能越其范围，然有发仲景之奥旨，补仲景之未备者，无不采收，更附以一得之愚，使学者一览无余，不致遗珠之叹耳。

释仲景书者，惟成无己最为详明，然智者一失，时或有之。必本诸经文，要诸至理，详为条辨，用正千古之讹，非敢以臆见，妄肆讥评也。

仲景立方，动以斤计，或称升合者，何其多也。及考其用末药，只服方寸匕，丸药如梧桐子大者，多不过三十粒，又何其少也。丸散汤液，岂得如此悬绝耶。《千金》《本草》，皆以古三两为今一两，古三升为今一升，可为准则。盖衡数以二十四铢为两，汉制六铢钱，四个为一两，宋制开元钱，十个为一两，大约羌三分之一耳。且仲景汤液，并分三次服，则轻重止得三分之一，而服法又得三分之一，岂非古之一两，仅得今之一钱乎。《局方》《纲目》，概以今之五钱，作为一剂，则失之太少；陶氏吴氏，各以意为重轻，尽变古法，则其失更甚。兹刻方药，悉选仲景古本，不敢轻于变古也，但世有古今，时有寒暑，地有南北，药有良犷，人有强弱，惟明达者，随在变通为得耳。

前辑授珠，每一症，先列仲景全文，次列后贤续论，次列管窥总释。兹刻欲其简便，不能尽遵全文，有复字，及不紧要字，稍稍节去，然其要旨，固已撷拾无剩矣。

仲景伤寒论例，凡曰太阳病者，皆谓脉浮恶寒，头项强痛也。凡曰阳明病者，皆谓胃家实也。凡曰少阳病者，皆谓口苦咽干目眩也。凡曰太阴病者，皆谓腹满痛吐利也。凡曰少阴病者，皆谓脉微细但欲寐也。凡曰厥阴病者。皆谓气上冲心痛吐蛔也。如少阴病，反发热脉沉，用麻黄附子细辛汤者，谓脉沉细，但欲寐，而又反发热者，用是方也。后人不解其意，不察少阴病，所括脉微细，但欲寐之症，第见发热脉沉，便用麻黄附子细辛汤，大失仲景之旨，姑举一以例其余。

后贤以慎重太过，凡仲景重剂，辄以轻剂代之。如以冲和汤代麻黄汤之类，不可枚举，而仲景之微奥隐矣。殊不知有是病，则服是药，如钥之配锁，不可移易者也。其祸人者，皆药不对症耳。彼易以轻剂者，是欲以柔士任强弓，安望其中的哉。兹刻悉遵古法，第详别脉症，自无妄投之失矣。

仲景《伤寒论》，暨《金匮要略》，诚为千古医宗，但文辞简古，义味深玄，非熟读深思，未易明了。不揣肤俚，将以注疏，畅其言外之旨，开其晦蚀之光，客嗣布之，以就正有道。

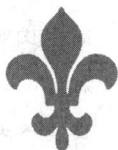

目 录

卷下

伤寒括要卷上

云间念莪李中梓士材父著
同郡再庵张安苞子固父校
浙江后学裘庆元吉生重校

伤寒总论

冬令严寒，万类闭藏，君子固密，则不伤于寒，触犯其邪，名曰伤寒。夫四时之气，皆能为病，而伤寒独甚者，以其杀厉之气也。冬月感而即病者，为正伤寒。冬不即病，寒邪藏于肌肤，至春而发，名为温病。至夏而发，名为热病。独不言至秋为凉病者，何也？寒水之气，与火为仇，遇仇不发，已为火胜，而长夏湿土，又制水邪，况逢金令，金得寒而愈坚，故秋月无伤寒也。秋病之似伤寒者，皆夏月纳凉之邪，或时行不正之气，或秋令凉气之邪耳。仲景方法，为冬月即病之正伤寒设也。后世混将冬月伤寒之方，通治春夏温热之病，遗祸至今，未有能改。陶节庵以麻黄桂枝，难以轻投，竟以冲和代之。施于时疫之病，犹或可也。用于伤寒之症，不亦悖乎。深嗟今之治伤寒者，在一二日，不问属虚属实，便汗之。在三四日，不问在经在腑，便和之。在五六日，不问在表在里，便下之。投剂一瘥，幽泉沉冤矣。人之表里虚实不同，邪之传变异气各别，奈何拘于日数，不审形证耶。且寒邪伤人，原无定体，或自太阳始，日传一经，六日传至厥阴而愈者。或不罢而留滞一经者，或间经而传者，或但传二三经而止者，或始终只在一经者，或越经而传者，或阳经一齐合病者，或阳经后先并病者，或初入太阳，不作郁热，便入少阴而成阴证者，或直中阴经而为真寒者，或伤生冷而为内伤寒

者，必审脉验证，辨名定经，确然无疑，然后投剂。日数虽多，但见表证脉浮者犹宜汗之。日数虽少，但见里证脉沉者即当下之。若表里证俱见，或表里证俱无，此属半表半里，禁汗禁下禁吐，但当和之。若日久不愈，脉虚神困者便当补之。果能辨阴阳，审表里，察虚实，譬之善射，莫不中的矣。

肾虚人易犯伤寒论

肾属寒水，主令在冬，故《内经》以为闭蛰封藏之本。以欲耗其精，则不能奉若天时，封藏固密，遂致太阳疏渗，寒邪易侵。若肾脏坚固，即使迫于寒威，受邪轻浅，治之即瘥。肾脏虚衰，略冒寒邪，便尔深重，医药难疗。故曰：伤寒偏死肾虚人，良非虚语。

不服药为中医论

伤寒传变溷讹，症端错杂，且肃杀之气，最为毒烈。医者不能博古衡今，漫投汤剂，鲜不夭枉。致令愤激之说，以不服药为中医，岂其然哉。惟正气实而邪气轻者，或可俟其经尽而愈，若正气虚而邪气重者，非按法施治，何由得瘥。譬如人溺洪涛，命在呼吸，不为援手，而听其自渡，恐全活者几希矣。

两感论

一日太阳受之，即与少阴俱病，则头痛，太阳。口干，烦满而渴。少阴。二日阳明受之，即与太阴俱病，则身热谵语，阳明。腹满不欲食。太阴。三日少阳受之，即与厥阴俱病，则耳聋，少阳。囊缩而厥，厥阴。病至六日，腑脏之气俱尽，营卫之气俱绝，则死矣。仲景既论两感为必死之症，而复曰治有先后者，盖不忍坐视，而觊其万一之活也。如下利身痛，则先救里；不利身痛，则先救表。表证多者，发表为急；里证多者，攻里为先。东垣曰：虚而感之深者必死，实而感之浅者或生，用大羌活汤，十救一二。

时行疫证

春应暖而反寒，夏应热而反凉，秋应凉而反热，冬应寒而反温，非其时而有其气，触冒之者，沿门遍户，长幼相似，此时行疫症也。春感寒邪，升麻葛根汤；夏感凉邪，调中汤；秋感热邪，苍术白虎汤；冬感温邪，葳蕤汤；表不愈者，芎苏散；里不愈者，调胃承气汤。或成大头瘟者，当辨其经，先于鼻额红肿，以致面目肿盛，阳明也。壮热气喘，口干咽痛，脉数而大，普济消毒饮。耳旁及头角红肿，少阳也。往来寒热，潮热，口苦咽干，目痛胁痛，小柴胡汤加花粉、芩、翘。发于项上，及脑后项下，目后赤肿者，太阳也，荆芥败毒散。三阳俱受邪，普济消毒饮。不可峻攻，恐邪气内陷也。虚人兼扶正气，便结者微下之。

伤寒十六证

伤寒者，寒伤营血，脉浮而紧，头痛发热，无汗恶寒。伤风者，风伤卫气，脉浮而缓，头痛发热，有汗恶风。伤寒见风者，既伤于寒，复感风邪，恶寒不躁，其脉浮缓，伤风见寒者，既伤于风，复感寒邪，恶风烦躁，其脉浮紧。以上四症皆冬月即病者。温病者，冬受寒邪，交春乃发，发热头痛，不恶寒而渴，脉浮数。温疟者，冬受寒邪，复感春寒，脉阴阳俱盛，症寒热往来。风温者，冬受寒邪，复感春风，头痛身热，自汗身重，默默欲眠，语涩鼻鼾，四肢不收，尺寸俱浮；又发汗后，身犹灼热者，亦名风温。温疫者，冬受寒邪，复感春温时行之气。温毒者，冬受寒邪，春有非时之热，复感其邪，或有发斑者。已上五症，冬伤于寒，病发于春，故皆有温之名也。热病者，冬伤于寒，至夏乃发，头疼身热恶寒，其脉洪盛。伤暑者，暑热为邪，自汗烦渴，身热脉虚。伤湿者，感受湿邪，身重而痛，自汗微热，两足逆冷，四肢沉重，胸腹满闷。风湿者，既受湿气，复感风邪，肢体重痛，额汗脉浮。痓者，身热足寒，头项强急，面红目赤，口噤头摇，角弓反张。若先受风邪，复感于寒，无汗恶寒为刚痓。先受风邪，复感于湿，恶风有汗为柔痓。仰面而卧，开口为阳；合面而卧，闭目为阴；浮紧口渴属阳，沉细口和属阴。

类伤寒六证

一曰痰证，停痰留饮，自汗胸满，发寒热，但头不痛，项不强，与伤寒异；二曰食积，胸腹满闷，发热头痛，但身不痛，气口脉盛，与伤寒异；三曰虚烦，气血俱虚，烦躁发热，但身不痛，头不痛，不恶寒，不浮紧，与伤寒异；四曰脚气，足受寒湿，头痛身热，肢节作痛，便闭呕逆，但脚肿痛，或枯细，与伤寒异；五曰瘀血，跌触损伤，胸胁腹痛，手不可近，但头不痛，脉不浮紧，与伤寒异；六曰内痈，发热恶寒，胸痛而咳，浊唾腥臭，右寸数大，为肺痈。小腹重痛，便数如淋，皮肤甲错，腹皮肿急，脉滑而数，为肠痈。胃脘大痛，人迎脉盛，胃脘痈也。但无头痛，项强，与伤寒异。

内伤外感辨

内伤外感，颇相疑混，误治必死，极当详辨。外感则人迎大于气口，内伤则气口大于人迎，外感则寒热齐作而无间，内伤则寒热间作而不齐。外感恶寒，虽近烈火不除；内伤恶寒，得就温暖即解。外感恶风，乃恶一切风寒；内伤恶风，惟恶些小贼风。外感症显在鼻，故鼻塞不利，而壅盛有力；内伤症显在口，故口不知味，而腹中不和。外感邪气有余，故发言壮厉，先轻而后重；内伤元气不足，故出言懒怯，先重而后轻。外感头痛，常常而痛；内伤头痛，时作时止。外感手背热，手心不热；内伤手心热，手背不热。若内外相兼而病者，尤当细辨，以内症多者，是内伤重于外感，补养为先；外症多者，是外感重于内伤，解散为急。此东垣未发之旨也。

治伤寒宜蚤

仲景曰：伤寒初起，即时求治，凡作汤药，不避晨夜，医之稍迟，病即传变，必难为力矣。凡作汗药，虽言一日三服，若病剧者，半日中可尽三服，一日一夜，当时时观之，如救焚拯溺，不容少怠。

视伤寒宜详

凡看伤寒，自顶至踵，最宜详察，一有不到，错误匪轻。仲景云：观今之医，各承家技，始终顺旧，省疾问病，务在口给，相对斯须，便处汤剂，按寸不及尺，握手不及足，人迎趺阳，三部不参，动数发息，不满五十，明堂阙庭，尽不见察。夫欲视死别生，实为难矣。嗟乎！业已称医，人之司命，孟浪至此，乌乎可哉。

辨成氏再传之讹

伤寒传经，自表入里，由浅渐深，故六经

以次受之。六经传尽，无出而再传之理也。太阳为三阳，最在于外。阳明为二阳，在太阳内。少阳为一阳，在阳明内。此三阳为表也。太阴为三阴，在少阳内。少阴为二阴，在太阴内。厥阴为一阴，在少阴内。此三阴为里也。皆由内以数至外，故一二三之次第如此。一二日始于太阳，二三日传于阳明，三四日少阳，四五日太阴，五六日少阴，六七日厥阴，此论其常耳。若论其变，或间经，或越经，或始终一经，不可以次第拘，不可以日数限也。大抵传至厥阴，为传经已尽，不复再传矣。乃成氏云：六日厥阴为传经尽，七日当愈。七日不愈者，再自太阳，传至十二日，复至厥阴为传经尽，十三日当愈。十三日不愈者，谓之过经。其说谬矣。善哉！马仲化曰：自太阳以至厥阴，犹人从户外，而升堂，而入室也。厥阴复出而传于太阳，奈有少阴太阳少阳阳明以隔之，岂有遽出而传太阳之理乎？仲景太阳篇云：太阳病，头痛七日以上自愈者，以行其经尽故也。若欲作再经者，针足阳明，使经不传则愈。此言始终只在太阳一经者也。故太阳篇曰：发于阳者七日愈，阳数七故也。若七日不愈，欲再传阳明矣，当针足阳明，迎而夺之也。试玩行其经尽，不曰传其经尽，则仲景之意，显然矣。成氏误认行其经尽为传遍六经，乃有自太阳再传之说耳。或问曰：霍乱篇云：十三日愈者，经尽故也。此非六日传遍六经，后六日再传经尽，十三日当愈者欤。仲景云：十三日不解，过经谵语者，当下之。此非十二日传尽，十三日不愈为过经者欤？答曰：经尽者，行其经尽之谓也。如太阳受病于一日，至七日为行太阳经尽之例推之，则诸经皆可屈指而期矣。阳明受病于二日，至八日自愈者，行阳明经尽也。少阳受病于三日，至九日自愈者，行少阳经尽也。四五六日至三阴经，次第至十二日愈者，行厥阴经尽也。十三日大气皆去，精神爽慧之期，故曰：过十三日以上不间，尺寸陷者大危，何尝有再传经尽，谓之过经之旨哉。详考仲景所

谓过经，或言过太阳经成里证者，或泛言过经者。阳明篇曰：汗出谵语，燥屎在胃，此为风也；过经乃可下之。谓燥屎在胃而谵语，风邪在表而汗出，须过太阳经而无表证，乃可下之。此言过太阳经成里证者也。果如成氏十三日再传经尽，谓之过经，则燥屎在胃，必待十三日乃下乎，于此条则注曰：过太阳经无表证，乃可下之，则自相矛盾矣。霍乱篇曰：下利后当便鞕，音硬。硬则能食者愈，今反不能食，到后经中颇能食，复过一经能食，过之一日当愈，不愈者，不属阳明也。此泛言过经者也，何尝有再传经尽，谓之过经之旨哉。《蕴要》祖成氏之说，其过经不解例曰：经言十三日不解，谓之过经。仲景实无此语，误以成注为经矣。千古承讹，后学聋瞽，故表而出之。

六经七日病愈论

六经以次受病，其愈皆以七日为期。王叔和曰：其不两感于寒，更不传经，不加异气者，至七日太阳病衰，头痛少愈；八日阳明病衰，身热小歇；九日少阳病衰，耳聋微闻；十日太阴病衰，腹减如故，则思饮食；十一日少阴病衰，渴止，舌干已而嚏；十二日厥阴病衰，囊纵，少腹微下，大气皆去，精神爽慧也。此论本于《素问》，从来注疏，不能无误，请更疏之。不两感者，非表里双传也。更不传经者，邪在此经，更不传彼经也。不加异气者，不复感寒、感风、感温、感热、感湿，而变为他病也。如是则可以期六经病愈之日矣。太阳篇曰：发于阳者，七日愈。以是计之，乃知六经之病，自一日受之，七日当衰。二日受者，八日当衰。故七日邪在太阳，不传阳明，更无变症，则至七日，太阳病衰，头痛少愈。二日传阳明，更不传变，至八日阳明病衰，身热少歇。三日传少阳，更不传变，至九日少阳病衰，耳聋微闻。四日传太阴，更不传变，至十日太阴病衰，腹减如故，则思饮食。五日传少阴，更不传变，至

十一日少阴病衰，渴止，舌干已而嚏。六日传厥阴，至十二日，厥阴病衰，头痛少愈，大气皆去，精神爽慧。明乎此，而上章成氏之误，不辨自见矣。

仲景三百九十七法
一百一十三方论

仲景《伤寒论》，三百九十七法，一百一十三方，医者但能诵之。欲条分缕析以实其数者，未之前闻也。余考太阳上篇六十六法，中篇五十六法，下篇三十八法，阳明篇七十七法，少阳篇九法，太阴篇九法，少阴篇四十六法，厥阴篇五十四法，来病篇二十法，霍乱篇九法，阴阳易、瘥后劳复篇七法。又据旧本，太阳中篇不可汗六法，称在《条辨》十五篇内，共得三百九十七法。太阳篇七十三方，阳明篇十方，少阳篇一方，太阴篇二方，少阴篇十四方，厥阴篇六方，霍乱篇三方，阴阳易、瘥复四方，共得一百一十三方。统而论之，方者，定而不可易者也。法者，活而不可拘者也。非法无以善其方，非方无以疗其症。学者先以方法熟习之，后以方法融会之，则方可以随时变，而不逾仲景之法。法可以随症立，而不外仲景之方。由是则超于方，亦方也。逸于法，亦法也。若拘拘于一定之轨则，而不思变通，不惟胶柱鼓瑟，抑且浩漫靡穷矣。

陶氏辨差认十六条 删去原文十二条

非时感冒，误作伤寒，非时者，四时不正之气。伤寒者，冬月杀厉之气。直中阴经，误作传经热证。稍辨伤寒者，即无此误也。夹阴伤寒，夹阴中寒，误作正伤寒。夹阴者，因房劳肾虚，必有足冷脉沉之异。内伤于寒，误作外伤寒，内伤生冷，法当温中。外感寒邪，理宜表发。如狂之症，误作发狂。蓄血症每见如狂，而发狂者热邪深重也。血症发狂，误作湿

热发黄。腹满小便利，此蓄血发黄也。色如烟熏，一身尽痛，小便不利，此温热发黄。蚊迹，误作发斑。发斑多见于胸腹，蚊迹只见于手足。脉洪大，烦躁昏愦，先红后赤者，斑也。脉不大，安静清爽，先红后黄者，蚊迹也。蚊迹因肾虚误服凉药，逼其无根之火熏肺而然。动少阴血，误作鼻衄。少阴病，但厥无汗而强发之，血从口鼻出，名下厥上竭者死。鼻衄不过火邪薰肺耳。谵语，误作狂言。谵语者，数数更端。狂言者，叫号怒骂。独语，误作郑声。独语者，无人则言。郑声者，频频谆复。女劳复，误作阴阳易。女劳复者，愈后交合也。阴阳易者，女病易于男，男病易于女也。痞满，误作结胸。不痛为满，痛为结胸。哕逆，误作干呕。哕者，呃也。干呕者，有声无物也。并病，误作合病。合病者，二三经齐病也。并病者，一经未尽，又过一经之传。正阳明腑病，误作阳明经病。府病在里宜下，经病在表宜汗。阴躁，误作阳狂。阴躁、脉沉足冷，饮水不下咽也。阳狂，脉实，大渴饮水。

察色法

青属肝木，主风，主寒，主痛，面青唇青，舌卷囊缩，急温之。青而黑，青而红，相生者吉。青而白，枯燥者死。赤属心火，主热。太阳面赤，当汗。阳明面赤，恶热不恶寒，便闭谵语，可下。表里俱热，燥渴脉洪，未可下。少阳面赤脉弦，小柴胡和之。少阴下利清谷，里寒外热，面赤，四逆汤加葱白。此阴寒逼其浮火上行，服寒凉必死。赤而青，赤而黄，相生则吉。赤而黑，相克则凶。黄属脾土，主湿。黄而明者，热也。黄而暗者，湿也。黄而白，黄而红，相生则吉。黄而青，相克则凶。黄色明润，病将愈，枯夭者凶。白属肺金，主气血虚。白而黑，白而黄，相生者吉。白而赤，相克者凶。黑属肾水，主寒，主痛。黑而白，黑而青，相生则吉。黑而黄，相克则凶。黑气自

鱼尾入太阴者死，自法令人中入口者死。

察目法

目明者吉，昏者凶。开目欲见人，阳证也。闭目不欲见人，阴证也。目中不了了，睛不和，热甚也。目赤痛者，阳明热也。瞑目者，将衄血也。白睛黄，将发黄。目睛微定，暂时稍动者，痰也。目眦黄，病将愈。或反目上视，或瞪目直视，或目睛正圆，或戴眼反折，或眼胞陷下，皆死症也。

察鼻法

鼻青腹痛，冷者死。微黑者水气，黄者小便难，白者气虚，赤者肺热。鲜明者，有留饮也。鼻孔干燥，阳明热将衄。鼻孔燥黑如烟煤，阳毒也。冷滑而黑，阴毒也。鼻鼾者，风温也。鼻塞者，风热也。鼻煽者，肺风难治。

察口唇法

唇焦黑为脾热，肿赤为热甚，青黑为冷极。口苦为胆热。口甜为脾热，口燥咽干为肾热，舌干燥渴为胃热。口噤为痉风。上唇有疮，狐虫食脏；下唇有疮，惑虫食肛。唇青舌卷。唇吻反青，环口黧黑，鱼口气促，唇口颤摇，气出不返，皆死症也。

察舌法

在表则无苔，在半表半里白苔而滑，在里则黄苔，热甚则黑苔。芒刺，不热，不渴，黑苔，有津为寒。舌乃心苗，红为本色，故吉。黑为水色，故凶。凡舌硬，舌肿，舌卷，舌短，舌强者，十救一二。舌缩神昏，脉脱者死。阴阳易，舌出数寸者死。夏月黑苔可治，冬月黑苔难治。黑苔刮不去，易生刺裂者死。凡见舌

苔，以井水浸青布，擦净舌苔，薄荷细末，蜜调敷之。吐舌者，掺冰片末，即收。

察耳法

耳轮红润者吉。或黄或白，或黑或青，枯燥者凶。耳聋肿痛，属少阳可治。耳聋舌卷唇青，属厥阴难治。

察身法

身轻能转侧吉，身重难转侧凶。凡阴证，手足冷，踡卧恶寒，好向壁卧，闭目恶明，懒见人。阴毒身如被杖，重难转侧。凡阳证，身轻，手足暖，开目喜见人，皮肤润泽者生，枯燥者死，头重视深，天柱骨倒者死。循衣摸床，两手撮空，神去而魂乱也。脉浮而洪，身汗如油，喘而不休，形体不仁，乍静乍乱，此为命绝。

察声

少阴咽中有疮则不语，太阴火来乘金则无声。

此言壮厉，先轻后重，为外感有余之症。语言懒怯，先重后轻，为内伤不足之症。怒骂叫号，奔走不定，谓之狂言。无人则言，见人则止，谓之独言。语无伦次，数数更端，谓之谵语。一事一语，频频谆复，谓之郑声。睡则多言，唤醒则止，谓之睡中呢喃。出言不正，旋自知非，谓之错语。鼻塞声重为伤风，唇疮声哑为狐惑，口噤挛搐为痉症，鼻鼾语涩为风温。笑为心声，呼为肝声，哭为肺声，歌为脾声，呻为肾声。

察脉

浮大动数滑为阳，沉涩弱弦微为阴。

浮候　举指于皮肤之上，轻手得之曰浮，主在表之证。浮紧有力，无汗恶寒，为寒伤营。浮缓无力，有汗恶风，为风伤卫。

中候　寻指于肌肉之间，不重不轻而得曰中，主半表半里之证。洪而长者，阳明胃脉也。弦而数者，少阳胆脉也。

沉候　按指于筋骨之下，重手得之曰沉，主在里之症。沉数有力，为热邪传里。沉迟无力，为直中阴经。

浮为表属阳，沉为里属阴，迟则为寒，数则为热。数大无力，为阳中伏阴。浮数有力，为纯阳。浮紧有力，为寒在表。沉实有力，为阴中伏阳。沉细无力，为纯阴。沉数有力，为热邪传里。浮而迟涩，浮而软散，皆虚。浮而紧数，浮而洪滑，皆实。沉而细弱，沉而迟伏，皆虚。沉而滑数，沉而坚大，皆实。乍大乍小，乍数乍疏，此为死脉，亦为祟脉。

细察浮中沉三候，而别其有力，无力，则阴阳表里虚实，自无遁情。但能于此精求，临证万无一失。阳证之脉，以大则病进，小则病退。阴证之脉，以沉伏病进，迟缓病退。汗后脉当安静，躁乱者死。温后脉当渐出，歇止者死。表证而脉伏者，有邪汗也。昏沉而脉静者，欲战汗也。

阴证见阳脉者生，真阳来复之象，任受补也。阳证见阴脉者死，正气衰微之象，不任受攻也。

足脉二条，一曰跗阳，又名卫阳，又名会源，阳明胃脉也。在足面大指间，五寸骨间动脉是也。病势危笃，当诊跗阳，以察胃气之有无。盖土为万物之母，后天之根本也。经曰：冲阳绝，死不治。一曰太溪，少阴肾脉也。在足内踝，后跟骨上陷中动脉是也。病势危笃，当诊太溪，以察肾气之有无。盖水为天一之元，先天之根本也。经曰：太溪绝，死不治。

太阳脉似少阴，少阴证似太阳辨

太阳脉似少阴，少阴证似太阳，虽曰相似，

治法不同。脉沉发热，同也；以其有头疼，故名太阳病。阳证脉当浮，今反不浮而沉，里必虚寒也。身体疼痛，但宜救里，使正气内强，逼邪出外，用干姜生附出汗而解。若里不虚寒，则必脉浮，正属太阳麻黄汤症矣。脉沉发热，同也；以其无头疼，故名少阴病。阴证当不热，今反发热，寒邪在表，未传于里，但皮肤郁闭而为热，如在里无热，用麻黄附子细辛汤，麻黄发表间之汗，附子温少阴之经，假使寒邪在里，则外必无热，当见吐利厥逆等症，正属少阴四逆证矣。盖少阴表邪浮浅，发热反为轻，太阳正气衰微，脉沉反为重。熟附配麻黄，发中有补，生附配干姜，补中有发，仲景之旨微矣。

从症不从脉四条

脉浮为表，治宜汗之。若脉浮大，心下硬有热，属脏者攻之，不令发汗。脉沉为里，治宜下之。若少阴病，始得之反发热脉沉者，麻黄附子细辛汤微汗之。脉促为阳，治宜清之。若脉促而厥冷，炙之温之。此又非促为阳盛之论矣。脉迟为寒，治宜温之。若阳明脉迟，不恶寒，身体濈濈汗出，用大承气下之。此又非迟为阴寒之论矣。四者皆从症不从脉也。

从脉不从症四条

表证宜汗，此其常也。然发热头痛，脉反沉，身体疼痛，当救其里，用四逆汤。里证宜下，此其常也。日晡发热属阳明，脉浮者宜汗，用桂枝汤。结胸症具，宜陷胸汤下之。然脉浮大者不可下，下之则死，当治其表。身疼痛者，宜桂枝麻黄解之。然尺中迟者不可汗，营血不足故也，当调其营。四者皆从脉不从症也。

合病并病论

合病者，两阳经，或三阳经齐病，不传者也。并病者，一阳经先病未尽，又过一经，而传者也。太阳阳明并病，若并未尽，所谓太阳证不罢，面赤怫郁，烦躁短气，是传未尽，尚有表证，当麻黄桂枝各半汤汗之。若并已尽，所谓太阳证罢。潮热，手足汗出，便硬，谵语，当承气汤下之。三阳合病，皆自下利。太阳阳明合病，葛根汤。太阳少阳合病，黄芩汤。少阳阳明合病，调胃承气汤。

阳厥阴厥辨

阳厥者，初得病，身热头疼，以后传入三阴，大便闭，小便赤，谵渴躁乱，见诸热证而发厥者，热极反兼胜己之化也。热微厥亦微，宜四逆散；热深厥亦深，宜承气汤。阴厥者，初得病，无身热头疼，面寒肢冷，引衣踡卧，见诸寒证而发厥者，轻则理中汤。重则四逆汤，二厥之脉皆沉，阴厥沉迟而弱，指头常冷；阳厥沉而滑，指头常温。

伤寒禁忌

误投麻黄，汗多亡阳。误投承气，下多亡阴。老弱虚人，但当微利，或猪胆，或炼蜜导之。尺脉弱者禁下。寸脉弱者禁吐。吐蛔一症，虽有热证，大忌寒凉，误服必死，初愈勿骤进参芪，邪气得补即复。脉虚神倦者，不在禁例，宜随机活变。伤寒欲饮水为欲愈，不可禁绝，不可多与。初愈勿过饱，勿劳动，勿忧怒，勿行房，勿食羊肉，勿多饮酒，勿轻见风。

死症歌

两感伤寒不须治，阴阳毒过七朝期。黑斑下厥与上竭，阳证见阴脉者危。舌卷耳聋囊更缩，阴阳交及摸寻衣，重暍除中皆不治。唇吻青兮面黑黧，咳逆不已并脏结，溲屎遗失便难医。汗出虽多不至足，口张目陷更何为。喘不

休与阴阳易，离经脉见死当知。结胸症具烦躁甚，直视摇头是死时。少阳证与阳明合，脉弦长大救时迟。汗后反加脉躁疾，须知脏厥死无疑。

用火法

服发表药，汗不得出，用薪火烧地，良久扫去，以热水洒之。取蚕沙、柏叶、桃叶，少加糠麸，皆铺烧地上，约厚三寸，铺席令病人卧，多被密覆，汗即至矣。候周身至脚心俱透，用温粉白术、藁本、川芎、白芷、米粉各等份，为细末。扑之，汗止上床。最得力者，蚕沙、桃柏叶也。糠麸乃助其厚耳。

用水法

水七碗，烧锅令赤，投水待沸，取起。再烧锅赤，又以水投之。如此七次，取汤一碗，乘热饮之。温覆取汗神效。热甚者，以青布浸新汲水中，贴病人胸前，热则易之。或置病人于水中，或浸手足，或漱口。表未解，及阴证似阳者忌之。

摘陶氏七法

发狂难制，醋炭气入鼻即定，方可察其阴阳，以脉之有力无力为辨。

腹痛有阴有阳，将凉水半碗，与病人饮之。痛减者属热，痛增者属寒，更参脉来有力无力。

寒证脉伏，或吐泻脱而无脉，以姜汁好酒各半盏，与病人服，脉出者生，不出者死。更覆手取之而无脉，则绝矣。

鼻衄不止，山栀炒黑为末，吹入鼻中，外用湿纸搭于鼻冲，其血自止。

吐血不止，韭汁磨墨呷之，如无韭汁，鸡子清亦可。赤属火，黑属水，有相制之理。

阴毒昏愦，唇青，肢冷，甲黑，药不得入，

将葱一握束紧，切去根叶，留白三寸如饼，将麝半分填脐内，后加葱饼，以火熨之，烂即易，约三饼可醒。先灌姜汁，后服姜附汤。未醒，灸关元穴三十壮，不醒者必死。

服药即吐者。生姜汁半盏热饮，吐即止。大抵寒药热饮，热药冷饮，中和之剂温饮。补汤须用熟，慢火久煎。利药不嫌生。猛火急煎。

足太阳经症治

太阳膀胱经，为诸经之首，四通八达之衢，故多传变。其经起于目内眦，从头下后项，连风府，行身之背，终于足小指，其症头项痛，腰脊强，恶心拘急，体痛，骨节痛，发热，恶寒，此表证标病。脉浮紧有力，无汗为表实，寒伤营血，宜麻黄汤发表。浮缓无力，有汗为表虚，风伤卫气，宜桂枝汤实表散邪。身疼热甚而烦，脉浮而紧，此伤风见寒脉也。身不疼，热少不烦，脉浮而缓，此伤寒见风脉也。俱用大青龙汤发之。脉静为不传，脉躁盛为欲传。如脉浮，发热烦渴，小便不利，此太阳传本病，宜五苓散利之。小便如常者，不可利也。恐引邪入里，为热结膀胱。又不可下，恐表邪乘虚入里，为痞满结胸。协热下利，虽当汗者，亦勿太过，恐其亡阳肉瞤筋惕。故有汗禁麻黄，无汗禁桂枝，有汗勿再汗，汗多则小便不利。

足阳明经症治

阳明胃经，乃两阳合明于前后，腑居中土，万物所归，其经起于鼻交频中，络目循于面，行身之前，终于足大指。其症目痛，鼻干，不眠，头额痛，身微热，恶寒，脉洪长，此阳明标病，宜葛根汤解肌。身热渴饮，汗出恶热，脉洪数，此阳明本病，宜白虎汤清热。潮热自汗谵渴，不恶寒，反恶热，揭去衣被，扬手掷足，斑黄狂闭，或手足乍冷乍温，腹满硬痛喘急，脉沉数，此正阳明腑病，调胃承气汤下之。

自汗者勿利小便，恐津液枯竭也。

足少阳经症治

少阳胆经，胆无出入，主半表半里。其经起于目锐眦，上头角，络耳中，循胸胃胁，行身之侧，终于足小指。其症头角痛，目眩，胸胁痛，耳聋，寒热，呕，口苦，胸满，脉弦数。此经不从标本，从乎中治，只用小柴胡汤和解，别无他药。禁汗，禁吐，禁下，禁利小便。

足太阴经症治

太阴脾经，乃三阴之首，故名太阴。其经起于足大指，上行至腹，络于咽，连舌本循身之前。其症身热，腹痛，咽干，手足温，或自利，不渴，此热邪传入太阴标病，柴胡桂枝汤。腹满痛，口渴，发黄，茵陈汤。小便赤，大便闭，是太阴本病，桂枝大黄汤。初病起，不热，不渴，头不痛，便怕寒，胸腹满痛，或吐泻，手足冷，小便清白，或呕呃，是本经直中寒邪，宜理中汤。初病起，不热不渴，胸腹满痛，手足冷，气口沉细，此内伤生冷，宜治中汤。

足少阴经症治

少阴肾经，人之根蒂也。三阴交中名曰少阴。其经起于足心涌泉穴，上行贯脊，循喉，络舌本，下注心胸，行身之前。其症引衣踡卧，恶寒，口燥咽干，谵语，口渴，便闭，脉沉有力，此热邪传入少阴本病，大承气汤急下之。初起身热，面赤足冷，本经自受夹阴伤寒，标本俱病也，麻黄附子细辛汤，温经散寒。若阴躁欲坐泥水井中，虽欲饮而不受，面赤足冷，脉沉，或脉虽大，按之如无，此阴极发躁，本病也。宜四逆合生脉散，退阴回阳。身热烦躁，面赤足冷，脉数大无力，此虚阳伏阴，标本俱

病，宜加减五积散，温解表里。初病起，头不痛，口不渴，身不热，便厥冷踡卧，腹痛吐泻，或战栗，面如刀刮，脉沉细，此少阴直中寒邪，宜四逆汤，急温之。无热恶寒，面青，小腹绞痛。足冷脉沉，踡卧不渴，或吐利昏沉，手足甲青，冷过肘膝，胀满不受药，此夹阴中寒，本病也。宜人参四逆汤温补之。六经之中，惟此经难辨，以燥渴便闭，脉沉实，知其热；脉沉迟，别其寒。

足厥阴经症治

厥阴肝经，三阴交尽，名曰厥阴，乃六经之尾。其脉起于足大指，上环阴器，抵小腹，循胁上口唇，与督脉会于巅，行身前之侧。其症烦满囊拳，消渴舌卷，谵语便闭，手足乍温乍冷，脉沉有力，此热邪传入厥阴本病，大承气汤急下之。寒热似疟，脉浮缓，此热邪在经标病，柴胡桂枝麻黄各半汤。不呕清便，不药自愈。初病起，不热渴，不头疼，便怕寒厥冷，或小腹至阴痛，或吐泻体痛，呕涎沫，唇面手足甲俱青，冷过肘膝，舌卷囊缩，脉沉微，此直中本病，茱萸四逆汤急温之。

可汗

头项体痛，或腰痛背强，或肢节痛，拘急，或洒洒恶寒，或翕翕发热，或烦热，脉浮紧，或浮数，皆表证也。宜发其汗。

不可汗

无表证，或身有汗，或口燥舌干，或口苦咽干，或咽中闭塞，或亡血虚家，或淋沥泄利，或阴虚劳倦，或梦遗精滑，或脐旁动气，或风温，湿温，中暑，或疮痛，或厥，或产后，或经水适来适断，或太阳与少阳并病，头项强痛，眩冒，心下痞，头痛而热，脉弦细，属少阳经，

或脉沉，或脉微弱，并不可汗。

可下

蒸蒸发热，便闭，或潮热腹满痛，或潮热谵语，或阳明自汗，胃燥谵闭，或阳明无汗，小便不利，懊侬，必发黄，或脉滑谵语，或潮热，手足腋下汗出，谵闭，或目中不了了，便闭，或小便不利，乍难乍易，微热喘满，不卧有燥屎，或吐后胀满不减，或下利，脉滑数，为宿食，或下利脐腹硬痛，或痞满燥实，斑黄狂闭，揭去衣被，扬手掷足，或汗吐下后，微烦，小便数，大便难，或转矢气，或小腹满痛，小便利，大便黑为蓄血，皆可下也。

不可下

脉虽沉，有表证，或恶风寒，或头背项腰，强痛拘急，或呕吐，或腹胀，时满时减，或不转矢气，或腹胀可按，或有动气，或腹如雷鸣，或阳明面赤，或咽中闭塞，或夹阴面赤，或硬在心下，或小便清白，或内伤，或房劳，或胎前，或产后，或崩漏，或经水适来适断，或脉虚，或脉浮大，或紧，皆不可下。

可吐

病在膈上，或胸满多痰，或食在胃口，或胸满微烦，或胸中懊侬，或胸中痛欲按，或寸口脉滑，或寒气在胸烦满，或寸脉沉伏，或干霍乱，心腹刺痛，皆宜吐之。

不可吐

邪在膈下，或膈上寒，干呕者，宜温忌吐。或老弱，或素虚，或阴虚，或房劳，或胎前产后，经水适来适断，或脉虚细，皆不可吐。

可温

直中阴经，或无热恶寒，或呕吐不止，或冷痛泄泻，战栗踡卧，面如刀括，或四肢逆冷，或夹阴面青，或下后利不止，或舌卷囊缩，厥冷，或胃寒呃逆，脉沉迟无力者，悉当温之。

不可温

燥渴咽干，或身热，小便赤，或喜饮冷，或大便闭，或脉数大有力，皆不可温。

可下五证

急者病势危笃不可稍缓也。少阴舌干口燥，恐热消肾水，大承气汤急下之。少阴自利纯清水，心下硬痛，燥渴，大承气汤急下之。阳明汗多热甚，恐胃汁干，大承气汤急下之。目睛不明，肾水已竭，热而便闭，大承气汤急下之。阳明腹满痛为土实，急用大承气汤下之。

急温二证

少阴，内寒已甚，阳气欲绝，急用四逆汤。少阴，膈上有寒饮，干呕不可吐者，急用四逆汤温之。

发热

发热者，无休止也潮热者，时热时止，如潮之有汛也。烦热者，虚而烦躁发热也。

太阳发热，头痛，项强，腰脊痛，身痛，骨节痛，恶寒无汗，脉紧。麻黄汤。恶风，有汗脉浮，桂枝汤。发热，烦渴，小便不利，太阳传本病，五苓散。阳明发热，目痛，鼻干，不眠，微恶寒，头额痛，脉洪长，葛根汤。表里俱热，口渴，脉洪数，白虎汤。谵狂渴闭，恶热，脉沉数，承气汤。少阳发热，

耳聋，胁痛，寒热，呕，口苦，头角痛，脉弦数，小柴胡汤。三阴惟少阴有表热，但脉沉，足冷，麻黄附子细辛汤。下利厥，里寒外热，人参四逆汤。汗后，发热，脉躁疾，下利，热不止，皆死。

恶寒

寒邪客于荣卫，故恶寒。身虽热不欲去衣被也虽里证悉具而微恶寒，亦表未解，当先解其外俟，不恶寒，方可攻里。

太阳发热，恶寒，麻黄汤。少阴无热，恶寒，四逆汤。汗后恶寒，桂枝芍药汤。阳明背微恶寒，口渴，心烦，白虎加人参汤。少阴口中和，背恶寒，附子汤。少阴恶寒，厥冷自利，烦躁，脉不至者死。

恶风

邪风伤卫故恶风，悉属于阳，三阴经症并无恶风也。

太阳无汗，恶风，麻黄汤。有汗，恶风，桂枝汤。汗后不解，表里俱热，时时恶风，烦渴，白虎加人参汤。汗多亡阳，恶风，桂枝术附汤。风湿相搏，骨节痛，短气，小便不利，自汗，恶风，甘草附子汤。

潮热

一日一发属阳明证，如潮之有信，旺于未申，故日晡乃发。

阳明潮热，大便硬，与大承气汤。不硬者不与。先与小承气，转矢气者，燥粪也。可与大承气。不转矢气者，初硬后必溏，慎勿攻，攻之则胀满不食。太阳病，小有潮热，大结胸，大陷胸汤。潮热者，外欲解，可攻里也。手足汗出者。大便已硬，大承气汤。谵语，潮热，有燥屎，大承气汤。潮热，大便溏，小便利，

胸胁满，小柴胡汤。

往来寒热

邪在半表半里，表多则寒甚，里多则热甚，或往或来，日二三发，非如疟疾之止作有时也。

伤寒十余日，热结在里，往来寒热，大柴胡汤。往来寒热，胸胁满，心烦，喜呕，或心下悸，小便不利，小柴胡汤。已汗复下，胸胁满，小便不利，渴而不呕，但头汗出，心烦，往来寒热，柴胡桂枝干姜汤。

烦热

心中热而烦扰，亦有属寒者。或在表，或在里，或半表半里，或因阴虚火动，或因气虚，或因心虚。

太阳汗解后，复烦，脉浮数，桂枝汤。太阳汗后，脉浮数，烦渴，五苓散。太阳吐下后，表里俱热，恶风，烦渴，白虎加人参汤。汗吐下后，心烦，不眠，栀子豉汤。下后，心烦腹满，栀子厚朴汤。汗吐下后，微烦，小便数，大便硬，小承气汤。悸而烦，小建中汤。阳明下利后，虚烦，栀子豉汤。下后烦，尚有燥屎，大承气汤。少阳胸满而烦，寒热，小柴胡汤。兼惊，小便不利，谵语，身重。柴胡桂枝龙骨牡蛎汤。少阴欲寐而烦，自利而渴，小便白，四逆汤。服白通汤后，利不止，厥逆无脉，干呕而烦，白通汤加猪胆汁。心烦，不得卧，黄连阿胶汤。厥阴厥冷而烦，脉乍结乍紧，心中满，瓜蒂散。阴虚火动而烦，生脉散。气虚自汗，脉虚而烦，补中益气汤。

烦躁

烦为烦扰，心病也，故烦字从火。躁为愤躁，肾病也，故躁字从足。有在表在里之分，有火劫阳虚之异。

太阳发热，恶寒，身痛，无汗，脉浮急，大青龙汤。太阳下后，胃干，烦躁不眠，欲饮水者，少与之。若脉浮，小便不利而渴，五苓散。烦躁不大便，小便少者，初硬后必溏，须小便利，屎硬，乃可攻，大承气汤。下后复汗，烦躁不眠，夜则安静，不呕，不渴，无表证，脉沉微，身无大热，干姜附子汤。汗下后不解，烦躁不渴，脉沉微，茯苓四逆汤。阳明病，五六日不大便，绕脐痛，烦躁，有燥屎，承气汤。少阴吐利厥冷，烦躁者死，吴茱萸汤。厥阴脉沉而厥，肤冷而躁，无时暂安，为脏结，死。

懊憹

憹即恼字。古人通用。郁郁不舒，愦愦无奈，比之烦躁，殆有甚焉。因误下，故表邪乘虚内陷，伏于胸间，故懊憹也。

太阳脉浮动数，头痛，发热，微汗出，恶寒，表未解也。短气懊憹，栀子柏皮汤。汗吐下后，不眠懊憹，栀子豉汤。阳明下后，外有热，手足温，懊憹，头汗出，栀子豉汤。阳病下之懊憹，尚有燥屎，大承气汤。阳明无汗，小便不利，懊憹，必发黄。茵陈汤。

头痛

巅顶脑后痛者，太阳也。头额痛者，阳明也。头角痛者，少阳也。三阴脉至颈而还，故无头痛。惟厥阴脉会于巅，故亦有头痛。然风温病在少阴，湿温病在太阴，而头反痛。至于阴毒亦然。此痰与气逆壅而上，气不得降，故头痛。是又不可拘拘为也。

太阳头顶痛，有汗，恶风，桂枝汤。无汗，恶寒，麻黄汤。阳明头额痛，目痛，鼻干，不眠，脉微洪，葛根解肌汤加川芎、升麻。阳明表里大热，烦渴，头痛，竹叶石膏汤。阳明头痛，不恶寒，反恶热，大便实，调胃承气汤。潮热，谵闭，渴而头痛，脉沉数有力，小承气

汤。少阳头角痛，脉弦数，小柴胡汤加川芎。厥阴头痛，吐涎沫，吴茱萸汤。太阴头痛，气逆有痰也。二陈汤加枳实、川芎、细辛。少阴头痛，足寒而气逆也，麻黄附子细辛汤。

项强

太阳项强，无汗，脉浮紧，麻黄汤。有汗脉浮缓，桂枝汤。痉症独摇头，卒口噤，项强，小续命汤。结胸项强，如柔痉状，下之则和。大陷胸丸。

摇头

内有痛则摇头，里证也。风痉则独摇头。心绝则头摇，状如烟煤，直视者死。风主摇动，故头摇多属风，风脉必弦。神术汤加天麻、羌活、防风、僵蚕。

头眩

眩者，头旋眼花也。因汗吐下后，上焦虚也。少阳发窍于目，且居表里之间，表邪渐入于里，表中阳虚，故目眩也。发汗过多，言乱目眩者死。

太阳汗吐下后，表里俱虚，必眩冒，真武汤加川芎、天麻。太阳汗后不解，心下悸，头眩，肉瞤，振振擗地，真武汤加川芎、天麻。阳明头眩，不恶寒，能食而咳，茯苓白术甘草生姜汤加川芎、天麻。少阳目眩运，脉弦数，小柴胡汤加川芎、天麻。挟血虚者，四物芎麻汤。有痰火者，加酒芩、竹沥。挟气虚者，补中益气汤加芎、麻。少阴利止，头眩，时时自冒者死。

身体痛

体痛乃六经俱有之症，有表里寒热风湿之

分。太阳宜汗。汗后脉沉迟，宜温中。喝者，宜白虎汤。里寒外热者，宜先救里而后攻表。寒在三阴者，脉沉。风在三阳者，脉浮。中湿者，身重痛，不可转侧。阴毒者，身大痛宛如被杖。

太阳体痛，无汗，恶寒，脉浮紧，麻黄汤。体痛，有汗，恶风，脉浮缓，桂枝汤。少阴体痛，吐利肢冷，四逆汤。厥冷，下利，身痛如被杖，呕逆，茱萸四逆汤。一身尽痛，发热，面黄，热结在里，小便利，大便闭，为蓄血。轻则犀角地黄汤，重则桃仁承气汤。风湿一身尽痛，身重不可转侧，小便不利，五苓散加苍术、羌活。霍乱体痛，脉沉，桂枝汤。表里俱寒，下利清谷，身痛，救里，四逆汤。后救表，桂枝汤。

无汗

有邪在表者，有邪行里者，有水饮内畜者，有阳虚者。捣生姜，绵裹，周身擦，汗自出。

太阳无汗而喘，麻黄汤。太阳无汗，烦躁，大青龙汤。阳明无汗，渴欲饮水，无表证者，白虎加人参汤。少阴脉沉，发热，无汗，麻黄附子细辛汤。少阴但厥，无汗，强发之，必动其血，或从口鼻，或从目出，名下厥上竭者死；投麻黄汤三大剂，而不得汗者死。汗虽出，不至足者死。热病，脉躁盛而不得汗者死。

自汗

不因发散，自然汗出也。伤风则发热自汗，中喝则汗出恶风。风湿则汗多而濡。惟伤寒无汗，及传里而热，亦有自汗。又有表里虚实之分。若恶风寒者，表未解也，宜汗之。漏不止而恶风，及发汗后而恶寒者，皆表虚也，宜温之。汗出不恶风寒，里证也，宜下之。阳明发热汗多，宜急下。汗出如油，如贯珠，凝而不流，皆死。将发披水盆中，足露于外，用糯米粉、龙骨、壮蛎为细末，周身扑之。

太阳风伤卫，脉浮缓，自汗，桂枝汤。表虚，汗不止，黄芪建中汤。太阳过汗，遂漏不止，恶风者，桂枝附子汤。阳明自汗，不恶风寒，反恶热，谵渴，便秘，调胃承气汤。阳明自汗，小便不利，津液竭也。急下之，大承气汤。肢冷，额上手背汗出，脉沉细，四逆汤。自汗小便难，身不热，足冷，脉沉，四逆汤加桂枝、苓、术。吐逆，厥冷，脉沉，身痛，大汗，人参四逆汤加桂枝、芪、术。

盗汗

睡而汗出，觉即汗止，故名盗汗。睡则胃气行里，而表中阳气不致，故津液泄也。觉即气行于表而止矣。杂病盗汗，主于阴虚。伤寒盗汗，邪在半表半里也。

阳明潮热，脉浮盗汗，黄芩汤。三阳合病，目合则汗，胆有热也。小柴胡汤。

头汗

诸阳经络皆循于头，邪搏诸阳，乃为头汗，故三阴无头汗也。经曰：关格不通，不得尿，头有汗者死。湿家下之，额上汗出，小便不利者死。下利不止者亦死。

太阳水结胸，无大热，头微汗，大陷胸汤。阳明头汗，剂颈而还，小便不利而渴，瘀热在里，身必发黄，茵陈五苓散。阳明下后，懊恼，头汗出，栀子豉汤。头汗，额上偏多者，属心部为血症，四物汤加桃仁、红花、白术、甘草，以益脾土。

手足汗

胃主四肢，为津液之主。手足汗出，为热聚于胃，是津液旁达也。经曰：手足濈然汗出，大便已硬，宜下之。阳明中寒不能食，小便不利，手足汗，欲作痼瘕，不可下。

阳明谵渴满闭，手足汗出，大承气汤。中

寒不能食，水谷不化，手足汗出，理中汤。

动气

脏气不调，肌肤间筑筑跳动病人先有痞积而后感寒，医者不知妄施汗下，致动其气，随脏所主而见于脐之左右上下，独不言当脐者，脾为中州，以行四脏之津液。左右上下，且不宜汗下，何况中州，其敢轻动乎？

动气在右，误汗则衄，烦渴，饮即吐水，先服五苓散，次服竹叶汤。误下则津竭，咽燥，鼻干，眩悸，人参白虎汤加川芎。动气在左，误汗则头眩，汗不止，筋惕肉瞤，先服防风白术牡蛎汤，汗止服小建中汤。误下则腹内拘急，食不下，虽身热而蜷卧，先服甘草干姜汤，后服小建中汤。动气在上，误汗则气上冲心。李根汤。误下则掌握，热烦，身上浮冷，热汗自泄，欲得水自灌，竹叶汤。动气在下，误汗则无汗，心大烦，骨节痛，目晕，恶寒，食即吐，先服大橘皮汤，吐止，小建中汤。误下则腹满，头眩，食则下清谷，甘草泻心汤。

渴

凡渴，问所饮欲冷欲热，欲多欲少。饮多而欲冷者，阳渴也。饮少而喜温者，阴渴也。阳明不甚渴，太阴乃大渴，有救肾，花粉、知母是也。有利小便，茯苓、猪苓是也。太阳无汗而渴，禁白虎汤。阳明汗多而渴，禁五苓散。大抵在表渴少，在里渴多，三阳或渴，不如三阴之甚也。渴欲饮水，稍稍与之。若不与无以解其枯燥，若过多恐成动悸。水结胸，咳呕恗哕，肿满下利等症，可不慎哉。

太阳汗后，烦渴，少少与水。若脉浮，小便不利，微热者，五苓散。六七日不解而烦，有表里证，渴欲饮水，水入即吐，名曰水逆，五苓散。桂枝汤汗后，烦渴，脉洪大，白虎加人参汤。阳明脉长微洪，无汗而渴，葛根解肌

汤。阳明恶热，自汗，面赤，谵渴，脉洪数，人参白虎汤加花粉、黄连。阳明腑证，谵黄狂渴，脉沉数，大承气汤。阳毒，目赤，唇焦，鼻如烟煤，渴而脉实，三黄石膏汤。少阳渴，小柴胡去半夏，加天花粉、葛根。少阴渴而下利，但欲寐，小便白，四逆汤。少阴渴，自利，纯青色水者，大承气汤。厥阴消渴，大热，甚则谵闭，舌卷囊缩，大承气汤。食少而渴，胃脉弱者，宜白术、茯苓。勿用凉药，益伤中气。

口燥舌干

干燥俱为热证，有因汗下后而得者，有不因汗下而得者。或和解，或微汗，或急下，或微下，当考兼见之症而施治。经谓咽干不可汗，以其多里证故也。

阳明便硬，舌干口燥者，调胃承气汤。少阳口苦舌干，小柴胡汤加天花粉、干葛。阳明身热，背恶寒，口燥舌干，白虎加人参汤。少阴口燥咽干，下利清水，色纯青，恐热消肾汁，大承气汤急下之。燥干脉沉，足冷者，多死。

呕吐

呕者，有物有声而渐出。吐者，无声有物而顿出。干呕者，有声而无物也。呕则或寒或热，吐则但寒无热。盖邪传里多呕证，生姜为呕家圣药，散逆气也。半夏为呕家要药，去痰水也。呕家，虽有阳明症，不可攻者，谓气逆尚未收敛，为实也。热者脉数烦渴，寒者脉迟逆冷。有水气者，先渴后呕，腹满怔忡。有脓血者，吐尽自愈，不烦治也。

初病起，即呕吐，寒伤胃也，藿香正气散。太阳与阳明合病，不下利，但呕者，葛根半夏汤。阳明呕吐，得汤反剧者，属上焦，葛根半夏汤。太阳与少阳合病，下利而呕，黄芩加半夏生姜汤。阳明有寒而呕，吴茱萸汤。发热，口苦，脉弦数而呕，或心烦喜呕，或胸胁满痛

寒热而呕，或日晡发热而呕，并用小柴胡汤加半夏、生姜。潮热便闭而呕，大柴胡汤。太阴腹满痛，脉沉，理中汤加藿香、姜、橘。少阴呕，肢冷，脉沉细，四逆汤加橘、半、生姜。厥阴吐涎沫，逆冷，脉沉微，茱萸四逆汤加橘、半。少阴欲吐不吐，但欲寐，五六日利而渴，小便白，四逆汤。似呕似喘，愦愦无奈，大橘皮汤主之。虚烦呕吐，竹叶石膏汤加姜、橘。先呕后渴，宜与水解，先渴后呕，为水停心下，茯苓半夏汤加姜、橘。呕而脉弱，小便利，身微热，厥冷者，多难治。四逆汤加生姜。

干呕

热在胃脘，心下痞结，故干呕。

太阳汗出，干呕，桂枝汤。少阴下利，干呕，姜附汤。表不解，心下有水气，身微热，干呕，微喘，或自利，小青龙汤。太阳头痛，心下痞，硬满，干呕，短气，汗出，不恶寒，此表解里未和也。十枣汤。膈上有寒饮，干呕，四逆汤。少阴下利，厥逆无脉，干呕而烦，白虎汤加猪胆汁。

噫气

《说文》云：饱食息也，俗作嗳。因胃弱而不和，虚气上逆也。

汗解后，心下痞硬，干噫食臭，胁下有水气，腹中雷鸣下利，生姜泻心汤。汗吐下后，心下痞满，噫气，不下利者，旋覆代赭石汤。虚而噫气，脉弱，神困，四君子汤加枳、桔、姜。

哕

古称哕者，即今所谓呃逆也。东垣以哕为干呕者，非也。多因胃寒，亦有胃热，不可不辨。病人烦躁，自觉热甚，他人按其肌则冷，此无根失守之火，非实热也，乃水极似火。若

不识此，而误用寒凉，下咽则败矣。可不谨乎。

吐下后，虚极得哕，胃中寒也，理中汤加丁香、半夏。阳明脉弦浮大，鼻干，发黄，小便难，潮热，时时哕，小柴胡汤。胃热，便硬，承气汤。胃虽热，便未硬，泻心汤。胃虚热而哕，橘皮竹茹汤主之。因痰而哕，半夏生姜汤。病人自觉热，他人扪其肌则冷，附子理中汤冷服，兼以硫黄乳香散嗅之，并灸期门、中脘、气海、关元。有瘀血而哕者，难治。

衄血

衄者，鼻中出血也。肺开窍于鼻，血得热则随火上逆，故杂症以衄为里热也。经曰：伤寒失汗致衄，与黄麻汤。六七日不大便，头痛有热，与小承气汤。小便清者，知不在里，仍在表也，当发其汗。邪解则血不拥盛而近上，故伤寒衄，为表热也。古人以血为红汗，故曰：夺血者毋汗。此为衄过多，或脉微者言也。成流者，不须服药，当与水解。点滴者，邪犹在经，当散其邪。经曰：少阴病，但厥无汗而强发之，必动其血，或从口鼻，或从目出，名下厥上竭，死症也。但头汗，而身无汗，亦衄症之逆。

太阳脉浮紧，不发汗，致衄者，麻黄汤。阳明口干，鼻燥，脉浮紧，必衄，黄芩汤。阳明漱水不欲咽，黄芩芍药汤。衄家脉微，犀角地黄汤。衄多不止，茅花汤加黄芩、黄连、墨汁。衄忌寒药，凉水过多，必成蓄血结胸，犀角地黄汤；重则桃仁承气汤。

吐血

失汗失下，蓄热而成吐血，亦或误汗误下所致。

凡服桂枝汤吐者，其后必吐脓血，黄芩汤。咽痛，吐血，面赤斑斑如锦纹，为阳毒，升麻

鳖甲汤。燥渴，吐鲜血，黄连解毒汤加丹皮、生地，吞四生丸。不渴，吐血如猪肝，理中汤加墨汁。

便脓血

便脓血，皆是传经热邪，或与微凉，或用疏导。阳证血色鲜红者易治，阴证血色如猪肝，迟而有力者可治，无力者难治。凡下血，脉小者生，身热脉大者多死。

阳明下血谵语，夜则见鬼，为热入血室，小柴胡汤加当归、生地、丹皮。少阴下利脓血，桃花汤。色紫黑，理中汤主之。

蓄血

当汗不汗则为血结胸，腹硬满，手按则痛。若小便不利，水与气也。若小便自利，为有蓄血。许学士云：蓄血在上，其人喜忘。血在下，其人如狂。屎血身黄，必蓄血。

太阳不解，热结膀胱，其人如狂，桃仁承气汤。阳明病喜忘，大便黑为蓄血。在上，犀角地黄汤；在中，桃仁承气汤；在下，抵当汤。

胸满胁满腹满少腹满

邪气传里，先自胸而胁，以次入腹也。故胸满多带表证，胁满多带半表半里，腹满多里证，少腹满非溺即血也。盖身半以上，同天之阳。身半以下，同地之阴。故在上满者，无形之气也。在下满者，有形之物也。在上者因而越之，故胸满宜吐。在下者引而竭之，故腹满宜下。俱有阴阳之辨，不可不察。

下后脉促胸满，桂枝去芍药汤。太阳与阳明合病，喘而胸满，麻黄汤。汗下后，烦热胸满，栀子豉汤。胸满，气上冲喉，不得息者，此胸中有寒痰，瓜蒂散。胸满胁痛，小柴胡汤。太阳不解，传入少阳，胁下硬满，干呕，寒热，

脉沉紧，小柴胡汤。太阳下利，呕逆，汗出，头痛，胸胁硬满，不恶寒，表解里未和也，十枣汤。胸胁腹满，唇青厥冷，脉沉细，此生冷伤脾，理中汤去参、术，加香附。胁下素有痞，连在脐旁，痛引少腹，入阴筋者，名脏结，死。腹满不减，为里实，大柴胡汤。腹满时减，为里虚，理中汤加木香、厚朴。太阴误下，腹满痛，桂枝芍药汤。痛甚，桂枝大黄汤。阳明潮热，谵渴喘秘满，大柴胡汤。大实大满，承气汤。哕而腹满，小便难，小柴胡加茯苓。三阳合病，腹满，身痛，难转侧，谵语，口中不仁，小柴胡汤。少阴六七日不大便，腹满胀痛，土不胜水，辘辘有声，小半夏茯苓汤加桂。腹满身痛，先以四逆汤温里，后以桂枝汤攻表。

小腹痛，小水自利，膀胱血结，其人如狂，桃仁承气汤。太阴身黄，小腹满，小便难，五苓散。阴寒，小腹满痛，茱萸四逆汤，甚者灸关元。厥冷，脉沉小，腹满痛，冷结膀胱，四逆汤。生姜捣去汁，炒热揉熨，或满或痛，或痰或食，或寒或气，俱用此法，神良。

结胸痞

经曰：病发于阳，而反下之，热入因作结胸。病发于阴，而反下之，因作痞。以下之太早故也。成注云：无热恶寒发于阴，误矣。无热恶寒是为阴证，岂有误下之理，又岂止作痞而已哉。仲景所谓阴阳者，指表里而言。在表当汗，而反下之，因作结胸。病虽在里，尚未入脐，而辄下之，因作痞也。结胸有大小、寒热、水血、食痰八者之异，而痞则所传犹浅，但一味气凝耳。若未经下者，不名结胸。或痰、或食、或热，随症治之。

不按自痛，为大结胸，大陷胸汤。按之乃痛，为小结胸，小陷胸汤。烦渴，便闭，为热结胸，大陷胸汤加黄连。不热渴，小便清白，为寒结胸，枳实理中汤。怔忡头汗，无大热，揉之有声，为水结胸，半夏茯苓汤。胸满痛，

漱水不咽，喜忘如狂，大便黑，小便利，为血结胸，犀角地黄汤。脉滑喘嗽为痰结胸，黄芩半夏生姜汤加枳实。气口脉大为食结胸，小陷胸汤加枳实、厚朴。结胸兼斑黄狂呃者最重，脉沉小者死。结胸症具，烦躁甚者死。

误下成痞，俟表证罢而后可下，柴胡枳桔汤。恶寒，汗出痞满，附子泻心汤。表未解，心下满，名支结，柴胡桂枝汤。热甚而痞，大黄黄连泻心汤。寒多热少，半夏泻心汤。

发斑

斑者，胃经热毒也。下之太早，热气乘虚入胃，乃致发斑。下之太迟，热气留中不散，亦令发斑。胃主肌肉，故微微隐起，实无头粒。小者如芝麻，大者如芡实。轻者如星布，重者如锦纹。鲜红者为胃热易治，紫者为热甚难治，黑者为胃烂必死。斑有六证，一曰伤寒，二曰时气，三曰温毒，四曰阳毒，五曰内伤寒，六曰阴证。此外惟有发疹，颇类斑证，但疹属肺家，肺主皮毛，故有头粒尖起。惟瘾疹亦如锦纹，而无头粒，尤为难辨。然疹为肺症，必兼鼻塞流涕，咳嗽声重为异耳。疹脉多浮大，斑脉多洪数。疹多发于病之首，斑多发于病之尾，自不同也。独有时气发斑，亦是病起便见。贵乎临症精思而熟察之。嗟乎！斑症之发，反掌生杀，余每深考，似有独得，故以下辨论最悉尔。

一曰伤寒发斑。固当汗不汗，当下不下，或未当下而早下，则热蕴于胃而发斑也。身温足暖，脉洪数有力者易治。脉沉足冷，挟虚者难治。斑欲出未出，升麻葛根汤发之。紫黑者，上方加紫草草。脉虚者，上方加人参。斑已出，不宜再发，恐伤其气也。烦渴热盛，脉洪数者，犀角大青汤。谵语，便硬，大柴胡汤加芒硝。麻黄发表，则增斑烂，承气攻里，则必内陷，故古有明禁也。大青为化斑要药，如无，以大蓝叶代之。凡发斑避忌香臭，与痘疮同。凡已

出未出之时，切不可投寒凉之剂，吃生冷物，恐冰凝其毒，不得发泄也。挟虚者。必先助真气，往往拘泥而不敢补者，多致不救。

二曰时气发斑。四时不正之气，人感之则寒热拘急，或呕逆，或烦闷，或头痛，鼻干，不眠，皆斑候也。鲜红稀朗者吉，紫黑稠密者凶。重者发热二三日便出，轻者发热三四日而出也。必察元气虚实，脉来有力无力为主。如虚者，先以参胡三白汤助元气。斑未透者，升麻葛根汤，热甚加紫草。稠密咽肿，甘草、桔梗、玄参、知母、升麻、犀角、黄连。斑出呕逆，陈皮、半夏、茯苓、黄连、甘草、生姜。

三曰温毒发斑。或犯春令温邪而发，或犯冬令寒邪，至春始发。或冬有非时之温，皆名温毒。治例大抵与伤寒同法。但冬令寒而闭藏，春令温而发皇，小有分别。斑将出未出，咳闷呕吐，葛根橘皮汤。斑已出，宜用黑膏，或犀角大青汤化之。受邪于春，病发于夏，亦同此例。

四曰阳毒发斑。大热狂言，目赤鼻黑，斑欲出未出，须凉以解之，干葛、升麻、紫草、大青、陈皮、甘草。斑紫烦渴，三黄石膏汤加犀角、大青。阳毒发斑，或成脓疮，蜜煎升麻涂之。

五曰内伤寒发斑。暑月纳凉太过，食冷太多，内外皆寒，逼其暑火，浮游于外而为斑。不过数点，身无大热，脉来沉涩，调中汤去麻黄、桂枝，加厚朴、干姜、香薷、扁豆。

六曰阴证发斑。状如蚊迹蚤痕，手足多而胸背少，其色淡红，稍久则为微黄，病人安静，脉来沉细。此因元气素虚，或多房事，或寒凉太过，遂成阴证。乃寒伏于下，逼其无根失守之火，熏灼肺胃，传于皮肤，升麻、藿香、陈皮、甘草、人参、熟附子、生姜。得温补之剂，阳回而阴火自降，此治本不治标也。然而此症，根本既拨，吉少凶多，惟老成炼达者，拾救四五。病家医家，临斯症者，顾可忽乎哉。

发黄

黄者，中央土色也，故属阳明太阴之症。湿热交并，必发身黄，如夏月蓓曲，因湿热而生黄也。湿胜者，一身尽痛，色如熏黄而晦。热胜者，一身无痛，色如橘黄而明。更有蓄血，亦能发黄，但兼小腹硬，小便自利，其人如狂耳。发黄，鼻出冷气，寸口近掌无脉者死。黄而直视摇头为心绝，黄而环口黧黑为脾绝，皆不可治也。

瘀热在里，头汗，渴，小便难，汗不得越，如橘之黄且明，大便闭者。茵陈蒿汤。小便难者，五苓散加茵陈、山栀。湿热发黄，一身尽痛，小发难，色如熏黄之暗，胃苓汤加茵陈。大便闭者，茵陈蒿汤。寒湿发黄，身疼发热，头痛鼻塞而烦，脉大，瓜蒂散搐鼻取水，或用防风、葛根、苍术、茵陈、桔梗、甘草、陈皮、生姜，煎服取微汗。痞气发黄，半夏泻心汤加茵陈、枳实。小便难者，茵陈五苓散加山栀。结胸发黄，陷胸汤加茵陈。蓄血发黄，小腹满痛，小便利，大便黑，如狂，脉沉，桃仁承气汤。内伤寒发黄，调中汤加茵陈，逆冷者加附子。阴证发黄，脉沉迟，肢冷，气促，呕闷，或面赤足冷，阴躁欲坐泥水井中，轻者用理中汤加茵陈，重者用四逆汤加茵陈。凡治阴黄，须热汤温之，或以盆盛汤，令病人坐于上，布蘸热水，搭其黄上乃愈。

发狂

热毒在胃，并于心则狂，乃邪热之极也。狂之发作，少卧不饥，妄语笑妄，起行登高而歌，弃衣而走，甚则杀人，不避水火，骂詈不辨亲疏，悲怒号哭，逾垣上屋，皆独阳亢极，非大下之不能已也。狂言，目反视，为肾绝，汗出复热，狂言不能食，皆死症也。发狂奔跳，势不可遏。倾好醋于火盆，令气冲于病人鼻内，又将姜汁喷其头面，及身上，及手足即定，方

可察其阳狂阴躁。揭开床帐，放入爽气，随用铜镜按在心胸，热甚者，将硝一斤，研细，凉水一盆，青布方一尺者四五块，浸于硝水中，微搅半干，搭在病人前心后心，顿易冷者，得睡与汗乃愈。

大渴，目赤，唇焦，舌干，齿燥，脉实，狂妄，大承气汤急下之。脉浮无汗，医以火逼取汗，必惊狂，桂枝汤去芍药加蜀漆龙骨牡蛎救逆汤。汗家重发汗，必恍惚心乱，小便已阴痛，禹余粮丸。太阳病六七日，表证仍在，脉微而沉，反不结胸，其人发狂者，以热在下焦。少腹当硬满，小便自利，下血乃愈。所以然者，以太阳随经，瘀热在里故也。抵当汤。太阳病不解，热结膀胱，人如狂，血自下者愈。外不解，尚未可攻，当先解外。外已解，但少腹急结者，乃可攻之。桃仁承气汤。身黄，脉沉结，少腹硬，小便自利，其人如狂，血证谛也。抵当汤。阴证发躁，欲坐泥水井中，面赤，足冷脉沉，不能饮水，霹雳散冷服。身微热，面赤足冷，脉举之数大，按之无力，此虚阳伏阴而躁。人参四逆汤冷服。

按：狂之为症，多属实热，非大承气大下之，安能已乎。如脉无力者，宜三黄石膏汤清之。至于蓄血证，但如狂，非真狂也。由于当汗不汗，或汗迟，或脉盛，汗微，或覆盖不周而汗不透，太阳之邪，无从而出，故随经入腑，血结膀胱。外症既解，方可攻下。若夫阴躁，真气败坏，虚阳上越，乃阴盛格阳。庸医不察脉之浮盛沉衰与不能饮水，见其面赤身热，误与凉剂，则立毙矣。大抵此证，肌表虽热，重按之，则冷透手矣。然阴躁一证，十中止救二三。惜乎！昧者不识，识者忧谗，束手待尽，良可痛也。

惊悸

心之所主者，神也。神之所依者，血也。心血一虚，神气失守，则舍空而痰水客之，此

惊悸之所由作也。惊者，惕惕然不宁，触事易惊，气郁生痰也。悸者，筑筑然跳动，盖以心虚则停水，水居火位，心实畏之，故怔忡不能自安也。

伤寒八九日下之，胸满烦惊，小便不利，谵语，一身尽重，柴胡加龙骨牡蛎汤。火劫汗，亡阳，惊狂，桂枝去芍药加蜀漆龙骨牡蛎救逆汤。二三日悸而烦者，小建中汤。脉代结，心动悸，炙甘草汤。汗多叉手冒心，悸欲得按，桂枝甘草汤。汗后脐下悸，欲作奔豚。此心虚而肾气发动，茯苓桂枝甘草大枣汤。太阳病，汗出不解，发热心悸，头眩，身瞤动，振振欲擗地，真武汤。少阳耳聋，目赤，烦满。不可吐下，吐下则悸而惊。救逆，小柴胡去黄芩，加茯苓。五六日往来寒热，胸胁满，嘿嘿不饮食，心烦悸，喜呕，微热，或咳，小柴胡汤。脉弦细，头痛，发热，属少阳。不可汗，汗则谵语。胃不和，则烦而悸，调胃承气汤。少阴病，四逆而悸，或小便不利，或腹痛，泄利，四逆散。厥而悸者，宜先治水，茯苓甘草汤。霍乱心悸，理中丸加茯苓。

按：惊与悸，虽有分别，总皆心受伤也。因阳气内弱，法当镇固。因水饮停留，法当疏通。饮之为患，甚于他邪，虽有余邪，必先治水。盖以水停心下，无所不入，侵于肺为喘，传于胃为呕，溢于皮为肿，渍于肠为利，故治不可缓。经曰：厥而悸者，宜先治水。夫莫重于厥，犹先治水，况其他乎。

振战栗

振者，身微动，正气虚寒也。战者，身大动，邪正相争也。栗者，心动，邪气胜也。振为轻而战为重，战在外而栗在内也。

吐下后，心下满，气上冲，头眩，脉沉紧，发汗则动经，身为振摇，茯苓桂枝白术甘草汤。太阳病，汗后仍热，心悸头眩，肉瞤身振，真武汤。

按：经云：下后复发汗，及亡血家误汗，必为寒振，内外俱虚也。又曰：表气微虚，里气不守，邪中于阴则栗，乃知振摇之症。大抵属虚。《素问》曰：寒邪伤人，使人毫毛毕直，鼓颔战栗。此素有邪，当发其汗。仲景云：脉浮而紧，按之反芤，此为本虚，当战汗而解。又三部脉，浮沉迟数同等，必战汗而解。若脉浮数，按之不芤，其人不虚，汗自出而解，不发战也。外不战，但内栗者，阴中于邪也。凡伤寒欲解，则战而汗出，此邪不胜正也。若正不胜邪，虽战无汗，为不可治矣。

筋惕肉瞤

汗多亡阳，津液枯而筋肉失养，故筋惕惕而跳，肉瞤瞤而动也。

脉微弱，汗出恶风，误服大青龙汤，则厥逆，筋惕肉瞤，真武汤。太阳病，已汗仍发热，头眩，身瞤振，真武汤，或人参养荣汤。吐下后，复发汗，虚烦，脉微，心痞，胁痛，气冲眩冒，动惕，久而成痿。桂枝苓术甘草汤。

大抵此证，因于汗者，十有七八。不因于汗，素禀血虚，邪热搏血，亦见此症，又有未尝发汗，七八日筋惕而肉不瞤，潮热，大便闭，小便涩，脐旁硬痛，此燥屎也。大柴胡下之。一虚一实，治法相悬。临证者，可以不详察乎。

瘛疭

瘛者，筋脉急而缩。纵者，筋脉缓而申。一申一缩，手足牵引搐搦，风主动摇故也。

汗下后，日久瘛疭。此虚极生风，小续命汤加减。不因汗下瘛疭，羌防芩连天麻、四物之类。汗出露风，汗不流通，手足搐搦，牛蒡根散。风温，被火劫，发微黄色，瘛疭。葳蕤汤。

肝为风木之脏而主筋，风火搏捵，多患瘛疭。当平肝降火，佐以和血。有痰者，二陈竹

沥为主。属虚者，补中益气为先。如应用小续命者，有汗去麻黄，无汗去黄芩，此常法也。若戴眼上视，汗出如珠，凝而不流，太阳绝也。又有四肢褒褒，动而不已，似瘛疭而无力抽搐者，肝绝也。汗下过度，日久变出者，多不可治。

胃实不大便

有大便不通，有大便难，有大便硬，皆阳明胃实之候。

六七日不大便，头痛有热，与承气汤。小便清者，知不在里，仍在表也。桂枝汤。阳明病，无汗而喘，麻黄汤。阳明病，胁下硬满而呕，舌上白苔，小柴胡汤。阳明病，过十日脉浮，小柴胡汤。阳明病，自汗，若发汗，小便自利者，津液内竭，虽硬不可攻，蜜煎导之。阳明病，潮热不大便，少与小承气，不转失气者，无燥屎不可攻。转失气者，有燥屎可攻。大承气汤。阳明病，不吐不下，心烦。调胃承气汤。阳明小便不利，大便乍难乍易，时有微热，喘冒不卧，有燥屎也。大承气汤。伤寒六七日，目中不了了，睛不和，无表里证大便难，身微热。大承气汤急下之。脉浮则胃气强，脉涩则小便数，浮涩相搏，大便则难，其脾为约。麻仁丸。阳明症喜忘，大便色黑，必有蓄血。抵当汤。无表里证，下后脉数，不解，善饥，六七日不大便者，有瘀血。

按：仲景或曰：阳明潮热不大便，与小承气。不转失气者，初硬后必溏，不可攻之。此胃中初热，未作实者也。或曰：太阳病下之腹满，初硬后必溏，此虚热在上，无燥屎者也。或曰：阳明病，中寒不能食，小便不利，手足濈然汗出，欲作痼瘕。初硬后必溏，以水谷不分也。或曰：小便少者，服承气汤。若不大便六七日，小便少者，初硬后必溏。须小便利，屎必硬，乃可攻之。乃知仲景测大便法，皆以小便验之。然小便利，屎必硬，固为可攻。亦

有小便利，大便硬，而不可攻者。何也？阳明自汗，或发汗，小便自利，此津液内竭，虽硬不可攻，待其自欲大便，与蜜煎导之。夫胃虽实，有表者汗之。半表半里者和之。不因胃实便下也。此仲景心法，精考详求，自无妄下之误矣。

自利

自利者，不因攻下而自利，俗名漏底是也。六经皆有自利，表里寒热，治各不同。

太阳表不解，心下有水气，干呕，发热而咳，或渴，或利，或小便不利，少腹满，或喘，小青龙汤。太阳与阳明合疾，必自下利，葛根汤。太阳病，外症未除，而数下之，遂挟热而利，心下痞硬，表里不解，桂枝人参汤，太阳与少阳合病，自利，黄芩汤。若呕者，黄芩加半夏生姜汤。太阳少阳并病，而反下之，成结胸。下利不止，水浆不下，其人心烦，生姜泻心汤，或小陷胸汤。太阳病，反下之，利遂不止。脉促者，表未解也。喘而汗出，葛根黄芩黄连汤。太阳病二三日，不能卧，心下必结，脉微弱者，本有寒也。反下之，若利止，必结胸。未止者，四日复下之，此协热利也。黄芩汤。硬满呕烦，下之痞益甚。胃虚气逆也。甘草泻心汤。汗解后，心下痞，干噫食臭，胁下有水气，腹中雷鸣下利，生姜泻心汤。太阳下利，头痛，心下痞，胁下痛，干呕，短气，汗出，不恶寒。此表解里未和也。十枣汤。十三日过经谵语者。热也。当下之。若小便利者，大便当硬，而反下利，医以丸药下之。非其治也。自利者，脉当微，今反和者，内实也。调胃承气汤。下后利不止，身痛者，急当救里，四逆汤。身痛，便调，急当救表，桂枝汤。下利心痞，复下之，利不止，治以理中，利益甚。理中者，理中焦，此利在下焦。赤石脂禹余粮汤。过经十余日，欲吐，胸中痛，大便反溏，微满微烦，调胃承气汤。已上皆太阳。阳明病，

潮热，大便溏，胸胁满，小柴胡汤。无表里证，发热七八日，脉虽浮数，可下。下后脉数不解，而利不止，必便脓，黄芩汤、柏皮汤。阳明少阳合病，必下利，其脉不滑而数，有宿食也。大承气汤。脏结，如结胸状如故，时时下利，寸脉浮，关脉小细沉紧，舌上苔滑者，难治。已上皆阳明。十三日不解，胸胁满而呕，日晡潮热，微利。此本柴胡症，下之不利。今反利者，误以丸药下之也。潮热者，实也。先以柴胡解外，复以柴胡加芒硝。此条当属少阳。自利，不渴，属太阴，脏有寒也。四逆辈。太阴病，脉弱自利，设当行芍药大黄者，宜减之。以胃弱易动故也。脉浮而缓，手足温者。当发身黄。若小便利者，不发黄，至七八日，虽暴下利，必自止。以脾家秽腐当去故也。平胃散加穿山甲。已上皆太阴。少阴病，欲吐不吐，但欲寐，五六日自利而渴者，少阴虚，故引水自救。若小便色白者，下焦虚寒，四逆汤。少阴病，下利咽痛，胸满心烦。猪肤汤。少阴病，四逆，泄利下重。四逆散。少阴病，下利六七日，咳而呕渴，心烦不眠，猪苓汤。少阴病，下利清水，纯青，心下痛，口干燥，大承气汤急下之。少阴腹痛，小便不利，下利脓血，桃花汤。少阴病，腹痛，小便不利，肢重而痛，自下利者，此为水气。或咳或呕，或小便利者，真武汤。少阴病，下利清谷，里寒外热，厥逆脉微，反不恶寒，面赤，或腹痛，或干呕，或咽痛，或利止脉不出，通脉四逆汤。少阴病，下利脉微，与白通汤。利不止，厥逆无脉，干呕烦者，白通加猪胆汁。服汤后，脉暴出者死，微续者生。少阴病，脉紧至七八日自利，脉微手足反温，脉紧反去者。为欲解也。必自愈。少阴病，脉沉微欲卧，汗出而烦，欲吐自利，烦躁不寐者，死。少阴病，利止，眩冒者死。少阴病，恶寒，身蜷而利，手足逆冷者死。已上皆少阴。下利欲饮水者，热也。白头翁汤。厥阴病，脉浮而迟，表热里寒，下利清谷，四逆汤。大汗出，热不去，内拘急，四肢疼，下

利，厥逆恶寒，四逆汤。下利清谷，不可攻表，汗出必胀满，四逆汤。下利，脉沉迟，面少赤，身微热，下利清谷者，必郁冒汗出而解，下虚必微厥，四逆汤。发热下利，厥逆，躁不得卧者，死。发热下利，厥不止者死。汗不止者，亦死。下利脉反实者死。已上皆厥阴。

按：下利有寒热之分，最宜详辨。凡寒泻者，口不燥渴，脐下多寒，小便清利，脉来沉迟细软无力，完谷不化，粪色淡白，或淡黄色，或如鹜溏，或身虽热，手足逆冷，皆为寒也。凡热泻者，口必燥渴，脐下多热，小便黄赤，或涩而不利，脉来数大，或浮，或滑，或弦，粪色焦黄，或热而臭，或粪出声响，得凉药与冷饮则减，得热药与热饮则增，皆为热也。热泻亦有邪热不杀谷者，与寒泻之完谷不化相似，当以他症，及脉色辨之。身不热，手足温者，属太阴经。身体四逆，属少阴厥阴二经。身热者，皆属阳明经。然利有反发热者，不可因其热，遂以为阳也。未可下而早下之，内虚热入，名为挟热下痢。凡胃虚脉弱，热渴自利者，必用四君子汤。如发热者，四君子加柴胡、黄连。若腹满，小便不利，五苓散合理中汤。呕则加藿香、半夏、陈皮、生姜，湿则加苍术，胀则加厚朴，腹痛加芍药、木香。如脉浮者，表邪未解，小青龙去麻黄，加芫花，此散表兼治水也。凡下利，不可发汗，当先治利，利止则正气复而邪自解。盖因利内虚，若误汗之，则内外皆虚，变证危殆。

腹痛

邪传于里，与正气搏则为腹痛。太阳经，无腹痛症。少阳经，有胸胁痛而无腹痛。阳明经，腹满而痛，此为里实。三阴下利清谷而腹痛者，此为里寒。太阴腹痛当分虚实。肠鸣泄泻而痛者，虚也。便秘按之转痛者，实也。

伤寒，阳脉涩，阴脉弦，当腹中急痛，先与小建中汤。不瘥者，与小柴胡汤。胸中有热，

胃中有邪，腹痛呕吐，黄连汤。往来寒热，胸胁满，烦呕腹痛，小柴胡汤。阳明病，不大便五六日，绕脐痛，烦躁，此有燥屎，大承气汤。大下后，六七日不大便，烦而腹痛，有宿食也。大承气汤。发汗不解，腹满痛，急下之。大承气汤。少阴病，二三日不已，至四五日，腹痛，小便不利，肢重自利，此有水气。真武汤。少阴病，下利清谷，里寒外热，厥逆脉微，反不恶寒，面赤腹痛，通脉四逆汤。少阴病，四逆，或咳或悸，或小便不利，腹痛泄利，四逆散。少阴病，腹痛，便脓血，桃花汤。厥阴四五日腹痛，若转气下趋少腹者，欲下利也。四逆汤。

按：腹痛，有虚，有实，有寒，有热，有食，有血，当详辨之。可按可揉而软者，虚也。不可揉按而硬者，实也。身无大热，口中不渴，喜饮热汤者，寒也。身热口渴，喜饮凉水者，热也。噫气恶食，气口脉实者，食也。痛有定处，而不动移，或胁，或小腹硬满，小便利，大便黑者，血也。大抵脉大而有力者，可凉可下。脉沉而无力者，宜补宜温。更以症参之，百不失一矣。

谵语

谵语者，妄有所见，呢喃而语，不伦于理也。多言，稍有次第者，独语如见鬼者，睡中呢喃者，皆热之轻也。音声高厉，言之不休者，热之重也。狂言叫喊，骂詈不辨亲疏，神明昏乱，热之最甚也。皆因胃中热盛，上乘于心，心为热冒故也。脉短则死，脉和则愈。又身微热，脉浮大者生。逆冷，脉沉者死。或气逆喘满，或气下夺而自利，皆为逆也。

阳明病，谵语，潮热，脉滑而疾，与小承气汤。转矢气者，更服。不转矢气者，勿服。阳明病，谵语潮热，反不能食，必有燥屎，大承气汤。阳明病，汗多胃燥，便硬则谵语。小承气汤。脉浮自汗，微恶寒，挛急，误与桂枝攻表，胃不和而谵语，调胃承气汤。三阳合病，腹满，身重，口中不仁，面垢遗尿，自汗，谵语，白虎汤。伤寒四五日，脉沉，喘满，沉为在里，反发其汗，津液越出，大便为难，表虚里实，久则谵语。大承气汤。脉弦头痛，发热，属少阳，不可汗，汗则谵语，汗多亡阳，谵语，不可下，柴胡桂枝汤，和营卫以通津液自愈。下后，胸满烦惊，小便不利，谵语，一身尽痛，柴胡加龙骨牡蛎汤。热入血室，在男子阳明病，下血谵语。小柴胡汤加黄连、瓜蒌。妇人中风，发热恶寒，经水适来，昼则明了，暮则谵语，小柴胡汤加生地黄、丹皮、当归。十三日过经不解，谵语者热也。当以汤下之。小便利者，大便当硬，而反下利，脉调和者，知以丸药下之，非其治也。若自利者，脉当微厥。今反和者，内实也。调胃承气汤。下利谵语，脉滑数，有燥屎也。此汤饮傍流，所利皆稀水，可下之。承气汤。气虚独言，脉无力者，补中益气汤。虚则郑声，盖郑重频烦，语言谆复也。谓止将一事，频烦谆复，不能如谵语之数数更端也。成注为郑卫之声，误矣。四逆脉微，郑声，四君子汤。甚者参附汤送黑锡丹。

按：实则谵语，虚则郑声。二者本不难辨，但阳盛里实，与阴盛格阳，皆致错语，须以他症别之。如身热，烦渴，大便闭，小便赤，乃阳盛里实也。小便清白，大便洞泄，发躁，乃阴盛格阳也。

小便不利

因汗而小便不利者，津液亡于外也。因下而小便不利者，津液耗于内也。痞证，或发黄，及热病而小便不利者，皆热郁所致也。

伤寒表不解，心下有水气，干呕，发热而咳，小便不利，少腹满，或喘，小青龙汤去麻黄，加茯苓。太阳病，大汗后，胃干，烦躁不眠，欲饮，小便不利，脉浮者，五苓散。不浮者，猪苓汤。太阳病，饮水多，心下悸，小便少，茯苓甘草汤。太阳发汗，遂漏不止，则恶风，小便难，四肢难屈伸，桂枝加附子汤。身

黄，小腹硬，脉沉结，茵陈汤。表未解，反下之，不结胸，但头汗出，小便不利，必发黄，茵陈汤，或栀子柏皮汤。小便不利，大便乍难乍易，微热，喘冒不能卧，有燥屎也。大承气汤。少阳往来寒热，胸胁满，不欲食，心烦喜呕，或心下悸，小便不利，小柴胡汤。八九日下之。胸满烦惊，小便不利，谵语，身重，柴胡加龙骨牡蛎汤。少阴小便不利，大便自利，腹痛，四肢沉重，有水气也。真武汤。厥阴小便不利，关节疼痛，汗出恶风，身肿者，属风湿。甘草附子汤。厥阴少阴寒闭，或灸气海，或行葱熨法。

按：仲景大法，在太阳证，脉浮用五苓散，不浮用猪苓汤。二方皆以猪苓、茯苓、泽泻为主，但五苓散，加白术与桂，辛甘为阳也。猪苓汤，加阿胶、滑石，甘寒为阴也。阳明热黄，与栀子柏皮汤。胁痛身黄，与小柴胡汤。少阴有水，则行真武。厥阴寒秘，则行四逆。其汗多亡阳者，以桂枝加附子汤。后世以渴者与八正散，不渴者与知柏地黄，补仲景之未备也。大都汗多者，津液外泄，小便因难，不可利之。恐重亡其津液，待汗止小便自行也。又有热甚而小便仍利者，勿妄利之。恐引热入于膀胱，往往变为蓄血也。

小便自利　小便数

小便自利，有在表者，有在里者，有因热者，有因寒者。六经俱有此症，宜详考而条分之。小便数者，频欲去而不多也。在三阳经有表里之分，在三阴经并无此症。不可不详辨也。

太阳病六七日，表证仍在，脉微而沉，反不结胸，其人发狂，以热在下焦，小腹硬满，小便自利，抵当汤。伤寒有热，应少腹满，小便不利。今反利者，为有血也。宜抵当丸。不宜他药。十三日，过经谵语，小便利，大便亦利，脉反和，调胃承气汤。不大便六七日，小便少者，初硬后溏，未可攻。如小便已利，大

承气汤。阳明自汗，更发汗，小便自利，为津液内竭。屎虽硬，不可攻。蜜煎导。小便自利而大汗，下利清谷，内寒外热，脉微欲绝。四逆汤。脉浮自汗，小便数，心烦微恶寒，脚挛急，慎不可行桂枝汤，甘草干姜汤，芍药甘草汤。脉浮而涩，浮则胃气强，涩则小便数，浮涩相搏，大便则难，其脾为约。麻仁丸。太阳汗吐下后，微烦，小便数，大便因硬。小承气汤和之则愈。

按：小便不利者，初硬后溏，未可下。小便已利而汗多，津液已竭，不可下。小便不利而小腹硬者，溺也。当渗泄之。小便利而少腹硬者，非血则屎也。当疏利之。发黄而小便利，则为可治。腹满而小便利，则为欲解。湿热而小便利，则不能发黄。发谵语至循衣摸床，小便利，为可治，则小便之当察也审矣。小便数者，太阳阳明，治各有条。若肾虚有热者，生脉散，加知、柏、莲子。脾肾俱虚者，补中益气，加生脉、知、柏，而法无遗用矣。

遗溺

遗溺者，小便自出而不知也。夫膀胱所以潴水者也。下焦故不能约摄也。

三阳合病，腹满，身重，口中不仁，面垢，谵语，遗尿，白虎汤。邪中下焦，阴气为栗，足冷遗溺，四逆汤。太阳病，火熨其背，大汗，谵语，振栗，下利，欲小便不得，反呕而失溲，此为欲解。遗溲狂言，目反直视，此为肾绝。

按：阳证热甚，神昏而遗尿者易治，阴证逆冷，脉微而遗尿者难治。宜益智桂附以温其下。若厥阴囊缩逆冷，四逆加吴茱萸。汗下后阴虚，宜参、芍、术、草、知、柏。经曰：水泉不止者，膀胱不藏也。肾虚，则膀胱之气，不能约束也。东垣又谓遗溺属肺虚气陷，宜补中益气，合生脉、知、柏。更以他证，及色脉详之，则自无遁情矣。

口苦咽干　口干舌干

咽通六经，口为脾窍，舌为心苗，津为肾液，俱属热而无寒也。惟误汗下及虚人久病者，方与温经耳。有因汗下者，有不因汗下者，或和或解，或微汗，或微下，或急下，当考兼见之症而为施治也。

太阳咽干，不可发汗，津液竭也。脉浮自汗，小便数，心烦，微恶寒，脚挛急，本桂枝附子症，反与桂枝汤攻表，便厥，咽干，烦躁，吐逆，甘草干姜汤。吐下后不解，表里俱热，恶风，大渴，舌干而烦，白虎加人参汤。太阳病，重发汗，复下之，不大便五六日，舌燥干，日晡潮热，心腹硬满痛，大陷胸汤。阳明病，口干燥，漱水不欲咽，必衄，犀角地黄汤。阳明汗下后，口干舌燥渴，白虎加人参汤。少阳口苦，咽干，目眩，小柴胡汤。少阴自利，清水，色纯青，心下痛，口干燥，急下之。大承气汤。少阴病，二三日，便口燥咽干，急下之。大承气汤。

按：《活人》谓脾热则津枯，固矣。然白虎汤症，言表里俱热，则三阳俱矣。口燥咽干，及自利纯青，皆急下者。救少阴也。脉沉者，附子汤，加知、柏、门冬、五味、花粉。汗下后，大虚脉微，古人尝以补中益气，合生脉、知、柏，安可专主脾热一症哉。

眩

眩者，目黑暗而无常主也。脑髓空虚也。眩冒者，昏冒也。少阳口苦咽干目眩，邪渐入里而表中阳虚也。太阳少阳并病，眩者，虚也。头眩与眩冒皆由汗吐下后，阳虚也。阳明中风头眩，不恶寒，此为风也。若言乱目眩，即为死症。

吐下后，逆满，头眩，脉沉紧，发汗则动其经，身为振摇，茯苓桂枝白术甘草汤。吐下后，脉微，心下痞硬，胁痛，气上冲，眩冒动

惕，久而成痿。真武汤。阳明病，但目眩，不恶寒，葛根汤加天麻、川芎。少阳病，口苦咽干，目眩，小柴胡汤加天麻、川芎。动气在左，误汗则头眩，汗不止，筋惕肉瞤，小建中汤。少阴下利止，而眩冒者，死。

咳嗽

有声无痰者，咳也。有声有痰者，嗽也。肺主气，肺伤则气逆而咳，或寒或热，或表或里，或半表半里，或停饮，各当分剖。古云：咳为肺疾，发散则愈。然亦有不可发散者，如经曰：咳而小便，不可发汗，发汗则肢厥。又曰：咳而发汗，蹹而苦满，腹坚为逆是也。

太阳表不解，心下有水气，干呕喘咳，小青龙汤。少阳往来寒热，胸胁满，嘿嘿不欲饮食，心烦呕咳，小柴胡去人参，加五味子、干姜。少阴病，四逆而咳，四逆散加五味子、干姜。少阴病，下利，咳而呕渴，心烦不眠，猪苓汤。少阴病，腹痛，小便不利，肢重痛，自下利，为有水气，其人咳者。真武汤加五味子、细辛、干姜。

按：表寒咳嗽者，三拗、麻黄。里热咳嗽者，栀、芩、桑、杏。少阳咳嗽，小柴胡加五味、干姜。胸中痞满，枳、桔、瓜、杏。阴证脉沉，四逆加五味。细阅仲景治例，不分阴证阳证，必用五味、干姜。盖干姜辛温，散肺家逆气。五味甘酸，收肺家浮气故也。

喘

肺主气，形寒饮冷则伤肺，故气逆上行，急迫而张口抬肩，是名为喘。或水寒射肺者，或邪在表者，或邪在里而喘，心腹必濡而不坚。若腹满即为可下。至于汗出如油，喘而不休，及直视谵语而喘满者，皆死症也。

太阳病，无汗而喘，麻黄汤。太阳与阳明合病，喘而胸满，不可下。麻黄汤。表不解，

心下有水气，干呕而喘，小青龙汤。汗后饮水多，必喘，小青龙汤加杏仁、猪苓。喘家有汗，桂枝汤加厚朴、杏仁。汗下后，不可更行桂枝。若汗出而喘，无大热者，麻黄杏仁甘草石膏汤。太阳病，桂枝证，医反下之，利遂不止。脉促者，表未解也。喘而汗出，葛根黄芩黄连汤。阳明口苦咽干，腹满微喘，发热恶寒，脉浮紧，麻黄汤。阳明脉浮紧，咽燥口苦，腹满而喘，发热汗出，不恶寒，反恶热，身重，白虎汤、五苓散。脉沉喘满，沉为在里，反发其汗，津液越出，大便为难，表虚里实，久则谵语，大承气汤。阳明脉迟，汗出，不恶寒，身重腹满而喘，手足濈然汗出，大便已硬，大承气汤。小便不利，大便乍难乍易，微热，喘冒不卧，有燥屎也。大承气汤。阴证喘促，四肢逆冷，返阴丹。

按：心火刑金，肺受迫而喘呼。如人有难而叫号，故古人以诸喘为恶。至于阴喘，则无根虚火，泄越于上，根本将脱，更为危恶。华佗曰：盛则为喘，指邪气盛，非肺气盛也。所谓泻白者，非泻肺也。泻邪气以救肺也。故曰：气即是火，其义了然。

短气

气急而短促不能相续，似喘而不抬肩，似呻吟而无痛苦，或为实，或为虚，或在表，或在里，或属阴，或属阳，或饮多而水停心下，各宜详审。

短气，骨节痛，汗出，小便不利，恶风身肿，为风湿。甘草附子汤。短气腹满，胁痛，脉弦浮大，外不解，无汗嗜卧，身黄，小便难，潮热，小柴胡汤。表未解，短气，手足濈然汗出，或潮热，大承气汤。若表解，心下痞硬，干呕，短气。十枣汤。下后，心中懊憹硬痛，大陷胸汤。

按：汗吐下后，脉微，气不能续，则与异功散。阴证脉沉，逆冷，难以布息，则与四逆

汤加人参。饮多水停，则与茯苓甘草汤。皆补仲景之未备也。

郁冒

即昏迷也。郁结而气不舒，昏冒而神不清也。经云：虚寒则为郁冒，然有宜下者。

太阳下后复汗，表里俱虚，致冒，汗出则表和自愈。里未和，然后复下。小承气汤。阳明小便不利，大便乍难乍易，微热，喘冒不卧，有燥屎也。大承气汤。少阴但欲寐，利止而眩冒者死。厥阴下利清谷，脉沉迟面赤，身微热，必郁冒汗出而解。

按：海藏谓心火薰肺，所以神昏，若下之则误矣。宜栀子芩连汤。脉浮在丙，宜导赤散。脉沉在丁，宜泻心汤。刘河间云：热者脉必数，然热甚而反致沉细，谓为寒者，误也。宜解毒加大承气下之。或失下而脉微昏冒者，若急下之，则残阴暴绝，不下亦死。以解毒汤，养阴退阳，则脉和而生。仲景曰：血虚而厥，厥而必冒。又曰：少阴下利止，眩冒者死。盖虚极而脱也。或虚或实，细心明辨之。

不能言

太阳发汗已，身犹灼热，名风温。脉尺寸俱浮，自汗身重，多眠鼻鼾，语言难出，葳蕤汤。少阴病，咽中生疮，不能言语，苦酒汤。惑病，虫蚀咽喉，上唇有疮，则声嗄，甘草泻心汤。痓症，口噤不能言。刚痓用葛根汤。柔痓用桂枝汤加瓜蒌。热病，暗哑不言，三四日不得汗出者死。火邪刑金，声哑，芩、连、甘、桔、知母、黄连、麦冬、五味。风热壅盛，咳嗽声嗄，荆、防、甘、桔、薄荷、花粉、知母。

怫郁

乃面赤也。阳气怫郁在表，故面色发赤，

虽由于热，然六经俱无可下之症，亦有阴寒证，水极似火者，须以他证别之。

太阳病，如疟状，脉微，恶寒，面反热色，身痒，桂枝麻黄各半汤小汗之。太阳发汗不彻，转属阳明，续微汗出，不恶寒。若太阳证不罢，不可下，可小发汗。设面色缘缘正赤，阳气怫郁在表，当汗之，麻黄汤。阳明面赤不可攻，葛根汤。少阴下利清谷，厥逆脉微，反不恶寒，通脉四逆汤加葱白。面赤如锦纹，咽喉痛，吐脓血者，阳毒也。阳毒升麻汤。

吐蛔

气上冲心疼，饥不欲食，吐蛔者，厥阴病。桂枝白术茯苓汤、理中安蛔散。静而时烦，此为脏寒，蛔上入膈，须臾复止，得食而呕，又烦，蛔闻食臭出，当吐蛔，乌梅丸。病人有寒，复发汗，胃中冷，必吐蛔。先服理中汤，次服乌梅丸。

按：吐蛔主胃寒，人所共知，然亦有属**阳**证者。如脉来洪大数实，或渴，或秘，或斑，或黄，皆以冷剂取效，切不可执一也。凡吐蛔症，勿服甘草，勿食甜物，盖蛔虫得甘则动，得苦则安，得酸则止，得辛则伏也。

循衣摸床

手弄衣被及摸床者，必兼撮空。此肝家之热，肝将绝，故见危恶之症。

太阳中风，以火发汗，邪风被火，两阳相熏，其身发黄。阳盛则衄，阴盛则小便难，但头汗出，口干咽烂，或不大便，谵语，甚者哕，循衣摸床，小便利者。可治。吐下后不解，不大便，日晡潮热，不恶寒，独语如见鬼状，剧则不识人，循衣摸床，惕而不安，微喘直视，脉弦者生，涩者死。大承气汤。

按：循衣摸床，必兼见撮空，及怵惕。肝主筋，肝热甚，故动惕也。脉弦则肝木未败，

故生。脉涩则金旺，而木欲绝，故死。仲景主下者，因其不大便也。若内无燥屎，而脉重按无力者，往往以大补气血而愈。此法外之变通也。

目直视

视物而不转睛也。五脏六腑之气，皆上注于目。邪气壅盛，冒其正气，则神识不慧。脏精之气，不能上荣于目，则直视。此邪气已极，正气已坏，吉少凶多者也。故曰狂言直视为肾绝。直视摇头为心绝。直视谵语喘满者死。直视下利者死。

衄家不可汗，汗则额陷，脉紧急，直视不能眴。肝受血而能视，亡血则肝虚。又发汗亡阳，则阴阳俱虚。此症虽逆，尚可以补剂。救十中之一二也。风温被下，小便不利，直视失溲，仲景无治法。目中不了了，睛不和，无表里证，大便难，微热为实。大承气汤。

厥

厥者，四肢冷也。逆者，手足冷也。邪在三阳则热，传至太阴则温，至少阴则逆，至厥阴则厥。故成氏以为厥甚于逆，而王履非之，似亦不必。厥有阴阳之殊，最当详慎。

太阳脉浮，自汗，小便数，心烦微恶寒，脚挛急，反与桂枝攻表，误也。得之便厥，咽干，烦躁，吐逆，甘草干姜汤。阳明脉滑而厥，里有热也。白虎汤。三阳合病，腹满，身重，口不仁，面垢，谵语，遗尿。发汗则谵语，下之则额汗，手足逆冷。若自汗者，白虎汤。少阴吐利，手足厥冷，烦躁欲死，吴茱萸汤。少阴病，下利清谷，里寒外热，厥逆脉微，反不恶寒，面赤，或腹痛，或干呕，或咽痛，或利止，脉不出，通脉四逆汤。少阴四逆，或咳或悸，或小便不利，或腹痛泄利，四逆散。厥而悸者，宜先治水，却治其厥。不尔，水渍入胃，

必作利也。茯苓甘草汤。下后，寸脉沉迟，厥逆，下部脉不至，咽喉不利，吐脓血，泄利，为难治。麻黄升麻汤。厥冷，脉细欲绝，当归四逆汤。厥冷，脉乍紧者，邪结胸中，瓜蒂散。一二日至四五日厥者，必发热，厥深者热亦深，厥微者热亦微，承气汤下之。若误汗之，必口伤烂赤。少阴恶寒，身踡而利，逆冷者，不治。少阴吐利，烦躁四逆者，死。少阴但厥无汗，强发之，必动其血。或从口鼻，或从目出，名下厥上竭，为难治。逆厥者，不可下。发热，下利，厥不止者死。下利，厥逆，无脉，灸之不温，脉之还反，微喘者死。

按：厥有阴阳，辨之宜精。阴厥者，初得病，便逆冷，脉沉迟，足挛恶寒，或引衣自盖，或不喜饮水，或下利清谷，或清便自调，外症安静，手足心冷，指甲青冷，脉按无力，法当温之。阳厥者，初病必身热，小便赤，大便秘，渴饮，烦躁不眠，动转不宁，至二三日后方发厥，其脉虽沉，按之必滑，手足心温，指甲微温，法当清之。或下症悉具，而见四逆。是因失下，血气不通，承气汤下之。其曰：逆冷不可下者，为真寒者言也。若夫火极似水而厥，则手足心温，指甲亦温，非下，何以救乎。

不得卧

不得眠者，阳明病也。胃不和则卧不安也。或因汗下而心血亏损，或因烦热而辗转不宁，或因瘥后余热未尽，阴气未复，皆令人不得卧也。

太阳病，二三日不得卧，心下必结，脉微弱者，寒也。桂枝加厚朴杏子汤。太阳脉浮数，身疼无汗，烦躁不眠，汗之。麻黄汤。下后复汗，昼日烦躁，不得眠，夜而安静，不呕不渴，无表证，脉沉微，身无大热，干姜附子汤。衄家不可汗，汗则额上陷，脉紧急，直视不眴。黄芩芍药汤。下后心烦复满，卧起不安，栀子厚朴汤。汗吐下后，虚烦不得眠，心中懊侬，

栀子豉汤。身热，目痛，鼻干，不得卧，尺寸脉俱长，阳明病也。小便不利，大便乍难乍易，微热，喘冒不卧，有燥屎也。大承气汤。阳明脉浮紧，咽燥口苦，喘满发热，汗出，不恶寒，反恶热，烦躁不眠，栀子豉汤。少阴病欲寐，二三日后，心烦不得卧，黄连阿胶汤。少阴病，下利欲寐，六七日后，咳而呕渴，心烦不得眠，猪苓汤。少阴病，但欲寐，脉沉细，烦欲吐，至五六日自利，复烦躁不得寐者死，发热下利，厥逆烦躁不得卧者死。

按：不得眠，皆为热证。夫心为丙丁之主，邪火炎灼，则神不休息，魂气飞扬，不能归肝而卧也。其在太阳汗下后，昼日烦躁不眠一症，虽用附子干姜汤，盖复其汗下所亡之阳，非治其所感之寒也。若汗下后，虚烦甚而脉微弱者，加味温胆汤，与栀子、乌梅汤，均称要剂。

但欲寐

卫气者，昼则行阳，夜则行阴，行阳则寤，行阴则寐。阳气虚，阴气强盛，则目瞑，乃邪传于阴，不在阳也。昏昏闭目者，阴主阖也。但欲寐，是少阴本病，然亦有热者。

太阳病十日，脉浮细嗜卧，外已解也。胸满胁痛者，小柴胡汤。按此条当是太阳少阳合病。少阴但欲寐，口燥咽干，急下之。大承气汤。少阴欲吐不吐，但欲寐，五六日自利而渴，少阴虚，故引水自救。小便白者，下焦虚寒。四逆汤。若小便黄赤而渴者，白头翁汤。风温，汗出身重，鼾睡，语言难出，葳蕤汤。

按：嗜卧亦有阴阳之殊。少阴脉微细，但欲寐，或踡卧，或向壁卧，四肢逆冷，身体沉重，皆阴证也。附子汤温之。如热气内伏，神气昏倦，令人多眠，小柴胡汤，诚为要剂。

奔豚

气从少腹上冲心而痛，如豕突之状，必脐

下筑筑而动。一由误汗，一由烧针。

太阳发汗后，脐下悸者，欲作奔豚。茯苓桂枝甘草大枣汤。烧针令汗，针处被寒，核起而赤，必发奔豚，气从少腹上冲心，灸核上各一壮。桂枝加桂汤。

按：奔豚为少阴之气，非肉桂能泄其邪也。

除中

脉迟厥冷，下利，当不能食。若反能食者，名曰除中。不可治。其症有二，一由误服黄芩汤，凉药而致者，必死。一则热少厥多，胃气在者，可治。此不因药故也。

肉疳

顽痹不知痛痒也。汗出太多，营与卫俱虚，血气不和，肌肉失养故也。

汗后虽近衣絮，犹尚肉疳。羌活冲和汤，加桂枝、当归、木香主之。

伤寒括要卷下

云间念莪李中梓士材父著
同郡再庵张安苞子固父校
浙江后学裘庆元吉生重校

百合狐惑目赤黑阴毒阳毒总论

尝读仲景书，至《金匮要略》第三论，乃以阴阳二毒之证，附于百合狐惑目赤黑之尾。反覆玩之，而知斯五证，皆奇证也。百合之状，欲食不食，欲卧不卧，欲行不行，如寒无寒，如热无热，状如神灵，何其奇也。狐惑之状，嘿嘿欲眠，目不得瞑，蚀喉为惑，蚀阴为狐，面目乍赤，乍黑，乍白，又何其奇也。目赤黑之状，不热而烦，嘿嘿欲卧，三四日目赤，七八日眦黑，又何其奇也。阳毒则面赤如锦，咽痛吐血，阴毒则面目俱青，咽痛，身如被杖，俱以五日可治，七日不可治，及其施治，则二症均用升麻鳖甲汤，则不可解已。在阳毒之热，反加蜀椒，在阴毒之寒，反去蜀椒，则更不可解矣。味其叙阳毒，不过曰面赤咽疼，唾脓血而已，并不言亢阳极热之状也。其叙阴毒，不过曰面青咽痛，身如被杖而已，并不言至阴极寒之状也。其所用剂，不过升麻、甘草、鳖甲、当归而已，并不用大寒大热之药也。乃知仲景所谓阳毒者，感天地恶毒之异气入于阳经，则为阳毒，入于阴经，则为阴毒。故其立方，但用解毒之品，未尝以桂、附、姜、茱治阴，芩、连、硝、黄治阳也。后世名家不深察仲景之旨，遂以阳毒为阳证之甚者，而用寒凉。阴毒为阴证之甚者，而用温热。殊不知仲景论疗阳证，状极其热，而药极其寒。论疗阴证，状极其寒，而药极其热。已无余蕴，而何必别出名色乎。至其治阳毒，反投蜀椒者，椒本解毒之品，从其类而治之也。阴毒反去蜀椒者，为升麻、鳖甲，既属清凉，只觉椒为赘矣。若以阳毒为极热，何不投凉剂而反入蜀椒耶。若以阴毒为极寒，何不投温剂而反去蜀椒耶，是知如上五症，皆奇异而罕见者，此《金匮》总类于一条之中，良有说也。故凡学者，读前贤之书，不得草草看过，必深思而明辨之，庶乎入仲景之室耳。

百合

无分经络，百脉一宗，悉致其病也。欲食不能食，欲卧不能卧，欲行不能行，如寒无寒，如热无热，口苦，小便赤，时常嘿嘿，药不能治，得药则吐，如有神灵。其形如和，其脉微数。每溺时头痛者，六十日愈。溺时头不痛淅然者，四十日愈。若溺时快然但头眩者，二十日愈。

百合病，汗后者，百合知母汤。下后者，滑石代赭汤。吐后者，百合鸡子汤。不经汗吐下者，百合地黄汤。百合病，一月不解，变成渴者，百合洗法。不瘥，栝楼牡蛎汤。百合病，变发热者，百合滑石汤。

狐惑

状如伤寒，嘿嘿欲眠，目不得闭，卧起不

827

安，蚀于喉为惑，蚀于阴为狐，不欲饮食，恶闻食臭，面目乍赤乍黑乍白。

蚀于上部，则声喝，甘草泻心汤。蚀于下部，则咽干，苦参汤洗之。蚀于肛，雄黄一味为末，取艾肭拌匀，以二瓦合之烧，向肛门熏之。

目赤黑

此症，后贤遗而不论，及或混杂于狐惑证中，尤为可笑也。

脉数无热，微烦，嘿嘿欲卧，汗出。初得之三四日，目赤如鸠眼，七八日目四眦黑。若能食者，脓已成也。赤豆当归散。

按：此症乃目疡也。当其未成脓时，毒气未出，故腹满不能食，及脓成毒出，则腹舒，故能食也。

阳毒

面赤斑斑如锦纹，咽喉痛，吐脓血。五日可治，七日不可治。升麻鳖甲汤。

阴毒

面目青，身痛如被杖，咽喉痛。五日可治，七日不可治。升麻鳖甲汤去雄黄、蜀椒。

按：后贤所论阴毒，皆阴证之重者。阳毒乃阳证之甚者。并非仲景之旨，故悉删去。

舌卷囊缩

厥阴危恶之症。扁鹊、孙真人皆断为死症。仲景无治法。今采南阳、海藏治法。有阴阳之殊。至于女人乳头缩者，即同此症。

厥阴病，尺寸俱沉短者，必舌卷囊缩，毒气入腹，大承气汤。烦满囊缩，二便不通，发热引饮，邪在里也。大承气汤。厥逆爪青，二便不通，地道塞也。正阳散、或回阳丹。

漱水不欲咽

内有热者，必喜饮水。今欲水而不欲咽，是热在经而里无热也。此证属在阳明经，此经气血俱多，经中热甚，逼血妄行，必将衄也。蓄血证，燥而不渴，多见此症。阴证发躁，烦渴不能饮水，或勉强咽下，少顷即吐出，或饮下便呕逆，皆内真寒而外假热也。盖无根失守之火，游于咽嗌之间，假作燥渴，故不能饮也。

阳明身热，头痛，口燥，漱水不欲入咽，必衄血。脉微，犀角地黄汤、茅花汤。无表证，不寒热，胸腹满，唇口燥，漱水不咽，小便多，此为瘀血，必发狂。轻者，桃仁承气汤。甚者，抵当丸。少阴脉沉细，厥逆，漱水不欲咽，四逆汤。下利厥逆无脉，干呕烦渴，漱水不欲咽，白通汤加猪胆汁、人尿。吐蛔口燥舌干，但欲凉水浸舌，及唇，不欲咽。理中汤加乌梅。

过经不解

伤寒十三日不解，谓之过经。脉尺寸陷者，大危。

过经不解，柴胡证未罢，小柴胡汤和之。呕不止，心下郁郁微烦，大柴胡汤。形弱脉虚，参胡三白汤。虚烦不眠，温胆汤加人参、柴胡。

坏病

汗吐下后仍不解者，此名坏病。桂枝不中与也。审其脉症，知犯何逆，随症治之。或因误汗，或因误吐，或因误下，皆不顺于理，故曰逆也。

太阳病不解，转入少阳，胁下硬满，干呕，往来寒热，未吐下，脉沉紧，小柴胡汤。汗吐下后，柴胡证罢，此为坏证，知犯何逆，以法治之。

按：伤寒既久，汗吐下后，邪气渐平，正气渐薄，阳亡于外，阴竭于内，自非大补，宁有生机。苏韬光云：好参一两作一服，鼻梁上

涓涓微汗，是其应也。未效，当更与之。古人以治坏证，屡屡回生，如有兼症，必以人参为主，随证调之，真良法也。

身热恶寒身寒恶热

身大热，反欲近衣者，热在皮肤，寒在骨髓也。身大寒，反不欲近衣者，寒在皮肤，热在骨髓也。

按：丹溪云：大热当喜冷，反欲得衣者，表气虚不足以自温。其人阴弱，阳无所附，飞越而出，发为大热。宜作阴虚治之。大寒反不欲衣者，邪郁肤腠，表气大实，宜作邪郁治之。赵嗣真云：虚弱表寒之人，感邪发热，热邪浮浅，不胜沉寒，故外怯而欲衣也。治宜辛温。壮盛素热之人，感邪之初，寒未变热，阴邪闭于伏热，阴凝于外，热郁于内，故内烦而不欲衣也。治宜辛凉。二说虽殊，各有至理，学者当因症察之。

表热里寒表寒里热

伤寒脉浮，此表有热，里有寒，白虎汤。少阴下利清谷，里寒外热，手足厥逆，脉微，反不恶寒，面赤，或腹痛，或呕，或咽痛，或利止脉不出，通脉四逆汤。既吐且利，小便复利，大汗出，下利清谷，内寒外热，脉微，四逆汤。下利清谷，里寒外热，汗出而厥，通脉四逆汤。脉浮而迟，表热里寒，下利清谷，四逆汤。

热多寒少

太阳病，发热恶寒，热多寒少，脉微弱者，无阳也。不可汗，桂枝二越婢一汤。太阳病，七八日如疟状，发热发寒，热多寒少，不呕，清便欲自可，一日二三度发，脉微缓，为欲愈。脉微恶寒，此阴阳俱虚，不可汗吐下也。面色反热者，未欲解也。以其不得小汗出，身必痒，

桂枝麻黄各半汤。

风湿相搏

须知此证，脉必浮虚而涩。若沉实滑大数者，非也。

伤寒八九日，风湿相搏，身体烦疼，不能转侧，不呕不渴，脉浮虚而涩，桂枝附子汤。若大便硬，小便自利，桂枝去桂加白术。风湿相搏，骨节烦疼，掣痛，不得屈伸，近之则痛剧，汗出短气，小便不利，恶风不欲去衣，或身微肿，甘草附子汤。

阴阳易病

伤寒未全瘥，因于交接，而无病之人反得病也。易者，邪毒之气交相易换也。男子病新瘥，妇人与之交而得病，名曰阳易。妇人病新瘥，男子与之交而得病名曰阴易。其候身重气乏，百节解散，头重不举，目中生花，热上冲胸，火浮头面，憎寒壮热。在男子则阴肿，小腹绞痛。在妇人则里急，连腰脐内痛。甚者，手足冷，挛蹰。男子卵陷入腹，妇人痛引阴中。皆难治也。若吐舌出数寸者，必死。

易病阳证，烧裈散、竹皮汤。阴证，獭鼠屎汤、当归白术汤。大便不通，昏乱惊惕，妙香丸。

按：阴阳易病，得离经脉者死。太过而一呼三至曰至，不及而一呼一至曰损。此离于经常之脉也。惟易病有之。

房劳复

瘥后犯房事而热，名房劳复。真候头重眼花，腰背痛，小腹里急，心胸烦闷。

房劳，头重，目花，小腹绞痛，赤衣散、烧裈散、竹皮汤选用。虚弱脉微，四君子汤送

烧裈散。

劳复

大病新瘥，最忌思虑伤神，多言耗气。梳浴行动太早，则因劳发热，复病如初。

劳复发热，小柴胡主之。脉浮汗解，脉沉下解。劳神，归脾汤。气弱脉细，补中益气汤。一切劳复，鳖甲为末，炒，黄米汤送下。

食复

凡病瘥后，先进清粥汤，次进浓粥汤，次进糜粥，亦须少少与之，切勿令任意过食也。至于酒肉，尤当禁忌。若有不谨，便复发热，名为食复。

食复轻者，香砂枳术汤。重者，枳实栀子豉汤。酒复，小柴胡加葛根、黄连。

遗毒

汗下不彻，余邪热毒结于耳后，名曰发颐。宜速消散之，稍缓即成脓矣。

余毒发颐，可消者，用连翘败毒散。若不可消者，不问已破未破，俱用内托消毒散。

瘥后昏沉

瘥后数日，渐见昏沉。或错语呻吟，如见鬼状，皆因余热蕴在心胞络。

脉浮者，微汗之。小柴胡汤加紫苏、知母、生地。虚甚，归脾汤加黄连、竹叶。

瘥后发豌豆疮

余毒发疮，黄连、甘草、荆、防、连翘，煎服。外用赤小豆为末，入青黛，以鸡子清和涂，神效。

瘥后发肿

水气浮肿，壮实者，以商陆少许，煮粥食之。脾虚发肿，四君子、五苓散合服。足肿，大米、茯苓、苡仁，煎汤代茶。

瘥后喜唾

胃中虚寒，不纳津液，故喜唾。理中汤加益智仁。

脏结

脏气闭结，不能流通也。外证如结胸状，但饮食如故，时时下利为异耳。寸脉浮，关脉沉细而紧，阴筋引脐腹而痛也。

胁下有痞气，连在脐旁，痛引小腹阴筋，此冷脏结，必死。脏结无阳证，不往来寒热，其人反静，舌上苔滑，不可攻也。茱萸四逆汤。宜灸关元穴。

痓病

俗作痉，误也。今正之。

身热足冷，项强恶寒，头痛面目赤，头摇口噤，手足牵搐，角弓反张。太阳先伤风，复感寒，无汗为刚痓。先伤风复感湿，有汗为柔痓。脉浮紧，口渴，仰面开目为阳。易治。脉沉，不渴，合而闭目为阴。难治。或风淫为实，或血枯为虚也。

太阳病，身体强，脉反沉迟，栝楼桂枝汤。太阳无汗，小便反少，气上冲，口噤不语，葛根汤。刚痓，胸满口噤，卧不着席，脚挛急，必龄齿，大承气汤。血枯，筋无所养。十全大补汤。

大头瘟

天行疫毒，邪犯高巅，分别三阳经而施治。

发于项上，并脑后目后赤肿，太阳也。荆芥败毒散。发于鼻额，以至面目闭，阳明也。通圣消毒散。发于耳之上下前后，并头角者，少阳也。小柴胡汤加荆芥、芩、连。三阳俱受邪，普济消毒饮。

风温

汗后热名曰风温。脉浮自汗，身重多眠，鼻鼾不语，此先受温热，复感于风也。

风温忌汗，葳蕤汤。热加知母、干葛，渴加瓜蒌。身重，汗出，防己汤。

伤湿

身重痛，小便不利，与太阳伤寒相似，但脉沉细为异耳。

一身尽痛，日晡发热，风湿也。麻黄杏仁苡仁甘草汤。头汗出，背强，欲得被覆向火者，寒湿。理中汤合胃苓汤。关节痛而烦，脉沉细，当利小便。甘草附子汤。

湿温

先伤于湿，复伤于暑，名曰湿温。腹满，目痛，多汗妄言，足冷，寸脉浮弱，尺小而急。

湿温，白虎加苍术汤。不可发汗，汗之名重暍，必死。

温疟

此伤寒坏病也。前热未除，复感寒邪，变为温疟。

寒热往来，口苦胸满，小柴胡加桂枝、芍药汤。烦渴用人参白虎汤。

中暑中暍

纳凉于广厦凉亭，乘风挥扇，多食冰冷瓜果，静而得之名为中暑。奔役于赤日炎威之中，负重远行，不得休息，动而得之名为中暍。脉虚汗多，身热烦渴。

中暑，面垢，自汗，烦渴，人参白虎加莲、薷、扁豆。心胞络受邪，热甚，昏而不醒，香薷汤冷服，须加黄连。足冷脉沉，理中汤。中暍，大热烦渴，苍术白虎汤。

按：中暑为阴证，阳气为阴寒壅遏，法当辛温。中暍为阳证，热火薰灼，法当清凉。凡热死，切勿便与冷水，及冷物逼其外，即不可救，须置于暖处，取路上热土于脐上作窝，溺热尿于中，此为良法。或以晒热瓦，熨其心腹，亦佳。宜苏合香丸，汤调灌之。或热土大蒜同研，热水调，去渣灌之。

妇人伤寒

治法皆与男子相同，但热入血室与前产后则不同也。

妇人伤寒，经水适来，昼则明了，夜则谵语，此名热入血室。小柴胡汤加生地、丹皮、归尾、枳壳。妊娠伤寒，安胎为主，不可过于汗下。有表者，羌活冲和汤加当归、芍药。燥渴便闭，小承气汤，大黄须酒炒。直中寒证，理中汤加桂。护胎法，井底泥、青黛、伏龙肝等份，加面少许，水调涂脐下二寸许。干则再涂。产后伤寒，血气空虚，勿轻汗下。有表证者，四物汤加羌活、苏叶、苍术、葱头。燥渴便闭，四物汤加枳壳、酒炒大黄、厚朴。汗下太过，遂变郁冒昏迷，筋惕肉瞤，八珍汤加干姜主之。

太阳篇七十三方

桂枝汤

桂枝　芍药　甘草　生姜　大枣

太阳中风，阳浮者，热自发。阴弱者，汗自出。啬啬恶寒，淅淅恶风，翕翕发热者，此方主之。桂枝本为解肌，若脉浮紧。发热无汗者，不可服也。盖桂枝汤，本主太阳中风，腠疏自汗，风邪干卫者，乃为相宜。仲景以解肌为轻，发汗为重。故汗吐下后身痛者，津液耗也。虽有表邪，止可用桂枝解肌也。《内经》曰：风淫于内，以辛散之，以酸收之，以甘缓之。故以桂枝为君，芍药为臣，甘草为佐，姜枣为使，姜枣行脾之津液，而和营卫者也。麻黄汤，不用姜枣者，为其专于发汗，不待行化，津液自通耳。桂枝、麻黄二汤，为冬月伤寒而设，若春温夏热之病，决不可用。

麻黄汤

麻黄　桂枝　甘草　杏仁

主太阳头痛，发热身疼，腰痛，骨节痛，恶寒，无汗而喘。《本草》云：轻可去实，麻黄是也。实者，谓寒邪在表，腠密无汗而表实也。麻黄为轻剂，专主发散，是以为君。表实者，非桂枝所能独散，所以为臣。《内经》曰：寒淫于内，治以甘热，佐以辛苦。甘草甘平，杏仁甘苦，用以为佐。经所谓肝苦急，急食甘以缓之也。且桂枝汤治风伤卫，则卫实营弱，故佐以芍药，和其营血也。麻黄汤治寒伤营，则营实卫虚，故佐以杏仁利其卫气也。

大青龙汤

麻黄　桂枝　甘草　杏仁　生姜　大枣
石膏

主伤寒见风，脉浮缓，身不疼，但重，乍有轻时，无少阴证者宜之。青龙者，东方木神也。应春而主肝，专发生之令，为敷荣之主。万物出甲，则有两歧，肝有两叶以应之。谓之青龙者，发散营卫两伤之邪。桂枝主风，麻黄主寒，此则伤寒见风，所以处青龙汤两解风寒也。寒伤营，必以甘缓之。风伤卫，必以辛散之。此风寒两伤，必用辛甘相合而疗之。是

以麻黄为君，桂枝为臣，甘草甘平，杏仁甘苦，佐麻黄以发表，大枣甘温，生姜辛温，佐桂枝以解肌。夫风寒两伤，非轻剂可以独散，必须以轻重之剂同散之。是以用石膏之苦辛，质重而又达肌为使也。此汤为发汗重剂，用之稍过，即有亡阳之害，故仲景戒多服也。服药后汗不止。将病人发披水盆中，露足出外，以温粉周身扑之。白术、藁本、川芎、白芷，等份细末，每药末一两，入米粉三两。

小青龙汤

麻黄　芍药　细辛　干姜　甘草炙　桂枝
五味子　半夏

主表邪不解，心下有水气。青龙象肝木之两歧，主两伤之疾。麻黄汤散寒，桂枝汤散风。若表不解而心下有水气，为表里两伤，须小青龙汤祛表里之邪。麻黄辛温，为发散之君。桂枝辛热，甘草甘平，为发散之臣。芍药酸寒，五味酸温，寒饮伤肺，则咳喘而肺气逆，经曰：肺欲收，急食酸以收之。故芍药五味子为佐，以收逆气。心下有水，津液不行，则肾燥，经曰：肾苦燥，急食辛以润之。故以干姜辛热，细辛辛温，半夏微温为使，以散寒水。如是则津液通行，汗出而解。心下有水气，变症多端，故立加减之法。渴者，去半夏，加栝楼根。水畜则津液不行，气燥而渴，半夏性燥，去之则津易复，栝楼性润，加之则津易生。微利者，去麻黄，加芫花。水渍肠胃，则为利，下利不可发表，发之必胀满，故去麻黄，酸苦能涌泄，水去则利止，故加芫花。经曰：水得冷气，其人即噎。胃寒非表证，故去麻黄，辛热能温中，故加附子。若小便不利，病在下焦，甘淡者下渗，故加茯苓。发散者上行，故去麻黄。喘则气上，法当降下。麻黄轻扬而上，是以去之。杏仁苦泄而下，是以加之。

桂枝葛根汤

葛根　芍药　甘草　生姜　桂枝　大枣

主太阳病，项背强几几，及汗出，恶风，按：《诗·幽风》狼跋云：赤舄几几。注云：几几，拘貌，言不敢左右顾视也。借以喻项强之状也。表邪方盛，不当有汗，今反汗出，风伤卫也。故以桂枝解肌，葛根发表，芍药和营，甘草甘平，姜枣和胃。

葛根汤

葛根　麻黄　桂枝　芍药　甘草　生姜　大枣

主太阳病，项背强几几，无汗恶风，几几，注见前。旧释鸟羽，未当，今正之。此方即桂枝汤，加麻黄、葛根，以其无汗表实，故用二物发表，所谓轻可去实也。按：太阳病，有汗用桂枝，无汗用麻黄，确乎不可易矣。此复以太阳无汗，用葛根汤。太阳有汗，用桂枝葛根汤。何也？葛根本阳明经药，恐太阳病久，将传阳明，故用葛根，迎而夺之。豫发其邪，勿令传入也。前用桂枝汤、麻黄汤者，病方起也。今用此二方者，病已久也。又按：太阳病，脉静为不传。若烦躁脉数，为欲传也。意者既见其欲传之状，故用此二方。此未发之秘旨。

桂枝麻黄各半汤

桂枝　芍药　生姜　甘草　麻黄　大枣　杏仁

太阳病，八九日如疟状，热多寒少，不呕清便，一日二三度发，脉微缓，为欲愈。脉微，恶寒，不可汗吐下，面反有热色，未欲解也。以不得汗，身必痒。

此方论，当分作三段看。太阳病至寒少一段，为自初至今之症。下文皆拟病防变之辞，至欲愈一段，言不必治也。至不可汗吐下，言宜温之也。至末一段是小汗之。麻黄与桂枝，一发一止，则汗不至大出矣。桂枝二麻黄一汤不录。

桂枝二越婢一汤

桂枝　芍药　甘草　生姜　大枣　麻黄　石膏

太阳病，发热恶寒，热多寒少，脉微弱者，无阳也。不可发汗。胃为十二经之主，脾治水谷，属土居下，为卑脏，有若婢然。经曰：脾主为胃行其津液。所以谓之越婢者，以其发越脾气，通行津液也。凡仲景称太阳病者，皆表证发热恶寒，头项强痛也。若脉浮大。则与症相应，宜发其汗。今表证见而脉反微，是脉不应症，故不可发汗，但用此方和之而已。

桂枝去桂加茯苓白术汤

芍药　甘草　生姜　白术　茯苓　大枣

主汗下后，仍头项强痛，发热无汗，心下满，微痛，小便不利。头项强痛，邪仍在表，何故去桂而加苓术耶？不知此属饮症也。既经汗下而不解，心下满痛，小便不利。此为水饮内蓄，邪不在表，故去桂加苓、术也。若小便利，则水饮行，而热满头痛，无不悉愈矣。

桂枝加芍药生姜人参新加汤

桂枝　芍药　甘草　人参　大枣　生姜

主汗后，身体痛，脉沉迟。汗后身痛，邪未尽也。脉来沉迟，血不足也。经曰：脉沉者，营气微也。与桂枝汤，以解未尽之邪。加芍药、参、姜，以补不足之血。夫身痛一也。以脉浮紧，为邪盛，盛者损之。以脉沉迟，为血虚，虚者补之。此之身痛，因血虚而致，误作表实而发之，则血愈虚而危矣。

桂枝附子汤

桂枝　附子　大枣　生姜　甘草

伤寒八九日，风湿相搏，身痛烦，不能转侧，不呕不渴，脉浮虚而涩。病至八九日，则邪多在里，身当不痛，今日数多，而身痛不能转侧者，湿也。经曰：风则浮虚。又曰：涩为寒湿。不呕不渴，里无邪热也。脉浮虚而涩，身有烦疼，则知风湿，但在经也。与桂枝附子汤，以散表中风湿。风在表者，散以桂枝之辛

甘。湿在经者，逐以附子之辛热。姜枣同甘草，行营卫而通津液，以和其表也。

桂枝加附子汤

悉照前方，加芍药

脉浮为风，大为虚，风则微热，虚则胫挛，宜与桂枝加附子汤。厥逆咽干烦躁，阳明内结，谵语烦乱，更饮甘草干姜汤。夜半阳气还，两足当热，胫尚微拘急重，与芍药甘草汤，乃胫伸。以承气汤微溏，则止其谵语。

甘草干姜汤

甘草　干姜

芍药甘草汤

芍药　甘草

浮为风，合用桂枝汤。大为虚，虚而胫挛者，寒则筋急也。非附子不能温经以舒筋，故加之。厥逆咽干烦躁，此阴躁也。虽内结谵语，而阳气未回，故以甘草干姜，温理中气，为脾主四肢，又甘能缓急也。及阳气已还，则除去温。虽胫尚拘急，不过以芍药和营而已。直待胫伸，寒证尽去，然后以承气，止其谵语。盖内结者，非承气不能除。一症也。始而大温之，既而微温，又既而微寒之，终而大寒之。非有见垣之智者，未易语此。后人遇此症，岂复能出此手眼耶。

桂枝附子去桂加白术汤

白术　甘草　附子　生姜　大枣

主风湿相搏，身痛，不呕渴，脉虚涩。若其人大便硬，小便利者，宜与此汤。仲景云：初服之，其人身如痹。半日许，复服之。三服尽，其人如冒状，勿怪，此以术附并走皮内逐水气，未得除故耳。当加桂四两。此本一方二法，以大便硬，小便利，故去桂也。以大便不硬，小便不利，当加桂、附。

甘草附子汤

甘草　白术　桂枝　附子

风湿相搏，骨节痛，不能屈伸，汗出短气，小便不利，恶风，或身微肿。身肿，加防风。小便不利，加茯苓。

芍药附子甘草汤

芍药　甘草　附子

发汗不解，反恶寒者，虚也。当与此汤。汗后病解，则不恶寒，汗后病不解，而表实者，亦不恶寒。今汗后不解，又反恶寒，营卫俱虚也。汗出则营虚，恶寒则卫虚，故以芍药之酸收敛津液而益营，附子之辛热固阳气而补卫，甘草调和辛酸而安正气也。

桂枝去芍药汤

桂枝　甘草　生姜　大枣

太阳下后，脉促胸满。若微寒，加附子，名桂枝去芍药加附子汤。胸满者，不利于酸收，故去芍药。其曰微寒者，非表寒，里寒也。故加附子，祛寒而消满也。

柴胡加桂枝汤

桂枝　黄芩　人参　甘草　芍药　生姜　大枣　柴胡　半夏

伤寒六七日，发热，微恶寒，支节烦疼，微呕，心下支结，外症未去。伤寒至六七日，邪当传里之时也。支结者，支撑而结也。呕而心下结者，里证也。本当攻里，然发热恶寒，为外症未去，不可攻里，与柴胡桂枝汤，以和解之。南阳云：外症未解，心下妨闷，谓之支结。非痞也，不可不辨。

白虎汤

知母　石膏　甘草　粳米

吐下后，七八日不解，热结在里，表里俱热，脉浮滑，大渴而烦。按：仲景云：伤寒脉

浮滑，此表有热，里有寒，白虎汤主之。疑必有误。又云：热结在里，表里俱热，大渴饮水，白虎汤主之。又云：表不解者，不可与白虎汤。又阳明一症云：表热里寒，四逆汤主之。又少阳一症云：里寒外热，通脉四逆汤主之。乃知其言脉浮滑，表热里寒者，必表里二字传讹也。即仲景数论而断之，岂有里既寒而反用大寒之剂乎。岂有里寒而脉浮滑者乎。岂有里寒而大热烦渴者乎。故知白虎为阳明大热而设。其曰：里有寒者，定差无疑也。成氏随文注释，惑误后人，不得不详为之辨也。白虎，西方金神也。应秋而归肺，表里俱热，金被火困，用辛寒以救肺，所以名为白虎也。《活人》谓夏月阴气在内，宜戒白虎。《明理论》云：立秋后不可服，恐白虎大寒，将变虚羸不食。二说俱偏矣。有是病，即当服是药，安可拘于时哉。设使秋冬病，苟无表证，而大热烦渴，便与白虎，为对症之良剂矣。虽欲不用，其可得乎。

白虎加人参汤

知母　石膏　甘草　粳米　人参

主太阳中暍，发热恶寒，脉微弱，手足逆冷而渴者，白虎加人参汤。又曰：身无大热，口渴心烦，背微恶寒者，白虎加人参汤主之。伤寒脉浮，发热无汗，其表不解，不渴者，宜麻黄汤。渴者，宜五苓散。并非白虎所宜也。惟大渴饮水，无表证者，乃可与白虎，加人参以除里热。

五苓散

猪苓　泽泻　茯苓　桂　白术

太阳汗后，胃干，烦躁不眠，欲饮水者，少少与之。脉浮，小便不利而渴，宜用此方。太阳，经也。膀胱，腑也。膀胱者，溺之室也。五苓散者，利溺药也。膀胱者，津液之府，故东垣以渴为膀胱经本病。然则治渴者，当泻膀胱之热，泻膀胱之热者，利小便而已矣。淡味渗泄为阳，内蓄水饮，须渗泄之，故以二苓泽泻为主，脾土强旺，则水饮不敢停留。故以白

术为佐，水蓄则肾燥。经曰：肾苦燥急食辛以润之。故用桂为向导之使。

柴胡桂枝干姜汤

柴胡　桂枝　黄芩　干姜　牡蛎　甘草　栝楼根

伤寒五六日，已发汗，复下之，胸胁满，微结，小便不利，渴而不呕，但头汗出，往来寒热，心烦者，此为未解也。柴胡桂枝干姜汤主之。已经汗下，则邪当解，今胸腹满结云云，则邪在半表半里。小便不利而渴者，汗下津亡内燥也。若热消津液，令小便不利而渴者，当呕。今渴而不呕，非里热也。伤寒汗出则和，今但头汗，他处无汗者，津不足而阳虚于上也。与柴胡桂枝干姜汤，以解表里之邪，复津液以助阳也。

柴胡加龙骨牡蛎汤

柴胡　半夏　大黄　人参　桂枝　茯苓　龙骨　黄芩　铅丹　牡蛎　生姜　大枣

八九日下之，胸满烦惊，小便不利，谵语，一身尽重。伤寒八九日，邪热已深，下之而满烦者，热未尽也。惊者，心恶热，而神不守也。小便不利者，津液不行也。谵语者，胃实也。身重不可转侧者，阳气伏于里，不行于表也。与柴胡汤，以除烦闷，加龙骨、牡蛎、丹铅以镇惊。加茯苓以行津液，利小便。加大黄，以涤胃热，止谵语。加桂枝，以行阳气，解身重。而错杂之邪，靡不悉愈矣。

桂枝去芍药加蜀漆龙骨牡蛎救逆汤

桂枝　生姜　蜀漆　牡蛎　龙骨　甘草　大枣

伤寒脉浮，医以火迫劫之，亡阳，必惊狂，起卧不安，此方主之。伤寒脉浮，责邪在表。以火劫汗，汗多亡阳，则心神浮越，故惊狂不安。与桂枝以救其阳，去芍药者，以其酸寒益阴，非亡阳所宜也。火邪错逆，加蜀漆之辛以散。阳气亡脱，加龙骨、牡蛎之涩以固之。

所谓涩可去脱也。

葛根加半夏汤

葛根　麻黄　甘草　芍药　桂枝　生姜　半夏　大枣

太阳与阳明合病，不下利，但呕者，此方主之。太阳表证，与阳明里证，合同而见，其邪甚于里者，必自利，与葛根汤，以彻二阳之邪。其不下利而呕者，里邪稍轻，故加半夏以理逆气。外证，必头痛，腰痛，肌热，目痛，鼻干，不眠。

葛根黄芩黄连汤

葛根　甘草　黄芩　黄连

太阳病，桂枝症，反下之，利下脉促，表未解也。喘汗，宜此汤。表未解者，散以葛根、甘草之甘。里受邪者，清以黄芩、黄连之苦。

黄芩汤

黄芩　芍药　甘草　大枣

太阳与少阳合病，自下利者，与黄芩汤。若呕者，黄芩加半夏生姜汤。太阳与少阳合病，下利而头疼胸满，或口苦咽干，或往来寒热，其脉或大，而弦。黄芩、芍药之苦酸，以坚敛肠胃之气。甘草、大枣之甘平，以补养脾胃之弱。

黄芩加半夏生姜汤

即前方加半夏、生姜。

按：半夏辛燥，除湿而大和脾胃。生姜辛散，下气而善理逆结。故二物为呕家圣药也。

桂枝加厚朴杏仁汤

桂枝　芍药　生姜　厚朴　甘草　杏仁　大枣

太阳病，下之，微喘者，表未解也。宜与此汤。下后大喘，则为里气大虚。下后微喘，则为里气上逆。邪未传里，犹在表也，与桂枝汤，以解外邪，加厚朴、杏仁，以下逆气。

干姜附子汤

干姜　附子

下后复汗，昼则烦躁，夜而安静，不呕不渴，无表证，脉沉微，身无大热，下后复汗，阳气大损，昼则行阳，阳虚故烦躁也。夜则行阴，阴盛故安静也。不呕，则里无邪，不渴，则里无热。外无表证，脉见沉微，则虚寒显著矣。身无大热者，但微热也。此无根虚火，游行于外，非姜附之辛温，何以复其阳乎。

麻黄杏仁甘草石膏汤

麻黄　杏仁　甘草　石膏

汗后，下后，不可更行桂枝汤。若汗出而喘。无大热者，可与麻黄杏仁甘草石膏汤。仲景凡言汗后，下后，乃表邪悉解，止余一症而已，故言不可更行桂枝汤。今汗下后而喘，身无大热，乃上焦余邪未解，当与麻黄杏仁甘草石膏汤以散之。夫桂枝加厚朴杏仁汤，乃桂枝症悉具，而加喘者用之。今身无大热，但汗而喘者，不当以桂枝止汗，但以麻黄散表，杏仁、石膏清里，俟表里之邪尽彻，则不治喘汗，喘汗自止矣。

桂枝甘草汤

桂枝　甘草

发汗过多，其人叉手自冒心，心下悸，欲得按者，此汤主之。汗多亡阳，则胸中气怯，故叉手冒心，心悸欲得按者，虚故喜按也。与桂枝之辛，入肺而益气，甘草之甘，归脾则缓中。

茯苓桂枝甘草大枣汤

茯苓　桂枝　甘草　大枣

发汗后，其人脐下悸者，欲作奔豚，此汤主之。作甘澜水法，取水置大盆内，以杓扬之，

待水珠满面方用。汗者，心之液，发汗后脐下悸者，心虚而肾气发动也。肾之积，名曰奔豚。发则从少腹上至心，为水来凌火。以茯苓伐水邪，以桂枝泄奔豚，甘草、大枣之甘平，助胃土以平肾。用甘澜水者，取其动而不已，理停滞之水也。

厚朴半夏生姜甘草人参汤

厚朴　生姜　人参　半夏　甘草

太阳发汗后，腹胀满，此汤主之。仲景凡言发汗后者，以外无表证，里无别邪，止有腹胀一件而已。吐下后腹胀，皆谓邪气乘虚，入里为实也。今曰汗后，是外已解也。腹满，知非里实，由脾胃津液不足，气涩不通，壅而为满。但与此汤，和调脾胃，则浊气自降，而胀自已。

茯苓桂枝白术甘草汤

茯苓　桂枝　白术　甘草

吐下后，心下逆满，气上冲胸，起则头眩，脉沉紧，发汗则动经，身为振摇，此汤主之。吐下则里虚，故心满气冲及眩。若脉浮紧，为表邪，当发汗。今沉紧，为里邪，不可发汗。若误汗之，则外动经络，损伤阳气，阳气外虚，则不能主持诸脉，故身为振摇也。阳不足者，补之以甘。茯苓、白术，生津液而益阳。里气逆者，散之以辛，桂枝、甘草，行阳分而散气。

茯苓四逆汤

茯苓　人参　附子　甘草　干姜

发汗，若下之，病仍不解而烦躁，此汤主之。发汗则阳气外虚，下之则阴气内虚，阴阳俱虚，则生烦躁。既曰阴阳俱虚，独用气药者，盖为气药有生血之功也。

茯苓甘草汤

茯苓　桂枝　甘草　生姜

汗出不渴，此方主之。仲景云：汗出而渴者，五苓散。汗出不渴者，茯苓甘草汤。夫渴为太阳传本，故利小便以涤热。不渴为表气虚弱，故与此汤以和卫。

栀子豉汤

栀子　香豉

汗吐下后，虚烦不得眠。若剧者，必心中懊憹，栀子豉汤主之。若少气者，栀子甘草豉汤。若呕者，栀子生姜豉汤。邪气自表传里，留于胸中，为邪在高分，则可吐也。所吐之症不同。如未经汗下，邪郁于膈者，乃实邪也。以瓜蒂散吐之。若汗吐下后，邪气乘虚，留于胸者，乃虚烦也，以栀子豉汤吐之。经曰：酸苦涌泄为阴。涌者，吐也。涌吐虚烦，必以栀子之苦为君。清除伏热，必以香豉之寒为臣也。

栀子甘草豉汤 症治见前方

栀子　甘草　香豉

栀子生姜豉汤 症治见前方

栀子　生姜　香豉

栀子厚朴汤

栀子　厚朴　枳实

主下后，心烦腹满，卧起不安。

栀子干姜汤

栀子　干姜

医以丸药大下之，身热不去，微烦。病在上者，因而越之。其为吐一也，而所以吐则异。虚烦而兼少气，加甘草以和中。虚烦而兼呕恶，加生姜以散逆。腹满而虚烦，则中州之实也。入枳、朴以宽中。大热而微烦，则中州之虚也。入干姜以理中。《内经》曰：气有高下，病有远近，症有中外，治有重轻，适其所为以治，依而行之，所谓良矣。

真武汤

茯苓　芍药　生姜　白术　附子

太阳发汗不解，仍发热，心悸，头眩，身
瞤动，振振欲擗地。又少阴病，二三日至四五
日，腹痛，小便不利，四肢沉重，疼痛下利，
此为水气。其人或咳，或小便利，或下利，或
呕。真武，北方水神也。水在心下，外带表而
属阳，必应辛散，故治以真武汤。真武生少阴
之水，亦治太阳之悸。夫脾恶湿，腹有水，气
则不治。脾欲缓，甘以缓之，则土调。故以茯
苓甘平为君，白术甘温为臣。经曰：湿淫所胜，
佐以酸辛，故以芍药、生姜为佐。经曰：寒淫
所胜，平以辛热，故以附子为使。然水气内清，
则变动多端，故立加减之法。咳者，水寒射肺
也。肺气逆，则以五味子酸收之。肺恶寒，则
以细辛、干姜辛润之。小便利，则去茯苓，以
其渗泄也。小便不利，则去芍药，以其酸涩也。
加干姜者，散其寒也。呕者，必因于气逆。附
子益气，故去之。生姜散气，故加之。

四逆汤

甘草　干姜　附子

发热，头痛，脉反沉。若不瘥，身体痛，
当救其里。下后，下利清谷，身痛，急当救里。
四肢者，诸阳之本，阳气不能充布，故四肢逆
冷，是方专主是症，故名四逆汤也。脾主四肢，
甘为土味，是以甘草为君。寒淫所胜，平以辛热，
是以干姜为臣。温经回阳，非纯阴而健悍者，无
此大作用，是以附子为使。太阴与少阴，俱受阳
和之煦，而真气充周于肢节矣。若发热云云，下
后云云，皆阴证故并主之。

调胃承气汤

大黄　甘草　芒硝

太阳病未解，脉阴阳俱停，必先振栗，汗
出乃解。但阳脉微者，先汗出而解。但阴脉微
者，下之而解。若欲下之，宜调胃承气汤。阴
阳俱停，是阴阳和已，可以弗药而愈。阳脉微

者，阴胜也。有汗则解。设或无汗，大都宜温。
阴脉微者，阳胜也。非下之何以解其亢阳乎。
经曰：热淫于内，治以咸寒。佐以苦寒，芒硝
咸寒为君，大黄苦寒为臣，正合此法也。加甘
草以缓之和之，监其峻烈。虽则有承顺其气之
势，复有调和其胃之功矣。故名调胃承气。本
阳明药，而此主太阳未解也。

小建中汤

桂枝　甘草　大枣　芍药　生姜　胶饴

伤寒二三日，悸而烦，小建中汤。阳脉
涩，阴脉弦，腹中急痛，与小建中汤。二三日
邪方盛，又未经汗下，见症不过悸而烦，不审
何故，便行建中，疑必有脱文也。若阳脉涩而
阴脉弦，腹中挛急而痛，灼然虚寒，建中温之
当矣。脾居四藏之中，生育营卫，通行津液，
一有不调，则营卫失育，津液失行。此汤甘
温，善为中州培养，有建立之气，故曰建中。
脾欲缓，急食甘以缓之。故以胶饴甘温为君，
甘草甘平为臣。脉弦木旺，土之仇也。以桂与
芍药制之为佐。益卫宜辛，补营宜甘，故以姜
枣为使。

大柴胡汤

柴胡　半夏　黄芩　芍药　生姜　大枣
枳实　大黄

太阳过经，反二三下之，四五日，柴胡症
仍在，先与小柴胡汤。呕不止，心下急，微烦
者，与大柴胡汤。又曰：十余日热结在里，往
来寒热，与大柴胡汤。夫大实大满，非駃剂不
能泄，当与大小承气汤。苟不至大满大实，惟
热甚而须下者，必轻缓如大柴胡汤为当也。清
热必以苦为主，余邪必以解为先，故用柴胡之
苦平解肌为君，黄芩之苦寒清热为臣，芍药佐
黄芩，祛营中之热，枳实佐柴胡，祛卫中之热，
是以为佐。半夏姜枣，理胃气之逆，大黄荡涤，
夺土中之壅，是以为使。

柴胡加芒硝汤

柴胡　黄芩　甘草　人参　生姜　半夏
大枣　芒硝

十三日不解，胸胁满而呕，日晡潮热，已
而微利。此本柴胡症，下之而不得利，今反利
者，以丸药下之。非其治也。潮热者，实也。
先宜小柴胡解外，后用此汤。胸胁满，呕而潮
热，邪在半表半里，小柴胡汤为的当之剂。但
下之失宜。则里邪未尽，非柴胡汤所能疗也，
故加芒硝以荡之。

桃核承气汤

桃仁　大黄　甘草　桂枝　芒硝

太阳病不解，热结膀胱，其人如狂，血自
下者愈。外不解者，尚未可攻，当先解外。外
解已，但少腹急结者，乃可攻之，宜与此汤。
按：犀角地黄汤，治上血，吐血衄血是也。桃
核承气汤，治中血，蓄血中焦，下利脓血是也。
抵当汤，治下焦血，如狂是也。少腹急结，缓
以桃仁之甘。下焦蓄血，行以桂枝之辛。热甚
搏血，故加二物于调胃承气汤中也。以症状察
之，当是厚桂，非是桂枝也。桂枝轻扬治上，
厚桂重降治下，其为错误无疑也。

桂枝加桂汤

桂枝　芍药　生姜　甘草　大枣

烧针令汗，针处被寒，核起而赤，必发奔
豚气。从少腹上冲心，宜此汤。奔豚者。如豕
突之状，为肾之积，其气在脐下，筑筑然跳动，
上冲心而痛也。桂枝辛热下行，大泄奔豚之要
药。同桂枝汤用之，则针处被寒之邪，莫不毕
散矣。

桂枝甘草龙骨牡蛎汤

桂枝　甘草　牡蛎　龙骨

火逆下之，因烧针烦躁，此汤主之。辛甘
发散，桂枝、甘草之辛甘，以发散经中之火邪。
涩可固脱，龙骨、牡蛎之咸涩，以收敛正气之
浮越。

抵当汤

水蛭　虻虫　大黄　桃仁

太阳病，身黄，脉沉结，小腹硬，小便不
利，为无血，小便自利，其人如狂，血症谛也。
气不行者易散，血不行者难通，血畜于下，非
大毒驶剂，不能抵当其邪，故名抵当汤。经曰：
咸胜血，去血必以咸。是以水蛭咸寒为君。经
曰：苦走血，散血必以苦。是以虻虫苦寒为臣。
血结则干燥，以桃仁之润滑为佐。血结则凝泣，
以大黄之荡涤为使。

抵当丸

水蛭　虻虫　大黄　桃仁

伤寒有热，少腹满，应小便不利，今反利，
为有血也。当下之，不可余药，宜抵当丸。少
腹满而小便利，为下焦蓄血。若畜热者，津液
不行，则小便不利。今小便利，知为蓄血。蓄
血坚结，非轻缓之剂可疗，必峻猛之剂，方对
症耳。以丸较汤，仅得三分之一，为稍缓也。

大陷胸丸

大黄　葶苈子　芒硝　杏仁　甘遂　白蜜

病发于阳，而反下之，热入，因作结胸。
项强如柔痉状，下之则和，宜进此汤。病发于
阳之表，未传于阴之里，但当汗解。今早下之，
热气乘虚，陷入于里，邪热凝聚，结于胸中，
项强如柔痉者，邪气甚也。大黄、芒硝之苦咸，
善于散结。葶苈、杏仁之苦甘，长于泄满。甘
遂取其直达，白蜜取其润利，皆为散结之品，
而葶苈尤专主胸中也。

大陷胸汤

大黄　芒硝　甘遂

结胸热实，脉沉而紧，心下痛，按之石硬

但结胸，无大热，为水结胸也。邪在上者，宜若可吐。然谓之结者，固结于胸中，非虚烦膈实者比也。上焦为高邪，必陷下以平之，故曰陷胸。荡平邪寇，将军之职也。所以大黄为君，咸能软坚。所以芒硝为臣，彻上彻下。破结逐水，惟甘遂有焉，所以为佐。此惟大实者，乃为合剂。如挟虚，或短气，或脉浮，不敢轻投也。

小陷胸汤

半夏　黄连　瓜蒌实

小结胸者，按之则痛，脉浮滑，此汤主之。大结胸者，不按亦痛。小结胸者，必手按而后觉痛也。邪轻于前，故曰小陷胸。夫苦以泄之，辛以散之。黄连、瓜蒌之苦寒以泄热，半夏之辛温以散结，邪自解矣。

文蛤散

文蛤

病在阳，应以汗解。反以冷水噀之、灌之，热被却，不得去，弥更益烦，肉上粟起，意欲饮水，反不渴，服文蛤散。若不瘥，服五苓散。热为寒闭，火郁于肺，而不得泄越，故弥烦也。此不可以凉药解除，宜以文蛤之酸平，敛而降之。

白散

桔梗　贝母　巴豆

寒实结胸，无热证者，可与白散。此方为寒结胸而设，惟病甚者，不得已而用之。若轻者，《活人》但以枳实理中丸与之，应手取效。

半夏泻心汤

半夏　黄芩　干姜　人参　甘草　黄连
大枣

呕而发热，柴胡症具，而以他药下之。心下满而不痛，以此汤主之。若加甘草去参，即甘草泻心汤，治痞硬吐利。若加生姜，即生姜泻心汤，治痞硬噫气。辛入肺而散气，半夏、干姜之辛，以散结气。苦入心而泄热，黄芩、黄连之苦，以泻痞热。脾欲缓，急食甘以缓之。人参、甘草、大枣之甘以缓脾。

生姜泻心汤

生姜　半夏　甘草　人参　黄芩　黄连
干姜　大枣

汗后，胃中不和，心下痞硬，干噫食臭，心下有水气，腹中雷鸣下利。胃为津液之主，阳气之根，汗后外亡津液，胃中空虚，客气上逆，心下痞硬，中焦未和，不能消谷，故干噫食臭，水气腹鸣，土弱不能胜水也。

甘草泻心汤

甘草　黄芩　干姜　半夏　黄连　大枣

伤寒中风，医反下之。下利日数十行，谷不化，腹中雷鸣，心下痞硬而满，干呕心烦。复下之，其痞益甚。此非结热，但胃虚气逆故硬也。此汤主之。邪气在表而反下之，虚其中而邪内陷也。利下谷不化腹鸣者，里虚胃弱也。痞硬呕烦者，胃虚气逆也。与泻心汤以攻痞，加炙甘草以补虚。前以汗后胃虚，是外伤阳气，故加生姜。此以下后胃虚，是内损阴气，故加甘草。痞与结胸，有高下之分。邪结在胸中，故曰陷胸。邪留在心下，故曰泻心。泻心者，必以苦为主，是以黄连为君，黄芩为臣。散痞者，必以辛为主，是以半夏、干姜为佐。阴阳不交曰痞，上下不通曰满。欲通上下，交阴阳者，必和其中。中者，脾也。脾不足者，以甘补之。故以人参、甘草、大枣为使，以补中气。中气安和，则水升火降，痞满自消。

附子泻心汤

大黄　黄连　黄芩　附子

心下痞，而复恶寒汗出者，此汤主之。心下

痞者，邪热也。恶寒汗出者，阳虚也。以三黄之苦寒，清中济阴。以附子之辛热，温经固阳。寒热互用，攻补兼施并行，不悖仲景之妙用也。

大黄黄连泻心汤

大黄　黄连

心下痞，按之濡，其脉关上浮者，此汤主之。濡者，软也。结言胸，痞言心下。结言按之硬，痞言按之濡。结言寸脉浮，关脉沉，痞不言寸，而但曰关上浮。可以明二病之分矣。经曰：大热受邪，心病生焉。味苦入心，性寒除热，大黄黄连之苦寒，以泻心下之虚热。但以麻沸汤渍服者，取其清薄而泻虚热也。

十枣汤

芫花　甘遂　大戟

太阳中风，下利呕逆，表解者，乃可攻之。染染汗出，发作有时，头痛，痞满，引胁下痛，干呕短气，汗出，不恶寒者，此表解，里未和也。此汤主之。杜壬问孙兆曰：十枣汤治何病？孙曰：治太阳中风，表解里未和。杜曰：何以知里未和？孙曰：头痛，痞满，胁痛，干呕，汗出，知里未和也。杜曰：此但言病症，而所以里未和之故，总未言也？孙曰：某实未决，愿听开谕。杜曰：里未和者，痰与燥气壅于中焦，故头痛干呕，短气汗出，是痰隔也。非十枣汤不能治，但此汤不宜轻用，恐损人于倏忽也。

赤石脂禹余粮汤

赤石脂　禹余粮

下利，心下痞硬，服泻心已，复以它药下之。利不止，治以理中，利益甚。理中者，理中焦。此利在下焦，与赤石脂禹余粮汤。复下利，当利小便。

旋覆代赭汤

旋覆花　甘草　人参　代赭石　生姜　半夏　大枣

汗吐下后，心下痞硬，噫气不除，此汤主之。噫气，俗名嗳气，饱食息也。硬则气坚，咸味可以软之。旋覆花之咸，以软痞硬。虚则气浮，重剂可以镇之。代赭石之重，以镇虚逆。生姜、半夏，辛以散虚痞。人参、大枣，甘以补胃弱。痞而下利，生姜泻心汤。痞而不下利，旋覆代赭汤。

桂枝人参汤

桂枝　甘草　白术　人参　干姜

太阳病，外症未除，而数下之，遂协热而利不止。心下痞硬，表里不解。仲景论太阳病，桂枝症，医反下之，利遂不止，与葛根黄连黄芩汤。此又与桂枝人参汤，二症俱系表不解，而下之成利者，何故用药有温凉之异乎？二症虽同是内虚热入，协热遂利，但脉症不同，故用药有别耳。前言脉促者，表未解，喘而汗出者，主葛根黄连黄芩汤。夫脉促为阳盛，喘汗为里热，用葛根、芩、连，理所宜也。且前症但曰下之，此曰数下之。前症但曰利下，此曰利不止。两论细味之，即有虚实之分矣。

瓜蒂散

瓜蒂　赤小豆　香豉

病如桂枝症，头不痛，项不强，寸脉微浮，痞硬，气上冲咽喉，不得息，此胸有寒也。当以瓜蒂散吐之。病在上者，因而越之。邪客胸中，至气冲不得息，非吐之不可也。寒气在胸，瓜蒂之苦寒，从其性而治之也。赤小豆酸寒，酸苦涌泄为阴也。又以香豉酸苦为助，则邪痰浊气，一涌而尽矣。然此为快剂，重亡津液，与栀子豉汤，大不相侔也。故亡血虚家，特为申禁。

黄连汤

黄连　甘草　干姜　桂枝　人参　半夏　大枣

胸中有热，胃中有邪气，腹痛欲呕吐，此方主之。邪气传里，下寒上热。夫胃中有邪，则阴阳不交，阴不得升，而独治于下，为下寒而腹痛，阳不得降，而独治于上，为上热而呕吐。上热者泄之以苦，黄连之职也。下寒者，散之以辛，姜桂半夏之任也。脾欲缓，急食甘以缓之。人参、甘枣之用，其在斯乎。

炙甘草汤

甘草　生姜　人参　生地　桂枝　麦冬　阿胶　麻仁　大枣

一名复脉汤。脉结代，心动悸，此汤主之。脉结代者，血气虚衰，不能相续也。心动悸者，神气烦扰，不能自安也。人参、甘草补其气。桂枝、生姜温其气。麻仁、阿胶、门冬、地黄，皆濡润益阴之品，所以济其枯涸，而脉之结代者，可复于和平矣。故名复脉汤。

桂枝二麻黄一汤

桂枝　芍药　麻黄　生姜　杏仁　甘草　大枣

服桂枝，大汗脉洪，与桂枝汤。若形似疟，日再发，汗出必解，汗后脉洪，病犹在也。如疟日再发者，邪气客于营卫之间，与桂枝二麻黄一汤，以散营卫之邪。桂枝汤料，倍于麻黄汤料者，为其伤卫多而伤营少也。前桂枝麻黄各半汤，以不得汗故也。今既已大汗出，故桂枝倍麻黄耳。

阳明篇凡十方

大承气汤

大黄　厚朴　枳实　芒硝

阳明病，潮热谵语，腹满而喘，手足漐然汗者，大便已硬，此汤主之。潮热者，阳明内实也。谵语喘满者，热聚于胃也。手足汗出，知大便已硬，非大承气不能疗也。承者，顺也。

胃为水谷之海，邪气入胃，胃气壅滞，糟粕秘结，必荡涤之，正气乃顺，故有承气之名也。王冰曰：宜下必以苦，枳实苦平，溃坚破结为君。厚朴苦温，逐气泄满为臣。热淫于内，治以咸寒，芒硝除热软坚为佐。燥淫所胜，以苦下之。大黄荡涤润燥为使。王海藏云：厚朴去痞，枳实泄满，芒硝软坚，大黄泄实。惟痞满燥实四症全具者，方可用之。若不宜下而误下之，变症不可胜数。按：承气有三种，用者大须审酌，必真有大热大实者，方与大承气汤。小热小实者，可与小承气汤。若但结热而不满坚者，仅与调胃承气汤，此为合法适宜也。若病大而以小承气攻之，则邪气不伏，病小而以大承气攻之，则正气必伤。仲景曰：凡欲行大承气，先与小承气。转失气者，有燥屎也。可与大承气。若不转失气者，慎不可攻。攻之则胀满而难治。又曰：服承气得利者，慎勿再服。何其谆谆致谨乎。

小承气汤

大黄　厚朴　枳实

小热微结，此汤主之。小热微结者，示亚于大热坚结也。惟其热不大甚，故去芒硝，结不至于坚，是以稍减枳、朴也。

猪苓汤

猪苓　茯苓　泽泻　滑石　阿胶

脉浮发热，渴欲饮水，小便不利者，此汤主之。按：浮字上应有不字，详见后释。《活人》云：脉浮者，五苓散。脉沉者，猪苓汤。则知此汤论中，脉字下脱一不字也。按：太阳篇内五苓散，乃猪苓、泽泻、茯苓三味中，加桂与白术也。阳明篇内猪苓汤，乃猪苓、泽泻、茯苓三味中，加阿胶、滑石也。桂与白术，味甘辛为阳主外。阿胶、滑石，味甘寒为阴主内。南阳之言，可谓不失仲景之旨矣。但竟以沉字易之，不若不浮为妥。

蜜煎方

用蜜微火煎凝，如饴状，捻作挺，内谷道中，欲大便乃去。

汗出小便自利，此津液内竭。虽硬不可攻。待自欲大便，以此导之。

猪胆汁方 治症同上。

大猪胆一枚，泻汁和醋少许，灌谷道中，如一食顷，当大便。

汗出，则津液枯于上，小便利，则津液竭于下。若强攻之，危症立见。如上二法导之，为虚弱人立权巧法也。然此惟燥在直肠者宜之。若燥屎在上者，非其治也。

茵陈蒿汤

茵陈蒿　栀子　大黄

阳明病，发热，但头汗出，小便不利，渴饮水浆，腹微满，身发黄，如橘子色。汗出者，热得以越，但头汗出而他处无汗，且小便不利，则热不得越，郁而发黄。黄如橘子色者，是热甚于外，津液不行也。非大寒之品，不能彻其郁热。茵陈酸苦，栀子苦寒，二物之性，皆能导丙丁之邪，屈曲下行者也。黄为土之本色，夺土郁而无壅滞者，大黄有专掌焉。夫三物偕行，而水泉涌决，则发黄之症，可使遄已。

吴茱萸汤

吴茱萸　人参　生姜　大枣

食谷欲吐者，属阳明也。此汤主之。脾胃虚寒，则不能纳谷，以参、枣益其不足，以姜、茱煦其中寒，当有速效。若得汤反剧者，属上焦。火逆于上，食不得入，或小柴胡汤，或黄芩汤，可选用之。

麻仁丸

麻仁　芍药　枳实　大黄　厚朴　杏仁

跌阳脉浮，则胃气强，涩则小便数，浮涩相搏，大便则难，其脾为约，此丸主之。跌阳者，脾胃之脉。浮为阳，知胃气强，涩为阴，知脾气约。约者，约束也。经曰：饮入于胃，游溢精气，上输于脾，脾气散精，上归于肺，通调水道，下输膀胱，水精四布，五经并行。是脾主为胃行其津液者也。今胃强脾弱，约束津液，不得四布，但输于膀胱，致令小便数，水液只就州都，大腑愈加燥竭，大便乃秘，与麻仁丸，通幽润燥。

栀子柏皮汤

栀子　甘草　黄柏

阳明身热发黄，此汤主之。身黄者，本于湿热，去湿热之道，莫过于清膀胱，故投黄柏，直入少阴，以达膀胱之本，投栀子导金水而下济，甘草入中宫，调和升降，剖别清浊，庶几直捣黄症之巢矣。

麻黄连轺赤小豆汤

麻黄　连轺　赤小豆　梓白皮　杏仁　大枣　生姜　甘草

瘀热在里，身必发黄。按：《内经》曰：湿土甚而热，治以苦温，佐以甘辛，以汗为故，正此方之谓也。又煎用潦水者，亦取其水味薄，不助湿气也。

少阳篇凡一方

小柴胡汤

柴胡　黄芩　人参　甘草　生姜　半夏　大枣

胸中烦而不呕，去半夏、人参，加瓜蒌实。渴者，去半夏，加人参、瓜蒌。腹痛，去黄芩，加芍药。胁下痞硬，去大枣，加牡蛎。心下悸，小便不利，去黄芩，加茯苓。不渴，外有微热，去人参，加桂枝，温覆取微汗。咳者，去人参、

大枣、生姜，加五味子、干姜。

主往来寒热，胸胁苦满，嘿嘿不欲饮食，心烦喜呕，身有微热。又曰：有柴胡症者，但见一症便是，不必悉具。邪在表者，必渍形以为汗。邪在里者，必荡涤以取利。邪在半表半里者，不可汗，不可下，但当以小柴胡汤和解而已。夫邪既内传则变不可测，须迎而夺之。故以柴胡之解肌理表为君，黄芩之彻热治里为臣，邪初传里，则里气不治，故以人参扶正气，邪入于里，则气必上逆，故以半夏散逆气，生姜辅柴胡以和表，甘枣辅黄芩以和里。邪气自表，未敛为实，乘虚而凑，变症良多，故立加减之法。烦者，热也。呕者，逆也。烦而不呕，则热虽聚，而气未逆，邪气欲渐实也。去人参者，恐其助热。去半夏者，以无逆气。加瓜蒌实者，专除烦热耳。渴为津枯，半夏性燥，故去之。人参甘润，瓜蒌苦坚，可以生津而止渴。气不通畅，血不和调，则为腹痛。黄芩能滞气，故去之。芍药能和营，故加之。痞则气满，甘能满中，故去大枣。硬则形坚，故加牡蛎。悸而小便不利，停水之候也。去黄芩之苦坚助水，加茯苓之淡渗行水，不渴者，里自和，故去人参。微热者，表未解，故加桂枝。咳为气逆，故去参枣之补。肺欲收，酸收逆气者，五味之能也。干姜辛温快气，固主散寒，亦司火逆。故仲景不分寒热，每治咳症，必用此二物也。

俗医治伤寒，不分阴阳虚实，概用小柴胡汤，去人参，加清热消导之药，以为常法。盖喜其不犯汗吐下温四法，凡在表在里，总无大害，可以藏拙，可以免怨也。嘻嘻！每论及此，不禁捧腹矣。夫小柴胡为少阳经，半表半里，和解之剂，苟未至此经，谓之引邪入室，既过此经，谓之守株待兔。倘太阳之表热，及阳明之标热，岂此汤所能治乎？若夫阴寒假热，足冷脉沉，投以此汤，立致危殆矣。嗟乎！人命至重，冥报难逃。后之学者，须详审经症，有是疾，则用是方，万勿蹈此陋辙也。

太阴篇凡二方

桂枝加芍药汤

桂枝　芍药　甘草　大枣　生姜

本太阳病，医反下之，因尔腹满时痛者，属太阴也。此汤主之。按：邪气入里，则为腹痛，盖邪气传里而痛者，其痛不常，法当下之。此因太阳误下而痛，故以桂枝和卫，芍药和营，中气受调，满痛自愈。

桂枝加大黄汤

桂枝　芍药　甘草　大黄　大枣　生姜

本太阳病，医反下之，腹满而大实痛者。此汤主之。或问太阴病，用四逆辈，固所宜也。然复用桂枝、大黄，何也？大黄至寒，何为用于阴经耶？又何为与桂枝寒热互用耶？曰：自利而渴者，属少阴，为寒在下焦，宜行四逆。自利而不渴者，属太阴，为寒在中焦，宜与理中。若太阳病，误下之。则表邪未解，乘虚陷入太阴，因而满痛，且见大实脉症者，当以桂枝除表邪，大黄除里邪。若脉无力，而大便自利者，大黄又在禁例矣。按：太阴腹满痛，其症有三。如腹满咽干者，此传经之阳邪，在法当下，如吐食自利而腹满痛，此直入本经之阴邪，在法当温。如太阳误下，因而满痛，此乘虚内陷之邪，法当以桂枝加芍药汤和之。若手不可按，脉洪有力，此为大实，当以桂枝加大黄汤和之。设使直入之阴证，而脉来沉细者，非二汤所宜也。大抵阴邪满痛，宜与理中。热邪满痛，宜与大柴胡。惟误下满痛，宜用二汤，不可不辨也。

少阴篇凡十四方

麻黄附子细辛汤

麻黄　细辛　附子

少阴病，始得之，反发热，脉沉者。此汤

主之。按：太阳病，发热头痛，其脉当浮。今反沉。少阴脉沉，法当无热，今反热。仲景于此两症，各言反者，谓反常也。太阳病而脉似少阴，少阴脉病似太阳，所以皆谓之反，而治之不同也。均是脉沉，发热，以其有头痛，故为太阳病。阳证当脉浮，今反不浮者，以里虚久寒所致。又身体痛，故宜救里，使气内复逼邪出外。且干姜、生附，亦能发汗，假使里不虚寒，则脉必浮，而正属太阳麻黄症矣。均是脉沉，发热，以其无头疼，故名少阴病。阴病当不热，今反发热，则寒邪在表，未传于里，但以皮腠，郁闭为热，而在里无热，故用麻黄、细辛，以发表间之热，附子以温少阴之经。假使寒邪入里，则外必无热，当见吐利厥逆等症，而正属少阴四逆症矣。由此观之，表邪浮浅，发热之反为轻，正气衰微，脉沉之反为重。此四逆汤，不为不重于麻黄附子细辛汤也。又可见熟附配麻黄，发中有补，生附配干姜，补中有发，而仲景之旨微矣。

麻黄附子甘草汤

麻黄　附子　甘草

少阴病，二三日，以此汤微发汗，以无表证，故微发汗也。按：少阴证，脉多沉。若沉紧，不可汗。沉细数，为在里，不可汗。此症必脉沉而喘，是表有寒，而里无邪，故以小辛之药，微微取汗。按：仲景发汗汤剂。各分重轻，如麻黄、桂枝、青龙、越婢等汤，各有差等。至少阴发汗二汤，虽同用麻黄、附子，亦有轻重之别。故以细辛为重，加甘草为轻。盖辛散甘缓之义也。第一症，以少阴本无热，今发热，故云反也。发热为表邪，当汗，又兼脉沉属阴，当温，故以附子温经，麻黄发表，而热从汗解，故加细辛是汗剂之重者。第二症，既无里热可温，又无里热可下，其所以用麻黄、附子之义，则是脉亦沉，方可名曰：少阴病，身亦发热，方行发汗药。又得之二三日，病尚浅比前症稍轻，故不重言脉症，但曰微发汗。

所以去细辛，加甘草，是汗剂之轻者。

附子汤

附子　白术　茯苓　芍药　人参

少阴病，得之一二日，口中和，背恶寒者，当灸，此汤主之。背者，胸中之府，诸阳受气于胸中，而转行于背。《内经》曰：背为阳，腹为阴，阳气不足，阴寒气盛，则背恶寒。若风寒在表而恶寒者，则一身尽寒矣。但背恶寒者，阴盛可知已。或乘阴气不足，阳陷阴中，表阳新虚，而背微恶寒者，经所谓无大热，燥渴，心烦，背微恶寒，白虎加人参汤主之。一为阴寒气盛，一为阳气内陷。盖阴寒不耗津液，故于少阴病则曰，口中和也。及阳气内陷，则热耗津液，故于太阳病则曰，口燥舌干而渴也。故阴阳不同，当以口中润燥为辨。按：辛以散之，附子之辛以散寒。甘以缓之，茯苓、人参、白术之甘以补阳，酸以收之，芍药之酸以扶阴。大抵偏阴偏阳，则为病。火欲实水当平之，不欲偏胜也。

桃花汤

赤石脂　干姜　粳米

主少阴病，二三日至四五日，腹痛，小便不利，下利脓血。二三日至四五日，寒邪入里深也。腹痛者，里寒也。小便不利者，水谷不分也。下利脓血者，肠胃虚弱，下焦不固也。涩可去脱，石脂之涩，以固肠胃。辛以散之，干姜之辛，以散里寒。甘以缓之，粳米之甘，以养正气。

猪肤汤

猪肤一斤，即鲜猪皮也。吴绶以为焯猪时刮下黑肤，非革外厚皮之义矣。

少阴病，下利咽痛，胸满心烦者，此汤主之。猪，水畜也。其气先入肾，少阴客热，是以猪肤解之。加白蜜，以润燥除烦，加白粉，以益气断利。

甘草汤

甘草

主少阴病，二三日咽痛，阳邪传于少阴为咽痛者。服甘草汤，如其不瘥，与桔梗汤，以和少阴之气。

桂梗汤　主治同上。

桔梗　甘草

桔梗味辛温以散寒，甘草味甘平以除热。甘梗相合，以调寒热。

苦酒汤

半夏十四枚，洗　鸡子一枚，去黄，内上苦酒

主少阴病，咽中伤，生疮，不能语言，声不出者。六经皆无咽痛，惟少阴篇中，有咽伤咽痛之症，何也？少阴之脉，上贯肝膈，入肺循喉咙，故有此症。古方有醋煮鸡子，主喉痛失音，取其酸敛，固所宜也。独半夏辛燥，何为用之？大抵少阴，多寒证，取其辛能发散，一散一敛，遂有理咽之功耶。

半夏散及汤

半夏　桂枝　甘草

主少阴病，咽中痛。凡曰少阴病者，必兼脉微细，乃知咽痛，多是伏寒于少阴之经，法当温散，此半夏、桂枝之所由用也。和以甘草，盖缓其热耳。若肺家实火咽痛，当与山栀、葶苈、甘、桔，或刺大指端内侧，去爪甲角如韭叶，以三棱针刺之，血出即愈。

白通汤

葱白　干姜　附子

主少阴下利脉微者。《内经》曰：肾苦燥，急食辛以润之。葱白之辛，以通阳气，姜、附之辛，以散阴寒。

白通加猪胆汁汤

葱白　干姜　附子　人尿　猪胆汁

少阴利不止，厥逆无脉，干呕烦，脉暴出者死，微续者生。按：白通汤，及白通加猪胆汁汤、真武汤，与通脉四逆汤，皆为少阴下利而设。惟姜附相同，余药各异，何也？盖少阴下利，寒气已甚，非姜、附不除，然兼见之症不齐，故用药亦异耳。如白通汤，以姜、附散寒，葱白通气。若呕而烦者，恐但投姜附，必且拒而不纳，加人尿、猪胆之寒，待冷而服，令内而不拒，既已入腹，冷体既消，热性便发。真武汤治少阴病，二三日至四五日，腹满，小便不利，四肢重痛，自利者，为有水气，故多或为之症。水为寒湿，肾实主之，水饮停畜，为寒湿内甚，四肢重痛，为寒湿外甚，小便不利，湿甚而水谷不分也。苓、术之甘，以益脾逐水。姜、附、芍药之酸辛，以温经散湿。通脉四逆汤，治少阴下利清谷，手足厥逆，脉微为里寒，身热不恶寒，面赤为外热，此阴甚于内，格阳于外，与通脉四逆汤，以散阴通阳，其或为之症，依法加减治之。已上四症，各有不同，故其用药，因而各别也。

通脉四逆汤

甘草　附子　干姜

主少阴病，下利清谷，里寒外热，手足厥逆，脉微欲绝，反不恶寒，面色赤，或腹痛，或干呕，或咽痛，或利止，脉不出者。按：此汤与四逆汤同，但倍用干姜耳。如面赤者，加葱九茎，以通阳气。腹痛者，去葱，加芍药，以和营气。呕者，加生姜，以散逆气。咽痛者，去芍药，加桔梗，以散肺气。利止脉不出者，去桔梗，加人参，以补肺气。脉症与方相应者，乃可服。

四逆汤

甘草　枳实　柴胡　芍药

主少阴病，四逆，或咳，或悸，或小便不利，或腹痛，或泄利，下重者。按：少阴用药，有阴阳之分。如阴寒而四逆者，非姜、附不能

疗也。此症虽云四逆，必不甚冷，或指头微温，或脉不沉微，乃阴中涵阳之症。此惟气不宣通，乃为逆冷，故以柴胡凉表，芍药清中。此本肝胆之剂，而少阴用之者，为水木同元也。以枳实利七冲之门，以甘草和三焦之气，即气机宣通，而四逆可痊已。已下或为之症，凡五条，皆挟阳而发者也。

黄连阿胶汤

黄连　黄芩　芍药　阿胶　鸡子黄

主少阴病，二三日，心中烦，不得卧。阳有余者，以苦泄之。黄连、黄芩之苦，以除热也。阴不足者，以甘补之。鸡子、阿胶之甘，以益血也。用芍药以酸收阴气，泄去邪热，则心烦可解，而卧自安矣。服此不愈，须加参、苓、归、术，无不愈者。

厥阴篇凡六方

乌梅圆

乌梅　细辛　干姜　当归　黄连　附子
蜀椒　桂枝　人参　黄柏

主静而复烦，此为藏寒，蛔上入膈，故烦，须臾复止，得食而呕，又烦者，蛔闻食臭出，其人当自吐蛔，此方主之。肺主气，肺欲收，急食酸以收之，故用乌梅。脾欲缓，急食甘以缓之，故用人参。寒淫于内，以辛润之，以苦坚之，椒、桂、归、辛，以润内寒。寒淫所胜，平以辛热，姜、附之辛热，以胜内寒。用黄柏之苦，以安蛔也。凡治蛔，勿用甘甜之物，因蛔虫得甘则动，得苦则安，得酸则止，得辛则伏也。

当归四逆汤

当归　桂枝　芍药　细辛　甘草　通草
大枣

主手足厥寒，脉细欲绝。手足厥寒者，阳气外虚不能温于四末。脉细欲绝者，阴血内弱不能充于经队。桂枝、细辛，调卫外之阳气，当归、芍药，和营内之阴精，通草宣利，甘枣缓中，则阴阳均受剂矣。厥寒有不愈者乎。

当归四逆加吴茱萸生姜汤

当归　甘草　通草　芍药　桂枝　细辛
生姜　大枣　吴茱萸

主内有久寒，厥寒，脉细欲绝者。症虽同上，但久寒之人，阳气益弱，非生姜、茱萸，不能充温于四末，然不用四逆汤，何也？为手足厥寒，邪犹浅也。按：仲景凡言四逆者，乃四肢逆冷之省文也。四肢者，自指至肘，自足至膝之谓也。其邪为深。凡言手足者，乃自指至腕，自足至踝之谓也。其邪为浅。仲景下字不苟，须合而玩之，则轻重浅深，一览了然矣。或曰四肢厥逆，或但曰四逆，或但曰厥，但曰逆者，皆重证也。或曰指头寒，或曰手足厥，或曰手足逆，或曰手足冷者，皆轻症也。

麻黄升麻汤

麻黄　升麻　当归　知母　黄芩　葳蕤
石膏　白术　干姜　芍药　天门冬　桂枝　茯
苓　甘草

伤寒六七日，大下后，寸脉沉而迟，手足厥逆，下部脉不至，喉咽不利，吐脓血。泄利不止者，为难治。麻黄升麻汤主之。伤寒六七日，邪传厥阴之时也。大下后，下焦气虚，阳气内陷，寸脉迟而手足厥，下部脉不至，厥阴之脉，贯隔循喉咙，故咽喉不利，而吐脓血也。此肝家雷火燥金。若泄利不止，又绝肺金生化之源，故为难治。热气甚者，以汗发之。故用麻黄、升麻。正气虚者，以辛润之。故用当归、姜、桂。肺热者，以苦泄之。故入知母、黄芩。津竭者，以甘润之。故入茯苓、白术。以芍药、甘草制肝，以门冬、葳蕤润肺，更以石膏清胃，勿使东方之邪，犯中气也。

干姜黄芩黄连人参汤

干姜　黄芩　黄连　人参

伤寒本自寒下，医复吐下之。寒格更逆吐下，若食入口即吐，此汤主之。上焦寒则吐，下焦寒则利。为医所伤，遂成寒格。以干姜散寒，人参补气，此正治也。其用芩、连者，寒因寒用，为向导之兵，此从治也。

白头翁汤

白头翁　黄连　黄柏　秦皮

热利，下重者，下利欲饮水者，以有热故也。均以此汤主之。自利不渴，为藏寒，与四逆以温中。下利饮水，为有热，与此汤以消里。按：少阴自利而渴，乃下焦虚寒，而用四逆者，恐不可以渴不渴分寒热也。正当以小便黄白别之耳。《内经》曰：肾欲坚，急食苦以坚之。利则下焦虚，是以纯苦之剂坚之。

霍乱篇凡三方

四逆加人参汤

人参　干姜　甘草　附子

主恶寒，脉微而复利，利止亡血也。此汤主之。恶寒脉微而利，是阳虚阴胜也。利止而津液内竭，故曰亡血。《金匮玉函》曰：水竭则无血。与四逆以温经助阳，加人参以生津益血。

理中汤

人参　甘草　白术　干姜

主霍乱，寒多，不用水者。按：仲景法，发热，头痛，身疼，恶寒，吐利者，此名霍乱。热多饮水者，五苓散主之。寒多不饮水者，此方主之。凡吐利，以无寒热，不头痛为阴。以有寒热头痛为阳。更以饮水，不饮水辨之，百不失也。中州陆沉，吐利交作，其象为乱，故

名霍乱。汤名理中，理者，治也。治其乱而救宁之也。白术、甘草，自是脾家要剂。干姜祛太阴之寒，无他药可代者。寒则必本于虚，故以人参益气。寒甚者，加附子，其功更大。若审症明确而投之，神效捷于桴鼓。

通脉四逆加猪胆汁汤

照原方加猪胆汁汤合服。

主吐已下断，汗出而厥，四肢拘急不解。按：仲景法，既吐且利，小便复利，大汗出，下利清谷，内寒外热，脉微欲绝者，四逆汤主之。若吐已而下亦断，但汗出而厥，四肢拘急，脉微欲绝者，此汤主之。夫吐下虽止，津液已亡，况加汗出，则津液益枯，中寒转甚，故筋脉挛急。非四逆温经，何以救乎。加猪胆者，用为引经之助，恐人参亦必不可缺也。

阴阳易瘥后劳复篇凡四方

烧裈散

取妇人中裈近隐处，剪烧灰，以水和服方寸匕，日三服，小便即利，阴头微肿则愈。妇人病，取男子裈裆烧灰。

主阴阳易病，身重少气，少腹里急，引阴中拘挛，热上冲，头重。眼花，膝胫拘急者。按：阴阳易者，女子病未痊愈，因于交接，男子反得病者，名曰阴易。病得之淫欲，非药石所能疗，惟裈裆近隐，则气之所薰袭者，仍以治交媾之恙，而经所谓竹破须将竹补宜之意。

枳实栀子豉汤

枳实　栀子　豉

大病差后，劳复，此汤主之。有宿食者，加大黄少许。按：大病之后，无有不虚，况因劳而复，则虚而且伤矣。古人以一味人参助正，多煎顿服而愈。予屡试而屡验者。此方寒凉峻伐，惟禀壮而脉有力者宜之。若脉虚神倦者而

误投之，能无犯虚虚之戒耶。

牡蛎泽泻散

牡蛎　泽泻　蜀漆　栝楼根　葶苈子　商
陆根　海藻

主大病瘥后，腰以下有水气者。大病差后，
脾胃气虚，不能制水，归于隧道，故下焦发肿。
法当洁净府。牡蛎、泽泻、海藻之咸，以泄水
气。蜀漆、葶苈、瓜蒌、商陆之酸辛，以导
肿湿。

竹叶石膏汤

竹叶　石膏　半夏　人参　甘草　粳米
麦门冬

主伤寒解后，虚羸少气，气逆欲吐者，宜
与此汤。竹叶、石膏、甘草之甘辛，以发散余
热。麦冬、人参、粳米之甘平，以培益真元。
半夏辛平，善散气逆而止吐。

杂方凡五十六方

百合知母汤

百合　知母
主百合病，汗后者。

滑石代赭汤

百合　滑石　代赭石
主百合病，下后者。

百合鸡子汤

百合　鸡子黄
主百合病，吐后者。

百合地黄汤

百合　生地黄汁
主百合病，不经汗吐下者。

栝楼牡蛎散

栝楼根　牡蛎
主百合病，变发渴者。

百合滑石散

百合　滑石
主百合病，变发热者。

按：已上百合病，凡六方，俱不外乎百合。
夫百合之性，以宁心润肺，补中祛邪，为功者
也。且观其佐使诸药，皆属清凉之品，乃知百
合病者，本于君主不宁，因而薰灼相传。百合
为之调剂于其间，则炎者息而燥者润，君臣道
合，而百脉交和。命曰百合，不亦名实相副
者乎。

雄黄熏法

雄黄为末，筒瓦二枚合之，烧向肛熏之。
另以苦参煎汤洗之。

主惑病，虫蚀肛者。

赤豆当归散

赤豆　当归
主三四日目赤，七八日眦黑。若能食者，
脓已成也。

升麻鳖甲汤如治阴毒，去雄黄、蜀椒。

升麻　当归　蜀椒　甘草　雄黄　鳖甲

主阳毒，面如锦纹，咽喉痛，吐脓血。观
其阴阳二毒，并用一方，已可异矣。及阳毒宜
行凉剂，反用雄黄、蜀椒温热之药。阴毒宜行
温剂，反去雄黄、蜀椒温热之药。则知此症感
天地恶毒之异气，非伤寒余疾，昭然可见。乃
后贤不察，却以大寒治阳毒，以大热治阴毒，
于仲景之旨，不啻径庭矣。又考此六味，莫非
解毒之品，即当归一味，亦导引诸解毒药，敷
布于遍体者也。

九味羌活汤

羌活　防风　苍术　白芷　川芎　生地
黄芩　细辛　甘草

一名冲和汤。主天令温热之候，用此方以
发散风寒。按：陶节庵用此方于春夏秋三时，
发散伤寒，以代桂枝、麻黄汤用。虽然，亦不
可太泥也。如天令尚寒，麻黄、桂枝，仍不可
缺。如非盛夏，黄芩、生地，亦勿轻投。倘挟
暑邪，必入香薷、扁豆。倘遇呕吐，必入半夏、
藿香。气弱脉虚，可进人参。足冷脉沉，因肾
虚房劳复感寒邪，则当温经散寒。此方即在禁
例矣。虽当热令，而其人无血虚烦热者，芩、
地亦不敢肆用也。

芎苏散

紫苏　干葛　柴胡　苍术　川芎　枳壳
陈皮　桔梗　半夏　茯苓　甘草

主春夏秋三时，感寒头痛，发热恶寒，脉
浮紧无汗。按：紫苏解太阳之邪，干葛解阳明
之邪，柴胡解少阳之邪，苍术、川芎，为助汗
之需，枳壳、陈皮，为达气之用，半夏、茯苓，
有行津之力，桔梗、甘草，有和调之功。天地
之道，阴阳和而云雨作。人身之道，阴阳和而
津液通。故经曰：阳之汗，以天地之雨名之，
可谓知类也夫。

藿香正气散

紫苏　藿香　大腹皮　白芷　茯苓　苍术
厚朴　陈皮　桔梗　半夏　甘草

主伤寒头痛寒热，霍乱吐泻，山岚瘴气。
或感湿气。按：风湿为外感，紫苏、白芷，辛
以散之。吐泻为内伤，平胃、藿香、大腹、半
夏，苦以泄之。茯苓去湿，甘草和中，桔梗则
表里并需。夫邪气既散，则正气得申，故名正
气散。

不换金正气散

半夏　藿香　苍术　厚朴　陈皮　甘草

主时行瘟疫，及山岚瘴气，霍乱吐泻，及
出远方，不伏水土等症。按：平胃散，本表里
双解之剂，又加之以藿香温胃气，半夏除痰湿，
中州受调和之益，则外来无侵犯之邪。远游者，
诚当宝重，故名不换金。

大羌活汤

防风　羌活　独活　防己　黄芩　黄连
苍术　白术　甘草　细辛　知母　川芎　生地

治两感伤寒，脏腑俱病。按《内经》及仲
景，皆以两感为必死之症，为表里不可并攻，
阴阳难同一法也。东垣以为禀有虚实，感有浅
深，虚而感之深者必死，实而感之浅者或生。
故立此方，以羌、独、防风、苍术、细辛、川
芎理其表邪，芩、连、知、地、白术、甘草治
其里邪。以此治之，屡有生者。

雄黄丸

雄黄　当归　芦荟　麝香　槟榔

主狐惑，微烦，默默欲卧，毒上攻咽，虫
蚀声嗄，兼下蚀湿䘌，或便脓血。

雄黄锐散

雄黄　苦参　青葙子　黄连　桃仁
主下部䘌疮。

升麻葛根汤

升麻　葛根　白芍药　甘草

去斑疹欲出未出，以此汤升发之。已出者，
不可用也。按：斑者，阳明经壅积之热毒也。
故以升麻、葛根发之。芍药同甘草，安和脾胃，
通达血脉，故能赞相。升麻、葛根，以宣送斑
毒。昧者不知其故，乃畏其酸敛，辄以意削去
之，使此汤大减功力。嗟乎！岂古人心智不如
今人至此乎。

三因加味羌活散

羌活　独活　柴胡　前胡　枳壳　桔梗

茯苓　川芎　升麻　白芍药　甘草　生姜

主斑疹初出，身痛，头痛，憎寒，壮热，胸中不利。按：斑为阳明之症，升麻葛根汤，乃确剂也。兹以身痛，故加二活，以寒热故加二胡，以胸中不利，故加枳桔。后来复立加减诸法，盖确乎其不可易矣。

犀角玄参汤

犀角屑　黑玄参　升麻　射干　黄芩　甘草

主发斑毒盛，心烦狂言，或咽痛者，心烦狂言，南方之火亢炎也。咽喉作痛者，北方之水衰微也。水虚不能制火，火旺必来乘金，金燥乃为咽痛，理势之固然者也。以犀角泻南，玄参补北，射干、黄芩救西方之燥金，甘草和中化毒。狂烦等症，靡不悉愈矣。

大青四物汤

大青　阿胶　甘草　淡豆豉

主解毒化斑，雷藏泽中，雷起而火随之。龙潜海底，龙起而火随之。龙雷之火燔灼，薰逼阳明，毒邪炽盛，故以大青制甲乙之雷火，以阿胶制壬癸之龙火，甘草解其遗毒，豆豉彻其余邪。震木霁威，坎水归元。水火有既济之功，肌体无炎蒸之苦矣。

当归丸

当归　甘草　黄连　大黄

主发斑内实，大便不通者。

黄连解毒汤

黄连　黄芩　黄柏　栀子

主发斑热甚，心烦不得眠。中州热不得越，则肌肉斑烂，脾主肌肉故也。是方以黄连泻丙丁，以黄芩泻庚辛，以黄柏泻壬癸，以栀子泻甲乙，而戊己之药，何以反不及乎。盖土位居中，而寄旺于四时之末，四职咸致清宁中宫默

享和平，不烦更为调剂耳。

人参三白汤

人参　白术　白茯苓　白芍药　生姜　大枣

治阴证发斑，亦出胸背手足之间，但稀少而淡红，或为凉药太过。大凡元气素虚，或因房室损肾，或因内伤生冷，或因寒药太过，遂成阴证。寒伏于下，逼其无根失守之火，上犯金宫，传于皮肤而发斑点，但如蚊蚋蚤痕非大红点也。以参、芩、白术，培植真气，以白芍、大枣，滋育元阴，皆养正之道也。然寒淫所胜，治以辛热，非附子之健悍，干姜之理中，何以扶阳返本，而回元气于无何有之乡乎。

黄芪建中汤

黄芪　芍药　桂枝　胶饴　甘草

主汗多亡阳，尺脉虚弱者。按：汗者，心之液也。若不可汗而误汗，与可汗而过汗，则丙丁之真阳，几于消亡矣。阳气者，所以卫外而为固者也。故以黄芪补表间之阳气，芍药收表间之散气，桂枝固卫而实腠，胶饴补中以壮肌。譬诸墙垣密固，中宫无遗失之虞，则向之颓废者，今且复为建立矣。

犀角地黄汤

芍药　生地　丹皮　犀角屑

主伤寒应汗失汗，内有瘀血，鼻衄，吐血，面黄，大便黑。此方消化瘀血。按：去瘀之剂，抵当汤丸最紧，桃仁承气汤次之，犀角地黄汤又次之。紧者，主下焦。次者，主中焦。缓者，主上焦。此方行中有补，血家中和之品也。

丁香柿蒂散

丁香　柿蒂　茴香　干姜　良姜　陈皮

主胸中虚寒，呃逆不止者。按：火炎者，固气上冲，而寒凝者，气滞不行，亦逆上而

851

为逆也。取二香，开上焦之结，取二姜，温中土之经，陈皮有彻上彻下之功能，柿蒂有引经从治之力用。俾寒谷阳回，而逆转为顺矣。

乳香硫黄散

乳香　硫黄　艾叶

主阴寒呃逆，用此劫之。按：硫黄为益火之精，阴寒所喜。乳香为宣气之主，壅滞所宜。又藉艾叶之芬芳，则经络隧道，无微不达。且鼻通乎天，嗅之则乾金得职，而阴翳之邪，陡避三舍矣。

茵陈四逆汤

附子　茵陈　干姜

主阴黄厥冷，脉沉迟，腰以下自汗。

茵陈理中汤

茵陈　白术　干姜　人参

主阴黄腹痛，自利，或因内伤寒发黄。按：已上二方，总为阴黄而设。但四逆主少阴之寒，故理腰下自汗。理中主太阴之寒，故除自利腹疼。毫厘千里，非具眼者莫能辨也。

霹雳散

附子一枚，炮　细茶三钱

主阴盛格阳，身热面赤，烦躁不能饮水，脉沉细或伏绝。少火生气，安于下者也。壮火食气，亢于上者也。火将灭而复明，为阴盛格阳之象。《内经》所谓重寒则热者是也。当是之时，仅存一线之气，汲汲乎殆哉。桂姜之力，犹为浅鲜，惟附子一物独行，功力最大，诚堪起死。名之以霹雳者，为雷霆之用，在乎春夏，一喻其阳和之敷布，一喻其力用之弘大也。按：阴盛格阳之症，九死一生，非大温大补则百无一生，医者忧谗，病家愚昧，畏附子而不投，则坐而待毙者，比比皆是也。

参胡三白汤

人参　柴胡　白茯苓　白术　白芍药

主过经不解，人弱脉虚。按：病久而余邪未解，盖正气虚而邪不能伏也。以人参三白，补其正气，以柴胡一味，彻其余邪。此养正则邪自除，遵乎末法之治者也。

连翘败毒散

连翘　栀子　羌活　玄参　薄荷　防风柴胡　桔梗　升麻　川芎　当归　芍药　黄芩牛蒡子

主发颐，耳后，或耳下肿硬，宜速消之。缓则成脓矣。

消毒围药

黄连　黄芩　黄柏　大黄　栀子　雄黄白及　白蔹　芙蓉叶　大蓟根　赤豆　南星归尾　朴硝　五倍子　半夏

上为细末，用五叶藤脑，见肿消草，野苎麻根三件捣汁，入苦酒少许，调匀敷之。留头出毒。

托里消毒散

黄芪　白芷　连翘　羌活　川芎　归尾赤芍药　防风　桔梗　柴胡　皂角刺　金银花甘草节

主发颐，有脓不消，已破未破，俱可服。按：足少阳之脉，从耳后，入耳中，故发颐一症，其邪在胆。胆为半表半里之经，不可汗，不可下，不可吐。若误行汗吐下者，邪伏本经，多为发颐。当其未成也，以凉药消之，以风药散之，连翘败毒散是也。及其已成也，以补剂托之，以升剂提之，托里消毒散是也。将溃未溃之际，既恐其蔓衍，又恐其难溃，故以解毒消肿之剂防闲之，消毒围药是也。先后缓急之序，大须审详，不得草草。

猳鼠粪汤

韭白根一握　两头尖十四粒

主阴阳易，及女劳复，调烧裈散尤妙。

栝楼竹皮汤

栝楼根　青竹皮

主阴阳易，热气上冲，胸中烦闷，手足挛踡，及搐搦。按：阴阳易，及女劳复，所伤俱在肾。韭白有助阳之功，猳鼠为子水之兽，水不足者，热必上冲，热积生风，故为挛搐。瓜蒌多凉肺之功，竹青具清心之德。热既清而风亦化。古人用药，岂漫然者哉。

普济消毒饮

柴胡　黄连　黄芩　玄参　甘草　桔梗　连翘　牛蒡子　升麻　白芷　僵蚕　马屁勃　板蓝根如无，以大青，或青黛代之

主时行大头瘟疫。按：大头瘟疫，宜审察运气，分别六经，而为施治。普济消毒饮，不过为主方耳，往往此毒，先肿于鼻，次肿于耳。从耳至头，上络脑后，结块则止，不散必成脓也。此方以凉剂降浊，以风剂升清，又佐以解毒诸品，诚为良法。

葳蕤汤

葳蕤　石膏　葛根　杏仁　川芎　麻黄　羌活　白薇　青木香

主风温病，在少阴厥阴者。按：先伤于风，复伤于热，风热相搏，乃为风温。故以麻黄、葛根、羌活、川芎，祛在表之风。葳蕤、石膏、杏仁、白薇，祛在表之热。大抵风症，多本于厥阴风木之经，故以青木香，畅东方之气，则风热易解耳。

知母葛根汤

干葛　知母　石膏　羌活　人参　防风　杏仁　川芎　葳蕤　甘草　升麻　南星　木香　麻仁

主发汗后，身犹发热。按：邪从汗解，则灼热当除。今既得汗，而热犹如故，是药浅而病深也。仍以羌活、葛根、升麻、防风，理其表。石膏、知母、川芎、杏仁，解其肌。风热日深，风痰必聚，故以南星、木香，涤其痰。已经发汗，中气必虚，故以人参、葳蕤，养其正。和之以甘草，润之以麻仁，而风热相搏之症，自当双解矣。

紫雪

升麻　黄金　凝水石　石膏　犀角　羚羊角　玄参　沉香　木香　丁香　甘草

主发斑，又主暑中三阳，大热烦躁发渴，一切热证。按：紫雪，乃阳明经药也。以升麻清阳明之标热，以石膏清阳明之本热。凝水、玄参，壮水以制火。犀角、羚羊，抑火以消金。三香性温，一取其入热分，为向导之兵，使无拒格之患。一取其宣气分，为下降之用，使无炎逆之愆。黄金重坠，可以镇定南方。甘草和平，可以调和中气。水强则热自化，气降则火自清，阳明蕴蓄之邪，肌表灼燔之苦，不期其愈而自愈也。

葱熨法

葱白一握，如臂大

主阴证，厥逆沉昏。以索缠缚，切去根及青，约厚二寸，先于火上烘热，着病人脐上，更以熨斗，贮火熨之。令热气透入，别作三四饼，坏则易之。良久，病人当渐苏，汗出手足温，续以四逆汤温之。若熨而手足不温，不可治也。

灼艾法

气海穴在脐下一寸五分　丹田穴在脐下二寸　关元穴在脐下三寸

主阴证，面如刀刮，四逆，爪甲青黑，身体如冰。上以艾炷灸五十壮，甚者灸二百壮，以手足渐温人事稍省，为可治也。

结胸灸法

黄连　巴豆

上二味和匀，捏作饼子，装脐中，以艾炷如龙眼核大，灸之。轻者一炷，重者不过二三炷，热气透入，腹中作声，泄下恶物，立愈。

蒸汗法

主服药不得汗，故天寒汗不得出，宜行此法。以薪火烧地良久，令极热，扫去灰，以沸汤洒之。取蚕沙、柏叶、桃叶、糠麸，铺于烧热地上，可侧手厚，铺席于上，令病人卧之，更温覆之。移时汗出，俟周身至脚心热，乃用温粉扑之。《南史》载范云病伤寒，恐不得与武帝九锡之庆，召徐文伯诊视，以实告之。曰：可得便愈乎？文伯曰：便愈甚易，但恐二年后，不复起耳。云曰：朝闻道，夕死犹可，况二年乎。文伯乃以是法取汗，翼日果愈，后二年果卒。取汗先期，尚促寿限，况不顾表里，不待时日，便欲速效乎。

水薄法

叠布数重，新汲水渍之。稍捩去水，搭于患人胸上，须臾布温，又以别渍冷布易之。频换新水，热势稍减，续以寒剂清之。

主阳证大热，或狂烦昏乱。

搐鼻法

取瓜蒂为末，口中噙水，搐一字入鼻孔，出黄水即愈。更以姜渣、茵陈擦之。黄色即减。

主湿家，发黄头痛等症。

劫呕吐法

药中加自然姜汁，及炒焦粳米少许，随用竹管重纳内关，其呕即止。惟胃实者，忌粳米。

灸期门法

期门穴，妇人屈乳头，向下尽处，骨间动脉是也。男子乳小者。以手一指为率，陷中动脉是穴。男左女右，灸三五壮。

主阴寒呃逆。

吐痰法

先用皂荚、麝香、细辛、生明矾，为细末，调姜汁灌，然后以鹅毛醮桐油皂荚末，入喉中探吐，痰出乃愈。如咯血不出，身热喘急，满闷，喉中辘辘有声，此名肺家独喘。为不可治。

姜渣熨法

一切寒结，水结，食结，痞结，血结，痰结，支结，俱用生姜四五斤，捣烂如泥，略捩去汁，取渣炒热，绢帛松包，操按心腹，豁然自愈。如冷别以热者易之，以愈为度。惟热结者，用冷姜渣揉按，切忌炒热。

主一切停滞，结胸等症。

蒸脐法

麝香　半夏　皂荚

等份为末，填入脐中，更用生姜切片，如二文钱厚，铺于脐上，以大艾炷，于姜片上灸二七壮，热气达于内，逼寒出于外，候手足温暖，即止。然后投姜附等药。

主阴证，吐利厥逆昏沉，心下胀硬如冰，汤药不受，唇面指甲皆青黑，脉沉欲绝。

辟温疫方

雄黄　赤小豆　丹参　鬼箭羽

上为细末，炼蜜为丸，如梧桐子大。每日空心，以温水下五丸。虽与病人同床，亦不相染，治一切时行疫症，不相传染。

治时疫不染诸方

以水飞雄黄，男左女右，吹鼻孔中，或透明雄黄一块，重五钱，绢包系头顶心妙。取贯仲浸水饮之。以赤小豆，同糯米，浸水缸中，

每日取水用之。

问因察症正名总论

夫伤寒者，病势险重，症绪繁多，若非问因，察症，正名，未有不误者也。凡至病家，未诊先问，最为要法。或得之脱衣卸被，或得之劳力辛苦，或得之房劳太过，或得之饥饿，或得之饱食，或为素虚，或为素实，或素有别症，或数无别症，此问因之法也。六经形症，各当审详。太阳病，发热，恶寒，头项俱痛，腰脊俱强，恶心拘急，体痛骨疼，则是太阳表证，为标病也。若内热烦渴，小便不利，则是太阳里证，为本病也。其脉浮紧有力，为伤寒。浮缓无力，为伤风。脉安静，为不传，脉躁盛，为欲传也。阳明病，身热，微恶寒，头额目痛，鼻干不眠，则是阳明表证，为标病也。若烦渴欲饮，汗出恶热，则是阳明里证，为本病也。若潮热自汗，谵渴硬满，斑黄狂秘，则是正阳明胃实，为腑病也。其脉微满为标，洪数为本，沉数为实也。少阳病，头角痛而目眩，胸胁痛而耳聋，寒热呕而苦，则是少阳经病也。其经为半表半里，其脉为且弦且数。太阳病，壮热，咽干，或自利不渴，则是阳经热邪，传入太阴，为标病也。若燥渴发黄，尿赤便秘，则是太阴本病也。若初病起，无头疼渴热，便寒冷满痛，吐利呕呃，则是太阴直中本病也。若初病不热，但胀满嗳痛，则是生冷内伤也。其脉沉缓为标，沉实为本。直中与内伤寒，皆沉细也。少阴病，舌干口燥，谵渴便秘，则是阳经热邪，传入少阴，为标病也。若身热面赤，足冷脉沉，则是肾经夹阴伤寒，标本俱病也。阴躁欲坐泥水井中，虽欲饮而不受，面赤足冷脉沉，则是阴极发躁，为本病也。若面赤足冷，烦躁欲饮，揭去衣被，脉数大无力，则是虚阳伏阴，标与本病也。若初病起，无头疼热渴，便厥冷踡卧，脐腹俱痛，吐泻战栗，则是肾经直中本病也。更兼小腹绞痛，或吐利，甚则舌卷囊缩，则是夹阴中寒，亦本病也。其脉沉实有力，为阳邪标病。沉细无力，为直中寒证。数大无力，为虚阳伏阴。脉沉，为夹阴伤寒也。厥阴病，寒热如疟，则是阳邪传入厥阴，为标病也。若舌卷囊缩，烦满秘渴，手足乍温乍冷，则是阳邪传入厥阴，为本病也。若初病起，无头疼热渴，便怕寒厥冷，腹阴俱痛，吐沫泄利，舌卷囊缩，则是厥阴直中本病也。其脉浮缓为标，沉实为本，细软为直中也。头疼拘急，身热恶寒，腹痛呕吐，气口与人迎俱盛，则为夹食伤寒。身热恶寒，头疼微汗，神倦懒言，则为劳力伤寒。身热恶寒，隐隐头痛，喘咳烦闷，左脉紧盛，右脉洪滑，则为夹痰伤寒。身热恶寒，头胁俱痛，气郁不舒，则为夹气伤寒。胸胁腹痛，痛定不移，头痛烦渴，身热恶寒，则为血郁伤寒。更有伤暑，伤湿，温病，热病，冬温，风温，温毒，温疟，风湿，湿温，疫病，痉病，咸须辨之确而正其名，因其名而施其治，然后万举万当耳。在表者汗之，散之。在里者利之，下之。在半表半里者和解之。在上者，因而越之。下陷者，升而举之。夹阴者补之。直中者温之。其于表里，阴阳，虚实，寒热，标本，如别黑白，绝无眩惑。症有变迁，治无胶执。轻重缓急，用之不忒。可谓知医而不愧操司命之权矣。

855

伤 寒 寻 源

（清）吕楝村　著

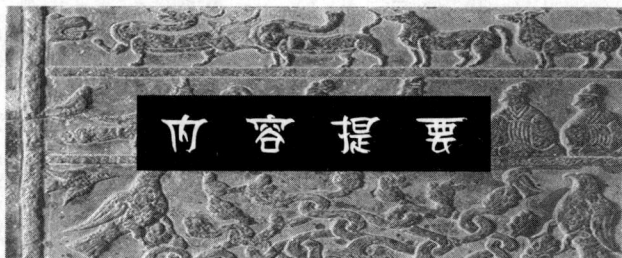

内 容 提 要

　　吕榙村著《伤寒寻源》，知者多而见者少。因家刻版成，即送亲友外，医家莫能得之。而知之者，知其研究仲景书二十余年，探历圣之渊源，综诸家之得失，羽翼先贤，裨益后学。今重加参校，辑入集中，以饷觅而不得之同好。

序

余既为吕君榇村作传，从其子小榇茂才索君遗著，得《内经要论》一卷，《伤寒寻源》三卷，受而读之。因忆与君交念年，辄能仿佛君况，君治病之暇，好饮酒，善弈棋。余常过君，几上纵横残帙，一编烂然，则所著《伤寒寻源》也。床头越酿一瓮，旁几楸枰一奁，二弈友见客至，辄避去，窗半破，风吹有声，短童发髯髻，侍侧室中，懒不治，日惟孜孜著书。是三卷，上下二卷皆成书，中卷详诸证候，犹有未备，盖未竟作也。君之驱使草木，如其弈下子，无一闲著，而其嗜医，殆甚于其嗜酒，技也而进于道宜哉。夫三坟言道，书阙有间，唐令列医学付之执技之流，荐绅先生罕言之。去古日远，说益淆杂，人命至重，可为寒心，君是书庶不背古，亟为检校以行于世。《要论》一卷，尚俟续刊。

咸丰甲寅长夏吴县潘遵祁识

自　序

医学始于《内经》，而仲景《伤寒论》，实为羽翼《内经》之书。《内经》阐发天人奥旨，非寻常能测其涯涘，仲景就人一身之表里府藏，推阐阴阳，搜抉病机，此以人道合天道，使学者有切实下手工夫，不止为伤寒立法也。而其书以伤寒命名者，盖以病之最繁而善变者莫如伤寒，伤寒及杂证，总在六经上辨认，能解得六经辨证之法，虽繁剧如伤寒，尚不为多歧所眩，而杂证即一以贯之，故学医者必从此问津，乃不迷于所行。惜其书散亡于兵燹之余，经王叔和裒辑成帙，后之学者墨守叔和序例之说，以为凡伤寒之病，多从风寒得之。殊不知伤寒不必尽属寒因，若风若湿若温若热，皆统辖于伤寒二字内。仲景大法井井，本有矩矱可循，特以序次错综，必待善悟者触类旁通，方能得其神髓。浅尝之辈，未经深求，于是执麻黄桂枝治风寒之成法，而概施之于温热病，误矣。及其既误，遂谓仲景之法，宜于风寒，不宜温热，于是谈温热者接踵而起。补方造论，非无可采，然舍仲景而言温热，究属一家之论，必仍向仲景讨根源，而伤寒之面目始全。仆究心仲景书二十余年，差有心得，因将仲景引而不发，言下跃如之旨，一一拈出，分为三编。首编辨明风寒湿温热源流，及六经种种辨证诸法，次将各证辨别疑似，疏为中编，后将制方精义，疏为下编。探历圣之渊源，综诸家之得失，理必求其至当，言匪涉于无稽。仲景自序有云：若能寻余所集，虽不能尽愈诸病，庶可以见病知源，爰名是编曰《伤寒寻源》，俾及门诸子得藉是以为读仲景书之津梁，于医事亦不无小补云。

道光三十年岁次庚戌冬日钱塘吕震名撰

钱塘吕㮾村司马传略

壬辰秋，余弟病疟，既止复作，屡易医，最后得钱唐吕君㮾村治之乃瘳，自是知㮾村之能医，一家中有疾，必咨之辄应手愈。余不知医，自与㮾村交，始知之不可尝试也，益不敢轻言医。㮾村精于医而嗜酒，客腊忽得肠癖证，余视之，谓余曰：此中满渐也，满则不治。余劝以节饮。未几，果患中满，余又视之。已自知病必不起，不旬日竟殁于寓。其孤以浸将归君丧，摭君生平行略，属为文以传之。余交君久，又与君弟铨为同年友，不敢以不文辞。按君讳震名，字建勋，号㮾村。先世自徽迁杭，世业儒。祖讳嗣林，字兰田，乐善好施，乡里赖其周济。父讳文燕，字赓扬，克承父志，以节俭起家，家日丰，生丈夫子三，君居长，以伯父学谦公无子为之后。幼即岐嶷，长而慷慨，读书不事生产。比君登贤书，屡上公车，家已中落。循例就直隶州州同，分发湖北，所至有政声。时林文忠为方伯，裕节愍守武昌，皆引重君，骎骎将大用，君忽动归思，杜门不复出。生平酷嗜医书，乃益肆力。适君之友，王雨楼广文，侨居苏州，因来苏主其家。余之初识君也，以疾就诊，君问切精审，不杂一他语，立方必起草，阅数刻始安，犹谆谆论疾宜忌，终不杂一他语。后见君治病，率如是，心重之。别驾汪君杏春，余妹婿也。亦数延君治病，忆余一女甥方试周，忽遘疾，将殆矣。余夜往视，见病婴仰卧，胸鬲如阜，呻吟拒按，余曰：是得毋结胸证乎。盍与㮾村商之。翌晨延君至，曰：此果结胸证，宜小陷胸汤，如法与之立效。君因是许余可谈医，而不知余固偶臆度之，实未尝知医也。余尝病瘅，治以茵陈汤不效，易平胃散又不效，脘中若藏井底泥，米饮至前辄唠。以问君，君曰：湿固是已，此寒湿，宜温之。与五苓散加附子，药下咽，胸次爽然。又余次儿病胎疟，佥云宜多发汗，勿遽止。君曰：《金匮》言凡疟以十五日为期，过此当一月，此证里邪为重，不当发汗。仅取半夏、草果、苓、朴等味，始终未一用柴胡，两旬竟霍然。十年前，有方氏子病伤寒疾革，议用牛黄清心丸。其父来，泣求丸，余诘其状，曰：丸何为？惟吕先生或能愈若子。方如言延君至，曰：邪在腑，上蒙心包，开之是揖盗也。宜急下存阴，投以犀连承气汤。明日方喜告余曰：病愈矣。己酉秋，余婴时疾，疾甚深，君日必两至，亲戚来问讯，为余危，劝易医。余虽瞑眩，非君不进药，卒赖君力就差。先是隔岁，余大女归省，感疾颇反覆，婿家亦有医来，鲜折衷。余昼夜审察，心力颇瘁，倚

君获无恙。然余女病及余病，皆久而后已。或谓是本小疾，治不如法，故效迟。独余知君之临证确有把握，随病之进退治方，未尝以方之出入试病也。今年四月，余患头晕，就君诊，君已病，犹为处一方，越日再就君，而君不能起矣。扁仓不作，能毋惜哉。君熟于《内经》六气五运之法，洞视八脉，遍览百家，而一以仲景为宗。其言曰：仲景《伤寒论》，以人道合天道，使学者有切实下手工夫，不止为伤寒立法，能从六经辨证，则虽繁剧如伤寒，不为多歧所误，而杂证即一以贯之，可谓得医道之要领矣。君之为医，急人之病如己病，一家有病者数人，一一处之无倦容，暇辄手自撰论，阐发仲景之学，寒暑无间。精力由此渐耗，前年得中风证，自治良已。生平惟嗜酒，不意其竟以此致疾，疾且不起也。君为人伉直，不屑屑问生计。侨居吾苏二十年，口不言贫，没之日犹留酒债，余为偿之。呜呼！君以高才困矮屋，一履仕途，翩然高蹈，挟其技以活人，殆所称不得志于时者之所为耶。惟余之交君也以医，故论君之医独详，所著有《内经要论》若干卷，《伤寒寻源》若干卷，皆有功轩岐之学，他日必为世宝筏。君生于嘉庆二年七月十九日未时，卒于咸丰二年五月三日午时，春秋五十有六。道光乙酉科举人，前署湖北荆门州同知。子以浸，钱塘县庠生。女二，张侃、高廷勋其婿也。女孙二。

潘遵祁曰：《后汉书》载华佗、郭玉辈治病恒有神术，不可思议，然非人人可学，或疑不经。仲景羽翼《内经》，推阐阴阳，著书立说，为后世医学之祖，史独阙焉，何也？君力求长沙宗旨，穷其奥窔，而未尝一日自恃，临证若遇大敌然，不敢以病尝其术。孟坚有言，拙者失理，以愈为剧。若君者庶几免焉。

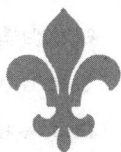

目 录

伤寒寻源上集

钱唐吕震名棣村著

绍兴裘庆元吉生校

伤寒正名

万病莫逃于伤寒，伤寒之祖，断推仲景，而后人辄议仲景之书，详于风寒，略于温热，予谓此非惟不知仲景，并亦不知伤寒。按仲景本《素问》及《八十一难》等书而作《伤寒论》，考《难经》云：伤寒有五，一曰中风，二曰伤寒，三曰湿温，四曰温病，五曰热病。其所苦各不同形。既曰伤寒有五，则伤寒只属病之总名，而五者之中，病又不专属寒因，若风，若湿，若温，若热，同隶伤寒有五条下。仲景作书而以伤寒命名者，义取诸此。今从仲景原文，反复互勘，其实仲景大法，合之《难经》伤寒有五之例，若合符契。其法总从太阳病辨起，如所云太阳病，发热汗出，恶风脉缓者，名为中风。太阳病，或已发热，或未发热，必恶寒体重呕逆，脉阴阳俱紧，名曰伤寒。太阳病，发热而渴，不恶寒者为温病。太阳病，关节疼痛而烦，脉沉而细者，此名湿痹。太阳中热者，暍是也。其人汗出恶寒，身热而渴也。以此分配《难经》伤寒有五之例，界划分明。仲景《伤寒论》，此伤寒字即《难经》伤寒有五之伤寒，而伤寒类中专有一种太阳病，或已发热，或未发热，必恶寒体重呕逆，脉阴阳俱紧者，独名之曰伤寒。此外若风、若湿、若温、若热，同属伤寒之类而各异其名。欲识伤寒之病，须先定伤寒之名，语云：名不正则言不顺，故予急正其名以冠于篇首。

论王叔和

仲景《伤寒论》，本散亡之余，王叔和编辑成帙。观其序例云：搜采旧论，录其对病真方，拟防世急。此非仲景原本可知矣。然则仲景之书，赖叔和而传。叔和之名，亦赖仲景而传，后之编次伤寒者不下数十家，徒相争于篇次之间，纷如聚讼。究之吾辈读书，苟能深明其义理，奚必相争于篇目。独其序列诚有可訾，前明方中行仅从削去，至国朝喻嘉言、程郊倩始痛加贬驳，虽立言未免过激，然以余平心而论，叔和传书之功，诚不可没。其序例之可议者，内如所陈温热异气，拉杂不清，至如以时论病，以日分经，与夫先汗后下之法，实与本论多相矛盾，反将仲景之圆机活法，说成呆相。予非敢轻诋前贤，乃沿此说者。其祸至今而未有已，故不得不为之辨，辨在后篇。

辟泥四时论病之谬

天有四时，以布五运而分六气，人身应之，则有六经以分主五行。人在气交之中，果能奉若天道，御气调神，则寒暑温凉，亦自循乎天地自然之令气，何至于病。惟逆之而病生焉，则言病当穷乎人事之变，故仲景但就人身表里腑脏上审其所犯者何证，即知六气中之病属何气，六经中之病在何经，因其证之异同而病名斯定焉。其辨证之法，如同一太阳病而以证之有汗无汗，脉之浮缓浮紧，分别风与寒。又以

口之渴与不渴，分别风寒与温。同一渴而又以恶寒不恶寒，分别温与热。至于传变之后，或出表，或入里，剖晰毫芒，随证通变，又施种种误治救逆之法，何等精细，何等圆活。今乃谓冬月中而即发者，名为正伤寒。春为温，夏为热，不惟仲景论中并无此语，且如执是说，则冬月中岂无患太阳病发热而渴者乎。夏月中岂无患太阳病恶寒无汗者乎。将安所适从乎。岂一时之中，只许人生此一病，不许更生他病乎。此说实倡自叔和之序例，而疑团至今未破，故予亟打破此机关，为千百年来一扫魔障。

辟泥日数分经之谬

子谓伤寒有五。其辨证先从太阳病辨起，而病正有不必尽从太阳起者。且即从太阳起而亦有传有不传。仲景以病静者为不传，若传胃者不复更传，即传经之中，亦不能泥定太阳之后，必传阳明。有由太阳而径传少阳者，有由太阳而径传三阴者，有由太阳不传阳明而传太阳之腑者。且传腑之中，有传气分者，有传血分者。又有病不起于太阳，由阳明而太阳者，由少阳而太阳者。更有直中阴经者，有由阴而还返于阳者，有阴阳分传者，有阳证似阴者，有阴证似阳者。种种变化，更仆难数，总不能以日数为拘，只宜在表里腑脏上探消息。如一二日即见里证，断无发表之理。五六日仍见表证，断无攻里之理。里证急于表证者，先治其里，后治其表。表证急于里证者，先治其表，后治其里。仲景论中朗若列眉，能解此活变之法，则先汗后下之邪说，更不烦言而知其谬矣。

论陶节庵

陶氏之学，盛行于世久矣。人谓仲景之学，得陶节庵而始彰。吾谓仲景之书，得陶节庵而遂废，非苛论也。节庵毕生精神，致力于仲景《伤寒论》，非不费一番苦功，而卒为王叔和所掩，故其论伤寒仍指为冬月正病，以桂枝、麻黄二方，专为冬月正伤寒说法。此外论温论热，仍按节气论病，此仍沿序例之说，而于伤寒开手辨证功夫，尚未透彻。至其六经分证，牵入《内经》热病法，与仲景伤寒法，一并砌入，混同无别。其论脉尤为可议，仲景识病大法，全凭脉证互参，方能谛实病因。论中辨脉、平脉两篇，精微圆妙，非瘰痹神游，焉能窥其奥突。且其脉法之散见于六经篇中者，更当随证体认。节庵乃谓但凭浮中沉三部，及指下之有力无力，分别表里阴阳寒热虚实，殊不知此仅持脉之大纲，恶足以尽病情之变。而其尤悖谬者，谓小柴胡汤可以通治温疫时证，见热甚合解毒汤，不须论脉。此病定一七，或二三七，自然汗出身凉而愈。信如此言，更不必辨其何经何证，并不必再辨浮中沉三部之脉，并不必辨其脉之有力无力，但用一小柴胡汤，听其延久自愈。此说一开，病之轻者，延久始愈。病之重者，后救亦无及矣。乃此书偏盛行于后世者。皆由今人无不避难而趋易，得如此简便之法，谁不乐从？而节庵自序，乃云后之同志，但须熟玩此书，不必集间方而观别论，是分明教人以不必复读仲景书矣。试思仲景妙蕴，安能阐发得尽。纵日谆谆教人以宜学仲景，人犹畏难而思阻。今如集中所辑方论，即果搜剔无遗，亦只拾糟粕而遗神髓，何如汲汲直追仲景渊源。语云：取法乎上，仅得乎中。欲学伤寒，舍仲景其谁与归。

论吴又可

吴又可撇开仲景而自作《温疫论》，则似非仲景之徒者。而吾谓吴又可正深于仲景者也。仲景于风伤卫，寒伤营，伤风兼寒，伤寒兼风，尚不许混同施治，奚况温病。又可易麻黄桂枝成法于病之初起，而立达原饮一方，诚可补仲景之未备。至其传变之后，仍恪遵仲景成法，丝丝入扣，非枕籍仲景者，恶能解此。但书以

温疫命名，殊有未称。温病之中，有风温，有湿温，有新邪所伤，有伏邪为病。今论中所指三阳表证，而兼胸膈痞闷，心下胀满，或腹中痛，或燥结便秘，或热结旁流，或协热下利，或呕吐恶心，舌苔满布如积粉而渴者，此确是今之湿温病。又可之法，允为至当。喻嘉言谓湿温即包疫而言，命名之议，当在乎此。然此特温病中之一，而尚未该温病之全。至于疫字之义，凡病长幼率相似者名曰疫。疫毒之最厉者，如大头瘟、虾蟆瘟、绞肠瘟、软脚瘟、瓜瓢瘟、疙瘩瘟，种种危证，呼吸死生，另有治法，非达原饮一方，所能该括。且不独阳毒之病为疫，即阴经之病亦能成疫。试以近事征之，嘉庆年间，民患咽疮者多，甚则下利，此少阴证也。道光之初，民病霍乱者多，甚则转筋，此厥阴证也。皆疫也。仲景论中具有成法，依法治之，率多痊可。然则又可之书，非不足以辅翼仲景，予谓当易其名曰湿温论，则名斯称矣。

诸家编次

门人问曰：仲景《伤寒论》，固非完书，诸家编次，各一是非，当奉何为定本？答曰：此不能定，并亦不必定者也。仲景书当汉魏之交，久已散佚，脱不有叔和，今日安能复睹其书。叔和衰集旧论，自以序例冠于篇首，各篇之中，亦间有增入。仲景本论，逼真汉文笔法。叔和笔力，去仲景奚啻天渊。此就文义，本属可辨。内如辨痉湿暍篇云：伤寒所致太阳痉湿暍三种，宜应别论，以为与伤寒相似，故此见之。此一段便是叔和集论发端语气。又如可吐可汗可下篇云：大法春宜吐，春夏宜发汗，秋宜下。此种断非仲景话头。自喻嘉言而后，叔和序例，既加驳斥，而各篇中叔和缀入之条，诸家亦多有当作圣经，详加诠注者。至于篇目序次，则古本已亡，又安能确指某条必在某条之下，此予所谓不能定者也。然而不能定者，篇目也。

其可定者，理也，法也。欲读是书，先要使六经辨证之法分得开。分得开，则一经有一经之定证，而不为旁议所挠，可以识病体之常。又要使六经辨证之法合得拢。合得拢，则此经有彼经之兼证，而不为疑似所惑，可以穷病情之变。此条之脉证有与彼条互见者，则当参酌以观其通。此家之注释有与彼家不合者，则当折衷以求其是。夫如是不拘何人所注之《伤寒论》，任彼节目之颠倒错乱，而以吾定识定力，瞒寐神游，则正可因其参伍错综而悟出仲景当日之圆机活法。仲景之圆机活法既得，而吾心之圆机活法自生矣。特此诒难遽期之中智以下。困勉之功，恶可少哉。

司天运气

司天运气，仲景不言，非忽也。上古圣人，欲通天之纪，从地之理，以调民之气。五运者，即金木水火土运行之数。六气者，即寒暑燥湿风火临御之化。因按十二辰纪岁以明其气，太阳寒水，阳明燥金，少阳相火，太阴湿土，少阴君火，厥阴风木。子午之岁，上少阴火。下阳明金。丑未之岁，上太阴土，下太阳水。寅申之岁，上少阳相火，下厥阴木。卯酉之岁，上阳明金，下少阴火。辰戌之岁，上太阳水，下太阴土。巳亥之岁，上厥阴木，下少阳相火。此天地之气，运行旋转，以是绾定上下，分别司天在泉。其次可按岁而纪。然上下旋转，虽有定位，而其中所乘之运，又按岁上所临之天干，分别异运。且六气皆有左右间，一岁之间，分别循环作主。此外又有天符岁会三命之不齐，南政北政之易位，与夫气之胜与不胜，脉之应与不应，以及初终胜复，气至先后。自非通天彻地参赞位育之圣人，焉能知化穷神，洞烛无间。乃今人开口辄言司天运气，置一切精义于不讲，但言本年何气司天，是年之民，当生何病。此种耳食之谈，殊堪喷饭。且必按司天运气以言民病，则岁不一气，民不一病，转使学

者无著实下手工夫。故仲景但就人身上三阴三阳，谛实病因，而天之五运六气，即已范围于莫能外。经云：善言天者，必有验于人。《内经》所言天人合一之学，仲景所言尽人合天之学，医之有仲景，犹儒之有孔子。试观四子书中所言皆日用伦常之事，虽极参天地赞化育之功能，总在伦常日用上做起。端木子曰：夫子之文章，可得而闻也。夫子之言性与天道，不可得而闻也。此诚悟道之言也。

分别阴阳

天地之阴阳，数之可十，推之可百，数之可千，推之可万，莫窥其始，孰既其终。其切于人身者，则《内经》言人之阴阳，则外为阳，内为阴。言人身之阴阳，则背为阳，腹为阴。言人身之脏腑中阴阳，则脏者为阴，腑者为阳。肝心脾肺肾五脏皆为阴，胆胃大肠小肠膀胱三焦六腑皆为阳。此言人身上分阴分阳之定位。然有阴中之阳，有阴中之阴，有阳中之阳，有阳中之阴。若背为阳，阳中之阳，心也。阳中之阴，肺也。腹为阴，阴中之阴，肾也。阴中之阳，肝也。阴中之至阴，脾也。按五脏皆为阴，而其表里内外雌雄相输应者，仍不离阴阳互根之义。由是则六腑概可推矣。要之阴在内，阳之守也。阳在外，阴之使也。阴胜则阳病，故阳病治阴。阳胜则阴病，故阴病治阳。阳胜则热，阴胜则寒者，病体之常也。重寒则热，重热则寒者，病情之变也。此轩岐之宗旨，而仲景当日平脉辨证，分别三阴三阳之治，其大旨不越乎此。然泛言阴阳，无从把握其下手工夫，先要在表里脏腑上，分别清楚。仲景辨脉法有四语，足以蔽之。曰浮为在表，沉为在里，数为在腑，迟为在脏。此大纲也。从此悟入，思过半矣。

十二经离合

《内经》金匮真言论，以肝心脾肺肾五脏为阴，胆胃大肠小肠膀胱三焦六腑为阳。至灵兰秘典论，以五脏六腑合膻中为十二官。脏者为阴，足太阴脾，手太阴肺，足少阴肾，手少阴心，足厥阴肝，手厥膻中。总之阴也者，藏精而起亟者也。府者为阳，足太阳膀胱，手太阳小肠，足阳明胃，手阳明大肠，足少阳胆，手少阳三焦。总之阳也者，卫外而为固者也。然阴阳必相维附，故脏与腑相为表里。脾与胃为表里，同从土化也。肺与大肠为表里，同从金化也。肾与膀胱为表里，同从水化也。肝与胆为表里，同从木化也。心与小肠相表里，同从火化也。膻中与三焦为表里，乃手少阴之别脉，摄行君火者也。此三阴三阳之定位。至其离合之数，则更合前后上下内外互为环抱。三阳之离合，太阳为开，阳明为阖，少阳为枢。三阴之离合，太阴为开，厥阴为阖，少阴为枢。《内经》阴阳离合论，可覆按也。不观阴阳之所以分，无以识病体之常。不观阴阳之所以合，无以达病情之变。故善诊者，察色按脉，分别阴阳。阳病治阴，阴病治阳，定其血气，各守其乡。其旨远矣。

察脉大法

自王叔和《脉经》而后，宋之崔嘉彦，明之李时珍，其《脉诀》皆盛行于世。然皆繁琐，莫得其要领。仲景脉法，有最要一字诀曰缓。仲景云：阳脉浮大而濡，阴脉浮大而濡，阴脉与阳脉同等者，此名曰缓。缓则不疾不徐，以周行于营卫之间，无太过，亦无不及。因推及太过之脉，则若卫气盛名曰高，营气盛名曰章，高章相搏名曰纲。不及之脉，则若卫气弱名曰惵，营气弱名曰卑，惵卑相搏名曰损。此于缓脉外别著此二条，以明有余不足之脉态。然迟与缓亦微有别，缓则卫气和，迟则营气和，脉缓而迟，刚柔相得，此名曰强。若缓迟相搏，即名曰沉，凡诊本脉及病脉，总以相得者为平脉，相搏处认病脉，此是仲景当日言下宗旨。

至于表里府藏，固从浮沉迟数上看，然合之高章卑㦺，互相体认，则阴阳之间，虚实判焉。故以大浮数动滑列为阳脉，沉涩弱弦微列为阴脉。由是引伸触类，则若芤若革若牢之属，种种不一其名，俱从相搏处分别脉状，以审病因。更以呼吸按之，则若代若结若促之类，亦即从此推出。后世脉诀，皆宗此分门别类，然此中参伍错综之妙，具有彻上彻下彻表彻里工夫，使非从仲景经文，反覆讨论一番，恶能通其精微哉。

寸口脉论

五脏六腑死生吉凶之法，独取决于寸口。《内经》脉法，以左寸属心，右寸属肺，而《难经》云：寸口者，脉之大会，手太阴之脉动也。手太阴，肺之经也。其独责在肺者，何也？盖以左寸属心，心为一身营气之主。右寸属肺，肺为一身卫气之主。此位之分寄者也。然营卫之气，全赖谷气以为输布，谷气入胃以传于肺，五脏六腑，皆以受气。其清者为营，浊者为卫。营行脉中，卫行脉外。营卫行阳二十五度，行阴二十五度为一周，五十度复会于手太阴。人一呼一吸，皆出于肺，以此为呼吸之门，而营卫之主，实两而一者也。仲景于寸口脉，先示以十六字金针。曰：浮为在表，沉为在里，数为在腑，迟为在脏。夫以人身为论，则背为阳，腹为阴，外为阳，内为阴，腑为阳，脏为阴。以脉象而论，则寸为阳，尺为阴，浮为阳，沉为阴，数为阳，迟为阴。寸本属阳，而何以并得乎脏阴之诊，故仲景复申言之曰，假令脉迟，故知在脏也。由此观之，不特阳经之病，宜取决于寸口。即病之由阳入阴，或直入阴经者，寸口之诊，皆不容忽矣。有此十六字以为大纲，此外之相搏而成病脉者，即从此引伸触类，以审病因之所在，此在平日熟玩工夫。

趺阳少阴脉论

寸口脉为一身营卫之主。设非胃气，何以上输津液而分布营卫。趺阳者，正阳也。居中土为五行之母，是持脉必以胃气为本。少阴属肾，肾为水脏，与三焦合为一气，人身之真水真火，根蒂于此。水赖土制，少阴必得趺阳镇伏，而后能交合三焦，蒸布津液。经曰：少阴负趺阳者，顺也。趺阳以候胃气，为中焦之主。少阴以候肾气，为下焦之主。实与寸口脉分配上中下三部。按叔和《脉诀》，以冲阳穴在足跗上五寸，骨间动脉上去陷谷三寸者，为趺阳之诊。然脉法未有按足之明文，且本论明言脉有三部，阴阳相乘。又何以言寸口而不及关尺，则知两关主中焦，脾胃之所司，即趺阳之诊。两尺主下焦，肾之所司，即少阴之诊。趺阳诊在关，以右统左。少阴诊在尺，以左统右。亦犹寸口脉之专主手太阴也。欲明趺阳少阴之诊，还在三部内推详。

脉分阴阳死生论

门人问曰：仲景云：阴病见阳脉者生，阳病见阴脉者死。世遂谓仲景之书，专主扶阳而抑阴。然与？答曰：此阴阳二字，只须就表里虚实上讲。凡邪之中人，在表为轻，在里为重，出表为顺，入里为逆。阴病见阳脉，则里邪有出表之机，故主生。阳病见阴脉，则表邪有陷里之势，故主死，大浮动数滑五者为阳脉，阳脉主表主实。阴病见阳脉，则正复而邪自退，病虽重可生。沉涩弱弦微五者为阴脉，阴脉属里属虚。阳病见阴脉，则正衰而邪孰御，病虽轻亦死。阳病本主生，然见阴脉，则生中伏有死机。阴病本主死，然见阳脉，则死中具有生路。两见字即《中庸》莫见乎隐，莫显乎微之义。临病之工，可不知戒惧乎。至于扶阳抑阴，乃是元明以来相沿之陋说。《易》言一阴一阳之谓道，阳统乎阴，然而阳亢有悔，阴承乎阳，然而阴疑必战。故经云：阴平阳秘，精神乃治。所谓病者，悉由乎阴阳之偏也。仲景治病诸法，第就其阴阳之偏胜者，剂其偏而病自已。故有

时阳气亢极，但用纯阴之剂，不杂一毫阳药，非毗于阴也，育阴正以剂阳。有时阴气盛极，但用纯阳之剂，不杂一毫阴药，非毗于阳也，扶阳正以剂阴。其有阴阳气虽偏胜，而尚未至于偏极者，阳药方中，必少加阴药以存津，阴药方中，必少加阳药以化气。虽有时寒热互投，补泻兼进，似乎处方之甚杂，其实原乎阴阳互根之理，剂其偏胜以协于中。人受中以生，圣人之道，中道也。后世圣道不明，流为曲说，因之丹溪有阴常不足，阳常有余之论。景岳辟丹溪，而又阳常不足，阴常有余之论，则学者漫无适从，而惑滋甚矣。《内经》生气通天论，明言生之气，本于阴阳。其论司天运气治诸胜复之法，则但曰，寒者热之，热者寒之。温者清之，清者温之。无问其数，以平为期。是明言阴阳贵得其平矣。仲景之学，直接轩岐，历圣相传之道，不外一中。偏阴偏阳，总属邪说。读仲景书，当在中字上著眼。

仲景六经辨证与《内经》热病论互异

仲景六经辨证之法，与《内经》不尽相合，余尝深思之而不得其解，及读程郊倩《伤寒后条辨》，其贬驳叔和序例内，有一段入理深谭，殊为可采。《内经》云：热病者，皆伤寒之类也。著一类字，见热病特伤寒中之一类耳。然类而不类，亦不类在而类。盖同此六经，而病因之寒热有不同。如一日巨阳受之，头项痛腰脊强，类也。其不类者，恶寒与不恶寒也。二日阳明受之，身热目痛鼻干不得眠，类也。其不类者，伤寒入胃，热病不入胃，入胃则不传故也。三日少阳受之，胸胁痛而耳聋，类也。其不类者，伤寒有往来寒热，热病但有半里之热，而无半表之寒也。伤寒三阴证，有寒热错杂之不齐，热病则但有热而无寒。四日太阴受之，则腹满嗌干，全不类伤寒腹满吐利食不下之太阴也。五日少阴受之，则口燥舌干而渴，

虽类伤寒少阴负趺阳之一证，而总不类伤寒脉微细但欲寐之少阴也。六日厥阴受之，则烦满而囊缩，在伤寒烦或有之，而却不类伤寒食不下，下即吐蛔之厥阴也。似此剖晰精详，可称千古只眼。而吾更谓《内经》之言日数者，使人知其常，仲景之不言日数者，欲人通其变。学伤寒家，先须打破此疑团，于仲景法始有把握矣。

辨中风一

仲景书以伤寒命名，而首列中风。《内经》云：风者，百病之始也。清静则肉腠闭拒，虽有大风苛毒，弗之能害。是则中风之为病，多由于腠理之疏，而后风邪得以易袭，故本论云：太阳中风，阳浮而阴弱，阳浮者热自发，阴弱者汗自出，啬啬恶寒，淅淅恶风，翕翕发热，鼻鸣干呕者，桂枝汤主之。所言太阳中风之病状，皆就皮毛上形容，邪本由外而入，亟当驱之外出。但腠理本疏，又不可大发其汗，故仲景桂枝汤之取义，但主调和营卫以解肌表，取其漐漐微似有汗，不可令如水流漓。方中芍药甘枣，主固营气以托出卫邪，使风邪不敢内入而外出。然后桂枝合生姜，得建驱邪之绩。今人不识此义，改用一派风药，迫之使汗，甚或加辛热之药，扰动营血，其不致召变逆而成危证者，鲜矣。医者可不慎之于始欤。

辨中风二

门人问曰：《金匮》所称中风历节病，与《伤寒论》中之中风何以异？答曰：伤寒例中之中风，其病先犯太阳，逗留于肌表之间，治不如法，传变之后，方始入里。若《金匮》所指中风，外不见头痛发热诸表证，总因络脉空虚，贼邪不泻，正气引邪，喎僻不遂，邪在于络，肌肤不仁，邪在于经，即重不胜，此犹浅者也。若邪入于腑，即不识人，邪入于脏，舌即难言，

口吐涎，则入之深矣。同一风因，而其间深浅缓急，迥乎不同。以《金匮》所指，不从太阳病起，不待传变，故不入伤寒之例。

辨中风三

门人问曰：世俗所称伤风病，又何以别之？答曰：此病头痛恶寒发热，与伤寒例中之中风同。以其咳嗽鼻塞涕自出，是由皮毛以入于肺，与膈间痰饮相合，并不传变。然人每视为寻常感冒，病家医家，皆从忽略。殊不知此病一经误治，久而不愈，肺金立败。肺败肾水之子失荫，而肾亦与俱败。且本气既伤，日盗脾胃母气，以供其挹取，久之而中土亦败，其始不觉，其继莫救者，比比皆然。徐灵胎曰：伤风之疾，由皮毛以入于肺，肺为娇脏，寒热皆所不宜。太寒则邪气凝而不出，太热则火烁金而动血，太润则生痰饮，太燥则耗精液，太泄则汗出而阳虚，太涩则气闭而邪结。并有视为微疾，不避风寒，不慎饮食，经年累月，病机日深，或成血症，或成肺痿，或成哮喘，或成怯弱。误治之害，不可胜数。至哉言也。

辨伤寒一

仲景书以伤寒命名，此伤寒乃外感病之统名也。而伤寒类中，专有一种太阳病，或已发热，或未发热，必恶寒体重呕逆，脉阴阳俱紧者，独名之曰伤寒。伤寒与中风，同见头项强痛恶寒之太阳病，同一浮脉，最易牵混，最宜分别。脉浮而缓，汗自出者，此属风因。脉浮而紧，汗不出者，此属寒因。风则伤卫，寒则伤营，营卫界限綦严，丝毫不容错认。而叔和序例，谓凡伤寒之病，多从风寒得之。风与寒尚混同无别，奚况温热耶？又谓冬时严寒，中而即病者，名曰伤寒。无论仲景当日未有此说，即指定冬时发者始为正伤寒。设当严寒之时，遇有头痛发热之太阳病，或其人脉缓汗自出，

或但发热不恶寒而渴者，将概从仲景大发其汗之例。其不误人者几希，然则从时乎，从证乎？惑滋甚矣。要之仲景之圆机活法，初未尝泥定四时言病，但教人从平脉辨证上认取。太阳病无论已未发热，必恶寒体重呕逆，脉阴阳俱紧者，即此便是真正寒伤营病。似此辨得真确，自不得以风混寒，并不至以热乱寒矣。

辨伤寒二

伤寒病有同一发热，其邪不在太阳而直入阴经者。按三阴经中，惟少阴一经，最易与太阳病牵混。以太阳膀胱与少阴肾，一脏一腑，相为表里。其在阴精素虚之人，寒邪不俟由表传经，径从膀胱之腑，袭入肾脏者有之矣。故仲景于大青龙汤一证，伤寒脉浮缓，身不疼，但重，乍有轻时，必辨其无少阴证，方予以大发其汗。若误施之少阴病，则肾中真阳，随汗飞腾，可不慎欤。太阳伤寒，其脉浮紧，或兼风因，间有浮缓。若少阴病，其脉必沉而微细。仲景于少阴病，始得之。反发热，脉沉者，特有麻黄附子细辛汤之制，盖必以附子镇摄肾中真阳，而后麻黄、细辛始得引少阴之邪驱之出表。其有寒邪初犯太阳，以次传经，渐入三阴者，又多寒热错杂之证，不必尽属寒因，更有种种救逆诸法。或径从里解，或还从表解，随证施治，又各不同矣。若寒邪直入三阴，绝不见一毫表证者，其证或吐利，或厥冷，或烦躁，种种危候，死生之机，只争俄顷，则当急用回阳猛剂，直破重围，收复真阳，迅扫阴霾。稍缓须臾，即属不救。仲景大法，森森俱列。谁谓伤寒之病，可概从表散哉。

辨温病一

温病之于风寒，在太阳病初起时，已自不同。仲景于伤寒中风而外，明揭出太阳病发热而渴，不恶寒者为温病。太阳中风，啬啬恶寒，

翕翕发热。太阳伤寒，或已发热，或未发热，必恶寒。太阳温病，但发热，不恶寒。而其辨证最要之诀，又全在渴之一字。盖风寒之邪，由外而入，必待传变后里热炽盛，方始口渴。若温病初起便渴，此在太阳病时，早与里热相合，消烁津液，不即善治，真阴之亡，可立而待。且风寒之病，或微汗，或大汗，或战汗，病随汗解。温病虽汗不解，若汗出热不退而脉反躁盛者，《内经》即决为死证，阴精亡故也。故凡治温病者，当以阴精为至宝。此自轩岐以来一脉相传之宗旨。仲景既揭明温病，苦无专方，后人以意造方，思补仲景之缺，究未可为典要。以予度之，仲景于中风病，以风为阳邪卫气易泄，尚不取大发其汗，则温病之不宜发汗，此理断然莫易。《内经》云：温者清之。意者当以清里为主，而微兼解肌可乎。

辨温病二

仲景既言太阳病，发热而渴，不恶寒为温病，更剔出风温之为病，而特申发汗之禁。是有二说焉。温邪内发，误责其汗，卫气既疏，风邪又袭，两阳相合，身反灼热，此一说也。温邪内伏，少阴既病，肾精不藏，内风易动，由里出表，汗出之后，身乃灼热，此又一说也。二说可以并存，而其不宜发汗则一也。余按温之为病，本有新邪伏邪之不同。新邪者，内热本郁，适与时令之温邪相感召，身乃灼热，此病之兼内外因者。伏邪者，阴分自病，风自内生，虽见表热，其病全属内因，而绝不关外因。若发汗后而身反灼热者，不惟阳脉本浮。即阴津与汗俱泄，阴脉亦浮，故脉阴阳俱浮。若自汗出，身重，多眠睡，息必鼾，语言难出，何一非津伤之象。更逆之以误下，则阴虚重泄其阴，逆之以误火，则阳亢益扰其阳。一误再误，不至促命期不止。仲景禁例，如此森严，能知其所禁而治法可微会矣。然则治温病者，亦当于未发汗之前，详审病因，慎勿误治焉可矣。

辨温病三

门人问曰：《内经》言冬伤于寒，春必病温。又言冬不藏精，春必病温。仲景但言温病，并未指明春温，温病果专属春时发乎？答曰：冬三月，此谓闭藏。古圣人顺冬气以养藏，使志若伏若匿，若有私意，若已有得，去寒就温，无泄皮肤，使气亟夺，此养藏之道。预为来春奉生地步，故《月令》先王以至日闭关，商旅不行，后不省方，诚慎之也。冬伤于寒者，以无固密居室之功，致泄皮肤而寒气内薄，然当其时不即病，感春月之温气始发。肌肤乃阳明胃经之所主，寒毒藏于肌肤，阳明经中久郁之邪，一旦发出而外达于太阳，是由阳明而太阳，不尽由太阴而阳明少阳，故与风寒之邪由表入里者治法不同。然此犹病温之轻者。若冬不藏精之温病，则更不守闭藏之令，数犯房室，其人肾水先亏，一遇温邪感触，乘虚直入，遂有勃然不可御之势。此邪往往直入少阴，更不得以太阳论治。大凡冬伤于寒之温病，病在太阳，即当急存胃中之津液。冬不藏精之温病，病入少阴，尤当急顾肾中之津液。至谓病温必在春时，则四时之中，非其时有其气者，当亦不免。即如《内经》言秋伤于湿，冬生咳嗽，岂咳嗽必在冬时耶。故仲景大法，断不泥四时言病也。

辨温病四

门人问曰：有病温而反宜用温药愈者。何也？答曰：此正仲景所指伏气之为病。仲景云：伏气之病，当须脉之。若脉微弱者，当喉中痛，似伤，非喉痹也。病人云：实喉中痛，虽尔，今复欲下利。按：喉痹一证，多由温邪郁结三阳，宜按阳经论治。今咽中虽痛，似伤而非真伤。又脉见微弱，则病不在太阳阳明而在少阴。冬不藏精之人，少阴肾脏，先已自病，少阴之脉夹咽，故为咽痛。阳僭于上，阴亦无以自固。故虽咽痛，势必复作下利。咽痛复下利，此为

少阴证。若误作喉痹而以阳经论治，亡可立待矣。更有身体灼热，绝似阳经表证，而脉见微弱，且多杂以少阴证者，是内挟真寒，外显假热，误进寒凉，即速其毙。凡此皆当急温之证，仲景大法，森森俱列。同一病温，而阴阳寒热，判然不同。藉非脉法辨别真确，毫厘千里，几何不为疑似所惑哉。

辨湿温一

仲景论湿病，未尝明言湿温，然湿温之病状，可即仲景论中，比类得之。王叔和于仲景《伤寒论》，剔出痉湿暍三种，以为宜应别论。其于湿病首列湿痹，即从太阳辨证。曰：太阳病，关节疼痛而烦，脉沉而细者，此名湿痹。则是湿证中同有头项强痛恶寒之太阳病，其类于伤寒者以此。然湿痹之病，其人小便不利，大便反快，故当利小便，使湿邪从太阳之府而解。是湿也，而不必其兼温也。又云：湿家之为病，一身尽疼，发热，身色如似熏黄。此又示人以谛实湿病之法。然湿病多端，亦不必尽属兼温，因思仲景已分明揭出太阳病，发热而渴不恶寒者为温病，以所言种种湿证，与此条之温病互勘，则湿温之病状，可得而言矣。湿温初起，所见之太阳病，头痛，腰痛，骨节烦痛，与太阳伤寒同，以湿病本主身疼也。发热，汗出，恶风，与太阳中风同，以温邪本易汗出也。但风寒之邪，由表入里，湿温之邪，由里出表，故当太阳病初起时，其蒸郁之气，即已弥布三焦，故或往来寒热，胸膈痞满，呕吐，不欲食，或腹中痛，不大便，或下利稀臭水，表里之病，往往一时并见。以上各症，不必悉具，必兼口渴，舌上苔者，此属湿温之定证。又湿病脉多沉细，湿既兼温，脉不尽沉。温病脉浮，温复挟湿，其脉又不尽浮。不浮不沉之间，其中候必数。以数之甚与不甚，别邪之轻重，病之缓急，合此脉症互参，始知仲景不言湿温，而湿温之脉证在其中。湿温之治法，即

在其中矣。读仲景书，当知比类，不知比类，即风寒之显然者，尚且目眩，奚况湿温哉。

辨湿温二

门人问曰：夫子本仲景法而言湿温之为病，既可比类以通其义矣。然仲景言湿病曰风湿，曰寒湿，此显然可稽者。不识治法可与湿温相通否？答曰：此同一湿病而治法判然不同。今且与子先论风湿。仲景言风湿相搏，一身尽疼痛，其稍轻者，身体烦疼，不能自转侧，重则骨节烦疼，掣痛不得屈伸，近则痛剧，或身微肿，甚至汗出短气，小便不利，恶风不欲去衣。此其证虽有轻重不同，总由风湿中入关节，浸淫于皮肤筋骨之间，并无里邪，故仲景于风湿相搏证，特著出不呕不渴四字，以明与湿温有别。风湿相搏之证，法当汗出而愈，但大发其汗，风气去，湿气在，只取微微似欲汗出者，此为风湿俱去。阅仲景方，主用术以理脾胜湿，更藉附子之大力，迅走卫外，追风逐湿，绝不杂一毫风药，自得微汗而解。此与中风病之主用桂枝，必赖芍药甘枣，和营分以托出卫邪者同义。设以此等剂而误施之既渴且呕之湿温病，不立速其毙者，几希。又湿家之为病，身色如似熏黄。发黄之证，不惟湿热已也，寒湿在里，亦能发黄。仲景有不可下之戒，以其别于湿温病也。而曰当从寒湿中求之。则当以温药祛寒胜湿不言可知矣。子欲知湿温，当知湿证中又各有表里寒温之不同，能辨于其似，则湿温之真面目始见。欲知湿温之别于风湿、寒湿，当先审其口之渴与不渴，在他证皆可或有或无，断未有温邪内伏，而口不渴者。此要诀也。

辨湿温三

门人问曰：仲景言太阳病，发热而渴，不恶寒者为温病，湿证兼温，以渴辨证矣。然太

阳中暍，其初起亦汗出而渴，与湿温之渴，又何以别之？答曰：此当以舌上苔为辨。凡热邪之在经者，口虽渴，舌上无苔，且渴能引饮。湿温之病，阳明胃腑，先为湿困，内伏之温邪，被湿邪郁遏，不能遽出于阳经，故当湿温病初起之时，虽渴不能引饮。必待传变之后，邪入于胃，而成阳明可攻之证，方大渴引饮。故仲景云：湿家病，舌上如苔者，以丹田有热，胸中有寒，渴欲饮水而不得饮，则口燥烦也。此一段文字，虽未明言湿温，恰确是湿温初起之候。仲景于此证虽有下早则哕之禁，若邪已入胃，大渴引饮而成阳明可攻之证，则此时下不宜迟。又仲景言外之意矣。而谓仲景书中无从窥湿温真面目者，彼其人实未窥仲景藩篱，恶足与言治病哉。

辨湿温四

门人问曰：夫子本仲景法而勘破湿温之源流，可谓详且尽矣。究之主治若何，愿并明之？答曰：欲知其治，当先明其禁。予从仲景书推广其义。按仲景言湿家不可发汗。又温病不宜发汗。若见头痛发热之太阳病而妄发其汗，卒之汗出热不退，且津液内夺，里邪愈锢，变证蜂起，此首禁也。湿温病，一经传胃，便当急下以存阴，切不可误信后人下不厌迟之谬说。若当初起之时，全是一团蒸郁之气，未传到胃，遽予妄下，转致壅遏，胃气无由输邪外泄，此二禁也。燥能胜湿，此理之常。今湿邪又兼温邪，若纯用香燥，破气立致，劫津化热，此三禁也。温者清之，亦理之常。今温邪又兼湿邪，若纯用寒凉直折，转致助湿壅邪，此四禁也。湿痹之病，可利小便。若兼温邪，全藉内中津液，足胜病气，病虽剧可治。若用苓泽等渗泄之剂，强责其小便，则有著之邪，安能从膀胱宣泄。一经传变，内外灼热，真阴随涸，此五禁也。温邪内伏，与湿交蒸，热淫之气，上蒙清窍，往往病起，即见昏谵。但当逐去其邪，

则神识自清。若遽指为热入心营，遂予犀角牛黄之属，是谓诛伐无过，究之膈间之邪，分毫不动，徒扰营血，反致引邪深入，立召斑狂喘厥诸变，此六禁也。凡此皆湿温病初起之禁例。至于传变之后，仍当按仲景种种救逆诸法，分别施治。然则初起之时，汗之不可，下之又不可，燥之不可，清之又不可，利之不可，开之又不可，果何从著手耶？则惟化湿之中，佐以清温，其庶几乎。

辨湿温五

门人又问曰：夫子向言吴又可《温疫论》，其所列温疫各证，即今之湿温病。今言湿温初起治法，但当于化湿之中，佐以清温，则吴氏达原饮，当必有合，而今人每訾吴氏为偏于用下。夫子亦言湿温初起，不宜妄下。若吴氏之书，其不能无弊与？答曰：吴又可觑破此等证，与风寒之邪，由外而入者不同，其所定达原饮一方，厚朴、槟榔、草果，破结以化湿，知母、黄芩、芍药、甘草，和阴以清温，当时服之者称为仙方。然吴氏目此病为温疫，指为异气所致，未尝明言湿温。至喻嘉言辨明温疫，谓湿温即包疫而言。今以吴氏所列种种各证与今病相参，始知其所指温疫，即今之湿温病。此则无心暗合。至于传变之后，仍不离仲景种种救逆诸法，故吾谓吴氏立论，虽似撇开仲景，反足为仲景之功臣。至湿家病，仲景本有下早之禁，而吴氏亦有邪未入胃不宜妄下之戒。若入胃之后，不予以急下大下，则津液立涸。且风寒之邪传入阳明，而成胃实可攻之证，一下即解。湿温系黏著之邪，多有下之未尽，仍须再下者，此实病机之使然，而不得议其偏于用下也。倘不传入胃，便不得妄下。凡风寒之种种传变，湿温病皆得有之，并有转属寒证，宜用温药而愈者。此又吴氏论中之所未及，亟当从仲景追寻渊源矣。

辨热病一

刘河间阐发素问元机，叙热病凡三十有三证。此泛言热因之病机，而伤寒例中所称之热病，却不系此。此亦犹伤寒例中之中风，不与《金匮》中风历节病一例看者同义。凡风寒之病，一经传变之后，大率转成热证。其最难辨者，莫如太阳病初起时，此伤寒例中之热病，却要在初见头痛项强，恶寒发热之太阳病时辨起。按仲景云：太阳中热者，暍是也。其人汗出恶寒，身热而渴也。仲景分明指此为暍病，则合之《内经》热病论所云：先夏至日为病温，后夏至日为病暑者。即从此例矣。同一太阳病，温病渴而不恶寒，热病渴而恶寒，中风汗出而不渴，热病汗出而渴，伤寒不渴而恶寒无汗，热病汗出恶寒而渴。仲景辨证，如此明确。其主治不与风寒温湿同法，又可推矣。盖热则伤寒，故反恶寒，热则耗津，故见口渴，至于汗出身热，罔非阳邪佛郁之状。《金匮》明设人参白虎汤之制，取其益气生津，涤除烦热，此又显示人以可循之矩矱。后世之用六一散，即祖此意。设遇此等病而妄行解肌发汗，其不致贻误者，几希。谁谓同一头项强痛恶寒之太阳病，而可不辨之于微哉。

辨热病二

问曰：病热而反恶寒者。何也？答曰：此义《内经》明言之。经云：恶寒战栗者，皆属于热。又云禁栗如丧神守。皆属于火。故河间云：病热甚而反觉其寒，此为病热，实非寒也。夫火郁于内，逼阴向外，阳盛拒阴，往往见外寒之证。且恶寒而渴，自与中风伤寒之恶寒不同。但当直彻其热，则恶寒之表证自罢。又《难经》云：热病之脉，阴阳俱浮，浮之而滑，沉之散涩，此病机之常。然以今人当夏月盛暑，或坐卧当风，或恣啖生冷，内热被外寒所束，热益郁而不得泄，因反病热。故仲景于太阳中

暍，别出脉弦细芤迟脉微弱两条，以尽病情之变。此又仲景当日之圆机活法，以牖后人临症之灵心善悟，遇此等证，便不宜用寒凉直折。后贤治夏月暑病，有用大顺散，香薷饮者，正自此义。且《内经》云：人伤于寒，则为病热。正惟热病中亦见头项强痛恶寒之太阳病，故得类于伤寒之例。夫上古圣人，夏三月，养长之道，夜卧早起，无厌于日，使气得泄，若所受在外。热固欲其外泄，不欲其内壅也。旨深哉。

太阳问答一

问曰：何以识为太阳病？答曰：太阳之为病，脉浮，头项强痛而恶寒。凡论中所称为太阳病者，即指此脉此证而言。假如病家云：苦头项强痛恶寒，诊之脉浮，此即太阳病。便当察其身热之微与甚，视其有汗无汗。若身热自出，脉浮而缓者，此太阳中风证。或未发热，或已发热，无汗而喘，脉浮而紧者，此太阳伤寒证。又如病家云：苦头项强痛发热。问之，不恶寒，反渴者，此属温病。若视之舌上苔，一身尽疼，身色如似熏黄者，此属湿温。又如病家云：苦头项强痛恶寒，视之汗出身热而渴者，此属热病。凡此五者，乃太阳病初起平脉辨证之大纲。然又有伤风兼寒，伤寒兼风，或风兼温，或风兼湿，或寒兼湿，或风兼热，甚或寒热错杂，皆从此定证定脉，参伍错综以观其通。太阳一经，乃伤寒家开手工夫，能从此处谛实病因，则投剂悉中肯綮，手到病除，更无传变之足言矣。学伤寒家，首宜识此。

太阳问答二

问曰：太阳病主头项强痛恶寒者何义？答曰：太阳之脉，起于目内眦，上额交巅，从巅入络脑，还出别下项，连风府，循肩膊，内侠脊，抵腰中，故头项强痛恶寒，是太阳病必有

之证。仲景特挈此为提纲。此外或已发热，或未发热，或体重腰痛，或自汗，或无汗，皆太阳病中或然或不然之证，故但散见诸条，而不入提纲之内。至温病之不恶寒者，以温病由里而出表，虽见太阳病，其病因本不关太阳，故微有别。按《内经》云：巨阳者，诸阳之属，其脉连于风府，故为诸阳主气。夫手太阳小肠，为受盛之官，足太阳膀胱，为州都之官，小肠受盛之物，全藉膀胱气化而始能出，此气字即巨阳为诸阳主气之气。膀胱小肠，位居腹下，当至阴之地，《内经》谓太阳根起于至阴，结于命门。心与小肠，同资火化。设膻中之使道绝，而肺之治节不行，何以下注膀胱而输津液。心主营，肺主卫，太阳一经，统司荣卫，故为诸阳主气，而冠六经之首，谓太阳主表，义系诸此。自后世注伤寒家，专责太阳膀胱经，遂有传足不传手之谬说。又谓太阳为寒水之气，以寒召寒，故有伤寒之名。亦未免失之穿凿，但从营卫上讨消息，则于太阳病已思过半矣。

太阳问答三

问曰：太阳病不解，即传入阳明乎？答曰：此不尽然。仲景云：伤寒一日，太阳受之，脉若静者为不传，颇欲吐，若燥烦，脉数急者，为传也。伤寒二三日，阳明少阳证不见者，为不传也。可见病之轻者不传。即病之重者，治之如法，亦不必尽传。其必欲传者，亦不必尽传阳明。有本经自传，而从太阳之经，转入太阳之府者，此谓犯本。太阳病由经入府，其中又有气血之殊。热伤膀胱气分，则为蓄水。热伤膀胱血分，则为蓄血。蓄水之证，利其水则愈。蓄血之证，下其血则愈。盖邪既入腑，即从腑解，治仍不离乎太阳也。至于误治之后，种种变逆，亦非一致，尤当按证分别施治。设拘于一日太阳，二日阳明之说，使当其时阳明之脉证不见，亦可从阳明论治乎。故夫泥日数

以分经者，其贻误必不少也。

太阳问答四

问曰：凡病伤寒，其传为热，而有反寒者，何也？答曰：太阳病误治致逆，救逆之法，当分水火为二大纲。足太阳膀胱，与足少阴肾为表里。手太阳小肠，与手少阴心为表里。脉法以左尺属水，为元阴之根，坎象也。右尺属火，为元阳之根，离象也。太阳寒水之气，全资火化，第心君之火，寂然不动，赖膻中为臣使之官，下合三焦，以生跌阳而伏少阴，方合坎离既济之妙。太阳主表病，本当从表解，但解表之中，须相其人之津液。夫此所谓津液者，水火合化而阴阳互为其根者也。太阳病治不如法，阳虚则阴盛，而水邪致逆。阴虚则阳盛，而火邪致逆。水邪之为病，水入即吐，甚则心下支满，腹中雷鸣。又其甚者，气从少腹上冲心，或脐下悸，欲作奔豚。若此之类，皆以阳微而致水逆。火邪之为病，其人腰以下必重而痹，或圊血，或大渴引饮，甚则谵语。又其甚者，手足躁扰，捻衣摸床。若此之类，皆以劫阴而致火逆。水盛则火就灭，急当扶阳以制水。火盛则水立涸，急当泻火以存阴。此在太阳病误治之后，其传变便有水火寒热之不同，正不必尽传为热。又况误汗误下之后，或大汗出，筋惕肉瞤，或下利不止，此亡阳之候，以大剂参附，驷马追之，犹虞不及，此尤当急温者矣。若谓某日当在某经，而计日以定汗下，岂理也哉。

太阳问答五

问曰：太阳误汗，其变有别否？答曰：最危者，误发少阴汗。仲景于大青龙汤证，必辨无少阴证相杂者，方可大发其汗。盖太阳与少阴相表里，少阴病亦有发热身重之证，然脉微细，但欲寐，便与太阳病不同。若误认为太阳

病，而大发其汗，则肾中真气，与汗俱泄，以致筋惕肉瞤，真阳之亡，可立而待。又有太阳病本宜汗解，或其人阳气素虚，不相其人之津液，妄予大发其汗，亦足召亡阳之变。更有发汗后，卫阳已虚，外风又袭，此属漏风，其人恶风，小便难，四肢微急，难已屈伸，其证与亡阳微有别，皆当以回阳为急者也。若发汗之后，津液被劫，真阴受戕，其人大渴引饮，不大便，甚则谵语口干咽烂，手足躁扰，甚则热深厥逆，此真阴将涸之候。但看阴液尚有一线未亡，可施灌溉之力。若阴已涸者，救亦无及。要之阳亡之候，其死速，急回其阳而取效转易。阴亡之候，其死迟，急顾其阴而取效反难。果当太阳病初起时治之如法，何遽至此哉。乃知今人妄称伤寒，不察其人之病因，不顾其人之津液，谓病在太阳，概从汗散者，诚操刃之事也。

太阳问答六

问曰：误下若何？答曰：太阳病误下后，若作协热利者，法当挽下陷之邪，仍从太阳之表而解。若中土陷者，以理中为急。若下元惫者，以固下为急。若下利清谷不止者，急温其里，非四逆汤不救。此皆真阳将随下利而亡，挽回阳气，不容稍稽时日。若热邪在表，因误下之故，致表邪陷入，搏聚于心胸，因有为痞为结之变。仲景云：病发于阳，而反下之，热入因作结胸。病发于阴，而反下之，因作痞。治心下痞，仲景有诸泻心法。治结胸，仲景有大小陷胸法。各因其势之轻重缓急，分别救疗。其法丝丝入扣，不容分毫假借，宜熟玩也。今人于太阳病下法，亦不敢轻试，然但屏去硝黄，以为慎下。至一切香燥导气之品，最耗散正气者，反恣行无忌，致酿成种种变逆，我见甚多矣。夫岂必待用硝黄而后为妄下哉。

太阳问答七

问曰：误火者其变亦有别否？答曰：太阳病，脉浮者，当以汗解。汗者心之液，心主营，必使营与卫和，则汗出津津而解。若以火迫汗，火气内攻，营气受灼，故或圊血，或发黄，或谵语，甚至口干舌烂，骨焦筋伤，种种皆亡阴之象，此证之易辨者。又有其人心阳素虚，一遇火灼，心阳随之外越，以致惊狂卧起不安者，亟亟挽飞越之阳神，间有可救，然亦危矣。同属误火，其变证亦有亡阴亡阳之别。误火之弊，今人亦不敢妄试。然当太阳病时，习用辛热迫汗者，其弊与误火等，可不慎哉。

阳明问答一

问曰：何以识为阳明病？答曰：阳明之为病，胃家实是也。然泛言胃实，恰从何处辨证而知阳明之为病，此其间亦有经腑之别。发热汗自出，不恶寒，反恶热，甚则舌上干燥而烦，渴欲饮水者，此是阳明经证。若潮热不大便，谵语，腹满痛者，此属阳明腑证。传经之邪，在经则传。入腑则不传。故曰阳明居中土也，万物所归，无所复传。惟有亟从下夺而解。其欲作经者，阳明一经，来路自太阳。去路自少阳。其太阳证未罢，而阳明证已见者，亟当从太阳领出其邪，以断阳明从入之路。若阳明证具，而少阳证未见者，当直折本经散漫之热，使胃中津液和而愈，以断阳明从出之路。若阳明证未罢，而少阳证已见者，又当亟从少阳和解之法，即以断从少阳转入三阴之路。此传经之邪，亟当相其人胃中之津液，前后照顾，预防变逆，不必尽属可攻之证。至既入于腑，无所复传，不予亟攻，津液随竭，则惟当急下以存阴，更不必有所瞻顾。欲识阳明病，先要在经腑上辨明真确，而或谓病在阳明，概从清凉攻下者，此非法也。

阳明问答二

问曰：太阳病传入阳明，其状何若？答曰：太阳之为病，头项强痛而恶寒。其后恶寒将自罢，濈濈然微汗出，此欲传阳明之候。汗出，潮热，不恶寒，反恶热，则阳明之外证悉具矣。然阳明病从太阳传入，必审太阳病全罢，方可从阳明论治。若阳明证已见，而太阳证未罢者，治当仍从太阳而不从阳明。故仲景于太阳初入阳明之候，特挈出两条。谓阳明病，脉迟汗出多，微恶寒者，表未解也。可发汗，宜桂枝汤。阳明病，脉浮无汗而喘者，发汗则愈，宜麻黄汤。盖风寒之邪，由表而入里，此将入未入之界，当逆挽其邪，使仍从太阳而解。至温病初起，即不恶寒，热病初起，即汗出而渴。此在太阳病时，阳明证同时并见，更当急顾阳明之津液，不与风寒同法。此又仲景言外之意，可从无字句处悟入。故凡读仲景书，既从有字句处知其定法，又当从无字句处参其活法，则庶几其可进于道乎。

阳明问答三

问曰：阳明经病，可解表乎？答曰：阳明为水谷之海，输布津液，外主肌肉，无津液何由得汗，汗过多即伤津液。阳明病本自汗出，汗虽出，热仍不解，正当急存胃中之津液，岂有再行发汗之理。今人误以葛根汤为阳明表药，殊不知仲景葛根汤之制，以麻桂合葛根，仍属太阳与阳明同治，不得执是方以治阳明经热。若潮热汗出，大渴引饮，此阳明证悉具，而太阳证全罢，亟当顾阳明之津液，以除渴而涤热。设误发其汗，则津液随竭。至入腑之候，其宜下不宜汗，更不必言矣。仲景于太阳中风太阳伤寒宜发汗之证，尚慎重不敢过发其汗，正以胃中津液为重也。风寒如此，奚况温热哉。太阳如此，奚况阳明哉。

阳明问答四

问曰：阳明腑病，攻之宜矣。然不大便岂皆属阳明病乎？答曰：不大便，不必尽属阳明病。阳明病亦不必悉皆不大便。按脉法云：脉有阴结阳结者，何以别之？曰：其脉浮而数，能食不大便者，此为实，名曰阳结也。其脉沉而迟，不能食，身体重，大便反硬，名曰阴结也。即此可见不大便之病因，内有阴结阳结之不同，不必尽属阳明可攻之证。又仲景于阳明病提纲，既揭明云：阳明之为病，胃家实是也。又云：有太阳阳明，有正阳阳明，有少阳阳明。太阳阳明者，脾约是也。正阳阳明者，胃家实是也。少阳阳明者，发汗利小便已，胃中燥烦实，大便难是也。此在仲景恐人误以阳明病概属胃实可攻之证，故于阳明之来路去路，别出太阳少阳两条，以示下法不宜孟浪之意。必于阳明病，发热汗多，不大便，腹满痛，或绕脐痛，烦躁谵语者，此当急下之证。然或大便乍难乍易，喘冒不能卧，或自利清水，色纯青，心下痛，口干燥者，亦宜急下之证。由此观之，则所谓阳明之为病胃家实者，更不得泥定不大便矣。不此之察，或不应下而下，或应下而反失下，其弊正相等，安得呆执下法，以治阳明腑病哉。

阳明问答五

问曰：阳明病，其传入之路，皆从太阳乎？答曰：不然。太阳病不解，潮热，汗自出，不恶寒，反恶热者，此太阳传入阳明之候。然温热之病，汗出而渴，其初起多由阳明而太阳者，已不伴矣。更有太阳病，甫传阳明，只在于经，腹中矢未定成硬，慎不可攻，久之矢定硬，乃可攻之。此邪由经入府，此谓本经自相传。又少阳病，服柴胡汤已，渴者，属阳明也。此少阳亦有转属阳明之候。此在三阳经中，其传入之路已别，然犹显而易辨者。至三阴经病，多

有寒热错杂之证。若热邪之传入三阴者，亦有从阳明下夺之法。如太阴病之大实痛，宜取桂枝大黄，微利以约脾阴。少阴病之口燥咽干，当用大承气，急下以救肾水。至厥阴病热深厥深之后，下利谵语者，亦主有燥矢。则可见三阴经病，亦有还返阳明者。故曰：阳明居中土，万物所归。一入阳明之腑，则邪自无所复传，惟有下夺而解。然则阳明病之来路，种种不齐，于何辨之。亦先辨之于经与腑而已矣。经与腑之辨，亦辨之于脉与证而已矣。而益信计日以定经者，诚谬说也。

阳明问答六

问曰：阳明病有寒证否？答曰：胃为水谷之海。胃中实热者，胃阴就涸，当存胃阴为急。胃中虚冷者，胃阳将惫，当顾胃阳为急。凡热入胃而成可攻之证者，其攻法当在不先不后之界。攻之太早，诛伐无过，徒伤胃气。攻之太迟，坐延时日，劫尽胃液。仲景于阳明病，既胪列种种当急下之证，复别出种种不可攻之戒。诚以胃中虚冷者，水谷不别，则欲作固瘕。若不能食者，攻其热必哕。又食谷欲呕者，更当急温其胃。此中寒热殊因，丝毫不容假借。然而疑似之间，尤当细辨。即以呕证论，若太阳之恶寒呕逆，少阳之心烦喜呕，便与阳明之食谷欲呕者不同。且同属食谷欲呕之一证，若予吴茱萸汤而反剧者，则又属热格上焦之证。又阳明病，误攻其热必哕，然太阳误火劫津，其亦至哕，则同一哕而寒热又不同。至于水谷不别而作固瘕者，更与协热下利者不同。仲景辨证，如此森严，藉非瘄瘝神游其理，则临证之间，几何不为他歧所惑哉。

阳明问答七

问曰：阳明病，传入少阳，其状何若？答曰：凡邪入阳明之腑者不传。其在经者有传，

有不传。其必欲传者，在阳明病一见少阳证，便当从少阳和解。故仲景云：阳明病，发潮热，大便溏，小便自可，胸胁满不去者，小柴胡汤主之。若阳明病，胁下硬满，不大便而呕，舌上白苔者，亦当与小柴胡汤。此正阳明传入少阳之候，亟当从少阳逆夺其邪，使上焦得通，津液得下，则胃气和而病自解。喻嘉言谓阳明之邪，来自太阳，去自少阳。太阳欲传阳明者，当推其邪使速还太阳来路。阳明欲传少阳者，当推其邪使速往少阳去路。此非深得仲景三昧者，不能有此微论。且阳明病一见少阳证，即从少阳逆夺其邪，不惟少阳证罢，即阳明证亦罢。且从少阳传入三阴之证，一罢而无不罢。必识此意，始足与语伤寒之传变，而豫防于未然。否则必待传到一经，专治一经，总使辨证无讹，总属粗工，非圣法也。

少阳问答一

问曰：何以识为少阳病？答曰：少阳之为病，口苦咽干目眩也。少阳之脉，起于目锐眦，从耳后，入耳中。挟咽出颐颔中。其支者，会缺盆，下胸中，循胁。以足少阳胆，与三焦相火合化。此经受邪，多从升处而走所络之空窍，故仲景以口苦咽干目眩，括少阳病之提纲。至若往来寒热，胸胁苦满，默默不欲饮食，心烦喜呕，皆邪入少阳当然之证。其或胸中烦而不呕，或渴，或腹中痛，或胁下痞硬，或心下悸，小便不利，或不渴，身有微热，或咳，此又少阳病中或然或不然之证，总不离一小柴胡汤加减之法。故又曰伤寒中风，有柴胡证，但见一证即是，不必悉具。又少阳受病，其脉尺寸俱弦。故仲景言伤寒脉弦细，头痛发热者，属少阳。此又不从证而从脉。虽见头痛发热之表证，不责太阳而责少阳，则可见弦为少阳之定脉。有此定脉定证，以审实少阳之为病，自不至误汗误下，犯少阳之大禁矣。

少阳问答二

问曰：少阳病，尽传自阳明乎？答曰：此不尽然。《内经》谓三阳之离合，太阳为开，阳明为阖，少阳为枢。凡邪中太阳，有阳明以为之迎，正赖有少阳以为之拒。伤寒以出表为顺，入里为逆。设非少阳之枢居中拦截，则外来之邪，长驱直入而无所御。是少阳一经，关系甚钜。太阳病往往有初得之二三日，不传阳明，迳传少阳者。有太阳与少阳同时病见者。正不必尽俟阳明经尽，始传少阳。且邪入三阴之后，亦有还返少阳而解者。总以定证定脉为据，就脉证上审实其为少阳病，即可主用少阳之治法，而无疑矣。

少阳问答三

问曰：少阳病不解，即传三阴乎？答曰：有传有不传。仲景云：伤寒三日，三阳为尽，在阴当受邪。其人反能食不呕，此谓三阴不受邪也。若此者，其病机本不传。又少阳证一见，即从少阳治法而病速已，则亦不传。凡阳经之病，在太阳则头痛发热。阳明则热汗自出，少阳则往来寒热。若久之无大热，其人躁烦者，此为阳去入阴之候，其中具有先见之机。然则治伤寒家，何如乘其机之未动，亟从少阳解去其邪，以预弭阳去入阴之变，何便如之。

太阴问答一

问曰：何以识为太阴病？答曰：太阴之脉，起于大指之端，上循膝股内廉入腹，属脾络胃，上膈挟咽，连舌本。仲景以腹满而吐，食不下，自利益甚，时腹自痛，属太阴之为病。盖太阴为阴中之至阴，太阴之前，名曰阳明。太阴之后，名曰少阴。太阴受病，不能为阳明行其津液，而少阴肾水，因泛浸而无所制，故见吐利满痛等证。仲景以是为太阴病之提纲。太阴属

里，吐利满痛，皆里证也。凡伤寒之邪，在阳经误治，转陷入阴者，必种种表证全罢，但见吐利满痛等证，却是邪入太阴之候。然又必以脉为辨，故仲景云：太阴病，脉浮者，可发汗，宜桂枝汤。太阴病脉本当沉，今反浮，则是虽见太阴病，而邪尚逗遛于表，仍可逆挽其邪，使从表解。由是推之。则太阴之脉必主沉，又不必言矣。太阴证具，而脉又沉，即宜专就太阴论治。若邪直犯太阴，不因传经而本经自病者，亦当专就太阴论治。《内经》言三阴之离合，太阴为开，厥阴为阖，少阴为枢。饮食入胃，全恃太阴司转输之职，太阴受病则转输之道窒，故食不下，腹满时痛，因之上涌则吐，下注则利，其主治之法，大约宜扶植中州阳气，使复其转输之常职，则病自已。仲景辨列六经，而太阴独略，然就此义而引伸触类，大旨初不越乎此，奚俟繁言哉。

太阴问答二

问曰：太阴病治宜主温乎？答曰：此不可执一而论。寒邪直中太阴，而本经自病者，是当急温无疑矣。其有阳经之邪，热过寒生，而转入太阴者，亦当主温。若属热邪陷入太阴，而见吐利满痛等证者，纯温非宜，纯清亦不可，则惟有和之一法。如所谓太阴病，脉浮者，可发汗，宜桂枝汤。此逆挽其陷入之邪，仍从外解，而方中甘芍姜枣，亦足以奠安太阴，是和法也。若本太阳病，因误下而腹满时痛，转属太阴者，用桂枝加芍药汤，此仍用桂枝升举阳邪，但倍芍药以收太阴之逆气，是亦和法也。若大实痛者，不下则痛势须臾难缓，峻下又恐脾阴随下利而尽泄，故仍用桂枝升举阳邪，但加大黄以微和胃气，是亦和法也。三阴经中，以少阴厥阴，尚有实热之证，可用大寒大下者。太阴湿土，位处中州，全赖阳气布护，以资健运转输之力。病在太阴，虽属热因，切不可用寒凉直折，遏抑阳气，阴邪愈锢，故仲景又谓

太阴为病，设当行大黄芍药者，宜减之。以其人胃气弱，易动故也。观此则太阴病之治当主温，可知矣。而治太阴之病不可呆执温法，又可知矣。不知温法者，不可与议太阴本脏虚实之病。徒执温法者，不可与议太阴他经传变之病。仲景治太阴病法，大约以升举阳气为主。或当急温，或宜兼清兼下，随证变通。后世李东垣《脾胃论》，殆能觑破此旨，其处方似甚夹杂，而于阴阳升降之机，庶乎其得之矣。

少阴问答一

问曰：何以识少阴之为病？答曰：少阴肾水，上承心火合化。人身之元阴元阳，根蒂于此，故脉法以两尺属肾，分配水火，为人一身之根本。此经之病，热因寒因，变幻不一。其中阴阳消息之机甚微，不得呆执一证论治，故仲景独以脉微细，但欲寐，为少阴病之提纲。以卫气行阳则寤，行阴则寐，邪入少阴，则气行于阴，不行于阳，故但欲寐。少阴病本在里，无论阴寒直中于本经者，脉固微细，即由阳邪陷入少阴者，虽属热因，其脉亦必微细，则是微细为少阴之定脉。但欲寐为少阴之定证。缘少阴病所见各证，或恶寒发热，与太阳证易混。或口燥咽干，腹胀不大便，与阳明证易混。或呕咳欲吐，与少阳证易混。或下利不止，与太阴证易混。甚或手足逆冷，更与厥阴证易混。总凭此定脉定证，以审实其病之不在他经，只在少阴，或当急存其阴，或当急回其阳，丝毫不容误治。伤寒之邪，以出表为顺，入里为逆。三阳在表，三阴在里。三阳经中，惟太阳头绪最繁。三阴经中，惟少阴头绪最繁。然太阳病误治致逆，尚有种种救逆诸法。邪入少阴，急救已危，若更误治，死可立待，尚何及救哉。吁！可惧也已。

少阴问答二

问曰：少阴病，传经属热，直中属寒，然否？答曰：论中所列一二日二三日之少阴病，即直中之邪。五六日七八日之少阴病，即传经之邪。传经固多热，而亦有从寒化者。直中固多寒，而亦有由热伏者。脉微细，但欲寐，是少阴病之定脉定证，而寒热之分，要在兼证上推详。寒不至于过甚者，犹当温经以散寒。若阳将脱，非急温不足以回阳。热不至于过亢者，尚可润燥以清热。若阴将涸，非急下不足以存阴。病机至此，不惟不容误治，即因循瞻顾，亦足误人。然非辨之至确，鲜有不生疑畏者，则平日体认工夫，自不容已矣。

少阴问答三

问曰：有犯房劳而病伤寒者，责在少阴否？答曰：不然。伤寒病适当房劳后而发，仍当责其本病。阳经之证，仍责阳经。阴经之证，始责阴经。仲景于汗下诸法，兢兢必顾其人之津液。虚家患伤寒，原有不从正治之例，正不必问其曾犯房劳与否。虚象果见，即非房劳，亦不得妄施汗下。若房劳之后，而所患仍系实证，则应汗者仍当汗，应下者仍当下，邪去而正自安。所谓阴病者，必实见有三阴证也。房劳后之伤寒，亦有阳证，不得概从阴病论治。此说前贤久经辨正，而近日医家，犹沿其陋。我见有误补致邪壅而死者，有误温致阴竭而死者，既死而犹归咎于房劳，惑滋甚矣。

厥阴问答一

问曰：何以识为厥阴病？答曰：厥阴之为病，其证亦错杂不一，而仲景以消渴，气上撞心，心中疼热，饥而不欲食，食即吐蛔，括厥阴病之提纲。盖以厥阴当两阴交尽，其脉起足大指，循股内，入阴中，环阴器，抵少腹，贯心膈。邪入厥阴，循经上逆，致见前证。又厥者，逆也。逆则阴阳不相顺接，故又因之致厥。厥阴乃阴尽之脏，阴尽则阳生，阴阳消长，大

伏危机，此际出表则生，入里则死，故仲景以厥多热少为病进，热多厥少为病退。然邪入既深，寒热错杂，极难辨认。喻嘉言谓厥阴篇中，有纯阳无阴之证，有纯阴无阳之证，有阴阳差多差少之证，有阳进欲愈，阴进未愈之证，复有阴居八九，阳居一二之证。厥而发热，热深厥深，上攻而成喉痹，下攻而便脓血，此纯阳无阴之证也。脉微细欲绝，厥冷，灸之不温，恶寒，大汗大利，躁不得卧，与夫冷结关元，此纯阴无阳之证也。厥三日，热亦三日，厥五日，热亦五日，手足厥冷，而邪热在胸，水热在胃，此阴阳差多差少之证也。渴欲饮水，饥欲得食，脉滑而数，手足自温，此阳进欲愈之证也。默默不欲食，寸脉虽浮数，尺脉自涩，呕吐涎沫，腹胀身疼，此阴进未愈之证也。下利清谷，里寒外热，呕而脉弱，小便复利，本自寒下，复误吐下，脉沉微厥，面反戴阳，此阴居八九，阳居一二之证也。条分缕晰，序次最为明畅。厥阴皆里证，惟发热则有还出于表之机。大约病专属里者，亟当治其里。由表陷入者，宜挽之出表。属寒者利在急温，属热者不宜直折。予统会仲景大法如此，神而明之，存乎其人。

厥阴问答二

问曰：厥之寒热，何以别之？答曰：仲景言诸四逆厥者，不可下。虚家亦然。又曰：厥阴下之。其语似涉两歧，然要认明病之来路，彼因四逆而厥，故不可下。此因发热而厥，故应下之。此中消息，言下本自跃然。再推厥深热深之义，温热病一二日或五六日，沉昏谵妄，手足厥逆，是热邪入膻之候。膻中属手厥阴，是亦厥阴证也。仲景虽未明言，而厥深热深一语，已包括无遗矣。谁谓温热之法，不可向仲景推寻哉。

统论六经

仲景六经之法，一经有一经之证。先要分看，分看宜在有字句处精研。而或此经杂彼经之证，又要合看，合看全在无字句处善悟。而尤要在于辨似，有阳中之阴，有阴中之阳，有阳中之阳，有阴中之阴，有阳证似阴，有阴证似阳，有阳证转阴，有阴证转阳，有阳证杂阴，有阴证杂阳，有阴阳错杂，非细心体认，恶能窥其万一。今人辄畏仲景书难读，而从事于后世之方书，是犹涉海问津。从仲景伤寒入手，始觉甚难。久之则其易焉者至矣。从后世方书入手，始觉甚易，久之则其难焉者至矣。总之，凡病不外此六经，能解仲景六经辨证之法，可以识伤寒，即推此六经辨证之法，可以识万病。伤寒既了然无遗，于杂证乎何有。此一以贯之之道也。故曰万病莫逃乎伤寒。

伤寒寻源中集

钱唐吕震名榡村著　绍兴裘庆元吉生校

发热

凡发热必察其表里有无兼证，而后可穷其致热之因。其但发热而表里别无兼证者，此内伤发热，不在此例。所谓兼证者，以外兼头痛恶寒身疼腰痛等证，此邪在表者也。内兼烦渴胸腹痛不大便，或下利等证，此邪在里者也。发热特其见端耳。必互勘明确，辨证方的。

凡发热必责重太阳者，以太阳属表，统司营卫，而为诸阳之主气。经云：阳者卫外而为固也。外邪之伤人，多由于卫之不固，故论外感病，必自太阳起。然太阳虽主表，而其根起于至阴。此实表里上下，互相呼应，故由太阳而阳明而少阳，以及三阴，皆互见发热证，详列于后。

太阳之为病，脉浮，头项强痛而恶寒，不即发热也。其恶寒正发热之机也。论中所称为太阳病者，即指此脉此证而言。他经皆仿此。

太阳中风，发热有汗，其脉浮缓，风则伤卫，宜桂枝以解肌。太阳伤寒，发热无汗。其脉浮紧，寒则伤营，宜麻黄以发汗。然桂枝证全在啜热稀粥以助药力，取其漐漐微似有汗，不可令如水流漓。至麻黄证始取大发其汗。此麻黄桂枝分治风寒，截然二法，不能混同施治。其或风寒两伤，营卫同病，经云：太阳中风，脉浮紧，发热恶寒，身疼痛，不汗出而烦躁者，大青龙汤主之。又云：伤寒脉浮缓，身不疼，但重，乍有轻时，无少阴证者，大青龙汤发之。盖中风脉宜浮缓，而反见浮紧之脉，伤寒脉宜浮紧，而反见浮缓之脉，即易桂枝麻黄之成法，而主用大青龙汤大发其汗。此仲景治风寒之法，成方具在。而或谓仲景之法，详于风寒，略于温热，此大不然。仲景于风寒之外，特揭明太阳病，发热而渴，不恶寒者，为温病。此其辨证最要之诀。所以与风寒异者，全在渴不恶寒四字。风寒发热，必兼恶寒，今不恶寒，此宜辨者也。风寒发热，口全不渴，必待传变之后，口始作渴。今病初起即渴，此又宜辨者也。又有所谓湿温者，经云：湿家之为病，一身尽疼，发热，身色如似熏黄。又云：太阳病，关节疼痛而烦，脉沉而细者，此名湿痹。此仲景但言湿不言温也。而以中所列种种湿证，加以发热而渴，不恶寒，则湿温之情状，自可比类而得。至于热病，仲景明云：太阳中热者，暍是也。其人汗出恶寒，身热而渴也。此与温病同一口渴，而暍病恶寒，温病不恶寒，又自有别。仲景处以人参白虎汤，则不惟有其法并有其方矣。此太阳病初起发热辨证之大法，乃伤寒切实下手工夫。

有谓翕翕发热者，但表不里也。有谓蒸蒸发热者，自里而表也。太阳主表，其发热必兼头项强痛，身疼痛等证。此皆太阳之部署，纯乎表者也。至阳明发热，则兼有烦满，口渴等症。少阳发热，则兼有胸胁满痛，口苦喜呕等症。而其脉皆主浮，太阳之脉，或浮缓，或浮紧。阳明之脉浮大。少阳之脉浮弦。若脉沉而不浮，三阴证中，亦互见发热证。其发热同而所以致热之因不同，不得以发热为邪在表，概从太阳发表例施治。

阳明发热，与太阳异者，经云：阳明病外

证云何？答曰：身热，汗自出，不恶寒，反恶热也。盖始则恶寒发热，今恶寒自罢，虽汗出而热仍不解者，即转属阳明之候。当此时，无论风寒暑湿，所感不同，同归火化。阳明病，仲景有发汗之禁，而治法宜分经府。其热虽甚而尚在于经者，宜以甘寒直撤其热。如经云：伤寒若吐若下后，七八日不解，热结在里，表里俱热，时时恶风，大渴，舌干燥而烦，欲饮水数升者，白虎加人参汤主之是也。其邪已入腑而犹汗出发热者，如经云：太阳病三日，发汗不解，蒸蒸发热者，属胃也。调胃承气汤主之。又云：阳明病，发热汗多者，急下之，宜大承气汤是也。

少阳发热，仲景亦申发汗之禁。少阳病本主往来寒热，而亦有发热属少阳者，必兼胁下满，心烦喜呕诸症，且其脉必弦。故经云：伤寒四五日，身热恶风，颈项强，胁下满，手足温而渴者，小柴胡汤主之。又云：伤寒发热，汗出不解，心下痞硬，呕吐而下利者，大柴胡汤主之。盖胁痛呕渴，已明见少阳之半里证，虽发热表证未除，不得从太阳发表之例，而当以大小柴胡汤，半表半里治之也。又曰：伤寒，脉弦细，头痛发热者属少阳。少阳不可发汗，发汗则谵语。此属胃，胃和则愈，胃不和则烦而悸。盖弦为少阳之定脉，细则邪不在表，仲景恐人以头痛发热，误为太阳证，故明指之曰此属少阳，而又申言之曰，少阳不可发汗。其所以辨其发热之属少阳者，前二条以证辨，此一条以脉辨也。

太阴发热者，其脉不浮而沉，而更兼吐利腹痛诸症。经云：病发热恶寒，头痛身疼，吐下者，此属何病？答曰：此名霍乱。霍乱自吐下，又利止，复更发热也。吐利本太阴病，利止复热者，阴病，转阳。既已转阳，其脉当浮，故又曰：太阴病，脉浮者可发汗，宜桂枝汤。吐下之后，津液已伤，复又往往口渴发热，故又曰：霍乱，头痛发热，身疼痛，热多欲饮水者，五苓散主之。寒多不用水者，理中汤主

之。此与阳经之发热，治各不同也。

少阴病发热，最易与太阳牵混，故仲景于大青龙证，必辨其无少阴证者，方取大发其汗。而又申言之曰：少阴病，脉沉细数，病为在里，不可发汗。又曰：少阴病，脉微不可发汗，亡阳故也。则少阴之不可发汗明矣。阴病必当转阳，故曰：少阴病，吐利，手足不逆冷，反发热者，不死。盖太阳寒水之气，与少阴君火，相济为用。此之吐利，少阴为寒所抑，兹得阳热之气，而其气还返于太阳，故反发热，不死也。然何以辨其为少阴之发热也？经云：少阴之为病，脉沉细，但欲寐也。沉细为少阴之定脉，但欲寐为少阴之定证。且太阴病吐利，手足自温，此则手足逆冷，更加之以恶寒身踡，其甚者厥冷无脉，又或咽痛烦躁，便脓血种种危证，死生呼吸，盖因少阴肾脏，分配水火，为先天根本，故其病情寒热错杂，变幻不测有如此。至发热则阴寒之中，犹寓阳热之气，而强责少阴汗者，将其人之根本先拔，至于下厥上竭，则难治矣。其有寒邪直犯少阴，而即发热者，如经云：少阴病，始得之，反发热脉沉者，麻黄附子细辛汤主之。又曰：少阴病，得之二三日，麻黄附子甘草汤微发汗。以二三日无里证，故微发汗也。盖必以附子镇摄肾中真阳，俾根本先固，而后可以引邪外出，此于微发汗之中，而仍寓不发汗之义也。

厥阴发热者，以其人厥与热之多少，辨病之进退。厥阴者，两阴交尽之名。然阴尽之中，实寓阳生之义。故其时阴阳不相顺接便为厥。厥热相等，其病可愈。厥多热少，此为病进。热多厥少，此为病退。所谓厥者，手足逆冷是也。逆甚而至于冷过肘膝，则不名曰逆冷，而直名曰厥。此时正藉发热为一线生阳可续，故发热为病欲愈之机也。故曰：伤寒先厥后发热而利者，必自止。又伤寒热少厥微，欲得食者，其病为愈。若发热下利至甚，厥不止者死。又伤寒六七日不利，便发热而利，其人汗出不止者亦死。要知发热之后，其脉必不沉而浮，乃

为阴病转阳之真候，故曰脉微浮，为欲愈。不浮为未愈。此又与少阴发热同一义也。

伤寒之脉，始终一以静为主，故经云：伤寒二三日，脉若静者，为不传。若脉数急者，为欲传也。《内经》云：汗出而脉尚躁盛者死。是始热以脉静为易愈。而传变之后，又必以脉静为真愈之候。凡病之自表而里者，以太阳为始。病之由里而表者，以厥阴为始。太阳虽主表，而其脉连于风府，其根起于至阴，又与少阴为表里，仲景慎重不敢妄发其汗者以此。三阴病固不宜发汗，即三阳经发热，其致热之因，又不全属太阳。如病起发热，即兼口渴汗出，大便闭等证，此由阳明而太阳者也。又如病起发热，即兼喜呕、胸胁满痛等症，此由少阳而太阳者也。皆不得藉口于伤寒一日，太阳受之，概与发表也。

大约温热病起于阳明者居多。至湿温病，其邪伏于募原，募原属半表半里，故其发热每兼胸痞腹满，烦渴不大便等症。加以骨节烦疼，舌苔如积粉，其病先犯少阳与太阴，而内连于胃府，外溢于太阳。湿家本自易汗出，尤不可重发其汗也。至所谓异气者，非于六气之外，别具一气。盖六气本天地自然之令气，因其气之偏胜，而酿为厉气，故其病沿门传染，长幼相似，乃称曰疫，而治法仍不离乎六气之中也。

有病已愈而复又发热者，此名遗热。由于起居饮食之不慎。凡病后饮食，最宜清淡，使胃中津液渐复，邪气全尽，自然健啖。而世俗每饫肥鲜，兼之喜投补益，皆所不宜。故《内经》曰：病热少愈，食肉则复，多食则遗。此其禁也。然其热之复发，亦有虚有实，故《内经》云：视其虚实，调其逆从，可使必已矣。至仲景食后劳复，以及大病瘥后，种种各法，载明论中，更不待他求矣。

恶寒

太阳之为病，脉浮头项强痛而恶寒，是恶寒乃太阳病一定之证，始而恶寒，继且发热矣。其恶寒与发热相兼，非如寒热往来之热时自热，寒时自寒也。所谓身大热而不欲去衣者，此也。凡风寒客于营卫之中，而洒渐恶寒者，其脉必浮。浮为在表，故曰恶寒者，表未解也。虽里证悉具，而表未解，不可攻里。必俟外解已，乃可攻也。若太阳病传入阳明者，则恶寒将自罢，即濈濈汗出，而不恶寒，反恶热矣。此太阳病初起发热之大概也。

恶寒属表者，脉必浮。其有不浮而沉者，阴病也。经云：发热恶寒者，发于阳也。无热恶寒者，发于阴也。发于阳者，病在表，宜解表为主。发于阴者，病在里，宜温里为主。若阴病而误发其汗，则阳亡之变，顷刻即至矣。阴病恶寒，以手足温者易治。手足逆冷者难治。故经云：少阴病，恶寒而踡，时自烦，欲去衣被者可治。又曰：少阴病，恶寒身踡而利，手足逆冷者，不治。又曰：少阴病，下利，若利止恶寒而踡卧，手足温者可治。此其义也。

恶寒属表者，在未汗以前，是谓表实。若即发汗之后，当不恶寒矣。而反恶寒者，则又不属实而属虚。故经云：发汗病不解，反恶寒者，虚故也。芍药甘草附子汤主之。盖以芍药甘草两和营卫，而必藉附子以温经。则同一恶寒，而未汗以前，与既汗以后，又各不同如此。

更有里热郁盛，致阳气不得宣泄，而外恶寒者，此即《内经》所谓诸病恶寒，皆属于火者是也。辛温发表，大属非宜，而表阳被遏，其脉又多沉，与阴病相似，而又不可误于温里。其外显假寒，内实真热，一经误用，反掌生杀。其辨之之法，则不以脉辨而以证辨。盖风寒之邪，未经入里，口中必和。此则口中先干，其舌上燥白如积粉，甚或兼黄黑色。胸膈痞满，不大便，或下利如深酱色。其兼厉气者，口中必有秽气。此即热甚阳郁之候，治宜宣发伏邪，使里气通而郁阳发，则恶寒自罢，反大热而烦渴矣。然热作之后，人皆信为热，而当恶寒时，

鲜有识其为热者，不可不细心体认也。

又有背恶寒者，夫恶寒则一身皆恶，何以止称背恶寒。《内经》云：人身之阴阳。腹为阴，背为阳。背者胸中之府，诸阳受气于胸中，而转行于背。阴寒之气盛，阳虚不足御之，则背为之恶寒。经云：少阴病，一二日，口中和，其背恶寒者，当灸之。附子汤主之。论中口中和三字，最宜著眼。惟其口中和，故可放胆用附子。又或乘阴气不足，阳气内陷入阴中，而不转行于背，则背亦为之微恶寒。经云：伤寒，无大热，口燥渴，心烦，背微恶寒，白虎加人参汤主之？二者治法天渊，于何辨之？亦辨之于口之渴与不渴而已矣。

恶风

恶风与恶寒异。恶寒者，不待风而自寒，虽置之密室之中，帏帐之内，甚至覆被向火。而犹不能禁其寒也。恶风者，风至斯恶，一居密室之中，帏帐之内，而即坦然自若矣。故恶寒者，未有不恶风，而恶风者，不必皆恶寒。恶风属表者，风邪客于卫也。经云：太阳病，发热汗出，恶风，脉缓者，名曰中风。又云：太阳中风，啬啬恶寒，淅淅恶风，翕翕发热，鼻鸣干呕者，桂枝汤主之。此有风者必恶风也。而寒邪亦有恶风，以有汗无汗为辨。经云：太阳病，头痛发热，身疼腰痛，骨节疼痛，恶风无汗而喘者，麻黄汤主之。此太阳病初起，风寒异治不易之定法。其有太阳病循经下入，其势未趋入阳明，而犹恋于太阳之表，致头痛已差，恶风仍在者。如经云：太阳病，项背强几几，无汗恶风者，葛根汤主之。又云：太阳病，项背强几几，反汗出恶风者，桂枝加葛根汤主之。则仍以有汗无汗为辨也。亦有太阳病其势径趋入少阳，而风证仍未罢者。经云：伤寒四五日，身热恶风，头项强，胁下满，手足温而渴者，小柴胡汤主之。是其里证已具，而恶风为表未解，故以半表半里治之也。盖恶寒有属

于阳者，有属于阴者。恶风则主表而专属于阳。此皆治表之大略也。

其有发汗太过，致漏不止而恶风者，经云：太阳病发汗，遂漏不止，其人恶风，小便难，四肢微急，难以屈伸者，桂枝加附子汤主之。盖汗出既多，即召亡阳之变，故于桂枝汤中加附子以扶阳固卫。同一恶风，而前宜和卫以解肌，此宜固卫以实表。其治法又各不同矣。

更有里热炽甚，而外反恶风者。经云：伤寒，若吐若下后，七八日不解，热结在里，表里俱热，时时恶风，大渴，舌上干燥而烦，欲饮水数升者，白虎加人参汤主之。盖必直撤其热，则表里俱和，而恶风自止。又非解表所能愈也。又有风湿相搏而外恶风者。经云：风湿相搏，骨节烦疼，掣痛，近之则痛剧，汗出短气，小便不利，恶风不欲去衣，或身微肿者，甘草附子汤主之。其所谓湿，盖寒湿，非湿热也。寒湿之内郁者，自里而搏乎表。风邪之外入者，自表而搏乎里。其相搏在骨节之间，则阳气被遏，遂恶风不欲去衣。必以甘草附子汤宣达阳气，则风与湿俱去，痛止而恶风自罢矣。

潮热

潮热者，不恶寒，但恶热。其来如潮之至，不失其时，谓之潮热。其证属里而不属表。凡恶寒发热属太阳，至少阳则往来寒热，此之潮热则属阳明。往往发于日晡，日晡未申之时，阳明居中土，王于未申，邪入中土，无所复传，故郁为实热，随王而潮。经云：日晡所发潮热者，属阳明也。惟其属阳明，则胃实为可下之证，故曰潮热者，实也。

潮热固可下，而下法要有次第。经云：太阳病三日，发汗不解，蒸蒸发热者，属胃也。调胃承气汤主之。此因胃已实而热未潮，故但用调胃承气，微利之而已。又云：阳明病脉迟，虽汗出不恶寒者，其身必重，短气腹满而喘，

有潮热者，此外欲解，可攻里也。手足濈然汗出者，此大便已硬也。大承气汤主之。若汗多微发热恶寒者，外未解也。其热不潮，未可与承气汤。若腹大满不通者，可与小承气汤，微和胃气，勿令大泄下。按三承气俱用大黄。大承气重用枳朴，兼以芒硝，上承邪热而下，用以攻坚破结，荡涤肠胃，乃峻下之剂。小承气去芒硝，而轻用枳朴，止取通利肠胃，其下较轻。调胃承气，佐以甘草，又于下中兼和。三承气各有所主，仲景下法，不敢妄施，其慎细如此。又云：太阳病，重发汗而复下之，舌上燥而渴，日晡小有潮热，从心下至少腹，硬满而痛不可近者，大陷胸汤主之。夫病至心下及少腹硬满而痛不可近，则势已剧甚。此又非大承气所能胜任，宜兼破胸膈之结，以下通于肠胃，则必主以大陷胸汤而无疑矣。

其有阳明病，潮热未去，而已趋入少阳者。经云：阳明病，发潮热，大便溏，小便自可，胸胁满不去者，小柴胡汤主之。此非小柴胡汤之能治潮热也，胸胁满不去，已具少阳证，且大便已溏，虽潮热未罢，未可再攻也。

更有瘅疟者，但热不寒，发作有时，此亦阳明经热，其热止在于经，未入于腑。且病不从伤寒来，故名之曰瘅疟。仲景不立方，而但曰以饮食消息之。要之甘寒彻热，与治阳明经热同法也。

寒热

寒热往来者，主半表半里，其病属少阳。盖少阳当阴阳出入之枢，邪至其地，与正气相争，相争则寒，争胜则热矣。此与恶寒发热有别。恶寒发热者，寒热互见，此则寒时自寒而不见热，热时自热而不见寒也。又与寒热如疟者有别。寒热如疟者，作止有时，此则寒已而热，热已而寒，一日三五发，甚者十数套，与疟状有以异也。小柴胡汤专治往来寒热，盖以柴胡治半表，半夏治半里，黄芩、生姜交除寒热，而加以人参、甘、枣扶正逐邪。盖病至少阳，发汗攻里，皆所不宜，故以是为和解之剂，乃少阳病之定法也。

小柴胡汤主治往来寒热，人皆知之。此特半表证，而半里证，人多忽焉不讲。所谓半里者，如口苦，心烦喜呕，胸胁满痛之类是也。凡邪从太阳而来，其人仍发热，而少阳半里证已见，虽未往来寒热，即当从少阳和解。如经云：伤寒四五日，身热，恶风，颈项强，胁下满，手足温，而渴者，小柴胡汤主之。又云：伤寒后六七日，发热，微恶寒，支节烦疼，心下支结，外证未去者，柴胡桂枝汤主之是也。至少阳病，来路自太阳，而其去则入阳明之府。其来自太阳者，如经云：伤寒五六日已发汗而复下之，胁满微结，小便不利，渴而不呕，往来寒热，心烦者，此为未解也。柴胡桂枝干姜汤主之是也。其欲入府而犹未入者，如经云：伤寒十余日，热结在里，复往来寒热者，与大柴胡汤是也。

寒热往来，属半表半里证。然有由表而里者，又有由里而表者，不可不辨也。大凡风寒之邪，多自表而里。湿热之邪，多自里而表。风寒法，仲景论中详矣。至湿热之邪，伏于募原，其起病即见呕渴，胸腹满，不大便诸里证，及其发热，往往热已而寒。寒已而热，此其里证重于表证，宜察其里证之轻重，使里先和，则表自解。盖病自里而表，少阳正当往来出入之界，故其始往来寒热，则热多寒少，再则但热不寒，至昼夜壮热，而谵妄烦渴毕见，此病之由轻入重也。至于由重出轻，则必使谵妄烦渴诸里证先罢，身热渐和。其时邪气已退，正气未复，又复相争，而为往来寒热。此乃病出入之大机，而前之寒热往来为病进，后之寒热往来为病退，总视其里证之轻重有无为据也。其有邪气全退，表里俱和，而仍寒热未去，往来如疟者，此因正气未复，宜调其饮食，和其营卫，自然渐愈，切不可骤与峻补，恐余邪为恋，反增其害矣。

又伤寒往来寒热，与疟相似而实非。凡疟当未作之时，饮啖如平人，至疟伤而始作。此则默默不欲饮食，兼有口苦心烦，喜呕胸胁痛诸里证，以此为辨。

烦热

烦热者，因热而烦，与发热异。发热者，但身热而不烦。此则为热所烦，故谓之烦热。经云：病人烦热，汗出则解。此证得之于阳热者居多，欲作汗而未能遽汗，往往先有此候。故经又云：欲自解者，必当先烦，乃有汗而解。何以知之？脉浮故知汗出解也。浮为在表，在表者宜汗，故汗出则解也。

凡风寒之邪，由太阳而入者，不即发烦也。至烦而热，为汗解之佳兆，发其汗则热解而烦亦除矣。故经云：太阳病，脉浮紧，无汗发热，身疼痛，八九日不解，表证仍在，此当发其汗。服药已微除，其人发烦热，目瞑，剧者必衄，衄乃解。所以然者，阳气重故也。又云：伤寒发汗已，半日许复烦，脉浮数者，可更发汗，宜桂枝汤。此皆邪之在太阳者也。太阳病，当汗不汗，或误与以冷水，或误下者，仲景又施种种救逆诸法。如经云：伤寒若下之，而烦热胸中窒者，栀子豉汤主之。又云：病在阳，应以汗解之。反以冷水噀之，若灌之，其热被却不得去，弥更益烦，肉上粟起，意欲饮水，反不渴者，服文蛤散。若不差，与五苓散。盖一因误下而阳气陷入胸中，则必解去其胸中之邪。一因误与冷水，而其邪由太阳之经，转入太阳之府，故不从经解而从腑解也。更有太阳证未罢，已转属阳明者。如经云：伤寒，表里俱热，舌上干燥而烦，白虎加人参汤主之。此由表里俱热，则必以甘寒彻热，使表里俱和，自然得汗而解。又法之变也。

凡称烦热者，因热而烦，烦在外者也。若烦在内者，另立虚烦一门。详后。

虚烦

虚烦者，其人无大热，心中温温欲吐，而又不能吐，致内扰而烦。然名为虚烦，而其证有因于虚者，亦有因于实者。皆邪热传里之候，宜分别施治。有邪热传入少阳而发烦者。经云：伤寒五六日，往来寒热，心烦喜呕，或胸中烦而不呕，小柴胡汤主之。盖少阳既不可发汗，而里未实又不可下，故以小柴胡汤两和其表里。表里俱和，则烦自除矣。

又有阳热之气，下陷入胸中，而作虚烦，宜用吐法以宣其热。如经云：发汗吐下后，虚烦不得眠，若剧者，必反覆颠倒，心中懊憹，栀子豉汤主之。若少气者，栀子甘草豉汤主之。若呕者，栀子生姜豉汤主之。心烦腹满，卧起不安者，栀子厚朴汤主之。又伤寒，医以丸药大下之，身热不去微烦者，栀子干姜汤主之。此皆取吐之剂，宜按其兼证，分别加减。其吐中有发散之义，足以升举下陷之阳邪。此乃吐虚烦之大法。至于烦之实者，非大吐不能除。如经云：病人手足厥冷，脉下紧者，邪结在胸中，心中满而烦，饥不能食者，病在胸中，当吐之，宜瓜蒂散。则同一取吐。而轻重又不同矣。

病在胸中者当吐，其胃实者，又非吐法所能除。经云：阳明病，不吐不下心烦者，调胃承气汤主之。所谓阳明病者，胃家实是也。与调胃承气以涤其烦，是于微利之中，仍寓和解之义也。

烦热者，因热而烦，其所患皆阳热之证，无阴证也。至虚烦，则有阳病。又有阴病，经云：少阴病二三日，心中烦不得卧者，黄连阿胶汤主之。少阴病，胸满心烦者，猪肤汤主之。又云：少阴病，下利六七日，咳而呕渴，心烦不得眠者，猪苓汤主之。盖少阳为阳中之枢。少阴为阴中之枢。热伤少阴，津液被耗，邪热内扰，故各以其兼证，施种种存阴涤烦之法，亦和解之义也。至阴寒证，则反以烦为可转阳

之机。故又云：少阴病恶寒而踡，时自烦欲去衣被者，为可治也。

少阳病有烦而悸者，此属胃。胃不和则烦而悸，和胃为主。又有悸而烦者，如经云：伤寒二三日，心中悸而烦，小建中汤主之。是也。大凡先烦而后悸者，属实。先悸而后烦者，属虚。补虚泄实，治各不同矣。

别有所谓懊憹者，比烦而甚者也。宜因证而分别吐下。如经云：阳明病，其外有热，手足温，不结胸，心中懊憹，饥不能食，但头汗出者，宜栀子豉汤。此宜吐者也。又经云：阳明病，心中懊憹而烦，胃有燥屎者，可攻。此宜下者也。

更有因蛔厥而时自烦者，经云：伤寒蛔厥者，其人当吐蛔。病者静而复时烦者，此为脏寒，蛔上入其膈，故烦。须臾复止，得食而呕。又烦者，蛔闻食臭出，其人当自吐蛔。蛔厥者，乌梅丸主之。此得之于时烦时止，得食复烦，与热郁者不同，临证时当细辨也。

有病已愈而犹烦者，经云：吐利发汗，脉平，小烦者，以新虚不胜谷气故也。又云：病人脉已解，而日暮微烦，以脾胃尚弱，不能消谷，故令微烦，损谷即愈。此可勿药，即药亦不过平调脾胃，慎勿再与泄热，重伤胃气也。

烦躁

烦热者，病在外。虚烦者，病在内。至所称烦躁者，谓心中郁郁而烦，又加以手足躁扰，则谓之烦躁。有属于阳者，有属于阴者。其中表里殊因，温凉异用，宜细辨之。

有邪热在表，欲汗不汗，因作烦躁者。经云：太阳中风，脉浮紧，发热恶寒，身疼痛不汗出而烦躁，大青龙汤主之。此乃发汗之峻剂，必辨其无少阴证相杂，方可大发其汗。盖少阴病之烦躁，由于阳气微，故忌发汗。太阳病之烦躁，由于阳气盛，故宜发汗。何以辨之，则以太阳之脉或浮缓或浮紧，而少阴之脉必沉细也。

经云：当汗不汗，其人躁烦，病在太阳，宜以汗解矣。然有发汗之后而烦躁者，则以津液被夺，胃中水竭，如经云：太阳病，发汗后，大汗出，胃中干燥，烦躁不得眠。欲得饮水者，少少与饮之。令胃气和则愈者是也。至于胃已实者，如经云：阳明病，若发汗则躁。又：病人不大便五日，绕脐痛，烦躁发作有时，此有燥屎。是又不宜汗而宜下矣。

烦躁属热者，为邪热传里之候。然有自表而传里者，又有自里而传表者。大约湿热之邪，往往先里后表，其病起即胸膈痞满，口渴谵语，种种里证悉具，其里邪欲出于表，而又不能出，因烦躁发热者。此等证便不可发汗，发汗则津液被夺，里邪愈锢，宜先与疏里，佐以透表，使里气先和，自然得汗而解。盖其病传之先后有不同，第就仲景汗下诸法，随其证之先后而错综之。其治法可微会矣。

若风寒之邪，其病初起不烦躁，其后渐烦躁而身热反去者。如经云：伤寒六七日，无大热，其人躁烦，此为阳去入阴故也。病至此增剧矣。

凡邪入三阴而烦躁者，虽所传渐深，始终总归于热。其有阴盛阳微而作烦躁者。经云：阳微发汗，躁不得眠，则深以发汗为戒矣。盖其人阳气本微，而阴盛又迫阳于外，则外显假热，内实真寒。其脉必沉细，口虽渴，但欲漱水不欲咽者。此其候也。然其中有病本阴寒而致阳微者，又误施汗下而致阳微者，如经云：少阴病吐利，手足逆冷，烦躁欲死者，吴茱萸汤主之。是此病本阴寒而阳微者也。又如经云：下之后，昼日烦躁不得眠，夜而安静，不呕不渴，无表证，脉沉微，身无大热者，干姜附子汤主之，又云：发汗若下之。病仍不解，烦躁者，茯苓四逆汤主之。是误施汗下而阳微者也。然阳气微者，尚可施回阳之力。其阴盛逼阳于外，而阳已外脱者，如经云：少阴病，吐利躁

烦四逆者，死。少阴病四逆，恶寒而身蜷，脉不至，不烦而躁者，死。少阴病，脉微细沉，但欲卧，汗出，不烦，自欲吐，至五六日自利，复烦躁，不得卧寐者死。伤寒六七日，脉微，手足厥冷，烦躁，灸厥阴，灸不还者死。伤寒发热下利，厥逆躁不得卧者死。如此之烦躁，是阳已垂脱，救亦无及矣。

又有因水气而烦躁者，《金匮》云：肺胀咳而上气，烦躁而喘。脉浮者，心下有水，小青龙加石膏汤主之。盖心下有水，上射及肺，肺为之胀，故烦躁而喘。乃立此泄肺行水之法。然此病不独风寒之从外入者，足以与内饮相合，即湿热之在里者，或因热甚而恣啖生冷，或湿邪未解，误投寒凉，皆能停饮于胸膈之间，寒饮怫郁其邪，外不能达表，内不能传胃，故烦躁转甚。必先消其水气，则邪得有出路，而烦躁自能渐除。又治法之变也。

无汗

汗者，心之液。心主营，寒伤营，则血凝泣而无汗，无汗则宜发汗矣。然同一无汗而受病之因有不同，宜审其邪之所在而善调之。使阴阳气和，营卫流通，自然汗出而解，而非纯用辛温发散之剂，可以迫之使汗也。

太阳病，宜以汗解，以太阳主表故也。然风寒暑湿热之邪，起自太阳者，往往多自汗出。惟寒伤营则无汗，必大发其汗而始解。如经云：太阳病，头痛发热，身疼腰痛，骨节疼痛，恶风无汗而喘者，麻黄汤主之。又云：太阳中风，脉浮紧，发热恶寒，身疼痛，不汗出而烦躁者，大青龙汤主之。又云：太阳病，项背强几几，无汗，恶风者，葛根汤主之。此皆邪在表而宜发汗者也。

其有不从汗解而从衄解者。经云：太阳病，脉浮紧，发热身无汗，自衄者愈。盖寒伤营，营主血，得衄而解，与汗同义，即俗所称为红汗者是也。

其有病在阳明而无汗者。如经云：阳明病，反无汗而小便利，二三日呕而咳，手足厥者，必苦头痛。又云：阳明病无汗，小便不利，心中懊忱者，身必发黄。盖邪在于表，熏发腠理，则使汗自出，故经云：病人濈然汗出者，是转属阳明也。此则邪向内传，不外熏发，故无汗也。

有阳虚而无汗者。经云：脉浮而迟，迟为无阳，不能作汗，其身必痒。又云：阳明病，反无汗，其身如虫行皮中状者，此以久虚故也。是阳虚而无汗者也。

有因阳热炽盛，阴液被夺，而无汗者。经云：伤寒脉浮，发热无汗，其表不解者，不可与白虎汤。渴欲饮水，无表证者，白虎加人参汤主之。盖有表证者，还宜治表。此则表证除而热渴炽盛，故宜以人参白虎急救其阴，俾阴气和则阳热外越，自然汗出而解也。

三阴为病，不得有汗，以邪行于里故也。同一无汗而阴与阳又何以别之？盖阳脉主浮，而阴脉必沉也。

又有水饮内畜而无汗者。经云：服桂枝汤或下之，仍头项强痛，翕翕发热，无汗，心下满微痛，小便不利者，桂枝去桂加茯苓白术汤主之。盖汗者，津液所布。今水饮内蓄，则津液内渗，故外不得有汗也。

凡当汗之证，服汤一剂，病势仍在，至于服三剂而仍不得汗，又加以脉躁盛者，主死。

自汗

太阳病，惟寒伤营者无汗。此外若风湿暑热之邪，初起即令汗自出，至一入阳明，即寒伤营者，其始发热无汗，至此亦濈然汗出，而不恶寒反恶热矣。此之自汗，皆不得以表虚论治也。

有邪在于表，汗出不彻，应须再汗而愈者。经云：病常自汗出者，此为荣气和，荣气和者外不谐，以卫气不共营气谐和故尔。以荣行脉

中，卫行脉外，复发其汗，荣卫和则愈，宜桂枝汤。又曰：病人脏无他病，时发热自汗出而不愈者，此卫气不和也。先其时发汗则愈，宜桂枝汤。盖麻黄乃发汗之峻剂，惟无汗者宜之。桂枝则于发汗之中，仍寓固卫之气。故汗出而复发其汗者，不取麻黄而取桂枝也。

经云：酒客病不可与桂枝汤，以酒客不喜甘故也。盖酒气与谷气相并，其中必热，故不可与桂枝，以其人湿热重故也。酒客如此，则凡病之因暑湿而起者，其不宜桂枝更明矣。

其有因里实而汗自出者。经云：阳明病，其人多汗，以津液外出，胃中燥，大便必硬，硬则谵语，小承气汤主之。又云：阳明病发热汗多者，急下之。宜大承气汤。盖里气既通，则邪热下行而汗自止矣。

又有汗多亡津液，而邪犹在于经，未入于腑者，经云：服桂枝汤，大汗出后，大烦渴不解，脉洪大者，白虎加人参汤主之。盖必急救其阴，则烦渴除而汗亦止矣。更有汗多亡阳者。经云：太阳病发汗，遂漏不止，其人恶风，小便难，四支微急，难以屈伸者，桂枝加附子汤主之。又云：发汗病不解，反恶寒者，虚故也。芍药甘草附子汤主之。盖必以附子合芍药以温经固卫，则阳回而汗自戢。则同一汗出，而虚实寒热，治又不同矣。

阴病不得有汗，其有汗出如油，喘而不休，以及伤寒六七日不利便，发热而利，其人汗出不止者皆死病也。其间有可治者，如经云：下利清谷，里寒外热，汗出而厥者，通脉四逆汤主之。既吐且利，小便复利而大汗出，下利清谷，内寒外热，脉微欲绝者，四逆汤主之。又吐已下断，汗出而厥，四肢拘急不解，脉微欲绝者，通脉四逆汤主之。此皆急温之证，不可须臾缓也。

头汗 附手足汗　盗汗

凡阳明病一身自汗出者，谓之热越，此热

从外达也。若热不得越而从上达，则有头汗证。从傍达则有手足汗证。而其证皆属阳而不属阴。仲景云：阴不得有汗，故以是列阳明证也。

头为诸阳之会，邪郁于里，不得外越，热蒸于阳，则头汗自出。凡见此证者，多发黄。经云：但头汗出，余处无汗，剂颈而还，身必发黄。又云：阳明病被火，额上微汗出，而小便不利者，必发黄。此以热郁在里，不得外越故也。然其间有郁之浅者，如经云：阳明病下之，其外有热，手足温，不结胸，心中懊憹，饥不能食，但头汗出者，栀子豉汤主之。此可用吐法以宣其热也。有郁之深者，如经云：伤寒热结在里，但结胸无大热者，此为水结在胸胁也。但头微汗出者，大陷胸汤主之。此可用下法以泄其热也。此皆阳明病，其邪不能外出于阳明之表，而郁在阳明之里也。

其有不属阳明而属少阳者。经云：伤寒五六日，头汗出，微恶寒，手足冷，心下满，口不欲食，大便硬，脉细者，此为阳微结。必有表复有里也。脉沉，亦在里也。汗出为阳微，假令纯阴结，不得复有外证，悉入在里。此为半在里半在外也。脉虽沉紧，不得为少阴病。所以然者，阴不得有汗。今头汗出，故知非少阴也。可与小柴胡汤，设不了了者，得屎而解。又云：伤寒五六日，已发汗而复下之，胸胁满微结，小便不利，渴而不呕，但头汗出，往来寒热心烦者，此为未解也。柴胡桂枝干姜汤主之。小柴胡本少阳之剂，所以两和表里，今里证已具，而犹持于半表，故尚见头汗证也。

更有邪热陷里而成头汗证者。经曰：阳明病，下血谵语者，此为热入血室。但头汗出者，刺期门，随其实而泄之。濈然汗出而愈。盖热入血室而肝脏实。故当刺肝之期门以泄其实。血液为汗，热邪并汗而出，则血自止矣。然此犹入里之浅者也。更有太阳中风，以火劫发汗，阴阳俱虚竭，身体则枯燥，但头汗出，剂颈而还。此则津液垂涸之证，惟小便利者，则一线真阴未涸，可以亟救其真阴，故虽种种危证悉

具，而仲景曰：小便利者，其人可治也。

又有真阳上脱而头汗者。经云：关格不通，不得尿，头无汗者，生。有汗者，死。又云：湿家下之，其人额上汗出，微喘者死。此绝证不可治也。

手足汗乃专属阳明证。经云：手足濈然汗出者，此大便已硬也。手足濈濈汗出，大便难而谵语者，下之则愈。盖阳明属胃，胃主四肢，此由热聚于胃也。然又有不属热而属寒者。经云：阳明病不能食，小便不利，手足濈然汗出，此欲作固瘕，必大便初硬后溏。所以然者，以胃中冷，水谷不别故也。热聚于胃者，可下。寒聚于胃者，不可下。此又不可不辨也。

更有盗汗者，乃半表半里证，邪气侵行于里，外连于表，睡则卫气行于里，乘表中阳气不致，津液得泄，故但睡而汗出，觉则气散于表而汗止矣。故经云：微盗汗出，反恶寒者，表未解也。又阳明病当作里实而脉浮者，云必盗汗。又三阳合病，目合则汗。凡若此者，皆当清里和表为治。盖伤寒盗汗，与杂病之盗汗不同，杂病盗汗可用补法，伤寒盗汗则惟有和表而已，无补法也。

战汗

战汗者，邪正相争也。经云：脉浮而紧，按之反芤，此为本虚，故当战而汗出也。其人本虚，故当发战，以脉浮，故当汗出而解。观此则知战乃邪气向外之徵，而当欲出未出之界，因本虚必先发战，而正犹足以拒邪，故战而汗出，为病解之佳兆也。

战，邪向外者也。若邪向内者，则不名之曰战，而名之曰栗。战者，身战也。栗者，心战也。经云：阴中于邪，必内栗也。又云：胃无谷气，脾涩不通，口急不能言，其人则战而栗。战与栗有阴阳之分，不可不知。又有名为振者，与战相近，但战则身为之战摇，振但森然耸动而已。其人素虚，至欲汗之时，必蒸蒸

而振，却发热汗出而解。是振较之战为轻也。如经所云：亡血家，发汗则寒栗而振，与夫下后复发汗，其人振寒者，皆虚象也。然此犹浅焉者也。若经云：若吐若下后，心下逆满，气上冲胸，起则头眩，发汗则动经，身为振振摇者，茯苓桂枝白术甘草汤主之。又云：太阳病，发汗不解，其人仍发热，心下悸，头眩身𥆧动，振振欲擗地者，真武汤主之。此之振也，亟与回阳，犹恐不及。又非战汗所可同日语矣。

战汗之脉，以浮缓为主。浮则邪出于表，缓则胃气自和，可以托邪外出。而又必察其气，气细而长者吉，气粗而短者危。战汗之时，不可服药，补则汗不透而留邪为患，泄则正气不支而成虚脱。只宜多与热汤，养津液以助其作汗，须静候其脉静气长，便属无害。不必惊慌，俟战止之后，再察其有无留邪，按法施治。若当战时而惊骇叫唤，则神气先乱，邪反胜正，转为危候，不可治矣。

大凡风寒之邪，自表而里，战汗者少。湿热之邪，自里而表，战汗者多。战汗之后，脉静身凉，舌苔已净，胸腹无阻，渐思饮食，斯为全解。否则余邪未净而复热，则有再作战汗而解者，有战汗至三四次而解者，总视里证以为据。又或战定之后，其人忽沉沉睡去，如死一般，须察其脉仍和缓有根者，勿讶。俟其气复即醒矣。亦间有脉停者，又必察其呼吸，如呼吸尚长，此属脉厥，久之自复，亦勿讶也。

战解固为佳兆，又或其人脉促气粗，形体不仁，水浆不下，目直视，舌痿不能言，此则欲脱之象，而非战解之象矣。

战汗非由发汗而得。若病之可发汗者，邪在于表。发汗则汗自出，奚俟于战。战汗者，由里出表也。故往往有清凉攻下之剂，绝不参一毫表药，自得战汗而解者。此由表里通达，阴阳交和，自然而然，而非可逼之使汗也。

头痛 附：项强

太阳之为病，脉浮，头项强痛而恶寒，是

头项强痛专属太阳证。然他经亦互见，特太阳其专主耳。凡邪之自外而入者，必主头痛。如经云：太阳病，头痛发热，身疼腰痛，骨节疼痛，恶风无汗而喘者，麻黄汤主之。太阳病，头痛发热，汗出恶风者，桂枝汤主之。此与发热同机。风寒之邪，自外而入，其脉主浮，故可发之使从汗解也。

其有不从太阳而从少阳者。经云：伤寒脉弦细，头痛发热者，属少阳。少阳不可发汗。此属胃，胃和则愈。胃不和则烦而悸。盖弦为少阳定脉，其头痛特邪之外溢于太阳，而非太阳之自病，故仲景特申发汗之禁。又太阳与少阳并病，头项强痛，或眩冒，时如结胸，心下痞硬者，慎不可汗，而亦不可下，汗下俱不可，而从少阳和解之法。仲景虽不言，在人因证善会矣。

阳明病，尤忌发汗。经云：伤寒六七日，不大便头痛有热者，与承气汤。其小便清者，知不在里，仍在表也。当须发汗。若头痛者必衄。此言风寒之邪，由表而入，热未入里，仍宜汗解。既入于里，则宜以承气汤下之矣。由此推之，湿热之邪，本在于里，而外溢于表，其初起每见头痛证，当以清里为主，微兼透表，里和则表自解。若徒与攻表，非但头痛不减，恐里证增剧矣。

太阴病，亦有头痛者。经云：霍乱，头痛发热，身疼痛，热多欲饮水者，五苓散主之。寒多不用水者，理中汤主之。霍乱，太阴证也。头痛发热，是阴病有转阳之机，惟亟去其里寒，则病出于阳而可治矣。

少阴一经，与太阳相表里。太阳之脉浮，少阴之脉沉。经云：病发热头痛，脉反沉，若不差，身体疼痛，宜四逆汤，盖沉非太阳之脉，即不得同太阳发表之例，而与以大发其汗矣。

太阴少阴，其脉上至颈胸中而还，不循于头，应无头痛证。然阴阳出入，互相输应，其机正妙于转，不能呆执而论。至厥阴之脉，循喉咙之后，上入颃颡，连目眦，上出额，与督脉会于巅，病亦有头痛者。如经云：干呕，吐涎沫，头痛者，吴茱萸汤主之是也。厥阴头痛，往往直升巅顶，其有痛甚入连于脑，而手足寒者，不治。

太阳经病不解，转传入腑者，其人头痛而小便不利，治当不从经解，而从腑解。如经云：服桂枝汤，或下之，仍头项强痛翕翕发热，无汗，心下满微痛，小便不利者，桂枝去桂加茯苓白术汤主之。盖所以运胸中之阳，以化寒水之气，使从小便而解，故曰：小便利则愈也。由是推之，其有热结于腑，头痛小便不利，而又加以口渴，则宜以甘寒泻其腑热，而头痛自愈。其法又可会矣。

太阳之邪并于上，则头项强痛，并于下则项背强痛。经云：太阳病，项背强几几，反汗出恶风者，桂枝加葛根汤主之。太阳病，项背强几几无汗恶风者，葛根汤主之。此以有汗无汗，分别风寒与发热同义。又经云：病者身热足寒，颈项强急，恶寒，时头热面赤，目脉赤，独头面摇，卒口噤背反张者，痉病也。另详痉门。又结胸者，项亦强，如柔痉状，下之则和，宜大陷胸丸。盖气结于胸，则项牵连而强，故下之则和。此虽见项强证，而其邪又不关太阳也。

身痛

身痛亦太阳表证，欲发其表，宜以汗解。然阴阳表里，互有出入，在权其轻重而善治之，不能执一也。

其宜汗解者，如经云：太阳病，头痛发热，身疼腰痛，骨节疼痛，恶风无汗而喘者，麻黄汤主之。又云：太阳中风，脉浮紧，发热恶寒，身疼痛，不汗出而烦躁者，以大青龙汤发之。此发汗之正法也。至于太阳之邪，连及少阳，则如经云：伤寒六七日，发热，微恶寒，支节烦疼，微呕，心下支结，外证未去者，柴胡桂枝汤主之。此专用少阳和解之法，而兼桂枝以

和太阳之表，则又不纯用汗法矣。而脉必以浮为断，若脉沉者，即不得治表，如经云：病发热头疼，脉反沉，若不瘥，身体疼痛，当救其里，宜四逆汤。又云：发汗后，身疼痛，脉沉迟者，桂枝芍药生姜人参新加汤主之。又云：少阴病，身体疼，手足寒，骨节痛，脉沉者，附子汤主之。其间治法天渊，在相其缓急，以分别先后。如伤寒医下之，续得下利，清谷不止，身疼痛者，急当救里。后身疼痛，清便自调者，急当救表。救里宜四逆汤，救表宜桂枝汤。仲景论中本自昭晰，不得以身痛属表证，概与发表，致召亡阳之变也。

身痛同为表证，然湿家之为病，一身尽疼，此邪著于里，外舍于肌肉之间，要当温经，使自作汗而解。无径行发表之理，如经云：风湿相搏，身体疼烦，不能自转侧，不呕不渴，脉浮虚而涩者，桂枝附子汤主之。又曰：风湿相搏，骨节烦疼，掣痛不得屈伸，近之则痛剧，汗出短气，恶风不欲去衣，或身微肿者，甘草附子汤主之。此二者，当温经则其汗自透。若大发其汗，病反不除，不呕不渴，方可温经。由此推之，则呕而且渴，又属湿热壅滞，汗法尤忌矣。故仲景又曰：太阳中暍者，发热恶寒，身重而疼痛。要之湿淫与热淫，皆能使身疼痛，虽宜得汗而解，而汗法不可一例施也。

霍乱下利，本属阴病。阴病转阳，往往见身疼痛之证。治宜先温其里，乃攻其表，如理中四逆辈是也。至吐利止而身痛不休，当消息和解其外，宜桂枝汤小和之。此在仲景论中，有法有方，可以遵循。其有寒尽化热，转成阳明燥渴证者，则又当别论矣。

凡用汗法，宜相其人之津液。经云：脉浮紧者，法当身疼痛，宜以汗解之。假令尺中迟者，不可发汗。何以知之然，以荣气不足，血少故也。又疮家虽身疼痛，不可发汗，汗出则痉。凡用汗法者其慎诸。

有身疼痛而兼体重者，有但体重而身不疼者，有身疼痛而体不重者。如伤寒脉浮紧，一身尽疼痛，必恶寒体重呕逆。又伤寒脉浮缓，身不疼但重，乍有轻时，无少阴证者。此均当大发其汗也。至少阴病，四肢沉重，其脉则沉而不浮矣。他如风温为病，自汗出，身重多眠。三阳合病，腹满身重，难以转侧，与夫太阳中暍者，身重而疼痛，皆申发汗之禁。总之，体重亦有宜汗不宜汗之辨，可与身痛参看。

腰痛一证，其由头疼身痛而牵连及之者，同属太阳表证，表解则痛自已矣。兼湿者当察其兼证，分别寒湿与湿热，依法施治。但太阳病与少阴相为表里，腰痛又须防肾虚之候，不可不察。

四肢痉痛者，同属太阳经脉之郁，与身痛参看。痛在周身者，邪之分布也。痛在一处者，邪之专注也。专注之邪，其血脉必别有凝泣之处，须于解表药加一二引经药，方验其风寒暑湿之辨，尤必察其兼证，分别施治，庶无差忒。

头眩 附：目眩 摇头

头痛属太阳证，其有头不痛而但苦眩旋者，则得之阳明者居多。凡病初起即苦头眩者，有风有热有痰。如经云：阳明病，但头眩，不恶寒，故能食而咳。其人必咽痛。阳明病，以能食为中风，是因风而头眩者。又云：阳明病脉迟，食难用饱，饱则微烦头眩，必小便难，此欲作谷瘅。瘀热在里，乃发瘅黄。是因热而头眩者也。由是而推之于痰，则挟风为风痰，挟热为热痰。凡痰必有其致痰之因，审其所因以治生痰之本，则痰自去。此皆实证立治之大法。至于少阳之为病，则为目眩。目眩与头眩有别，而总为阳热上升之所致也。其有太阳病，误施汗下，因虚致冒而头眩者，经云：太阳病发汗，汗出不解，其人仍发热，心下悸，头眩身𥉂动，振振欲擗地者，真武汤主之。又伤寒若吐若下后，心下逆满，气上冲胸，起则头眩，脉沉紧，发汗则动经，身为振振摇者，茯苓桂枝白术甘草汤主之。是虚寒之候，亟与温里补

虚，犹虞不及。总之汗下不可误施。经云：动气在左，不可发汗，发汗则头眩。动气在右，不可下，下之则头眩。动气在下，不可下，下之则悸起头眩。仲景早垂深戒矣。

又少阴病，下利止而头眩，时时自冒者死，诸逆发汗剧者，言乱目眩者死。此阴竭而虚阳上脱，不可复救。有摇头者，与头眩又有别。经云：独头面摇，卒口噤，背反张者，痉病也。另详痉门。更有摇头言者，里痛也。亦尚非逆候，至于阳反独留，形体如烟熏，直视摇头者，此为心绝，必不可救。

咳

咳之一证，在寻常感冒，由风邪袭于皮毛，内合于肺。其证但鼻塞声重而不发热，人多目为伤风轻症，而忽视之，不以为意。然致咳之因，已有寒热内外之不同矣。若发热而咳，其病亦有传变，正不以咳为肺疾，概从肺经论治也。

太阳病表证不解与寒饮相合，因而致咳者，经云：伤寒表不解，心下有水气，干呕发热而咳者，小青龙汤主之。盖内外合寒，非温不解，方用麻黄桂枝，所以去外寒也。半夏干姜，所以去内寒也。而佐以芍药五味以收肺气之逆，此纯温之剂也。至于肺胀，咳而上气，烦躁而喘，脉浮者，即用本方加石膏。盖其肺气已热，而中挟寒饮，上凌及肺，故不废麻桂之辛温，而加石膏以降肺金清肃之气，使水从下趋。此热因寒用，又非纯温所宜矣。若阳明热甚，火来乘金，因热致咳者，不但误与麻桂，变证不小，即半夏之辛温，亦所不宜。当遵仲景法以栝楼根易半夏，而欲折阳明之热，舍石膏又谁与归。

其有自表入里，转属少阳者。经云：伤寒中风，往来寒热，胸胁苦满，默默不欲饮食，心烦喜呕或咳者，小柴胡去人参、大枣、生姜、加干姜、五味子主之。盖小柴胡汤之用半夏，乃逐饮之圣药。又有柴胡、黄芩，以和在表之邪，复用干姜、五味，以收肺气之逆，且有黄芩而干姜不嫌于过温，有半夏而五味亦不嫌于过敛也。少阴为水脏，全赖君火以化气，故与太阳相表里。其有阳邪陷入阴中而咳者，如经云：少阴病四逆，其人或咳者，四逆散加干姜、五味子汤主之。盖阳陷入阴，其人四逆，用柴胡以启其生阳，干姜五味化饮平逆，此乃和剂而非温剂也。若少阴君火自病者，如经云：少阴病，下利六七日，咳而呕渴，心烦不得眠，猪苓汤主之。此已从阳热化气，其下利乃阳热下利，以猪苓汤分调水道，则烦渴平而咳利均止矣。凡此皆不宜纯温之证。其宜急温者，则如经云：少阴病，腹痛，小便不利，四肢沉重，疼痛自下利者，此为有水气。其人或咳者，真武汤加五味子、细辛、干姜主之。此则少阴本脏虚寒之病，阳衰阴盛，当急温而无疑矣。

衄血

衄血者，邪热在表也。邪在于表，宜以汗解，不得汗因致衄。经云：伤寒脉浮紧，不发汗因致衄者，麻黄汤主之。此非麻黄汤之治衄也，谓宜麻黄而不依法以麻黄汤发汗，乃作衄也。又曰：伤寒不大便六七日，头痛有热者，与承气汤。其小便清者，知不在里仍在表也。当须发汗。若头痛者必衄，宜桂枝汤。此又非桂枝汤之治衄也，谓宜桂枝而不依法以桂枝汤发汗，乃成衄也。衄与汗同义，而衄家不可发汗，发汗则额上陷，脉紧急，直视不能眴，不得眠。是衄解之后，无再发汗之理。盖风寒在表，先犯太阳，从阳化热，逼血妄行，故经曰：阳盛则欲衄。又曰：太阳病脉浮紧，发热自衄者愈。是在经之邪，随衄而解，则知衄正邪解之候也。至阳明病口燥，但欲漱水不欲咽者，此必衄。阳明热甚则口燥，而热尚在于经，未入于里，故但欲漱水不咽，以此为欲衄之兆，亦以热在表故也。

太阳病当汗不汗，转从衄解。其不当汗而妄汗者，莫如误发少阴汗，扰动阴血，为变滋烈。经云：少阴病，但厥无汗而强发之，必动其血。未知从何道出，血或从口鼻，或从目出，是名下厥上竭，为难治。则又不得责其为表热矣。二者，一则误于当汗不汗，其变小。一则误于不当汗而汗，其变大。用药者可不慎欤。

鼻鸣附：鼻如烟煤　鼻如扇张

太阳中风，鼻鸣干呕。鼻鸣者，风邪干肺也。肺主皮毛，风邪袭于皮毛之间，未经深入，故但取轻扬之剂，解散其皮毛之邪，则鼻鸣自已矣。若挟热者，则鼻鸣而干，宜兼清肺胃之热，然此犹浅焉者也。至邪热烁肺，则鼻如烟煤，是肺气将绝，亟与大剂甘寒，生津泻热，犹恐不及矣。更有鼻孔扇张者，或由痰郁，或由热郁，其病亦尚浅而可治。倘因虚竭，鼻中之气出入皆微，或出多入少，亦属败证，百难救一。

耳聋

耳聋属少阳证，少阳当半里半表，邪入少阳，挟痰上升，清窍为蒙，治当清解少阳，则耳聋自罢。又有发汗太过，因虚而致耳聋者，经云：未持脉时，病人叉手自冒心，师因教试令咳而不咳者，此必两耳聋无闻也。所以然者，以重发汗，虚故如此。又曰：病人两耳无所闻者，以虚故也。既责其为虚，不但不宜再发其汗，而且不宜妄下，惟有以轻清之剂，通调表里，使邪气渐退，粥食渐加，正气渐复，自然而愈，不能强治。

咽痛

咽痛一证，阴阳寒热所因不同，最难辨认。

大凡阳热之证，多起于太阳，而阳明与少阳亦互见之。阴寒之病，多中于少阴，而太阴与厥阴亦牵及之。其间温凉异治，倘辨证先错，率意投剂，召变甚捷，可不慎诸。

风邪从皮毛而入，首犯太阳，肺先受邪，与痰涎互结，则咽痛而梗，与以驱风利咽，其邪尚浅而易疗。其结之甚者，则加以红肿，则当参用破结消肿之品。又甚者，热浮之气，弥满三阳，与毒涎恶血两相胶结，顷刻之间，胀塞咽喉，致气不得通而死。或用吐法以宣其痰涎，或用刺法以去其恶血，救之不容须臾缓矣。

凡阳热之证，虽至险极恶，人犹易识。至少阴咽痛，人多不识，即识之而温里之剂，又多畏而不敢轻投。殊不知阴寒之甚，格阳于上，乃致咽痛，真寒假热，非温不办，而温法又各有别，不容概施。如经云：少阴病二三日咽痛者，可与甘草汤。不差者，与桔梗汤。又云：少阴病，咽中痛，半夏散及汤主之。又云：少阴病，咽中伤，生疮不能语言，声不出者，苦酒汤主之。此虽少阴病，以尚无下利逆冷诸变，而证有轻重，方亦有缓急。其不取寒凉直折，一也。若咽痛而复下利，则如经云：少阴病，下利清谷，里寒外热，手足厥逆，脉微欲绝，身反不恶寒，其人咽痛者，通脉四逆加桔梗汤主之。此因阴寒气盛，元阳将脱，故宜亟使阳气归根，是非峻温不可矣。

凡咽痛之宜用温药者，仲景原为真寒假热者之立法。若辨证不的，为祸甚速。倘非阴盛阳衰之候，即不得施回阳胜阴之法。故仲景又曰：少阴病，下利咽痛，胸满心烦者，猪肤汤主之。盖彼因下利而阳亡，此因下利而阴涸，治又不同也。更有阳热炽甚，痰涎涌结，其脉反迟，而协热下利者，此又属阳证似阴之候，此惟吐法为最善。经云：病胸上诸实，胸中郁郁而痛，不能食，欲使人按之，而反有涎唾，下利日十余行，其脉反迟，寸口脉微滑，此可吐之。吐之则利止。盖胸中闭塞者不可汗，又

胸中闭塞者不可下，仲景已有深戒，而病当胸中当吐之。且吐中自寓发散之义，则可使结开而利止也。

渴附口苦　口甘

口渴一证，乃伤寒一大关键，不可不细心体察。凡风寒在表，邪在太阳，不言渴也。一入阳明，则不恶寒反恶热，口渐知渴矣。其有太阳病初起而即口渴者，温热之邪，自里出表，虽见表证，邪不在表，故仲景云：太阳病，发热而渴，不恶寒者为温病。又太阳中暍者，其人汗出，恶寒身热而渴也。是不宜发汗，与风寒异治。至于湿温初起，湿未化热，口虽渴，却不能饮。化热之后，始大渴引饮矣。故就口之渴与不渴，可以辨邪之表里，中之寒热，而即可以渴之微甚，辨热之轻重。临证时首宜辨此。

凡阳热之证，一见口渴，即当泄热为主，至三阴证，如系本脏虚寒自病者，本无所为渴也。然阴病转阳，有发热而渴者，当与和调津液，不宜直折其热。缘阴盛阳微，口渴正阳回之候，泄热则转泻其阳矣。其或阴液干涸，燥渴转甚，则量与泄热之中，尤当佐以养阴生津，此为大渴引饮者立法。若口中虽渴而不欲饮，见水辄避者，即属真寒假热之候。其脉或沉细，或空大，当以温剂引阳归根，则虚寒之状反著，倘误与寒凉，祸不旋踵矣。

霍乱后多见口渴之证，经云：霍乱，头痛发热，身疼痛，热多欲饮水者，五苓散主之。寒多不用水者，理中丸主之。盖吐下之后，津液已伤，且阴病转阳，宜以理脾为主。使脾气散精，表里并解，津液流通，而渴自止矣。切不可见渴投凉，反增其逆，且五苓散上升脾津，下通水道。若太阳病不解，犯入膀胱之腑，其人有表里证，渴欲饮水，水入则吐者，亦主此方。以白饮和服方寸匕，多服暖水汗出愈。若无太阳表证，而但脉浮发热，渴欲饮水，小便不利者，五苓之温化，又所不宜，则宜猪苓汤化热通津。凡若此者，皆与治阳热之渴用甘寒者不同也。

凡口渴多属里证。若热在经而不在里者，口虽渴，但欲漱水不欲咽，此欲作衄血及斑疹之先兆，不可遽用寒凉，壅遏邪气，当审其病因而施解表之法。又凡诸渴证欲饮水者，但当少少与之，令胃气和则愈。若饮水过多，恐增喘哕悸满诸变，不可不慎。

别有口苦者，乃邪热入于少阳，故仲景以口苦咽干为少阳病之提纲。至于口甘，《内经》称为脾瘅，由湿热郁蒸而成，宜扫除胸中陈腐之气。此二者口虽不渴，总属热证，辛温忌投矣。

899

伤寒寻源下集

钱唐吕震名榟村著　绍兴裘庆元吉生校

桂枝汤

桂枝三两，去皮　芍药三两　甘草二两，炙
生姜三两，切　大枣十二枚，擘

上五味，咬咀，以水七升，微火煮取三升，
去滓，适寒温服一升，服已，须臾啜热稀粥一
升余以助药力，温覆令一时许，遍身漐漐微似
有汗者益佳，不可令大汗如水流漓，病必不除。
若一服汗出，病瘥，停后服，不必尽剂。若不
汗，重服依前法。又不汗，小促役其间，半日
许令三服尽。若病重者，一日一夜服，周时观
之。服一剂尽，病症犹在者，更作服。若汗不
出者，乃服二三剂。禁生冷黏滑肉面五辛酒酪
臭恶等物。

此太阳中风主治之方也。经云：太阳中风，
阳浮而阴弱。阳浮者，热自发。阴弱者，汗自
出。啬啬恶寒，淅淅恶风，翕翕发热，鼻鸣干
呕者，桂枝汤主之。卫强故阳脉浮，营弱故阴
脉弱，卫本行脉外，又得风邪相助，则其气愈
外浮。阳主气，风为阳邪，阳盛则气易蒸，故
阳浮者，热自发也。营本行脉内，更与卫气不
谐，则其气愈内弱。阴主血，汗为血液，阴弱
则液易泄，故阴弱者汗自出也。啬啬恶寒，内
气虚也。淅淅恶风，外体疏也。恶寒未有不恶
风，恶风未有不恶寒，二者相因，所以经文互
言之。翕翕发热，乃就皮毛上形容。鼻鸣，阳
邪壅也。干呕，阳气逆也。太阳中风之病状如
此，谛实此证，宜用此方。凡欲用仲景方，先
须辨证也。

愚按：本方主以桂枝者，以桂枝能入营而
作汗，非徒取其能驱风也。辅以芍药者，以芍
药能和营而息风，非徒取其能止汗也。桂枝得
芍药，于发汗之中，仍寓敛液之义。芍药得桂
枝，于益血之内，仍收化气之功。而桂枝又藉
生姜之力，攘之于外，以导风邪之出路。芍药
又得甘草大枣之力，安之于内，以断风邪之入
路。凡读仲景方，宜深求制方之义。

再按：仲景于桂枝汤一方，独自注云：桂
枝本为解肌。解肌者，乃解肌表之邪，不使扰
动营血，以是示微发汗于不发汗之中也。而要
之桂枝本入营作汗之品，赖有芍药以收敛汗之
功。今人误谓桂枝一味，能固卫而敛汗，失之
远矣。观其服法云：服已须臾，啜热稀粥一升，
以助药力，温覆令一时许，遍身漐漐微似有汗
者益佳，不可令如水流漓。此段斡旋之法，具
有精义。啜热稀粥者，欲藉谷气以此营血而资
其汗。若如水流漓，则营弱者益不能胜，故曰
病必不除。此中用法之妙，全在营卫强弱上讨
消息。处桂枝汤方者，先须参透此一关。

再按：经文云：太阳病，头痛发热汗出恶
风者，桂枝汤主之。此与前条太阳中风阳浮阴
弱一段大同小异，何所取而重叠其文耶？殊不
知彼条言太阳中风，乃昭揭中风之病状而示之
以主方。此条浑言太阳病。则如所云头项强痛
恶寒，乃中风伤寒公共之太阳病。即如本条之
头痛发热恶风，亦太阳中风伤寒之公共证，更
何所辨而知其孰宜麻黄，孰宜桂枝耶。其关键
全以汗出为辨，汗出便是桂枝的对之证。若汗
不出而发热脉浮紧者，是麻黄汤证。误用桂枝
之辛热，而益以芍药之酸收，则寒邪凝结，漫

无出路，变证蜂起，即显犯桂枝之大禁矣。此仲景教人辨证之法也。

桂枝汤有禁用三法，用桂枝者不可不知。其一曰：桂枝本为解肌，若其人脉浮紧发热汗不出者。不可与也。夫脉浮紧发热汗不出，是寒伤营之脉证，宜麻黄汤主治。脉浮缓发热汗自出，是风伤卫之脉证，宜桂枝汤主治。今见寒伤营之脉证，即不得主用风伤卫之治法。以其同见头项强痛恶寒之太阳病，同见浮脉，最易牵混，故重言之曰常须识此，勿令误也。不此之察而误用之，其人营气本实，邪无出路，不能外泄，势必上涌，又得辛热酸敛之性，佛郁其营中之血，必至吐脓血不止，故曰凡服桂枝汤吐者，其后必吐脓血也。至若酒客病不可与桂枝，得汤则呕，仲景即自注云：以酒客不喜甘故也。诸家皆以酒客胃中湿热素盛，故得之便满逆而呕。则由此而类推之，凡感外邪而中挟湿热者，其不可乱用桂枝也，审矣。予每见今人误认桂枝汤为敛汗之药，凡遇湿温风热等证，见其汗出热不解，竟敢恣用桂枝而无忌。此又仲景当日意料之所不及。用之贻误，不自咎其辨证之不清，反谓古方之难用，而鉴此者转引叔和桂枝下咽，阳盛则毙之说，实其言以相戒，其亦勿思之甚也矣。

桂枝之禁例既明，则凡见头项强痛恶寒之太阳病，而汗出脉浮缓者，主以桂枝之解肌而无疑矣。解肌者乃解其肌表之邪，而仍欲使之微似有汗也。故经中又指桂枝曰发汗，欲发汗，而仍不欲大发其汗，故又曰和。和则发汗之机必不迅，故他方皆刻期取效，而桂枝服后，病证仍在，仍宜复服。观其服法云：若一服汗出，病瘥，停后服，不必尽剂。若不汗重服，依前法。又不汗，后服小促役其间，半日许令三服尽。若病重者，一日一夜服，周时观之。服一剂尽，病证仍在，更作服。若汗不出，乃至二三剂，以是为调和营卫，解肌发汗，一定不易之法，但须辨证明晰，用当其病，即未遽效，仍堪复进，以视麻黄汤之大发

其汗，固有间也。

再太阳病以风伤卫寒伤营二证，分主桂枝麻黄二法，其说始于许学士，而前明方中行及国朝如喻嘉言、程郊倩辈，皆仍其说。唯柯韵伯谓桂枝汤一方，凡头痛发热恶风恶寒其脉浮弱汗自出者，不拘何经，不论中风伤寒杂病，咸得用此发汗。若妄汗妄下而表不解者，仍当用此解肌。推柯氏之意，盖以仲景于桂枝汤，散见于他经，而用之者亦多，故主论若此。而予就经文细释之。如经所云：伤寒发汗解，半日许复烦，脉浮数者，可更发汗，宜桂枝汤一条，柯氏殆据此以为伤寒亦宜桂枝之证，而不知经文明言伤寒发汗解，其用麻黄发汗可知矣。半日许复烦，脉转浮数，则因发汗之后，在外之风邪易袭，而在内之营气已伤，烦因心扰，数属阴虚，奚堪复任麻黄。其改用桂枝者，非太阳伤寒之宜桂枝，乃发汗后，复浮脉数之的宜桂枝也。至阳明病之亦有用桂枝者，若经云：阳明病，脉迟，汗出多，微恶寒者，表未解，可发汗，宜桂枝汤是也。按：阳明本自多汗，但不恶寒而恶热。今微恶寒，则太阳之表证未罢，亟当从太阳领出其邪。此又非阳明病之宜桂枝，乃太阳表未解之的宜桂枝也。且其下文又云：阳明病，脉浮无汗而喘者，发汗则愈，宜麻黄汤。合此二条观之，要知邪自太阳初入阳明，须察其邪自太阳中风而来，而中风证未罢，仍当从中风主治之法。邪自太阳伤寒而来，而伤寒证未罢，仍当从伤寒主治之法。益见桂枝、麻黄，分主中风伤寒二证，为天然不易之定法矣。至三阴经本无发汗之例，虽太阴病有脉浮可发汗之条，亦非太阴病宜用桂枝，亦以脉浮自当发汗，而本方芍药生姜大枣，亦得资以奠安太阴。若谓妄汗妄下之后而表未解者，亦宜用此解肌。试思何谓妄汗，正谓桂枝证误用麻黄，麻黄证误用桂枝耳。且发汗后不可更用桂枝汤，下后不可更用桂枝汤，仲景设有明禁。其误下后间有宜桂枝者，亦须察其脉浮，其气上冲者，方可与之。若不尔者，不可与也。

仲景经文，本自明白易晓，若如柯氏所云，则求之多歧，适以滋乱，转使后之学者，漫无头绪可寻。况风寒之邪，皆从太阳而入，太阳一经，实为伤寒家开手第一工夫。此等源头不清，开手便错。余故不惮援引经文，以直破其惑，而临证处方，庶有把握，不致淆乱矣。

再按：桂枝汤固为太阳初病时立法，而日久亦有宜用之者，总以外证未解为辨。至柯氏所指误汗误下两层，此恰浑举不得，自当分辨。盖误汗之后，即有亡阳漏风诸变，另有专方救逆。虽仲景有伤寒大下后，复发汗，心下痞，恶风者，表未解也。不可攻痞。当先解表之条，亦因下后发汗，其痞究从误下所致，又从恶寒上辨出表未解来，自当先解其表，表解乃可攻痞，此外别无汗后复用桂枝明文，更有表里错杂之邪，宜先里后表者，若下利清谷，腹胀满，身疼痛者，则里证急而表证缓，又当先温其里，后攻其表。必俟下利止而身痛未休，再当消息和解其外。解外仍不离桂枝成法。此中出入变化，具有元机，全要平时体认经文，临病详参脉证，则一百一十三方，皆无误用，奚啻桂枝也。

再按：桂枝固为太阳主方，而救逆之法，从此方变化者，无论增一味，减一味，其主治各不同，但就原方增减分两，即另立汤名，治证迥别。如本方加桂即名桂枝加桂汤。重加芍药即名桂枝加芍药汤之类是也。另宜逐方诠解，附于本方之后，而总以此方为祖，故以是冠一百一十三方之首。

桂枝加桂汤

桂枝汤方内，更加桂二两，成五两。上五味以水七升，煮取三升，去滓，温服一升。

桂枝汤治太阳中风，乃两和营卫之圣药。今照原方加桂，便另立汤名。主治之病，迥然不同。可见先圣立方之严，即分两亦不可苟也。经云：太阳伤寒者，加温针必惊也。又云：烧

针令其汗，针处被寒，核起而赤者，必发奔豚。气从少腹上冲心者，灸其核上各一壮，与桂枝加桂汤更加桂。按：奔豚乃少阴肾水凌心之证，何以主用桂枝太阳之方。盖太阳为诸阳主气，而行太阳之令者，心主是也。太阳伤寒，理应发汗，汗为心之液，全赖心主之一点真阳，以化气而逐邪。误用温针，则寒邪不外出而内入，内入则扰动心营。心阳受寒邪所迫，君主孤危，肾水得而乘之矣。核起而赤，心阳不能内固，色已外见，气从少腹上冲心，水邪上逆，真火将受其扑灭，故亟灸核上，先使温经而复阳，而方中重用桂枝者，以桂枝能直入营分，扶阳化气，得此重兵以建赤帜，则君主得自振拔，而肾水自降，泄北补南，一举两得，此为制胜之师。

按：此方加桂，或作桂枝外另加肉桂，但有成五两三字，当仍属桂枝。且此证本因太阳病误治所致，重用桂枝，正以一物而全收安内攘外之功。

桂枝加附子汤

于桂枝汤方内，加附子一枚，炮去皮，破八片，余依前法。

此治汗出漏风之方也。经云：太阳病，发汗，遂漏不止，其人恶风，小便难，四肢微急，难以屈伸者，此方主之。按：太阳病当取**漐漐**微似有汗者佳。不可令如水流漓。大发其汗，卫撤藩篱，营不能守，遂至漏不止矣。腠理既开，风无所御，而津液尽随阳气外泄，无复渗膀胱而柔筋脉，乃至小便难，四肢微急，难以屈伸，种种变证，皆因卫气撤护，致在内之津液，直趋于外，有莫御之势，亟当乘津液尚未全涸之时，固其卫气，使趋外之津液，还返于内，故主桂枝汤加附子，以固卫之法，为救液之法也。

此证全是卫气外泄，津液内夺之象，而附子乃燥液之品，仲景偏用之救液，此何义也？

盖卫阳将脱，非得附子之大力，必不能迅走卫分以回阳。今但使卫阳亟固，先断其外泄之路，则就吾身固有之津液，还返于内，阳回而津自复，更无藉他药生津润燥之力，此其立方之所以圣也。

按：此方之加附子，与亡阳证之用真武同义。喻嘉言曰：此阳气与阴津两亡，更加外风复入，与亡阳证微细有别，故主桂枝加附子，以固表驱风，而复阳敛液也。

桂枝新加汤

桂枝三两，去皮　芍药四两　甘草二两，炙　人参三两　生姜四两　大枣十二枚，擘

上六味，以水一斗一升，微火煮取三升，去滓分温服。

经云：发汗后，身疼痛，脉沉迟者，此汤主之。身疼痛，表未尽也。脉沉迟，里已虚也。得之发汗之后，则营血亦微矣。故加芍药以益营血，加生姜以逐表邪，以其脉沉迟，不得不兼人参以补虚，但一桂枝汤而稍一转移，已非桂枝之旧法，故曰新加。

按：柯韵伯《伤寒论翼》，谓此方系去芍药、生姜，新加人参，加芍药、生姜，乃坊本之讹。但诸家皆仍加芍药生姜之说，想柯氏之意，以脉见沉迟，似无再加芍药之理，但病属发汗以后，则芍药益营之功，自宜重恃。

程郊倩曰：身疼痛，脉沉迟，得之太阳病发汗后，非属阴寒，乃由内阳外越，营阴遂虚。营主血，血少则隧道窒塞，卫气不流通，故身疼痛。于桂枝汤中倍芍药、生姜，养营血则从阴分宣邪，加人参托里虚而从阳分长阴。脉沉者营气微，迟者营中寒，此沉迟之脉，非本来之沉迟，乃汗后新得之沉迟，故治法亦新加人参而倍姜、芍，此说亦自解得明白。

喻嘉言曰：桂枝人参汤中去芍药者，以误下而邪人于阴，芍药主阴，不能散阳邪也。桂枝新加汤中倍芍药者，以误汗而阳虚邪凑，恐阳孤无偶，用芍药以和之，俾不至散乱也。此说亦当参看。

芍药甘草附子汤

芍药三两　甘草二两，炙　附子一枚，泡去皮，切八片

上三味，以水五升，煮取一升五合，去滓，分温服。

此桂枝汤去桂、姜、枣，加附子，亦桂枝汤之变方也。经云：发汗病不解，反恶寒者，虚故也。此汤主之。发汗后之恶寒，其非表邪可知。若因其恶寒而投以桂枝，误也。故以附子合芍药、甘草，从阴分敛戢其阳，阳回而虚自止矣。

凡汗后之恶寒属虚，汗不出之恶寒属实。不得以汗不出之恶寒，拦入阳虚一路，此又仲景言外之意，宜识之。

桂枝甘草汤

桂枝四两，去皮　甘草二两，炙

上二味，以水三升，煮取一升，去滓顿服。

此于桂枝汤中摘取二味，遂变和营固卫之方，而为理虚护阳之剂也。经云：发汗过多，其人叉手自冒心，心下悸，欲得按者，桂枝甘草汤主之。汗者心之液，发汗过多，则心气虚，虚故悸。叉手冒心，心阳失护而求卫也。因虚而悸，故欲得按，乃于桂枝汤中尽撤生姜之辛散，大枣之泥滞，并无藉于芍药之酸收，独任桂枝人心营以助阳，又得甘草逗遛中土，载还阳气，则心君复辟，中宫谧泰矣。

徐灵胎曰：此乃亡阳之轻者。同一心下悸证，若其人头眩身𥆧动，振振欲擗地，又属真武汤矣。一证而轻重不同，用方迥异，其义精矣。

茯苓桂枝甘草大枣汤

茯苓半斤　桂枝四两，去皮　甘草二两，炙　大枣十二枚，擘

上四味，以甘澜水一斗，先煮茯苓，减二升，内诸药，煮取三升，去滓，温服一升，日三服。作甘澜水法，取水三斗，置大盆内，以杓扬之。水上有珠子五六千颗相逐，取用之。

发汗后，其人脐下悸者，欲作奔豚，此汤主之。按：心下悸，是心阳虚。脐下悸，是肾气动。肾气一动，便有凌心之势。若俟其奔豚既作，则补救已晚，亟当乘此欲作未作之时，预伐其谋。桂枝保心气，茯苓泄肾邪，甘草、大枣培土制水。煮以甘澜水，取其力薄，不致助水也。

再论桂枝加桂汤，不用茯苓者，以气已从少腹上冲心，难恃茯苓渗泄之力，故寄重任于桂枝，以助心阳而伐肾气。此则水势尚在下焦，尚堪培土以制水也。

桂枝去桂加茯苓白术汤

芍药　白术　茯苓　生姜各三两　甘草二两，炙　大枣十二枚，擘

上六味，以水八升，煮取三升，去滓，温服一升。小便利则愈。

此治太阳里水法也。经云：服桂枝汤，或下之，仍头项强痛，翕翕发热，无汗，心下满，微痛，小便不利者，本方主之。按：头项强痛，翕翕发热，明是桂枝汤证。乃服汤已，或下之，而本证仍在。反加无汗，汗不外出，水气停于心下，因而满痛，但满而不硬，痛而尚微，又非误下结胸之比，皆因小便不利，膀胱之水不行，致中焦之气不运。虽见太阳诸证，病恰在腑而不在经，病不在经，不当攻表，自宜去桂，病已入腑，法当行水，宜加苓术培土制水，而姜芍甘枣，乃得协成利水散邪之功。以其证本太阳，故虽去桂而仍以桂枝名汤也。

按：此条，方中行谓中风兼寒，故桂枝及下法皆误，喻嘉言亦从其解，而程郊倩又以中气虚津液少立论，总觉牵强附会，与方义不甚相合。惟柯韵伯主太阳府病立论，王晋三亦以为治太阳里水法，则理路乃觉清晰，而方义亦属熨贴，今从之。

桂枝人参汤

桂枝四两，去皮　甘草四两，炙　白术三两　人参三两　干姜三两

上五味，以水九升，先煎四味，取五升，内桂枝，更煮取三升，去滓，温服一升，日再服，夜一服。

此理中加桂枝而易其名也。经云：太阳病，外证未除，而数下之，遂协热而利。利下不止，心下痞硬，表里不解者，此汤主之。盖因误下则里虚，里虚则热入，里虚不能内守，遂协同外热，变而为利下不止，而必又心下痞硬，邪滞上焦，犹兼半表，故曰表里不解。夫下利不止，何以不用四逆以救里？以表热未罢也。心下痞硬，何以不用泻心以清里？以里气已虚也。此证辄防阳并入阴，故不但泻心中芩连不可用，即桂枝汤中芍药亦不可用，乃取桂枝行阳于外以解表，理中助阳于内以止利，此表里两解之治法也。

葛根黄连黄芩汤

葛根半斤　黄连三两　黄芩二两　甘草二两，炙

上四味，以水八升，先煮葛根，减二升，内诸药，煮取二升，去滓，分温再服。

此桂枝证误下救逆之法，非葛根汤之变制也。经云：太阳病，桂枝证，医反下之，利遂不止。脉促者，表未解也。喘而汗出者，此汤主之。夫误下致利，亦有阳盛阳虚之别。但下利脉不应促而反促者，此属表未解之诊也。邪束于表，阳扰于内，喘而汗出，乃表里俱热之

象，则治表不宜用桂枝，而当改葛根以解表。治里不宜用理中，而反取芩连以清里矣。

按：此当与前条桂枝人参证参看。柯韵伯曰：上条脉证是阳虚，此条脉证是阳盛。上条表热里寒，此条表里俱热。上条表里俱虚，此条表里俱实。同一协热利，同是表里不解，而寒热虚实，攻补不同。补中亦能解表，亦能除痞。寒中亦能解表，亦能止利。神化极矣。

桂枝去芍药汤

于桂枝汤方内去芍药，余依前法。

此当与上条葛根黄连黄芩汤证参看。经云：太阳病，下之后，脉促胸满者，桂枝去芍药汤主之。按：下后脉促，同属表未解之诊，而促脉中又有阳盛阳虚之别。误下脉促，虽与上条同。然既无下利不止之证，又无喘而汗出之证。但见胸满，而又非结胸硬痛者比，则胸满非下后阳邪之内陷，实因下后阴邪之上搏，但当扶阳逐邪，不宜再益阴气，故治法仍主桂枝，而方中芍药，自在急删之列也。

桂枝去芍药加附子汤

于桂枝汤方内去芍药，加附子一枚，泡去皮，破八片。余依前法。

太阳病，脉促胸满者，桂枝芍药汤主之。若微恶寒者，去芍药方中加附子汤主之。按：上条脉促胸满，是下后阳虚，阳邪搏膈，但当姜桂助阳散邪，不宜芍药益阴增满。若微恶寒，则搏膈之阴邪，渐将侵越卫外，瞬有亡阳之变矣。前方虽去芍药，而姜桂之力，尚不足以胜回阳之任，故必藉附子之刚烈，迅走卫外，以驱阴而复阳，预杜亡阳之变也。

桂枝加厚朴杏仁汤

于桂枝汤方内，加厚朴二两，杏仁五十个，去皮尖。余依前法。

此亦当与葛根黄连黄芩汤证参看。经云：太阳病，下之微喘者，表未解故也。桂枝加厚朴、杏仁汤主之。同属喘之一证，有表有里，不可不辨。下后汗出而喘者，其喘必盛，是里热壅遏，火炎故也。下后微喘者，其汗必不大出，是表邪闭遏，气逆故也。表未解仍宜从表，治主桂枝解表，加朴、杏以下逆气。按：《本草》厚朴、杏仁，主消痰下气，故又曰喘家作，桂枝汤加厚朴杏子佳也。

喻嘉言曰：此误风邪误下作喘治法之大要。若寒邪误下作喘，当用麻黄、石膏，即此可推。

桂枝加芍药汤

于桂枝汤方内，更加芍药三两，随前共六两，余依桂枝汤法。

桂枝汤原方倍加芍药，即另立汤名。主治各别，与桂枝加桂汤同妙。经云：本太阳病，医反下之，因而腹满时痛者，属太阴也。桂枝加芍药汤主之。大实痛者，桂枝加大黄汤主之。按：腹满时痛，痛而不实，即已伏下利之机，但究因太阳误下，表邪内陷，留滞太阴，非太阴脏寒本病，故仍用桂枝领出太阳陷入太阴之邪，但倍芍药滋脾阴而除满痛耳。

再按：腹满时痛，倍用芍药，得毋疑其太敛。程郊倩曰：以其邪陷已深，一经桂枝升举阳邪，正防脾阴随表药而外泄，此为独得真解。

桂枝加大黄汤

桂枝二两，去皮　大黄一两　芍药六两　生姜二两，切　甘草一两，炙　大枣十二枚

上六味，以水七升，煮取三升，去滓，温服一升，日三服。

按：此条之大实痛，则非腹满时痛之比矣。腹满时痛，是脾阴为虚阳所扰。大实痛则脾气与阳气俱实。大实大满，似宜亟下，但阳邪究

从太阳陷入太阴，与阳明胃实不同，仍宜桂枝领出阳邪，但加大黄微导其滞，则表里两邪，各有去路。程郊倩曰：二证虽属太阴，然来路实从太阳，则脉必尚有浮者存。

再按：柯韵伯谓腹满时痛，是太阳太阴并病。若大实痛，是太阳阳明并病。满而时痛，下利之兆，大实而痛，燥屎之征。桂枝加芍药，小试建中之剂。桂枝加大黄，微示调胃之功。王晋三亦沿此论。然经文大实痛三字，直接上文，并无转属阳明之说，而仲景于太阴病，亦有当行大黄、芍药之条。若果阳明胃实，则大实痛正承气亟攻之证，而桂枝加大黄，究属和解之法，并非下夺之剂。恐柯氏所云，未免失之穿凿。

桂枝救逆汤

桂枝三两，去皮　甘草二两，炙　生姜三两，切　大枣十二枚，擘　蜀漆二两，洗去脚　龙骨四两　牡蛎五两，熬

上为末，以水一斗二升，先煮蜀漆，减二升，内诸药，煮取三升，去滓，温服一升。

经云：伤寒脉浮，医以火迫劫之，亡阳，必惊狂，卧起不安者，此方主之。按：亡阳有二义，发汗过多，厥逆筋惕肉瞤而亡阳者，乃亡阴中之阳，故用真武汤辈以救之。此以火劫致变，惊狂，卧起不安而亡阳者，乃亡阳中之阳，故无藉于芍药敛阴，而当加重镇入心之品，以急挽飞越之阳神也。

此证稍缓须臾，神丹莫挽，故重加救逆二字。喻嘉言曰：桂枝汤除去芍药，非恶其酸收也。盖阳神散乱，当求之于阳。桂枝汤，阳药也。然必去芍药之阴重，始得疾趋以达于阳位。既达阳位矣，其神之惊狂者，漫难安定。更加蜀漆为之主统，则神可赖之以安矣。缘蜀漆之性最急，丹溪谓其能飞补是也。更加龙骨、牡蛎，有形之骨属，为之舟楫，以载神而反其宅，亦于重以镇怯，涩以固脱之外，行其妙用。如

是而后天君复辟，聿追晋重耳、越勾践返国之良图矣。

桂枝甘草龙骨牡蛎汤

桂枝一两，去皮　甘草二两，炙　牡蛎二两，炙　龙骨二两

上为末，以水五升，煮取二升，去滓，温服八合，日三服。

经云：火逆下之，因烧针烦躁者，此汤主之。此证较上条稍轻，以元阳尚未至飞越，故无取蜀漆迅疾之性，急追以滋扰。但下后烧针，误而再误，因致烦躁。则此烦躁，非太阳病汗不出之烦躁，又非少阴病吐利后之烦躁。是已具起卧不安之象，而为惊狂之渐，即伏亡阳之机，故主桂枝入心助阳，而加甘草、龙骨、牡蛎，以安中而镇逆也。

桂枝麻黄各半汤

桂枝一两十六铢，去皮　芍药　生姜　甘草　麻黄各一两，去节　杏仁二十四枚，汤浸，去皮尖及双仁者　大枣四枚，擘

上七味，以水五升，先煮麻黄一二沸，去上沫，内诸药，煮取一升八合，去滓，温服。

按：太阳病，得之八九日如疟状，发热恶寒，热多寒少，此当正邪胜复之关，一则虑其邪之转属，一则虑其正之已虚，不可不细辨矣。若其人不呕，清便欲自可，是邪不属里。一日二三度发，是邪已外向。脉又微缓，则胃气足以敌邪，乃为欲愈之征。倘脉微而恶寒甚，此阴阳俱虚，不可更发汗下更吐，恐误治伤阳，反生他变。若其人面色反有热色者，是为欲解未解之象，以其不能得小汗以宣助阳气，致阳气虽不内扰，却怫郁于皮肤肌肉之间，其身必痒，此明证也。故主桂麻而小其制，但得汗出而邪尽解矣。

桂枝二麻黄一汤

桂枝一两十七铢　芍药一两六铢　麻黄十六铢，去节　生姜一两六铢，切　杏仁十六个，去皮尖　甘草一两二铢，炙　大枣五枚，擘

上七味，以水五升，先煮麻黄一二沸，去上沫，内诸药，煮取二升，去滓，温服一升，日三服。

此条与桂枝麻黄各半汤证相类，经云：服桂枝汤，大汗出，脉洪大者，与桂枝汤如前法。若形如疟，日再发者，汗出必解，宜用此汤。彼以阳气怫郁在表，故主桂麻并用。此属大汗出之后，故桂枝略重而麻黄略轻。

桂枝二越婢一汤

桂枝去皮　芍药　甘草各十八铢，炙　生姜一两三钱，切　大枣四枚，擘　麻黄十八铢，去节　石膏二十四铢，碎绵裹

上七味，咬咀，以水五升，先煮麻黄一二沸，去上沫，内诸药，煮取二升，去滓，温服一升。本方当裁为越婢汤、桂枝汤合饮一升，今合为一方，桂枝二，越婢一。

经云：太阳病，发热恶寒，热多寒少，脉微弱者，此无阳也。不可更汗。宜桂枝二越婢一汤。按：无阳何以用石膏，因此诸家诠释，不得其解。或谓无阳乃无津液之义，与亡阳有别，并与阳虚不同，谓阳邪来乘，正阳为其所夺。至柯韵伯谓此条必有错简。愚按：无阳二字，乃谓无阳邪也。发热恶寒，热多寒少，疑属阳邪为患。但脉见微弱，知邪不在阳分也。既无阳邪，不当更汗。文义便明白易晓，故主以桂枝之二，越婢之一，以和阴而宣阳也。

按：越婢二字之义，喻嘉言谓化热生津，柔缓之性，比女婢尤为过也。恐仲景命名取义，当不若是之远也。《外台》方作越脾，《内经》言脾不濡，脾不能为胃行其津液。此起太阴之津，以滋阳明之液，成无己亦作发越脾气解。

桂枝加葛根汤

桂枝汤原方，加葛根四两，桂枝、芍药各减一两，余同。

上六味，以水一斗，先煮葛根，减二升，去上沫，内诸药，煮取三升，去滓，温服一升，覆取微似汗，不须啜粥。

经云：太阳病，项背强几几，反汗出恶风者，此方主之。按：太阳病，头项强痛，强不及背。项背强几几五字连读。几音殊，鸟之短羽者。动则引颈几几然，形容病人俯仰不能自如之状。此属太阳兼阳明之象。汗出恶风，太阳未罢，故仍以桂枝为主方。加葛根者，恐邪气愈转愈深，亟伐阳明之邪也。

麻黄汤

麻黄三两，去节　桂枝二两，去皮　甘草一两，炙　杏仁七十个，汤泡去皮尖

上四味，以水九升，先煮麻黄，减二升，去上沫，内诸药，煮取二升半，去滓，温服八合，覆取微似汗，不须啜粥。余如桂枝法将息。

此太阳伤寒主治之方也。经云：太阳病，头痛发热，身疼腰痛，骨节疼痛，恶风，无汗而喘者，麻黄汤主之。同属脉浮，头项强痛，恶寒之太阳病，发热汗出恶风脉缓者，名为中风。或已发热，或未发热，恶寒体重呕逆，脉阴阳俱紧者，名曰伤寒。中风头痛，伤寒亦头痛，中风发热，伤寒亦发热，中风恶风，伤寒亦恶风。至身疼腰痛，骨节疼痛，乃属体重之征，似与中风不同，然身疼痛亦有宜桂枝解表者，然则从何辨其证之的宜麻黄，不宜桂枝耶。其著眼全在无汗而喘四字。麻黄走卫发汗，杏仁下气定喘，以是为主，而佐以桂枝入营散寒，甘草和中保液，视桂枝之调和营卫，以取微汗者不同也。

桂枝、麻黄，分主太阳病风伤卫、寒伤营二证。桂枝汤中不用麻黄，而麻黄汤中何以反

用桂枝。或谓麻黄发汗太峻，取桂枝以监制之。予则不信也。按：桂枝辛热，能入营而助汗。桂枝汤中，尚取芍药，监制桂枝，岂桂枝反能监制麻黄。盖凡病之在太阳者，全要从营卫上讨消息。风则伤卫，卫气疏则风易入。卫属阳，风为阳邪，两阳相合，则卫强而营反弱，故脉缓而有汗。卫邪易出，但取主桂枝入营助汗，而无取麻黄，过泄卫分之气也。寒则伤营，营气实则寒易著。营主阴，寒为阴邪，两阴相搏，则寒凝而卫亦闭，故脉紧而无汗，营邪不易出，宜主麻黄走卫发汗，必兼藉桂枝以散营分之寒也。此本发汗之峻剂，故更不须啜稀粥以助药力也。不用姜枣者，以姜性升而枣味滞，虑碍杏仁下气定喘之功也。

脉阴阳俱紧者，名曰伤寒。则紧固为寒邪之定脉矣。然沉紧者，不宜发汗，当以浮字为辨，故又曰：脉浮者，病在表，当发汗，宜麻黄汤也。脉之紧者与数不同，紧以象言，有坚凝之义。数以数言，有迅走之状。伤寒脉数者，为欲传也。但浮而数，则病尚在表，可乘其半渡而击之，亦宜以麻黄汤发汗也。

麻黄汤为发汗之重剂，投之不当，变逆非小，即宜发汗之剂，亦须相人之津液。若尺中迟者，不可发汗。身重心悸者，不可发汗。咽喉干燥者，不可发汗。淋家，不可发汗。疮家，不可发汗。衄家，不可发汗。亡血家，不可发汗。汗家，不可重发汗。俱在麻黄之禁例矣。然当发汗者，或疑畏而不发，邪气不从表解，转陷入里，其变逆亦不小。总须审系营卫俱实，无汗而喘者，可放心用之而无疑。此全在平脉辨证工夫。

伤寒有从衄解者，经云：太阳病，脉浮紧，无汗，发热，身疼痛，八九日不解，表证仍在，此当发其汗。服药已微除，其人发烦热，目瞑，剧者必衄，衄乃解。所以然者，阳气重故也。麻黄汤主之。又云：伤寒脉浮紧，不发汗，因致衄者，麻黄汤主之。注家随文衍义，谓衄后当再用麻黄，以散余邪。按：伤寒有衄家不可发汗之禁，而经又言：太阳病脉浮紧发热身无汗，自衄者愈。衄后病解，何以又用麻黄之峻攻？柯韵伯谓麻黄汤主之五字，当属未致衄以前是前人倒找文法，此言近是。

再按：太阳病之主麻黄汤，总以脉浮，无汗而喘，为对证之药。其有太阳与阳明合病，喘而胸满者，邪结上焦，不可妄下，治不从阳明而从太阳，仍宜麻黄汤也。太阳病达十日以上，脉浮细，嗜卧。设胸胁满痛者，属柴胡证。若脉但浮者，是邪尚恋太阳，治亦从太阳而不从少阳，仍宜麻黄汤也。

再按：柯韵伯谓桂枝麻黄，是通治太阳风寒之药。中风之重者，便是伤寒。伤寒之轻者，便是中风。桂枝发汗之轻剂，麻黄发汗之重剂，不必在风寒上细分，只在有汗无汗上著眼。此启后人淆乱之阶，不可为训，要之麻黄发汗，杏仁定喘，无汗而喘，是伤寒之的证，麻黄汤是伤寒之的方，用者审之。

麻杏甘石汤

麻黄四两，去节　杏仁五十个　甘草二两，炙　石膏半斤，碎绵裹

上四味，以水七升，先煮麻黄，减二升，去上沫，内诸药，煮取二升，去滓，温服一升。

此即麻黄汤去桂枝而加石膏也。即用以治发汗及下后，汗出而喘之证，然必审无大热，方可用之。有大热者，恐兼里证。无大热者，明是表邪未彻，留恋在肺，肺主卫，故仍宜麻杏直泄肺邪，去桂枝者辛热之性，不宜再扰动营血也。加石膏者，降肺金清肃之气，用以生津而保液也。

中风之误下而喘者，用厚朴杏仁加入桂枝汤中。伤寒汗及下后而喘者，用石膏加入麻黄汤中。喻嘉言曰：仲景正恐人以伤寒已得汗之证，认为伤风有汗，而误用桂枝，故特出汗后下后两条，示以同归麻黄一治之要，益见营卫攸分，而成法不容混施矣。

程郊倩曰：喘而汗出，脉必浮数，可去桂枝之热，而加石膏之凉，亦脉浮数者，可发汗之一征也。

大青龙汤

麻黄六两，去节　桂枝二两，去皮　甘草二两，炙　杏仁五十粒，去皮尖　生姜三两，切　大枣十二枚，擘　石膏如鸡子大，碎

上七味，以水九升，先煮麻黄，减二升，去上沫，内诸药，煮取三升，去滓，温服一升，取微似汗。汗出多者温粉扑之。一服汗者停后服，汗多亡阳遂虚，恶风烦躁不得眠也。

此即合麻桂二方，去芍药而加石膏也。按：桂枝主风伤卫，麻黄主寒伤营，此则伤风见寒，伤寒见风，主大青龙。方中行、喻嘉言皆以此分为三大纲，疏太阳上中下三篇。程郊倩谓本论太阳烦躁一条，系寒温杂邪，温得风而阳热化气，阴寒在表，郁住阳热之气在经，而生烦热，热则并扰其阴而作躁，故加石膏于麻黄汤中，使辛热之气变为辛凉，则寒得麻黄汤之辛热而外解，热得石膏之辛凉而内解。又以伤寒脉浮缓一条，属小青龙汤，大字系坊本之讹。而柯韵伯又谓此属麻黄证之剧者，由风热相搏，故倍麻黄以发汗，加石膏以除烦，不宜以风寒两伤立说。

愚按：经文中风脉浮紧，伤寒脉浮缓，本自回环互说。若拦入温热一路，则温热未有内郁而不口渴者，何以本文并不言渴。而发热恶寒身疼痛，皆中风伤寒互见之证，其烦躁似属热象，亦因不汗出，则风寒之邪无从解，邪无从解，则郁而成热，因致烦躁。故方中麻桂生姜辛热之药，用至十两有奇，而石膏仅如鸡子大一块，又得甘草、大枣相辅，借其生津之妙用，以作汗而除烦止躁。谨将经文两条阐发于后。

经云：太阳中风，脉浮紧，发热恶寒，身疼痛，不汗出而烦躁者，大青龙汤主之。按：太阳中风，脉当浮缓，是桂枝汤证。今浮紧是见寒伤营脉，又发热恶寒身疼痛而不汗出，又与中风之汗自出者不同。不汗出则风邪之伤卫者，得寒凝而外束。寒邪之伤营者，得风拒而内郁。内烦外躁，正阳气壅遏不宣，将致化热入里之候。治法虽仍不离乎麻黄桂枝而证已见烦躁，辛热之性，虑劫伤津液，故加入石膏，且得枣甘相辅，用以生津而保液。此正立方入微入细处，不可概执石膏为凉解之品也。

又经云：伤寒脉浮缓，身不疼，但重，乍有轻时，无少阴证者，大青龙汤发之。按：伤寒二字，便已括无汗而喘之证在内。伤寒脉当浮紧，是麻黄汤证。今浮缓是见风伤卫脉。伤寒体重，身疼腰痛，骨节疼痛，今身不疼，但重，乍有轻时，则又非全属伤寒证，其为风寒错杂之邪显然。以无汗而喘之伤寒病，又得风之阳邪相合，非惟桂枝汤中之芍药不宜用以敛阴，即麻黄汤之纯行辛热，亦恐有碍风邪，则宜理肺金清肃之气，佐麻桂以驱风散寒，故不得不借资于石膏矣。此条徐灵胎疑有错简，程郊倩谓小青龙之误，总由忘却伤寒自有无汗而喘之本证在。至张令韶又谓此证太阳兼太阴，此方即越脾之义，尤凿。

按：大青龙原为阳气壅实，汗不出者立法。若汗出恶风，便是中风之本证，只取和营卫以解肌。误服此汤，即致厥逆筋惕肉瞤种种亡阳之变。然风寒两伤之证，又必辨无少阴证相杂，盖少阴之脉微细，正恐与太阳浮缓浮弱之脉相混。喻嘉言谓无少阴证，仲景原文，但重乍有轻时六字，早已挈明，言但身重而无少阴之欲寐，其为寒因可审。况乍有轻时，不似少阴之昼夜俱重，又兼风因可审。此解颇为入细，至成注谓不久厥吐利，则尤辨证之显者矣。

再按：青龙取义，诸家皆神其说，以形自己一篇绚烂文字。余则谓其理甚庸。试观夏日地中之阴气未升，而天上之阳威已极，人在气交之中苦炎热，霎时间龙升云兴，滂沱遍野，人皆精神爽慧也。天地郁蒸，得雨则和，人身

烦闷，得汗则解。其理本庸，惟其庸也，正其所以神乎。

小青龙汤

麻黄三两，去节　芍药三两　五味子半升　干姜二两　甘草二两，炙　桂枝三两　半夏三两，洗　细辛三两

上八味，以水一斗，先煮麻黄，减二升，去上沫，内诸药，煮取三升，去滓，温服一升。

此治太阳寒水之法也。虽同名青龙，却与大青龙主治迥别。太阳表邪不解，与阳热相搏，宜大青龙发之。太阳表邪不解，与寒饮相格，宜小青龙逐之。经云：伤寒表不解，心下有水气，干呕，发热而咳，此为小青龙的对之证，故方中用麻黄、桂枝、细辛之属，以散寒而解表。用半夏、干姜、五味之属，以蠲饮而降逆。复以芍药、甘草，两和表里。但表里错杂之邪，病出恒不一致。若微利者，水已下趋，故去麻黄，加芫花，顺其势以导之也。若渴者，寒已化热，故去半夏，加栝楼根，反其用以治之也。若噎者，寒格上焦也。故去麻黄，加附子以散寒。若小便不利，少腹满者，水蓄下焦也。故去麻黄，加茯苓以利水。若喘者，水邪射肺也。故去麻黄，加杏仁以下肺气。此方本不至发汗，故或用麻黄，或去麻黄，皆相表里证之轻重，而为加减之圆机活法也。

按：大青龙发汗以除阳热，犹龙之乘云上天而布甘霖。小青龙逐水以散阴寒，犹龙之翻波逐浪而归江海。制方之妙，亦犹龙之变化而不可测乎。

真武汤

茯苓三两　芍药三两　生姜三两，切　白术二两　附子一枚，炮去皮，破八片

上五味，以水八升，煮取三升，去滓，温服七合，日三服。

真武为北方司水之神，方名真武，主镇北方寒水之氛，实与小青龙汤对峙。盖太阳膀胱，少阴肾，一脏一腑，同居北方寒水之位。伤寒表不解，心下有水气，干呕发热而咳，此水气属太阳腑邪。太阳主表，宜小青龙发之。少阴病，腹痛，小便不利，四肢沉重疼痛，自下利者，此水气属少阴脏邪。少阴主里，宜真武汤镇之。方中茯苓、白术，培土以制水也。生姜、附子温中以散寒也。更加芍药敛少阴浮越之气，使水得坎止而归其故宅，此诚有合乎真武坐镇北方，摄伏龙蛇之神力矣。但水邪泛溢，其病体恒变动不居。若咳者，加五味子半斤，细辛、干姜各一两，以水邪射肺，法当兼散肺邪也。若小便利者，去茯苓，以水道已通，无取再泄肾气也。若下利，去芍药，加干姜二两，以脾气下泄，用以醒脾也。若呕者，去附子，加生姜足前成半斤，以胃气上逆，用以温胃也。随其逆而治之如法，其诸神之神者乎。

按：真武主治少阴水气，固与小青龙对峙，而太阳病误服大青龙，致成厥逆筋惕肉瞤之变者，亦用此以救逆。盖龙非得水不灵，当阳气郁蒸之时，但得龙升雨降，烦热顿除。若淫溢不止，则龙适滋害，摄伏龙蛇，舍真武更向何处乞灵哉。

再按：太阳病，发汗，汗出不解，其人仍发热，心下悸，头眩，身瞤动，振振欲擗地者，亦主此汤救逆。按：汗多亡阳，何以不用四逆辈而用真武。盖四逆功在以热却寒，真武功在以土制水。水气奔越，不宜火温而宜土制。用真武者，不宜混作回阳一例看。

麻黄附子细辛汤

麻黄二两，去节　细辛二两　附子一枚，炮去皮，破八片

上三味，以水一斗，先煮麻黄减二升，去上沫，内药，煮取三升，去滓，温服一升，日三服。

经云：少阴病，始得之，反发热脉沉者，麻黄附子细辛汤主之。按：少阴病不当发热，今始得之而反发热，则邪始入少阴，犹兼表邪矣。发热脉浮者，当从太阳解肌发汗之例。今脉沉，则谛实少阴病无疑。少阴本有发汗之禁，以其始得发热，故借细辛为向导，引麻黄入散少阴之邪，而亟亟加附子温经助阳，托住其里，俾肾中真阳，不致随汗飞越，此少阴温经散邪之大法也。

徐灵胎曰：此条必先从少阴诸现症细细详审，然后反发热，知为少阴之发热。否则何以知其非太阳阳明之发热耶？又必候其脉象之沉，然后益知其为少阴无疑也。凡审证皆当如此。

麻黄附子甘草汤

麻黄二两，去节　甘草二两　附子一枚，炮去皮

上三味，以水七升，先煮麻黄一二沸，去上沫，内诸药，煮取三升，去滓，温服一升，日三服。

经云：少阴病，得之二三日，麻黄附子甘草汤微发汗。而即自注云：以二三日，无里证，故微发汗也。按：少阴与太阳为表里，三阴经中，惟少阴尚有汗解之理。以二三日之少阴病，而无吐利烦躁呕渴之里证，则邪未深入，微发汗者，即和解之义。故可撤细辛之向导，而但以甘草稍杀麻黄之力，更得熟附固阳，自无强责汗之弊。此又少阴温经散邪之缓法也。

葛根汤

葛根四两　麻黄二两，去节　桂枝二两，去皮　芍药二两，酒洗　甘草二两，炙　生姜三两，切　大枣十二枚，擘

上七味，㕮咀，以水一斗，先煮麻黄葛根，减二升，去沫，内诸药，煮取三升，去滓，温服一升，覆取微似汗，不须啜粥。余如桂枝法将息，及禁忌。

此治太阳伤寒，传入阳明，未离太阳，故以葛根为君，并加麻黄于桂枝汤中，仍属太阳与阳明同治，并非阳明经之主方也。故经云：太阳病，项背强几几，反汗出恶风者，桂枝加葛根汤主之。太阳病，项背强几几，无汗恶风者，葛根汤主之。此明以有汗无汗，辨邪之或自中风而来，或自伤寒而来。但见阳明一证，即用葛根一味，亟伐阳明之邪，而太阳未尽之邪，仍不离桂枝麻黄，分别风寒主治。其有太阳阳明，同时病发，不分先后者，则太阳之邪，合阳明胃中之水谷而下奔，必自下利，仍以葛根汤主治，以葛根汤中自有麻桂，并伐太阳之邪也。今人误以葛根汤为阳明经药，大谬。

葛根加半夏汤

葛根汤原方，加半夏半升，洗煎服法同。

太阳与阳明合病者，必自下利，葛根汤主之。不下利，但呕者，葛根加半夏汤主之。此合病中亦有主风主寒之不同。喻嘉言曰：风者阳也。阳性上行，故合阳明胃中之水饮而上逆。寒者阴也。阴性下行，故合阳明胃中之水谷而下奔。下奔则利，但用葛根，已足解邪而止利。上逆则呕，必加半夏，方能涤饮而止呕。此以见先圣制方，一药不苟处。

白虎汤

石膏二斤，碎　知母六两　甘草二两　粳米六合

上四味，以水一斗，煮米熟汤成，去滓，温服一升，日三服。

经云：三阳合病，腹满身重，难以转侧，口不仁而面垢，谵语遗尿，发汗则谵语，下之则额上生汗，手足逆冷，若自汗者，白虎汤主之。按：三阳合病，其脉浮大，其证欲眠，而目合则汗，谛实此三阳合病之证，而见腹满身重者，阳盛于经，里气莫支也。口不仁而谵语

者，热淫于内，神识为蒙也。因而浊气上蒸则面垢，阴津下泄则遗尿。若汗若下，皆足以夺津液而召变，计惟白虎，肃肺金而清胃热，则表里之邪自解耳。

诸书皆谓白虎主治阳明经热，此三阳合病，而何以独责阳明。因谓阳明居中土，万物所归，三阳合邪，故统于阳明主治。愚按：方中之用石膏、知母，取降肺金清肃之气，而滋肾水生化之源，水出高源，胃土藉资灌溉。兼以甘草、粳米，载之逗遛上焦，以生津而化燥，则烦热自蠲，所谓治病必求其本也。

又经云：伤寒脉滑而厥者，里有热也。白虎汤主之。按：厥之一证，总为入里之候，但有寒热之不同。脉微而厥为寒厥，脉滑而厥为热厥。前因失治而致厥，若既见厥而复失治，则热邪愈转愈深，阴津之亡，可立而待。故急用白虎保阴津而驱阳热，以预弭热深厥深之变也。

再按：大青龙之与白虎，同用石膏，而主治各别，青龙主雨，譬如甘霖遍野，而蒸郁自消也。白虎主风，譬如凉飚荐爽，而炎熇若失也。故用青龙以无汗为辨，用白虎以自汗为辨。

白虎加人参汤

白虎汤原方，加人参三两，煮服同前法。

白虎，西方金神也。主治在肺，并非专属阳明。兹之加人参者，则治在阳明胃矣。按：经文于白虎汤证，并无一言及渴，而加人参方中，或曰口燥渴，或曰大烦渴，或曰渴欲饮水数升。此多得之汗吐下后，内热未除，胃液垂涸，故加人人参于白虎汤中，是移清金涤热之功，转而为益胃滋干之用。庶几泻子实而补母虚，两收其利。

再按：白虎汤证主散邪涤热，故不宜加入人参，留恋邪气。此加人参，用以救垂尽之胃气，故宜人参益胃，而白虎乃得协成其清热止

渴之用。古圣立方，一药岂轻加哉。

小柴胡汤

柴胡半斤　黄芩三两　人参三两　甘草三两　半夏半斤，洗　生姜三两，切　大枣十三枚，擘

上七味，以水一斗二升，煮取六升，去滓，再煎，取三升，温服一升，日三服。

此少阳之主方也。按：仲景以口苦咽干目眩，责少阳之为病。而少阳之邪，大都从太阳传入，此当半里半表之界，邪正分争，因而往来寒热。胸胁苦满，默默不欲饮食，心烦喜呕，此皆少阳必有之证。邪不在表，不宜汗吐。又不在里，不宜妄下。独主小柴胡为和解之剂。但转入之邪，恒难捉摸。其或胸中烦而不呕，或渴，或腹中痛，或胁下痞硬，或心下悸，小便不利，或不渴，身有微热，或咳，皆非少阳必有之证。而少阳病见此，另有加减之法，而规矩总不难乎小柴胡汤也。

按：柴胡感一阳之气而生，少阳之邪，非此不解。合之甘草以两和表里，此为小柴胡中不可移掇之药。生姜兼散太阳之寒，使半表之邪，得从外宣。黄芩兼清阳明之热，使半里之邪，得从内彻。半夏有逐饮之能，取以降逆而止呕。大枣擅和中之用，取以安土而戢木。用人参者，非取其补正，以邪在半表半里之界，预行托住里气，使邪不内入也。以此为往来寒热，胸胁苦满，默默不欲饮食，心烦喜呕诸证的对之主方。其加减诸法，并按本方逐条互参于后。

本方之用人参，以邪正相争，故宜辅正。用半夏，以症见呕满，故宜止呕。若但烦而不呕，不呕则并无饮邪，何须半夏逐饮，不呕而但烦，则烦非本证心烦喜呕之烦，而正为热邪搏结将欲入里之烦。若用人参，不能辅正，反能实邪，祸不小矣。故并去之而加栝楼实，以栝楼实能降热痰而开胸痹也。

半夏辛温而性燥，寒湿之痰宜之，热痰则

不宜也。若渴则津液已竭，并无痰之可伐矣。本方虽有黄芩、甘草、大枣，能养正而祛热，但胃中津液，非人参不能鼓舞，故加人参以唤胃气，而得栝楼根以生津润燥，人参仍无实邪之患也。

黄芩苦寒，本方用此以清半里之热。若腹中痛，则阳邪转陷太阴，岂能复任黄芩之苦寒乎。不宜黄芩，何以反宜芍药。以证虽属太阴，而病因却是从阳邪陷入，故用此以约脾阴也。太阳病转属太阴，但于桂枝汤中加芍药，若桂枝加芍药汤是也。少阴病兼见太阴，即于柴胡汤中加芍药，即本方之加芍药是也。后人执药治病，遂谓芍药能止腹痛，试思太阴寒湿之证，芍药宜乎。热发大实痛之证，芍药宜乎。殊不知阳邪陷里，本方中自有柴胡、人参、生姜、半夏，以升举阳气，而理脾胃之困，但加芍药以约阴，则邪返于阳而阴亦安，不除痛而痛自止，仍不离和解之法也。

本方之用大枣，虑木邪贼土，用以安中也。若胁下痞硬，则邪滞中焦，便不宜大枣之守中矣。胁下属少阳部位，痞硬则气血交结，故以牡蛎佐柴胡，一以散气分之结，一以软血分之坚也。

少阳属木，木乘土位，则土不能制水，故有心下悸，小便不利之证。若用黄芩，是助水邪为虐矣。小便不利，但当利其小便，本方中已有参、甘、姜、枣之植土，而但当加茯苓之淡渗，以兼导其水也。

渴为邪欲入里之兆，若不渴则无里证可知，外有微热，则太阳之表证未罢，又可知矣。表邪未解，人参实邪，究宜去之。本方加桂枝，则又易表里和解之制，而偏乎表以为治也。

咳属水邪射肺，人参、大枣，究非咳证所宜。生姜散表有余，温里不足，故以干姜易生姜，以散寒而逐水。用五味者，以肺非自病，乃水邪从下而上，因之致咳，故以五味与干姜同用，一以散水邪，一以收肺逆，与风火淫肺之忌五味不同也。不去黄芩者，留以制相火而存肺阴也。

按：小柴胡汤之主少阳，乃伤寒一大关键。此际出则阳，入则阴。凡阳邪之入阴者，全赖少阳把关守隘，使不得遽入于阴。治之可不慎欤。凡他经所有之证，少阳病皆得兼见，其随证加减之法，丝丝入扣，头头是道。读仲景书者，当于此处猛下一参。

伤寒中风，有柴胡证，但见一证即是，不必悉具。此非教人以辨证之可从略也。盖病入少阳，正当阴阳相持之会，此际不出于阳，即入于阴，故一见少阳证，即当用柴胡从少阳领出其邪，使不内入。须知其辨证从宽处，正是其治病吃紧处。且少阳本传入之邪，多有或然或不然之证，又安能逐证一一见到也。

再按：渴之一证，有出入之不同。伤寒四五日，身热恶风，颈项强，胁下满，手足温而渴者，此少阳而兼太阳也。治可从少阳而不从太阳。服柴胡汤已，渴者属阳明也。治又当从阳明而不从少阳。凡见渴证者宜审。

少阳之脉责弦，其有太阳病不解，转入少阳，未经吐下而脉沉紧者，但见胁下硬满，干呕不能食，往来寒热诸证，则脉沉紧，正是邪从少阳将欲入里之候，急当用小柴胡从少阳领出其邪，则太阳之邪自解。

阳明病，胁下硬满，不大便而呕，舌上白苔者，此邪未结于阳明，但当用小柴胡汤，使上焦得通，津液自下，则胃和而阳明之邪自解。

妇人热入血室，是热邪已乘虚陷入阴分，何以主小柴胡汤少阳之药。按三阴三阳，少阳为从阳入阴之枢纽。阳经热邪，已越少阳而陷入阴分，亟当从阴分领出其邪，使还从少阳而出也。

大柴胡汤

柴胡半斤　黄芩三两　半夏半斤，洗　芍药三两　枳实四枚，炙　大黄二两　生姜五两，切大枣十二枚，擘

上七味，以水一斗二升，煮取六升，去滓，再煎，温服一升，日三服。

此小柴胡去人参、甘草，加枳实、芍药、大黄，乃少阳阳明合治之方也。往来寒热，热结在里，是邪已内实，因其内实而下解之。乃通以去塞之法也。心中痞硬，呕吐下利，是邪已内陷，因其内陷而下夺之。此通因通用之法也。表未罢仍主柴胡，里已实宜加枳实、大黄。不用人参、甘草者，惧其缓中而恋邪也。加芍药者，取其约营而存液也。按：少阳病本不可下，此则热邪结于阳明，而少阳证仍在，故主此为表里两解之法。

柴胡加芒硝汤

柴胡二两十六铢 黄芩 甘草炙 人参 生姜各一两，切 半夏二十铢，洗 大枣四枚 芒硝二两

上八味，以水四升，煮取二升，去渣，内芒硝，更煮微沸，分温再服，不解，更作服。

小柴胡汤原方加芒硝，而分两较轻，盖潮热固为内热之候，但其人业已微利，是里气已通，特因下不如法，故府邪未解，则无取大柴胡之峻攻。其柴胡证之未罢者，亦已先用小柴胡汤以解外，此更无须柴胡之全剂，故复减约其分两，而但加芒硝以微通其滞，此剂之最轻者。张令韶谓当用大柴胡汤加大黄、枳实，乃合用小承气也。此加芒硝，乃合用调胃承气也。皆少阳阳明同治之方。

柴胡加桂枝汤

柴胡四两 黄芩 人参 桂枝 芍药 生姜各一两半 甘草一两 半夏二合半 大枣六枚，擘

上九味，以水七升，煮取三升，去滓，分温服。

此合桂枝小柴胡二方，而各取其半，用以和解太阳少阳各半之邪。经云：伤寒六七日，发热微恶寒，支节烦疼，此太阳之表邪未解也。微呕，心下支结，则证兼少阳矣。按：支结者，结而不痛，与结胸殊，不可攻下，只宜和解，此方之义，和营卫以通津液，仲景已自注明白，故发汗多，亡阳谵语者，亦用此方，以复阳和阴。今人误用此汤以发汗，岂非大谬。

柴胡桂枝干姜汤

柴胡半斤 桂枝去皮 黄芩各三两 栝楼根四两 干姜三两 牡蛎三两，熬 甘草二两，炙

上七味，以水一斗二升，煮取六升，去滓，再煎，取三升，温服一升，日三服，初服微烦，复服，汗出便愈。

此方全是小柴胡加减法。柯韵伯曰：心烦不呕而渴，故去参、夏，加栝楼根。胸胁满而微结，故去枣，加牡蛎。小便虽不利，而心下不悸，故不去黄芩，不加茯苓。虽渴而表未解，故不用参而加桂枝，并以干姜易生姜，散胸胁之满结也。可见小柴胡加减之法，出入变化，妙用无穷，真神于法者矣。

柴胡加龙骨牡蛎汤

柴胡四两 半夏二合，洗 龙骨 人参 茯苓 铅丹 生姜切 桂枝去皮 牡蛎各一两半，煅 大黄二两 大枣六枚，擘

上十一味，以水八升，煮取四升，内大黄，切如棋子，更煮一二沸，去滓温服一升。

伤寒八九日，下之，胸满烦惊，小便不利，谵语，一身尽重，不可转侧者，柴胡加龙骨牡蛎汤主之。按：此证全属表邪误下，阴阳扰乱，浊邪填膈。膻中之气，不能四布，而使道绝，使道绝，则君主孤危，因而神明内乱，治节不行，百骸无主，以致胸满烦惊，小便不利，谵语，一身尽重，不可转侧，种种皆表里虚实，正邪错杂之证。但病属表邪陷入，则阴阳出入之界，全藉少阳为枢纽，故以柴胡名汤。而阴

邪之上僭者，复桂枝、生姜、半夏以开之。阳邪之下陷者，用黄芩、大黄以降之。使上下分解其邪，邪不内扰。而兼以人参、大枣扶中气之虚，龙骨、牡蛎、铅丹镇心气之逆。且柴胡、大黄之攻伐，得人参扶正以逐邪而邪自解。龙骨牡蛎之顽钝，得桂枝助阳以载神而神自返。其处方之极错杂处，正其处方之极周到处。不如此，其何能施补天浴日之手，而建扶危定倾之业耶。神哉！弗可及已。

小建中汤

桂枝三两，去皮　芍药六两　甘草二两，炙
生姜三两，切　胶饴一升　大枣十二枚，擘

上六味，以水七升，煮取三升，去滓，内胶饴，更上微火消解，温服一升，日三服。

此桂枝汤倍芍药而加胶饴也。本太阳表药，一转移而即变为安太阴之制，神化极矣。伤寒二三日，心中悸而烦者，中土虚馁，都城震恐。桂枝汤本主和营复阳，而但倍芍药加胶饴，奠安中土故曰建中。甘能满中，仍与桂枝汤同。故重申其禁曰：呕家不可用建中汤，以甜故也。

伤寒阳脉涩，阴脉弦，腹中急痛者，先与小建中汤。盖阳脉涩，则中土已虚。阴脉弦，则木来贼土之象。腹中急痛，是脾阳下陷。此时若用小柴胡制木，其如中土先已虚馁何。夫中土虚馁，非甘不补。土受木克，非酸不安。必先以小建中汤，扶植中土，土气既实，若不差，再以小柴胡，疏土中之木。用药自有先后，非先以小建中姑为尝试也。

栀子豉汤

栀子十二枚，擘　香豉四两，绵裹
上二味，以水四升，先煮栀子，得二升半，内豉煮取一升半，去滓，分为二服，温进一服。得吐者止后服。

此非吐法之主方也。因误汗吐下后，正气已伤，邪留上焦，扰动阳气，因生烦热。无论虚烦实烦，皆宜此方取吐。虚烦者，若经中所指虚烦不得眠，反覆颠倒，心中懊憹，胃中空虚，客气动膈，按之心下濡，舌上苔，饥不能食，不结胸，但头汗出，皆虚烦之候也。实烦者，若经中所指胸中窒，心中结痛，皆实烦之候也。此方主宣膈上之热，使得涌吐而解。若本有寒分者不宜，故经有病人旧微溏不可与之戒。

今人用栀子俱炒黑，不能作吐，本方生用，故入口即吐也。香豉蒸罨而成，性主上升，故能载之以作吐，乃吐法中之轻剂也。

凡用吐法，当先审邪之高下。心下满而硬痛者，结胸证也。宜陷胸法。心下痞硬者，虚痞也。宜泻心法。此则心中懊憹，心中结痛，心下濡，故宜涌吐。毫厘千里，须当辨之。

栀子甘草豉汤

于栀子豉汤方内，加入甘草二两，余依前法，得吐，止后服。

栀豉汤证具，若少气者，本方加甘草。按：少气乃津液被夺，加甘草者，取其能益中而存液，并取其能载药而速吐也。

栀子生姜豉汤

于栀子豉汤方内，加入生姜五两，余依前法，得吐，止后服。

栀豉汤证具，若呕者，本方加生姜。盖呕则膈上之热，已犯及胃，生姜升散，领引胃中之热，一概涌之上出。此导引之药也。

栀子干姜汤

栀子十四枚，擘　干姜二两
上二味，以水三升半，煮取一升半，去滓，

分三服，温进一服，得吐者。止后服。

伤寒，医以丸药大下之，身热不去，微烦者，栀子干姜汤主之。喻嘉言谓此乃温中散邪之法。余谓不然。温中不宜用栀子，且中已宜温，何堪再吐。按：误下多阳邪内陷，此则虽经误下，而身热不去，微烦，则阳邪犹未入里，故可引之上越。必以干姜断阳邪入里之路，而栀子乃得载邪上出。一寒一温，相反而实以相成。此之谓圣。

栀子厚朴汤

栀子十四枚，擘　厚朴四两，姜炙　枳实四两，水浸，去穰，炒

已上三味，以水三升半，煮取一升半，去滓，分三服，温进一服，寻吐，止后服。

此虽取吐而不专恃乎吐法也。伤寒下后，心烦腹满，卧起不安者，栀子厚朴汤主之。盖表邪虽经误下，心烦则邪半踞于上，腹满则邪半陷于下，故以栀子涌上邪，而以枳、朴通下气，亦两解之法也。

枳实栀子豉汤

枳实二枚　栀子十四枚　豉一升

上三味，以清浆水七升，空煮取四升，内枳实、栀子，煮取二升，下豉，更煮五六沸，去滓，温分再服，覆令微似汗。

栀豉汤散上焦之结热，为取吐之轻剂。此则先用清浆水空煮减三升，则水性熟而沉，使栀豉从枳实下行之力，清上泄下，以此通利三焦，营卫得和而病自愈。若有宿食者，加大黄如博棋子大五六枚，则食复之治法，亦不外是矣。因食而复，去其食，而邪自化。从此可悟治病总当责邪也。

栀子柏皮汤

栀子十五枚　甘草一两，炙　黄柏一两

上三味，以水四升，煮取一升半，去滓，分温再服。

伤寒身黄发热者，栀子柏皮汤主之。按：身黄发热，热已有外泄之机，从内之外者治其内，故用栀子、柏皮，直清其热，则热清而黄自除。用甘草者，正引药逗遛中焦，以清热而导湿也。

按：栀豉汤乃取吐之轻剂。此方之用栀子。得炙草之甘缓，黄柏之苦降，而栀子又能从中焦分解湿热。洵乎处方之妙，乃用药而不为药用者也。

瓜蒂散

瓜蒂熬黄　赤小豆各一分

上二味，各别捣筛为散已，合治之。取一钱匕，以香豉一合，用热汤七合，煮作稀糜，去滓，和散，顿服之。不吐者少少加，得快吐乃止。诸亡血虚家，不可与之。

凡邪在胸中者宜吐，所谓在上者因而越之是也。三味皆探吐之品，必煮作稀糜，留恋中焦，方得引邪上涌而出。栀豉汤吐虚邪，此方以吐实邪。同一吐法，而所主不同。

五苓散

茯苓　猪苓去皮　白术各十八铢　泽泻一两六铢半　桂枝半两，去皮

上五味，为末，以白饮和服方寸匕，多饮暖水，汗出愈。

此治太阳表病不解，邪陷入腑，凡渴而小便不利者宜之。亦两解表里之法也。以其有表证，故用桂枝主表而化气。以其有里证，故用苓泽主里而利水。水不下趋，势必上泛，故用白术奠安太阴，以土制水。此方不宜汤而宜散，以散能逗遛中焦，通调水道，更借多服暖水之力，使水精四布，上输下注，热解津回，则小便利而渴自止矣。

按：渴欲饮水，有类白虎加人参证，何以彼宜白虎，此宜五苓。盖白虎主治阳明经热，五苓主清太阳腑热。白虎证脉洪大，是表证已解。五苓证脉浮数，表证未解。以此为辨。

诸家皆以导湿滋干，释五苓之取义，但以桂枝之辛温，苓泽之渗泄，即白术亦主燥脾，与生津润燥之义，全不相涉，而渴证宜之何也。盖此证由经入腑，水蓄于下，不能输津于上，故治渴必先治水，且散剂而多饮暖水，自有输精散布之功。

猪苓汤

猪苓去皮　茯苓　泽泻　滑石碎　阿胶各一两

上五味，以水四升，先煮四味，取二升，去滓，内阿胶烊消，温服十合，日三服。

同属渴欲饮水，小便不利之证，太阳从寒水化气，故宜五苓散，主桂枝白术之甘温，以宣阳而输精。阳明从燥土化气，故宜猪苓汤主滑石、阿胶之凉降，以育阴而利水。但利小便，还宜相人之津液。若阳明汗出多而渴者，是津液已虚，便不宜重虚其津液也。

少阴病，下利六七日，咳而呕渴，心烦不得眠者，何以亦主猪苓汤。盖咳渴呕烦不得眠，得之下利之后，是阴津下迫，阳邪上逆，主猪苓汤育阴利水，正以少阴肾与太阳膀胱，一藏一腑，相为表里，急引少阴之邪，从府而解，则下利得止，而热去津回矣。

文蛤散

文蛤五两

上一味为散，以沸汤，和一方寸匕服，汤用五合。

病在阳不从汗解，反以冷水噀之灌之，寒束其外，热被却而不得去，阳无出路，弥更益烦，水客皮肤，肉上粟起。阳气为水邪所格，

故欲饮水，反不得饮。五苓散宣阳逐水则有余，育阴散热则不足，独任文蛤一味，可以两收散热导湿之功。

服文蛤散不差，复用五苓散者，以既得文蛤咸寒之性，清热导湿，免致增逆矣。而表阳不宣，水无出路，文蛤不堪再任，则仍取五苓宣阳逐水。此救逆之次第也。

茯苓桂枝白术甘草汤

茯苓四两　桂枝三两，去皮　白术二两　甘草二两，炙

上四味，以水六升，煮取三升，去滓，分温三服。

此方主治太阴湿困，而膀胱之气不行。经云：心下逆满，气上冲胸，起则头眩，脉沉紧，发汗则动经，身为振振摇者，此汤主之。按：心下逆满，乃伏饮搏膈，至于气冲头眩，则寒邪上涌，助饮为逆。饮本阴邪，故脉见沉紧，脉沉不宜发汗，误汗则阳益不支，而身为振摇，故以桂枝、茯苓，扶阳化饮，而加白术、甘草，伸太阴之权，以理脾而胜湿。脾乃能为胃行其津液，而膀胱之气始化也。

再按：《金匮》用此方以治痰饮。其一曰，心下有痰饮，胸胁支满，目眩，苓桂术甘汤主之。又曰：短气有微饮，当从小便去之，苓桂术甘汤主之。盖治痰饮大法，当以温药和之。温则脾阳易于健运。而阴寒自化。白术、茯苓虽能理脾而胜湿，必合桂枝化太阳之气以伐肾邪，而通水道，方能取效。

茯苓甘草汤

茯苓　桂枝各二两，去皮　生姜三两，切甘草一两

上四味，以水四升，煮取二升，分温三服。

此即桂枝汤去芍药、大枣而加茯苓，防水渍入胃而预杜其变也。水停心下因致悸，故主

茯苓为治水之主药，甘草载桂枝入心以固阳，生姜佐茯苓温中以散寒，俾水之停于心下者，得桂姜之辛温而解，而茯苓乃得建利水之功。

五苓散用白术，理脾气以输精，故渴者宜之。此方用桂、姜，散水寒而逐饮，故不渴者宜之。

再按：此方及五苓散，并茯苓桂枝甘草大枣汤、茯苓桂枝白术甘草汤，俱相类。五苓散，散太阳之水停。苓桂术甘汤，泄太阴之水蓄。茯苓桂枝甘草大枣汤，防少阴之水逆。此方堵阳明之水渍。数方增减，不过一二味，而主治各别。能解此，自不敢孟浪处方矣。

小承气汤

大黄四两　厚朴二两，炙去皮　枳实三枚，熬

上三味，以水四升，煮取一升二合，去滓，分温三服。初服汤当更衣，不尔者尽饮之。若更衣者勿服之。

小承气以大黄为君，微加枳朴以开气结，不用芒硝迅走下焦。经所谓微和胃气，勿令大泄下也。故曰小。凡矢未定成硬，未可与大承气者，可先以小承气试之。腹中转矢气者，大便已硬，乃可攻也。不转矢气者，但初头硬，后必溏也。同一承气而有大小之分者，大承气枳朴重而益用芒硝以峻攻，小承气枳朴轻而不用芒硝以亟下，故里证急者宜大承气，里证不甚急者宜小承气。是当细辨。

大承气汤

大黄四两，酒洗　厚朴半斤，炙去皮　枳实五枚，炙　芒硝三两

上四味，以水一斗，先煮二物取五升，去滓，内大黄，煮取二升，去滓，内芒硝，更上微火一二沸，分温再服，得下，余勿服。

大承气开阳明之结，直达下焦，其力猛而效速，故曰大。盖胃大实，故重任厚朴以破结，

而数独倍于大黄。矢已硬，故虽有枳实以导下，而功必资于芒硝。至其煎法，尤有深义。厚朴、枳实之汁，以浓而力锐，大黄芒硝之性，以生而力锐，故分作三次煎，此斩关夺门之将，用此以急下存阴也。

大承气治阳明胃实之主药，必审明表证尽罢，不恶寒，但恶热，或潮热汗出谵语，腹满痛，或喘冒不能卧，口干燥，脉滑而实，或涩者，方可用之。下不宜早，早则阳陷。并不宜迟，迟则阳亡。恰好在阳明胃实之界，一下夺而诸病尽解，临证时不可错过。

阳明居中土，万物所归，无所复转。大热入胃，惟有下夺一法。盖阳明胃实之证，有从太阳传入者，有从少阳转属者，并有从三阴转属者。三阴经中，少阴更有急下之证，此乃伤寒一大归宿。若应下失下，变证蜂起，津液之亡，可立而待，孟浪不可，因循亦不可。

大承气证，非惟不大便，腹满痛者宜之。即下利之证，亦有宜从下夺者。如经文所指下利不欲食，下利心下硬，下利脉反滑，下利脉迟而滑，少阴病自利清水色纯青，心下痛，口干燥者，皆宜大承气。此通因通用之法，不可不知。

调胃承气汤

大黄三两，清酒浸，去皮　甘草二两，炙　芒硝半斤

上三味，㕮咀，以水三升，煮取一升，去滓，内芒硝，更上火微煮令沸，少少温服。

调胃承气汤，以甘草缓硝黄下行之性，使留恋中焦胃分，以清热而导滞，不用枳朴以伤上焦之气。盖热邪聚胃，宜分有形无形。有形者，当破其结而秽方解。无形者，但涤其热而气自和。胃宜降则和，故曰调胃。

桃核承气汤

桃仁五十个，去皮尖　桂枝二两，去皮　大黄

四两　芒硝二两，炙　甘草二两，炙

上五味，以水七升，煮取二升半，去滓，内芒硝，更上火微沸，下火，先食温服五合，日三服，当微利。

此治太阳瘀热入腑，膀胱蓄血，其人如狂，表已解而但少腹急结，血自下者。主用桃仁以利瘀，承气以逐实，使血分之结热，亟从下夺，与三承气之攻阳明胃实者不同。

方主攻里，而仍用桂枝者，用以分解太阳随经之热。喻嘉言曰：正恐余邪稍有未尽，其血得以留恋不下。析议最精，此先圣处方丝丝入扣处。此与五苓散同为太阳腑病立治法。膀胱太阳之腑，热伤膀胱气分则蓄溺，当导其热从小便而解。热伤膀胱血分则蓄血，当导其热从大便而解。

抵当汤

水蛭三十个，熬　虻虫三十个，去翅足，熬　大黄三两，酒浸桃仁三十个，去皮尖

上四味，为末，以水五升，煮取三升，去滓，温服一升，不下，再服。

抵当，攻血之峻剂也。视桃仁承气则加猛矣。盖病不止如狂而至于发狂，则逆血攻心，瞬将危殆。虽表证仍在，难任桂枝攻表。虽少腹硬满，不事芒硝软坚。非迅走血分之品，不能斩关取胜，而桃仁、大黄，犹以力缓而难膺重寄，故必资水蛭、虻虫，方能直入血道，峻夺其邪，转逆为顺。然抵当峻剂，从何谛实血证，可以用之无误，而仲景教人辨证之法，全以小便之利与不利为断。小便不利，非蓄血证。小便自利，非蓄水证。故经特申言之曰：小便不利者，为无血也。小便自利，其人如狂者，血证谛也。谛者，审也。又当也。言当审之至当也。

抵当丸

水蛭二十个，熬　虻虫二十五个，去翅足，熬

桃仁二十个，去皮尖　大黄三两

上四味，杵分为四丸，以水一升，煮一丸，取七合，服晬时，当自下血。若不下，更服。

同一抵当而变汤为丸，另有精义。经云：伤寒有热，少腹满，应小便不利。今反利者，为有血也。当下之，宜抵当丸。盖病从伤寒而得，寒主凝泣，血结必不易散，故煮而连滓服之。俾有形质相著得以逗遛血所，并而逐之。以视汤之专取荡涤者，不同也。

十枣汤

芫花熬　甘遂　大戟　大枣十枚，擘

上三味等份，各别捣为散，以水一升半，先煮大枣肥者十枚，取八合，去滓，内药末，强人服一钱匕，羸人服半钱，温服之。平旦服，若下少，病不除者，明日更服加半钱。得快下利后，糜粥自养。

太阳中风，下利呕逆，表解者乃可攻之。其人漐漐汗出，发作有时，头痛，心下痞，硬满，引胁下痛，干呕短气，汗出不恶寒者，此表解里未和也。十枣汤主之。按：下利呕逆，明是水邪为患，但病属太阳中风而来，必须表罢可攻。漐漐汗出，有似表证，但发作有时，时非表矣。头痛有似表证，但汗出不恶寒，则非表矣。而心下痞，硬满引胁下痛，干呕短气诸证，全是水邪内壅之状。乃知汗出亦属水气外蒸，头痛亦属水邪上逆，主里而不主表，里未和则宜攻下。但邪在胸胁，与攻胃实不同法。胃实者邪劫津液，责其无水。此则邪搏胸胁，责其多水。若施荡涤肠胃之药，诛伐无过，反滋变逆。故用芫花、甘遂、大戟三味，皆逐水之峻药，别捣为散，而以大枣作汤，取其甘味载药入至高之分，分逐水邪，从上而下。此法，今人多畏而不敢用，岂知不如此，水邪何由攻下耶。

大陷胸汤

大黄六两，去皮　芒硝一升　甘遂一钱七

上三味，以水六升，先煎大黄，取二升，去滓，内芒硝，一两沸，内甘遂末。

温服一升，得快利，止后服。结胸兼涉阳明，仍用本汤。

大陷胸汤，由胸膈直达肠胃，亟从下夺，不用一药监制，此最猛劣之剂，故曰大。经云：太阳病，脉浮而动数，浮则为风，数则为热，动则为痛，数则为虚，头痛发热，微盗汗出而反恶寒者，表未解也。医反下之，动数变迟，膈内拒痛，胃中空虚，客所动膈，短气躁烦，心中懊恼，阳气内陷，心下因硬，则为结胸，大陷胸汤主之。按：动数变迟三十六字，形容结胸之状如绘。盖动数为欲传之脉，迟则不能复传，阳邪因误下而内陷，而里饮复与之相格，心下因硬，膈间拒痛。本方虽用硝黄，而关键全在甘遂末一味，使下陷之阳邪，上格之水邪，俱从膈间分解，而硝黄始得成其下夺之功。若不用甘遂，便属承气法，不成陷胸汤矣。

又经云：伤寒十余日，热结在里，复往来寒热者，与大柴胡汤。若结胸无大热者，此为水结在胸膈也。但头微汗出者，大陷胸汤主之。观此条云：水结胸胁，而仍主此者，则全资甘遂逐水之功也。

大陷胸丸

大黄半斤，去皮　葶苈半斤，熬　芒硝半升　杏仁半斤，去皮尖，熬黑

上四味，捣筛二味，内杏仁芒硝，合研如脂，和散，取如弹丸一枚，别捣甘遂末一钱匕，白蜜二合，水二升，煮取一升，温顿服之。一宿乃下。如不下，更服取下为效。禁如药法。

结胸者项亦强，如柔痉状，下之则和，宜大陷胸丸。按：结胸而至于项强，则胸结十分紧迫，浊邪布满胸中，升而上阻，津液不行，筋脉失养，故如柔痉状。邪踞于上，法当峻下。但汤剂直趋下焦，必变汤为丸，煮而连滓服之，使其逗遛病所，自上而下，方能与邪相当，而

结自解。

喻嘉言曰：方中用大黄、甘遂、芒硝，可谓峻矣。乃更加葶苈、杏仁，以射肺邪而上行其急。煮时又倍加白蜜，令留恋而润导之，而下行其缓。必识此意，方知用法之妙。

小陷胸汤

黄连一两　半夏半升，洗　栝蒌实大者一枚

上三味，以水六升，先煮栝蒌取三升，去滓，内诸药，煮取二升，去滓，分温三服。

小结胸病，正在心下，按之则痛，脉又浮滑，视大结胸证，从心上至少腹痛不可近者有间矣。邪入未深，故本方黄连清热，栝楼实、半夏散结，但开中焦之热结，勿犯下焦，故曰小。

大陷胸证，痛不可近。小陷胸证，按之则痛。大陷胸证，痛连心上。小陷胸证，正在心下。同一陷胸，证隔天渊，不能通用。

白散

桔梗　贝母各三分　巴豆一分，去皮心，熬黑，研如脂

上三味为末，内巴豆，更于臼中杵，以白饮和服。强人服半钱匕，羸者减之。病在膈上必吐，在膈下必利。不利进热粥一杯，利过不止，进冷粥一杯。身热皮粟不解，欲引衣自覆者，若以水噀之洗之，益令热却不得出，当汗而不汗，则烦。假令汗出已，腹中痛，与芍药三两，如上法。

此为寒实结胸立法。以其胸之结也，用桔梗、贝母以开结。以其寒之实也，用巴豆以攻寒。与大小结胸不同法，必审无大热者方可用。

寒实结胸，恰从何辨其为寒实，而可任此方之猛峻耶。盖本文明言病发于阳，以冷水灌之噀之，其热被却不得去，太阳寒水之气，复与外寒相格，因成寒实之证，故可主以此汤无疑也。

经言寒实结胸无大热者，与三物小陷胸汤，白散亦可服。夫小陷胸之黄连，与此方之巴豆，寒热天渊，何堪通用。想三物小陷胸汤，即属白散之药味，但有为汤为散之不同，此说亦是。

麻仁丸

麻子仁二升　芍药　枳实各半斤，擘　大黄去皮　厚朴去皮　杏仁各一斤，去皮尖，熬，别研作脂

上六味为末，炼蜜为丸，如桐子大。饮服十丸，日三服，渐加，以利为度。

趺阳脉浮而涩，浮则胃气强，涩则小便数，浮涩相搏，大便则难，其脾为约，麻仁丸主之。按：经言太阳阳明者，脾约是也。此与攻胃实不同，故用芍药以益阴，麻杏以润燥，而大黄厚朴分两皆从轻减，服止十丸，以次渐加，皆示不欲遽下之意。

蜜煎导法方

蜜七合，一味内铜器中，微火煎之。稍凝饴状，搅之勿令焦著，欲可丸，并手捻作挺，令头锐，大如指，长二寸许，当热时急作，冷则硬，以内谷道中，以手急抱，欲大便时，乃去之。

按：汗出矢硬，何殊阳明内实之证，但小便自利，则津液内竭，慎不可攻矣。一切下剂，皆在禁例。误投之则重虚其津液，故宜蜜煎导而通之。不从内治而从外治，但使硬矢得下，仍无伤于胃气也。

猪胆导法

大猪胆一枚，泻汁，和醋少许，以灌谷道中，如一食顷，当大便出。

此与蜜煎导方同义。但蜜煎导借其热势以行津液，此则于导滞之中，兼寓涤热之意，微细有别。土瓜导亦同此法。

生姜泻心汤

生姜四两，切　甘草三两，炙　人参三两
干姜一两　黄芩三两　黄连一两　半夏半升，洗
大枣十二枚，擘

上八味，以水一斗，煮取六升，去滓，再煎取三升，温服一升，日三服。

伤寒汗出解之后，胃中不和，心下痞硬，干噫食臭，胁下有水气，腹中雷鸣下利者，生姜泻心汤主之。按：伤寒成痞，多因误下，此则不因误下而成痞，皆因胃中不和，太阳未尽之余邪，入而与内饮相搏结。阳邪居胃之上口，故心下痞硬，干噫食臭。水邪居胃之下口，故胁下有水气，而腹中雷鸣下利。故君以生姜，两擅散邪逐饮之用。而热之格于上者，用芩连之苦以泻之。寒之格于下者，用干姜半夏之温以泻之。复以人参、甘草、大枣和养胃气，使邪不能犯正而痞自解。以痞在心下，故方以泻心名。此寒热错杂之邪，故以寒热错杂之药治之。而一一对证，制方之义精矣。

甘草泻心汤

甘草四两　黄芩　干姜各三两　黄连一两
半夏半升，洗　大枣十二枚，擘

上六味，以水一斗，煮取六升，去滓，再煎，取三升，温服一升，日三服。

伤寒中风，医反下之，其人下利日数十行，谷不化，腹中雷鸣，心下痞硬而满，干呕心烦不得安。医见心下痞，谓病不尽，复下之，其痞益甚。此非结热，但以胃中虚，客气上逆，故便硬也。甘草泻心汤主之。按：下利完谷，腹中雷鸣，是因胃中空虚。心下痞硬而满，干呕心烦不得安，是因客气上逆。若以心下痞而复下之，是重犯虚虚之戒。本方照生姜泻心，

除去人参、生姜，以胃中虚，不宜生姜之散，以气上逆，无取人参之补。但君甘草，坐镇中州，使胃虚得复而痞自解耳。

半夏泻心汤

半夏半升，洗　黄连一两　干姜　甘草炙　人参　黄芩各三两　大枣十二枚，擘

上七味，以水一斗，煮取六升，去滓，再煎取三升，温服一升，日三服。

伤寒五六日，呕而发热者，柴胡汤证具。而以他药下之，柴胡证仍在者，复与柴胡汤。此虽已下之不为逆，必蒸蒸而振，却发热汗出而解。若心下满而硬痛者，此为结胸也。大陷胸汤主之。但满而不痛者，此为痞，柴胡汤不中与之。宜半夏泻心汤。按此：即生姜泻心汤，去生姜而君半夏，又属小柴胡之变方，以其证起于呕，故推半夏为主药耳。

大黄黄连泻心汤

大黄二两　黄连一两

上二味，以麻沸汤渍之。须臾绞去滓，分温再服。

脉浮而紧而复下之，紧反入里，则作痞。按之自濡，但气痞耳。心下痞，按之濡，其脉关上浮者，大黄黄连泻心汤主之。此条柯韵伯谓按之濡，当作按之硬，必有当急下之证，故制此峻攻之。疑属错简。此说强经就我，转使作圣之灵思巧法，尽行埋没。愚按：经文言紧反入里，里邪不能再使出表，当从里解。但按之不濡，中挟饮邪。按之自濡，中不挟饮。故曰但气痞也。若表邪未罢，脉当尺寸俱浮，今但关上浮，则属中焦痞结，气有上逆之象。既曰气痞，但当顺其气。本方大黄黄连，分两既轻，渍以沸汤，绞去滓而温服，则但取其气，不取其味，使气顺而痞自解。况经文本有表未解，不可攻痞之条。此之表解而邪入里，攻痞

自宜此法。先圣处方，妙在能用药而不为药用。观其服法，本非急下之剂，与大陷胸之用大黄，小陷胸之用黄连，药虽同而制则异矣。

附子泻心汤

大黄二两　黄连一两　黄芩一两　附子一枚，炮去皮，破别煮取汁

上四味，咬咀三味，以麻沸汤二升渍之。绞去滓，内附子汁，分温再服。

心下痞而复恶寒汗出者，附子泻心汤主之。此条柯氏于心下痞之下，自添大便硬，心烦，不得眠八字。谓恶寒者，表未解，不当用大黄。若汗出是胃实，不当用附子。若汗出为亡阳，不当用芩连。当有大便硬，心烦，不得眠句，始与此方相合。愚按：此说尤悖。大凡恶寒汗不出者属表实。恶寒汗自出者属表虚。若但汗出恶寒，仲景自有芍药甘草附子汤之制。今心下痞而复恶寒汗出，则表虚而里实，但固表则里邪愈壅，但清里则表阳将亡，故以三黄附子合而用之。附子自能固表，三黄自能清里。且三黄得附子，其苦寒不致留滞阴邪。附子得三黄，其剽悍不致劫伤津液。此正善用反佐之法，故能以一方而全收复阳驱邪之效。若必加入大便硬，心烦，不得眠八字，以求与本方之三黄相合，则本经之用大黄，岂必尽为胃实而设，亦有本自下利而反用大黄者。至心烦不得眠，安知非由胃虚客气上逆之证，亦不得概从苦寒直折。且附子雄烈之性，又安见与大便硬心烦不得眠者相宜。柯氏胶执己见，擅改经文，无论其所言背谬，即使见果确凿，亦当存阙疑之例。况一偏之见，泥药求方，使先圣极空灵极神变之活法，而转以死法求之。悖甚矣。余历考前贤医案，用附子泻心汤而愈者，不一而足。且余亦尝试验，故敢直辟柯氏之谬。

黄连汤

黄连　甘草炙　干姜　桂枝各三两，去皮

人参二两　半夏半升，洗　大枣十二枚，擘

上七味，以水一斗，煮取六升，去滓，温服一升，日三夜二服。

伤寒胸中有热，胃中有邪气，腹中痛，欲呕吐者，黄连汤主之。按：胸中有热，则阳邪格于上，故欲呕吐。胃中有邪气，则阴邪格于下，故腹中痛。腹中痛，欲下而不得下也。欲呕吐，欲吐而仍不得吐也。上热下寒，法当和解。方用黄连泻胸热，干姜散胃寒，复以半夏宽中而开结，佐以桂枝通阳而化阴。然上征下夺，宜从中治，故用人参、甘草、大枣，建立中气，而上下之邪，各随所主之药而分解。此泻心之变方，而又与泻心之取义不同。

黄芩汤

黄芩三两　甘草炙　芍药各二两　大枣十二枚，擘

上四味，以水一斗，煮取三升，去滓，温服一升，日再夜一服。

太阳与少阳合病，自下利者，与黄芩汤。按：合病而至于下利，则邪气将从少阳，转陷入里，故君黄芩彻少阳之热，而复以芍药约之，甘枣和之。使热清而利自止。虽半表半里之邪，而里多于表，故治法不从表而从里。

太阳阳明合病下利，表证为多，主葛根汤。阳明少阳合病下利，里证为多，主承气汤。太阳少阳合病下利，半里半表之证为多，此方即是和法。同一合病下利，而主治不同，何等深细。

黄芩加半夏生姜汤

于黄芩汤方内，加半夏半升洗，生姜三两，余依黄芩汤服法。

太阳与少阳合病，自下利者，与黄芩汤。若呕者，黄芩加半夏生姜汤。按：呕亦属少阳证，故加半夏、生姜以止呕，即小柴胡加减法也。

干姜黄连黄芩人参汤

干姜　黄连　黄芩　人参各三两

上四味，以水六升，煮取二升，去滓，分温再服。

伤寒本自寒下，医复吐下之，寒格更逆吐下。若食入口即吐，干姜黄连黄芩人参主之。按：此证系阴格于内，拒阳于外，以干姜开通阴寒，芩连泄去阳热，复以人参鼓助胃气，并可助干姜之辛温，冲开阴邪，俾格开而吐自止。

旋覆代赭石汤

旋覆花三两　代赭石一两　人参二两　生姜五两，切　半夏半升，洗　甘草三两，炙　大枣十二枚，擘

上七味，以水一斗，煮取六升，去滓，再煎，取三升，温服一升，日三服。

伤寒发汗若吐若下解后，心下痞硬，噫气不除者，旋覆代赭汤主之。按：心下痞硬，中虚而有留邪也。噫气不除，胃逆而兼蓄饮也。主旋覆导饮下行，代赭镇心降逆，而邪之留滞者，复生姜半夏以开之。气之逆乱者，用人参甘草大枣和之。虚回邪散，则痞可解而噫亦止矣。

厚朴生姜甘草半夏人参汤

厚朴半斤，去皮，炙　生姜半斤，切　半夏半升，洗　人参一两　甘草二两，炙

上五味，以水一斗，煮取三升去滓，温服一升，日三服。

发汗后，腹胀满者，厚朴生姜半夏人参汤主之。按：汗后阳虚不能化气，阴邪内结，壅而为满。本方主厚朴除满，而生姜、半夏、人参、甘草，皆醒胃和脾，使气得化而满自除矣。

理中丸并汤

人参　白术　甘草炙　干姜各三两

上四味，捣筛为末，蜜和为丸，如鸡子黄大，以沸汤数合，和一丸研碎，温服之。日三服，夜二服。腹中未热，益至三四丸，然不及汤方。法以四物依两数，切用，水八升，煮取三升，去滓，温服一升，日三服。若脐上筑者，肾气动也。去术，加桂四两。吐多者，去术，加生姜三两。下多者，还用术。悸者，加茯苓二两。渴欲饮水者，加术足前成四两半。腹中痛者，加人参足前成四两半。寒者，加干姜足前成四两半。腹满者，去术加附子一枚。服汤后，如食顷饮热粥一升许，微自温，勿揭衣被。

经云：大病瘥后，喜唾，久不了了，胃上有寒，当以丸药理之，宜理中丸。霍乱头痛发热，身疼痛，寒多不用水者，宜理中汤。盖理中者，理中焦之寒也。寒在胃上，取丸药之缓，逗遛于上，以温胃而散寒。若寒胜热之霍乱，利在急温，则不宜丸而宜汤。缓宜丸，急宜汤，此先圣之成法，不可紊也。再理中汤加减之法，与小青龙、小柴胡加减法同义，宜当细玩，不得草草读过。

桂枝附子汤

桂枝四两，去皮　附子三枚，炮去皮，破八片
生姜三两，切　甘草三两，炙　大枣十二枚，擘

上五味，以水六升，煮取三升，去滓，分温三服。

伤寒八九日，风湿相搏，身体烦疼，不能自转侧，不呕不渴，脉浮虚而涩者，桂枝附子汤主之。按：身体烦疼，不能自转侧，固属风湿相搏之候。然风湿相搏，有属湿温，有属寒湿，于何辨之。盖以证言，则呕而渴者属温。不呕不渴者属寒。以脉言，则实而数者属温，虚浮而涩者属寒。谛实此证此脉，便可主以桂枝附子汤而无疑也。

徐灵胎曰：此即桂枝去芍药加附子汤。但彼桂枝三两，附子用一枚，以治下后脉促胸满之证。此桂枝加一两，附子加二枚，以治风湿相搏身疼脉浮涩之证。一方而治病迥殊，方名亦异，分两之不可忽如此，义亦精矣。后人何得以古方轻于加减也。

桂附去桂加白术汤

白术四两　甘草二两，炙　附子三枚，炮
生姜三两　大枣十二枚

上五味，以水六升，煮取二升，去滓，分温三服。初服，其人身如痹，半日许，复服之，三服尽，其人如冒状，勿怪。此以附术并走皮内逐水气，未得除，故使之耳。法当加桂四两。此本一方二法，以大便硬，小便自利，去桂枝也。以大便不硬，小便不利，当加桂，附子三枚恐多也。虚弱家及产妇，宜减服之。

按：前证若其人大便硬，小便自利者，去桂加白术汤主之。小便自利，无取桂枝开膀胱而化气，恐渗泄太过，重虚津液也。大便硬反用白术者，以白术能益脾而输精也。当察二便以与前方相出入。

附术并走皮内逐水气，未得除之，先其人身如痹，继复如冒状，亦险绝矣。险而稳，此其立方之所以圣也。藉非胸有把握，安能任用附子至三枚之多，而履险如夷哉。

四逆汤

甘草二两，炙　干姜一两半　附子一枚，生用，去皮，破八片

上三味，以水三升，煮取一升二合，去滓，分温再服。强人可用大附子一枚，干姜三两。

四逆者，手足厥冷也。方以四逆名，用治三阴经吐利厥逆之寒证也。干姜温中散寒，生附驱阴复阳，二味合用，乃能彻上彻下，开辟群阴，而挽垂绝之阳。复以甘草者，正取其甘缓留中，制雄锐之师，迅奏肤功。迎阳复辟，此三阴经中之第一方也。

经云：脉浮而迟，表热里寒，下利清谷者，

四逆汤主之。盖下利清谷，里证已急，急当救里。若复瞻顾表热，恐阳随下利而亡矣。此表里缓急先后之界，失治即驷马难追，急当著眼。

自利不渴者，属太阴，以其脏有寒故也。夫自利不皆属寒。自利不渴，则寒证可知，虽未至手足厥逆，而温中散寒，当防于未然矣。此太阴用四逆之大法。

少阴病，脉沉者，沉为在里，急当救里。若欲吐而膈上有寒饮干呕者，益属阴邪上逆之象，尤当从事于此汤之急温。此少阴用四逆之大法。

诸四逆厥者，不可下之。虚家亦然。凡厥者，阴阳气不相顺接便为厥。厥者，手足逆冷是也。厥有寒有热。凡下利厥逆而恶寒者，大汗若大下利而厥冷者，则属虚寒可知，皆主是汤。此厥阴宜四逆之大法。

又经云：吐利汗出，发热恶寒，四肢拘急，手足厥冷者，四逆汤主之。既吐且利，小便复利，而大汗出，下利清谷，内寒外热，脉微欲绝者，四逆汤主之。按此二条，乃寒邪直中三阴而成霍乱之证。汗出恶寒，手足厥冷，下利清谷，脉微欲绝，若不急温，瞬有转筋入腹之变，此三阴通用四逆之大法。

四逆证具，若无脉沉，微恶寒等阴象，虽下利而并非清谷，反下重者，即属转经之热邪，不可误用，贻祸难挽，当须细辨。

四逆加人参汤

四逆汤原方，加人参一两。

恶寒，脉微而复利，利止亡血也。四逆加人参汤主之。按：亡血即亡津液之谓。故加人参补虚以生津液也。

通脉四逆汤

甘草二两，炙　干姜三两，强人四两　附子大者一枚，生用，去皮，破八片

上三味，以水三升，煮取一升二合，去滓，分温再服，其脉即出者愈。面色赤者，加葱九茎。腹中痛者，去葱加芍药二两。呕者，加生姜二两。咽痛者，去芍药，加桔梗一两。利止脉不出者，去桔梗，加人参二两。

四逆汤为驱阴复阳之主药，此因阴盛格阳，故加葱以通其格。经云：少阴病，下利清谷，里寒外热，手足厥逆，脉微欲绝，身反不恶寒，其人面色赤，面色赤加葱九茎。按：下利清谷，手足厥冷，脉微欲绝而里寒者，阴盛于内也。身反不恶寒，面色赤而外热者，格阳于外也。面色赤者加葱九茎，此通脉四逆之正法也。或腹中痛者，去葱之辛散，加芍药敛脾阴而止痛。或呕者，加生姜以止呕。或咽痛者，去芍药之酸敛，加桔梗以清咽。四逆主治其本，诸加减法兼治其标。若利止脉不出者，去桔梗加人参，即与四逆加人参汤同义。至四逆证具，里寒外热，汗出而厥者，此阳有立亡之象，亦宜此方主治。

通脉四逆加猪胆汁汤

于通脉四逆原方，加猪胆汁半合，余如前法煎成，内猪胆汁，温服，其脉即出。

吐已下断，汗出而厥，四肢拘急不解，脉微欲绝者，通脉四逆加猪胆汁汤主之。按：汗出而厥，四肢拘急，脉微欲绝，皆四逆及通脉四逆固有之证，何取乎胆汁之加。要其著眼全在吐已下断四字。盖吐已下断，津液内竭，投通脉四逆纯阳之剂，正恐格不相入，故藉胆汁导引之力，以和阴而复阳也。

干姜附子汤

干姜一两　附子一枚，生用，去皮，破八片
上二味，以水三升，煮取一升，去滓顿服。

下之后，复发汗，昼日烦躁不得眠，夜而安静，不呕不渴，无表证，脉沉微，身无大热

者，干姜附子汤主之。按：下后则阴气盛而阳已虚，复发汗以散其阳，则虚阳扰乱，故昼日烦躁不得眠也。夜而安静，非吉兆也。止以入夜纯阴用事，而衰阳欲躁扰不能也。此法不用甘草，较四逆汤尤峻，取其直破阴霾，复还阳气。必审无呕渴表证，脉沉微，身无大热者，则烦躁的为虚阳扰乱之烦躁，乃可主以此方而不至误用也。

独阴自治于阴分，孤阳自扰于阳分，故用姜附助阳以配阴。

白通汤

干姜附子汤原方，加葱白四茎，煎服法照前。

少阴病下利，白通汤主之。按：少阴下利，肾中真阳，将随下利而亡，故以姜附温肾，而加葱白以升举下陷之真阳也。

白通加猪胆汁汤

白通汤原方，加人尿五合，猪胆汁一合，以水三升，煮取一升，去滓，内猪胆汁人尿和令相得，分温再服。

少阴病，下利脉微者，与白通汤。利不止，厥逆无脉，干呕烦者，白通加猪胆汁汤主之。按：少阴下利，用白通，药本不误，正以阴气太甚，与辛热之药格不相入，故加人尿猪胆汁以为向导，与通脉四逆加猪胆汁同义。服汤脉暴出者，乃为药力所迫，而阳气将泄露无余，仍主死也。微续乃正气渐复，故可生也。

茯苓四逆汤

茯苓六两　人参一两　甘草二两　干姜一两半　附子一枚，生用，去皮，破八片

上五味，以水五升，煮取三升，去滓，温服七合，日三服。

发汗若下之，病仍不解，烦躁者，茯苓四逆汤主之。按：未经汗下而烦躁属阳盛，既经汗下后而烦躁属阳虚。且汗下之后，津液告竭，故于四逆汤中，加茯苓以安下，人参以补虚也。

四逆散

柴胡　枳实炙　甘草炙　芍药

上四味，各十分，捣筛，白饮和服，方寸匕，日三服。

加减法：咳者，加五味子、干姜各五分。并主下利。悸者，加桂枝五分。小便不利者，加茯苓五分。腹中痛者，加附子一枚，炮令拆。泄利下者，先以水五升，煮薤白，取三升，去滓，以散方寸匕，内汤中，煮取一升半，分温再服。

按：此乃少阴病和解之法，与少阳之用小柴胡汤同义。少阳为阳中之枢，少阴为阴中之枢。盖四逆而无脉微恶寒等证，即下利一端，并非清谷，此非阴盛阳微，乃由阳气不主四布所致，但当旋转其阴阳之枢机。柴胡升阳而以甘草和之，枳实泄阴而以芍药监之。至于加减之法，与小柴胡汤互有同异。咳加五味、干姜，小便不利加茯苓，此同者也。悸加桂枝，腹中痛加附子，此不同者也。至于泄利下重，主薤白温中散结，尤与下利清谷不同法。同一四逆而一汤一散，用药各殊，主治迥别，毫厘千里，是当明辨。

当归四逆汤

当归　桂枝　芍药　细辛各三两　甘草炙　通草各二两　大枣二十五枚

上七味，以水八升，煎取三升，温服一升，日三服。

此又属血虚而致四逆者也。血虚则不宜姜附，重劫津液，故以当归补血为主，佐以芍药、甘草、大枣，和阴而生津，复以桂枝、细辛、

通草，通阳而温表，使阴阳之气顺接，则四末温而厥逆止。

按：此方为亡血家设法。亡血家四逆，有脉细欲绝者，血虚不能荣于外也。有脉浮革者，血虚不能固于中也。同为当归四逆汤主治。

当归四逆加吴茱萸生姜汤

即前方，加吴茱萸二两，生姜半斤，切，以水六升，清酒二升，和煮取五升，去滓，温分五服。

手足厥寒，脉细欲绝者，当归四汤汤主之。若其人内有久寒者，宜当归四逆加吴茱萸生姜汤主之。按：内有久寒，不用干姜、附子者，总因亡血家虑其劫阴召变，但以吴萸、生姜温中散寒，而复以清酒和之，则阴阳和而手足自温。

附子汤

附子二枚，炮　茯苓三两　人参三两　白术四两　芍药三两

上五味，以水八升，煮取三升，去滓，温服一升，日三服。

按：经云：少阴病，身体疼，手足寒，骨节痛，脉沉者，此汤主之。沉为在里，只宜温里，此全以脉沉为辨。又云：少阴病，得之一二日，口中和，其背恶寒者，当灸之。此汤主之。此又以口中和为辨。口中和而背恶寒，则非阳邪怫郁之恶寒，乃可主以此汤而无疑。

此少阴病温经散寒正治之法。主附子之雄烈，下消肾中之水寒，上资君主之热化。人参助阳，芍药和阴，茯苓利窍以逐水，白术燥湿以燠土，并力温托，绝不加入一毫升散之药，但使元阳得振而病自解。

柯韵伯曰：此与真武汤似同而实异。倍术附，去生姜，加人参，是温补以壮元阳。真武汤还是温散而利胃水也。此辨明真武、附子，界限却清。

甘草附子汤

甘草二两，炙　附子二枚，炮去皮，破八片　白术二两　桂枝四两，去皮

上四味，以水六升，煮取三升，去滓，温服一升，日三服。初服得微汗则解。能食汗出复烦者服五合，恐一升多者，宜服六七合为始。

经云：风湿相搏，骨节烦疼，掣痛不得屈伸，近之则痛剧，汗出短气，小便不利，恶风不欲去衣，或身微肿者，甘草附子汤主之。按：此段形容风湿相搏之病状最著，湿壅于经，故身肿痛剧而小便不利。风淫于卫，故汗出短气而恶风不欲去衣。附子、白术，宣太阴以驱湿。甘草、桂枝，通太阳以散风。凡风湿证大发其汗，病必不解，此方亦是不欲发汗之意，当取微汗为佳。

赤石脂禹余粮汤

赤石脂一斤，碎　禹余粮一斤，碎

上二味，以水六升，煮取二升，去滓，分三服。

伤寒服汤药，下利不止，心下痞硬，服泻心汤已，复以他药下之。利不止，医以理中与之，利益甚。理中者，理中焦。此利在下焦，赤石脂禹余粮汤主之。复利不止者，当利其小便。按：此段经文，本已自解明白，利在下焦，关闸尽撤，急当固下焦之脱。石脂、余粮固涩之品，性皆重坠，直走下焦，拦截谷道，修其关闸，此以土胜水之法。若复利不止，则又当通支河水道，以杀其下奔之势，而关闸始得完固。

炙甘草汤

甘草四两，炙　生姜二两，切　桂枝三两，去皮　麦冬半斤，去心　麻子仁半斤　人参二两　阿胶二两　大枣十二枚，擘　生地黄一斤

上九味，以清酒七升，水八升，先煎八味，取三升，去滓，内胶烊销尽，温服一升，日三服。一名复脉汤。

伤寒脉结代，心动悸者，炙甘草汤主之。按：脉结代而心动悸，则心悸非水饮搏结之心悸，而为中气虚馁之心悸矣。经文明以结阴代阴，昭揭病因，证津液衰竭，阴气不交于阳，已可概见。君以炙甘草，坐镇中州，而生地、麦冬、麻仁、大枣、人参、阿胶之属，一派甘寒之药，滋阴复液。但阴无阳则不能化气，故复以桂枝、生姜，宣阳化阴，更以清酒通经隧，则脉复而悸自安矣。

甘草干姜汤

甘草四两，炙　干姜二两，炮

上二味，以水三升，煮取一升五合，去滓，分温再服。

按：此方系因误用桂枝，阳越于上，致有厥逆咽中干，烦躁吐逆谵语诸变，特出此复阳救逆之法。观方中甘草倍干姜，专任其甘缓之性，特微加干姜为向导，引阳还返于下，并非资干姜之辛热以复阳也。用者须识此意。

芍药甘草汤

芍药四两　甘草四两，炙

上二味，以水三升，煮取一升五合，去滓，分温再服。

按：阳越于上，既用甘草干姜汤以复其阳，而挛急未解，明是津液不荣经脉，但以芍药甘草和之，而脚即伸。亦正所以救桂枝之逆也。此法试之颇验，不可以其平易而忽之。

麻黄连轺赤小豆汤

麻黄二两，去节　赤小豆一升　连轺二两

杏仁四十枚，去皮尖　生姜二两，切　生梓白皮一升　甘草一两，炙　大枣十二枚

上八味，以潦水一斗，先煮麻黄，再沸，去上沫，内诸药，煮取三升，分温三服，半日服尽。

伤寒瘀热在里，身必发黄，麻黄连轺赤小豆汤主之。按：瘀热在里，则伤寒之表邪，亦瘀而不行，内外合邪，因致发黄，治亦当内外并解。伤寒解外，仍不离麻黄杏仁甘草之成法，热瘀则不宜桂枝而改用连轺，以散在经之热。更用赤小豆、梓白皮以清在里之热，而复以姜枣和之。以其发黄从伤寒而来，犹兼半表，亦麻黄汤之变制也。

茵陈蒿汤

茵陈蒿六两　栀子十四枚，擘　大黄三两

上三味，以水一斗，先煮茵陈，减六升，内二味，煮取三升，去滓，分温三服，小便当利，尿如皂角汁状，色正赤。一宿腹减，黄从小便去也。

伤寒七八日，身黄如橘子色，小便不利，腹微满者，茵陈蒿汤主之。阳明病，发热汗出者，此为热越，不能发黄也。但头汗出，身无汗，剂颈而还，小便不利，渴饮水浆者，此为瘀热在里，身必发黄。茵陈蒿汤主之。按：发黄证，若小便自利而发黄者，属蓄血。小便不利而发黄者，属瘀热。小便不利而至渴欲饮水，湿从火化也。腹微满，热瘀不行也。茵陈利湿，山栀降热，大黄行瘀，导在里之湿热，从小便而解，而身黄自除。

麻黄升麻汤

麻黄二两半，去节　升麻一两一分　当归一两一分　知母　黄芩　葳蕤各十八铢　白术　石膏　干姜　芍药　天冬去心　桂枝　茯苓　甘草各六铢，炙

上十四味，以水一斗，先煮麻黄，一二沸，去上沫，内诸药，煮取三升，去滓，分温三服。相去如炊三斗米顷，令尽，汗出愈。

伤寒六七日，大下后，寸脉沉而迟，手足厥逆，下部脉不至，咽喉不利，唾脓血，泄利下重者为难治，麻黄升麻汤主之。按：此条伤寒六七日，阴液已伤也。复经大下，阳津重竭也。下后阳气陷入阴中，而阴气亦复衰竭，故寸脉沉而迟。阳气既已下陷，将随下利而亡，故下部脉不至。以致咽喉不利唾脓血，手足厥逆，泄利不止，种种见证，皆因阳去入阴，上征下夺，最为危候，故称难治。本方用一派甘寒清热之药，不嫌重复，独任麻黄、升麻二味，从阴分提出阳气，复以桂枝、干姜，佐诸阴药化气生津。盖热不清则津不复，阳不升则津不固。错杂之邪，以错杂之药解之。先圣立方之精如此。

吴茱萸汤

吴茱萸一升，洗　人参三两　生姜六两　大枣十二枚

上四味，以水七升，煮取二升，去滓，温服七合，日三服。

此本温胃之方，而亦以通治厥少二阴吐利垂绝之证。盖阳明居中土，食谷欲呕，土受木克，胃气垂败。按：吴萸本厥阴药，兹以人参、甘草、大枣，奠安中土，而主吴萸温中散寒，以泄土中之木，则呕吐而谷可纳。至少阴病吐利，手足逆冷，烦躁欲死，此因上下交征，胃气随吐利而将败，而厥阴更得侮其所不胜。病本在肾，病机在肺，而主治则在胃，得此剂补火生土，而浊阴自退矣。

黄连阿胶汤

黄连四两　黄芩一两　芍药二两　阿胶三两　鸡子黄二枚，生用

上四味，以水五升，先煮三物，取二升，去滓，内胶烊尽，小冷，内鸡子黄，搅令相得，温服七合，日三服。

少阴病得之二三日以上，心中烦，不得卧，此真阴为邪热煎熬，故以育阴清阳为治。芩、连，泻热也。胶、黄，养阴也。再佐以芍药敛阴复液，则热清而烦自除。

按：此条之不得卧，乃热伤阴而心肾不交也。鸡子黄入心，阿胶入肾。病本少阴，自宜心肾同治。

桃花汤

赤石脂一升，一半全用，一半筛末　干姜一两　粳米一升

上三味，以水七升，煮米令熟，去滓，内赤石脂末，方寸匕，温服七合，日三服，若一服愈，余勿服。

少阴便脓血，是感君火热化，奔迫太过，闭藏失职，关闸尽撤。不急治则亡阴，故取石脂、干姜之辛涩，以散邪固脱，加粳米以益中虚，先使中气不下坠，而复以一半石脂末调服，俾黏着大肠，拦截谷道。方以桃花名者，非特色相似，亦取阳谷春回之意也。

半夏散并汤

半夏洗　桂枝去皮　甘草炙

上三味等份，各别捣筛已，合治之。白饮和服方寸匕，日三服。若不能散服者，以水一升，煎七沸，内散两方寸匕，更煎三沸，下火，令小冷，少少咽之。

少阴病，咽中痛，半夏散及汤主之。按：少阴咽痛，大都上热下寒，不宜寒凉直折。本方用半夏开痰，桂枝散邪，复甘草以缓其急，使无劫液之虞。能咽者用散，不能咽者用汤，须令小冷，少少咽之。此病在上者，但治其上，不欲其犯及中下也。

猪肤汤

猪肤一斤

上一味，以水一斗，煮取五升，去滓，加白蜜一升，白粉五合，熬香和令相得，温分六服。

少阴病，下利咽痛，胸满心烦者，猪肤汤主之。按：下利咽痛，有阴盛而阳格于上者，治以驱阴复阳，若通脉四逆加桔梗是也。有阴虚而液不上蒸者，治宜育阴复液，若本方猪肤汤是也。肾液既从下溜而不上蒸，则阴火充斥，因致烦满，故以猪肤滋肾脏之液，而缓以白蜜、白粉，留恋中焦，输精布液，以解其上征下夺之危。

喻嘉言曰：猪肤与用黑驴皮之意颇同。若以焊猪皮外毛根薄肤，则荃劣无力，且与熬香之说不符。但用外皮，去其内层之肥白为是。

甘草汤

甘草二两

上一味，以水三升，煮取一升五合，去滓，温服七合，日二服。

少阴病二三日，咽痛者，可与甘草汤。按：咽痛而不下利，得病只二三日，是邪热客于少阴之标也。少阴咽痛，总不宜苦寒直折，故但取甘草之甘，以缓肾急而制火邪也。

桔梗汤

桔梗一两　甘草二两

上二味，以水三升，煮取一升，去滓，分温再服。

少阴病，二三日，咽痛者，与甘草汤，不差。既得甘缓之力，而经气尚阻而不通，仍用本方加桔梗一两，载药上浮，成开邪利咽之功。

苦酒汤

半夏十四枚　鸡子一枚，去黄

上二味，内半夏着苦酒中，以鸡子壳置刀环中，安火上，令三沸，去滓。少少含咽之。不差更作三剂。

少阴病，咽中伤，生疮，不能语言，声不出者，苦酒汤主之。谛实咽痛之属少阴病，始而痛者，继且咽中伤生疮矣。不能语言，声不出，则阴火沸腾，并舌本亦强矣。半夏、鸡子，消痰利咽，二味并用，俾半夏无燥液劫津之虑，鸡子得通声利窍之功，而消肿敛疮，更有藉于苦酒之敛降。其煎法服法，总使其逗遛病所。妙义天开，真令人不可思议。

乌梅丸

乌梅三百个　人参六两　当归四两　黄连一斤　黄柏六两　蜀椒四两，炒去汗　桂枝六两　干姜十两　附子八两，炮　细辛六两

右十味，各捣筛，合治之。以苦酒浸乌梅一宿，去核，蒸之五升米下，饭熟，捣成泥，和药令相得，内臼中，与蜜杵二千下，圆如梧桐子大。先食饮服十丸，日三服，稍加至二十丸，禁生冷滑物臭食等。

经云：伤寒脉微而厥，至七八日肤冷，其人躁无暂安时者，此为脏厥。非蛔厥也。蛔厥者，其人当吐蛔。今病者静而复时烦者，此为脏寒。蛔上入其膈，故烦。须臾复止，得食而呕又烦者，蛔闻食臭出，其人当自吐蛔。蛔厥者，乌梅圆主之。又主久利。按：此方主治蛔厥，其妙处全在米饭和蜜，先诱蛔喜，及蛔得之，而乌梅及醋之酸，椒姜桂附及细辛之辛，黄柏黄连之苦，则蛔不堪而伏矣。但厥后气血不免扰乱，故加人参、当归奠安气血。此方虽寒热错杂，但温脏之力居多，又得乌梅之酸涩以固脱，故又主久利。

白头翁汤

白头翁二两　黄连　黄柏　秦皮各三两

上四味，以水七升，煮取二升，去滓，温服一升，不愈，更服一升。

按：此方寒以胜热，苦以坚阴，用治热利下重欲饮水者。盖下重则热邪奔迫，欲饮水则津液为热所伤矣。或通或涩，皆所不宜，但清其热而利自止。

竹叶石膏汤

竹叶二把　石膏一斤　半夏半升，洗　人参三两　麦冬一升，去心　甘草二两，炙　粳米半升

上七味，以水一斗，煮取六升，去滓，内粳米，煮米熟汤成，去米，温服一升，日三服。

伤寒解后，虚羸，少气，气逆欲吐者，竹叶石膏汤主之。按：此系肺胃之津液，因病热而受伤，故主此方，滋养肺胃，以复阴气而清余热。石膏竹叶之辛凉，得人参麦冬甘草粳米以相辅，便为益胃生津之品。因气逆欲吐，微加半夏，以平逆气。此愈得调理之法，其灵警有如此者。

牡蛎泽泻汤

牡蛎熬　泽泻　蜀漆先尽腥　栝楼根　葶苈子熬　海藻洗去盐　商陆根熬　以上各等份

上七味，异捣下筛为散，更入白中杵之。白饮和方寸匕，小便利，止后服。

大病瘥后，从腰已下有水气者，牡蛎泽泻散主之。按：大病瘥后，津液已伤，而从腰已下有水气，是水蓄于阴分也。水蓄阴分，非咸不降，故以牡蛎泽泻海藻咸寒之性，入阴软坚，而加蜀漆以通经隧，葶苈商陆以逐水邪，复以栝楼根，于润下导滞之中，回护津液。为散服者，亦以病后当从缓治也。

烧裈散

上取妇人中裈近隐处，剪烧灰，以水和服方寸匕，日三服，小便即利。阴头微肿即愈。妇人病，取男子裈当烧灰。

经云：伤寒阴阳易之为病，其人身体重，少气，少腹里急，或引阴中拘挛，热上冲胸，头重不欲举，眼中生花，膝胫拘急者，此方主之。按：大病新瘥。余邪未尽，强合阴阳，二气交感，互易为病。推其病本，感从前阴而入，仍当导其邪，使驱从前阴而出，故必小便利而始愈。方中单用烧裈一味，取其气之所感，以类相从。古所传禁方，有令人不可思议者，大率类是。

伤 寒 捷 诀

（清）严则庵 辑

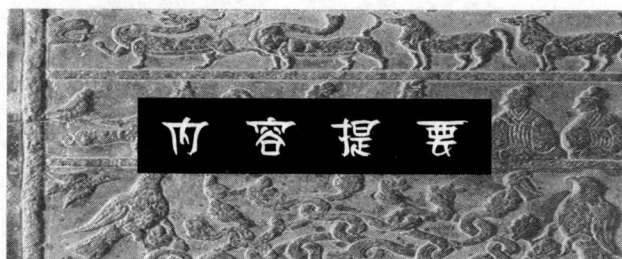

内容提要

　　《伤寒捷诀》一卷，桐城严则庵撰。读书难，读医书尤难。读医书中之《伤寒论》，尤为难上之难。此宋·许叔微所以撰《伤寒百证歌》也。本书将《伤寒论》分条成歌诀，俾学者易读而捷成，故名。且亦许氏之心为心，诱掖后进之苦心也。

序

　　《伤寒捷诀》者，予祖宫方则庵公之所著也。自古以来，伤寒之书，何啻充栋，而或失则泛，或失则杂矣。且其间各执所见，建词立论，往往不同。问津者恒苦之。予祖上自黄帝《素问》，下及仲景、河间、东垣、丹溪诸书，无不研究，沉潜之久，恍然自得。盖《素问》以足六经分经论治，然未尝不通乎义也。仲景立三百九十六法，垂一百一十三方，可询而诀也。河间以伤寒为热病，经曰：热病者，皆伤寒之类是也。东垣以内伤寒悉类伤寒，而丹溪之书，则云伤寒属内伤寒者，十居八九。是皆殊途而同归，百虑而一致者也。于是酿花为蜜，集腋成裘，不漏不支，作歌成诀，斯诚后学之津梁矣。独惜注释未详，而粗浅者流，或第奉行故事，未审证之源委，立方之分寸，是犹吾祖之深忧也。予不自揣，因其耳熟，更参前贤章疏节解，务使分证立方之妙，了如指掌。非敢祖作而孙述，亦冀不负吾祖之苦心焉尔。

　　按：仲景诀，未免汗漫。初学读之，如涉海问津，以三阳三阴编诀捷简，一诵了解矣。且各加注释，庶各经不混，脉络分明，不毋小补于万一去尔。读注全集，更有深心，知者鉴之。

935

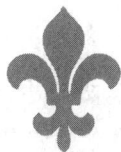

目 录

伤 寒 捷 诀

桐城　严宫方则庵氏纂辑　绍兴　裘吉生校

欲治伤寒，先须识证，诊脉定名，处方必应。且如太阳有伤荣卫之分，阳明有在经在腑之病，少阳但主乎中，故曰胆为清净。至三阴有传经直中之不常，须究脉理而推详。传经者，脉沉数而烦热。直中者，脉沉细而清凉。当汗而下，为结胸痞气。当下而汗，为厥竭亡阳。肠垢惊溏，须辨协寒协热。瘀热蓄血，可知发黄发狂。瘾疹斑烂，起于湿热二毒。筋惕肉瞤，由于汗下两伤。若夫风温湿温，风湿中湿。风温则喘息多眠，湿温则妄言不食。风湿，肢体重而额汗流。中湿，肌肤黄而小便赤。温病发于春时，热病生于夏月。阳毒则面赤而狂斑，阴毒则唇青而冷厥。发汗战汗，身凉者喜水火既济之功。合病并病，下利者俱土木互相为克。又闻实为谵语，虚作郑声。水气停蓄者，或呕或哕。火邪劫夺者，或狂或惊。蛔厥狐惑，总是虫症之号。刚痉柔痉，并为风病之名。霍乱乃暑湿相搏，寒热是邪正交争。喘咳者，水搏寒而所致。吐衄者，热迫血而妄行。单伏双伏，此非怪脉，乃否极泰来之兆。阳易阴易，皆为危症，犯男交女接之情。恶寒喘嗽者，发表自愈。恶热喘满者，攻里必宁。咳逆又名呃忒，动悸更曰怔忡。双传者，双经同病。百合者，百脉一宗。懊憹因心中之郁闷，烦躁是内热之熏蒸。脐痛引阴，名为脏结。厥利能食，号曰除中。瘛疭者，手足抽搐。怫郁者，头面蒸红。劳食再复，缘新瘥之狂禁，过经不解，与温疟之相同。盖伤寒传变之不一，非杂病径直而可攻。予兹略陈其要，学者自宜变通。

伤寒总诀治法

一二日可发表而散，三四日宜和解而痊。五六日便实，方可议下。七八日不愈，又复再传。日传二经，病名两感。经传六日，应无不痊。太阳无汗，麻黄为最。太阳有汗，桂枝为先。小柴胡为少阳之要领，大柴胡行阳明之秘坚。至三阴则难拘定法，或可温而可下。宜数变以曲全生意，或可方而可圆。

太阳经伤寒

恶寒发热身无汗，头痛腰痛属太阳。此是伤寒邪在表，急宜发散最为良。

按：伤寒初起一二日内，乃足太阳膀胱经受之。其脉起于目内眦睛明穴，上脑下项，循肩，挟脊，抵腰，行身之后，终于足小指至阴穴也。其症则头项痛，腰脊强，以及周身病是也。然太阳为表之表，其脉尺寸俱浮而紧者，寒伤荣，故无汗也。急宜发散，则汗出而诸症愈矣。宜羌活汤及麻黄汤主之。若浮而缓者，风伤卫，故有汗也。宜桂枝汤主之。若伤寒见风，伤风见寒，此为风寒兼受，荣卫两伤也。宜大青龙汤主之。他如发热烦渴，小便不利，此为热入膀胱之本，宜五苓散主之。

麻黄汤中用桂枝，杏仁甘草四般儿。发热畏寒身体痛，须知一服汗淋漓。伤寒发表用羌防，苏叶川芎白芷苍。甘草生姜葱共引，冬时无汗用麻黄。

按：羌活、防风，为足太阳发表药也。佐

以苏叶、川芎、白芷、苍术诸味之辛温，则能助阳气而发表矣。和以甘草，使以姜葱，俾腠理通而寒邪散。至冬月伤寒，必须麻黄之辛热以汗之，断不可少也。他如春夏秋，谓非时感冒，未可轻用。

太阳经伤风

伤风约略似伤寒，有汗须知救表先。此是风邪伤在卫，桂枝斟酌自安全。桂枝汤内药三般，芍药甘草一处攒。若是麻黄相合用，方名各半治伤寒。大青龙汤桂麻黄，杏仁石膏甘草藏。枣子生姜乘热服，风寒两解此为良。五苓散内用猪苓，白术云苓泽泻群，肉桂少加为引导，功能利水更生津。

阳明经分在经在腑

太阳不解入阳明，邪入阳明势渐深。目痛鼻干人少睡，在经在腑却宜分。

阳明者，阳气正盛，故曰阳明。其脉尺寸俱长。长而微洪，经病也。长而沉数，腑病也。脉有寸关尺三部，此止言尺寸者，关在其中矣。

阳明经经病

在经发热尚憎寒，目痛难眠鼻孔干。症属太阳犹未罢，葛根白虎应居先。

按：伤寒二三日内，乃足阳明胃经受之。其脉起于鼻承泣穴，络于目，循于面，行身之前，终于足次指属兑穴也。其症则身热目痛鼻干不得眠。然阳明为表之里，其脉尺寸俱长，长而微洪，经病也。乃太阳证未罢，犹有恶寒在也。宜解肌汤、葛根汤及白虎汤主之。长而沉数，腑病也。乃太阳经证已罢，不恶寒，专发热也。宜大承气汤及调胃承气汤主之。若表证未除，里证又急者，宜大柴胡汤合表里而兼治之。他如病在膈上者可吐，宜瓜蒂散主之。

此重剂也。汗下后虚烦懊憹者可吐，宜栀子豉汤主之。此轻剂也。

解肌汤内芍甘羌，干葛陈皮枯梗良。白芷黄芩姜共枣，阳明经病可煎尝。葛根汤内用麻黄，二味加入桂枝汤，轻可去实因无汗，有汗加葛去麻黄。白虎汤中用石膏，甘草知母本乃抄。人参加上生津液，热渴虚烦入米熬。

阳明经腑病

在腑不寒专发热，咽干作呕心烦渴。发狂谵语大肠坚，大小三承汤可啜。

按：不恶寒者，邪不在表也。咽干烦渴，并作呕者，皆胃热甚也。胃火上冲，故心神失守，谵语狂言，大便坚燥，皆里证也。急宜下之。陶节庵曰：伤寒邪热传里，须看气势浅深用药。若三焦俱伤，则痞满燥实坚全见，宜大承气汤。邪在中焦，只有燥实坚三症，宜调胃承气汤加甘草和中。去枳实者，恐伤上焦氤氲之气也。邪在上焦，则痞而满，宜小承气汤。去芒硝者，恐伤下焦真阴也。若表证未除，里证又急，不得不下者，则用大柴胡汤通表里而缓治之。大承气最紧，小承气次之，调胃又次之，大柴胡又次之。盖恐硝性急燥，不可轻用也。

大承气汤用朴硝，大黄等份不须饶。厚朴倍加并枳实，通肠利便有功劳。小承气汤三件药，枳实大黄并厚朴。结胸谵语大肠坚，每服五钱功易觉。大黄、厚朴、枳实，名厚朴三物汤。又厚朴、大黄两味、治太阳病腹痛而闭。

调胃承气有硝黄，甘草同加用最良。腹满便坚兼口渴，心烦谵语总相当。大柴胡汤用大黄，半夏枳实共为良。更有黄芩与芍药，姜枣同煎利大肠。瓜蒂散中赤小豆，二味匀平有传授。豆豉一合水同煎，膈上停痰须此吐。栀子豉汤栀子先，更加豆豉水同煎。病后虚烦眠不得，心中懊憹吐之痊。

少阳经主中宜和解

少阳寒热往来频，口苦咽干胁下疼。目眩耳聋头角痛，小柴汤是顶门针。

按：伤寒三四日内，乃足少阳胆经受之。其脉起于目锐眦瞳子髎骨上头角，络耳，循胸胁，行身之侧，终于足四指之窍阴穴也。其症则胸胁满而耳聋，往来寒热。然少阳为半表半里，其脉尺寸俱弦。弦而数者，病在中也。宜小柴胡汤和之。凡治有三禁，不可发汗，发汗则谵语。不可吐下，吐下则悸而惊。只宜和之以柴胡汤。至病人呕而不渴，加半夏。渴而作呕，加姜汁、竹茹。或渴或不渴，或呕或不呕，在随症而加减之。

小柴胡汤只五般，半夏人参共交攒。更有黄芩与甘草，生姜枣子水同煎。

三阴经分传经直中

三阳传罢入三阴，转入阴经势转深。若是阴经名直中，沉寒锢冷却宜温。

所以三阴有传经直中之不常，须究脉理而推详。传经者，脉沉数而烦热。直中者，脉沉细而清凉。

太阴经传经热证

阳邪传入太阴经，腹满咽干手足温。尺寸俱沉时常数，桂枝加入大黄平。

按：伤寒四五日内，乃足太阴脾经受之。其脉起于足大指之隐白穴，上行至腹，络于嗌，连舌本，行身之前，终于大包穴也。其症则腹满或痛，咽干自利。然三阳为表，三阴为里，其脉尺寸俱沉，沉而有力，传经热证也。宜桂枝加大黄汤下之。沉而无力，直中寒证也。宜理中，四逆汤温之。若本是阳证，或重受风寒，或过餐生冷，或误服凉药，遂变成阴证。此为害热未已，寒病复起，始病热证，未传寒中也。

亦宜理中四逆汤温之。他如伤寒入三阴，尚有在经表邪。如太阴有桂枝加芍药汤，少阴有麻黄附子细辛汤，厥阴有当归四逆汤之类，皆阴经表药也。

当归四逆汤　当归　白芍　桂枝　细辛通草　甘草　大枣

桂枝大黄甘草芍，枳实柴胡姜枣着。槟榔大腹用水煎，太阴实热须臾却。桂枝加芍减甘草，更用生姜及大枣。表证未除因误下，太阴腹痛斯安好。

太阴经直中寒证

直中阴经不发热，腹痛恶寒四肢厥。唇青面黑是真阴，四逆理中真妙诀。此太阴直中寒证其脉沉细无力，宜温之。

四逆汤中姜一两，生附减半去皮尖。一两甘草水煎服，厥而下利用之痊。

理中甘草用干姜，白术人参是的当。若是内中加附子，更名附子理中汤。

少阴经传热证

阳邪传入少阴中，口燥咽干谵语同。便实绕脐时硬痛，腑中燥屎却宜攻。

按：伤寒五六日内，乃足少阴肾经受之。其脉起于足之涌泉穴，上行贯脊，循喉咙，络舌下，注心中，行身之前，终于俞府穴也。其症则口燥咽干，便实谵语，或绕脐腹痛，是腑中燥屎使然，与直中全无干涉，宜下之。如大承气及调胃承气汤是也。

麻黄附子细辛汤，发表温经两法彰。若非表里相兼治，少阴反热曷能康。

少阴经直中寒证

恶寒无热厥如冰，吐泻交加腹内疼。六脉沉迟阴毒盛，身如被杖爪唇青。

此少阴直中寒证也。其脉沉细无力，宜温之。如四逆汤理中汤之类是也。

厥阴经传经热证

舌卷囊拳消渴甚，四肢厥冷乍还温。烦满便坚多属热，六一顺气可旋吞。

按：伤寒六七日内，乃足厥阴肝经受之。其脉起于足大指之大敦穴，循阴器，抵小腹，络于肝，行身前之侧，终于期门穴也。其症则烦满而囊缩，筋急而唇青，在男子则囊拳，在女子廷孔急痛，痛引小腹。廷孔者，阴之深处也。亦宜分传经直中治之。其脉沉实有力当下，如六一顺气汤之类是也。沉迟无力当温，如回阳救急汤之类是也。

六一顺气芍药标，柴胡枳实大黄硝。黄芩厚朴同甘草，可代三黄功更高。

厥阴经直中寒证

口吐涎沫不作渴，呕逆腹疼四肢厥。爪唇青黑是真寒，回阳救急功尤捷。此足厥阴直中寒证也。其脉沉迟无力，宜温之。

回阳救急半甘苓，熟附干姜肉桂参。白术陈皮五味子，治寒直中厥阴经。

夫伤寒三阴有传经之热证，有直中之寒邪。自是两途，岂容混治。其可用不可用之理，果何哉？若能辨其因，正其名，察其形，治法焉有不当者乎。

结胸

结胸五种须分别，大小结胸并水结。热实结胸烦躁多，寒实结胸浑不热。

按：伤寒太阳经证，表未解而医遽下之。表邪乘虚入里，在五六日便坚口渴，日晡潮热，上至心下，下至小腹硬满而痛不可按者。乃大结胸也。宜大陷胸汤主之。或心下硬满，按之

则痛，是必待按，然后作痛。况止在心下，则小腹之不硬痛可知矣。热征于前，故曰小结胸也。宜小陷胸汤主之。若水饮停胸，水结胸也。小半夏加茯苓汤主之。或热多烦躁，热实结胸也。如大柴胡六一顺气汤，皆可选用也。或寒多无热，寒实结胸也。枳实理中汤主之。

大陷胸汤大黄硝，甘遂同煎力更饶。邪在胸中宜陷下，体虚胃弱漫轻调。

小陷胸汤半夏连，瓜蒌实共水同煎。苦能泄热辛能散，利下黄涎即便安。

小半夏加茯苓汤，行水散痞有生姜。加桂去夏治悸厥，茯苓甘草汤名彰。

血结胸

血结胸中不可按，如狂嗽水不欲咽。大便黑色小便通，犀角地黄汤最善。

按：伤寒经病，热极而蓄血积于胸中，硬痛而不可按者，为血结胸也。宜犀角地黄汤、及桃仁承气汤主之。《活人》云：大抵结胸证固当下，须看气之虚实，脉之盛衰。若脉来浮大者，犹带表邪不可下，下之则死。下后而复反结者，亦死。结胸证悉具，而烦躁者亦死。下后而舌反黑裂者亦死。下后而谵言谵语者亦死也。

痞气

满而不痛名为痞，枳桔频投是妙方。更有泻心汤可服，大黄附子半甘姜。

按：伤寒心下痞硬而痛者，为结胸。为实。硬满而不痛者，为痞气。为虚。凡伤寒痞气，轻者通用枳桔汤，其行气下膈也。若心下痞，按之濡，关上浮者，大黄黄连泻心汤主之。若心下痞，而复恶寒汗出者，附子泻心汤主之。若寒多热少，胸满而不痛，脉濡者，半夏泻心汤主之。若干呕有水气者，生姜泻心汤主之。若干呕下利腹鸣者，此非结热，但以胃虚客气

上逆，故使硬也。甘草泻心汤主之。大抵伤寒之痞，与杂症不同，伤寒之痞，从外之内，故宜苦泻。杂症之痞，从内之外，故宜辛散。

附子泻心用三黄，寒加热药以维扬。痞乃热邪寒药治，恶寒加附始相当。

半夏泻心黄连芩，干姜甘草与人参，大枣和之治虚痞，法在降阳并和阴。去人参，即甘草泻心汤。加姜即生姜泻心汤。

下厥上竭

少阴但厥身无汗，强发之时血不安。或从口鼻或目出，下厥上竭实难全。

按：伤寒传入少阴而身厥者，乃荣卫俱虚，不当发汗也。若强发其汗，致血妄行，或从口鼻，或从目出，此名为下厥上竭。主不治也。

亡阳

过汗亡阳证不轻，三焦上下及周身。桂枝加减苓甘附，真武汤兼附泻心。

亡阳者，谓发汗过多而汗不止也。然有卫外之阳，为周身荣卫之主。此阳虚遂有汗漏不止，恶寒身痛之症。宜桂枝加附子汤主之。有膻中之阳，为上焦心肺之主。此阳虚遂有叉手冒心，及奔豚之症。宜桂枝甘草汤及茯苓桂枝甘草汤主之。有肾中之阳，为下焦真元之主。此阳虚遂有发热眩悸，瞤振擗地之症。宜真武汤主之。有胃中之阳，为中焦水谷生化之主。此阳虚遂有腹胀满，胃不和，而成心下痞之症。宜生姜泻心汤主之。大抵伤寒亡阳，病本不轻。救误者须观脉症，知犯何逆，以法治之。

真武汤中芍药煨，云苓浙术炙甘随。附子炮来加减用，生姜五片总相宜。

肠垢惊溏

伤寒下利多般数，要识阴阳勿差误。三阳利时身必热，三阴但温无热俱。合病自利葛根汤，或用黄芩汤可愈。自利不渴属太阴，少阴必渴身虚故。外审证兮内凭脉，内外并观斯两得。脉大由来却是虚，脉滑而数有宿食。协热而利脐下热，谵语而利燥屎结。少阴心痛口燥烦，却与利之斯要诀。

按：利与痢不同。利者，泻也。不因攻下而泄泻也。此即伤寒自利之症，俗名漏底伤寒是矣。凡伤寒自利，有因三阳传阴经而下利者，为协热利。协热利者，曰肠垢，脐下必热，宜黄芩汤、葛根汤主之。有因阴寒直中阴经而下利者，必协寒利。协寒利者，曰鹜溏，脐下必寒，宜理中四逆汤主之。《原病式》曰：泻白为寒，青黄红黑皆热也。大抵阳热之利，与阴寒不同，宜细辨而详治之。凡自利不可发汗，以下利为邪气内攻，走津液而胃虚也。

黄芩汤用甘芍并，伤寒自利枣和烹。此方遂为治痢祖，后人加味或更名。

发黄

温热在里不能散，蓄积脾中成此患。头面有汗至颈还，渴饮水浆曾莫间。茵陈五苓汤最奇，渗湿除黄功有赞。瘀血之症亦相类，大便必黑此其异。下焦有热或加狂，桃仁须加入承气。

脾胃有湿热，则发黄。黄者，脾胃之色也。此即伤寒瘀热，发黄之证，瘀热即阳黄也。经曰：阳明病，发热汗出，此为热。越则不发黄。若但头汗，身无汗，小便不利，渴饮水浆，此为瘀热在里，必发黄，宜以茵陈蒿汤主之。如初起发者，则以茵陈五苓散主之。亦有太阳瘀热在里发黄者，此亦为阳黄，宜以麻黄连翘赤小豆汤主之。若身如橘色，小便不利，腹微满者，亦宜茵陈蒿汤主之。若身黄发热者，则热外出而不内入矣。宜以栀子柏皮汤主之。亦有寒湿发黄者，身熏黄而色暗，此为阴黄，宜茵陈附子汤主之。亦有瘀血发黄者，小便利，大

便黑，此蓄血症也。宜桃仁承气汤及犀角地黄汤主之。大抵伤寒发黄，与杂症不同，宜参症治之。经曰：中湿与发黄，不利小便，非其治也。

茵陈蒿汤用大黄，浓煎去疸善殴黄。栀子柏皮兼可用，五苓加上又为良。

桃仁承气五般奇，甘草硝黄并桂枝。血症发黄瘀内结，狂言妄语总相宜。

渗湿汤中苍白术，陈皮泽泻猪苓茯。厚朴香砂甘草同，灯心姜引水煎服。

犀角地黄芍药汤，血升胃热火邪干。斑黄汤毒皆堪治，或益柴苓总伐肝。

发狂

烦躁狂言仍面赤，热潮咽痛号重阳。便于阳毒经中治，承气黄连白虎详。阴燥发狂宜附子，血瘀承气地黄汤。

发狂者，谓湿毒在胃，并入于心，遂使神志不定而发狂也。狂之发作，少卧不饥，妄语笑，妄起行，登高而歌，弃衣而走，甚则逾垣上屋，此伤寒阳毒发狂之症也。经曰：邪入于阳则狂。又曰：重阳则狂。是也。宜以大承气汤倍加芒硝急下之。有身热烦躁，不得发狂者，表里俱热，宜三黄石膏汤、双解散治之。又有干呕，面赤，发斑，咽痛，下利黄赤、壮热不得汗者，宜葶苈苦酒汤治之。亦有阴燥发狂者，此非狂也。为阴极发燥，周身之火，浮游于外，或欲坐井中，或欲投泥水中卧，或欲向阴凉中坐，烦躁不安，亦如狂也。但手足逆冷，脉息沉微迟细，虽烦躁不能饮水者也，宜附子汤救之。不可一例以阳狂治也。亦有瘀血发狂者，血上逆则喜忘，血下蓄则如狂，宜桃仁承气汤及犀角地黄汤主之。其或重熨迫汗，灼艾烧针，令人烦躁卧起不安，则谓之火邪惊狂。凡是数者，各有条例，或狂言目反直视，为肾绝。汗出辄复狂言，不能食，死证也。非药石所能及矣。

附子汤　附子炮，二枚　茯苓三两　人参　白术　芍药

黄连解毒汤四味，黄柏黄芩栀子是。退黄清热更祛烦，吐血便红皆可治。

发斑

身如涂朱眼如火，发斑狂叫无人我。血热不散出乘虚，三黄青黛汤最妥。

发斑者，谓热伤血，血热不散，里实表虚，发于皮肤而为斑也。或渴症误温，或当汗失汗，当下失下，或汗下未解，或下早热邪入胃，或下迟热留胃中，皆致发斑。轻如疹子，重如锦纹，若色紫黑，热极而胃烂者必死，此即伤寒阳毒发斑之证也。凡斑疹将发未发之时，宜以升麻葛根汤先透其毒，如热甚者，再以犀角地黄汤主之。如青黛、大青、知母、石膏、黄连、黄柏、黄芩之类，以斑尽为度。如汗吐下后，虚极发斑者，宜以人参白虎汤主之。亦有温毒发斑者，冬时感寒，至春始发也。宜以元参升麻汤解之。凡斑疹不可发汗。发汗则重令开泄，更增斑烂。亦不可遽下。遽下则重损其阴，恐斑毒内陷，多致不救。不可不慎也。

升麻葛根汤四味，攒上芍药甘草是。伤寒发热与头痛，痘疹初热为要剂。

筋惕肉瞤

病人肉瞤并筋惕，汗出过经真无敌。不然邪入大经中，状如瘛疭癫痫疾。发汗动经身振摇，宜用茯苓桂枝术。动气在左误下之，忽尔肉瞤最为逆。

筋惕肉瞤者，皆由汗下太过，表邪未解，血气虚夺，筋肉失养所致。不然邪入大经者，谓不因发汗，而邪热搏于血脉之中，故惕惕而跳动也。张仲景特立真武汤以救其误。又腹中上下左右有动气，俱不可汗下，否则必筋惕肉瞤。

其在左边动气者，俱不可汗下，若汗下则筋惕肉瞤。其在右边动气者，尤当以汗下为戒也。

风温

风温热汗脉多浮，喘渴痴眠体不收。病在二阴无发汗，人参败毒散宜投。

风温者，谓先伤于风，因而伤热，风与热搏，即发风温也。其脉尺寸俱浮，其症则身热自汗，头痛，喘息，发渴，昏睡，或体重不仁。其病则在少阴厥阴二经，宜以人参败毒散治之。凡风温不可发汗，发汗则谵语烦躁，目乱无精。如此死者，医杀之耳。

人参败毒散桔梗，甘草川芎茯苓等。枳壳前胡独活羌，柴胡十味性凉冷。

湿温

湿温谵热汗流频，腹满胫寒头目疼。病在太阴无发汗，加苍白术效如神。

湿温者，谓伤于湿，因而中暑，湿与热搏，即发湿温也。其脉寸濡而弱，尺小而急。其状胸满，头目痛，发壮热，若妄言，身上汗多，而胫逆冷。其病则在太阴经，宜以白虎加苍术汤治之。凡湿温不可发汗，发汗则使人不能言，耳聋不知痛处，其身青面色变，是名重暍。如此死者，医杀之耳。

风湿

风湿浮兮额汗微，肿疼发热毒重衣。桂枝附子专能治，甘附汤中悉可医。

风湿者，先伤湿而后伤风也。其脉浮虚而涩。其症肢体重痛，不能转侧，额上微汗，怯寒而不欲去衣，大便难，小便利，宜以桂枝附子汤及甘草附子汤治之。凡风湿不可发汗。若发汗，则风去湿在，非徒无益，而反害之。

中湿

中湿身黄热痛频，肠稀便涩缓而沉，五苓除湿专能治，甘附汤中悉可宁。

中湿者，风雨袭虚，润泽蒸气，人多为湿所伤也。其脉沉而缓。其症一身尽痛，重着发黄，关节烦痛，发热鼻塞，时或胀满，大便利，小便难，宜以五苓散、除湿汤及甘草附子汤治之。凡中湿不可发汗，发汗则病热而痉者死。亦不可下，下之则额汗胸满微喘而哕，小便不利。经曰：治湿之道，不利小便，非其治也。

温病热病

伤寒温病发于春，夏月伤寒热病临。羌活冲和汤可治，防风通圣散能平。

伤寒即病者，谓之伤寒。不即病者，谓之温暑。及冬时伤寒，至春变为温病，至夏变为热病也。其原不殊，故一称为伤寒。其类则殊，施治不得相混。今人或疑麻黄、桂枝汤不可用，不知伤寒冬寒之时，寒邪在表，开其腠理，非辛温不能散之。此麻黄、桂枝等剂，所以必用也。温病热病，发于暄热之时，郁热自内达外，无寒在表，故非辛凉寒苦酸之剂，不能解。此麻黄桂枝所以不可用，而后人所处九味羌活汤、防风通圣散之类，兼治内外者之所以可用也。

九味羌活汤防风，黄芩白芷与川芎，苍术生地细辛甘，煎法还用姜枣葱。

防风通圣将军芍，薄荷归芎草朴硝，栀翘芩桔并白术，麻黄荆芥滑石膏。

阳毒

阳毒狂言面赤红，身斑烦躁数弦洪。黄连承气专能治，犀角升麻汤可攻。

阳毒者，谓邪气深重，或失汗，或失下，或误服热药，遂变成阳毒。其脉弦洪促数。其症面目俱赤，发斑如锦纹，心下结冈，烦躁

咽痛，甚则狂言奔走，逾垣上屋，宜以升麻葛根汤、犀角地黄汤、大承气汤、黄连解毒汤，详症治之。五日者可治，过六七日不可治矣。

阴毒

阴毒唇青厥冷频，腹痛阴躁疾而沉。回阳四逆专能治，真武和阴悉可平。

阴毒者，谓肾本虚寒，或伤冷物，或感寒邪，或汗下失宜，遂变成毒。其脉沉细而疾。其症爪唇青黑，四肢厥冷，身如被杖，腹中纹痛，甚则阴极发躁，精神恍惚，宜以四逆、真武汤，详症治之。五日可治，过六七日不可治矣。

发汗

太阳发汗用青龙，误服之时肾气空，厥逆身瞤何药救，方名真武可收功。

发汗者，谓发汗过多，乃误服大青龙汤所致。仲景曰：若脉微弱，汗出恶风，不可服此。服之则厥逆，筋惕肉瞤，此为逆也。此亦少阴过汗亡阳之症，故俱用真武汤以救其误，盖取固肾为义也。

战振栗

战动于身栗动心，二邪胜负两般寻。振振汗出将痊愈，鼓颔虚寒四逆平。

战者，身为之摇也。栗者，心战而惕也。此伤寒欲解，将汗之时，邪正相争，故战振而股栗也。然战栗有属阳者，真气来复，正气鼓动，外争而胜，故身为振摇，遂大汗而解也。有属阴者，阳微阴胜，邪气内争，而正不胜，故心寒足踡，鼓颔厥冷，而一身战摇也。宜四逆汤温之。

合病

太阳合胃脉浮长，若是浮弦合少阳。胆合胃时弦不短，黄芩承气葛根详。

合病者，谓二阳经，或三阳经同病，病之不传者也。凡三阳合病，必互相下利。如太阳阳明合病下利，脉浮长者，葛根汤主之。如太阳少阳合病下利，脉浮弦者，黄芩汤主之。如少阳阳明合病下利，脉弦长者，小承气汤主之。若脉长大而弦，利不止，不食，病名曰负。负者，失也。土败木贼则死也。

并病

太阳原与阳明并，复病归来作一家。尚有太阳宜各半，太阳证罢大承瘥。

并病者，谓一经先受病，又过一经，病之传者也。如太阳阳明若并而未尽，是谓未过。仲景所谓太阳病不罢，面赤，阳气怫郁在表，不得越，烦躁短气是也。犹当汗之以各半汤。若并之已尽，是谓传过。仲景所谓太阳病罢，潮热，手足汗出，大便硬而谵语是也。法当下之，以大承气汤。是知传则入腑，不传则不入腑，并病传变有如此。

谵语

谵语证本非一类，或因下利或胃实，三阳合病或瘀血，或是热入于血室。大抵发热阳脉生，反见阴脉斯为逆。血室血瘀承气宜，柴胡白虎地黄合。

谵语者，数数更端，声高脉洪而数。盖由胃热乘心，神识昏冒，妄言不休。经曰：实则谵语是也。然谵语症非一端，有因胃有燥屎而谵语者，宜承气汤治之。有因过汗亡阳而谵语者，宜柴胡加桂枝汤治之。以和荣卫而通津液也。有因三阳合病而谵语者，宜白虎汤治之。有因热入血室而谵语者，宜桃仁承气汤及犀角

地黄汤治之。大抵谵语属实，故宜解清热。然亦有阳虚气脱而谵语者，宜用参术归芪等剂。他如脉短则死，脉自和则愈。又身微热，脉浮大者生。逆冷脉沉，或气上逆而喘满，或气下夺而自利，皆为逆。

郑声

郑声脉细是虚形，一语频言脉更沉。大小便稀手足冷，急煎附子理中汤。

郑声者，只将一事一语，郑重谆复，声低脉细而沉。经曰：虚则郑声是也。其证大便稀，小便利，手足冷，此阳虚气脱之状也。宜急煎附子理中汤以救之。大抵郑声属虚，本非实证，他如神昏气促，呃逆不止，不知人事者，死。

呕吐

胃家有热难停食，胃冷无和纳水浆。二证皆令人呕逆，呕家圣药是生姜。若是上行为气逆，胃家由是不安康。

有物有声谓之呕，有物无声谓之吐。盖由表邪传里，里气上逆，则为呕吐，水谷不下是也。然呕吐症本不同。有因气逆而呕者，宜小柴胡汤加生姜主之。有因水停心下而呕者，宜茯苓甘草汤主之。有因胃热而吐者，宜竹叶石膏汤加生姜汁主之。有因胃寒而吐者，宜理中汤加生姜主之。大抵呕吐清水，即为寒证。若胃中有热，必是涎液酸水。《病机》云：诸呕吐酸，及水液浑浊，皆属于热。诸病水液，澄澈清冷，皆属于寒。此可见矣。

竹叶石膏汤用参，麦冬半夏更加临，甘草生姜加粳米，虚烦自利热能清。

干呕

阳明胃络从头走，气上逆行须便呕。少阳呕苦小柴胡，胸中有热黄连候。水停心下茯苓甘，先呕后渴五苓散。汗后虚烦竹叶汤，栀子豆豉尤堪啖。

有物无声谓之呕，即海藏、东垣所谓干呕是也。然干呕症亦不同。有因太阳自汗而干呕者，桂枝汤主之。有因水气在表而干呕者，小青龙汤主之。有因水气在里而干呕者，十枣汤主之。有因少阴下利而干呕者，姜附汤主之。有因厥阴吐沫而干呕者，吴茱萸汤主之。大抵干呕与呕吐不同，宜分别治之。

小青龙汤桂麻草，半夏细辛芍药炒。干姜五味可同煎，水停心下斯方好。

十枣汤中用大枣，芫花大戟甘遂好。干呕胁痛宜煎服，伏饮停痰医莫少。

吴茱萸汤人参枣，重用生姜温胃好。阳明寒呕少阴利，厥阴能解痛皆保。

火邪惊狂

火邪劫夺或惊狂，迫汗烧针更走阳。烦躁不安何药治，柴胡龙骨可煎尝。

火邪惊狂者，医家用火熏熨迫汗，及烧针灼艾而然也。其人亡阳躁卧起不安，宜柴胡加龙骨牡蛎汤主之。盖柴胡龙骨牡蛎能除烦敛气而镇惊也。

蛔厥

胃冷仍加重汗出，因成蛔厥吐长虫。病源本属厥阴证，宜用乌梅与理中。

蛔厥者，病在厥阴也。蛔入上膈则痛，须臾复止，得食则呕而又烦，蛔闻食臭复出也。此为脏寒，当自吐蛔，与乌梅温脏安蛔。亦有胃冷吐蛔者，此因发汗所致，病在阳明也。宜用理中汤加炒川椒五粒，槟榔五分，吞乌梅丸。盖乌梅丸于辛酸入肝药中微加苦寒，纳上逆之阳邪，而顺之使下也。名曰安蛔，实是安胃，故病主久利，见阴阳不相顺接，而下利之证，皆可以此方括之也。

乌梅丸用细辛桂，人参附子椒姜继，黄连黄柏及当归，温脏安蛔寒厥剂。

狐惑

咽干声哑名狐惑，狐则食肛下唇疮。上唇有疮或食脏，黄连犀角可煎尝。

狐惑者，谓伤寒失汗所致。食少胃虚，虫啮五脏，故唇口生疮。虫食其脏，则上唇生疮为惑。虫食其肛，则下唇生疮为狐。喉咽干，声哑齿燥，恶食，面目乍赤，赤白，乍黑。舌上白苔，唇黑喜眠，四肢沉重，宜以黄连犀角汤主之。

刚痉柔痉

元来痉病属膀胱，口噤如痫身反张。此是伤寒感寒湿，故分两痉有柔刚。无汗为刚须易识，惟有葛根汤第一。有汗为柔见端的，桂枝葛根汤救急。二经皆宜续命汤，刚痉去桂用麻黄。柔痉去麻当用桂，只依此法最为良。

痉者，太阳中风，重感寒湿而致也。凡太阳过汗，湿家发汗，产后血虚，以及破伤风，皆致发痉。经曰：身热足寒，头项强急，恶寒，头热，面赤，背反张，口噤，脉沉细，如发痉状是也。若先受风，复感寒，无汗恶寒，为刚痉。先受风复感寒，恶风有汗，为柔痉。古方通用小续命加减治之。有汗去麻黄，无汗去桂枝。然刚痉属阳，每多急满之症，宜大承气汤下之。柔痉属阴，每多厥逆之症，宜桂心白术散、附子防风散温之。大抵刚痉易治，柔痉难治。神而明之，存乎其人耳。

小续命汤防己桂，杏仁黄芩芍药配。甘草参芎与麻黄，附子防风一同会。

霍乱

呕吐而利名霍乱，四肢逆冷成斯患。寒多不渴理中汤，热多而渴五苓散。暑月忽然心撮痛，两脚转筋多冷汗。上吐下利并燥烦，水浸香薷吞数盏。

霍乱者，谓挥霍乱也。外有所感，内有所伤，阴阳争膈，邪正交争，故上吐下泻，而腹中痛也。邪在上焦，则吐，邪在下焦则泻，邪在中焦，则吐泻交作。此湿霍乱，证轻易治。若上不能吐，下不能泻，则邪不能出，壅塞正气，关格阴阳。此干霍乱，俗名绞肠痧，其死甚速。切勿与谷食，即米汤下咽亦死。然霍乱主治，亦有不同。如热多口渴而吐利者，五苓散主之。寒多不渴而吐利者，理中汤主之。若挟中湿而吐利者，藿香正气散主之。若挟中暑而吐利者，三物香薷饮主之。大抵霍乱有挟外感者，有挟内伤者，主治最难分别。古方通用盐熬热童便调饮，极为得治。近时通用阴阳水最为稳当，服之有神工。

藿香正气用紫苏，大腹陈皮桔梗咀。甘草云苓半夏曲，厚朴白芷枣姜投。

香薷饮内药四般，厚朴相参扁豆攒。加上黄连为绝妙，和中祛暑颇能安。

寒热往来

往来寒热斗阴阳，大小柴胡及桂姜。热结心烦仍喜呕，渴而头汗用之良。

寒热往来者，阴阳相胜，邪正相争而作也。盖寒为阴，热为阳，里为阴，表为阳。邪客于半表半里，阴出与阳争，阴胜则寒。阳出与阴争，阳胜则热。阳不足则先寒，阴不足则先热。是以寒热往来而无定时也。然寒热往来，亦有不同。有因热结在里，而寒热往来者，宜大柴胡汤主之。有因汗吐下后，不呕而渴，但头微汗而寒热往来者，宜柴胡桂姜汤主之。

发喘

伤寒喘急最宜详，专论阳明及太阳。太阳

无汗麻黄证，阳明潮热小承气。水停心下喘而咳，加减青龙必可当。阴证喘时肢逆冷，理中四逆用为良。

夫喘者，肺病也。经曰：肺主气，肺气逆而上行，冲冲而上，喝喝而息，数张口抬肩，摇身滚肚，是为喘也。凡伤寒发喘，有因太阳无汗而喘者，此为邪气在表，心腹必濡而不坚，当用麻黄汤主之。有因水停心下而喘者，此为即水为邪，宜小青龙汤散之。有因阳明潮湿而喘者。此为邪气在里，心腹必胀而为满，法当用小承气汤下之。若阴证喘则必促，脉浮而厥，宜理中四逆汤温之。大抵诸喘为恶证，以邪气因盛，正气将脱也。他如直视谵语，及汗出如油，喘不休，俱不治也。

咳嗽

太阳咳嗽用青龙，里水还须十枣攻。寒热柴胡加减治，阴邪真武总收功。

有声无痰曰咳，有痰无声曰嗽。经曰：肺主气，形寒饮冷则伤之。使气逆而不散，冲击咽膈。今喉中淫淫如痒，习习如梗，而咳嗽也。凡伤寒咳嗽，有因太阳水气在表而咳者，宜小青龙汤主之。有因太阳水气在里而咳者，宜十枣汤主之。有因少阳寒热往来而咳者，宜小柴胡汤加减治之。有因少阴水气在里而咳者，宜真武汤主之。大抵伤寒以嗽为轻，不与杂症同，须斟酌治之。

吐血

皆因邪热中三焦，当汗医家失审量。热毒入深成吐血，桃仁承气地黄汤。

吐血者，诸阳受热，其邪在表，当汗不汗，致使热毒入腑，积瘀于内，迫血妄行而吐也。宜以桃仁承气汤主之。亦有服桂枝汤而吐血者，宜犀角地黄汤主之。大抵吐血衄血，有阳乘阴者，有阴乘阳者。阳乘阴者，血热妄行是也。

阴乘阳者，血不归经是也。

衄血

太阳衄血病将瘳，犀角地黄芩芍药搜。漱水阳明犀角进，当归四逆少阴授。

衄血者，经络热甚，迫血妄行，出于鼻者为衄，其热在表，俗名红汗是也。凡伤寒衄血，有因太阳衄血，及服桂枝汤后而衄者，此皆阳气盛长，病欲解也。宜犀角地黄汤，及黄芩芍药汤、茜根汤、茅花汤，加减主之。有因少阴发汗而动衄者，此症难治。亦可用当归四逆汤主之。大抵吐血衄血，脉滑小者生，脉实大者死。脉微者易治，若热甚，脉反数急者死也。衄而头汗出，或身上有汗，不至足者，皆难治也。凡衄血亡血家不可发汗，发汗则阴阳俱虚。《针经》曰：夺汗者无血，夺血者无汗。此之谓也。

当归四逆桂枝芍，细辛甘草木通合。直加大枣治阴厥，脉细阳虚由血弱。

单伏双伏

伤寒脉伏是何缘，阳极如阴大汗全。更有夹阴沉伏见，须投姜附灸关元。

伤寒一手脉沉，曰单伏。两手脉沉，曰双伏。不可以阳证见阴为诊，乃火邪内郁，不得发越，阳极似阴，故脉伏，必有大汗而解。正如久旱将雨，六合阴晦，雨后庶物皆苏之义。又有夹阴伤寒，先有伏阴在内，外复感寒，阴盛阳衰，四肢厥冷，六脉沉伏，须投姜附及灸关元，脉乃复出也。若太溪冲阳，皆无脉者必死。

阳阳易

阴阳易即女劳复，痛引阴中热上冲。通用烧裈男女易，须知猳鼠亦收功。

男病新瘥，女与之交日阳易。女病新瘥，男与之交日阴易。细考之即女劳复也。有谓男病愈后，因交而女病，女病愈后，因交而男病，于理未然。古今未尝见此症也。其脉离经，其状体重少气，小腹里急，或引阴中拘挛，热上冲胸，头重不欲举，眼中生花，膝胫拘急，古方通用烧裈散，取女人裈裆近隐处，煎烧灰，水调，方寸匕，日三服。女病用男裈。亦有用鼹鼠汤者，皆治女劳复之方也。

咳逆

阳明咳逆热寒生，水饮停痰气逆行。半夏生姜皆可治，橘皮柿蒂总堪平。

咳逆者，气上逆而呃忒也。仲景作咳逆，即此症也。切勿误作咳。咳者，嗽也。亦勿误作哕。哕者，呕也。今从俗作呃逆者是也。凡伤寒呃逆，有因胃热而呃者，橘皮竹茹汤主之。有因胃寒而呃者，丁香柿蒂汤主之。有因水饮停痰而呃者，半夏生姜汤主之。大抵呃在中焦，谷气不运，其声短小，得食即发。呃在下焦，真气不足，其声长大，不食亦然。若咳逆不止者，不可救药矣。

橘皮竹茹治呕咳，参甘半夏枇杷麦。赤茯再加姜枣煎，方由金匮此方辟。

丁香柿蒂人参姜，呃逆因寒中气戕，济生香蒂仅二味，或加橘竹用皆良。

心动悸

心悸三阳证自详，水停苓甘小柴汤。冒旋甘桂瞤真武，小建中建炙甘方。

悸者，心中筑筑动，怔忡不安也。凡伤寒动悸，有因太阳水停心下，厥而悸者，火畏水，故悸也。经曰：先治其水，后治其厥，宜茯苓甘草汤主之。有因太阳发汗过汗，冒旋而悸者，宜桂枝甘草汤主之。有因发汗过多，瞤动而悸者，宜真武汤主之。有因阳明壮热往来而悸者，

宜小柴胡汤主之。有因少阳发汗，谵语而动悸者，亦宜小柴胡汤主之。有因伤寒三四日心悸而烦者，此阳气虚也。宜小建中汤主之。有因伤寒脉结代而心动悸者，宜灸甘草汤主之。

小建中汤芍药多，桂姜甘草大枣和。更加饴糖和中脏，虚劳腹痛效无过。

炙甘草汤参姜桂，麦冬生地火麻仁。大枣阿胶加酒服，虚劳肺痿效如神。

两感伤寒

阴阳俱病终难起，两感伤寒慢料理。一日太阳与少阳，头痛口干烦饮水。二日阳明合太阴，腹满身热如焚毁。不欲饮食鼻中干，谵言妄语终难睡。三日少阳合厥阴，耳聋囊缩不知人。厥逆水浆不入口，六日为期是死辰。

两感者，双经同病也。其症一日，太阳与少阴俱病。二日阳明与太阴俱病。三日少阳与厥阴俱病。此阴阳表里俱病，欲汗之则有里证，欲下之则有表证。经曰：其两感于寒者必死。故仲景亦有治法，然仲景又曰，两感俱作，治有先后。如表证急者，当先救表。里证急者，当先救里。故易老为制大羌活汤。意谓传经者，皆为阳邪，一于升阳散热，滋养阴脏。则感之浅者，尚或可平也。

大羌活汤即九味，己独知连白术暨。散热培阴和表里，伤寒两感瘥堪慰。

百合

百合一宗皆病形，无复经络最难明。欲卧又却不得卧，欲行还复不能行。饮食有美有不美，虽如强健步难胜。如有寒热复如无，口舌小便还赤涩。药才入口即吐利，如有神灵来作孽。病后虚劳多变成，百合地黄汤可啜。

百合者，百脉一宗也。其症行住坐卧不安，如有鬼神状。此是伤寒病后，虚邪所致，宜以百合知母汤、百合鸡子汤、百合代赭汤、百

地黄汤主之。

懊憹憹读恼，古字通用

伤寒懊憹胜怔忡，或实或虚皆胃中。结胸下早阳邪陷，阳明误下胃虚空。客气动膈心中燥，栀子汤兼大陷胸。胃中燥屎宜承气，腹满头坚不可攻。

懊憹者，谓郁闷不舒也。凡伤寒懊憹，有因短气烦躁，胸中懊憹，心下因硬则为结胸者，宜大陷胸汤主之。有因舌上白苔，虚烦不得眠，心下懊憹者，此邪热郁于胸中也。宜栀子豉汤吐之。有因阳明无汗，小便不利，心中懊憹者，必发黄，宜茵陈蒿汤主之。有因阳明病下后，懊憹而烦，胃中有燥屎者，此邪热结于胃中也。宜承气汤攻之。

奔豚动气

奔豚动气有奇方，左右高低细揣量。去术理中兼用桂，不堪汗下应须详。

奔豚者，肾积也。动气者，谓脏气不调，肌肤间筑筑跳动，遂脏所主，见于脐之左右上下。独不言当脐者，脾为中州，以行四脏之津液。左右上下，皆不可汗下，何况中州，其敢轻动乎。古通用理中汤去术加桂苓为主，以茯苓利水，桂泄奔豚，故宜加用。白术滞气，故去之。

脏结

脏结无阳舌白苔，阴筋急痛引脐来。虽然饮食全如故，下利频频不可回。

除中

厥而下利当不食，反能食者号除中。此为胃气无余候，纵有良师莫奏功。

瘛疭

瘛为引缩疭为伸，热极风生并在经。涤热祛风犹可望，防风通圣散能平。

筋急而缩为瘛，筋缓而伸为疭。伸缩不已为瘛疭，俗谓之搐搦是也。此皆热极生风，风主动，故瘛疭，宜以防风通圣散治之。以涤热而祛风也。

怫郁

怫郁阳蒸聚体肤，便坚为实哕为虚。二阳并病容颜赤，承气参枝各半舒。

怫郁者，谓阳气蒸越，形见于头面体肤之间，聚赤而不散也。凡伤寒怫郁，有因小便不利，时有微热，大便乍难，怫郁而不得卧者，此为燥屎里实也。宜承气汤下之。有因吐下后极虚，其人怫郁，复与水发汗，因而得哕者，此胃中虚也。宜桂枝人参汤主之。有因太阳初得病发汗不彻，并归阳明，续自微汗面赤者，此阳气怫郁也。宜各半汤主之。

劳复食复

伤寒瘥后热还生，因食因劳辄动经。脉实下之浮即汗，大柴鼠粪气温平。

劳复食复者，谓伤寒新瘥，血气未平，余热未尽，因劳动而复作者，名曰劳复。以枳实栀子豉汤及小柴胡汤主之。宜和中以退其热也。又有因过餐而复发者，名曰食复。以栀子大黄汤及大柴胡汤主之。通其阳以退其热也。

过经不解

坏病多缘汗下瘥，过经不解咎医家。柴胡汤内加硝治，解表还兼泻里佳。

过经不解者，谓伤寒十二日当愈不愈，则再传，是谓过经。此即伤寒坏病，多因汗下失宜所

致，宜柴胡加芒硝汤治之，以解表而攻里也。

温疟

温疟多因坏病成，后寒先热往来频。小柴加桂专能治，白虎人参实可平。

温疟者，冬受寒邪，复感春寒而发也。其脉尺寸俱盛。其症先热后寒，或寒热往来，此亦伤寒坏病也。宜小柴胡汤少加薄桂主之。如热多倍加柴胡，寒多倍加桂枝。若热甚而烦躁者，宜人参白虎汤主之。大抵伤寒温疟，不与杂证同，宜参证治之。

渴症

大渴饮时能一斗，常令止与二三升。若还不与非其治，强饮无疑别病生。脉浮而渴太阳病，有汗而渴阳明证。渴而自利属少阴，三者不同须审定。自非大渴莫与饮，小渴惟宜滋润尔。若是剧饮心下满，变成水结难调理。

漱水不欲咽

阳明口渴苦头痛，水不下咽将衄血。瘀血停留定发狂，病家外症无寒热。

按：阳明内有热者，欲饮水。今漱水不欲咽，是热在经而里无热也。阳明经气血俱多，经中热盛，逼血妄行，故知必作衄也。宜犀角地黄汤及茅花汤主之。无表证，不寒热，胸腹满，口燥渴，漱水不欲咽，小便多者，此为瘀血，必致发狂，宜桃仁承气汤。甚者抵当丸，取尽黑色为度也。又少阴脉沉细，手足冷，或时烦躁作渴，欲漱水不欲咽者，宜四逆汤主之。又下利厥逆，无脉干呕，烦渴，欲漱水不欲咽，宜白虎加猪胆汁人尿主之。及唇时不欲咽者，宜理中汤加乌梅主之。大抵阴证发躁烦渴，不能饮水，或有勉强饮下，良久复吐，或饮水而呕，或哕逆，皆内寒也。盖无根失守之火，游

于咽嗌之间，假作燥渴，则不能饮。或有能饮水不吐，复欲饮者，热也。

背恶寒

背上恶寒人少会，少阴之病口中和。三阳合病口干燥，以此区分免致讹。

背恶寒者，谓身体不恶寒，独在背上也。经云：背为阳，腹为阴。背恶寒者，阳不足也。然有阴阳二证，若邪热陷内，消耗津液，故口中干燥，全无滋吐，宜用人参白虎汤主之。又中暑亦有背恶寒证，但面垢自汗，脉虚而伏，亦宜服之。若脾胃素虚之人，遇暑月饮冰水，啖生冷，寒气蓄聚，阴上乘阳，致寒从背起，冷如掌大，当以温药主之。大顺散之类是也。

大顺散内用干姜，桂杏还同甘草良。中暑却宜专服此，井花调服自安康。

恶寒

恶寒发热发于阳，阴病憎寒身体凉。解表桂枝并越婢，温中须索理中汤。

恶寒一证，即前云寒邪外束，则恶寒也。此复举以言之，分别三阳三阴之不同也。若在三阳，则必发热。若在三阴、则专恶寒而不发热。在三阳则宜解表，如羌活汤、解肌汤、小柴胡汤，各随证用之。如中三阴则宜理中汤，或四逆汤，皆可选用也。如桂枝汤、越婢汤未可轻用。

汗后恶寒

汗后恶寒宜芍药，脉沉发热下尤良。四肢疼痛仍兼利，厥冷须投四逆汤。

伤寒汗后，则寒邪自散，不当恶寒。然汗后犹恶寒者，何也？盖阳微则恶寒，须芍药汤以收敛之。倘脉沉属里，发热恶寒者，恐内有积热，宜下之为良也。若四肢疼痛，泻利厥冷，

此阴证也。宜四逆汤温之。

阳经发热

太阳发热恶风寒，汗出阳明胃燥干。有燥屎而干枯。呕逆项疼身发热，医家当作少阳看。太阳当汗，阳明当下，少阳当和解。

阴经发热

太阴厥阴皆不热，惟有少阴间发热。阳经发热脉浮大，四肢遇暖便闭寒。阴经发热脉必沉，下利四肢恒厥逆。

下后有热

曾经下后身发热，渐觉胸中成痛结。香豉栀子却相宜，去病每如汤沃雪。

头痛

三阳往往病头痛，随证须知识病因。太阳恶寒宜解表，羌和汤中倍用芎。蒸蒸发热阳明热，谓胃承气方最真。少阳受病脉弦细，痛连项角耳中疼。或加口苦兼寒热，小柴胡证自分明。三阴本没头疼痛，头若疼时属厥阴。更有停痰能作祟，四肢厥逆痛难禁。

咽痛

咽痛阴阳迥不同，咽喉肿痛热邪攻。脉浮散大或吐血，随方用药自然通。阴毒咽痛喉不利，寒邪伏在少阴中。脉来微弱当温散，半夏桂汤是先锋。须用四逆加桔梗，治不可紊自见功。

胁痛

少阳胆经循胁过，邪入此经痛无那。心下坚满引胁痛，十枣医治定须可。阳明坚满大便结，项强不食并潮热。因而转入少阳经，惟小柴胡汤最功。

腹满痛

腹中满痛别阴阳，里实须知下最良。脉实有力阳明实，大柴小承总一方。三阳腹满而急痛，脉沉微细里寒藏。附子理中并四逆，对证服药自然康。三阴下利纯清谷，水泻，洞泄完谷也。里虚已极四神汤。肠鸣泄泻而腹痛，虚痛还宜小建良。

燥咽干 脾为胃行津液，热则枯

脾中有热胃干枯，口燥咽干津液无。宜用白虎加参治，少阳口苦小柴胡。咽干慎不可发汗，发汗无津气愈虚。少阴火威水欲涸，口苦却宜承气需。

循衣摸床

伤寒吐下仍不解，大便不利寒热在。循衣摸床殊不安，独语犹如见鬼怪。微喘直视不识人，谵语狂言不可骇。大承服后脉强生，忽苦清兮死难待。

烦躁

伤寒烦躁证如何，阳明经与少阴科。阳明脉长大便秘，伤寒之候太阳多。阴盛阳虚亦烦躁，少阴之证勿会讹。汗之而烦医者误，病解而烦气不和。更有虚烦宜竹叶，依方调治莫蹉跎。

昼夜偏剧

卫气循环不暂停，昼则行阳夜在阴。卫独留

阳阳跷盛。阳盛阴虚夜不宁。卫若留阴阴跷满，阴满阳虚昼却宁。暮谵昼了阴虚证，昼燥阳虚夜气清。须要调胃各归分，二气和谐可渐平。

多眠

多眠思症病形殊，风温狐惑及柴胡。更有少阴当慎别，须知四者病何如。风湿身热当自汗。小柴胁满项强拘。少阴自利但欲寐，狐惑多眠非一途。

不得眠

伤寒何事不得眠，汗过胃中干燥烦。或因吐下虚烦致，或因大热语言颠。小便不利正发渴，心烦少气苦忧煎。若其水停心下满，但与猪苓可保痊。伤寒瘥后热还在，阴来复时阳使然。

小便不利

胃中干则无小便，慎勿利之强使然。下焦有热不通泄，量病时须泄与宣。咳而有水青龙候，项强无汗桂枝痊。大抵中遇发黄者，先利小便当使快。阳明汗多津液无，却以小便利为戒。阳若凑之阴分虚，小便难出热邪拘。伤风不止桂加附，阳明风中小柴胡。

小便自利

太阳下焦有热秘，小腹必满便不利。小便不利反自利，此是抵当血证谛。阳明自汗小便结，忽若利时津液竭。屎难坚硬不可攻，蜜导用之斯要诀。又问小便何故数，肾与膀胱虚热作。虚不故令小便频，热则迟涩相击搏。有汗不可服桂枝，跌阳浮涩是脾约。胃中不和谵语时，调胃承气宜斟酌。

大便不利

大便坚硬或不通，柴胡承气可收功。亦有不可攻击者，歌载篇章里证中。寒则溏泄热则垢，可揣阴阳虚实候。藏火不及大寒行，民病鹜溏肠胃讹。

阴证

阴证身凉二便清，病初自汗不头疼。也无烦躁也无渴，脉息沉微自可明。

阳证

阳证身热头疼痛，体痛咽干难卧动。或有谵语及寻衣，脉急洪长宜审用。

表证

伤寒表证是如何，无汗恶寒身热多。头项俱疼脉浮取，施方审症汗之和。

里证

伤寒里证心腹痛，不恶寒而恶热蒸。其脉沉数兼自汗，二便秘少下之生。

阴厥

阴厥身凉热不由，二便清滑不烦时。脉来沉浮知端的，三建汤兼四逆宜。

阳厥

阳厥时时指爪温，心烦便闭口干论。脉来沉细中还疾，承气柴胡最可吞。

阴证似阳

阴证似阳面色红，小便清滑大便通。浑身微热沉迟脉，真武汤兼用理中。

阳证似阴

阳证身凉冷四肢，小便赤少大便稀。心烦口燥脉沉数，白虎汤兼竹叶奇。

妇人伤寒

妇人此病当区别，身重身轻不同例。产前身重且安胎，产后血虚先补血。惟有柴胡四物汤，庶可调和便安悦。

妇人热入血室

妇人中风六七日，身热续续发寒栗。经水适来或适断，热随阴血居其室。昼则明了暮谵语，状如见鬼似疟疾。无犯胃气及三焦，小柴胡汤尤为的。更刺期门似泻肝，邪去自然保安吉。切须急疗莫迟迟，变症来时恐莫及。

伤寒有时气瘟疫不同

春气温和夏暑热，秋气清凉冬凛冽。四时正气自调匀，不犯寒邪无病蘖。冬时严寒欲周密，君子深藏宜入室。中而即病曰伤寒，触冒寒邪成此疾。毒气入深不即病，至春与夏邪方出。春为温病夏为暑，变态无端病非一。若乃时行自不同，盖是非时之气失。春时应暖反大寒，夏时应热偏寒栗。秋气清凉大热来，冬月严寒如春日。少长一般病相似，此是时行归瘟疫。防风通圣扶正气，九味羌活汤检一。

伤寒有四证相类

食积寒痰并脚气，更兼亦有患劳烦。要识四般相类证，不与伤寒一例看。

寒痰者，中脘停痰，自中胸满，但头不痛，项不强，与伤寒异耳。宜二陈汤主之。食积者，谓胃中停食，发热头痛，但身不痛，气口紧盛，与伤寒异耳。宜平胃散主之。脚气者，足受寒湿，头痛身热，肢节痛，便秘，呕逆，但脚痛，或肿满，或枯细，与伤寒异耳。宜加减小续命汤主之。劳烦者，气血俱虚，燥烦发热，但身不痛，头不痛，不恶寒，脉不浮紧，与伤寒异耳。宜补中益气汤主之。李东垣《内伤外感辨》曰：伤于饮食劳复，七情六欲为内伤，伤于风寒暑湿为外感。内伤发热，时热时止。外感发热，热甚不休。内伤恶寒，得暖便解。外感恶寒，虽厚衣烈火不除。内伤恶风，不畏甚风，反畏隙风。外感恶风，见风便恶。内伤头痛，乍痛乍止。外感头痛，连痛不休，直待表邪传里方罢。内伤有湿，或不作渴，或心火乘肺，亦作燥渴。外感须一二日外，表热传里，口方作渴。内伤则热伤气，四肢沉困无力，倦怠嗜卧。外感则风伤筋，寒伤骨，一身筋骨疼痛。内伤则短气不足以息，外感则喘壅气盛有余。内伤则手心热，外感则手背热。天气通于肺鼻者，肺之外候。外感伤寒则鼻塞，伤风则流涕，然能饮食，口知味，腹中和，二便如常。地气通于脾，口者，脾之外候。内伤则懒言恶食，口不知味，小便黄赤，大便或秘或泄。左人迎脉主里，内伤则气口大于人迎。内伤证属不足，宜温，宜补，宜和。外感证属有余，宜汗，宜吐，宜下。若内伤之证，误作外感，妄发其表，重虚元气，祸如反掌。故立补中益气汤主之。又有内伤外感兼病者，若内伤重者，宜补养为先。外感重者，宜发散为急。惟上焦痰呕，中焦湿热，伤食膈满者，皆不服补中益气汤。《明医杂著》云：世间发热证，类伤寒者数种，治各不同。张仲景论伤寒伤风，此外感也。风寒

之邪，感于外，自表入里，故宜发表以解散之。此麻黄桂枝之义也。以其感于冬时之令，寒冷之月，即时发病，故谓之伤寒。而药用辛热以胜寒。若时非寒冷，则药当有变矣。如春温之月，则当变以辛凉之药。夏暑之月，则当变以甘寒之药。又有一种冬温之病，谓之非其时而有其气。盖冬寒时也，而反病温焉。此天时不正，阳气反泄，用药不可温热。又有一种时行寒疫，却在温暖之时，当温暖而寒反为病，此亦天时不正，阴气反逆，用药不可寒凉。又有一种温疫热病，多发于春夏之间，沿门合境相同者，此天地之疠气，当随时令，参气运，而施治，宜用刘河间辛凉甘苦寒之药，以清热解毒。已上诸证，皆为感天地之邪者。若夫饮食劳倦为内伤元气，此则真阳下陷，内生虚热，故东垣发补中益气之论，用参芪等甘温之味，大补其气，而提其下陷，此用气药以补其不足也。又若劳心好色，内伤真阴，阴血既伤，故阳气偏胜而变为火矣。是谓阴虚火旺，劳瘵之症，故丹溪发阳有余，阴不足之论，用四物加黄柏知母补其阴，而火自降，此用血药以补血之不足也。补气补血，皆内伤证也。一则因阳气之下陷以升提之，补其气。一则因阴火之上升，滋其阴，以降下之。一升一降，迥然不同矣。又有夏月伤暑之病，虽属外感，却类伤寒，与伤寒大异。盖伤寒则寒邪客表有余之症，故宜汗之。暑伤气，元气为热所伤，而耗散不足之症，故宜补之。东垣所谓清暑益气是也。又有因时暑热而多食冷物以伤其内，或过取凉风以伤其外，此非暑伤人，乃因暑而自致

之病，治宜辛热解表，或辛温理中之药却与伤寒治法相类者也。凡此数证，外形相似，实有不同，治法多端，不可或谬，故必审其果为伤寒及寒疫也，则用仲景法。果为温病及温疫也，则用河间法。果为气虚也，则用东垣法。果为阴虚也，则用丹溪法。如是，则庶无差误以害人矣。今人但见发热之证，一皆认作伤寒外感，率用汗药以发其表。汗后不解，又用表药以凉其肌。设是虚证，岂不死哉。间有颇知发热属虚，而用补药，则又不知气血之分，或气病而补血，或血病而补气，误人多矣。故外感之与内伤，寒病之与热病，气虚之与血虚，如冰炭相反。治之若瘥，则轻病必重，重病不救矣。《医贯》曰：读伤寒而不读东垣书，则内伤不明，而杀人多矣。读东垣书而不读丹溪书，则阴虚不明，而杀人多矣。东垣《脾胃论》，深明饥饱劳役发热等证，俱是内伤，悉类伤寒，切戒汗下，以为内伤多而外感少，只须温补，不必发散。如外感多而内伤少，温补中少加发散，以补中益气汤为主。如内伤兼寒者，加麻黄。兼风者，加桂枝。兼暑者，加黄连。兼湿者，加羌活。此特阳虚发热之一门也。然阴虚发热者十有六七，亦类伤寒。今人一见发热，则曰伤寒。须用发散而致死，则曰伤寒之法已穷。余尝于阴虚发热者，见其大热，面赤，口渴，燥烦，与六味地黄丸一剂，即愈。如下部恶寒，足冷，上部渴甚，燥极，或饮而反吐，即如肉桂、五味，甚则加附子冷饮，以此活人多矣。此丹溪发明阴虚发热之外，尚遗未尽之旨也。

伤 寒 法 祖

（清）任越庵　著

内　容　提　要

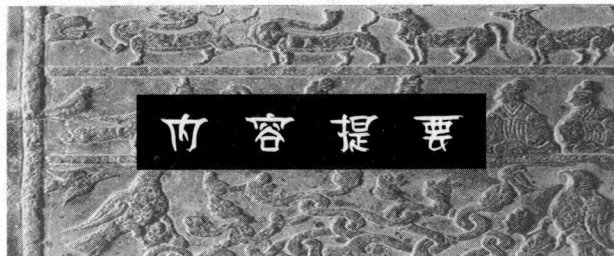

　　清嘉道年间，绍兴伤寒名家任沨波先生，诊病常起沉疴，远近求治者，日日户限为穿。任氏称世医得传于其祖越庵公，而越庵公则精究柯氏书，视柯氏《论翼》，有错讹处，去繁从简，即成本书二卷。平素秘不示人，故未付梓。其稿为裘氏读有用书楼得而藏之。今为其刊行，以公于世。

序

　　尝思著书立说，必胸罗万卷，笔无点尘，方能成一家言。后之人读古人书，亦必与古人心心相印，乃能言之不谬。慈溪柯韵伯先生注张仲景《伤寒论》六卷，复自著《伤寒论》翼二卷，阐未发之藏，探独得之秘，其明辨详晰，使仲景千古不明之案一旦豁然。而后世观柯氏之注论，知仲景之精微，其功德为何如也。但流传已广，翻刻既多，其文义字句，类多鱼豕，观者未得洞明，咸置高阁。吾师任沨波先生，出其先祖越庵公手钞《伤寒法祖》一编，视之即柯氏之《论翼》。惟于错讹之处，细加校正，去繁从简，悉已正定无瑕。予因抄而读之，见其分经立论并遵柯氏。凡业此者当细心领会，得其精义，庶泾渭区分，自有定见。可无担头箧里之弊矣。呜呼！柯氏为仲景功臣，任氏于柯氏之功，亦岂少哉。爰书以志之。

　　　　道光贰拾二年岁在壬寅仲春上浣识于锄经山房后学清四陶观永谨识

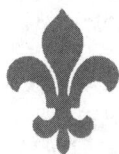

目　录

伤寒法祖

卷　上

卷　下

伤寒法祖卷上

绍兴任越庵遗著　后学裘吉生校

全论大法第一

按仲景自序，言作《伤寒杂病论》，合十六卷，则伤寒杂病未尝分为两书也。凡条中不贯伤寒者，即与杂病同义。如太阳之头项强痛，阳明之胃实，少阳之口苦咽干目眩，太阴之腹满吐利，少阴之欲寐，厥阴之气上撞心等症，是六经之为病，不是六经之伤寒，乃是六经分司诸病之提纲，非专为伤寒一证立法焉。观五经提纲，皆指内证，惟太阳提纲，为寒邪伤表立。五经提纲皆指热证，惟太阴提纲，为寒邪伤里立。然太阳中暑发热而亦恶寒，太阴伤热而亦腹痛而吐利，但不离太阳主外，而太阴主内之定法，而六经分证，皆兼伤寒杂病也，明矣。因太阳主表，其提纲为外感立法，故叔和将仲景之合论，全属伤寒。不知仲景已自明其书，不独为伤寒设，所以太阳篇中，先将诸病线索逐件提清，比他经更详也。其曰：太阳病，或已发热，或未发热，必恶寒体痛呕逆，脉阴阳俱紧者，名曰伤寒。是伤寒另有提纲矣。不特为太阳伤寒之提纲，即六经伤寒总纲，亦不外是。观仲景独于太阳篇，别其名曰伤寒，曰中风，曰中暑，曰湿痹，曰温病，而他经不复分者，则一隅之举，可以寻其一贯之理也。其他结胸、脏结、阳结、阴结、瘀热、发黄、热入血室、谵语、如狂等症，或因伤寒，或非伤寒，纷纭杂沓之中，正可以思伤寒杂病合论之旨矣。盖伤寒之外，皆杂病之名多端，不可以数计，故立六经而分司之。伤寒之中，最多杂病，内外夹杂，虚实互呈，故将伤寒杂病而合

参之，正以合中见泾渭之清浊，此扼要法也。叔和不知此旨，谓痉湿暍三种，宜应别论，则中风温病，何得与之合论耶。以三证为伤寒所致，与伤寒相似，故此见之，则中风非伤寒所致，温病与伤寒不相似者，何不为之另立耶。霍乱是肝经为患。阴阳易，瘥后劳复，皆伤筋动骨所致，咸当属于厥阴，何得另立篇目。叔和分太阳三证于前，分厥阴诸证于后，开后人分门类证之端。岂知仲景约法，能合百病兼该于六经，而不能逃六经之外。只在六经上求根本，不在诸病名目上寻枝叶也。叔和以私意紊乱仲景之原集，于劳复后，重集可发汗不可发汗诸篇，如弱反在关，濡反在巅，微反在上，涩反在下，不知如何名反，岂濡弱微涩等脉有定位乎？此类姑不悉辨，其云大法，春夏宜发汗，冬宜吐，秋宜下。设未值其时，当汗不汗，当吐不吐，当下不下，必待其时耶？而且利水清火温补和解等法，概不言及。所以今人称仲景，只有汗吐下三法，实是于此。夫四时者，众人所同。受病者，因人而异。汗吐下者，因病而施也。立法所以治病，非以治时。自有此大法之谬，后人因有随时用药之迁。论麻黄桂枝汤者，谓宜于冬月严寒，而三时禁用。论白虎汤者，谓宜于夏，而大禁秋分后，与立夏之前。夫必先岁气，毋伐天和，寒热温凉之逆用，为众人饮食之常耳。仲景因症立方，岂随时定剂哉？当知仲景治法，悉本《内经》。按：岐伯曰：调治之方，必别阴阳。阳病治阴，阴病治阳。定其中外，各守其乡。外者外治，内者内治。从外之内者，治其外。从内之外者，调其

内。从内之外而盛于外者，先调其内，后治其外。从外之内而盛于内者，先治其外，后调其内。中外不相及，则治主病。又为微者调之，其次平之，盛者夺之，寒热温凉，衰之以属，随其攸利，此大法也。仲景祖述麾遗，宪章昭著。本论所称，发热恶寒发于阳，无热恶寒发于阴者，是阴阳之别也。阳病制白虎承气以存阴，阴病制附子茱萸以扶阳，外者用麻黄桂枝以治表，内者用芒硝大黄以治里。其于表虚里实，表热里寒，发表和表，救里攻里，病有浅深，治有次第，方有轻重，是定其中外，各守其乡也。太阳阳明并病，小发汗，太阳阳明合病，用麻黄汤，是外之内者，治其外也。阳明病，发热汗出，不恶寒，反恶热，用栀子豉汤，是从内之外者，调其内也。发汗不解，蒸蒸发热者，从内之外而盛于外，用调胃承气先调其内也。表未解，而心下痞者，从外之内而盛于内，当先解表，乃可攻痞，是先治其外，后调其内也。中外不相及，是病在半里半表，大小柴胡治主病也。此即所谓微者调之。其次平之，用白虎栀豉小承气之类。盛者夺之，则用大承气陷胸抵当之类矣。所云观其脉症，知其何逆，以法治之，则寒热温凉，衰之以属，随其攸利之谓也。若拘四时以拘法，限三法以治病，遇病之变迁，则束手待毙矣。且汗吐下三法，亦出于岐伯，而利水清火调补等法悉具焉。其曰有邪者，渍形以为汗。在皮者，汗而发之。实者散而泻之。此汗家之法。中满者。泻之于内，血热者宜决之，是下之之法，高者因而越之谓吐。下者引而竭之谓利小便，慓悍者按而收之，是清火法。气虚宜制引之，是调补法也。夫邪在皮毛，犹未伤形，故仲景制麻黄汤，急汗以发表。邪入肌肉，是已伤其形，故用桂枝汤，吃稀热粥以解肌，是渍形以为汗。若邪正交争，内外皆实，寒热互呈，故制大青龙，于麻桂中加石膏以泻火，是散而泻之也。吐剂，有栀豉、瓜蒂，分胸中虚实之相殊。下剂，有大小承气，调胃抵当，分气血浅深之不同。利水有猪苓、

真武，寒热之悬绝。清火有石膏芩连辈，轻重之差分。阳气虚，加人参于附子吴茱萸中以引阳。阴气虚，加人参于白虎泻心中以引阴。诸法井然，质之岐伯，纤毫不爽，前圣后圣，其揆一也。愚更有疑焉，仲景言平脉辨证，为《伤寒杂病论》，是脉与证未尝两分也。夫因病而平脉，则平脉即在辨证中。病有阴阳，脉合阴阳，发热恶寒发于阳，无热恶寒发于阴，是病之阴阳也。当列全论之首。脉有大浮动滑数，名阳，沉涩弱弦微，名阴，是脉之阴阳也。此条当为之继。叔和既云搜采仲景旧论，录其症候诊脉，是知叔和另立脉法，从此搜采耳。试观太阳篇云：脉浮者病在表。脉浮紧者，法当身疼痛。脉浮数者，法当汗出愈。诸条脉法，不入辨脉平脉篇，是叔和搜采未尽，犹遗仲景旧格也。由此推之，知寸口脉浮为在表，及寸口脉浮而紧，脉浮而数诸条，皆从此等处采出。脉有阴结阳结条，未始不在阳明中风中寒之间。洒淅恶寒而复发热者。未始不在少阳寒热往来之部。脉阴阳俱紧者，未必非少阴之文。阴阳相搏条，未必不在伤寒脉结代伏之际。设仲景另集脉法，或有上下之分，谅无平辨之别矣。名平名辨，皆叔和搜采诸说，仲景所云各承家伎者是也。世徒知序例为叔和之文，而不知仲景之书，皆系叔和改换，独为伤寒立论。十六卷中，不知遗弃几何，而六经之文，夹杂者亦不少，岂犹然仲景旧集哉。此虽余见之谬，请看序例所引《内经》，莫不增句易字，彼尚敢改岐伯之经，况乎仲景之论耶。欲识真仲景者，逐条察其笔法，知《考功记》自不合于周官，褚先生大不侔于太史乎。世皆以《金匮要略》为仲景杂病论，则有若之似圣人，惟曾子为不可强乎。

六经正义第二

　　按：仲景自序云：虽未能尽愈诸病，其留心诸病可知，故于诸病之表里阴阳，分为六经，

令各得所司，清理脉症之异同，寒热之虚实，使治病者，只在六经中下手，行汗吐下和解温补等法，而无失也。夫一身之病，俱受六经范围者，犹周礼分六官而百职举，司天分六气而万物成耳。伤寒不过六经中一症。叔和不知仲景之六经，是经界之经，而非经络之经，妄引《内经》热病论，作序例以冠仲景之书，而混其六经之政治。六经之理不明，而仲景平脉辨证，固难尽合诸病之权衡矣。夫热病之六经，专主经脉为病，但有表里之实热，并无表里之虚寒。虽因于伤寒，而已变成热病，故竟称热病，而不称伤寒。要知《内经》热病，即温病之互名，故无恶寒证，但有可汗可泄之法，并无可温可补之例也。观温病名篇，亦称评热病论，其义可知矣。夫叔和不于病根上讲求，但于病名上分解，故序例所引《内经》，既背仲景之旨，亦舛岐伯之意也。夫仲景之六经，是分六区地面，所该者广。虽以脉为经纪，而不专在经络上立说。凡风寒温热，内伤外感，自表及里，有寒有热，有实有虚，无乎不包，故以伤寒杂病合为一症，而总名为《伤寒杂病论》。所以六经提纲，各立一局，不为经络所拘，勿为风寒画定也。然仲景既云：撰用《素问》，当于《素问》之六经广法之。按：皮部论云：皮有分部，脉有经纪，其生病各异，别有部分，左右上下，阴阳所在，诸经始终。此仲景创六经部位之源也。又曰：阳主外，阴主内。故仲景以三阳主外，三阴主内。又曰：在阳者主内，在阴者主出，以渗于内。故仲景又以阳明主内，少阴亦有反发热者，故仲景于表剂中用附子，太因其渗也。又曰：少阴之阴，名曰枢儒。其入于经也，从阳部注于经。其出者，从阴部注于骨。故仲景制麻黄附子汤，治发热脉沉无里证者，是从阳部注经之义也。制附子汤，治身体骨节痛，手足寒，背恶寒，脉沉者，是从阴内注于骨之义也。又阴阳离合论，太阳为开，故仲景以之主表，而以脉浮恶寒头项强痛，为提纲。立言与热论颇同，而立意自别。阳明为阖，故以之主

里，而以胃实为提纲，虽目痛鼻干等症，而所主不在是。少阳为枢，少阴亦为枢，故皆在半表半里证。少阳为阳枢，归重在半表，故以口苦咽干目眩为提纲，而不及于胸胁痛硬。少阴为阴枢，其欲寐不寐，欲吐不吐，亦半表半里证，虽有舌干口燥等症，而不入提纲，归重在半里也。岂惟阳明主里，三阴皆主里，而阴阳异位，故所主各不同。阳明主里证之阳，阳道实，故以胃实属阳明。太阴主里证之阴。阴道虚，故以自利属太阴。太阴为开，又为阴中至阴，故主里寒而自利。厥阴为阖，又为阴中之阳，故主里热而气逆。少阴为阴中之枢，故所主或寒或热之不同，或表或里之无定，与少阳相似也。请以地理论，六经犹列国也。腰以上为三阳地面，三阳主外而本乎表。心者三阳夹界之地，内由心胸，外自巅顶，前至头颅，后主肩背，下于于足，内合膀胱，是太阳地面。此经统领荣卫，主一身之表证，犹近边御敌之国也。内自心胸，至胃及肠，外自额颅，犹面至腹，下及于足，是阳明地面。由心至咽，出口颊，上耳目，斜至巅，外自胁，内属胆，是少阳地面。比太阳差近，阳明犹京畿矣。腰以下，为三阴地面。三阴主里，而不及外腹者，三阴夹界之地也。自腹由脾，及二阳魄门，为太阴地面。自腹至两肾，及膀胱溺道，为少阴地面。自腹由肝，上膈至心，从胁肋，下及小腹宗筋，为厥阴地面。此经通行三焦，主一身之里证，犹近京夹辅之国矣。太阴阳明，同居异治，犹周召分政之义。四经部位，有内外出入，上下牵引之不同，犹先壬分土域民，犬牙相制之理也。若经络之经，是六经道路，非六经地面也。六经之有正邪，客邪，合病，并病，属脾，属胃者，犹寇贼充斥，或在本境，或及邻国，或入京师也。太阳地面最大，内临少阴，外邻阳明，故病有相关。如小便不利，本膀胱经病。少阴病，亦小便而不利者，是邪及少阴之界也。六七日不大便，头痛身热者，是阳明热邪，侵入太阳之界也。头项强痛，兼鼻鸣干

呕者，是太阳风邪入阳明之界也。心胸是阳明地面，而为太阳之通衢，因太阳主荣卫，心胸是荣卫之本，荣卫环周不休，犹边邑之吏民士卒，会于京畿往来不绝也。如喘而胸满者，是太阳外邪入阳明地面而骚扰，故称为太阳阳明合病。若头不痛，项不强，胸中痞硬，气上冲，咽喉不得息者，此邪不自太阳来，乃阳明热邪实结于胸中，犹乱民聚于本境而为患也。心为六经之主，故六经皆有心烦症。如不头项强痛，则烦不属太阳，不往来寒热，则烦不属少阳。不见三阳证，则烦不属三阳矣。故心愦愦，心怵惕，心懊憹，一切虚烦，皆属阳明，以心居阳明地面也。阳明犹京师，故心腹皆居其地。邪在心而为虚烦，在腹为实热，以心为阳而属无形，腹为阴而属有形。夫人身之病，动关心腹，阳邪聚于心，阴邪聚于腹。肝为阴中之阳，故能使阴邪之气撞于心。阳明主在里之阳，故能使阳邪入聚于腹耳。更请以兵法喻。兵法之要，在明地形，知贼寇所从来，知某方是某府来路，某方是某府去路。来路是边关，三阳是也。去路是内境，三阴是也。六经来路各不同，太阳是大路，少阴是僻路，阳明是直路。太阴近路也。少阴后路也。厥阴斜路也。客邪多从三阳来，正邪多因三阴起。由外寇自边关至，乱民自内地生也。明六经地形，始得握百病之枢机。详六经来路，乃得操治病之规则。如以症论，伤寒，大寇也。病从外来。中风，流寇也。病因旁及。杂病，乱民也。病由中起。既认为何等之贼，又知为何地所起，于其发境，便御之本境。移祸邻郡，即两郡夹攻。如邪入太阳地面，即汗而散也。犹陈兵器于要害，乘其未定而击之也。邪之轻者在卫，重者在荣，尤重者在胸膈，犹贼之浅者在关外，深者在关上，尤深者在关内也。是麻黄为关外之师，桂枝葛根为关上之师，大小青龙为关内之师矣。凡外寇不靖，内地盗贼必起而应之。因立两解法，故有大小青龙，及桂枝麻黄加减诸方。如前军无纪，致内乱蜂起，当重内轻外，因有五

苓、十枣、陷胸、泻心、抵当等汤也。邪入少阳地面，宜杂用表里寒热攻补之品，为防御解利之法。如偏僻小路，利于短兵，不利于矛戟，利于守备，不利于战争也。邪之轻者入腠理，重者入募原，尤重者入脾胃。小柴胡腠理之剂也。大柴胡募原之剂也。小建中、半夏泻心、黄芩、黄连四方，少阳之脾剂也。柴胡加芒硝，加牡蛎二方，少阳之胃剂也。如太阳少阳，有合病并病，是一军犯少阳矣。用柴胡桂枝汤是两路分击之师也。甚至三阳合并病，是三面受敌矣。法在独处阳明，阳明之地面肃清，则太少两路之阳邪，不攻自解。但得内寇宁，而外寇自息，此白虎所由奏捷耳。若阳邪不战于内地，用大承气以急下之，是攻贼以护主。若阴邪直入于中宫，用四逆汤以急救其里，是强主以逐寇也。阳明为内地，阳明界上，即太阳少阳地面，邪入阳明之界，近太阳地面，虽不犯太阳，太阳之师不得坐视而不救，故阳明之荣卫病，即假麻黄等汤以汗之。近少阳地面，虽不入少阳，少阳之师不得高垒而无战，故阳明之腠理病，即借柴胡以解之。是知阳明之失守，非太阳不固，即少阳无备。所以每每两阳相合而为病也。若邪已在阳明地面，必出师奋击，以大逐其邪，不使少留，故用栀豉、瓜蒂之吐法以迅扫之。若深入内地，不可复驱，则当清野千里，使无所摽掠，是又白虎得力处也。若邪在内廷，又当清宫中阴盗，此承气所由取胜。如茵陈、猪苓辈，又为失纪之师立法矣。太阴亦内地，少阴厥阴地面，是太阴之夹界也。太阴居中州，虽外通三阳，而阴阳既已殊途，心腹更有膈膜之藩蔽，故寒水之邪，从太阳外属者轻，由少阴内授者重。风木之邪，自少阳来侵者微，因厥阴上袭者甚。如本经正邪，转属阳明而为实，犹师老势穷，可下之而愈。如阳明实邪，转属本经而成虚，则邪盛正衰，温补挽回者甚难。盖太阴阳明，地面虽分，并无阻隔。阳明犹受敌之通衢，甲兵所聚，四战之地也。太阴犹仓廪重地，三军所依，亦盗贼之巢

穴也。故元气有余，则邪入阳明。元气不足，则邪入太阴。在阳明地面，则陈师鞠旅，可背城一战，取胜须臾。在太阴地面，则焚劫积蓄，仓廪空虚，枵腹之士，无能御敌耳。厥阴之地，相火游行之区也。其本气则为少火，若风寒燥湿之邪，一入其境，悉化为热，即是壮火。其少火为一身之生机，而壮火为一身之大患。且其地面通达三焦，邪犯上焦，则气上撞心，心中疼热，消渴口烂，咽痛喉痹。逼入中焦，即手足厥冷，脉微欲绝，饥不欲食，食即吐蛔。移祸下焦，则热利下重，或便脓血，为害非浅，犹跋扈之师矣。仲景制乌梅丸方，寒热并用，攻补兼施，通理气血，调和三焦，为平治厥阴之主方，犹总督内地之大帅也。其与之水以治消渴，茯苓甘草汤以治水，炙甘草汤以复脉，当归四逆以治厥，是间出锐师，分头以救上焦之心主，而安神明也。用白虎承气辈，清胃而平中焦之热实。白头翁四逆散，清脾而止下焦之热利。是分头以救腹中之阴，而扶胃脘之元气耳，肾为一府，而分阴阳二经。少阴一经，而兼阴阳两脏者，皆为根本之地故也。邪有阴阳两途，脏分阴阳二气。如阳邪犯少阴之阳，反发热，心烦，咳渴，咽痛。阳邪犯少阴之阴，则腹痛自利，或便脓血。阴邪犯少阴之阳，则身体骨节痛，手足逆冷，背恶寒，而身蜷卧。阴邪犯少阴之阴，则恶寒，呕吐，下利清谷，烦躁欲死。仲景制麻黄附子细辛、黄连阿胶、甘草桔梗、猪肤、半夏苦酒等汤，御阳邪犯少阴之阳也。其制桃花、猪苓等汤，御阳邪入少阴之阴也。附子、吴萸、四逆等汤，御阴邪犯少阴之阳也。通脉四逆、茯苓四逆、干姜、附子等汤，御阴邪入少阴之阴也。少阴为六经之根本，而外通太阳，内接阳明，故初得之而反发热，与八九日而一身手足尽热者，是少阴阳邪侵及太阳地面也。自利纯青水，心下痛，口燥舌干者，少阴阳邪侵阳明地面也。出太阳，则用麻黄为锐师，而督以附子。入阳明，则全任大承气，而不设监制。是犹兵家用向导，与

本部不同法也。其阴邪侵入太阴，则理中四逆加人尿猪胆等法。亦犹是矣。嗟乎！不思仲景之所集，安能见病知原也。

合并启微第三

病有定体，故立六经而分司之。病有变迁，更求合病并病而互参之。此仲景立法之尽善也。夫阴阳互根，气虽分而神自合。三阳之底，便是三阴。三阴之表，即是三阳矣。如太阳病，而脉反沉，便合少阴。少阴病而反发热，便合太阳。阳明脉迟即合太阴。太阴脉缓即合阳明。少阳脉细小，是合厥阴。厥阴微浮，是合少阳。虽无合并之名，而有合并之实。或阳得阴而解。阴得阳而解，或阳入阴而危，阴亡阳而逆。种种脉症，不可枚举。学者当于阴阳两症中，察病势合不合，更于三阳三阴中，审其证之并与不并。于此阴病治阳，阳病治阴，扶阳抑阴，泻阳补阴等法，用之恰当矣。三阳皆有发热证，三阴皆有下利症，如发热而下利，是阴阳合病也。阴阳合病，阳盛者属阳经，则下利为实热。如太阳阳明合病，少阳阳明合病，太阳少阴合病，必自下利。用葛根黄芩等汤者是也。阴盛者属阴经，则下利属虚寒。如少阴病吐利，反发热者不死，少阴病，下利清谷，里寒外热，不恶寒，而面色赤，用通脉四逆者是也。若阳与阳合，不合于阴，即是三阳合病，则不下利，而自汗出，为白虎证也。阴与阴合，不合于阳，即是三阴合病，则不发热，而吐利厥逆，为四逆症也。并病与合病稍异者，合则一时并见，并则以次相乘。如太阳之头项强痛未罢，遽见脉弦眩冒、心下痞硬等症，是与少阳并病。更见谵语，即是三阳并病矣。太阳与阳明并病，太阳证未罢者，从太阳而小发汗。太阳证已罢者，从阳明而下之。其机在恶寒恶热而分也。然阳明之病在胃家实，太阳阳明合病，喘而胸满者不可下，恐胃家未实耳。如阳明与太少合病，必自下利，何以得称阳明。要知夹热下利，

967

即胃实之始。《内经》所云：暴注下迫，皆属乎热。其脉必浮大弦大，故得属之阳明，而不经于太阴也。若下利清谷，里寒外热，脉浮而迟者，则浮不得属之于表，而迟则为在脏。若见脉微欲绝，即身不恶寒，而面色赤者，又当属之少阴。盖太阳阳明下利之辨，在清谷不清谷，而太阴少阴之清谷，又在脉之迟与微为辨也。夫阳明主胃实，而有夹热利。太阴主下利清谷，又因脉微细，而属少阴。少阴脉微下利，反见阳明之不恶寒，而面色赤。若不于合并病参之，安知病情之变迁如此，而为之施治哉。然此为六经言耳。若六经之合并，与内伤外感之合并，神而明之，不可胜极。以阴阳互根之体，见阴阳离合之用，是知六经之准绳，更属定不定法矣。何漫云三阴无合病并病也哉。

风寒辨惑第四

风寒二气，有阴阳之分，又相因为患。盖风中无寒，即是和风。一夹寒邪，中人而病，故得与伤寒相类，亦得以伤寒名之。所以四时皆有风寒，而冬月为重也。伤寒中风，各有重轻，不在命名，而在见症。太阳篇，言中风脉症者二。一曰太阳中风，阳浮而阴弱，阳浮者热自发，阴弱者汗自出，啬啬恶寒，淅淅恶风，翕翕发热，鼻鸣干呕者，桂枝汤主之。一曰太阳中风，脉浮紧，发热恶寒，身疼痛，不汗出而烦躁者，大青龙汤主之。以二证相较，阳浮见寒之轻，浮紧见寒之重。汗出见寒之轻，不汗出见寒之重。啬啬淅淅，见风寒之轻，翕翕见发热之轻，发热恶寒，见寒热之俱重。鼻鸣见风之轻，身疼见风之重。自汗干呕，见烦之轻，不汗烦躁，见烦之重也。言伤寒脉症者二。一曰太阳病，或未发热，或已发热，必恶寒体痛呕逆，脉阴阳俱紧者，名曰伤寒。脉浮自汗出，小便数，心烦，微恶寒，脚挛急。以二证相较，微恶寒，见必恶寒之重。体痛，觉脚挛急之轻。自汗出，小便数，心烦，见伤寒之轻。

或未发热，见发热之难。必先呕逆，见伤寒之重。脉浮，见寒之轻。阴阳俱紧，见寒之重。中风伤寒，各有轻重如此。今人必以伤风为轻，中风为重，但知分风寒之中风，而不辨风寒之轻重，于是有伤寒见风，中风见寒之遁辞也。夫风为阳邪，寒为阴邪，虽皆因于时气之寒，而各不失其阴阳之性。故伤寒轻者，全似中风，独脚挛急不是。盖腰以上为阳，而风伤于上也。中风重，全似伤寒，而烦燥不是。盖寒邪呕而不烦，逆而不燥也。然阴阳互根，烦为阳邪，烦极至躁，躁为阴邪，躁极致烦，故中风轻者烦轻，中风重者烦躁。伤寒重者躁烦，伤风重者微烦。微烦则恶寒亦微，是微阳足以胜微寒，故脉浮不紧矣。如本论所云：凡欲自解者，必当先烦，乃有汗而解，以脉浮不紧，故知汗出解也。若不待自解，而妄攻其表，所以亡阳，因阳微故耳。凡伤寒见烦，则寒气欲解。躁烦是阳为寒郁，而邪转盛，故伤寒一日，若躁烦者为欲传。六七日躁烦者，为阳去入阴也。因病人所禀之阳气有不同，而受邪之部位阴阳更不类，故阳有多少，热有微甚。如太阳为先天之巨阳，其热发于荣卫，故一身手足壮热。阳明乃太少两阳相合之阳，其热发于肌肉，故蒸蒸发热。少阳为半表之阳，其热发于腠理，时开时合，故往来寒热。此三阳发热之差别也。太阴为至阴，无热可发，因为胃行津液，以灌四旁，故得主四肢而发热于手足，所以太阴伤寒手足自温，太阴中风四肢烦疼耳。少阴为封蛰之本，若少阴不藏，则坎阳无蔽，故有始受风寒，而脉沉发热者，或始无表热，八九日来，热入膀胱，致一身手足尽热者。厥阴当两阴交尽，一阳之初生，其伤寒者，有从阴而先厥后热者，有从阳而先热后厥者，或阳进而热多厥少，或阳退而热少厥多，或阴阳和而厥与热相应者。是三阴发热之差别也。太阳为父，多阳盛之病。如初服桂枝而反烦解，半日许而后烦，下之而脉仍浮，气上撞，与不汗出而烦躁，服药微除而烦瞑发衄者，皆阳气重故也。少阴为

雌，多亡阳之病。如下利清谷，手足厥逆，脉微欲绝。恶寒踡卧，吐利汗出，里寒外热不烦而躁，皆亡阳故也。又《内经》病形篇云：邪中于项，则下太阳。中于面，则下阳明。中于颊，则下少阳。其中膺背两胁，亦中其经。故本篇太阳受邪，有中项，中背之别。中项则头项强痛。中背则背强几几也。阳明有中面中膺之别。中面则目痛鼻干，中膺则胸中胁下痞硬也。此岐伯中阳溜经之义。又云：邪中于阴，从臂胻始，自经及脏，脏气实而不能容，则邪还于府。故本篇论三阴，皆有自利症，是寒邪还府也。三阴皆有可下症，则热邪还府也。此岐伯中阴溜腑之义。六经之部位有高下，故受邪之日有远近。太阳为三阳居表，位最高，最易伤寒，故一日受。阳明为二阳而居前，故二日受。少阴为一阳而居侧，故三日受。太阴为三阴，居阴位最高，故四日受。少阴为二阴，居阴位之中，故五日受。厥阴为一阴，居三阴之尽，故六日受。此皆言见症之期，非六经以次相传之日也。《内经》曰：气有高下，病有远近，适其至所，即此义也。按：本论传字之义，各各不同，必牵强为传经之谬。伤寒一日，太阳受之，脉若静者为不传，是指热传本经，不是传阳明之经络。阳明无所复传，始虽恶寒，二日自止，是止寒传本经，不是传少阳之经络。伤寒二三日，阳明少阳证不见者，为不传，皆指热传本经，不是二日传阳明，三日传少阳之谓。太阳病至七日以上自愈者，以行其经尽故也。言七日当来复之辰，太阳一经之病当尽，非日传一经也。七日复传太阳之谓，若复传则不当曰尽。若日传一经，则不当日行其经矣。若欲再作经，是太阳不罢，而并病阳明，使经不传，是使阳明之经，不传太阳之热，非再传少阳之谓也。太阳与阳明少阳地面相近，故太阳之盛而不罢，使转属阳明。阳已衰而不罢，使转系少阳。若阳陷则转系太阴，阳虚则转入少阴，阳逆则转入厥阴矣。阳明万物所归，故六经皆得转属，而阳明无所复传，是知阳明无

转属少阳之病。阳明太阴，俱属于胃。胃实则太阴转属阳明，胃虚则阳明转属太阴矣。少阴与二阴地面相近，受太阴之寒，则吐利清谷，受厥阴之热，则咽痛便血也。厥阴为阴之尽，亦如阳明之无复传。然阴出之阳，则热多厥少，阴极亡阳，则热少厥多，此即少阳往来寒热之变局。按本论云：太阳病发热汗出恶风，脉缓者，为中风。又云：太阳中风，脉浮紧，不汗出而烦躁。又云：阳明中风，脉弦浮大不得汗。合观之，不得以无汗谓非中风矣。本论云：太阳病，或未发热，或已发热，必恶寒，体痛，呕逆，脉阴阳俱紧者，名曰伤寒，而未尝言无汗。又云：太阳病，头痛发热，身疼腰痛，骨节疼痛，恶风无汗而喘者，麻黄汤主之。此不冠伤寒。又不言恶寒。又云：伤寒脉浮，自汗出，微恶寒。合观之，又不得以有汗非伤寒矣。今人但据桂枝条之中风自汗，而不究伤寒亦有自汗出者，强以麻黄证为无汗之伤寒，而不究中风最多无汗者，谓伤寒脉浮紧，中风脉浮缓，而不知伤寒亦有浮缓，中风亦有浮紧者。知三阳脉浮，三阴脉沉，而不知三阴皆有浮脉，三阳亦有沉脉者。总是据一条之说，不理会全书耳。当知麻黄汤、大青龙汤，治中风之重剂。桂枝汤、葛根汤，治中风之轻剂。伤寒可通用之，非主治伤寒之剂也。世皆推桂枝汤，为中风主剂，而不敢以大青龙为中风之剂者，是惑于中风见寒，伤寒见风之谬。不敢以麻黄汤，为中风之剂者，是泥于有汗为中风，无汗为伤寒之谬也。风为阳邪，因四时之气而变迁，且一日亦具四时之气，而运更有郁复淫胜之不同，故有麻黄、桂枝、葛根、青龙等法，当知四时俱有中风伤寒，不得拘春伤于风，冬伤于寒之一说也。太阳经多中风方，麻黄附子细辛、真武、附子、茱萸、白通、四逆、通脉等汤是也。中风诸方可移治伤寒，伤寒诸方不可治中风者，寒可温而风不可以热治也。风为阳邪，故中风者，在少阴每多阳证。寒为阴邪，故伤寒者，虽在太阳，每多阴证。太阳经多中风证，阳从

阳也。少阴经多伤寒证，阴从阴也。夫风者善行而数变，故脉症皆不可拘。自变者观之，其症或自汗鼻鸣，或无汗而喘，或不汗出而烦躁，或下利呕逆，或渴欲饮水，或往来寒热，或口舌咽干，或短气腹满，鼻干嗜卧，或目赤耳聋，胸满而烦，或四肢烦疼，种种不同。其脉或浮缓，或浮紧，或弦而浮大，或阳微阴涩，或阳微阴浮，亦种种不同。自不变也观之，惟浮是中风之主脉，恶风是中风之定症。盖风脉变态不常，而浮为真体，风证变幻多端，而恶风其真情也。仲景广设诸方，以曲尽其变耳。夫寒之伤人也有三。早晚雾露，四时风雨，冬春霜雪，此天之寒气也。幽居旷室，砖地土阶，大江深泽，邃谷名山，地之寒气也。好饮寒泉，喜食生冷，酷嗜瓜果，误服冷药，人之寒气也。此义最浅，伤寒诸书莫之或及，而以冬寒春温，时疫之症掩之。何不求致病之因，而归时令之变耶。夫寒固为冬气，三时岂必无寒，第寒有轻重，伤亦有轻重，不拘定于冬，温固为春气，而三时亦病温，且温随时而发者多，因冬月伤寒所致者少，不可谓必然之道也。即冬时病温，亦因其人阴虚而发，岂冬时之暖气，即有毒以伤人乎。若时行疫气，正天地温热之毒，如凉风一起，疫即自散，岂遇寒而反重耶。疫与寒，为风马牛不相及，何得以寒冠时行之疫。若为暴寒所折而病，即是三时之伤寒，勿得妄以疫名之矣。谓三四月阳气尚弱，为寒折而病热轻。五六月阳气已盛，为寒折而病热重。七八月阳气已衰，为寒折而病热微。此叔和之莫须有也。夫病寒病热，当审其人阴阳之盛衰，不得拘天时之寒热。天气之寒热以伤人，必因其人阴阳之多少，元气之虚实为轻重，不全凭时令之阴阳为转移也。所以仲景立方，全以平脉辨证为急务，不拘于受病之因，不拘于发病之时为施治。如夏月盛暑，而伤寒吐利，多有用姜附吴萸而始效。隆冬严寒而病温，多有用石膏硝黄而热乃解者。谓麻黄桂枝二汤，只宜于冬月之正伤寒，三时不可轻用，其失岂不多乎。夫开

口言伤寒，动手反用寒凉克伐之剂，曷不于伤寒二字顾名思义耶。寒伤于表，法当温散。寒伤于里，法当温补。仲景治伤寒，只有温散温补二法，其清火凉解吐下等法，正为温暑时疫而设。所以治热，非以治寒，治热淫于内，非治寒伤于表也。今伤寒家皆曰：仲景治温治暑，必另方治法，今遗失而无征，伤寒只有汗吐下三法，将温补正法，置之不用，反曰治伤寒无补法。于是人伤于天地之寒者轻，复伤于医师之法者重。死于寒食之内伤者少，死于寒药之内伤者多耳。

温暑指归第五

《内经》论伤寒而反发热者有三义。有当时即发者，曰人伤于寒，则为病热也。有过时发热者，曰冬伤于寒，春必病温也。有随时易名者，曰凡病伤寒而成温者，先夏至日为病温，后夏至日为病暑也。夫病温病暑，当时即病者不必论。凡病伤寒而成者，其病虽由于冬时之伤寒，而根实种于其人之郁火。《内经》曰：藏于精者，春不病温。此明冬伤于寒，春必病温之源。先夏至日为温病，后夏至日为暑病，申明冬不藏精，春必病温之故。夫人伤于寒，则为病热其恒耳。此至春夏而病者，以其人肾阳有余，好行淫欲，不避寒冷，虽外伤于寒，而阳气足以御之。但知身着寒，而不为寒所病。然表寒虽不内侵，而虚阳亦不得外散，仍下陷入阴中，故身不知热，而亦不发热。所云阳病者，上行极而下也。冬时行收藏之令，阳不遽发，寒愈久，则阳愈匿，阳日盛，则阴日虚。若寒日多，而蓄热浅，则阴火应春气而病温。若寒日多而郁热深，则阴火应夏气而病暑。此阴消阳长，从内而达于外也。叔和不知此义，谓寒毒藏于肌肤，至春变为温病，至夏变为暑病。夫寒伤于表，得热则散，何以能藏。设无热以御之，必深入腑脏，何以只藏于肌肤，且能藏者不能变，何以时换其所藏乎。不知原其

人之自伤，而但咎其时之外伤。只知伤寒之因，不究热伤其本。妄拟寒毒之能变热，不知内陷之阳邪，发见其本来面目也。又谓辛苦之人，春夏多温热病者，皆因冬时触寒所致，而非时行之气。不知辛苦之人，动摇筋骨，凡动则为阳，往往触寒即散，或因饥寒而病者有之。或因劳倦而发热者有之。故春夏之时，辛苦之人，因虚而感时行之气者不少矣。若夫春夏之湿热，由冬时触寒所致者，偏在饥暖淫欲之人，不知持满，醉以入房，以竭其精，以耗其真，阳强不能密，精失守而阴虚，故移祸至于春夏也。《内经》论温之脉症治法甚详，学者多不得要领。仲景独挈发热而渴，不恶寒者为提纲，悉温病之底蕴，合《内经》冬不藏精之旨矣。热论以口燥舌干而渴属少阴，少阴者封蛰之本，精之处也。少阴之表，名曰太阳，太阳根起于至阴，名曰阴中之阳，故太阳病，当恶寒。此发热而恶寒者，是阳中无阴矣。而即见少阴之渴，太阳之根本悉露矣。于此见逆冬气，则少阴不藏，肾气独沉，孤阳无时而发为温病也。温病症治，散见六经，请类推之。如伤寒发热不渴，服汤已渴者，是伤寒温病之关也。寒去而热罢，即伤寒欲解证，寒去而热不解，是温病发见矣。如服桂枝汤，大汗出后，大烦渴不解，脉洪大者，即是温势猖狂，用白虎加人参保元气于清火之时，是凡病伤寒而成温者之正治法也。因所伤之寒邪随大汗而解，所成之温邪随大汗而发，焉得无虚。设不加参，则热邪从白虎而解，安保寒邪不从白虎而来乎。是伤者当补，治病必求其本耳。如服柴胡渴已，渴者属阳明者也。以法治之。夫柴胡汤有参甘姜枣，皆生津之品，服已反渴，是服寒之剂，不足以解温邪，少阳相火直走阳明也。是当白虎加人参法。若柴胡加人参之法，非其治矣。夫相火寄甲乙之间，故肝胆为发温之源。腹胃为市，故阳明为成温之薮。阳明始虽恶寒，二日自止，即不恶寒，而反恶热，此亦病伤寒而成温之一征也。若夫温热不因伤寒而致者，只须扶阴折阳，不必补中益气矣。且温邪有浅深，治法有轻重。如阳明病，脉浮发热，渴欲饮水，小便不利者，猪苓汤主之。瘀热在里不得越，身体发黄，渴欲饮水，小便不利者，茵陈汤主之。少阴病，得之二三日，口燥咽干者，大承气汤急下之。厥阴病下利欲饮水者，白头翁汤主之。此仲景治温之大略也。夫温与暑，偶感天气而病者轻。因不藏精者，为自伤其病重。若再感方土之异气，此三气相合而成温疫也。温热利害，只在一人，温疫移害，祸延邻里。今人不分温热温疫，浑名温病。令人恶闻而讳言之，因于辞之害义矣。吴又可《温疫论》，程郊倩《热病注》，俱有至理可传，愚不复赘，余义详见方论。

痉湿异同第六风寒湿暑燥热

六气为病，皆能发热，然寒与热相因，暑与热相继，独燥与湿相反，风寒温暑皆因天气，而湿病多得之地气，燥病多得之内因，此病因之殊同也。《内经》病机十九条，其分属六气者，火居其八，风寒湿者居其一，燥症独无。若诸痉项强，皆属于湿。愚尝疑其属燥。今本论有痉湿之分，又曰太阳病，发汗太多因致痉，则痉之属燥可知也。夫痉以状名，因血虚而筋急耳。六气为患，皆足以致痉，然不热则不燥，不燥则不成矣。六经皆有痉病，须审部位以别之。身以后属太阳，则凡头项强急，项背几几，脊强反张，腰似折，髀不可以曲，腘如结，皆其症也。身之前者属阳明，头项摇动，口禁齿齘，缺盆纽痛，脚挛急，皆其症也。身之侧属少阳，口眼喎斜，手足牵引，两胁拘急，半身不遂，皆其症也。若腹内拘急，因吐利而四肢拘急，是太阴痉，恶寒踡卧，尻以代踵，脊以代头，俯而不能抑者，是少阴痉。睾丸上升，宗筋下注，小腹里急，阴中拘牵，膝胫拘急者，厥阴痉也。若痉之挟风寒者，其症发热无汗而恶寒，气上撞胸，而小便少，其脉必坚紧，其

伤寒法祖

状必强直而口噤，此得天之气，《内经》所云诸暴强直，皆属于风者是也。其势勇猛，故曰刚痉，病自外来，当逐邪而解外。痉有夹本邪而为外患者，其邪从内出，故发热汗出而不恶寒，其脉沉迟，其状则项背强几几，此得之地气，《内经》所云：诸痉项强，皆属于湿者是也。其势软弱，故名柔痉，病因于内。当滋阴以和内。治湿君栝楼根者，非以治风，实以生津，非以治湿，实以润燥耳。夫痉之始也，本非正病，必夹杂于他病之中。人之病此者，世医悉指为风，所以不明其理。善医者，必于他症中审察而预护之。如头项强痛，即痉之一端。是太阳之血虚，故筋急也。今人但知风寒，不恤津液，所以发汗太多，因致痉者多矣。夫痉本有由来，一经妄治，即奇形必见，项背强几几，是痉之微兆，故用葛根。身体强，是痉状已著，故用栝楼根。卧不着席，脚挛急，口禁齿龀，是痉之极甚，故用大黄芒硝。无非用多津多液之品，以滋养阴血，不得与当汗当下者同例也。观伤寒脉浮自汗，心烦恶寒，而见脚挛急，是痉势已成，须当滋阴存液，不得仍作伤寒主治，故与桂枝汤则厥，与芍药甘草汤，其脚即伸，此明验矣。第以表证未除，不得用承气，若谵语者，少与调胃承气，是又与不着席者与大承气，同一机轂也。凡痉之为病，因外邪伤筋者少，因血虚筋急者多。如误作风治，用辛散以助阳，则真阴愈虚，因燥剂以驱风，则血液愈涸，故痉得之暴起者少，妄治而致者多。虚而不补，不死何待。非参苓归地，调和荣卫，未易奏捷也。《内经》曰：诸湿肿满，皆属于脾。又曰湿胜则濡泄。此指湿伤于内者言也。又曰地之湿气，感则害人皮肉筋骨。又曰因于湿，首如裹。此指湿伤于外者言也。若湿而兼热，则大筋软短而为拘，小筋弛长而为痿，即柔痉之变见矣。阳明篇有湿热发黄之证，叔和不为别论，独取太阳之风湿相传者，尚遗数条，亦搜采之疏失也。《内经》曰：身半以上者，风中之也。身半以下者，湿中之也。中阳则溜于经，中阴则溜

于腑。又曰阳受风气。阴受湿气。故伤于风者，上先受之。伤于湿者，下先受之。皆风湿对言，本论则风湿合言也。风湿相合，则阴阳相传，上下内外反病矣。所以身体烦疼，不能转侧，骨节掣痛，不能屈伸，小便不利，大便反快也。《内经》曰：风湿之伤人也，血气与邪并，客与分腠之间，其势坚大，故曰实。寒湿之中人也，皮肤不收，肌肉坚紧，营血涩，卫气去。故曰虚。此又以血家虚实，因风寒而分也。本论伤寒发汗，寒湿在里不解，身目为黄。与阳明之热不得越，瘀热在里，身体发黄者，当下不当下，亦以寒湿湿热分虚实矣。《内经》以风寒湿三气合而为痹，本论又合风寒湿热四气，而名湿痹，当知痹与痉，皆由湿变矣。夫同一湿也，湿去燥极则为痉，久留而着则为痹。痹为实，痉为虚。痉痹异形，虚实亦殊，固不得妄以痉属风，亦不得因于湿，而竟视痉为湿矣。痉湿余义，详内经注及本论注中。

平脉准绳第七浮大动滑数，沉涩弱弦迟

上古以三部九候中决死生，是遍求法。以人迎寸口趺阳辨吉凶，是扼要法。自《难经》独取寸口之说行，而人迎趺阳不参矣。气口成寸，为脉之大会，死生吉凶系焉，今所传者只此耳。自有《脉经》以来，诸家继起，各以脉名取胜，泛而不切，漫无指归。夫在诊法取其约，于脉名上着其繁，此仲景所云：弛竞浮华，不因根本者是也。仲景立法，只在脉之体用上推求，不在脉之名目上分疏，故以阴阳为体，则以浮大动滑数为阳之用，沉涩弱弦迟为阴之用。以表里为体，则以浮为表用，沉为里用。以脏府为体，则以数为腑用，迟为脏用。如以浮沉为体，则以浮沉中各有迟数为用。以浮为体，则以大动滑数为用之常，涩弱弦迟为用之变。以沉为体，则以涩弱弦迟为用之常，大数滑动为用之变。体用之间，见脉之变化，而致病之因，与病情之虚实，病机之转移，亦随之

而见。全在诊者指法之功，与看法之细耳。脉理浩繁，大纲不外名阴名阳之十种。阴阳两分，自成对峙，阴阳配偶，惟见五端。浮沉是脉体，大弱是脉势，滑涩是脉气，动弦是脉形，迟数是脉息，不得概以脉象视之也。脉有对看法。有正看法，有反看法，有平看法，有仄看法，有彻底看法。如有浮即有沉，有大即有弱，有滑即有涩，有数即有迟。合之于病，则浮为在表，沉为在里，大为有余，弱为不足，滑为血多，涩为气少，动为搏阳，弦为搏阴，数为在府，迟为在脏，此对看法也。如浮大动滑数，脉气之有余者为阳，当知其中有阳胜阴病之机。沉弦弱涩弦迟，脉气之不足者名阴，当知其中有阴胜阳病之机。此正看法也。夫阴阳之转旋也，有余而往，不足随之。不足而往，有余从之。故其始也，为浮，为大，为滑，为动，为数。其继也，反沉，反弱，反涩，反弦，反迟者，为阳消阴长之机，其病为进。其始也，为沉，为弱，为涩，为弦，为迟。其继也，微浮，微大，微滑，微动，微数者，是阳进阴退之机，其病为欲愈。此反看法也。浮为阳，如更兼大动滑数之阳脉，是为纯阳，必阳盛阴虚之病矣。沉为阴，而更兼弱弦迟之阴脉，是为重阴，必阴盛阳虚之病矣。此为平看法。如浮而数，浮而涩，浮而弦，浮而迟者，此阳中有阴，其人阳虚，而阴脉伏于阳脉中也。将亡阳之变，当以扶阳为急务矣。如沉而大，沉而滑，沉而动，沉而数，此阴中有阳，其人阴虚，而阳邪下陷于阴脉也。将有阴竭之患，当以存阴为深虑也。此为仄看法。如浮大动滑数之脉，亦不变，然始为有力之强阳，终为无力之微阳，知阳将绝矣。沉涩弱弦微迟之脉，虽无变而为阳，如忽见浮大动滑数之状，是阴极似阳，知反照之不长，余烬之易减也。是为彻底看法。更有真阴真阳之看法，如凡阴病见阳脉者生，阳病见阴脉者死也。成注只据伤寒立言，观凡字则知脉法不专为伤寒说，亦不是按承上文扩充之见。仲景治法，以脉以胃气为本，观名阴名阳，见

此等脉状，尚是阴阳之名，而非阴阳之实。因胃气稍虚，则阴阳偏重，较之平脉，有余名阳，不足名阴耳。此阳病兼外伤六气言。阴病兼内伤精气言。若专指伤寒之阴证阳证则浅矣。阳脉指胃脘之真阳，《内经》所谓二十五阳者是也。阴病见阳脉，是胃气来复，五脏冲和之气发见，故主生。《内经》所云：别于阳者，知病起时也。阴脉指五脏之真阴，因胃脘之阳不至于手太阴，五脏之真阴来见也。阳病见阴脉，是脉无胃气，故主死。《内经》所谓别于阴者，知死生之期也。要知沉涩弦弱迟，是病脉，不是死脉，其见于阳病最多。阳病浮大动数滑不休，即为死脉，阴病见浮大动数滑之脉多。阴极似阳，未必即可生之机也。若真脏脉至，如肝脉之中外急，心脉坚而搏，肺脉大而浮，肾脉如弹石，脾脉如距啄，皆反见有余之象，岂可以阳脉名之。经曰：邪气来也紧而疾，谷气来也徐而和，则又不得以迟数论阴阳矣。仲景表里脏府之法，则又以浮沉迟数为大纲。浮沉是审起伏，迟数是察至数。浮沉之间，迟数寓焉。脉之不浮不沉而在中，不迟不数而五至者，谓之平脉。是有胃气，可以神求，不可以象求也。若一见浮沉迟数之象，斯为病矣。浮沉迟数，本不可以表里脏府分，今既有阴阳之可名，即以阳表阴里，腑阳脏阴，定其为阴阳所在耳。试观脉之浮为在表，应病亦为在表。然浮脉亦有里证，或表邪初陷，或里邪初欲出，究竟不离于表，故主表其大纲也。沉象在里。应病亦为在里。沉脉亦有表证，或阳病见阴而危，或阴出之阳而愈，究竟病根于里，故主里其大纲也。数为阳，阳主热，而数有沉浮，浮数应表热，沉数应里热，虽数脉多有病在脏者，然其由必自腑，盖六腑为阳，阳脉萦其腑，故主腑其大纲也。迟为阴，阴主寒，而迟有浮沉，浮迟应表寒，沉迟应里寒，虽迟脉多有病在腑者，然其根必自脏，盖五脏为阴，阴脉萦其脏，故主脏其大纲也。脉状总总该括于浮沉迟数，然四者之中，又以独浮、独沉、独迟、独数为准

则，而独见何部，即以其部定表里脏腑之所在，病无遁情矣。然阴阳之十脉，表里脏腑之四诊，皆指脉之体用言，而诊法之体用，则又以病为体，而脉为用矣。请以浮脉言之，其他可类推。如浮脉者病在表，则必有发热恶寒之表证。然浮有不同，有但浮者，有三部皆同息数无迟数，其气象亦无滑涩动弦大小，此太阳之脉体然也。因风寒在表，而巨阳之阳御之，内无太过不及之病，故见此象。此病脉中之平脉，故可用麻黄汤，发汗而顿解。然此脉不可多得。所以发热即有发热之脉象。恶寒即见恶寒之脉象。如寸口脉浮而紧，是浮为风象，紧为寒象也。此为阳中有阴，乃阳脉之变见矣。然寒不协风，则玄府不开，寒在皮毛，卫气足以卫外而为固，虽受寒而不伤，寒去而身自和矣。若风不夹寒，但能鼓动卫气，使玄府不闭，皮肤受邪，脉气不清而已，不能深入于营，而发热恶寒，头项骨节俱痛，惟风夹寒邪，其势始猛，此风则伤卫，寒则伤营，初非有二义也。卫气不能卫外，反内扰营气而为烦。营气不得交通，内迫于骨节而作痛。营卫俱病，发热所由来耳。如脉浮而数，为阳中见阳，是阳脉之正局。然不得即认为阳脉有余，实因阳气不足，反见有余之象也。夫脉为血府，实由气行，长则气治，短则气病，弦脉象长，数脉象短，脉数因于气之不足，则数为虚可知。风为阳邪，风则为热，虚因寒邪，虚则为寒，虚寒相搏于营卫，卫气不足以御之，此恶寒所由来也。上

条阳中有阴，而反征其发热。此条阴中见阳，而反征其恶寒。是互文以见意。此二脉皆当发汗而已，但脉者不同，故又云：脉紧者，法当身疼痛，宜以汗解之。假令尺中迟，不可发汗，以营气不足，血少故也。可知用麻黄汤专治伤寒营者，皆仲景法矣。又云：脉浮数者，法当汗出而愈。若尺中脉微，此里虚不可发汗。则又见脉浮数者，不得概用麻黄。又云伤寒解，半日许复烦，脉浮数者，可更发汗，宜桂枝汤。则所云须表里实，津液自和，便自汗出愈者，为啜稀粥示法耳。夫人之尺脉，如树之有根，不拘浮数浮紧，皆据尺以审虚实，此又仲景自作浮为在表之注疏矣。十脉中无紧脉，即弦之转旋，当知按之不移，是静为阴之体。转索无常，是动为阳之用。故浮中见紧者，紧在中风与伤寒之阴阳俱紧者殊矣。紧又与数相似，紧见于法象，数见于至数。然紧以气来之长，反得为阴中有阳之实脉。数以气来之短，反得两阳合明之象。然脉浮不俱大，必至三日乃大，是阳明内热外见之脉。此浮不得仍为在表，当知大为病进，故见心下反硬，而攻之不令发汗耳。若脉浮而迟，面热赤而战栗者，是阳中见阴，故面见假热，而身真寒，此因迟为在脏，故无阳不能作汗，而浮为在表，则又当溃形为汗之法矣。迟因浮而从表，浮因大而从里，浮兼数而反虚，紧入浮而或实，则表里脏腑阴阳虚实之间悉属定不定法也。余义见六经病解。

伤寒法祖卷下

绍兴任越庵遗著　后学裘吉生校

太阳病解第一

仲景六经，各有提纲一条，犹大将立旗鼓，使人知所向，故必择本经至当之脉症而标之。读者须用紧记提纲，以审病之所在。然提纲可见者只是正面，读者又要看出底板，再细玩其四旁，参透其隐曲，则良法美意，始得了然。如太阳总纲，提出脉浮头项强痛恶寒八字，是太阳受病之正面。读者要知三阳之脉俱浮，三阳俱有头痛症，六经受寒俱各恶寒，惟头项强痛，是太阳所独也。故见头连项而强痛，知是太阳受病。盖太阳为诸阳主气，头为诸阳之会，项为太阳之会故也。如脉浮恶寒发热，而头不痛，项不强，便知非太阳病，如但头痛，不及于项，亦非太阳定局矣。如头项强痛，反不恶寒，脉反沉，不可为非太阳病，故温邪内发，或吐后内烦，或湿流关节，或病关少阴，法当救里者也，因当浮不浮，当恶不恶，故为之反。所谓看出底板法者以此。

前辈以一日太阳，二日阳明，七日复传之说拘之，故至今不识仲景所称之太阳病。

太阳病，有身痛，身重，腰痛，骨节疼痛，鼻鸣，干呕，呕逆，烦躁，胸满，背强，咳渴，汗出，恶风，无汗而喘等症。仲景以其或然或否，不可拘定，故散见诸节，而不入提纲。又太阳为巨阳，阳病必发热，提纲亦不言及者，以初受病者，或未发故也。其精细如此，故诊者于头项强痛之时，必须理会此等兼症，更细审其恶寒恶风之病情，有汗无汗之病机，已热未发热病势，以探其表证之虚实，是从旁细看法也。即于此处辨其有汗是桂枝症，无汗是麻黄证，无汗烦燥，是大青龙证，干呕发热而咳，是小青龙症，项背强几几，是葛根证，用之恰当，效如桴鼓。前辈以桂枝主风伤卫，麻黄主寒伤营，大青龙主伤寒见风，中风见寒，分三纲鼎立之势拘之。所以埋没仲景心法，又败坏仲景之正法。脉浮只讲得脉体之正面。诊者当浮中审其脉势之强弱，脉息之迟数，脉象之紧缓滑涩弦芤。故太阳一经，有但浮，浮弱，浮缓，浮紧，浮迟，浮数等症，散见于诸条，或阳浮而阴弱，或阴阳俱紧，或阴阳俱浮，或尺中迟，或尺中微，或寸缓，关浮，尺弱，必细细体认，以消息其里之虚实，此是从中索隐法。若谓脉紧是伤寒，脉缓是中风，脉紧有汗是中风见寒，脉缓无汗是伤寒见风，夫既有伤寒中风之别，更有伤寒中风之浑，使人无下手处矣。岂可为法乎。凡见脉浮迟浮弱者，用桂枝。浮紧浮数者，用麻黄，不必于风寒之分，但从脉之虚实而施治，是仲景活法，是亦仲景之定法。今伤寒书，皆以膀胱为太阳，故有传足不传手之谬。不知仲景书，只宗阴阳之大法，不拘阴阳之经络也。夫阴阳者，散之可千，推之可万，以心为阳中之太阳，故更称巨阳以尊之。又中身而上，名曰广明。太阴之前，名曰阳明。广明亦君主之尊称。广明居阳明之上，故六经分位，首太阳，次阳明。又腰以上为阳，膀胱位列下焦之极底，其经名为足太阳。以手足阴阳论，实阴中之少阳耳。以六腑为阳论，与小肠之太阳，同为受盛之器耳。不得浑膈膜之上，为父之太阳也。仲景以心为太阳，故得

外统一身之气血，内行五脏六腑之经隧。若膀胱为州都之官，所藏精液，必待上焦之气化，而后能出，何能外司营卫，而为诸阳主气哉。岐伯圣人，南面而立，前曰广明，后曰太冲，太冲之地，名曰少阴，是心肾为一身之大表里也。膀胱与肾为表里，第足经相络之一义耳。是表里亦何常之有。如太阳与少阳并病，刺肺俞，肝俞，岂非肝居胆外，为少阳之表，肺居心外，为太阳之表耶。少阴病，一身手足尽热，以热在膀胱，必便血。夫热在膀胱，而仍称少阴病，是知膀胱属腰以下之阴，得为少阴之腑，不得为六经之太阳，故不称太阳病。又太阳不解，热结膀胱，其人如狂，以太阳随经，瘀热在里，热在下焦，下血乃愈。盖太阳位最高，故太阳病，以头项强痛为提纲。此云热结在下焦，是太阳阳邪，下陷之变也。其云随经，云在里，是知膀胱属在下焦，为太阳之根底，而非主表之太阳，为太阳之经隧，而非太阳之都会，为太阳主血之里，非为诸阳主气之太阳也。明矣。

伤寒最多心痛，以心当太阳之位也。心为君主，寒为贼邪。君火不足，寒气得以为之，所以名为大病。今伤寒家，乃以太阳为寒水之经，是拘于膀胱为水府，因有以寒召寒之说，而不审寒邪犯心，水来克火之义矣。夫人伤于寒，热虽甚不死者，以寒所在，是邪之所留，热之所在，是心之所主也。如初服桂枝而反烦解，半日而复烦，大青龙之烦躁，小青龙之水气，十枣泻心之心下痞硬，白虎五苓之燥渴心烦，皆心病也。若妄治后，又手冒心，恍惚心乱，心下逆满，往往关心，是心病为太阳本病也。然心为一身之主，六经皆能病及，故阳明有愦愦、怵惕、懊憹等症，少阳有烦悸，支结等症，太阴之暴烦，少阴之心中温温欲吐，厥阴之气上撞心，心中疼热，皆心病也。何前辈反有伤足不伤手之说。夫心主营，肺主卫，风寒来伤营卫，即是手经矣。且大肠接胃，俱称阳明，小肠通膀胱，俱称太阳，伤则俱伤，何

分手足。如大便硬，是大肠病，岂专指胃言。小便不利，亦是小肠病，岂独指膀胱。且汗为心液，如汗多亡阳，岂独亡坎中之阳，而不涉胆中之阳耶。因不明仲景之六经，故有传经之妄耳。

人皆指太阳经络行于背，而不知背为太阳之所主，竟言太阳主营卫而不究营卫之所自，只知太阳主表，而不知太阳实根于里，知膀胱是太阳之里，而不知心肺是为太阳之里，因不明《内经》之阴阳，所以不知太阳之地耳。《内经》以背为阳，腹为阴，五脏以心肺为阳，而属于背，故仲景以胸下，心下，属三阳。肝脾肾为阴而属于腹，故仲景以腹中之证属三阴。以阴阳内外相输之义也。营卫行于表，而发源于心肺，故太阳病，则营卫病，营卫病，则心肺病矣。心病则恶寒，肺病则发热，心病则烦，肺病则喘。桂枝疗寒，芍药止烦，麻黄散热，杏仁除喘，所以和营者，正所以宁心也。所以调卫者，正所以保肺也。麻桂二方便是调和内外，表里两解之剂矣。如大青龙，用石膏以治烦躁，小青龙，用五味、干姜以除咳嗽，皆于表剂中，即兼治里。后人妄为仲景方治表而不及里，曷不于药性一思之。太阳主表，为心君之藩篱，犹京师之有边关也。风寒初感，先入太阳之界，惟以得汗为急务。自汗而解，犹边关之有备也。必发汗而解，是君主之令行也。若发汗而汗不出，与发汗而汗仍不解，是君主之令不行也。夫汗为心液，本水之气。在伤寒，为天时寒水之气。在人身，为皮肤寒湿之气。在发汗，为君主阳和之气也。君火之阳内发，寒水之邪外散矣。故治太阳伤寒，以发汗为第一义。若君火不足，则肾液输于心下者，不能入心为汗，又不能下输膀胱，所以心下有水气也。故利水是治伤寒之二义。若君火太盛，有烦躁消渴等症，恐不戢而自焚，故清火是太阳之反治法。若君火衰微，不足以自守，风寒内侵于脏腑，必扶阳以御之。故温补是太阳伤寒之从治法。其他救敝诸法，种种不同，而大法

不外乎此。

发汗利水，是治太阳两大法门。发汗分形层之次第，利水定三焦之高下，皆所以化太阳之气也。发汗有五法：麻黄汤，汗在皮肤，是发散外感之寒气。桂枝汤，汗在经络，是疏通血脉之精气。葛根汤，汗在肌肉，是升提精液之清气。大青龙，汗在胸中，是解散内扰之阳气。小青龙，汗在心下，是驱逐内蓄之水气。其治水有三法：干呕而咳，水入即吐，是水气在上焦，在上者汗而发之，小青龙、五苓散是也。心下痞硬，硬满而痛，是水气在中焦，中满者泻之于内，用十枣汤、大陷胸汤是也。热入膀胱，小便不利，是水气在下焦，在下者引而竭之，桂枝去桂加茯苓白术汤是也。

太阳之根即是少阴。紧则为寒，本少阴脉，太阳病而脉紧者必无汗，此虽太阳能卫外而为固，令汗不出，亦赖少阴能藏精而为守，故不得有汗也。人但知其表实，而不知其里亦实，故可用麻黄汤而无患。若脉阴阳俱紧，而反汗出者，是阳不固而阴不守，虽称亡阳，而阴不独存，此属少阴者，是指太阳转属少阴，而非少阴本病。

太阳之虚，不能主外，内伤真阴之气，便露出少阴之底板。少阴阴虚，不能主内，外伤太阳之气，便假借太阳之面目。所以太阳病而脉反沉，用四逆以急救其里。少阴病而反热，用麻辛以微解其表。此表里雌雄相应之机也。

伤寒一日，太阳受之，即见烦躁，是阳气外发之机。六七日乃阴阳自和之际，反见烦躁，是阴阳内陷之兆。所云阳去入阴者，指阳邪下膈言，非专指阴经也。或入太阳之腑而热结膀胱，或入阳明之腑而胃中干燥，或入少阳之腑而胁下硬满，或入太阴而暴烦下利，或入少阴而口苦燥干，或入厥阴而心中疼热，皆入阴之谓。后人惑于传经之谬，因不知有阴转属阳等义也。

阳明病解第二

按阳明提纲，以里证为主。虽有表证，仲景意不在表，为有诸中而形诸外之谓也。或兼经病，仲景意不在经，为表在经而根于胃也。太阴阳明同处中州，而太阴为开，阳明为合，故阳明必以合病为主。不大便固合也，不小便亦合也。不能食，食难用饱，初欲食，反不能食，皆合也。自汗盗汗，表开而里合也。反无汗，内外皆合也。种种合病，或然或否，故提纲独以胃实为正。胃实不是竟指燥粪坚硬，只对下利言，下利是胃家不实矣。故汗出解后，胃中不和，而下利者，不称阳明病。如胃中虚而不下利者，便属阳明。即初硬后溏，水谷不别，虽死而不下利者，总为阳明病也。盖阳明太阴同为仓廪之官，而所司各别。胃司纳，故以阳明主实。脾司输，故太阴主利。同一胃府，而分治如此，是二经所由分也。按阳明为传化之府，当更实更虚。食入胃实而肠虚，食下肠实而胃虚。若但实不虚，则为阳明之病根矣。胃实不是阳明病，而阳明之为病，悉从胃实上得来，故以胃家实为阳明一经总纲也。然致实之由，是宜详审，有实于未病之先者，有实于得病之后者，有风寒外来，热不得越而实者，有妄汗吐下，重亡津液而实者，有从本经热盛而实者，有从他经转属而实者。此只举其病根在实，而勿得以胃实即为可下之症。

身热汗自出，不恶寒，反恶热，是阳明表证之提纲。故胃中虚冷，亦得称阳明病者，因其表证如此也。然此为内热达外之表，非中风伤寒之表。此时表寒已散，故不恶寒。里热闭结，故反恶热。只因有胃家实之病根，即见此身热自汗出之外证，不恶寒反恶热之病情。然此但言病机发现，非即可下之症也。必谵语潮热，烦躁胀痛，诸症兼见，才可下耳。

太阳总纲，示人以正面。阳明总纲，反示人以底板。其正面与太阳之表同，又当看出阳明之表，与太阳不同矣。如阳明病，脉迟汗出多，微恶寒者。是阳明之桂枝证。阳明病，脉浮无汗而喘者，是阳明之麻黄证。本论云：病得之一日，不发热而恶寒者，即此是已。后人

977

见太阳已得此脉症，便道阳明不应有此脉症，故有尚在太阳，将入阳明之说。不知仲景书，多有本条不见，而他条中发见者。若始虽恶寒，与反无汗等句是也。以阳明表证，本是汗出不恶寒，故加反无字耳。有本经未宣，而他经发现者。若太阳之头项强痛，少阳之脉弦细者是也。然头痛而项不强，脉大而不弦细，便是阳明之表矣。夫太阳行身之后，阳明行身之前，所受风寒，俱在营卫之表。太阳营卫有虚实。阳明营卫亦有虚实，虚则桂枝，实则麻黄，是仲景治表邪之定局也。仲景之方，因证而设，非因经而设。见此证，便与此方，是仲景之活法。后人妄以方分经络，非惟阳明不敢用二方，即太阳亦弃之久矣。

阳明之表有二：有外邪初伤之表，有内热达外之表。外邪之表，只在一二日间，其症微恶寒，汗出多，或无汗而喘者是也。内热之表在一二日后，其症身热汗自出，不恶寒，反恶热是也。表因风寒外来，故仲景亦用麻黄桂枝二汤汗之。表因内热外发，故仲景更制栀子鼓汤，因其热而吐之。后人认不出阳明表证，一二日既不敢用麻黄，二三日来又不知用栀子鼓汤，不识仲景治阳明之初法，所以废弃阳明之吐法，必待热深实极，以白虎承气投之。是养虎遗患也。

六经伤寒，惟阳明最轻者。以阳明为水谷之海，谷气足以胜邪气。阳明为十二经脉之长，气血足以御寒气。阳明居两阳合明之地，阳气足以御阴气也。阳明受邪，一日恶寒，与太阳同，二日便不恶寒，反恶热，故《内经》曰：二日阳明受之。以阳明之证，在二日见，非谓阳明之病，在太阳交也。仲景曰：伤寒三日，阳明脉大。要知阳明伤寒。只在一日二日即寒去而热生，三日见阳明之脉大，则全无寒气，便是阳明之病热，而非复前日之伤寒。始虽由于伤寒，今不再称伤寒，以伤寒之剂治之矣。

阳明之恶寒，二日自止，固与他经不同，其恶寒微，又不若太阳之甚。阳明在肌肉中蒸蒸发热，但热无寒，与太阳翕翕发热，寒束于皮毛之上者不同。阳明自汗，亦异于太阳中风之自汗。太阳虽自汗，而出之不利，有执持之意，故其状曰漐漐。阳明自汗，多有波澜摇动之状，故名之曰漐漐。太阳之脉浮而紧者，必潮热。太阳之脉但浮者，必无汗。阳明脉但浮者，必盗汗出。二经表证、表脉，不同如此。

今伤寒书，以头痛分三阳，阳明之痛在额，理固然也。然阳明主里，头痛非其本症。《内经》曰：伤寒一日，巨阳受之。以其脉连风府，故头项痛也。七日太阳病衰，头痛少愈。二日阳明受之。其脉夹鼻络于目，故身热目疼，鼻干不得卧。是《内经》以头痛属太阳，不属阳明矣。仲景有阳明头痛症二条。一曰阳明病，反无汗，而小便利，二三日呕而咳，手足厥者，必苦头痛。若不咳不呕，手足不厥者，头不痛。此头痛在二三日，而不在得病之一日，且因于呕咳，而不因于外邪也。一曰伤寒不大便，六七日头痛有热者，与承气汤。此头痛反在太阳衰时，而因于不大便，即《内经》所云：膜胀而头痛，非因于风寒也。其中风伤寒诸条，俱不及头痛症，则阳明头痛，又与太阳迥别矣。

本论云：阳明病脉浮而紧，咽燥口苦，腹满而喘，发热汗出，不恶寒反恶热，身重。此处当直接栀子鼓汤主之句。若发汗三段，因不用此方，而妄治所致，仍当栀子鼓汤主之。仲景但于结句一见，是省文法也。后人竟认栀鼓汤，为汗下后救逆之剂。请问未汗下前，仲景何法以治之乎。要知咽燥，口苦，腹满而喘，是阳明里热。发热汗出，不恶寒，反恶热，是阳明表热。因阳明之热，自内达表，则里证为重，故此条叙症，以里证列表证之前。任栀子以清里热，而表热亦解，用香鼓以泻腹满，而身重亦除。后人不能于仲景书中，寻出阳明之表，而还引《内经》热病论之目痛鼻干，不得卧以当之。不得仲景阳明治表之法，妄引痘科中葛根升麻以主之。不知《内经》因论热病，而只发阳明经病之一端。仲景立阳明一经，是

该内外证治之全法。又不知目痛鼻干，是阳盛阴虚，法当滋阴清火，而反发阳明之汗，若上而鼻衄，下而便难，是引贼破家矣。要知是风寒之表，则用麻黄而治，如是内热之表，即荆防薄荷皆足以亡津液，而成胃实。在用者如何耳。治阳明内热之表有三法：如热在上焦者，用栀子豉汤吐之。上焦得通，津液得下，胃家不实矣。热在中焦者，用白虎汤清之。胃火得清，胃家不实矣。热陷下焦者，用猪苓汤利之。火从下泄，胃家不实矣。要知阳明之治表热，即是预治其里。三方皆是润剂，所以存津液，而不令胃家实也。后人因循升麻葛根之谬，竟不察仲景治阳明表证之法。

太阳以心胸为里，故用辛甘发散之剂，助心胸之阳，而开玄府之表，不得用苦寒之剂，以伤上焦之阳也。所以宜汗而不宜吐。阳明以心胸为表，当用酸苦涌泄之剂，引胃脘之阳，而开胸中之表，不得用温散之剂，以伤中宫之津液也。故法当吐而不当汗。阳明当吐，而反行汗下温针等法，以致心中愦愦，怵惕，懊侬，烦躁，谵语，舌苔等症，然仍不离阳明之表。太阳当汗而反吐，便见自汗出而不恶寒，饥不能食，朝食暮吐，不欲近衣，欲食冷食等症，此为太阳转属阳明之表，皆是栀子豉汤证。盖阳明以胃实为里，不特发热恶寒，汗出身重，目疼鼻干谓之表，一切虚烦，虚热，如口苦，咽干，舌苔，喘满，不得卧，消渴而小便不利，凡在胃之外者，悉属阳明之表。但除胃口之热，便解胃家之实。此栀子豉汤，为阳明解表和里之圣剂也。

按伤寒脉浮，自汗出，渐渐恶寒，是阳明表证。心烦小便数，脚挛急，是阳明里之表证。斯时用栀子豉汤吐之，则胃阳得升，恶寒自罢，心烦得止，汗不自出矣。上焦得通，津液得下，小便自利，其脚自伸矣。反用桂枝发汗，所以亡阳。其咽中干，烦躁，吐逆，是栀子生姜豉汤证。只以亡阳而厥，急当回阳，故改用甘草干姜汤。服之后，仍作芍药甘草以和阴，少与调胃承气以和里，皆因先时失用栀豉，如此挽回费力耳。

按仲景云：病如桂枝证，则便不得凿定为太阳中风。凡恶风，恶寒，发热而汗自出者，无论太阳阳明中风伤寒皆是桂枝证矣。太阳病，头项强痛，而此云头不痛，项不强，便非太阳证。《内经》曰：邪中于肤，则入阳明。此云：胸中疼硬，气上冲，咽喉不得息，是阳明受病无疑也。虽外症象桂枝，而病在胸中，不在营卫，便不是桂枝症，故立瓜蒂散。所谓在上者，因而越之也。此与前条本阳明病，仲景不冠以阳明者，以不关于胃实，而未见不恶寒之病情耳。

上越、中清、下夺，是治阳明三大法。发汗、利小便，是阳明经两大禁。然风寒初入阳明之表，即用麻黄桂枝发汗者，是急于除热而存津液，与急下之法同。若脉浮，烦渴，小便不利，用猪苓汤利小便者，亦以清火而存津液。而又曰汗多者，不可与猪苓汤，要知发汗利小便，是治阳明权巧法门，非正治法。

阳明之病在热实，宜无温补法矣。而食谷欲呕者，是胃口虚寒，故不主内热也。然胃口虽虚，胃中犹实，仍不失为阳明病。与吴茱萸汤，散胃口之寒，上焦得通，津液得下，胃气因和，则温补又阳明之从治法。若胃口虚热者，用白虎加人参，是阳明又有凉补法也。此二义，又是治阳明权巧法门。

本论云：伤寒三日，三阳为尽，三阴当受邪。其人反能食，不呕，此为三阴不受矣。盖阳明为三阴之表，故三阴皆看阳明之转施。三阴之不受邪，藉胃为之蔽其外也。胃气和，则能食不呕，故邪自解，而三阴不病。胃阳虚，邪始得入三阴。故太阴受邪，腹满而吐，食不下。少阴受邪，欲吐不吐。厥阴受邪，饥不欲食，食即吐蛔。若胃阳亡，则水浆不入而死。要知三阴受邪，关系不在少阳、太阳，而全关系阳明。

阳明以太阴为里，是指牝脏言。太阴亦以

阳明为里，是指转属言也。肾者胃之关，木者土之贼。故三阴亦得以阳明为里。三阴为三阳之里，而三阴反得转属阳明为里，故三阴皆得从阳明而下，则阳明又是三阴实邪之出路也。既为三阴之表以御邪，又为三阴之里以逐邪，阳明之关系三阴重矣。

少阳病解第三

少阳处半表半里，司三焦相火之游行。仲景特揭口苦咽干目眩为提纲，是取病机立法矣。夫口、咽、目三者，脏腑精气之总窍，与天地之气相通者也。不可谓之表，又不可谓之里，是表之入里，里之出表处，正所谓半表半里也。三者能开能合，开之可见，合之不见，恰合为枢之象。苦、干、眩者，皆相火上走空窍而为病，风寒杂证咸有之，所以为少阳一经总纲也。如目赤，两耳无闻，胸满而烦，只举中风一证之半表里。《内经》之胸胁痛而耳聋，只举得热病一证之半表里，故提纲不与也。

少阳之表有二。脉弦细，头痛，发热，或呕而发热者，少阳伤寒也。耳聋，目赤，胸满而烦者，少阳中风也。此少阳风寒之表，而非少阳之半表。阳明风寒之表，亦有麻黄桂枝证。少阳风寒之表，既不得用麻黄桂枝之汗，亦不得用瓜蒂栀豉之吐法，发汗则谵语，吐下则悸而惊，是少阳之和解，不特在半表而始宜也。少阳初感风寒，恶寒发热与太阳同，不得为半表，惟寒热不齐，各相回避，一往一来，势各两分，始得谓之半表耳。往来寒热，有三义。少阳自受寒邪，阳气尚少，不能发热，至五六日，郁热内发，始得与寒气相争，而往来寒热一也。或太阳伤寒，过五六日，阳气已衰，余邪未尽，转属少阳，而往来寒热二也。若风为阳邪，少阳为风脏，一中于风，但往来寒热，不必五六日而始见三也。太阳之身寒，在未发热时，如已发热，虽恶寒而身不再寒。阳明之身寒，恶寒只在初得之一日，至二日则恶寒自

罢，便发热而反恶热。惟少阳之寒热，有往而复来之异，寒来时便身寒，恶寒而不恶热，热来时便身热，恶热而不恶寒。与太阳之如疟，发热恶寒，而不恶热，阳明之如疟，潮热恶热，而不恶寒者不侔也。盖少阳为嫩阳，如日初出，寒留于半表者不遽散，热出于半里者未即舒，故见此象耳。然寒为欲去之寒，而热为新炽之热，寒固为虚寒，而热亦非实热，故小柴胡汤治热，而不治寒，预补其虚而不攻其实也。小柴胡为半表设，而其症皆属于里，盖表证既去其半，则病机偏于向里矣。惟往来寒热一症，尚为表邪未去，故独以柴胡一味主之。其他悉属用里药。凡里证属阳者，多实热，属阴者多虚寒，而少阳为半里，偏于阳，偏于热，虽有虚有热，不尽属于虚也。仲景又深以里虚为虑，故于半表未解时，便用人参以固里。寒热往来，病情见于外。苦喜不欲，病情得于内。看苦喜不欲等字，非真呕真满，不能饮食也。

看往来二字，即见有不寒热时。寒热往来，胸胁苦满，是无形之表。心烦喜呕，默默不欲饮食，是无形之里。其或胸中烦而不呕，或渴，或胸中痛，或胁下痞硬，或心下悸，小便不利，或咳者，此七症皆偏于里，惟微热微寒为在表。皆属无形，惟胁下痞硬为有形。皆风寒通证，惟胁下痞硬，为少阳。总是气分为病，非有实热可据，故皆从半表半里之治法。

少阳为游部，其气游行三焦，循两胁，输腠理，是先天真元之气，所以谓之正气。正气虚，不足以固腠理，邪因腠理之开，得入少阳之部。少阳主胆，为中正之官。正气虽虚，不容邪气内犯，必与之相搏，搏而不胜，所以邪结胁下也。往来寒热，即正邪相争之象。更实更虚，所以休作有时。邪实正虚，所以默默不欲饮食。仲景于表证不用人参，此因正邪分争，正不胜邪，故用之扶元气，强主以逐寇也。若外有微热，而不往来寒热，是风寒之表未解，不可谓之半表，当小发汗，故去人参加桂。心烦与咳，虽逆气有余，而正气未虚，不可益气，

故去人参。如太阳汗后，身痛而脉沉迟，与下后协热利，而心下硬，是太阳之半表里证也。表虽不解，里气已虚，故参桂兼用，是知仲景用参，皆是预保元气耳。更有脉症不合柴胡者，仍是柴胡证。本论云：伤寒五六日头汗出，微恶寒，手足冷，心下满，口不欲食，大便硬，脉细者，此为阳微结。半在里，半在表也。脉虽沉紧，不得为少阴者，阴不得有汗。今头汗出，故可与小柴胡汤。此条是少阳阳明并病，而脉症俱是少阴，五六日又少阴发病之期。若谓阴不得有汗，则少阴亡阳，亦有反汗出者。然亡阳与阴，其别在大便。亡阳则咽痛吐利，除阴结则不能食，而大便反硬也。亡阳与阴阳结，其别在汗。亡阳者，卫气不固，汗出必偏身。阳结者，热邪闭郁，汗只在头也。阳结、阳微结之别，在食。阳明阳盛，故能食，而大便硬，此为纯阳结。少阳阳微，故不能食，而大便硬，此为阳微结。故欲与柴胡汤，必究其病在半表，然微恶寒，亦可属少阴，但头汗出，始可属少阳，故反复讲明头汗之义，可与小柴胡而勿疑也。所以然者，少阳为枢，少阴亦为枢，故见症多相似。必于阴阳表里辨之真，而审之确，始可一剂而瘳。此少阴少阳之疑似证，又柴胡证之变局也。

少阳居人身之半，胁居一身之半，故胁为少阳之枢，而小柴胡为枢机之剂。岐伯曰：中于胁，则入少阳。此指少阳自病。然太阳之邪，欲转属少阳，少阳之邪，欲归并阳明，皆从胁转。如伤寒四五日，身热恶风，头项强，胁下满者，是太阳并病，将转属少阳之机也。以小柴胡与之，所以断太阳之来路。如阳明病发潮热，大便溏，小便自可，胸胁满不去者，是少阳阳明并病。此转属阳明之路也。以小柴胡与之，所以开阳明之出路。若据次第传经之说，必阳明始传少阳，则当大便硬而不当溏，当曰胸胁始满，不当曰满不去矣。又阳明病，胁下硬满，不大便而呕，舌上白苔者，此虽已属阳明，而少阳之症未罢也。盖少阳之气，游行三焦，因胁下之阻隔，令上焦之治节不行，水精不能四布，故舌上有白苔而呕。与小柴胡，转少阳之枢，则上焦气化始通，津液得下，胃家不实，而大便自输矣。身濈然而自汗解者，是上焦津液所化，故能开发腠理，蒸肤泽毛，若雾露之溉，与胃中邪热熏蒸，而自汗不解者，不同。

东垣云：少阳有不可汗、吐、下、利小便四禁，然柴胡证中口不渴，身有微汗者，仍加桂枝以取汗。下后胸胁满，微结，小便不利，渴而不呕，头汗出，往来寒热者，用柴胡桂枝干姜汤汗之。下后胸满，烦惊，小便不利，谵语，身重者，柴胡龙骨牡蛎汤中，用大黄茯苓以利小便。柴胡证具，反下之，心下满而硬痛者，大陷胸汤下之。医以丸药下之，而不得利，已而微利，胸胁满而呕，日晡潮热者，小柴胡加芒硝下之。是仲景于少阳经中，以备汗下利小便法也。若吐法，本为阳明初病，胸中实，不得食，不得吐而设。少阴病，饮食入口即吐，心下兀兀欲吐，复不能吐，亦是胸中实，当吐之。若水饮畜于胸中，虽是有形而不可为实，故不可吐。何则？少阳之喜呕，呕而发热，便见中气之虚。但热而不实，故用人参以调中气，上焦得通，津液得下，胃气因和，故少阳之呕，与谵语不并见。所以呕者是少阳本证，谵语是少阳坏症。然本渴而饮水呕，与但欲呕，胸中痛，微溏者，又非柴胡证，是呕中又当深辨也。按：呕渴虽六经俱有之症，而少阳阳明之病机，在呕渴中分。渴则转属阳明，呕则仍在少阳。如伤寒呕多，虽有阳明证，不可攻之。因三焦之不通，病未离少阳也。服柴胡汤已，渴者。属阳明也。此两火之并合，病已过少阳也。夫少阳始病，便见口苦，咽干，目眩，先已津液告竭矣。故太阳之病，最易转属于阳明，所以发汗即胃实而谵语，故小柴胡中，已具或渴之症，方中用参苓甘枣皆生津之品，以预防其渴。服之反渴，是相火炽盛，津液不足以和胃，即转属阳明之机也。

少阳妄下后，有二变。实则心下满而硬痛，为结胸，用大陷胸汤下之。虚则但满而不痛为痞，用半夏泻心汤和之。此二证皆从呕变，因不用柴胡，令上下不通，津液不下耳。

本论云：伤寒中风，有柴胡证，但见一证即是，不必悉具者，言往来寒热，是柴胡主症，此外兼见胸胁满硬，心烦喜呕，及或为诸症中凡有一者，即是半表半里，故曰呕而发热者，小柴胡主之。因柴胡为枢机之剂，风寒不全在表，未全入里者，皆可用。故证不必悉具，而方有加减法也。然柴胡有疑似证，不可不审。如胁下满痛，不渴而饮水呕者，柴胡不中与也。又但欲呕，腹中痛，微溏者，此非柴胡证。如此详明，所云但见一证便是者，又当为细辨矣。

太阴病解第四

按热病论云：太阴脉，布胃中，络于嗌，故腹满嗌干。此热伤太阴之标，自阳部注经之症，非太阴本病也。仲景立本病为提纲，因太阴主内，故不及中风四肢烦疼之表。又为阴中至阴，故不及热病嗌干之症。太阴为开，又阴道虚，太阴主脾所生病，脾主湿，又主输，故提纲主腹满时痛，而吐利，皆是里虚不固，湿胜外溢之症也。脾虚则外亦虚，食不下者，胃不主纳也。要知胃家不实，即转太阴耳。世举阳明传少阳之谬，反昧传太阴之义。热病腹满，是热郁太阴之经，有嗌干可证，症在表也。寒温腹满，是寒生至阴之脏，有自利可证，病在本也。脾经有热，则阴精不上输于肺，故嗌干。脏有寒，则脾不能为胃行其精液，故下利。夫阳明之当下因本病，而太阴之下证，反在标病。可见阴阳异位之故，又以见阴从阳转之义也。

参中阴溜府之义，知热邪不遽入至阴，虽热在太阴之经，而实仍在阳明之胃，可知下症只在阳明，太阴本无下法。

腹满亦两经之症。不大便而腹满，或绕脐痛者，为实热，属阳明。下利而腹满时痛，为虚寒，属太阴。寒湿是太阴本证，湿热又伤寒所致之变证也。其机关在小便不利，则湿热外见而身黄。小便自利，非暴烦下利而自愈。即大便硬而不使，所以然者，脾腹相连，此脾家实，则腐秽自去，而成太阴之开。若胃家实，则地道不通，而转阳明之合矣。叔和但知有阳明，不知有太阴阳明证。

序例谓太阴受病，脉当沉细。不知沉细，是太阴本病之脉，不是热证溢干之脉。盖脉从病见，如太阴中风则脉浮，不从脏之阴，而从风之阳也。然浮为麻黄汤脉，而用桂枝者，以太阴是里之表证，桂枝汤是里之表药，因脾主肌肉，是宜解肌耳。太阴伤寒脉浮而缓者，亦非太阴本病，盖浮为阳脉，缓为胃脉，太阴伤寒，脉不沉细，而反浮缓，是阴中有阳脉，有胃气，所以手足自温，而显脾家之实。或发黄便硬，而转属阳明，此脉症在太阴阳明之间，故曰系在。若太阴自受寒邪，不应如是矣。

太阴脉浮为在表，当见四肢烦疼等症。沉为在里，当兼腹痛吐利等症。表有风热可发汗，宜桂枝汤。里有寒邪当温之，宜四逆辈。太阳而脉沉者，因于寒，寒为阴邪，沉为阴脉也。太阴而脉浮者，因于风，风为阳邪，浮为阳脉也。当知脉从病变，不拘于经，故阳经有阴脉，阴经有阳脉。世为脉在三阴则俱沉，阴经不当发汗者，未审此耳。

太阴中风，阳微阴涩，不长者为欲愈。要知涩与长，不是并见，涩本病脉，涩而转长，病始愈耳。风脉本浮，今浮已微，知风邪当去。涩则少气少血，故中风。今长则气治，故愈。

太阴中风，四肢烦疼。太阴伤寒，手足自温。此指表热言也。热在四肢，则身体不热可知。盖太阴主内，表当无热，惟四肢为诸阳之本，脾为胃行津液以灌四旁，故得主四肢，则四肢之温热，仍是阳明之阳也。且曰自温，便见有时不温，有时四肢厥逆矣。

《内经》云：人有四肢热，逢风而如炙如火

者，是阴气虚而阳气盛。风者阳也。四肢亦阳也。两阳相搏，是人当肉烁，此即太阴中风证。要知太阴中风，与三阳不同。太阴之病，名曰关蛰，故阳邪不得深入。惟病在四关，久而不愈，脾液不足以充肌肉，故肉烁。世人最多此症。其有手足心热者，亦中风之轻者耳。然太阴中风，因阴虚而阳凑之。外风为内热所致，但当滋阴以和阳，不得驱风而增热也。

手足自温句，暗对身不发热言，非言太阴伤寒，必当手足温也。夫病在三阳，尚有手足冷者，何况太阴。陶氏分太阴手足温，少阴手足寒，厥阴手足冷，是大背太阴手足烦疼，少阴一身尽热之义矣。凡伤于寒则为病热，寒为阴，太阴为至阴，两阴相合，无热可发，惟四末为阴阳之会，故尚温耳。惟手足自温，中宫不遽受邪，故或发身黄，或暴烦下利自止，即手足自温处，因以见脾家之实也。

发黄，自阳明病。太阴身当发黄，非言太阴本有发黄症也。以手足温处，是阳明之阳盛，寒邪不得伤太阴之脏，脏无寒而身有湿，故当发黄。若湿从溺泄，暴烦下利，仍是脾主转输，故不失为太阴病。若烦而不利，即胃家之热实，非太阴之湿热矣。此太阴伤寒，全藉阳明之阳为之根，故有转属之症也。人知伤寒以阳为主，不知太阴伤寒以阳明为主。

东垣以有声无声分呕吐，非也。呕吐皆有声有物，惟干呕是有声无物。呕以水胜，属上焦也。吐以物胜，属中焦也。六经皆有呕，属少阳以喜呕。故吐属太阴，而不属阳明，亦主输主内之分。

太阳以阴为根，而太阴以阳为本。太阳不敢妄汗，尤恐亡少阴之津也。太阴不敢轻下，恐伤阳明之气也。太阴本无下症，因太阳妄下，而阳邪下陷于太阴，因而有桂枝汤加芍药等法。太阴脉弱，知胃气已动，便当少加矣。此因里急后重者，不可不用，又不可多用，故如此叮咛耳。

少阴病解第五

少阴一经，兼水火二气，寒热杂居，故为病不可捉摸。其寒也证类太阴，其热也证似太阳，故仲景以微细之病脉，欲寐之病情为提纲，立法于象外，使人求法于病中。凡证之寒热之真假，仿此义以推之，其阴阳虚实见矣。五经提纲，皆是邪气盛则实。惟少阴提纲，是指正气夺则虚者，以少阴为人身之本也。然邪气之盛，亦因正气之虚，故五经皆有可温可补证。正气之夺，亦因邪气之盛，故少阴亦有汗吐下证。要知邪气盛，而正气已虚者，固本即以逐邪。正不甚虚，而邪气实者，逐邪正所以护正，此大法也。

少阳为阳枢，少阴为阴枢。弦为木象，弦而细者，是阳之少也。微为水象，微而细者，是阴之少也。此脉气之相似。卫气行阳则寤，行阴则寐。其行阳二十五度，常从足少阴之分间行脏腑。少阴病，则枢机不利，故欲寐也。与少阳喜呕同。呕者主出，阳主外也。寐者主入，阴主内也。喜呕是不得呕，欲寐是不得寐，皆在病人意中，得枢机之象如此。

少阴脉微，不可发汗，亡阳故也，脉细沉数，病为在里，不可发汗。然可汗之机，亦见于此。夫微为无阳，数则有复阳矣。须审其病为在里而禁汗，不得拘沉为在里而不发汗也。发热脉沉者，是病为在表，以无里证，故可发汗。若脉浮而迟，表热里寒，下利清谷，是迟而无阳，病为在里。又不得以浮为在表，而发汗矣。要知阴中有阳，沉亦可汗。阳中有阴，浮亦当温。若八九日，一身手足本热，是自里达表，阳盛阴虚，法当滋阴，又与二三日无里证者不侔。

太阴是阳明之里，阳明不恶寒，故太阴虽吐利腹痛，而无恶寒证。少阴是太阳之里，太阳恶寒，故少阴吐利必恶寒，阴从阳也。太阴手足温者，必暴烦下利而自愈，是太阴藉胃脘之阳。少阴吐利，亦必手足温者可治，手足厥

者不治，是下焦之虚寒，既侵迫于中宫，而胃脘之阳，仍得敷于四末。始知先天之元阳，仍赖后天之胃气培植也。

太阳是少阴之标，太阴是少阴之本。少阴阴虚，则移热于膀胱，故一身手足尽热而便血，从标也。少阴阳虚，则移寒于脾而吐利，从本也。

少阴传阳，症有二。六七日腹胀不大便者，是传阳明，脏气实则还之府也。八九日一身手足尽热者，是传太阳，阴出之阳，下行极而上也。

热在膀胱而便血，亦脏病传腑，此阴乘阳也。然气病而伤血，又阳乘阴也。亦见少阴中枢之象。此是自阴转阳，与太阳热结膀胱，血自下者，见症同而病因异。少阴病脉紧，至七八日，自下利，脉暴微，手足反温，脉紧反去者，虽烦利必自愈。此亦是脾家实，露出太阳底板，故得与太阴，七八日暴烦下利自止同。盖少阴来复之阳微，则转属太阴而秽腐自去，盛则转属阳明而糟粕不传，郁则内实而入阳明大府广肠之区，横则外达而偏太阳内外盛血之部。要知紧脉转微，是复少阴本脉，故转太阴而自解。脉沉细数，是兼阳脉，故入阳经而为患。然热虽甚不死，亦阴自阳则解之变局也。六经皆有烦躁，而少阴更甚者，以其阴之虚也。盖阳盛则烦，阴极则躁。烦属气，躁属形。烦发于内，躁见于外，是形从气动也。先躁而后烦，是气为形役也。不躁而时自烦，是阳和渐回，故可治。不烦而躁，是五脏之阳已竭，惟魄独居，故死。故少阴以烦为生机，躁为死兆。

伤寒以阳为主，不特阴证见阳脉者生，亦阴病见阳证者可治也。凡蜷卧四逆，吐利交作，纯阴无阳之证，全赖一阳来复，故反烦者可治。手足反温者，反发热者不死。

太阳少阴，皆有身痛骨节痛之表，水气为患之里。太阳则脉浮紧而身发热，用麻黄汤发汗，是振营卫之阳以和阴也。少阴之脉沉而手足寒，用附子汤温补，是扶坎中之阳以配阴也。

太阳之水属上焦，小青龙汗而发之。阳水当从外散也。少阴之水属下焦，真武汤温而利之。阴水当从下泄也。阴阳俱紧，与太阳伤寒相似，夫紧脉为寒，当属少阴。然病发于阴不当有汗，反汗出者，阴极似阳，阳虚不能藏精所致也。亡阳之前，已先亡阴矣。阳无所依，故咽痛呕吐，见阳虚之不归，阴不能藏，故下利不止，见真阴之欲脱也。则附子汤，用三白以滋阴，参附以回阳，为少阴反本还元之剂。

肾主五液，入以为汗。少阴受病，液不上升，所以阴不得有汗。仲景治少阴之表，于麻黄细辛中加附子，是升阳液而为汗也。若真阴为邪热所逼，则水随火越，故反汗出。仲景治少阴之里，附子汤中任人参，是补肾液而止汗也。脉阴阳俱紧，口中气出条，是少阴经文，王氏集之脉法中，故诸家议论不一。夫少阴脉络肺主鼻，故鼻中涕出。少阴脉络舌本，故舌上苔滑。少阴大络注诸络以温足胫，故足冷。此症不名亡阳者，因不汗出，内不吐利也。口中气出，唇口燥干，鼻中涕出，此为内热。阴阳脉紧，舌上苔滑，蜷卧足冷，又是内寒。此少阴为枢，故见寒热相持之症，而口舌唇鼻之半表半里，恰与少阳之口苦，咽干，目眩相应也。勿妄治者，恐阴阳相持，苟清火温补等法，用之不当，宁静以待之。至七日来复，微发热，手足温，是阴得阳之解也。故八日以上，反大发热，再加吐利，即是亡阳。若其人反加微寒，寒甚于表，上焦应之必欲呕矣。若加腹痛，是寒甚于里，中焦受之，必欲利矣。当此阴盛，急当扶阳，庶不为假热所惑而妄治。

但欲寐，即是不得眠。然但欲寐是病情，乃问而知之。不得眠是病形，可望而知之。欲寐是阴虚，不眠是烦躁，故治法不同。

三阳惟少阳无承气证，三阴惟少阴有承气证。少阳为阳枢，阳稍虚，便入于阴，故不得妄下以虚其元阳。少阴为阴枢，阳有余，便伤其阴，故当急下以存其真阴。且少阳属木，惟畏其克土，故无下证。少阴主水，更畏有土制，

故当急下。盖真阴不可虚，强阳不可从也。

少阴病，用大承气急下者，有三病证。得病三二日，热淫于内，肾水不支，因转属阳明，胃火上炎，故口燥咽干也。急下之，谷气下流，津液得生矣。得病六七日，当解不解，津液枯涸，因转属阳明，故腹胀不大便，所谓已入于府者。下之则胀已。宜于急下者，六七日来，阴虚已极，恐土实于中，心肾不交耳。若自利纯清水，心下痛，口燥舌干者，是土燥火炎，脾气不濡，胃气反厚，水去而谷不去，故宜于急下。

少阴为性命之枢。少阴病是死生关，故六经中，独于少阴历言死证。然少阴中风始得时，尚有发热脉沉可证。若初受伤寒，其机甚微，脉细微，但欲寐，口中和，背恶寒，人已皆不觉其为病也。若身体疼，手足寒，骨节痛，脉浮者，此表中阳虚证。心中烦，不得卧，此里之阴虚证也。若下利咽痛，胸满心烦，与口中气出，唇口燥干，鼻中涕出，踡卧足冷，舌上苔滑者，此少阴半表半里，阴阳驳杂之症也。

脉阴阳俱紧，反汗出，而咽痛吐利者，此阴极似阳，肾阳不归，为亡阳证也。若至八九日，一身尽热者，是寒极生热，肾阳郁极，而胜复太过也。其腹痛下利，小便不利者，有水火之分。若四肢沉重疼痛，为有水气，是阳虚而不胜阴也。若便脓血，与泄利下重者，此为火，此阳邪陷入阴中也。下利清谷，里寒外热，手足厥逆，脉微欲绝，身反不恶寒，其人面赤者，是下虚而极阳也。吐利兼作，手足逆冷，烦躁欲死者，是阴极而发躁也。岐伯曰：阴病治阳，阳病治阴，定其中外，各守其乡。此即仲景治少阴之大法也。

同是恶寒踡卧，利止手足温者可治；利不止，手足逆冷者不治。时自烦欲去衣被者可治；不烦而躁，四逆而脉不至者死。同是吐利，手足不逆冷，反发热者不死；烦躁四逆者死。同是呕吐，汗出大便数少者可治；自利烦躁不得卧者死。盖阴阳互为其根，阴中无阳则死，独

阴不生故也。

厥阴病解第六

太阴、厥阴，皆以里证为提纲。太阴为阴中之至阴而主寒，故不渴。厥阴为阴中之阳而主热，故消渴也。太阴主湿土，土病则气陷下，湿邪入胃，故腹痛自利。厥阴主相火，火病则气上逆，火邪入心，故心中疼热也。太阴腹满而吐，食不下。厥阴饥不欲食，食即吐蛔。同是食不下，太阴则满，厥阴则饥。同是一吐，太阴则吐食，厥阴则吐蛔。此又属土属木之别也。太阴为开，本自利，而下之则开拆胸下结硬者，开拆反合也。厥阴为合，气上逆，而下之则合拆，利不止者，合拆反开也。两阴交尽，名曰厥阴，又名阴之绝阳，是厥阴宜无热矣。然厥阴主肝，而胆藏内，则厥阴热证，皆少阴相火内发也。要知少阳厥阴，同一相火，相火郁于内，是厥阴病。相火出于表，为少阳病。少阳咽干，即厥阴消渴之机。胸胁苦满，即气上撞心之兆。心烦即疼热之初。不欲食是饥不欲食之根。喜呕即吐蛔之渐。故少阳不解，转属厥阴而病危。厥阴病衰，转属少阳而欲愈。如伤寒热少厥微，指头寒，不欲食，至热除欲食，其病愈者是也。

太阴提纲，是内伤寒，不是外感。厥阴提纲，是温病而非伤寒。要知六经各有主症，是仲景伤寒杂病合论旨也。

诸经伤寒无渴证。太阳不恶寒而渴，是温病矣，杂症矣。惟厥阴伤寒，肝木郁而不得出，热甚于内，欲窃母气以克火，故渴欲饮水。若不恶寒，当作温病治之。要知温乃风木之邪，是厥阴本病，消渴是温病之本，厥利是温病之变。《内经》所谓热病，皆伤寒之类，此正其类矣。

厥阴消渴，即以水饮之，所以顺其欲。然少与之，可以平亢火。多与之，反以益阴邪。当量其消与不消，恐水渍入胃耳。

伤寒法祖

渴欲饮水，与饥不欲食对看，始尽厥阴病情。

手足厥冷，脉微欲绝，是厥阴伤寒之外症。当归四逆，是厥阴伤寒之表药。夫阴寒如此，而不同姜附者，以相火寄于肝位。虽寒而藏不寒，故先厥者，后必发热，手足愈冷，肝胆愈热，故厥深热亦深。所以伤寒初起脉症如此者，不得遽认为虚寒，妄投姜附以遗患也。厥者必发热，热与厥相应，热深厥亦深，热微厥亦微。此四症，是厥阴伤寒之定局。先热后厥，厥热往来，厥多热少。热多厥少，此四症，是厥阴伤寒之变局，皆因其人阳气多寡而然。如太阳伤寒，亦有已发热未发热之互辞也。

《内经》之寒热二厥，因于内伤，与本论因外邪者不同。《内经》热厥，只在足心，是肾水起涌泉之下也。本论热厥，因热在肝脏，而手足反寒，故曰厥深热亦深。《内经》之寒厥，有寒无热。本论之寒厥，先厥者，后必发热，热胜则生，寒胜则死。此内伤外感之别。

厥阴有晦朔合具之理。阴极阳生，故厥阴伤寒反以阳为主。厥少热多，是为生阳，故病当愈。厥多热少，是为死阴，故病为进。如热气有余者，或便脓血，或发痈脓，亦与《内经》热厥不同。

阴气起于五指之里，阳气起于五指之表，气血和调，营卫以行，则阴阳相贯，如环之无端也。厥阴无阳，厥阴病则阴阳不顺接，故手足逆冷，若热少厥微而指头寒，知病可愈。手足反温者，虽下利必自愈。此阴阳自和而顺接也。盖脉微烦躁灸厥阴，厥不还者死。是阴阳之气绝矣。

本论云：诸四逆厥者，不可下。又曰：厥应下之，而反发汗者，必口伤烂赤。二义不同，当理会上下文。盖诸四逆是指虚寒言，故曰虚家亦然。应下之，是单指热厥言，故曰厥深热亦深。盖发汗，只能引火上升，不能逐热外散，故令口伤。若手足厥冷，脉微欲绝，此时外寒切迫，内热未起，又当发汗。

厥而脉微欲绝，是伤寒所起之脉，所谓不可下者是矣。脉滑而厥，是内热闭郁之脉，所谓厥应下之是已。下之是下其热，非下其实。泄利下重者，四逆散。欲饮水数升者，白虎汤。此厥阴之下药，所以下无形之邪也。若以承气下之，利不止矣。诊厥阴病以阳为主，而治厥阴病以阴为主。故当归四逆不去芍药，白头翁汤重用连柏，乌梅丸用黄连至一斤，又佐黄柏六两，复脉汤用地黄至一斤，又佐麦冬八两。要知脉微欲绝，手足厥冷者，虽是阴盛，亦不阳虚，故即可表散外邪，而不可固里。脉代结，心动悸者，似乎阳虚，实为阴弱，只可大剂滋阴，而不可温补。所以然者，肝之相火本少阳之生气，而少阳实出于坎宫之真阴。经曰：阳予之正，阴为之主。又曰：阴虚则无气。又曰：少火生气，壮火实气。审此，则知治厥阴之理矣。

中州、四肢，皆脾所主。厥阴伤寒，手足逆冷，而又下利，是木克土也。复发热者，下利必自止，火生土也。若肝火上行逼心，故反汗出，气上撞心，心不受邪，因而越之，故咽中痛，而喉为痹耳。若发热而利，汗出不止者死，是阳虚外亡，为有阴无阳，与少阴亡阳同义。若肝火内行而入脾，土火合德，必无汗而利自止。若发热而利不止，此肝火内陷，血室不宁，故便脓血。若发热下利至甚，厥不止者死，是土败木贼，诸阳之本绝也。厥阴伤寒，有乘脾乘肺二症，疑似难明，最当详辨。一曰伤寒腹满谵语，寸口脉浮而紧，此肝乘脾也，名曰纵。刺期门。夫腹满谵语，似胃家实，然脉浮紧则不潮热，非阳明脉也。脉法曰：脉浮而紧者，名曰弦。此弦为肝脉矣。《内经》曰：诸腹胀大，皆属于热。又曰：肝气盛则多言。是腹满由肝火，而谵语乃肝气所发也。木旺则侮其所胜，直犯脾土，故名纵。一曰伤寒发热，啬啬恶寒，大渴欲饮水，其腹必满，此肝乘肺也，名曰横。刺期门。夫发热恶寒，似太阳之表，未经大汗而大渴，非转属阳明。未经妄下

而腹满，非转属太阴。且头不痛，胃不实，不下利，断非三阴证矣。要知发热恶寒，是肺病，肺虚而肝火乘之。脾畏木邪，水精不上归于肺，故大渴，肺不能通调水道，故腹满。是侮所不胜，寡于畏也。故名横。一纵而乘脾，一横而乘肺，总是肝有亢火，当泻无补，必刺期门，随其实而泻之。募原清，则三气皆顺，表里尽解矣。此非汗吐下清利诸法所可治，故宜针。

伤寒阳脉涩，阴脉弦，腹中急痛者，此亦肝乘脾也。故先与小建中安脾，继与小柴胡疏木。要知小建中，是桂枝汤加芍药以平肝，加饴糖以缓急，为厥阴伤寒驱邪发表和中止痛之神剂也。不瘥者，中气虚而不振，邪尚留连，继以小柴胡补中发表，令木邪直走少阳，使有出路，所谓阴出之阳则愈也。仲景有一症而用两方者。在太阳先麻黄，继桂枝，是先外后内法。在厥阴先建中，继柴胡，是先内后外法。亦是令厥阴转属少阳之机。

伤寒厥而心下悸者，此亦肝乘肺也。虽不发热恶寒，亦木实金虚，水气不利所致。彼腹满者，是水气在中焦，故刺期门以泻其实。此水在上焦，故用茯苓甘草汤以发其汗。此方是代水为汗，发邪内散之剂，即厥阴治厥之剂也。

厥阴中风之脉，与他经不同。凡脉浮为风，此云不浮为未愈，是厥阴中风，脉反沉矣。此木犹阴处，风入地中，木郁不舒，故未愈。微浮是风行地上，草木发陈，复厥阴风木之常，故愈也。

凡脉浮为在表，沉为在里。厥阴中风，其脉既沉，其症亦为在里，此热利下重，是厥阴中风也。太阳中风，下利呕逆，是有水气。厥阴中风，热利下重，是有火气。故以白头翁为主以治风，芩连为辅以清火，佐秦皮以升九地之风，则肝木欣欣向荣矣。下利而渴欲饮水，是厥阴之消渴，亦中风之烦所致也。下利脉沉弦，是沉为在里，弦为风脉，弦而大，是风因火动，故利未止。微弱数者，是风少火微，故为自止。虽发热不死者，阴出之阳也。下利有

微热汗出，是中风本证。里证出表，则风从外散，故令自愈。欲愈之脉当微浮，若寸脉反浮数，风去而热不去。尺中自涩者，热属阴络，肝血不藏，必便脓血也。

厥阴中风之热利，是里有热。伤寒亦有热利，是里有寒。又与厥利不同，厥利见发热则利止。此六七日不利，便发热而利，汗出不止，是外热内寒，故谓之有阴无阳。要知《内经》之舌卷囊缩，是有阳无阴，故热虽甚而可治。

阴阳易之为病，本于厥阴之欲火。始也因肝火之动，致伤少阴之精。继也少阴之精不藏，厥阴之火不羁。所以少阴里虚，阴中拘挛，热上冲胸，眼中生花，头重不欲举，皆厥阴相火为眚。顿令无病之人，筋脉形气为之一变，此即温疫传染，遗祸他人之一症也。

制方大法第七

凡病有名有症，有机有情。如中风，伤寒，温暑，湿痓等类，此为名也。外有头痛，身热，腰痛，内有喘咳，烦渴，吐利，胀满，所谓症也。其间在表在里，有汗无汗，脉沉脉浮，有力无力，是其机也。此时恶寒，恶热，苦满，喜呕，能食，不能食，欲寐不得卧，或饮水数升，或嗽水不欲咽，皆病情也。因名立方者，粗工也。据症定方者，中工也。于症中审病机，察病情者，良工也。仲景制方不拘病之命名，惟求症之切当。知其机，得其情。凡中风伤寒杂病，宜主某方，随手拈来，无不合法，此谓医不执方也。今谈仲景方者，皆曰桂枝汤，治中风不治伤寒。麻黄汤，治伤寒不治中风。不知仲景此方主何等证，又不察仲景何证用何等药，只在中风伤寒二证中相较，青龙白虎命名上敷衍，将仲景活方活法，为死方死法矣。

仲景立方，精而不杂，其中以六方为主，诸方从而加减也。凡汗剂，皆本桂枝。吐剂皆本栀豉。攻剂皆本承气。和剂皆本柴胡。寒剂皆本泻心。温剂皆本四逆。浑而数之，为一百

十三方者，未之审也。

六经各有主治之方，而他经有互相通用之妙。如桂枝麻黄二汤，为太阳营卫设，而阳明之病在营卫者亦用之，真武汤，为少阴水气设，而太阳之汗后亡阳者亦用之。四逆汤，为太阴下利清谷设，太阳之脉反沉者亦宜之。五苓散，为太阳消渴水逆设，阳明之饮水多者亦宜之。猪苓汤，为少阴下利设，阳明病小便不利者亦宜之。抵当汤，为太阳瘀血在里设，阳明之蓄血亦用之。瓜蒂散，为阳明胸中硬设，少阴之温温欲吐者亦用之。合是症，便用是方，方各有经，而用可不拘，是仲景法也。仲景立方，只有表里寒热虚实之不同，并无伤寒杂病中风之分别。且风寒有两汤迭用之妙，表里有两方更换之奇，或以全方取胜，或以加减奏功。前人论方不论症。故反以仲景方为难用耳。

桂枝汗剂中第一品也。麻黄之性，直达皮毛，生姜之性，横散肌肉，故桂枝佐麻黄，则开玄府而逐卫分之邪，令无汗者有汗而解，故曰发汗。桂枝率生姜，则开腠理而驱营分之邪，令有汗者复汗而解，故曰解肌。解肌，解肌肉之邪也。正在营分。何立三纲者，反云麻黄主营，桂枝主卫耶。麻黄汤不言解肌，而肌未尝不解。桂枝汤之解肌，正所以发汗。要知桂枝麻黄发汗分浅深之法，不得以发汗独归麻黄，不得以解肌与发汗对讲。前人论方不论药，只以二方为谈柄，而置之不用也。

凡风寒中人，不在营卫，即在腠理。仲景制桂枝汤，调和营卫。制柴胡汤，调和腠理。观六经症，知仲景独出桂枝证，柴胡证之称，见二方任重，不可拘于经也。惟太阳统诸阳之气，六经表证咸属于太阳，故柴胡汤得与桂枝汤对待于太阳之部。桂枝本为太阳风寒设，凡六经初感之邪，未离营卫者悉宜之。柴胡本为少阳半表，凡三阳在表之邪，还在腠理悉宜之。仲景一书，最重二方，所以自为桂枝注释，又为小柴胡注释。桂枝有疑似证，柴胡亦有疑似证。桂枝有坏证，柴胡亦有坏症。桂枝证罢，

桂枝不中与矣。而随证治法，仍不离桂枝方加减。柴胡证罢，柴胡不中与矣。而设法救逆，仍不出柴胡汤加减。

麻黄汤证，热全在表。桂枝之自汗，大青龙之烦躁，皆兼里热。仲景于表剂中，便用寒凉以清里。自汗是烦之兆，烦是躁之征。汗出则烦得外泄，故不躁，宜用微寒酸苦之味，以和之。汗不出，则烦不得泄，故躁，宜用大寒坚重之品以清之。夫芍药、石膏是里药，今人见入表剂中，不审表中有里，因生疑畏，当用不用，至热并阳明，而斑黄狂乱，是不任大青龙之故也。仲景于太阳经中，用石膏以清胃火，是预保阳明之先着。加姜枣以培中气，又虑夫转属太阴矣。

青龙、柴胡，皆是两解表里之剂。小青龙重在里证，小柴胡重在表证。故小青龙加减，麻黄可去，小柴胡加减，柴胡独存。盖小青龙重在半里之水，小柴胡重在半表之热也。

小青龙，治伤寒未解之水气，故用温剂汗而发之。十枣汤，治中风已解之水气，故用寒剂引而竭之。此寒水风水之异治也。小青龙之水，动而不居。五苓散之水，留而不行。十枣汤之水，纵横不羁。大陷胸之水，痞硬坚满。真武汤之水，四肢沉重。水气为患不同，所以治法各异。

林亿云：泻心本名理中黄连人参汤，盖泻心疗痞，正是理中处，当知仲景用理中有寒热两法，一以扶阳，一以益阴也。

邪在营卫之间，惟汗是其出路，故立麻黄桂枝二方。邪在胸腹之间，惟吐是其出路，故立瓜蒂、栀豉二方。瓜蒂散主胸中痞硬，治在上焦。栀豉汤主腹满而喘，治兼中焦。犹麻黄汤之主皮肤，桂枝汤之主肌肉也。瓜蒂散峻剂也，犹如麻黄汤之不可轻用。栀豉汤轻剂也，犹如桂枝汤可更用而无妨。故太阴表剂，多从桂枝汤加减。阳明表剂，多从栀子汤加减。阳明用栀子，犹太阳用桂枝，既可用之以驱邪，又可用之以救逆。今人但知汗为解表，而不知

吐亦为解表。知吐中便能发散之说，不知所以当吐之义。故于仲景大法中，取其汗下遗其吐法耳。

少阳为枢，不全在里，不全在表。仲景本意重里，而柴胡所主又在半表，故必见半表病情，乃得从柴胡加减。如悉入在里，则柴胡非其任矣。故柴胡称解表之方。

小柴胡虽治在半表，实以理三焦之气，所以称枢机之剂。如胸满、胸中烦、心烦、心下悸、喜呕、喝咳，是上焦无开发之机也。腹痛，胁下痞硬，不欲饮食，是中焦废转运之职也。小便不利，是下焦失决渎之任也。皆因邪气与正气相搏而然，用人参扶三焦之正气，壮其枢耳。

四逆为太阴主方，而诸经可以互用。在太阴本经，固本以逐邪也。用于少阴，温土以制水也。用于厥阴，和土以生木也。用于太阳，益火以扶元阳也。惟阳明胃实，少阳相火，非所宜耳。

少阴病四五日，腹痛，小便不利，下利不止。若四肢沉重疼痛者，为下焦水郁，用真武汤，是引火归元法。若便脓血者，为下焦火郁，用桃花汤，是升阳散火法。此因坎中阳虚，不得以小便不利作热治。

少阴病，二三日，心中烦，不得卧者，病本在心。法当滋离中之真水，随其势之润下，故君黄连之苦寒以泄之。四五日小便不利，下脓血者，病本在肾。法当升坎中之少火，顺其性之炎上，故佐干姜之苦温以发之。此伏明之火与升明之火不同治。

少阴心烦欲寐，五六日欲吐不吐，自利而渴，小便色白者，是下焦虚寒，不能制火，宜真武汤，以温下焦之肾水。下利六七日，咳而呕渴，心烦不眠，是上焦虚热，水精不布，宜猪苓以通上焦之津液。

厥阴下利，用白头翁汤，升阳散火，是火郁达之也。制乌梅丸以救火，是曲直作酸之义，佐苦寒以和阴，主温补以存阳，是肝家调气之

法也。乌梅丸，治伤寒之厥利与久利，故半兼温补。白头翁汤，主中风之热利与下重，故专于凉散。

小柴胡为少阳主方，乌梅丸为厥阴主方。二方虽不同，而寒温互用，攻补兼施之法相合者，以脏腑相连，经络相贯，风木合气，同司相火故也。其中皆用人参，补中气以固本逐邪，而他味俱不相袭者，因阴阳异位。阳宜升散，故主以柴胡。阴宜收降，故主以乌梅。阳主热，故重在寒凉。阴主寒，故重用辛热。阳以动为用，故汤以荡之。其症变幻不常，故柴胡有加法。阴以静为体，故丸以缓之。其症有定局，故乌梅无加减法也。手足厥逆之症，有寒有热，有表有里。四逆散，解少阴之里热。当归四逆散，散厥阴之表寒。通脉四逆，挽少阴真阳之将亡。茯苓四逆，留太阳真阴之欲脱。四方更有轻重浅深之别也。

按发表攻里，乃御邪之长技。盖表证皆因风寒，如表药用寒凉，则表热未退，而中寒又起，所以表药必用桂枝，发表不还热也。然此为太阳表热言耳。如阳明少阳之发热，则当用柴芩栀豉之类主之。里热皆因郁热，下药不用苦寒，则瘀热不除，而邪无出路，所以攻剂必用大黄，攻里不远寒也。然此为阳明胃热言耳。如恶寒痞硬，阳虚阴结者，又当以姜附巴豆之类兼之矣。

麻黄桂枝，太阳阳明表之表药。瓜蒂栀豉，阳明里之表药。小柴胡，少阳半表之全药。太阴表药，桂枝汤。少阴表药，麻黄附子细辛汤。厥阴表药，当归四逆汤。六经之用表药，为六经风寒之出路也。

膀胱主水，为太阳之里。十枣、五苓，为太阳水道之下药。胃腑主谷，为阳明之里。三承气，为阳明谷道之下药。胆腑主气，为少阳之里。大柴胡，为少阳气分之下药。此三阳之下药，三阳实邪之出路也。

大肠小肠，俱属于胃。胃家实，则二肠俱实矣。若三分之，则调胃承气，胃家之下药。

小承气，小肠之下药。大承气，大肠之下药。戊为燥土，庚为燥金，故加芒硝以润之也。

桂枝加大黄，太阳转属阳明之下药。桂枝加芍药，太阳转属太阴之下药。凡下剂兼表药者，以未离于表也。柴胡加芒硝汤，少阳转属阳明之下药。大柴胡，下少阳无形之邪。柴胡加芒硝，下少阳有形之邪。桂枝加芍药，下太阴无形之邪。三物白散，下太阴有形之邪。四逆散，下少阴厥阴无形之邪。承气，下诸经有形之邪也。下剂之轻者，只用气分药。下剂之重者，兼用血分药。酸苦涌泄，下剂之轻者，故芍药枳实为轻剂。咸苦涌泄，下剂之重者，故大黄芒硝为重剂。

仲景用攻下二字，不专指大便。凡与桂枝汤，欲攻其表，此指发汗言。表解者乃可攻之，指利水言。有热属脏者攻之，指清火言。寒湿在里不可下，指利水言。以有热故也，当以法下之，指清火言也。

仲景下剂，只重在汤，故曰医以丸药下之，非其治也。观陷胸、抵当二丸，仍用水煮是丸，复为汤化，而连滓服，则势力更猛于汤散矣。当知仲景方以铢两分数者，非外感方。丸药如梧桐子大，每服数十丸者，不是治外感法。仲景制方疗病，随立方禁于后，使人受其功，不蹈其弊也。如用发表药，一服汗者，停后服。若脉浮紧，发热汗不出者，不可与桂枝。若脉微弱，汗出恶风者，不可服大青龙。脉浮发热无汗，表不解者，不可与白虎。诸亡血虚者，不可用瓜蒂。病人旧微溏者，不可与栀子豉汤。阳明病，汗多者，不可与猪苓汤。外未解，其热不潮者，未可与承气。呕家不可与建中。观种种方禁，当知仲景立方，慎重之心也。

仲景加减中有深意。如腹中痛者，少阳加芍药，少阴加附子，太阴加人参。如心下悸者，少阴加桂枝，少阳加茯苓。若渴者，太阳加栝楼根、人参，太阴加白术。仲景于加减中，分阴阳表里如此，故细审仲景方，知随症立方之妙。理会仲景加减法，知其用药取药之精。小

青龙设或然五证，加减法内，即备五方。小柴胡设或然七证，即加减七方。要知仲景有主治之方，如桂枝麻黄等方是也。有方外之方，如桂枝汤加附子，加大黄是也。有方内之方，如青龙、真武辈之有加减是也。仲景书，法外有法，方外有方，何得以三百九十七法，一百一十三方拘之也耶？昔岐伯创七方以制病，仲景更穷其病之变幻，而尽其精微。如发表攻里乃逐邪大法，而发表攻里之方，各有大小。如青龙、柴胡、陷胸、承气是也。夫发表既有麻黄、桂枝方矣。然有里邪夹表而见者，治表不及里，非法也。而里邪又有夹寒夹热之不同，故制小青龙，以治表热里寒，制大青龙以治表寒里热，是表中更兼解里，必如坏病之先里后表，先表后里之再计也。然大小青龙，即麻桂二汤之变，只足以解营卫之表，不足以驱腠理之邪。且邪留腠理之间，半表之往来寒热虽同，而半表又有夹虚夹实之悬殊，因制小柴胡以防半里之虚，大柴胡以除半里之实，是表中便见和里，岂若后人先攻后补，先补后攻之斟酌也。攻里既有调胃承气矣。然里邪在上焦者，有夹水夹痰之异。在中焦者，有初硬后溏，燥屎定硬之分。非调胃一剂所能平也。因制小陷胸以清胸膈之痰，大陷胸以下胸膈之水，小承气以试胃家之失气，大承气以攻肠胃之燥屎。方有分寸，邪去而元气无伤，不致有顾此遗彼，太过不及之患也。按发表攻里之方，各有缓急之法。如麻黄汤、大承气，汗下之急剂也。桂枝，即发表之缓剂，其用桂枝诸法，是缓汗中更有轻重矣。小承气，下药之缓剂也。曰少与之，令小安。曰微和胃气。曰不转失气者，令更与之。其调胃承气，则下剂之尤缓者也。曰少少温服之。且不用气分药，更加甘草，是缓下中亦有差别矣。若夫奇偶之法，诸方既已备见。

桂麻二方各半之偶，桂枝二麻黄一之奇，是奇偶中各有浅深也。服桂枝汤已，须更吃稀粥，为复方矣。而更有取小柴胡服一升，加芒

硝之复，是复方中又分汗下二法矣。若白散之用复方更异。不利，进热粥一杯，利不止，进冷粥一杯。是一粥又寓热泻冷补之二法也。

病有虚实相关，寒热夹杂。有时药力所不能到者，仲景或针或灸以治。自后世针药分为两途，岂知古人刺药相须之理。按岐伯风厥表里，刺之饮之以汤，故仲景治太阳中风，服桂枝汤，反烦不解者，刺风池、风府，复与桂枝汤而愈。阳明中风，刺之瘥，如外不解，脉弦浮者，与小柴胡。脉但浮无余症者。与麻黄汤。

吾故曰仲景治法，悉本《内经》，先圣后圣，其揆一也。

仲景方备十剂之法。轻可散实，麻黄、葛根诸汤是已。宣可决壅，栀豉、瓜蒂二方是已。通可引滞，五苓、十枣之属是已。涩可固脱，赤石脂、桃花汤是已。补可扶弱，附子理中丸是已。重可镇怯，禹余粮代赭石是已。湿可润燥，黄连阿胶汤是已。燥可去湿，麻黄连翘赤小豆汤是已。寒能胜热，白虎、黄连汤是已。热能制寒，白通、四逆诸汤是已。